U0358847

《活体形态学(*VIVOMORPHOLOGY*)》的姐妹篇

当代医学影像误诊学

CONTEMPORARY MEDICAL IMAGING MISDIAGNOSIS

第三卷
VOLUME III

总主编　巫北海

天津出版传媒集团

天津科学技术出版社

编者名单

总 主 编　巫北海　主任医师、教授、博士生导师（原第三军医大学第一附属医院，现陆军军医大学第一附属医院）

副总主编　刘　筠　主任医师、教授、博士生导师（天津南开大学人民医院）

刘昌华　副主任医师（厦门大学成功医院）

颜志平　主任医师、教授、硕士生导师（厦门弘爱医院）

吕维富　主任医师、教授、博士生导师（中国科学技术大学附属第一医院／安徽省立医院）

黄学全　主任医师、教授、博士生导师（陆军军医大学第一附属医院）

陈　伟　副主任医师、副教授、博士生导师（陆军军医大学第一附属医院）

韩　丹　主任医师、教授、博士生导师（昆明医科大学第一附属医院）

秦　伟　主任医师、教授、硕士生导师（重庆北部宽仁医院）

秦将均　主任医师、教授、硕士生导师（海南三亚中心医院／海南省第三人民医院）

邝　菲　副主任医师、副教授（厦门大学第一医院）

第一卷（颅脑与脊髓卷）主编　巫北海　颜志平　张伟国　黎海涛　陆　明　张晓宏

第二卷（面颈及多系统多部位疾病卷）主编　巫北海　刘　筠　韩　丹　秦　伟　唐　震

第三卷（胸心卷）主编　巫北海　吕维富　俞安乐　牟　玮　邱明国

第四卷（腹盆上卷）主编　巫北海　刘昌华　黄学全　秦将均　王　毅

第五卷（腹盆下卷）主编　巫北海　蔡　萍　邝　菲　周代全　薛跃辉　傅　绢

第六卷（肌骨及脊柱卷）主编　巫北海　陈　伟　汪庆华　刘士辰　胡荣惠

编写人员（按姓氏笔画为序）

马　奎　王　毅　邓　学　刘　筠　刘士辰　刘昌华　邝　菲　冯　浩　吕维富
牟　玮　伍宝忠　张伟国　张晓宏　陈　伟　陈丙丁　陈思敏　陈春梅　陈海燕
汪庆华　陆　明　杨利根　巫北海　巫登锦　肖贵玉　邱明国　周代全　林怀雄
林建坤　俞安乐　郑妙琼　秦　伟　秦将均　胡　雄　胡荣惠　韩　丹　唐　震
谢　斌　曾英琅　常　诚　黄学全　蔡　萍　郭春生　康绍磊　颜志平　傅　绢
黎海涛　薛跃辉

序

在 62 年的医疗实践中，个人深深体会到一个问题，作为临床影像诊断的医务工作者，日常工作中，为成千上万的患者诊断正确是理所应当的，没有人在意这些工作，但是如果出现误诊或漏诊，则将引起不小的震动，小则上级领导批评，大则引发医疗纠纷、医疗事故，甚至导致不良的社会影响，对于患者、医务工作者个人、医疗单位等都可能造成不必要的损失。

1996 年，拙著《影像诊断中的误诊》问世后，许多读者来信称该书对于临床工作帮助甚大，但唯一的缺点是该书主要是文字，没有图像可供阅读，希望再版时增加内容和配以图像，以对临床工作更有益处。

误诊学是医学诊断学的一部分，它是一门专门研究诊断错误的学科，其内容涵盖甚广，既包括医学，又包括医学以外的许多学科。

作为《活体形态学（Vitomorphology）》的姐妹篇，《当代医学影像误诊学（Contemporary Medical Image Misdiagnosis）》也分为六卷：颅脑与脊髓卷、面颈与多系统多部位疾病卷、胸心卷、腹盆上卷、腹盆下卷、肌骨与脊柱卷。

《当代医学影像误诊学》是医学诊断学中专门研究影像诊断错误的专著，它既包括医学影像诊断学，又包括医学影像诊断学以外的许多学科；它主要讨论医学影像诊断中的误诊和漏诊，既有影像诊断学的丰富内容，又有许多相应临床各科的资料。

众所周知，作为影像诊断医生的我们，在多年临床工作中，诊断正确者成千上万，一点都记不住，可是，对误诊的病人却会牢牢记住一辈子，因为误诊给人的印象太深了，甚至于可以这样说，误诊给人的打击太重了。

误诊和漏诊在临床上的重要性是我们编写《当代医学影像误诊学》的动力，几十年来，我们一边工作，一边学习，一边收集资料，一边整理总结，一边深入研究、分析和编写，现在终于完成了这项艰巨的任务，呈送给同仁和读者们，由于我们才疏学浅，手边资料十分有限，难免存在许多错误和瑕疵，敬请同仁和读者们不吝批评和指正。

我们深知，医学影像的误诊学确实是一门很深奥的学问，涉及面十分广泛，而且相当有深度，从编写过程中我们学习到许多以往从未接触到的知识，真是长见识不少，这对提高我们的工作水平和质量十分有益。

本书编写时间跨度较大，长达三十余年，收集文献较多，由于出版规定参考文献篇幅有限，在此只能将5年内的外文文献和8年内的中华系列杂志文献列出，参考的绝大多数文献都无法一一列出，敬请各位作者鉴谅，在此谨致谢意。

由于作者们才疏学浅，对医学影像学的学习和研究甚感力不从心，对诊断思维的深入研究更是欠缺，加之收集资料范围有限，今冒昧将点滴学习和研究的经验和体会整理成册，与同仁们进行学术交流，因此，本书多有不当之处，衷心希望各地同仁和读者不吝批评指正。

致谢：本书编写历时甚长，编写过程中得到了全国各地多位老师的大力支持和热情关怀，学生有幸登门拜见多位老师，老师们不厌其烦地介绍他们亲身经历的误诊病例，并对误诊的教训和经验进行归纳和总结，昔日谆谆教诲，至今仍历历在目，在此，请允许学生向众多老师致谢：荣独山、汪绍训、朱大成、邹仲、左立梁、孔庆德、郭庆林、江海寿、杨竞飞、王其源、刘国相、周成刚、陈官玺、刘承志、魏大藻、刘玉清、吴恩惠、王云钊、曹来宾、兰宝森、蔡锡类、贾雨辰、郭俊渊、陈种、和毓天。

在本书的编写过程中，得到了厦门大学成功医院领导及医学影像科同仁们的大力支持，在此一并致谢。

巫北海

谨识于厦门

2020年9月

Preface

In the past 62 years of medical practice, I, as a medical professional dealing with radiological diagnostics, recognize that making correct diagnoses for thousands of patients in our routine work has been taken for granted. Nobody cares about our daily activities. However, if we make a misdiagnosis or overlook a diagnosis, an unneglectable shock triggered by our mistake would be initiated around our working environment. If the consequence of misdiagnosis is not serious, we may just incur fierce criticism from our administration and related parties. If serious, we will be involved in disputes of malpractice and law sues and the mistakes we made even may directly lead to medical accidents. Furthermore, the impacts given rise from our mistakes on our society would be negative, causing unnecessary losses to the patients, medical personnel and hospitals.

After my book Misdiagnosis in Imaging Diagnostics was published in 1996, I successively received positive feedbacks from the readers. They stated that the book was helpful for their clinical work. However, one obvious drawback in that book was that it only had character descriptions but had no medical images as illustrations. The readers hope more character contents and medical images could be added in the upcoming edition. It is expected that supplemented contents and medical images will be more beneficial to their clinical practice.

Misdiagnosis is a part of medical diagnostics. It is a discipline that specializes in studying diagnostic mistakes, covering a wide range of topics in medicine as well as in many other non-medical fields.

As a sibling of serial works Vitomorphology, Contemporary Medical Image Misdiagnosis also composes of six volumes: Cranial and Spinal Cord, Face, Neck and Diseases in Multi-systems and Multi-locations, Heart and Thorax, Abdomen and Pelvis I, Abdomen and Pelvis II, and Musculoskeletal and Spine.

Contemporary Medical Image Misdiagnosis is a series of works that specialize in studying mistakes of imaging diagnosis in medical diagnostics. This series of books cover but are not limited to medical-imaging diagnostics, instead, the books also cover extensive information in other specialties of clinical medicine. This series of books discussed misdiagnosis and overlook of diagnosis in imaging diagnosis, containing affluent contents in diagnostic radiology as well as in a variety of other relevant clinical specialties.

It is known that we, radiologists, can't remember correct diagnoses we had made for thousands of cases in the past years. However, if we make mistakes in diagnosis, we will keep the misdiagnosed cases in mind for life because misdiagnosis gives us impression too deeply to be forgotten. In another word, we will be severely injured by the misdiagnosis.

That misdiagnosis and overlook are clinically important motivates us to work on this series of books Contemporary Medical Image Misdiagnosis. During the past decades, while we were working and studying, we collected clinical data, and organized and summarized those raw materials. In the meantime, we did researches and analyses on the data we accumulated and then started writing. After continuously hard working for decades, we eventually completed this mission which seemed to be impossible at the very beginning and we are pleasant to present the works to our fellow colleagues and readers today. Since we can't be experts in all fields the works involved in, and the data and references in our hands can't cover everywhere in details, our works, more or less, are unable to be free of drawbacks and mistakes. Additionally, our ability in studying medical imaging may not always help reach our goals and furthermore, we might be short of further study on diagnostic logics. Regardless of those excuses, we still daringly accomplished this series of books with our experiences accumulated in our long term of studies and researches in attempt to deal with academic exchanges with our fellow colleagues and readers. Therefore, we sincerely welcome that our fellow colleagues and readers feel free to express their critics and advices on this series of books.

We deeply recognize that misdiagnosis in the field of radiological diagnostics is indeed a discipline of sciences. It involves a lot of fields and its contents are extensive in scope and depth. Meanwhile, we were also filled of knowledge which was unknown to us before. We really learnt a lot during working on the books, which is beneficial to improve the quality of our daily clinical work.

The timeframe we spent on this series of books spanned more than 30 years. During the period, huge amount of references were searched and collected. Due to the limited space of reference listing, only abroad literature published five years ago and the Chinese national journals of medicine published eight years ago were listed in this series of books. We would specifically pay our apology to the authors whose publications had been referenced but had no chances to be listed in this series of books, meanwhile, we would like to express our sincere respect and gratitude to them.

Acknowledgement: It spanned long time for us to edit this series of books, during which we have been blessed to receive the generous supports and warmhearted cares from many well-known senior academic experts in radiology nationwide. I was honored to have chances to meet some of them. They had done a lot of work in abstracting and summarizing the lessons they learnt from their past clinical practice and always patiently shared their own experiencing misdiagnoses with me. With their mentoring opinions and advices being so deeply impressed in my mind, I feel that our conversations, which have past years and even decades, just took place minutes ago. On behalf of my fellow authors in this series of books, I would like to cordially express our gratitude to them whose names are listed as follows: Rong Dushan（荣独山）, Wang Shaoxun（汪绍训）, Zhu Dacheng（朱大成）, Zou Zhong（邹仲）, Zuo Liliang（左立梁）, Kong Qingde（孔庆德）, Guo Qinglin（郭庆林）, Jiang Haishou（江海寿）, Yang Jingfei（杨竞飞）, Wang Qiyuan（王其源）, Liu Guoxiang（刘国相）, Zhou Chenggang（周成刚）, Chen Guanxi（陈官玺）, Liu Chengzhi（刘承志）, Wei Dazao（魏大藻）, Liu Yuqing（刘玉清）, Wu Enhui（吴恩惠）, Wang Yunzhao（王云钊）, Cao Laibin（曹来宾）, Lan Baosen（兰宝森）, Cai Xinei（蔡锡类）, Jia Yuchen（贾雨辰）, Guo Junyuan（郭俊渊）, Chen Zhong（陈种）, and Ho Yutian（和毓天）.

In the process of writing this book, I am grateful for the strong support of the leaders of Xiamen University Hospital and colleagues in the medical imaging department.

Beihai Wu, Professor
At Xiamen, Fujian, China
In September 2020

前　　言

影像诊断学误诊对临床学科的影响

我们不敢奢谈医学的误诊问题，因身处医学影像诊断学，只是临床医学的一部分，在此谨讨论分析影像诊断中的误诊和漏诊问题，至于涉及影像诊断的临床科室和临床病理学的有关误诊的问题，我们也进行了一些研究，在本书有关章节向读者逐一介绍，也许对有关科室的临床工作有所帮助。

影像诊断与临床

关于影像诊断学与临床医学的关系问题讨论甚多。我们认为，说影像诊断引导临床诊断不合适，将医学影像科室说成是辅助科室，不仅不符合实际情况，而且早已过时。影像诊断学对于临床医学不是指导，也不是领导、辅助、辅导，是侦察、是检查、是寻找、是探索症状与体征的根源，是分辨体内正常与异常，区别生理情况与病理表现，辨别病灶的部位、大小、范围及性质等。

我们大力提倡影像诊断学工作者与临床各科及病理学工作者合作进行科学研究，一起筹划、申报、完成同一课题，一起分析研究、撰写文章，使影像诊断与临床及病理结合更为紧密，更好地减少和避免出现误诊和漏诊。

关于临床医师的职责

临床医师申请影像诊断时，申请单上寥寥数语，未能提供病人主要的症状及体征。这种简单、潦草一是对病人不负责，二是浪费影像诊断的资源。影像诊断医师毫无重点地读片，浪费观察、分析、研究图像的时间，不但导致诊断质量明显降低，以致造成误诊和漏诊，还会耽误诊断的时间，这在临床上屡见不鲜。

我们认为，临床各科的医师应正确认识自己应尽的职责，应认真研究病人的症状和体征，倾听病人的主诉，重点扼要地填写影像诊断申请单，让不在门诊坐诊和病房查房的影像诊断医师基本了解病人的情况，重点地观察、分析、研究可能产生症状和体征的部位，这对减少和避免误诊和漏诊十分重要。

诊断的个性化

临床和中医诊断的个性化，与病人直接接触，深入了解病情、病史、症状和体征，再做出诊断，进行个性化的治疗，可能会比我们不接触病人即做出诊断的误诊少许多！如何在影像诊断中应用这类个性化原则？真值得研究！在此，我们不得不联想到临床科室医生的职责，如果临床医生能够真正做到尽职尽责，尽量多给予病人的信息资料，对于减少和避免影像诊断误诊将起到十分重要的作用。

不断更新知识，防止误诊与漏诊

努力学习新的知识是避免和减少误诊的最重要、最行之有效的方法和途径。不断更新知识，扩大知识面，广开思路，对防止误诊与漏诊十分有用！本书在有关章节对近期出现的影像组学、精准医学、人工智能等，以及近年影像诊断的新理论、新技术、新仪器等作了简要介绍，力图帮助读者更新有关方面的认识和了解。

新式仪器或新技术与活体形态学研究

对新式仪器或新技术钻研不够，过于迷信、盲从，导致误诊。例如 PET 等影像技术手段，对于"异常"的发现过于敏感或敏感性过高，常造成过度诊断。

由于新的影像诊断技术问世不久，人们积累的临床经验相对不足，或对正常与异常间差别掌握较差，对正常标准研究少，了解肤浅，认识不清，直接影响诊断的能力和诊断的水平。如何区分正常与异常？这就要求活体形态学进一步深入研究，这也是我们当年编写《活体形态学》的初衷。

影像诊断各项诊断技术的通力协作是减少误诊的基础

目前，在一所普通的综合医院，医学影像科一个科室的固定资产占全院固定资产总额的30%左右，是高科技，也是高成本。各项影像诊断手段虽然都是独自工作，各项影像诊断手段和技术理应通力协作，尊重兄弟科室，扬长避短，发挥各自优势，合力最大，经常讨论、协商、会诊，形成比较一致的诊断意见，对提高影像诊断水平十分重要，这对院内院外都是这样。然而，纵观近三十年临床影像诊断工作，一些医院的临床经验证明，影像诊断各项手段之间不协作是导致影像诊断误诊的一大原因。

影像诊断与病理

目前，免疫组织化学检测是病理学诊断金标准，它有无误诊的可能？标本的采集，观测的准确性，选择检测的项目是否合适，如何结合临床，如何结合影像等问题都值得我们深入学习和分析研究。

为了确保影像诊断的正确性，本书中所介绍的病例都是经过手术病理证实的，如无病理证实者都属于淘汰之列。我们认为，对于影像诊断的研究，应该有病理的证实，千万不要用影像证实影像，对于部分杂志上发表的一些文章中的病例要辨证地看，有的是经过病理证实的，有的却不一定经过病理证实，只是滥竽充数而已。

关于肿瘤分类的一些思考

四肢短骨的软骨瘤,根据组织学检查可能有恶性征象,但临床上此种肿瘤很少有恶性发展者;反之,扁骨或长骨的软骨瘤,从显微镜下的组织表现为良性,而发展为恶性者却甚多。

还有长骨的骨软骨瘤或软骨瘤,临床表现确已恶性变,且有转移,而显微镜下的组织学改变仍不明显。因此,对骨软骨瘤或软骨瘤恶变而来的骨软骨肉瘤或软骨肉瘤的病理诊断,必须密切结合临床和影像学表现。

子宫肌瘤一直划归良性肿瘤,可是有的子宫肌瘤却可沿着血管转移到其他部位,这种生物学行为是恶性? 还是良性?

这里提出一个问题,就是如何处理病理组织学观察与病变的生物学行为之间的关系,因此,单纯按照组织细胞学表现称良性、恶性似有不妥之处。

关于"四结合"的临床诊断模式的建议

实践是检验真理的唯一标准,在与疾病的斗争中,诊断治疗是否正确? 检验的唯一标准是疗效,诊断错误者疗效绝对不可能满意,疗效满意就是检验临床影像学诊断是否正确的唯一标准。

临床诊断金标准的讨论一直在进行。普遍认为,临床诊断的金标准以前是病理诊断,长期临床实践告诉我们,临床诊断的金标准,应为临床、影像、病理和疗效追踪随访四个方面的资料适当结合起来分析研究的结果(简称"四结合"),才更为正确,更符合病人的实际情况。

建议国内一些杂志放开对"个案报告"的字数的限制

国外一些杂志的"个案报告"深受读者的欢迎,因为那些个案报告不只是简单地报告一个病例,而是通过一个病例具体情况报告一类新发现的疾病;或是通过一个病例深入分析研究某种疾病的误诊和漏诊;或是通过一个病例深入浅出地讨论临床和影像诊断对某种疾病的诊断和治疗的新的动向;或是通过一个病例全面系统地综述全球对该类疾病的研究进展和趋势……。此类个案报告,无字数的限制,让作者畅所欲言,讨论十分深入细致,让读者受益匪浅。反观国内一些杂志对"个案报告"的字数的限制十分严格,我们建议应放开限制,让作者畅所欲言,深入讨论。

怎样阅读本书

我们建议读者阅读本书的方法是:在临床上有需要分析和研究的病例时,按照病人影像表现的异常征象所在的器官和组织,查阅有关章节;然后再按拟诊的可能性,及可能性的大与小,分别查阅该章节内该疾病的有关部分,这样就可以事半功倍地取得效果。自然,如果你有时间愿意将本书通读,然后再用上述方法查阅,那效果更好。

在学习和研究误诊学期间,我们发现一些疾病可以出现在多个系统,多个器官和某个器官的多个部位，导致误诊和诊断困难。我们特地将多系统多器官疾病尽可能集中在一起，安排于本书面颈与多系统多部位疾病卷进行介绍和讨论，作为该卷的第二部分内容，以供读者参考。但对每一种病常见部位、常见器官，则在该常见部位、常见器官另写一章或一节，更为具体、详细，这样全书合成一体，互相呼应，更有利于读者在临床实践中查阅。

病理学与影像诊断关系十分密切，病理学基本知识的了解，对于影像诊断十分必要，非常重要，尤其是免疫组织化学检测对疾病的最后诊断所起的决定性作用，更应让现代的影像诊断医生有所初步了解，我们专门在本书面颈与多系统多部位疾病卷作一简介，作为该卷的第三部分。

随着现代科技的飞跃发展，现代医学进展也非常迅速，作为影像诊断医生，知识更新是每天的必修课，近期出现的影像组学、精准医学、人工智能等，我们安排在本书面颈与多系统多部位疾病卷第四部分进行简要的介绍，只能起到扫盲的作用。该部分还介绍了一些规范及专家共识。

《当代医学影像误诊学》讨论内容非常广泛，前言与总论的内容十分庞杂，但限于前言与总论篇幅有限，只能扼要地提纲挈领地进行简要的介绍，有关前言与总论内容的更详细的介绍和讨论，集中安排在本书面颈与多系统多部位疾病卷，作为该卷的第五部分内容，欢迎同仁和读者们参阅并提出宝贵意见。

有关活体形态学的资料，请查阅科学出版社 2006 年出版，巫北海总主编《活体形态学》第一版各卷，在此不再赘述。

Forward

Misdiagnosis in radiology and its Impacts on disciplines of clinical medicine.

It might be beyond the scope of this series of books to discuss the diagnostic errors in medical sciences since diagnostic radiology is just a discipline of clinical medicine. However, we are focusing on discussing and analyzing the misdiagnosis and overlook of diagnosis in imaging diagnosis. We also analyzed and discussed misdiagnosis caused by other clinical disciplines including pathology, which is closely relevant to imaging diagnosis, hoping benefit our colleagues in other clinical departments.

Radiological diagnostics and clinical medicine

There have been a myriad of discussions regarding the relationship between radiology and clinical medicine. From our standpoint of view, diagnostic imaging should not be improperly treated as guiding discipline over other clinical disciplines in diagnosis, nor is it just an auxiliary branch of clinical medicine, a misperception, which had existed for a while and was outdated now. Diagnostic radiology does not function as a guideline for clinical medicine, nor does it bear features of leadership, auxiliary and consultancy. Instead, it is an approach to explore sources of symptoms and signs, identify normality and abnormality in human anatomy, differentiate physiological and pathological manifestations in the body, disclose location, size, scope and nature of a lesion and so forth.

We strongly encourage radiologists to work with physicians in other clinical departments and pathologists to practice clinical medicine and scientific research in a collaborative manner, including drafting proposals and applying for research funding on the same subjects and sharing data analyses and research results, a way of cooperation, which is able to establish a closer link between radiology and other clinical disciplines as well as pathology to reduce and avoid misdiagnosis and overlook of any lesions.

Responsibilities of clinical physicians in imaging diagnosis

It is not a good practice for clinical physicians to request diagnostic imaging assessment with no basically required information regarding signs and symptoms from the patients. Simplicity of imaging request forms which have no detailed main description regarding the symptoms and signs is irresponsible for the patients and wastes sources of imaging study. Radiologists have no focus in reading, which is time-consuming in observing, analyzing and studying the images, resulting in poor quality of imaging diagnosis, even bringing about misdiagnosis and overlook. As a result, processing of clinical diagnosis could be delayed. Unfortunately, it is not individual case in the clinical practice.

We do believe that clinical physicians should bear full awareness of their responsibilities when requesting imaging examinations. They should tell radiologists main findings they collect from their patients as much as possible. By this way, radiologists, who don't meet the patients in person, still are knowledgeable of cases, being able to focus on potential locations of lesions which are possibly implicated by the symptoms and signs. It is very important for reducing and avoiding misdiagnosis and overlook.

Individualization of diagnosis

Doctors of the traditional Chinese medicine make diagnosis by directly contacting patients via a cascade of process which consists of 4 steps, i.e. wang-wen-wen-qie (Literally they are observation, auscultation and olfaction, inquiry as well as pulse feeling and palpation, respectively). They exhaustively collect medical history, symptoms and signs from their patients and make individualized treatment plans. Their misdiagnosis ratio could be prospectively lower than ours, probably because radiologists don't directly obtain information from the patients. It is remarkably worthy of studying how to apply the principle of individualization in imaging diagnosis. Thus, it reiterates responsibilities from the clinicians. Should the clinicians provide us the information of the patients as in detail as they can when requesting imaging examinations, it would be much more helpful for us to reduce and avoid radiological misdiagnosis.

Prevention of misdiagnosis and overlook via knowledge update

The most significant and efficient method and approach to reduce and avoid misdiagnosis and overlook are to diligently update our knowledge. In order to reach this goal, we need to continuously learn new technologies, broaden our scope of view on other clinical specialties and establish closer communications with other clinical departments. In the relevant chapters of this series of books, we briefly introduce recently developed edging-cut technologies such as radiomics, precision medicine, and artificial intelligence, as well as new imaging theories, new techniques, and the-state-of-art equipment in imaging diagnosis in an effort to help readers refresh their understanding and knowledge.

Innovative equipment, new technologies and research on vitomorphology

If we lack fully understanding of unique features each of innovative equipment or new techniques possesses or if we are over confident to depend upon those latest developed technologies, misdiagnosis still may occur. For instance, overdiagnoses are coming out from time to time when detected "abnormalities" result from oversensitivity produced by imaging approaches such as PET, etc.

Along with advent of innovative imaging approaches, continuous education of radiologists may not be timely in pace of development of new imaging technologies. With less experience, or poor recognition between normality and abnormality, or insufficiency of study on standards of normality, or lack of deep understanding, or incapacity of judgement, our capability in imaging diagnosis could be impacted. How to tell normality vs. abnormality? An opportunity for further study has been brought to the vitomorphology.

Basics of reducing and avoiding misdiagnosis upon comprehensive collaboration of various diagnostic imaging techniques

At present, in a general hospital, the fixed assets for a department of radiology usually account for about 30 percent of the total fixed assets of the hospital. Diagnostic imaging is an advanced technology but expensive in cost. Various imaging techniques are working independently but they should be collaboratively and fully used in order to take the advantages and avoid disadvantages each of them possesses. In clinical work, we should pay respect to our colleagues in other clinical departments and make full use of each other's advantages to maximize efficiency in diagnosis and treatment. We, radiologists and clinicians in correspondent departments, should take an active engagement by academic conferences, discussions and consultations. Eventually we are able to reach consents upon diagnoses. It would magnificently help improve quality of radiological diagnosis, a model of cooperation, which not only should be used in internal consultations in a hospital but also in any other consultations among hospitals. However, throughout the past 30 years of clinical practice in imaging diagnosis, our lessons are that lack of effective collaboration among imaging diagnostic techniques in some hospitals is a major cause of imaging misdiagnosis.

Radiological diagnosis and pathology

At present, immunohistochemistry testing is the golden standard for pathological diagnosis. Is it possible for a misdiagnosis made by this technique? Is every procedure, including the collection of specimens, the accuracy of observation, and the suitability of the applied techniques, appropriate? How to combine the pathological observation with clinical data and imaging data? To answer those questions, we need to do further broad investigations and studies.

In order to ensure the accuracy of the image diagnosis, the diagnoses of cases illustrated in this series of books all had been confirmed by pathological testing. Those with no pathological results were all excluded. We believe that the imaging diagnosis must be supported by the pathological testing. It is extremely inappropriate to confirm an imaging diagnosis with another imaging techniques. When we go over literature, we need to read with a dialectical view because cases in some of articles had been confirmed with pathological evidences, whereas some of others might not but just made up numbers in amount.

Thoughts on Tumor Classifications

The chondroma in the short bones of the four limbs may have malignant signs on histological examination, but clinically those tumors rarely witness malignant development. On the contrast, the chondroma in the flat or long bones appears benign under the microscope but many of cases evolve to malignant stages.

Furthermore, osteochondroma or chondroma located in long bones clinically may manifest as malignancy because metastases in remote organs already occur, but histologically, malignant signs under microscope are still not obvious. Therefore, pathologically diagnosing osteochondrosarcoma or chondrosarcoma cancerated from osteochondroma or chondroma should reference clinical manifestations and imaging findings.

Hysteromyoma has been classified as benign tumor, but in some cases, the tumors can be transferred along the blood vessels to other sites. Biologically, is this kind of behavior malignant or still benign?

Therefore a question is raised on how to deal with the relationship between pathological-histological observations and the biological behaviors of lesions. As the result of fact, it appears to be inappropriate to judge benign or malignancy only simply based on histological cytology.

Suggestions on the four-in-one model of clinical diagnosis

Practice is the sole criterion for judging true or false. Are a diagnosis and a treatment plan correct in the battle against illness? Treatment effectiveness is the sole criterion for judging the accuracy of diagnosis and intervention. Incorrect diagnosis absolutely is unable to produce satisfying treatment effectiveness. Satisfying therapeutic effectiveness is the only criterion for judging the accuracy of clinical diagnosis, in which, diagnostic radiology plays a role.

Discussions on the golden standard of clinical diagnoses continuously are ongoing. In the past, it was generally believed that the golden standard for clinical diagnoses was pathological testing. Nevertheless, long term of clinical practice indicates that the golden standard of clinical diagnoses could be regarded as a combination of results obtained from analyses and studies via clinical examination, imaging diagnosis, pathological testing as well as therapeutic follow-up (Briefly called Four-in-One model). The description of the golden standard based on acknowledgement of Four-in-One model appears to be more accurate and therefor, more realistic in clinical medicine.

Suggestion for restriction of word count on "Case Report" by domestic journals

"Case Report" in some oversea journals is very popularly welcome by readers, because "Case Report" not only simply reports cases, but by analyzing and studying a typical individual case, it may lead to find new entities of diseases, or it may investigate misdiagnosis and overlook on a certain category of diseases, or it may explore the new trend of diagnosis and treatment made by clinical methods and radiology on a type of diseases, or it may systematically illustrate the development status and trend of global researches on the same species of diseases and so on.

"Case Report" in abroad journals has no restriction on number of words. The authors are able to fully express their opinions. Discussions in "Case Report" cover broad scope of topics, which much better benefits the readers.

On the other hand, some domestic journals have strict limitation on word count. We suggest the limitation on word count should be lifted and the authors are allowed for making full discussions on reported cases in scope and depth.

How to read this series of books

We would recommend some tips on how to read this series of books: Whenever clinically needed in analyzing and studying cases, the readers are able to search for correspondent chapters based on tissues and organs where abnormal imaging findings are located at, and then read relevant sessions of the diseases in that specific chapter based on impression of potential diagnoses and priority of possibilities. Thus, the readers may double efficiently obtain information they are searching for. Absolutely, it is recommended for readers to go over all the chapters of this series of books and then employ the tips suggested above.

While doing analyses and studies on misdiagnosis, we found that some diseases could occur in multiple systems, multiple organs and multiple sites within a certain of organ, leading to difficulty in making diagnosis and even resulting in misdiagnosis. We specifically tried our best to collect those diseases which involve in multi-systems and multi-organs in one book, Volume of the Face and the Neck, particularly arranging them as the second part of the volume for readers' references. However, for common locations and organs of the diseases, more detailed description and discussion in specific chapter or section can be found in volumes which cover the locations and organs the diseases are commonly located at. By doing so, all the volumes of this series of books are consistently integrated and reciprocally cited each other, which is more productive for the readers to search for literature in clinical practice.

The relationship between pathology and radiological diagnostics is very close. Understanding the basics of pathology in imaging diagnosis is necessary and important. Specifically, the decisive role immunohistochemical testing plays in finalizing diagnoses of diseases requires radiologists be knowledgeable in this field. We particularly brief the immunohistochemical technology which has been arranged in the third part of the Volume of the Face and Neck.

With the rapid development of modern sciences and technologies, the progress of modern medicine is also very speedy. As radiologists, updating our knowledge should be our daily requirement. Regarding the recent advent of radiomics, precision medicine and artificial intelligence, we arranged the topics in the fourth part of the Volume of the Face and Neck. Since our introductory contents are very concise, it is just elementary for our readers' awareness of those new imaging technologies.

The spectrum of discussion on misdiagnosis is very extensive. The information contained in the Preface and the Executive Summary is giant in amount and complex in structure. However, due to the limitation of space for the Preface and the Executive Summary, we are only able to synopsize hot spots of misdiagnosis. More detailed description and discussion about the contents mentioned here have been arranged as the fifth part of the Volume of Face and Neck. We sincerely welcome the feedbacks and comments from our readers.

With regard to detailed information on vitomorphology, please refer to the first edition of Vitomorphology edited by Professor Beihai Wu and published by Science Publishing House, China in 2006.

总论一 医学影像误诊研究

与前人比较，我们这一代是相当幸运的，赶上了前所未有的好时代，科技发展突飞猛进，知识大爆炸，信息交流活动日新月异，信息种类之多，信息量之大，传送速度之快，真让人喘不过气来，影像诊断技术的飞跃，更让人力不从心，我们的先辈、同辈、晚辈都忙于学习、研究影像诊断的新技术、新设备在临床的应用和科研教学，成了影像诊断各方面的专家，在影像诊断的进步和诊断水平的提升做出了傲人的成绩。

随着影像诊断的新技术、新设备的引进和广泛应用，临床上一些问题逐渐暴露出来：检查技术的规范化，各个疾病诊断标准的建立，正常与异常的鉴别，健康与疾病的划界，亚健康情况的出现，过度诊断和过度治疗的发现，误诊和漏诊的情况都是我们必须面对的问题。

误诊、漏诊研究相当复杂

我们在工作中发现，日常临床工作中所遇到的疾病大约有80%是教科书上写的典型表现，工作一段时间后，不少医生都可胜任诊断，其诊断的准确性也较高；另外20%左右的疾病没有教科书上描写的那么典型和简单，准确地对其诊断存在着一定的难度，常常导致误诊，这就是误诊学研究的主要内容；在典型疾病中有时出现漏诊，其原因有时颇耐人寻味；在常见疾病中偶尔见到十分少见的表现，也给诊断带来相当困难；在少见疾病中时不时表现为教科书上的典型表现，引起诊断混淆；在临床工作中，经常暗藏着诊断陷阱，导致误诊与漏诊。凡此等等，都是误诊学应该研究的对象。

由于误诊和漏诊的研究是一类相当复杂的问题，涉及的内容的深度远比以往想象的深刻，误诊和漏诊的原因是多方面的，多层次的，且涉及面十分广泛，因此《当代医学影像误诊学》研究和讨论的内容甚为丰富多彩：既有误诊原因的分析，又有鉴别诊断的内容；既有误诊、漏诊的经验教训介绍，又有防止误诊、漏诊的理论性研究；既有诊断思维的研究，又有知识更新的信息；既有活体形态学的研究，又有发育变异的表现；既有影像检查技术的进展，又有影像诊断研究的学术总结；既有临床常见症状、体征的观察分析，又有病理学、免疫组织化学的研究简介；既有少见疾病影像学表现，又有常见疾病的不典型征象；既有按照断面影像分卷、分章讨论，又有各个生理解剖系统疾病的分析；既有各个系统特有疾病的研究，又有多系统多部位疾病的介绍。本书不是一般的诊断学教科书，而是适用于临床工作的参考书，本着有话则长，无话则短的原则进行撰写和编纂。

国内、外对误诊的研究

造成误诊的原因有很多，国内、外学者研究不少，但专著不多，而且都是从单一的角度进行研究和分析，例如：有的从发育变异入手，专门研究导致误诊的发育变异，尤其是骨骼系统的发育变异，国内也有译本；有的从检查手段入手，专门研究影像检查中因机器设备和检查技术不当引起的各类伪影，专业期刊中不断有文章发表；有的从影像诊断的思维分析方法研究入手，还在专业期刊上辟专栏进行讨论；有的地方专业学会学术活动每次都讨论误诊病例，但报告的多，讨论分析的少，多只是以吸收错误的教训而告终；不少作者对误诊都感兴趣，许多专业期刊的个案报告都是此类内容，只不过一些作者诚实地承认对该病例发生了误诊，一些作者却碍于情面，放不下架子，不提误诊这两个字，只提经验教训一笔带过。

在研究误诊学时，我们发现，在临床工作中，对待误诊的态度真是千奇百怪：有的老实承认错误，仔细分析研究导致错误的原因，认真总结经验教训，写出研究误诊的文章，诊断水平不断提高；有的医生避重就轻，称"太忙，我只看了一眼"不负责任的推脱；有的主任在科室内是"权威"，当有人告诉他出现误诊时，他只是一笑置之，立刻转移话题，从不总结经验，故步自封，当有人追究责任时，则推给下级医生，自己永远都是"正确"的。

活体形态学研究

现代影像学的发展给我们研究活体形态学提供了前所未有的条件，研究活体形态学是时代给我们的要求，临床影像诊断医生应加大研究活体形态学的力度，这是临床影像诊断医生工作的主要研究范围之一，活体的功能、形态学研究应该是将来工作的重点。

我们一直认为，临床诊断标准的建立——金标准是活体研究而非尸体研究。每个人青壮年时期健康的活体形态学表现，可作为该个体的正常活体形态学最佳标准，可用它来检查和发现该个体患病早期出现的轻微异常，这是早期发现疾病较好的方法。因此，可以这样说，个人青壮年时期健康的活体形态学资料是检查和发现该个体患病的早期表现的最佳标准。

本书讨论活体形态学的具体内容有：关于发育变异；活体研究与非活体研究；对发育变异与先天异常的认识；变异的观点——先天发育与后天发育；关于影像诊断的个性化；正常与异常；动态生理与影像诊断的误诊；医学生物学的发展；活体的动态观察；从目前情况看，活体形态学的研究任重而道远。

诊断方法研究

对于诊断方法的研究，本书着重指出，影像诊断报告务必要留有余地。关于循证放射学和循证医学的出现和进展，我们进行了深入介绍。在影像诊断中，一定要注意保证正确诊断必需的时间。我们对于避免误诊的思维方法研究、误诊与鉴别诊断、影像诊断中的讨论、综合影像检查和诊断试验研究等也作了讨论。

影像诊断报告务必要留有余地,我们告诉读者关于四点注意事项:影像诊断应有自知之明;关于文责自负;现代问题,人人都是专家,见仁见智;放射科医生应该如何在现代环境下进行工作。希望在临床工作中,尽量减少和避免误诊和漏诊的出现。

本书还着重讨论放射科医生的视野问题,内容包括:放射科医生的视野必须超越影像;影像征象的定义;影像征象的特点;影像征象的分类;基本功训练点滴;知识更新与诊断标准。

常见共性征象的研究与分析

常见的有共性的 CT 或 / 和 MRI 征象的研究与分析,包括:颅脑及脊髓占位、脑病、脑白质疾病、癫痫、痴呆、面颈部病变、颅颈连接区病变、颈胸连接区病变、肺门包块、肺门与纵隔区域的淋巴结肿大、孤立性肺结节、肺磨玻璃密度影、肺肿块、弥漫性肺疾病、慢性阻塞性肺病与通气障碍、乳腺癌、冠状动脉疾病、胸腹连接区病变、肝占位、黄疸、胆胰管十二指肠连接区疾病、门静脉疾病、上腹包块、血尿、腹腔积液、腹膜外间隙疾病、妊娠与胎儿病变、软组织疾病、骨肿瘤及肿瘤样病变、脊柱占位性病变、骨质疏松、骨髓疾病的分析与鉴别诊断。

影像学技术

影像学技术不当造成的误诊有:不同影像手段选择应用程序的研究,投照因素不正确,投照角度不准确,伪影出现的识别和造成伪影的原因的认识,扫描序列选择和组合的应用不恰当,CT 三维重建技术不当,对不同技术(如 CT 与 MR)的诊断标准及诊断能力的评价与其评价的年代关系甚为密切,因为近年技术进步相当快速,如不注意此点,难免出现一些完全可能避免的误诊和分析意见。

相关学科与医学影像学

在相关学科与医学影像学通力合作方面,本书详细介绍了相关学科与医学影像学;手术学科对医学影像学的依赖性越来越高;医学影像学科自身的发展;医学影像学信息系统的发展;携手兄弟科室共同发展;影像诊断与临床;观察者的差异;CT 肺动脉成像之肺动脉栓塞的影像诊断读片者间的一致性研究;影像诊断各项诊断技术的通力协作是减少误诊的基础。

规范及与误诊学相关的部分资料

本书详细介绍了目前我们可以收集到的有关规范、专家共识及诊断标准,并对新的设备与检查技术的进展作了讨论,关于新近出现的影像组学、精准医学和人工智能有关资料,本书不仅介绍,而且还建议读者更深入地学习和研究。

关于病理学检查的认识

我们认为应当重视临床病理的工作和科学研究,欢迎临床病理医生到影像科室指导工作,还讨论了:病理误导与误诊;关于临床诊断金标准的认识;关于病理证实的问题;关于病理报告与误诊;临床生物学行为和组织病理表现。

影像学诊断质量评价和管理

在影像诊断学中十分重要的一个问题是影像学诊断质量评价和管理，本书对此作了比较详尽的介绍，首先简介关于影像学诊断质量评价和管理问题的重要性，并对医学生物学的发展；我国医学影像学的发展；开展影像诊断的质量保证诸多事项进行必要的讨论。

此外，本书在有关章节内，还对下述问题分别进行了详尽的研究和讨论。

影像变化与临床症状：颈椎序列及颈椎椎间盘的研究，活体的功能变化与机械的观察的矛盾，有的椎间盘膨出明显，可见突出，却一点症状都没有；有的症状明显，却未见膨出和突出；可见临床症状与膨出和突出的关系值得研究，也说明具体有无临床症状，其中还有其他许多因素在起作用。

对于误诊与病变的发现问题：我们着重强调指出，只有熟悉正常才能发现异常，并对阴影的意义，对疾病的早期发现、早期诊断，及关于读片的程序进行了深入讨论。

动态观察：在讨论动态观察与影像诊断的误诊时，除了简单扼要地分析研究身体各部位的动态观察与影像诊断的误诊以外，本书着重强调指出，一定要注意检查时间与观察的时间的差异。

影像诊断学近来的发展：本书介绍了不少疾病影像诊断研究的进展，一些检查技术及扫描序列的研究，新近发现的疾病或综合征的影像诊断学表现。

本书不是一般的诊断学教科书，而是适用于临床工作的参考书，适用于临床影像诊断医务工作者、临床各科医生、医学院校学生阅读，有利于扩大知识面，增加信息量，是有关临床影像诊断继续教育和自学较好的参考资料。

Pandect I Study on Misdiagnosis
(Medical Imaging)

Executive Summary

We are much more blessed than our last generation because we catch up an unprecedented era, during which, science and technology are developing speedily. Intellectuality and knowledge are explosively increasing. The activities of information exchange keep changing at daily base. We are experiencing shortness of breath when we have to deal with the information which is numerous in categories, giant in amount as well as fast in velocity of transmission. Facing speedy development of new technologies and the-state-of-art equipment, we are worry about that our capability in imaging diagnosis may not be able to confront the challenges. Our pioneers, peers and younger generation all are busy in learning and studying those new imaging technologies and equipment which are successively employed in clinical practice, research and teaching. They grew up to become professional experts in imaging diagnostics. We are proud of their accomplishment in improving accuracy and quality of imaging diagnosis.

Along with applications of innovative techniques and equipment in radiological diagnostics, some clinical problems gradually are surfacing, including standardization of examination procedures, establishment of diagnostic criterion for individual disease, differentiation between normality and abnormality, discrimination between healthy status and morbidity, appearance of sub-healthy status, discoveries of overdiagnosis and overtreatment as well as misdiagnosis and overlook of diagnosis, all of them need to be resolved.

Complexity in studying misdiagnosis and overlook of diagnosis

We found that 80% of diseases clinically manifest as typically described in the textbooks and are able to be diagnosed by most of physicians who already have had some clinical experiences. The ratio of diagnostic accuracy on those diseases is relatively high. Nevertheless, the manifestations of remaining percentage of diseases are not so straightforward and typical as appeared in the textbooks, bringing about difficulty in diagnosis and even leading to misdiagnosis. As a result of fact, it gives rise to a research subject for misdiagnosis. Clinically, some of typical diseases sometimes are overlooked. We need to explore the reasons why we miss the diagnoses. Sometimes, unusual manifestations may occur in typical diseases, bringing about difficulty for diagnosis, too. Meanwhile, classic manifestations described in the textbooks could be seen in non-typical diseases, causing confusion in diagnosis. The traps of diagnosis are hidden in clinical practice from time to time, leading to misdiagnosis and overlook. All of these phenomena constitute subjects the misdiagnosis is studied on.

Since misdiagnosis and overlook are complicated, the meaning of the involved contents in scope and depth is beyond what we imagined before. Misdiagnosis and overlook may result from varying causes and may occur at multi-levels of diagnostic processing. With touching each of aspects in diagnostic radiology, the topics discussed and studied in Contemporary Medical Image Misdiagnosis are diverse and plentiful, which involve in analyses on causes of misdiagnosis as well as differential diagnosis, demonstration of lessons and experiences from misdiagnosis and overlook as well as theoretical research how to prevent them, study on diagnostic logics as well as information of knowledge update, research on vitomorphology as well as findings of developmental anomaly, the latest progress of imaging technologies as well as academic summarization of researches on imaging diagnostics, observation and analysis on clinically typical symptoms and signs as well as introduction on the progress of immunohistochemical technique, discussion about sectional imaging by separate chapters and volumes as well as analysis on the diseases by their physiological and pathological systems, study on special diseases by systems as well as introduction on diseases which appear in multi-systems and multi-sites in one system, etc. This series of books are not general textbooks in diagnosis but reference books which are citable in clinical work. The books are edited based on the principles that describe topics as fully as possible if needed and just brief them if no details are required.

Domestic and abroad studies on misdiagnosis

Misdiagnosis could be brought about by varying causes. A number of domestic and abroad scholars had done researches on it, but a few of specific works on the topic had been published, almost all of them conducted studies and analyses from a single of viewpoint. Some abroad researchers, for instance, started with developmental anomaly, focusing on developmental anomaly which gives rise to misdiagnosis, specifically on developmental anomaly in skeletal system. Their research reports in Chinese version were published in domestic publications. Some started with procedures of examinations, specializing in a variety of artificial imaging resulting from inappropriate use of facilities and procedures during the imaging examinations. Their publications continuously appear in journals. Some began with the methods of logic analysis in imaging diagnosis, opening forums on the topics in special columns of academic journals. Discussions on misdiagnosed cases almost exclusively appear in academic seminars and conferences, but most of them were just case reports with little exploration and analysis in depth, ending up with a conclusion that lessons should be learnt from the mistakes.

A lot of authors expressed interest in misdiagnosis and case reports published in academic journals almost were about the topic related. However, only some of authors honestly confessed that they mistakenly diagnosed the cases, whereas some of others embarrassedly never mentioned "misdiagnosis" but just concluded that the lessons must be learnt from the reported cases.

When studying misdiagnosis, we found that the people's attitudes toward misdiagnosis were strangely diverse in clinical practice. Some of them honestly accepted the facts that they made mistakes. They carefully studied possible causes which resulted in the misdiagnosis and seriously thought of lessons they experienced. And they published research reports of the cases and had quality of their diagnosis improved. Some didn't willingly touch key factors in misdiagnosis and irresponsibly gave their excuses, for instance, "too busy to carefully deal with the case". Some ones who were in leadership positions in the departments were absolutely "authoritative" in making diagnosis. When being aware of mistakes they made, they dismissed with smile and skipped the topic. They never recalled lessons they experienced. They stopped at what they learnt, which might be outdated years ago and were self-constrained. When being blamed of responsibility, they exclusively attributed the charges to others whom they supervised and kept themselves "correct" forever.

Study on vitomorphology

Development of modern imaging provides us with unprecedented conditions to study vitomorphology. We are given of an accountability for studying vitomorphology by the era we are currently in. Radiologists should pay much more efforts to the research of vitomorphology, which will be one of our major research subjects. Study on functions and morphologies of live bodies will be emphasized in our future work.

We always believe that the establishment of clinical diagnostic criterion, golden standard, should be dependent upon study on live bodies rather than on cadavers. Everyone's healthy vitomorphological findings in 30s of adulthood could be regarded as optimal reference standard of normal vitomorphology for the individual body, which could be employed to examine and find any subtle early stage of abnormality in the individual body in future. It is a better solution to find early stage of diseases. Therefore, it is reasonably to state that information of healthy vitomorphology in the adulthood is the best standard for examining and detecting early stage of morbidity which occurs in the individual body.

The following contents in this series of books which will be discussed in detail include developmental anomaly, study on live bodes and cadavers, recognition on developmental anomaly and congenital anomaly, standpoint of view on anomaly – congenital development and acquired development, individualization of diagnostic imaging, normality and abnormality, dynamic physiology and misdiagnosis in imaging diagnostics, the progress of medical biology, dynamic observation on live bodies, etc. All in all, we have a lot of work to do and a long way to go in vitomorphology.

Study on diagnostic approaches

Regarding study on diagnostic approaches, we highlighted that the diagnostic reports of imaging should be necessarily conservative for conclusions. We also introduced the latest progress of evidence-based radiology and evidence-based medicine in depth. In order to make correct imaging diagnosis, enough time should be guaranteed. We also discussed study on logic thinking how to avoid misdiagnosis, misdiagnosis vs. differential diagnosis, forums in imaging diagnosis, combined examinations of imaging approaches as well as study on diagnostic experiment.

We are trying to tell our readers that conclusions of imaging diagnosis should necessarily be conservative and attention should be paid to the following four aspects: It is out of question that diagnostic imaging is important in clinical diagnoses, but radiologists also should clearly recognize its own limitations; We are responsible for what are recorded in the imaging reports; With regard to existed problems in the modern society, everyone is professionally able to make their own annotation from their standpoints of view and how radiologists should implement their work under modern environment. We hope that we always try our best to decrease and avoid misdiagnosis and overlook in our clinical work.

In this series of books, we specially emphasized radiologists' scope of view, which always should be beyond the imaging. We also discussed definitions, features and categories the imaging signs possess, tips of basic training and knowledge update as well as diagnostic criteria.

Study and analysis on common generality of imaging signs

Study and analysis on common generality of signs displayed on CT and/or MRI cover the following diseases: Occupying lesions in brain and spinal cord, encephalopathy, white matter diseases, epilepsy, dementia, lesions in face and cervix, Lesions in junction of cranium and cervix, Lesions in junction of cervix and thorax, masses in hilus pulmonis, enlargement of lymph nodes in hilar and mediastinal areas, solitary pulmonary nodules, ground-glass like density shadow in lungs, masses in lungs, diffuse pulmonary diseases, chronic obstructive pulmonary diseases and dysfunction of ventilation, breast cancer, coronary artery disease, Lesions in junction of thorax and abdomen, occupying lesions in liver, jaundice, lesions in junction of biliary-pancreatic duct and duodenum, lesions in portal vein, masses in upper abdomen, hematuria, ascites, lesions in extraperitoneal space, Lesions in pregnancy and fetus, lesions in soft tissues, tumors and tumor-like lesions in bones, occupying lesions in spine, osteoporosis, analysis and differential diagnosis on lesions in bone marrow.

Imaging techniques

Misdiagnosis due to inappropriate application of imaging techniques includes incorrectly selected procedures of imaging approaches, incorrect projection and inaccurate angles of projection, identification of artificial shadows and unawareness of causes for the shadows, improperly selected scanning sequences, inappropriate 3D-reconstruction of CT. Evaluation on diagnostic criteria and ability of different imaging approaches such as CT, MRI, etc. is closely in correlation with time when the evaluation had been completed. Since the progress of techniques is very fast in the recent years, if neglect the facts, it is hard for us to avoid misdiagnosis and incorrect analytic opinions which originally are avoidable.

Relevant disciplines and medical imaging

With regard to collaboration among clinical specialties, this series of books introduced relevant disciplines and medical imaging, increased dependency of surgical specialties upon medical imaging, development of medical imaging as well as development of information system on the imaging's own, collaborative development with other specialties, imaging diagnostics and clinical medicine, differences among observers, study on consensus among readers with regard to imaging diagnosis of pulmonary artery thrombosis on CT imaging of pulmonary artery. Full collaboration among a variety of imaging approaches is basic in decreasing misdiagnosis.

Standard and information relevant to misdiagnosis

This series of books described in details about standard, experts' consensus and diagnostic criteria and discussed the progressive status of innovative equipment and techniques. In term of latest developed radiomics, precision medicine and artificial intelligence, we not only had description but also suggested readers to do further investigation and research.

Recognition on pathological testing

We are emphasizing the importance of clinical pathology and its scientific research, and always welcome pathologists to come to departments of diagnostic radiology for consultations and guidance. We also discussed pathology and misdiagnosis, pathological misleading and misdiagnosis, recognition on golden standard of clinical diagnosis, pathological evidences and clinically biological behaviors vs. histologically pathological manifestations.

Quality assurance and management of imaging diagnostics

An important issue in radiology is the quality assurance and management of imaging diagnostics, which had been fully detailed in this series of books. First of all, we emphasized why they were important, and then necessarily discussed the development of medical biology, domestic development of medical imaging and how to implement quality assurance of imaging diagnostics, etc.

Additionally, the following topics also had been fully discussed and studied in correspondent chapters of the books.

Radiological manifestations vs. clinical symptoms: We studied the sequence of cervical spine and cervical intervertebral discs, discrepancy between functional changes of live bodies and mechanical observation. We found that in some cases, herniation of intervertebral disc was obvious and protrusion was clearly displayed, but the patients had no symptoms at all. Whereas some demonstrated very obvious symptoms, but no herniation of intervertebral disc was seen. Obviously, it deserves further study on the relationship between clinical symptoms and extrusion or herniation. Meanwhile, it indicates that existence of clinical symptoms lies on many other factors.

Misdiagnosis vs. discovery of morbidity: We reiterate that only normality has been well recognized, can abnormality be detected. We also discussed in depth significance of shadows, early detection and diagnosis of diseases as well as procedures of image reading.

Dynamic observation: When discussing dynamic observation vs. imaging misdiagnosis, we briefly analyzed and studied dynamic observation on organs and systems. In addition, we specifically emphasized lapse between time of examination and time of observation.

The latest development of diagnostic radiology: In this series of books, we introduced the latest research progress of imaging diagnostics on a number of diseases, exploration on techniques of examination and scanning sequences along with the radiological manifestations of newly discovered diseases and syndromes.

This series of books are not general textbooks in diagnosis but reference books which are citable in clinical work. So the objects our books are edited for are radiologists, physicians in clinical departments and medical students. They are beneficiary in broadening scope of knowledge and obtaining additional information. Therefore, this series of books are good tutorials in continuous education and self-learning.

总论二　客观评价人工智能在医学影像学中的作用

在过去几十年间,计算机科学有了快速的发展,给人工智能(AI)的开发带来了前所未有的机遇。随着卷积神经网络(CNN)在 2012 年的引入,使得深度学习(DL)升级到更高台阶,其结果就是人工智能在医学影像领域日益地活跃起来。

深度学习算法不需要事先预设的资料,它可以通过训练数据集学习,而训练数据集可以是来自研究机构或医院多年积累起来的样本,或是来自已经构建起来的对公众开放的数据库。在训练期间,深度学习算法从样本提取特征和参数,然后构建模型。模型要经过验证数据集的评估,如有必要,其参数会得到修订。训练和验证的连续迭代,可以使算法得到最佳化,从而避免过度拟合。训练完成后,测试数据集会用于确认模型的分类,准确及泛化能力。除了两端的输入和输出,居于中间的层次及处理过程都是看不见的,被称作为隐藏层,或黑匣子。

人工智能在处理医学影像中的优势

接受训练后,借助强大的计算能力,人工智能能够在短时间内处理数据繁杂的图像,并能从正常人体解剖中辨识出异常。于是,人工智能有可能把医学影像医生从繁重的工作中解脱出来。这些医学影像医生每天花费大量时间在海量的医学影像中试图寻找异常。这样他们可以专注于病灶的分析与判断。大量研究报告显示,人工智能在检测病灶及做出鉴别诊断方面的能力能够达到高年资放射科医生的水平。于是人工智能有助于帮助低年资医学影像医生改善他们的诊断质量。对于肺癌的早期检测,卷积神经网络积分也能达到现有积分模型的水平,如像 Brock 模型等。但在假阴性判断方面,卷积神经网络积分系统优于 Brock 模型。卷积神经网络还能增强现有的影像诊断辅助设施的执行能力,如像计算机辅助检测(CADe)、计算机辅助诊断(CADx)及计算机辅助容积测量(CADv)等。卷积神经网络还能使影像组学(Radiomics)技术得以升级换代。

人工智能的局限性与减少和避免误诊

在医学影像中,人工智能对于良、恶性病灶的鉴别诊断及预测的高准确率已经有了广泛的报道,但同时它的一些局限性也引起了人们的注意。

首先,为了训练的目的,卷积神经网络需要大量的数据来学习,从中提取各种不同的影像特征。如果数据集来自一家研究机构及它的协作单位,所包含的病种总是有限的。对公众开放的数据库也难以解决这个问题,因为在设计之初,这些不同来源的数据集的组合彼此之间难以保持高度一致。有了组合数据集，病种是增加了，但基于这些组合数据集的模型难以避免地带有偏差。

其次，人工智能在胸部放射学有着令人鼓舞的应用，其成就主要聚焦在肺部结节。然而，如果结节过大（直径>5cm），或者邻近胸膜，或者晚期肿瘤已经侵犯到了相邻结构，人工智能检测病灶的能力显著下降，于是导致误诊。

再其次，人工智能在检测病灶的假阳性率也是不能忽略的。文献中有报道指出，人工智能的假阳性率可以高达41%，其构成包括肺异常膨出症（dystelectases）、肺内血管、肺门钙化淋巴结、肋骨、呼吸伪影等。

在知悉人工智能的优势及局限性后，我们认识到人工智能在医学影像的临床应用方面的确有着光明的前景，但目前仍然在继续开发中。人工智能所接受的训练过程其实也就是医学影像医生经历过的。这就解释了人工智能的诊断能力只是与高年资放射科医生的水平相当，还未实现超越。虽然人工智能有其独特的能力测量医学影像上密度及信号的细微差别，而这些细微差别有时是人的肉眼所不能感知的，它甚至可以直接去利用在扫描时获取的原始数据，但这些技术所提供的帮助仍然是有限的。因此，当我们在临床和研究工作中应用人工智能的时候，时刻警惕它的局限性，在某种特定情况下，例如假阳性、晚期肿瘤等，随时准备人为的干预。

Pandect II Objectively Evaluate the Role of artificial intelligence in Medical Imaging

In the past decades, the computer science has been experiencing a speedy progress. It brings about an unprecedented chance to the development of artificial intelligence (AI). With convolutional neural network (CNN) introduced in 2012, deep learning (DL) has been escalated to a higher level. As a fact of result, exploration and study of AI in medical imaging are increasingly active.

Deep learning algorithms do not require an intermediate feature extraction or preprocessed data. It is able to learn from training data set assigned from examples and/or from existing tremendous amount of data accumulated in the institutes and hospitals in the past years or from publicly available databases. During training, the DL algorithms abstract features and parameters, and then establishes the models. The models will be evaluated by validation data set and parameters for the models get tuned if needed. Successive iterations of training and validation may be performed to optimize the algorithms and avoid overfitting. After the training is completed, testing data set is used to confirm the models' performance of classifications, accuracy and generalizability. The whole processing experiences input of imaging, convolutional layer, pooling layer, flatten, fully connected layer and output of classification. Except input and output, all those layers and processes are invisible. So those invisible structures also are called hidden layers or black box.

Advantages of AI in Processing Medical Images

After training, with powerful computation, AI is able to deal with huge amount of images in short time and discriminate abnormalities from normal human anatomy. So it is possible for AI to free medical image doctor from spending a lot of time on a sea of images at daily work in searching for abnormalities and let them pay special attentions to analyze and judge the lesions. A lot of studies have showed that capability of AI in detecting lesions and making differential diagnosis could reach the level of senior medical image doctor. Thus, AI is useful to help junior medical image doctor improve their quality of diagnosis. With respect to early detection of lung cancer, CNN score are at the lever of existing models like Brock model, etc. but CNN score is superior to Brock model in false negative. CNN is able to improve performance for existing auxiliary utilities of imaging diagnosis, such as, computer-aided detection (CADe), computer-aided diagnosis (CADx), computer-aided detection of volume (CADv), etc. and escalate Radiomics technology.

Limitations of AI Versus Misdiagnosis

While the high accuracy of AI in differentiating and predicting benign and malignant lesions are widely reported, some limitations also have been noticed. First of all, CNN needs to learn from a large amount of data for the purpose of training and then is able to abstract a variety of imaging features from the training. If dataset comes from one institute and its collaboration institutes, the categories of diseases are always limited after all. Publicly available databases can't resolve this issue either because if combination of datasets from diverse resources is unable to be consistent each other in designs, the models based on the combined datasets could be inevitably biased.

Secondly, while AI encouragingly displays its application in chest radiology, its achievements are mainly focusing on pulmonary nodules. However, if nodules are too large in size (>5cm) or their locations contact pleura or the advanced tumors invades structures adjacent to the lung, the capability of AI in detecting lesions could be remarkably decreased. Thus misdiagnosis would take place.

Thirdly, the false-positive rate of AI in detecting lesions also is not negligible. In the literature, it was reported that false-positive of AI could be as high as 41%, among which are dystelectases, intrapulmonary vessels, hilar calcified lymph nodes, detection of ribs, and a breathing artifact.

Being aware of advantages and limitations of AI, we realize that AI indeed displays promising future in the clinical application of medical imaging but currently is still under development. The training processing AI received actually is what medical image doctor experienced. It may explain that diagnostic capability of AI has not been beyond but is just equivalent to senior medical image doctor. Though AI has its unique ability to measure the minute differences of densities and signals which may not be discerned by human's eyes, and it even is able to directly use raw data acquired from scanning, the assistance provided by these technologies is still limited. Therefore, while we make use of AI in study and clinical work, we should be alert to its limitations and be prepare to manual intervention anytime under certain circumstances, such as false-positive, advanced tumore, etc.

全书总目录

第三卷 胸心卷目录

第一篇　胸部疾病

第一章　CT

第一节　关于胸部影像学检查的规范化的一些意见

随着数字影像和网络的发展,医院影像科室间的会诊交流可采用网络、光盘刻录形式。就我国国情而言,目前照片仍是患者主要的影像会诊资料,而且在没有 PACS 设备的影像科,医师诊断也主要依靠照片做出,所以照片质量以及对病变显示的清晰度直接影响诊断的准确率,大部分误诊为技术应用不合理造成;同时也造成患者的重复检查,在一项研究中约占 35.3%,给患者增加了不必要的经济负担和辐射污染;尤其现在 16 层以上机型已基本在大中型医院普及,应在国内统一检查标准和胶片摄影规则。

扫描重建层厚的选择:扫描重建层厚的选择对于病变的检查和病变特征的显示至关重要。以往非螺旋 CT 多采用 10 mm 层厚,发现病变后在局部采用薄层(<3 mm)进行靶扫描;单层或双层 MSCT 一次屏气要覆盖全肺必须采用厚层(8~10 mm)扫描;随着 CT 设备的更新,尤其是 16 层以上机型,扫描范围不再受层厚的影响,所以层厚不应再选择过大。

一般认为,5~10 mm 应归为厚层,而 3 mm 以下归为薄层;薄层扫描能提高 CT 对肺结节的检出率和敏感性。16 和 64 层 MSCT 胸部常规扫描层厚为 3~5 mm,一些作者认为选择 5 mm 较为合理,有利于发现 <1 cm 的病灶,也不会使图像过多。

对于 3 cm 以下的结节, 5 mm 重建层厚的扫描仅限于初步诊断,对病变结构和形态学细节的显示应对病变局部进行靶重建,小病变的筛查和随诊也多采用 2.5 mm 以下的层厚;现在 16 层以上机型多选择 2 mm 以下层厚进行靶重建。

层厚选择过薄(0.500~0.625 mm)增加了图像数据和医师阅读时间,而对提高 CT 的检出率并无明显提高。目前国内胸部 CT 扫描中, 16 层以上机型常规胸部 CT 扫描重建层厚标准不一致,尤其是 16 层 MSCT,选择厚层较普遍。

在一组资料中,虽然 79 例采用了 5 mm 层厚,但其中大多数是 GE 64 层机型,其最大准直为 5 mm。另外需要注意的是,虽然采用薄层靶重建,但摄影图像间隔过大,如采用 1.25 mm 层厚,间隔 5 mm 或更大,造成病变信息丢失,也会影响诊断,一般认为图像摄影间隔最好不超过层厚的 2 倍。一例右上肺细支气管肺泡癌。虽然横断面 CT 扫描采用了 1.25 mm 层厚,但在胶片摄影时采用 9 mm 间隔,丢失了病变信息。

举例:左下肺炎性结节:常规胸部 CT 横断面扫描采用 7.5 mm 层厚,照片中无薄层图像,造成诊断困难;但在照片内有冠状面和矢状面重组图像,提示原始数据内有薄层图像。另例双肺结节:1 月图像显示左上肺和右上肺各有一小结节,在层厚采用 10 mm 时,却诊断为陈旧结节性病变,次年 9 月,患者出现胸部症状再行胸部 CT 检查,发现左上肺病变较前明显增大,病理证实为肺鳞癌。

不同的重建算法:不同的重建算法可影响病变的显示,不同结构应采用不同的算法。一般认为,观察肺组织应采用肺或骨算法,而观察纵隔和软组织结构应采用标准算法。该组中 21 例采用了单一的标准算法显示肺组织和纵隔结构,这是极不合理的,因为这会减弱组织对比度,使病变与周围肺组织界限模糊,病变边缘特征显示不清,影响诊断。

窗技术:窗技术应用对图像也很重要,某些作者认为,肺部成像没有所谓“最佳的”窗宽和窗位,精确设定往往主观因素多且依观察结构的不同而定。

常规 CT 肺窗应采用窗宽 1 300~1 500 HU,窗位 -350~-700 HU,纵隔窗应采用窗宽 250~350 HU,

窗位 25~35 HU；增强扫描后应适当增加 20~30 HU 的窗宽和窗位来观察纵隔结构。在一些会诊照片中，最常采用的不合理窗宽为 800~1 000 HU，使组织对比过强，软组织部分达到过饱和状态，肺结节内部结构不能显示，影响对病变内部的观察。

关于增强扫描：由于是对 CT 照片进行分析，无法真正测量增强效果，但胸部 CT 的增强方法还是存在问题，表现为增强效果差或主动脉、肺动脉增强不一致，反差大（主动脉增强好，肺动脉增强差）。

传统的增强在肺部主要是提高纵隔正常结构与异常病变的对比，显示病变与血管关系和淋巴结情况，观察肺内结节的血供和内部结构。因为纵隔淋巴结的增大，对肿瘤分期特别重要，而病变的血供对肺内结节良、恶性的鉴别也有一定意义。显示血管结构最好是主动脉和肺动脉均显影，最佳时机在 35 s 左右；而肺内肿瘤病变的最大强化峰值在 1~5 min。过早扫描会造成上腔静脉伪影，影响上腔静脉后组淋巴结的评价，太晚则影响血管增强效果，通常选择 3~4 ml/s 的流率即可。如有可能也可做双期扫描，第 1 次扫描（35 s）观察纵隔淋巴结和中央血管情况，第 2 次扫描（90~120 s）观察结节增强情况。

对结节血供的评价多采用动态 CT 扫描方式，但在临床工作中动态增强扫描仅观察肺内结节的血供显然不够，对纵隔淋巴结的评价需要全胸部增强扫描。

该项研究也存在一些问题。首先，胸部 CT 扫描标准是参考国外医院及文献报道，并没有国内同行的共识；其次，因为现在 PACS 系统已在很多医院影像科使用，薄层图像虽然没有在照片上出现，但诊断时医师是可以通过 PACS 看到的；窗技术的应用对使用 PACS 的医师影响也小，因为可以随时调节窗技术；再者，对照片内胸部增强效果的判断不能靠测量数据实现，仅凭肉眼观察，可能存在一定误差。

另外，仅选择了 <3 cm 的结节作为研究对象，涉及的病变范围略窄。16 层以上机型的医院虽然较多，但毕竟还有使用 16 层以下机型的医院，存在的问题不得而知，该文章未涉及。

有作者推荐胸部 CT 扫描采用常规重建层厚 5 mm；孤立性肺结节必须采用靶重建，局部连续薄层扫描，16 层以上机型可采用 1.25 mm 层厚，尤其是 <1 cm 的结节；增强扫描采用延迟时间 35 s 左右来观察纵隔淋巴结和血管，必要时可对结节局部在 90~120 s 时再进行扫描；肺窗采用骨算法或锐利算法，纵隔窗采用软组织算法或柔和算法；采用薄层摄影间隔最好不超过 2.5 mm；窗技术按标准调节。总之，国内 16 层以上 MSCT 在孤立性肺结节（<3 cm）的应用存在诸多不合理之处，直接影响诊断，不少作者建议建立国内统一的胸部 CT 扫描标准。

第二节 肺部高分辨 CT 术语含义解释

肺部高分辨 CT（HRCT）是采用 1~2 mm 薄层及高空间频率重建算法所形成的能显示肺部细节的图像，是一种简单的肺取样手段。它能显示肺小叶水平上的微细结构和病变，为胸片和常规 CT 所不及。Todo（1982）最早报道用 HRCT 诊断肺部弥漫性病变，并将成像所见与相应的充气固定的肺标本做病理对照。从那时起，对 HRCT 成像的解释基础一直仍应用 X 线 - 病理对照方法，借以阐明病变与肺小叶结构的关系。肺部 HRCT 表现中的术语甚多且不统一，有时几个不同的术语描述了同一种 HRCT 表现；有的术语与其对应的 HRCT 表现，不是很清楚，容易在读片中引起分歧；加上技术因素和伪影，使解读肺部 HRCT 图像困难重重。

对于大多数从事日常临床工作的放射科医师来说，HRCT 是其工作中的一部分，而这种 HRCT 对病变的描述和术语应用上的混乱，增加了他们在学习和应用 HRCT 上的困难。正如 Kezerooni 所称："20 年前提出 HRCT 技术，确认其为评价肺部弥漫性病变成熟手段，10 年后的今天，肺部 HRCT 的表现和术语仍像一门外国语"。足见其术语含义的复杂和正确辨识的困难。如何正确认识异常病变在 HRCT 上表现的类型再结合其在肺实质（特别在肺小叶水平）上的分布，仍是弥漫性肺病鉴别的关键。为帮助读者熟悉在解读 HRCT 中的命名和定义，Webb 等在 1993—2001 年间先后 3 次提出和修改了肺部 HRCT 的术语词汇，主要从解剖关系上对这些术语做出定义，还包括了一些特别有助于了解和认识异常表现的非特异性描述性术语。其中除反映了该作者的经验和意见外,还结合了 Fleischner 术语委员会的推荐,有相当的权威性,对统一 HRCT 术语的认识有很大作用。

一、与 HRCT 技术有关的术语

高分辨 CT(high resolution computed tomography, HRCT):一种在显示肺实质中的优化空间分辨率的 CT 技术,用薄层(1~2 mm 准直)和高空间频率(锐利)重建算法,但其他 CT 技术的改进也提高了空间分辨率。仅用窄准直时称薄层 CT 更合适。

低剂量 HRCT(low-dose HRCT):降低 mA 从而减少辐射量的 HRCT,该技术在一定程度上降低了分辨率和诊断正确性。适用于 CT 筛选和随访病例。低剂量 HRCT 合适的技术条件为 120 kV(P)和 40~80 mA(常规 HRCT 为 140mA)。

呼气 HRCT(expiratory HRCT):在呼气期间或呼气期后的 HRCT 扫描,用于诊断疑为阻塞性肺病患者中的空气滞留。呼气扫描可在呼气后、用肺量计门控取得或在用力呼气时作动态扫描(动态呼气 HRCT)。

靶重建(targeted reconstruction):用比扫描时更小的观察野重建 CT 图像,借以缩小图像像素,提高空间分辨率。

二、与肺解剖有关的术语

腺泡(acinus):为终末细支气管远侧,由第一级呼吸细支气管供给的肺结构单位。是全部气道都参与气体交换的最大的肺单位。成人腺泡直径为 6~10 mm,平均 7~8 mm。虽然有时可见到腺泡动脉,正常人 HRCT 上不能见到腺泡。组成二次肺小叶的腺泡数目 3~24 个。同义词:肺腺泡(pulmonary acinus)。

二次肺小叶(secondary pulmonary lobule):有两种不同定义:Miller 认为二次肺小叶是以结缔组织间隔为界的最小的肺单位。内含静脉和淋巴管的小叶间隔描绘出二次肺小叶,后者由位于小叶核心内的动脉和细支气管分支供养。根据此定义,二次肺小叶由 12 个或更少的腺泡构成,呈多角形,每边长 1.0~2.5 cm。Miller 定义的肺小叶更适用于解读 HRCT 图像,因为 HRCT 能显示小叶间隔、细小动脉和间隔静脉。Reid 提出的二次肺小叶为任何一支发出 3~5 支终末细支气管的细支气管所供给的肺单位,这种二次肺小叶直径约 1cm,含 3~5 个腺泡。

此定义与 Miller 的定义由小叶间隔为界的二次肺小叶不同。Reid 的定义更适于解读支气管造影片。同义词:小叶(lobule);二次小叶(second lobule);肺小叶(pulmonary lobule)。

小叶间隔(interlobular septum):为结缔组织间隔,是二次肺小叶的边缘部分,含肺静脉和淋巴管。它代表由 Weibel 描述的伸展在肺表面的脏层胸膜下的肺周围间质向内的延伸。小叶间隔厚约 100μm(0.1mm),偶可见于正常人。

间质(interstitium):肺的纤维性支持结构。

支气管血管周围间质(peribronchovascular interstitium):包绕支气管和肺门血管的坚强的纤维组织鞘,从肺门伸展至肺周围部。同义词:轴状间质(axial interstitial);支气管血管间质(bronchovacuslar interstitial);支气管血管束(bronchovascular bundle)。

淋巴管周围性(perilymphatic):指异常(如结节)分布于相当肺淋巴管所在的部位。明显和肺门旁支气管血管周围间质、小叶中央间质、小叶间隔和胸膜下区有关的结节是典型的淋巴管周围分布,最常见于结节病、矽肺、煤工尘肺和淋巴道转移瘤。

周围的(peripheral):为胸膜面内 1~2cm 范围的肺结构。

胸膜下(subpleural):指邻近脏层胸膜面的结构。

胸膜下间质(subpleural interstitium):位于脏层胸膜下的间质性纤维网,呈纤维囊状包围肺,它伸展在肺及有关的叶间裂表面上。胸膜下间质连同肺小叶间隔,代表由 Weibel 描述的周围性纤维系统的一部分。

小叶中心性(centrilobular):对一种结构(如小叶中心性细支气管)、HRCT 表现(如小叶中心性结节)或累及小叶中心的病变过程的从属性描述;也用于描述与小叶中心结构(如细支气管或小血管等)有关,但不能正确定位于小叶中心的异常表现。在 HRCT 上,小叶中心性异常可表现为小叶中心的致密或透亮影,或围绕小叶中心动脉的一群致密或透亮影。它们可反映炎症、气腔实变、气道疾病、间质纤维化或肺气肿。

小叶核(lobular core):为二次肺小叶的中央部分,含供给小叶的动脉和细支气管及支气管血管周围(或轴状)的支持结缔组织。小叶核称小叶中心较好。

小叶中央性结构（centrilobular strutures）：为位于肺小叶中央的结构。最值得注意的是小叶中央细支气管和动脉，小叶中央动脉和它们直接分支的直径分别为 1 mm 和 0.5~0.7 mm，正常 HRCT 可见，小叶中央细支气管壁厚约 0.15 mm，正常 HRCT 不可见。

小叶内间质（intralobular interstitium）：为肺小叶支持结构的间质网络，不包括小叶间隔。正常时不可见，但增厚时于 HRCT 像上可见。此术语主要指位于肺泡壁内由非常薄的结缔组织纤维构成的细网。Weibel 称它为隔性纤维或实质性间质。

小叶中央间质（centrilobular interstitium）：由支气管血管周围部肺小叶中央伸展的间质，是 Weibel 描述的轴状间质的一部分。同义词：小叶中央性支气管血管周围间质（centrilobalar peribronchovascular interstitium）；轴状间质（axial interstitium）。

小气道（small airways）：直径 ≤ 3 mm 的气道，绝大多数为呼吸细支气管。小气道是比细支气管更常用的术语。

细支气管（bronchiole）：管壁缺乏软骨的小气道，最大细支气管直径约 3 mm，管壁厚约 0.3 mm。

终末细支气管（terminal bronchiole）：指不参与气体交换的最后一级纯粹的导气道，直径约 0.7mm，发出呼吸细支气管。

呼吸细支气管（respiratory bronchiole）：从管壁发出肺泡的最大的细支气管，是参与气体交换的最大细支气管。1 条或多条呼吸细支气管供给 1 个腺泡。

中肺窗（midlung window）：右中肺的相对无血管区，相当于水平裂及其邻近的肺。

三、与病变表现有关的术语

实变（consolidation）胸片或 HRCT 显示肺密度增高，掩盖了其内部的肺血管。此种表现常说明肺泡空气被取代，或气腔为液体、细胞或组织充填，亦可见于广泛的间质性疾病。在 HRCT 上，实变要和磨玻璃影鉴别，后者密度增高但不掩盖其内部的肺血管。同义词：气腔实变（airspace consolidation）；气腔致密化（airspace opacification）；气腔衰减（airspace attenuation）。

磨玻璃影（ground-glass opacity）：亦称磨玻璃衰减（ground-glass attenuation）。在 HRCT 上，肺密度模糊增高，但不掩盖其内部的肺血管，因此可和实变区别。此种表现无特异性，反映了轻度间质增厚，部分气腔充填，间质、气腔都有异常，部分肺泡萎陷（如下垂部致密影）或毛细血管血容量增加。在许多不同程度的多种疾病中，此种表现提示为活动性或急性病变。由于容积平均效应，在层厚 >5 mm 的厚层 CT 上见到的磨玻璃影特异性较小，故推荐本术语仅用于 HRCT 中。磨玻璃影可为弥漫、斑片或结节状。当可能时，要和有相似表现的镶嵌性灌注鉴别。

碎石路样（crazy-paving）：为磨玻璃影与网影重叠，常有小叶间隔增厚表现。最早见于肺泡蛋白沉着症，是肺泡蛋白沉着症中的典型，但亦可见于许多其他疾病。该征象中的磨玻璃影反映存在气腔和间质异常，网影为小叶间隔增厚、小叶内间质增厚、不规则纤维化区或在小叶周或腺泡周围有气腔充盈。

镶嵌性灌注（mosaic perfusion）：为由于肺灌注的区域性不同，导致在吸气 HRCT 上可见的肺衰减差异。此种表现反映了血管阻塞或通气异常，更多见于气道疾病患者。透亮肺区内的血管特征性表现为较致密肺区内的血管细小。在大多数病例中，将镶嵌性灌注称为镶嵌性血量减少（mosaic oligemia）更确切，后一术语更具包含性，承认可同时见到高灌注区。呼气 HRCT 对气道疾病而致的镶嵌性灌注的诊断有价值。

结节（nodule）：局限性、大小不等的圆形致密影，边缘清楚或模糊。依结节大小分为大结节（>1 cm）、小结节（<1 cm）。直径 ≤ 7 mm 者为微结节。也可按结节边缘清楚、模糊或按结节位置（如随机、淋巴管周围、小叶中心）分类。一般要避免应用术语气腔结节和间质结节，两者在 HRCT 上难以区别。

微结节（micronodule）：散在的、小的、局灶性的、至少是软组织衰减的圆形致密影，直径 ≤ 7 mm。一些作者将此术语用于直径 <3 mm 的结节；另一些作者则简单地用术语小结节。

气腔结节（airspace nodule）：为小的结节状致密影，直径自几毫米至 1 厘米，可见于有气腔疾病者。代表局灶性细支气管周围炎症或气腔实变。典型的气腔结节边缘模糊，常位于小叶中心。但 HRCT 表现在区别小结节主要起源于气腔还是间质上是不可靠的。因此，在解读 HRCT 时，描述结节的大小、表现和分布更合适。此术语称腺泡或腺泡结节更恰当。

间质结节（interstitial nodule）：直径几毫米至1厘米之小结节，主要位于间质。常边界清楚，在很小时就能见到。在 HRCT 的解读中一般要避免应用，因为 HRCT 表现在诊断上不可靠。

致密化（opacification）：说明肺衰减增加的术语，如实质致密化。当可能时用更特异性的术语实变和磨玻璃影更确切。本术语不常用于反映镶嵌性灌注的肺衰减增加。

致密影（opacity）：说明局灶性肺衰减增加，表明存在实变或磨玻璃影。

实质带（parenchymal band）：见于肺纤维化或其他原因的间质增厚，为厚几毫米、长 2~5 cm 的线状致密影，常位于肺周围部，一般和胸膜面相接。实质带可为邻接的增厚小叶间隔、支气管血管周围纤维化、粗糙的瘢痕或伴有肺或胸膜纤维化的肺不张。最常见于有石棉吸入史者和结节病。

融合块（conglomerate mass）：包绕支气管和血管的大致密影，多位于中央部或肺门旁区。常代表纤维肿块或结节的融合。最多见于矽肺、煤工尘肺和结节病。尘肺患者中的同义词：复杂尘肺；进行性大块纤维化。

下垂部致密影（dependent opacity）：为厚几毫米至1厘米或更厚的胸膜下模糊致密影，只见于肺下垂区，在非下垂区时则消失，代表正常的下垂部肺不张。仰卧位时见于肺后部，俯卧位时消失。这种正常所见亦可表现为胸膜下线，但后者多用于下垂部持久存在的、细而边缘锐利的致密影。同义词：下垂部不透亮影（dependent density）。

小叶间隔增厚（interlobular septal thickening）：小叶间隔异常增厚，常为肺纤维化、肺水肿、细胞或其他物质浸润所致。在不同的疾病中，增厚的小叶间隔可呈光滑、结节状或不规则状。同义词：间隔增厚（septal thickening）；间隔线（septal lines）。

小叶中心间质增厚（centrilobular interstitial thickening）：围绕小叶中心细支气管和血管的小叶中心间质增厚，可由小叶中心结构明显增大而认识。

小叶内间质增厚（intralobular interstitial thickening）：小叶内间质增厚导致肺实质呈细网状或筛孔状表现。为多种肺病中的早期纤维化征象，或像在肺水肿或肺出血中那样伴有的肺浸润。

线状致密影（linear opacity）：任何呈软组织衰减的细长线。

不规则线状致密影（irregular linear opacity）：为不规则粗细（1~3mm）的异常线状致密影，它不代表诸如小叶间隔增厚或支气管血管周围间质增厚等特异性异常。它可在小叶内或延长到几个相邻的肺小叶。

网影（reticulation）：无数交叉的线影形成的网、筛孔状表现，此描述性术语常伴有间质性肺病。当描述小叶间隔增厚、小叶内间隔增厚、蜂窝或来自实质带、不规则线影时较有特征性。

支气管血管周围间质增厚（peribronchovascular interstitial thickening）：肺门旁支气管血管周围间质增厚，可由支气管壁明显增厚、肺动脉大小明显增大和呈结节状的表现而加以认识。此术语一般用于描述与大气道有关的间质增厚。位于小叶中央的支气管周围的间质增厚在 HRCT 上亦可认为是小叶中心间质增厚，可由小叶中央动脉或细支气管明显增大而认识。它可呈不规则、光滑或结节状，代表了纤维化或间质纤维化，如在淋巴道转移瘤和结节病中。

胸膜下间质增厚（subpleural interstitial thickening）：胸膜下间质的异常增厚在邻近叶间裂的 HRCT 上易发现，表现为裂隙的增厚，并常伴有小叶间隔增厚。胸膜下间质增厚这个术语比裂隙增厚更可取。

胸膜下线（subpleural line）：为距胸膜面<1cm，与胸膜面平行的，几毫米厚的弧线状致密影。此为一非特异性术语，可用于描述下垂部致密影（一种正常表现）、下垂性或一过性肺不张或肺纤维化。当取非下垂位而胸膜下线仍存在时常反映为纤维化或蜂窝，常可见有其他纤维化表现。

小气道疾病（small airway disease）：累及小气道的疾病，该术语原用于叙述肺功能的异常，但在 HRCT 上是描述各种累及直径≤3 mm 的气道疾病，常同时有大气道病变。

空气滞留（air trapping）：由于气道阻塞或肺顺应性异常引起的肺或部分肺内的空气滞留，特别在呼气时或呼气后时。如在呼气后 CT 上肺实质仍保持透亮，没有像正常肺那样衰减增加，或横断像上肺面积缩小不显著时有诊断性。在吸气 CT 上诊断空气滞留有困难。在气道疾病患者的吸气 CT 上的肺密度不均匀常称为镶嵌性灌注。同义词：气体滞留

（gas trapping）。

　　支气管扩张（bronchiectasis）：为局限性或弥漫性不可恢复的支气管扩张，常由慢性感染，因肿瘤、狭窄、嵌塞的物质、气道先天异常而致的气道阻塞或纤维化（牵引性支气管扩张）引起。虽然术语的定义为不可恢复性，如无系列随访常难以确定，故诊断时并不要求。依据异常支气管的表现，支气管扩张可分为柱状、静脉曲张状、囊状 3 型。虽然支气管扩大是支气管扩张的主要征象，但支气管管壁增厚、管腔内液体潴留和小气道异常也常同时见于HRCT。

　　细支气管扩张（bronchiolectasis）：细支气管扩张为气道疾病或肺纤维化的结果。扩大的细支气管内含气体或液体，扩大的含液体的细支气管常用术语细支气管嵌塞或树芽征描述，或表现为小叶中央结节影。

　　牵引性支气管扩张（traction bronchiectasis）：在肺纤维化患者中，因为纤维组织对支气管壁的牵引使支气管扩大，管壁不规则。在 HRCT 上见到的支气管扩张外形常不规则。术语牵引性细支气管扩张适用于小叶内细支气管，如在肺周围部见到扩张的气道即可诊断。

　　肺气肿（emphysema）：终末细支气管远端气腔的持久性异常增大，伴有壁的破坏。以前的肺气肿定义还包括"无明显的纤维化"，但最近的观察认识到伴有某些纤维化者并不少见。HRCT 上可见低衰减区，常无壁。根据和肺小叶的关系可从形态上加以分类为小叶中心型、全小叶型或间隔旁型。

　　小叶中央型气肿（centrilobular emphysema）：主要累及腺泡中央的呼吸细支气管，因此肺气肿主要位于二次肺小叶中央。多见于上叶及吸烟者中。常在 HRCT 上呈多发的无壁透亮区，但有时亦可见薄壁，偶见透亮区围绕在小叶中央动脉周围。同义词：近侧腺泡肺气肿（proximal acinar emphysema）；腺泡中心肺气肿（centriacinar emphysema）。

　　全小叶型气肿（panlobular emphysema）：肺气肿或多或少均匀地累及腺泡的所有部分，因此累及全小叶。主要发生在下叶，典型者伴有 a-1- 抗胰蛋白酶（alpha-1-antitrypsin）缺乏。HRCT 常显示均匀的肺实质衰减减少，肺血管稀少，但常无局灶性透亮区或肺大泡。严重的小叶中央型气肿与全小叶型气肿不能区别。

　　间隔旁型肺气肿（paraseptal emphysema）：主要累及肺泡管和肺泡囊的肺气肿，典型者位于胸膜下，伴完整的小叶间隔，常合并胸膜下肺大泡，但也可单独出现并伴自发性气胸。通常与小叶中心型肺气肿共存。同义词：远侧腺泡肺气肿（distal acinar emphysema）。

　　肺大泡（bulla）：为边界锐利之肺气肿区，直径≥ 1 cm，壁厚 <1 mm。如在 HRCT 上同时见到有其他肺气肿区，可做出肺大泡的诊断。胸膜下肺大泡常为间隔旁型肺气肿的结果。

　　肺大疱（bleb）：为脏层胸膜内有含气腔。在胸片上，此术语有时用于描述一个与胸膜相连的、局灶性薄壁透亮影，常位于肺尖部。但区别肺大疱和肺大泡很少有实际意义，也无充分的理由。在 HRCT 上，不能区别肺大泡和肺大疱，常用术语肺大泡。

　　大泡性肺气肿（bullar emphysema）：主要征象为肺大泡的肺气肿。

　　不规则气腔增大（irregular airspace enlargement）：发生在肺纤维化邻近的肺气肿或肺破坏。同义词：瘢痕旁型肺气肿或不规则型肺气肿（paracicatricial or irregular emphysema）。

　　囊肿（cyst）：为描述 <3mm 的薄壁、边缘光滑、圆形、直径≥ 1cm、内含气体或液体、壁为上皮或纤维病变的非特异性术语。在 HRCT 上，囊肿用于含气病变或含气囊肿。含气囊肿常见于朗格汉斯组织细胞增生症、淋巴管腺肌瘤病、结节病和淋巴细胞型间质性肺炎，也可见于其他病变。蜂窝也可形成囊肿（即蜂窝样囊肿）。囊肿也可用于描述囊状支气管扩张中扩大的支气管，但用囊状支气管扩张更好。

　　蜂窝样囊肿（honeycomb cysts）：直径一般为3~10 mm，但也可达几厘米、伴有蜂窝的多个囊状气腔。

　　囊肿状气腔（cystic airspace）：周围有不同厚度的壁环绕的增大气腔。薄壁者见于肺气肿或淋巴管腺肌瘤病，厚壁者见于蜂窝。

　　肺气囊（pneumatocele）：为肺内薄壁的含气囊腔，常并发于急性肺炎，几乎不变都是一过性的。HRCT 上，肺气囊和肺囊肿、肺大泡相似，根据 HRCT 表现难以鉴别，若和急性肺炎并发提示为肺气囊。

　　蜂窝（honeycombing）：直径几毫米到几厘米的囊肿性气腔，有明确的纤维性厚壁，内衬细支气管上皮。蜂窝来自有肺破坏的纤维化、肺泡溶解和泡结构丧失。蜂窝的囊肿性气腔常成簇,相互拥有共同的壁。多位于胸膜下,沿胸膜面出现几层。同义词:蜂窝肺(honeycomb lung);蜂窝性囊肿(honeycomb cysts)。

终末期肺(end-stage lung):进展到最末期的肺部疾病。常以纤维化、肺泡溶解、支气管扩张、正常肺结构断裂为特征。一般说,在有蜂窝、广泛囊状改变或融合性纤维化的形态学证据时可认为是终末期肺。

结构扭曲(architectural distortion):是一种包括支气管、血管、叶间裂和小叶间隔等肺解剖的扭曲,导致肺结构异常移位的肺部病变表现。常见于肺纤维化或肺体积缩小者。

假胸膜斑(pseudoplaques):为一群胸膜下小结节形成的带状胸膜下致密影,几毫米厚,和与石棉有关的壁层胸膜斑相似。常见于结节病和矽肺。

随机分布(random distribution):此术语指结节的分布相对于二次肺小叶和肺结构来说是随机的,常见于转移性肿瘤、粟粒性结核和粟粒性真菌感染,但组织细胞增生症和矽肺也可见此种分布。结节呈弥漫性,但可见与小叶间隔、胸膜面和小血管有关。

四、与 X 线征有关的术语

晕征(halo sign):为磨玻璃影围绕在结节或肿块周围。无特异性,可见于侵袭性肺曲菌病(代表出血)、其他感染、肿瘤(腺癌、细支气管肺泡细胞癌、卡波西肉瘤、转移瘤)、韦格纳肉芽肿或其他。

界面征(interface sign):为血管、支气管、肺的胸膜面等肺实质结构呈不规则界面。无特异性,常表明有间质增厚,但同时或几乎常可见有其他具特异性的 HRCT 异常,很少根据此表现而做出诊断的。

念珠状间隔征(beaded septum sign):为结节状的间隔增厚,似一串念珠。最多见于肿瘤的淋巴道播散和结节病。

树芽征(tree-in-bud sign):为细支气管扩大和充盈黏液、脓液或液体,似树的分枝或发芽,常多少有些结节状表现。常见于肺周围,表明为气道疾病,特别在感染的支气管播散(如结核)、囊性纤维化、弥漫性全细支气管炎和慢性气道感染中多见。

印戒征(signet ring sign):为一环影(代表扩大、壁厚的支气管)伴有一小的软组织致密影(邻近的肺动脉),两者在一起表现为"印戒",对支气管扩张有诊断性。根据支气管血管周围间质增厚或支气管周围套袖征的支气管不扩大,可与印戒征鉴别。

第三节　弥漫性肺疾病 HRCT 10 个常见征象

肺部弥漫性病变的诊断是影像学诊断的难题之一。目前,HRCT 的运用在弥漫性病变的诊断和鉴别诊断起到极为重要的作用。对 HRCT 征象的认识和分析,是弥漫性肺疾病诊断和鉴别诊断的基础。下面着重阐述弥漫性肺疾病中十大重要的 HRCT 征象。这十大征象包括:小叶间隔增厚、蜂窝影、结节影、树芽征、实变影、磨玻璃影、牵引性支气管扩张、肺气肿、肺囊肿、马赛克征。

小叶间隔增厚:小叶间隔的定义是:在肺的外周部,增厚的小叶间隔为 1~2 cm 长,可以勾画出部分或整个肺小叶并通常延伸到胸膜面,与胸膜垂直。正常人仅能显示少量的小叶间隔。HRCT 上,大量清晰可见的小叶间隔几乎总是提示间质异常的存在。小叶间隔增厚根据其形态学的差异,可以分为光滑的、结节状的或不规则状,这 3 种表现在一定程度上反映了不同的病理过程。光滑的小叶间隔增厚见于肺水肿或出血的患者、癌性淋巴管播散、淋巴瘤、白血病、某些肺炎及一小部分的早期肺纤维化患者中。结节状或串珠状的间隔增厚见于癌性或淋巴瘤的淋巴管播散、结节病、矽肺或煤工尘肺、淋巴细胞性间质性肺炎(LIP)及肺淀粉样变。HRCT 上出现不规则状的小叶间隔增厚通常提示是肺间质纤维化。

蜂窝影:HRCT 上,蜂窝的囊腔直径范围是几毫米至几厘米,通常为 1 cm,有着明确的壁,壁厚通常为 1~3 mm。这些囊腔是充气的,比正常的肺实质更加透亮。相邻的囊腔可有共同的壁。蜂窝的囊状影主要分布于肺的外周部和胸膜下区,而且即使有明显的肺外围异常,其肺门周围仍可表现为正常。典型的胸膜下蜂窝的囊状影呈多层排列。这种表现使得蜂窝影很容易与间隔旁型肺气肿相鉴别,在后者,其胸膜下的囊腔仅呈单层排列。肺气肿患者出现肺实变时的表现可很像蜂窝的表现。

蜂窝影是 HRCT 上的一个有特征性表现,当 HRCT 上出现蜂窝影时,往往提示有明显的肺纤维化,而且绝大多数病例可以做出寻常型间质性肺炎（UIP）的诊断及考虑为寻常型间质性肺炎的最常见的病因,包括特发性肺纤维化（IPF）、胶原血管疾病（风湿性关节炎和硬皮病）、石棉肺和药物相关性肺纤维化等。

结节影:结节影的定义为圆形阴影,边界较清楚,直径小于 3 cm。微结节用于描述直径小于 3 mm 或小于 7 mm 的结节。Fleischner 命名委员会建议微结节为直径不大于 7 mm 的结节。尽管小结节的形态特点对鉴别诊断有一定的价值,但是其分布或在小叶中位置相对于它的形态表现更具有鉴别诊断意义。小结节可以分为淋巴管周围分布、随机分布或小叶中心分布。在淋巴管周围分布的患者中,结节影与以下结构有关:肺门旁支气管/血管周围间质、小叶间隔、胸膜下区和小叶中心间质。这种表现在结节病、矽肺和癌性淋巴管播散的患者中最典型。随机分布的小结节在 HRCT 上最典型的表现是结节在整个肺呈均匀一致的分布,与解剖结构无关,且常为双肺对称分布。常见于粟粒性肺结核、粟粒性真菌感染及血源性转移瘤。小叶中心结节通常与胸膜面、叶间裂或小叶间隔有几毫米的距离,胸膜下肺组织通常不受累。在肺的外周部,与胸膜面相距 5~10 mm 的中心性结节说明这些结节具有小叶中心性质。常见支气管播散性肺结核、支气管肺炎、支气管扩张感染、过敏性肺泡炎、泛细支气管炎

树芽征:树芽征是小叶中心分布结节的一种特殊形式,在鉴别诊断上有着重要的意义。HRCT 上表现为在肺的周围部,呈形状不规则、远端不变细且呈分支状或小泡状的末端,最外围的分支或结节影与胸膜面有几个毫米的距离。树芽征通常是局灶性分布,树芽征反映了扩张的小叶中心细支气管,其腔内被黏液、液体或脓液所填塞,常伴有细支气管周围炎症。树芽征常见于结核的支气管内播散、感染性细支气管炎、囊性纤维化、任何原因引起的细支气管扩张、弥漫性泛细支气管炎和变应性支气管肺曲霉菌病。

实变影:实变影即肺密度增高影并掩盖了该区域的肺血管,可伴有支气管充气征。产生实变影的疾病是以肺泡内空气被液体、细胞组织或一些其他物质所替代为特点的。绝大多数都有气腔填充。引起实变影的病因与磨玻璃影有一定的重叠,很多疾病可以表现为上述这两种表现同时存在。但以实变影为主要表现的鉴别诊断并不多,主要包括:各种原因引起的肺炎、闭塞性细支气管炎与机化性肺炎、嗜酸性肺炎、过敏性肺炎、放射性肺炎、细支气管肺泡细胞癌、淋巴瘤、肺泡蛋白质沉积症、急性间质性肺炎、药物反应、肺水肿及成人呼吸窘迫综合征。

磨玻璃影:磨玻璃影是指局部的肺密度增高影,但不伴掩盖相应区域内的血管影。它的存在通常提示该病变是一种正在发展中的、活动的并且是可以治疗的。在有亚急性或慢性症状的患者,磨玻璃影也说明活动性疾病的可能。表现为急性过程的磨玻璃影包括:急性间质性肺炎、成人呼吸窘迫综合征、各种原因的肺水肿、肺出血、卡氏肺囊虫肺炎、病毒性肺炎、支原体肺炎、急性嗜酸性粒细胞肺炎和早期的放射性肺炎。

在亚急性或慢性疾病的磨玻璃影的常见的原因包括:间质性肺炎,如非特异性间质性肺炎或寻常型间质性肺炎、脱屑性间质性肺炎（DIP）、呼吸细支气管炎性间质性肺病、过敏性肺炎、闭塞性细支气管炎与机化性肺炎、慢性嗜酸性细胞肺炎、细支气管肺泡细胞癌、肺泡蛋白质沉积症。

牵引性支气管扩张:牵引性支气管扩张见于肺纤维化以及肺结构受到破坏的患者,由于纤维组织牵拉支气管壁导致支气管不规则扩张,呈曲张样改变。牵引性支气管扩张可见于段支气管或段以下支气管,也可累及外周支气管或细支气管。牵引性支气管扩张通常主要分布于纤维化明显的区域。其特征为不含黏液嵌塞或气 - 液平面。

肺气肿:肺气肿指终末细支气管以远的气腔永久的异常扩大并伴有受累的气腔壁的破坏,HRCT 上可呈局部的无壁密度减低区,与周围正常密度的肺实质组织形成鲜明的对比,因此容易准确地诊断肺气肿。有一些类型的肺气肿可以见到壁,但通常并不明显。

根据病理和 HRCT 表现,肺气肿可分为下列几个主要类型:小叶中心型肺气肿表现为多发小囊腔且上肺明显,在一些患者或者某个区域中可见于小叶中央。即使在小叶中央见不到这些小囊腔,但点片状分布在小叶中心型肺气肿中也很典型。在大多

数小叶中心型肺气肿病例中，HRCT 上可见无可辨认囊壁的低密度区；

全小叶性肺气肿典型表现为整个肺的密度减低以及肺血管变细，而无小叶中央型肺气肿的典型的局部含气囊腔分布区，严重或者融合的小叶中心型肺气肿可以类似于这种表现；间隔旁型肺气肿表现为胸膜下透过度增加，通常共用很薄的囊壁，在胸膜表面呈单层排列，尤其是上叶明显，经常合并小叶中心型肺气肿。

其他类型还包括瘢痕型肺气肿，肺大泡型肺气肿。

肺（含气）囊肿：肺囊肿是边界清楚的圆形病灶，壁薄且均匀（厚度小于 2 mm），常含有气体，也可含有液体、半固体或固体物质。肺囊肿也可以定义为有壁的低密度灶，其壁由细胞性物质所组成，通常是纤维性或上皮性。产生肺（含气）囊肿的常见原因是肺淋巴管肌瘤病（LAM）、肺组织细胞增生症X，淋巴细胞性间质性肺炎（LIP）。

马赛克征和空气滞留：HRCT 上出现不均匀的肺透亮度，通常是片状或呈马赛克样分布，伴有邻近正常肺组织可称为马赛克征。马赛克征可以由气道疾病或血管性疾病引起。

由于气道疾病导致的马赛克征也即空气滞留，通常在相对较透明的肺组织内异常扩张或管壁增厚的气道，可见于各种各样的气道疾病，包括支气管扩张、囊性肺纤维化、缩窄性细支气管炎等。而由血管性疾病引起的马赛克征，主要见于慢性肺栓塞和各种原因引起的肺动脉高压。

第四节　胸部低剂量 CT 图像噪声和伪影分析

详见本书本卷第三篇·第六章·第三节《胸部低剂量 CT 图像噪声和伪影分析》。

第五节　胸部 CT 扫描技术与诊断陷阱

CT 横断图像上，近气管隆突层面可见气管呈现形状不规则或三角形，多为正常表现。

肺窗观察气管后的奇静脉伪似一包块且压迫气管腔，再用纵隔窗观察，气管与食管的口径发生明显变化，从而否认这假包块。

有时第一肋下方可有致密的钙化骨赘，较低层面肺的体积平均效应却使第一肋表现为未钙化的肺结节。偶尔主动脉弓的容积平均效应导致类似纵隔肿块。

愈合的肋骨骨折在 CT 图像上可伪似肺结节，但在纵隔窗即可清楚查知其骨痂本质。

在仰卧 CT 扫描时，间或可见一带状密度增加影平行于后胸壁，大概缘于该处肺组织部分萎陷和相对少气。肺窗有时见到充气的食管伪似异常狭窄的右主支气管，再用纵隔窗观察，则见右主支气管有软骨钙化，而食管则缺此表现。

CT 扫描中如病人位置不正，可造成图像上肺尖区不对称而类似一肺尖包块，同时也可导致一侧第 1 肋骨仅部分显示而伪似骨质破坏。此外，条纹（streak）伪影平行左心缘可伴似降主动脉。条纹伪影还可造成明显的透光区和阴影，不应误为纵隔积气或气胸。

在肺核素灌注显像时，整律器可引起灌注缺损，不应与栓塞混淆。同样，衣着上的金属伪影也可产生灌注缺损，故检查前务必去除体外杂物，否则易误为栓塞。Silver 等（1973）指出病人的体位和横膈位置对核素显像的影响，它们是假阳性肺扫描的原因之一。

了解与静脉内注射对比剂有关的几点误区十分重要。如果缓慢滴注对比剂而不是快速团注，就可能误判血管性肿块的性质。采用适当的对比剂注射技术，就可以避免这种误诊。有时在胸壁上可以见到对比剂逆流入腋静脉和锁骨下静脉的分支。这是由于高压注射对比剂后血流突然增加引起的，不应误认为是由于静脉阻塞而造成的侧支循环。仔细分析连续的 CT 图像可以证实纵隔的静脉系统是通畅的。

静脉注射对比剂后，在上腔静脉或其他纵隔血管内可见到因血液流动现象造成的充盈缺损。这是由于含有对比剂的血流和不含对比剂的血流混合后引起的流动伪影，常出现于两支静脉在上腔静脉起源处的结合部。此现象常见于团注对比剂后血中对比剂峰浓度形成前后。因为含有高浓度对比剂的流层靠后，前部血流更易形成充盈缺损。

根据充盈缺损的特征性表现和部位，以及这些表现随着对比剂浓度变化而渐渐消退的现象，有助于把流动相关伪影与血栓和肿瘤区分开来。

支气管、肺血管、脏层和壁层胸膜的正常发育变异较常见，在传统、螺旋和高分辨率 CT 影像上可与病变相似。而且，CT 图像上的一些与扫描技术和病人相关的伪影还可导致误诊。因此，认识发育变异和各种各样的伪影是正确分析 CT 图像、分辨肺和胸膜正常与异常的基础。对于一些需要鉴别不可逆性肺实质病变和继发肺不张的病人，可能还需要行俯卧位扫描。一些学者建议，对怀疑有间质性病变而胸部 X 线平片正常的病人可常规行俯卧位扫描。当然，那些平片已显示异常的病人就不需要俯卧位扫描了，因为这些病人的病变是弥漫性的，不局限于与重力相关的肺区。

与仪器有关的诊断陷阱：扫描技术失当：无论是传统 CT 还是螺旋 CT，用 7~10 mm 层厚横断切面扫描全肺，都不利于检测异常肺密度或早期肺间质纤维化。尽管在较厚的 CT 层面上可以显示可疑的磨玻璃样密度，但只有 HRCT 才能做出明确诊断。那些厚层图像显示的非特异的异常肺密度，HRCT 可显示更特异的异常影像。

扫描层厚对显示特发性肺间质纤维化影响甚大。10 mm 层厚普通 CT 显示肺边缘处模糊的密度增高影，但不能辨别是纤维化或是活动性病变。而在 1mm 层厚的 HRCT，则可显示肺外周蜂窝状的紊乱结构，清楚表明为晚期肺纤维化。

窗宽及窗位：拍摄 HRCT 图像时并没有肺的窗宽、窗位统一标准。尽管如此，大多数学者推荐的窗宽都在 1 000~2 000 HU 之间，窗位在 -500~-700 HU 之间。降低窗宽和窗位可显示更多的肺实质结构，尤其是显示像小叶间隔和支气管壁这样的微细结构时更是如此。降低窗宽或窗位也可导致肺的磨玻璃样密度。有作者推荐窗宽为 1 000~1 500 HU，窗位为 -700 HU。

球管电流：对大多数病人来讲，用低剂量球管电流即可获得合适的 HRCT 图像。但过低的电流会增加 HRCT 扫描的噪声，因为噪声与电流的平方根成反比。所以对体型较大者，用低电流扫描的图像

可能质量较差，需要增加电流。

重建算法：在进行 HRCT 扫描时运用适当的重建算法很关键。HRCT 使用的是高空间频率重建算法。这种算法降低了图像的平滑度，提高了空间分辨率，像血管、支气管、小叶间隔和囊状气泡等结构能显示得很清晰锐利。高分辨重建算法会增加图像的噪声，这种噪声对肺窗影响不大，但在纵隔窗上可以观察到。因此，如果胸部 CT 扫描是为了检查主动脉或肺动脉，最好还是用标准重建算法即软组织重建法。

硬射线伪影：当 CT X 线束穿过高密度结构如椎体或有对比剂的血管时，射线会变硬。射线中低能量成分先被吸收，在穿透的剩余射线里仅剩下高能量成分。肺组织曝光于这种高能量射线时，其邻近区域密度会局限性降低，类似于局限性肺气肿或局限性气胸。

与病人相关性伪影：心脏和呼吸运动：HRCT 扫描期间病人的心脏、呼吸运动可以产生一些导致误诊的征象。扫描期间的呼吸运动可产生肺血管的重影，很像支气管扩张，值得注意的是，呼吸运动常常还可导致其他征象，如血管变得模糊、胸膜叶间裂的重影等，有助于真假支气管扩张的辨别。扫描期间不适当的屏气也可导致一些区域呈磨玻璃样密度，从而与弥漫性肺渗出性病变混淆。由肺呼吸运动所导致的肺磨玻璃样变常常还可见到肺血管的模糊和肺裂、肺血管的重影。重复扫描有助于鉴别磨玻璃样密度改变是由呼吸运动引起还是肺的渗出性病变所致。心脏搏动可导致左心室邻近的肺血管的移动，从而产生类似支气管扩张的征象。

吸气深度：HRCT 扫描时常规采用吸气末屏气。扫描时吸气不足或处于呼气状态，则可导致肺的一些区域呈磨玻璃样密度改变。这些磨玻璃样密度改变可弥漫分布或呈斑片状，颇像肺实质病变。如有怀疑，应重新在深吸气末时扫描，则可见肺内结构的轮廓相当清晰。

体位：肺膨胀不全通常发生在坠积性肺区，并可导致坠积性密度增高或胸膜下线样密度增高影。体部最低位肺泡的通气量降低和因重力作用的血流使受重力影响最明显的肺区呈带状密度增高。胸膜下坠积性密度增高存在误诊问题，但在有些病例，则需要行仰卧位和俯卧位两种体位扫描，以鉴别依赖性密度增高和渗出性肺病变。如改变体位扫描仍见原来局限性密度增高位置及形状都无变化，则提示确

实是病变,而非坠积性密度增高。

血管源性的肺实质异常:异常的肺血流分布在HRCT图像上可类似于肺渗出性病变。肺动脉高压的病人肺内可出现斑片样的灌注。肺周动脉分支的栓塞或狭窄可导致剩余正常动脉分支血流的增加,如果病变区有明显的血液分流及再分布,就会导致相对正常的肺组织内出现斑片状的磨玻璃样密度增高影。由血流再分布引起的肺磨玻璃样改变,总有增粗的脉管相伴随,因此可与肺实质病变引起的磨玻璃样改变相鉴别。有作者报告复发的肺栓塞病人双肺的斑片状灌注。HRCT显示界限清晰的斑片状磨玻璃样病变区,病变区的血管比低密度正常肺区的血管粗,提示由肺动脉栓塞引起肺血流再分布,导致正常肺区血流增加。

呼吸道病变或肺气肿病人的HRCT图像上也可出现斑片样的灌注。病变区的通气量降低引起缺氧,导致反射性血管收缩。病变区以外的血流再分布就会导致病变较轻的肺区呈磨玻璃样密度增高。这时可见磨玻璃样密度增高区内有增粗的血管,提示为相对正常的肺区内血流增多现象。

HRCT图像上与扫描平面垂直的肺血管截面与肺小结节病变的鉴别可能有一定困难,有作者报告,1mm层厚的HRCT显示未与支气管伴行的结节样密度增高影,而在同一层面10mm层厚的普通CT清晰显示该密度增高影呈线样分支状,提示实为肺血管。这是因为HRCT的薄层切面和缺乏连续性所致。对于传统或螺旋CT,7~10 mm层厚的容积扫描层面内可明确辨别肺血管。另外,邻近胸主动脉发生强化的肺不张,可类似急性主动脉夹层,从而造成误诊。

假结节影:第1肋骨与胸骨的关节可误诊为右上肺的结节,这在临床上经常见到。纵隔窗和邻近CT层面的观察可鉴别此假结节的性质。另外,叶间裂的局限性包裹积液或脂肪沉积,在平片和CT图像上也可类似肺结节,有时会引起误诊。在观察CT图像时,经常应用CT值的测量,常常对减少误诊有所帮助。

曾经做过其他检查:近期做过支气管肺泡灌洗的病人,CT扫描常显示所灌洗的肺段呈磨玻璃样改变。经支气管肺活检可导致肺内局灶性的结节或囊状影,伴或不伴有周围的磨玻璃样改变。另外,下肢淋巴管造影后几天内的CT扫描可能会显示近胸膜面的坠积性肺区内出现密度增高。这可能是对比剂栓塞所致。

其他:一些发育变异、扫描技术和病人相关性伪影,在传统CT和HRCT图像上可与胸膜和肺组织病变混淆,警惕这些潜在的陷阱有助于正确评估CT影像。

第六节　人工智能与胸部医学影像

肺结节和肺癌的筛查:人工智能算法模型可全自动快速分割胸腔区域,准确定位疑似肺结节或者肺癌的病灶,可以大大减少放射科医师的工作量。Liu(2019)等学者提出的级联双路径网络(Cascaded Dual-Pathway Residual Network,CDP-ResNet)肺结节分割模型,结合了不同结节的多视图和多角度特征,结果取得了较好的分割性能,并在对肺结节分割精度上略优于人类专家。计算机辅助检测和诊断(CAD)作为人工智能的“雏形”,在协助放射科医师处理大量图像数据方面具有独特优势,一项计算机辅助检测和诊断对肺结节检测效能的研究表明其敏感度为93.8%,特异度为59%,说明计算机辅助检测和诊断在肺结节筛查中虽然存在一些假阳性结节,但假阴性结节的出现明显降低。

乳腺癌筛查及鉴别:乳腺X线摄影筛查是唯一被证实能降低乳腺癌死亡率的影像检查方法。在可触及肿块之前平均1.7年查出乳腺癌,病死率降低20%,因此人工智能乳腺癌筛查最先应用于乳腺X线摄影,以提高微钙化和肿块检出;其次是肿块良恶性分类、分子分型及新辅助效果评价。一些学者使用人工智能方法对乳腺X线影像中的多类病灶进行检测,包括肿块、乳腺内淋巴结以及钙化,结果显示对乳腺内淋巴结的检测效果最好,敏感性为83.1%,而钙化的整体假阳性率非常低,尤其是环形钙化的假阳性率仅为0.6%。

Al-Masni等研究的乳腺钼靶摄影通过深度学习及卷积神经网络提取病灶影像组学特征,再连接神经网络预测病灶良恶性,结果表明其判断乳腺肿块位置和良恶性的准确性分别为99.7%和97%,且对胸肌附近及腺体致密区域的肿块检出更具优势。

目前 MRI 纹理分析技术已经应用于乳腺疾病临床研究，一项探讨磁共振动态对比增强（DCE-MRI）技术直方图纹理参数在乳腺纤维瘤和浸润性导管癌鉴别价值的研究发现直方图纹理特征分析方法对两者有鉴别价值。

有研究通过 MRI 纹理特征分析技术将常规扩散加权成像（DWI）图像的灰度值转化为纹理信息，提取多种纹理特征，结果表明扩散加权成像部分纹理特征在乳腺浸润性导管癌和乳腺纤维腺瘤之间也有鉴别诊断价值，进一步提高了 MRI 乳腺癌的诊断准确率。

人工智能在胸部影像的机遇：人工智能在肺结节、肺癌的机遇：国家癌症中心发布的 2018 年全国癌症统计数据显示肺癌发病率仍居榜首。肺癌发生早期无明显临床症状，不易被发现，因此常规胸部 CT 体检成为肺癌二级预防的首选检查手段，而且胸部 CT 已经逐渐成为常规体检项目。肺 CT 分辨率提高一方面有利于早期肺癌的发现和确诊，另一方面也检出更多的肺结节，增加了放射科医师的工作量。深度学习和机器学习的人工智能最先在肺结节和肺癌影像图像的识别、病变性质分析以及影像诊断方面得到应用。

人工智能在此方面的价值在于把影像诊断医师从机械简单的工作中解脱出来从而投入到疑难复杂的影像诊断和其他工作中以优化时间及医师资源分配。同时肺结节高检出率、肺癌高发病率为胸部人工智能技术提供数据支撑，好比是人工智能软件的"能量石"。

人工智能乳腺癌机遇：研究发现致密型乳腺是乳腺癌的病因之一，而致密性腺体容易掩盖病灶，致使致密型腺体早期乳腺癌的漏诊率较高。乳腺 X 线摄影对微钙化灶的检出率较高，但对肿块的检出率受腺体致密程度的影响较大。然而对于人眼不易分辨的病灶，计算机结合深度学习和卷积神经网络可能具有比较好的分辨率。未来人工智能可能在致密型乳腺内病灶检出方面更具优势。

其次，我国女性以致密型乳腺为主，因此有必要建立符合我国女性标准的乳腺钼靶数据库，训练适合致密型乳腺钼靶人工智能 检测与诊断系统。基因及遗传因素也是乳腺癌的致病因素之一。乳腺癌影像组学基于机器学习及深度学习技术深度挖掘影像组学的特征，定量分析医学影像图像内隐形的分子与基因变化，为解决肿瘤异质性提供了思路，为乳腺癌靶向治疗提供依据。

人工智能在胸部影像的挑战：目前多数研究集中于检测人工智能模型对肺结节和肺癌的检出率、诊断的准确性以及与不同级别放射科医师的诊断一致性。研究证明，一些模型的筛查结果从统计学上要优于经验丰富的影像科医师；有研究显示卷积神经网络模型对良恶性肺结节分类的准确率达 89.93%。

但一组完整的胸部 CT 图像不仅仅是肺结节或者肺癌单一病种，在胸部 CT 影像报告中需要全面、细致地观察并描述所有的异常影像表现，目前尚无研究多病种的人工智能模型。

随着当前肺癌检出率升高，复查率也增加，放射科医师需要对比两次或者更多次的胸部图像以动态观察肺结节和肺癌发展情况及治疗效果，增加了放射科医师的工作量。另外，测量病变大小有时存在很大人为误差，迫切需要稳定的、可重复性强的、对比速度快的人工智能系统，但目前在肺结节和肺癌先后影像对比方面尚未有成熟的人工智能模型。

当前乳腺癌人工智能研究多数停留在检出病灶方面，病变定性及分子分型研究较少，诊断灵敏度、特异度及与放射科医师诊断一致性有待进一步提高。随着技术和算法的不断完善，在病变良恶性鉴别诊断、乳腺癌术前分期、新辅助化疗效果评估及复发转移风险预测等方面还有广阔的研究空间。乳腺钼靶人工智能模型在乳腺癌侵及皮肤厚度、范围及程度方面的决策也有待研究。相信随着医学算法的完善和数据训练，人工智能将为更多的乳腺癌患者带来福音。

第二章　X线检查

第一节　胸部X线照片投照技术不当

当身体未站直而略呈前弓位,或X线管有倾斜时,胸片常见心影增大,形成靴状或心腰消失。小儿仰卧胸片投照,如哭闹可将腹部突出,所摄照片常有不同程度的前弓角度。

投照侧位片,X线管中心线不正,可使一侧横膈影与心影重叠,照片所示类似中叶实变或中叶不张。幼儿哭泣时摄胸片,如在呼气终了或其前后曝光,照片出现阴影极易误诊为肺实变或肺部感染。

第二节　提高胸部透视诊断准确率

详见本书《面颈及多系统多部位疾病卷》第四部分·第二篇·第八章·第五节《关于提高胸部透视诊断准确率》。

第三节　关于俯卧位投照胸片

大多数X线诊断教科书在讨论胸片的投照位置时,不是省略俯卧位,就是称它为附加位,无特殊用途。在胸腔积液时,俯卧位正位或水平投照侧位胸片可增加对肺基底部的观察,这是因为液体因重力关系从该处移走,下叶的换气得以改善的缘故。俯卧时液体可进入水平裂,从而可鉴别胸膜增厚与积液。

胸腔积液常在胸腔后内侧,仰卧位片见脊柱旁影增宽,在俯卧位此种脊柱旁影增宽则消失。侧卧位使胸腔积液从远地侧肋膈窦移走,但常难显示内基底区,近地侧肺多为纵隔遮蔽,半膈升高伴换气不足;而远地侧膈内基底可被沿纵隔移动的液体遮掩;但在俯卧位,液体移向前方,肺基底段充气良好,其心后部分更便于观察。

Kjellberg(1949)推荐俯卧位观察左心房增大,力争早期诊断轻度的二尖瓣狭窄。

此外,俯卧位还可移开乳腺和乳头对肺基底的遮蔽。

第四节　重叠影像和诊断陷阱

后前位胸片上的重叠影像

胸廓与皮肤:在幼儿胸部正位照片上,常常见到皮肤皱褶重叠于肺野内,形成竖行的线条影,可伪似气胸的边缘,这是临床上时时刻刻都应该警惕的诊断陷阱。在老人,由于皮肤松弛,有时也形成皮肤皱褶,重叠于肺野内也可形成假性气胸。值得注意的是,皮肤皱褶阴影边缘模糊,与真正气胸显示的锐利胸膜线有所不同。

在上胸部后前位照片上,位置不正可导致一侧锁骨上方出现无临床意义的不对称阴影,对侧则不见此类阴影,这是需要警惕的问题。肋软骨钙化重叠于正位胸片上,常可类似肺实质病变。在后前位胸片上,第1肋软骨环形钙化影可伪似肺空洞。第1肋骨前端发育不全伴孤立性肋软骨,可形似肺内结节。在后前位胸片上,锁骨上窝底部界限明显。皮肤病变所致的结节影,如较大的痣,投影于肺野内,可伪似肺部结节状病灶。锁骨下动脉所致的肺尖部不透光区,可被误认为肺实质异常。在胸部后前位照片时,锁骨菱形窝投影于肺野中可伪似上叶肺内的空洞病变。锁骨下动脉阴影可类似胸膜或肺实质的致密影。

在正位胸片上,偶尔肩胛冈重叠于肺野,伪似叶间胸膜面。在后前位胸片上,锁骨上窝底部界限明显,可伪似肺内的气液平面。在后前位胸片上,胸锁乳突肌、第1肋骨及锁骨阴影汇聚一起,可形成假的肺尖空洞或肺大泡。有时在后前位胸片上,肋下肌阴影可伪似胸膜增厚或少量气胸。有的病人在后前位胸片上,巨大胸肌产生的双侧软组织阴影,在前后位胸片上该影消失。个别病人一侧胸大肌先天性阙如可导致该半胸透亮度增加。偶尔胸大肌阴影投影在肺野中伪似肺部病变。

前锯肌阴影容易与胸膜肥厚或胸膜外脂肪混淆,正位观可显示"图钉"形状。它位于中下胸壁,胸壁内外均可见类似的带状软组织密度影,该影以胸廓的骨性组织为中心,上部分较下部分为小。如见到前锯肌影与胸廓错开,则更可见到所谓的图钉影像。

在后前位胸片上,上臂位置不正,可导致肩胛上软组织影伪似肺实质病变。有时,胸片位置不正,肩胛嵴缘与肺重叠造成阴影可酷似气胸。正位胸片上如稍有旋转,胸骨柄可投影于脊柱的一侧,可伪似软组织肿块。

胸腔内结构:在胸部后前位照片时,血管阴影重叠,或伪似肺内空洞病灶,尤其常见于肺门附近地区。在胸部后前位照片时,肺静脉汇入左房处可显示为结节状致密影,不要与肿块混淆。在胸部后前位照片时,奇叶可伪似浸润性病变,或条片状肺实质病变。

在婴幼儿正位胸片上,在右侧肺野外带,有时可见到垂直的裂隙线,它代表大叶间裂的尾端,此线向前异位时,部分在轴位投影,可见于健康儿童,容易

被误认为气胸。在正位胸片上,下腔静脉上的胸膜反折可类似心膈角附近的椎旁肿块。食管胸膜条纹影为食管右壁与邻近胸膜的反折线,在正位胸片上,偶尔见于上纵隔气管影的右侧,或与气管影重叠一起,为竖行的浅弧形线条影。在后前位胸片上,胃前部高位投影,表现为横行的线条状胃底气体投影于膈上,形似肺底部气胸。

在后前位胸片上,胃泡与横膈顶点之间距离增大,易被误诊为肺下积液。此明显增大的距离是由于胃底后位并投影于膈上所致。在后前位胸片上,主动脉肺条纹由主动脉至肺动脉的纵隔胸膜反折形成,表现为主动脉结前下方的纵隔胸膜略向外侧膨隆,不应与淋巴结肿大所致的纵隔胸膜移位相混淆。在后前位胸片上,左侧气管旁影像,表现为气管左旁竖行软组织密度影。此阴影见于左锁骨下反折影内侧,为肺与左锁骨下动脉至前纵隔相接触所致。

在后前位胸片上,奇叶显示的胸膜线外形和奇静脉位置及大小的变异。注意:不透光的奇叶的逗号影常常被告误为病变。偶尔还可见到左奇叶的副裂隙。在后前位胸片上,偶尔可见舌状裂隙,为平行于膈顶的线状影,它分隔舌段与左上叶余部。

侧位胸片上的重叠影像:在侧位胸片上,腋窝皮肤皱褶投影于上胸部的前部或胸骨后方,也可伪似气胸。腋部过多的软组织影重叠于侧位胸片上,可形成前纵隔的圆形阴影,伪似纵隔肿瘤。在胸部侧位片上,有时第1肋骨末端广泛肋软骨钙化可形成胸骨后前纵隔肿块,值得注意的是此时气管走行是正常的,与该"肿块"无关。侧位投照胸片时,在上胸部经常可见举起的上臂前缘重叠于肺野中,形似上叶肺不张。

在侧位胸片上,在肺的上部,主动脉弓分支重叠于肺野内,可伪似肺内小结节病灶。在侧位胸片上,正常上叶血管结构重叠在主动脉弓上,可造成假性肺部病变。在侧位胸片上,呼气相照片显示肺动脉和肺静脉汇合处特别明显。有时后基底段的血管也显示为致密小团块影。这些血管影常常被误认为肺炎。深吸气时再照片,此类现象都不再存在。在侧位胸部照片上,肺静脉投影常呈结节状。在侧位胸片上,动脉影重叠于支气管轴位像的中心,酷似支气管结石。在侧位投照时,降主动脉阴影投影于心影后方和胸椎前方,有时可形成其前方出现局限性的假气胸。

关于乳腺:在乳腺的X线片上,胸大肌在胸骨

上的附着点可被误诊为癌。从头侧向尾侧观察,乳腺内侧可见一三角形或类圆形密度增高区,与胸大肌相连。在后前位胸片上,乳头影可伪似肿瘤,其特征为由中心向边缘,阴影逐渐变淡。此时,有作者建议涂少量对比剂于乳头上再照片,则可澄清事实。在侧位胸片上,膨胀的胸罩投影于前胸壁上,可伪似前胸壁的肺疝。乳腺假体植入者,在侧位胸片上投照可伪似肿瘤。

在侧位胸片上,青年女性小而致密的乳腺可突进前纵隔,形成纵隔肿瘤的假象。有时乳腺的腋尾部投影与前上纵隔也可伪似肿瘤。有作者注意到,俯卧位胸片上,受压的乳腺影可造成气胸的假象。腋部的皮肤皱褶投影也可伪似气胸。乳腺下方的气体,在侧位投照时,可显示为心影下的条状透亮影。在侧位投照时,乳腺影重叠于心影的前下方,酷似肺实变或肺浸润。少女的乳腺重叠于后前位胸片上,形成团絮状致密影,常可误为肺实质病变。有时乳腺还与胸部皱褶形成交叉影。侧位胸片上,如投照位置不正,乳头可投影于肺野中,酷似肺内结节病灶,引起诊断混淆。

几种解剖结构:镰状静脉为一异常血管,汇入横膈下下腔静脉。此静脉可单独出现,或伴存右肺发育不全。单独出现时表现为右侧心缘附近一竖行的条带状稍高密度影,弯向心膈角,直达膈下。

下副裂隙,在正位胸片上,表现为右心膈角附近从膈顶向内上斜行的线条影,此裂隙完整时将下叶内基底段分离。

肥胖患者胸膜外脂肪组织在后前位胸片上可形似胸膜增厚,但肋膈角不变钝是其诊断线索。个别重度肥胖患者胸膜外脂肪沉积酷似胸膜肥厚,但胸膜外脂肪影一般不到达肋膈角。有时,胸膜外脂肪沉积两侧可轻度不对称。

儿童或青少年肋膈角变钝虽偶见但是正常现象,即使同一天内亦不能重现,常被误认为病理性胸腔积液或胸膜炎。可能为胸膜腔过剩液体或健康儿童及青年人胸膜腔内的正常液体。

疏松组织向下肺韧带底部延伸,相对地遮盖了膈三角区,表现为膈顶高处向上伸出的小的三角形软组织密度影。肋锁筋膜钙化常可重叠于上肺野或上部肋骨上,不要误认为肺实质病变。在胸部后前位及侧位照片时,个别胸椎椎体的较大的肥大性骨刺投影于肺野中,可伪似肺实质病变。少女的发辫重叠于胸部正位照片上,可出现各种各样的影像,一定要注意鉴别,以免误入陷阱。有时它可类似肺实质的结节状阴影,有时可类似条片状阴影。

第五节　呼吸相的影响

众所周知,呼吸相对婴儿胸部照片的摄制甚为重要,正常婴儿胸部正位照片时,轻度呼气即可使肺实质透光度减低,导致误诊。在成人,呼气时做胸部照片,可形成左下、右下或双下出现絮片影,误诊为基底肺炎。成人呼气时摄制胸片,气管可出现弯曲,在吸气时再摄片,此弯曲即消失。在小儿侧位胸部照片,如系呼气时拍摄,右侧膈肌影与心影重叠,可产生与右中叶不张类似的 X 线征象。成人侧位胸片摄制时如为呼气时曝光,肺动脉影皆特别突出,肺静脉影常现集聚,尤其是后下基底血管影更为明显,常可被误认为肺部炎症。

在深度 Valsalva 呼吸时拍摄成人正位胸片,上腔静脉的膨胀可使上纵隔影增宽,误为异常,不做 Valsalva 呼吸再摄片,上纵隔影宽度则如常人。有作者报告,在急性创伤患者,由于深呼气后照片,导致纵隔影增宽,而误认为主动脉破裂,该患者在 1 h 内行吸气相照片,即转为正常。

第六节　影响软阅读诊断系统效能的因素

详见本书《面颈及多系统多部位疾病卷》第四部分·第二篇·第三章·第二节《影响软阅读诊断系统效能的因素》。

第三章　MRI 和肺实质成像

第一节　肺部疾病MR背景抑制扩散成像应用

MR 背景抑制扩散成像（DWIBS）技术为一种较新的 MR 扩散加权成像（DWI）技术。

它可以在自由呼吸状态下完成大范围包括胸部、腹部及盆腔薄层扫描，经最大信号强度投影（MIP）重建得到高信噪比、高分辨率的图像；通过背景抑制及黑白反转技术，对病变的显示达到同正电子发射体层成像（PET）相似的效果，直观、立体地显示病变部位、形态、大小及范围，并可行表观扩散系数（ADC）值的定量测量。

DWI 是唯一无创反映活体组织扩散的检查方法。DWI 对脑缺血超早期的定性与定量诊断价值已经得到公认。近年来，快速成像技术迅速发展，使得 DWI 技术在体部器官得以应用。Takahara 等（2004）首次介绍了 MR 背景抑制扩散成像的基本技术及临床应用。

MR 背景抑制扩散成像的基本技术要求：SENSE 技术的灵活应用可以明显降低回波链长度，消除或降低图像畸变和 EPI 的特征伪影。MR 背景抑制扩散成像为一种全新的技术来获得多层薄层 DWI，该方法为：使用自由呼吸方式；短 TI STIR-EPI 对脂肪进行有效抑制；薄层 DWI 以保证 3D 重建的可行性；合适的 b 值；3D MIP 重建及黑白反转显示，达到与 PET 类似的效果，而称为"仿 PET"图像或"类 PET"图像。

肺部病变仿 PET 图像基本表现及诊断价值：仿 PET 图像肺部病变的基本表现符合疾病的一般形态特点。中央型肺癌表现为肺门部信号强度密集区域，周围型肺癌表现为肺野内结节状信号强度密集区域。炎症为斑片状或大片状信号强度密集区域。淋巴结表现为结节状信号强度密集区域。因此，应用 MR 背景抑制扩散成像仿 PET 图像对病变的显示立体、直观，对病变的部位、数目、大小已有大致了解，对于观察 MR 繁多的序列以及复杂信号所构成的图像就能够做到有的放矢。一项研究发现，通过先读仿 PET 图像可以明显提高阅片速度，从平均的 5.7 min 缩短为 3.3 min，并可获得相同的发现病灶的数目。由此可见，仿 PET 成像极具临床实用价值。

MR 背景抑制扩散成像肺部病变的定量测量及诊断价值：作为 DWI 技术之一，MR 背景抑制扩散成像可以通过 ADC 图对病变的 ADC 值进行定量分析。该研究结果显示，中央型肺癌肿瘤实质、瘤内坏死灶及远端炎症间 ADC 值不同，中央型肺癌与周围型肺癌间 ADC 值的差异无统计学意义（$P>0.05$）。周围型肺癌与炎性病变的 ADC 值存在统计学差异，因此，通过 ADC 值的测量可以反映不同性质的病变。该项研究的作者尝试将恶性肿瘤 95% 可信区间上界 1.38×10^{-3} mm²/s 定为炎性病变与恶性肿瘤的 ADC 值界值，诊断的敏感性为 86.36%，特异性为 82.60%，总的正确率为 84.44%，结果较令人满意。

Kim 等（1999）对肝脏局灶性占位的研究也表明，DWI 在肝脏局灶性占位的定性诊断方面较有优势。利用 DWI 及 ADC 值的测量可以鉴别 96% 的肝脏囊性良性病变与实质性恶性病变。Guo 等（2002）对乳腺良恶性病变的 ADC 值定量分析，对鉴别诊断也较有意义。

该研究初步结果显示，MR 背景抑制扩散成像对肺部疾病的诊断可以提供有价值的信息，应用 MR 背景抑制扩散成像后，MRI 对该组肺癌与非肿瘤病变诊断的敏感性、特异性及准确性从常规 MRI 的 78.94%、78.26% 和 78.68% 提高到 86.84%、

82.60% 和 85.24%，由此可见应用 MR 背景抑制扩散成像可以提高 MRI 对肺部疾病诊断价值。

当然，MR 背景抑制扩散成像也会提供误导信息或无价值的信息，对肺部疾病的 MR 背景抑制扩散成像诊断与鉴别诊断有待于今后进一步扩大样本量进行深入研究。

第二节　MRI 部分常见伪影

金属性伪影：当进行心脏和大血管 MRI 和 MRA 时，潜在的金属植入物可引起磁敏感性伪影，导致局部信号丢失和结构扭曲变形。此类伪影在 GRE 序列和长 TE 序列中最为明显，使用 Turbo SE 序列要比常规 SE 序列伪影小。可以采用其他方法减少这种金属性伪影，如缩短 T_1WI 和心脏 MR 电影检查时的 TE 值和行增强 MRA 序列扫描时增加矩阵和减小层厚等。需要指出的是，在各种 SE 序列中，HASTE 序列信号丢失最少。

呼吸运动伪影：呼吸运动伪影尚可在屏气扫描中见到，其出现在开始屏气前的数据采集时或扫描进行中病人未能充分屏气时。附加一部摄像机，可以监控病人的呼吸情况；另外，可将一个茶杯放在病人胸前或用胶布粘在胸前或腹部来监视病人的呼吸以及监视屏气开始和紧接着的屏气扫描序列的开始。如果病人在整个屏气序列扫描时间内不能控制呼吸，那就应使用矩形视野，减小相位编码，或是在一个三维厚带中减少层数。

实时电影采集将来将不再需要屏气，可以用于不能屏气的病人。Turbo SE 序列 T_1WI 成像也可以使用较多的采集次数（5 次或 6 次），用信号平均的方法来减小运动伪影。

折叠伪影：大范围采样技术用在相位编码方向上，可以减少胸部 MRI 或 MRA 检查时四肢的折叠伪影，也可以选择增加扫描野或用一个射频带遮蔽上肢的方法减小这种伪影。

第四章　胸部影像学词汇与肺部影像报告和数据系统

第一节　Fleischner 学会胸部影像学词汇（2008）

Fleischner 学会是一些放射学者为纪念 Felix Fleischner 于 1969 年成立的。旨在促进胸部疾病的基础科学和临床研究者之间的信息交流。时至今日，该学会以定期发布胸部疾病的有关专题讨论而著名。在 1971 年的一次会议上学会首次提出编制胸部放射学术语汇编，认为将描述放射学表现的术语标准化将更有利于信息的交流。以后的几年中，许多会员为此做出了贡献。

1983 年 5 月，学会授权术语命名委员会就此做出报告，并于 1984 年出版了由术语命名委员会推荐的《胸部放射学术语汇编》（以下简称《汇编》），其中包括了主要针对胸部 X 线检查（X 线胸片）中的术语的解释，学会理解该《汇编》将有助于解释在对胸部疾病的描述和思考中出现的放射学词语。

随着 CT 的广泛应用，Webb 等在 1991 年出版的《肺部高分辨率 CT》一书中首次提出了薄层 CT 术语汇编，并于 1993 年加以更新。在此基础上，学会术语命名委员会决定对 1983 年版《汇编》加以扩充，目的是列举用于胸部 CT，特别是肺部 CT 的主要术语，并加以解释和介绍，于 1996 年出版了《肺部 CT 术语汇编》。

随着新技术的不断涌现，出现了许多新的成像词语，Fleischner 学会于 2008 年出版了《胸部影像学术语汇编》，此次修订取代了 1984 年和 1996 年出版的《胸部 X 线》和《CT 术语汇编》，新版汇编已经包括了胸部影像学中用于 X 线胸片和 CT 表现的术语，但最新的术语汇编不在于详尽无遗，而是着重于纳入意义不确定的术语并仅包括专门用于胸部影像学的术语和技术。最新版本中大多数术语有 2 项新的特色，即对术语有简短的叙述及有 X 线胸片或 / 和 CT 图片例示，这些图片在此处已略去。此处介绍 2008 年 Fleischner 学会胸部影像学词汇（以英文字母为序）。

1. 腺泡（acinus）

（1）解剖学：腺泡是终末细支气管以远的肺结构单位，由一级呼吸细支气管供给。腺泡含肺泡管和肺泡，它是全部气道都参与气体交换的最大肺单位，直径 6~10 mm。1 个二次肺小叶含 3~25 个腺泡。

（2）X 线胸片和 CT 表现：正常时见不到个别的腺泡，但在薄层 CT 上偶可见腺泡动脉。腺泡内积聚病理物质时，X 线胸片和薄层 CT 上可见边缘模糊的结节。

2. 急性间质性肺炎（acute interstitial pneumonia, AIP）

（1）病理学表现：急性肺间质肺炎为原因不明的弥漫肺泡损害。急性期的特征为水肿和透明膜形成，晚期的特征为气腔和 / 或间质机化。组织学所见不能与急性呼吸窘迫综合征鉴别。

（2）X 线胸片和 CT 表现：急性期可见两肺斑片状磨玻璃影，其间个别肺小叶正常，出现地图样分布，在肺的下垂部可见致密影。在机化期可见肺结构扭曲、牵引性支气管扩张、囊肿和网影。

3. 空气支气管征（air bronchogram）

X 线胸片和 CT 表现：空气支气管征是一种在含气少的致密（高密度）肺的背景上见到含气（低密度）支气管的表现。该征象表明：①近侧气道通畅；②肺泡内的空气经吸收（肺不张）或取代（肺炎），或两者综合而消失，在少见病例（如淋巴瘤）中空气的消失是显著的间质膨胀的结果。

4. 空气半月征（air crescent）

X 线胸片和 CT 表现：为半月形空气积聚，将空洞壁与洞内肿块分开。该征象通常被认为是曲菌移植到已有的空洞内或在血管侵袭性曲菌病中梗死的肺收缩的结果。但该征象也见于其他情况,包括结核病、韦格纳肉芽肿、空洞内出血和肺癌。

5. 空气滞留(air trapping)

(1)病理生理学:空气滞留是指气道阻塞(常为部分性)导致的远处肺内的气体滞留。

(2)CT 表现:空气滞留见于呼气相末 CT 扫描像上,表现为肺实质区的密度较正常为少,且肺体积不缩小。当空气滞留轻度或弥漫性时,比较吸气相和呼气相 CT 有价值。其通常难与阻塞性血管病(如慢性肺栓塞)低灌注所致的密度减少区鉴别,但常有与血管病相对应的气道病的其他表现。

6. 气腔(air space)

解剖学:是肺的含气部分,包括呼吸细支气管,但不包括单纯的传导性气道,如终末细支气管。X线胸片和 CT 表现:气腔一词用于和实变、致密影、结节有关联处,以描述由病变所致的气腔充盈。

7. 主肺动脉窗(aortopulmonary window)

(1)解剖学:主肺动脉窗其前为升主动脉,后为降主动脉,上为主动脉弓,下为左肺动脉,内为动脉导管韧带,外为胸膜及左肺的纵隔内一个区域。

(2)X 线胸片和 CT 表现:在正位 X 线胸片上为主动脉弓下、左肺动脉上、纵隔左缘上的局部凹陷处,它的表现可随主动脉扭曲而改变。主肺动脉窗内常可见各种炎症和肿瘤疾病中的肿大淋巴结。

8. 肺尖帽(apical cap)

(1)病理学表现:肺尖帽为肺尖部的帽状病变,常由肺或胸膜纤维化向下牵拉胸膜外脂肪所致,也可能是慢性缺血导致的脏层胸膜透明斑形成的结果。其发生率随年龄增大而升高。也曾见于主动脉破裂所致血肿或其他位于壁层胸膜外或胸膜腔内的并发感染或肿瘤的积液者。

(2)X 线胸片和 CT 表现:常呈密度均匀的软组织影,覆盖于肺尖上面(一侧或两侧),下缘锐利或不规则,厚度不一,可厚达 30mm。在 CT 横断面像上肺尖帽偶可误认为肺尖部实变。

9. 结构扭曲(architectural distortion)

(1)病理学表现:结构扭曲是由于弥漫性或局限性肺部疾病,尤其是间质纤维化引起的支气管、血管、叶间裂或小叶间隔的异常移位。

(2)CT 表现:肺解剖结构扭曲常伴肺纤维化,并有肺容积缩小。

10. 肺不张(atelectasis)

(1)病理生理学:部分或全部肺充气减少。最常见的机制之一为气道阻塞,远侧空气的吸收(如支气管内肿瘤)。同义词萎陷可与肺不张交换使用,尤其在严重或伴有明显的肺密度增高时。

(2)X 线胸片和 CT 表现:可见肺容积缩小,伴受累肺的密度增加(X 线胸片)或 CT 密度值增加(CT)。肺不张常伴有叶间裂、支气管、血管、膈肌、心脏或纵隔的异常移位。可以是叶、段或亚段分布。肺不张常定量描述为线状、盘状或板状肺不张。也见于线状肺不张、圆形肺不张。

11. 奇静脉食管隐窝(azygoesophageal recess)

(1)解剖学:是右后纵隔隐窝,右下叶延伸至其右缘,上界为奇静脉弓,后为奇静脉和脊柱前胸膜,内侧为食管和邻近结构。

(2)X 线胸片和 CT 表现:在正位 X 线胸片上表现为右下叶和邻近纵隔(隐窝内界)之间呈垂直方向的界面,该界面的上部表现为凸向左的光滑的弧形。界面的部分消失或扭曲提示有病变(如隆突下淋巴结肿大)。在 CT 上应高度注意该隐窝,因为隐窝内的小病变在 X 线胸片上常见不到。

12. 奇裂(azygos fissure)见叶间裂。

13. 串珠样间隔(beaded septum)

CT 表现:该表现包括不规则或结节状的小叶间隔增厚,似一串珠子。常见于癌的淋巴管播散和较少的结节病中。

14. 大疱(bleb)

(1)解剖学:为一小的位于脏层胸膜内或胸膜下肺内的含气间隙,直径≤ 1cm。

(2)CT 表现:为邻近胸膜的薄壁囊性气腔。由于任意以大小来区别大泡(bulla)和大疱,无临床重要性,故不鼓励放射诊断医师使用该术语。

15. 支气管扩张(bronchiectasis)

(1)病理学表现:为不可恢复的局限性或弥漫性支气管扩大,常由慢性感染、近侧气道阻塞或先天支气管异常所致。也见于牵引性支气管扩张。

(2)X 线胸片和 CT 表现:薄层 CT 的形态学标准包括与其伴行的肺动脉相比支气管扩大(印戒征)、支气管不变细及胸膜面下 1cm 内可见支气管。根据扩张支气管的表现可分为柱状、静脉曲张状和囊状支气管扩张。支气管扩张常伴有支气管管壁增厚、黏液嵌塞和小气道异常。也见于印戒征。

16. 细支气管（bronchiole）

（1）解剖学：细支气管为不含软骨的气道。终末细支气管是最远端的单纯传导性气道,它们发出呼吸细支气管,呼吸细支气管分支成多个肺泡管、肺泡囊、肺泡而进行气体交换。

（2）X 线胸片和 CT 表现：健康人的细支气管因管壁太薄而见不到,但在感染性小气道病变中,因管壁增厚或管腔内嵌塞而容易见到。其在 X 线胸片上呈结节影,CT 上表现为树芽征。

17. 细支气管扩张（bronchiolectasis）

（1）病理学表现：细支气管扩张定义为细支气管扩大,是由感染性气道疾病（有潜在的可逆性）或更常见的肺纤维化所致。

（2）CT 表现：当扩大的细支气管腔被渗出物充盈和管壁增厚时,表现为树芽征或小叶中心性结节。在牵引性细支气管扩张中,扩大细支气管表现为小的囊状、管状气腔,并伴有纤维化的 CT 表现。也见于牵引性支气管扩张、细支气管扩张和树芽征。

18. 细支气管炎（bronchiolitis）

（1）病理学表现：为各种原因所致的细支气管炎症。

（2）CT 表现：细支气管炎症（即感染性）的直接征象中最常见的是树芽征、小叶中心性结节和细支气管管壁增厚。

19. 支气管囊肿（bronchocele）

（1）病理学表现：支气管内因先天性疾病（如支气管闭锁）或获得性疾病（如阻塞性癌）造成近端支气管阻塞,分泌物存留（黏液嵌塞）而使支气管扩大。

（2）X 线胸片和 CT 表现：支气管囊肿为管状或 Y 形、V 形的分支状结构,类似指套。黏液的 CT 密度值一般同软组织,但可因成分（如过敏性支气管肺曲菌病中的高密度物质）而改变。在支气管闭锁病例中,因通气、灌注减少而使周围肺密度值减低。

20. 支气管中心性（bronchocentric）

CT 表现：该术语用于在肉眼上显著以支气管血管束为中心的病变。支气管中心性分布的疾病包括结节病、卡波西肉瘤和机化性肺炎。

21. 支气管结石（broncholith）

（1）病理学表现：支气管结石为钙化的支气管周围淋巴结侵蚀并进入邻近的支气管管腔内,最常发生于组织胞浆菌感染或结核感染后。

（2）X 线胸片和 CT 表现：影像表现为在气道内或直接在气道旁见到小钙化灶。最常见于右中叶支气管。气道阻塞远侧有肺不张、黏液嵌塞和支气管扩张。该病在 CT 上容易确诊。

22. 大泡（bulla）

（1）病理学表现：直径 >1cm,常为数厘米的气腔,壁薄,厚度 ≤ 1 mm,边缘锐利。邻近肺常有肺气肿。也见于大泡性肺气肿。

（2）X 线胸片和 CT 表现：大泡表现为圆形局限性透光影或低密度区,直径≥ 1cm,围以薄壁。大泡常为多个,并常伴有其他肺气肿征象（小叶中心型或间隔旁型肺气肿）。

23. 大泡性肺气肿（bullous emphysema）

病理学表现：大泡性肺气肿是肺实质的大泡性破坏,常有间隔旁型肺气肿或全小叶型肺气肿的背景。也见于肺气肿、大泡。

24. 空洞（cavity）

X 线胸片和 CT 表现：空洞为一充盈气体的腔,表现为肺实变、肿块或结节内的透光区或低密度区。在空洞性实变病例中,原来的实变可吸收而仅遗留薄壁。空洞常为病变的坏死部分经支气管树排出或引流而致。有时含有液平。空洞不是脓肿同义词。

25. 小叶中心性（centrilobular）

（1）解剖学：该术语描述的是二次肺小叶的细支气管血管核心区。病理学家也使用该术语描述位于终末细支气管以远的、以呼吸细支气管,甚至肺泡管为中心的病变。

（2）CT 表现：在正常二次肺小叶中心的小点状或线状致密影,在胸膜面下 1 cm 内最明显,代表小叶内动脉（直径约为 1 mm）。小叶中心性异常包括：①多个结节；②表明为小气道病变的树芽征；③小叶中心性结构由于邻近的间质增厚或浸润而可见性增加；④由小叶中心型肺气肿而致的异常低密度区。也见于小叶核心结构。

26. 小叶中心型肺气肿（centrilobula emphysema）

（1）病理学表现：以小叶中心性肺泡壁破坏,呼吸支气管和肺泡增大为特征,为吸烟者最常见的肺气肿类型。

（2）CT 表现：表现为小叶中心区密度减低,常无可见的壁,分布不均匀,主要位于上叶。小叶中心型肺气肿与腺泡中心型肺气肿是同义词。也见于肺气肿。

27. 萎陷（collapse）见肺不张。

28. 实变（consolidation）

（1）病理学表现：实变涉及病变的渗出或其他产物取代了肺泡内的空气使肺实化（如在感染性肺炎中）。

（2）X线胸片和CT表现：实变表现为肺实质密度均匀增加，掩盖了其内的血管和气道壁的边缘，可有空气支气管征。实变肺的密度特征对鉴别诊断帮助不大（如，类脂性肺炎中的密度减低，在胺碘酮中毒时的密度增加）。

29. 碎石路征（crazy paving pattern）

CT表现：为在磨玻璃影背景上重叠有增厚的小叶间隔和小叶内线，类似不规则的碎石路。碎石路征区常与较正常的肺区分界清楚，呈地图样轮廓。该征最先报道于肺泡蛋白沉着症中，也见于同时累及间质和气腔的弥漫性肺病，如类脂质肺炎。

30. 隐源性机化性肺炎（cryptogenic organizing pneumonia，COP）见机化性肺炎。

31. 囊肿（cyst）

（1）病理学表现：囊肿是任何圆形的空腔，周围环绕以不同厚度的上皮或纤维性壁。

（2）X线胸片和CT表现：表现为圆形的实质透光区或低密度区，与正常肺分界清楚，囊壁厚度不等，常为薄壁（<2 mm），不伴有肺气肿。肺囊肿内常含空气，但偶含液体或实体物质。囊肿常用于描述淋巴管平滑肌瘤病或朗格汉斯细胞组织细胞增生症病例中增大的薄壁气腔，在终末期纤维化病例中可见厚壁的蜂窝囊肿。也见于大疱、大泡、蜂窝、肺气囊。

32. 脱屑性间质性肺炎（desquamative interstitial pneumonia，DIP）

（1）病理学表现：组织学上，脱屑性间质性肺炎的特征是远侧气腔内过量巨噬细胞的广泛积聚，巨噬细胞分布均匀，间质受累轻。这与呼吸细支气管炎-间质性肺病不同，后者的病变明显地以细支气管为中心。大多数脱屑性间质性肺炎病例与吸烟有关，但少数为特发性或伴有先天性代谢缺陷。

（2）X线胸片和CT表现：磨玻璃影为其主要异常，倾向肺周围部和基底部分布，在有些病例的磨玻璃肺区中可见微囊肿或蜂窝。

33. 弥漫性肺泡损害（diffuse alviolar damage，DAD）见急性间质性肺炎。

34. 肺气肿（emphysema）

（1）病理学表现：以伴肺泡壁破坏的终末细支

气管远侧气腔的持久性增大为特征。另外，组织学标准是无"明显纤维化"，但对该标准的正确性存有疑问，因为有些继发于吸烟的肺气肿存在间质纤维化。肺气肿常根据主要累及腺泡的部位来分类：近端（腺泡中心型，更常用的术语为小叶中心型肺气肿）、远端（间隔旁型肺气肿）或全腺泡（全腺泡型肺气肿、全小叶型气肿）肺气肿。

（2）CT表现：包括局部低密度区，常无可见的壁，在全小叶型肺气肿病例中的密度减低区更弥漫。也见于大泡性肺气肿、小叶中央型肺气肿、全腺泡型肺气肿、间隔旁型肺气肿。

35. 肺裂（fissure）

（1）解剖学：肺裂是脏层胸膜皱折，将一个肺叶或部分肺叶与邻近的肺叶分开，因此肺裂有2层脏层胸膜。额外裂常分开肺段而不是肺叶。奇裂与其他肺裂不同，由脏层和壁层胸膜各2层构成。所有肺裂（除奇裂外）都是不完全的。

（2）X线胸片和CT表现：肺裂表现为线状致密影，正常厚1mm或更薄，符合解剖上分开肺叶或肺段的肺裂的位置和范围。被认定的肺裂有小裂、大裂、水平裂、斜裂、副裂、异常裂、奇裂和下副裂。

36. 折叠肺（folded lung）　见圆形肺不张。

37. 真菌球（fungus ball）　见霉菌球（mycetoma）。

38. 气体滞留（gas trapping）　见空气滞留。

39. 磨玻璃结节（ground-glass nodule）见结节。

40. 磨玻璃影（ground-glass opacity）

X线胸片和CT表现：磨玻璃影在X线胸片上表现为模糊的肺密度增加区，常较广泛，其内肺血管显示不清。在CT上表现为模糊的肺密度增加。其内可见支气管和血管纹理。磨玻璃影的成因是气腔的部分充盈，由于液体、细胞和/或纤维化所致的间质增厚，部分肺泡萎陷，毛细血管容量增加或上述诸因素的综合作用，最常见因素是空气的部分被置换。磨玻璃影较实变密度低，后者内部的支气管血管边缘被掩盖。也见于实变。

41. 晕征（halo sign）

CT表现：晕征是一种磨玻璃影围绕结节或肿块的CT表现。最先被描述为围绕侵袭性曲菌病的出血的征象。晕征无特异性，也见于其他疾病中的伴出血的结节或肿瘤的局灶性肺浸润（如腺癌）。也见于反晕征。

42. 肺门(hilum)

(1)解剖学:门是一种普通的术语,描述器官表面的切迹,该处有血管和神经连接器官。肺门在肺的内侧面,有支气管、血管进出肺。

(2)X线胸片和CT表现:肺门表现为每侧肺根部由支气管、动脉、静脉、淋巴结、神经和其他组织产生的复合致密影。

43. 蜂窝(honeycombing)

(1)病理学表现:含有无数厚纤维性壁的囊性气腔并已发生破坏和纤维化的肺组织,是各种肺病的晚期表现,伴腺泡结构的完全丧失。囊肿直径的大小自几毫米到几厘米,壁厚度不等。囊的内衬为化生细支气管上皮。

(2)X线胸片和CT表现:在X线胸片上蜂窝的表现非常近似环影,典型的直径为3~10 mm,壁厚1~3 mm,类似蜂巢,所见提示为终末期肺病。在CT上表现为成簇的囊状气腔,直径3~10 mm,但偶可达2.5 cm。蜂窝常位于胸膜下,有清楚的壁为其特征,它是一种可确定为肺纤维化的CT征象。因为常认为蜂窝对诊断肺纤维化有特异性,故其是诊断寻常性间质性肺炎的重要标准,但对该术语的应用要慎重,因为它可能直接影响病人的治疗。

44. 特发性肺纤维化(idiopathic pulmonary-fibrosis)

(1)病理学表现:为原因不明的慢性纤维性间质性肺炎的特殊类型,组织学表现的特征为寻常性间质性肺炎。

(2)X线胸片和CT表现:典型的表现为网影和蜂窝,以肺周围部和肺基底部分布为著,如有磨玻璃影,其范围也较网影和蜂窝为小。典型的X线胸片表现也可见于继发于特殊病因的寻常性间质性肺炎,如石棉所致的肺纤维化(石棉肺),诊断常采取排除法。也见于寻常性间质性肺炎。

45. 梗死(infarction)

(1)病理学表现:梗死是一种可导致缺血坏死的过程,常为输入肺动脉被血栓闭锁(静脉梗死罕见,但要考虑)而致血管受损的结果,由于有支气管动脉供血维持组织活性,故坏死较少见。肺梗死也可继发于血管炎(如韦格纳肉芽肿)。

(2)X线胸片和CT表现:典型的肺梗死呈三角形或圆顶形,基底紧贴胸膜,尖朝向肺门,致密影代表有或无中心组织坏死的局部出血。

46. 浸润(infiltrate)

X线胸片和CT表现:以前,浸润用以描述在X线胸片和CT表现上见到的由气腔或间质病变而导致的肺致密影。但对浸润一词仍有争议,因为它在不同的病人中意味着不同的事物。现在已在很大程度上为其他词所取代,不再推荐使用该术语。建议使用更贴切的术语——致密影(opacity)。

47. 小叶间隔增厚(interiobular septal thickening)

X线胸片和CT表现:在X线胸片上表现为近肺基底部的与侧胸膜面呈直角相接的细线影(Kerley B线),最常见于癌的淋巴管播散和肺水肿中。Kerley A线主要位于上叶,长2~6cm,表现为放射状走向肺门的细线。近年的解剖性描述术语——间隔线和间隔增厚较Kerley线更满意。在CT上,累及间隔(见小叶间隔)中某一成分可使间隔增厚,而致间隔变得可见。在薄层CT上,增厚的间隔可呈光滑状或结节状,它有助于鉴别诊断。

48. 小叶间隔(interlobular speta)

(1)解剖学:为构成小叶边缘的薄片状结构,长10~20 mm,在肺周围部或多或少地垂直于胸膜。小叶间隔由结缔组织组成,含有淋巴管和小肺静脉。

(2)X线胸片和CT表现:其表现为位于肺小叶之间的细线影,这些间隔有别于小叶中心性结构。在健康人中小叶间隔少见(正常小叶间隔厚约为0.1 mm),当它增厚时则清晰可见(如在肺水肿中)。也见于小叶间隔增厚、小叶。

49. 间质性肺气肿(interstitial emphysema)

(1)病理学表现:其特征为空气夹在肺间质内,典型的位于血管支气管周围的鞘内、小叶间隔内和脏层胸膜内。它最常见于接受机械通气的新生儿中。

(2)X线胸片和CT表现:间质性肺气肿在成人X线胸片上很少被认识,在CT上也不多见,表现为血管周围透光或低密度晕和小囊肿。

50. 间质(interstitium)

解剖学:间质包括遍布肺部的连续的结缔组织,包含3部分:①支气管血管(轴性)间质,环绕和支持从肺门到呼吸细支气管水平的支气管、动脉和静脉;②实质(腺泡性)间质,位于肺泡和毛细血管基底膜之间;③和小叶间隔相连的胸膜下结缔组织。

51. 小叶内线(intralobular line)

CT表现:小叶内线是小叶内间质组织异常增厚时,在肺小叶内可见到的细线,很多时呈细网影。小叶内线可见于多种病变,包括间质纤维化和肺泡蛋白沉着症。

52. 膈上尖峰征(juxtaphrenic peak)

X线胸片和CT表现:为一基底位于一侧膈圆顶尖部的小三角形致密影,伴有任何原因(如放射治疗后纤维化或上叶切除术)的上叶容积减小。很容易在正位X线胸片上显示。峰为被向上牵引的下副裂或伴肺韧带的肺内间隔所致。

53. 线状肺不张(1inear atelectasis)

X线胸片和CT表现:线状肺不张是局部亚段肺不张,呈线状,几乎总是延伸到胸膜。常呈水平方向,但有时可呈斜或垂直的方向,这种肺不张的厚度自数毫米至1 cm以上。线状肺不张也称为盘状肺不张。

54. 叶(lobe)

解剖学:叶是肺的主要分区(正常右肺3叶,左肺2叶),除在肺根(肺门)处及当叶间裂隙不完整时外,每个叶都被脏层胸膜包裹。

55. 小叶核心结构(lobular core structures)

(1)解剖学:为二次肺小叶的中心结构,由小叶中心动脉和细支气管组成。

(2)CT表现:在薄层CT上的二次肺小叶中心可见到肺动脉和它的直接分支,尤其在有增厚(如肺水肿)时,这些动脉的直径为0.5~1.0 mm,但二次肺小叶中心的正常细支气管因为它的壁太薄(约0.15 mm)而无法见到,也见于小叶中心性、小叶。

56. 小叶(lobule)

(1)解剖学:由Miller & Heitzman定义的小叶是被结缔组织间隔包围的最小的肺单位,小叶也称为二次肺小叶,它含有不同数目腺泡,在形态上呈不规则多面形,大小不一,直径1.0~2.5 cm。小叶中心结构或核心结构包括细支气管和伴行的肺小动脉和淋巴管。环绕肺小叶的结缔组织,即小叶间隔,内含肺静脉和淋巴管,在肺周围部的前部、外侧部和上、中叶的近纵隔处发育最好。

(2)CT表现:在薄层CT上,尤其有病变时,可确定小叶的3个基本组成部分:小叶间隔及间隔结构、小叶中心区(小叶中心结构)和小叶实质。肺周围部的小叶与肺中央部的小叶在形态上较一致,呈锥形。也见于小叶间隔、小叶核心结构。

57. 淋巴结病(1ymphadenopaphy)

(1)病理学表现:该术语的使用通常限于任何病因所致的淋巴结增大,同义词包括淋巴结增大(lymph node enlargement,更好)和腺病(adenopathy)。

(2)CT表现:正常淋巴结大小的范围很大。纵隔、肺门淋巴结大小自亚CT分辨率至12 mm。曾有些报道称纵隔淋巴结短径上限的阈值为1cm,大多数肺门淋巴结为3 mm。但大小标准不能可靠地鉴别正常和病变的淋巴结。

58. 淋巴样间质性肺炎(lymphoid interstitial pneumonia 或 LIP)

(1)病理学表现:淋巴样间质性肺炎为少见病,其特征为弥漫性肺淋巴样增生,主要累及间质。它包括在多种间质性肺炎的病谱内,不同于弥漫性淋巴瘤。病理学表现包括支气管相关的弥漫性淋巴组织增生和围绕在气道周围并延伸至间质的弥漫性多克隆淋巴样细胞浸润。淋巴样间质性肺炎常伴有自身免疫性疾病或人类免疫缺陷病毒感染。

(2)CT表现:磨玻璃影为其主要的异常,可有血管周围薄壁囊肿。也可见结节、网影、小叶间隔和支气管血管增厚及广泛的实变。

59. 肿块(mass)

X线胸片和CT表现:任何肺、胸膜、纵隔的病变在X线胸片上表现为直径>3 mm的致密影(不管其轮廓、边缘或密度特征)。肿块常暗示其为实性或部分实性致密影。CT可更正确地评价肿块的大小、位置、密度和其他征象。也见于结节。

60. 纵隔分区(mediastinum compatments)

解剖学:纵隔的正常解剖分区包括前、中、后和上(在有的方案中)区。前区的前界为胸骨,后界为心包前表面、升主动脉和头臂血管。中区以前区后缘及后区的前缘为界。后区的前界为心包、大血管后缘,后界为胸椎椎体。在4分区方案中,上区为胸骨角到胸椎4~5间椎盘平面上方,或简单的为主动脉弓平面以上。各区之间确切的解剖分界并不存在,也无屏障(除了心包)可阻止病变在各区之间扩散。也有其他分类,但3区和4区的方案最常用。

61. 微结节(micronodule)

CT表现:微结节是散在的、小的、圆形局限性致密影,过去曾用过各种直径以定义微结节,例如直径≤7 mm,最常用的是直径<5 mm或直径<3 mm,推荐本术语保留用于直径<3 mm的致密影。也见于结节、粟粒型。

62. 粟粒型（milliary pattern）

X 线胸片和 CT 表现：在 X 线胸片上，粟粒型由密集微小的、散在的、圆形肺致密影（直径 3 mm）构成，通常病变大小均匀，弥漫分布于全肺。该型是结核和转移性疾病血源性播散的表现。薄层 CT 显示广泛的随机分布的微结节。

63. 马赛克密度型（mosaic attenuation pattern）

CT 表现：该型表现为拼凑在一起的不同密度区，可能代表斑片状间质性病变、闭塞性小气道病变或闭塞性血管病变。该术语较原先的术语——马赛克血量减少和灌注（mosaic oligemia and perfusion）包含更广泛。继发于支气管和细支气管阻塞的空气滞留可产生局部低密度带，后者应用呼气相 CT 可增强其表现。马赛克密度型也可发生在以磨玻璃影为特征的间质性肺病中。此时，较高密度区代表间质病变，而较低密度区代表正常肺。

64. 马赛克血量减少，灌注（mosaic oligemia, perfusion）　见马赛克密度型。

65. 霉菌球（mycetoma）

（1）病理学表现：一种由曲菌菌丝缠绕成的独立肿块，混合以黏液、纤维素和细胞碎屑，寄生在以前已有的肺纤维空洞性疾病（如结核或结节病）的空洞内。

（2）X 线胸片和 CT 表现：当病人改变位置时空洞内霉菌球可移动到下垂处，也可显示空气新月征。CT 可显示在霉菌球内的似海绵状改变及钙化灶。同义词，真菌球（fungus ball）。也见于空气新月征。

66. 结节型（nodular pattern）

X 线胸片和 CT 表现：在 X 线胸片上结节型的特征是无数散在的小圆影，直径 2~10 mm，分布广泛，但不均匀。在 CT 上结节型可按照其解剖分布分为小叶中心性、淋巴管性或随机性。也见于结节。

67. 结节（nodule）

（1）X 线胸片表现：小结节表现为边缘清楚或模糊的圆形致密影，最大直径为 3 cm。①腺泡结节为圆形或卵圆形边缘模糊的致密影，直径 5~8 mm，可能代表解剖上的腺泡因实变而致密，此种分类仅适用于有多个此种结节时；②类似肺结节的假结节，例如肋骨骨折、皮肤病变、病人体表的装置、发育变异等。

（2）CT 表现：结节表现为边缘清楚或模糊的圆形或不规则致密影，直径可达 3 cm。①小叶中心性结节，见于离胸膜面、肺裂、小叶间隔几毫米处，可为

软组织或磨玻璃密度，大小自几毫米至 1 cm，小叶中心性结节边缘多模糊；②微结节，直径 <3 mm，也见微结节；③磨玻璃影结节（同义词：非实性结节），表现为肺内密度稍高，但并不掩盖支气管和血管边缘；④实性结节，为均匀软组织密度；⑤部分实性结节（同义词：半实性结节），由磨玻璃影和软组织密度两者组成。也见于肿块。

68. 非特异性间质性肺炎（nospecific interstitial pneumonia 或 NSIP）

（1）病理学表现：非特异性间质性肺炎的组织学特征为不同程度的慢性炎症或纤维化均匀地累及间质。非特异性间质性肺炎可为特发性或见于其他疾病中，包括胶原血管病、过敏性肺炎、药物所致肺病、感染和免疫缺陷（包括人类免疫缺陷病毒感染）。

（2）CT 表现：非特异性间质性肺炎有多种薄层 CT 表现，最多见的是伴有网影、牵引性支气管扩张或细支气管扩张的磨玻璃影，很少或无蜂窝，病变常分布在肺基底部和胸膜下。

69. 血量减少（oligemia）

（1）病理生理学：血量减少即肺血容量减少，大多数为区域性减少，但偶可为普遍性。区域性血量减少常伴有血量减少区内的血流减少。

（2）X 线胸片和 CT 表现：其表现为局部或广泛的可辨认血管的大小和数目的减少，表明血流较正常为少。也见于马赛克密度型、肺血流再分布。

70. 致密影（opacity）

X 线胸片和 CT 表现：指在任何肺区内的密度增加区，因此表现为较周围区域更致密，为非特异性术语，并不代表异常的大小或病理学表现性质，也见于实质性致密影、磨玻璃密度影。

71. 机化性肺炎（organizing pneumonia）

（1）病理学表现：机化性肺炎的组织学表现为气腔和远侧气道内有松软的结缔组织栓，轻度或无间质炎症和纤维化，隐源性机化性肺炎（COP）是特发性间质性肺炎中一种明确的临床疾病，但在许多不同的病变中（包括肺感染、过敏性肺炎和胶原血管病等）可见到机化性肺炎的组织学改变。

（2）X 线胸片和 CT 表现：气腔实变为基本表现，在隐源性机化性肺炎病例中，典型的病变分布在胸膜下和基底部，有时为支气管中心性分布。机化性肺炎的其他表现有磨玻璃密度影、树芽征和结节影。

72. 全腺泡型气肿（panacinar emphysema）

（1）病理学表现：全腺泡型肺气肿或多或少一致地累及全部腺泡和二次肺小叶。以下肺部为著，是一种伴 α-1 抗胰蛋白酶缺陷型肺气肿。

（2）CT 表现：受累区内血管口径变细，肺实质普遍减少。严重的全腺泡型气肿可同严重的小叶中心型肺气肿共存或合并。无特点的密度减低表现和严重的缩窄性闭塞性细支气管炎可能不易区别。全腺泡型气肿与全小叶型气肿是同义词。也见于肺气肿。

73. 间隔旁型肺气肿（paraseptal emphysema）

（1）病理学表现：主要以累及远侧肺泡及其肺泡管和肺泡囊为其特征，并特征性地以任何胸膜面和小叶间隔为界。

（2）CT 表现：该型肺气肿的特征为由完整的小叶间隔分开的胸膜下、支气管血管旁低密度区，有时伴有肺大泡。与远侧腺泡型气肿是同义词。也见于肺气肿。

74. 实质（parechyma）

（1）解剖学：肺实质涉及肺的气体交换部分，由肺泡及其毛细血管组成。

（2）X 线胸片和 CT 表现：除去了可见的肺血管和气道后的那部分肺。

75. 实质带（prenchymal band）

X 线胸片和 CT 表现：实质带为一线状影，厚 1~3 mm，长可达 5cm，常延伸至脏层胸膜面（在连接处常有增厚和收缩）。这反映了胸膜实质的纤维化，并常伴有肺结构的扭曲。实质带最常见于曾有石棉接触史的个体中。

76. 实质致密（parenchymal opacifation）

X 线胸片和 CT 表现：肺实质致密可以掩盖或不掩盖致密区内的血管和气道边缘，这些边缘（除了空气支气管征）明确性的丧失表明为实变，而磨玻璃影表现为密度较轻度地增加，尚保留着其内部明确性的结构。使用较特异的术语实变和磨玻璃影更恰当。也见于实变、磨玻璃影。

77. 支气管血管周围间质（peribronchovascular interstitium）

解剖学：支气管血管周围间质为结缔组织鞘，包裹着支气管、肺动脉和淋巴管，从肺门延伸到肺周围部。

78. 小叶周围分布（perilobular distribution）

（1）解剖学：小叶周围区包括接近二次肺小叶的结构。

（2）CT 表现：该分布的特征是沿接近肺小叶的结构（即小叶间隔、脏层胸膜和血管）分布。该术语最常用于病变主要围绕二次肺小叶的内面分布的疾病（如小叶周围机化性肺炎），可类似不明确的小叶间隔增厚。

79. 淋巴管周围分布（perilymphatic distribution）

（1）解剖学：其特征是沿着或邻近肺内淋巴管分布。淋巴管路径是指沿支气管血管束、在小叶间隔内、围绕着大的肺静脉和在胸膜内，而肺泡无淋巴管。

（2）CT 表现：病变沿肺淋巴管路径，即位于肺门周围、支气管血管周围和小叶中心性间质及小叶间隔和胸膜下，均为淋巴管周围分布。典型的淋巴管周围分布见于结节病和癌的淋巴管播散。

80. 盘状肺不张（platelike atelectasis） 见线形肺不张。

81. 胸膜斑（pleural plaque）

（1）病理学表现：为一种较少细胞的纤维透明蛋白病变，主要起自壁层胸膜面，特别是膈和肋骨下胸膜。胸膜斑是以前（至少 15 年前）接触石棉的后果。

（2）X 线胸片和 CT 表现：为边缘清楚的胸膜增厚。表现为扁平或结节状隆起，内常有钙化。斑的厚度不一，直径 <5cm，CT 较 X 线胸片更易确诊。正面的斑在 X 线胸片上类似肺结节。也见于假胸膜斑。

82. 肺气囊（pneumatocele）

（1）病理学表现：为肺内薄壁的充气气腔。常为急性肺炎、外伤、吸入碳氢化合物液体所致，常为一过性。发病机制是实质坏死和活瓣性气道阻塞的综合作用。

（2）X 线胸片和 CT 表现：肺气囊表现为肺内近圆形的薄壁气腔。

83. 纵隔气肿（pneumomediastinum）

（1）病理学表现：食管和气管支气管外的纵隔组织内有气体。可能为自发性肺泡破裂所致，继之空气沿支气管血管间质进入纵隔。纵隔气肿尤其多发生在有哮喘史、严重咳嗽或器械辅助通气者中。

（2）X 线胸片表现：为条状透光影，大多为垂直走行，有些条影可能描绘出血管和主支气管。

84. 肺炎（pneumonia）

病理学表现：肺炎是气腔和 / 或间质的炎症（如

感染、细菌性肺炎)。感染性肺炎的特征是渗出导致实变。肺炎也见于以不同程度炎症和纤维化为特征的非感染性疾病(如特发性间质性肺炎)。

85. 心包积气(pneumopericardium)

(1)病理学表现:指心包腔内有气体,常为医源性,在成人多为手术所致。

(2)X线胸片和CT表现:因为由空气所致的透亮(低密度)影并不延伸到心包囊外,故其可与纵隔气肿鉴别。也见于纵隔积气。

86. 气胸和张力性气胸(pneumothrax 和 tension pneumothorax)

(1)病理生理学:气胸指胸膜腔内有气体。包括自发性、外伤性、诊断性和张力性。张力性气胸为在大气压下胸膜腔内气体的积累,同侧的正常肺将完全萎陷,但若肺顺应性较正常为差时,仍可保持部分肺膨胀。

(2)X线胸片和CT表现:除非气胸量很少或X线与胸膜缘不呈切线时,在X线胸片上可见脏层胸膜缘。张力性气胸可伴有纵隔显著移位和/或膈肌低位。因为在气胸时胸膜腔内压力变成大气压而对侧胸腔仍为负压,在非张力性气胸者中的纵隔也可有一些移位。

87. 进行性大块肺纤维化(progressive massive fibrosis)

(1)病理学表现:该病变是由于严重暴露于无机粉尘的工人(多为煤工)肺内的粉尘颗粒和胶原沉着的缓慢生长融合所致。

(2)X线胸片和CT表现:进行性大块肺纤维化表现为块状病变,常位于两侧肺上叶,背景上的结节性致密影反映其伴有的尘肺,大块纤维化邻近可有或无肺气肿性破坏。类似进行性大块纤维化病变有时可发生于其他疾病,如结节病、滑石沉着症。

88. 假空洞(pseudocavity)

CT表现:为肺结节、肿块或实变中的圆形或卵圆形低密度区,代表正常的实质、正常或扩张的支气管或局灶性肺气肿,而不是空洞。假空洞的直径常<1cm,曾见于腺癌、细支气管肺泡癌和良性病变(如感染性肺炎等)的描述中。

89. 假胸膜斑(pseudoplaque)

CT表现:由小结节融合而形成的与脏层胸膜连接的肺致密影,类似胸膜斑的表现。假胸膜斑最常见于结节病、矽肺和煤工尘肺。

90. 肺血流再分布(pulmonary blood redistribu-tion)

(1)病理生理学:肺血流再分布涉及由于某处肺血管床内肺血管阻力增高而致的任何违背于正常分布的肺内血流。

(2)X线胸片和CT表现:肺血流再分布表现在一个或多个肺区内可见肺血管的大小和数量的减少,而在其他肺区内血管的数量和大小有相应的增加。二尖瓣病变病人的血流转移向上叶是肺血流再分布的典型范例。

91. 呼吸细支气管炎性间质性肺病(respiratory bronchiolitis-interstitial lung diseas,RB-ILD)

(1)病理生理学:呼吸细支气管炎性间质性肺病是与吸烟有关的疾病,其特征是呼吸细支气管和细支气管周围肺泡的炎症(主要为巨噬细胞),有时有非特异性和脱屑性间质性肺炎的成分或与之重叠。

(2)CT表现:典型的呼吸细支气管炎性间质性肺病表现为符合富巨噬细胞肺泡炎的广泛小叶中心性微结节和斑片状磨玻璃影,有或无纤维化,常伴有支气管管壁增厚和轻度小叶中心型肺气肿。空气滞留区反映了细支气管为其组成成分。

92. 网型(reticular pattern)

X线胸片和CT表现:在X线胸片上网型是无数细线影的集合、累积产生类似网的表现(同义词:网),该表现常代表间质性肺病。不论是小叶间隔增厚、小叶内线或蜂窝的囊壁,这种网的组成在薄层CT上更清晰可见(网型和蜂窝不应认为是同义词)。也见于蜂窝。

93. 网结节型(reticulonodular pattern)

X线胸片和CT表现:网结节型是网和结节的结合,网结节常是无数线影交叉点累加的结果,形成了X线胸片上重叠微结节的效果,结节大小取决于线或弧线成分的大小和数目。在CT上表现为同时出现网和微结节,微结节可位于网的中心(如小叶中心性微结节),或与线影重叠(如间隔性微结节)。

94. 反晕征(reversed hato sign)

CT表现:为一局灶性圆形磨玻璃区,围绕完整的实变环,是一种少见的征象。起初认为对诊断隐源性肺泡炎有特异性,但随后发现该征象也见于类球孢子菌病的描述中。和晕征相似,当该征象见于多种疾病后,可能失去其特异性。也见于晕征。

95. 右气管旁带(right paratracheal stripe)

解剖学和X线胸片表现:右气管旁带是垂直的

线形软组织影,宽度 <4 mm。联结纵隔和邻近胸膜的气管右壁,该带长 3~4 cm,在正位 X 线胸片上约从锁骨内端水平延伸到右气管支气管角。在 94% 成人中可见到,但纵隔脂肪丰富者其可增宽或见不到。该带增宽、变形或消失的最常见病因是气管旁淋巴结增大。

96. 圆形肺不张(rounded atelectasis)

(1)病理学表现:圆形肺不张是伴有反折的纤维性胸膜和增厚的纤维性小叶间隔的圆形肺萎陷。最常见于石棉所致的渗出性胸膜积液而引起的胸膜瘢痕之后,但它可发生在任何原因的胸膜纤维化中。

(2)X 线胸片表现:圆形肺不张表现为紧贴胸膜的肿块,常位于下叶肺后部。扭曲的肺血管呈弧线形向肿块聚集(彗星尾征)。肺叶收缩程度取决于不张肺的体积。几乎总是伴有其他胸膜纤维化的征象(如肋膈角模糊)。CT 在检出和显示圆形肺不张的特征上更敏感。圆形肺不张的另一征象是不张的肺在增强 CT 上的均匀强化。同义词包括折叠肺综合征、螺旋形肺不张、Blesovsky 综合征、胸膜假瘤和胸膜瘤。

97. 二次肺小叶(secondary pulmonary lobule) 见小叶。

98. 肺段(segment)

解剖学:肺段是由段支气管通气、段肺动脉灌注、段间肺静脉引流的一个肺叶单位,每个肺叶有 2~5 个肺段。X 线胸片和 CT 表现:均不能正确勾画出个别肺段,对它们确定的基础是依据供给肺段的支气管和肺动脉的位置而推断。偶见段间裂可有助于肺段的辨认。

99. 间隔线(septal line) 见小叶间隔。

100. 间隔增厚(septal thickening) 见小叶间隔增厚。

101. 印戒征(signet ring sign)

CT 表现:由代表扩张支气管断面的环形致密影和代表与它伴行的肺动脉的邻近较小致密影组成,类似印(或珍珠)戒,是支气管扩张的基本 CT 征象。该征象也见于肺动脉血流异常减少(如近侧肺动脉阻断)或慢性血栓栓塞为特征的疾病。偶尔可见的紧贴支气管的小血管致密影是支气管动脉而不是肺动脉。

102. 轮廓征(silhouette sign)

X 线胸片表现:轮廓征是指没有描绘出解剖性的软组织边缘,是由于邻近的肺实变和 / 和不张、大的肿块或相连的胸腔积液所致。轮廓征是由于并列结构有类似的 X 线胸片密度的结果,故称它为无轮廓更确切。它并不总提示有病变(如见于有漏斗胸者的不能解释的右心缘丧失,也偶见于健康人)。

103. 小气道疾病(small-air way disease)

(1)病理学表现:该短语是一种较任意的术语,较多地应用于薄层 CT 的描述中,而不是在病理生理文献中。现在,小气道疾病是指任何累及小气道的病变,而细支气管炎则描述细支气管炎症更有特异性。

(2)CT 表现:小气道是指支气管内径 ≤ 2 mm,壁厚 <0.5 mm 的气道。在 CT 上小气道疾病表现为下列 1 个或多个征象:马赛克密度、空气滞留、小叶中心性微结节、树芽征或细支气管扩张。

104. 胸膜下弧线(subpleural curviliner line)

CT 表现:该线表现为厚 1~3mm、位于胸膜面下 1 cm 以内、并与之平行的细弧线形致密影。如在仰卧位下垂的下后肺部见到,但在以后的俯卧位 CT 上消失时符合不张的正常肺。它也可见于肺水肿、肺纤维化。胸膜下弧线在石棉肺一节介绍,但其不是石棉肺的特有征象。

105. 牵引性支气管扩张和牵引性细支气管扩张(traction bronchiectasis and traction bronchiolectasis)

CT 表现:牵引性支气管扩张和牵引性细支气管扩张分别代表由于周围肺纤维化收缩而致的不规则支气管和细支气管的扩大。扩大的气道还可表现为囊肿(支气管)或微囊肿(肺周围部的细支气管)。无数并列的囊状气道可能与"单纯"的纤维性蜂窝难以鉴别。

106. 树芽征(tree-in-bud pattern)

CT 表现:代表小叶中心性分支状结构,类似发芽的树枝。该征反映多种细支气管管腔内和细支气管周围疾病,包括黏液嵌塞、炎症和 / 或纤维化。该征以在肺周围部最明显,常伴有大气道异常。尤其常见于弥漫性全细支气管炎、分枝杆菌感染的支气管播散和囊状纤维化。罕见的相似的表现可见于小动脉(微血管)疾病。

107. 寻常性间质肺炎(usual interstitial pneumonia,UIP)

(1)病理学表现:寻常性间质肺炎是肺纤维化的一种组织学类型,是以暂时的空间不均匀性,即在正常肺内散布有已确定的纤维化和蜂窝为特征。常有蜂窝的伴纤维性肺结构破坏的成纤维灶是其关键性表现,纤维化初始集中于肺周围部。寻常性间质肺炎是见于特发性肺纤维化的类型,但也可见于病因已知的疾病（如某些慢性过敏性肺炎）中。

（2）X线胸片和CT表现:肺基底部和胸膜下分

布的蜂窝被认为有病理学特征,但并不是在所有活检证实的寻常性间质肺炎中都可见这种明确的CT表现。

第二节　肺部影像报告和数据系统（Lung-RADS 1.0）解读

近年来,随着医学影像设备和技术的快速发展,尤其是MSCT的普及和应用,肺结节的检出率明显增高,相当一部分肺结节难以确定良恶性,已成为临床诊断、决策、评估和处理实践中的难点。Fleischner学会在2005年发布了肺实性结节的处理指南,2013年又发布了肺亚实性结节的处理指南。2013年美国胸科医师学会（ACCP）发布了最新第3版肺结节处理指南,该指南所提出的肺结节的评估全部是针对无法确定良、恶性的结节。

基于此,美国放射学院（ACR）2014年4月28日正式颁布了第1版肺部影像报告和数据系统（Lung-RADS）,即Lung-RADS 1.0版本,实际上是针对肺癌高危风险人群的肺结节影像报告和数据系统。为了便于国内同行了解和参考,此处对其进行介绍和解读。

一、ACR Lung-RADS 1.0产生背景

肺癌是全世界第一高发恶性肿瘤,早期检出、早期治疗是降低病死率的唯一途径,而胸部CT检查又是早期发现和诊断肺癌的最有效方法。但是,关于筛查的潜在危害和结果的可靠性仍存在着不确定性。

假阳性率和假阴性率直接影响着筛查的效率和患者的后续处理,尤其是不确定性结节的分类和处理缺乏规范、统一的标准。所以肺癌筛查计划必须包括标准化的影像报告系统、多中心的大量患者数据、多学科协作、规范的纳入和排除标准、肺癌专用的管理系统以及相关机制等。

ACR Lung-RADS 1.0版本规范了肺癌高危风险人群的CT诊断报告,有助于指导临床决策,减少医疗成本和不必要的后期检查风险,借以提高肺癌筛查的成本效益,最终改善和提高患者的预后。2014年8月28日,美国放射学院杂志在线发表了有关Lung-RADS 1.0版本与美国国立综合癌症网络（NCCN）指南中肺癌筛查（lung cancer screening,

version 1.2012）的诊断效能比较研究,显示ACR Lung-RADS 1.0可明显提高肺癌筛查的阳性预测值而不增加假阴性结果,降低了胸部CT筛查次数,提高了筛查的成本效益。另外,类似于ACR Lung-RADS 1.0版本,Manos等（2014）在加拿大放射医师协会杂志上发表了6分类的Lung-RADS方案。

二、ACR Lung-RADS 1.0的适用条件和内容

在进行胸部低剂量CT（LDCT）筛查前（辐射剂量约1 mSv,CT扫描方案参照NCCN指南和Lung-RADS 1.0评价处理）,受检者需满足如下纳入和排除标准。

纳入标准:吸烟量>30包/年,无妨碍有效治疗（手术或立体定向放疗）的伴随疾病,无低剂量CT筛查的绝对禁忌证,并具备以下危险因素:肺气肿、慢性阻塞性肺病（COPD）、间质性肺病、职业和环境暴露于石棉、砷、铍、镉、铬、煤烟等,患乳腺癌及淋巴瘤等肿瘤后行多次治疗。

排除标准:已知的转移瘤、确诊肺癌<5年。

ACR Lung-RADS 1.0版本根据肺结节的影像表现、处理原则、恶性概率和预期群体罹患率等将其分为7类,该版本使肺结节CT筛查有一个相对明确的判断,并提示临床对不同类别的肺结节需要进行不同的检查方案。

在应用ACR Lung-RADS 1.0时,要注意以下事项:首先,报告结果为Lung-RADS 1和2被定义为阴性结果,Lung-RADS 3和4被定义为阳性结果;影像学报告为阴性,并不能完全排除罹患肺癌的可能性。其次,肺结节的大小应在肺窗上测量,直径的平均值以整数来报告;对于首次检出的肺结节需根据ACR Lung-RADS分类中的界值确定其大小所属级别,并观察其大小的增长是否达到更高一级别,增长被定义为结节直径变化>1.5 mm;每次检查结果应依据肺结节所判定的最高级别按0~4级分类。

另外,对具有肺内淋巴结特点的结节仍测量其平均直径,纳入0~4级处置。需要说明的是,一旦患者被诊断为肺癌,进一步处理(包括其他影像检查,如PET/CT)的目的是肺癌分期,对该患者不再实施相关筛查。

三、ACR Lung-RADS 1.0 分类解读

第一类:Lung-RADS 0

分类为不定类别,预期群体罹患率1%。

处理原则:首诊的肺癌高风险者需行低剂量CT筛查;对以前进行过胸部CT检查的肺癌高风险者,需与先前的胸部CT进行对比;另外,如受检者部分或全肺无法评估,仍需补充胸部CT检查。

Lung-RADS 0的报告和处理建议:同Lung-RADS 0处理原则。

第二类:Lung-RADS 1

分类为阴性,指无肺结节或确定为良性肺结节。

处理原则:每12个月行1次低剂量CT检查。这一类适用于CT筛查时没有发现结节或具有特征性影像表现的良性结节。有研究指出,首次CT筛查未发现结节时,其未来2年内罹患肺部恶性肿瘤的可能性非常低。但仍存在随访间期的新发结节或未被检出的恶性结节,此类情况的恶性风险依然存在。当肺结节表现为中心性、爆米花样和同心环状钙化以及含脂肪、球形肺不张、叶裂斑时,就可确定其为良性肺结节。

Lung-RADS 1的报告和处理建议:尽管在筛查时没有发现结节或确定为良性肺结节,但必须认识到CT检查的局限性。需强调阴性并不意味着受检者没有患肺癌的可能性。即使明确是Lung-RADS 1级,也不应忽视患者相关的症状(如不明原因的咯血),若出现类似的情况,应及时结合临床相关资料分析。

在报告中需建议此类患者12个月内完成年度低剂量CT筛查。对于筛检出具有特征性的良性结节,应在CT报告中明确指出,该类患者不必进一步检查或者转诊。对具有肺癌高危风险的人群,报告中需明确告知患者进行CT复查及其具体时间。对于特征性良性结节,12个月内随访的意义不在其本身,而在于发现高危人群的新增结节。

第三类:Lung-RADS 2

分类为良性表现或变化,Lung-RADS 1和2肺结节的恶性概率<1%,预期群体罹患率为90%。

处理原则:每12个月行1次低剂量CT检查。此类指微小或无增长的结节,发展为侵袭性肺癌的可能性低。以下几种情况符合此类别:①实性结节<6 mm或新出现的<4 mm的微结节;②基线低剂量CT筛查部分实性结节的总直径<6 mm;③<20 mm的非实性结节(磨玻璃密度结节,GGN),或者≥20 mm无变化或缓慢生长的磨玻璃密度结节;④≥3个月无变化的3或4级结节。

Lung-RADS 2的报告和处理建议:在CT报告中应明确描述此类结节的大小、是否为新发、是实性还是部分实性以及部分实性的大小,对于磨玻璃密度结节需区分部分实性结节或非实性结节。需特别指出:对孤立圆形结节必须在肺窗上测量其直径,并以整数报告,以下分类中都将按此原则测量和报告结节大小。强调3和4A级结节在间隔≥3个月复查CT无改变时,应归于Lung-RADS 2级肺结节。最后,在报告中要明确建议胸部CT筛查及其具体时间。因为此类结节发展为活动性肺癌的可能性小,故建议每12个月复查1次低剂量CT。

第四类:Lung-RADS 3

分类为可能良性结节,其恶性概率为1%~2%,预期群体罹患率为5%。

处理原则:每6个月行低剂量CT筛查。此类结节具体表现包括:①实性结节:基线测量直径≥6 mm,但<8 mm或新发结节直径达4 mm,但<6 mm;②部分实性结节:总直径≥6 mm,其中实性成分<6 mm或新发结节总直径<6 mm;③基线CT扫描非实性结节(GGN)≥20 mm或新发。

Lung-RADS 3的报告和处理建议:此类结节建议短期随访,包括临床上变为侵袭性肺癌可能性低的结节。在CT报告中应该强调"可能"二字,因为此类结节可能是良性,也可能转变为恶性。因此,报告中应建议随访时间为6个月,而不再是12个月。该类患者CT复查无变化时应纳入Lung-RADS 2级,患者应回归为每12个月1次的低剂量CT筛查。

第五类:Lung-RADS 4

分类为可疑恶性结节。

处理原则:此类结节推荐其他临床试验和/或组织活检,具体采取哪一种处理策略取决于其子类别,包括4A、4B和4X。

Lung-RADS 4A

分类为可疑恶性结节,其恶性概率为5%~15%,

预期群体罹患率为2%。

处理原则：每3个月低剂量CT复查；存在≥8 mm的实性成分时需行PET/CT检查。此类别包括：①实性结节基线直径测量≥8 mm，但<15 mm，或直径增长<8 mm，或新发结节直径达6 mm，但<8 mm。②部分实性结节直径≥6 mm，其中实性成分≥6 mm，但<8 mm；新发或实性部分增长<4 mm。③支气管内结节。

Lung-RADS 4A的报告和处理建议：这类结节的诊断对放射科医师具有一定挑战。推荐3个月短期CT随访，CT报告中对出现直径≥8 mm的实性成分需建议PET/CT排查。该类患者CT复查无变化时也应纳入Lung-RADS 2级，患者应回归为每12个月1次的低剂量CT筛查。

Lung-RADS 4B

分类为可疑恶性结节。

处理原则：胸部CT增强或平扫，根据恶性的概率和并发症选择实施PET/CT和/或组织活检，存在≥8 mm的实性成分时需行PET/CT检查。ACR Lung-RADS 1.0建议进行恶性概率评估时，可链接McWilliams肺癌风险评估网(http://www.brocku.ca/lung cancer risk calculator)，McWilliams肺癌风险评估是基于患者和肺结节特征的预测工具，可评估肺结节为恶性的概率，该工具整合了风险计算的功能，可快速简单地根据患者及结节的特征估算出肺癌风险的概率，以指导临床方案的制订，并减少低剂量CT筛查过程中肺癌发病和死亡的风险及相关成本。ACR Lung-RADS 1.0建议也可以访问UptoDate全球基于循证医学原则的临床决策支持系统(CDSS)，网址为http://www.uptodate.com/contents/calculator solitary pulmonary nodule malignancy risk brock university cancer prediction equation。此类结节包括：①实性结节直径≥15 mm，或新发≥8 mm，或增长≥8 mm；②部分实性结节伴以下情况：实性部分≥8 mm，或新发，或实性成分增长≥4 mm。

Lung-RADS 4B的报告和处理建议：该类结节意味着恶性的可能性增大，在CT报告中应建议患者做CT平扫或增强，是否做PET/CT和/或组织活检取决于其恶性概率和并发症情况，存在≥8 mm的实性部分时需行PET/CT检查。上述建议基于临床表现和肺结节恶性风险评估，当需要影像科医师给出建议时，鼓励使用McWilliams肺癌风险评估

工具。

Lung-RADS 4X

分类为可疑恶性结节，Lung-RADS 4B和4X的恶性概率>15%，预期群体罹患率为2%。

处理原则：同Lung-RADS 4B。4X指具有额外特征的3或4级结节或影像显示增加恶性倾向的结节。这些额外征象具体包括：毛刺、磨玻璃密度结节1年内增长1倍、肿大的淋巴结等。

Lung-RADS 4X的报告和处理建议：4X结节所包括的特殊影像征象常是侵袭性肺癌的表现。在报告中应建议及时转诊或进一步采取如组织活检等措施，以明确诊断。强调PET/CT在此类患者中检出恶性倾向结节的主要优点应在于分期而不是诊断。另外，应将患者首次和末次CT检查图像进行对比观察。

第六类：Lung-RADS S

分类为其他，该类指具有非肺癌的相关临床意义或潜在临床意义的发现，如肺气肿，胆结石，肿块位于甲状腺、肾脏或肾上腺等；其预期群体罹患率为10%。

处理原则：对特殊表现采取相应处理策略。

Lung-RADS S的报告和处理建议：应结合该类结节的具体影像表现，做出适当的调整，在报告中应基于上述0~4级分类，修正对该类肺结节的认定。

第七类：Lung-RADS C

分类为既往诊断肺癌。

这类主要针对既往筛查和诊断的肺癌。与Lung-RADS S类似，在报告中应基于Lung-RADS 0~4级分类，修正对该类肺结节的认定。

ACR Lung-RADS 1.0的局限性和展望

目前版本的ACR Lung-RADS主要存在以下问题。

首先，ACR Lung-RADS 1.0主要基于肺结节的CT影像，未纳入肿瘤生物标志物检测等其他筛查方式，而未来肿瘤生物标志物筛查检测可能会在早期肺癌筛查中起到重要的作用，也会越来越受到重视。目前，肺癌生物标志物的单项检测可能具有一定的局限性，但联合应用时肺癌检测的阳性率会明显增高。当然，这也需要进一步临床研究结果来证实。

其次，Lung-RADS中主要针对常见肺癌或孤立性肺结节，对于少见类型的肺癌、肺转移瘤(单发)和3个以上多发的肺结节(需除外肺内弥漫性结节)仍缺乏具体的描述。根据目前ACR Lung-

RADS，对于多发肺结节可依据其中所判定的最高级别按0~4级分类。

　　此外，提高肺结节的检出率，其规范化的检查方法极为重要，检查方法不规范将导致Lung-RADS的记载失败。如何便于肺结节快捷、准确地描述和记录，在国内来说还需要加大对肺结节基本征象的认识和培训，同时也需要更符合中国影像科医师的记录方式，包括结构化的、定量化的记录格式。

　　尽管存在以上不足，但Lung-RADS 1.0版本仍不失为一个重要的参考标准，是肺癌影像征象描述和诊断报告标准化的重要标志性文件。Lung-RADS的目的就是通过对肺结节的分类，为影像科医师提供更加规范的CT报告标准，以及相应的处理策略。新标准的公布将减少因肺癌筛查时段阳性率所带来的过度诊断和检查，在节约检查成本的同时使患者受益。

　　总之，影像医师以Lung-RADS作为书写报告的标准，在充分告知潜在风险和收益的基础上，为肺结节患者提供明确的处理策略和准确的评估，减少因主观认识不足和错误所导致的过度检查、诊断和治疗，从而使患者受益。同时Lung-RADS仍然需要更大规模、更长时间的前瞻性临床研究来验证，以求最大程度地减少假阳性率，提高对肺结节恶性概率的预测能力。

第五章　咯血

第一节　非支气管性体动脉与咯血

咯血的主要责任血管是支气管动脉，因此支气管动脉栓塞术是治疗大咯血的有效手段。

有些情况下，支气管动脉以外的体循环也可能为咯血的责任血管，这些血管被统称为非支气管性体动脉。当非支气管性体动脉为咯血的共同责任血管时，单纯经导管支气管动脉栓塞术效果欠佳。

咯血的非支气管性体动脉，也被称为非支气管性体循环侧支，包括肋间后动脉、膈下动脉、食管固有动脉、胃左动脉、肝动脉和锁骨下、腋动脉的分支等。Yoon 等（2005）应用 16 层螺旋 CT 血管造影检测到 36.0% 的非支气管性体动脉参与咯血供血。

咯血的经导管动脉栓塞术治疗报道中，Yu-Tang Goh 等（2002）报道病理性非支气管性体动脉的发生率为 40.8%（42/103），Keller 等（1987）报道为 45.0%。一组病理性非支气管性体动脉的发生率为 52.5%（73/139），较以往报道高，与术中行系统的大血管造影和新发现的食管固有动脉参与咯血供血有关；而系统的大血管造影对咯血栓塞治疗有重要意义。

正常情况下非支气管性体动脉不参与肺组织供血。当胸膜肥厚或邻近胸膜的肺内病灶经长期慢性炎性刺激后，非支气管性体动脉可产生各种病理性改变并参与肺内病灶的供血，可成为咯血的责任血管。Yoon 等（2003）认为胸部 CT 上胸膜肥厚超过 3 mm 可间接提示相应的非支气管性体动脉参与肺内供血。

咯血的非支气管性体动脉供血与肺内病灶的部位关系密切。该组肺结核咯血者的病理性非支气管性体动脉以肋间后动脉和锁骨下、腋动脉分支为主，因其病灶常位于邻近后上胸膜的上叶尖后段和下叶背段，并多继发相邻胸膜肥厚；而该组单纯性支气管扩张者则以食管固有动脉、膈下动脉为主，因其病灶常位于邻近纵隔、膈胸膜的中叶、舌段及下叶基底段。该组 5 例肺部外科手术后者出现术侧非支气管性体动脉病理性改变，与术后继发的胸壁组织损伤和胸膜肥厚有关。来源于腹部血管的非支气管性体动脉参与咯血供血时，其肺内病灶则位于邻近膈面的下叶基底段。

先天性室间隔缺损、动脉导管未闭以及肺动脉狭窄、闭锁等心血管疾病，因正常的肺血流灌注不良或缺失，体循环可代偿性地对肺组织进行灌注、供血，这些体循环称为"主 - 肺动脉侧支"。

这些侧支多涉及非支气管性体动脉，Nørgaard 等（2006）曾报道有 50% 的患者的"主 - 肺动脉侧支"来源于锁骨下动脉。这些侧支可代偿性增粗，血管内压力增高后可引起咯血；而这些疾病可致肺组织的防御功能下降，肺部容易并发各种感染而促使这些侧支成为咯血的责任血管。

在后天性肺动脉狭窄（如大动脉炎、慢性肺栓塞）等心血管疾病也可发生类似"主 - 肺动脉侧支"的病理性改变。该组肺结核合并室间隔缺损、单纯性支气管扩张伴既往有动脉导管未闭结扎术史和慢性肺栓塞各 1 例出现病理性非支气管性体动脉。

该组中有 49 例支气管动脉和非支气管性体动脉都有病理性改变，此时不能肯定哪部分为出血的责任血管，但均需进行栓塞术以保证治疗的完整性。少数患者的非支气管性体动脉可为唯一责任血管，该组 20 例 1 次以上单行支气管动脉栓塞后无效或复发者的血管造影显示支气管动脉已闭塞，栓塞责任非支气管性体动脉获即刻止血 19 例；另有 4 例初治者血管造影显示支气管动脉正常而只是非支气管性体动脉参与咯血供血，栓塞后获即刻止血。该组仍有 4 例无效,均为慢性纤维空洞型肺结核,其中 3 例合并曲菌球,可能与体循环栓塞不全或肺动脉参与出血有关, Khalil 等(2008)报道肺动脉参与咯血供血的发生率为 6.9%。

非支气管性体动脉中的肋间后动脉、甲状颈干和肋颈干均有可能发出脊髓支,盲目栓塞这些血管可导致脊髓损伤,栓塞时必须避开脊髓分支。该组对这类血管行超选择性栓塞无一例发生严重并发症。该组 1 例锁骨下动脉造影术后发生同侧小脑梗死。可能的原因为,咯血患者在止血剂的作用下处于高凝、血管收缩状态,容易发生导管内的血栓形成,导致血栓或栓塞剂进入颅内血管引起严重异位栓塞。因此在行锁骨下动脉造影及其病理性分支插管、栓塞时应予以注意。

有作者认为同时栓塞支气管动脉、膈下动脉、胸廓内动脉、甚至肋间后动脉时,可出现呼吸肌缺血,甚至严重呼吸困难,高龄及有严重心肺疾病者应慎重。Chapman 等(2000)曾报道 1 例栓塞胸廓内动脉的心包膈动脉(营养膈神经)致膈肌麻痹并引起呼吸困难。该组 1 例术前肺功能较差者经支气管动脉和胸廓内动脉栓塞术后发生呼吸困难并发呼吸衰竭,可能与以上原因有关。

第二节　肺动脉假性动脉瘤

绝大多数咯血患者出血来源于支气管动脉,少部分来源于非支气管体循环动脉侧支。支气管动脉和非支气管体循环动脉栓塞(以下统称支气管动脉栓塞)是一种治疗大咯血公认有效的治疗方法。一般认为,支气管动脉栓塞后咯血仍不能控制者应考虑肺动脉源性咯血的可能,文献报道其发生率约为 5%~10%,最常见的原因为肺动脉假性动脉瘤。从患者临床表现判断咯血动脉来源非常困难,主要依靠影像学检查,选择性肺动脉造影及 MSCT 血管造影(CTA)是诊断肺动脉假性动脉瘤的主要手段。

文献报道肺动脉源性咯血约占总咯血病例的 5%~10%,最常见的原因为肺动脉假性动脉瘤,此外,还可见于肺动脉真性动脉瘤、肺动静脉畸形、外伤至肺动脉破裂等。

肺动脉假性动脉瘤破裂出血较一般支气管动脉源性咯血更为危险,其死亡率高达 87%。肺动脉假性动脉瘤最常见于医源性损伤如 Swan-Ganz 导管损伤,其次可继发于肺结核、肺部肿瘤、支气管扩张、肺脓肿等,以继发于慢性纤维空洞型肺结核者(Ramussen 动脉瘤)较为常见。临床怀疑肺动脉假性动脉瘤致咯血主要有 2 种情况:第一,支气管动脉栓塞后未能控制咯血或咯血短时间复发;第二,慢性纤维空洞型肺结核伴大咯血。

Auerbach(1939)对 1 114 例慢性肺结核患者尸检发现假性动脉瘤 45 例(4%),其中 38 例死于假性动脉瘤破裂出血。Remy 等(1984)报道 72 例咯血患者行选择性血管造影发现假性动脉瘤 6 例(8.3%),其中 5 例患有纤维空洞型肺结核。Sanyika 等(1999)报道,慢性纤维空洞型肺结核伴大咯血经支气管动脉栓塞后咯血复发者合并假性动脉瘤发生率高达 38%。

关于假性动脉瘤形成机制,Auerbach(1939)通过肺结核尸检及组织学证实,假性动脉瘤的形成继发于结核性空洞的愈合。随着结核性空洞的逐渐愈合,空洞壁的肉芽组织持续生长,破坏空洞周围肺动脉血管壁的弹力纤维,血管破裂后被周围组织包裹,最终导致假性动脉瘤的形成。Auerbach(1939)研究发现,假性动脉瘤多见于病史为 2~19 年的慢性肺结核,而很少见于病史少于 2 年的肺结核患者。肿瘤患者假性动脉瘤形成主要由肿瘤侵犯肺动脉所致。

尽管前期文献报道选择性肺动脉造影是诊断假性动脉瘤的金标准,然而,近年来随着 MS CT 技术的发展,空间分辨率明显提高,再加上其固有密度分辨率高的优势,使 CTA 显示假性动脉瘤敏感性明显高于肺动脉造影。

Kierse 等(2004)认为肺动脉造影漏诊假性动脉瘤主要有以下 4 个原因:假性动脉瘤常位于肺动脉远端分支部位,由于病变部位肺动脉低灌注,无足够剂量的对比剂填充假性动脉瘤;血管组织存在一种活瓣,阻止对比剂填充动脉瘤,除非导管超选至假性动脉瘤附近;假性动脉瘤内血栓形成;假性动脉瘤与肺动脉的血液交换非常缓慢,血管造影不易显示动脉瘤。

一组支气管动脉造影显示 2 例肺动脉假性动脉瘤,主要因为肺部慢性炎症疾病时常存在体循环 -

肺循环分流，且支气管动脉和肺动脉之间存在较高的压力差，局部肺动脉内存在明显的血液逆流，此时经支气管动脉造影更容易显示假性动脉瘤，这也是肺动脉造影未能显示假性动脉瘤的一个重要原因。

关于假性动脉瘤的治疗，文献报道采用弹簧圈填塞瘤腔或闭塞载瘤动脉有效，也有超声引导下经皮穿刺注射凝血酶闭塞假性动脉瘤的成功报道。对于合并体循环-肺循环分流的患者，假性动脉瘤可由肺动脉及支气管动脉双重供血，载瘤肺动脉栓塞同时应结合支气管动脉栓塞，例如该项研究中的支气管动脉造影即发现病变的2例病人。

总之，对可疑肺动脉源性咯血如支气管动脉栓塞后未能控制咯血或咯血短时间复发者、慢性纤维空洞型肺结核伴大咯血者，应首选CTA检查，利用CTA提供的解剖学信息来指导超选择性肺动脉造影、支气管动脉造影及进一步的血管内栓塞治疗。

第六章　非结核性肺部空洞

第一节　肺泡状棘球蚴病

泡状棘球蚴病是一种对人体危害极大的人畜共患的寄生虫病,我国主要在西北地区流行,已成为严重危害农牧民健康的疾病之一。不经治疗或治疗不当者 10 年病死率达 71%, 15 年病死率达 100%。该病 92%~100% 原发于肝脏,通过增殖芽生的方式,似癌样浸润扩散,同时增殖芽可脱落进入肝静脉分支,沿体循环播散到肺、脑、骨等远处器官,可有 5%~10% 转移至肺内。因肺组织松软,血流缓慢,营养丰富,有利于棘球蚴的生长。病灶大部分位于双肺外带,中下肺居多,大小不一,在对患者的随访中,未治疗的患者发现病灶逐渐增多,反映泡状棘球蚴增殖芽反复多次入血,转移至肺内的特点。

增殖芽逐级芽生,形成无数个多级新囊泡。小囊泡散在或呈群簇状分布于病灶的边缘部分,使病灶边缘呈锯齿状,在影像上可看到病灶边缘有多个锯齿状突起或呈分叶状改变。

病灶为含有多发空腔的松散的纤维组织团块,CT 扫描无明显强化。泡状棘球蚴病灶小囊泡的壁比较脆弱,逐渐长大时容易破裂;当病灶较大时,病灶中心供血不足,容易液化坏死,因此病灶内多见小空泡或不规则空洞。一个病灶内往往可见到多个小空泡或空洞。并发感染后,空洞内可见气液平。空洞内也可见到未引流完全的坏死物,呈形态不规则斑片状影。

小囊腔破裂坏死物富含钙盐,病灶内常见颗粒样或不定形钙化,且病灶中心的钙化较外周密集。病灶周围常见斑片或条索影,与寄生虫导致肺内变态反应的同时引起肺内继发感染有关。寄生虫引起肺内感染,刺激邻近的胸膜反应,同时泡状棘球蚴不断增殖,向胸膜浸润,致胸膜病变与肺内病变融合,病灶增大。因此邻近胸壁的病灶胸膜增厚明显,病灶往往以宽基底与胸壁相贴。肺泡状棘球蚴病 CT 表现具有病灶边缘突起、病灶内空洞、空泡、钙化,病灶外周伴有斑片、纤维条索影,邻近胸膜反应重等特点,CT 检查能为该病的诊断提供重要价值。在临床工作中,对肺内具有这些特征的病灶,特别是来自牧区的患者,要考虑到本病的可能。同时可通过 B 超、包虫试验、CT、MRI 等方法了解是否有肝脏泡状棘球蚴病,为本病诊断提供有力的佐证。

第二节　关于免疫功能正常病人的原发性肺隐球菌病

虽然肺隐球菌病常发生于免疫功能抑制或低下的患者,但免疫功能正常患者也时有发生,应引起高度重视;肺隐球菌病的临床症状轻微甚至无症状,与影像学表现明显不相称,临床和影像学误诊率较高;肺隐球菌病的 CT 表现主要为单发的结节、多发混杂的结节和 / 或肿块和 / 或局限性肺实变两种类型,其中大多数表现为后一种,同时出现空气支气管征 / 小泡征、空洞和晕征者具有特征性。

尽早采用 CT 导引经皮穿刺活检方法将有助于病变的早期诊断,避免开胸手术。

第三节　肺部毛滴虫感染

肺部毛滴虫感染，实属罕见。毛滴虫属于鞭毛虫类一种具有多根鞭毛的寄生虫。其中有阴道毛滴虫、人毛滴虫、口腔毛滴虫等多种类型。

阴道毛滴虫主要寄居于女性阴道和泌尿道，引起滴虫性阴道炎和泌尿道炎症。

人毛滴虫寄居于人体盲肠和结肠。目前，尚无证据表明其对人体有致病作用。曾有报道认为该虫可导致腹泻。口腔毛滴虫寄生于人体口腔，定居于齿龈脓溢袋和扁桃体隐窝内，常与齿槽化脓同时存在。口腔毛滴虫有否致病力目前尚无定论。有学者认为与牙周炎、牙龈炎、龋齿等口腔疾患发病有关。也曾有吸入后引起支气管炎和肺炎的临床病例报道。

由于本病临床表现与一般肺部疾病改变相似，而肺部影像学表现与肺曲菌球病表现基本相同。估计肺毛滴虫病与肺曲菌球一样，通过吸入气管进入肺部的空腔结构（如肺囊肿、空洞、扩张的支气管）内生长，并形成滴虫性肉芽肿。同样，可因机械性地刺激空腔内壁或酶的作用而引起咯血表现。

本病在肺部表现与曲菌球表现同样在肺空腔内可见均匀密度的球形阴影；不同之处就是，空腔内块影CT显示边缘呈不规则，浅分叶状，改变体位时，腔内块影位置无改变，与曲菌球随体位改变而变化有所不同。同时根据手术所见，结节为紧贴于空腔的肉芽肿样组织，与腔壁不能分离。由于本病罕见，影像学征象与肺曲菌病大致相同，定性诊断较困难，但本病征象有别于肺脓肿表现，诊断上可作鉴别。

第七章　关于吸烟

第一节　关于吸烟

CT 筛查可以预测吸烟人群早期肺癌的危险。研究表明,采用每年一次的 CT 筛查和及时治疗,吸烟人群肺癌有 76%~78% 的治疗机会,术后死亡率明显降低。未经 CT 筛查的治疗的可能性仅为 5%~10%。国际性的早期肺癌行动计划的研究显示,40~49 岁的吸烟人群平均 1 000 人发现肺癌 2 例,50~74 岁为 15 例,74 岁以上为 28 例。

韩国 Samsung 医学中心在 1998 年 8 月至 2003 年 12 月对 6 406 例 45 岁以上无症状的人群进行低剂量螺旋 CT 筛查。共检出 4037 个结节,其中 3783 个实性结节、254 个磨玻璃样密度结节。检出肺癌 19 例,占受检人数的 0.3%,占所检出病灶的 0.5%。19 例肺癌中磨玻璃样密度结节和实性结节分别为 7 和 12 例,肺癌分期为 T_1 14 例, N_0 12 例,同时发现吸烟者肺癌的倍增时间比非吸烟者短。

第二节　肺朗格汉斯细胞组织细胞增生症自行消退与戒烟

肺朗格汉斯细胞组织细胞增生症(PLCH),也称为肺组织细胞增生症 X,是一种原因不明的含有大量朗格汉斯细胞的肉芽肿,可侵犯和破坏远端细支气管的肺部疾病。

早期朗格汉斯细胞组织细胞增生症(LCH)在病理上主要是由朗格汉斯细胞大量聚集并伴有炎症细胞的肉芽肿,这种红色肉芽肿的中心常有相当于残留细支气管的小囊状改变。在 CT 上表现为有或无小透亮影的结节,随着病情的发展肉芽肿中心出现空洞,此时病变仍然属于炎性改变,在病理上为(属于)"活动性",以后炎性细胞减少,纤维增多,形成含纤维的囊状影,此时病变已不可逆。

一组 2 例在开胸活检后的病理上都见到含有大量朗格汉斯细胞,并有阳性组织化学染色结果的支持。初诊时 CT 均表现为有或无小空洞的结节影,在病理上也均应属于"活动性"病变,因此存在不治疗或治疗后吸收消散的可能。肺朗格汉斯细胞组织细胞增生症的影像表现和病理过程常有差异,根据病变早期的影像表现很难预测其预后。在不做治疗的情况下 50% 病例临床和影像表现稳定,25% 病例病变有消退,小部分病例预后不佳,发展为肺实质内弥漫囊状及大泡状影,最终纤维化导致呼吸衰竭。

虽然可以自动消退的病例不少见,但在 X 线上完全吸收消退的不多见,而且专门讨论病变自行消退的报道也不多见。在 CT 上表现为能自动消退的肺朗格汉斯细胞组织细胞增生症病变有结节、微结节、空洞结节、厚壁囊肿和磨玻璃影,而薄壁囊肿、线状影、肺气肿和肺扭曲是不会消退的,该组 2 例未做任何治疗的肺朗格汉斯细胞组织细胞增生症在 CT 表现上的结节或内含小透亮影的结节在诊断 1 个月后复查均已见有明显或几乎完全消退,例 1 在 4 个月后完全消退,但例 2 在 3 个月后肺内再次出现大量结节,显示有复发。

肺朗格汉斯细胞组织细胞增生症病变自动消退可能与戒烟有关。有文献报道超过 90% 的肺朗格汉斯细胞组织细胞增生症患者都是吸烟者或曾吸烟者, Mogulkoc 等(1999)报道的 2 例肺朗格汉斯细胞组织细胞增生症在戒烟后,未做任何治疗,病变自动消退,这些都提示吸烟及戒烟与本病的发生和转归有密切的关系。

但也有作者对此提出疑问,如该组中例2为非吸烟者而发生了肺朗格汉斯细胞组织细胞增生症。此外,多系统朗格汉斯细胞组织细胞增生症病例中的吸烟者还不到半数。

在Tazi等(1998)报道的结节自动消退的3例中,2例在戒烟后症状和CT表现有好转,但1例继续吸烟者同样也有好转。据此推测肺朗格汉斯细胞组织细胞增生症出现的这种自行消退倾向可能并不完全与戒烟有关,可能还存在其他相关因素。

虽然如此,该组中有40年吸烟史的例1,未做任何治疗,在戒烟后4个月病变在CT上全部消退,迄今随访2年半未见复发,因此劝导吸烟的肺朗格汉斯细胞组织细胞增生症患者戒烟还是值得鼓励的。

需要注意的是CT上的病变消退并不是一成不变的。在Tazi等(1998)报道的3例未治疗及1例经类固醇治疗后结节消退的病例在7个月至7年半内都有病变复发;该组中例2为非吸烟者,在病变几乎完全消退后3个月,其症状和CT表现再次出现。这提示无论是在未治疗或用药物治疗后,在CT上病变有好转的肺朗格汉斯细胞组织细胞增生症病例并不能认为就已经治愈,长期随访是很有必要的。

肺朗格汉斯细胞组织细胞增生症病例好转后的复发可能在多年以后,需要长期随访才能确定其复发率。目前尚无其复发率的报道。在Tazi等(1999)的65例肺朗格汉斯细胞组织细胞增生症的5年以上的随访中共见到4例复发,但由于病变复发时可无症状而忽略了影像检查,因此该数字可能会有低估。

第八章　呼吸运动功能的研究

自 Weissleder 等（2001）提出分子影像学的概念以来，最初主要集中在非器官特异性应用方面的研究（如发现肿瘤、监测治疗和基因治疗等）；之后，它在研究一些医学基础进程（如基因表达、感染、细胞运输和凋亡）特征方面的能力又被开发到器官特异性研究领域。

随着新型高分辨率成像设备适用于小动物研究，高特异性探针可作为成像对比剂以及分子和细胞生物学技术适用于活体分子影像学研究，图像从单一的形式到多种形式的融合，使得研究肺的结构——功能、功能——功能的相关性成为可能。

用于肺功能分子影像学研究的主要方法 X-CT：CT 不仅能够提供肺部的解剖图像，同时通过定量分析肺组织密度，可得出肺功能信息。专为小动物实验设计的 microCT，图像空间分辨率达到 50~100 μm，可清楚评价小鼠肺或骨组织。

Xenon 极化气体被作为影像增强剂用来显示气道，通过反复多次测量气道内的密度，可以估算局部肺组织的通气量。尽管 CT 可以通过动态测量气道密度评估局部肺的通气情况，用来功能成像，使详细评价实验动物的气道成为可能，但是在分子成像的实验中主要是应用其在显示肺部的解剖细节方面的优势，在功能性分子成像中，利用 PET 或 MRI 获得分子影像与 CT 获得的解剖图像相融合，利于较精确定位。CT 的劣势之一是组织分辨率相对较低；另一劣势是辐射损伤，限制了小动物实验时的反复多次检查。

MRI：气道 MRI 成像可通过吸入超极化气体增强显像，如 ^{3}He，^{129}Xe，其磁化强度是热平衡状态下的 10^5 倍，产生的图像比 H-MRI 有更高的敏感性。

^{3}He 作为吸入性气体对比剂，通气良好的肺组织在吸入后表现为高信号，通气不良则信号较低，程度越重信号越低，已广泛应用于各种疾病，包括慢性阻塞性肺疾病（COPD）如肺气肿、哮喘、纤维化，支气管肺炎。用超极化气体动态成像，通过测量吸气末和呼气末的信号强度还可提供肺通气的功能信息及通气分布情况。

MRI 超极化气体扩散成像是研究肺形态结构和疾病另一重要方式。气体的扩散受肺微结构（小气道和肺泡壁）的限制，扩散成像能敏感显示肺微结构特征。

在正常肺中，肺组织气体表观扩散系数（ADC）是均质的。在健康兔肺泡内 ADC 值是 0.16 cm²/s，气道内为 2.4 cm²/s，Chen 等（2000）在用弹性蛋白酶缺乏建立的肺气肿鼠模型研究中，通过测量 ADC，发现在肺气肿中，气体扩散能力提高。Yablonskiy 等（2002）的研究发现在腺泡内气体扩散是不同的，同时在正常和肺气肿的肺中有明显差别。

PET：PET 可用于研究肺生理和生化的很多重要问题，如肽代谢、血流、通气和水含量等。也有 PET 成像评价肺炎症和转基因表达的研究报道。使用 PET 研究肺生理和代谢最多的是基于无损害的注入或吸入特异的放射性标记的探针。如用（^{15}O）H$_2$O、（^{15}O）CO、（^{13}N）N$_2$ 等作为简单的示踪剂，用于局部灌注，水含量，血容量的研究；更复杂的如用 ^{11}C、^{18} 氟尿嘧啶标记氨基酸和胺，用于酶和受体的 PET 研究。

但是，到目前为止，临床上使用的 PET 空间分辨率在 10~15 mm，而在动物实验中，如鼠的胸腔仅 20~25 mm 宽，空间分辨率制约了在研究领域的运用。最近，在 PET 成像中，高敏感度探针及成像设备的改进，明显提高了图像的空间分辨率，如 micro-PET。

光学成像：光学成像方法主要有使用身体内在的荧光素，使用报告基因通过特异的生化反应产生内源性光（如发光物质 bioluminesence，荧光蛋白），注射外源性的光学对比剂等。

生物发光特指在生物体内通过化学反应产生的发光现象，能特异性反映组织器官酶的生成，其在哺乳类动物自身发光水平低，在光学成像中能产生较高信噪比而被广泛关注。生物发光成像需要将编码生物发光报告蛋白的基因克隆入目标细胞或组织的表达区内。

荧光蛋白成像的优势是对活体和固定的细胞或组织均能显像，无底物产生荧光现象和成像装置费用低。然而，和生物发光物质一样，图像是经过表面加权的，另一个不足是与生物发光成像相比，由于组织的自发荧光使其背景信号水平很高，特别是介于蓝光与紫外线的波长之间。另外，光学成像还可注射外源性的光学对比剂，如荧光团能发射可见光和近红外线光谱（700~900 nm），而在这个波长范围内的光具有很好的组织穿透能力。有许多荧光团被用来与靶分子如抗体、肽的结合用于靶向显影。光学成像具有相对费用低，多用途，多光谱成像的特点。机体中的光源是微弱的，且在经过身体时被吸收和散射，给探测带来困难。探测兴趣光源的敏感性受很多因素的影响，包括本身光源的强度，体内成像部位的深度和探测器系统的敏感性等。

肺部炎症的分子影像学研究：肺脏，因为与外界环境广泛频繁地接触，已经形成了一套复杂的防御机制抵御侵入人体的各种抗原。炎症反应是这套防御体系中的重要组成部分，一旦失调，将成为多种肺部疾病的发病机制，如急性呼吸窘迫综合征，慢性阻塞性肺病，哮喘，特异性肺间质纤维化等。

怎样在活体监测肺内炎症反应，包括病变的自然演变过程和新型抗感染治疗反应等一直是研究热点。一些金标准（如组织细胞学检查）因为是有创的很难适合反复多次重复使用，一些非创伤性方法如 X-CT，因为炎症浸润表现不具有特异性，同时很难量化，所以难以与疾病的活动度相关联，甚至当炎症主要在大气道时很难显示。肺生理功能的测定也是非特异性的，且需要监测数个月。分子影像学有克服这些困境的潜力。肺部炎症的分子影像学可以分为以下 3 方面：炎症局部的炎症介质分子成像；白细胞分子成像（通过直接或间接放射性标记，或者通过葡萄糖利用量作为白细胞活性标记物）；通过放射性标记抗生素或抗微生物肽对感染的微生物分子成像。

最常见的肺部炎症的分子成像是白细胞的放射性标记成像。先从患者血液样本中进行白细胞分离并进行体外放射性标记，再将这些标记的白细胞注入病人体内。这些被标记的细胞在肺部或其他器官的聚集可以用核医学闪烁显影技术显像。在支气管扩张的病人中，肺摄取铟标记的白细胞会上升，通过 CT 检查证实摄取与局部支气管扩张区域是紧密相关的。

另一方面，在大叶性肺炎的临床病人中，用 ^{111}In- 白细胞检查可能不会出现阳性结果，表明白细胞的游出发生中止。在动物模型研究中，已经表明白细胞对炎症反应的游出信号峰值出现在炎症反应 2 h，在 12 h 后，尽管此时肺部病灶已经存在，游出信号已经回落至基线状态。这种缺少白细胞游出信号与肺内缺乏中性粒细胞没有相关性。

在使用炎症介质作为目标靶进行肺部炎症分子影像学研究中，Weiner 等（2001）用 ^{111}In 标记细胞间黏附分子 -1（ICAM-1）抗体，通过闪烁显像测量小鼠肺对其摄取量，在小鼠肺损失模型中，在损伤后 1 h 肺摄取量即增加，相比较被标记的中性粒细胞在损伤后 24 h 才出现升高。在另一个独立的研究中，在实验制备的兔肺炎模型中，^{99m}Tc 标记的白介素 -8 在 2 h 后摄取量升高。这提示我们在人类可用来探测临床症状不明显的早期急性肺损失或炎症，可用于早期诊断、治疗和监测治疗反应。

放射性标记方法的一个不足是需要体外处理白细胞，这就涉及感染因素，也可能改变这些细胞的活性状态。另外，此种方法能准确定位放射性标记的经静脉注入体内的细胞，但是对体内其他免疫细胞的活性状态不能很好地显示。有鉴于此，活体内显示中性粒细胞活化的方法已经在探索中。

中性粒细胞活化的过程是一个需要消耗能量的过程，能量主要来源于糖酵解，中性粒细胞的活化是和葡萄糖摄取量升高相关联的。因此，^{18}F-FDG 可以用作为 PET 显像中性粒细胞活化的分子探针。在一般情况下肺对 ^{18}F-FDG 的摄取量约为 0.6~1.9 μmol/(h·ml)，在发生急性肺炎时，无论是人还是动物，与正常肺组织相比，此时肺组织对 ^{18}F-FDG 的摄取率会上升 10~40 倍。病理研究证实这大部分是局部的中性粒细胞摄取量增加所致。

在一个一侧肺部炎症的动物模型中，肺摄取 ^{18}F-FDG 落后于 ^{111}In 标记的中性粒细胞显像数个小时，其 PET 图像峰值出现在感染后 15 h，此时段白细胞游出信号已经检测不到。这些提示肺部感染后 ^{18}F-FDG 的摄取可以反映中性粒细胞的活化和中性粒细胞的游出，中性粒细胞的活化可能与肺部感染是独立事件，活化是仅仅发生在游出至感染部位之后。

这一分离现象也可见于支气管扩张症的患者 ^{18}F-FDG PET 图像中：^{111}In 标记的中性粒细胞显像显示肺内慢性中性粒细胞游出，然而 ^{18}F-FDG PET 摄取量是相对低的。这可能说明一个事实：在慢性环境下（如支气管扩张症）是以低度但持续的炎症为特征的，导致肺内慢性白细胞移行，白细胞处于较低活化状态。

比较在不同疾病状态下肺 ^{18}F-FDG 的摄取率，急性肺部炎症一般是高于慢性炎症环境的。虽然一些研究报道在急性肺部炎症中 ^{18}F-FDG 摄取量增加具有中性粒细胞特异性，但是其他细胞葡萄糖摄取量增加也可产生 ^{18}F-FDG 聚集的 PET 影像信号。在内毒素诱导小鼠肺炎模型中，因为中性粒细胞耗竭，肺 ^{18}F-FDG 摄取量可以减少，但没有完全消除，提示有其他肺实质细胞参与可能是肺 ^{18}F-FDG 升高的原因。

肺部基因表达的相关研究：分子影像学带来的革命性的应用之一是在非侵入性的活体内评价基因表达。在基因表达影像学的方法中，主要是通过使用在体报告基因系统。

使用分子生物学技术，报告基因可以与兴趣基因（如治疗或生物修饰基因）连接，通过报告基因表达的影像准确地反映了其所连接的兴趣基因的表达。在分子影像出现之前，报告基因就已经作为基因表达的标志物用于体外和动物体内的研究，但是需要获得组织样本甚至处死动物来判断，报告基因的分子成像技术使得在动物体内能够反复多次重复评价报告基因表达，避免了对所研究组织潜在的任何干扰，与取得组织样本相比，通过对整个身体的成像可以观察基因表达在整个身体的分布情况。

现在非创伤性的活体内整个肌体的报告基因分子影像通过各种成像技术成像是可能的，这些研究在肿瘤研究和基因治疗领域中已经有一定的影响。当然，这种技术现在也在用在肺部基因表达的研究中。至今，由于 MRI 在肺部成像上的限制，肺组织基因表达成像主要是运用光学成像或 PET。

对于基因表达的 PET 成像，PET 报告基因（PRG）能够捕获或连接一个合适的通过多种方法导入兴趣组织的放射性示踪剂 PET 报告探针（PRP），PET 报告探针仅仅在表达 PET 报告基因的细胞或组织中聚集，从而产生特异性的 PET 影像，自 Tjuvajev 等（1995）在活体内肿瘤动物模型中首先报道以来，多种不同的 PET 报告探针 -PET 报告基因结合体被研制成功。

以酶为基础的方法是相当诱人的，因为每一个报告蛋白分子会代谢并且能够捕获多种探针分子，这种方法能够扩大影像信号。另一个是受体为基础的技术，这种方法的优势是不受探针进入细胞内部效率的限制。

与肺部相关的 PET 报告基因影像主要是使用以 I 型单纯疱疹病毒胸腺嘧啶（mHSV1-tk）作为 PET 报告基因和以 ^{18}F-FHBG 作为 PET 报告探针。所有这些研究通过气管内腺病毒载体转运 mHSV1-tk 基因，之后在成像前经静脉注射 ^{18}F-FHBG。

Richard 等（2003）用腺病毒载体转载各种剂量的 mHSV1-tk 基因转染小鼠的肺脏。对于各种病毒剂量，PET 影像能够检测到 mSHV1-tk 的表达。然而，在离体组织标本中 mSHV1-tk 活性检测中，在较低剂量组中，蛋白功能很难检测到，即转基因表达的离体分析比 PET 成像检测需要更高的阈值，说明 PET 具有较高的敏感性，能够探测到非常低水平的报告探针的聚集。Richard 等（2003）比较了生理盐水和表面活性剂两种载体在基因载带中的效率。研究发现，使用表面活性剂载体的基因转染效率升高 40%，PET 影像能够作为评价载体转运到肺的方法。在这个研究中，还能够辨别用生理盐水和表面活性剂载体肺组织局部在摄取 ^{18}F-FHBG 的差异。

使用报告基因策略检测基因表达是建立在报告基因准确地代表着疾病或正常靶基因的表达，同时报告基因的表达产物准确地代表着靶基因的表达产物。然而，研究发现，在肺部 ^{18}F-FHBG 的摄取量是基因表达的 2~3 倍，在离体分析中是 50~150 倍。关于 ^{18}F-FHBG 的摄取量和离体分析其他组织 TK 表达相关性，一些研究显示相关性差，一些研究显示具有良好的相关性。研究发现，当肺血管通透性轻微升高时，基因表达的影像和离体分析具有良好的相关性。这提示肺部内皮组织和间质存在一个阻挡表达转基因的上皮细胞摄取 ^{18}F-FHBG 的屏障。在临床上，报告基因分子影像是一个很有前途的非创伤性的评价肺部疾病基因治疗疗效的手段。此外，转染基因瞬时表达一直是困扰临床许多基因治疗方案的难题之一，同样，报告基因分子影像学可以作为非创伤性的方式评价基因表达的持续时间，并且可重复进行。

癌症影像是分子影像至今影响最大的领域。除了使用分子影像学对肿瘤患者分期外，分子影像学也正在动物实验中研究非创伤方式监测肿瘤的发展和治疗反应。Lyons 等（2003）建立了表达 K-ras 癌基因的转基因小鼠，并将该癌基因与报告基因荧光素相连接，在诱导癌基因表达形成肺癌的过程中，生物发光影像用来实时动态监测。

综上所述，不断涌现的新的成像设备和分子生物学技术的巨大进步，使从分子和细胞水平在体研究肺的生理、病理成为可能。尤其是图像融合技术，这是因为每一种现代的分子成像技术（如 PET、MRI）和光学成像都有其优势和不足，图像融合可以得到详细的肺结构 - 功能影像，例如 PET/CT。

另一个需引起高度重视的方法是多功能报告基因。同样，联合核医学技术（如 PET）和生物发光和 / 或荧光监测基因表达的方法的研究也已经发展起来。

第九章　肺钙化

第一节　肺钙化与慢性肾病呼吸功能衰竭

近百年来,慢性肾病的治疗进展迅速,肾透析和肾移植的使用,大大延长许多病人的生存期,但随着生存者的增多,慢性肾病的两个并发症,继发性甲状旁腺功能亢进和软组织钙化则变得更为常见,可出现肺钙化,当大量钙化时则可成为病人死亡的重要因素,而此类广泛肺钙化呈现于胸片上却常被误认为肺炎或肺水肿。

肺钙化是慢性肾病常见的并发症。通常在肺组织学检查时只见稀疏钙化。少有情况下,大量肺钙化影响肺功能和造成 X 线片上致密影。因其少见,肺大量钙化很少在死前被察觉,临床表现无特异性,呼吸困难可与发热同存,而提示为肺炎,肺水肿继发于充血性心衰又可伪似为周围性水肿伴存者,血氧压低表示肺功损害,但不能显示病因。

与肺钙化一起见于 X 线胸片上的浸润,可局限也可弥漫,在大多数病例 X 线征象却提示为肺炎或肺水肿,有时可见钙斑藏于阴影之中,提示为浸润的病因。使用滤线器的高 KV 照片、断层摄影和 CT 有助于发现肺钙化。

在任何肾衰病人有持存的肺浸润者都应考虑肺浸润中有钙化存在。认识和考虑对放射学大夫都很重要,因为甲状旁腺切除可使钙化减少,改善肺功能,而仅作血液透析常常不能成功。大量肺钙化可导致心脏呼吸衰竭。

此类肺钙化的原因尚不完全了解。当血浆钙过饱和时,钙盐可沉积于软组织中。血浆磷酸钙升高即造成严重的高磷酸盐血症(由于不适当的透析)或升高血清钙的水平(由于继发或第三期甲状旁腺功能亢进或维生素 D 过量给予)。钙质沉积于正常软组织中,是碱性(转移性钙化)或软组织损伤(萎缩性钙化)。

在肺毛细血管和肺泡周围的细胞外液中,高的氧压和低二氧化碳压使该处呈相对碱性,故有钙质沉积;肺炎或肺水肿可造成肺损害,也有钙质沉积。

第二节　肺钙乳

钙乳是含钙的混悬液,多见于肾脏,胆囊、胆总管,输尿管以及胰腺也偶有报道。钙乳是某种疾病的一种伴随征象,并非一种独立的疾病。肺钙乳极罕见。

肺钙乳主要见于支气管囊肿,也可见于结核性空洞。发生钙乳的机制还不十分清楚,大多与引流不畅有关。当支气管阻塞时,囊液黏稠或囊壁出血,蛋白含量高,或脱落细胞碎屑沉积乃至钙乳形成。其影像学表现较具特征,在空腔或空洞内高对比度的气 - 液面随体位而改变,甚至在液面上可见砂粒状钙化影。

CT 扫描更具特征,测量其 CT 值高于一般液体。有作者报告其液体 CT 值为 228 HU,砂粒状高密度影 CT 值达 334 HU。

第二篇　孤立性肺结节

第一章　孤立性肺结节影像学研究

第一节　孤立性肺结节影像学研究

孤立性肺结节一直是胸部影像学研究的重点，评价孤立性肺结节的最终目标是为了及早发现病灶和准确定性，以免延误能治疗的早期肺癌和避免良性结节的不必要手术。

孤立性肺结节的定义：1984 年 Fleischner 学会命名委员会定义肺结节为：肺实质内圆形、直径 2~30 mm、边界清晰的不透光影。孤立性肺结节是指肺实质内单发、类圆形、最大径不超过 30 mm 的结节影。

大多数学者认为：良性钙化模式是指：①钙化量占结节体积的 10%；②钙化方式为分层状、弥漫性斑点状、爆玉米花样及中心性大钙化；③无已知的恶性肿瘤病史。最常见于错构瘤和结核球。结节内脂肪可作为诊断错构瘤的特异征象。结核球常伴发卫星灶。纵隔肺门淋巴结增大常提示恶性。

根据直径分为 3 种类型：不超过 5 mm 者为微小结节（多为 3~5 mm，CT 很难鉴别 3 mm 以下病灶和正常支气管血管断面）；5~10 mm 者为小结节；10 mm 及以上者为结节。

还可根据薄层、高分辨率 CT（HRCT）上的密度分为：①非实性（完全磨玻璃密度）孤立性肺结节；②部分实性（混合磨玻璃密度）孤立性肺结节；③实性孤立性肺结节。

影像学研究：X 线平片：X 线平片是胸部首选的影像方法，价格便宜、易被患者接受，但密度分辨率有限，检出的敏感性不高，而且诊断准确性差，对肺癌的误诊率为 25%~90%。计算机 X 线摄影（CR）和数字 X 线摄影（DR）可在一定程度上提高肺结节的检出率，但仍未达到临床上较理想的状态。

CT：CT 是目前最有价值的无创性影像方法，特别是 MSCT 扫描速度快、能获得高空间分辨率的容积数据并能进行各种后处理，大大提高孤立性肺结节的检出和定性诊断的准确性。目前的研究主要集中在：低剂量 CT（LDCT）筛查：早期肺癌普查小组在 20 世纪 90 年代初就开始了用低剂量 CT 筛查肺癌的研究，目前管电流的降低多为 10~80 mA。

HRCT、薄层 CT：Shingo 等（2004）的研究表明高效鉴别良恶性孤立性肺结节的理想层厚是 1 mm。薄层、HRCT 空间分辨率高，不仅能提高检出率，而且能更充分地显示内部密度、边缘特征、病变与周围结构的关系等。

目前主要从两个方面研究：①形态学分析法：如大小、轮廓、边缘、密度及周边征象等，也可采用定量分析法（Bayesian 法、logistic 回归和神经网络模型）将临床及影像学特征量化，计算结节恶性度；②动态分析法：包括增强后结节密度的动态变化模式及强化特征和随访测量结节大小推算体积倍增时间（VDT）。

MSCT 三维重建（3D）：能真实反映结节形态，更直观、立体地显示全貌及与周围结构的空间关系，有助于全面了解病灶特征。

用于评价肺结节的 3D 成像技术有：①表面遮盖法（SSD）；②最大（小）密度投影法（MIP）；③容积再现技术（VR）。有学者认为最大（小）密度投影法检测 5 mm 以下结节优于多平面重建（MPR）和传统轴位重建。有学者研究表明多平面重建对支气管血管束征、毛刺征和分叶征及棘突的显示率高于横断面薄层扫描。

MRI：一般仅用于不能使用碘对比剂增强的患者，其优点为无辐射，可提供多方位影像，能较好地显示肺尖、胸腔入口、胸壁和横膈等区域。但由于成本高，空间分辨率低，对评价孤立性肺结节有限。

正电子发射体层摄影术(PET):恶性肿瘤细胞代谢活跃,对 ^{18}F-FDG 的摄入量增加,可通过标准摄取率进行半定量测定。Gould 等(2001)的研究表明,PET 检出恶性肿瘤的敏感性为 96.8%,特异性为 77.8%。但 PET 的空间分辨率仅为 7~8 mm,对 10 mm 以下的孤立性肺结节成像是不可靠的。PET 的高额费用也限制了其推广应用。

计算机辅助检测和诊断(CAD):以影像不同分为平片和 CT 系统;以用途不同分为检测和诊断系统。用在 CT 图像上鉴别孤立性肺结节良恶性的计算机辅助检测和诊断主要应用于以下方面:构建神经网络,分析孤立性肺结节的良、恶性;训练数据库,检测结节的形态及组织特征;用定量对比增强 CT 评价微血管密度;利用自动体积测量软件计算肿瘤的体积倍增时间。Armato 等(2003)在低剂量 CT 筛查肺癌计划中使用计算机辅助检测和诊断自动检测肺结节,将输出结果作为自动分类系统输入,缩小了检测和分类之间的距离,可能是未来计算机辅助检测和诊断的发展方向。

影像学导向下经胸细针活检:是获取组织定性孤立性肺结节的微创方法,敏感性为 93%~96%,缺点是 10 mm 以下的孤立性肺结节难以准确把握取材部位。

提高孤立性肺结节的检出率:胸片对孤立性肺结节的价值有限,漏诊率为 19%。低剂量 CT 筛查 <5 mm 和 ≥ 5 mm 结节的敏感性分别为 88.1% 和 97.4%。有学者研究表明在常规剂量下,层厚和层间隔越小、螺距值越小,检出的结节数越多。

Marten 等(2004)表明,计算机辅助检测和诊断可作为无经验医师的替代。Digumarthy 等(2004)的结论认为,计算机辅助检测和诊断可检测到放射科医师漏检的 19% 的实性结节,但检测不到任何磨玻璃密度结节。Rubin 等(2005)的研究表明,计算机辅助检测和诊断的敏感性(76%)较传统双重阅片法(63%)明显提高,假阳性率为每次扫描 3 个。

确定孤立性肺结节的良、恶性:首次诊断:首次诊断是指通过平片或低剂量 CT 筛查首次检出的孤立性肺结节。需做薄层、HRCT 详细分析,包括以下内容。

(一)形态学方面

1.大小　一般较小结节更可能是良性,较大结节更倾向恶性。<5 mm 结节仅 1% 为恶性,但 5~10 mm 结节 25%~30% 为恶性。

2.部位　结核球常见于上叶尖后段和下叶背段,转移结节常位于胸膜下;而良性结节如肺内淋巴结和肉芽肿等也有位于周边的倾向。

3.边缘　恶性孤立性肺结节多有不规则轮廓及毛刺状边缘,良性结节的边缘常光滑锐利。分叶征多表明是恶性结节,但 25% 的良性结节边缘也呈分叶状。

4.内部密度　除钙化和脂肪外,实性结节的不均密度主要表现为气腔密度影(空泡征/细支气管充气征和空洞),HRCT 还可显示磨玻璃密度(GGO)结节。空泡征/细支气管充气征在肺癌中的出现率明显高于良性结节;空洞在小肺癌不如结核球多见;肺癌空洞多呈偏心性,洞壁薄厚不均。肺癌内的支气管扩张等含气腔隙可形成"假空洞"影像。

Nakata 等(2002)统计,完全磨玻璃样密度中恶性病变占 71.4%,混有磨玻璃样密度的结节影中恶性病变占 93.3%。

Li 等(2004)的研究结果为:完全磨玻璃样密度中,圆形者在恶性病灶中占 65%,明显高于良性病变(17%);混合性磨玻璃样密度中,周边为磨玻璃样密度,中心为实性结节,在恶性中的出现率(41%)明显高于良性(7%);在实性结节中,边缘光滑或几近光滑的多角形结节,100% 见于良性。

5.周边征象　包括与支气管血管和邻近胸膜的关系。

有学者将孤立性肺结节与支气管的关系分为 5 型,Ⅰ 型:支气管被孤立性肺结节截断;Ⅱ 型:支气管进入孤立性肺结节锥形中断(仅见于恶性);Ⅲ 型:支气管开放状长段进入孤立性肺结节内,并可进一步分叉;Ⅳ 型:紧贴孤立性肺结节边缘走行,管腔形态正常;Ⅴ 型:紧贴孤立性肺结节边缘走行,管腔受压变扁。恶性结节最常见于 Ⅰ 型(56.9%)、Ⅳ 型(26.4%)和 Ⅱ 型(15.7%),很少见 Ⅴ 型(3.9%);良性结节最常见为 Ⅴ 型(37.5%),其次为 Ⅲ 型(20.8%)和 Ⅰ 型(16.7%)。

恶性肿瘤血管代偿性增粗形成血管集中征,而炎性病变及结核瘤内纤维增生牵拉邻近血管亦形成此改变。胸膜凹陷征在肺癌中占 49%,以腺癌和肺泡癌多见;结核球及炎性结节因胸膜粘连也可形成类似征象。胸膜凹陷相关结节切迹定义为凹陷的胸膜影与孤立性肺结节相连处弧度变浅且出现切迹,对于肺癌来说,具有高特异性(96.5%)诊断价值。

(二)测量学方面

主要研究时间-密度曲线(TAC)和强化程度及方式。传统认为,强化程度≤20 HU提示良性,20~60 HU提示恶性,>60 HU以炎性结节可能性大。

Yi等(2004)的研究表明,以30 HU作为良恶性结节强化程度的鉴别阈值,敏感性为99%,特异性为54%。有研究表明肺癌的时间-密度曲线多呈"慢升慢降"型;炎性结节多呈"快升慢降"或"快升快降"型;结核球多呈低平曲线。Yamashita等(1995)研究结节的强化模式,认为肺癌多为不均匀强化,结核球为不强化或周边强化,炎性结节可为不均匀或均匀强化。有学者进行动态对比MRI研究也得出类似结论。

随访诊断:当首次检出的孤立性肺结节不能定性时,在可接受的延误时间内重复CT扫描以观察孤立性肺结节的动态变化。传统的方法是测量直径,认为直径增加25%代表肿瘤体积倍增。由于肿瘤的无规则生长,因此直接测量体积较简单测量直径或面积更能准确反映结节的生长,Jennings等(2004)的研究证实了这一点。利用计算机辅助检测和诊断软件计算结节容积,误差约为3%,准确性

较二维好。通常肺癌的体积倍增时间为3~6个月,但不同病理类型有差异,其中磨玻璃样密度肺泡癌约为(813±375)d(Nakajima等,2002)。

以往,传统认为结节稳定2年以上考虑良性,现在看来,这种情况也见于体积倍增时间过长的恶性孤立性肺结节。

计算机辅助诊断:Matsuki等(2002)研究表明人工神经网络的功效大于放射科医师,Shiraishi等(2003)的结论为计算机辅助检测和诊断有助于辅助放射医师区别低剂量CT上结节的良、恶性。

孤立性肺结节的处理原则:对于首次检出的孤立性肺结节,首先要从形态学角度分析结节的轮廓边缘、密度及周边征象,并结合强化特点,尽量给出一个良恶性的参考意见。

当无创性影像学技术不能提供充足的证据来判别良恶性时,应根据肿瘤的大小给予指导性建议,即对于直径10 mm及以上的结节,尽量采用细针活检、经胸腔镜或手术切除等方式取得组织学诊断,以利于选择适当的治疗方法。对于10 mm以下结节要密切随访观察,一般间隔3、6、12、18、24个月各复查1次,若无变化可不再复查,发现增大时应及时采取措施。

第二节　孤立性磨玻璃密度结节与邻近血管的观察

近年来肺癌的发病率逐渐增高,其预后大多比较差,故肺部情况的评估已成为体检必不可少的一部分。2011年美国医学会杂志(JAMA)发布的一项大型随机研究显示,每年X线片筛查并不能降低肺癌死亡率,而可致许多早期肺癌的漏诊,故现在对肺部的体检多改用CT扫描来替代X线摄片。这也使越来越多无症状的肺内微小结节在体检时被发现。

2011-2由国际肺癌研究会、美国胸科学会及欧洲呼吸学会联合发表了新的肺腺癌分类,其研究结果显示原位腺癌、微浸润腺癌手术切除后的5年生存率为100%或接近100%。

但是,对于肺内<10 mm微小磨玻璃密度结节的CT定性诊断非常困难,而穿刺活检也难以定性,故对于CT诊断疑为早期肺腺癌的病例,多建议进行积极的手术切除。

通过对高危患者的肺部CT筛查,能够早期发

现病灶,有效降低肺癌的死亡率。研究显示,<10 mm的肺内微小结节手术切除后的10年生存率达93%。正常情况下肺泡腔由气体充填,病理情况下如肺泡腔内液体潴留、肉芽组织形成或肿瘤浸润时,局部肺组织密度增加可致单位像素内气体含量减少,即产生CT图像上的磨玻璃密度结节。

磨玻璃密度结节既可为良性病变(如感染、炎症、局灶性纤维化),也可能为癌前期病变,甚至为不同级别的肺腺癌。为了早期发现肺内病灶,阻止肿瘤性病变的进一步进展,也避免对良性结节进行不必要的手术治疗,提高对肺内<10 mm的磨玻璃密度结节的诊断水平就显得非常重要。

病灶边缘毛刺、分叶、边界情况及胸膜凹陷征对诊断实性恶性孤立性肺结节(SPN)价值较大,但一组数据显示,这些征象对磨玻璃密度结节的鉴别诊断价值有限,考虑表现为磨玻璃密度结节的亚厘米级的微小结节的肺腺癌仍处于早期,病灶的侵袭度

较低，致一些常见恶性征象不明显，且周围的磨玻璃密度与正常肺组织差异不大，对于病灶形态学特征准确评估较为困难，故单纯地依靠病变的形态学特点对亚厘米级的磨玻璃密度结节的性质进行诊断及鉴别诊断较为困难。

该组数据显示仅病灶的大小和实性成分的多少，对浸润前病变和腺癌的鉴别诊断有价值，腺癌一般大于浸润前病变，其内也常可见实性成分，浸润前病变多为纯磨玻璃密度结节，而良性组与腺癌类病变间，各观测指标差异均无统计学意义，对两者进行鉴别诊断较为困难。在对该组病例的观测中，该组作者发现不同性质的磨玻璃密度结节与小血管的关系不同，可将其分为 3 型，当磨玻璃密度结节与血管的关系表现为Ⅲ型时，即血管在磨玻璃密度结节中走行，管径增粗（在病灶内或进入病灶前）或增多、聚集时，病灶需高度警惕为浸润性腺癌。

结合 Noguchi 等（1995）对血管集束征（VCS）形成机制的观点，纤维化反应是该组病例中Ⅲ型小血管形态的形成的主要机制，病灶内部的纤维成分对病灶周围正常走行的血管造成牵拉，改变了其正常的走行方向，当肿瘤组织向支气管血管束或小叶间隔浸润生长或其刺激增生的纤维成分牵拉周围结构时，均可致局部走行小血管走行扭曲、僵直或聚集。

该组数据也显示腺癌组中小血管呈Ⅲ型改变明显多于浸润前组，而良性组中无Ⅲ型小血管改变，考虑这是由于随着肿瘤恶性程度进展，其刺激增生纤维成分的增加，对病灶内小血管的牵拉也更为明显。此外，肿瘤组织的生长代谢较正常组织高，故其所需血量也较多，可致供血血管增粗；若病灶内远端血管受牵拉、扭曲，使管腔变窄或经过病灶的血管受肿瘤组织侵犯，致其管壁增厚、管腔狭窄或腔内瘤栓形成，也可使病灶近端的血管增粗；另有研究表明，内源性和／或外源性所致的肿瘤血管生成，可致肿瘤病灶周围的血管向病灶趋向性生长或以出芽的方式形成新生的肿瘤血管，早期也可表现为经过病灶的血管增粗。虽然许多研究均表明观察孤立性肺结节与邻近血管的关系，有助于病灶性质的诊断，有研究认为肺静脉受累时，高度提示肺癌，这是因为肿瘤呈膨胀性生长，常侵及相邻的肺段和亚肺段，肺静脉位于肺小叶的周边部位，故肺静脉更易受侵，并可能参与肿瘤供血。

另有研究表明血管集束征中绝大多数的血管并非供血血管或肿瘤血管，而是在肿瘤生长过程中被卷入的肺动脉或肺静脉，不参与肺癌供血。而该组数据表明 3 组不同性质的磨玻璃密度结节中所经过的血管类型，差异均无统计学意义（$P<0.05$），故经过病灶的血管类型对磨玻璃密度结节性质无明确的鉴别诊断价值。综上所述，虽然肺内亚厘米结节的鉴别诊断非常困难，但是综合分析 CT 形态学特征及病灶与血管的关系，能够有效提示病灶的性质。

第三节　孤立性肺结节 MSCT 形态学误诊分析

肺孤立结节或肿块的良、恶性鉴别一直是肺部影像诊断的难点，也是放射科医师最感兴趣的问题之一，因为无论哪个级别的医师都有诊断失误的经历。

病灶发生的部位：影像学将最大径 <3cm，不伴纵隔、肺门淋巴结肿大，无肺不张及阻塞性肺炎的肺内单发病灶，定义为孤立性肺结节。在日常医疗工作中极其常见，以往在鉴别诊断时强调病灶发生部位与良、恶性的关系，因为肺结核好发于上叶尖后段和下叶背段，是一组高误诊率的发生部位，而肺癌发生率最高的部位是上叶，且右肺多于左肺，若有肺间质纤维化基础，则下肺周围型肺腺癌的发病率增高。

该组作者认为根据发病部位来引导良、恶性鉴别诊断的思维是片面的，因为良、恶性病变发生部位的研究，由于样本选择的偏倚，会有重叠。

此外，约 50% 的肺腺癌表现为肺周的孤立性肺结节，该组除 2 例发生于肺门区，余均表现为肺周孤立性肺结节或孤立肿块，所以对于周围型孤立性病灶，尤其应注意肺尖和下肺背段结核和周围型肺癌的鉴别。影像诊断的重点依据应该放在病灶影像学征象的分析，发病部位只是作为鉴别诊断时的参考。

影像病理分析：一般认为，病灶密度不均匀，具有分叶、毛刺、空泡征、细支气管充气征、棘状突起等为恶性征象，但很多研究证明，这样定义失之偏颇，因为良性病灶同样也可以出现相应征象，这就使得病灶，特别是肺内孤立性肺结节的定性存在一定困难,也是误诊的最重要的原因。

征象的形成与病灶的生长方式和生长速度密切相关,误诊的恶性组中几乎均为腺癌,一定程度上反映了腺癌与良性病变征象重叠,生长方式有相似之处,因此,了解良、恶性病灶的生长特点,仔细区分二者征象成因及细微差别、识别并掌握征象要点才是正确诊断的关键。腺癌组织学上是由腺泡、腺泡周围的纤维组织和乳头状结构组成,肿瘤本身的不均质以及沿肺间质(肺泡壁、肺泡间隔)伏壁生长可以表现为病灶的密度不均匀;当肺泡腔未被癌组织完全填塞时表现为空泡征,若病灶内仍有通畅的细支气管或肿瘤的纤维增殖反应使管壁增厚扩张,则形成细支气管充气征;而早期腺癌或原位癌时常表现为磨玻璃密度结节,可以是伏壁生长,也可以是瘤细胞向肺泡腔内增生伴非特异性的间质纤维化、合并急性肺炎或肿瘤周围出血,报道称约34%的磨玻璃密度结节为恶性。

生长速度不均,病灶局部肺组织浸润或沿淋巴管蔓延,小血管或淋巴结阻塞使瘤-肺交界面处肺间质水肿、纤维化,可形成分叶、毛刺或棘状突起等征象;瘤体内的纤维瘢痕收缩、瘤周肺组织弹性收缩与生物力学综合作用,形成脏层胸膜中心大凹陷沟槽和边缘多个小沟槽,即完整胸膜凹陷。

良性病灶种类较多,可以是良性肿瘤,也可以是非肿瘤样结节或肿块,病因及诱因复杂,如感染、先天发育异常、肿瘤、肺血管炎等,其生长方式亦不一而足。

最易于误诊的局灶性机化性肺炎,是因长期慢性炎症刺激造成肺泡内渗出及纤维化,若局部缺血坏死会造成密度不均匀;形态多不规则,边缘模糊,毛刺的出现率高,肺周的良性病灶会造成胸膜增厚、向心性凹陷或形成非完整胸膜凹陷,表现为邻近胸膜增厚粘连,或病灶向外伸出的1条或多条线状影,无薄层连续层面变化,还有病灶贴于脏层胸膜,形成刀切样边缘。

良、恶性病变的MSCT差异分析:该组MSCT上,病灶内部密度不均匀、空泡征、细支气管充气征、深分叶、短细毛刺、棘状突起和完整胸膜凹陷在肺癌中的出现率均高于良性病变,密度不均匀和空泡征有统计学意义。

许多研究结果表明,由于病灶生长不均匀、内部空泡或肿瘤坏死等导致恶性病灶的密度不均匀,且CT值低于良性病灶,若病灶CT值>164 HU可认为

良性;该组虽与有关文献结果一致,但是由于良、恶性间的征象重叠,且恶性病灶CT值范围大,难以用于定性鉴别。所以密度不均匀不一定提示恶性,密度均匀也并非一定良性,需综合分析。

据统计,恶性病变中80%可出现空泡征和细支气管充气征,空泡征和细支气管充气征高度提示肺癌,特别是周围型肺腺癌;而毛刺征或分叶征出现率在33%~100%,同时尚有50%的恶性结节边缘光滑无分叶,只能一定程度提示恶性,分叶征、短细毛刺鉴别诊断意义有限;胸膜凹陷系肺内孤立病灶定性诊断有价值的征象,典型的完整胸膜凹陷易于识别,对正确诊断提供了重要信息,规避误诊的方法是认识胸膜凹陷的病理成因和完整胸膜凹陷与非完整胸膜凹陷的CT表现特征。

主观与客观因素:该组误诊分析中,同样发现上述各征象在恶性组中出现率较高,一方面说明主观认识不够,对于征象的识别仍有欠缺,肺内孤立性肺结节征象多样,但至今无统一标准,个人理解有差异。

另一方面客观征象显示不清,MSCT 5 mm层厚时可能难以显示征象的细节,甚至造成磨玻璃密度结节的漏诊,需薄层靶重建后才能更清晰直观地显示出来,有时可正确反映病灶病理实质;恰当的CT后处理技术可显示厚层时难以发现的短细毛刺、空泡征、细支气管充气征、完整胸膜凹陷及邻近胸膜增厚等情况,降低这些征象的假阴性率。

该组资料11例空泡征中10例、出现细支气管充气征的5例均出现于肺腺癌病例中,可推断MSCT及其薄层重建图像上的该两征象可高度提示肺癌。究其造成误诊的原因仍是诊断时没有对其靶重建,忽视了对细微征象的重视,所以靶重建对于肺腺癌的诊断意义尤为重要。而另1例空泡征病例证实为局灶性机化性肺炎,病灶周围非短细毛刺,而为长条索影,且结合2年前无病灶,呼吸道症状明显,综合判断来避免误诊。

病灶大小相关的MSCT征象差异分析:肺内病灶最大径≤3 cm时,对诊断有意义的征象有典型分叶、短细毛刺、完整胸膜凹陷、空泡征、细支气管充气征等,当最大径>3 cm时,上述征象表现缺乏或不典型,粗大的棘状突起出现率增加,应该高度警惕恶性。有学者认为棘状突起是由于病灶生长速度不均匀,表现为病灶边缘凹凸不平,因CT扫描层的物理位置关系形成,是诊断肺癌的可靠征象。这易与

局灶性机化性肺炎的轮廓不规则混淆，认识偏差造成误诊。

　　几点建议：该组肺内孤立病灶的误诊分析得出，MSCT征象中的空泡征、细支气管充气征、棘状突起和完整胸膜凹陷在肺癌中的出现率高于良性病变，其中空泡征和细支气管充气征意义最大，此乃肺腺癌常见的征象；应用薄层靶重建清晰显示并正确认识这些征象是规避误诊的关键，同时还应注意重建方法也在一定程度上影响诊断，需根据不同需要选择适当的算法和层厚。

　　还需注意的是对影像学特征的分析应建立在了解扫描条件的前提下，不同扫描参数会造成成像差异，导致对征象的判断不准。不能受病灶部位或某一CT表现引导定性诊断思维，只有综合全面的MSCT征象分析，结合临床资料才能减少误诊。

　　此外，今后影像学发展的方向应充分发挥计算机辅助诊断的优势，如应用肺结节处理软件或计算机辅助诊断系统等，不断改进技术，对病灶进行比较客观的评价，尽量减少对征象的认识差异，进一步减少误诊。

第二章　孤立性肺结节的良、恶性

第一节　分类与回归决策树辅助 CT 诊断孤立性肺结节

孤立性肺结节是指直径≤ 3 cm 的肺实质内单发的圆形或类圆形致密影，而不伴有肺不张的病变。随着螺旋 CT 的广泛应用，薄层 CT、高分辨率 CT 等扫描技术明显改善了孤立性肺结节的细节显示，但由于良、恶性孤立性肺结节的临床及影像指标有部分重叠交叉，医师尤其是低年资医师鉴别诊断时，并不能充分利用所有临床及影像资料提供的信息，因此，诊断的正确率并没有因为扫描设备和技术的改进而获得显著提高。

随着计算机辅助诊断（CAD）研究的开展，许多基于数据特征识别的算法被引入影像诊断领域，并被证明具有提高放射科医师疾病诊断水平的性能。

有作者报告一项课题，摸索研究分类与回归决策树（CART）算法辅助 CT 诊断孤立性肺结节的模型构建方法和基于决策树辅助 CT 诊断结节良恶性的价值。

分类与回归决策树是目前最常用的分类树方法，该算法总是将当前样本集分割为 2 个子样本集，使生成的决策树的每个非叶结点都有 2 个分支。因此，分类与回归决策树算法生成的决策树是一种结构简洁的二叉树。相对于传统的统计学分类方法如多元回归方法等，决策树是一种非参数分析方法，即研究的数据无须符合某种特定的分布，就可以处理连续变量，也可以处理分类变量。

同时它还可以充分利用缺失数据，且异常值对于最终的结果影响甚小；即使当研究变量间存在非线性或交互性关系时同样适用；相对于神经网路算法等复杂的黑箱技术，它是一种相对简单的自动处理数据的机器学习方法，即操作者只需进行简单的输入，数据分析和规则获取由软件自行完成，步骤容易理解，形成分类规则来供人们参考。

该研究采用分类与回归决策树建立分类树模型，提供的 8 条规则最终经验证组验证准确率（约登指数）达到了 81.96%，提示低年资医师掌握了这些规则后诊断的正确性有可能由原来的 22.46% 显著提高。与神经网络算法收敛速度慢、仅能提供最终判定结果、无法提供判定规则相比，决策树算法似乎更有利于低年资医师诊断思路的建立。

分类与回归决策树、高年资医师及低年资医师诊断效能的比较显示，分类与回归决策树诊断效能与高年资医师间存在统计学差异（P<0.01），且两者均明显高于低年资医师诊断水平，即决策树分析过程类同于高年资医师在多年临床实践后根据建立的"分类决策"经验进行判断的过程，而此过程可以被低年资医师在分类与回归决策树的辅助下通过较短的实践时间获取。

该研究在建立最佳决策树时，是选择错误分类代价最低的结点数这一原则，即当决策树具有该结点数量时，由建模组和验证组综合评定的错误分类代价最低。该研究中采用 Gini 分裂系数是常用的分裂规则之一，相对于 Tong 等（2004）研究获得错误分类代价最低，最终形成了含有 8 个终末节点的最佳分类决策树。

同时该研究采用样本交互验证法建树和验树，这样能够使所有数据充分利用，但是当样本量非常大时，决策树在拟合的过程中容易生成过多的分支，此时最佳树的选择在避免决策树过度拟合的过程中就显得十分重要。

该研究经分类与回归决策树分类树筛选的具有决策意义的指标中，最为重要的是结节周围的毛刺征，其次是年龄、结节部位、胸膜凹陷、周围卫星灶、脐样切迹、卫星灶等，必须综合考虑。分类与回归决策树模型显示,无毛刺或长毛刺的结节大多被划分为良性结节,而具有短毛刺的结节则有被划分为恶性的趋势。这一点也与传统的孤立性肺结节征象分析中所认识到的结论相一致。年龄是诸多相关研究中公认的重要因素,一般而言,年龄越大,孤立性肺结节为恶性的可能性越高。

该研究从常规胸部 CT 扫描获取了分类与回归决策树辅助 CT 诊断的变量和规则,随着新的扫描和图像后处理技术的不断发展,在传统征象的认识基础上,增加了新的诊断信息,如 CT 增强表现中的增强值大小、增强的方式和程度、动态扫描下的增强过程,以及利用三维重组、仿真支气管镜、最大密度和最小密度投影成像、电影动态浏览等技术,将有助于提高孤立性肺结节诊断正确率。

同时尽管决策树在辅助融合显像诊断孤立性肺结节的真正价值尚需大量的数据来评价,但是仍能看到它作为具有强大学习能力的数据挖掘工具,通过对一定数量样本的学习,可以对低年资医师进行规则指导,提高诊断水平,缩短达到高年资影像科医师诊断水平的实践时间,为实现人工智能在影像诊断中的应用提供重要的方法学依据。

第二节　似然比与孤立性肺结节定性

孤立性肺结节是胸部 CT 检查中较常见且定性诊断较困难的病变之一。目前最可靠的孤立性肺结节影像学表现是提示良性的两个特征:良性钙化模式和 CT 随访检查 2 年以上结节无增大。其他影像学表现和临床病史等信息在良恶性孤立性肺结节中存在着或多或少的重叠,对鉴别诊断的作用常被医生过高或过低评估。

孤立性肺结节相关临床和 CT 特征的似然比分析:临床特征:该组结果显示,年龄 ≥ 60 岁(似然比 =2.79)、吸烟量 ≥ 800 支 / 年(似然比 =3.43)及恶性病史(似然比 =3.42)是较能提示恶性的 3 个临床指标,年龄 <40 岁(似然比 =0.19)是较能提示良性的一个临床指标。咯血、胸痛、咳嗽、咳痰等临床表现对孤立性肺结节定性诊断的作用无明显特异性。而"以发热为主要症状"则可能是提示炎性结节的有力证据(似然比 =0.22)。

结节分布部位及大小:Swensen 等(1997)认为孤立性肺结节分布在上叶是提示恶性的一个危险因子(似然比 =2.602),但该组资料显示位于上叶 / 中叶(似然比 =1.08)与分布在下叶(似然比 =0.89)的结节,其为恶性病变的可能性相差不大,这可能因为上叶也是结核瘤的好发部位,而中国正是结核瘤的高发区。

该组资料还显示,直径 ≤ 10 mm、11~20 mm 和 21~30 mm 孤立性肺结节的似然比依次为 0.24、0.77 和 1.66,说明孤立性肺结节的恶性概率随结节直径的增大而增加。而直径 >30 mm 的病变,因其恶性的可能性要大很多而被排除在该研究范围之外。

结节的衰减密度:根据 Henschke 等(2002)的分类,将结节的衰减密度分为实性结节、部分实性结节和非实性结节,纳入了以往某些学者提出的"晕征"和"边缘模糊"等征象。该组结果显示,实性结节(似然比 =0.84)为良、恶性的可能性相差不大,但由于实性结节的出现频率很高(85.5%, 301/352),说明大部分恶性孤立性肺结节还是以实性结节的形式出现(76.3%, 103/135)。非实性结节(似然比 =3.14)和部分实性结节(似然比 =2.61)为恶性的可能性较实性结节高,与 Henschke 等(2002)的结果相符。

结节的轮廓形态:参考 Furuya 等(1999)的分类,将孤立性肺结节的形态轮廓分为平滑、浅分叶、深分叶和多边形共 4 类,主要反映结节本身的形成或生长方式。而将主要反映结节 - 肺界面病理改变的毛刺征划出另列为单个指标。该组资料显示,包含了棘突征和不规则边缘在内的深分叶(似然比 =3.88),是提示恶性孤立性肺结节的有力证据;平滑的轮廓(似然比 =0.26)除外转移瘤,基本上见于良性肿瘤;多边形轮廓(似然比 =0.14)与方形征、边缘尖角征等相近,强烈提示炎性结节;而浅分叶(似然比 =1.16)在孤立性肺结节的鉴别诊断中意义很小。

结节 - 肺界面征象:该组结果显示,短毛刺(似然比 =4.57)鉴别孤立性肺结节良恶性的意义显著,但其出现率(34.1%, 46/135)不高,原因是该研究利用多平面重建技术实时多角度观察 MSCT 的薄层图像(1 mm),排除了原来可能误认为是毛刺的细小血管。而多半恶性孤立性肺结节并无毛刺(55.6%,

似然比 =0.74），长毛刺（似然比 =0.63）多见于结核瘤。

　　血管集束征的似然比达 2.26，似乎是一种鉴别作用较强的征象。但它在孤立性肺结节的出现率高达 58.8%（207/352），39.6% 的良性孤立性肺结节可出现该征象，一定程度上削弱了它在孤立性肺结节中的鉴别作用。而无血管集束征（似然比 =0.17）倒是一种提示良性的可靠证据，这种与血管无任何关系的孤立性肺结节多境界清楚、轮廓光滑。

　　支气管征的似然比（1.85）并不太高，是由于该研究并未将支气管征细分为 4 型或 5 型。因为这些分型在实际操作中难以把握，不适合列为计量诊断的判别指标，与支气管关系密切的周围型肺癌、结核瘤和炎性假瘤最终都不加区分地被纳入计数。胸膜凹陷征的似然比为 1.78，在一定程度上对孤立性肺结节的鉴别诊断有所帮助。

　　其他形态学征象：良性钙化模式（似然比 =0.03）和卫星病灶（似然比 =0.19）的出现强烈提示良性孤立性肺结节，同以往较多的研究结论相符。

　　内缘光整且空洞壁最厚处 ≤ 15 mm 的空洞及新月形空洞等良性空洞形式的似然比为 0.20，是提示良性孤立性肺结节的又一个较显著指标，多见于结核瘤。

　　在 ≤ 30 mm 的孤立性肺结节中恶性空洞的出现率很低（3.4%，12/352）。空泡征的似然比为 4.98，是所有 CT 征象中最能提示恶性的一个指标，多见于细支气管肺泡癌和腺癌，但出现率并不高（11.6%，41/352），大部分孤立性肺结节并无空洞和空泡。

　　CT 强化值：该组结果显示，CT 强化值为 20~60 HU 的似然比为 2.98，比空泡征（似然比 =4.98）、短毛刺（似然比 =4.57）、深分叶（似然比 =3.88）等征象在鉴别孤立性肺结节时的意义都要小。但这些征象的出现率都不高，而增强扫描的执行与否可由医疗机构自己控制，所以强化值鉴别孤立性肺结节有较广泛的适用性。也因为如此，有些医院对所有无禁忌证的孤立性肺结节均行增强扫描，而有些医院只对难定性孤立性肺结节行增强扫描，由此造成强化值的似然比存在一定的随机性成分。该组结果显示，强化值 <20 HU 和 ≥ 60 HU 的似然比分别为 0.08 和 0.20，对诊断良性孤立性肺结节有较大意义。

　　似然比在孤立性肺结节定性诊断中的价值及限度：似然比是某指标在恶性孤立性肺结节中出现概率与该指标在良性孤立性肺结节中出现概率的比值，相对于比值比更直观，更符合医师的判断思维。通过以上对各指标的似然比分析，可见似然比为医生正确把握各临床和 CT 表现在孤立性肺结节定性诊断中的作用大小提供了一个简单直观的量化指标，可在一定程度上帮助医师减少由于经验和主观因素造成的盲目性判断，有望用来指导日常阅片。

　　该研究还提示似然比可以横向比较孤立性肺结节空间特征（结节大小、分布部位、形态学征象等）与时间特征（强化值、灌注值、生长率等）在定性诊断中的作用，以全面了解孤立性肺结节相关特征的定性价值。似然比还可以用来计算个体孤立性肺结节的恶性概率，指导进一步的临床决策。

　　该研究的局限性：①孤立性肺结节相关指标的定义须明确，CT 征象判定要准确、可重复性好，以求各指标相互条件独立，而实践中常较难完全满足这些条件；②似然比的求得应来自代表性好的大样本病例。该研究中个别指标（如非实性结节）因为出现频率过低得到似然比的可信区间太大，导致该指标的似然比值可靠性下降；③该研究得到的似然比来自特定的样本人群，如用在另一地区、另一医疗机构时要慎重，应仔细分析医院等级、样本人群的基本特征（如年龄、性别等）及疾病的构成比等差异。

第三章　孤立性肺结节的生长及动态观察

一、孤立性肺结节 CT 动态增强扫描的层面优化

在孤立性肺结节的诊断与鉴别诊断的过程中，CT 动态增强扫描是重要的检查手段。孤立性肺结节的 CT 动态增强测量层面的标准化是一个有待注意和解决的问题。

为获取较为准确 CT 动态增强信息，在 CT 扫描和进行 CT 值测量时要注意"三对应"，即平扫和增强的扫描条件对应(包括层厚、电压、毫安、视野、算法等)、测量层面对应以及兴趣区对应(包括大小、形态和位置)。

其各延时像 CT 值测量的准确性是多年来众多研究者一直追求的目标，为此亦采用了许多相关的手段及措施，其主要目的是期望每次扫描时患者呼吸深度一致，增加各延时像动态增强信息的准确性及可比性，达到鉴别诊断的目的。但由于呼吸深度的不完全可控性，尽管临床实践或文献描述中已做了上述工作，孤立性肺结节的 CT 动态增强亦有相当的病例未能完全达到测量层面的一致性，因而难以保证所得结果的准确性。

该组病例在单层或双层螺旋 CT 上扫描的孤立性肺结节，选层重建前与延时像测量层面一致的占 20.89%，选层重建后达到 97.01%，其差别具有统计学意义(χ^2=80.22，P=0.00)。说明从形态学的角度，螺旋 CT 扫描 Z 轴方向同层厚重建是可以保证 CT 动态增强各延时像测量层面的一致性的。2 例未成功者均位于前心膈角区，可能与该孤立性肺结节的移动不仅受肺呼吸的影响，还受胸廓运动的影响，甚至受来自心脏传导搏动或膈肌运动的影响，使整个病灶的运动趋于复杂而多样有关。MSCT 机扫描的 5 例均完全成功。

由于 CT 值反映的是所测 ROI 范围内所有物质的平均值，受扫描层厚的影响。该实验研究表明在单层或双层螺旋 CT 机上扫描的均质物质 Z 轴方向同层厚任意重建对其密度值测量的影响不明显(P=1.544，P>0.05)。故对在影像学上鉴别诊断相对困难的肺内结节(密度相对均匀的结节)来说，Z 轴方向选层重建保证各延时像测量层面的一致性是可行的，其密度值的测量亦是相对准确的。

由于理论上密度不均匀的孤立性肺结节的选层重建前后 CT 值的测量可能会出现差异，为此其 CT 值测量应尽可能选择病灶实性成分相对均匀区、同层、同视野、同兴趣区、同位置进行，避开血管、坏死灶、空洞及钙化灶，并采用分区测量的方法，最大限度地保证孤立性肺结节的 Z 轴方向所含物质的均匀性及所测 CT 值的准确性。

MSCT 由于采用了宽探测器技术，其层厚是由探测器列数及后重建来决定的。故用该方法对在 MSCT 上动态增强扫描的孤立性肺结节进行选层重建，既可以达到层面的一致性，又可以不影响 CT 值的测量，能全面满足临床工作的需要。

众多研究认为孤立性肺结节 CT 动态增强扫描强化峰值对其定性诊断有着重要的价值。该组病例亦表明恶性结节的强化峰值明显高于良性结节，有助于良、恶性肺结节的鉴别。这与前人的研究结果一致。该研究以 15 HU 为阈值，其敏感度 100%，特异度 53%，准确度 80%，阳性预测值 75%，阴性预测值为 100%。而孤立性肺结节各延时像测量层面不完全一致时的敏感度为 96%、特异度为 53%，准确度为 78%，阳性预测值为 74%，阴性预测值为 91%，前者高于后者，且前者较 Swensen 等报道的敏感性及准确性稍高，该组病例无一例假阴性，其中的原因之一可能与该组病例基本保证了孤立性肺结节动态增强扫描各延时像测量层面一致，所反映出的强化峰值更具有可比性有关。

该组病例恶性及炎性结节出现强化峰值的时间为 90 s，较 Swensen 等报道的峰值时间提前，这可能与该组病例的注药速度(3 mL/s)快于后二者(2 mL/s)有关。该组病例恶性结节的强化峰值高于

炎性结节，与文献报道一致。

该组病例恶性结节与炎性结节平扫 CT 值相近，恶性结节与炎性结节的平扫 CT 值虽均高于良性结节，但其差别均无统计学意义（$P>0.05$），这与文献报道炎性结节的平扫 CT 值均低于恶性结节及良性结节，且前二者与后者的差异均具有统计学意义有所不同，其原因不排除与该组病例数偏少有关。

为尽可能减少肺内结节强化峰值受心输出量的影响，该组作者计算了结节 - 主动脉强化值比。该组病例所有恶性结节与主动脉的强化值比最低为7.36%，均大于 Zhang 等提出的结节 - 主动脉强化值比 6% 作为良、恶性结节鉴别的阈值，若以 7.36% 作为良、恶性鉴别补充指标，则无一例假阴性，仅有 1 例错构瘤与主动脉强化为 15.03%，这可能与该例错构瘤所含软骨成分较少，软骨间的结缔组织间隙宽，其内血管含量丰富有关，这亦是错构瘤在 CT 鉴别诊断中出现假阳性的原因。

如果以结节的强化峰值 >15 HU 及结节与主动脉强化值比 >6% 作为指标，该组病例的炎性结节均为假阳性，这亦是恶性结节与炎性结节难以鉴别的原因，或许亦是 CT 常规动态增强扫描的一个限度。随着机器设备的改进及软件的更新，螺旋 CT 肺灌注有望为二者的鉴别提供一种新的诊断手段。

虽然该组 CT 动态增强扫描各延时像通过选层重建使测量层面标准化前后对孤立性肺结节特征参数值如增强峰值、结节与主动脉强化值比及平扫 CT 值测量值的差异无统计学意义（$P>0.05$），但值得注意的是其中有 3 例直径 <1.5 cm 的孤立性肺结节，部分延时像重建前后所测 CT 值的差异达 11~19 HU，其中 1 例结核球，直径约 1.0 cm，平扫 CT 值 29.83 HU，动态增强 90 s 原始扫描像 CT 值为 17.53 HU，选层重建后 CT 值为 30.60 HU，这可能与前者所测数值受部分容积效应的影响较明显，而后者则基本减轻或消除了这种影响，使其更具有可靠性有关。

CT 动态增强选层重建保证各延迟像测量层面一致性的方法对孤立性肺结节的定性诊断指标（敏感度、特异度、准确度、阳性预测值）均高于常规方法，只是可能由于该组病例数量较少，病种的构成较局限，差异无统计学意义（$P>0.05$）。因此对于较小的孤立性肺结节，CT 动态增强各延时像测量层面一致性可更客观地反映出其动态增强的特征，有利于其形态学的比较及 CT 值的测量，有望提高影像诊断的准确率。

综上所述，在单层或双层螺旋 CT 机上进行的孤立性肺结节动态增强扫描，经选层重建后各延时像测量层面形态上的一致性是可以达到的；对密度相对均匀的孤立性肺结节（这部分是临床鉴别诊断的重点与难点）的密度值测量亦是相对准确的，特别是对于较小的孤立性肺结节可更客观地反映出其动态增强的特征，有利于其形态学的比较及 CT 值的测量。

但对密度不均匀的孤立性肺结节来说，其重建前后的 CT 值测量理论上不能排除出现差异的可能性，这也许就是单层或双层螺旋 CT 机的限度。

对此，医务人员在实际工作中应注意选择适当的 CT 值测量方法，使其差异性尽可能减到最低的限度。对较多仅有单层或双层螺旋 CT 机单位的医务人员来说，应尽可能发挥其优势，避免其不足。

第四章　孤立性肺结节及其诊断陷阱

第一节　孤立性肺结节与支气管、血管的关系

孤立性肺结节是指不伴有肺门和纵隔淋巴结肿大、肺不张或肺炎的肺实质内单发圆形或类圆形，边界清楚，最大直径≤3cm 的结节。孤立性肺结节可见于不同性质的病变，其定性诊断对早期治疗十分重要。

孤立性肺结节与支气管关系：孤立性肺结节与支气管关系分为 4 型：Ⅰ型支气管于孤立性肺结节边缘被截断；Ⅱ型支气管到达孤立性肺结节时变尖、变细或锥状中断；Ⅲ型支气管在孤立性肺结节内呈长段开放状，并可进一步分叉；Ⅳ型支气管紧贴孤立性肺结节边缘走行而不中断。

孤立性肺结节与血管关系：孤立性肺结节与血管关系分为 5 型：Ⅰ型肺血管于孤立性肺结节边缘被截断，一支或多支末端杵状增粗；Ⅱ型肺血管于孤立性肺结节边缘被截断，末端不呈杵状增粗；Ⅲ型显示为血管切迹征；Ⅳ型肺血管延伸进入或穿过孤立性肺结节；Ⅴ型血管紧贴孤立性肺结节边缘走行或受压呈弧形改变。

MSCT 对支气管、血管的显示：MSCT 采用无间断容积扫描技术，且具有各向同性的特点，故其 Z 轴分辨率极高，可很好显示段及段以下支气管、血管的细微结构。加之强大的工作站后处理功能可对原始数据进行冠状、矢状面和任意斜位重建，有利于支气管、血管的整体显示，从而更好地显示孤立性肺结节与支气管、血管关系。

以往对于孤立性肺结节与支气管、血管的关系都有一些研究，并且也有将常规的横断面图像与工作站后处理重建像相结合者。有研究采用 16 层或 64 层 MSCT 结节定位后行层厚 2.5 mm 螺旋靶扫描，然后以 1.25 或 0.625 mm 层厚、0.625 或 0.3 mm 间隔、标准算法进行薄层重建，通过多平面重建、曲面重建、容积再现等方法多方位、多角度清晰显示孤立性肺结节与支气管、血管关系，该组认为重建像结合原始图像可以很好地显示孤立性肺结节与支气管、血管的关系，为孤立性肺结节诊断与鉴别诊断提供帮助。

MSCT 评价孤立性肺结节与支气管、血管关系：该组资料显示：孤立性肺结节与支气管表现为Ⅰ型的恶性结节明显多于良性结节，其差异有显著性意义（$P=0.016$）。Ⅱ型良、恶性均可见，但恶性出现率偏高，其差异有显著性意义（$P=0.040$）。Ⅲ型良性结节多于恶性，其差异有显著性意义（$P=0.021$）。Ⅳ型良、恶性发生率无统计学意义。结果表明恶性结节最常见类型Ⅰ、Ⅱ型；良性结节最常见类型是Ⅲ型。

病理类型和两者之间的关系上，鳞癌多见于Ⅰ型和Ⅱ型，少见于Ⅳ型。腺癌和肺泡癌可见于各型关系，多见于Ⅱ型和Ⅳ型，该组病例中，部分接近胸壁的腺癌与支气管的关系不明确，可能是由于其位置较靠外周而相关支气管改变不明显所致，且从解剖形态上讲支气管远端分支越来越细，也不利于观察，所以对于靠近肺野外周的体积较小的孤立性肺结节与支气管关系的显示受限。

该组资料显示：孤立性肺结节与血管表现为Ⅰ型的恶性结节明显多于良性结节，其差异有显著性意义（$P=0.038$）。Ⅱ型良、恶性均可见，但良性出现率偏高，其差异有显著性意义（$P=0.046$）。Ⅲ型仅见于恶性，其差异有显著性意义（$P=0.033$）。Ⅳ型良、恶性病例数相等，良、恶性发生率无统计学意义，可能是因为Ⅳ型病例数较少缘故，Ⅴ型良性明显多于恶性，其差异有显著性意义（$P=0.029$）。结果表明恶性结节最常见类型Ⅰ、Ⅲ型，其次是Ⅳ型；良性

结节最常见类型 V 型和 II 型。就病理类型和两者之间关系而言,腺癌发生率较高,鳞癌最少见,可能与腺癌供血丰富有关。

该组病例中,仅与支气管有关的恶性结节多于良性结节,其差异具有统计学意义(P=0.029)。仅与血管有关的恶性结节明显多于良性结节,其差异具有显著统计学意义(P=0.000 9)。与支气管、血管均有关的恶性结节多于良性结节,其差异具有统计学意义(P=0.035)。与支气管和血管均无关的良性结节多于恶性结节,其差异无统计学意义。

对于孤立性肺结节与支气管、血管均有关者,尤其是与两者关系分型均表现倾向于恶性者则强烈提示孤立性肺结节恶性可能性大。

支气管、血管改变对孤立性肺结节的诊断和鉴别诊断价值:该研究结果表明,恶性结节支气管的改变主要表现为边缘截断、变尖、变细或锥状中断,血管的改变主要表现为末端截断或杵状增粗、血管切迹征,因此当结节邻近支气管、血管出现上述征象时,应高度怀疑恶性;如果上述两种关系同时出现则更加提示恶性可能大。另外,不论孤立性肺结节与支气管或血管或两者都有关的均提示恶性可能性大于良性。

总之,采用 MSCT 薄层螺旋靶扫描,小间隔重建和工作站图像强大后处理功能(多平面重建、曲面重建、容积再现)相结合提高了孤立性肺结节与相关支气管、血管关系的显示率,弥补了轴面图像的不足,准确地显示了孤立性肺结节与支气管、血管关系及其形态特征,反映不同性质的结节,对良、恶性孤立性肺结节诊断、鉴别诊断及临床治疗具有极其重要价值及指导意义。

第二节　　MSCT 多平面重建与孤立性肺结节

多平面重建:MSCT 由于 Z 轴方向探测器排列增宽及各向同性技术的应用,提高了 Z 轴分辨率。一些作者研究主要应用 MSCT 后处理技术中的多平面重建。多平面重建是在横轴面重建图像的基础上,通过用任意截面截取的三维体积数据获得任意剖面(冠、矢状面或任意角度的斜面)的三维重建图像,可从不同角度观察孤立性肺结节形态及征象。该研究中,对孤立性肺结节行高分辨率 CT 重建(层厚 0.75 mm,重建间距 0.3~0.7 mm,骨算法重建,小视野)可获得优质的多平面重建图像。

应用多平面重建显示孤立性肺结节征象:该研究根据文献选取对恶性孤立性肺结节具有诊断价值并且容易计数的 5 种征象,比较这些征象在多平面重建及轴面上的检出率。轴面图像能清楚显示与横轴面平行 5 种征象,但对于与横轴面垂直或成其他任意角度的征象的连续性和整体性显示都较差。多平面重建成像采集的连续性容积数据可进行小间隔层面重叠重建,在此基础上行冠状面、矢状面和任意斜面图像重建,有利于 Z 轴和斜面方向征象的整体显示。该研究结果显示多平面重建检出前 5 种征象的数目明显高于轴面,是轴面检出征象数目的1.65~3.75 倍。同时,前 5 种征象的结节数目在多平面重建上的检出率也明显提高,与轴面图像检出的结节数目之间具有显著性差异。

这说明单独评估轴面图像时,遗漏了对良、恶性结节有鉴别诊断意义的征象;而多平面重建成像可以显示孤立性肺结节更多的征象,更能反映孤立性肺结节真实的形态学特点,有助于提高对良、恶性孤立性肺结节的鉴别诊断能力。在评估多平面重建及轴面图像过程中发现,位于孤立性肺结节上下方的深分叶征及棘状突起征容易漏诊。因为观察者一般是从孤立性肺结节上方层面浏览到结节下方层面,主要观察的是孤立性肺结节水平的界面征象,在大脑中很难形成孤立性肺结节重建的纵向立体形象。

胸膜凹陷征:研究结果显示多平面重建检出胸膜凹陷征为 39 例,为轴面检出的 2.05 倍,轴面上漏掉了胸腔顶部、横膈附近、叶间胸膜和部分侧壁胸膜的胸膜凹陷征。39 个胸膜凹陷征中,轴面仅检出 4 个胸膜切迹征,而多平面重建检出 15 个胸膜切迹征。

轴面检出胸膜凹陷征及胸膜切迹征较少的原因考虑主要是许多胸膜凹陷中心线呈上下斜行走向,与横轴面形成夹角,因此,在轴面上较少能显示类三角形影的典型胸膜凹陷和胸膜切迹征。多平面重建可以多角度断面成像,消除了横轴面成像角度的限制,能显示更多的胸膜凹陷征与胸膜切迹征。

阳性支气管征:该组根据以往的研究采用重叠重建≤ 60%,可以清楚显示 6~7 级支气管,基本上多平面重建图像与轴面图像质量相当,能满足诊断。该研究结果显示在轴面上仅检出 16 个阳性支气管征,部分难以判断结节与支气管类型;多平面重建不仅能显示 38 个阳性支气管征,还能清楚显示阳性支气管征类型。

各种征象对孤立性肺结节良、恶性的诊断价值:多平面重建能提高孤立性肺结节的征象的检出,应用多平面重建检出的征象,分析这些征象与良、恶性关系。该研究结果显示除空泡征在良、恶性结节中无显著性差异外,其他 6 种征象(含:深分叶征、胸膜切迹征、棘状突起征、胸膜凹陷征、阳性支气管征、毛刺征)在良、恶性结节中差异具有显著性意义。

该组资料中,深分叶征检出率及在恶性结节中出现的频率都是最高的,对恶性结节具有很好的诊断价值。胸膜切迹征检出率不高,但特异性高,在该研究中良性结节的胸膜凹陷中未发现 1 例具有胸膜切迹征,有文献报道在 28 例有胸膜凹陷征的良性小结节中只有 1 例被定为胸膜切迹征阳性,该征象对于恶性胸膜凹陷特异度为 96.5%。因此,应用 MSCT 薄层扫描,对孤立性肺结节行多平面重建,能明显提高孤立性肺结节的征象检出率,获得更多有价值的诊断信息。深分叶征、胸膜切迹征是最有诊断价值的恶性征象。

第三节　血管源性的肺实质异常

异常的肺血流分布在 HRCT 图像上可类似于肺渗出性病变。

肺动脉高压的病人肺内可出现斑片样的灌注。肺周动脉分支的栓塞或狭窄可导致剩余正常动脉分支血流的增加,如果病变区有明显的血液分流及再分布,就会导致相对正常的肺组织内出现斑片状的磨玻璃样密度增高影。由血流再分布引起的肺磨玻璃样改变,总有增粗的脉管相伴随,因此可与肺实质病变引起的磨玻璃样改变相鉴别。

呼吸道病变或肺气肿病人的 HRCT 图像上也可出现斑片样的灌注。病变区的通气量降低引起缺氧,导致反射性血管收缩。病变区以外的血流再分布就会导致病变较轻的肺区呈磨玻璃样密度增高。这时可见磨玻璃样密度增高区内有增粗的血管,提示为相对正常的肺区内血流增多现象。HRCT 图像上与扫描平面垂直的肺血管截面与肺小结节病变的鉴别可能有一定困难。这是因为 HRCT 的薄层切面和缺乏连续性所致。对于传统或螺旋 CT,7~10 mm 层厚的扫描层面内可明确辨别肺血管。

另外,邻近胸主动脉发生强化的肺不张,可类似急性主动脉夹层,从而导致误诊。

第四节　假结节影

第 1 肋骨与胸骨的关节有时可误认为右上肺的结节。纵隔窗和邻近 CT 层面的观察可鉴别此假结节的性质。另外,叶间裂的局限性积液或脂肪沉积,在平片和 CT 图像上也可类似肺内结节,有时也可导致误诊。

第五节　误诊病例简介:炎性肌成纤维细胞瘤与胸膜瘤

患者,男,18 岁。发现右肺小结节 2 d 入院。CT:右肺下叶外基底段见约 0.45 cm × 0.9 cm 小结节影,CT 值 26~33HU,边界清楚,内无明显钙化灶,周边无毛刺,外缘宽基与胸膜粘连。CT 诊断:右肺下叶外基底段小结节性质? 陈旧性改变? 胸膜瘤? 请结合临床。

手术所见:胸腔内无积液无粘连,肿物位于右肺下叶外基底段肺表面,直径约 1 cm,表面胸膜色灰白,肿物无明显外膜,质地软,切面呈实性,周边肺组织色泽略浅,肿物无外侵表现。层胸膜正常。

　　病理检查:冰冻病理与常规病理:右肺下叶肿物:红褐色组织一块,大小 2.5 cm × 1.5 cm × 0.3 cm,组织中央见一灰白结节,直径 0.6 cm。冰冻病理诊断:右肺下叶肿物切除标本:肺组织炎性结节。常规病理诊断:右肺下叶肿物切除标本:炎性肌成纤维细胞瘤(原称肺炎性假瘤)。

第三篇　肺结节

第一章　肺亚实性结节和磨玻璃密度影

第一节　肺亚实性结节影像处理专家共识（2015，中华医学会放射学分会心胸学组）

随着 CT 分辨率的提高、辐射剂量的降低、肺癌筛查的普及和人们保健意识的增强，被检出的无症状肺内结节越来越多、体积越来越小、密度越来越淡。此类结节常缺乏特征性而难以确诊，但常导致患者焦虑不安，临床处理存在多样化、随机化和不规范化。国际多学科 2011 年推出了肺腺癌的病理新分类，Fleischner 学会也于 2012 年底推出了肺内亚实性结节的推荐处理意见。如何遵循指南，结合国情达成中国专家共识，对亚实性结节做出正确处理，对于减轻患者和社会负担、改善患者预后都非常重要。

一、定义

磨玻璃影（GGO）指 CT 上边界清楚或不清楚的肺内密度增高影，但病变密度又不足以掩盖其中走行的血管和支气管影。如果病变局限，则称为局灶性磨玻璃影（fGGO）；如果病灶边界清楚，呈圆形或类圆形，表现为结节状，则称为磨玻璃密度结节（GGN）。GGO 根据内部密度分为两类，如果病灶内不含有实性成分，称为纯磨玻璃影（pGGO）；如果含有实性成分，则称为混杂性磨玻璃影（mGGO）。

相应的磨玻璃密度结节根据有无实性成分也分为纯磨玻璃密度结节（pGGN）和混杂性磨玻璃密度结节（mGGN），后者又被称为部分实性结节。所有含磨玻璃密度的肺结节（纯磨玻璃密度结节、混杂性磨玻璃密度结节）都称为亚实性肺结节。

二、影像检查方法

1.X 线　X 线平片可以作为肺癌的初筛工具，但不是磨玻璃密度结节病变的有效检查方法，用来检出和显示磨玻璃密度结节的价值有限。目前条件下使用计算机辅助检测（CAD）也不能提高敏感度，使用数字断层摄影技术（DTS）有助于提高病灶检出率。

数字化 X 线成像由于简便易行、性价比适中、辐射剂量低，目前仍是肺癌初筛或初诊的重要检查技术。尽管随着数字化技术的进步，X 线的空间分辨率、图像清晰度明显提高，但 X 线得到的图像仍是人体各种组织结构和病变的重叠投影，病变过小、过淡时不容易被发现，大部分肺磨玻璃密度病变的形态特征不能明确显示，会造成漏诊及误诊。

计算机辅助检测可以提高平片对肺实性结节或较大较浓磨玻璃密度结节的检出率，但目前的假阳性率和假阴性率依然较高。因此，不推荐数字化 X 线和计算机辅助检测作为磨玻璃密度结节病变的筛查手段。

数字断层摄影技术是在传统 X 线体层摄影基础上新发展起来的一项快速、低剂量体层成像技术，利用 X 线球管行一定角度（一般与中线夹角 $\pm 8° \sim \pm 40°$）范围内的直线运动，对被照体进行低剂量体层序列式脉冲曝光，采用数字平板探测器采集容积 X 线数据，依靠滤波反投影、移位叠加算法、矩阵反转等后处理重建函数，重建出被检部位任意冠状方向上较高空间分辨率的数字化影像。

数字断层摄影技术已被应用于胸部，尤其是肺部小结节的检出，能有效提高普通 X 线易漏诊的直径较小、密度较低或隐蔽部位结节的检出率。有研究显示数字断层摄影技术对体模中 5~8 mm 的磨玻璃密度结节检测率与 CT 相似。但数字断层摄影技术不能显示接近前、后胸壁处结节，对极低密度的磨玻璃密度结节易漏诊，对左心缘旁结节常因搏动伪影影响观察，不同的后处理重建技术对肺结节的显示也有影响。鉴于数字断层摄影技术目前国内装机不多,其应用经验有待于进一步积累。

2.CT　CT 是显示磨玻璃密度结节的首选方法,强调薄层高分辨率 CT、靶扫描或靶重建。

（1）剂量:推荐采用低剂量胸部 CT 扫描,没有迭代重建技术的可使用 120 kV 及 30~50 mAs 的扫描剂量;有新一代迭代重建技术的可使用 100 kV 及 30 mAs 以下作为最低扫描剂量。根据不同体质指数（BMI）还需要做一定的调整,尤其需要显示磨玻璃密度结节的细微征象,达到定性诊断需求时,应提高扫描剂量以保证图像质量。

（2）扫描方法:视野可根据实际情况及各自机型调整,靶扫描的视野可缩小至 180 mm × 180 mm。无论厂家的扫描准直层厚多少,建议 1 mm 薄层重建。扫描层厚 <1 mm 者,可以无间隔连续重建;如扫描层厚 >1 mm,重建间隔选择准直层厚的 50%~80%。滤过函数采用肺算法和标准算法分别进行重建,图像矩阵 512×512,有条件的医院可以选择 1024×1024。连续薄层 CT（1 mm 层厚）扫描以确认病灶是否为真实的磨玻璃密度结节,尽可能避免仅在厚层图像（通常是 5 mm 以上）上读片,以免漏诊较小的磨玻璃密度结节,或将实性结节误判为亚实性结节。

（3）后处理:建议采用多平面重建（MPR）、最大密度投影（MIP）处理日常胸部 CT 薄层图像,能更好地发现结节和显示病变的形态学特征。联合使用窗技术的变化来观察病变边缘及内部结构特征。

（4）病灶数量及分类:首先确认病灶单发还是多发,其次确定病灶大小,第三步确定磨玻璃密度结节是纯磨玻璃密度结节还是混杂性磨玻璃密度结节。纯磨玻璃密度结节以 5 mm 大小为界进行分类观察;混杂性磨玻璃密度结节除病灶大小外,其内部实性成分的大小更加重要,实性成分 >5 mm 或 <5 mm 要单独分类观察和处理。

（5）病灶量化的方法:推荐使用平均直径（选病灶最大层面,取最大径和垂直径之和除以 2）;有肺结节分析软件的建议结合手动进行结节容积测量;病变密度也很重要,建议随访中观察病变密度的变化,以测量整个病灶平均 CT 值或结节质量最为准确。结节质量测量是用结节体积乘以结节平均密度。结节质量的增长既可代表体积的增大,也可代表密度的增高,比单纯测量体积和密度能更早地发现磨玻璃密度结节的增长。

（6）病灶随访:随访过程中每次检查使用相近的扫描参数、显示视野、重建方法,使用平均直径及结节质量随访结节大小、密度的变化,在薄层高分辨率 CT 上观察病灶的形态、边缘、内部结构及周围组织的变化。最好是相同的医师进行阅片评估,从而使误差控制在尽可能小的范围。

（7）混杂性磨玻璃密度结节实性成分比例的测量:实性成分大小的测量、实性成分和磨玻璃密度含量百分比的测量尤为重要,因为它和结节是否有浸润性以及结节的预后有关。实性成分的量化主要有两种方法:①径线法:也是最传统的方法,此方法需要分别测量实性部分和整个病灶横断面的最大长径、最大短径以及上下径,三者乘积的二分之一即为所求体积。用求得的实性部分体积除以整个病灶的体积即所得实性部分比例。但这种方法手工测量操作烦琐,主观误差较大,容易受不同层厚及呼吸运动的影响。②容积测量:在容积再现（VR）图像重建中,选定 CT 阈值范围进行实性成分分离,利用容积测定软件测量体积。但是 ROI 的划定、CT 阈值的设置和结节与周围结构的关系都会影响其测量的可重复性和准确性。因此,还要结合其他处理方法综合应用。

3.MRI　在肺结节的检出方面,MRI 的敏感度远低于 CT,主要原因是肺部质子密度低、磁敏感性不均匀、空间分辨率低。应用常规 T_1WI 或者 T_2WI 很难显示 5 mm 以下的结节。对于磨玻璃密度结节,尤其是纯磨玻璃密度结节,MRI 不能显示。因此,目前不推荐使用 MRI 检查诊断磨玻璃密度结节。

4.PET/CT　PET/CT 对磨玻璃密度结节病变的诊断价值有限。主要原因是:①阳性率低,纯磨玻璃密度结节假阴性率 100%,混杂性磨玻璃密度结节假阴性率也达 60% 以上。因此,其定性价值有限。②此类病变即使是恶性也很少发生淋巴或血行转移,因此分期价值也有限。③标准摄取值（SUV）诊断良、恶性的特异度较低,脱氧葡萄糖（FDG）高摄取不一定是肿瘤,低摄取也不能排除肿瘤。但最大标准摄取值（SUV_{max}）对肿瘤预后有一定预测价值,高摄取的提示预后较差。因此,建议最大标准摄取值联合观察 CT 形态学改变来对结节进行定性和预后评价。

结合美国胸内科医师学会（ACCP）2013 版临床指南中对疑似肺癌结节使用 PET/CT 检查的建

议,我们的建议如下:①纯磨玻璃密度结节,不推荐PET/CT检查。②混杂性磨玻璃密度结节,实性成分<5 mm的,不推荐PET/CT检查。③对直径10 mm以上的混杂性磨玻璃密度结节,实性成分>5 mm的,如果定性困难,可推荐PET/CT检查。④高度怀疑恶性的混杂性磨玻璃密度结节病变,实性成分>5 mm的,行全身PET/CT检查进行术前分期时可以推荐。⑤伴有肺内其他实性结节,或者有肺外恶性肿瘤病史的磨玻璃密度结节患者,建议行PET/CT检查。

三、磨玻璃密度结节的良、恶性鉴别

1. 结节的大小　随着体积的增大,磨玻璃密度结节的恶性或浸润性概率增加;<1 cm的纯磨玻璃密度结节,大多数为非浸润性病变;但是大小对磨玻璃密度结节的定性诊断价值有限,需密切结合形态及密度的改变。

2. 形态　大多数恶性磨玻璃密度结节整体形态为圆形、类圆形;不规则形、多角形或出现扁平平直的边缘常常提示病变良性可能性大。但恶性亚实性结节与恶性实性结节相比,出现不规则形态的比例更高。

3. 边缘及瘤-肺界面　恶性磨玻璃密度结节多呈分叶状,或有棘状突起征象;良性磨玻璃密度结节多数无分叶,边缘可有尖角、纤维条索等。恶性磨玻璃密度结节多边缘清楚但不整齐,炎性磨玻璃密度结节多边缘模糊,良性非炎症类磨玻璃密度结节多边缘清楚整齐甚至光整。恶性病变瘤-肺界面清晰、毛糙甚至有毛刺。由于表现为磨玻璃密度结节的病变即使是恶性其浸润性与实性结节相比也比较小,所以毛刺的出现率相对较低。

4. 内部密度特征　磨玻璃密度结节密度均匀提示良性;密度较高,密度不均匀提示恶性可能性大;但也有报道微浸润腺癌(MIA)或浸润性腺癌可表现为纯磨玻璃密度结节;持续存在的磨玻璃密度结节大多数是恶性的,或有向恶性发展的潜能。磨玻璃密度结节的平均CT值对诊断有重要参考价值,密度较高恶性概率大,密度低恶性概率降低,当然需结合大小及其他形态变化综合判断。Eguchi等(2014)以病灶11 mm和CT值-680 HU为阈值判断病灶恶性的敏感度和特异度分别为91.7%和71.4%。

5. 内部结构特征　纯磨玻璃密度结节恶性概率低,混杂性磨玻璃密度结节恶性概率高;磨玻璃密度结节内部空泡征、结节征、支气管充气征等征象的出现提示恶性概率大。如果小支气管被包埋且伴局部管壁增厚,或包埋的支气管管腔不规则,则恶性可能性大。

6. 瘤周结构　胸膜凹陷征及血管集束征的出现提示恶性可能,周围出现纤维条索、胸膜增厚等征象提示良性。

7. 关于增强　对于所有纯磨玻璃密度结节,一般不需要做CT增强扫描,原因是测量的CT值不准确,很难确定其血供情况。但混杂性磨玻璃密度结节、病灶与肺血管关系密切或者怀疑淋巴结转移时可以行胸部CT增强扫描。恶性混杂性磨玻璃密度结节中的实性成分与实性结节的强化规律相似,磨玻璃密度结节中磨玻璃部分强化后同样会密度升高,部分可见结节状或网格状强化;借助多平面重建可观察结节与血管的关系:良性病变多不影响邻近血管,可见血管从病灶边缘绕过或平滑自然地穿过病灶;恶性肿瘤病灶周围的血管向病灶聚集或病灶内肿瘤血管异常增多,恶性病变中的血管边缘常常不规则或呈结节状。

8. PET的定性价值　以往多以SUV>2.5作为判断良、恶性的阈值。由于纯磨玻璃密度结节的摄取很低或无摄取;混杂性磨玻璃密度结节大多数呈低摄取(随着实性成分比例增加,摄取值会相应升高)。另外,最大标准摄取值受到患者状态、药物衰减、机器矫正等多种因素的影响,本身就不稳定。因此,对亚实性结节,PET/CT定性价值有限,更多的用途是进行肿瘤淋巴结转移(TNM)分期。磨玻璃密度结节,尤其是含实性成分较少的磨玻璃密度结节,如果最大标准摄取值相对较高,往往提示为炎性病变。

9. 病灶随访的定性价值　不确定结节可以通过随访观察帮助定性,随访中注意对结节的直径、体积、内部实性成分及结节的质量进行量化分析。尤其要注意和保证每一次检查的扫描方案、扫描条件、图像显示、重建方法、测量方法等保持前后一致,同时建议在软阅读的条件下观察。随访观察的内容包括磨玻璃密度结节大小、形态、边缘、内部结构、密度变化等。

有以下变化提示恶性磨玻璃密度结节:①磨玻璃密度结节增大;②稳定并密度增高;③稳定或增大,并出现实性成分;④缩小但病灶内实性成分增

大；⑤结节具备其他形态学的恶性征象。

有以下变化提示良性磨玻璃密度结节：①病灶形态短期内变化明显，无分叶或出现极深度分叶，边缘变光整或变模糊；②密度均匀，密度变淡；③随访中病灶缩小（密度没有增高）或消失；④随访中病灶迅速变大（倍增时间<15 d）；⑤病灶长期稳定，但实性结节 2 年无变化提示良性并不适用于磨玻璃密度结节，因处于原位腺癌（AIS）和微浸润腺癌阶段的磨玻璃密度结节可以长期稳定，所以这里的长期需要更长的时间，但究竟多长时间稳定提示良性，还需要进一步更加深入的研究。

总之，磨玻璃密度结节病变的正确诊断和鉴别要依赖于详细观察各种影像表现并加以综合分析才能做出，不能依赖单一征象；对于不典型病例，还需要随访观察甚至有创检查才能确定。

四、磨玻璃密度结节的临床处理

采用何种方法来处理，必须建立在对其恶性概率估算的基础上，而概率大小因患者年龄、吸烟史、结节体积以及 CT 征象的差异而有所不同。当恶性可能较低时，应使用低剂量 CT 对结节随访观察。当恶性可能较高时，应在风险可以接受的前提下行手术切除。

1. 考虑恶性的磨玻璃密度结节，如影像科医师把握度较大则应及早手术切除。如果把握度不大但倾向恶性，可首先随访 3 个月，持续存在的纯磨玻璃密度结节呈分叶状、边缘毛糙、内部密度不均匀或有空泡征等，混杂性磨玻璃密度结节随访没有变化或增大增浓，均建议手术切除。

2. 考虑良性的磨玻璃密度结节，建议 3 个月后复查；如患者焦虑严重，可在临床医师指导下抗感染治疗 1 个月后复查；之后按照 Fleischner 学会推荐意见的随访方案随访。

3. 对于难以定性的肺结节，可以推荐其进行随访观察，具体的随访原则根据 Fleischner 学会推荐意见，结合我国实际情况，推荐意见如下。

（1）孤立的、直径≤ 5 mm 的纯磨玻璃密度结节，2 年后低剂量 CT 随访，没有变化则 4 年后随访。如患者情绪过于焦虑，可适当缩短随访周期（首次6~12 个月后复查，以后每 2 年随访 1 次，病灶变大、变浓则缩短随访周期或手术切除，变小、吸收则保持 2 年随访或终止随访）。

（2）孤立的、直径 >5 mm 的纯磨玻璃密度结节，发现病变后 3 个月进行 CT 复查以确定病变是否持续存在；如果病变持续存在且没有变化，则每年 CT 随访复查，至少持续 3 年，之后仍应长期随访，间隔期可以适当放宽，有变化则调整随访周期。对于直径在 10 mm 以上，平均 CT 值超过 -600 HU，外形有分叶、内部可见空泡征的纯磨玻璃密度结节，恶性可能较大，应建议手术切除。不推荐使用抗生素或进行 PET/CT 检查。

（3）孤立的混杂性磨玻璃密度结节，3 个月后复查，病变变淡、变小则 2 个月后复查至病变消失；病变没有变化或增大时，考虑为恶性可能，建议手术切除。对于直径 10 mm 以上，实性部分 >5 mm 的混杂性磨玻璃密度结节，可考虑 ^{18}F-FDG PET/CT 进一步检查，有利于更准确地定性、预后评估以及优化术前分期和治疗方案的选择。

（4）多发、直径≤ 5 mm、边界清楚的纯磨玻璃密度结节，应采取比较保守的方案。建议首先 6 个月复查，病灶持续存在则 1 年后复查，如 1 年后依然存在且没有变化则 2 年后随访，之后每 2 年随访 1 次。病灶增多、增大、增浓则缩短随访周期，或通过评估病灶部位、大小和肺功能情况，选择性地对变化明显的病灶局部切除；病灶减少、变淡或吸收则延长随访周期或终止随访。

（5）多发纯磨玻璃密度结节，至少 1 个病变直径 >5 mm，但没有特别突出的病灶，推荐首次检查后 3 个月 CT 随访，如无变化，之后每年 1 次 CT 检查，至少 3 年。之后仍应长期随访，间隔期可以适当放宽。发现病灶变化调整随访周期（增多、增大、增浓则缩短随访周期，或通过评估病灶部位、大小和肺功能情况，选择性地对变化明显的病灶局部切除；减少、变淡或吸收则延长随访周期或终止随访）。

（6）有突出病灶的多发磨玻璃密度结节，在首次检查后 3 个月进行 CT 随访，如病灶持续存在，建议对较大的突出病灶给予更积极的诊断和治疗。出现以下情况考虑为突出病变：病灶内实性成分直径 >5 mm 的混杂性磨玻璃密度结节；病灶直径 >10 mm 的纯磨玻璃密度结节；具有分叶征、毛糙边缘、毛刺征、空泡征、胸膜凹陷征等恶性征象的磨玻璃密度结节；任意大小的纯磨玻璃密度结节或内部实性成分直径 <5 mm 的混杂性磨玻璃密度结节，若随访过程中出现病灶增大或密度增高；结节出现任何其他浸润性病灶特征。以上情况均要高度怀疑恶性，建议对其手术局部切除。

该共识的形成,专家组参考了国内外大量文献、最新进展和多学科指南,综合了中国学者的研究结果和专家意见及我国实际情况和医疗环境,期望能成为临床工作的重要参考和依据。只有我们充分了解国内外最新进展和通行做法,规范磨玻璃密度结节影像检查和诊疗行为,并将各种随访与治疗的优缺点充分说明,才能将磨玻璃密度结节的诊疗引导到正确、合理和安全的轨道上来,以最大限度地保障医患双方的利益,并使患者从中获益。

第二节 Fleischner 学会肺非实性结节处理指南(2013)

随着 CT 设备分辨率的提高和普通人群体检意识的增强,越来越多的肺内非实性结节能够被发现,但其临床检查和处理方法并不规范,一是认识不足,检查不到位,误诊漏诊较多;二是认识错位,造成过度检查、过度诊断以及过度治疗。由此会造成病人更多的经济负担,而且电离辐射是致癌的危险因素之一。

有鉴于此,Fleischner 学会继 2005 年推出肺内实性结节的诊断处理指南之后,在综合了大量文献及世界一流心胸方面影像及临床专家的意见后,推出了肺内非实性结节的诊断和处理推荐意见,并发表于 2013 年 1 月的 Radiology 上。

标准与指南:Fleischner 学会肺非实性结节处理指南(*Recommendations for the management of subsolid pulmonary nodules detected at CT: A statement from the Fleischner Society*)

本文旨在进一步补充 Fleischner 学会之前公布的关于偶然发现的肺实性结节的处理指南,针对肺非实性结节提出了一系列推荐指南。临床发现,越来越多的肺非实性结节经病理证实为周围型腺癌,因此临床迫切需要一套规范化的关于肺非实性结节的定义和处理策略。基于肺非实性结节这一术语原先的定义和 2011 年初由国际肺癌研究会(IASLC)、美国胸科学会(ATS)、欧洲呼吸学会(ERS)联合发布的肺腺癌的国际多学科分类标准,结合近年来的有关文献,制定了 6 条推荐指南,其中 3 条是关于孤立性肺非实性结节的,另外 3 条有关多发肺非实性结节。由于这类病变的复杂性,此指南在很大程度上有别于之前 Fleischner 学会制定的关于肺实性结节的处理指南。DOI:10.3 874/j.issn.1674-1897.2013.01.Y0101

2005 年,Fleischner 学会公布了关于肺小结节的处理指南。现在该标准广泛应用于临床。但是,越来越多的临床工作者认识到其在肺非实性结节处理策略方面的局限性,尤其是缺少对此类单发或多发结节细节的认识。尽管近年来提出了许多关于肺非实性结节的处理策略,但针对此类病变的定义和处理策略的标准化仍然极为重要。

正如以下将要讨论的,考虑到关于此类病变的最佳处理策略方面持续存在的争议性,让其达成共识的需要显得尤为重要。而且周围型腺癌是最常见的肺癌类型,占原发性肺癌的 30%~35%,且证据表明其有增加趋势,这一现状使得这项指南的形成显得更为急迫。

这项报道是为了进一步补充之前 Fleischner 学会所发布的指南,针对非实性结节提出了一系列推荐指南。因为最近已有数篇文章报道了关于这些建议的重要数据,本方法将讨论这些关于特定指南的数据。非实性结节处理指南的发展必然会涉及各种问题,而且其中大多数问题仍存在争议性。如对此类病变的描述性术语的定义、病变测量及随访间隔方法并不统一,CT 特征性表现具有可替代性,包括 ^{18}F-FDG PET 的影像表现和直接获取组织病理学的方法,包括肺活检或局部切除等。另外,由国际肺癌研究会(IASLC)、美国胸科学会(ATS)、欧洲呼吸学会(ERS)联合公布的肺腺癌的国际多学科分类标准必须考虑。肺癌的最新 TNM 分期和国家肺癌筛查临床试验的前期结果等近年来重要的进展都需要考虑在内。

基于肺非实性结节这一术语原先的定义和 2011 年初由 IASLC、ATS、ERS 联合公布的肺腺癌的国际多学科分类标准,结合近年来的有关文献,制定了 6 条推荐指南,其中 3 条是关于孤立性肺非实性结节的,另外 3 条有关多发肺非实性结节。每一条指南后都附加了理由和特定的补充说明(表 3-1-1),最后还讨论了目前仍存在的需要进一步研究的争议性问题。

表 3-1-1 Fleischner 学会肺非实性结节处理指南

结节类型	处理指南	补充说明
孤立性纯 GGN		
≤ 5 mm	不需要 CT 随访观察	连续 1 mm 薄层 CT 影像以确认病灶是否为真实的纯 GGN
>5 mm	发现病变后 3 个月进行 CT 复查以确定病变是否依然存在:如果病变仍然存在且没有变化,则每年 CT 随访复查,至少持续 3 年	^{18}F-FDG PET-CT 对此类病变的诊断价值有限,而且有误导倾向,因此不推荐使用
孤立性部分实性结节	首次 3 个月后复查以确定病变是否依然存在。如果依然存在而且内部实性成分 <5 mm,则推荐每年 CT 随访复查,至少持续 3 年。如果病变持续存在且其内部实性成分≥ 5 mm。推荐活检或外科手术治疗	>10 mm 的部分实性结节,考虑应用 PET/CT 检查
多发部分实性结节		
纯 GGN ≤ 5 mm	建议第 2 年和第 4 年 CT 随访	多发≤ 5 mm 的 GGN 病变还应考虑到其他病变的可能
多发 >5 mm 纯 GGN,但没有特别突出的病灶有突出病灶的多发部分实性结节	推荐首次检查后 3 个月 CT 随访以确认病变是否持续存在,之后每年 CT 随访复查,至少持续 3 年在首次检查后 3 个月进行 CT 随访证实病灶仍然存在,如果病变持续存在,推荐活检或外科手术治疗,尤其是对内部实性成分直径 >5 mm 的病灶	^{18}F FDC PET/CT 对此类病变的诊断价值有限,而且有误导倾向,因此不推荐使用建议对怀疑为肺癌的较大病灶给予保守的肺叶切除术

术语:现在,有很多用于描述肺内局灶性结节样密度增高影的词语,包括边界清楚和不清的病变但其密度又不足以掩盖在其中走行的支气管血管束。这一典型征象被称为磨玻璃密度影(GGO)或磨玻璃密度结节(GGN)。根据其内是否含实性成分,分为纯磨玻璃密度(pGGO;无实性成分)和部分实性结节(part-solid GGN)。非实性结节包括上述两类病变。

IASLC、ATS、ERS 联合公布的肺腺癌的国际多学科分类标准:许多研究都证实了表现为肺非实性结节的腺癌的 CT 和病理表现关系密切,另外还有研究表明长期存在的小的纯磨玻璃密度结节,特别是那些直径 <5 mm 的纯磨玻璃密度结节,常被病理证实为非典型腺瘤样增生(AAH)。另外也有数据表明,磨玻璃密度结节中实性成分含量越多,预后越差。

最近,由 IASLC、ATS、ERS 联合公布了新的肺腺癌的国际多学科分类标准,这一新的分类对基于 CT 表现的处理指南的形成具有直接指导意义。简单来讲,新分类取消了原细支气管肺泡癌(BAC)和混合型肺腺癌的名称。

新分类主要包括:①癌前病变,包括不典型腺瘤样增生和原位腺癌(AIS),病变最大径通常≤ 3 cm,病理上表现为单纯的鳞屑样生长。②恶性病变,主要包括微浸润腺癌(MIA)、浸润性腺癌及浸润性黏液腺癌。微浸润腺癌的最大径≤ 3 cm,为孤立性病灶,以鳞屑样生长方式为主,浸润生长范围≤ 0.5 cm;浸润性腺癌在病理上进一步分为鳞屑样、腺泡样、乳头状或实体型,另新增了微乳头样亚型。将有明显浸润性的腺癌即先前的黏液型细支气管肺泡癌从非黏液型腺癌中区分出来,归类于浸润性黏液型腺癌中,它不同于非黏液性腺癌亚型和癌前病变不典型腺瘤样增生。

大规模的研究表明,原位腺癌和微浸润腺癌这两类病人若接受根治性手术,则其 5 年无病生存率可为 100% 或接近 100%。针对浸润性腺癌,另外分为 3 个等级,重点强调其复杂多样的病理亚型。这 3 个等级包括预后差的实体微乳头型病变、浸润性黏液腺癌和胶样腺癌;预后好的非黏液样鳞屑样生长的病变;预后中等的乳头、腺泡为主的腺癌亚型。

本文的目的在于重点强调 IASLC、ATS、ERS 新分类缺乏直接的 CT 对照;但是,旧版的 CT 分类,特别是 Noguchi 等提出的旧版的 CT 分类仍然和病理相关。

肺非实性结节的推荐指南:尽管该推荐指南与 Fleischner 学会发布的关于实性肺结节的处理指南相一致,但关键区别在于该指南没有同以往那样将吸烟个体与已戒烟的病人或从不吸烟者相区分,部分原因在于腺癌在年轻人和无吸烟史人群中的发生率持续增高。尽管吸烟者有更大可能罹患癌症且往往预后更差,但仍没有足够的数据来支持完全基于吸烟史使用不同的指南。其他已知的危险因素也一样,包括肺癌家族史和暴露于潜在的致癌因子中。

与之前 Fleischner 学会关于肺实性结节的指南不同的是,目前这项指南已将多发非实性结节病变纳入,这反映出由于多层螺旋 CT 的广泛应用,多发肺非实性结节的检出率日益增多。同以前一样,不能过分强调这些指南必须依据个人的病史做出解释。

以下推荐指南是对肺非实性结节研究的大量文献进行系统性回顾总结的结果。鉴于这些病变更加复杂,以下建议比先前的 Fleischner 学会的推荐指南更有适宜性,即每一个具体的建议都有特定的补充说明。对于每条建议,由美国胸科医师专职小组对每一特定等级给予分级强度的建议。

(一)推荐指南 1

孤立的、直径 ≤ 5 mm 的纯磨玻璃密度结节不需要 CT 随访观察(表 3-1-1)。

1C 级:强烈推荐,低或很低质量的证据。

理由:尽管许多此类病变可能是偶发的腺瘤样增生,但在这个时候仍有理由不推荐常规使用 CT 进行长期随访。

首先,尽管不典型腺瘤样增生和腺癌之间的关系已有研究报道,但不典型腺瘤样增生恶变需要的时间仍未知,尽管有孤立性不典型腺瘤样增生进展为浸润性腺癌的病例报道,但也很罕见。这些病变随访几年后通常是稳定的或者无症状的。

其次,肺癌 CT 筛查研究表明大的纯磨玻璃密度结节平均倍增时间为 3~5 年,这样使监测此类病变大小的变化更困难。

最后,在现有技术下测量 ≤ 5 mm 病变的精确度仍受限,造成精确测定病变大小变化容易受到观察者间和观察者内部变异性的影响,可重复性差。可能的结果是,常规 CT 随访这种病变将导致许多研究结果不确定,且以研究基金的浪费和过量辐射为代价。

补充说明如下。

(1)有必要采用连续薄层 CT(1 mm 层厚)观察以确认病灶是否为真实的磨玻璃密度结节,尽可能避免在厚层图像(通常是 5 mm)上误将实性结节诊为非实性结节。

(2)任何大小的纯磨玻璃密度结节,有肺外恶性肿瘤病史亦并不影响遵循这些指南。因为有数据表明,纯磨玻璃密度影罕见转移性性质。

(二)推荐指南 2

孤立的 >5 mm 的纯磨玻璃密度结节,发现后 3 个月进行 CT 复查以确定病变是否依然存在;如果病变仍然存在且没有变化,则每年 CT 随访复查,至少持续 3 年(表 3-1-1)。

等级 1B:强烈推荐,中等质量证据。

理由:据最近提出的 IASLC、ATS、ERS 肺腺癌新分类,此类病灶对应于癌前病变不典型腺瘤样增生或原位腺癌,强调使用长期 CT 随访复查这一保守的方法。提出这个建议的关键是因为目前除了手术切除之外还没有可靠的方法来判断病变的病理特征为癌前病变、恶性或良性。只有少数研究表明,直径 >8 mm 的纯磨玻璃密度影必须行常规手术切除,高达 20% 的持续存在的纯磨玻璃密度结节被证明是良性病变,良恶性肺非实性结节在形态学上仍有较大的重叠。由于大多数此类病变要么被证实为良性,要么证实为不典型腺瘤样增生、原位腺癌或微浸润腺癌,因此密切监测其形态学的细微变化,避免不必要的手术和过度诊断是合适的。对于表现为纯磨玻璃密度结节的腺癌,密切监测可以保证在发现病变后早期识别,随访中提示恶性的危险因素包括病变大小超过 10 mm 和具有肺癌病史。最重要的是,不止一项研究证实,在随访监测过程中发现病变增长后进行手术切除的病变,CT 随访所造成的时间耽搁对病人预后没有任何不利影响。

需要强调的是,发现病变后 3 个月进行全胸 CT 随访是基于以下考虑:首先,纯磨玻璃密度结节和部分实性结节都可能在短期随访后病变消失,如病变消失可以避免病人过长时间的猜疑和焦虑。最初的短期随访还能确保迅速增大病变的检测,例如在黏液型腺癌病人中就会出现。第二,如果在发现病变后,并没有保存其薄层影像,执行短期随访还可继续获得薄层影像作为基线。正如下面讨论所示,连续 1 mm 影像是监测微小无症状结节增长的最佳选择,尤其是对于纯磨玻璃密度结节。

补充说明:

(1)目前,没有抗生素的使用指征。

(2)准确的监测要求 CT 扫描技术的统一。虽然首次 CT 检查可能采用 5 mm 层厚影像重组,随访检查应该包括连续 1 mm 的层厚影像,并使用低剂量技术。

(3)^{18}F-FDG PET/CT 的诊断价值有限,因为小的纯磨玻璃密度结节在 PET 上常不显示。此外,由于此类病变常为局灶性,特别是<1 cm 的病变,不太可能发生淋巴结侵犯或者肺外累及。据 Yap 等报道,46 例肺非实性结节术后证实为"混合性"腺癌的病例中,67% 的纯磨玻璃密度结节 PET 成像为阴性。Heyneman 和 Patz 的研究也有相同的发现,研究发现 PET 对术后证实为细支气管肺泡癌病变的诊断敏感度仅为38%。

(4)在对此类病变进行保守治疗时,常规不推荐经皮细针穿刺活检。

首先,这些病变的穿刺结果往往为阴性或常致误诊。Shimuzi 等例在对 <2 cm 病变进行 CT 引导下经支气管肺穿刺活检的研究中发现其整体诊断准确率为 65%;磨玻璃密度影为主的病变(磨玻璃密度影比例 >50%)诊断准确率只有 51%;磨玻璃密度影为主且直径 <1 cm 的病变诊断准确率更低(35%)。

同样,在最近一项对低剂量 CT 筛查中检出可疑病变的 110 例病人行细针穿刺活检的研究中发现,24 例病人的穿刺结果不满意。尽管非实性肺结节采用经皮肺穿刺活检诊断准确率较高,与开胸肺活检的准确率相比,经支气管肺穿刺活检仍有很多问题。

第二,有证据表明,对生长缓慢的纯磨玻璃密度结节推迟手术切除并不影响其随后的分期。因此,经胸细针穿刺活检应只适用于那些不能行外科手术的病例。

(5)尽管先前的报道指出,持续存在的 >10 mm 的纯磨玻璃密度结节必须行手术切除,但这个结论应该反映病人年龄、倍增时间延长等相应的临床特征。对于那些增大的病变或实性成分增多的病变应该考虑进行手术切除,包括胸腔镜下外科楔形切除、肺段切除或亚段切除。在此背景下,经支气管肺穿刺活检只适用于不进行手术而采用如立体定向放射治疗或射频消融等替代疗法的病人。

(6)尽管提出了许多将结节量化的成熟技术,包括监测病变大小和密度变化的方法,但仍没有达成共识,缺乏值得推荐的已经验证过的最优方法。当使用电子尺时,二维测量可以帮助检测结节微小的变化,特别适用于边界不清的病变。不管使用什么方法,应该强调的是,测量方法要一直应用于后续的随访观察中,与最早的影像一致(见推荐意见 3,补充说明 3.3)。

(三)推荐指南 3

孤立的部分实性磨玻璃密度结节,特别是那些实性成分直径 >5 mm 的病变,3 个月后复查发现病变增长或没有变化时,应该考虑其为恶性可能。

等级 1B:强烈推荐,中等质量的证据。

理由:和纯磨玻璃密度结节不同的是,大量研究已经证明了部分实性磨玻璃密度结节较纯磨玻璃密度结节恶性可能性大。据 Henschke 等报道,低剂量 CT 筛查结果呈阳性的 233 例病人中,44 例(19%)手术切除的部分实性结节病人中 15 例(34%)诊断为恶性,实性结节的恶性率为 7%(P<0.001)。更重要的是,部分实性结节的恶性率为 63%,纯磨玻璃密度结节的恶性率为 18%。即使在不同大小的结节之间比较,部分实性磨玻璃密度结节的恶性率显著高于实性结节或纯磨玻璃密度结节(P=0.03)。和实性结节类似的是,大的纯磨玻璃密度结节更有侵袭性。虽然磨玻璃密度结节病变内实性成分的增多强烈提示病变为腺癌,但内部实性部分大小 <5 mm 的病变却例外,因为这些病变常常被证实是原位腺癌或微浸润腺癌,提示保守处理。测量非实性结节的直径是取其长、短径的平均值。实性成分的大小是在纵隔窗上病变截面处测量其最大直径。

补充说明:

(1)由于这些病变在随访过程中可能消失,因此强烈建议首次检查 3 个月后进行复查观察其变化。同时要考虑的因素包括年轻人、女性,患肺癌的高危因素、吸烟史、多发性、嗜酸性粒细胞增多症,以及偶尔的实性成分较多的病人。应该谨慎的是,不是所有直径变小的磨玻璃密度结节都是良性的,表现为磨玻璃密度结节的腺癌,其大小也可以由于内部纤维化或肺不张引起病变缩小。但是这些大小的变化常常会引起病变密度相应增高。

(2)实性成分大小的测量以及实性成分和磨玻璃密度含量百分比的测量尤为重要。实性成分越多,病变越可能是浸润性腺癌,而且预后越差。

(3)虽然已经提出了许多定量分析非实性结节的方法,但目前意见仍不统一。尽管任何方法都存在局限性,但这项特定的技术在应用于随访过程中必须前后保持一致,以最大程度减少观察者内部、观察者之间的变异度。类似的建议也适用于纯磨玻璃密度结节,对这类病变随访时,应该采用连续薄层的低剂量 CT 扫描。当使用电子尺时,在窄窗或纵隔窗上测量磨玻璃密度结节的实性成分,宽窗或肺窗上测量磨玻璃密度结节的磨玻璃密度含量,推荐取其长、短径的平均值（表 3-1-1）。

（4）特别关注内部实性成分很少或直径 <5 mm 的磨玻璃密度结节。根据最近的 IASLC、ATS、ERS 分类，这些病变如果是肿瘤的话，应归类为微浸润腺癌。如果根治性切除，其生存率为 100%，但在特定情况下（例如病人无手术适应证时）也应该像纯磨玻璃密度结节一样提出更为保守的治疗方法。

（5）对于直径 8~10 mm 的部分实性磨玻璃密度结节，建议行 ^{18}F-FDG PET/CT 进一步检查，有利于更准确地评估预后以及优化术前分期。

（6）与 >5 mm 的纯磨玻璃密度结节进行经支气管肺穿刺活检的建议类似（参见补充说明 2.4），经支气管肺穿刺活检并不推荐用于部分实性结节，除非不能进行外科手术。在外科手术切除方面，研究表明局限性胸腔镜指导下楔形切除或节段切除术可以代替标准叶切除术。

（四）推荐指南 4

多发 <5 mm 的边界清楚的磨玻璃密度结节，应采取比较保守的方案，建议第 2 年和第 4 年行 CT 随访（表 3-1-1）。

1C 级：强烈推荐，低或很低质量的证据。

理由：尽管 <5 mm 的多发磨玻璃密度结节中的任一病变演变成浸润性癌的可能性尚未确定，对外科手术切除证实为腺癌的病人，常会伴发局灶性不典型腺瘤样增生，对此推荐其保守的处理方法是第 2 年及第 4 年行 CT 随访。

补充说明：多发微小的磨玻璃病变还应考虑到其他病变的可能，如吸烟者的呼吸性细支气管炎。

（五）推荐指南 5

多发纯磨玻璃密度结节，至少一个病变 >5 mm，但没有特别突出的病灶，推荐首次检查后 3 个月 CT 随访，以后至少 3 年随访（表 3-1-1）。

等级 1B：强烈推荐，中等质量的证据。

理由：具体说明与指南 2 类似。虽然目前关于孤立性和多发纯磨玻璃密度结节恶性可能性的报道有争议，而且一些研究表明，大的病变更有可能发展为浸润性癌，但仍推荐保守的长期每年 CT 随访监测，无论那些没有主要病变的病人是否有吸烟史（参见推荐指南 6，对主要病变的定义）。

补充说明：

与指南 2 类似，包括使用一致的 CT 技术与低剂量连续薄层 CT 扫描 [参见补充说明（二）（2）]；没有常规使用 ^{18}F-FDG PET/CT 的临床指征，尤其是

对 8~10 mm 病变 [参见补充说明（二）（3）]；没有常规经支气管肺穿刺活检的临床指征 [参见补充说明（二）（4）]；随访过程中测量技术必须前后统一 [参见补充说明（二）（6）]。

（六）推荐指南 6

有突出病灶的多发磨玻璃密度结节，主要病变需要进一步处理。首次检查 3 个月后进行 CT 随访证实病灶仍然存在，建议对较大病灶进一步给予更积极的诊断和处理，尤其是对内部实性成分 >5 mm 的病灶（表 3-1-1）。

理由：尽管目前还没有可靠的方法来区分多原发癌和肺内转移瘤，但有报道指出，基因分析和更细化的病理亚型分类证实多发非实性结节是典型的多原发肺癌，需要外科切除，除非具有黏液腺癌病史的病人。虽然目前关于主要病变的定义不统一，部分实性特别是那些实性成分 >5 mm 的磨玻璃密度结节；>10 mm 的纯磨玻璃密度结节：具有毛刺轮廓、空泡征或网格征的不典型的部分实性结节；纯磨玻璃密度结节或内部实性成分 <5 mm 的部分实性结节，若随访过程中出现病灶大小或密度的变化；或者实性结节出现浸润性病灶特征均要高度怀疑为恶性。在外科手术切除病例中，8%~22% 能发现多原发肺癌，CT 筛查中发现腺癌的病人，最多 18% 为多原发肺癌。大多数肺癌病人出现多发结节，特别是多发磨玻璃密度结节或部分实性病变，实际上都有同时发生的原发肿瘤。收集外科资料，有助于这些病人的进一步治疗，因为他们的生存率与同一分期的孤立性肺癌病人相似。

补充说明：

（1）与指南 3 中应用于部分实性磨玻璃密度结节的处理相似。需要强调的是，应考虑使用 ^{18}F-FDG PET/CT[参见补充说明（三）（5）] 来进一步确定 8~10 mm 病变的特征。

（2）考虑到多个亚肺叶切除术后病人可长期生存的报道。具有手术指征的多发磨玻璃密度结节的病人，推荐可视胸腔镜下局限性肺楔形切除或肺段切除。

（3）肺癌外科手术切除病例，建议每年 CT 随访监测，至少随访 3 年。极少数病例会新发恶性肿瘤。

需要进一步研究的问题：尽管关于磨玻璃密度结节的研究已经长达十余年，但仍有许多问题有待解决。

1. 不典型腺瘤样增生或原位腺癌进展为浸润性

癌需要多长时间？在一项对低剂量 CT 筛查检出的 48 例肺实性结节的研究中发现，平均间隔时间为 450 d（范围为 85~951 d），随后被证实为不典型腺瘤样增生或者 Noguchi A-C 型的病变，那些最初表现为纯磨玻璃密度结节的病变中，75% 的病灶增大，17% 病灶内部出现实性成分，23% 灶内部实性成分增多。对这些病变的演变的认识还需要进一步的研究和更多的数据支持，包括考虑单发与多发病灶进展的可能性。

2. 如何将 CT 表现与新的 IASLC、ATS、ERS 分类关联？尽管可以沿用以前确定的 CT-WHO 关联性，但仍需要前瞻性研究的验证。

3. 在确诊为浸润性癌的病例中，生物标志物的角色是什么？是否可以用生物标记物决定表型和帮助鉴别诊断其是否有侵袭性？

4. 当怀疑非实性结节是浸润性癌时，传统的保肺手术是否真的适用？在这种情况下，什么是最佳的外科手术方式？

5. 关于肺非实性结节的自然病史有待于进一步前瞻性数据的积累；必须进一步开发可靠的定量方法来三维评估非实性结节。尽管许多文献提出了很多有益的建议，但迄今为止没有一种方法得到认可并推荐使用。

6. 目前国家肺癌筛查计划（NLCST）初步结果的意义尚不确定，其数据的进一步分析是否会影响非实性结节的处理策略尚有待明确。

7. 测量部分实性结节中实性成分和磨玻璃密度影含量的比例对未来肺癌 TNM 分期是否有意义？如果有意义，意义是什么？ CT- 病理对照研究的数据表明，测量病变侵袭性成分的大小（对应于 CT 中的实性成分）较肿瘤的大小更能预测鳞屑样生长腺癌病人的生存率。需要更多的关于 CT 定量测量的研究来进一步验证这个假说。

8. 最后，或许也是最重要的，过度诊断肺癌是否存在风险？许多小的癌症，尤其是那些确定为原位腺癌甚至微浸润腺癌的都可能永远不会导致死亡。虽然这是有争议的，但比较低剂量 CT 基线筛查（癌症患病率）和每年 CT 随访复查（癌症发病率）确定的肺癌，基线筛查可发现更多的恶性非实性结节，主要是腺癌。种族和性别是否会影响非实性结节肿瘤的可能性也需要更多的研究。

考虑到在临床工作中，经常会碰到肺非实性结节，尽管在许多问题上还存在争议，但仍需要一套明确的指南。期待后续的研究来进一步细化和改进这些指南。

第三节　3 cm 以下肺恶性局灶性磨玻璃密度结节与实性肺癌 CT 表现对照

随着肺部低剂量扫描和肺癌筛查的广泛开展，局灶性磨玻璃密度结节的检出率明显提高，由于相当一部分局灶性磨玻璃密度结节为早期肺癌，因此对其征象的准确认识和诊断显得尤其重要。磨玻璃密度结节（GGO）在高分辨 CT（HRCT）上表现为肺部较淡薄的密度增高影，病灶局部的支气管和血管结构可以清晰显示。病理上磨玻璃密度结节是由肺泡腔的不完全填充、炎症所致肺间质增厚、水肿、纤维化、肿瘤性增生、肺泡部分萎陷、正常呼吸状态或毛细血管的血容量增加所致。

根据磨玻璃密度结节内是否含有实性成分，分为单纯性磨玻璃密度结节（pGGO，无实性成分）和混合性（mGGO，含有实性成分）；根据磨玻璃密度结节的数量和范围分为局灶性和弥漫性两大类。磨玻璃密度结节是肺部较常见但非特异性的征象，是肺间质或肺泡早期损害的表现；除见于细支气管肺泡癌（BAC）、腺癌、非典型腺瘤样增生（AAH）外，也见于炎性病变、局灶性出血、纤维化等。Soda 等（2008）报道 1 例侵袭性腺癌在 4 年内由单纯性磨玻璃密度结节变为完全实性结节的动态发展过程。

Suzuki 等（2006）根据 HRCT 内磨玻璃密度结节成分的多少，将肺结节分为 6 种类型：

Ⅰ. 单纯性磨玻璃密度结节；Ⅱ. 半实性结节；Ⅲ. 中间为实性，周围为磨玻璃密度结节（晕征）；Ⅳ. 混合性磨玻璃密度结节，实性部分有支气管充气征；Ⅴ. 混合性磨玻璃密度结节，但磨玻璃密度结节的比例 <50%；Ⅵ. 完全实性结节。

有作者将上述Ⅰ～Ⅴ型归为局灶性磨玻璃密度结节，与Ⅵ型进行对照分析。该组实性结节男性发病率高于局灶性磨玻璃密度结节（P=0.024），可能与该组患者的病理类型存在一定的关系，由于鳞癌主要见于老年男性患者，该组实性结节的 14 例鳞癌中 13 例为男性，48 例局灶性磨玻璃密度结节中没有鳞癌。

结节的形态及边缘特征反映了其潜在的病理学特征。周围型肺癌的形态以圆形或类圆形居多，也可以是不规则形，细支气管肺泡癌可以表现为小片状、结节状及叶段实变等形态，或者多种形态混杂。圆形或类圆形反映了病灶膨胀性、堆积式的生长方式；不规则形在组织病理学上是由局部纤维化、大量炎细胞浸润、肺泡塌陷或肺泡内渗出物的机化所致。

该组 10 例不规则形恶性局灶性磨玻璃密度结节包括 6 例细支气管肺泡癌，3 例腺癌和 1 例大细胞癌，局灶性磨玻璃密度结节中不规则形所占比例明显高于实性结节。

毛刺征表现为自结节边缘向周围伸展的放射状、无分支、直而有力的细短线条影，近结节端略粗。病理上可见瘤组织沿血管支气管向外浸润，同时见炎症反应及结缔组织增生，毛刺是肿瘤收缩牵拉周围的小叶间隔所致。该组患者毛刺在实性结节和局灶性磨玻璃密度结节中存在差异。

上述不规则形和毛刺征在 2 组结节之间存在差异，与病理类型存在一定的相关性，局灶性磨玻璃密度结节中细支气管肺泡癌所占比例较高；传统上普遍认为细支气管肺泡癌或以细支气管肺泡癌为主的腺癌中，磨玻璃密度结节成分代表肿瘤的伏壁式生长，增厚的肺泡壁或呼吸性细支气管内衬有不典型的立方上皮或低柱状上皮细胞。

临床上大多数肺癌的瘤 - 肺界面虽然清楚，但有细小高低不平的突起，可以全周或部分毛糙。其原因为：肿瘤呈蟹足样浸润生长，与正常肺实质犬牙交错；瘤周肺实质有一定程度的炎症反应；瘤周的小血管及淋巴管内有癌栓形成；其主要原因是肿瘤的生长方式，后两者是次要的。该组所有结节的瘤 - 肺界面都是清楚的，但有 8 例是光整的，光整瘤 - 肺界面的病理基础是肿瘤生长缓慢呈堆积式生长，或肿瘤生长迅速推压邻近肺组织形成假包膜；但清楚毛糙和光整的瘤 - 肺界面在该组不同结节中差异无统计学意义。

周围型肺癌也可有模糊的界面，属非典型表现，主要见于产生黏蛋白的肿瘤，由于肿瘤邻近肺泡腔内所含黏蛋白致其边界不清楚，该组未见模糊的瘤 - 肺界面。

空泡征是指病灶内 1~2 mm 的透亮区，形状可以不规则。其病理学基础为未被肿瘤组织充填的正常含气肺组织；未完全闭合或扩张的小支气管；被肿瘤组织溶解、破坏与扩大的肺泡腔，以腺癌及细支气管肺泡癌为多。该组局灶性磨玻璃密度结节的空泡征出现率明显高于实性结节，原因在于肿瘤的伏壁式生长，易导致肺泡腔的不完全充填而形成空泡。

CT 支气管征是薄层 CT 的另一重要和常见征象，在恶性病变中支气管的改变具有多样性，主要表现为支气管截断，也可出现支气管扩张。但该组局灶性磨玻璃密度结节中有 3 例单纯性磨玻璃密度结节和 4 例混合性磨玻璃密度结节的支气管走行自然，其病理类型包括 5 例细支气管肺泡癌和 2 例腺癌，这与肿瘤的生长方式有关。对于邻近结构的改变，胸膜凹陷征和血管集束征在局灶性磨玻璃密度结节与实性结节中差异均无统计学意义。

所以，3 cm 以下恶性局灶性磨玻璃密度结节与实性结节的病灶形态、边缘形态、瘤 - 肺界面、内部结构及邻近结构的改变大多数表现一致，但局灶性磨玻璃密度结节中不规则形、空泡征和支气管走行自然的概率在一定程度上高于实性结节，毛刺征低于实性结节，这与肿瘤的病理类型及肿瘤的病理学基础存在一定的关系。

第四节　表现为磨玻璃密度影的细支气管肺泡癌与非典型腺瘤样增生的 CT 鉴别诊断

随着肺部低剂量扫描及肺癌筛查的普及，磨玻璃密度结节越来越多地被发现。肺磨玻璃密度定义为肺内模糊或边界清楚的无一定形状的半透明密度区，其内仍可见血管纹理和支气管结构，主要在薄层 CT 扫描或高分辨率 CT 扫描显示。

Henschke 等（2002）将磨玻璃结节分为有实性成分的磨玻璃密度结节和无实性成分的磨玻璃密度结节，并且报道有 63% 的含部分实性成分的结节和 18% 无实性成分的结节是恶性的。无实性成分的结节即单纯性磨玻璃密度结节，肿瘤性病变可能是非典型腺瘤样增生和细支气管肺泡癌。一项研究对二者鉴别诊断方面进行探讨。

正常肺泡：正常肺泡由气腔和肺泡壁组成。吸气时充盈适量的空气，称为气腔；肺泡壁为肺泡的支架,内有适量的纤维组织、血管(血液)、淋巴管等。在进行胸部 CT 扫描时,若肺泡有适量的空气,肺泡壁的血液及纤维组织含量也正常,则在与之相对应的 CT 的每个单元像素内将产生一定量 Hounsfield 衰减及灰阶值。

病理学:CT 上呈肺内磨玻璃密度结节的病理基础为:①肺泡的气腔内有液体或出血,导致 CT 值增加;②肺间质因炎症、水肿、纤维组织增生或因肿瘤等原因而增厚时,造成每个像素内"组织"量增多而空气量相对减少, CT 值亦随之增加;③在呼气终末时,肺泡内空气量减少,肺间质虽正常但单位像素内肺泡壁的数目增加,亦可造成磨玻璃密度结节。

不典型腺瘤样增生是一个病理学概念,是指较一致的矮柱状或立方细胞沿轻度增宽的肺泡间隔生长的增生性病变。有作者认为是肺腺癌的癌前病变。

细支气管肺泡癌起源于支气管远端的肺泡。病理上癌细胞沿肺泡壁胚层状生长,但不破坏其基本结构,故肺泡腔不同程度的存在。

病变直径:病变直径对鉴别细支气管肺泡癌和不典型腺瘤样增生有重要意义,两者之间存在统计学差异($P<0.05$),细支气管肺泡癌病灶的直径较不典型腺瘤样增生要大。以前有文献报道不典型腺瘤样增生测量直径 <10 mm。文献报道不典型腺瘤样增生直径(7±3)mm(范围 3~10 mm)和(7.9±2.1)mm。在一组病例中, 19 个不典型腺瘤样增生中有 10 个(52.6%), 40 个细支气管肺泡癌中有 6 个(15.0%)直径 <10 mm。该项研究也符合以前的研究结果。

病变的球形度:病变的球形度对鉴别两者亦有重要价值,不典型腺瘤样增生更趋于呈球形状,两者间有显著性差异($P<0.05$)。利用薄层后处理软件进行三维重组,综合轴位、矢状位、冠状位图像,可以比较容易地判断出病灶的球形度。

胸膜牵拉征、血管集束征和空泡征:胸膜牵拉征、血管集束征和空泡征反映出肿瘤收缩,常常是细支气管肺泡癌。肿瘤收缩是由于病变伴局灶性肺泡萎缩或活动性成纤维增生所致。该组病例中,细支气管肺泡癌和不典型腺瘤样增生的空泡征发生率分别为 77.5% 和 15.8%,与 Kuriyama 等(1991)文献中的 65% 和 5% 相符合,空泡征更多见于细支气管肺泡癌。

Kim 等(2007)的研究表明,细支气管肺泡癌不能跟其他表现为磨玻璃密度结节的病变区分开来,例如:不典型腺瘤样增生、肺纤维瘤或组织机化性肺炎。因为他们的研究包括 40 例细支气管肺泡癌或腺癌,但只包括 3 例不典型腺瘤样增生,不典型腺瘤样增生数量的不同可能导致该项研究结果与他们的研究结果的差异。

纯磨玻璃密度结节患者的处理:纯磨玻璃密度结节患者的处理一直有争论,依据 Nakamura 等(2004)和 Nakata 等(2003)的提议,纯磨玻璃密度结节患者肺段切除术后预后较好。一些作者建议该类病例应随访 CT,因为纯磨玻璃密度结节进展为肺癌非常慢,有报道称平均倍增时间是 813~880 d。

不典型腺瘤样增生随访间隔时间:虽然不典型腺瘤样增生被考虑是细支气管肺泡癌和腺癌的癌前病变,但是一直没有报道称不典型腺瘤样增生进展为细支气管肺泡癌或腺癌。所以该组作者建议高分辨率 CT 用于随访高度怀疑不典型腺瘤样增生的患者的间隔时间应长于高分辨率 CT 高度怀疑细支气管肺泡癌的患者。但是足够的随访间隔尚有待确定。

日本 CT 筛查方针:在日本, CT 筛查公布的方针为:薄层螺旋 CT 上直径 >10 mm 的纯磨玻璃密度结节推荐活检或外科切除,因为他们发展为细支气管肺泡癌的概率很大。另一方面,对薄层螺旋 CT 上直径 <10 mm 的纯磨玻璃密度结节,建议从最开始的 CT 检查算起 6 个月后重新用薄层螺旋 CT 评估。如果第二次 CT 检查发现结节在大小或者密度上有所增加,则建议活检或外科切除。如果结节消失或大小缩小或密度没有增加,建议 12 个月后用常规低剂量 CT 进行第二次 CT 扫描。

总之,结节直径、球形度和空泡征可用来区分表现为纯磨玻璃密度结节结节的细支气管肺泡癌和不典型腺瘤样增生。较小的、球形结节多是不典型腺瘤样增生。空泡征多见于细支气管肺泡癌。这也和其他学者的研究结果相符合。

第五节 不典型腺瘤样增生 + 原位腺癌

肺癌是最常见的肺部恶性肿瘤,其病死率已居癌症病死之首。近年来,随着吸烟和环境因素的影响,肺癌的发病率和病死率均迅速上升。2011年,国际肺癌研究协会(IASLC)、美国胸科协会(ATS)和欧洲呼吸学会(ERS)对肺腺癌进行了重新分类,主要废除了细支气管肺泡癌的使用,引入了原位腺癌(AIS)和微浸润腺癌(MIA)2个新概念。

CT作为诊断肺腺癌的首要方法,在IASLC/ATS/ERS新病理分类后,探讨基于新分类的肺腺癌的CT表现特征,成为研究热点。但大部分研究对象为亚实性结节,包括纯磨玻璃密度结节和部分实性结节,单纯针对纯磨玻璃密度结节的影像表现与新病理分类的相关研究国内外报道不多。一项研究分析纯磨玻璃密度结节早期肺腺癌($T_1N_0M_0$)的病理分类及其对应的影像征象,从影像上对病理分类进行提示。

近年来,肺腺癌的发病年龄越来越年轻化,其中一个导致高病死率的重要原因就是诊断不及时,从而错过了最佳的治疗时间。所以肺腺癌的早期诊断有助于改善其治疗及预后效果。肺腺癌的组织学生长方式为癌细胞沿肺泡壁生长,逐渐向周围组织浸润。故随着其病理分级的进展,其病变大小逐渐增大,密度逐渐增高,其CT表现从局限性的纯磨玻璃密度影,逐渐发展为半实性到实性病变。因此,分析局限(<3cm)纯磨玻璃密度结节的CT影像特点对肺腺癌的早期诊断、随访及治疗具有重要意义。

性别与病变部位:有研究表明,在肺腺癌中女性的发病率明显高于男性。一项研究结果显示,各组内女性患者数量明显多于男性,但差异无统计学意义。不同病理类型病变中,病变部位最多的均为右肺上叶,但是不同病理类型的病变发病部位差异无统计学意义。因此,不能通过男女比例的差异或发病部位的不同来判断肺腺癌的病理类型,有待积累更多的病例进一步分析。

病变的大小:文献报道,通过观察肺腺癌病变的大小和密度的变化,可以判断其恶性程度;不同密度范围和阈值可以区分不同的病理类型,不典型腺瘤样增生和原位腺癌的密度分布多为单峰,微浸润腺癌和浸润性腺癌则以双峰居多。一项研究结果显示,不典型腺瘤样增生 + 原位腺癌病变大小明显小于微浸润腺癌和浸润性腺癌病变大小($P<0.05$),但微浸润腺癌和浸润性腺癌病变大小差异无统计学意义($P>0.05$);同时,ROC曲线对不典型腺瘤样增生 + 原位腺癌和浸润病变(微浸润腺癌和浸润性腺癌)的大小进行分析,结果显示阈值为1.05cm,准确率为80.85%。

对病变大小的研究,不同学者得到的结果有所不同。Nakata等(2002)研究发现,磨玻璃密度结节>1cm可提示恶性;Kim等(2009)则指出,当病变<0.8cm时可认为是良性病变,诊断准确率达83%;在肺癌筛查中则将病变>5mm设为阳性标准。在该项研究中,由于在不典型腺瘤样增生 + 原位腺癌中有8例病变大小>1cm,因此,得到的阈值较既往研究偏大。该项研究结果还显示,病变密度与病理分类差异无统计学意义,可能是由于样本量偏倚或手动测量误差较大及病变较小或密度不均匀时不易选择ROI造成的。

病变均匀度差异:在该项研究中,不同病理类型的病变均匀度差异有统计学意义。不典型腺瘤样增生 + 原位腺癌和微浸润腺癌主要表现为均匀或欠均匀,浸润性腺癌则主要表现为不均匀。可见浸润程度越深,CT表现越趋向不均匀。可能是由于肿瘤在生长过程中,由于肿瘤细胞的浸润,影响支气管的活瓣作用,从而导致病变内出现越来越多的透亮区,在CT上则表现为密度不均匀。

病变的形状及其边缘:对于病变的形状及其边缘,有研究表明,纯磨玻璃密度结节中病变形状为圆形的恶性概率较大,而多角形则提示良性;边缘呈毛刺状可提示恶性。该项研究结果显示,病变形状与病理分类差异无统计学意义,但不同病理类型的边缘差异有统计学意义。不典型腺瘤样增生 + 原位腺癌多表现为边缘光滑,微浸润腺癌和浸润性腺癌则多表现为分叶 + 毛刺。可能由于肿瘤细胞在生长初期各个方向生长速度基本一致,病变边缘呈现光滑的表现;随着浸润程度的加深,肿瘤细胞在基质中浸润性生长并牵拉周围的组织,加上生长过程中受到血管或支气管的阻碍,则呈现分叶和毛刺的表现。

瘤 - 肺界面:瘤 - 肺界面的清晰与否在不同病

理类型中的表现差异也有统计学意义。由此可见，瘤-肺界面越清晰，病变的浸润程度越高。这可能是由于不典型腺瘤样增生＋原位腺癌的肿瘤细胞沿肺泡壁排列较稀疏，生长范围也较松散，在病变组织内存在未发生病变的肺泡结构，影像上则表现为瘤-肺界面较模糊；随着浸润程度的加深，病变区域的正常肺组织逐渐被肿瘤细胞占据，肿瘤细胞在肺泡壁的排列也越来越紧密，影像上则呈现瘤-肺界面越来越清晰的表现。

空气支气管征：该项研究结果显示，空气支气管征在不同病理类型中的表现差异有统计学意义。可见随着病变浸润程度的增加，空气支气管征出现的概率逐渐增加，可能是由于肿瘤对基质的浸润导致弹性组织收缩、增殖的纤维牵拉周围正常组织，从而形成了空气支气管征。但对于此征象，部分研究表明空气支气管征对鉴别纯磨玻璃密度结节的良、恶性有意义，部分学者则认为无意义。

综上所述，1.05 cm 可作为不典型腺瘤样增生＋原位腺癌与浸润性病变的分界点，病变大小 >1.05 cm 时，80.85% 可做出正确诊断；浸润程度越深，病变越不均匀，边缘易表现为分叶＋毛刺，瘤-肺界面越清楚，空气支气管征出现的概率也越高。此外，在该项研究中有 36 例的纯磨玻璃密度结节浸润性腺癌，占到总病例数的 40%。虽然该项研

究结果对病理分类有一定的提示作用，但这对 IASLC/ATS/ERS 的新病理分类仍然是一个挑战。在今后的研究中，我们将加大样本量，分析纯磨玻璃密度结节的影像特点，结合病理分类，为临床诊断提供更确切的依据。

附：具体研究资料：回顾性分析近 3500 例肺腺癌的临床资料，从中筛选出 TNM 分期为 $T_1N_0M_0$，并且 CT 影像表现为纯磨玻璃密度结节的病例 88 例，共 94 处病变，病变轴面最大横径 ≤ 3 cm。男 33 例，女 55 例；年龄 26~78 岁，平均（53±10）岁。88 例患者均经外科手术切除病灶，诊断均经病理证实。

对所有原始薄层图像进行分析评估，主要评估项目：①位置：分为右肺上叶、右肺中叶、右肺下叶、左肺上叶、左肺下叶；②大小：测量病变轴面最大横径（单位：cm）；③密度：ROI 面积 =15 mm²，分别在病变不同位置测量 3 次，取平均值（单位：HU）；④均匀度：设均匀、欠均匀、不均匀 3 个等级，其中病变内无任何透亮区时定义为均匀，病变内含有 3 个以上透亮区时定义为不均匀，介于两者之间为欠均匀；⑤形状：分为圆形、椭圆形、多角形、不规则形；⑥边缘：分为光滑、分叶、毛刺、毛刺＋分叶；⑦瘤-肺界面：分为清晰、不清晰；⑧病变内部及周边征象：分为空泡征、空气支气管征、胸膜凹陷征。

第六节　肺部非实性结节的 CT 诊断与随访

磨玻璃密度影：单纯磨玻璃密度影，即肺野内淡薄密度增高，其中肺泡支架及血管背景依然可见，无异常斑条状软组织成分定义为纯磨玻璃密度影或者非实性结节；在纯磨玻璃密度影的基础上出现混杂密度的成分而掩盖了部分支架结构或血管影称为混合性磨玻璃密度影或亚实性结节；完全围绕在中央结节或肿物周围的环状磨玻璃密度影定义为晕征。

病理基础：HRCT 上形成磨玻璃密度影的病理基础有：肺泡内薄层分泌物，如出血、水肿液或炎性分泌物渗出、肺泡蛋白沉积等；肺泡壁增厚，如不典型腺瘤样增生、肺泡癌、腺癌沿肺泡壁替代式生长、肺泡炎性肿胀（感染性或过敏性）；肺间质增粗，如肺间质纤维化、肺间质炎症（结缔组织疾病或病毒性炎症）、肺间质水肿等；局部通气-血流障碍，动脉或静脉血流增加而通气减少，如慢性阻塞性肺病中

或肺静脉血栓时。

广泛弥漫多发的磨玻璃密度影：广泛弥漫多发的磨玻璃密度影代表的是全身疾病的肺部表现，如肺水肿、肺部感染、肺出血、间质纤维化等。

局灶性的磨玻璃密度影：局灶性的磨玻璃密度影或非实性结节在肺癌 CT 普查以及随着 MSCT 扫描临床应用以后层厚越来越薄，其发现率越来越高，需要引起重视，如果 1~3 月后 CT 复查病灶不吸收，相当一部分代表癌前病变或肺癌。肺部多种肿瘤，如细支气管肺泡癌、腺癌、淋巴瘤和转移瘤中均可见代表肿瘤细胞沿肺泡壁匍匐生长而形成纯磨玻璃密度影或部分混合性磨玻璃密度影或围绕结节的晕样磨玻璃密度影。肿瘤的局灶磨玻璃密度影在组织学上反映肿瘤的替代式生长方式，即以肺泡间隔为基质，沿肺泡壁扩散而未完全充填肺泡腔。

细支气管肺泡癌与腺癌：细支气管肺泡癌是腺癌的一种亚型，病理学上定义严格，癌细胞单纯沿支气管肺泡壁葡匐生长，无明显间质纤维增生反应或间质瘤形成，无血管及胸膜侵犯。如果出现明显间质纤维增生反应或间质瘤形成，或任何血管及胸膜侵犯则为腺癌。其发病率正在增高。更经常发生在女性和年龄偏轻的患者，与吸烟关系较小。以肺内扩散为主，较少全身转移。HRCT多表现为单纯局灶磨玻璃密度影。它也可以是腺癌的早期原位癌阶段，在此基础上出现间质浸润、肿瘤细胞腺样或乳头状排列则进展为混合型腺癌，表现为混合性磨玻璃密度影。最终完全为肿瘤细胞和间质瘤成分膨胀性生长则形成实性腺癌结节。

其他肿瘤的磨玻璃密度影：淋巴瘤的磨玻璃密度影代表稀疏排列的肿瘤细胞对周围间质的浸润。在转移性肺疾病中，结节周围的磨玻璃密度影是从肿瘤向周围肺泡壁浸润的结果。一些作者报告一组病例中，发现小细胞肺癌、鳞癌化疗吸收过程中也可以表现为非实性结节。

局灶磨玻璃密度影疾病谱：局灶磨玻璃密度影可单发或多发。无临床症状，胸片检查常为阴性，是一种非特异性的征象，它的疾病谱有：局灶淡薄炎症、小片出血、局灶纤维化、淋巴滤泡球形增生、不典型腺瘤样增生、细支气管肺泡癌或腺癌、小细胞、淋巴瘤、转移瘤等。

CT鉴别诊断要点：CT鉴别诊断注重两大要点，一是肿瘤病变（含各种肺癌及癌前病变）与非肿瘤病变的鉴别；二是癌前病变与肺癌的鉴别。

支持为肿瘤性病变的主要征象：CT鉴别非实性结节支持为肿瘤性病变有价值的主要征象有：边界更清晰，50%以上的边缘清晰者占89%（34/38）；常伴有毛刺，胸膜牵拉，空气支气管征和空泡征等。而出现实性成分、线条样边缘、血管集束征、病灶的形状（圆形或卵圆形、多角形、不规则形）对良、恶性鉴别意义不大。这是Nambu等对于CT表现为局灶磨玻璃密度影和以磨玻璃密度影为主病变随访和手术证实的38例（不典型腺瘤样增生4例，高分化腺癌34例）肿瘤性病变和42例非肿瘤性病变总结的初步意见。

关于不典型腺瘤样增生：不典型腺瘤样增生的发现率随着CT的层厚越来越薄和普查人群的扩大愈来愈常见。据已有临床病理文献报道全年龄组发生率2.8%，老年人群中高达6.6%，肺癌病人中存在不典型腺瘤样增生的发生率高达10%~23.2%。

不典型腺瘤样增生与细支气管肺泡癌的鉴别要点有：①大小：不典型腺瘤样增生多小于5 mm（3~19 mm），CT密度更低；而细支气管肺泡癌多大于10 mm，CT密度稍高。②形态：不典型腺瘤样增生多为圆形或卵圆形，边界清晰的淡薄而均匀的局灶磨玻璃密度影；细支气管肺泡癌往往周边形态不规则，甚至呈条片影，常常可见内部密度不均，如出现实性成分、空气支气管征、空泡征，靠近胸膜时常见胸膜凹陷或胸膜牵拉。③变化趋势：不典型腺瘤样增生大多长期稳定不变或少部分可能缓慢消退；而细支气管肺泡癌会不断增大和/或变实。④病理学：不典型腺瘤样增生表现为肺泡细胞轻至中度异型增生，但仍呈单层立方上皮排列；而细支气管肺泡癌可见细胞显著异型性、细胞树立增高、细胞核不均匀深染、细胞排列异型。⑤重度不典型腺瘤样增生即使在病理学上经常不能与细支气管肺泡癌区分，WHO没有明确的区分标准，免疫组化和分子生物学区别是未来的方向。⑥不典型腺瘤样增生常与细支气管肺泡癌或肺癌可能同时存在。

多发非实性结节或与实性结节并存：多发非实性结节或与实性结节并存的CT诊断是另一个挑战。其中可能有几种情况：①多个不典型腺瘤样增生；②不典型腺瘤样增生与肺癌并存；③同时性多个原发肺癌。Park报道的8例不典型腺瘤样增生中有3例为多发不典型腺瘤样增生，甚至表现为数不清的不典型腺瘤样增生病灶。在肺癌CT普查实践中，约20%的磨玻璃密度影病例为多发磨玻璃密度影。

不典型腺瘤样增生常常与腺癌并存，在肺腺癌切除标本中发现不典型腺瘤样增生的比例高达12%~35%，而在大细胞癌和鳞癌切除标本中发生率较低，无肺癌死亡者的尸检中不典型腺瘤样增生发生率极低，所以一些作者提出肺腺癌的发病假说：不典型腺瘤样增生→细支气管肺泡癌→浸润性腺癌。国际肺癌早期行动计划（I-ELCAP）2005年结果：28 000人肺癌CT普查中发现肺癌413例，其中多发肺癌占11%。

同时性多个原发肺癌：近几年同时性多个原发肺癌的定义是：同一时间出现的各自分开的组织学互不相同的肺癌。同时性多个原发肺癌不断增高的原因有：CT层厚越来越薄，因此越来越多的细小肿瘤得到诊断；患者寿命延长使得再发肿瘤的机会增高（可能主要影响异时性多个原发肺癌发生率）；肿瘤放疗和化疗增加重复癌的数量；暴露于相同致癌物质致使器官系统转化为恶性肿瘤的机会增加。CT诊断和区分尚无统一标准，定性判断参照前述标准，可靠诊断唯有依靠CT随访病灶变化，或同侧或双侧多灶的电视辅助胸腔镜活检确诊。

多个原发肺癌首选外科治疗，且疗效不错，3年生存率92.9%。Nakata报道369例肺腺癌中31（8.4%）为多个原发肺癌，同时性26例，异时性5例，72%（49/68）在HRCT上表现为磨玻璃密度影。17例为双侧同时性肺癌，其中14例同时双侧手术切除（11例电视辅助胸腔镜）。多发肺癌相对常见，早期监测与切除预后良好，电视辅助胸腔镜对双侧

同时性肺癌切除安全有效。

目前国际肺癌早期行动计划的一般处理原则是抗感染治疗2~3周再CT复查，如果是炎症或出血会明显吸收。如果持续存在或者增大或者由纯磨玻璃密度影变为混合性磨玻璃密度影就要视其大小形态进行处理。8mm以下的非实性结节和5mm以下部分实行结节12个月后CT随访复查，如果增大或出现混杂密度成分，则活检或手术切除，如果稳定，则12月后再CT复查。5mm以上的部分实行结节或8mm以上的非实行结节在消炎治疗后不吸收时均应进行CT导引下活检，或电视辅助胸腔镜手术。

第七节　肺磨玻璃密度结节CT分类及鉴别诊断

磨玻璃密度结节，也称毛玻璃密度结节，是肺结节的一种表现形式，在影像学检查中十分多见。从组织病理学的角度看，磨玻璃密度结节的出现多提示病变仍处于早期、活动期或进展期，因而及时、正确地判断其形态和性质对指导治疗十分重要。

磨玻璃密度结节的CT表现：磨玻璃密度结节是指存在于肺内的局灶性密度增高影，但其密度又不足以掩盖从此处经过的支气管血管束，状似门窗磨砂玻璃而得名。因磨玻璃密度结节的定义主要基于不同观察者对病变形态和密度的主观判断，难免出现不同的定义和看法分歧，也因此影响到处理方式和预后判断。为使磨玻璃密度结节的诊断有一定的权威性、可遵从性和可重复性，以往在普通CT检查时，一些学者通常多以管电压120 kV，管电流100 mA，层厚和层距均为10 mm作为扫描参数，以层厚1.0 mm，窗宽1 500 HU、窗位 -500 HU为图像重建和显示参数。此外，在肺部局灶性病变分类中，大多数文献均把直径3 cm作为区别肺结节和肿块的界限，故此处所指的磨玻璃密度结节均系直径≤3 cm者。按照磨玻璃密度结节的密度均匀与否和是否伴有实质成分，磨玻璃密度结节又可再分为纯磨玻璃密度结节和伴有实性成分的混合磨玻璃密度结节。

磨玻璃密度结节的病理基础：正常情况下，吸气时通过呼吸肌的运动使肺泡腔扩张容纳更多空气，呼气时则借助肺泡壁的弹性回缩排出气体从而达到

气体交换的目的，而此时肺的CT值约为 -800 HU。在病理情况下，如肺泡腔或腺泡内有液体潴留或出血、局灶性间质炎性浸润、肉芽组织形成或肿瘤浸润时，可致单位像素内气体含量减少，局部肺组织密度增加，使CT值增高，形成磨玻璃密度结节。按照病理性质，磨玻璃密度结节可以是良性病变如局灶性纤维化、炎症或出血等，或是癌前病变如非典型腺瘤样增生、原位腺癌，也可能为恶性肿瘤如微浸润腺癌、转移癌等。

良性病变所致的磨玻璃密度结节：局灶性间质纤维化是造成非肿瘤性磨玻璃密度结节的主要病变。局部的炎症细胞浸润、纤维组织增生、肺泡及其间质的机化、肺泡萎陷等，致其在CT上表现为磨玻璃密度结节。但局灶性纤维化对周围的正常肺组织有牵拉作用，形成边缘凹陷的多角形，这与非典型腺瘤样增生的光滑边缘有明显区别。一些研究发现，局灶性纤维化多表现为纯磨玻璃密度结节而没有实质性成分。同时，在长期的随访过程中，局灶性间质纤维化可没有任何变化。感染、出血及水肿也可致磨玻璃密度结节，如曲霉菌感染、嗜酸细胞性肺炎、隐球菌感染、闭塞性细支气管炎伴机化性肺炎、子宫内膜异位等。另外，支气管镜或经胸壁肺活检所造成的局灶性肺损伤，短期内肺CT上也可表现为磨玻璃密度结节。

但以上原因所致的磨玻璃密度结节在合理治疗后，短期内CT复查中多会有吸收、消散，与有恶性

倾向或恶性的磨玻璃密度结节不同。

癌前病变所致的磨玻璃密度结节：2011年初，国际肺癌研究会（IASLC）、美国胸科学会（ATS）、欧洲呼吸学会（ERS）联合公布了肺腺癌的国际多学科分类标准，因细支气管肺泡癌的分类一直存在争议，这类肿瘤影像学表现、临床处理及预后的差异很大。

新分类强调肿瘤的伏壁式生长方式，取消了原细支气管肺泡癌的称谓，代之以原位腺癌、微浸润腺癌和伏壁式生长为主型腺癌（LPA）。将有明显浸润性的腺癌即以前的黏液型细支气管肺泡癌从非黏液型腺癌中区分出来，归类于浸润性黏液型腺癌中。

研究表明，随着影像学技术的发展，尤其是高分辨率CT扫描的分辨率已基本接近于标本，对应的非典型腺瘤样增生、原位腺癌和微浸润腺癌在影像学上有一定特征，其CT征象亦与病理组织学改变相吻合，因此在一定程度上可以通过影像学表现来推断其组织学类型。

由于非典型腺瘤样增生与原位腺癌根治术后的无症状生存率均为100%，故新分类中将非典型腺瘤样增生和原位腺癌一同归类为癌前病变。

病理学上，非典型腺瘤样增生由Ⅱ型肺泡上皮细胞或Clara细胞转变而来，它们多沿肺泡壁及呼吸性细支气管壁分布，属于轻度或中度不典型增生。CT上主要表现为纯磨玻璃密度影，通常病灶最大径≤0.5 cm时，考虑为非典型腺瘤样增生。非典型腺瘤样增生一般为圆形或类圆形，边缘光滑，无实性成分，亦无毛刺、胸膜牵拉或血管汇集等征象。

新分类中的原位腺癌，在CT上通常表现为最大径≤3 cm的纯磨玻璃密度结节灶。病理上原位腺癌为局限性，肿瘤细胞沿肺泡壁呈鳞屑样生长，无间质、无血管或无胸膜浸润的小腺癌（≤3 cm）。通常为非黏液亚型或极罕见黏液亚型。

恶性肿瘤所致的磨玻璃密度结节：依照肺腺癌分类的新标准，恶性肿瘤所致的磨玻璃密度结节主要包括病理类型有微浸润腺癌、浸润性腺癌及浸润性黏液腺癌。

肺部CT上最大径≤3 cm的伴实性成分的磨玻璃密度结节，考虑为微浸润腺癌。病理上，微浸润腺癌最大径≤3 cm，为孤立性病灶，以鳞屑样生长方式为主，周围浸润范围≤0.5 cm。此类病人接受根治性手术后，其无症状生存率可接近100%。

而当其浸润范围>0.5 cm时即为浸润性腺癌。

浸润性黏液腺癌多表现为弥漫于整个肺叶的磨玻璃密度结节、含有实性成分的磨玻璃密度结节或实性结节。腺泡内的黏液成分在CT上通常表现为均匀但低于肌肉组织的实质性密度影。CT表现为磨玻璃密度的病灶，病理上多见肿瘤呈伏壁式生长，而混合型结节中的实质成分在病理上多为肿瘤浸润、部分萎陷的肺泡及肿瘤中不规则的纤维成分。

但肿瘤所致的磨玻璃密度结节可有假性空洞征，即肿瘤沿管壁浸润性生长，使管腔形成活瓣样阻塞，气体可以容易地进入肺泡腔但难以出去，致肺泡腔过度充气，表现为磨玻璃密度结节中的小空泡，这在非典型腺瘤样增生及良性病变中不常见。

良、恶性磨玻璃密度结节的CT鉴别诊断：磨玻璃密度结节可以为多种不同疾病的共同表现，但不同病理基础的预后有显著差异。良性病变大多在短期内可缩小、消散或长期不变，癌前病变适时合理地治疗可避免其向恶性转变，癌性病变早期合理的治疗可以明显改善病人的预后。大规模的研究表明，原位腺癌和微浸润腺癌这两类病人淋巴结转移率极低，若接受根治性手术，则其无症状生存率可接近100%。故对磨玻璃密度结节进行早期良、恶性鉴别诊断有重要意义。

基于形态学特征的鉴别诊断：Matsuguma等（2002）依据病灶中磨玻璃成分的比例将局灶性磨玻璃密度结节分为Ⅰ型（0%）、Ⅱ型（1%~25%）、Ⅲ型（26%~50%）、Ⅳ型（51%~75%）及Ⅴ型（76%~100%）。混合磨玻璃密度结节内实性成分的多少，可作为判断良恶性的一个依据，也可作为评价其侵袭性的一个依据。若为恶性，则实性成分越多，且其侵袭性也越大；一般实性成分越多，恶性的可能性越大。局灶性间质纤维化为可长期不变，经合理治疗或自然病程中短期内缩小、吸收的磨玻璃密度结节，多为炎症、出血及水肿；有钙化的磨玻璃密度结节多提示良性病变。

同样，磨玻璃密度结节伴空气支气管征、空泡征及空洞征者，一般多见于恶性病变，其病理基础为：①局部坏死排出后所形成的空洞；②生长过程中包裹进去了含气肺组织。故空泡征也可作为鉴别诊断的一个依据。

基于强化特征的鉴别诊断：对于不典型的磨玻璃密度结节应行增强CT检查，不仅可以根据注射对比剂后磨玻璃密度结节有无强化来判断良恶性，还可依磨玻璃密度结节周围或内部的血管形态来进行良恶性判断。良性病变多不影响邻近血管,故可见血管走行如常,从病灶边缘绕过或轻松地穿过病灶。而恶性肿瘤的血管生成依赖性可致周围血管趋化生长,或由肿瘤释放血管生成因子等调控血管生成致血管构型改变;同时幼稚血管数量增多,血流缓慢,故可见病灶周围的正常血管向病灶聚集或病灶内异常增多的肿瘤血管。

基于生长速率的鉴别诊断:鉴于"同病异影,异病同影"的普遍存在,CT所发现的病灶性质不能确定者,应定期随访病灶的变化,包括其大小、密度及其内实质性成分的改变。通常以倍增时间来计算肿瘤的生长速率,倍增时间即结节体积增加一倍所需的时间。由于非典型腺瘤样增生可向原位腺癌、微浸润腺癌逐步发展,生长较慢,纯磨玻璃密度结节型肺癌的倍增时间明显长于实性结节型肺癌。Hasegawaet等(2000)通过研究表明,HRCT下的纯磨玻璃密度结节、混合磨玻璃密度结节及实性结节的平均倍增时间分别为813 d、457 d、149 d,故随访2年以上是必要的。

随访中如果病灶体积增大或其内实性成分增多,则其恶性可能性也增大,故每次随访中都需在相同的扫描条件及测量软件下对磨玻璃密度结节的体积及其内实质性成分的含量进行详细记录、动态监测。尽管结节的CT容积测量优于直径测量,但因磨玻璃密度结节缺乏与肺实质良好的密度对比,故磨玻璃密度结节的容积测量要比实性结节的容积测量难得多。现容积测量多用于实质性结节的评价,如何对磨玻璃密度结节的容积进行精确测量,仍需要大量研究。另一些磨玻璃密度结节的恶性进展可表现为边缘由光滑逐渐进展为分叶、毛刺或不规则样。对于体积增大、密度增加或边缘逐渐不规则的磨玻璃密度结节,要及时进行穿刺活检或手术治疗,以阻止其向恶性进展。

磨玻璃密度结节的随访:对于初次发现的磨玻璃密度结节,若依据形态学、强化特征暂时仍无法判断良恶性者,定期随访是十分重要的。现有许多关于肺结节的随访和处理指南,但针对磨玻璃密度结

节的标准仍不完善,多参照实性肺结节的随访计划。电离辐射是致癌的危险因素之一,也可导致磨玻璃密度结节恶性转变,故制定合理的随访间隔和低剂量CT方案十分重要。随访间隔可结合病人年龄、职业史、家族肿瘤病史和结节的危险程度来设计,同时提倡在不牺牲诊断质量,清晰显示病灶、分辨钙化灶的前提下尽可能降低扫描剂量。有研究认为管电压120 kV、管电流30 mA为肺结节筛查的最佳扫描参数,但对于磨玻璃密度结节,辐射剂量过低会使影像产生额外的噪声,导致疑似磨玻璃密度结节或致原磨玻璃密度结节无法分辨的情况。

随着双能量CT的出现,使保证高质量影像的低剂量成像成为可能。May等(2011)通过研究双源CT的图像空间迭代重建(IRIS)低剂量胸部CT,表明通过图像空间迭代重建的应用,可在不致图像失真的情况下,实现常规肺CT的剂量节省50%。双能量CT或将成为未来的一个发展方向。根据《I-ELCAP肺癌低剂量CT筛查指南》中关于磨玻璃密度结节的随访建议,对于<5 mm的混合磨玻璃密度结节或<8 mm的纯磨玻璃密度结节可在首次CT后间隔12个月复查; ≥5 mm且≤14 mm的混合磨玻璃密度结节,可在首次CT后3个月复查; >15 mm的磨玻璃密度结节可立即活检,也可暂不活检,但应严格定期随访。

因有些恶性进展的病变在随访过程中可表现为磨玻璃密度结节体积不变或缩小,而病灶内的实质成分增多,故对于随访中体积明显增大,尤其是密度增高、实性成分所占比例增大、形态趋于恶性的病变,应尽早进行如细针穿刺活检等检查,以明确病灶性质或进行手术切除,阻止其恶性进展。

对于磨玻璃密度结节短期内迅速生长,要注意是否有感染可能,故应先行抗感染治疗1个月后复查肺CT。另有研究者建议,对于随访期间磨玻璃密度结节中一旦出现实质成分,不论病灶迅速或缓慢缩小,都应马上手术切除。但对于磨玻璃密度结节的最佳低剂量随访方案仍无定论,有待进一步细化。

第八节　磨玻璃密度肺结节的 CT 诊断和鉴别诊断

由于CT的普及、高分辨率CT的广泛应用以 及利用CT进行早期肺癌的筛查,使隐蔽的磨玻璃

密度结节和局灶性磨玻璃密度结节的发现率逐渐升高，有关其定性诊断问题也日益引起外科和放射科医师的关注。

定义和技术要求：Remy-Jardin 等（1993）和 Engeler 等（1993）先后提出肺磨玻璃密度结节的概念及其诊断意义。1996 年美国专业词汇命名委员会将磨玻璃密度结节定义为：在高分辨率 CT 上呈模糊的致密影而其中仍能见到支气管结构或肺血管。

由于磨玻璃密度结节肺结构的识别仍是根据对肺衰减值的主观估计，缺乏客观指标，所以对 CT 检查时的技术参数必须严格标准化，使病灶的显示可靠且可重复，避免误诊或漏诊。通常，CT 检查的管电流取 200~400 mA，过低的管电流可产生过度的噪声，导致无法显示磨玻璃密度结节。Zwirewich 等（1991）同时用 200 mA 和 20 mA 管电流检查 10 例磨玻璃密度结节病人，其中 2 例用低剂量时被遗漏。Li 等（2002）曾报道，在用低剂量胸部 CT 筛查而漏诊的肺癌中，69% 为磨玻璃密度结节。管电压用 120~140 kV，矩阵 512×512，层厚 1.0~1.5 mm，若层厚较厚，因部分容积效应，可造成假性磨玻璃密度结节或磨玻璃密度结节被遗漏。

扫描时间应限定 ≤1 s，且在吸气后屏气时扫描。根据气管的形态，可判断 CT 扫描时是处于吸气位还是呼气位，吸气位时气管呈圆形，呼气位时气管呈扁平或新月形。观察时，窗宽应设置在 1 500~2 000 HU，窗高 500~700 HU。有研究者报道，使用计算机辅助诊断有助于磨玻璃密度结节的检出和定性诊断。

磨玻璃密度结节的病理基础：正常肺泡在吸气时充盈适量的空气，称为气腔。肺泡壁为肺泡的支架，内有适量的纤维组织、血管（血液）、淋巴管等。在胸部 CT 扫描时，若肺泡有正常量的空气，肺泡壁的血液及纤维组织含量也正常，则在与之相对应的 CT 的每个单元像素内将产生一定量的 Hounsfield 衰减及灰阶值，例如 -800 HU。

造成 CT 上呈肺内毛玻璃样致密的病理基础为：①肺泡的气腔内有液体（如水肿）或出血，导致 CT 值增加；②肺间质因炎症、水肿、纤维组织增生或因肿瘤等原因而增厚时，造成每个像素内"组织"量增多而空气量相对减少，CT 值亦随之增加，例如 -650 HU；③在呼气终末时，肺泡内空气量减少，肺间质虽正常但单位像素内肺泡壁的数目增加，亦可造成磨玻璃密度结节。

磨玻璃密度结节的 CT 诊断：造成肺内磨玻璃密度结节的病因比较复杂，Collins & Stern（1997）报道，共有 19 种疾病可造成 CT 上的磨玻璃密度结节。磨玻璃密度结节或局灶性磨玻璃密度结节可见于良性病变，如局灶性间质纤维化、炎症或出血等；癌前病变，如不典型腺瘤样增生；恶性肿瘤，如细支气管肺泡癌，腺癌等。

良性病变造成的磨玻璃密度结节：局灶性间质纤维化或机化性肺炎：局灶性间质纤维化或机化性肺炎是造成非肿瘤性磨玻璃密度结节的主要病变。导致磨玻璃密度结节的病理基础包括局部炎性细胞浸润、肺泡内和/或间质内有渗出、间质间隔因成纤维细胞增生而增厚以及肺泡及间质的机化及纤维化。局灶性间质纤维化在相当长时间的随访中可没有任何变化，CT 上的特征与肿瘤性磨玻璃密度结节可非常相似。病灶内可含有实性成分，此实性成分多与纤维化灶和肺泡萎陷有关。

据 Takashima 等（2003）报道，大多数局灶性间质纤维化表现有内凹的边缘及多边形的外形，这可有助于与恶性肿瘤的磨玻璃密度结节鉴别。而另有一些研究者发现，局灶性间质纤维化多数表现为圆或卵圆形磨玻璃密度结节而无实性成分。Nakajima 等（2002）报道，局灶性间质纤维化不显示有压迹或毛刺，借此可与恶性磨玻璃密度结节鉴别。

曲霉菌感染：曲霉菌感染时，因出血和/或炎性细胞浸润，CT 上可形成磨玻璃密度结节表现，通常表现为中心实变伴周围磨玻璃密度结节（CT 晕征）。CT 晕征代表了与梗死相关的肺泡出血，其发生率在疾病发作前为 96%，发生 14 d 后为 19%。然而，曲霉菌病的临床病理特征及影像学表现取决于病人的免疫状态、有无结构性肺破坏及霉菌的毒性。

Franquet 等（2001）将肺曲霉菌病分为 5 类：①腐败性曲霉菌病（曲霉肿）；②过敏反应性曲霉菌病（过敏性支气管肺曲霉菌病）；③半侵袭性（慢性坏死性）曲霉菌病；④气道侵袭性曲霉菌病（急性气管支气管炎、细支气管炎、支气管肺炎、阻塞性支气管肺曲霉菌病）；⑤血管侵袭性曲霉菌病。只有血管侵袭性曲霉菌病可表现为带有磨玻璃密度结节的肺结节。

嗜酸细胞性肺炎：嗜酸细胞性肺炎可由多种原因引起，包括寄生虫感染、特发性肺纤维化、结节病、胶原血管性疾病、嗜酸细胞增多综合征及药物反应等。其中，单纯嗜酸细胞肺炎（Loeffler 综合征）及特发性嗜酸细胞增多综合征在薄层 CT 上可出现磨玻璃密度结节阴影。组织学上，磨玻璃密度结节代表肺泡内渗出及纤维性改变伴有间质内嗜酸细胞浸润，在中心的实性成分则符合于中性粒细胞脓肿。

闭塞性细支气管炎伴机化性肺炎：闭塞性细支气管炎伴机化性肺炎为一特发性病变，在细支气管及肺泡管内产生息肉样肉芽组织，伴间质及气腔有不同程度单核细胞及泡沫状巨噬细胞浸润。最常见的 CT 表现为双侧出现磨玻璃密度结节或实变，病变分布在支气管血管周围，表现为单个或多个结节或呈肿块状，病变内可见充气支气管征。

Kim 等（2003）报道的 31 例中，6 例呈磨玻璃密度结节，并有"反晕征"表现，即病变中央呈结节状磨玻璃密度结节而周围有环形较高密度区，并认为此表现可能是闭塞性细支气管炎伴机化性肺炎的特异 CT 征象。

胸内子宫内膜异位：胸内子宫内膜异位或称月经综合征亦可造成薄层 CT 上的磨玻璃密度结节。此病包含 4 种临床征象：月经期气胸、月经期血胸、月经期咯血、肺磨玻璃密度结节。多数病人诉说月经期反复咯血、气胸或血胸，且大多数有妊娠或妇产科手术史。这些症状和体征均因肺内有异位的子宫内膜组织所致。症状与月经密切相关有助于确立本病诊断。

局灶性创伤性肺损伤：经支气管或经胸肺活检可造成局灶性创伤性肺损伤，随后在 CT 上可出现磨玻璃密度结节阴影。Kazerooni 等（1995）在 40 例经支气管肺活检 1 个月内 141 次 CT 检查中发现，9 例出现实性结节伴磨玻璃密度结节。考虑此假性结节系局灶性出血及肺实质挫伤所致。同样表现亦可在经胸肺活检后见到。

肺隐球菌感染：肺隐球菌感染多表现为孤立或多发肺结节，可伴有或不伴周围磨玻璃密度结节阴影，以及在薄层 CT 上呈磨玻璃密度结节阴影。

血管炎的出血：此外，发生在韦格纳肉芽肿、Henoch-Schonlein 紫癜及其他类型血管炎的出血亦可造成 CT 上磨玻璃密度结节阴影。

癌前病变——不典型腺瘤样增生导致的磨玻璃密度结节：不典型腺瘤样增生在无症状人群中罕见，发生率约为 0.05%，一组来源于尸检资料的报道显示，不典型腺瘤样增生在普通人群中的发生率为 2.8%，60 岁以上人群为 6.6%，在肿瘤病人中，特别是肺癌病人，其发生率可高达 10.0%~23.2%。临床与尸检资料报道的不典型腺瘤样增生发生率存在差异，可能是由于大多数不典型腺瘤样增生病灶太小，临床上难以检出所致。一组资料表明，直径 3 mm 以上的不典型腺瘤样增生，CT 的检出率为 57%；小于 2 mm 的不典型腺瘤样增生的检出率仅有 35%。

不典型腺瘤样增生多数发生在上叶，可单发或多发。在 HRCT 上表现为圆或卵圆形磨玻璃密度结节结节，边界清晰，无任何实性成分，亦无毛刺、胸膜牵拉或血管汇集等征象。病理显示，不典型腺瘤样增生是由不典型立方形或柱状上皮细胞沿肺泡及呼吸性细支气管增生所致。流行病学、形态测定法、细胞荧光测定法及基因证据皆支持不典型腺瘤样增生为分化良好肺腺癌的癌前病变或前驱。值得注意的是，多发性不典型腺瘤样增生常同时伴有其他恶性肿瘤，Park 等（2006）报道的 8 例中，4 例同时伴有恶性肿瘤，特别是肺腺癌。

恶性肿瘤所致的磨玻璃密度结节：由恶性肿瘤形成的磨玻璃密度结节主要包括 2 种病理类型：细支气管肺泡癌和腺癌。根据 WHO 肿瘤组织学分类修订后的定义，细支气管肺泡癌为一非侵袭性腺癌，伴纯替换式生长方式，无间质、血管或胸膜侵犯。细支气管肺泡癌在非小细胞肺癌中约占 5.2%，其中以局限型最常见，占 48.3%。它常在无症状者中被意外发现，预后较其他腺癌亚型为佳。CT 上表现为肺周围区圆形磨玻璃密度结节，病灶内可含有或不含有实性成分。这种磨玻璃密度结节的表现反映了肺泡癌的替换生长方式，实性成分是因为伴有萎陷的肺泡或因成纤维细胞增生所致，实性成分的多少常与病变发展的期别有关。

腺癌是肺癌中最常见的病理类型，且发生率正逐年增加。CT 上腺癌表现为一实性结节，如出现磨玻璃密度结节，可能与肿瘤内含肺泡癌成分有关，但有些腺癌亦可能在 CT 上表现为纯磨玻璃密度结节而无任何实性成分。Lee 等（2007）报道，13 例直径 >10 mm 的纯磨玻璃密度结节中的 2 例为腺癌，Nakajima 等（2002）亦报道纯磨玻璃密度结节病灶中 10% 为腺癌伴有间质侵犯。

磨玻璃密度结节的 CT 鉴别诊断：早期肺癌的 CT 筛查可发现磨玻璃密度结节，据 Henschke 等（2002）报道，在 CT 上有阳性表现的病变中，磨玻璃密度结节占 19%。大多数磨玻璃密度结节为分化良好的细支气管肺泡型腺癌或细支气管肺泡癌，少数为不典型腺瘤样增生、机化性肺炎或其他，它们的 CT 表现非常相似，已有众多研究者对其鉴别诊断问题进行了深入的探讨。

Li 等（2004）用低剂量 CT 筛查 17892 例，共发现 747 个肺结节，对其中 222 个结节进一步行薄层（1 mm）CT 扫描，结节分为纯磨玻璃密度结节、混合性磨玻璃密度结节及实性结节 3 类。在纯磨玻璃密度结节中，呈圆形者恶性多于良性；在混合性磨玻璃密度结节中，若周围呈磨玻璃密度结节而中心有高密度区时，亦多为恶性。此外，实性成分所占比例对鉴别良、恶性亦有帮助，1 级（实性成分 ≤ 25%）的恶性率为 83%，2~4 级（实性成分分别为 ≤ 50%、≤ 75%、>75%）的恶性率为 100%。病变的大小与边缘特征等对鉴别良、恶性帮助不大。

Lee 等（2007）通过对 55 例 96 个磨玻璃密度结节进行分析，结果表明，≤ 10 mm 的纯磨玻璃密度结节，恶性率为 42%，包括不典型腺瘤样增生及细支气管肺泡癌，无一例为腺癌；>10 mm 的纯磨玻璃密度结节，恶性率为 40%，包括不典型腺瘤样增生、细支气管肺泡癌及腺癌，腺癌占 20%；≤ 10 mm 的混合性磨玻璃密度结节，恶性率为 100%，包含腺癌及细支气管肺泡癌，腺癌占 67%；>10 mm 的混合性磨玻璃密度结节，恶性率为 93%，包括腺癌及细支气管肺泡癌，腺癌占 73%。

由于良、恶性磨玻璃密度结节在 CT 上的表现极为相似，故通过随访确定病灶的处理方式就显得十分重要。多数研究者建议，随访期定为 3 个月。良性磨玻璃密度结节，除有局灶性间质纤维化外，在 3 个月的随访期中可见病灶有部分或完全吸收。由于炎症、局灶出血或水肿形成的磨玻璃密度结节可自发吸收或经合适抗生素、激素治疗后完全吸收。

肿瘤或局灶性间质纤维化造成的磨玻璃密度结节在随访期不会缩小或吸收。

Lee 等（2007）及 Kakinuma 等（2004）报道，在随访期纯磨玻璃密度结节保持稳定，组织学上多系局灶性间质纤维化、不典型腺瘤样增生、局限性肺泡癌或腺癌。随访期中纯磨玻璃密度结节如有增大或大小稳定但密度增加，或病灶缩小但出现实性成分，则多系肿瘤所致。

需要注意的是，呈纯磨玻璃密度结节表现的肿瘤的倍增时间可长达 813 d，较混合性磨玻璃密度结节的 457 d 及呈实性结节肿瘤的 149 d 明显要长。呈混合性磨玻璃密度结节表现的绝大部分为肿瘤，其中 17% 在随访期中可有增大。

小结：随着 CT 检查的普及、HRCT 的广泛应用以及近年开展的低剂量 CT 筛查肺癌，使磨玻璃密度结节的检出逐渐增多，它们可能代表恶性肿瘤，如细支气管肺泡癌及腺癌；或为癌前病变，如不典型腺瘤样增生；或为良性病变，包括局灶性间质纤维化或机化性肺炎、炎症及出血等。良、恶性病变的 CT 表现非常相似。一般认为，3 个月后复查 CT，如病变无变化，则可能是肿瘤或局灶性间质纤维化，以手术切除为宜。混合性磨玻璃密度结节多数为腺癌或腺癌合并有肺泡癌成分，应及早手术。

随访期中如病灶增大，或在纯磨玻璃密度结节中出现实性成分，则多系肿瘤所致，亦应即时手术。呈纯磨玻璃密度结节表现的肺癌通常无淋巴结转移，术后 5 年生存率可达 100%。在混合性磨玻璃密度结节中，如实性成分比例少于 50%，亦少见有淋巴结转移和血管侵犯，预后较佳；如实性成分比例超过 50%，则可能已有淋巴结转移及血管侵犯。

第九节 2017 Fleischner 指南：肺部 CT 偶发结节的处理

2017 年 2 月，Fleischner 学会发布了 CT 检出肺部偶发性结节的管理指南，该指南的主要目的是减少针对 CT 检出肺部偶发性结节不必要的随访检查，为放射科和临床医师更好地管理该类患者提供指导，表 3-1-2 是指南的主要建议。

表 3-1-2　Fleischner 指南的主要建议

实性结节(类型)	<6 mm (<100 mm³)	6~8 mm (100~250 mm³)	>8 mm (>100~250 mm³)	评论
孤立性				
低风险	无常规随访	6~12 个月行 CT,之后 18~24 个月考虑 CT	3 个月考虑 CT、PET/CT,或组织样本	结节 <6 mm 无须常规随访,但某些高危患者,如形态可疑、位于上叶或两者兼具者,可在 12 个月进行随访
高风险	最好在 12 个月行 CT	6~12 个月行 CT,之后 18~24 个月行 CT	3 个月考虑 CT、PET/CT,或组织样本	同上
多发性				
低风险	无常规随访	3~6 个月行 CT,之后 18~24 个月考虑 CT	3~6 个月行 CT,之后 18~24 个月考虑 CT	根据最可疑的结节进行管理。随访时间间隔根据病灶体积和风险情况再定
高风险	最好在 12 个月行 CT	3~6 个月行 CT,之后 18~24 个月行 CT	6~12 个月行 CT,之后 18~24 个月行 CT	同上

亚实性结节(类型)	<6mm (<100mm³)	≥ 6mm (>100mm³)	评论
孤立性			
磨玻璃密度	无常规随访	6~12 个月行 CT 确定稳定性,之后每 2 年行 CT 至 5 年	对于 <6mm 的可疑结节,考虑在 2 年和 4 年进行随访,若有实性成分或体积增加,考虑切除
部分实性	无常规随访	6~12 个月行 CT 确定稳定性,若未改变,并且实性成分 <6mm,应每年行 CT 至 5 年	在临床实践中,≥ 6mm 才定义为部分实性结节,<6mm 通常无须访。持续性结节中的实性成分 ≥ 6mm,应高度怀疑
多发性			
多发性	3~6 个月行 CT。若稳定,考虑 2 年和 4 年行 CT	3~6 个月行 CT,之后的管理根据最可疑的结节考虑	多发性 <6mm 的纯磨玻璃结节通常是良性的,但高危者应在 2 年和 4 年考虑随访

一、孤立性肺结节

推荐 1:孤立性非钙化实性结节

<6 mm 的实性结节的低危患者不需进行常规随访(1C 等级;强推荐,低或非常低质量证据)。

<6 mm 的实性结节的高危患者不需进行常规随访;但是,对于一些形态可疑,上叶位置或两者兼具的 <6 mm 的实性结节, 12 个月进行随访(2A 等级;弱推荐,高质量证据)。

对于 6~8 mm 的孤立性非钙化实性结节的低危患者,根据体积、形态和患者偏好,可在 6~12 个月进行初始随访检查(1C 等级;强推荐,低或非常低质量证据)。

对于 6~8 mm 的孤立性非钙化实性结节的高危患者,建议在 6~12 个月进行初始随访检查,在 18~24 个月再进行随访检查(1B 等级;强推荐,中质量证据)

对于 >8 mm 的孤立性非钙化实性结节,考虑 3 个月时进行随访,可结合 PET 和 CT(PET/CT)、组织、样本或其中一组;以上任何选择可依据结节体积、形态,并发症和其他因素(1A 等级;强推荐,高质量证据)。

推荐 2:多发性非钙化实性结节

对于直径 <6 mm 的多发性非钙化实性结节,不建议进行常规随访(等级 2B;弱推荐,中质量证据)。

对于至少有 1 个结节直径 >6 mm 的多发性钙化实性结节,建议在 3~6 个月时进行随访,然后根据风险在 18~24 个月考虑是否进行第 2 次随访(1B 等级;强推荐,中质量证据)。

二、亚实性肺结节

推荐 3:孤立性纯磨玻璃结节

对于直径 <6 mm 的孤立性纯磨玻璃结节,不建

议进行常规随访（1B 等级；强推荐，中质量证据）。

对于直径 ≥ 6 mm 的孤立性纯磨玻璃结节，建议在 6~12 个月进行随访，之后每 2 年进行随访，直至 5 年（1B 等级；强推荐，中质量证据）。

推荐 4：孤立性部分实性结节

对于直径 <6 mm 的孤立性部分实性结节，不推荐进行常规随访（1C 等级；强推荐，低或非常低质量证据）。

对于直径 ≥ 6 mm 的孤立性部分实性结节，考虑在 3~6 个月进行短期随访以评估结节的持续性。对形态可疑的结节（如分叶边缘或囊性成分），实性成分增长，或实性成分 >8 mm，建议进行 PET/CT、

活检或切除（1B 等级；强推荐，中质量证据）。

推荐 5：多发亚实性结节

对于结节 <6 mm 的多发亚实性结节，须考虑感染的病因。若在 3~6 个月进行初始随访后病灶仍存在，考虑在 2 和 4 年时进行随访以确定结节的稳定性（1C 等级；强推荐，低或非常低质量证据）。

对于至少有 1 个结节直径 >6 mm 的多发性亚实性结节患者，治疗决策应根据最可疑的结节。在这种情况下，考虑感染性病因。若 3~6 个月后仍然存在，考虑多发原发性腺癌（1C 等级；强推荐，低或非常低质量证据）。

第十节　对肺内的磨玻璃密度结节诊断和处理的几点建议

孤立的、直径小于 5 mm 的纯磨玻璃密度结节不需要随诊。尤其是年老者，因为其在病理上代表非典型腺瘤样增生，少数为原位腺癌。扫描层厚必须为 1 mm，以确定其是否为真正的磨玻璃密度结节。

孤立的、直径大于 5 mm 的纯磨玻璃密度结节，3 月后复查，以观察病变是否消失。如持续存在，则每年复查，至少持续 3 年。病理上为非典型腺瘤样增生、原位腺癌和一部分微浸润腺癌。不建议使用抗生素。PET 检查价值不大。CT 引导穿刺不推荐，阳性率较低。如果病变增大或病变密度增高，可采取手术治疗，术式推荐胸腔镜楔形手术、肺段或亚段切除。

孤立的部分实性密度磨玻璃密度结节，特别是实性成分大于 5 mm 者，3 月后复查，发现病变增大或无变化时，应考虑恶性病变可能。一组资料显示，部分实性密度结节，恶性的可能性为 63%，而纯的

磨玻璃密度结节为 18%。大的纯磨玻璃密度结节大多数为浸润性病变。女性和年轻患者常为炎症。不推荐 CT 引导穿刺。术式推荐胸腔镜楔形手术或肺段切除，不推荐肺叶切除。

多发小于 5 mm 的边缘清晰的磨玻璃密度结节，应采取比较保守的方案，建议 2 年及 4 年后随诊。多发纯磨玻璃密度结节，至少一个病变大于 5 mm，但没有特别突出的病灶，建议 3 月后复查，且长期随诊，至少随诊 3 年。

有突出病灶的多发磨玻璃密度结节，主要病变需进一步处理。首次 3 月后复查，病灶若持续存在，建议对较大病灶给予更积极的处理，尤其是病灶内的实性成分大于 5 mm 者。术式推荐胸腔镜楔形手术或肺段切除。术后病人每年随诊，至少持续 3 年。

对于肺内的磨玻璃密度结节，目前最重要和最需要解决的问题是可能存在过度诊断和过度治疗。

第十一节　肺亚实性结节 CT 定量测量的研究

详见本书本卷本篇·第三章·第一节《肺亚实性结节 CT 定量测量的研究》。

第十二节　影像组学特征对肺纯磨玻璃结节侵袭性腺癌与非侵袭性腺癌的鉴别

随着低剂量多层螺旋 CT 在肺癌高危人群中的广泛应用，越来越多的肺小结节及微结节被发现。约 1% 的肺结节为恶性结节，其中绝大多数为肺腺癌，表现为磨玻璃结节（GGN），按照 2015 世界卫生组织（WHO）肺、胸膜、胸腺和心脏肿瘤分类，肺腺癌病理类型包括：非典型腺瘤样增生（AAH）、原位癌（AIS）、微浸润腺癌（MIA）及浸润性腺癌（I-ADC）。其中非典型腺瘤样增生和原位癌属于非侵袭性腺癌，微浸润腺癌和浸润性腺癌属于侵袭性腺癌，非侵袭性腺癌和侵袭性腺癌的处理方法及预后有很大差别。

随着影像诊断医生对肺磨玻璃结节的深入研究，发现胸膜牵拉征、空泡征、血管集束征以及磨玻璃结节中实性成分的比例有助于明确判断磨玻璃结节的侵袭性，但纯磨玻璃结节（pGGN）常因结节体积较小且影像特征不明显，很难依靠传统的影像特征进行诊断分析。

在临床实践中，有不少磨玻璃结节手术病理证实为侵袭性腺癌，因此如何尽早对纯磨玻璃结节的侵袭性做出判断，对减轻病人经济和心理负担以及改善预后至关重要。

近年来随着影像设备和采集技术的发展，影像组学的概念越来越多地应用于影像诊断中，它将传统的影像转换为可挖掘的数据信息，并对之进行高通量定量分析，可以提取到人类肉眼难以观察的特征数据。Liu 等（2016）报道通过肺腺癌的肿瘤影像组学特征可反映表皮生长因子受体（epithelial growth factor receptor, EGFR）的表达程度，因而应用影像组学特征判定纯磨玻璃结节病理侵袭性有较大的可行性。

肺纯磨玻璃结节的临床现状概述：近年来随着多层螺旋 CT 及低剂量 CT 在早期肺癌筛查中的广泛应用，纯磨玻璃结节的检出率明显提高。而对这些纯磨玻璃结节的鉴别诊断及处理成为影像医师和临床医师面临的挑战。早期纯磨玻璃结节因为其体积较小，传统影像特征如空泡征、血管牵拉征及胸膜牵拉征等征象较少，不容易判断其良恶性及侵袭性；而由于纯磨玻璃结节的良恶性及侵袭性不同，具体处理的方法也各有不同。

Fleischner 学会、美国国立综合癌症网络（NCCN）、美国放射学院（ACR）推出的肺结节影像标准报告及评价系统（Lung-RADS）以及我国影像专家的"低剂量螺旋 CT 肺癌筛查专家共识"对纯磨玻璃结节的管理给出了较为详细的处理建议，但大部分的纯磨玻璃结节生长缓慢，因此过度诊断及长时间的随访会给病人带来沉重的心理及经济负担，如果影像医生能尽早对纯磨玻璃结节的性质做出较为准确的判断，将在很大程度上减轻病人负担，因此影像组学特征分析作为无创、方便的检查手段，对精准地预测纯磨玻璃结节侵袭性状况有重要的研究价值。

影像组学特征在预测纯磨玻璃结节病理侵袭性中的价值：一项研究中用到的二元 logistic 回归模型是比较经典的模型，该研究结果显示，4 大类 68 个影像组学特征中有 54 个独立 CT 特征可以应用于纯磨玻璃结节的病理侵袭性诊断，通过建立 156 例纯磨玻璃结节腺癌与 54 个 CT 特征的二元 logistic 回归分析模型，最终得到 8 个有诊断意义的影像组学特征，包括面积、周长、椭圆长轴、椭圆短轴、众数、最大灰度值、直方图峰度和灰度共生矩阵熵值。

既往有文献报道，纯磨玻璃结节的病理侵袭性与病灶的最大直径、灰度直方图中位置、胸膜牵拉征、空泡征及血管集束征等有关，这与该项研究结果得到的特征部分相符。通过 ROC 曲线分析显示，基于影像组学特征的纯磨玻璃结节侵袭性腺癌与非侵袭性腺癌诊断模型具有非常好的诊断效能（AUC=0.951），敏感度高达 94.8%，特异度为 86.7%，可以为临床上纯磨玻璃结节病人提供随诊观察及进一步临床处理的参考建议。

影像组学特征对于辅助影像诊断的优势：传统的 CT 影像诊断可测量观察的参数较少，例如最大直径、短径、CT 灰度值等，同时在选取兴趣区（ROI）时往往无法统一标准，测量误差较大且可重复性差，因此影像诊断结果更依赖影像医师的经验和水平。

随着计算机技术和图像处理技术的不断更新，可采集的影像组学特征越来越多，ROI 的选取也越来越自动化,该项研究中实现了病灶 ROI 的半自动选取,相较于传统的圆形、椭圆形或手动勾画 ROI 更加方便和精准,病灶边缘的显示也更加清晰,并且具有很好的可重复性。

该项研究的局限性:① CT 扫描设备不同。该项研究中有 16 层和 64 层 2 台 CT 设备,对于得到的影像质量有一定影响。②病例数量较少。该项研究中共收集 156 例病例,但研究的特征参数多达 68 个,因此病例数量相对较少。③该项研究中的全部特征参数均为二维参数,无法全面细致地描述整个瘤体三维的特征,可能会存在因选取层面不同而导致的研究结果差异。因此,在今后的研究中,需要进一步扩大样本的数量和来源建立多中心的研究,并且引入 3D 特征分析软件,更加全面深入地研究探索影像组学在纯磨玻璃结节 中的价值。

影像组学特征可以构建独特的放射学标记,作为鉴别纯磨玻璃结节中侵袭性腺癌和非侵袭性腺癌的诊断因子,具有进一步研究的价值,同时影像组学研究有利于精准医学的发展。

第二章　肺不典型腺瘤样增生

肺不典型腺瘤样增生作为肺腺癌的浸润前病变列入了 WHO（1999、2004）的肺肿瘤组织学分类，随着病理学和影像学的进展，对不典型腺瘤样增生以及不典型腺瘤样增生和细支气管肺泡癌、肺腺癌关系的认识也逐渐深入，此处就不典型腺瘤样增生的流行病学、病理、影像及预后等几个方面进行讨论。

流行病学：尸检结果表明，不典型腺瘤样增生在包括各年龄组的人群中的发病率为 2.8%。在 60 岁以上老年组中的发病率为 6.6%，其中恶性肿瘤组不典型腺瘤样增生的发病率高于非恶性肿瘤组（10.2% 和 3.4%）。在肺癌患者中的发病率为 12.1%。发病平均年龄为 57~62 岁。女性略多于男性，可以为多发。随着低剂量螺旋 CT 肺癌筛查的开展，CT 发现了越来越多的肺结节，其中很多微小结节不能定性，随之而来的问题是这些结节需不需要进一步采取诊断措施，例如 PET/CT 检查、穿刺活检和随诊，因此，有些学者提出了细支气管肺泡癌的过度诊断问题。过度诊断是指由于肿瘤生长缓慢，患者年龄造成的死亡风险大大超过肿瘤造成死亡的风险。Hasegawa 等（2000）的研究结果表明，肺癌中非实性结节的倍增时间为（813±375）d，部分实性结节的倍增时间为（457±260）d，实性结节的倍增时间为（149±125）d。按照 Yankelevitz 等（2003）提出的标准，倍增时间超过 400d 即可认为是过度诊断，如果 1 个肿瘤的倍增时间为 400 d，1 个直径 3 mm 的病变生长到直径 15 mm，需要 7.7 年。因此，在临床对于不典型腺瘤样增生和细支气管肺泡癌的诊断应当全面结合病理、影像和预后。

不典型腺瘤样增生的病理诊断：WHO（2004）肺肿瘤组织学分类中关于不典型腺瘤样增生的描述与 1999 年版相同，是指发生于呼吸性细支气管或肺泡上皮的局灶性轻度或中度不典型细胞增生，不伴间质性炎症和纤维化，病变通常 <5 mm。

细支气管肺泡癌的特点是异常增生的细胞沿肺泡框架生长，但无间质、血管和胸膜浸润，即非浸润性腺癌。显微镜下可以分为非黏液型、黏液型和两者的混合型，多数细支气管肺泡癌为非黏液型，黏液型仅占 25%，混合型很罕见。

不典型腺瘤样增生和与非黏液型细支气管肺泡癌的鉴别有时非常困难，不典型腺瘤样增生表现为沿肺泡间隔增生的立方或矮柱状上皮细胞，呈典型的"平头针"样，核分裂象罕见，与正常肺组织分界清楚。细支气管肺泡癌细胞异型性明显，失去了"平头针"样的排列模式，沿肺泡间隔密集排列，细胞核可以呈层状、丛状，有时细胞排列形成乳头状结构。

病变的大小可以作为鉴别点之一，但不是绝对标准。不典型腺瘤样增生在病理标本上通常最大径 ≤ 5 mm，最大径 >5 mm 的病变如果核分裂象不明显，增生细胞呈典型的"平头针"样排列，也应该诊断不典型腺瘤样增生；同样最大径 ≤ 5 mm 的病变也可以是细支气管肺泡癌。实际上有时很难区分不典型腺瘤样增生和细支气管肺泡癌，而两者之间的确切关系尚待进一步研究。不典型腺瘤样增生结节最大径多为 2~3 mm（细支气管肺泡癌瘤结节最大径不小于 5 mm，一般在 1 cm 以上），显微镜下见肺泡内衬细胞稍增大，伴轻度异型及轻度核异型（细胞立方状，核大小一致，胞质较少），未见核分裂象，肺泡间隔轻度增厚；而细支气管肺泡癌细胞形态更多样，呈柱状、立方状、钉状和圆顶状，细胞更密集。

然而病理科医师在鉴别诊断重度异型的不典型腺瘤样增生与细支气管肺泡癌时可能意见不一，如果结合病变的大小、CT 密度是否均匀、有无伴随征象常不难诊断。

细支气管肺泡癌常大于 10 mm，CT 密度较浓且不均匀，可能伴有混杂实性成分，常伴有毛刺、空泡、胸膜牵拉征。即使部分较小较淡的非实性结节，如果伴有胸膜凹陷，常常提示为细支气管肺泡癌。CT 随访不典型腺瘤样增生多年稳定，而细支气管肺泡癌要不断增大、增浓,但变化快慢不一。另外需要强调,细胞学或活检标本以及冰冻病理切片不足以诊断不典型腺瘤样增生或细支气管肺泡癌。

对于不典型腺瘤样增生的诊断,不同的病理医师存在主观认识标准上的差别。随着病理研究的逐渐深入,对不典型腺瘤样增生、细支气管肺泡癌和腺癌的认识在不同的研究发展阶段认识水平也将有所不同。

不典型腺瘤样增生的影像学研究:病变大小:高分辨率 CT(HRCT)中所见不典型腺瘤样增生的大小与病理不同,病理所见为非活体的萎陷、固定后的标本,因此活体影像中看到的不典型腺瘤样增生大于病理所见,如 1 例不典型腺瘤样增生病理大小 2.2 mm × 2.3 mm, CT 图像中为 5.0 mm × 4.1 mm。在早期关于不典型腺瘤样增生影像表现的研究中,Kushihashi 等(1994)报道的 7 个细支气管肺泡腺瘤(即现在的不典型腺瘤样增生)大小为 8~32 mm;Logan 等(1996)报道的 11 个大小为 5~10 mm。

WHO(1999)统一命名后,Kawakami 等(2001)报道的 10 个不典型腺瘤样增生大小为 6 mm × 6 mm~16 mm × 15 mm;Takashima 等(2003)报道的 11 个不典型腺瘤样增生大小为 6~16 mm;Park 等(2006)报道的 11 个大小为 3.9 mm × 3.0 mm~19.0 mm × 17.0 mm。实际上,病变越大,细胞不典型的程度就会相应加重,因此,诊断 10 mm 以上的不典型腺瘤样增生要特别注意,需要仔细观察其他影像特点。

病变密度:多数学者认为,不典型腺瘤样增生在 HRCT 中表现为非实性结节,即单纯磨玻璃样病变(纯磨玻璃密度影),Takashima 等(2003)认为,不典型腺瘤样增生中可以有点状实性成分,并且在病理上解释为肺泡腔缩小、肺泡壁增厚,同时该作者认为病变中可以有细支气管充气征。不典型腺瘤样增生表现为非实性结节,密度不均匀,其密度低于细支气管肺泡癌,偶尔可以看到细支气管充气征和微小空泡,病理上与含气的呼吸性细支气管和肺泡相对应。当病变内出现实性成分、较大空泡时,则不应诊断不典型腺瘤样增生。

有作者报告 1 例,经讨论,病理诊断为不典型腺瘤样增生,但细胞增生活跃,建议随诊。复习 CT 图像时发现,由于影像表现所见为较大磨玻璃密度影,病变中央可见少许实性成分和较大空泡,因此提示病理是否考虑有细支气管肺泡癌或腺癌可能,经再

次复阅病理,最后诊断为腺癌(混合型)。

瘤 - 肺界面:部分病变边缘清晰,部分病变边缘模糊,可以有浅分叶,这主要是由于病变增生不均匀所致。当边缘出现毛刺和胸膜牵拉征时,则不应诊断不典型腺瘤样增生。病变形态和边界对诊断帮助不大。

鉴别诊断:非实性结节中肿瘤性病变包括不典型腺瘤样增生、细支气管肺泡癌和腺癌。

局灶磨玻璃密度影或以磨玻璃成分为主病灶的良、恶性鉴别点主要在于:恶性磨玻璃密度影边缘相对清晰,其中多伴有空泡征,而少有空气支气管征。

Nambu 等(2005)总结了 38 例肿瘤性磨玻璃密度影和磨玻璃密度影为主的病灶(不典型腺瘤样增生 4 例,高分化腺癌 34 例)和 44 例随访证实的非肿瘤性磨玻璃密度影(临床吸收或变小 40 例,局灶纤维化 3 例,球形淋巴滤泡 1 例)征象差异性,明显提示恶性的征象有边缘清晰、毛刺征、胸膜牵拉征、血管集束征、空泡征,而病灶的形状鉴别意义不大。非肿瘤性病变包括局灶性肺间质纤维化、局灶性机化性肺炎、嗜酸细胞肺炎和肺泡出血等。

病变的预后:组织学类型与预后的关系:有关肺结节组织学类型与预后的研究开始于 20 世纪末,Noguchi 等(1995)将周围型小腺癌分为 6 型,即:A,局灶性肺泡癌;B,局灶性肺泡癌伴有灶状肺泡萎陷;C,局灶性肺泡癌伴有灶状增生活跃的成纤维细胞区域;D,分化差的腺癌;E,管状腺癌;F,分化好的乳头状腺癌。

A 和 B、C、D 型 5 年生存率分别为 100%、100%、75%、52%。这一结果极大地影响了 WHO(1999)肺肿瘤组织学分类,因此将细支气管肺泡癌严格限定为异常增生的细胞沿肺泡间隔生长,但无间质、血管和胸膜浸润,实际上这也要求病理医师对手术切除的肺结节进行全面、细致的观察。其后,有关肺结节组织学预后因素的研究较多,这些因素包括中央瘢痕的大小(≤ 5 mm, 5~15 mm, >15 mm)、沿肺泡生长方式的百分比、乳头状生长的百分比、血管侵犯、侵犯范围的大小(≤ 5 mm 和 >5 mm)、间质侵犯的形式(局限于细支气管肺泡癌范围内、局限于瘢痕的边缘、侵犯瘢痕的中心)等。

中央瘢痕的大小为 ≤ 5 mm, 5~15 mm, 15 mm 时的 5 年生存率分别为 100%、72%、40%。

Sakurai 等(2004)将 ≤ 2.0 cm 的周围型腺癌的间质侵犯分为 4 级:0 级为单纯细支气管肺泡

无间质侵犯；1级为间质侵犯局限于细支气管肺泡癌范围内；2级为间质侵犯局限于纤维瘢痕的边缘；3级为间质侵犯达瘢痕中心。

细支气管肺泡癌和1、2级腺癌的5年无病生存率均为100%，3级的5年无病生存率仅为59.6%。可以将1级和2级腺癌称为微浸润腺癌或早期腺癌。

WHO(2004)在制定肺肿瘤分类的会议中曾考虑过是否将细支气管肺泡癌伴微浸润腺癌列入新分类，但最终认为时机还未成熟。

影像表现与预后的关系：影像中通常将孤立性周围型肺结节分为3类，即磨玻璃密度影或非实性结节、部分实性结节或混有高密度的磨玻璃密度影、实性结节。但肿瘤性非实性结节并非都是不典型腺瘤样增生和细支气管肺泡癌，也可以混有浸润性腺癌的成分。

Nakata等(2003)发现≤1 cm的非实性结节93%为不典型腺瘤样增生和细支气管肺泡癌，且预后良好，>1cm的非实性结节以及部分实性结节38.5%为腺癌。因此该作者认为≤1 cm的非实性结节为非浸润性病变。Asamura等(2003)的研究表明≤1 cm非实性结节5年生存率为100%。

综上所述，对于HRCT显示为<10 mm的非实性结节，尽管不典型腺瘤样增生与细支气管肺泡癌鉴别较困难，但经过病理全面、详细观察，排除极少数伴有明显浸润腺癌成分的病例，从现有的资料来看，诊断不典型腺瘤样增生或细支气管肺泡癌对预后(5年生存率)没有影响。从患者的心理来说，保守的诊断(不典型腺瘤样增生)似乎更加有利。此外，对于这部分患者是否需采用积极的诊断和治疗措施，可以权衡利弊后做出选择，也需要进一步研究。

我们认为，如何正确认识和合理应用病理学检查这个传统的"金标准"是个不得不注意的问题。不要将它看成神圣不可侵犯的标准，它也可以有人为因素在内，它也有误诊与漏诊，它也存在着一个又一个诊断标准建立的问题，应该辩证地去看它，可以与它商榷，可以用事实推翻它的诊断！正确的诊断模式应该是影像、病理、临床及追踪随访的四结合诊断。作为影像与病理来说，永远都不要忘记主动去与临床紧密结合，不要关门研究，而应采取开放的态度，与临床认真细致地一起分析、研究、讨论，然后再下诊断结论，还要注意临床的追踪随访，以最后证实或修正自己的诊断意见。

第三章　肺结节体积测量

第一节　肺亚实性结节 CT 定量测量的研究

随着低剂量 CT 肺癌筛查的普及,肺亚实性结节(SSN)检出率大大增加,肺亚实性结节是纯磨玻璃结节(NSN)和混合磨玻璃结节(PSN)的统称。长期持续存在的肺亚实性结节恶性概率较高,且通常为肺腺癌。2011 年国际肺癌研究协会、美国胸科协会、欧洲呼吸协会联合公布了肺腺癌国际多学科分类标准,其中浸润前病变包括不典型腺瘤样增生(AAH)、原位腺癌(AIS),浸润性病变包括微浸润性腺癌(MIA)、浸润性腺癌(IAC),且肺腺癌浸润性不同影响肺癌分期以及患者的预后,因此早期诊断并对肺腺癌进行评估能够为手术方式的选择以及患者预后的好坏提供参考。

长期持续存在的肺亚实性结节增大或内部出现实性成分或实性成分增加均高度提示结节为恶性。CT 定量测量可以客观量化结节的特征,从而在随访过程中更加客观地反映结节的变化,可重复性及敏感性均高于传统的肉眼评估,并且在结节浸润性分析以及预测患者预后等方面有广阔的前景。此处主要讨论肺亚实性结节的多种 CT 定量测量方法,以及每种方法对结节评估的价值。

肺亚实性结节的大小:肺亚实性结节最基本、最重要的特征是结节的大小,大小是评估结节是否为原发恶性肿瘤的重要因素之一。

1. 肺亚实性结节的直径　结节直径的测量可以用一维测量法,即取 CT 横断面图像结节最大面的最长径;或二维测量法,即取 CT 横断面图像结节最大面相互垂直的最长径和最长短径之和的均数。直径测量法是多中心肺癌筛查项目最常用的测量结节大小的方法,通过随访直径的变化来判断结节是否增长,从而鉴别结节的良、恶性。

肺亚实性结节的直径与其浸润性相关。Lee 等(2013)研究了 272 个肺亚实性结节,结果表明浸润前病变的直径显著小于浸润性病变($P<0.05$)。对于纯磨玻璃结节,最优阈值为 10 mm(敏感度为53.33%,特异度为 100%);对于混合磨玻璃结节,结节的直径是区分两者的重要因素($P<0.05$),ROC 曲线分析得出曲线下面积(AUC)为 0.905。

Liu 等(2015)的研究表明,纯磨玻璃结节区分浸润前及浸润性病变的最优阈值为 12.5 mm。Eguchi 等(2014)研究了 101 个纯磨玻璃结节,结果表明直径 >11 mm 是区分原位腺癌与微浸润性腺癌或浸润性腺癌的可靠依据(敏感度为 95.8%,特异度为46.8%)。因此,恶性肺亚实性结节直径越大,浸润性可能越高,病理等级也就越高。

2. 肺亚实性结节的体积　结节直径测量的组内和组间变异率较大,单纯的直径测量无法精确判断结节的不均匀生长,因此容易造成较高的假阴性率和假阳性率。体积测量法能够反映结节在三维空间中的变化,因此在很多肺癌筛查项目中得到了应用。通常使用半自动测量软件对结节的体积进行测量,在薄层 CT 图像上固定肺窗进行观察,在显示结节的所有层面沿结节的边缘画线后软件自动识别结节范围,并计算结节体积。

除此之外,Petrick 等(2014)的体模研究表明,与直径测量法相比,体积测量法的测量误差和测量变异率更小,可重复性和准确性更高。但是体积测量法也有其局限性,当结节的体积较小时,结节表面所占像素百分比增大,体积测量法的误差及变异率会相应增大。

在结节随访过程中,其增长速度通常用体积倍增时间(VDT)来表示,体积倍增时间是指结节体积增加一倍所需要的时间,计算公式为体积倍增时间

=[log2 × T]/[log(Xf/Xi)]，其中 T 为随访时间间隔，Xf 为结节初始体积，Xi 为结节最终体积。

　　Oda 等（2011）报道的纯磨玻璃结节和混合磨玻璃结节平均体积倍增时间分别为（628.5 ± 404.2）和（276.9 ± 155.9）d；并且结节的体积倍增时间随着浸润性的增高而缩短，因此混合磨玻璃结节的增长速度比纯磨玻璃结节快，同时肺亚实性结节浸润性越高，增长速度越快。

　　肺亚实性结节的密度：

　　1.CT 纹理分析　是指计算机利用 CT 图像中病灶体素的 CT 值及其在病灶中分布的特点来量化CT 图像得到纹理特征的方法。异质性是指性质上的多样性或缺乏一致性的不同成分的组合。异质性是恶性肿瘤的特征，而纹理特征是病灶异质性的表达，因此，CT 纹理分析能够较好地应用于病理为腺癌的肺亚实性结节的评估。

　　纹理特征是在手动勾画结节轮廓的基础上软件自动计算得出的，包括直方图特征（含平均 CT 值、CT 值标准差、偏度、峰度、熵、同质性、百分位 CT值）、容积特征（含体积、质量、有效直径、表面积）、形态特征（含球度、离散度、灰度共生矩阵惯性、灰度共生矩阵逆差矩、灰度共生矩阵对比度）。

　　Hwang 等（2015）将 66 例长径 >5 mm 的纯磨玻璃结节分为浸润性病变组和微浸润 / 浸润前病变组，纹理分析结果表明，两组间结节的长径、体积、质量、熵、有效直径和表面积差异有统计学意义（P<0.05）；质量越大、熵越高、同质性越低，纯磨玻璃结节为浸润性腺癌的可能性就越大；使用以上 3种纹理特征的 logistic 回归模型预测浸润性腺癌为最优（AUC=0.962）。

　　Chae 等（2014）将 86 例混合磨玻璃结节分为浸润前病变组和浸润性病变组，纹理分析结果表明，两组间结节的容积特征、球度及灰度共生矩阵对比度、平均 CT 值、CT 值标准差、峰度、熵以及百分位数分别为 50%、75%、90% 和 95% 的 CT 值差异有统计学意义（P<0.001）；质量越小、峰度越高，纯磨玻璃结节为浸润前病变的可能性越大（P<0.05）；结合以上两组间有差异的纹理特征的人工神经网络（AANN）模型预测效能最优（AUC=0.981）。

　　CT 纹理分析能够预测肺亚实性结节的病理等级，其优点在于能够定量肉眼无法识别的结节 CT图像特征，可重复性高。CT 纹理分析在肺亚实性结节的病理甚至患者预后等方面应用有待进一步挖掘。

　　（1）肺亚实性结节的平均 CT 值：多数纯磨玻璃结节的病理等级较低，但部分纯磨玻璃结节的病理可为浸润性腺癌，纯磨玻璃结节内部无遮盖血管、支气管轮廓的实性成分，肉眼无法分别纯磨玻璃结节的 CT 值特征，因此平均 CT 值的分析多集中在纯磨玻璃结节。Mao 等（2016）对 15 例病理为腺癌的纯磨玻璃结节进行了 CT 与病理对照的研究，结果表明，纯磨玻璃结节内肿瘤组织 CT 值所占比与病理切片中肿瘤组织所占比显著相关（P=0.02），且两者均与纯磨玻璃结节的平均 CT 值呈线性相关（P<0.000 1，P=0.02），而前者与纯磨玻璃结节的直径无显著相关性（P=0.26）；纯磨玻璃结节的平均CT 值每增加 100 HU，肿瘤成分大约增加 10%，说明纯磨玻璃结节的 CT 值增加，代表了纯磨玻璃结节内肿瘤组织的增加，因此，对纯磨玻璃结节平均 CT值变化的随访能够发现其是否增长，即便是其体积没有发生变化。

　　肺亚实性结节的平均 CT 值可以用一维测量法，即在 CT 横断图像中结节的最大层面手动画出结节内感兴趣区域，由软件自动算出区域内的平均CT 值，即代表结节的平均 CT 值。Kitami 等（2012）的研究表明，当纯磨玻璃结节或混合磨玻璃结节的直径 >1 cm 且一维平均 CT 值 >-600 HU时，高度提示结节为浸润性病变，尤其是混合磨玻璃结节，敏感度为 50%，特异度为 81%。

　　Tamura 等（2014）根据结节是否有增长，将63 例纯磨玻璃结节分为增长组和稳定组，两组结节的一维平均 CT 值分别为（- 624.9 ± 15.3）和（-712.1 ± 14.1）HU，差异有统计学意义（P=0.000 7）；一维平均 CT 值是纯磨玻璃结节增长的独立预测因素（P=0.002 3）。因此，肺亚实性结节的一维平均CT 值对结节的浸润性、是否增长及患者的预后有很高的预测价值。

　　肺亚实性结节的平均 CT 值也可以用三维测量法获得，即纹理分析的平均 CT 值，使用半自动定量分析软件在 CT 图像上手动勾画出结节的轮廓，之后软件自动计算出结节的平均 CT 值。与一维测量法相比，三维测量法能够反映结节整体的 CT 值，并且测量误差小，可以作为结节的随访定量测量方法。Eguchi 等（2014）研究了 101 个纯磨玻璃结节，认为当结节三维平均 CT 值 <- 680 HU 时，能够区分原位腺癌与微浸润性腺癌或浸润性腺癌（敏感度为

95.8%，特异度为 35.1%，AUC=0.77）。Eguchi 等（2014）认为结节的三维平均 CT 值能够预测纯磨玻璃结节增长，当结节三维平均 CT 值≥ -670 HU 时，结节增长的可能性较大（敏感度为 78.1%，特异性为 80.0%，AUC=0.81）。因此，三维平均 CT 值对肺亚实性结节的评估也有重要作用。

（2）肺亚实性结节的直方图特征——百分位 CT 值：相比于肺亚实性结节的平均 CT 值，CT 直方图能够反映结节 CT 值的分布特征。CT 直方图的某些特征能够预测肺亚实性结节的增长和其病理等级。Son 等（2014）的研究纳入了 39 例肺亚实性结节，包括纯磨玻璃结节和混合磨玻璃结节，其中混合磨玻璃结节的纳入标准是纵隔窗中显示的实性成分直径 <5 mm，研究结果表明，75%CT 值是区分浸润性腺癌和微浸润性腺癌或原位腺癌的独立预测因素，75% CT 值越高，结节为浸润性腺癌的可能性越大（OR=1.04，P=0.04）。

Bak 等（2016）回顾分析了 54 例恶性纯磨玻璃结节，结果得出 97.5%CT 值越大和 2.5%~ 97.5%CT 值斜率越高，结节增长的可能性越大（AUC=0.782）。另一方面，Peng 等（2016）的研究纳入了 102 例肺亚实性结节，包括纯磨玻璃结节和混合磨玻璃结节，结果表明，浸润性病变的 CT 直方图峰值显著高于浸润前病变的峰值（P<0.001），取阈值 820.5 HU 时，能够区分浸润前和浸润性病变（AUC=0.857）。

2. 混合磨玻璃结节的实性成分 实性成分是指混合磨玻璃结节内能够遮盖支气管、血管轮廓的成分。已有研究表明，混合磨玻璃结节在 CT 图像中表现为实性成分的部分与其病理中侵袭性成分是直接相关的，混合磨玻璃结节的实性成分量化值能够预测其浸润性及患者预后。

（1）混合磨玻璃结节实性成分的大小：混合磨玻璃结节实性成分的长径对结节有一定的评估价值。Saji 等（2015）对 232 个混合磨玻璃结节在肺窗和纵隔窗测得的实性成分长径进行了研究，发现两者均与病理中侵袭性成分以及预后相关因素（淋巴浸润、血管浸润以及淋巴转移）密切相关，并且纵隔窗测得的实性成分长径是疾病相关生存率和总生存率的最优独立预测因素（HR 值分别为 0.72、0.74，P 值分别为 0.004、0.022），这也说明与结节整体相比，CT 图像中肺亚实性结节实性成分与结节浸润性及患者预后更加密切。

Cohen 等（2015）对 31 个混合磨玻璃结节进行了研究，得出实性成分的长径是区分浸润性腺癌与原位腺癌或微浸润性腺癌的可靠依据（OR=1.6，P=0.02）；当实性成分长径 >5 mm 时，高度提示结节为浸润性腺癌（敏感度为 100%，特异度为 45%）。

Takahashi 等（2014）测量了 123 个混合磨玻璃结节的磨玻璃成分所占比（GGO ratio）、结节消失比（TDR）以及实性成分长径（CD），计算公式分别为 GGO ratio=（1- 肺窗实性成分长径 / 肺窗结节长径）× 100%；TDR=（1- 纵隔窗实性成分长径 / 肺窗结节长径）× 100%，以上数值均在 CT 图像横断面结节最大层面测得。ROC 曲线分析得出，当 GGO ratio<50% 或 TDR<75% 或 CD>10 mm 时，高度提示结节为浸润性腺癌（AUC 均 >0.9）。

Shikuma 等（2016）对 211 个 I 期混合磨玻璃结节进行了研究，结果表明，相比于实性成分长径所占比，体积所占比与患者预后相关因素（血管、胸膜、淋巴浸润）更加密切，并且实性成分体积所占比与结节浸润性密切相关。

（2）混合磨玻璃结节实性成分的平均 CT 值：有研究表明，混合磨玻璃结节实性成分的平均 CT 值与其浸润性相关。Zhang 等（2014，2016）的两次研究结果表明，微浸润性腺癌实性成分的平均 CT 值显著高于浸润前病变（OR=1.005，P=0.032）= 浸润性腺癌与浸润前病变及微浸润性腺癌的实性成分 CT 值差异有统计学意义（P=0.037）；当实性成分平均 CT 值≥ - 192 HU 时，高度提示结节为浸润性腺癌（敏感度为 77%，特异度为 62%）。

以上研究均证明，混合磨玻璃结节的实性成分对结节浸润性和患者预后有重要预测作用，但混合磨玻璃结节的 CT 图像中实性成分的划分目前依然没有统一定论。Fleischner 学会指出，结节实性成分是纵隔窗所能看到的结节成分，而 Saji 等（2015）认为肺窗所能看到的实性成分与病理侵袭性成分也是相关的。

Scholten 等（2015）的研究中以肉眼观察为标准，将 115 例肺亚实性结节分为无实性成分结节组及部分实性结节组，将不同阈值（CT 值从 -500~ -160 HU 每隔 50 HU 取值，共 8 个阈值）下软件自动识别的结果与其对比，发现阈值取 - 300 HU 时，软件区分结节性质的敏感度和特异度最优，分别为 90% 和 88%。

Zhang 等（2016）利用活动窗宽窗位技术对 209

例在纵隔窗无成分显示的混合磨玻璃结节进行了研究。以肺窗为基础，调整窗位至 40 HU 并固定，以100 HU 为间隔降低窗宽直至肉眼无法识别，记录此时的窗宽，并称之为消失窗宽，即混合磨玻璃结节内部在肺窗可显示而在纵隔窗无法显示的实性成分。结果表明，浸润前病变与浸润性病变的消失窗宽差异有统计学意义（ P<0.05 ）；当消失窗宽 <1 250 HU时，混合磨玻璃结节为浸润前病变的可能性较大（ AUC= 0.749 ）。

肺亚实性结节的质量：肺亚实性结节的平均 CT值增加、纯磨玻璃结节内出现实性成分或者混合磨玻璃结节内实性成分增加均提示结节可能是恶性的，而且部分长期持续存在的肺亚实性结节在随访过程中由于内部纤维增生或者腺泡结构的塌陷，结节体积会暂时缩小，尤其是混合磨玻璃结节，因此，单独评估结节的体积或者密度均有局限性，而质量测量法能够同时反映结节体积和密度的变化，质量计算公式为：

M=V × [（ Amean（ HU ）+1 000 ）× 0.001]（ M、V、Amean 分别为半自动软件测得的结节质量、体积和平均 CT 值 ）。

相比于体积测量法，质量测量法能够更加全面地反映结节的变化。有研究证明质量测量法的可重复性和敏感性优于体积测量法，如 de Hoop 等（ 2010 ）认为结节质量测量法平均组内和组间测量变异率均小于体积测量法（ P<0.001 ），同时质量测量法识别结节增长的最短时间为 425 d，远小于体积测量法的 673 d。

但也有研究表明，观察者内、观察者间质量测量与体积测量变异度的组内相关系数差异无统计学意义（ P 值分别为 0.78、0.09 ）。

肺亚实性结节的质量能够预测浸润性。Cohen等（ 2015 ）随访了 31 例混合磨玻璃结节，结果表明浸润性腺癌的质量显著大于微浸润性腺癌或原位腺癌（ P=0.03 ）。Lim 等（ 2013 ）的研究表明，纯磨玻璃结节的质量 >0.472 g 是区分浸润性腺癌与微浸润性腺癌或原位腺癌的可靠依据（ P=0.04 ）。

除了体积倍增时间以外，也有作者提出用质量倍增时间（ MDT ）来评估肺亚实性结节增长的速度。MDT 是指结节质量增加 1 倍所用的时间，计算方法和体积倍增时间相同（ DT=[log2 × T]/[log（ Xf/Xi ）] ）。Song 等（ 2014 ）证明，MDT 识别肺亚实性结节增长的敏感性高于体积倍增时间（ P<0.01 ）；混合磨玻璃结节的质量倍增速度比纯磨玻璃结节快，并且混合磨玻璃结节中实性成分越多，倍增时间越短。

分形维数：分形维数是一种描述形态的不规则性和复杂性的数学测量方法，能够描述详细的内部结构，目前有很多研究将其应用到了肺癌影像学的研究中，比如在术前 CT 或 PET/CT 中区分肺结节的良、恶性和肺癌的病理类型、预测患者预后等，分形维数不受 CT 图像噪声的影响，在肺亚实性结节的 CT 图像分析方面有巨大潜力。

小结：在肺亚实性结节的 CT 定量测量发展过程中，由于 CT 图像中结节定量测量数值无法与真实结节进行对比，因此对结节定量测量的研究侧重于评估不同测量方法的客观性，从一维直径测量到三维体积测量，从结节整体定量数据的分析到结节内部成分定量分析，从直径、体积、CT 值等单因素分析到质量、CT 直方图、实性成分所占比等多因素综合分析，定量测量方法的准确性和可重复性及反映结节增长的敏感性不断提升，为肺亚实性结节的临床诊疗方案的选择提供了有力的依据。

第二节　Fleischner 协会关于 CT 影像上肺结节测量方法的指南解读

目前大多数肺结节管理指南均基于肺结节大小或者大小改变，因此规范 CT 影像上肺结节的测量是非常重要的问题。2017 年 Fleischner 协会推出了CT 影像上肺结节测量方法的专家共识，围绕临床工作中的常见问题，包括精准测量结节的技术要求、精准测量及报告结节大小和改变等提供了实用性建议，并提出目前存在的问题以及对未来研究的展望。

肺结节的恶性风险，除与既往肺癌病史、胸腔外恶性肿瘤史等危险因素有关外，还与结节大小和生长速度密切相关。目前许多指南指出结节大小对于疾病管理方案的制定十分重要。2017 年 6 月，Fleischner 协会推出了 CT 影像上肺结节的测量指南，此处对该指南的核心内容进行整理，就其主要内容进行介绍。

该指南推荐了标准化的肺结节测量方法。精确测量肺结节大小主要有以下目的：①评价基线

CT影像结节的恶性风险;②为病人制定合适的结节管理方案;③监测随访CT影像结节的大小变化。

测量结节的直径或者体积可以反映结节大小和生长速度。其中测量结节的直径是目前最方便、最常用的方法,该指南也主要探讨了肺结节的直径测量。测量肺结节的体积可以由手工勾画结节边界或者利用软件检测CT值阈值实现,而半自动的体积测量需要专门的工作站或者应用软件,目前还没有广泛推行。

肺结节的成分(实性结节、纯磨玻璃结节或者混合磨玻璃结节)会影响结节的测量结果,此外,测量结果还会受到技术和观察者相关因素的影响。而评估随访CT影像时因为检查设备、重建参数及评价医师的不同使得肺结节的测量结果也可出现差异。

该指南主要围绕3部分展开。第一部分介绍了肺结节大小测量的推荐意见,第二部分介绍了影响结节测量的技术因素,如层厚、重建算法、窗宽窗位等,第三部分重点讨论了结节测量时不确定的领域及未来需要进一步研究的问题。

1. 推荐意见

该指南所有的推荐意见均参照美国胸科医师学会临床指南进行证据分级。

(1)实性结节的测量方式

肺小结节(<10 mm)的直径由结节长短轴直径的平均值表示,而大的结节及肿块则需要分别记录长、短轴直径(2B级推荐)。

(2)部分实性结节的测量

测量方法和实性结节相同,小的亚实性结节(<10 mm)需要记录结节(包括磨玻璃密度或者囊性成分在内)的长、短轴直径平均值。大结节需要分别记录长、短轴的直径。所有实性成分 >3 mm 的亚实性结节需要测量实性成分的最长径(2B级推荐)。

(3)测量值的单位

测量结果和均值需记录为最接近的整毫米数,如5.7 mm,记录为6 mm(1B级推荐)。

(4)需要测量结节的种类

<3 mm 的肺结节不需要测量,推荐用微结节描述。多发肺结节只需测量最大的或者形态学最可疑的结节。测量的每个肺结节均需准确描述其位置(1C级推荐)。

(5)影像层厚

测量肺小结节(<10 mm)和结节中的小的实性成分需使用薄层影像(≤ 1.5 mm)。稍大的结节或肿块可以使用较厚层昀影像测量(1B级推荐)。

(6)影像方位

常规应使用横断面影像测量,除非结节最长径位于冠状面或者矢状面。不推荐倾斜层面测量(2B级推荐)。

(7)重建算法

小肺结节(<10 mm)的测量需使用高空间频率(锐利)算法,而重建算法对于 >10 mm 的肺结节的测量影响较小(1C级推荐)。

(8)窗宽窗位

推荐使用肺窗测量肺结节,包括亚实性结节的实性成分,尽管应用软组织窗评价结节密度随时间的变化有一定优势(2B级推荐)。

(9)辐射剂量

降低辐射剂量时应保证影像质量。过度降低辐射剂量以及应用降低影像噪声的算法会对肺结节的测量产生较大影响(2B级推荐)。

(10)CT扫描的呼吸要求

进行肺结节大小测量的CT扫描需在深吸气时进行(2B级推荐)。

(11)肺结节大小改变

当肺结节的平均直径增加或减少 >2 mm(近似到最接近的毫米值)时可以确定肺结节大小有变化。对一些边界难以区分的结节,直径的细微改变不能可靠地反映结节大小的变化(2A级推荐)。

(12)随访对比:判断结节的阶段性生长应使用最近一次的CT扫描,但评估结节的长期生长时,推荐与更早的检查进行对比,以增加对比的可靠性(1级推荐)。

2. 相关的技术因素和观察者因素

1)技术因素

(1)测量值的记录

目前肺结节管理指南均建议将结节的测量值记录为最接近的整数毫米值。长短轴直径及其平均值均应四舍五入。一个长径和短径分别为 4.5 mm 和 3.4 mm 的结节应该被近似视为 5 mm 和 3 mm,其平均直径应为(5+3)/2=4 mm。

(2)影像层厚

研究表明结节测量结果的变异度会随着层厚的减小而降低,尤其是 <10 mm 或有毛刺的结节,这

可能是因为层厚增加时部分容积效应会相应增加，因此肺小结节测量时需使用薄层（≤1.5 mm）影像。

（3）影像方位

临床书写胸部 CT 报告时多使用横断面影像，且多数结节的长短轴直径测量可以在同一横断面完成。如果结节的长短轴位于冠状面或矢状面，则应在相应的多平面重建影像上测量。亚实性结节需要测量结节以及实性成分的最长径，并分别记录最长径所在的层面。尽管斜面重建可能展示更长的长径或更短的短径，但可重复性较差，不推荐使用。

（4）重建算法和视野

重建算法和视野对肺结节测量的准确性是否有影响仍存在一定争议，但可靠的证据表明重建算法会影响肺小结节（<10 mm）测量的准确性，高空间频率（锐利）算法的测量结果更为准确，而重建算法对较大结节的测量结果影响较小。

（5）窗宽窗位

设置不同的窗宽、窗位时，肺结节尤其是亚实性肺结节的大小可能会出现差异。多数研究选择肺窗（窗位，-700~-500 HU；窗宽，1500~2000 HU）研究结节测量的准确性和可重复性，因为软组织窗（窗位，30~70 HU；窗宽，350~400 HU）会减少亚实性结节磨玻璃成分的显示。此外，由于锐利算法（如肺算法）会影响 CT 值，测量 CT 值时应选择非锐化（如软组织算法）的影像。

目前关于窗宽、窗位对肺结节测量影响的研究仍有争议，何种窗宽窗位能更好地预测病理结果或疾病进展并无一致的结论。有研究指出纵隔窗能更好地评估实性成分大小，但其他研究表明肺窗的测量结果与病理结果更接近。当前专家意见更倾向于在肺窗上测量亚实性结节的实性成分。因此推荐在高空间频率（锐利）算法重建的肺窗影像上进行实性成分的测量。

（6）辐射剂量和降噪算法

管电流的设置需要平衡辐射剂量和影像质量。研究表明可以在不影响肺结节测量准确性的同时降低辐射剂量，但辐射剂量对肺结节体积测量的影响还不清楚。过度降低辐射剂量会影响影像质量，但病人的体型和结节的特性不同，产生的影响也不同。因此得到一个普遍适用的最小辐射剂量是很困难的，但基本的原则是根据病人的体型选择合适的扫描技术。此外，迭代重建算法的使用也会影响结节

测量的准确性，而不同算法间影响的差异性还需进一步研究。

（7）肺容量

一项研究分别测量基于肺总量和残气量的 CT 影像上的肺结节的直径和体积，测量结果各不相同。其他研究也证实了结节测量与肺容量具有相关性。因此，推荐使用标准化的呼吸指令，这样才能在一系列 CT 扫描中获得可重复的肺容量。

2）观察者因素

（1）测量方式

病理科医师和放射科医师测量肺结节的方式不同。病理科医师一般测量的是结节的最长径。对于小结节（<10 mm），放射科医师测量结节的最长轴及最短轴的平均直径，而较大结节则分别测量最短轴和最长轴直径。

尽管放射科医师曾经也只测量结节最长径，但研究表明，对于小结节仅测量最长径存在一定的假阳性。考虑到结节大小对于结节管理及肿瘤分期的重要性，需要进一步研究与结节分期及预后密切相关的 CT 参数。最新的 Fleischner 协会推荐的肺结节管理指南中建议测量平均直径，因其能更好地反映肿瘤的体积。

在实际操作中，推荐先测量结节的长径，然后在同一层面上测量垂直于长径的短径，有毛刺的结节只需要测量结节的核心部分。

（2）CT 值测量

目前有很多研究利用 CT 值辅助评价肺结节，如计算结节的质量（大小和 CT 值的乘积），用 CT 值评估亚实性和非实性结节的生长情况，利用结节的总体 CT 值和 CT 值的分布情况区分腺癌的亚型、评估进展及预后等，但是都没有得出适用于临床的 CT 值阈值或参数，因此在推广 CT 值的测量之前需先将测量标准化，并研究随时间变化的 CT 值代表的病理意义。

（3）生长的定义

肺结节的生长指在 2 次 CT 扫描之间结节大小的增大，二维测量指的是结节直径增加，而直径的增加会表现为体积的增加。如果一个球体的直径增加 26%，它的体积会增加 1 倍。例如，一个结节在 2 次 CT 扫描间直径从 7 mm 长到 9 mm（增加了 2 mm），其体积则正好增加 1 倍。

研究表明 <2 cm 结节直径测量观察者间的变异度为 1.73 mm，因此可以将 2 mm 作为判断结节

是否生长的阈值,其他指南也同样将 2 mm 作为判断阈值。推荐在实性、亚实性结节以及亚实性结节的实性成分的测量中都将 2 mm 作为定义生长的阈值。此外,潜在的生长还必须考虑到 2 次 CT 扫描之间的间隔时间。

（4）含多个实性成分的亚实性结节

含多个实性成分的亚实性结节的实性成分测量目前还没有统一标准。一种方法是只测量最大的实性成分,并在报告中描述其他实性成分。在一项测量亚实性腺癌侵袭成分的病理研究中,提出了测量结节的所有非脂肪成分占结节体积百分比的方法。尽管这种方法有一定优势,但比较耗时且主观性强,因此目前临床工作中病理科医师选择测量结节最大实性成分的最长径。

综上,推荐在高空间频率算法重建的肺窗影像上测量最大实性成分的最长径,如果最长径超过 5 mm 则提示结节可能具有侵袭性。

（5）观察者及测量异质性

用电子卡尺手工测量结节直径存在观察者间及观察者自身的变异度,而且变异度会随着结节形态学复杂程度的增加而增加。研究表明,测量直径 <20 mm 的结节时,观察者间及观察者自身的变异度分别是 1.73 mm 和 1.32 mm。因此,只有当结节的大小变化超过这些值时,才能判断它在生长;否则可能由于测量的变异度会将稳定的结节误判为生长或者将生长的结节误判为稳定的结节。

结节体积测量的变异度比直径测量的变异度小。有研究表明结节体积测量的总体变异度小于 10%,但是不规则、非球形结节体积测量的变异度会相对增加,最高可达到 27%。尽管半自动的体积测量变异度较小,但需要指出的是,使用不同的软件得到的测量结果也会不同,因此分析结节时需要使用相同的软件类型和版本。

以下推荐一些和临床有关的实践操作:①并不需要测量所有结节,<3 mm 的结节推荐使用微结节等描述语。②随访结节时,除了与最近一次的 CT 扫描对比之外,还需要与首次发现结节的 CT 扫描进行对比以评估结节的长期进展。③使用兴趣区方法测量结节 CT 值时需使用没有边缘增强的重建影像,比如纵隔窗影像。因为在锐利（边缘增强）影像上测量小结节 CT 值并不准确。④随访 CT 影像结节的测量应保持测量位置与上次检查一致。应在通过结节中心的层面上测量,这和上次检查的解剖学层面不一定相同,而且测量时的标尺应保持与上次测量相同的方向和位置。

3）未来研究方向

（1）测量方式的选择

病理科医师通常测量结节的最长径,影像科医师现在已经逐渐转为测量肺小结节最长径和最短径的平均值,但还没有前瞻性的多中心研究表明哪种方法可以更准确地预测病人的预后。病理科测量结节的目的是进行分期,而影像科则是将结节进行危险分层。目前病理学测量也没有实现标准化。

根据美国癌症分期联合委员会 2009 年手册,病理 T 分期基于未固定的手术切除标本的测量结果,而肿瘤标本在固定前可以有最高达 30% 的组织缩减。当临床及病理测量结果不一致时,病理分期同时需要参考临床测量。

由于病理及影像的测量方式均存在局限性,两科室间合作显得十分重要。在未来的研究中,不仅要关注测量的准确性和可靠性,还要将结节的测量结果与临床的预后建立联系。

（2）结节的定量分析

肺结节自动、半自动定量分析的优势、不足及将 CT 作为测量影像的固有的不确定性已有报道。这些定量分析不仅测量结节的直径,还会测量结节的体积以及纹理特征。由于人工干预少,定量分析测量结果的一致性通常较高,但仍然会受到一些技术因素的影响,如层厚、探测器排数、X 线束能量、使用的软件等。根据以往研究报道,这些因素可能会影响结节的大小、CT 值、纹理等。

考虑到市场上重建算法技术的专有性,它们对肺结节测量造成的影响难以定量。在推广肺结节定量分析前,需要研究不同软件及扫描重建技术对测量结果造成的影响,才能实现影像重建及扫描重建后处理的标准化。

此外,未来还需要研究定量分析除了提高测量效率及可重复性以外,是否还能更好地预测病人的预后及远期生存率。

（3）结节分类的一致性

研究表明即使经验丰富的胸部影像医师对肺结节进行分类时也存在很大的主观差异性,观察者间及观察者自身的一致性都很低。而当参考仅根据结节大小及分类制定的结节管理指南时,对结节分类判断的不一致会导致得出的管理方案不一致。

而目前的肺结节管理指南均默认结节的分类是

正确的,因此为了拟定正确的管理方案,需要采取更客观的描述性用语,使用连续性的变量而不是简单的二分类的描述。而这一目标的实现需要 CT 生产商以及软件开发商实现标准化以便达到对目前定义的亚实性结节更为准确及深刻的认识以及对结节更准确的测量。

4)结论:肺结节测量是影像科医师一项很重要的临床工作。2017 年 6 月,Fleischner 协会推出的 CT 影像上肺结节的测量指南给予了测量建议,讨论了影响测量的因素,并对未来的研究方向进行了展望。目前,半自动或自动的结节定量分析技术是研究的热点,将来这些技术会更广泛地应用于临床。此外,除了结节的大小,临床工作中还要考虑到结节的其他影像特征及临床病史等。

第四章　肺部结节的计算机辅助检测与诊断

第一节　肺部结节的计算机辅助检测

普通胸部平片对于早期肺癌的检出的限度：普通胸部平片对于早期肺癌检出漏诊的原因为肿瘤的体积小、密度低、胸部固有结构遮挡及结节的形态不规则等。

肺癌的低剂量螺旋 CT 筛查：肺癌的低剂量螺旋 CT 筛查可提高肺部结节的检出率。已经报告初次 CT 筛查 29 689 例和重复筛查 22 991 例。其中诊断肺癌 464 例。85% 的非小细胞肺癌属于 $T_1N_0M_0$，由于多种原因，低剂量螺旋 CT 筛查的应用尚不普遍。

数字化胸片的计算机辅助检测早期肺癌的价值：采用数字化胸片及计算机辅助检测软件检测肺结节，经过多位作者的研究，结果显示计算机辅助诊断可辅助放射科医师提高早期肺癌检测率。采用：IQQATM-Chest EDDA 计算机辅助诊断系统，计算机辅助诊断可用于数字化 X 线摄影和计算机 X 线摄影。

对于直径：5.4~18.7 mm（平均 9.02 mm）的结节，数字化 X 线摄影肺结节检测率为 78%，假阳性为 2.0 个 / 胸片，假阴性为 0.3 个 / 胸片；计算机 X 线摄影肺结节检测率为 74%，假阳性为 2.2 个 / 一张胸片，假阴性为 0.4 个 / 一张胸片。研究结果显示提高了检测率，降低了假阳性。

周围型肺癌的计算机辅助诊断：随着计算机辅助影像诊断研究的进展，人工神经网络在孤立肺结节的鉴别诊断的应用正在进行逐渐深入的研究。传统的 CT 分析方法对孤立肺结节良、恶性的鉴别诊断是采用单项指标，很难做出可靠的诊断。即使应用多指标综合判别，由于传统线性判别函数模型的限制，判别效果也不够理想。

人工神经网络能够模拟人脑的结构以及记忆和处理信息的方式，可应用于 CT 上孤立肺结节的定量鉴别诊断。有作者报告一项研究采用的人工神经网络对测试非小细胞肺癌样本诊断的敏感度、特异度和总的正确率分别为 97.6%（40/41）、84.2%（16/19）和 93.3%（56/60），试验结果证实了它的泛化能力。

与统计学的 Logistic 回归方法比较，人工神经网络总的诊断正确率（98.0% vs 87.5%）以及 ROC 曲线下面积（0.996 vs 0.936）均有显著提高，两种比较方法的结论一致。

在与各级放射科医师诊断能力的比较中，人工神经网络模型相当于高级医师，诊断水平明显高于初、中级医师，而且各级医师使用人工神经网络后诊断水平的差距明显缩小，诊断功效显著提高。

第二节　基于人工智能的 CT 肺结节检出临床应用

用于肺结节检出的人工智能技术：用于肺结节检出的人工智能技术大致经历了图像处理法、经典机器学习法、深度学习法等发展过程。

1. 图像处理法　图像处理是较早被用于肺结节检出的方法，该方法先对肺结节图像进行预处理，然后通过模版匹配或基于规则等方法找出候选结节，并对其分割与特征提取，量化并比较候选结节与已知结节图像的相似度，实现肺结节检出。采用图像处理法检出肺结节有较高的敏感度，但其假阳性率也偏高。

2. 经典机器学习法　随着机器学习的发展，人们通过特征提取和特征选择，对肺结节进行分类识别及结果输出，形成了经典机器学习法。经典机器学习法多为基于特征的机器学习，获取的肺结节图像经过分割、特征提取及特征选择，通过分类器自动地对肺结节特征做出判断，判定其是否为结节，实现结节检出。

经典机器学习中包括很多的分类器，常用的分类器有支持向量机（support vector machine，SVM）、人工神经网络（artificial neural network，ANN）、决策树（decision tree）等。经典机器学习法可以弥补图像处理法中假阳性率较高的不足。Gong 等（2016）对肺结节图像进行模板匹配等图像处理后，再经 Fisher 线性判别分析（fisher linear discrim-inant analysis，FLDA）分类器进行分类，使结节检出性能得到了提高。

3. 深度学习　深度学习也被称为端到端的机器学习。深度学习模型直接对图像信息进行处理，对结节检出一步到位。深度学习也可以与图像处理法及经典机器学习法相结合来进行结节检出。深度学习是由 ANN 算法演变而来，深度学习的神经网络算法有很多，包括卷积神经网络（convolution neural network，CNN）、基于大规模训练神经网络（massive-training artificial neural network，MTANN）、深度神经网络（deep neural networks，DNN）等。文献表明，最早运用肺结节检出的卷积神经网络系统出现于 2005 年，2012 年底卷积神经网络在 ImageNet 比赛中大获全胜，从此以卷积神经网络为代表的深度学习在数据分析方面呈爆发式发展趋势，并在医学影像中广泛运用。

卷积神经网络主要由输入层、卷积层（convolution layer）、池化层（pooling layer）和输出层组成。该算法通过卷积与池化不停重复的过程自动对图像进行特征提取和降维，并对结节进行分类。卷积神经网络在训练过程中通过将分类结果与已知类别标签对比不断改进提取的特征，自动地对肺结节进行重新认知。因此卷积神经网络往往能获得令人满意的分类结果。

具体步骤是，先通过构建的神经网络和两种损失函数（结节和非结节的分类损失函数和结节区域的回归损失函数）来进行结节可能位置的提取，在此基础上再添加一个分类网络进行结节检出。包括区域提案网络（region proposal networks，RPN）、循环卷积神经网络（recurrent convolutional neural network，RCNN）及其变种在内的卷积神经网络网络都是采用该方法来进行结节检出的。基于大规模训练神经网络，多用于模式分类、图像分割、目标检测、图像减噪等。

Suzuki 等（2003）采用该算法进行肺结节检出，其检出敏感度为 80.3%，假阳性率为 4.8 FPs/Scan。该算法适用于训练集较小的数据处理。DNN 在肺结节检出上也有应用。

Tan 等（2017）采用卷积神经网络和 DNN 结合的方法来降低结节检出的假阳性率，取得了很好的效果。但该算法模型在训练时有两个较明显的缺陷：①较卷积神经网络更容易发生过拟合；②CPU 运行时间较卷积神经网络长。

其他算法如循环神经网络（recurrent neural networks，RNN）在肺结节检出应用较少，RNN 更多被用来处理时序数据，如视频处理等。深度信念网络（deep belief network，DBN）在 2006 年提出，常被用来识别特征、分类数据、生成数据等，该算法在肺结节良恶性鉴别上应用较多。

人工智能技术对肺结节检出的效能及其影响因素：

1. 人工智能对于肺结节检出的总体效能　文献报道，人工智能对肺结节检出的敏感度为 71%~100%，假阳性率多在 1~22 FPs/Scan。其中，采用经典机器学习法的检出敏感度在 75%~100%，假阳性率为 1~7 FPs/Scan；采用深度学习法的敏感度为 71%~100%，假阳性率为 4~22 FPs/Scan。Messerli 等（2016）研究发现，在人工智能辅助下，两名医师对结节的检出敏感度分别提高了 11.5% 和 12.5%。说明人工智能可辅助医师提高对肺结节检出的能力，在临床上有较高的应用价值。

2. 不同因素对人工智能肺结节检出效能的影响　与医师肉眼判断肺结节一样，人工智能在结节检出过程中也受到许多因素的影响，如结节的类型、位置、大小、形状、扫描及重建参数等。

（1）结节类型：对于结节的类型，实性结节的检出率总体上高于磨玻璃结节。

Setio 等（2016）采用的卷积神经网络深度学习模型，对实性结节的检出敏感度为 85.7%，但对于磨玻璃结节的检出敏感度只有 36.1%。Han 等

（2018）专门针对磨玻璃结节采用卷积神经网络方法构建了模型，结果显示肺结节检出敏感度为96.64%，特异度为71.43%。Godoy 等（2013）设计了针对混合磨玻璃结节与纯磨玻璃结节的经典机器学习模型，发现对前者检出的敏感度为95%，后者则为71%。

（2）结节位置：对于结节位置来说，不与血管、支气管或胸膜相连的结节（isolated nodule），其检出率要高。Bae 等（2005）研究发现与血管相连的结节检出敏感度为94.1%，胸膜下结节为92.3%，而肺内 isolated 结节则为97.4%。有研究者专门针对胸膜下结节检出设计了模型，Han 等（2014）采用图像处理与经典机器学习相结合的系统对胸膜下结节检出的敏感度可以达到89.2%，假阳性率为4.14 FPs/Scan。

（3）结节大小：总体上，结节体积越小，总检出率越低。

Brown 等（2014）采用图像处理法也得出相似的结果，大于 8 及 4mm 的结节检出敏感度为79.3%、75.0%，假阳性率为1.01、2.05 FPs/Scan。此外，由于过大的结节在临床中出现的概率较低，机器学习对过大结节的学习效果并不理想。Setio 等（2016）采用的深度学习模型中，对于 3~10 mm 的实性结节和 >10 mm 实性结节，检出敏感度分别为85.7%、31.8%。

（4）结节形状：Jin 等（2018）发现结节形态多样性是影响结节检出假阳性率的一个重要因素。Setio 等（2016）对深度学习模型检出结果分析发现，形态不规则的结节是造成假阳性率高的主要因素之一。

（5）扫描剂量：Jin 等（2018）对比研究了低剂量和常规剂量 CT 对实性结节检出的影响，结果显示降低放射剂量对实性结节检出的敏感度无影响。El-Baz 等（2013）采用分类器来降低结节检出假阳性率，效果理想。对于磨玻璃结节，低剂量下单独采用人工智能进行磨玻璃结节的检出效能较医师独立阅片时诊断效能高（88.4% vs 34.2%），混合磨玻璃（94.1% vs 20.6%）及纯磨玻璃结节（86.8% vs 38%）的检出效能均优于医师独立阅片。

（6）重建图像层厚：通常，图像层厚越小，人工智能检出肺结节效能越高。Narayanan 等（2018）采用 FLDA 分类器比较了不同层厚图像上人工智能检出 >3 mm 结节的差异，结果显示 1.25 和 2.50 mm 层厚表现相当，明显优于 5 及 10 mm。

Messerli 等（2016）也发现 1.5 mm 层厚检出率高于 3.0 mm。Godoy 等（2013）则发现对于薄层（0.67~1.00 mm）的实性、混合磨玻璃、纯磨玻璃结节，影像科医师的检出敏感度分别为57%、81%、69%，在人工智能辅助后，敏感度分别提高了25%、16%、13%，而对于厚层（5 mm）的上述 3 种结节，影像科医师在人工智能辅助下检出的敏感度分别只提高了18%、1%、5%。

人工智能技术方法在肺结节检出中的优缺点：在肺结节检出中，由于图像处理法很少单独应用，多与经典机器学习结合降低其假阳性率。故此处不单独分析图像处理法在结节检出方面的优缺点。

1. 经典机器学习的优缺点　研究发现，以 SVM 分类器为代表的经典机器学习法对肺结节检出表现并不比深度学习逊色，尤其在肺结节数据集较小的情况下，经典机器学习算法可优于深度学习。同时深度学习对计算机硬件要求高，故在成本方面，经典机器学习也优于深度学习。经典机器学习在特征选择方面存在不足：由于经典机器学习在实际肺结节检出应用中一般采用人为设计的特征提取器（hand-crafted feature）进行特征选择，在这种间接的特征选择方式下，会造成部分结节信息的丢失。Demir 等（2015）发现，在特征提取后改变所选择的特征时，其肺结节检出的敏感度会发生波动。

2. 深度学习的优缺点（以卷积神经网络为例）　深度学习在肺结节检出上表现出巨大的潜力及后劲，可同时完成 3 大任务：结节定位、分割和分类。在结节定位上，由于卷积神经网络具有图像特征位移不变性，对于学习到的特征可以从图像的不同位置中提取出来，不会因结节位置多变和体积较小导致检出率下降，具有更好的泛化能力。在结节分类上，深度学习实现从原始图像输入到最终分类的映射，不仅消除了经典机器学习中手工设计特征对最终分类的影响，还可以自动地学习提取潜在的图像特征。卷积神经网络在图像物体的定位及分类方面均优于人类。

卷积神经网络在肺结节检出也存在着不足：①卷积神经网络需要通过大量专家标注过的肺结节图像进行学习，而医疗图像牵涉到患者隐私，使其图像不易获得。国内外肺结节的公开数据库并不多，且库间图像参数参差不齐。②卷积神经网络对于专业医师标注的依赖性太强，医师标注质量的高低直接决定了其学习质量的好坏及模型的效能。③卷积神经网络算法在肺结节检出中常会出现过拟合和收敛等问题，这对算法设计者们提出了更高的要求。④卷积神经网络的算法像黑匣子（black box），其对于肺结节的检出原理无法解释。在医疗的问责机制下，该算法得到医师的认同率会有降低。

人工智能技术检测肺结节的发展趋势：虽然人工智能技术在肺结节检出上已经取得了较大成功，但还有很大的提升空间。由于多数机器学习采用的监督性学习方法（即需要医师对图像进行完整、精确的标注）对图像标注质量严重依赖，而专业性标注的工作量巨大。针对这一问题，弱监督学习以及迁移学习吸引了大众的视线。

1.弱监督学习　采用不明确的标签数据进行学习训练，包括：①不完全监督（只有一部分的训练数据有标签）；②不确切监督（训练的数据只具备了粗粒度的标签）；③不准确监督（所给出的标签并不都是正确的）。相比已有的监督性学习方法，弱监督性学习方法减少了100倍的标注数量，但其最终结果与监督性学习方法相当，降低了对图像标注质量的依赖程度。

2.迁移学习　通过把训练好的模型参数迁移到另一个模型中来帮助新模型进行训练，实现样本重复利用、优化学习效率。

Kermany等（2018）将视网膜斑变性的深度学习模型，通过迁移学习构建了诊断小儿肺炎的新模型，其肺炎诊断敏感度、特异度达93.2%、90.1%。迁移学习使新模型无须像其他机器学习那样必须从零开始，同时它可以实现将常见病、多发病的模型迁移到罕见病上，有望解决罕见病例数不足导致无法建模的问题。

此外，人工智能技术对肺结节检出尚缺乏相对统一的质量控制标准，尤其在低辐射剂量CT对肺结节检出的能力和技术标准方面，都存在深入研究的空间。综上所述，基于人工智能的CT肺结节检出，对减轻影像科医师的工作强度、减少肺结节漏诊等方面有明显的临床意义。

同时，人工智能技术仍然存在不可忽视的问题，影响结节检出的因素很多，对于非扫描参数相关因素（结节大小、位置、性质、形状、边界等）对人工智能检出效能的影响要有足够的认识，对于扫描参数相关因素（包括扫描层厚、重建间隔、重建算法、螺距、曝光剂量等）需要做好质量控制。未来，在算法持续改进、模型优化，以及制定低剂量CT肺结节人工智能检出技术标准等方面有待进一步研究。

第三节　人工智能辅助诊断技术与低剂量CT肺结节筛查

肺癌是世界范围内患病率和病死率最高的恶性肿瘤。利用胸部低剂量CT（LDCT）筛查高危人群，实现肺癌早期诊断、治疗，减低病死率，是国际众多权威医学组织的首选推荐手段。

随着影像设备性能的提升与胸部CT图像的迅猛增长，放射科诊断医师数量明显不足，再加上工作量过大引起的疲劳、观察与诊断的信心和诊断水平高低不等诸多原因，造成同质化诊断推广不足，诊断存在一定的误诊率、漏诊率和区域差异性。

随着2017年国务院出台《新一代人工智能发展规划》，原国家卫生与计划生育委员会颁布《人工智能辅助诊断技术管理规范》《人工智能辅助诊断技术临床应用质量控制规范》，推动了人工智能（AI）医学影像识别和智慧医疗诊疗体系的发展。

肺结节筛查人工智能影像诊断系统，在一定程度上降低肺结节筛查漏诊率的同时也提高了工作效率。然而，人工智能在肺结节筛查中的临床应用仍然存在很多问题：①训练数据集质量参差不齐，或来源于公开数据集，标注质量欠佳，或来源于个别医院影像数据，图像后处理技术缺乏统一标准，缺乏多样性、普遍性；②缺乏科学系统的临床验证技术、方法及标准；③相关知识产权归属不明晰；④缺乏相应安全、隐私及伦理规范等诸多问题。

为了更快推动人工智能从概念真正应用到日常放射学实践，2017年5月美国放射学会（ACR）成立了美国放射学数据科学研究院（Data Science Institute™，DSI），负责制定人工智能医学影像实践的框架、策略和标准，但目前尚无正式文件出台。

鉴于国内外医学影像领域缺乏明确规范的人工智能辅助低剂量CT肺结节筛查标准流程和质量控制手段，一组学者聚焦国内外相关领域内容进行研究总结，为已开展或有志于开展人工智能辅助低剂量 CT 肺结节筛查的医疗机构提供借鉴。

肺结节人工智能辅助诊断技术应用流程：人工智能辅助诊断技术仅是影像辅助诊断支持系统，不能作为最终诊断，最终的影像诊断必须由有审核资质的影像医师确定，主要流程包括：①图像预处理：去噪、增强、平滑等；②肺部区域分割：使用图像分割算法对肺部图像序列图像进行处理，去掉与肺部无关的影像，生成肺部区域图，然后根据肺部区域图生成肺部图像；③模型建立：根据大量带有已标注肺结节的外源训练数据，建立肺结节病灶模型；④肺结节检测：针对新的（不在训练数据库里）一系列肺部图像，根据前期训练的模型，检测肺结节；⑤肺结节定量测评：根据模型计算肺结节的置信度及其他量化指标，推测良恶性，给出进一步检查或随访措施的建议；⑥影像医师根据人工智能辅助诊断结果进行二次读片，做出最终诊断。

肺结节人工智能辅助诊断技术质量控制：规范的训练数据库、完备数据闭环能力、有效临床实践验证、便捷的结构化报告是肺结节人工智能辅助诊断技术应用于临床的必要条件。

1. 具有规范化、涵盖疾病多样性的训练数据库　高质量训练数据库是人工智能辅助诊断技术发展的前提条件。肺结节人工智能诊断技术训练数据库构建要求：①影像数据格式符合医学数字成像和通信（digital imaging and communication in medicine，DICOM）标准。② 0.5 mm ≤ 图像层厚 ≤ 1.5 mm。③影像数据标识由两名及 5 年以上工作经验的医学影像医师共同标注，若有分歧，讨论解决，若意见不统一，再邀请一名影像专家进行核准审定。④涵盖肺结节各种密度、形态和影像学征象如毛刺、空泡等。⑤涵盖导致肺结节假象的各种影像学征象，例如血管轴位像、局部胸膜增厚等。⑥若人工智能辅助诊断结果包含良恶性评估，训练数据库病例必须有临床病理等金标准。⑦数据库样本具有一定规模，鉴于不同算法对样本量要求不一，建议千例以上，以保证深度学习算法的可推广性。

2. 具有完备的数据闭环能力　数据闭环行程决定了肺结节人工智能辅助诊断技术能否不断自我学习，持续提高精准度和敏感度。完备数据闭环包括影像数据、病灶关键标注、结构化报告。

3. 具有系统的前临床应用测试　具有规范的多中心临床试验及科学的临床实践验证，能够反映肺结节人工智能辅助诊断技术自身诊断准确率，以及影像医师在人工智能技术辅助决策下诊断增益率和工作效率的变化。

（1）肺结节人工智能辅助诊断技术诊断准确率，反映人工智能辅助诊断技术的准确性，诊断结果与病理诊断或与影像专家意见一致。诊断准确率 = 诊断准确的例数 / 同期人工智能辅助诊断技术总例数 ×100%。

（2）肺结节人工智能辅助诊断准确性增益率，反映影像医师在肺结节人工智能辅助诊断技术辅助决策下诊断效能提升。单位时间、单位人员条件下，诊断准确率增益率 = 人工智能辅助诊断准确率与人工诊断准确率差值 / 人工智能辅助诊断准确率与人工诊断准确率中的高值 ×100%。

（3）肺结节人工智能辅助诊断平均时间增益率，反映影像医师在肺结节人工智能辅助诊断技术辅助决策下工作效率的提升。单位时间、单位人员条件下，诊断平均时间增益率 = 人工智能辅助诊断平均时间和人工诊断平均时间差值 / 人工智能辅助诊断平均时间和人工诊断平均时间中的高值 ×100%。

肺结节人工智能辅助诊断技术要求：

1. 开展肺结节人工智能辅助诊断技术医疗机构要求　医学影像诊断科应具有符合 DICOM 3.0 标准通信协议的医学影像图像传输与存储系统（PACS）、放射学信息系统（RIS）与临床信息系统（CIS）、16 层或以上多层螺旋 CT 设备及其计算机硬件平台。

2. 开展肺结节人工智能辅助诊断技术人员要求　取得《影像医学与核医学医师执业证书》，执业范围为开展人工智能辅助诊断技术应用的相关专业，且具有 5 年以上与开展人工智能辅助诊断技术相关专业临床诊疗工作经验。

3. 开展肺结节人工智能辅助诊断数据源要求　依据国内现状和相关标准、指南、共识，推荐使用 16 层或以上多层螺旋 CT 低剂量扫描方案进行早期肺结节筛查：①扫描范围：建议从胸锁关节上缘至胸 11 椎体下缘水平，患者仰卧，双手上举，吸气末屏气扫描。②扫描参数：螺旋扫描模式，螺距 ≤ 1，机架旋转时间 ≤ 1.0 s，矩阵为 512×512，包含所有肺部组织在内的扫描视野，无迭代重建技术建议用 120 kVp，20~50 mAs，有迭代重建技术建议使用 100~120 kVp，≤ 30 mAs。③重建算法：建议使用标准算法或肺算法和标准算法同时重建。若重建层厚≤0.5 mm，无间隔重建。若0.5 mm<重建层厚≤1.5 mm，层厚重建间隔≤80%；低剂量扫描多采用迭代算法重建，建议开启扫描剂量报告功能，自动常规存储常规辐射记录。

4.肺结节人工智能辅助诊断技术的知识产权归属　参考国际电气和电子工程师协会（Institute of Electrical and Electronics Engineers，IEEE）2017年颁布的文件，如果人工智能在与人类交互基础上实现的新内容或发明创造，那么使用人工智能的人群应作为作者或发明者共享知识产权。

5.肺结节人工智能辅助诊断技术应用的医学伦理与数据保护　智慧医疗推广给居民健康和医疗研究带来了极大的便利，但也带来的一系列隐私保护问题。肺结节人工智能辅助诊断技术使用过程中，必须做到：①保障患者知情权，告知患者其诊断应用人工智能辅助诊断技术的不确定性和误判风险性，患者具有拒绝使用人工智能辅助诊断技术的权利；②保护患者数据隐私权，医疗机构及人工智能厂商应当严格保密患者隐私，除医疗、教学、研究目的外，不得泄露患者的资料，只能在单位和个人授权范围内利用发布相关信息。

第五章　肺结节少见征象和少见的肺结节

多囊状透亮影:病灶内 2 个以上的囊状影或管状和囊状影混合存在,至少有一个囊和管的直径大于 5mm;囊壁在肺窗上较完整,在纵隔窗上常表现残缺不全;囊与囊的间隔表现不一,在肺窗上有时仅以细的纹理间隔,这种间隔在纵隔窗上见不到。

多囊状透亮影在肺癌中出现 15 例,其中腺癌 9 例(含中高分化的腺癌 8 例),细支气管肺泡癌 4 例,鳞癌 1 例,未分化癌 1 例。良性结节未发现这一征象。此征象在周围型肺癌和其他肺内结节中的出现率有显著性差异(P<0.05)。

关于多囊状透亮影,有作者称其为蜂窝征,该组病例出现 15 例,全部出现在肺癌中,出现率为 10.79%,其他结节未出现这一征象(P<0.05),说明这一征象对周围型肺癌有较高的诊断价值。在病理类型以中、高分化的腺癌和细支气管肺泡癌多见。

多囊状透亮影的病理基础可能为肿瘤组织未占据的含气肺组织、沿肺泡间隔生长的癌组织未封闭肺泡腔,以及溶解、破坏与扩大的肺泡腔的融合和聚集。

在扫描技术上薄层扫描由于容积效应小,征象显示得更加清楚。出现这一征象的 1 例,因结节内透亮影似一大空洞,但其内见分隔,术前误诊为结核,术后病理证实为中分化腺癌。

回顾分析这一结节内的透亮影,其内可见细小的纹理间隔,在纵隔窗上囊壁不完整;而结核球的空洞是因为干酪性坏死物质经支气管排出以后而形成,空洞内没有这种细小的纹理间隔,且其空洞壁常完整。

肿瘤胸膜侧的模糊小片状影:在肺窗上,肿瘤与肋胸膜之间(外侧与后方)出现小片状密度增高影,有时呈磨玻璃样密度,边缘模糊,呈扇形或刷状,小片状影与肿瘤之间常有透亮影间隔。肿瘤胸膜侧的模糊小片状影在肺癌中出现 13 例(其中腺癌 9 例,鳞癌 3 例,未分化癌 1 例)。其他结节中未见这一征象。此征象在肺癌和其他结节中的出现率有显著

性差异(P<0.05)。肿瘤胸膜侧的模糊小片状影,文献报道其在周围型肺癌中的出现率为 10% 左右。该组在肺癌中出现 13 例,占 9.35%,而在其他肺结节内不出现这一征象(P<0.05)。说明这一征象对周围型肺癌有较高的诊断价值。其病理基础可能是细支气管阻塞引起的阻塞性炎症。

这一征象应与炎性结节周围的边缘模糊相鉴别。炎性结节的周围模糊磨玻璃样密度影,一般围绕整个结节的周围,是结节高密度影向周围的逐渐蔓延,呈晕圈状改变,其形成机制主要为病灶周围肺泡内炎性渗出、纤维性改变以及在肺泡间隔与支气管血管旁慢性炎性细胞浸润。而肿瘤胸膜侧的模糊小片状影,位于肿瘤的外侧或后方,形态上多呈扇形或刷状,与肿瘤交界处常有透亮的间隙。

磨玻璃样密度改变:在 CT 上表现为整个肿瘤结节或结节的部分区域密度较淡呈磨玻璃状,它不掩盖肺血管纹理,病变边界一般比较清楚。磨玻璃样密度影,这一征象在肺癌中出现 4 例,病理都是细支气管肺泡癌。其他结节出现 2 例,均为炎性结节。此征象在肺癌和其他结节中的出现率无显著性差异(P>0.05)。在肺癌中,这一征象在细支气管肺泡癌中的出现率明显高于其他类型肺癌(P<0.001)。该组病例,在肺癌组,肿瘤表现为磨玻璃样密度影 4 例,其病理类型都是细支气管肺泡癌。在其他结节中出现 2 例,均为炎性结节。

这一征象在肺癌和其他结节的出现率无显著性差异,而在细支气管肺泡癌的出现率高于其他类型肺癌,因此在肺癌中出现这一征象,提示细支气管肺泡癌的可能性大。文献报道局灶磨玻璃样密度影可见于多种疾病,也是细支气管肺泡癌的早期 CT 征象。

其病理基础为肿瘤细胞以附壁式生长,肺泡壁增厚,而肺泡没有实变。在该组出现这一征象的 4 例肺癌病例中,初次 CT 检查 3 例被误诊为炎症,其中 1 例 1 年后随访中,仍表现为磨玻璃样密度影,但

病灶明显增大,手术证实为细支气管肺泡癌;另有2例,在后来3个月的随访中其内出现实性结节。当局灶磨玻璃样密度影在随访中保持不变或体积增大应考虑肿瘤的可能。

在薄层CT上其内见到空气支气管征或呈分叶状,则周围型细支气管肺泡癌的可能性就大大增加。

这一征象在CT上可见于多种疾病,不是周围型肺癌所特有的征象,特别与炎症不易鉴别,但其病理基础是不一致的,治疗后的随访是重要的鉴别手段,炎症治疗后多很快消失,而肺癌常保持不变或体积增大。

第六章　细小肺结节和低剂量筛查肺癌

第一节　细小肺结节

细小肺结节的发现：由于小肺癌病灶较小，或者密度低，普通 X 线较难发现；即使普通 CT 发现率也不高。后者原因主要是呼吸运动造成遗漏。螺旋 CT 在屏息状态下 1 次完成全肺容积扫描，不会产生呼吸遗漏。当然，螺旋 CT 准直器越薄，重建间隔越小，发现的结节越小。一组由于用单螺旋 CT 扫描，发现最小结节为 0.7 cm，且 1 cm 以下结节只有 4 例，或者与该组病例不是由高危人群体检筛查而来有关。所以，建议有条件时应用 MSCT，先用低剂量扫描技术作为肺癌筛选，能够更早发现小肺癌结节。

细小肺结节的诊断：小肺癌（≤ 2 cm）最多见为腺癌，该组占 73.5%；其次为肺泡癌。但另有作者报道以肺泡癌为最多。当发现肺内细小结节后，重要的是定性诊断，这关系到病人的预后。可是，这对影像科医生来讲又是非常困难的。该作者认为要提高定性诊断可从如下几点进行。

扫描技术方面：在结节范围内行薄层普通分辨和 HRCT 扫描。最好用螺旋方式扫描。因为，由于病灶较小，部分容积效应和空间分辨率较低的影响，普通厚层即使 5 mm 以上层厚，难以清晰显示细小结节的边缘及内部结构，影响诊断。该组有 20 侧行 HRCT 扫描后边缘分叶、毛刺及胸膜凹陷显示比普通厚层清楚。对分叶、毛刺、空泡、胸膜凹陷等显示，HRCT 明显优于常规 CT。

结节密度和内部结构：结节密度如果是混合部分磨玻璃密度，特别在短期治疗后无改变者，强烈提示肺癌可能。该组有混合磨玻璃密度病灶共 11 例，占同期研究发现的孤立肺结节病例所有含磨玻璃密度病灶的 84.6%（11/13）；而这 11 例混合磨玻璃密度病灶占该组病例的 32%，均为腺癌或肺泡癌。

另外，结节内出现钙化、空泡征和支气管气像也属密度改变；前者不是肺癌的表现，该组病例无钙化出现；而后两者是肺癌的一种征象，但不是特异性且发生率较低，该组空泡征 7 例、支气管气像 4 例，分别占 20.6% 和 11.8%，较其他文献报道为低。

结节边缘：结节边缘分叶、毛刺、胸膜凹陷征、血管集束征均是肺癌的重要征象；尽管也可见于其他良性病变，但是肺癌的发生率很高。有作者报道发生率分别为：毛刺 100%、分叶征 76%、血管集束征 81%、胸膜凹陷 73%、空泡征 59%、支气管气相 27%。而另有作者报道比以上发生率较低。该组发生率依次为：毛刺征 79.4%、分叶征 73.5%、胸膜凹陷 58.8%、血管集束征 58.8%。

按照每个结节内同时出现上述 6 种征象计算，该组出现 2 种以上征象共 32 例（94.1%），3 种以上 20 例（58.8%），4 种以上 9 例（26.5%）。总之，在 HRCT 的肺小结节出现以上 6 种中的 3 种或以上征象，提示肺癌的可能性很大。

增强扫描：大部分肺癌结节有中度以上强化，CT 值增加 >20 HU，这主要对结核结节鉴别有帮助。

转移情况：值得注意的是，该组虽然病变结节较小，但出现转移也不少，共 15 例，占 44.1%。其中同侧肺门和纵隔淋巴结 7 例，腺癌 5 例，肺泡癌和鳞癌各 1 例；远处的骨质和脑转移共 8 例，腺癌 7 例和肺泡癌 1 例。

随访复查：当发现肺内小结节后，没有上述典型征象 2 种或以上者；或者属磨玻璃密度病灶者，应建议短期内复查。复查时间首次 1 个月内；无改变或改变不明显，应继续间隔 3 个月后再复查，之后仍无改变，依次间隔 6、12、24 个月。

至于何时活检或手术切除，有作者认为要根据结节大小和密度决定。该组 1 例属混合磨玻璃密度病灶,3 个月后复查无改变,临床手术切除为肺泡癌。1 例实性小结节,第 1 次 CT 检查,大小约 0.7 cm;2 个月后第 1 次复查无改变,之后一直未复查,至 7 年后再复查,增大为 2.8 cm×2.6 cm,且出现 4 种以上典型征象,病理为腺癌。这一方面说明,结节越小,出现肺癌的征象也越少;另一方面说明,肺癌早期无论实性或非实性,可以很长时间稳定或发展缓慢。

第二节 CT 血管征与肺微小结节

近年来,对孤立性肺结节的影像学研究越来越受到人们的重视。孤立性肺结节可见于不同性质的病变,其定性诊断对肺癌的早期治疗十分重要。孤立性肺结节是指在肺实质内单发圆形或类圆形、边界清晰、最大直径≤3 cm 的结节;一般认为最大直径为 >1 cm 且≤2 cm 的结节为小结节,≤1 cm 的结节为微结节。由于体检工作的普及,临床上发现肺微小结节日益增加,而肺微小结节的影像特点不多,术前难以做出正确诊断,故肺微小结节的定性诊断一直是临床和影像学研究的重点和难点。

血管征:Folkman 等(1975)研究发现恶性肿瘤细胞产生的肿瘤血管形成因子可以诱导肿瘤组织产生新生血管。生长活跃的恶性肿瘤有丰富的血管,向肿瘤供血的血管可代偿性增粗、迂曲、扩张。现已证明肿瘤是血管生成依赖性疾病,并且,血管生成与肿瘤的预后密切相关。

肺癌供血动脉的血流量明显增加、血管管径明显增粗,以满足肿瘤细胞增生所需要的大量营养物质;同时由于肿瘤本身的侵袭性和血管增生因子的释放,出现供血动脉末梢增生及连续性中断。一些作者研究证实肺癌供血动脉进入肿瘤并形成肿瘤血管,且供血动脉的基本形态学改变为扩大、增多,这是微小肺癌出现血管征的病理基础。

血管征对良、恶性肺微小结节的诊断价值:有作者在工作实践中发现≤1.5 cm 肺微小结节(特别是短径≤1.0 cm 的微小结节)与 >1.5 cm 的肺结节或肺小结节 CT 表现特点明显不同,>1.5 cm 的肺结节或肺小结节一般具有 2 项以上较典型的良、恶性结节的 CT 征象;而≤1.5 cm 肺微小结节的良、恶性影像特点较少,术前做出正确诊断较难,临床一般以随访观察为处理原则。经过对肺微小结节进行了长期细致的观察和分析,该作者发现恶性结节血管征的出现率较高。该作者观察最小的肺微小结节的大小仅为 0.5 cm×0.6 cm,血管征亦较典型,术后病理诊断为腺癌。该组血管征的总出现率为 57.58%(38/66),其中恶性结节血管征出现率为 72.09%(31/43),良性结节血管征出现率为 30.43%(7/23);可见恶性结节的血管征出现率较高,是良性结节的近 2.5 倍。

在肺微小结节中良、恶性结节都可出现分叶征,且表现相似,均为浅分叶。该组未见到小肺癌典型的分叶征表现,故分叶征在肺微小结节良恶性的诊断中参考意义不大。

该项研究中胸膜凹陷征在肺良、恶性微小结节中出现的比例基本相似,良性结节约 39.13%,恶性结节约 32.56%;良性结节的胸膜凹陷征仅在炎性病变中见到,炎性假瘤 5 例,结核、肉芽肿各 2 例,其基底部均较宽;而部分恶性结节可出现较典型的胸膜凹陷征,特别易出现叶间胸膜的牵拉凹陷。该项研究中其他小肺癌征象的出现率则较低。

肺微小结节血管征的类型在定性诊断中的实际参考意义:该项研究中根据肺微小结节与血管的关系点,将血管征分为 4 型。肺微小结节与血管关系大部分表现为单一类型,较少表现为混合型。该组Ⅰ型 7 例,均为恶性;Ⅱ型 9 例,其中良性 3 例;Ⅲ型 6 例,均为恶性;Ⅳ型 16 例,良性有 4 例。

该项研究中与一些学者分型结果不同的是,该组没有出现血管切迹征这一类型。血管切迹征是肺癌在生长的过程中,其肿瘤血管有暂时阻碍肿瘤生长的作用,在结节局部形成切迹,是小肺癌的典型征象之一。该组未出现此类型血管改变可能与肿瘤较小且生长缓慢或肿瘤血管形成时间短,尚未起到妨碍肿瘤局部生长的作用有关。综上所述,该组作者认为肺微小结节与血管关系应分为 4 型;血管征在肺微小恶性结节的出现率较高,Ⅰ型和Ⅲ型多为恶性,表现为Ⅱ型和Ⅳ型时要结合其他小肺癌 CT 征象做出正确诊断。

附:具体研究资料:孤立性肺结节与血管关系的分型标

准：Ⅰ型，肺血管于孤立性肺结节边缘被截断，一支或多支末端杵状增粗；Ⅱ型，肺血管于孤立性肺结节边缘被截断，末端不呈杵状增粗；Ⅲ型，肺血管延伸进入或穿过肺微小结节；Ⅳ型，血管紧贴孤立性肺结节边缘走行或受压呈弧形改变。

第三节　胸部低剂量 CT 图像噪声和伪影分析

噪声和伪影是导致低剂量 CT 影像质量下降的重要因素。图像噪声是由于 X 线衰减造成的图像不均匀性。对目前通常采用降低管电流的低剂量 CT 技术，由于光子噪声升高与 mas 值的平方根呈反比，图像噪声不可避免地增多，导致肺内低对比病变的显示受到影响。

伪影产生的原因之一是 X 线穿过高密度物质后急剧衰减，导致对应的投影数据失真，丧失了周围组织 X 线衰减信息，表现为致密物体周围的暗区或放射状条纹。低剂量扫描时图像伪影的影响更为明显。

根据 CT 图像噪声的定义，均质物质影像中，给定区域 CT 值相对于平均值的变异。由于一项研究使用均质材料制成的模体进行实验，故所测部位 CT 值的 SD 大小能够代表图像噪声水平，可对噪声水平进行定量分析。结果显示，图像总体噪声随扫描剂量减低逐渐增大，且相同剂量下肺组织噪声的增加相对低于较高密度组织（如胸壁、纵隔与椎骨）。

理论上，图像噪声与探测器接收的有效光子数呈反比，肺组织对 X 线的衰减较肌肉、骨骼等组织低，故在低剂量时受噪声影响相对较小；又由于肺组织结构的特异性，其血管、支气管等肺间质以及肺结节与含气肺实质间存在很高的天然对比，因此，肺部病灶筛查较适于低管电流检查。该研究通过定量方法进一步证实使用低管电流扫描的可行性。

CT 图像的噪声和伪影因设备、扫描方案及患者情况不同有很大差异，但部分研究者注意到其发生有一定特点，有作者观察到图像噪声、伪影在肺尖和肺底部最明显，认为由于肩关节、膈顶与肺密度差过大导致；Diederich 等（1999）发现低剂量时伪影均出现于肩胛骨下缘以上部分，近肺尖处最多见，体重较重者伪影较显著，并推测条状伪影主要由肩部或脊柱的高密度骨骼引起。

在此基础上，一些作者着重分析了性别、体质指数与噪声、伪影的关系及后者的分布特点，而在划分上下肺野时以肩胛骨下缘为标志。由于受实验所用模体仿制人体精细解剖结构的限制，因此，该研究同样采用临床研究的方法进行噪声、伪影影响因素的评价。

很多情况下噪声和伪影对 CT 图像的影响很难区分；且肺组织具有血管、支气管纹理结构，无法对噪声、伪影进行量化；再者临床上胸部低剂量 CT 主要用于肺病变筛查，故该研究以是否影响肺部病灶及纹理结构的显示，对照常规剂量图像对噪声及伪影进行大致分级，并由 2 名医师判读图像，以减少主观因素影响。

该项研究显示低剂量扫描噪声、伪影显著度与性别无关，而与患者的肥胖程度，即体质指数有关。由于男女性别在平均身高、体重、胸廓大小等均存在较大差异，故推测这些并非决定噪声伪影严重程度的单一因素。而体质指数综合了受检者的身高、体重因素，与受检者胸壁组织的厚度相关，而后者决定了肺部 X 线的衰减程度。

根据该研究对噪声伪影严重程度的定义，达到显著程度即可影响病灶和肺结构的显示。因此，应根据患者的大致体型（瘦、中等、肥胖）适当调整扫描参数，对 CT 扫描剂量做到个体优化。根据该组作者初步观察，对 64 层 CT 螺旋扫描，可以 30 mas 为基准，体型肥胖者增加扫描剂量至 40 mas，瘦体型者减至 20 mas，能够满足病变检出的需要。

该研究结果显示，上肺野的噪声伪影较下肺野严重，肺野后部较前部严重，而肺野内带与外带无明显差异。从人体解剖上分析，肩胛骨和胸椎均位于胸廓后上部，这种骨骼分布的不均匀性可能是造成噪声伪影分布差异的原因。了解噪声和伪影的分布规律有助于实际工作中采取措施尽量减少其干扰，如进一步研究采用分段扫描技术，在肺尖部采用较高管电流以减轻噪声、伪影的影响，而在下肺野采用较低管电流，从而在保证图像质量的前提下进一步减少剂量。该研究对图像噪声、伪影的判定主要在工作站显示器上由肉眼观察，所得结果可能因显示媒介不同或主观因素影响有一定差异。如利用尸体胸廓标本加均质肺模型做进一步定量研究，可能会对图像噪声、伪影进行更客观、全面的评价。

第七章　肺结节与影像学检查

第一节　CT扫描技术革新和扫描方案优化提高支气管肺癌的早期检出率

早期肺癌行动计划（ELCAP）指出每年一次的螺旋CT肺部检查可以提高对I期肺癌的检出率。纽约的早期肺癌行动计划组的Henschke向国际研究组提交了他们的后续研究报告。

纽约的早期肺癌行动计划组采用和前期相同的实验设计，后期研究的主要不同在于扫描技术的革新（高分辨率多层CT）和扫描方案的优化。因此提高了对更小肿瘤的检出率。同时检出肿瘤的数目也有提高。

据报道，2000~2003年间6295例年龄≥60岁的无症状男女志愿者参加了筛查。这些志愿者属于肺癌高危人群（≥10年烟龄），均无肿瘤病史，3年内未行胸部CT检查并自觉身体状况良好能承受手术治疗。5 134例需在7~18月内进行CT复查。880例每年进行一次CT检查。该检查的阳性征象为类圆形实质性病灶或部分为非钙化的实质性病灶，且病灶直径≥5 mm；若为非实质性非钙化病灶，则病灶的直径≥8 mm。

而在后续研究中，所有的志愿者均要行新的CT扫描，非钙化病变即定义为阳性病变。病灶的性质与病灶的直径有很大的关系。

在基础的扫描中14.4%（906/6295）的病例在CT上显示为阳性征象，而在使用新技术的后续检查研究中阳性率为6%（361/6014）。

134例使用基础方法扫描的志愿者和31例使用新技术扫描的志愿者被建议活检，其中110例使用基础方法扫描的志愿者和24例使用新技术扫描的志愿者进行了活检，活检结果显示110例使用基础方法扫描的志愿者中有101例被证实为肺癌，而24例使用新技术扫描的志愿者有20例被证实为肺癌。

两种方法探测到的肿瘤的平均大小分别为14和8 mm，另22例在CT检查后未建议行活检的志愿者也做了活检，均未发现明显的肿瘤。89（89/101）例使用基础方法扫描而诊断出肺癌的志愿者和17（17/20）例使用新技术扫描而诊断出肺癌的志愿者均未发现淋巴结转移。这121例诊断为肺癌的患者有97例做了切除手术。81例为I期肺癌。

第二节　肺结节靶扫描和三期增强扫描联合应用

肺结节靶扫描的定性价值及其限度：根据研究发现，靶扫描由于缩小了扫描和成像的范围，减少了采样和重建厚度，就空间分辨率和密度分辨率而言，都有很大程度的提高，所以它可以更有效地显示肺内结节特征，提高病变诊断准确性。

一方面靶扫描对肺结节的内部结构显示明显优于常规扫描，能够很好地显示空泡征及有无钙化；另一方面对结节边缘情况的显示也优于非靶扫描。由于层厚较薄、像素较小，结节边缘的毛刺征、充血征、晕征以及卫星灶均可以精细显示，而这些对我们诊断恶性肺结节极为重要。靶扫描主要依靠形态学特征，且覆盖范围小，观察不到肺结节内部血供情况，邻近纵隔淋巴结，以及其他肺野情况等；因此，导致对结节性质判定的准确性降低（仅为59.3%），故仅依据靶扫描技术判断结节性质尚有一定的局限性，所以，还需要另一种标准协助对病变的定性判断。

肺结节三期增强扫描的 CT 净增值对其定性诊断的价值：在三期增强扫描研究中，该研究发现：肺炎性结节以中重度强化为主，尤以第 1 期强化为主，净增值 >60 HU（其中 1 例高达 98HU）；肺癌以轻～中度强化为主，主要是以第 2 期强化为主，净增值为 20~60 HU；肺结核球以轻度强化和不强化为主，净增值 ≤ 20 HU；与 Swensen 等（1992）的观点相似，说明 CT 增强扫描后，肺结节的强化程度决定了净增值的变化，而强化净增值的高低与病灶内微血管密度有关。该组病例中 3 例炎性肺结节（3/6）的 CT 净增值在 20~60 HU 之间，对于这些结节，观察其靶扫描后结节的形态学特点尤为重要。且在该研究中发现，少数恶性肿瘤由于血供过多或过少，其增强后最大 CT 净增值可位于恶性结节的界值之外，如该组恶性结节最大 CT 净增值为 85.24 HU，最小 CT 净增值为 15.29 HU。故由于测量差异和肺结节血供不同，结节的 CT 值一定程度上存在偏差，因此根据最大 CT 净增值判断肺结节的性质有一定的局限性。

该研究认为：三期增强中 CT 净增值的增加规律，虽有助于对大多数肺结节的良、恶性判断，但它不可能完全正确，而联合应用靶扫描技术，可弥补三期增强 CT 净增值的不足，互相补充、验证，对肺结节的定性有利。

肺结节靶扫描和三期增强扫描联合应用的价值：肺结节靶扫描和三期增强扫描对肺结节的定性诊断均存在局限性，其定性诊断的敏感度、诊断符合率之间差异均无显著性意义。两者联合应用，可使诊断的敏感度和诊断符合率明显增加。如该组 1 例转移性肿瘤患者，三期增强后最大 CT 净增值为 85.24 HU，超过了 60 HU，不符合恶性结节的强化标准，而靶扫描可见结节分叶、棘状突起等征象，符合恶性肿瘤。1 例低分化腺癌患者，靶扫描仅见结节胸膜凹陷征，同时，三期增强扫描显示最大 CT 净增值为 27.72 HU，故诊断为恶性结节，且得到病理证实。

由此可见，靶扫描及三期增强扫描两者联合运用，可以相互补充，使肺结节诊断的敏感度和诊断符合率明显提高为 97.3% 和 80.6%，对肺结节的定性价值较高，而且上述 2 种扫描方法易于掌握，值得临床推广应用。

附：具体研究资料：第一、二、三期，即注药开始后 15 s、30 s、60 s 行结节扫描。

第三节　建议胸部增强研究规范化

随着数字影像和网络的发展，医院影像科室间的会诊交流可采用网络、光盘刻录形式。就我国国情而言，照片仍是患者主要的影像会诊资料，而且在没有 PACS 设备的影像科，医师诊断也主要依靠照片做出，所以照片质量以及对病变显示的清晰度直接影响诊断的准确率，其中大部分为技术应用不合理造成；同时也造成患者的重复检查，一组占 35.3%，给患者增加了不必要的经济负担和辐射污染；尤其现在 16 层以上机型已基本在大中型医院普及，应在国内统一检查标准和胶片摄影规则。

扫描重建的层厚：扫描重建层厚的选择对于病变的检查和病变特征的显示至关重要。以往非螺旋 CT 多采用 10 mm 层厚，发现病变后在局部采用薄层（<3 mm）进行靶扫描；单层或双层 MSCT 一次屏气要覆盖全肺必须采用厚层（8~10 mm）扫描；随着 CT 设备的更新，尤其是 16 层以上机型，扫描范围不再受层厚的影响，所以层厚不应再选择过大。

一般认为，5~10 mm 应归为厚层，而 3 mm 以下归为薄层；薄层扫描能提高 CT 对肺结节的检出率和敏感性。16 和 64 层 CT 胸部常规扫描层厚为 3~5 mm，一些作者认为选择 5 mm 较为合理，有利于发现 <1 cm 的病灶，也不会使图像过多。

对于 3 cm 以下的结节，5 mm 重建层厚的扫描仅限于初步诊断，对病变结构和形态学细节的显示应对病变局部进行靶重建，小病变的筛查和随诊也多采用 2.5 mm 以下的层厚；现在 16 层以上机型多选择 2 mm 以下层厚进行靶重建。

层厚选择过薄（0.500~0.625 mm）增加了图像数据和医师阅读时间，而对提高 CT 的检出率并无明显提高。目前国内胸部 CT 扫描中，16 层以上机型常规胸部 CT 扫描重建层厚标准不一致，尤其是 16 层 MSCT，选择厚层较普遍。

在一组资料中，虽然 79 例采用了 5 mm 层厚，但其中大多数是 GE 64 层机型，其最大准直为

5 mm。另外需要注意的是,虽然采用薄层靶重建,但摄影图像间隔过大,如采用 1.25 mm 层厚,间隔 5.00 mm 或更大,造成病变信息丢失,也会影响诊断,一般认为图像摄影间隔最好不超过层厚的 2 倍。一例右上肺细支气管肺泡癌。虽然横断面 CT 扫描采用了 1.25 mm 层厚,但在胶片摄影时采用 9 mm 间隔,丢失了病变信息。

举例:左下肺炎性结节。常规胸部 CT 横断面扫描采用 7.5 mm 层厚,照片中无薄层图像,造成诊断困难;但在照片内有冠状面和矢状面重建图像,提示原始数据内有薄层图像

双肺结节。普通 CT 图像显示左上肺和右上肺各有一小结节,在层厚采用 10 mm 时,却诊断为陈旧结节性病变;次年 9 月患者出现胸部症状再行胸部 MSCT 检查,发现左上肺病变较前明显增大,病理证实为肺鳞癌

不同的重建算法:不同的重建算法可影响病变的显示,不同结构应采用不同的算法。一般认为,观察肺组织应采用肺或骨算法,而观察纵隔和软组织结构应采用标准算法。该组中 21 例采用了单一的标准算法显示肺组织和纵隔结构,这是极不合理的,因此会减弱组织对比度,使病变与周围肺组织界限模糊,病变边缘特征显示不清,影响诊断。

窗技术:窗技术应用对图像很重要,肺部成像没有所谓"最佳的"窗宽和窗位,精确设定往往主观因素多且依观察结构的不同而定。常规 CT 肺窗应采用窗宽 1300~1500 HU,窗位 -350~-700 HU,纵隔窗应采用窗宽 250~350 HU,窗位 25~35 HU;增强扫描后应适当增加 20~30 HU 的窗宽和窗位来观察纵隔结构。在院外会诊照片中,最常采用的不合理窗宽为 800~1000 HU,使组织对比过强,软组织部分达到过饱和状态,肺结节内部结构不能显示,影响对病变内部的观察。

关于增强的效果:由于是对 CT 照片进行分析,无法真正测量增强效果,但胸部 CT 的增强方法还是存在问题,表现为增强效果差或主动脉、肺动脉增强不一致,反差大(主动脉增强好,肺动脉增强差)。

传统的增强在肺部主要是提高纵隔正常结构与异常病变的对比,显示病变与血管关系和淋巴结情况,观察肺内结节的血供和内部结构。因为纵隔淋巴结的增大,对肿瘤分期特别重要,而病变的血供对肺内结节良恶性的鉴别也有一定意义。显示血管结构最好是主动脉和肺动脉均显影,最佳时机在 35 s 左右;而肺内肿瘤病变的最大强化峰值约在 1~5 min。

过早扫描会造成上腔静脉伪影,影响上腔静脉后组淋巴结的评价,太晚则影响血管增强效果,通常选择 3~4 ml/s 的流率即可。如有可能也可做双期扫描,第 1 次扫描(35 s)观察纵隔淋巴结和中央血管情况,第 2 次扫描(90~120 s)观察结节增强情况。

对结节血供的评价多采用动态 CT 扫描方式,但在临床工作中动态增强扫描仅观察肺内结节的血供显然不够,对纵隔淋巴结的评价需要全胸部增强扫描。

该研究也存在一些问题。首先,胸部 CT 扫描标准是参考国外医院及文献报道,并没有国内同行的共识;其次,因为现在 PACS 系统已在很多医院影像科使用,薄层图像虽然没有在照片上出现,但诊断时医师是可以通过 PACS 看到的;窗技术的应用对使用 PACS 的医师影响也小,因为可以随时调节窗技术;再者,对照片内胸部增强效果的判断不能靠测量数据实现,仅凭肉眼观察,可能存在一定误差。

另外,仅选择了 <3 cm 的结节作为研究对象,涉及的病变范围略窄。16 层以上机型的医院虽然较多,但还有使用 16 层以下机型的医院,存在的问题不得而知,该文章并未涉及。

有作者推荐胸部 CT 扫描采用常规重建层厚 5 mm;孤立肺结节必须采用靶重建,局部连续薄层扫描,16 层以上机型可采用 1.25 mm 层厚,尤其是 <1 cm 的结节;增强扫描采用延迟时间 35 s 左右来观察纵隔淋巴结和血管,必要时可对结节局部在 90~120 s 时再进行扫描;肺窗采用骨算法或锐利算法,纵隔窗采用软组织算法或柔和算法;采用薄层摄影间隔最好不超过 2.5 mm;窗技术按标准调节。总之,国内 16 层以上 MSCT 在孤立肺结节(<3 cm)的应用存在诸多不合理性,直接影响诊断,建议建立国内统一的胸部 CT 扫描标准。

第四节　关于结节病

关于结节病,请详见本书本卷第十六篇·第九章　　《结节病》。

第五节　怎样面对肺小结节?

作为接诊的医生,首先要理解病人来会诊的心情;这有 3 方面的任务,首先是研究检查方法到位了吗? 接着是分析结节的形态学表现做出诊断;最后给病人一些合理的建议。

在就诊的过程中,一边分析影像表现,一边不断与患者进行语言交流,即病史采集,了解病史的过程,实际上就是研究影像表现的背景,为最后诊断梳理有益的信息。

当然,在问询的过程中,随时都感受到,影像诊断报告书上的"肺小结节"的几个字着实让患者们感到痛苦,这些痛苦就是一连串的问号,例如:医生,到底这个结节是良性的? 还是不好的东西,还是恶性的? 医生我应该怎么处理? 继续随访? 隔多久复查? 到你这里来复查? 还是在当地做 CT? MRI 检查会不会更好? 是不是需要做 PET/CT? 肺部小结节的诊断为什么如此复杂? 我应该注意什么? 有什么特效药? 等等。

有作者统计,到他诊室之前,病人们把我们北京、上海的同行都咨询过了,一般都不会告诉以前看过谁,一旦他的意见和前面的医生不一致,马上会告诉他看过谁了。对患者来说真是一种痛苦的煎熬。

为什么今天的肺小结节会如此之多? 有两个最主要的原因,其一是中国社会经济的发展了,有条件定期体检的人多了,所以肺小结节好像比原来多了。其二是当今的检测技术高了,即便是胸片,都是数字化的胸片,分辨率比普通的平片高多了,而且还有图像后处理技术。更多的是 CT 扫描机的普及,特别是螺旋 CT,尤其是 MSCT 的使用和普及,使得肺小结节,特别是直径 5 mm 以下的肺小结节的检出率大大提高。

当然还有其他原因,那就是肺小结节的"生产"增多了,人,接近自然,与某些动物等亲密接触,感染的机会增加了;环境污染,有毒有害气体等;加上抗菌药物的滥用;还有免疫力低下或免疫抑制疾病增多等原因,肺部小结节形成有所增多。

这就是为什么近些年专家门诊的几乎都是这种最大径小于 3cm,近来发现 3 mm 左右的肺小结节多起来了! 还有一种情况就是就医环境变化了,影像诊断医生对肺小结节的检出水平提高了。

面对这些肺小结节到底如何是好? 如果影像资料上恶性表现多,有手术指征的应该抓紧外科治疗。如果是良、恶性模棱两可的建议定期随访;如果是良性表现, 3 cm 以下 1 年随访一次,如果直径 3 ~5 cm 可以 6~9 个月随访,也可以手术治疗,因为随访过程中,患者的心理负担还是重,实际上还是一种综合性折磨。直径 5 cm 以上的应该抓紧治疗(这个就不属于此处讨论的范围)。

关键是怎么判断肺小结节的生物学行为? 也就是说凭什么判断它的良、恶性? 首先要重视 CT 检查方法和扫描后的工作站的处理。在按规范要求的扫描技术出来的图像资料,再做必要的扫描后数据处理,后处理的目的就是以最好的角度把对定性诊断有价值的征象显示出来,这样做了之后,对图像分析起来心中的把握才大,这就是为什么外地的资料会诊时,要在(病历本)报告书写时,注明外地资料所做的结论供本院医生参考。原因就是资料的可靠性是低,令人总有一种不放心感觉。

不少的单位对 CT 的扫描技术不够重视,所有的病人都是差不多的扫描方法,读片分析的时候就会觉得检查技术不到位,不放心。扫描技术中,关键的是扫描的层厚,就是 X 线束在 Z 轴上的宽度,这个厚度一般原则是要小于肺小结节最小径的一半。当然现在的 CT 扫描机,在扫描结束后,可以通过电脑来调整图像的层厚,所谓检查到位和图像后处理都是要占用有限的资源的,特别是图像后处理医生的工作时间。

满足了规范中基本的技术条件的 CT 图像,才能仔细分辨一些征象,分析良、恶性。对于肺小结节

（最大径在 5 mm 以下），MRI 因为成像原理的关系无能为力；PET/CT 扫描也不会比 CT 多出更有价值的诊断信息，当然有条件的朋友 PET/CT 可以做，因为它是全身的扫描，也许有肺外其他部位额外的发现，可以帮助全面思考。

由于 MSCT 的广泛普及，特别是所谓低剂量螺旋 CT 普查工作的开展，手持肺小结节 CT 报告的患者到专家门诊的健康爱好者越来越多。从门诊观察看，肺小结节增多的绝对值不一定升了，但是，因为警惕性高了，知道要常规体检的人多了；检测手段先进了，很多的地方肺癌筛查以 CT 取代了常规的透视和胸片；而且一些单位对肺小结节认识模糊了，只要肺部有密度增高，就报告肺小结节或肺结节或磨玻璃结节。

所有这些肺小结节，特别是直径 3 cm 以下，都是体检发现，或是在出现其他症状做检查时偶然发现的，因为肺结节很小一般不会产生症状，要产生症状或许它生长的部位接近血管神经，或许恶性程度高，进展快，对周围机构产生浸润或挤压，这个时候会产生可以感觉到的症状，当然还与每一个人对疼痛的敏感性有关。

日常工作中，发现肺内肿块直径到了 5 cm，患者也没有感觉的，因为它生长的部位，空间大，只对周围结构产生推移。或偏良性的生物学行为。正是由于肺小结节一般没有症状而且常常偶然发现，因此，健康管理者就提出了所谓筛查或常规体检，争取能够比较早的发现，随访观察，尽可能早的治疗来提高生活质量。随着中国经济的发展，大家也有条件做常规的检查。

CT 图像上的表现，从眼睛看，到大脑思维，再通过文字描述传达到媒介上，会有环节上的失误，还有每一个医生对同一个表现的观察水平是不一样的，所以一般只相信自己眼睛所观察到的东西，这所谓，眼见为实。为什么这么相信自己的眼睛？因为 CT 图像上的表现与形成图像的技术有直接的关系，如果不研究这个图像是怎么产生出来的，就无法认识图像的本质。CT 图像要反映的本质是什么？那就是疾病的大体病理解剖，也就是说患病部位肉眼看得出的样子，或者说是外科手术拿下来标本的肉眼所见的形态。如果不重视扫描时候的技术条件，就不能真实反映疾病本质。这样医生就要误诊。

在研究生阶段，就是研究什么样的技术条件显示不同的疾病的病理实质，从中找出某些有一定特异性的表现，然后与病理标本的形态在相似的角度比较他们表现的异同，以此提高诊断水平。多数单位不注重这些基础的研究工作，就是看看书应对日常工作，因此难免认识上偏差。当然做这些研究工作首先要有研究条件，还要有学术风气，实际上很枯燥，很费事，好精力，但是确实可以提高我们的分析能力。

一般在会诊的时候，问得最多的是，在哪里做的检查？这就是对你的资料的可信度做评估，同行都知道什么医院什么情况。

在会诊时，问得第二多的是患者的病史，那就是发病的历史，这个很重要，这是做医生的基本功，是需要语言沟通技巧的，问得没有水平还会干扰诊断思维。肺通过支气管，气管，喉部，口腔和鼻与外界是相通的，在人的一生当中，外界环境刺激通过这些管道对肺的伤害都会在伤害的部位留下"记忆"，诊断伤害的原因过程，与法官探案非常相似。

一个伤害过程就如同一部电影，不产生患者的不舒服不会到医院去检查，就不会记录在胶片上，一旦产生了不舒服，即出现了症状，才有可能到医院，才有可能做 X 线检查，所以从胶片上所看到的，只是这部电影中的某片段，相当于现实电影中的广告照片，问病史的过程就是力图把电影片段链接起来，还原"电影或某疾病"的真实发病情况。对于每一个人的"电影"故事即疾病过程都是不同的，但是通过 CT 等影像诊断的技术记录在胶片上的表现有时候又差不多；或者是电影故事（病史）雷同但是记录在 CT 图像上的表现不一样。这就是行话"同病异影""同影异病"的情况。这个时候就需要有临床工作经验的医生来判断。

第八章　关于肺内的假结节影

第一节　肺内淋巴结

随着 CT 技术的发展,尤其是 MSCT 的普及应用和低剂量肺癌早期筛查的开展,肺内直径 <10 mm 的结节(称小结节或亚厘米结节)的检出率明显提高。

肺内淋巴结被认为是由正常淋巴组织发展而来,在胸膜下的异常肺组织内尤其在有吸烟史的患者中偶然发现,直径多 <10 mm;对于此类病变,常规 X 线片往往不能显示,常在 CT 体检中无意发现。有作者回顾性分析 20 例经手术病理证实的肺内淋巴结的 MSCT 征象。

肺内淋巴结临床上多见于中老年,发病年龄偏高,无明显性别差异,主要症状为咳嗽、咯痰等轻微呼吸道症状,多数患者可无明显临床诱因。肺内淋巴结影像上多表现为肺叶边缘孤立的直径 <1 cm 的实性结节,无钙化和明显强化。

结合临床及影像表现,本病与结核瘤、错构瘤、硬化性血管瘤等良性肺内结节较容易鉴别,而与早期的周围型小肺癌鉴别较难,容易误诊而行手术切除。

该组 20 例发生部位多在肺下叶,与胸膜关系密切。病灶均紧贴胸膜或邻近胸膜,因此该组作者认为“与胸膜关系密切”是肺内淋巴结比较有特征性的表现。

该组病灶出现胸膜下线状影 8 个,该组作者认为此征象与炎症引起的胸膜刺激反应有关,而无肺癌引起的瘢痕形成和纤维化收缩形成的典型胸膜凹陷征。因此,对于肺下叶胸膜下具有一般良性肿瘤特点的病灶,应考虑本病的可能。

Takashima 等(2003)提出,在肺周围胸膜下的实性结节多可能是肺内淋巴结。有文献报道高分辨率 CT 检测肺内淋巴结的直径在 3~6 mm,与胸膜距离 <15 mm,而该组病例直径为 2~8 mm,与胸膜距离 <10 mm。

Miyake 等(1999)及 Kinoshita 等(1994)的研究中患者均有吸烟史,而 Kamiyoshihara 等(1999)的病例中患者没有吸烟史。另有文献表明男性更容易出现肺内淋巴结,而且患者都是吸烟者,但并不一定有尘肺等相关职业病史。该组 20 例患者中, 4 例男性患者有吸烟史。

在病理学检查中,淋巴组织中均可见炭末沉着,故炭末沉着可认为是大多数肺内淋巴结患者较为显著的病理学特征。结合临床资料,炭末沉着与硅肺职业病史联系并不十分密切,考虑肺内淋巴结为肺组织炎症性刺激后局部淋巴组织反应性增生所致。

HRCT 能够更清晰地显示结节的形态学特征,目前仍是肺内小结节检出和诊断的首选方法。由于肺内淋巴结的临床症状及其影像征象没有特征性表现,有文献指出肺内淋巴结无临床意义,但其对于肺癌和其他转移性肿瘤病灶的鉴别诊断目前在临床上是很重要的。

Kamiyoshihara 等(1999)和 Takemasa 等(2001)也指出,虽然肺内淋巴结比较少见,但它应被视为肺内良、恶性结节的鉴别诊断之一。从 CT 表现来看,钙化和脂肪密度是鉴别良、恶性结节非常有价值的特异性征象,但是由于小结节体积小,钙化出现的概率也低,脂肪密度的低密度区也可能由含气结构形成,因此依靠 CT 值判断钙化和脂肪密度会有一定的假阳性。

由于小结节的形态学表现往往不典型,对于其定性诊断需要多次 CT 随诊复查,并依据其倍增时间来预测结节的良、恶性,因此胸腔镜病理学检查是在目前条件下排除恶性病变的必要手段。减少误诊率的关键在于对本病的认识。肺内淋巴结是继发于肺内一些炎症的反应性增生，对于肺下叶紧邻胸膜或肺野外带胸膜下 10 mm 以内、边界锐利、密度均匀、具有良性肿瘤特点的实性结节，可以考虑为肺内淋巴结，其定性诊断以多次 CT 随诊复查为主，一般以 3 个月及 1、2、4 年时间为间隔定期随访，必要时可胸腔镜手术切除。

附：具体研究资料：临床资料：搜集肺内淋巴结 20 例，其中男 11 例，女 9 例，年龄 44~68 岁，平均 53 岁，无职业病史，4 例吸烟史（每天 2 包，连续吸烟 30 年）。主要临床症状：咳嗽 11 例（其中 5 例干咳，1 例咯少量白痰），胸痛 3 例，发热 2 例（体温最高 38.5℃），病程持续时间为 1 周至 2 个月。4 例患者无自觉症状，为胸部 CT 体检发现结节。所有病例均行胸腔镜下目标肺叶切除，病理证实。

病灶部位、大小、形态：20 例患者中共检出结节 23 个，位于右肺 16 个，左肺 7 个，包括右肺上叶 2 个、中叶 2 个、下叶 12 个，左肺下叶 7 个。因此病灶位于双肺下叶共 19 个。病灶多为肺内单发的结节状改变，其中直径为 2~8 mm，平均约 5 mm。病灶中心层面形态呈类圆形 9 个，多边形 6 个，不规则形 8 个。

病灶边缘、轮廓和内部观察：病灶边缘清楚、锐利 22 个，边缘稍模糊 1 个。所有病灶内密度均匀，无钙化。平扫加增强扫描的病例中，均无明显强化。病灶与胸膜的关系：病灶均位于胸膜下，紧贴胸膜或与胸膜呈宽基底相连 9 个；肺野内胸膜下 10 mm 以内 14 个；有胸膜尾征 8 个。肺内其他表现：病灶相邻肺组织无明显异常 16 个；同叶肺组织伴少许炎症 1 例；纵隔肺门淋巴结肿大 1 个，病灶同侧合并少量胸腔积液 1 饲，合并双侧少量胸腔积液 1 例。病理检查结果：大体、显微镜、免疫组织化学病变基本位于胸膜下肺组织，为黑色小结节，边界清，无包膜，质中。镜下肺组织中可见局灶分布的淋巴组织，淋巴组织边缘可见较丰富的血管、淋巴管，23 个均见炭末沉着，诊断均为：肺内淋巴结伴炭末沉着。

第二节　肺内淋巴结伪似硬币病变

在 X 线胸片上，肺内淋巴结表现为非钙化的圆形病灶非常少见，直径小于 20mm，一般边界锐利，紧贴脏层胸膜。病因学上，此淋巴结来自一个发育不全的芽体。在长期的吸烟与吸尘之后，逐渐增大。Burgener & Landmans（1974）报告 2 例此类病人。例一为 56 岁男性，对于草和谷类有过敏反应，胸片示一枚 1cm 直径圆形病灶偶见于右上叶胸膜下，手术切除结节组织学检查仅显轻度淋巴组织增生，伴少许炭末沉着和石末沉着症的色素沉着。

例二为 55 岁男性，有慢性咳嗽和 30 年吸烟史，胸片见一 1.5 cm 直径边界锐利的圆形病灶位于右上叶胸膜下，切除该结节病检见反应性增生，炭末沉着和局灶性纤维化。此类淋巴结有包膜和边缘窦，其边界清楚的皮质和髓质提示初期淋巴滤泡比散在的淋巴成分聚合为多。因为此结节呈硬币病灶，故应行鉴别诊断，包括淋巴增殖伴淋巴网状细胞浸润，其体积稍大，位于距脏层胸膜一定距离处。

第三节　肺假性结节

Shortsleeve & Foster（1979）指出，两侧椎板在侧位片上重叠投影，可形成肺假结节，与肺实质病变混淆。此假结节形态多为圆形，密度较高，有的边缘呈放射状，其直径为 0.5~1.2 cm，绝大多数为 1.0 cm 左右，多出现于第 11、12 胸椎和第 1 腰椎平面，重叠于肺下叶后基底段内。形成棘突的两侧椎板连接处上缘骨质轻度增厚，侧位重叠投影产生此假结节，如将增厚处切除，则此结节影消失。认识此假结节后，可稍改变病人体位再照片，如系假结节影，则随椎体转动而转动或消失，更证实其性质。而肺实质结节则随呼吸运动而上下移动，其移动情况与横膈是一致的。第 1 肋骨与胸骨的关节可误认为右上肺的结节。纵隔窗和邻近 CT 层面的观察可鉴别此假结节的性质。另外，叶间裂的局限性积液或脂肪沉积，在平片和 CT 图像上也可类似肺内结节，有时也可导致误诊。我们曾有此类病例：在常规轴位薄层扫描呈现典型结节影，随访一年无变化，再行多平面重建，发现该结节实为斜裂胸膜局限性增厚，非为肺内结节。

第四篇　肺癌

第一章　中央型肺癌

第一节　支气管异物误诊为中心型肺癌

异物进入支气管后,若存留较长时间,可发生局部炎症反应,出现脓性分泌物,局部肉芽组织增生,包裹异物,形成肿块,导致支气管的狭窄、阻塞,相应肺叶肺段阻塞性炎症、肺不张等,还可致淋巴结增大,出现与肺癌类似的影像学表现。

阳性异物 X 线平片与 CT 检查容易诊断,阴性异物 X 线平片与 CT 表现与中心型肺癌相同,易误诊。此组 2 例均为植物性异物,均无中枢神经功能失调或吞咽反射障碍等异物吸入的潜在危险因素,无明确异物吸入史及明确的误吸呛咳史。

胸片未见纵隔摆动、肺野透亮度不一致等异物征象,CT 检查均未发现明显阳性异物,而仅见肺门肿块,支气管狭窄和阻塞,相应肺段的炎症、不张或实变等肺癌样表现,因此均误诊为肺癌,1 例经纤维支气管镜检查明确诊断,1 例手术后明确诊断。

引起支气管阻塞的病变很多,但以肺癌为主,有作者分析 203 例支气管阻塞性病变,肺癌占 85.7%(174/203),其次为结核,占 3.9%(8/203),无慢性支气管异物病例。

肺癌引起的支气管狭窄、阻塞范围局限,伴有腔外或肺门部肿块,而支气管内膜结核引起者病变范围长,多发,腔内不规则,有结节状突起,常伴有肺内结核灶。此处介绍的 2 例慢性支气管异物,影像学表现均与肺癌相似,因此全部误诊。

回顾性分析这 2 例误诊,有以下 2 点结论。

(1)CT 检查要做到细致、全面。第 1 例没有做右上叶前段支气管的薄层扫描,第 2 例没有做增强扫描,2 例均没有进行 CT 三维重建显示支气管树的

情况,导致对支气管腔内病变的情况显示不详细,以致误诊。

(2)尽管无明显异物史的慢性支气管异物病例较少见,但当成人出现肺门肿块,支气管狭窄、阻塞伴相应肺叶肺段炎症、不张时,不要轻易诊断为肺癌而手术,术前纤维支气管镜检查是必要的,可以避免类似情况而进行不必要的手术。

附:具体病例资料:病例 1:男,35 岁,无明显诱因出现咳嗽,少痰 2 周。胸片:右肺门阴影增浓增大,边缘不清。CT 增强扫描:右侧肺动脉根部可见一规则软组织块影,约 65 mm×32 mm,包绕右上肺动脉,右上叶前段支气管狭窄,右上肺前段节段性肺炎症伴实变。隆嵴下淋巴结肿大。诊断:右侧肺门肿块伴右上实变、阻塞性炎症,考虑中央型肺癌。术中所见:右肺上叶前段实变,内有大量黄色脓性分泌物,前段支气管被一异物阻塞,大小约 0.8 cm,黏膜充血,糜烂伴肉芽组织增生,右肺门部可见淋巴结肿大。快速切片报告支气管和肺部病变为炎性病变,淋巴结肿大为急性淋巴炎。病理诊断:右上肺化脓性炎症,右上肺支气管植物性异物。

病例 2:男,72 岁,反复咳嗽、咳痰 10 年,加重伴左胸痛、胸闷 5 d。CT 平扫:左肺门部不规则肿块影,左下叶支气管管腔阻塞,左下肺大片状炎症伴实变,左侧包裹胸腔积液。考虑左下肺癌伴阻塞性改变可能。纤维支气管镜检查:左下肺基底支开口完全阻塞,有大量肉芽组织增生和脓性分泌物,吸尽脓性分泌物后发现异物,异物被肉芽组织包裹,取出异物为一粒长约 15 mm 腐烂葵花子。做组织活检。病理诊断:小片粉红染无结构物伴少量炎性细胞

第二节　中央型肺癌术后随访与误诊

中央型肺癌较易向纵隔侵犯,术后局部复发和纵隔转移的概率较大。由于有较高的密度分辨率,CT在显示支气管残端或吻合口复发、肺门纵隔淋巴结的增大、肺内及胸膜结节以及胸壁的侵犯等方面均较为可靠,能够为早期诊断及疗效的判断提供大量有价值的信息。

支气管残端或吻合口的复发:支气管残端或吻合口复发的CT表现:复发的支气管残端或吻合口壁的厚度明显增大,与未复发的支气管残端或吻合口壁的厚度相比有统计学的差异。Gruden等(2000)认为支气气管残端形态改变如支气管残端角度扩大、残端有软组织影是复发的征象。支气管残端或吻合口复发的CT表现的直接征象:①支气管残端或吻合口壁增厚并形态改变;②支气管或气管腔内形成软组织影;③残端或吻合口支气管壁增厚并向远侧支气管侵犯呈星芒状或蟹脚状;④环绕支气管残端形成肿块。

间接征象:①肺野的阻塞性改变,如阻塞性肺不张、阻塞性肺炎。右肺单一肺叶切除病例,阻塞性肺不张可见新叶间裂移位。②纵隔向患侧旋转及胸骨后脂肪向患侧水平移位的程度加大。

支气管残端或吻合口复发的鉴别诊断:支气管残端或吻合口的复发主要应与放疗后形成的纤维瘢痕和周围淋巴结增大相鉴别。复发与放疗后纤维瘢痕的鉴别是个难点。有时纤维瘢痕与复发的肿瘤共同存在更增加了鉴别的难度。有文献报道,MRI的T_2WI像有助于区分放疗后的瘢痕和复发的肿块,放疗后瘢痕为低信号,而复发的肿块为高信号。但T_2WI像高信号并不具有特异性,急性放射性肺炎、感染、出血、坏死都可能表现为长T_2信号。目前临床上较多还是采用螺旋CT来监测肿瘤复发。

Bourgouin等(1987)认为放疗后肺组织的实变及纤维化有僵直的侧缘,其内可见扩张的支气管,而合并肿瘤复发则表现为僵直的侧缘凸出,内有软组织块影,没有充气的支气管影。从放疗后纤维化和实变肺组织中早期识别复发的肿瘤应采用薄层CT扫描,着重观察残端及邻近支气管腔内的情况,其内腔不光滑,有软组织影,可视为肿瘤复发的早期表现。

由于术后支气管走行改变,支气管残端或吻合口周围增大的淋巴结有可能受邻近组织的牵拉挤压而与支气管残端或吻合口以较宽的基底相贴,甚至引起支气管残端或吻合口一侧管壁增厚,易误诊为支气管残端或吻合口的复发。鉴别时应重点观察支气管残端或吻合口支气管内壁是否光整,是否僵直,以及腔内的情况。

淋巴结转移:螺旋CT对于衡量纵隔肺门淋巴结的大小是无可争议的。但影像学上对于淋巴结有无转移的判断较为困难。胸内淋巴结的转移可呈跳跃性并且有无转移与淋巴结的大小不成比例。既往文献中多以淋巴结短径来测量淋巴结大小。临床工作及研究中常以淋巴结短径≥1 cm作为有无转移的标准,但假阳性、假阴性率较高,各家报道不一。Gross等(1988)研究发现有7%正常大小的淋巴结病理检查有转移。Buy等(1988)提出把淋巴结引流区域与淋巴结的大小结合起来分析,比单用1 cm的判断标准假阳性率减低。

Pirronti等(2000)提出除了淋巴结的大小,还有其他的征象提示转移:淋巴结中心低密度;高密度的薄或厚的边缘,呈结节状;淋巴结周围脂肪组织呈条状或弥漫的密度增高。

目前尚未看到关于肺癌术后淋巴结良、恶性评价的报道。以上的标准用于术后淋巴结的评价有一定的价值,特别是Buy等(1988)提出的淋巴结的大小结合术前肿瘤所在部位的评价。但是术后特别是纵隔淋巴结清扫术后,纵隔脂肪密度增高、瘢痕形成、纵隔结构改变对判断有无肿大的淋巴结及淋巴结的性质更加困难。

对于淋巴结大小与肿瘤淋巴引流途径相结合固然重要,但沿淋巴引流路径近站的肿大淋巴结术中清扫后,术后一定时期远站的潜在恶性的淋巴结增大也应该高度警惕。最重要的还是前后的比较,如:淋巴结从无到有或逐渐增大、增多,放化疗后减小或消失,可以认为有转移;而肿大的淋巴结如发现有钙化,或随后的复查中淋巴结大小形态密度无变化,或抗感染治疗后减小消失则认为无转移。

总之,判定淋巴结有无转移时应将其部位、形态、密度、数目、大小以及动态变化情况结合起来综合分析。特别是对淋巴引流路径的淋巴结应高度警惕,随访观察其大小的变化和密度的改变非常重要。

复发或转移的时间规律及临床意义:文献提出手术恢复期过后,第 1 年内每隔 3 个月,第 2 年每隔 4 个月,以后每年 1~2 次对患者进行随访检查。一组病例复发转移的时间是, 24 月内复查的人次最多,占 75.4%(83/110),有 88%(22/25)的复发转移病例在此期间发现,而复发转移主要集中在术后

1~12 月,占 72%(18/25)。所以术后 1 年内,应该加强 CT 复查,以便早期发现复发与转移。

总之,作为无创性检查方法, MSCT 是最好的监测术后复发的手段之一,结合纤维支气管镜检查能较早发现复发病变;发现淋巴结的肿大较为敏感,但对肿大淋巴结性质的评价有一定局限性。随访淋巴结的大小、形态的变化对于明确性质非常必要。

第三节　中央型淋巴上皮瘤样癌

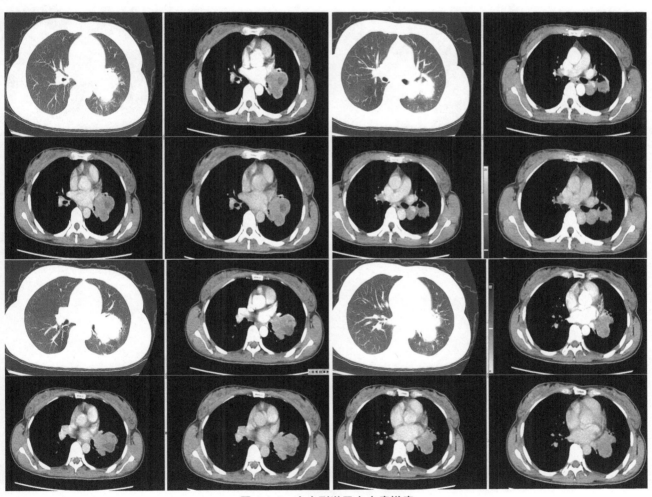

图 4-1-1　中央型淋巴上皮瘤样癌

患者,女,43 岁。刺激性干咳伴胸闷 2 月入院。

手术所见:胸腔内无积液无粘连,肿瘤位于左肺门处,累及左下叶根部、左舌叶及部分固有段支气管,直径约 6 cm,形状不规则,切面呈实性灰白鱼肉状,质地较硬,与支气管及肺

动脉间粘连,肺门、隆凸下及纵隔内可见数枚肿大淋巴结,最大直径约 1.2 cm。

病理检查:①左肺:肺组织一块,大小为 20 cm×15 cm×8 cm,其中可见一结节状肿物,大小为 5.5 cm×5 cm×5 cm,切面灰红

灰黄,质中,与周围组织界限不清,周围组织切面灰红质软。②淋巴结:淋巴结样物一堆,总体积 3 cm×2 cm×0.4 cm。常规病理诊断:①左肺切除标本:中央型淋巴上皮瘤样癌(大小为 5.5 cm×5 cm×5 cm),侵及周围支气管软骨组织;支气管切缘、肺组织周围切缘及胸膜,均为阴性。②淋巴结清扫:共检出淋巴结 19 枚,其中 1 枚有癌转移。免疫组化检测:阳性:EGFR(+++),5-FU(+++),TOPO Ⅱ(+),P-gP(+),Ki-67(+,约 30%);阴性:VEGF,ERCC1,Tubulinβ。免疫组化诊断:"左肺切除标本":中央型淋巴上皮瘤样癌,侵及周围支气管软骨组织;支气管切缘、肺组织周围切缘及胸膜,均为阴性(图 4-1-1、4-1-2)。

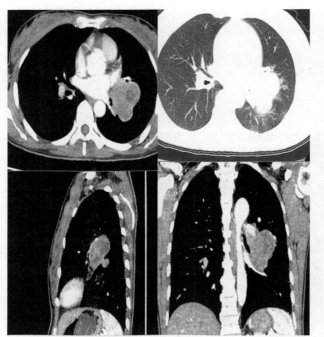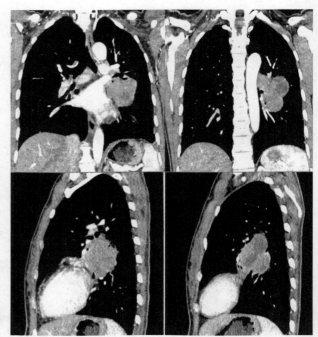

图 4-1-2　中央型淋巴上皮瘤样癌

第二章 周围型肺癌

第一节 肺恶性纤维组织细胞瘤误诊为周围型肺癌

恶性纤维组织细胞瘤是成人常见的软组织恶性肿瘤,可以发生在身体的任何部位,发生于肺内报道极少。其组织学发生目前尚有争议。Kearney 等(1980)将其分为 4 种类型,各型瘤细胞排列方式和结构不同。恶性纤维组织细胞瘤在腹膜后、躯干部的病变均较大,影像表现为软组织肿块,形态不规则,密度不均匀,常有坏死区并常侵犯邻近器官,CT增强扫描常有强化明显的特点。

肺原发恶性纤维组织细胞瘤的影像表现:病变以周围型居多,且瘤体较大,≥ 5 cm 者占 68.6%;形态多呈规则形,边缘光整或界限清楚,少数有分叶及毛刺;密度低,尚均匀,极少有囊性变及空洞形成。

临床上肺原发恶性纤维组织细胞瘤主要需与周围型肺癌鉴别,与肺恶性纤维组织细胞瘤相比,肺癌常呈不规则结节或肿块,边缘清楚、有分叶及毛刺,周围肺内常有浸润及阻塞性炎症及肺不张,常伴右肺门或纵隔淋巴结肿大。

总之,罕见部位的恶性纤维组织细胞瘤在文献中仅见个案报道,其影像表现无特征性,临床难于辨识,其影像表现仍不能与相应部位的原发癌区别。因此,罕见部位恶性纤维组织细胞瘤的诊断依赖于组织病理学,必要时尚应借助免疫组织化学及电镜观察。

第二节 误诊病例简介:左肺下叶鳞状细胞癌与硬化性血管瘤

病例,男,50 岁。因咳嗽、咳痰、痰中带血 17 d入院。CT:左肺下叶后基底段近肺门处见一软组织肿块影,大小约 2.3 cm × 3.2 cm,内含多发小斑点状钙化灶,增强扫描三期均未见明显强化,边界清楚,与邻近血管、支气管相连紧密。CT 诊断:左肺下叶良性占位可能,硬化性血管瘤? 错构瘤? 肺癌待排。

手术所见:支气管镜检查 + 活检术:左下叶内基底段可见新生物堵塞,肿物表面呈乳白色透明样,易出血,经气管镜导入活检钳给予活检 6 次,刷检 3次,并给予局部灌洗,送病理检查找脱落细胞及抗酸杆菌。

病理检查:左下肺肿物活检标本:灰白色碎组织一堆,总体积 0.4 cm × 0.3 cm × 0.3 cm。常规病理诊断:左下肺肿物活检标本:镜下见大量凝固性坏死组织,残留少数退变小细胞,局灶钙化,并见少量软骨组织,考虑为肿瘤性坏死。建议再次送检。

免疫组化检测:阳性:CD56,CK5/6,CK-H;阴性:CgA,Syn,TTF-1,CK-L,CK7。免疫组化诊断:左下肺肿物活检标本:镜下见大量凝固性坏死组织,少数残留细胞表达 CK5/6,CK-H,提示为鳞状细胞癌。注:残留活细胞很少,可能影响诊断,仅供参考。

第三节　小肺癌

病例，男，37 岁。无明显诱因前胸部闷痛 5 天。微创手　　术切除后常规病理诊断：右上肺腺癌 Ia期（图 4-2-1）。

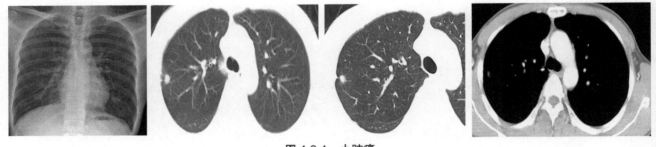

图 4-2-1　小肺癌

第四节　MSCT 后处理技术对周围型小肺癌的诊断

周围型小肺癌 CT 基本征象及其病理基础：周围型小肺癌基本征象是分叶征、毛刺征、胸膜凹陷征、血管集束征、支气管气像、空泡征，这些征象反映了肺癌的生长方式和瘤周的病理改变，几个征象的综合判断能提高诊断的正确性。

分叶征是指肿瘤边缘具有切迹、凹凸不平，它的形成与肿瘤的生长速度不均和肺支架结构的制约有关，当单个分叶的弧弦距 / 弦长比值 >2/5 时，称为深分叶；一组 18 例显示分叶征，其中深分叶 11 例。毛刺征分布于肿瘤周围，呈细线状，它的形成与肿瘤细胞沿肺泡或淋巴管、血管浸润生长有关；该组 15 例，其中短毛刺 13 例。血管集束征是指肿瘤邻近的动脉和 / 或静脉向肿瘤方向移位或在结节周围截断，或通过结节；病理证实结节近肺门侧的血管主要是扩张的小动脉，说明肺癌供血丰富；该组 12 例显示此征象。胸膜凹陷征是指肿瘤与胸膜之间的三角形阴影，它与瘤内成纤维反应和肿瘤直接侵犯有关；该组 15 例显示此征象。

选择恰当的扫描重建参数及三维成像方法是获取结节整体形态学的关键：周围型小肺癌的 CT 诊断关键是征象的显示，如何真实敏感的把结节所具有的特征性形态显示出来一直是影像学中的难点和重点。在 MSCT 应用于临床以前，对其研究都是建立在 2D 横断图像基础上，2D 横断图像对结节整体

形态显示有较大的局限性；随着多层 CT 技术的不断发展和应用，尤其是所配置的强大后处理软件，在显示结节形态学方面有了极大的提高，为结节的鉴别诊断提供了较可靠的依据。MSCT 扫描要把握好检查技术，在检查过程中要注意以下几点：一是要薄层全容积靶扫描，二是要多窗位显示病灶，三是多期像密度分析，四是充分利用多种后处理技术。一项研究主要探讨性使用多平面重建和表面遮盖显示软件功能，表面遮盖显示是通过计算被观察物体的表面所有相关像素的最高和最低 CT 值，并保留其影像，而超过限定 CT 阈值的像素被当作透明处理后成像，要想重建出质量好的图像，应尽量采用薄切层、窄重建。该组病例采用常规层厚 7 mm、重建层厚 1 mm，以此做出的表面遮盖显示图像圆滑、逼真，充分显示出结节的表面形态，提供了 2D 横断图像所不能观察到的某些重要征象，其特点是灵活方便，可从各个角度观察结节的表面形态改变，且直观、准确。

病变部位不同，三维图像质量也不同，位于肺野中外带的小肺癌表面遮盖显示重建图像质量高。周围型小肺癌绝大多数位于肺中外带，肺结节重建后，所需观察的边缘征象及其与周围组织的关系明确，但靠近肺门处的肺结节表面遮盖显示重建后由于肺门血管、支气管重叠较多，影响了结节边缘征象的观

察,另外贴近胸壁的结节因胸壁组织的干扰,也使结节的外缘显示欠佳。

表面遮盖显示、多平面重建对典型结节及分叶征具有较高的特异性:参考一些学者的方法,将长径与短径及所含层数径线之和相差不大的病灶定义为典型结节,表面遮盖显示、多平面重建图像对典型结节并有分叶征的显示有很大的优越性,它不但直观、立体感强,而且肿瘤整个边缘无遗漏。该组病例中,18 例显示此征象,其中 5 例在 2D 横断图像上分叶不明显,而表面遮盖显示图像上显示部分边缘的深分叶。这是由于肺内结节的不匀速生长表现在三维象限内,而传统的横断面扫描不能保证层面恰好通过病灶的最大截面,存在病变径线的假性低测量,从而掩盖分叶征。

对孤立性肺结节某些征象的再认识:研究发现,在 2D 横断图像上表现为分叶、棘状突起等某些在诊断中具有重要价值的征象,在表面遮盖显示上的表现有所不同,如肺内结节表面在垂直方向的凹凸不平,在 2D 横断图像上可能表现为分叶征阴性,在 2D 横断图像上仅表现为浅分叶而未见棘状突起的小结节,在 3D 图像上可能表现为棘状突起或深分叶,这说明了棘状突起是由于结节与扫描成像角度不同而造成的,因此在 3D 图像上棘突征与分叶征同属一征象。

当然 3D 图像也存在局限性,一是不能观察结节内部改变,如密度改变;二是当结节紧靠胸壁时,局部表面变化易被胸壁掩盖或切割。多平面重建弥补了其不足。因此,表面遮盖显示、多平面重建、2D 三者互相结合,才能全面、准确地分析结节,做出正确诊断。

目前研究的热点:一是动态 CT、MRI 的研究。从目前的研究结果来看可以在增强峰值、增强模式、时间密度曲线等方面进行评价,多数作者认为可以将周围型小肺癌与其他良性结节区别开来,但是结节的强化受许多因素影响,如结节本身的大小、位置、富血管程度,患者的体重、循环情况等以及对比剂的剂量、流速、扫描延迟时间;另外,良、恶性结节的强化程度,即 CT 值增加幅度也有重叠性;因此动态研究存在一定的不足。二是计算机辅助诊断方面的研究,尽管此项技术日益成熟,诊断准确性和特异性不断提高,但它永远不能超过人的思维和判断,因此也只能作为医生诊断的帮手。三是分子影像学的研究,它虽然对理解肺癌征象的微观基础、活体判断肺癌预后有一定意义,但对定性目前还尚未显示出其价值。

使用 MSCT 的表面遮盖显示、多平面重建后处理技术,结合 2D 横断图像,不但能观察结节内部密度、肿瘤周围的变化,而且能全面观察结节表面情况,准确、全面地显示肿瘤的各种征象,从而做出诊断。该作者认为,对该组病例进行平扫与强化基本征象显示率的对比,发现强化扫描除能提供结节密度变化外,其他主要征象的显示率与平扫基本相同。所以,对结节的鉴别诊断,若使用 MSCT 及其后处理技术,只需平扫即可满足诊断需要。

第五节　右下肺原位腺癌(非黏液性原位腺癌)病例

病例,男,46 岁。体检 CT 发现右下肺结节 4 个月入院。缘于 4 月前患者在我院行体检胸部 CT 发现右下肺外基底段小结节影,约 10 mm,建议定期复查。近日复查胸部 CT 提示"右下肺外基底段小结节影,约 7.8 mm×10.2 mm×12.1 mm,考虑原位癌"。门诊遂拟"右下肺结节"收住院。

CT 靶扫描+二维、三维成像:右下肺外基底段可见 1 个混杂磨玻璃密度的结节影,大小约 7.8 mm×10.2 mm×12.1 mm,密度不均匀,中间部分为实性,并见空泡征,边缘呈浅分叶,表面凹凸不平,未见明显毛刺或钙化,邻近胸膜无明显增厚。CT 诊断:右下肺外基底段小结节影,考虑 AIS,请结合临床。

手术所见:右肺各叶表面无胸膜牵拉等异常,肿块位于右下肺外基底段,表面有定位针标记。

病理检查:右下肺结节:肺组织一块,大小 7 cm×3.5 cm×2 cm,切面灰红,质软,系线处为一模糊灰白结节,直径约 1 cm,与周围界限尚清。病理诊断:"右下肺结节":考虑为非典型腺瘤样增生或原位腺癌(非黏液性原位腺癌)(图 4-2-2)。

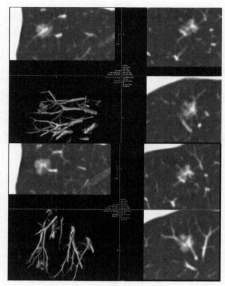
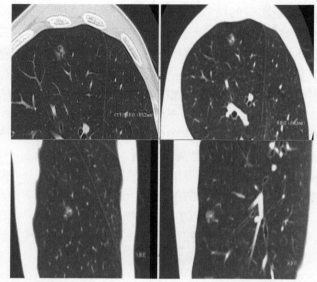

图 4-2-2 右下肺原位腺癌

第六节 周围型小细胞肺癌

小细胞肺癌分为中央型和周围型，以中央型为主，周围型较为少见，占小细胞肺癌的 10%~15%，文献报道周围型小细胞肺癌无一定的影像学特征，并且与其他细胞类型周围型肺癌难以鉴别。小细胞肺癌是一种特殊类型的肺癌，约占肺癌总数的 20%，且有逐渐升高的趋势，其生物学行为与其他上皮癌显著不同，即细胞分化差、转移早、恶性程度高。小细胞肺癌的发展最快，肿瘤倍增时间仅 75.9 天，为各类型中最快者。

临床表现：周围型小细胞肺癌因离大气管较远，即使肿块较大时也可能没有任何临床症状，相当一部分患者为体检时发现。小细胞肺癌与非小细胞肺癌治疗原则不同，小细胞肺癌应采取综合治疗，除了晚期患者以外，一般不应采用单一方法进行治疗，而非小细胞肺癌应首选手术，根据情况在术后再行其他治疗，并且两者化疗方案的选择明显不同，由于小细胞肺癌对放、化疗敏感，因此及时、准确的 CT 诊断相当重要，特别对一些病灶较小的周围型小细胞肺癌显得更为重要。

影像学研究：周围型小细胞肺癌的一个重要征象是病灶境界清楚，邻近肺血管、支气管也可呈现受压移位的表现，是由于细胞生长快，对周围肺组织挤压，呈现假包膜，尚没产生炎性浸润和渗出样改变。

肿瘤细胞向各个方向生长速度不同，受到周围纤维结缔组织的阻挡，故在影像上出现边缘呈小波浪状或浅分叶征。

一组 53 例中 50 例结节状或团块状病灶均呈这种表现，但缺乏周围型非小细胞肺癌所具有的毛刺、空泡、胸膜凹陷等征象。13 例病灶周围出现晕征，可能当病灶较大时侵犯周围血管，引起病灶周围少量出血，表现为环绕病灶周同环形的磨玻璃样密度影。

3 例片絮状病灶仅表现为肺野内孤立小片状阴影，密度不均匀，边缘模糊呈炎性改变。此种表现较为少见，如没有纵隔淋巴结肿大易误诊。该组资料中 22 例行增强扫描，显示病灶强化程度较大，平均 >35 HU，时间 - 密度曲线上升速度快，提示血流灌注高，21 例病灶为均匀性强化。认为可能与病灶的新生血管多，肿瘤的组织代谢旺盛有关。

小细胞肺癌在就诊时约有 80% 的患者出现肺门淋巴结和纵隔淋巴结肿大，部分融合成块而呈现冰冻纵隔，并有原发灶小，纵隔转移灶大的特点。该组中 36 例结节状病灶有此表现．其中有 1 例病灶直径仅 0.9 cm，但纵隔淋巴结肿大，并融合为冰冻纵隔，最后通过纵隔淋巴结穿刺活检病理证实为周围型小细胞肺癌。亦有原发灶不明显仅表现为肺门纵隔淋巴结融合形成肿块影。

当时术前影像学评价淋巴结肿大的标准大多以淋巴结长轴>1.5 cm、短轴>1.0 cm为标准。该作者也采用这一标准，发现在所有周围型小细胞肺癌的患者中淋巴结肿大率约为97%，比文献报道偏高，可能与该组资料中病例数偏少，不是大宗报道及不包括中央型小细胞肺癌有关。该组中35例肺门和纵隔肿大的淋巴结融合形成冰冻纵隔，说明周围型小细胞肺癌有较强的侵袭和转移能力，以致周围型小细胞肺癌患者5年生存期很低。

小细胞肺癌早期即可发生血行转移，文献报道远处转移常发生于肝脏（22%~28%）、骨（30%~38%）、骨髓（17%~25%）、脑（15%~18%）和腹膜后淋巴结（11%）。该组中胸膜转移12例（23%），颅内转移7例（13%），肝转移9例（16%），骨转移5例（9%），肾上腺转移9例（16%），较文献中发生率低，可能与该组病例数都来自治疗前，一部分治疗后发生转移者未计入有关。

鉴别诊断：肺内出现小波浪状或浅分叶状边缘清晰的结节或肿块，并有较大的肺门和纵隔淋巴结肿大，周围型小细胞肺癌诊断即可基本明确。但是周围型小细胞肺癌肺内病灶需要与周围型非小细胞肺癌以及肺结核球、错构瘤、球形肺炎等疾病进行鉴别诊断。

周围型非小细胞肺癌：周围型非小细胞肺癌一般病灶不规则、密度不均匀，并且深分叶、空洞、空泡、毛刺、胸膜凹陷等征象较显著，而周围型小细胞肺癌缺乏上述周围型非小细胞肺癌的征象，常常肿瘤很小就有明显的肺门、纵隔淋巴结转移及远处转移，病变本身边缘较光整，无明显分叶，密度较均匀酷似良性肿瘤；

肺结核球：肺结核球病灶内可见点状或斑点状、斑片状钙化，病灶周围有卫星灶，这些征象与周围型小细胞肺癌容易鉴别；

错构瘤：典型错构瘤内有脂肪及钙化。其钙化呈爆米花样，而且无肺门与纵隔淋巴结肿大，因此鉴别不难；

球形肺炎：球形肺炎多位于下肺野，边缘多模糊，周围血管纹理增多、增粗，邻近胸膜反应较广泛，临床上常有感冒发热史，白细胞增高，经短期（7~10 d）抗感染治疗后病灶多有缩小。

总之，周围型小细胞肺癌的CT表现具有特征性，小波浪状或浅分叶状边缘清晰的结节或肿块，肺门和纵隔淋巴结肿大，容易融合形成冰冻纵隔，并有原发灶小、纵隔转移灶大的特点。因此若能对其CT表现进行综合分析，还是能对大部分病例做出准确诊断。如能结合CT导向经皮穿刺活检，就能进一步提高诊断准确性。

第七节　¹⁸F-FDG PET 或 PET/CT 为脑转移瘤寻找原发灶

恶性肿瘤发生颅内转移十分常见。有统计脑转移瘤的发生率占颅内肿瘤的5%~20%。大约45%的恶性肿瘤患者神经系统症状和体征先于原发肿瘤出现。这是由于同样体积的肿瘤位于肺等器官时常无明显的临床症状，而位于脑内时由于解剖结构上的特殊性，常呈明显的临床症状。在一组病例中的67例患者均因脑转移瘤而导致神经系统的症状的发现先于原发肿瘤病灶的发现。

文献报道在脑转移瘤病例中有50%~80%为肺癌的脑转移，此比例与该组病例中肺癌原发灶占55.7%的比例相接近。

肺癌的脑转移发生率较高，除了肺癌本身发病率高的原因之外，更重要的原因是肺癌的肿瘤细胞可由肺静脉直接进入体循环，而其他肿瘤的转移大多数先经肺循环过滤。因此，当发现脑转移灶时首先应做胸部影像学检查（比如胸部X线片或胸部CT）以除外肺癌的可能。

该组29例原发性肺癌中全部于¹⁸F-FDG PET或PET/CT检查前行胸部X线平片和/或CT，和/或MRI扫描，其中采用X线平片和/或CT，和/或MRI影像学方法阳性发现者23例，阳性率为79.3%；阴性发现者6例，假阴性率6/29（20.7%）。

该项研究回顾性分析了采用X线平片和/或CT，和/或MRI扫描肺癌诊断造成假阴性率的原因有二：病灶小且隐蔽，病灶常隐藏于肺门或纵隔内（近旁），病灶隐藏于肺尖部，病灶也可隐藏于陈旧性纤维化病灶中，有的病灶隐藏于胸腔积液中；因肿瘤形态不典型而误诊为肺结核或慢性炎症。因此对于X线片、CT、MRI不能确定原发灶者，¹⁸F-FDG PET或PET/CT为一种有价值的补充检查影像学方法。

¹⁸F-FDG PET 或 PET/CT 的一个突出优点是全身扫描。全身扫描可以使患者在 1 次检查过程中对其全身各个组织器官进行详细的筛查,在对重要脏器均有较好的显示的同时(例如双肺、纵隔、肝脏、脾脏、胰腺、结直肠、肾上腺、子宫及双侧附件),对一些较隐蔽部位也同时有较好的显示(例如双颈部、口咽部、鼻咽部、腹膜后间隙),一般这些部位的原发灶较难发现,往往会耽误对原发灶的及时治疗。

全身扫描还有助于发现全身其他部位的转移,对诊断、临床分期及治疗方案的制订具有重要的作用。该组研究中除检出颅内转移灶和原发灶外,¹⁸F-FDG PET 或 PET/CT 全身显像还检出肺、淋巴结、骨、肝、肾上腺转移等病灶共百余个。而这些病灶往往因为处于较早期无临床症状或未行其他影像学检查而被忽略。也有少部分病灶因为较小或部位较隐蔽被临床医生漏诊。该组有 57 例有颅外原发灶的患者中 49 例经 ¹⁸F-FDG PET 或 PET/CT 检查后诊断有远处转移(94.2%),在一定程度上纠正了原来的临床分期,一部分患者相应地调整了治疗方案。

从 ¹⁸F-FDG PET/CT 和 ¹⁸F-FDG PET 对原发病灶的发现率来看,两组发现率较接近,没有很大的差别。但该组病例中 ¹⁸F-FDG PET/CT 对肺转移灶的检出数比单纯 ¹⁸F-FDG PET 对肺转移灶的检出数高很多。这是因为 ¹⁸F-FDG PET/CT 比 ¹⁸F-FDG PET 显像增加了病灶解剖结构信息的同时,CT 图像的高分辨率也为发现体积较小的病灶提供了补充。

¹⁸F-FDG PET/CT 融合图像在相同层面既有精确的解剖定位,又有病灶内活体组织细胞的代谢变化情况,在一定程度上提供了更多的诊断信息,为影像学医生的正确诊断提供了进一步的帮助。

在该组 67 例患者中未检出原发灶者 10 例(16.1%),随访 6 个月时 3 例病逝,随访 24 个月时 5 例死亡,3 例失访,2 例仍健在。¹⁸F-FDG PET 未检出原发灶的原因可能与原发灶体积较小有关(一般对于 4~6 mm 大小的病灶 ¹⁸F-FDG PET 可显示出异常放射性异常浓聚影),也可能与肿瘤分化程度较好有关。

¹⁸F-FDG PET 对高分化肝癌、肾透明细胞癌、高分化胆管癌、前列腺癌等肿瘤的显示率较低。随着 PET/CT 正电子放射性药物联合显像的临床应用,例如对临床未明确诊断的患者除了进行 ¹⁸F-FDG 的 PET 全身扫描外,可加做 ¹⁸F-FLT 或 ¹¹C- 胆碱(蛋氨酸)全身扫描,对更小的或 FDG 代谢不敏感的肿瘤病灶可达到尽量早期和特异性的诊断。

综上所述,¹⁸F-FDG PET 或 PET/CT 作为一种新的有价值的检查影像学方法,而日益受到临床医生和病患者的认可。将来随着更多的显像剂投入临床使用,对肿瘤的诊断也会更加准确,患者会得到更加早期的诊断,为治疗赢得时间。

第八节　肺鳞状细胞癌

患者,男,50 岁。因咳嗽、咳痰、痰中带血 17 d 入院。

病理检查:灰白色碎组织一堆,总体积 0.4 cm × 0.3 cm × 0.3 cm。常规病理诊断:左下肺肿物活检标本:镜下见大量凝固性坏死组织,残留少数退变小细胞,局灶钙化,并见少量软骨组织,考虑为肿瘤性坏死。建议再次送检。免疫组化检测:阳性:CD56, CK5/6, CK-H;阴性:CgA, Syn, TTF-1, CK-L, CK7。免疫组化诊断:左下肺肿物活检标本:镜下见大量凝固性坏死组织,少数残留细胞表达 CK5/6, CK-H,提示为鳞状细胞癌(图 4-2-3、4-2-4)。

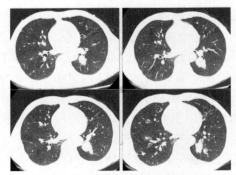

图 4-2-3　肺鳞状细胞癌

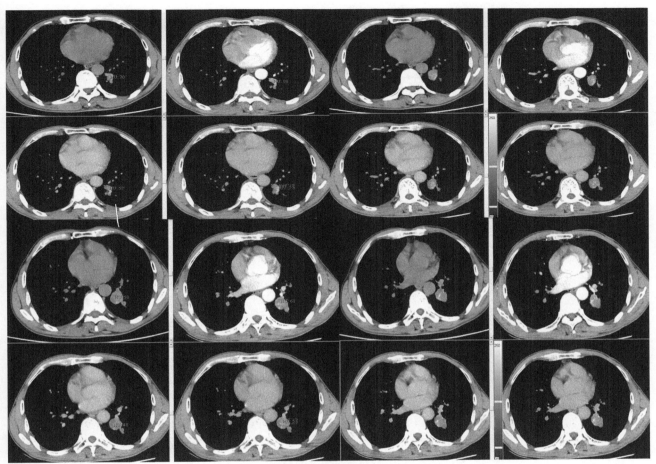

图 4-2-4　肺鳞状细胞癌

第九节　球形肺结核与周围型肺癌对比研究

详见本书本卷本篇第九章·第三节《球形肺结　　核与周围型肺癌对比研究》。

第三章　肺腺癌

第一节　肺黏液腺癌

肺黏液腺癌是肺腺癌的一种特殊类型,由于肿瘤细胞能分泌黏液,使其影像与病理上具有一定特异性。病理表现为高柱状上皮细胞沿肺泡壁生长,肺泡腔内充满黏液,典型者形成黏液湖;肺黏液腺癌一旦发生气道转移则预后不佳。

肺黏液腺癌是 2011 年肺腺癌国际多学科分类中一个新的术语,为腺癌的一种特殊类型。相当于原分类中的黏液性细支气管肺泡癌。也有很多研究者将胶样腺癌称为黏液腺癌,导致概念上与新分类中的黏液腺癌产生混淆。肺腺癌的发病率近年呈上升趋势,其检出率增高与影像学技术不断发展有一定关系。黏液腺癌在所有分化良好的腺癌中占 30%,且较其他类型肺癌 5 年生存率更长,因此若能对其影像学表现深入认识,则对病人的诊断、治疗及预后均有重要意义。

一、病理学

肺腺癌的分类标准:Liebow(1960)首次使用了细支气管肺泡癌这一术语,描述其为肿瘤细胞沿肺泡壁生长的分化良好的腺癌。

WHO(1999)正式定义纯细支气管肺泡癌为鳞屑样生长的病变且无间质、血管及胸膜的浸润,并分为 3 种亚型,即黏液型细支气管肺泡癌、非黏液型细支气管肺泡癌及混合型细支气管肺泡癌。因此严格意义上细支气管肺泡癌应为一种原位癌。

2011 年肺腺癌的国际多学科分类标准中取消了细支气管肺泡癌这一概念,对于小的孤立性结节新增了原位腺癌及微浸润腺癌两种术语。

原细支气管肺泡癌中的黏液型更名为浸润性黏液腺癌作为浸润性腺癌变异型的一种,而非黏液型

根据浸润程度相应地分为非黏液型原位腺癌 / 微浸润腺癌 / 鳞屑样生长方式为主型腺癌。在原位腺癌及微浸润腺癌中主要为非黏液腺癌,黏液腺癌十分罕见。即根据最新肺腺癌分类标准黏液腺癌包括黏液型原位腺癌、黏液型微浸润腺癌及浸润性黏液腺癌。

尽管根据之前分类标准将细支气管肺泡癌分为黏液型及非黏液型,但两者从病理学、生物学到影像学表现和治疗等各个方面均有显著差异。

黏液型细支气管肺泡癌起源于柱状上皮细胞或杯状细胞,可分泌大量黏液导致肺泡内黏液增多,易发生 KRAS 突变,非黏液型细支气管肺泡癌起源于 2 型肺泡细胞,易发生表皮生长因子受体突变,因此可用表皮生长因子受体 - 酪氨酸激酶拮抗剂治疗。分子表型上前者 CK20 多呈阳性,TTF-1 多为阴性,因其起源于杯状细胞故可表达 MUC2-5-6;后者 CK20 多为阴性,TTF-1 多为阳性,无 MUC2-5-6 的表达。影像学上,前者多为实性结节、伴支气管充气征,病变可发展为多灶性及多叶性;后者以磨玻璃密度影表现多见。

肺黏液腺癌的病理学表现:黏液型原位腺癌及黏液型微浸润腺癌十分罕见。表现为沿肺泡壁伏壁式生长,均无淋巴管、血管、胸膜浸润或肿瘤内部坏死。黏液微浸润腺癌的浸润范围 ≤ 5 mm。当病变 >3 cm、浸润范围 >5 mm 或表现多发结节时则为浸润性黏液腺癌。显微镜下黏液腺癌为高柱状上皮细胞沿肺泡壁生长,肺泡腔内充满黏液,典型者形成黏液湖。其细胞异型性不显著,但若伴有间质浸润时,肿瘤细胞分泌黏液减少异型性逐渐增加,可见肿瘤细胞悬浮于黏液湖中。

二、影像学研究

肺黏液腺癌的临床表现无特异性且常与影像学表现不相符。但因其分化好发展慢，故临床症状多出现较晚且病程长，临床症状迁延不愈，黏液腺癌分泌大量黏液导致肺泡内黏液增多，对应临床上可咳出大量白色黏痰及支气管黏液分泌增多（>100ml/24h），多在病变晚期出现，但并无特异性。肺黏液腺癌的检查方法同其他类型肺癌，包括胸片、CT、MRI、PET/CT。原位腺癌及微浸润腺癌在常规胸片上多不能检出，仅能检出一部分浸润性黏液腺癌，但不能定性。临床上主要检查方法为多层螺旋CT（MSCT）及MRI。

MSCT：黏液腺癌在影像学上可分为孤立型及弥漫型，对于黏液腺癌的大宗病例研究较少，Rossi等（2004）总结了18例黏液型细支气管肺泡癌的影像学表现，认为其最常见的表现为肺野周围边界不清的实性结节（8例），另一部分表现为伴支气管充气征或磨玻璃密度影的实变影（分别为6例及4例）。

Sawada等（2010）研究也表明，典型的孤立型黏液腺癌CT表现为实性或部分实性结节，少见为纯磨玻璃密度影。与其他类型肺癌相比，更易出现假空洞征或空泡征，其病理学基础为肿瘤细胞沿管壁浸润性生长，使管腔形成活瓣样阻塞，气体容易进入肺泡腔但难以出去，致肺泡腔过度充气，表现为水空泡征或假空洞征。肿瘤细胞所分泌的黏液充满肺泡腔，在CT上多为低于肌肉组织的实质性密度影。

Sawada等（2010）认为若周围有磨玻璃密度影，磨玻璃的边界常不清。病理上，磨玻璃密度影相当于分泌到肺泡间隙的黏液及巨噬细胞聚集或肺泡周围部分被肿瘤细胞替代而肺泡间隙未被完全填充，溢出的黏液是随意的，边界不清，因此磨玻璃密度的边界也是不清晰的。孤立型黏液腺癌术后效果佳，应早期手术治疗，临床上更推荐楔形切除而非整个肺叶切除。

肺黏液腺癌较其他类型肺癌更易发展成为弥漫性病变，可为多灶性或肺段/叶的实变影，肺炎样黏液腺癌易沿气道转移而导致肺内播散，预后不佳，5年生存率约为26%。

Oka等（2010）对术后或活检确诊的13例黏液性细支气管肺泡癌病人进行随访表明直径≤3cm的结节术后预后好，而直径>3cm的肿瘤容易复发及肺内转移。

由于肿瘤内黏液成分高，CT上可表现为类似水的密度。随着时间的推移，水分逐渐重吸收而蛋白成分含量升高，在CT上浓缩黏蛋白的CT值高于20 HU，甚至可达到100 HU以上。但多以低于肌肉的密度影为表现。在片状实变影中可见含气的支气管影（支气管充气征），注射对比剂后强化不明显，在低密度影的衬托下可清晰看到病变内血管影，即血管造影征，血管造影征对黏液腺癌诊断有提示作用但不具有特异性。

MRI：MRI的空间分辨率远不及高分辨率CT，对于磨玻璃密度病变无法显示，且MSCT具有强大的后处理技术，因此对于肺部病变形态学的显示MRI没有优势，但对于肺炎样黏液腺癌可通过信号强度的变化而间接做出诊断。Gaeta等（2000）首次提出"白肺征"这一术语，随后进行更深入的研究认为白肺征是由于肿瘤内黏液成分高形成的，此征象对黏液腺癌的诊断有特异性。支气管黏液由95%~98%的水和2%~5%的糖蛋白组成。在MRI上有较长的弛豫时间（T_1和T_2影像），信号强度与人体静止体液如脑脊液、胆汁、尿液类似，重T_2上病变区表现为明显高信号。MRI上也可见到血管造影征及支气管充气征。

PET/CT：根据肿瘤的组织学类型及侵袭性的不同，SUV摄取值也有差别。众所周知，细支气管肺泡癌较其他类型肺癌摄取值低。Berger等（2000）报道FDG-PET诊断黏液腺癌的敏感度仅为59%，有41%的假阴性。对于PET的假阴性也有其他研究者报道过。孤立型黏液性腺癌摄取值低的部分原因可能为：①生长缓慢的肿瘤代谢水平普遍较低；②黏液多，代谢旺盛的肿瘤细胞相对少；③核异型性及坏死等恶性征象不明显、促纤维结缔组织形成作用弱。

因此，PET只能作为参考，定性诊断需结合CT等其他检查。

三、鉴别诊断

孤立型黏液腺癌：主要与良性病变及其他类型肺癌相鉴别，若具有一般肺癌的分叶、毛刺等征象可初步诊断为肺癌。若为实性或部分实性结节伴空泡、充气支气管征或血管造影征等可进一步提示为黏液腺癌。非黏液型腺癌主要表现为纯磨玻璃密度是与黏液腺癌鉴别的重要征象。分泌黏液的其他腺癌包括胶样腺癌、"印戒"细胞癌、黏液性囊腺癌等，其中黏液性囊腺癌为胶样腺癌的一种特殊表现，这类肿瘤由于富含黏液，增强后强化不明显或呈轻中度强化。

胶样腺癌黏液更加丰富，在 CT 上以囊性或囊实性密度为主，多有分叶，但绝无毛刺、病灶内部无出血及坏死。显微镜下黏液腺癌与胶样腺癌均可见肿瘤细胞沿肺泡壁生长，但胶样腺癌覆盖面积不超过肺泡壁的 1/3。Rossi 等（2004）研究表明 Cdx2 在所有胶样腺癌中均表达，而在黏液腺癌中表达 0~10% 不等。此外，黏液腺癌 TTF-1 多为阴性，胶样腺癌多为阳性。

实变性或肺炎样黏液腺癌：黏液腺癌是唯一在影像学上可以实变为表现的肺癌，此类型可气道播散，预后不佳，主要与大叶性肺炎等感染性病变鉴别。临床表现多有明显感染及高热起病史；痰多为黄色脓痰，白细胞增高明显且抗感染治疗效果较好；后者病程长，典型为咳白色泡沫样痰，抗感染治疗效果不佳，迁延不愈。但也有些肺炎无或只有轻微临床症状如游走性肺炎。

影像学鉴别方法主要为 CT 及 MRI，CT 主要观察实变中含气支气管形态的改变，肿瘤细胞沿肺泡壁生长逐渐充满肺泡间隙、浸润肺泡间隔及支气管壁导致支气管的狭窄、扭曲、僵硬。而管腔扩张及黏液嵌塞更多见于炎症。有些病人中可见到叶间胸膜的膨隆，可能为肿瘤内充满的黏液导致肺叶膨胀所致。CT 增强后部分可见到边缘强化，此为脏层胸膜强化或边缘残存肺组织的小叶不张。边缘强化也可见于坏死性肺炎且出现率低。

相比之下，MRI 上的"白肺"征对鉴别黏液腺癌与肺炎有高度的特异性及敏感性，且无须注入对比剂，成像时间短。"白肺"征也可见于阻塞性肺炎，可通过发现中央气道内肿块予以鉴别。因此，对于怀疑黏液腺癌的每例肺实变病人均应常规行 MRI 重 T_2 成像。

综上，肺黏液腺癌是一种分化良好的肿瘤。由于肿瘤细胞分泌黏液使其病理及影像学上有一定特异性表现，MRI 上的"白肺征"对肺炎样黏液腺癌诊断有特异性，病变一旦发生气道转移则预后不佳，早期诊断与治疗尤为关键。

第二节　左肺中分化浸润性腺癌病例

患者，女，72 岁。

CT：左肺上叶尖后段片块状密度增高影，性质待定，瘢痕癌可能，结核待排。

病理检查：常规病理诊断：左上肺切除标本：①以贴壁状生长方式为主的中分化浸润性腺癌，癌组织还含有乳头状、微乳头状及腺泡样等生长方式，大部分区域癌细胞呈透明细胞样，支气管断端切缘未见癌组织累及，肿瘤细胞耐药及预后检测待免疫组化报告。②淋巴结清扫：自检肺门处淋巴结 0/5，送检"第 5 组淋巴结" 0/4，"第 4 组淋巴结" 0/1，"第 11 组淋巴结" 0/7，"肺门淋巴结" 0/1，"第 3 组淋巴结" 0/1，共检出淋巴结 19 枚，均未见癌转移。免疫组化诊断：左上肺切除标本：以贴壁状生长方式为主的中分化浸润性腺癌，癌组织还含有乳头状、微乳头状及腺泡样等生长方式，大部分区域癌细胞呈透明细胞样，支气管断端切缘未见癌组织累及（图 4-3-1）。

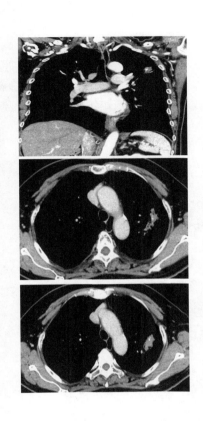
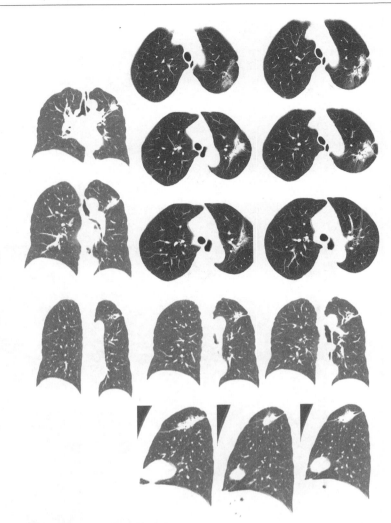

图 4-3-1 左肺中分化浸润性腺癌

第三节 误诊病例简介:微小浸润性腺癌与炎性假瘤

患者,女,60岁。发现肺部占位4 d入院。CT:左肺下叶外基底段见一约 2.7 cm×2.9 cm×6.5 cm 不规则软组织肿块,平扫CT值39~50 HU,增强后动脉期强化明显,CT值83~131 HU,静脉期及延迟期强化减低,CT值分别为78~93 HU和58~86 HU,边缘不光整,略呈浅分叶,边界不清,周围见片状及小结节状密度增高影,邻近胸膜粘连。纵隔淋巴结肿大。CT诊断:左肺下叶外基底段占位性质?炎性假瘤?建议穿刺活检。

手术所见:左胸内无积液,病灶位于左下叶后基底段靠近肺裂处,病灶直径约3.5 cm,外形不规则,无明显外膜,切面灰白色,质地中等,表面胸膜皱缩

内陷,下叶后方与主动脉及后胸壁之间有少量膜状粘连,肺门、支气管旁、隆突下、气管旁、主动脉弓下有数枚肿大淋巴结,黑色质软,直径为 0.5~1.0 cm。

病理检查:免疫组化检测:阳性:CK7(+++),TTF-1(+++), CK19(+++), Galectin-3(+);阴性:MC。免疫组化诊断:左下肺微小浸润性腺癌,大小 2.7 cm×1.6 cm。注:本例癌细胞沿细支气管和肺泡壁呈贴壁生长和乳头状生长,局部纤维性间质反应明显,按国际肺癌研究协会等3个权威组织2011年版新分类,符合微小浸润性腺癌,相当于WHO以前分类中的细支气管肺泡癌(乳头状型)。建议临床随访。送检各组淋巴结共13枚,均阴性,只见多少

不等的尘埃颗粒沉积，巨噬细胞增生。

第四节　左下肺微小浸润性腺癌

患者，女，60岁。

肿瘤切除术后病理检查：免疫组化检测：阳性：CK7（＋＋＋），TTF-1（＋＋＋），CK19（＋＋＋），Galectin-3（＋）；阴性：MC。免疫组化诊断："左下"肺微小浸润性腺癌，大小2.7cm×1.6cm。注：本例癌细胞沿细支气管和肺泡壁呈贴壁生长和乳头状生长，局部纤维性间质反应明显，按国际肺癌研究协会等3个权威组织2011年版新分类，符合微小浸润性腺癌，相当于WHO以前分类中的细支气管肺泡癌（乳头状型）。建议临床随访（图4-3-2、4-3-3）。

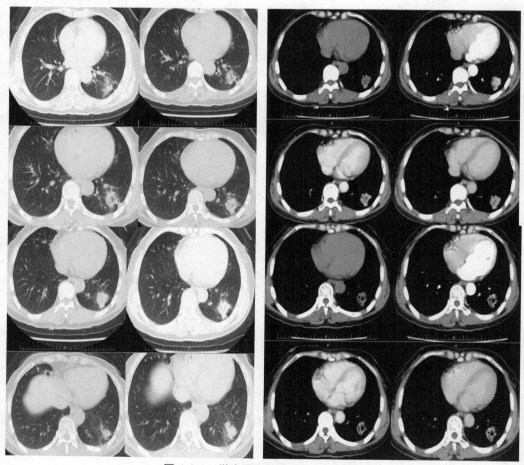

图4-3-2　微小浸润性腺癌与炎性假瘤

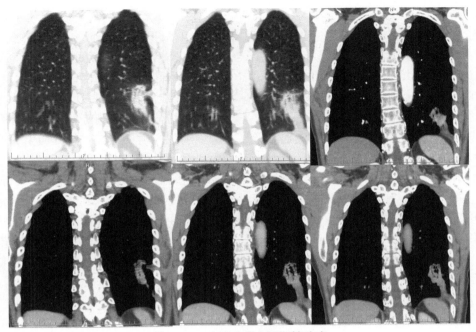

图 4-3-3　左下肺微小浸润性腺癌

第五节　早期肺腺癌 CT 筛查漏误诊的主观因素及对策

肺癌是全球发病率和死亡率最高的恶性肿瘤，居我国恶性肿瘤之首，每年在其防治工作上都要耗费大量医疗资源。其中肺腺癌的发病率近年来呈明显上升趋势。早期肺腺癌可以通过微创性手术切除且无须放、化疗，无症状生存率可为 100% 或接近100%，因此肺腺癌的早期诊断是保证病人生存期和生活质量的关键。

早期肺腺癌是指直径 <3 cm 且未出现肺内、外转移的临床 1 期（$T_{1\sim2}N_0M_0$）癌，通常以肺结节为表现形式，肺结节中又以磨玻璃密度结节（GGN）表现居多。磨玻璃密度结节可见于多种肺部疾病中，包括肿瘤。如肺泡内出血，液体潴留，炎症细胞浸润，肺泡壁间质机化或肉芽组织形成，以及肿瘤浸润等均可致单位像素内气体含量减少、局部肺组织密度增加，从而形成磨玻璃密度结节。

按照病理性质划分为良性磨玻璃密度结节和恶性磨玻璃密度结节。前者包括局灶性炎症、液体潴留或纤维化等；后者包括了癌前病变，如非典型腺瘤样增生、原位腺癌、微浸润腺癌、浸润性腺癌或转移癌等，其中原位腺癌和微浸润腺癌称为真正意义的超早期肺腺癌。

由于良、恶性磨玻璃密度结节的影像表现复杂、多变且有重叠，加之发病年龄、性别及位置均无特征性，故在实际工作中较难鉴别，漏误诊情况时有发生。目前用于磨玻璃密度结节检出的影像设备国内外大致相同，但由于影像科医师对病变的观察角度、影像表现以及处理方式等主观认识的差异使得磨玻璃密度结节的漏诊、误诊率较高。此处仅就上述主观因素所致磨玻璃密度结节误漏诊的原因及对策进行综合分析。

运用多种重建方式避免漏误诊：在目前影像学科的工作模式中，多数医院的影像诊断医师主要是通过浏览大量的 CT 原始横断面影像来进行磨玻璃密度结节的诊断，而 CT 原始横断面影像往往未能充分显示磨玻璃密度结节的特征及与周围组织的关系。因此，欲提高磨玻璃密度结节的 CT 诊断准确率，必须要尽可能多地获得影像信息。

随着 CT 三维重建技术的发展，许多研究者对磨玻璃密度结节的诊断和鉴别诊断有了进一步的认识。MSCT 的多平面重建（MPR）可提供良好的纵轴分辨率，其影像质量与横断面的完全一致，不仅得到冠状面及矢状面影像，而且能够实现各向同性成像,使得重建影像无失真及变形,通过调整方向,可以明确显示出磨玻璃密度结节与邻近结构的关系,从而做出准确判断。不少作者应用薄层 CT 三维重建技术对病灶进行重建,结果显示对病灶的大小、密度、空泡征、分叶、毛刺征、血管集束征和胸膜凹陷征等征象的检出率均高于普通 CT。

薄层 CT 三维重建技术弥补了原始横断面影像的不足,以病灶为中心进行螺旋 CT 扫描且行多平面重建,弥补了单纯横断面影像中病变无法整体观察,以及病变的周围与正常组织交界关系不能准确判断的不足,可以充分暴露病灶,清晰显示磨玻璃密度结节的内部结构及其与血管、支气管和胸膜的空间解剖关系以及瘤肺交界面的征象,为磨玻璃密度结节的定位、定性提供了更可靠的依据。

正确认识病灶影像征象可避免漏误诊:诊断医生对疾病的认知能力以及自我的经验积累存在着一定的差异,对肺磨玻璃密度结节的影像征象理解和把握也不一样,影像征象的把握不准是磨玻璃密度结节漏误诊的关键因素。肺磨玻璃密度结节影像学的病理基础和不典型表现的内在规律,在 CT 上可从结节大小、实性成分的多少、边缘形态、空泡征、与支气管或血管邻近结构的关系等寻找重要依据,从而进行诊断。

一、大小

通常认为大的磨玻璃密度结节定性诊断相对容易。对于纯磨玻璃密度结节,病灶大小是鉴别其良、恶性的一个最为显著的指标,Fan 等(2012)研究认为肺部 MSCT 发现的直径 ≥ 10 mm 的磨玻璃密度结节,多提示癌前病变或早期腺癌可能,且病灶越大恶性可能性也就越大。Lee 等(2014)研究发现当纯磨玻璃密度结节 >15 mm 时,多提示浸润性腺癌。

Hwang 等(2015)研究发现纯磨玻璃密度结节比较惰性,生长缓慢,因此要生长到大一些才具有恶性行为,所以小的磨玻璃密度结节病灶伴有较少的实性成分其为良性的概率较大。

二、形态与边缘

磨玻璃密度结节形态与良、恶性有很大相关性。在肺癌生长的初始阶段,磨玻璃密度结节生长的速度较慢,并且受表面各个方向张力的影响,病灶趋于球形,圆形或类圆形,较其他形状者恶性可能性更大。良性磨玻璃密度结节一般为局灶性炎症、出血、

液体潴留或纤维化等,可表现为沿肺纹理走行的条片状阴影,呈窄带状,或形态不规则形呈斑片状。良性磨玻璃密度结节边缘模糊亦呈磨玻璃样改变,主要为肺泡间隔纤维增生,小叶间隔及小叶内间质增生,是纤维化的早期表现,纤维机化无侵袭性,一般无典型的分叶及毛刺等征象,而恶性病灶内部不同类型细胞的生长方式和各方向生长速度不均一,并受到周围肺间质及纤维组织限制,形成了分叶征。

毛刺征是肿瘤细胞向邻近支气管血管鞘或局部淋巴管浸润,或促结缔组织生成反应形成的纤维带,典型恶性的毛刺征通常表现为放射状排列、短细和僵直。分叶征及毛刺征是恶性磨玻璃密度结节的边缘征象,而且是提示恶性较为敏感且特异的征象。

三、邻近结构

病灶内早期恶性肿瘤细胞一般位于肿瘤内部,其周围附有一层炎性细胞或者是肉芽组织的浸润,当肿瘤细胞生长破坏其肺外周支架系统(包括肺泡间隔、小叶间隔),外围炎性细胞向之聚集,形成纤维瘢痕,随着肺支架的塌陷,纤维瘢痕沿着肺小叶间隔收缩牵拉脏层胸膜下陷,引起肺支架收缩移位,形成胸膜凹陷征。

良性磨玻璃密度结节的胸膜凹陷征尽管形态与恶性胸膜凹陷征相似,但其病理过程主要为纤维性增生粘连,不破坏肺支架,多为纤维条索状影伸展至外带直至胸膜下部分小叶间隔增厚,仅呈局限性胸膜粘连的表现,无明确凹陷中心及边缘沟槽,胸膜凹陷征的出现高度提示磨玻璃密度结节为恶性。

四、密度

磨玻璃密度结节所含实性成分的多少可作为良、恶性鉴别诊断的依据,亦可用来评价其侵袭性大小。一般来说,磨玻璃密度结节所含实性成分越多,恶性的可能性越大,其侵袭性也越大。良性的磨玻璃密度结节呈大叶性实变,常伴有含气支气管征,含气支气管征是指炎性细胞沿肺泡壁生长分泌黏液而引起肺组织实变,其内支气管壁尚未受侵,夹在实变影中形成明显对比。

五、强化方式

对于征象不典型的磨玻璃密度结节,无法准确判断其良、恶性时,可进行增强 CT 检查,增强扫描后不仅可以根据注射对比剂后磨玻璃密度结节有无

强化或强化的程度来判断其良、恶性，还可依据磨玻璃密度结节内部或周围的血管形态来对其良、恶性进行判断。良性病变多不影响内部及邻近血管的形态，可见血管走行正常、无血管集束等征象，轻松地穿过病灶或从病灶边缘绕过；而恶性肿瘤的血管生成依赖性可使周围血管趋化生长或形成血管集束征，其是指瘤周正常血管向肿瘤靠拢或增多的瘤周新生幼稚血管向肿瘤供血的现象，或由肿瘤释放血管生成因子等进行调控血管生成，使血管构型发生改变，致使血管迂曲或增粗，故可见病灶周围的正常血管向病灶聚集，或周围血管扩张、迂曲，还可见病灶内异常增多的肿瘤血管。

治疗后复查和定期随访可有效避免漏误诊：对于首次发现的磨玻璃密度结节，若依据形态学、强化特征等暂时无法判断良、恶性者，动态观察对于病灶的最后诊断非常必要。

Kim 等（2007）认为出现漏误诊的主要原因是没有结合病史制定合适的诊疗、随访计划，对于短期内迅速生长的磨玻璃密度结节要注意是否为感染，故应先行抗感染治疗 2 周至 3 个月后复查 CT，炎性病灶经过抗感染治疗多可消散。急性炎症、肺出血等病灶经临床治疗后短期可明显吸收的特点有助于鉴别诊断。

对于随访数月后仍旧存在的磨玻璃样结节，可能是局灶性肺纤维化、肺泡内出血及慢性炎症，也可能是早期肺癌（原位癌或微浸润腺癌），甚至是浸润性腺癌，可适当加大随访间距。

由于不典型增生可向原位癌、微浸润腺癌逐步发展，生长较慢，通常以倍增时间来计算肿瘤的生长速率。Hasegawa 等（2000）通过研究表明，磨玻璃密度结节中纯磨玻璃密度结节的平均倍增时间最长，为 813 d，故随访至少 2 年是必要的。

每次随访时都应在相同的扫描条件及测量软件下对磨玻璃密度结节的形态、体积及实性成分的含量进行动态监测，随访过程中病灶的变化通常包括稳定不变、病灶增大、病灶形态改变、病灶的密度增高和病灶内新出现实性成分这 5 种情况，后 4 种改变通常反映肿瘤细胞增殖、侵袭以及纤维细胞的异常增殖，提示病灶逐渐向恶性发展。如果病灶体积逐渐增大或实性成分增多，则其恶性可能性也增大。另一些磨玻璃密度结节的体积及实性成分无明显变化，但其恶性进展可表现为边缘由光滑逐渐进展为分叶、毛刺、不规则样或胸膜牵拉等。

随访间隔可结合病人个体情况，如年龄、性别、职业史、家族肿瘤病史和结节的危险程度等来设计。目前多建议磨玻璃密度结节随访 CT 条件为层厚 ≤ 2.5 mm，管电流 200~400 mA。

Lee 等（2007）建议持续存在的纯磨玻璃密度结节直径 <5 mm 者，由于病理多为非典型增生，时间远长于原位癌、侵袭性腺癌，推荐每 2 年 1 次 CT 随访。

Fleischner 胸部影像协会（2013）建议：对于直径 <8 mm 的纯磨玻璃密度结节或 <5 mm 的部分实性磨玻璃密度结节可在首次 CT 发现后 3 个月复查，无变化则间隔 12 个月复查，至少 3 年；对于 5 mm ≤ 部分实性磨玻璃密度结节 ≤ 14 mm 且实性成分 <5mm 的，可在首次 CT 后 3 个月复查，如无变化，则 6 个月复查，仍无变化或实性成分 ≤ 5 mm，则连续复查 3 年；对于直径 >15 mm 的磨玻璃密度结节可立即活检或手术，也可暂不活检，但应严格定期随访。

对于在随访中体积增大或者体积缩小但密度增加或者边缘逐渐不规则（出现分叶、毛刺或胸膜牵拉等征象）的磨玻璃密度结节，要及时进行穿刺活检或手术治疗，以避免其向恶性进展。对于持续存在纯磨玻璃密度结节的，加强跟踪随访是肺癌早期诊断和治疗的重要内容，而对于实性成分 >5 mm 者，需于 3 个月后行 CT 复查，如果结节稳定则推荐行活检或手术切除。综上所述，当阅片者图像后处理不当、影像征象把握不准、思维过于机械以及制定随访间隔不合理时都易造成磨玻璃密度结节或早期肺癌的漏诊、误诊。因此，影像科医师首先应提高防癌意识，即使在年轻体检者中也有发现早期肺癌的可能；其次，要强化多学科知识应用和临床经验积累，结合肺部良、恶性磨玻璃密度结节的 CT 表现特点综合判断，并充分结合临床和定期随访观察，以达到减少漏诊、误诊的目的。

第四章　关于肺癌分期

第一节　关于国际抗癌联盟推出第 8 版肺癌 TNM 分期标准

TNM 分期基于解剖学资料,是恶性肿瘤判断预后最重要的指标,用来确定疾病进展,指导治疗。目前世界各国使用的国际抗癌联盟（UICC）第 7 版肺癌 TNM 分期标准是 2009 年颁发,现国际抗癌联盟推出第 8 版肺癌 TNM 分期标准,对原有第 7 版分期做出了大量改变及补充,于 2017 年正式实施。

原发肿瘤（T 分期）：

T_x：原发肿瘤不能评价；或痰、支气管灌洗液找到癌细胞,但影像学或支气管镜检查没有可视肿瘤。

T_0：没有原发性肿瘤的证据。

T_{is}：原位癌。

T_1：肿瘤最长径 ≤ 3 cm,周围为肺或脏层胸膜包绕,支气管镜检查未见肿瘤累及叶支气管近端以上位置（即没有累及主支气管）。

T_2：肿瘤的大小或累及范围符合以下任何一点：肿瘤最长径>3 cm；累及主支气管,但距隆突 ≥ 2 cm；累及脏层胸膜,肿瘤扩展到肺门区伴肺不张或阻塞性肺炎,但不累及全肺。

T_3：任何大小的肿瘤直接侵犯下述部位之一者：胸壁（包括肺上沟瘤）、膈肌、纵隔胸膜、壁层心包；肿瘤位于距隆突 2 cm 以内支气管,但未侵及隆突；全肺的肺不张或阻塞性炎症。

T_4：任何大小的肿瘤直接侵犯了下述部位之一者：纵隔、心脏、大血管、气管、食管、椎体、隆突；恶性胸膜腔积液或恶性心包积液；原发肿瘤的同一肺叶内出现单个或多个肿瘤卫星结节。

各分期的主要改变：

T 分期：肿瘤距隆突小于 2 cm,但不侵犯隆突,和伴有肺不张 / 肺炎由 T_3 降为 T_2；肿瘤。

侵犯膈肌由 T_3 升为 T_4；纵隔胸膜侵犯这一分期术语被删除；原位癌加入 T 分期中,并分为原位腺癌和原位鳞癌；微浸润腺癌加入 T 分期。

N 分期：无改变。

M 分期：M_1 被分为 M_{1a},M_{1b} 和 M_{1c}；M_{1a} 定义无改动；M_{1b} 被定义为单个器官单个。

病灶转移；M_{1c} 被定义为多个器官或单个器官多处转移。

关于淋巴结转移：肺门及纵隔淋巴结转移：通常把纵隔淋巴结最短直径 >15 mm 或肺门淋巴结 >10mm 作为淋巴结转移的标准。

N 分期：N_0：没有区域淋巴结转移。N_1：转移至同侧支气管淋巴结和 / 或同侧肺门淋巴结,肿瘤直接侵犯肺内淋巴结。N_2：转移至同侧纵隔和 / 或隆突下淋巴结。N_3：转移至对侧纵隔、肺门淋巴结,同侧或对侧斜角肌或锁骨上淋巴结转移。

第二节　关于早期肺癌的 6 个蛛丝马迹

目前,世界各国肺癌的死亡率持续上升,其中一个最主要原因就是肺癌早期症状不明显、不典型,容易造成漏诊、误诊。在此,提醒大家关注下面几类症状,即早期肺癌的 6 个蛛丝马迹。

1. 咳嗽　咳嗽是最常见的症状。咯血则最有诊断意义,多为痰中带血丝。凡呼吸道症状超过两周经治不愈,尤其是痰带血、干咳或老年慢性支气管炎病人,近期咳嗽声音或性质改变,要高度警惕肺癌的可能。体检发现胸片异常的,如肺结核痊愈后的纤维增殖性病灶应每年随诊,若病灶增大应进一步排除肺瘢痕癌的可能。反复同一部位发生肺炎,也要警惕肺癌。由于肺癌早期即可出现转移,故转移灶的临床表现可先于原发病灶出现。

2. 骨关节症状　骨关节肿胀疼痛,手指和脚趾末端膨大呈杵状指,严重者有可能影响四肢关节的活动。

3. 肩背痛　生长在肺尖部的肺癌,易侵犯骨关节、神经肌肉、胸膜和胸壁。

4. 声音嘶哑　转移灶压迫喉返神经,可致声音嘶哑,却无咽痛及上呼吸道感染的其他症状。

5. 头面部浮肿　提示上腔静脉阻塞综合征的可能。有 5%~10% 的肺癌患者以此为首发症状。

6. 男性乳房肥大:男性肺癌患者有 10%~20% 会出现乳腺肥大,多数为双侧肥大,且出现时间比咳嗽、咯血等肺部症状早一年左右。

第三节　4 类人需及早检查肺癌

据统计,超过 7 成的肺癌患者初诊时已到了中晚期,这是肺癌治疗效果不好的最重要原因之一。在医学上,肺癌被分为 4 期,Ⅲ期或Ⅳ期的患者 5 年生存率不到 20%,大部分患者在患病 2 年内都会死亡。

但如果肿瘤在Ⅰ期就能被发现,通过手术治疗,患者很可能痊愈,5 年生存率可达 70%~80%。如果经过正规治疗并定期随诊,完全能和健康人一样生活。然而,这个比例在临床上只有大约 20%。即使到了Ⅱ期,治疗后 5 年生存率也能达到 50%。这是因为,肿瘤的生长和转移需要时间,如果能在没有转移时及时发现并正确治疗,肯定能有效提高肺癌治愈率。

肺癌筛查需注意:首先,针对 4 类高风险人群:①烟民:吸烟者发生肺癌的危险性是不吸烟者的 9~10 倍,重度吸烟者甚至高达 10~25 倍。此外,如果家里常是"烟雾缭绕",即使你自己不吸烟,患病风险也会很高;②经常接触污染物的人员:交通警察、长期大量用粉笔的教师,工作时接触石棉、电离辐射、微波辐射等的人,肺癌危险会高很多;③有过肺部疾病的人;④有肿瘤家族史的人。

其次,筛查要选对设备。低剂量螺旋 CT 能更为准确地对肺癌进行筛查。

最后,找专科医生进行诊断。肿瘤疾病是个专业性很强的领域,即使体检时做了 CT,不经专科医生的诊断,对筛查早期肺癌也没有意义。

第五章　肺癌与检查技术

第一节　CT 征象联合免疫组织化学指标鉴别诊断肺癌

肿瘤 CT 征象的病理基础：文献报道深分叶征与反映肿瘤分裂、增殖的癌细胞核 DNA 含量有关。Nowell（1986）的肿瘤细胞克隆演进理论认为："瘤组织内仅个别恶性程度高、增殖活跃的突变细胞存活下来，经过克隆而形成几个相对独立的瘤细胞亚群，并由此导致肿瘤形态、密度的不均"。

毛刺征：Zwirewich 等（1991）报道毛刺征的病理基础，主要是病变周围肺组织的不规则性纤维结缔组织增生反应。有作者报道腺癌的血管集束征比其他类型肺癌更明显，系其血供较多所致；也有学者认为是由于腺癌在总体上纤维化灶形成得更明显。

胸膜凹陷征：胸膜凹陷征的形成是由于肿瘤内反应性纤维化、瘢痕形成的收缩力量，通过肺纤维支架结构传导到游离的脏层胸膜而引起凹陷和局部胸膜增厚、粘连。

高密度点条征：高密度点条征指增强后在病灶周边出现高密度点状或短条状影，该征象在增强后 2 min 时显示最明显。14 例出现此征者均为肺癌，它诊断肺癌的准确性为 100%，敏感性为 56%。而据报道，肿瘤边缘的癌细胞增殖活跃、血管丰富且呈扩张状态。有作者报告研究中高密度点条征仅见于肺癌，亦多见于周边部。

肿瘤强化的特点：该组肺癌多呈中高度强化。该作者认为肺癌的强化程度或许也和一些次要的因素，如病变细胞的差异、病灶内所含纤维成分的不同等有关。包膜状强化多见于结核，可能因为干酪样坏死物与周围纤维组织及肉芽组织在整个病灶中所占的比例不同有关。有学者认为包膜状强化是结核的典型特征。因此，肺部病变中发现包膜状强化，一般可以排除肺癌。

肺癌强化程度与相关免疫组织化学指标的关系：研究认为，肿瘤生长和转移的基本条件是肿瘤的新生血管。Yamashita 等（1995）的研究表明，肺癌的强化程度与小血管（0.02 mm< 直径 <0.1 mm）的相关性大于大血管（直径 >0.1 mm），这种小血管应当是肿瘤内的新生血管。因此，CT 强化程度可以反映肺癌的血管性状、血供情况。血管内皮生长因子（VEGF）是肿瘤细胞分泌具有增加血管通透性和促进血管形成的因子，肿瘤血管直径多 <0.1 mm，且基底膜不完整，使对比剂容易渗漏至血管外间质内，从而增加了对比剂的滞留。这使肺癌的强化程度明显增高。微血管密度（MVD）计数的是毛细血管和小静脉。该研究也表明血管内皮生长因子与微血管密度之间存在相关关系。

环氧化酶 2（COX-2）是花生四烯酸转化成前列腺素过程中重要的限速酶。有研究表明其与肿瘤新生血管的生成密切相关。该作者认为环氧化酶 2 与微血管密度也存在相关关系。有学者提出当环氧化酶 2 表达时前列腺素产物 PGE2 增高，刺激血管内皮生长因子产生，并引起肿瘤血管生成。该作者也得出强化程度与环氧化酶 2、血管内皮生长因子、微血管密度表达成正相关的结论。由于淋巴毛细血管网的存在，血管生长可以直接影响肿瘤的淋巴结转移。由此可根据 CT 的强化程度来推测肿瘤的预后。

高密度点条征及胸膜外脂肪线消失：该研究表明高密度点条征及胸膜外脂肪线消失等 CT 征象不仅在肺癌的诊断中有统计学意义，而且与血管内皮生长因子、环氧化酶 2、微血管密度表达之间有密切关系，表明出现这些征象的肺癌恶性程度高。肺癌大多表现为均匀的中～高度强化,与肺癌的血管结构特点有关,是诊断肺癌有力的证据。

该组结果证实,肺癌的环氧化酶2、血管内皮生长因子、微血管密度表达与其CT强化程度呈正相关,说明强化程度可以反映肺癌的血供特点。从而使临床医师在术前就能准确地评估肿瘤的恶性程度。淋巴结转移与否和临床分期不同的肺癌的3项指标的表达有差异,提示它们的高表达可能是肺癌预后差的标记。因此可推论:强化程度高的病灶,其转移的可能性更大。

局限性:该研究是利用数个间断性的时间点来获取肿瘤的CT强化值,并不能保证肿瘤的最大强化值会恰好落在这几个时间点上,从而导致对CT强化程度的判断有误差。

其次,该研究只是通过肺癌区域淋巴结的转移与否来间接地推测患者的预后,无法分析CT强化程度、血管内皮生长因子、环氧化酶2及微血管密度表达与患者预后的直接关系,还需在下一步的研究中继续探索。

第二节　肺癌CT/病理对照

CT征象在肺癌鉴别诊断中的价值:深分叶征:相关影像/病理学对照研究发现,肿瘤深分叶征的形成与肿瘤的异质性、肿瘤各部分生长速度不同以及与肺小叶间隔结构相互作用有关。文献报道,深分叶与反映肿瘤分裂、增殖的癌细胞核DNA含量有关。有深分叶征的肿瘤具有更高的恶性生物学行为。Nowell(1986)的肿瘤细胞克隆演进理论认为:瘤组织内多数变异细胞未能存活,仅少数恶性度高、增殖活跃的突变细胞经过克隆而形成几个相对独立的瘤细胞亚群,并由此导致肿瘤形态、密度的不均。而且肿瘤在3cm大小时可能是其生物学特性发生转变的重要时期,即肺癌在达到3cm时可能是处于由低度恶性向高度恶性转变的过程中。

毛刺征:有研究提示毛刺征的出现不说明肿瘤的恶性程度高。Zwirewich等(1991)报道肺内肿瘤周边毛刺征的病理基础,主要是病变周围肺组织的不规则性纤维结缔组织增生反应(此现象亦可见于炎症、结核等肺内良性病变),其次才是肿瘤对周围血管、淋巴管的浸润。

血管集束征:有作者报告肺腺癌的血管集束征相对明显,并认为这是由于腺癌供血较多所致。也有学者认为它与腺癌在总体上纤维化灶形成得更加明显有关。

胸膜凹陷征:有资料表明,肺癌胸膜凹陷区的内容物为水。其形成的主要病理基础是肿瘤方向的牵拉和局部胸膜增厚粘连。肿瘤牵拉的原始力量来自瘤内反应性纤维化、瘢痕形成,收缩力量通过肺的纤维支架结构传导到游离的脏层胸膜而引起凹陷。它的形成还受病灶内纤维化程度,与胸壁距离等因素影响。

胸膜外脂肪线消失征:胸膜外脂肪线消失征诊断肺癌的准确度为77%,灵敏度为40%。胸膜外脂肪线消失提示肿瘤细胞已浸润壁层胸膜,其临床TNM分级已达T₃期,因而它能为判断肺癌的恶性度及临床分期提供有价值的依据。

高密度点条征:指增强后在病灶内,尤其周边出现高密度的点状或短条状影,其他部位可均匀或不均匀强化。该征象在增强后2min左右显示最明显。一组25例中14例出现此征者均为肺癌,其中腺癌9例,其他各型肺癌5例。而良性组35例中无1例出现此征。它诊断肺癌的准确度为100%,灵敏度为56%。

据文献报道,在肿瘤的周边部,癌细胞增殖活跃,该处血管丰富,而且部分呈扩张、迂曲状态。该组"高密度点条征"主要见于肿块的周边部,且多为腺癌。它仅见于肺癌,故较具特异性。

CT强化与免疫组织化学指标的关系:研究认为,肿瘤的生长和转移的基本条件是肿瘤的新生血管。肺癌新生血管生成的方式和数量的多少与良性病变间存在着差异。后者的血管乃是正常结构的肺部血管的炎性反应状态,可呈增殖增多等改变。

在众多诱导血管形成的因子中,血管内皮生长因子是肿瘤细胞分泌的一个重要因子,其具有增加血管通透性和促进血管形成的作用,它的高表达促进了肺癌组织内血管的形成,肿瘤内大量的新生血管为直径<0.1mm的微血管,且基底膜不完整。

微血管密度是肿瘤血管生成的量化指标,它计数的是毛细血管和小静脉,方法简单,标准统一,由

Weidnel 等（1995）提出后被广泛用于肿瘤血管的研究领域。该研究也表明血管内皮生长因子与微血管密度之间存在相关关系。

环氧化酶 2（COX-2）是花生四烯酸转化成前列腺素过程中重要的限速酶。近年研究表明其在多种肿瘤组织中表达增强，并认为与肿瘤新生血管的生成、肿瘤的发生、浸润和转移密切相关。该研究中，环氧化酶 2 与微血管密度也存在相关关系。由于存在淋巴毛细血管网，在血液和淋巴循环交叉的情况下，血管生长可以直接影响肿瘤的淋巴结转移。

有学者提出，环氧化酶 2 作用机制之一是当它表达时前列腺素产物 PGE_2 增高，从而刺激血管内皮生长因子产生，并引起新血管形成和肿瘤血管生成。该研究中，环氧化酶 2 与血管内皮生长因子亦存在相关关系。

CT 征象与免疫组织化学指标：肺癌的各种 CT 征象一定程度上反映了其病理生长特征及生物学行为，而血管内皮生长因子、环氧化酶 2、微血管密度是判断肿瘤的恶性程度和预后的可靠指标，该研究表明两者之间可能存在着内在的联系。因此可以根据相应的 CT 征象来推测肺癌的肿瘤血管生成情况并判断患者的预后。

该研究发现 CT 征象上肺癌的血管集束征、胸膜外脂肪线消失、枯枝征及高密度点条征与其血管内皮生长因子、环氧化酶 2、微血管密度表达之间有密切关系，表明出现这些征象的肺癌可能生长活跃、恶性程度高。

同时发现，肿瘤直径 >3 cm 者较≤ 3 cm 者免疫指标值明显增高；有纵隔淋巴结转移组血管内皮生长因子、环氧化酶 2、微血管密度阳性表达也明显增高，提示它们的高表达可能是反映肿瘤浸润转移能力的重要指标。临床分期不同的肺癌的血管内皮生长因子、环氧化酶 2、微血管密度的表达有差异，则使我们认识到这些指标的高表达或许是肺癌预后不良的标志。

该组 CT- 病理对照研究结果证实，肺癌环氧化酶 2、血管内皮生长因子、微血管密度表达与肺良性病变差异有显著性，说明 CT 征象能在一定程度上反映肺癌的病理学特点，从而使我们能通过它来无创地评估肿瘤。因此，CT 提供了一种便捷的诊断肺癌的方法，但在今后的工作中，还需要更进一步加大样本量深入研究。

第六章　其他类型肺癌

第一节　大细胞肺癌

大细胞肺癌是肺癌主要组织学类型之一,约占肺原发恶性肿瘤的10%,恶性程度高,预后差。因其组成成分复杂(含鳞癌、腺癌、肉瘤样癌、实性癌等成分),经痰检、纤维支气管镜活检及CT引导下穿刺活检结果常与术后病检不符,绝大部分经术后病理检查确诊。

一、病理学

WHO(2004)肺肿瘤组织学分类中将大细胞肺癌分为5种亚型:①大细胞神经内分泌癌;②基底样癌;③淋巴上皮样癌;④透明细胞癌;⑤伴横纹肌样表型的大细胞癌。

大细胞肺癌是排他性诊断,常用免疫组织化学CD56、CgA、Syn、CK7、TFF-1、34βE12等区别低分化鳞癌(34βK 12阳性),低分化腺癌(CK7、TFF-1阳性),不典型类癌(CD 56、CgA、Syn阳性,TFF-1阴性)。一些学者报告一组65例大细胞肺癌中,有大细胞神经内分泌癌31例(占47.7%),透明细胞癌9例,基底样癌1例,未分类的大细胞肺癌24例。手术标本所见肿块质地中等,无包膜,边界清,切面呈灰白色或灰黄色,与支气管相通或不相通,较大肿块内部可见坏死液化区。光镜下大细胞肺癌表现为非鳞癌、腺癌及小细胞癌的未分化上皮性肿瘤,异质性强,常含多种细胞成分,细胞体积大,核分裂象常见,内部可见坏死灶。根据国际抗癌联盟(UICC)第7版TNM分期标准,Ⅰa期6例,Ⅰb期13例,Ⅱa期8例,Ⅱb期10例,Ⅲa期16例,Ⅲb期2例,Ⅳ期10例。其中同侧肺转移5例,对侧肺转移2例,骨转移4例,脑转移2例,肾上腺转移2例。

二、临床表现

大细胞肺癌发病率低,约占肺原发恶性肿瘤的10%。发病年龄偏大,男性多于女性,一组中位年龄58.3岁,男女比例约为2.6∶1。大细胞肺癌好发于长期大量吸烟者,该组吸烟者49例,占75.4%,吸烟指数平均769支/年。该组55.4%(36/65)同时伴肺气肿,56.9%(37/65)伴双肺间质性改变,进一步证实吸烟与大细胞肺癌的密切关系。临床表现多为咳嗽、咳痰、痰中带血及胸背痛,与其他类型肺癌表现相似。

三、影像学研究

与其他非小细胞肺癌一样,大细胞肺癌具有"分叶征""棘突征""血管集束征""支气管截断征"等常见恶性肿瘤征象。有作者发现,大细胞肺癌有其不同于其他类型肺癌的一些特征性表现。

四、发生部位

该组61例(93.8%)肿块表现为周围型,以上叶多见,其中右肺上叶18例(27.7%),左肺上叶20例(30.8%),左右无差异。大细胞肺癌好发于双肺上叶的原因尚未明了,研究发现,肿块多位于双肺中、上肺野及肺外带,越接近肺尖部越好发,且周围常伴肺气肿或肺间质性改变,推测其发生可能与长期吸烟导致肺气肿、肺纤维化,致使局部肺组织长期受乏氧刺激有关。

五、肿块大小、密度及强化方式

大细胞肺癌肿块一般较大，该组直径中位值5.2 cm，＞4 cm者占70.8%（46/65）。CT平扫密度均匀或不均匀，7例（10.8%）可见"空泡征"或"空气支气管征"，6例（9.2%）肿块内部出现空洞，6例（9.2%）伴偏心、点状钙化。

"空泡征"表现为瘤体内直径约3 mm的小空泡影，"空气支气管征"表现为病灶内管状气体密度影，可有分支。其病理基础为：①扩张的呼吸细支气管及其所属气道；②数个破裂的肺泡融合成腔；③瘤组织尚未占据的肺泡腔。该组大细胞肺癌仅7例（10.8%）可见"空泡征"或"空气支气管征"，明显低于其他类型肺癌。

大细胞肺癌坏死常见，Oshiro等（2004）研究报道，大细胞肺癌在光镜下均可见到坏死。高分辨CT增强扫描能清楚显示肿瘤内坏死区，该研究中49例患者行高分辨CT增强扫描，48例（98.0%）肿块呈明显不均匀强化或环形强化，CT值40~99 HU，平均净增CT值30 HU。

研究显示，大细胞肺癌钙化常位于坏死区中心，表明其形成机制可能系营养不良性钙化。大细胞肺癌易发生坏死与其分化程度低、生长迅速有密切关系，也可能与其周围肺组织肺气肿、间质增生及间质性炎症导致肿瘤供血血管变形、中心供血不足有关。

肿块边缘：参照Siegelman等（1986）对肺结节边缘的分型方法，结合该组病例的影像学特点，可将肿块边缘分为3种类型：Ⅰ型，边缘光滑或基本光滑，此类肿块无毛刺或毛刺部分小于1/3游离周径，境界清楚；Ⅱ型，边缘毛糙，毛刺部分大于1/3游离周径；Ⅲ型，边缘因阻塞性改变或周围炎症而显示不清。该组Ⅰ型53例（81.5%），Ⅱ型7例（10.8%），Ⅲ型5例（7.7%）。大细胞肺癌肿块虽大，但边缘光滑，这在其他类型肺癌中比较少见。

肿块与周围组织的关系：大细胞肺癌胸膜侵犯多见，该组46例（70.8%）肿块侵犯邻近胸膜，高分辨CT表现为壁层胸膜下脂肪层增厚、混浊，手术可见受累胸膜皱缩，与肿物粘连，镜下可见癌细胞。"胸膜凹陷征"是位于肿块与胸膜之间的线形影，呈喇叭状，大体病变可见局部脏层胸膜凹陷，其内充填有液体或胸膜外脂肪。

一些作者研究显示，"胸膜凹陷征"常见于肺泡癌、腺癌及肺内良性结节等，其病理基础为病灶内瘢痕收缩牵拉或亚段肺不张所致。该组仅2例（3.1%）可见此征象，与大细胞肺癌内部结构（纤维瘢痕少见而坏死常见）及其好发部位有关（常位于肺外周带）。

大细胞肺癌"棘突征""血管集束征"及"支气管截断征"亦多见，但与其他类型肺癌鉴别意义不大。

综上所述，大细胞肺癌的影像表现总结如下：周围型多见，好发于双肺中、上肺野及肺外周带；肿块多较大，呈分叶状或不规则形，边缘光滑、境界清楚；增强扫描呈不均匀强化，常伴液化坏死区，可伴空洞或偏心、点状钙化；"空泡征"或"空气支气管征"少见；邻近胸膜侵犯常见，"胸膜凹陷征"、胸腔积液少见；易出现肺门及纵隔淋巴结转移；常伴有肺气肿、间质增生等基础肺疾病。

六、鉴别诊断

大细胞肺癌应与肺内良性结节、周围型肺腺癌及周围型肺鳞癌进行鉴别。

良性结节：肺内典型良性结节一般肿块较小，边缘光滑，但"分叶征""血管集束征""支气管截断征""棘突征""空泡征"等恶性征象少见，可见长毛刺及斑片状、爆米花样钙化，坏死亦少见。

周围型肺腺癌：肺腺癌常见于老年女性，与吸烟关系不大，"毛刺征""空泡征"或"空气支气管征""胸膜凹陷征"多见，肿块内坏死少见；"空泡征"或"空气支气管征"尤其常见于高分化腺癌。

周围型肺鳞癌：肺鳞癌以中心型多见，周围型鳞癌一般瘤体较大，瘤体内多有坏死，与大细胞肺癌表现有相似之处，系因鳞癌与大细胞肺癌均呈堆积式生长有关，两者鉴别有一定的困难。随着医学诊断技术的不断提高及影像学成像技术的不断发展，人们对大细胞肺癌的认识也将不断提高，但最终确诊还应依据组织细胞学诊断。

第二节　左下肺大细胞神经内分泌癌

患者,女,57岁。体检发现左下肺孤立性肺结节。

病理检查:常规病理诊断:左下肺肿物切除标本:考虑肺癌,待做免疫组化检测进一步鉴别低分化鳞癌或大细胞神经内分泌癌。免疫组化检测:阳性:CK(P)、CK(H)、CK5/6、P63、TTF-1(弱)、NSE、Ki-67(约40%);阴性:CD56、CgA、Syn、CK(L)、CK7、CD20、CEA。免疫组化诊断:左下肺肿物切除标本:结合组织学图像及免疫组化结果,符合大细胞神经内分泌癌(图4-6-1、4-6-2)。

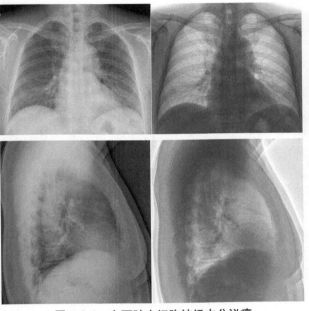

图4-6-1　左下肺大细胞神经内分泌癌

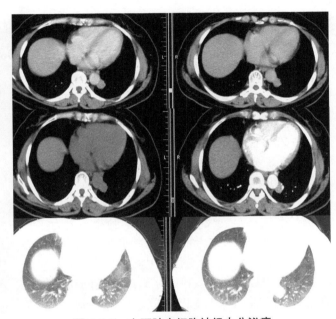

图4-6-2　左下肺大细胞神经内分泌癌

第三节　肺黏液表皮样癌病例

病例,女,51岁。体检发现肺占位1周入院。

手术所见:患者肺内及淋巴结多发转移,无手术指征,采用"GP"方案全身化疗。

病理检查:灰白色组织两块,大小均为0.1cm×0.1cm×0.1cm。常规病理诊断:肺肿物穿刺活检标本:初步考虑肺腺癌,待做免疫组化检测进一步证实。免疫组化检测:阳性:CK(L),CK7,TTF-1,P63(散在+),Villin(灶+),Ki-67,(+,约15%);阴性:CK5/6,CK20。免疫组化诊断:恶性上皮性肿瘤,倾向于黏液表皮样癌(图4-6-3)。

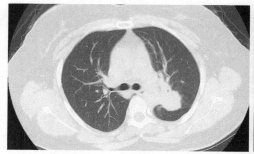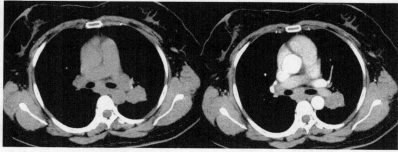

图 4-6-3　肺黏液表皮样癌

第四节　青年肺癌 CT 表现与误诊

原发癌灶影像学研究：在 CT 图像上，青年肺癌原发癌灶主要有：肿块、孤立结节、肺叶实变 3 种征象，共 28 例，约占该组病例 84.8%。其中肿块 13 例，结节 8 例，共 21 例，约占 63.6%，表明肿块与结节是青年肺癌直接征象。

位于肺门肿块（9 例），被认为是进展期中央型肺癌最直接、最主要的影像学表现，肿瘤主要为实质性，其内密度不均匀，可见密度减低的坏死区，形态不规则，边缘清楚。部分肿瘤边缘不清楚，可表现为毛刺征，其病理基础是肿瘤浸润淋巴及间质的纤维化反应。合并阻塞性淋巴管炎时，周围沿肺血管、支气管向肺野呈放射状分布的线条影，并认为具有一定特异性。

肺内孤立结节也是青年周围型肺癌的直接征象，结节可表现为实质性、部分实质性或淡薄片影即磨玻璃影。该组均表现为实质性结节，密度较均匀，其病理基础是肿瘤呈堆积式生长，故在胸部平片和 CT 上很容易显示。

肺叶实变 7 例，约占 21.7%，也是该组病例最常见征象之一。肺实变是指肺泡内的空气被病理液体及组织代替。当其被肿瘤组织及其坏死组织、分泌液代替时，其密度常较炎性肺实变密度高，并有一定占位效应，即推移邻近结构，如叶间裂、肺门、肺纹理等，并有向肺门生长的趋势，不同于单纯感染。支气管腔内结节或支气管壁增厚狭窄合并阻塞性肺不张或肺炎是中央型肺癌的较特征性表现。空洞、多中心型肺癌在本组病例中较少见。

转移：青年肺癌更具有侵袭性强，恶性度高，病变进展迅速，容易直接侵犯邻近组织结构及远处转移等特点。当癌灶处于 $T_1 \sim T_3$ 期时，即有明显远处转移。

该组胸部转移率为 81.8%，包括转移至双肺、胸膜、纵隔及骨性胸廓，最常见的是肺内及胸膜转移，其次是纵隔淋巴结转移及纵隔的直接受侵。由于肿瘤浸润生长，容易侵犯肺门结构、侵入纵隔并包埋纵隔内大血管。肿瘤细胞破坏肺内淋巴管、静脉、动脉，经静脉、淋巴管逆流扩散至胸膜，经静脉、动脉及呼吸道扩散至肺内，以及胸外远处脏器或组织转移，如脑、骨骼、肝脏。该组病例肝转移 1 例，脑转移 4 例，并且以腹痛、头痛为首发症状就诊，在青年人中值得重视。

误诊：文献认为青年人肺癌患者 5 年生存率低，主要原因是绝大多数病例属肺癌 Ⅲ b~ Ⅳ 期，失去了手术治疗机会，并影响了 5 年生存率。青年肺癌误诊率甚高，极易误诊为结核，是导致失去治疗肺癌最佳时机的主要原因之一。该组病例初诊时误诊率为 63.6%，较文献报道略低。

误诊肺结核 15 例，其中在院外误诊 13 例，行抗结核治疗，疗程 2~12 月不等；在该院误诊 2 例，1 例在门诊抗结核治疗 8 月，另 1 例因咯少量血痰平片及临床误诊为结核球，未治疗，18 月后又咯血而复查，病变增大，胸腔镜探查及肺叶切除治疗，确诊为腺癌，属 Ⅰ b 期，14 例确诊时为晚期肺癌。

影像学检查与临床早期诊断非常关键，凡青年人胸部平片发现肿块、结节、实变形片块状影，支气管腔内结节或支气管壁增厚狭窄合并早期阻塞性肺炎时，极易误诊为细菌性肺炎或肺结核，这时应高度警惕肺癌的可能性，选择进一步检查，如增强 CT、纤维支气管镜、查痰，以及经皮肺穿刺活体组织病理检查，不能盲目抗结核治疗，拖延病程，延误治疗时机。

第七章　肺肉瘤样癌

第一节　原发性肺肉瘤样癌

肺肉瘤样癌是一组分化差、含有肉瘤成分或肉瘤样分化（梭形和/或巨细胞）的低分化非小细胞肺癌，在WHO（2004）肺肿瘤的分类中，肺肉瘤样癌主要包括了5种亚型：多形性癌、梭形细胞癌、巨细胞癌、癌肉瘤和肺母细胞瘤。以上亚型在临床上均甚为罕见。

肉瘤样癌是一种特殊类型癌，可发生于很多部位，如上呼吸道、肾脏、膀胱均可见。肺肉瘤样癌临床上少见，占肺部恶性肿瘤的0.3%~4.7%。"肉瘤样癌"作为肺癌8个主要类型（鳞癌、腺癌、小细胞癌、大细胞癌、腺鳞癌、肉瘤样癌、类癌、唾液型肿瘤）之一。

一、病理学

WHO（1981）肺肿瘤分类中仅有癌肉瘤描述，WHO（1999）有3个亚型，WHO（2004）将肺肉瘤样癌分为5个亚型：多形性癌是一类分化差的含有梭形细胞和/或巨细胞或只由梭形或巨细胞成分组成的非小细胞癌。梭形细胞癌是一类只由梭形细胞组成的非小细胞癌。巨细胞癌是一组由高度多形的多核和/或单核肿瘤性巨细胞组成的非小细胞癌，癌细胞体积巨大，胞质丰富。癌肉瘤为一种由明确的非小细胞癌和含有分化成分的真正肉瘤混合组成的混合性恶性肿瘤。肺母细胞瘤是一种含有类似于分化好的胎儿性腺癌的原始上皮成分和原始间叶成分，偶有灶状骨肉瘤、软骨肉瘤或横纹肌肉瘤的双向性肿瘤，分为上皮型和双向型。除组织形态学特点外，免疫组化可有助于区分这些肿瘤亚型。

二、临床表现

由于肺肉瘤样癌是一组含有肉瘤成分或肉瘤样

分化的非小细胞肺癌，除儿童型肺母细胞瘤发生于儿童，主要见于老年患者，好发年龄为60岁左右，男性较女性多。吸烟是主要因素，部分患者与暴露在石棉尘埃中有关。与其他肺癌一样，肺肉瘤样癌分为中央型与周围型，已有好发于肺上叶的报道。患者的临床表现无特异性，主要与肿瘤生长部位有关。肿瘤恶性程度高，易发生转移，预后较差。主要治疗措施为手术切除，辅助化疗和放疗似乎没有帮助。

本病侵袭性较强，易侵及胸膜，引起胸痛。中央型因邻近支气管并造成局部侵犯，故症状出现早，多表现为咳嗽、咳痰、痰中带血、咯血等；而周围型早期一般无症状，发现时病灶多已很大，因侵犯胸膜、胸壁而引起胸痛、咯血。因肺肉瘤样癌恶性程度较高，小部分患者胸部无阳性体征，可因转移灶进一步检出肺内病灶。

三、影像学研究

肺肉瘤样癌CT多表现为较大的软组织肿块，位于肺外周，可见分叶，毛刺与空洞少见，较特征性的是大的分叶状的肿块，内部常有坏死，故强化很不均匀，为厚环状强化，纵隔淋巴结肿大较为常见。

位置与形态：一般病灶直径>5 cm，较小的病灶多呈圆形或类圆形，边缘毛糙，可见浅分叶而无明显毛刺，较大的病灶因各方向生长速度不一，多呈明显分叶状，有时可见毛刺。部分文献报道肺上叶好发。

密度：病灶平扫为软组织密度，病灶较小者密度均匀，多数平扫与增强都显示密度不均匀，增强扫描周边明显强化，内部可见无强化区或弱强化区。由于缺乏本病的大样本研究，关于病灶的强化方式报道不一，有认为病灶为厚环状强化，也有认为病灶为均匀或不均匀强化，无特征性表现。病灶密度虽不均匀,但空洞与钙化少见。

与周围关系:病灶易侵犯胸膜,导致胸腔积液;大部分病例可见病灶与胸膜分界不清,部分可见胸腔积液;以胸痛为首发症状者多已侵犯胸膜。淋巴结肿大较常见,有学者认为淋巴结转移是影响预后的一个因素。

因为缺乏大样本的研究,肺肉瘤样癌的临床与病理及影像学表现并不是很明确。此病确诊需依靠病理学检查,因为病灶较大,大体切面常发生出血、坏死,实质呈鱼肉状。镜下既有上皮成分(腺癌或鳞癌),又有肉瘤样成分(梭形细胞、巨细胞等),免疫组织化学大部分病例共同特点是均表达 CK(＋),vim(＋)。

肺肉瘤样癌较其他非小细胞肺癌预后更差,并且更易复发;即使在早期将病灶切除仍有复发倾向。对于较大病灶,影像学检查显示病灶范围与周围侵犯及转移,结合肺穿刺活检的病理结果,有助于确定临床治疗方法。对于 60 岁左右的中老年男性,有吸烟史,胸部 CT 发现肺外周较大的软组织肿块,增强表现为周边明显强化的厚环状强化,内部坏死,要想到此病的可能。

各亚型的表现:多形性癌:肿瘤体积较大,直径多 >5.0 cm,肿瘤发生于右肺多于左肺,上、下肺叶发病无明显差异。一组 8 例直径平均 6.0 cm,仅 1 例 <5.0 cm;位于右肺 7 例,左肺 1 例,上肺叶 3 例,中叶 3 例,下肺叶 2 例。

周围型多位于肺外周胸膜下,与胸膜关系密切,肿瘤形态多表现为圆形、椭圆形,边界尚清,有分叶,少数患者可见毛刺。中心型者可伴有阻塞性肺不张和阻塞性肺炎,肿瘤边界可显示不清。

该组 7 例为周围型,1 例为中央型,周围型明显多于中央型。X 线胸片及 CT 平扫肿瘤密度多数为密度均匀的软组织肿块,部分患者 CT 扫描肺窗可见瘤周磨玻璃密度影,该组仅 1 例见不规则空洞,2 例瘤周见磨玻璃密度影。

CT 增强扫描多数呈迅速和持久的轻至中度均匀或不均匀强化,肿瘤较大者表现为肿块边缘及肿块内斑片状强化,肿块边缘厚薄不均的环形强化及肿块内不均匀斑片状强化是多形性癌强化特征,该组 6 例行增强扫描者,有 5 例表现为肿块边缘环形强化及肿块内斑片状强化,与肿瘤周边实性部分血供丰富、显著强化、中央坏死囊变区无明显强化有关。

梭形细胞癌:中央型表现为非典型性不规则肿块或反复发作的肺炎、肺不张及胸膜增厚和肺门淋巴结肿大等征象;周围型者肿块多为较大的孤立性球形病灶,边界较清楚,常有分叶、脐凹征、空泡征等恶性征象,病灶内多无钙化,病灶周围常见磨玻璃密度影。

该组 2 例均为周围型,表现为与胸膜关系密切的不规则分叶偏心厚壁空洞肿块,1 例出现右肾上腺及颅内转移;表明梭形细胞癌病情发展快,恶性程度高,易出现空洞,远处转移早,与普通肺癌相似。

巨细胞癌:表现为肿块巨大,密度高,边缘较光整,分叶征和毛刺征不明显,易侵犯胸壁,引起肋骨破坏。该组 3 例均为周围型不规则肿块,肿瘤平均直径 6.8 cm,1 例累及纵隔胸膜,1 例累及前胸壁胸膜,1 例肿瘤周边强化,1 例肿瘤呈不均匀明显强化,由此可见巨细胞癌影像表现并无明显特征。

癌肉瘤:有作者报告 3 例,肿瘤均位于右肺,表现为巨大圆形软组织肿块,增强扫描显示周边不均匀强化及中央区域不均匀密度减低,其中 1 例肿块内可见不规则钙化,组织学显示为肿瘤有骨肉瘤成分的骨化。癌肉瘤周围型多于中央型,肿块较大,右肺多于左肺;中央型支气管阻塞可出现阻塞性肺炎及肺不张;周围型肿块边缘可见分叶及毛刺征,因其组织成分不同,肿块密度变化较大,可出现坏死、空洞及钙化,CT 值偏低,可轻度强化。该组无癌肉瘤病例。

肺母细胞瘤:成人型发生于肺内,周围型多见。多发生于肺野外带近胸膜下,与胸壁关系密切,靠近肺门者极少。X 线和 CT 表现多为境界清晰的圆形或类圆形肿块,多单发,右肺多于左肺,上叶较下叶为多,可有分叶,少有毛刺,CT 增强扫描肿瘤明显强化。该组 2 例均为成人型,表现为单发圆形实性肿块,边缘光整,1 例累及膈胸膜。儿童型多发生于胸膜,分为囊性、囊实性和单纯实性等 3 型,病灶多广泛累及胸膜及邻近肺组织。

肺肉瘤样癌临床罕见,具有较强的浸润性,恶性程度较高,预后较差,各亚型的临床及影像表现无特异性,术前影像检查难以区分本病中的亚型。对于年龄较大有吸烟史的患者,发生于肺周围部胸膜下边界清楚、密度均匀或不均匀的较大肿块,有胸膜侵犯,伴肺门和/或纵隔淋巴结肿大,无论有无分叶或毛刺边缘,均应想到本病各亚型的可能,各亚型的病理组织学表现有一定的特征性,是确诊的依据。

四、鉴别诊断

肺部疾病诊断较难,很多病有相似的影像学表现,且临床症状并无特异性,故难以鉴别。需要与本病鉴别的有其他类型肺癌、炎性假瘤、肺结核球、肺孤立性纤维瘤、胸膜间皮瘤,但本病发病率低,确诊依据仍是病理学检查。

第二节　误诊病例简介:成人型胸膜肺母细胞瘤

WHO(2004)分类将经典的肺母细胞瘤列入肺肉瘤样癌,将胸膜肺母细胞瘤归入肺软组织肿瘤。胸膜肺母细胞瘤是一种只含有原始间叶成分而没有原始上皮成分的囊性和/或实性肉瘤,显微镜下胸膜肺母细胞瘤可分为3型:Ⅰ型,多囊型;Ⅱ型,多囊伴实性结节型;Ⅲ型,实体型,完全由实性的幼稚的间叶细胞构成,没有囊性结构。

肺母细胞瘤影像表现缺乏特异性,术前诊断困难,一般认为以下表现应该考虑肺母细胞瘤的可能:肿瘤位于周边的肺实质,或位于胸膜腔内,累及胸膜;肿瘤体积大,直径超过5 cm,呈圆形或卵圆形的孤立肿块;边缘光整,无毛刺,与胸壁关系紧密;支气管及肺叶呈外压性改变;CT平扫呈略低密度,增强后肿块边缘强化,瘤内见强化结节。

一例胸膜肺母细胞瘤发生于右肺上叶内,贴近胸膜,但尚未侵犯胸膜,术前被诊断错误,需与肺内其他肿瘤相鉴别:周围型肺癌:周围型肺癌肿块通常较小,"毛刺"及胸膜凹陷征多见,而肺母细胞瘤因瘤周常覆以假包膜,边缘光整,两者可鉴别;肺肉瘤:肺肉瘤多见于老年人,边缘光整,密度均匀,常伴有钙化,而肺母细胞瘤极少发生钙化;炎性假瘤:炎性假瘤病变呈圆形、边缘光滑,但密度较均匀,瘤内很少伴有坏死,而肺母细胞瘤常发生液化坏死。

附:具体病例资料:患者,女,36岁。因胸痛1周,咳嗽4d入院。体检:全身浅表淋巴结未触及肿大,右上肺语颤减弱,听诊呼吸音减弱。实验室检查:血常规、肝肾功能正常,血清癌胚抗原阴性,神经元烯醇化酶升高,C反应蛋白升高。电子纤维支气管镜检查:右肺上叶前段支气管外压变形,管腔明显变窄。CT平扫显示右肺上叶前段一类圆形肿块,外缘紧贴前胸壁,内缘邻近右肺门,上叶前段及后段支气管受压变窄,肿块内平均CT值约为30 HU。注射对比剂后20 s行动脉期增强扫描,肿块内CT值约32 HU,无明显强化,2~3 min开始延迟期扫描,肿块内见多个强化结节,CT值75~90 HU。

手术所见:右肺上叶、中叶触及直径约10.0 cm实性肿块,外缘清楚,靠近肺门,边缘不清,侵犯大部分中上叶肺组织。病理:右中上肺肿块切面近胸膜处见直径约9 cm的坏死区域。HE染色,显微镜下肿瘤由弥漫的小网细胞组成,细胞质少,胞核浓染,异型性明显。细胞周围无腺体结构,无囊腔,见较多坏死组织,免疫组织化学染色:上皮细胞膜抗原(EMA)、波形蛋白(Vim)、CD99阳性,肾母细胞瘤基因(WT1)、结蛋白(Des)、嗜铬蛋白A(CgA)阴性。诊断:成人型胸膜肺母细胞瘤(Ⅲ型)。

第三节　肺肉瘤样癌病例

病例,男,59岁。咳嗽、胸痛3个月,发现肺占位1 d入院。

病理检查:灰褐色细针穿刺组织一条,镜下病理示"梭形细胞恶性肿瘤伴少量坏死"。免疫组化检测:阳性:Vim、CK(P)、CK7、EMA(散在)、S-100(散在)、CD68(散在)、TTF-1(个别)、Ki-67(约30%);阴性:CD34、Bcl-2、Actin、SMA、Des、MC、Calretinin、CK5/6。免疫组化诊断:左肺上叶新生物穿刺活检标本:肉瘤样癌(图4-7-1)。

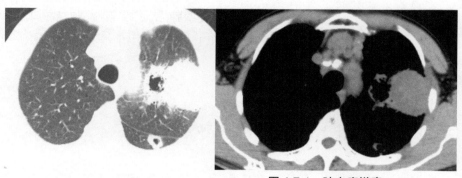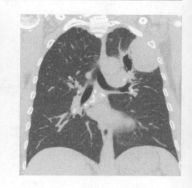

图 4-7-1　肺肉瘤样癌

第八章　肺癌伴肺内小结节和淋巴管病变

第一节　肺癌伴肺内单发小结节的良、恶性研究

原发性肺癌常伴有其他的肺内结节灶,判断结节灶的良、恶性对于临床治疗方案的选择及判断预后极其重要。伴有转移灶的肺癌患者一般不适宜手术治疗;肺癌伴有其他恶性肺结节的临床分期为Ⅱ期以上,或为双原发肺癌,Ⅰ期肺癌或双原发肺癌的预后显著优于其他各期肺癌。以前的研究多致力于分析肺内单发或多发结节灶的形态学等方面,以判断其为原发性肺癌还是其他恶性肿瘤转移。肺癌伴发的肺内多发结节常支持转移瘤的诊断,但其伴发的单发结节的性质常较难确定。

一项研究通过分析肺癌伴发的肺内单发结节的良、恶性,是否与原发灶的分期、结节的位置及其距原发灶的距离等的关系,更好地搞好临床诊疗工作。

随着 CT 设备及技术的不断发展,肺内小病灶的检出率越来越高。Hautmann 等(2010)及 Oki 等(2009)报道,已知恶性肿瘤患者中,通过 CT 及胸腔镜发现肺内直径≤1 cm 结节灶的恶性可能性分别为 81% 及 51%,所以肺内小结节不容忽视。但对于这些小病灶的诊断仍然是临床和影像科医师的难题。

原发性肺癌患者并存小结节灶的正确诊断对治疗方法的选择及预后极其重要。肺癌患者伴有多发结节的转移可能性较大,但伴有单个小结节者则不易确定其良、恶性。

其诊断方法以前多取决于大小,≤0.5 cm 的结节一般建议 CT 随诊;>0.5 cm 且 <1.0 cm 者建议 CT 随诊或穿刺;而对于≥1.0 cm 者则建议穿刺活检。但对于可手术的患者,其伴有的肺内结节则不宜随诊观察,以免延误手术时机,但也不能治疗过度。

另据报道,经皮穿刺检查对于小病灶的成功率

及其准确性均显著低于较大病灶,且肺癌患者的肺功能常较差或多伴有严重肺气肿,经皮肺穿刺存在一定风险。因此通过临床信息及无创的影像学方法判断肺癌伴有小结节的良、恶性尤为重要。已有研究表明 CT 扫描时结节的大小、形态等对其良、恶性的诊断有重要价值。

Yue 等(2003)研究发现,CT 扫描时 26% 可手术的肺癌患者伴有一个或两个直径≤1 cm 的结节灶,6% 的患者存在恶性结节,恶性结节占所有肺癌患者肺内并存结节的 25%。

该组研究发现,28.0%(113/402)的肺癌患者存在单个直径≤1 cm 的结节灶,9.5%(38/402)伴有恶性结节,恶性结节占所有并存结节的 33.6%(38/113)。这个结果高于 Yue 等(2003)的研究结果,可能由于该项研究所选中晚期病例较多所致。

因为国外学者及该组研究均发现肺癌的分期与结节良、恶性之间有一定关系,Ⅰ期肺癌伴有的肺内结节灶为恶性的可能性较其他各期低,且为转移结节的可能性小。

该项研究证实,与原发灶位于同侧肺的结节较位于对侧肺者恶性可能性大,且与原发灶位于同一肺叶内的结节较位于其他肺叶的结节恶性可能性大。Yue 等(2003)也指出 50% 的恶性结节位于与原发灶相同肺叶,所以结节的位置与其性质有一定关系。

原发性肺癌患者 CT 图像上经常见到病灶周围伴有卫星灶,该项研究证实,位于与原发灶同一肺叶的结节,与原发灶距离≤2 cm 的结节较 >2 cm 且 <5 cm 及≥5 cm 的结节恶性可能性大(85.7%),且均为转移结节;>2 cm 且 <5 cm(55%)的结节较≥5 cm 者恶性可能性大。总体来说,与原发灶关

系越密切,距离原发灶越近的结节恶性可能性越大,距原发灶 2 cm 以内的单发结节,应高度怀疑为转移瘤。

该组研究结果还表明,位于原发灶同一侧肺野的恶性结节为转移灶的概率较高,此点对判断肺癌患者的预后很有帮助。4 例双原发肺癌中有 3 例肺内单发结节位于原发灶的对侧肺,但由于病例数较少,要想得到可靠的研究结果仍需较大样本量的研究。

综上所述,原发性肺癌的分期、肺内结节与原发灶的位置关系为诊断肺内结节的性质提供了很好的参考价值,结合小结节灶的大小、形态可望更好地确定肺癌患者并存单发小结节的良、恶性。

第二节　肺癌患者肺内小结节良、恶性

随着 CT 设备及影像技术的不断发展,肺内的直径 <1 cm 的病灶发现率越来越高,但对于这些小病灶的诊断仍然是一个具有挑战性的课题。

原发性肺癌患者,正确诊断并存的小结节灶对于治疗方法的选择及其预后具有重要意义。其诊断方法以前多取决于大小,直径 ≤ 0.5 cm 的结节灶一般建议 CT 随诊;直径 <1.0 cm 的建议 CT 随诊或穿刺;而对于直径 >1.0 cm 的则建议穿刺活检。

但对于可以手术的患者,肺内结节的诊断必须快速且准确,以避免手术治疗过程中的治疗不足或过度。肺癌患者伴有 3 个或 3 个以上的结节转移的可能性较大,但伴有 1 个或 2 个小结节者则不易确定其良恶性。

经皮穿刺活组织检查对于小病灶检出的成功率及其准确率均显著低于较大病灶。肺癌患者的肺功能常较差或多伴有严重肺气肿,其经皮穿刺存在一定风险。因此通过影像和临床信息判断肺癌伴有小结节的良、恶性尤为重要。

Munden 等（1997）及 Ginsberg 等（1999）报道,已知恶性肿瘤的患者中,通过 CT 及胸腔镜发现的肺内直径 ≤ 1cm 的结节灶的恶性可能性分别为 81% 及 51%,且 Ginsberg 等（1999）称在无已知恶性病变的 246 例直径 <1.0cm 的肺结节中 11.3% 为恶性。所以肺内直径 ≤ 1 cm 的小结节灶不容忽视。

Keogan 等（1993）指出了 CT 检查对肺癌并存的小结节灶的重要意义,他们发现 16% 的肺癌患者存在无钙化的小结节灶,直径为 0.4~1.2 cm。其中对 25 例患者共 36 个结节进行了随访,发现 11% 为恶性,70% 为良性,19% 因失访或意外死亡等原因无法确定良、恶性。

Yuan 等（2003）研究发现 26% 可手术的肺癌患者伴有结节灶,6% 的患者存在恶性结节,而恶性结节占所有肺癌患者肺内并存结节的 25%。

另一组研究发现,26% 的原发性肺癌患者存在 1 个或 2 个无钙化的结节灶,直径为 0.2~1.0 cm,7% 伴有恶性结节,这与 Yuan 等（2003）的研究结果相似。且该研究所有结节灶中 39% 为恶性,高于 Keogan（1993）及 Yuan（2003）的研究结果。

有研究表明腺癌较多伴有肺内转移结节灶及呈磨玻璃密度的非典型腺瘤样增生,而该研究中 63% 的患者为腺癌,且该研究将非典型腺瘤样增生列为恶性结节的范畴,以上原因均可能使该研究的恶性率增高。

Keogan 等（1993）的研究仅包括实性结节,Yuan 等（2003）与该研究相同包括实性及磨玻璃密度结节。该研究还发现 39 个恶性结节中有 5 个双原发肺癌,其中 4 个为腺癌,表现为边界较清晰的实性结节及磨玻璃密度灶。

所以肺内结节灶恶性可能性的大小与病例的异质性、原发性肺癌的组织学类型有关,用现存的研究结果判断肺内结节灶的良、恶性时,一定要确定好病例的选择标准。

Ginsberg 等（1999）指出肺内直径 ≤ 0.5 cm 的结节良性可能性大,>0.5 cm 且 <1.0 cm 的结节恶性可能性大,这与该组的研究结果相同。而 Yuan 等（2003）指出原发性肺癌患者中直径 ≤ 1.0 cm 的肺结节灶的良、恶性与直径之间无显著统计学差异,但直径 <0.5 cm 的结节 28% 为恶性。所以较小的结节也应给予足够重视。

该研究发现,位于与原发性肺癌同一叶的结节恶性可能性较大,且多为转移性。Yuan 等（2003）指出 50% 的恶性结节灶位于与原发灶相同肺叶。该研究还发现 80% 的双原发结节位于原发灶以外的肺叶,所以位于对侧肺野的结节仍有恶性可能。且该研究发现,位于原发灶肺叶内的结节中,与原发灶间距≤4 cm 的结节恶性可能性更大,提示距离病灶越近,恶性的可能性越大。

研究结果还表明ⅠA 期肺癌伴有转移结节的可能性最小,且ⅠB 期肺癌转移至对侧肺野的概率较低(2/13)。如果Ⅰ期肺癌患者存在与原发灶不同肺叶的恶性结节,则为双原发或非典型腺瘤样增生的可能性大。

该组中转移性结节 79% 为类圆形且边缘较光滑。2 例边缘伴有细毛刺的转移病例均为腺癌,所以腺癌的转移可类似原发性肺癌,这点较为重要。8 个磨玻璃密度结节有 7 个为恶性,仅 1 个为霉菌感染,但病例较少,如要证明磨玻璃密度结节的恶性可能性大,仍需较大病例数的研究。

Henschke 等(2002)认为,肺内磨玻璃密度灶的恶性可能性为 63%。但 de Hoop 等(2010)的研究认为,肺内磨玻璃密度灶在直径或其实性成分增大时即证明有恶性可能,应行手术切除,而其研究中 25% 的磨玻璃密度灶为恶性。

该组 7 个恶性磨玻璃密度灶与肺组织的分界均较清晰,边缘较光整。而 1 个霉菌性病变的边界较模糊,其与肺组织的分界为边缘密度逐渐减低,逐渐模糊,这点可以很好鉴别。

另外该组 59 个良性结节中有 2 个错构瘤,1 个伴有脂肪密度较易诊断;而另 1 个为左肺上叶腺癌,左肺上叶结节形态欠规则,边缘可见分叶,无钙化及脂肪密度,直径约 0.8 cm,术前诊断为恶性结节灶,原发性肺癌不除外,术中快速病理为炎性病变,术后病理示错构瘤。后分析其 CT 表现,发现其边界较清晰,平扫密度较均质,且无明确强化,可与原发性肺癌鉴别。综上所述,结节的性质、直径、边缘、位置及原发性肺癌的分期可以帮助临床判断原发性肺癌患者伴发肺内结节灶的良、恶性。

该项研究的不足为所选人群局限于该院的病例,腺癌的比例高于 WHO 统计的肺腺癌的发病率。且仅选择病理或 CT 随访证实良、恶性的病例,但有些患者在随访过程中由于死亡或其他原因失访没有包括在内。所以,所选病例可能不足以代表整个人群,而且可能有其他原因影响肺结节的良、恶性。肺癌患者伴发肺内小结节灶的影像学特征仍有待进一步研究。

第九章　肺癌与结核并存及诊断陷阱

第一节　肺癌与结核并存

肺癌与结核同存,可造成肺癌诊断延误,这是值得重视的问题。肺结核患者的肺癌发病率较普通人为高,已屡见不鲜,但结核常掩盖肺癌的 X 线表现,而延误肺癌的诊断。

Ting 等(1976)提出,在肺结核患者,如见下述情况,应疑肺癌同存:抗结核治疗中,肺浸润性病变仍在进展;一处浸润消散,他处病变仍存或有进展;病变进展而痰菌却阴性。

肺浸润部位:肺结核再染,通常不犯及下叶基底段与上叶前段(除偶见的支气管内膜播散或粟粒结核外),如这些节段出现浸润、不张合并肺结核,则提示可能有新生物同存。

浸润的性质:肺结核间质部分浸润常为斑点状及条纹状,而支气管肺癌因有气道梗阻,一般密度均匀,缺乏支气管充气征。

胸膜病变:抗结核治疗中,如见到:①肺尖或肋膈角胸膜病变不对称地增多;②胸膜腔积液增多;皆应疑及肿瘤同存。

肺门淋巴结肿大:再染结核者淋巴结肿大不常见,如发现肿大,尤其是单侧肿大,应疑及肿瘤。

孤立结节:肺内孤立性结节直径在 3cm 以下者,结核与肿瘤皆可见到,鉴别困难。如在一系列胸片中发现 3 cm 以上结节,诊断应倾向于癌肿,结节边缘不规则者更为可疑。

应该注意的是,结核与肺癌同存,一般皆延误肺癌的诊断,如痰菌阳性,延误则更为严重,因痰菌阳性可解释临床表现及 X 线征象,常不做进一步检查,反复做痰细胞学检查有助于减少肺癌诊断的延误,值得临床工作时参考。

第二节　右肺下叶鳞状细胞癌合并结核

患者,男,55 岁。吸烟史:3 包/日。患者缘于 2 月前无明显诱因出现右胸部疼痛,以深吸气时为甚,程度中等,无他处放射,伴咳嗽,为非刺激性,程度较轻,咳白色黏液样痰,量中等;无血丝及血凝块,无特殊臭味,无畏寒、发热,无咯血等不适,未予以重视,近一个月来上述症状有所加重,遂于外院行肺部 CT 检查提示"右肺下叶占位"。

手术所见:肿瘤位于右下肺后基底段,直径 4 cm×4 cm 大小,未向外浸润壁层胸膜,右侧水平裂及斜裂发育完全。右肺门、隆嵴下、上纵隔均见肿大淋巴结。无胸水。

病理检查:常规病理诊断:穿刺活检见少量鳞癌组织。肿瘤切除术后病理诊断:右肺下叶鳞状细胞癌,Ⅱ级,8 cm×7.5 cm,中央型,伴显著坏死,合并结核样病变(以干

酪样坏死为主,坏死周围为上皮样细胞,并见少数朗格汉斯巨细胞)。免疫组化诊断:右肺下叶鳞状细胞癌,合并结核。耐药检测结果供治疗参考。其他情况参见常规组织学报告。

国内外相关文献报道两者合并发生的原因有 5 个:①肺癌是消耗性疾病,使机体细胞免疫功能下降,从而易发生结核病;②结核病灶的慢性刺激促使病灶和邻近部位的上皮基因突变概率增高,为致癌物诱发癌变提供病理基础;③结核性瘢痕和结核结节阻碍了淋巴系统回流及血液流通,致使致癌物质积聚;④结核性支气管扩张有利于致癌物质的滞留;⑤肺结核患者治愈率提高,病死率下降,逐步进入肺癌的好发年龄段(图 4-9-1)。

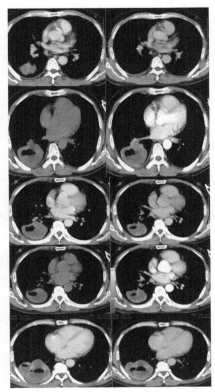 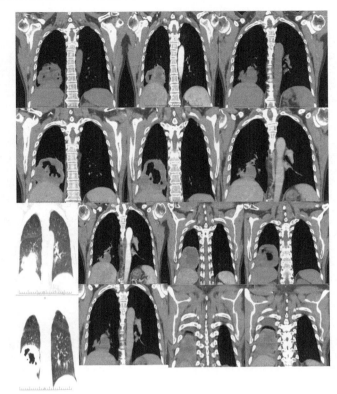

图 4-9-1　右肺下叶鳞状细胞癌合并结核

第三节　球形肺结核与周围型肺癌对比研究

我国是结核病高发病率国家之一,近年来随着流动人口的增加等各种原因,肺结核的流行病学特征、症状表现和影像学特征均发生了较大变化,临床表现不典型的肺结核增加。

肺球形结核(指肺部结核病灶呈结节或肿块样,类似球形)和周围型肺癌都可表现为肺部孤立性结节(SPN,指直径 2~30 mm,肺内唯一的类圆形孤立性病灶),二者分别是肺部最常见的良、恶性病灶。MSCT 检查作为胸部疾病检查的常用和重要手段,其影像学征象对球形结核与周围型肺癌的鉴别诊断具有重要价值,尤其是形态学方面的证据仍然是诊断和鉴别诊断的基础,具有重要的临床意义。而二者征象的多样性和重叠性常给鉴别诊断带来困难,成为做出正确影像诊断的难题。

好发部位及病灶大小:传统认为肺结核瘤好发于上叶尖段、后段和下叶背段。在一组病例中 85 例表现为肺结节的病灶中,肺球形结核组位于上叶尖段、后段和下叶背段的病灶占该组总数的 54.8%,其

余分布其他各段。周围型肺癌组病灶的分布则未见明显规律性。由此可见病灶的分布对于其性质的实际鉴别意义有限。

关于病灶的大小:小病灶并不能排除肺癌,因为 15% 的恶性结节直径 <1 cm、并且 42% 的恶性结节 <2 cm。对于该组病例病灶表现为肺结节的病灶 85 例,其中 43 例为周围型肺癌, 42 例为肺球形结核,无明显差异。

病灶形态及边缘:分叶:分叶指病灶的轮廓并非纯粹的圆形或卵圆形,表面凹凸不平。

肺癌分叶征的病理基础:肿瘤本身生长速度的不均等,部分癌组织向外生长较快因而突出较为明显形成分叶;此外肿瘤在不断地向外扩展中各部位遇到的阻力不同,当局部阻力较大,生长就局部地暂时受阻,因而凹入形成分叶征象。在周围型肺癌 CT 诊断上,分叶征被认为最具特征性,出现率达 76.9%~90%。该组研究周围型肺癌组分叶征的出现率为 79.05%。

一组针对肺部孤立性结节的研究表明恶性肺部孤立性结节往往具有不规则边缘和分叶状的轮廓，84%~90% 的分叶状结节是恶性；25% 的良性结节也可见分叶表现，其病理基础为病灶内和周围结缔组织增生，瘢痕收缩。结核瘤的分叶征是由多个结核小灶融合形成。该组研究球形结核组有 28 例可见分叶，出现率为 41.18%，明显低于对照组。

临床医生根据弧弦距与弦长比值的大小将分叶征分为深分叶、中分叶、浅分叶 3 类，并认为深分叶对于肺恶性肿瘤更具提示意义。该研究中共 70 例出现深分叶，出现率为 40.46%。周围型肺癌组出现深分叶为 61 例，与球形结核组差异明显。并经 χ^2 检验及 Logistic 回归分析均说明深分叶对周围型肺癌具有较大的诊断意义，在与球形结核的鉴别中更有价值。

周围型肺癌也可以没有分叶，该研究周围型肺癌组有 22 例未见明显分叶征象，有研究认为其病理基础是小腺癌灶内肿瘤细胞可以覆盖肺泡上皮生长，不同于分叶征之膨胀性或填充性生长。

毛刺征：其病理基础为瘤周受侵而拉直的肺支架结构，如小血管、细支气管和小叶间隔，也有部分是周围肺组织的不规则纤维结缔组织增生反应。表现为自病灶边缘向周围伸展的放射状、无分支、直而有力的细短线条影，近结节端略粗，不与胸膜相连。

众多研究报道毛刺在恶性结节的发生率明显高于良性结节。Ohtsuka 等（2003）报道 <10 mm 的肺部孤立性结节中原发性肺癌的毛刺发生率要明显高于良性结节（$P<0.01$）。

良性结节也可出现毛刺（9%~33%），见于炎性病变及结核瘤，主要是病灶的增生、渗出及纤维化所致。该研究周围型肺癌组毛刺征的出现率为 72.38%，球形结核组为 19.12%，二者差异明显（$P<0.05$）。因此，毛刺征对于提示周围型肺癌具有重要的参考价值。

棘状突起：或称棘突，影像上指介于分叶与毛刺之间的一种较粗大而钝的结构，近端宽，远端细窄，自病灶边缘突向肺野、呈尖角状的突起，可有 1 个或数个。

文献报道，肿瘤边缘分叶棘突征是肺癌的可靠征象，也有研究者认为其仅出现于恶性肿瘤，其病理基础为恶性肿瘤细胞浸润性生长，由于肿瘤内各部分血供不同，部分组织生长迅速，在邻近支气管、肺动脉周围的结缔组织内浸润或沿淋巴管蔓延，使邻近肺实质的癌巢或肿瘤浸润，使结缔组织水肿、纤维化、增厚等形成。该研究周围型肺癌组棘突的出现率明显高于球形结核组（$P<0.05$），因此棘状突起在二者鉴别诊断中更能提示周围型肺癌。

晕征："晕征"或称"晕轮征"指环绕病变的毛玻璃密度影，被认为是出血性肺病变的表现，如出血性梗死、血管炎或支气管动脉瘘等，可见于感染性（如肺结核）和非感染性病变。此征象也可见于多种非出血性病变的疾病过程，如周围型肺癌，其"晕征"的出现往往代表较稀疏排列的肿瘤细胞对周围间质的浸润。肺的转移性病灶和各种病理类型的肺癌都可出现"晕征"。Gaeta 等（1999）在 1 组 305 例肺结节患者的研究中发现晕征出现率为 7%，并指出晕征并非某个疾病的特异性征象。在该研究中晕征出现率较低，且 2 组之间无明显差异（$P>0.05$），与 Gaeta 等的研究结果相符。因此晕征对于二者无明显鉴别诊断意义。

病灶内部结构：钙化：钙化是肺内病灶常见征象。Unterman 等（1972）报道，肺癌尸检中见有沙粒状钙化者占 16%。在 CT 检查时肺癌的钙化率可达 6%~13.4%。肺癌钙化的机制有营养不良性钙化、肺内原有钙化包裹、疤痕钙化、与癌细胞功能有关钙化等。

针对钙化鉴别周围型肺癌与肺结核的研究由来已久，学者试图从钙化的出现率、形态、分布及体积等方面探讨其诊断价值。该组研究中 8 例周围型肺癌的钙化均呈斑点状，15 例球形结核病灶中 6 例呈斑点状，其余呈结节状或斑片状。周围型肺癌组钙化的出现率仅为 7.70%，明显低于球形结核组的 23.08%（$P<0.05$），Logistic 回归分析的结果进一步证明了其差异。因而钙化并结合钙化的形态在周围型肺癌和球形结核的鉴别诊断中有一定价值。

含气腔隙：CT 检查中经常发现病灶内部出现含气透亮影，排除支气管及正常肺组织的容积效应的因素，该透亮影为病灶内含气腔隙所致。空洞和空泡均表现为病灶内部含气透亮影。空泡指病灶内 <5 mm 的点状透亮影，位于结节的边缘或中央，被认为是恶性肿瘤特有的征象，其病理基础主要是尚未被肿瘤破坏、替代的肺结构支架如肺泡，扩展扭曲的细支气管等；部分是肿瘤坏死腔、含黏液的腺腔结构，多见于细支气管肺泡癌和腺癌。国内外众多学者认为空泡征在鉴别肺癌和良性结节中有重要价值。

对于球形结核出现的空泡样含气腔隙是否能定义为空泡征存在一定分歧,其病理上为球形结核内部出现坏死引流的开始,随病程的发展可以进一步扩大,形成空洞。一些作者报道176例结节中,空泡征在肺癌和良性结节中出现率分别为28.7%和8.2%,两者有显著差异。

该研究周围型肺癌组出现空泡征的有16例,球形结核组出现空泡样含气腔隙为2例,二者差异显著($P<0.05$)。

空洞是当病变坏死后其液化的成分经支气管排出并引入空气而形成。肺癌和球形结核均可发生空洞,该组病例中共35例空洞性病灶,出现率为20.71%。当周围型肺癌和肺结核球都表现为空洞性病变时,对空洞的观察和评价在二者的鉴别诊断中起重要作用。

对空洞性病变形态学及内部征象的研究常见的有以下几个方面:

空洞性病灶的大小:2 cm以下结节发生空洞以肺结核多见,肺癌在2 cm以下较少发生空洞。癌性空洞多见于较大肿块。该研究结节性病灶发生空洞35例中11例为肺癌。结合χ^2检验和Logistic回归分析的结果,空洞在球形结核的出现率更高,有较大的鉴别诊断价值。

空洞壁的厚度:一般将洞壁厚>3 mm称为厚壁空洞,<3 mm为薄壁空洞。Woodrig(1990)分析65例空洞性病变壁的厚度与病变性质的关系,发现洞壁厚度在4 mm以下92%为良性,>15 mm的95%为恶性,而介于5~15 mm之间者良、恶性各占一半。

该研究中11例癌性空洞均为厚壁空洞,球形结核组厚壁空洞为20例。洞壁的厚度大多在5~15 mm之间。经统计检验2组之间无明显差异。因此厚壁空洞并非周围型肺癌或球形结核的特征性表现。

空洞内缘:内缘光滑多见于结核空洞,特别是结核纤维空洞;空洞内缘凹凸不平见于肺癌和肺结核纤维干酪空洞;空洞内缘的壁结节主要发生在肺癌,但并非癌性空洞特征性表现,肺结核纤维干酪空洞内的未液化的干酪物质也可形成壁结节。有作者报道37例结核空洞和30例肺癌空洞的对照研究中内壁不规则或出现结节的47%和62%,差异并不显著($P>0.05$)。该研究中球形结核组中2例出现壁结节,例数较少,未能进行统计分析,有待进一步研究。

邻近结构的改变:胸膜改变:胸膜凹陷征,多数文献认为胸膜凹陷征的出现提示肺内病变为恶性的可能,典型胸膜凹陷征对周围型肺癌有重要的阳性诊断价值。典型的胸膜凹陷表现为规则线条影自病灶牵拉胸膜,胸膜凹入形成喇叭口状,胸膜凹入处为液体密度。其形成机制为瘤体内瘢痕挛缩,挛缩力通过病灶周围的纤维支架(包括肺泡间隔、小叶间隔等)结构传递到轴方向上的脏层胸膜,在脏层胸膜呈游离状态下朝轴纤维方向下陷而成。球形结核等炎性灶也可出现胸膜凹陷征,CT表现与肺癌胸膜侵犯类似,但其形成机制主要为炎性刺激致病灶周围间质纤维增生,无一定分布规律的纤维条索伸达脏层胸膜面,多数伴胸膜增厚、粘连。该组病例胸膜凹陷征在周围型肺癌组出现率明显高于球形结核组($P<0.05$)。

支气管征:关于肿瘤 - 支气管的形态学改变,国内外研究者有着各种分型,如Gaeta(1993)将支气管征分为5型:Ⅰ型支气管为结节所中断,Ⅱ型结节内含有支气管,Ⅲ型支气管腔受结节压迫移位,支气管黏膜完整,Ⅳ型局部支气管狭窄但边缘光滑,Ⅴ型为局部支气管狭窄但边缘不规则;一些学者又分为4型。

各研究分型方法大同小异,但无论如何分型,学者们至少有以下几点共识:肿瘤邻近支气管形态的差异基于病理改变的不同;周围型肺癌和肺炎性病变(如球形结核)均可出现支气管征;周围型肺癌与肺良性结节支气管征的发生率有显著的差异性,因此其具体形态的分析对于鉴别诊断具有重要提示意义;支气管征的检出和显示受检查技术和后处理方法的影响。

该研究中周围型肺癌组和球形结核组的支气管征出现率分别为73.33%、55.88%,二者有明显差异。

卫星病灶:卫星灶被认为是肺结核的典型征象。在形态上应与周围型肺癌的肺内播散相鉴别。卫星灶表现为病灶沿支气管分支分布,病变分布不均,或局限于病变支气管所分布的肺叶或肺段的某一个区域内。

当病灶为小结节状、短条状及分支状,2~4 mm大小,与支气管分支相连,形似树枝发芽,称为"树芽"征。一些作者认为"树芽"征在组织学上为干酪性物质在呼吸性细支气管及肺泡导管内潴留所致。

国内外多个独立研究认为卫星灶的出现对于诊断表现为结节或肿块状的结核性病灶有重要意义。

该研究中球形结核组 47 例周围可见卫星灶，出现率为 69.12%。其中 16 例为空洞性病变。将球形结核组的空洞性病变和非空洞性病变的卫星灶出现频数进行检验，二者有明显差异（P <0.05）。可见卫星灶在结核空洞更多见，结合空洞在周围型肺癌组和球形结核组的差异，可推断伴随卫星灶的空洞性病变强烈提示结核病变。

肺球形结核和周围型肺癌在 CT 检查中征象复杂，二者往往互相混淆，因此对其征象的认识将影响最后的诊断结果。该研究发现，通过比较各个征象在两种病变的出现率对于提示不同的诊断具有重要意义，但单个征象对于鉴别诊断的价值受到不同程度的限制，在鉴别诊断中应结合多个征象综合分析更有利于得出正确结论。

第四节　周围型肺癌与继发性肺结核病例

患者，男，60 岁，因咳嗽咳痰外院胸片发现肺部阴影已 4 月，我院门诊行 CT 检查。

经抗炎及抗结核治疗 2 月后胸部 CT 平扫复查，病变表现有所加重。

第二次检查后，认真询问家属病史，家属诉早已在外院病理确诊为肺腺癌，且做过 PET 等检查。

此类病例在门诊初诊时容易误诊为继发性肺结核，常常会先入为主地将左肺上叶的条片影及结节影用继发性肺结核或慢性炎症来解释。总结经验教训，认真仔细观察图像，病灶周围有毛刺征，形态不规则，纵隔淋巴结明显肿大且有融合，此时应该引起我们警惕，应高度怀疑占位性病变。继发性肺结核与周围型肺癌相互误诊在临床上并不少见，值得我们认真研究（图 4-9-2）。

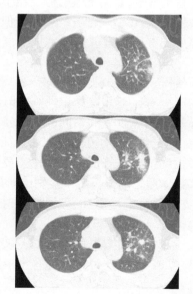
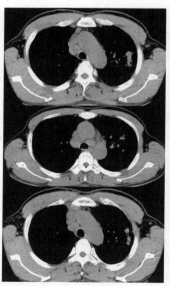

图 4-9-2　周围型肺癌与继发性肺结核

第十章　肺癌的血供

第一节　支气管动脉与肺癌关系的研究

原发性支气管肺癌是世界上及我国发病率及死亡率最高的恶性肿瘤,对人类的健康和生命构成重大的威胁。虽然近几十年肺癌的手术方式、放疗、化疗水平不断进步,但目前肺癌的整体状况为早期检出率低,晚期生存期短。造成早期诊断率低一方面为患者就诊时就已经为晚期,更重要的是很多早期的肿瘤形态学及代谢并不典型。肿瘤是血管依赖性疾病,对于肺癌血供与早期诊断的关系研究较少,瘤内血管的改变是否有助早期肺癌的诊断并不明确。

支气管动脉的解剖、功能及变异:正常成人的支气管动脉为起源于 T_5~T_6 椎体水平胸主动脉的小血管。主干内径 1.5~2 mm。围绕中央气道沿肺门走行,沿途发出诸多细小分支营养气道、食管、淋巴结及胸膜等。支气管动脉与肺动脉在毛细血管水平有广泛的吻合支,正常情况下处于关闭状态。

支气管动脉的起源、分支变异较大。异位起源包括主动脉弓、内乳动脉、甲状颈干、锁骨下动脉、肋间动脉、头臂动脉、心包膈动脉、膈下动脉及腹主动脉等,最多见部位为主动脉弓峡部,少见起源于冠状动脉者。

左右支气管动脉可有 1~3 支分支不等,最常见分支模式为左右各 1 支,右支气管动脉多与右肋间后动脉共干,从共干发出的支气管动脉称为肋间支气管动脉,左右主支气管动脉共干共同起源于主动脉者也不少见。

支气管动脉研究方法及其比较:早期支气管动脉研究方法主要包括离体血管灌注和活体血管造影。血管造影主要包括数字减影血管造影(DSA)和导管法动脉造影,后者已很少用到。近年来螺旋CT技术发展迅速,在血管显示上地位日渐重要,临床上已广泛应用。

离体解剖微动脉造影:自 Milne 等(1967)首次用尸体解剖微动脉造影的方法研究肺癌血供及支气管动脉解剖,之后很多学者开始尝试用此方法研究血管系统在生理和病理过程中的改变。离体研究方便取病理,易于进行病理对照研究,是模拟活体显示肿瘤组织内血管树空间结构的理想方法,具有直观、精确的优点。

对于肿瘤血供研究,用到的方法多为向肺动脉和/或支气管动脉内注入灌注材料,通过观察肿瘤内血管的染色情况及形态来明确肺癌血供的来源。Egawa 等(1979)用树脂铸型技术观察了实验性实体肿瘤的血管结构,发现特征性的毛细血管类型、血管结构和肿瘤增长相关。

以上实验均说明选择适合的灌注材料注入新鲜肿瘤标本可以真实地显示从分配血管到肿瘤内小动脉、微动脉乃至后微动脉和毛细血管的分布、形态的立体造型。离体实验研究由于操作要求高,设计复杂,病例较难得到等,而没有像 MSCTA 及 DSA 等技术广泛地应用于临床和实验中。

DSA:DSA 一直被认为是许多血管病变显示的金标准,在血管造影上可清晰地显示支气管动脉的起源及其细小分支的走行情况。但其检查范围局限,且依赖于操作者的技术水平,时间长,接触射线量大,易受呼吸及心脏运动伪影的影响。

支气管动脉起源、分支类型、走行变异大,有可能存在肺外体循环的供血,因而对肺癌的血供研究以及在介入治疗术中寻找肿瘤的供血动脉有一定的难度。

MSCT 血管成像:近年 CT 设备不断更新发展,16 层及以上的 MSCT 即可满足支气管动脉的显示,因其具有薄层、强大的后处理技术、无创和可回顾性分析、对比分辨率高等优点而成为显示支气管动脉的首选方法。但也受支气管动脉本身管径的大小、走行、扫描方法、显示技术及患者心功能水平等多方面因素的影响。MSCT 所见主要支气管动脉病变如下。

支气管动脉扩张：支气管动脉管径 >2 mm 视为支气管动脉扩张。扩张的支气管动脉在 CTA 上易于显示，为纵隔内环绕中心气道的结节样或管状结构。支气管动脉扩张在临床上最常见症状为咯血。

一些作者将咯血病人 CTA 所示扩张的支气管动脉归纳为 3 型：主干型：支气管动脉的主干明显扩张、迂曲，周围分支稀少细小。网状型：支气管动脉主干及分支均扩张增粗，可有双支或多支支气管动脉向同一病灶供血，构成血管网。多种动脉交通吻合型：肺外体循环参与病区供血并与肺内支气管动脉沟通，包括锁骨下动脉、内乳动脉、膈动脉、肝动脉等。

支气管动脉瘤：非常罕见。在所有选择性支气管动脉造影中发病率不到 1%。可发生于肺隔离症、肺发育不全等先天性疾病基础上，或发生于炎性疾病如支气管扩张、动脉粥样硬化、全身性疾病、创伤（包括肺切除术后）等情况下。

以上病变导致血流量增多、支气管动脉压力增加、血管壁变薄、局部血管壁损伤，这些因素共同参与形成支气管动脉瘤。支气管动脉瘤分为肺内型与纵隔型，前者主要症状为咯血，后者多无症状。多数学者认为支气管动脉瘤破裂与大小无相关性。

支气管动脉瘘：支气管动脉瘘是指支气管动脉与其他血管形成异常交通。通常认为是先天性的，后天性的常由手术引起或继发于支气管动脉瘤。

文献报道最多为支气管动脉 - 冠状动脉瘘，在所有进行冠状动脉 CT 血管造影的病人中冠状动脉 - 支气管动脉瘘占 0.61%。通过 CT 三维重建技术可观察到瘘的起源、走行，并能在最适角度观察一些复杂的病变及邻近的结构。

肺外体循环动脉：当肺内病灶累及胸膜时，可见到肺外体循环动脉通过邻近的胸膜进入肺组织供血。若 CT 上胸膜增厚 >3 mm，在重建图像上胸膜外脂肪内见到增粗、扭曲的血管且与支气管走行不平行可以确定。

肺外体循环动脉与病变发生部位有关，当病灶位于上肺时，其体循环侧支多为锁骨下动脉，位于下肺时膈动脉居多，靠近前胸壁时多为胸廓内动脉，若邻近后胸壁，肋间后动脉也可能参与供血。

瘤内血管：肺癌是血管依赖性疾病，病理学上，肿瘤内新生的血管与正常的血管形态不同，缺乏完整的血管周边细胞，表现为高度无序、迂曲、膨胀、粗细不均等改变。在 MSCT 血管成像上，由于血供的增加，瘤前血管可表现为增粗增多，但只能说明血供增加无特异性。而瘤内血管主要表现为 4 种类型：蚓状、斑点状、网状及血管湖染色，缺乏正常血管的由近及远的特点，是肺癌较高特异性的征象。

支气管与肺癌关系研究状况：国内外对于支气管动脉研究的热点集中在 2 点：其一为咯血病人的支气管动脉栓塞术治疗；其二为晚期肺癌病人的支气管动脉灌注。

支气管动脉栓塞术已成为大量和反复咯血的常规治疗方法，由 Remy 等（1973）首次报道用栓塞动脉的方法治疗咯血。相对于外科手术而言此方法安全有效，尤其在处理大咯血上可作为首选治疗措施。

咯血病人中，约 90% 的责任血管为支气管动脉。肺动脉源性咯血占 5%~10%，最常见原因为肺动脉假性动脉瘤。相对于选择性血管造影的单一脉造影而言，CTA 可对扫描区域的血管反复研究以寻找责任动脉，且可以耐受支气管动脉栓塞治疗的患者均可进行 CTA 检查。因此，CTA 被认为是评价咯血患者首选的非侵入性的影像学方法。

支气管动脉灌注化疗是将高浓度的化疗药物直接注射到肿瘤内，可减小肿瘤体积及患者的症状及抗癌药物的副作用，已有 40 多年的历史。但由于其副作用严重（如恶性胸水）及效果未被完全肯定，因此不是临床上标准的治疗方法。

右支气管动脉常与右肋间后动脉共干，而脊髓的血供约 90% 来自右肋间后动脉，支气管动脉灌注化疗时，应首先熟悉支气管动脉的起源及走行，避免插入右肋间后动脉而伤脊髓。

以上 2 种治疗方法均需对支气管动脉的解剖及病变的供血动脉有全面的了解。在肺癌治疗过程中，其供血动脉是不断变化的，明确支气管动脉与肺癌关系对于临床治疗有至关重要的作用。前文已叙述恶性肿瘤内血管不成熟，基底膜多不完整。而 CT 增强扫描组织的强化主要取决于对比剂进入血管外间隙的量和速度，这是由组织所拥有的小血管尤其微血管床的数量和血管壁的通透性所决定的。增强扫描时，恶性肿瘤的对比剂弥散速度较良性病变快，透过量高,以此可作为鉴别肺癌与良性病变的一种方法。因此对支气管动脉深入了解对肺癌的诊断与治疗均意义重大。

对于肺癌供血动脉仍有争议:对于肺癌供血动脉主要有以下3种观点:多数学者认为肺癌主要由支气管动脉供血,肺动脉不参与供血。有些学者认为肺动脉与支气管动脉共同参与供血,包括中央型肺癌由支气管动脉供血,而周围型肺癌由支气管动脉、肺动脉及其他体循环动脉双重供血的观点。少数学者认为主要为肺动脉参与肿瘤血供。

尽管从理论上,肺癌的血供可以来自肺动脉和体动脉,但支气管动脉与其他体动脉一样有较强的生血管能力,而以气体交换为主要功能的肺血管其血管生成能力是很弱的,新生血管常在肺动脉和支气管动脉之间生成。

许多学者通过离体解剖微动脉造影或DSA方法得出中央型肺癌主要由支气管动脉供血,周围型肺癌主要由肺动脉供血或由肺动脉和体动脉双重供血的结论可能是支气管动脉内的对比剂由于压力过大通过吻合支渗入到肺动脉所致。其次,大量文献研究结果均表明,肿瘤的长期刺激导致支气管动脉代偿性增粗迂曲。而肺动脉是受压变窄甚至闭塞的,若为肺动脉供血,则不能满足肿瘤的生长。肺动脉受侵对诊断肺癌具有高度特异性。结核、真菌感染、白塞病等也可侵犯肺动脉。支气管动脉与肺动脉改变的病理基础可能与其血氧分压及血管生成因子受体分布差异有关。

支气管动脉研究方法的缺陷:以往研究支气管动脉的方法多为离体血管铸型及活体血管造影,近年开始越来越多应用MSCT血管造影方法,但多数为单一的研究方法,对照研究方法如CT血管造影与DSA对照、CT血管造影与病理等较少,且多以治疗及研究解剖为目的。CT及DSA上显示的肿瘤强化不是特异性征象,难以与一些活动性病变鉴别。

第二节　肺癌与肿瘤血管生成

关于肺癌动态增强MRI与肿瘤微血管密度的关系,有作者进行研究,发现肺癌MRI动态增强模式与肿瘤血管生成有良好的相关性。

所谓血管生成是指从微血管前期到毛细血管生长形成新的血管结构这一过程。

正常人的血管生成被严格地控制于某些特定的生理过程中,如生殖、发育和创口愈合等;而持续的、失控的血管生成则是某些病理改变如肿瘤生长的特征。

肿瘤血管生成是由Folkman(1971)首次提出的,其研究结果表明,肿瘤在无自身血供的情况下只能生长到$2\sim3$ mm³,继续生长则需要血管生成。一旦肿瘤形成了自身的血管系统,肿瘤细胞可得到充分的供血及供氧,使肿瘤得以迅速生长。研究肿瘤血管生成的过程和机制,对肿瘤防与治具有重要的意义。

目前,定量分析肿瘤血管生成的方法多采用微血管密度计数、观察血管内皮细胞生长因子的表达等。其中微血管密度测定技术已成为目前评价肿瘤血管生成的金标准。

但就临床应用而言,微血管密度测定技术尚不是一个理想的检验手段,因为这是一项创伤性的检查,且微血管密度测定方法较烦琐,所得结果只能反映肿瘤极小区域的血管生成情况,更无法动态地对肿瘤血管生成活性进行功能性的评价。鉴于上述病理学方法的局限性,临床希望能利用快速、无创、重复性好、且能反映肿瘤全貌的影像学方法取代组织学方法来评价肿瘤血管生成。

近年来,探讨肿瘤分子生物学因素与影像之间关系的研究逐渐成为影像学研究的一个重要方向。研究表明,实体性肿瘤内部结构与正常组织的区别主要表现在以下4个方面:微血管分布杂乱、不均匀;血管内径粗细不均,管壁缺损,缺乏肌层及基底膜,微血管渗透性增加;组织间隙容量增加;微循环流速和/或流量增加,等等。这些现象即是肿瘤微循环在空间和时间上的不均衡性。

实体性良、恶性肿瘤的某些不均衡性尤其是肿瘤微循环的流速、流量以及渗透性等程度也存在差别。而这种差别可以通过具有高时间分辨率和空间分辨率的功能性影像学方法得以描述。因此,利用CT或MRI动态增强扫描对良、恶性肿瘤的鉴别诊断的研究,近年来逐渐增多。

大量的研究表明,恶性肿瘤较良性肿瘤具有更早期、更高水平的强化。以上研究结果都充分说明,利用动态增强的影像学方法评价肿瘤微循环是可行的。

目前，利用影像学方法评价肿瘤微循环在空间和时间上的不均衡性的研究，尚处于初步探索阶段，某些方面还存在争议，且在方法学上还没有统一的模式。

该研究中，病灶强化形态学表现（外围强化或均匀强化）与肺癌微血管分布特征一致，表明肺癌强化形态与肺癌微血管分布存在重要的联系，这为利用动态增强 MRI 监测肺癌微血管密度提供了客观依据。在获取时间 - 信号强度曲线的基础上，该作者选取了一系列的动态增强 MRI 参数，它们所反映的是肺癌组织在注入对比剂后的强化模式，是对病灶的时间 - 信号强度曲线量化的反映。

结果显示，动态增强 MRI 各参数最大增强线性斜率、增强峰值、增强后第 1、2、4 min 时信号强度改变率（E_1、E_2、E_4）与癌组织微血管密度均呈正相关（$P<0.01$），时间 - 信号强度曲线快速上升段最高点的相应时间点（T_{end}）与癌组织微血管密度呈负相关，仅两项观测参数时间 - 信号强度曲线快速上升段起点的相应时间点（T_{prior}）和增强峰值出现时间（T_{max}）与微血管密度相关性不显著（$P>0.05$），表明肺癌组织内微血管密度是影响肺癌强化模式的关键因素之一。

其中，以最大增强线性斜率与微血管密度之间的相关性最强（$r=0.874$，$P<0.01$），说明参数最大增强线性斜率最能反映癌组织的微血管密度。而增强峰值、E_1、E_2、E_4 与微血管密度的相关性由强到弱分别为 E_1> E_2> 增强峰值 >E_4。

该作者认为，理论上，由于肿瘤内大量的血管生成，引入的对比剂首先分布于组织的微血管内，然后进入血管外的组织间隙并逐渐达到平衡。而增强是受病灶内血管容量、毛细血管渗透性及血管外组织间隙的大小三者所共同影响的结果。

由于引入的对比剂不能进入细胞内，因此它所反映的是病灶血管内与血管外的组织间隙达到平衡时的容积总量。因此，参数增强峰值所反映的是肿瘤组织内能聚集对比剂的最大能力，即肿瘤内微循环容积和血管外组织间隙的共同容积。

在时间 - 信号强度曲线上，增强峰值出现的时间为 T_{max}，其均数为（66.46 ± 25.72）s（范围 28~136 s），而最大增强线性斜率的终止时间为 T_{end}，其均数为（40.83 ± 8.14）s（范围 26~64 s），T_{max} 明显

长于 T_{end}（$t=6.446$，$P<0.001$），E_1 出现的时间为 60 s。

研究表明，小分子对比剂到达肿瘤微循环后，从微血管弥散至组织间隙并达到平衡需要 30~60 s。因此，从总体上说，增强峰值出现于对比剂的平衡期，而最大增强线性斜率出现在平衡前最早期，E_1 其次，E_4 则为平衡后期，即有部分对比剂经静脉、淋巴管回流，病灶内对比剂浓度逐渐减低。

所以，最大增强线性斜率更多地反映了平衡前期时病灶内对比剂浓度的变化，即微血管内容量和渗透性的变化，E_1 其次，因而两者与微血管密度相关系数较大，E_4 较小。而且有研究表明，在恶性肿瘤，血管外的组织间隙可能成为细胞外间隙的主要部分，占 50% 之多。Tofts 等（1995）发现在乳腺癌中，这种血管外组织间隙占细胞外间隙总容量的 40%~70%。因此，参数增强峰值也只能部分地反映肺癌组织微血管密度。

另外，最大增强线性斜率计算的是时间 - 信号强度曲线的最大增强线性斜率，反映的是单位时间内（s）最大增强速率百分比，患者的心搏出量，对比剂注射流率以及组织的 T_1 弛豫时间等个体因素对此比率值的影响较少。

E_1、E_2、E_4 值是增强后各时间点与增强前的变化比率，它们有可能受到患者心搏出量、对比剂注射流率等个体因素的影响，但与组织的 T_1 弛豫时间无关。而增强峰值为增强后的绝对差值，这些影响因素的作用都有可能存在。这也解释了各动态增强参数与微血管密度相关系数增强峰值 < E_2< E_1< 最大增强线性斜率的原因所在。

近年来，由于抗肿瘤血管生成治疗的快速发展，临床上也迫切需要相应地评价肿瘤预后及治疗效果的检测手段。而临床上采用的通过测量血浆、尿液或其他体液内血管生长因子来评价疗效的方法，至今还没有理想的结论。

该研究结果提示，肺癌的病理分级与微血管密度及最大增强线性斜率均呈负相关，表明功能性的动态增强 MRI 方法有助于判断肺癌的预后。

有作者探讨周围型肺癌微血管密度与肿瘤预后以及 CT 增强程度的相关性，其研究结果发现，周围型肺癌微血管密度与 CT 增强程度以及肺癌转移、预后密切相关。

Fuss 等（2001）利用动态增强 MRI 计算 25 例低级星形细胞瘤局部脑血管容量，并对其放疗后的

复发情况随访,结果发现局部脑血管容量高者,早期复发的危险性明显高于局部脑血管容量低者。这些研究结果表明,非侵入性的动态增强 MRI 方法可以为临床选择适当的治疗方案、评价疗效和判定预后提供更多的信息。

总之,血管生成在肺癌的生长、浸润和转移等方面起着关键的作用。而动态增强 MRI 为一种安全、有效的方法,不仅有助于判断肺癌的血管生成状态,而且对肺癌的诊断、预后及治疗效果的判断等方面已显示出越来越重要的作用。

第十一章 转移性肺肿瘤和肺肿瘤的各处转移

第一节 肺良性转移性平滑肌瘤

肺部的良性转移性平滑肌瘤罕见，Steiner（1939）首次报告，截至 2001 年国外报告共 82 例。本病多见于有子宫肌瘤切除病史的女性，虽然最常见的转移部位为肺部，但也可转移至盆腔外淋巴结、腹膜、腹膜后间隙、静脉及心脏等远处部位。

肺部结节通常在子宫切除后 3 个月至 20 年出现。临床病程隐匿，缓慢发展，即使双肺病变广泛，通常也无症状，少数有发热或轻度干咳，在绝经后的女性中预后较好，病人死亡常与本病无关，而在绝经前的女性中，病变可进展，曾有导致死亡的报告。

典型的影像学表现为界限清楚的单发或多发肺结节，直径从几毫米至几厘米，其余肺部正常。少数病例结节呈粟粒状或出现空洞。结节多无钙化，在增强扫描时无明显强化。肺结节不累及支气管内膜和胸膜，也无纵隔或肺门淋巴结肿大。肺结节进展缓慢，有的甚至会在怀孕时自行消退。

病理上，结节由分化良好的、呈良性表现的平滑肌细胞组成，少数偶见核分裂象，因此有作者把他们归为低度恶性平滑肌肉瘤，但不侵犯血管。多数病理学家认为肺结节是形态学上呈良性的子宫肌瘤在肺内的转移灶，虽然这种生物学行为较特别，但从组织病理学的角度单个肺结节仍是良性的，故不能把该类肺结节归为恶性。也有少数病理学家认为这是原发于肺的平滑肌错构瘤。

有关本病的发病机制尚不清楚，尽管子宫肌瘤多见，但其肺转移却罕见，其转移机制可能是在做子宫切除时肿瘤通过静脉到达肺部，但不能解释少数在子宫切除前已有肺结节的病例。有学者在肺结节中发现了雌激素和黄体酮受体，而认为该病可能与雌激素的刺激有关，提出了用激素控制合并外科或内科卵巢切除的治疗方法。

总之，在两肺多发性结节的鉴别诊断中不仅要考虑到常见的恶性转移瘤外，还要考虑到少见的良性转移性平滑肌瘤，此时，现在或过去是否合并有子宫肌瘤在诊断上很重要。

第二节 右下肺周围性腺癌转移至腹膜后淋巴结

患者，男，62 岁。CT：右下肺不规则结节影性质待定。纵隔淋巴结肿大。腹膜后淋巴结肿大融合成团。

术后病理检查：病理诊断：腹膜后肿物切除标本：转移性低分化腺癌，部分呈肉瘤样变（肉瘤样癌），部分坏死，淋巴结可见癌转移。免疫组化检测结果提示肿瘤转移源自肺部。右下肺穿刺活检标本：右下肺周围性腺癌（图 4-11-1）。

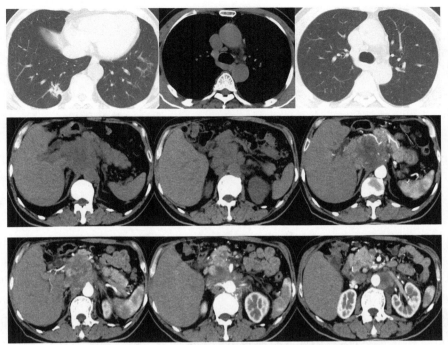

图 4-11-1　右下肺周围性腺癌转移至腹膜后淋巴结

第三节　肺原发肿瘤抑或转移性肿瘤？

恶性肿瘤患者孤立性肺病灶的鉴别诊断

对于有肺外恶性肿瘤病史的患者来说，其肺内孤立性病灶通常易诊断为转移瘤，但文献报道在恶性肿瘤患者孤立性肺病灶中转移瘤不到二分之一，该组也只占 47.4%（54/114）。不同性质恶性肿瘤患者孤立性肺病灶的治疗方案完全不同，说明诊断准确对其鉴别诊断是重要的。

性别：有作者认为男性患者吸烟率较高，除诱发肺外恶性肿瘤外，可能同时或再发原发性肺癌，因此，男性患者恶性肿瘤患者孤立性肺病灶为原发性肺癌的可能性大于女性。一组资料显示，原发性肺癌和孤立性转移瘤间的男女性别比差异并无显著性，说明性别不能作为恶性肿瘤患者孤立性肺病灶鉴别诊断的预测因子。

年龄差异：该组中原发性肺癌和肺孤立性转移瘤组间患者的平均年龄差异有显著性，说明年龄较大患者的恶性肿瘤患者孤立性肺病灶为原发性肺癌的可能性显著高于年龄较轻者，因此，年龄是恶性肿瘤患者孤立性肺病灶定性诊断的预测因子之一。但

不同样本间的病种组成不同，如平均发病年龄明显较轻的骨肉瘤病例的多少，会直接导致结果偏差。

吸烟率：有研究结果表明吸烟率与恶性肿瘤患者孤立性肺病灶原发性肺癌间有很好的相关性。Quint 等（2000）报道在恶性肿瘤患者孤立性肺病灶患者中，吸烟者原发性肺癌发生率是不吸烟者的 3.5 倍。而该组有明确吸烟随访结果的 103 例中，原发性肺癌和孤立性转移瘤组间患者的吸烟率差异无显著性，说明吸烟与否并不能作为恶性肿瘤患者孤立性肺病灶的鉴别诊断依据，原因可能为吸烟是肺癌与其他恶性肿瘤的共同致癌因素。

原发性肺癌组与孤立性转移瘤组间的时间间隔：两组肿瘤确诊的时间间隔对恶性肿瘤患者孤立性肺病灶定性诊断的价值鲜有报道。该组结果表明，原发性肺癌组与孤立性转移瘤组间的时间间隔差异有显著性意义。尽管该组也有原发肿瘤根治术后十余年出现肺部转移的病例，但总体上随着两组肿瘤确诊的时间间隔延长，恶性肿瘤患者孤立性肺病灶为原发性肺癌的可能性显著大于孤立性转移瘤（$P<0.05$）。

肺结节（肿块）的大小：很多研究已经证明，肺结节（肿块）的大小对 SPL 有一定的定性诊断意义，较小的结节更有可能为良性。该组原发性肺癌确诊时的平均最大径显著大于孤立性肺转移瘤组者，表明病灶的最大径同样对鉴别恶性肿瘤患者孤立性肺病灶为原发性肺癌或孤立性转移瘤有价值。直径较大的恶性肿瘤患者孤立性肺病灶更有可能为原发性支气管肺癌，应予引起重视，并争取尽早获取病理学结果。

毛刺和边界光整：CT 形态学特征中的毛刺和边界光整这 2 种征象对恶性肿瘤患者孤立性肺病灶的鉴别诊断有价值。一般认为，转移性结节边界光整的出现率明显高于原发性支气管肺癌。Hatanaka 等（1999）通过对 87 例 2~5 mm 结节的 HRCT 与尸检病理结果的对照研究，发现 38% 的转移性结节边界光整，而该组其出现率也高达 44.4%（24/54）。

另一有价值的征象是毛刺征，该组原发性肺癌组和转移瘤组间毛刺征显示率的差异有显著性意义，恶性肿瘤患者孤立性肺病灶出现毛刺者更有可能为原发性支气管肺癌。

晕征：值得一提的是，该组中有 4 例显示晕征者，均为转移瘤，病理检查显示系癌组织向周边浸润所致。尽管既往有研究认为，该征象主要见于侵袭性曲菌病和血管性病变等，但该组结果表明，肺结节显示晕征时，还需考虑转移瘤。

有无钙化及钙化量的多少：对恶性肿瘤患者孤立性肺病灶诊断而言，判断内部有无钙化及钙化量的多少仍然是重要的，特别是弥漫性钙化，除主要见于结核球、错构瘤等良性病灶外，尚可见于骨肉瘤、软骨肉瘤、直肠癌、涎腺的肉瘤、卵巢癌、乳腺癌和甲状腺癌等的肺部转移瘤，故应结合原发性肺外肿瘤的病理类型，应予密切随访，必要时穿刺活检，尽早明确诊断。该组资料的初步研究结果表明，恶性肿瘤患者孤立性肺病灶的定性诊断应结合患者的年龄、两种肿瘤确诊的时间间隔以及病灶的大小和 CT 形态学上有无分叶和毛刺等特征，而与性别、吸烟史等无明显关联。对年龄较大、两瘤时间间隔较长，并且 CT 上显示肺部病灶有毛刺征者，应考虑原发性肺癌的可能，并尽早明确其病理性质，不可轻易诊断为转移瘤而延误治疗。

第四节　肺转移瘤的不典型表现

非典型肺转移：肺是发生转移性肿瘤最多的部位。大量尸检结果显示，有 20%~54% 胸外恶性肿瘤的病人发生肺转移。典型肺转移多能明确诊断，放射学表现为多发圆形、大小不一的周围性结节（血源性播散）和肺间质的弥漫性增厚（癌性淋巴管炎），边缘一般光整，多位于肺周边，常能明确诊断。临床经常遇到非典型肺转移，其表现与上述典型者不一样，它有各种各样的表现，常可与其他疾病发生混淆，需要与其他疾病进行认真鉴别。

其影像学表现包括：空洞、钙化、瘤周出血、气胸、含气间隙病变、肿瘤栓塞、支气管内膜转移、单发转移、瘤内血管扩张、灭活性转移瘤、良性肿瘤肺转移。

空洞性肺转移：空洞性肺转移主要来自鳞癌及腺癌，其中鳞癌占 1/2~2/3，主要来自男性头颈部与女性生殖器肿瘤，其余为腺癌，主要来自结肠及乳腺癌。有作者报告一组 16 例空洞性转移中，多来自腺癌，共 12/16 例（86%），主要为肺腺癌（7 例）及消化系统腺癌（4 例），1 例为甲状腺腺癌，与文献不甚相

符。该组鳞癌空洞性转移仅 4 例，2 例为肺癌，1 例为鼻咽癌，1 例为臀部平滑肌肉瘤。

在形态上，空洞性转移结节保留了转移瘤的基本特点即：多发、边缘多较光整；但空洞壁一般较薄，均 <1cm，多数结节洞壁 <0.5 cm 且内外壁光整，此点与原发性恶性肿瘤不同。

胸部平片上转移性肺结节空洞的发生率约为 4%，较原发肺癌发生率（9%）低。平片上观察到的鳞癌最容易发生空洞性肺转移，占空洞性肺转移的 69%。但有研究表明，在 CT 上腺癌和鳞癌发生空洞性转移的概率无显著性差异。此外，转移性肉瘤也可发生空洞，同时合并气胸。化疗也可导致空洞形成。空洞以不规则厚壁多见，肉瘤或腺癌的肺转移可为薄壁空洞。

转移瘤空洞形成的机制尚不明确，一般认为是肿瘤坏死或向支气管内侵犯形成活瓣所致，可能与鳞癌中心角化物排空、腺癌黏液样退变后黏液排空、肿瘤血供不足引起坏死、放化疗及原发肿瘤切除等有关，但任何一种原因都很难单独解释转移空洞成

因,很可能是多种机制共同参与的结果。

转移瘤并钙化:肺结节发生钙化常提示为良性,最常见于肉芽肿性病变,其次是错构瘤。但有些恶性肿瘤的肺内转移性结节也可发生钙化或骨化,可见于骨肉瘤、软骨肉瘤、滑膜肉瘤、骨巨细胞瘤、结肠癌、卵巢癌、乳腺癌、甲状腺癌的肺转移和经治疗的转移性绒癌。

有作者报告一组10例中,结肠癌6例,直肠癌1例;另外为骨肉瘤2例,软骨肉瘤1例。除1例结肠癌单发外,其余均为多发、边缘光整,保留了转移瘤的基本特点,可与其他病变鉴别。结节内钙化形态无特殊性,可以为斑片、结节状或弥漫分布,难与其他病变鉴别。

钙化机制包括:①骨形成不良(骨肉瘤或软骨肉瘤);②营养不良性钙化(甲状腺乳头状癌、骨巨细胞瘤、滑膜肉瘤或经过治疗的转移性肿瘤);③黏液性钙化(胃肠道和乳腺黏液腺癌)。CT是发现钙化的准确方法,但准确区分转移性结节与肉芽肿性病变或错构瘤内的钙化有一定的困难。

具有分叶毛刺等原发肿瘤特点的转移:分叶征是指肿瘤边缘凹凸不平,呈花瓣状突出,相邻两个突出之间为相对凹入的切迹。毛刺征是指自病灶边缘向周围肺伸展的放射状、无分支的细短线条影。一般认为毛刺、分叶是原发肺癌较可靠的征象。一组转移结节中7例具有或同时具有分叶或毛刺,主要见于腺癌转移(5例),尤其是结肠癌的转移(3例)。

其形成机制可能与原发肺癌相似,即肿瘤发育过程中所处空间位置上病灶各部位受到阻力不一,生长速度不均匀以及周围肺间质反应等。

转移结节内含气支气管征:肺癌的肺内转移可类似细支气管肺泡癌,沿完整的肺泡壁向肺内蔓延。影像学表现为含气支气管征的结节、伴含气支气管征的实变、局灶或弥漫的磨玻璃密度等。一组4例均来自腺癌,均表现为含气支气管征的结节,1例为单发,其余为多发,边缘光整,仍保留了转移瘤的特点,其内含气支气管征很可能是与原发腺癌附壁生长方式相似沿肺泡壁生长而形成。

结节周围模糊影:比较典型的CT表现是结节周围出现磨玻璃样密度或边缘模糊的晕(CT晕征)。但晕征不具特异性,还可见于其他疾病,如侵袭性曲霉菌病、念珠菌病、韦格纳肉芽肿、伴咯血的结核瘤、细支气管肺泡癌和淋巴瘤等。胸片上表现为边缘不规则的多发结节。一组中有2例表现为结

节周围模糊影,1例子宫肌瘤肺转移表现为多个边缘模糊的晕样结节,1例为较大病灶(3.5cm)周围片状影。有作者认为血管肉瘤和绒癌的肺转移最易发生出血,可能因为新生血管壁脆弱而易破裂,CT表现为结节周围磨玻璃样密度或边缘模糊的晕;而病灶周围片状影可能代表由于较大支气管黏膜下转移而导致的阻塞性炎症。

单发肺转移:无恶性肿瘤病史的患者单发肺转移的发生率很低(0.4%~9.0%),有恶性肿瘤史的患者发生单发肺结节时25%~46%为转移。已知有一原发肿瘤又出现肺内单发结节或肿块时主要的诊断问题是鉴别第二原发肿瘤还是孤立性肺转移。其中有头颈部、膀胱、乳腺、宫颈、胆管、食管、卵巢、前列腺及胃癌瘤史的病人发生原发肺癌的概率远多于单发转移性病变;而黑色素瘤、肉瘤和睾丸癌发生单发肺转移较原发肺癌多见。

Cahan等(1974)曾总结800例肺孤立性肿物,提出以下原则:①原发肿瘤为鳞癌时,肺内肿物多为原发;②原发为腺癌时,肺内原发和转移的概率各半;③原发为软组织或骨肉瘤、黑色素瘤时,肺内多为转移。一组16例单发转移均来自腺癌,1例其内可见含气支气管征,其余均为边缘光整结节,具有典型肺转移瘤的特点。

良性肿瘤肺内转移:肺外良性肿瘤发生肺内转移罕见,其组织学上仍为良性,常来自子宫肌瘤、葡萄胎、骨巨细胞瘤、成软骨细胞瘤、唾液腺多形性腺瘤和脑膜瘤等。在影像学上难与恶性肿瘤肺转移相区分。与恶性肿瘤相比,良性肿瘤的转移性肺结节常常生长缓慢。

Schneider等(2001)指出子宫肌瘤肺转移呈现出良性肿瘤的特点,切除后无复发,但是未手术病例在随访中有新病灶出现。一组2例均有子宫肌瘤手术史,肺内表现为多发结节,大部分病灶边缘光整,少数结节周围呈晕状模糊。与其他恶性肿瘤肺内转移无明显不同。其转移机制不明。有作者指出,当良性肿瘤出现肺转移时,此时的良性肿瘤应称之为有潜在恶性的交界性肿瘤,或有恶性倾向的良性肿瘤,而不是一般所说的真正的良性肿瘤,它是介于良性肿瘤与恶性肿瘤之间的中间性的肿瘤。此时区分良性与恶性的根据不仅是病理组织细胞学及免疫组织化学的表现,还有更为重要的,肿瘤具有的生物学行为,这是值得注意的问题。

自发性气胸:少见,文献报道骨肉瘤的肺转移最

易并发气胸，见于 5%~7% 的病例。其他肉瘤或易发生坏死的恶性肿瘤发生气胸也有报道。发生机制可能是胸膜下转移瘤发生坏死形成支气管胸膜瘘所致。骨肉瘤病人发生气胸时应高度警惕肺转移。

含气间隙病变：腺癌的肺内转移可以类似细支气管肺泡癌，沿完整的肺泡壁向肺内蔓延。影像学表现类似肺炎，可表现为含气间隙结节、伴含气支气管征的实变、局灶或弥漫的磨玻璃密度、伴晕征的肺结节。可见于胃肠道腺癌、乳腺癌和卵巢腺癌的肺转移。由于这种类型的转移瘤在组织学上与细支气管肺泡癌表现相似，因此在诊断细支气管肺泡癌之前，应先除外肺外腺癌的存在。

肿瘤栓塞：实性恶性肿瘤病人尸检中有 2.4%~26.0% 可在镜下见到瘤栓。瘤栓常较小，常位于小或中等肺动脉分支内。恶性肿瘤病人如出现急性或亚急性呼吸困难和低氧血症，而胸片正常，则常提示肿瘤栓塞的可能。

此时行放射性核素灌注扫描常常显示出多发、小的周围性亚段灌注缺损。典型的肺动脉造影表现为段肺动脉充盈延迟及三、四级肺动脉分支突然截断和扭曲，偶可见亚段肺动脉内充盈缺损。瘤栓的 CT 表现为周围亚段肺动脉分支多处局限性扩张、串珠样改变，并可见肺梗死所致的以胸膜为基底的楔形实变影。CT 和肺动脉造影能发现主、叶或段肺动脉内的较大瘤栓。原发瘤常见于肝癌、乳腺癌、肾癌、胃癌、前列腺癌及绒癌。

支气管内膜转移：发生率低，肉眼可见的大气道内转移仅见于 2% 的病例。原发瘤常为肾癌、乳腺癌和结肠直肠癌。多表现为肺叶或一侧性肺不张，CT 上可能见到圆形支气管内膜转移灶，但难与原发支气管癌相鉴别。

支气管内膜转移的途径有：①通过吸入肿瘤细胞、淋巴或血行直接播散转移至支气管壁。②淋巴结或肺实质内的肿瘤细胞沿支气管树生长，并突破支气管壁形成腔内病变。

瘤内血管扩张：增强 CT 上转移性肺结节内有时可见到扩张、扭曲的管状强化结构，为肿瘤血管，常见于肉瘤如蜂窝状软组织肉瘤或平滑肌肉瘤。

灭活性转移瘤：有些转移性肺结节经充分化疗后大小不变或轻微变小，手术切除后发现为坏死性结节伴或不伴纤维化，没有存活的肿瘤细胞，称为灭活性转移瘤，常见于绒癌、睾丸癌转移化疗后。这类结节在放射学上难以与残存的有生命力的肿瘤相鉴别。生物学标志物如人绒毛膜促性腺激素（β-HCG）、甲胎蛋白（AFP）的检测有助于确定其活性。PET 检查结节的生物学活性也有助于鉴别诊断，必要时可行穿刺活检。

总之，多数情况下肺转移瘤表现较为典型，结合病史不难诊断。但少数情况下，肺转移瘤表现并不典型，在临床工作中，随时都应记住这一点。一项研究回顾性分析 206 例肺转移瘤中，表现不典型者有 35 例（17%），其具体表现多种多样。

初步归纳出不典型肺转移瘤的一些特点：空洞性转移多见于腺癌，少数鳞癌及肉瘤也可出现，一般为多发，壁多薄、均匀。转移伴钙化主要见于结肠癌及骨或软骨肉瘤，钙化形态无特异性。腺癌尤其结肠癌可以表现出类似原发肺癌的特征，如毛刺、分叶、含气支气管征等。子宫肌瘤可以出现肺内转移，其表现类似其他转移瘤，但周围可以出现晕征。结肠癌肺内转移可以表现出多种不典型征象，包括空洞、钙化、分叶毛刺、含气支气管征、单发及周围模糊影等。充分认识和了解这些不典型表现可以为临床诊疗提供更有用的信息。

第五节　肺内多发空洞病变

患者,男,65 岁。临床病理证实牙龈癌(图 4-11-1)。

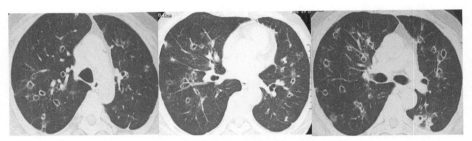

图 4-11-2　肺内多发空洞病变

第十二章 肺癌的一些误诊和诊断陷阱

第一节 诊断陷阱:肺新型囊球菌病类似肺癌

出现于癌龄组的新型囊球菌病引起的孤立性或侵蚀性肺块,极易误诊为肺癌。大多数新型囊球菌病 X 线表现为肺内一个团块或浓密的浸润。当包块为孤立性的,且伴中枢神经系统异常,常常首先考虑为肺癌伴颅内转移,对本病则考虑甚少。Meighan（1972）指出,在孤立性包块或浸润存在时,无肺部症状或症状轻微时,在肺部包块加上中枢神经系统出现症状时,皆应将此病在区别诊断中进行考虑。此类病理性微生物通常能从痰、支气管冲洗物或脑脊液中分离出来,尚无满意的皮肤试验,但间接荧光抗体试验十分敏感,且具特异性。

第二节 诊断陷阱:睾丸癌化疗副作用引起肺病变类似肿瘤

McCrea 等（1981）报告 2 例睾丸癌患者用博来霉素（bleomycin）进行化疗期间和化疗后,X 线胸片发现肺部出现结节,类似转移性结节。但患者无症状,开胸活检显示为散在的间质纤维性病灶及肺泡上皮增生,未发现肿瘤、病毒包涵体及微生物。Nachman 等（1981）报告类似病例,CT 扫描与 X 线照片发现多数小结节病灶与纤维化,开胸探查及活检未发现肿瘤迹象。

第三节 误诊与检查技术

扫描技术不恰当:无论是传统 CT 还是螺旋 CT,用 7~10 mm 层厚横断切面扫完全肺,都不利于检测异常肺密度或早期肺间质纤维化。尽管在较厚的 CT 层面上可以显示可疑的磨玻璃样密度,但只有 HRCT 才能做出明确诊断。那些厚层图像显示的非特异的异常肺密度, HRCT 可显示更特异的异常影像。

窗宽和窗位:拍摄 HRCT 图像时并没有肺的窗宽、窗位统一标准。尽管如此,大多数学者推荐的窗宽都在 1 000~2 000 HU 之间,窗位在 -500~-700 HU 之间。降低窗宽和窗位可显示更多的肺实质结构,尤其对显示像小叶间隔和支气管壁这样的微细结构时更是如此。降低窗宽或窗位也可导致肺的磨玻璃样密度病灶的显示。一些作者推荐的窗宽为 1 000~1 500 HU,窗位为 -700 HU。

球管电流:对大多数病人来说,用低剂量球管电流即可获得合适的 HRCT 图像。但是,过低的电流会增加 HRCT 扫描的噪声,因为噪声与电流的平方根成反比。所以对体型较大的病人,用低电流扫描的图像可能质量较差,需要增加电流。

关于重建算法:在进行 HRCT 扫描时运用适当的重建算法很关键。HRCT 使用的是高空间频率重建算法。这种算法降低了图像的平滑度,提高了空间分辨率,像血管、支气管、小叶间隔和囊状气泡等结构能显示很清晰锐利。高分辨重建算法会增加图像的噪声,这种噪声对肺窗影响不大,但在纵隔窗上可以观察到。因此,如果胸部 CT 扫描是为了检查主动脉或肺动脉,最好还是用标准重建算法,即软组织重建法。

硬射线伪影:当 CT 的 X 线束穿过高密度结构,如椎体或有对比剂的血管时,射线会变硬。射线中低能量成分先被吸收,在穿透的剩余射线里仅剩下高能量成分。肺组织曝光于这种高能量射线时,其密度会降低,类似于肺气肿或气胸。

第四节　青年肺癌 CT 表现与误诊

详见本书本卷 本篇第六章·第四节《青年肺癌 CT 表现与误诊》。

第五节　误诊病例简介:中央型淋巴上皮瘤样癌与类癌

患者,女,43 岁。刺激性干咳伴胸闷 2 月入院。CT:左肺门区见不规则软组织肿块,边界欠清,呈分叶状改变,大小约 4.2 cm×4.5 cm,增强后中度强化,CT 值 68~79 HU,内见斑片状低密度无强化区,CT 值 28~36 HU,左肺下舌段及左肺下叶见斑片状密度增高影,边界稍模糊;纵隔淋巴结肿大。CT 诊断:左肺门区占位,恶性肿瘤,类癌待排,建议纤维支气管镜检查;左肺下舌段及左肺下叶阻塞性炎症;纵隔淋巴结肿大。

手术所见:胸腔内无积液无粘连,肿瘤位于左肺门处,累及左下叶根部,左舌叶及部分固有段支气管,直径约 6 cm,形状不规则,切面呈实性灰白鱼肉状,质地较硬,与支气管及肺动脉间粘连,肺门、隆突下及纵隔内见数枚肿大淋巴结,最大直径 1.2 cm。

病理检查:左肺切除标本:肺组织一块,大小为 20 cm×15 cm×8 cm,其中可见一结节状肿物,大小为 5.5 cm×5.0 cm×5.0 cm,切面灰红灰黄,质中,与周围组织界限不清,周围组织切面灰红质软。第 5 组淋巴结:淋巴结样物一堆,总体积 3.0 cm×

2.0 cm×0.4 cm;第 4 组淋巴结:淋巴结样物两块,总体积 1.8 cm×1.3 cm×0.5 cm,切面灰褐,质中;第 7 组淋巴结:淋巴结样物一块,大小 3.0 cm×1.5 cm×0.5 cm,切面灰褐,质中;第 9 组淋巴结:淋巴结样物一块,大小 2.0 cm×1.7 cm×0.3 cm,切面灰褐,质中。常规病理诊断:左肺切除标本:中央型淋巴上皮瘤样癌(大小为 5.5 cm×5.0 cm×5.0 cm),侵及周围支气管软骨组织;支气管切缘、肺组织周围切缘及胸膜,均为阴性。淋巴结清扫:肺组织中自检淋巴结(+)1/4,送检的第 5 组淋巴结(-)0/4,第 4 组淋巴结(-)0/5,第 7 组淋巴结(-)0/5,第 9 组淋巴结(-)0/1,以上共检出淋巴结 19 枚,其中 1 枚可见癌转移。

免疫组化检测:阳性:EGFR(+++),5-FU(+++),TOPO Ⅱ(+),P-gP(+),Ki-67(+,约 30%);阴性:VEGF,ERCC1,Tubulinb。免疫组化诊断:左肺切除标本:中央型淋巴上皮瘤样癌(大小为 5.5 cm×5.0 cm×5.0 cm),侵及周围支气管软骨组织;支气管切缘、肺组织周围切缘及胸膜,均为阴性。

第五篇　胸部其他肿块

第一章　肺淋巴瘤

第一节　原发性肺淋巴瘤

原发性肺淋巴瘤是起源于肺内淋巴组织的肿瘤,仅表现为肺的淋巴浸润而不伴有纵隔、肺门及胸外其他部位的淋巴结病变。临床极为少见,其发病率约占淋巴瘤的 0.36%~1.20%,以 B 细胞型为主,T 细胞仅占 3%~5%。

一、病理学

绝大多数肺原发性淋巴瘤为低度恶性小 B 细胞型淋巴瘤或淋巴浆细胞性淋巴瘤,占 80%~90%,较少见的是中心细胞淋巴瘤和肺黏膜相关淋巴组织淋巴瘤。

淋巴瘤细胞沿着支气管 - 血管束周围、小叶间隔及胸膜下的淋巴管浸润,并可侵蚀肺黏膜上皮成淋巴上皮病变,支气管腔通畅或仅轻度狭窄。随病变进展,小叶间隔受侵增厚,以致溢入肺泡内形成实变。一些病例呈肺炎肺泡型和间质型混合改变。

二、临床表现

临床表现无特异性,与病变部位和侵犯程度有关。通常 1/3~1/2 的患者无临床症状,有症状者以咳嗽最为常见,其次为发热,还可以表现为咯血或痰中带血、呼吸困难、胸痛等。

三、诊断标准

原发性肺淋巴瘤具有严格的诊断标准,Cordier 等(1993)在 Koss(1983)制定的标准上结合临床实际应用做出比较全面的诊断标准,包括 4 点:影像学上显示肺、支气管受累,但未见纵隔淋巴结增大;以前从未发生过胸外淋巴瘤;通过临床查体,白细胞计数,腹部放射性核素、CT 或淋巴管造影及骨髓穿刺等检查,排除了胸外淋巴瘤或淋巴细胞性白血病;诊断以后出现胸外淋巴瘤病变至少在 3 个月以后。同时满足上述 4 点者可诊断为原发性肺淋巴瘤。

四、影像学研究

本病影像学表现多种多样,主要表现为单一肿块、多发结节及肺实变,可有胸膜浸润,且以右肺多发,因瘤组织向周围肺野侵犯致使瘤块周围呈棉絮状、毛玻璃状、放射状改变,该征象较为特异。

五、分型

肺淋巴瘤按 X 线表现常分为 4 型:肿块、结节型:最常见。多为单发病灶且边界模糊,部分病灶内可见空洞。肺炎或肺泡型:表现为沿肺段或叶分布的模糊斑片,由于淋巴细胞浸润肺间质使之增厚压迫邻近肺泡,病变内常见支气管充气像。间质型:最少见,表现为弥散的细或粗糙网状结构或小结节,或呈磨玻璃样变。粟粒型:呈直径 <1 cm 的多发小结节,边界粗糙,内无支气管充气像。

肺淋巴瘤的影像学表现缺乏特异性,最后诊断需靠病理,组织形态学诊断困难时,可进一步做免疫学检查确诊。

六、鉴别诊断

原发性肺淋巴瘤影像学表现多样,无特异性,需和肺内其他常见疾病鉴别。病变实变且见支气管充气征时,需与大叶性肺炎鉴别;当沿支气管 - 血管束浸润形成沿纹理分布小片状阴影时,又似小叶性肺炎。肺炎一般都有明显典型症状,白细胞数增高,治疗后明显吸收好转,可资鉴别。肺炎型细支气管肺泡癌的支气管充气征多呈 "枯树枝" 状,病人呼吸困难,咳泡沫样痰且痰中可查到癌细胞。

第二节　　淋巴瘤肺浸润

详见本书本卷第二十一篇·第一章·第二　　节《淋巴瘤肺浸润》。

第三节　　肺黏膜相关淋巴组织淋巴瘤

详见本书本卷第二十一篇·第一章·第一　　节《肺黏膜相关淋巴组织淋巴瘤》。

第四节　　淋巴瘤合并川崎病

川崎病，又称皮肤黏膜淋巴结综合征，是一种以全身血管炎为主要病变的急性发热出疹性疾病，其基本病理改变为全身非特异血管炎，早期为全身微血管，后期主要侵犯大中血管，其中冠状动脉炎引起的冠状动脉瘤及冠状动脉狭窄最为严重，可导致缺血性心肌病、心肌梗死和猝死。

诊断标准：发热 5 d 以上，伴下列 5 项临床表现中 4 项者且排除其他疾病即可诊断。①四肢变化：急性期掌跖红斑，手足硬性水肿，恢复期指趾端膜状脱皮；②多形性红斑；③眼结膜充血，非化脓性；④唇充血皲裂，口腔黏膜弥漫充血，舌乳头草莓状；⑤颈部淋巴结肿大。如 5 项临床表现不足 4 项，但超声心动图有冠状动脉损害也可确诊为川崎病。

此病主要靠临床诊断，单独 CT 检查缺乏特异表现。

间变性大细胞淋巴瘤，属非霍奇金淋巴瘤的一种亚型，包括一组前列表达 CD30（Ki-1 抗原）并有其独特的临床、病理、免疫表型和细胞遗传学特点的多形性大细胞增殖性疾病，又称为 Ki-1 淋巴瘤，分为原发系统型、原发皮肤型和继发型。

原发皮肤型间变性大细胞淋巴瘤多见于老年人，主要以孤立性或局限性皮肤结节，较大时出现溃疡，为主要临床特征，预后比系统性好，有自发消退倾向的局部病灶可不做任何治疗，随访观察，一旦在短期内不消退而有进展的病人，局部放疗或手术均为最佳治疗方法。

对于此病，CT 表现缺乏特异性，主要表现为淋巴结肿大及皮下软组织结节，侵犯其他脏器时可出现相应表现。

有作者报告一例上述 2 种疾病合并出现，在临床上极为少见，单纯靠影像学很难做出明确诊断，结合相应临床表现及实验室检查，应想到本病的可能。

第二章　胸部肉瘤

第一节　原发性肺肉瘤

原发性肺肉瘤是罕见的肺部恶性肿瘤,来源于肺间叶组织,有多种组织类型,国外文献报道其发病率在肺部原发性恶性肿瘤中仅占 0.1%~0.3%,国内报道为 0.7%~3.6%。

一、病理学

肺部原发性恶性肿瘤中,支气管肺癌约占 98%,肉瘤主要发生于软组织中,病理上可来自纤维、平滑肌、横纹肌、滑膜、软骨、神经纤维、脂肪、淋巴及血管等组织结构,文献报道以纤维肉瘤、平滑肌肉瘤及淋巴肉瘤多见,横纹肌和血管肉瘤少见。而随着石蜡分子测定法的广泛运用,对于特定结构染色体畸变的诊断,滑膜肉瘤的诊断明显增多,该组中滑膜肉瘤 4 例(57.1%),与当前国外文献病理报道相同,较以往文献报道比例明显增多。

临床表现:临床上原发性肺肉瘤可发生于任何年龄,但一般发病年龄较轻,滑膜肉瘤偏向于年轻男性发病率高。该组患者中位年龄为 54 岁,4 例滑膜肉瘤均为男性。

原发性肺肉瘤的主要症状为咳嗽、痰中带血、胸痛和胸闷,与肺癌相似,临床易误诊为肺癌;若临床无症状或症状轻微,易误诊为肺良性肿瘤。该组病例术前 6 例诊断为肺癌,仅 1 例肿瘤大而诊断为肉瘤,误诊率较高。

二、影像学研究

原发性肺肉瘤在平片上可分为中央型和周围型,以周围型多见,该组周围型 6 例(86%)。肿瘤直径大,平均直径为 8.1 cm。病灶呈圆形或巨大块状,边缘光滑、清楚,无毛刺、分叶征象。密度均匀,未见空洞及钙化。CT 图像上病灶多靠近肺叶周边部,可贴近纵隔、膈肌、胸壁或叶间裂,容易引起周围组织受侵。该组 6 例为周围型,其中 4 例可见胸膜侵犯,引起胸腔积液,1 例出现肋骨破坏。肿瘤在 CT 上可见浅分叶,较平片显示更清楚,未见毛刺,无钙化。2 例可见坏死液化区,范围均较小。平扫时平均 CT 值为 45.3 HU,脂肪肉瘤可有脂肪密度影。

增强后可见均匀轻度强化,平均强化 CT 值为 22.6HU,与以往国内文献报道肿瘤有明显强化相差较多。纵隔、肺门未见转移,其余肺部未见转移,血管肉瘤可见肺动脉受侵犯,肝脏、肾上腺、头颅多发转移。该组有 2 例可见较清楚的包膜影像,在以往文献中少见报道,这主要与肿瘤的生长方式有关,原发性肺肉瘤主要为膨胀性生长,对周围肺组织形成压迫,使周围肺组织通气消失,肺泡萎缩而形成肿块的包膜,为假包膜。目前原发性肺肉瘤主要依据病理诊断。文献报道 CD34、CD56、Bcl-2、SMA、EMA 为阳性。该组病例 CD34 血管、SMA、Vimentin 均为阳性,除血管肉瘤外,其余病例 EMA 为阳性。

原发性肺肉瘤的影像特征为:随着免疫组织化学的运用,目前以滑膜肉瘤为多见,好发于女性,发病年龄比肺癌稍低,病灶主要发生于肺周围,病灶大,易侵犯周围组织,引起胸腔积液、气胸,病灶无钙化,坏死液化少,增强后轻度强化,可有假包膜,少见肺门及纵隔淋巴结转移。血管肉瘤常见周围肺动脉等血管受侵,多出现血行转移,脂肪肉瘤可有脂肪密度影,肿瘤内密度不均匀。

三、鉴别诊断

原发性肺肉瘤主要与肺癌、肺转移瘤、肺良性肿瘤相鉴别。肺癌:发病年龄相对较大,影像上可见分叶、毛刺、空洞、阻塞性炎症及阻塞性肺不张,胸膜牵拉,易形成肺部及肺门、纵隔淋巴结转移。肺部转移瘤:有临床病史,影像上主要为多发病灶,且病灶较小。肺良性肿瘤:好发于年轻人,肿瘤生长缓慢,其内钙化率较高,无周围组织受侵,增强后无强化。

　　附:具体研究资料:一组学者报告一组原发性肺肉瘤 7

例,包括滑膜肉瘤 4 例,血管肉瘤、平滑肌肉瘤、黏液型脂肪肉瘤各 1 例。术前正确诊断为肉瘤只有 1 例,其余 6 例误诊为周围型肺癌 3 例,囊腺癌 2 例,中央型肺癌 1 例,可见误诊概率甚高。

第二节　误诊病例简介:成人胸腔梭形细胞性横纹肌肉瘤

　　横纹肌肉瘤是儿童最常见的软组织肿瘤,在成人中,横纹肌肉瘤发生率很低,远远低于儿童的发生率。主要发生在头颈部、泌尿生殖道及四肢,而发生于胸部者罕见,至今国内外文献仅限于个别报道。

　　WHO(2002)将横纹肌肉瘤分为 3 类:胚胎性横纹肌肉瘤(梭形细胞性、葡萄状肉瘤和间变性横纹肌肉瘤)、腺泡状横纹肌肉瘤(实性及间变性)及多形性横纹肌肉瘤。胚胎性横纹肌肉瘤以婴幼儿为主,腺泡状横纹肌肉瘤多见于青年人,而多形性横纹肌肉瘤好发于老年人。

　　根据病理学特点,一例属梭形细胞性横纹肌肉瘤,实属少见。横纹肌肉瘤缺乏特征性临床及影像学特点,术前诊断困难。该例为中年男性,仅有胸闷不适,考虑为巨大肿瘤压迫肺组织所致。由于肿瘤巨大,与肺组织紧密相连,导致术前肿瘤定位不准确。

　　该例 CT 图像与其他肉瘤类肿瘤相比,无明显特征,出现较大片状钙化,可能与原始间叶细胞多向分化有关。因此,需要与软骨肉瘤鉴别,而该例肿瘤

邻近骨质无破坏征象。常规病理学检查,横纹肌肉瘤易与神经纤维肉瘤、平滑肌肉瘤、纤维肉瘤及其他肉瘤混淆。因此,需行免疫组织化学检查,主要包括横纹肌肉瘤的特异性抗体, myoglobin 及 MyoDal。该例 myoglobin 阳性,支持横纹肌肉瘤诊断。由于横纹肌肉瘤预后差,需密切随访。

　　附:具体病例资料:患者,男性,47 岁。胸闷不适 1 个月,无其他临床症状。入院胸部 CT 检查示:左肺下叶巨大软组织肿块,大小约 15 cm × 14 cm × 9.3 cm,密度不均匀,软组织成分 CT 值约 45 HU,有斑片状低密度坏死灶形成,并见斑片状钙化灶,增强扫描实性成分呈中度强化,纵隔淋巴结最大短径 <1 cm。CT 拟诊:左肺下叶巨大软组织肿瘤(肉瘤可能)。患者身体状态良好,行胸腔探查及肿瘤切除术。术中发现肿瘤粘连于内侧胸壁,部分肺组织压迫性肺不张,质硬,表面光滑,完整切除肿瘤送检。镜下瘤细胞呈圆形或梭形,胞质红染,核异型性明显。免疫组织化学染色:肌红蛋白(myoglobin)(＋), SMA(部分 ＋), Desmin(部分 ＋), CK(－), K167(30%＋), CD34(小血管 ＋), CD68(＋), S100(－)。病理诊断:左侧胸腔梭形细胞性横纹肌肉瘤。

第三节　左肺未分化上皮样肉瘤病例

患者,男,55 岁。

CT:左肺门巨大占位性病变侵犯纵隔,考虑中央型肺癌,伴左肺炎症,左肺下叶膨胀不全,左侧中量胸腔积液;肝多发占位考虑为转移瘤;慢性支气管炎。

　　常规病理诊断:左肺肿物支气管镜活检标本:初步诊断

低分化癌肿,待免疫组化检测进一步明确癌肿类型。免疫组化诊断:左肺肿物支气管镜活检及右颈部淋巴结穿刺活检标本:结合免疫组化检测结果及组织学图像,倾向于诊断未分化上皮样肉瘤(图 5-2-1、5-2-2)。

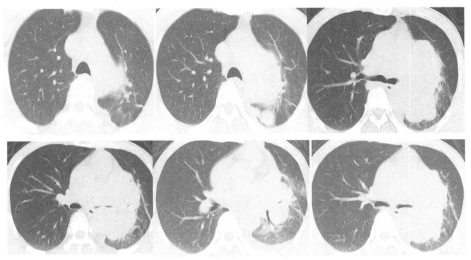

图 5-2-1　左肺未分化上皮样肉瘤

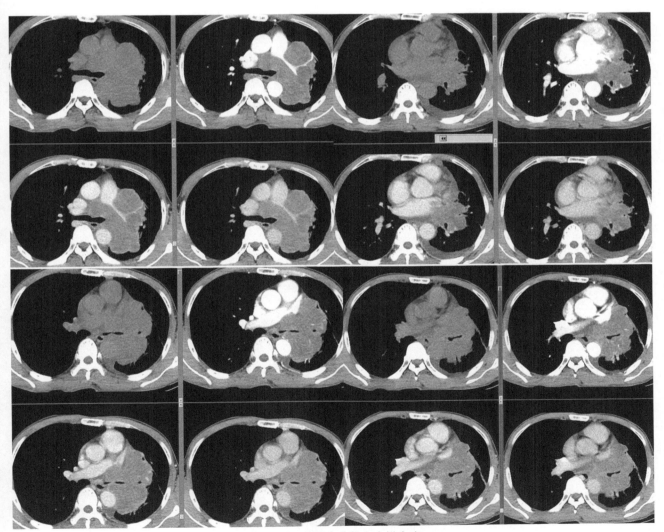

图 5-2-2　左肺未分化上皮样肉瘤

第三章　肺神经内分泌肿瘤

第一节　肺神经内分泌肿瘤的 CT 诊断与病理对照

肺神经内分泌肿瘤（PNET）占肺部恶性肿瘤的20%~25%，是由支气管黏膜上皮及黏膜下腺体中的神经内分泌细胞发生的肺部肿瘤。根据 WHO（2004）分类法分为 4 种类型：典型类癌（TC）、不典型类癌（AC）、大细胞神经内分泌癌（LCNEC）、小细胞肺癌（SCLC）。各型的病理学特征、临床表现、生物学行为及影像表现既有区别又有重叠。

一、病理学

肺神经内分泌肿瘤根据分化程度不同可分为低级别（典型类癌）、中级别（不典型类癌）和高级别（大细胞神经内分泌癌和小细胞肺癌），恶性程度递增，其临床表现与肿瘤发生部位、侵犯范围、是否存在转移有关。类癌 90% 发生于消化道，特别是阑尾，发生在肺部少见，约占全部类癌的10.2%~11.5%。肺类癌（包括典型类癌和不典型类癌）平均发病年龄 45~55 岁，不典型类癌较典型类癌晚 10 岁左右。

二、临床表现

临床表现主要为咳嗽、咳痰，偶尔合并咯血或痰中带血，缺乏特异性；如出现类癌综合征，如阵发性皮肤潮红、水样腹泻、心动过速、向心性肥胖、多毛、血压波动等，对诊断有明显提示作用；但类癌综合征出现概率很低，文献报道主要见于消化道类癌合并肝脏转移瘤的病例，一组 32 例无一例出现该综合征。

大细胞神经内分泌癌平均发病年龄 60 岁，60% 有吸烟史，而该组病例显示发病与吸烟关系密切（80%）；国外文献报道胸痛是最常见症状，其次为咯血、呼吸困难、咳嗽，而该组 32 例无一例出现

胸痛，最常见症状为咳嗽、咳痰（90%）。

小细胞肺癌在肺神经内分泌肿瘤中发病率最高、恶性程度最高、早期转移率最高，临床症状与发病部位、转移部位有关。小细胞肺癌大多为中央型，临床上易出现支气管阻塞后表现，如呼吸困难、持续性干咳、咯血、阻塞性肺炎等；该组 6 例（42.9%）出现胸痛，为各型中最高；纵隔及肺门淋巴结转移常见，可压迫纵隔结构出现吞咽困难、声嘶、上腔静脉阻塞综合征等。总之，肺神经内分泌肿瘤各型缺乏特征性临床表现，发病较隐匿。

三、影像学研究

类癌属分化较好的低度恶性的神经内分泌肿瘤，肿瘤生长缓慢、预后良好，其生物学行为与肺癌相比倾向于良性，典型类癌和不典型类癌具有类似的影像表现。总体而言，类癌形态以圆形、类圆形为主，少见毛刺和分叶征，不易出现空洞和坏死，密度均匀，边缘光滑，较少引起阻塞性炎症和肺不张。有文献报道类癌钙化率较高（30%），为特征性影像表现，而该组病例均未见钙化，可能与病例数较少有关。

典型类癌侵袭性小，其直径一般不超过 25 mm，而不典型类癌侵袭性增大，平均直径略大于典型类癌，且毛刺、分叶征出现率高于典型类癌，更易发生纵隔及肺门淋巴结转移。类癌大多数由支气管动脉供血且血供丰富，增强扫描强化明显，该组典型类癌和不典型类癌强化幅度明显高于其他两类，且均为均匀强化；也有报道类癌（多数为不典型类癌）可出现不均匀强化或不强化，因而类癌强化程度不能单独作为鉴别诊断依据。

大细胞神经内分泌癌为低分化高级别的神经内

分泌肿瘤,根据 WHO 分型的标准,大细胞神经内分泌癌的形态学特征介于不典型类癌和小细胞肺癌之间,其影像学表现也介于两者之间。大细胞神经内分泌癌发现时肿瘤体积已较大,该组为 4 型中最大,平均直径超过 40 mm,而形态仍以圆形和类圆形为主(60%),其他形态开始增多;周围型肿瘤毛刺及分叶征较少,边界清楚,较少合并空洞和坏死;中央型出现阻塞性肺炎和肺不张比例较高(60%),纵隔及肺门淋巴结转移率明显高于类癌;易出现胸腔积液(30%)。

小细胞肺癌为肺神经内分泌肿瘤中最常见类型,恶性程度最高,约 2/3 患者确诊时已发生淋巴结转移和远处转移,而该组纵隔、肺门淋巴结转移占 85.7%,远处转移占 42.9%,均为所有类型中最高。小细胞肺癌肿瘤体积较大,但密度均匀者多见(64.3%);形态上以不规则形态、团块状、多结节聚合状多见,圆形及类圆形少见,说明其恶性生长方式;周围型肿瘤分叶征为 4 型中最高(83.3%),中央型肿瘤合并阻塞性肺炎和肺不张也是 4 型中最高(71.4%)。增强扫描大细胞神经内分泌癌和小细胞肺癌均呈轻中度强化,幅度低于类癌。

综上所述,典型类癌、不典型类癌影像表现上具有一定特征性:中老年患者、肺内孤立性结节、圆形或类圆形、边界清晰、密度均匀、有或无分叶征、无空洞及毛刺、不伴胸腔积液、增强扫描明显均匀强化、随访进展缓慢者须考虑类癌诊断。大细胞神经内分

泌癌和小细胞肺癌影像上不具备特征性,但总体而言,肺神经内分泌肿瘤生长缓慢,不易发生肿瘤内坏死,因而当出现肿瘤体积较大但密度均匀时有参考意义。

鉴别诊断:肺神经内分泌肿瘤首先要与肺癌鉴别。中央型肺癌与中央型肺类癌鉴别困难,相对而言,前者密度不均、可有偏心空洞、毛刺及分叶常见、增强扫描强化不均,易侵犯邻近结构,阻塞性炎症和肺不张更常见。周围型肺癌与周围型肺类癌相对容易鉴别,其浸润性生长方式导致肿瘤分叶征、毛刺常见,特别是深分叶和长毛刺类癌少见;由于肺癌生长速度快,肿瘤密度常不均,与类癌不同;同时类癌发病年龄偏小、临床症状较轻。

大细胞神经内分泌癌和小细胞肺癌无论是临床还是影像上都与肺癌鉴别困难,当肿瘤体积较大(直径 >40 mm)而密度较均匀时诊断可偏向前者。此外还需与其他常见肺部病变,如结核球、炎性假瘤、错构瘤、单发转移瘤、非霍奇金淋巴瘤等鉴别。

附:具体研究资料:一组 32 例肺神经内分泌肿瘤,包括:典型类癌 4 例(12.5%)、不典型类癌 4 例(12.5%)、大细胞神经内分泌癌 10 例(31.3%)、小细胞肺癌 14 例(43.7%)。其中男性 27 例,女性 5 例,平均年龄 54.9 岁;中央型 14 例、周围型 18 例;肿瘤平均直径(32.145±13.335)mm,分叶征 12 例(37.5%),密度均匀 23 例(71.9%),增强扫描 CT 值增高(41.594±18.641)HU;合并纵隔及肺门淋巴结转移 20 例。

第二节 左肺大细胞神经内分泌癌

患者,男,59 岁。发现肺部占位 2 d 入院。病理检查:穿刺组织三条,长 2~2.2 cm,直径均为 0.1 cm。常规病理诊断:左上肺肿瘤穿刺活检标本:初步诊断浸润性癌,待做免疫组化检测进一步协助诊断。

免疫组化诊断:左上肺肿瘤穿刺活检标本:符合大细胞神经内分泌癌。

出院诊断:左上肺恶性肿瘤(cT4N3M0,Ⅲc 期,大细胞神经内分泌癌)(图 5-3-1、5-3-2)。

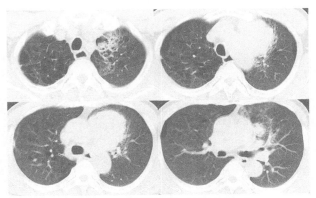

图 5-3-1 左肺大细胞神经内分泌癌

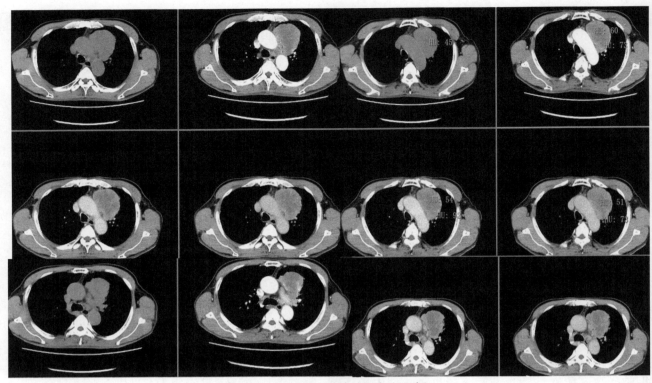

图 5-3-2　左肺大细胞神经内分泌癌

第三节　不典型类癌（中分化神经内分泌癌）伴淋巴结转移

患者，女，45 岁。

术后病理检查：冰冻病理诊断：恶性肿瘤，分类待常规病理及免疫组化检测；常规病理诊断：低分化癌，待免疫组化检测进一步明确癌肿类型；第七组淋巴结：转移性低分化癌，2/4；免疫组化诊断：不典型类癌（中分化神经内分泌癌）伴淋巴结转移（图 5-3-3）。

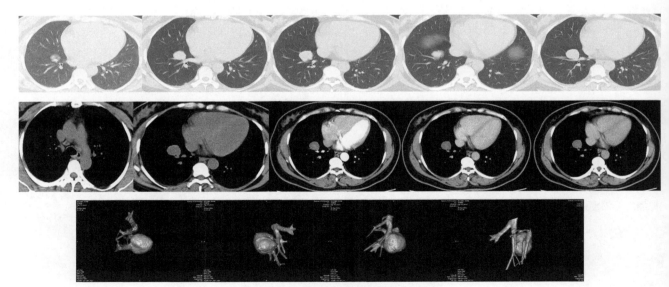

图 5-3-3　不典型类癌伴淋巴结转移

第四章　胸部其他恶性肿瘤

第一节　肺恶性纤维组织细胞瘤

恶性纤维组织细胞瘤几乎可发生于任何器官,但最常见的发生部位是四肢软组织、后腹膜及骨骼。发生于肺内罕见。其组织来源尚无定论。肿瘤性成纤维细胞,肿瘤性组织细胞和轮辐状排列的胶原纤维是诊断本病的主要病理依据。肺恶性纤维组织细胞瘤多见于男性,文献中年龄最小者 11 岁,一例仅8 岁。

影像学研究:CT 主要表现为肺内类圆形软组织密度肿块,边缘光滑,可有浅分叶,密度较均匀或中央密度稍减低,少数可见坏死液化或空洞,偶有钙化,病灶直径常 >5 cm。

一例影像表现肿块密度不均匀,内有液化、坏死,实质部分明显强化。肺门、纵隔无淋巴结肿大。

鉴别诊断:影像学上需与肺内的良性病变如炎性肿块、未钙化的结核球及肺错构瘤相鉴别。结合患者年龄还应与肺内的某些恶性肿瘤(如肺母细胞瘤)鉴别。本病术前诊断困难,确诊须依靠病理检查。

第二节　肺良性转移性平滑肌瘤

详见于本书本卷第四篇·第十一章·第一节《肺良性转移性平滑肌瘤》。

第三节　非典型肺转移

详见于本书本卷第四篇·第十一章·第四节《肺转移瘤的不典型表现》。

第四节　外周性原始神经外胚层肿瘤(Askin 瘤)

病例,女,22 岁。左胸前肿物 8 个月入院。体表淋巴结不肿大,慢性病容,左上胸前见皮肤隆起巨大肿物,直径约12 cm,表面皮肤未见异常,无触痛,左侧胸水体征。

手术切除术后病理诊断:原始神经外胚层肿瘤(PNET)(图 5-4-1)。

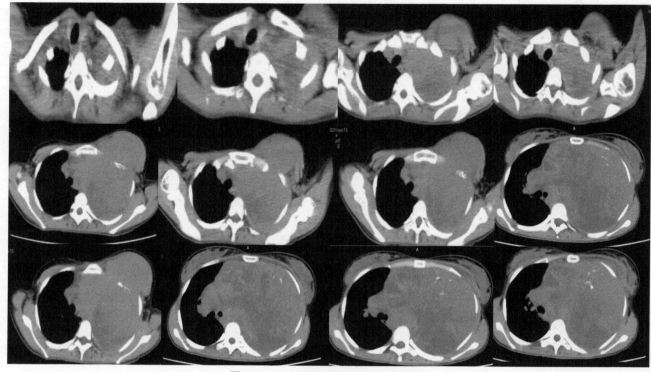

图 5-4-1　外周性原始神经外胚层肿瘤

第五节　骨外型黏液样软骨肉瘤

　　软骨黏液肉瘤,也称脊索样肉瘤,是一种少见原发性骨肿瘤,并具有局部复发或破坏和远处转移的独特恶性肿瘤形态学特征,包括骨内型和骨外型软骨黏液骨肉瘤两种。骨内型更罕见发生于四肢骨,多发生于股骨和肱骨上端骨骺。骨外型国内外文献均有报道,发生于躯体,多发生于纵隔和胸壁软组织,肝脏、胰腺及右心室也有个案报道。

　　Stout & Vemer(1953)在报道四肢原发性骨肿瘤中首次描述了骨外黏液样软骨肉瘤。Enzinger & Shiraki(1972)确定其为一种独立的原发性骨肿瘤病理类型。与骨软骨肉瘤相比,骨外黏液样软骨肉瘤通常无钙化、局部侵袭性破坏较强、局部复发及远处转移较高,但其预后明显好于软骨肉瘤。而骨软骨肉瘤继发局部骨破坏较少见,有时仅镜下发现局部骨皮质破坏征象。一些作者报道 1 例来源于胸壁的骨外黏液样软骨肉瘤,其 CT 特征表现为边界清晰分叶肿块,肿块侵犯局部胸壁和骨结构伴纵隔淋巴结转移。CT 增强扫描示肿块囊壁强化,中央无强化呈低密度。一例胸壁骨外黏液样软骨肉瘤,尽管

术前 CT 和 MRI 没有明确诊断,但回顾 CT 和 MRI 可见典型骨外黏液样软骨肉瘤表现,包括囊实性占位性病变、肿块内分隔和囊壁强化及局部骨皮质破坏,为胸膜骨外软骨肉瘤并肋骨局部骨质破坏。这些结果也得到了手术和病理证实。特别严重的局部骨质破坏是影像学鉴别良、恶性肿瘤最重要征象。

　　另外,CT 和 MRI 对病灶范围的确定,术后治疗效果的评估以及判断有无复发十分必要。软骨黏液肉瘤手术切除是目前最好的治疗办法,化疗和放疗作用还没有充分肯定,还需要大量的临床实践证实。

　　附:具体病例资料:患者男性,29 岁。3 年前查体胸片发现左侧肺野和左侧纵隔旁直径约 1 cm 结节影。现随诊复查 CT 证实左侧脊柱旁和左第 7 后肋前可见一大小约 4.6 cm×3.8 cm 椭圆形软组织肿块影。CT 平扫肿块密度均匀,肿块与肋骨和胸壁分界不清,肿块周围肺组织呈部分膨胀不全。肋骨内缘不光整,骨皮质破坏。冠状位 MR T_1WI 示左侧脊柱旁一 5.0 cm×4.4 cm×3.3 cm 大小囊实性占位性病变,T_2WI 上肿块呈明显高信号强度伴低信号分隔,增强 T_1WI 示肿块内分隔和囊壁强化,肿块呈不均匀低信号强度。

手术及病理:取左胸前外侧经第 5 肋间切口,见胸腔内无积液、胸膜无粘连,左侧胸壁第 6、7 后肋间有一 6 cm×5 cm×3 cm 大小肿块,肿块固定,质地较硬,肿块有完整包膜,与肺组织无粘连,沿肿瘤外缘处切开胸膜,钝性分离肿块,分离中瘤体破裂,见其内囊液呈灰白色胶冻状。切除肿瘤后见第 7 肋骨部分骨皮质破坏并与肿瘤融合,切除部分肋骨直至正常肋骨处,肿瘤基底部位于第 6 椎体横突。镜下示肿瘤细胞呈分叶状,边界清,结节内见成束状排列的黏液样基质,其内可见瘤细胞散在分布,呈多边形、卵圆形、短梭状,局部可见围血管形成的“玫瑰花”样结构,胞浆嗜酸性,部分区域空泡状、核小、深染、核分裂象极少见;免疫组织化学瘤细胞, Vimentin(+)、S-100(+)、CK(-)。病理诊断:软骨黏液肉瘤。

第五章　肺囊性疾病

第一节　肺囊性疾病

肺囊肿被定义为肺外围扩大的含气单位,由薄或厚的壁包绕而成。肺内的囊性空腔是指位于肺实质内、具有清楚边界的薄壁(<3 mm)病变。这些定义可以包括很多种疾病。

此处着重讨论肺弥漫性囊性疾病。本病具有一定的特征性,可以更明确、特异地诊断这类特殊疾病。需要指出的是,一些疾病的表现与弥漫性肺囊性疾病的表现是可以相似的。

此处不涉及一些感染性疾病导致的囊性疾病(如卡氏肺囊虫肺炎、葡萄球菌肺炎、肺结核等),由转移瘤或血管炎引起的空洞以及局限性肺囊性疾病(先天性腺瘤样畸形)。

蜂窝影:病理学上,蜂窝影代表完全失去了腺泡和细支气管结构的、破坏的、纤维化的囊性肺病变,是纤维性肺疾病的终末阶段。蜂窝影和蜂窝样囊腔是由多发的、大小相似(直径0.3~1 cm)、边界清楚的厚壁囊性气腔相互聚集而成的病变,通常分布于胸膜下,被看作是弥漫性肺纤维化的特征性CT表现。

普通型间质性肺炎常伴有特发性肺纤维化(IPF),其典型的高分辨CT(HRCT)表现为蜂窝样囊腔。特发性肺纤维化特征性的高分辨CT所见是多位于胸膜下,细或粗的不规则线样影。这些不规则的线样影常以下肺为著。80%~90%的特发性肺纤维化病人可出现蜂窝影。

典型的蜂窝样囊腔在胸膜下呈斑片状分布,混杂有不规则线状影和正常肺组织。蜂窝样囊腔通常由两层以上的厚壁囊腔相互聚集而成。囊腔的体积在用力呼气的高分辨CT上会变小,这表明囊腔与气道是相通的。特发性肺纤维化的蜂窝影在一系列的高分辨CT扫描中常表现为病变范围的增大。蜂

窝影常合并牵引性支气管扩张。

蜂窝影和不规则线影的出现是特发性肺纤维化的可靠诊断依据。许多研究表明,当上述病变出现典型分布时,即可明确特发性肺纤维化的诊断。蜂窝影的出现可以更明确地区分特发性肺纤维化与其他弥漫性和浸润性肺疾病,如脱屑性间质性肺炎和非特异性间质性肺炎。其他病变同样是胸膜下和下肺分布,但常缺乏蜂窝影,或蜂窝影仅作为一个次要征象出现。

肺的朗格汉斯细胞组织细胞病:本病又称为组织细胞病X,嗜酸性肉芽肿和朗格汉斯细胞肉芽肿。以往将肺的朗格汉斯细胞组织细胞病分为3种类型:①勒-雪病,②韩-雪-柯病,③嗜酸性肉芽肿。勒-雪病好发于婴儿和儿童,是一种典型的播散性、暴发性的疾病,常可致死。最常侵犯肝脏、脾、淋巴结、肺和骨。典型的韩-雪-柯病三联征包括:溶骨性颅骨破坏(地图头)、突眼和尿崩症。本病多见于儿童和青年,病情较勒-雪病进展缓慢。

肺的朗格汉斯细胞组织细胞病是一种发生于青壮年的疾病,病变多局限于肺和骨。通常白种人多见,黑种人罕见,没有显著的性别差异。然而,此病的发生常与吸烟有关,90%以上的病人有吸烟史。肺朗格汉斯细胞组织细胞病确切的发病机制尚不清楚。

肺朗格汉斯细胞组织细胞病的早期组织学异常主要局限于小的膜性细支气管和近侧呼吸性细支气管的间质组织,表现为朗格汉斯细胞的浸润。随着疾病的进展,细胞浸润扩展到邻近的肺泡间质,而病变的中心部位发生纤维化,这种纤维化会导致典型的星状结节形成。

本病中所见到的囊腔,多为邻近的细支气管扩

张所致,另外,也可能是由细胞结节的空洞形成。肺朗格汉斯细胞组织细胞病的 CT 表现取决于疾病的不同阶段和结节、囊腔的分布范围。在疾病任何阶段,肺底的病变均少于上肺。最初,CT 主要表现为直径 1~10 mm 的结节性病变,一些结节可以形成空洞,也可以减小或完全消散。当疾病进展时,囊腔成为主要的表现。在疾病的终末阶段,囊腔可能是唯一的表现,不伴有残留结节。尽管如此,肺底的病变仍较少。

大约 80% 肺朗格汉斯细胞组织细胞病病人的 HRCT 可见到囊腔,60%~80% 的病人可见到结节。可以肯定,疾病的不同阶段会影响结节和囊腔的数目。结节呈小叶中心性分布,位于细支气管周围。结节的边缘可以是光滑或不规则的,一些结节还可以有空洞形成。囊腔有一定的大小和形态,直径从数毫米至数厘米不等。囊腔的形态可以是圆形、卵圆形、不规则形。位于囊腔间的肺实质通常是正常的,除非结节和囊腔同时出现。

当高分辨 CT 显示囊腔和结节共存,而肺底部分布较少时,就可以明确肺朗格汉斯细胞组织细胞病的诊断。在对 61 例各种原因引起的终末期肺疾病的研究中,两位医生依据以上的标准,对其中的 8 例均做出了肺朗格汉斯细胞组织细胞病的正确诊断。

肺体积的相对正常,也许会对肺朗格汉斯细胞组织细胞病与其他弥漫性肺疾病的鉴别有所帮助。特发性肺纤维化通常会导致肺体积的缩小,相反,肺朗格汉斯细胞组织细胞病的肺体积趋于正常或轻度增大。在对 50 例肺朗格汉斯细胞组织细胞病病人的研究中,均未发现肺体积减小。两种疾病的终末阶段均以肺囊腔为主要表现时,肺体积的大小有助于鉴别诊断。

肺朗格汉斯细胞组织细胞病被认为较少出现肺门和纵隔淋巴结增大,然而,这主要是基于对 X 线照片的研究。最近的高分辨 CT 研究表明,大约有 1/3 肺朗格汉斯细胞组织细胞病病人的 CT 可以显示增大的、直径 1~2cm 的淋巴结。淋巴结增大不能区分疾病的不同阶段。以结节为主和以囊腔为主的肺朗格汉斯细胞组织细胞病出现淋巴结增大的概率相等。

自发性气胸是肺朗格汉斯细胞组织细胞病较为常见的并发症,发生率为 10%~15%。同时累及肺和骨的肺朗格汉斯细胞组织细胞病并不常见,发生率只有 5%。

肺朗格汉斯细胞组织细胞病的预后较好,尤其是那些仅累及肺部的病人。在对 60 例肺朗格汉斯细胞组织细胞病病人的研究中,只有 5 例(8%)病情有所发展,其中 1 例死于本病。肺朗格汉斯细胞组织细胞病的复发有时可以发生在病情开始缓解后的数年内。

肺淋巴管平滑肌瘤病:肺淋巴管平滑肌瘤病是一种主要以细支气管周围血管平滑肌的异常增生为特征,伴有气道和血管阻塞的疾病。肺淋巴管平滑肌瘤病非常少见,病人均为女性。多数发生于分娩年龄,即 30~35 岁。肺淋巴管平滑肌瘤病的发病机制尚不清楚,但与结节性硬化的致病源、临床表现和影像学特点相同,故肺淋巴管平滑肌瘤病有时也被认为是结节性硬化的一种类型。最早出现的组织学异常是小支气管、淋巴管、血管以及胸膜的平滑肌异常增生,导致小气道阻塞继而形成囊腔,后者是肺淋巴管平滑肌瘤病的典型表现。另有研究表明,弹性纤维的退化也可以导致囊腔的形成。

肺淋巴管平滑肌瘤病典型的高分辨 CT 表现为肺内多发性的薄壁囊腔,其周围是正常的肺实质。囊腔在肺内呈弥漫性分布,没有主要的分布区。位于囊腔间的肺实质几乎总是正常的,但有时也可以见到少许小结节状的高密度影。囊腔的大小较一致,典型囊腔的直径 <2 cm,但也可出现大的囊腔。绝大多数囊腔的壁较薄,厚度 <4 mm,甚至不易分辨。

囊腔是典型肺淋巴管平滑肌瘤病主要的高分辨 CT 表现,有时亦可出现少许结节。组织学上,这些结节是由 II 型肺细胞增生所致。气胸的发生率为 30%~40%,可双侧发病亦可复发。乳糜胸亦常见。处于分娩年龄的女性很少出现典型的呼吸困难、乳糜胸及气胸。

依据囊腔的分布特点,可以更明确肺淋巴管平滑肌瘤病的诊断。囊腔呈上、下肺弥漫性、均等分布,这种表现有助于鉴别肺淋巴管平滑肌瘤病与其他囊性疾病,尤其是肺朗格汉斯细胞组织细胞病。

以往,肺淋巴管平滑肌瘤病的预后不良,大多数病人在确诊后的 10 年内死亡。然而,一项研究表明,由于采用了新的激素治疗方法,有 78% 的病人在确诊后的 8.5 年仍可生存。

结节性硬化:结节性硬化是一种常染色体显性遗传疾病,男女发病率均等。而累及肺的结节性硬化则以女性发病多见,仅见 1 例男性发病的报道。典型的结节性硬化三联征包括:痴呆、癫痫、皮脂腺瘤,颇具特征性。亦可出现其他病症,如肾和肝脏的血管平滑肌脂肪瘤、心脏横纹肌瘤、视网膜晶状体瘤、骨硬化和甲下纤维瘤。

结节性硬化的表现通常出现在婴儿期或幼儿期。然而,肺部病变的表现较晚,多在 30~40 岁出现。呼吸困难是最常出现的症状。据报道,大约有 50% 的病人出现气胸。

以往,结节性硬化的肺部病变被认为是不多见的,发生率为 1%~2%。然而近年的报道表明,结节性硬化累及肺部的概率很高。虽然许多病人无临床症状,但肺部病变总的发生率为 26%。结节性硬化的高分辨 CT 表现与肺淋巴管平滑肌瘤病相似,唯一不同的表现是,结节性硬化很少出现乳糜胸。肺内囊腔的表现同于肺淋巴管平滑肌瘤病,均为薄壁囊腔,呈弥漫性、均匀分布。

结节性硬化合并肾血管平滑肌脂肪瘤的概率约 50%,而肺淋巴管平滑肌瘤病合并肾血管平滑肌脂肪瘤的概率也为 50%。肺淋巴管平滑肌瘤病常合并血管平滑肌脂肪瘤以及其他的腹部病变(如淋巴管瘤)。因此,很多研究者认为,肺淋巴管平滑肌瘤病是结节性硬化的一种类型。最近发现,肺淋巴管平滑肌瘤病女性病人的肺组织 TSC_2 基因位点上发生突变,由此支持了上述观点。腹部 CT 出现的肾血管平滑肌脂肪瘤,有助于肺淋巴管平滑肌瘤病与肺朗格汉斯细胞组织细胞病以及其他肺囊性疾病的鉴别。

结节性硬化肺部病变的病程具有多样性。一些病人病情较稳定,不需要激素治疗,而其他病人可出现进行性呼吸困难,甚至死于呼吸衰竭。

淋巴细胞间质性肺炎:淋巴细胞间质性肺炎是一种肺的弥漫性淋巴细胞增殖性疾病,主要侵犯肺间质。本病是一种反应性组织形态学的异常,但有些淋巴细胞间质性肺炎可转变为低级(高分化)淋巴瘤。淋巴细胞间质性肺炎的病因和发病机制尚不清楚。有研究表明,很多淋巴细胞间质性肺炎病人常伴有免疫功能的异常。最常见的免疫功能异常是干燥综合征和获得性免疫缺陷综合征,可能是由于病毒(如 E-B 病毒)、人类免疫缺陷病毒感染所致。

病理上,淋巴细胞间质性肺炎特征地表现为单核细胞(主要是淋巴细胞)弥漫性间质浸润。肺间质及其毗邻的小血管、支气管常受累,肺泡间隔亦可受累。可出现灶性结节状淋巴细胞聚集,即生发中心。

磨玻璃密度影是淋巴细胞间质性肺炎最常见的高分辨 CT 表现,而囊腔、肺实变和结节少见。位于肺实质内的囊腔可能是由于细支气管周围淋巴细胞浸润,使部分细支气管阻塞所致。合并干燥综合征的淋巴细胞间质性肺炎病人多出现典型的多发性、薄壁囊腔,以下肺分布为著。与蜂窝影不同的是,前者不以胸膜下分布占优势。

淋巴细胞间质性肺炎的预后通常更多地取决于淋巴细胞间质性肺炎的并发症而不是其本身。然而,随着纤维化的进展,肺疾病亦呈进展过程。此外,淋巴细胞间质性肺炎可转变为边界清楚的淋巴瘤。

相似的疾病:很多疾病在发病过程中可出现相似于肺囊性疾病的 CT 表现。其中,最常见的疾病是囊状支气管扩张和肺气肿。

囊状支气管扩张:囊状支气管扩张,特别是弥漫性支气管扩张在高分辨 CT 表现上可以与肺囊性疾病相似。然而,有助于与其他类型的肺囊性疾病相鉴别的最具特征性的高分辨 CT 表现是囊性结构与周围支气管树的连续性。当纵向显示扩张的支气管时,就很容易与其他肺囊性疾病相鉴别。然而,在高分辨 CT 横断面影像上很难显示支气管树的连续性,这是由于高分辨 CT 存在着扫描间隔。如发现病变,采用 5~10mm 层厚连续横断扫描,可以较好地显示支气管树的连续性。

支气管扩张的另一个有助于诊断的表现是"印戒"征。"印戒"征是由扩张支气管的环状影像与相伴随走行的肺动脉横断面相连而形成。支气管扩张时,伴随肺动脉的管径小于相应扩张支气管的管径。只有当扩张的支气管与相伴随的肺动脉在横断面图像上同时显示时,才可以出现"印戒"征。有时,其他原因引起的肺内囊性病变附近也可以出现血管,但没有相伴随的血管。

可以导致囊状支气管扩张的疾病包括:气管和支气管巨大症、Williams-Campbell 综合征(支气管软骨缺失-支气管扩张综合征)和囊性纤维化。

气管和支气管巨大症是一种相对弥漫性的疾病,典型者常累及气管和支气管。其诊断标准是:男性气管的横径及前后径分别超过 25mm 和 27mm 或左、右主支气管管径超过 18mm 和 21mm;而女性则分别超过 21mm 和 23mm,17.4mm 和 19.8mm。

Williams-Campbell 综合征,是一种少见的、由于 4~6 级支气管软骨缺失所致的先天性囊状支气管扩张性疾病,气管及主支气管管径正常。当 CT 上出现这一征象时,即可明确本病的诊断。囊性纤维化可以是弥漫性的,但以病变大多分布在上肺野为典型。

肺气肿:肺气肿的改变可以与肺囊性疾病相似,其中常见的肺气肿的类型是小叶中心型肺气肿和间隔旁型肺气肿。小叶中心型肺气肿通常是由于吸烟引起的,主要累及呼吸性细支气管区内邻近腺泡的部位。病变缺少明确的囊壁且首先发生于两肺的上叶,血管的分布与囊性气腔有关,这些特征有助于本病与其他原因引起的肺囊性疾病相鉴别。出现小叶中心型肺气肿时,通常在囊性气腔的中心或近中心部位出现一灶性的小动脉影;而其他原因引起的肺囊性疾病,血管是沿着囊腔的边缘分布或完全远离囊腔。

间隔旁型肺气肿主要累及肺泡管和肺泡囊,病变以一侧肺上叶分布占优势。这种肺气肿累及腺泡的外围部分,紧贴小叶间隔胸膜,常伴有扩大的肺大泡结构,而通气仅轻度减少,亦可引起青壮年自发性气胸。CT 表现为胸膜下分布,薄壁且内部缺乏血管的囊性气腔,通常容易与大多数肺囊性疾病相鉴别,但有时需与肺的蜂窝样改变鉴别。

典型的间隔旁型肺气肿以上肺分布为著;而特发性肺纤维化的蜂窝改变则以下肺分布占优势,且囊腔呈多发性并相互聚集,常出现在肺的边缘部。前者多为单层囊腔,沿着肺的胸膜下分布;后者常为两层或多层小的厚壁囊腔相互聚集而成,分布于肺的边缘部。

鉴别诊断

依据某些高分辨 CT 表现,影像学医生可以对肺囊性疾病缩小鉴别范围,或做出非常明确的诊断。有研究表明,根据囊腔的分布、囊壁的厚度以及囊腔间肺实质的异常等特点,可以对某种特殊的肺囊性疾病做出明确的诊断,见表 5-5-1。

表 5-5-1　肺囊性疾病及类似疾病的鉴别

疾病	主要表现	分布	相关表现
特发性肺纤维化	蜂窝样囊腔	胸膜下,肺底部占优势	不规则细线影,磨玻璃密度影
肺朗格汉斯细胞组织细胞病	薄壁囊腔	无规律,肺底稀少	结节
肺淋巴管平滑肌瘤病	薄壁囊腔	无规律,弥漫性	乳糜胸
结节性硬化	薄壁囊腔	无规律,弥漫性	肾、肝血管平滑肌脂肪瘤
淋巴细胞间质性肺炎	薄壁囊腔	肺底部占优势	磨玻璃密度影
囊性支气管扩张	周围伴有支气管树的囊性结构	依据并发症的不同,可以是弥漫性或局灶性	印戒征
小叶中心型肺气肿	无明确囊壁的气腔	上肺野多见	血管位于囊性气腔内
间隔旁型肺气肿	囊性气腔	胸膜下	仅一个囊腔紧贴胸膜

肺囊性疾病可由很多种疾病引起。依据高分辨 CT 表现,可以明确诊断许多肺囊性疾病及与其表现相似的疾病,继而进行适当的临床处理,可避免做活组织检查。

肺囊性疾病还包括肺隔离症,详见本书本卷 第二十二篇·第二章《肺隔离症》。

第二节　肺原发性淋巴瘤少见表现

肺部淋巴瘤分为原发性和继发性两大类型。

肺原发性淋巴瘤少见,占全部淋巴瘤的 0.4%。主要为黏膜相关淋巴组织淋巴瘤。肺黏膜相关淋巴组织淋巴瘤虽然少见,但常表现为多发或单发肿块或结节;或表现为大片状肺实变,其内见支气管影。

而以多发薄壁空洞为主的影像学表现报道较为少见。

肺原发性淋巴瘤有 70%~90% 为 B 细胞起源黏膜相关淋巴组织淋巴瘤,又称结外边缘区黏膜相关淋巴组织型非霍奇金淋巴瘤。而来源于肺及支气管黏膜伴随的淋巴组织增生 B 细胞淋巴瘤约占肺部恶性肿瘤的 0.5%,多见于老年人。男性发病比例稍高于女性。

　　该肿瘤临床经过隐匿,进展缓慢,往往无明显症状,部分患者在体检时被发现。常见的呼吸道症状有干咳,少见咳痰带血丝。有时有胸闷、胸痛及发热。此外可有不适、消瘦、体重减轻等。

　　肺原发性淋巴瘤的影像学表现形态多样,常为多灶性。文献报道肺部 CT 扫描多表现为肺部结节灶及肿块样的肺部实变。肺部结节沿支气管血管束分布。实变样肿块内常见含气支气管影。其他征象如病灶边缘的磨玻璃状以及小叶间隔增厚或支气管管壁增厚亦较常见。

　　在一组 5 例中,均可见到肺部多发薄壁空腔病灶,其中 2 例以含气空腔样病灶为主要表现,同时伴有肺部结节、小叶间隔增厚以及肺部实变等,这些伴发征象与肺部淋巴瘤常见征象较相符合。而肺部淋巴瘤伴有含气空腔样表现报道较为少见。

　　King 等(2000)报道 3 例肺部黏膜相关淋巴组织淋巴瘤在大片实变病灶中心可见形态不规则含气空腔;Lee 等(2000)报道 2 例在肿块样实变肺部病灶边缘可见聚集呈簇的小囊腔样病灶,称为气泡状透亮区。这些含气囊腔样病灶病理基础尚不明确。King 等(2000)报道的 3 例肺实变病灶中的含气囊腔样病灶, 2 例手术证实为囊状扩张的支气管。而 Lee 等(2000)报道的 2 例气泡状透亮区表现,因确诊为肺部穿刺活检,尚不能明确病变的病理基础。

　　一些作者发现肿块型和肺炎或肺泡型常可见支气管充气征,偶见空洞,他们也未进一步阐述产生空洞机制。Wislez 等(1999)通过对黏膜相关淋巴组织淋巴瘤 CT 表现与组织病理学表现对照研究证实:病灶中有扩张的支气管,他认为病灶中支气管的扩张及肺大泡是由于肿瘤细胞的浸润引起支气管周围组织的破坏,引起部分或完全气道阻塞,造成气道塌陷及肺大泡。该组 5 例,既有表现为大片实变中不规则囊性透亮区,又有气泡状透亮区,其中 1 例表现为多发结节伴有多发囊腔样病灶,此型表现尚未

见报道。因该组病例亦为穿刺活检确诊,获得的标本量较少,因此上述影像学表现的病理基础及形成机制没有直接证据证明,但在该组 3 例病例治疗后随访所见肺实变内不规则囊腔病灶消失,亦进一步证实 King 等(2000)所见即:肿瘤细胞沿着支气管壁弥漫性浸润时,影像学上表现为以肺叶或肺段实变为主,所累及的支气管腔扩大,部分表现为明显呈囊状扩张,易误诊为含气空腔或空洞形成。

　　此类型所见应与临床常见的支气管扩张伴肺部感染鉴别。首先,临床上,淋巴瘤患者没有咳脓痰或咳大量鲜血等症状;其次,肺部淋巴瘤引起的支气管膨大在治疗过程中可消失,而支气管扩张常不可逆。该组病例患者术前虽然临床有咳嗽、胸痛等肺部炎症表现,但没有咯血、咳脓痰等典型的支气管扩张伴感染的临床表现,因此有助于鉴别诊断。

　　而气泡状表现伴有肺部结节或伴有弥漫性间质性炎症的病例,其形成原因可能是肿瘤细胞沿呼吸性细支气管、小叶间隔和肺泡壁浸润,并阻塞部分呼吸性细支气管导致远端的肺泡破裂融合形成肺含气囊腔改变。但气腔的壁由肿瘤浸润所致,因此治疗后,气腔的壁可以变薄,体积缩小。该组 2 例病例在化疗后肺内结节病灶明显缩小,气腔的壁变薄,体积缩小,证实了上述的推测。但肺部多发气囊和/或伴发肺内间质性炎症常见于免疫缺陷患者的肺部感染,如获得性免疫缺陷综合征(AIDS)或肿瘤放/化疗后肺间质性炎症。但该组患者没有此类病史。此外,尚需要和肺部朗格汉斯组织细胞增生症鉴别。

　　肺部朗格汉斯组织细胞增生症常表现为肺部多发气囊伴有多发结节,但其气囊直径绝大部分 <10 mm,且病变常常位于两侧中上肺野。这些表现与淋巴瘤病变侵犯部位及形态不同。

　　上述征象系肺原发性淋巴瘤的少见影像学表现,即广泛散在分布的肺含气囊腔样病灶,同时伴有结节病灶或间质性炎症或大片肺实变内出现空腔样病灶。因此,当临床遇到没有免疫缺陷的患者出现上述的肺部影像学表现时,需要详细询问病史,仔细分析肺部病变的影像学特点,有助于正确地诊断。

第三节　关于新月形气体征

　　新月形气体征,又称为气帽,月牙状气体,寄生虫周围性气肿,其特征性表现是在肺肿块病变周围

有一月牙状透光影。Zehbe(1916)最早见于肺包囊虫病例,故此征曾被认为是包虫病的特有征象,现已

知晓此征可见于不少肺部疾病中,诸如曲菌病空洞内之霉菌球、肺脓肿、结核空洞内动脉瘤形成、支气管腺瘤及支气管肺癌。Bahk 等(1978)报告,此征还可见于肺硬化性血管瘤。

第四节　支气管囊肿的不常见 X 线表现

Bergstrom 等(1973)报告 8 例支气管囊肿,强调其不常见的 X 线表现为:在液体成分排出之前和排出之后看见支气管囊肿。一例囊肿出现于出生时,为最年幼者。此囊肿又与喉部囊肿相连,囊肿内液体经支气管镜排出后出现气液平。

囊肿液体内可见钙乳。囊液中有钙乳,囊壁在镜下也可有钙化。

颈部支气管囊肿,从胸部移至颈部。报告一例食管壁旁囊肿,产生壁内病变的 X 线表现。支气管囊肿可出现于后纵隔,俳似后纵隔肿瘤。

Calleu & Marks(1979)指出,在超声检查时,淋巴瘤性包块可类似囊肿。正常和异常的淋巴结组织在超声扫描中常常明显地无回声,与囊肿难以辨别。

第五节　浆液性黏液性混合型囊腺瘤

患者,女,27 岁。患者因体检行胸透发现"左肺阴影",进一步胸部 CT 检查提示左下肺有一肿块,直径约 3cm。患者无咳嗽、咳痰、咯血、乏力、盗汗、发热、胸痛、气促、喘息等症状。CT 拟诊:左下肺类圆形肿块,考虑偏良性病变,支气管囊肿?

手术所见:胸腔内无积液无粘连,肺裂发育良好。肿物位于左下肺后基底段内,表面胸膜发白。肿物直径约 5cm,呈囊性,质地中等,内有咖啡色黏稠囊液约 20ml。肺门及纵隔淋巴结无肿大。

病理检查:左下肺肿块:肺组织一块,大小 7.0cm×4.5cm×2.5cm,送检前已剖开,切面可见一灰白色肿物,直径 2.0cm,质中偏软,肿物中央可见一囊腔,直径约 4cm,与周边组织界限尚清。常规病理诊断:左下肺肿物切除标本:浆液性、黏液性混合型囊腺瘤,其中部分黏液上皮增生。多灶区淋巴细胞浸润显著。待免疫组化检测进一步确诊。免疫组化检测:阳性:CK7,CA12-5,EMA,CK-H,CK-L,Ki-67(+,<5%);阴性:CK20。免疫组化诊断:左下肺肿物切除标本:浆液性、黏液性混合型囊腺瘤(图 5-5-1)。

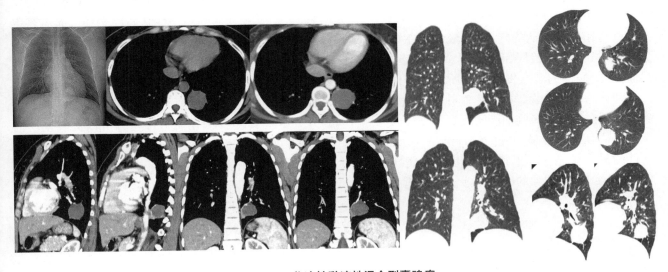

图 5-5-1　浆液性黏液性混合型囊腺瘤

第六节　创伤性肺假性囊肿CT影像转归

随着社会的发展,创伤的发生率不断增高,肺创伤在其中占有相当的比例,MSCT的应用,更使其检出率大大提高。如今创伤性肺假性囊肿这种在创伤后肺内出现含气腔隙的CT表现已逐渐为人们所认识。

一组病例显示创伤性肺假性囊肿可出现气囊、气液囊和血肿3种不同的CT表现形式,提示创伤后肺内所出现的气囊、气液囊及血肿有相同的病理改变,即损伤暴力导致肺组织破裂形成裂隙,随后由气体、血液或者渗出液所填充。

此前对于创伤后肺内气囊与血肿是否为同一病理基础存在着争议,有报道认为气囊是由于肺泡、肺间质及小支气管发生撕裂形成,而肺血肿则是由肺小血管破裂引起,两者病理基础不同。但是,该组病例所观察到的肺内血肿均为先存在的气囊/气液囊在2~7 d内为液体所填满而形成,而且在血肿形成后的随访复查中并未见其进一步增大。

由此推测,肺内血肿形成可能是以病理裂隙的存在为前提,即存在上述气囊(病理裂隙)、气液囊到血肿的过程。因为肺循环压力远低于体循环,而且肺组织内有良好的沟通且可以经支气管、气管与外界相通,故肺内血肿不同于其他脏器血肿,单纯肺内血管破裂出血不足以引起肺组织撕裂而形成血肿。

一些作者研究认为气囊、气液囊均在短期内演变为血肿,而没有始终保持气囊或液气囊状态者。然而,该组病例的观察发现并非所有的创伤性肺假性囊肿逐一出现气囊、气液囊、血肿,然后消失,部分病灶停留在气囊或者气液囊阶段。

对这几组病灶最大径的统计结果显示,气囊组病灶的最大径显著小于其他2组,说明病灶的大小可能是导致这种现象的因素之一。肺组织小范围的撕裂累及的血管小、出血少则形成气液囊或血肿的可能性小。

以往认为气液囊和血肿可以相互转化,继而引出了继发型创伤性肺假性囊肿的概念,指那些血肿内液体吸收后所形成的气囊/气液囊。该组作者观察的结果显示气囊/气液囊形成血肿后,不再转变为气囊/气液囊,而是体积逐渐缩小,直至消失。

此外,在该组病例的CT随访复查中,还发现在短期复查出现了大量血气胸或者周围肺组织实变加重的患者,其创伤性肺假性囊肿往往缩小或消失。一旦液气胸消失肺复张或周围肺组织实变吸收,创伤性肺假性囊肿又恢复原来的大小。以往认为创伤性肺假性囊肿在伤后2~3 d开始减小,并不能就说明创伤性肺假性囊肿已开始愈合,还可能与同侧血气胸或周围肺组织实变加重有关。

该组6例开胸手术的患者,均未行创伤性肺假性囊肿所在的肺叶/肺段切除术,仅进行了手术止血。而且导致进行性血胸的出血动脉多为体动脉,即肋间动脉、胸廓内动脉等。

CT的随访复查显示了创伤性肺假性囊肿经气囊、气液囊、血肿到消失的这一演变过程,而且也未发现病灶在随访复查中持续增大的情况。文献报道创伤性肺假性囊肿无须手术治疗即可在数月内自愈,个别有并发症的创伤性肺假性囊肿可能需要积极治疗。

Bulpa等(2011)对并发感染的创伤性肺假性囊肿进行支气管内引流治疗,此外尚有一些少见并发症的报道,如张力性气囊、合并持续出血等。

尽管CT定期、动态追踪检查可以提供创伤性肺假性囊肿病程发展的诸多信息,但是考虑到创伤性肺假性囊肿预后良好的特点,对于诊断明确的病例无须CT复查。

第七节　肺撕裂伤CT追踪观察

一、肺撕裂伤的形成机制

肺撕裂伤常见于闭合性胸部损伤,损伤机制类似于肺挫伤,但外力较大,除了引起肺挫伤外,还使肺组织破裂,伤及肺组织内的血管和支气管,从而发生特征性的肺内出血与漏气。出血与漏气的量依据破裂部位、破裂血管和支气管的大小、数量以及破裂口的大小不同而不同。由于肺循环压力较低,如无较大的血管损伤,出血多可自行停止;伤后出现的气、血胸的压迫,致肺的破裂口易闭合;如无较大支气管的损伤,漏气往往不多。闭合性肺撕裂伤的伤口多不整齐,呈锯齿状,常有多处伤口。如脏层胸膜未破裂,血液可聚积在裂口内形成肺内血肿,由于肺的弹性回缩而使血肿成为圆球形,或血液逸入气管导致大咯血;逸出的气体,在裂口内聚集,则形成气囊,且血肿与气囊经常合并存在并形成气 - 液平面;若脏层胸膜破裂,则形成血气胸。

二、影像学研究

肺撕裂伤的最常见 CT 征象是高密度肺血肿,其次是混杂密度的气液囊腔,最少见的是低密度含气囊腔。高密度肺血肿表现为肺内类圆形高密度团块影,密度较高,CT 值一般在 30 Hu 以上,密度多较均匀,边缘多光滑,少数模糊,特别是合并肺挫伤时。

肺撕裂伤经常同时合并肺挫伤,后者是肺内渗出性病变,表现为密度稍高的斑片状、云絮状及磨玻璃影,其内可以见到含气的支气管像。它的吸收比肺撕裂伤快,可于伤后数天内吸收消失。气液囊腔也是肺撕裂伤的常见 CT 征象,被认为是肺撕裂伤的特征性影像表现。CT 分辨率高,对于血肿内很小的气囊也能发现,故 CT 上发现气液囊腔的概率高于胸片。典型的 CT 表现是类圆形高密度肺血肿内见到低密度气囊,形成空洞性肿块,空洞内可见较高密度的液体及气 - 液平面,肿块边缘较光滑。肺血肿或气液囊腔一般无须特殊治疗,多数经 2 周至 3 个月可逐渐吸收消失,并且发现气液囊腔内的气囊吸收速度快于血肿。

低密度含气囊腔甚为少见,又称创伤后假性肺囊肿,是气体逸出聚积所致,应与肺脓肿相鉴别或警惕其继发感染而成为肺脓肿。2 周至 5 个月内可自行吸收。肺撕裂伤常同时并发肺挫伤、胸腔积液、气胸、肋骨骨折等。因有明确的外伤史和典型的影像表现,诊断不难。

第六章　硬化性肺泡细胞瘤

第一节　硬化性肺泡细胞瘤

肺良性肿瘤大致分 3 类：①来源于胚胎发育障碍（如错构瘤、畸胎瘤）；②来源于间叶组织（如肺平滑肌瘤、神经鞘瘤、脂肪瘤、血管性瘤等）；③来源于支气管壁的上皮或腺体（如支气管乳头状瘤等）。

硬化性肺泡细胞瘤是比较少见的肺内良性肿瘤，在所有肺部肿瘤中所占的比例约为 1%。影像学上常表现为肺内类球形病灶，由于对其缺乏认识，术前常诊断不明或误诊为结核球、不典型周围型肺癌、错构瘤、巨淋巴结增生症等。

硬化性肺泡细胞瘤由 Liebow & Hubbell（1956）首先报道，因其组织结构类似皮肤的硬化性血管瘤而得名。硬化性肺泡细胞瘤的血管增生具有明显的硬化倾向，一般将其作为一种独立的肿瘤类型。本病以往命名较混乱，曾将其归为肺炎性假瘤，肉芽肿、假性黄瘤、肺泡成血管细胞瘤、神经内分泌瘤，还有肺乳头状 / 硬化性肺细胞瘤和肺良性 / 硬化性神经内分泌瘤等名称。在 WHO（1999）肺肿瘤的新分类中将其正式命名为肺硬化性血管瘤，归为细胞错构性肿瘤。WHO 肺和胸膜肿瘤分型（2004）提出肺硬化性血管瘤为上皮性肿瘤，并将其归入混杂性肿瘤一类（8832/0）。

既往对其组织来源存有争议，有多种不同假说，如上皮起源、神经内分泌起源、间叶组织起源、内皮细胞分化以及血管起源，近年来大多数学者通过免疫组化和免疫电镜研究，认为其来源可能是肺泡 II 型上皮细胞。其病理特征为血管增生伴有硬化倾向，乳头样突起，出血，肺泡及基质内有成片的类似于组织细胞的圆形细胞浸润。

由于临床症状和影像学表现无明显特异性，加之发生率低，肺硬化性血管瘤误诊率甚高，在影像学上与肺内部分良性肿瘤和不典型恶性肿瘤鉴别有一定难度。

一、病理学

肉眼观察肿瘤与周围肺组织界限清楚，多无包膜，质地中等，切面呈灰黄色。纤维组织进行性增生硬化，代替肺泡结构，毛细血管嵌入，致肺泡内出血、含铁血黄素沉着和泡沫样巨噬细胞反应，最终导致肺泡壁硬化且完全闭塞，形成瘤样结构；

肺硬化性血管瘤主要由 2 种细胞构成：表面立方细胞和圆形或多边形细胞。这两种细胞增生形成乳头型、硬化型、实体型和出血型 4 种主要组织构型。大多数肿瘤至少具有其中 3 种组织构型，只有很少的具有 2 种，而只有 1 种组织构型的肿瘤几乎是不存在的。

有学者认为本病是特异性炎症所致的瘤样增生性病变，属于肺炎性假瘤的特殊亚型，也有个别报道认为是一种肉芽肿性炎症。多数研究者认为由上皮及神经内分泌起源。

光学显微镜下多为血管瘤、乳头、实体、硬化 4 种成分移行混合存在，其间可有不同程度的出血及含铁血黄素沉着。瘤细胞成分单一，形态一致，无异型性，无病理核分裂象，少数肥大细胞混杂在瘤细胞之间为其特征性表现。有作者通过肺硬化性血管瘤的免疫组化研究认为其形成经历血管瘤型→乳头型→实体型→硬化型的演变过程。

二、临床表现

该病以中青年女性多见，常于 50 岁以前发病，病灶多位于右肺中下叶，生长缓慢，瘤体直径多为 1~5 cm，直径 <3 cm 者占 70% 左右。大多为单发，多发病例仅占 4%。多数患者无症状而为体检发现，

少数表现为咳嗽、咳痰，痰中带血，胸痛、胸闷，低热等呼吸系统非特异性症状；在气管被瘤体阻塞时，可有肺不张及阻塞性肺炎表现。治疗上因肺硬化性血管瘤术前难于定性诊断，临床上多早期手术，根据瘤体所在部位施行肺段、肺叶或支气管袖状切除。大多数肺硬化性血管瘤生长缓慢，通过手术切除可以治愈。一组 12 例中 10 例为女性患者；9 例发生于中下叶；4 例有咳嗽，咳痰史，2 例诉胸痛胸闷，6 例为体检时偶然发现。

三、影像学研究

硬化性肺泡细胞瘤的主要病理特点为：肺泡上皮呈乳头状增生，且与细支气管上皮相延续；致密生长的多角形细胞，有丰富的嗜酸性胞质，在乳头内形成实性片状；小血管明显增生，管壁透明变性或硬化；瘤内无炎性细胞浸润，可有含铁血黄素或出血，这是与炎性假瘤最大的区别。以上病理特点决定了肺硬化性血管瘤有着其独特的影像学表现。

首先，由于它是良性肿瘤，对周围组织没有浸润，只有较大时可形成压迫，所以理论上边界都应是光滑的；其次，由于瘤内有大量的小血管，所以病灶均有明显强化。当然强化的程度、模式取决于瘤内构成的不同，如果瘤内均匀，则强化也均匀；反之，如果瘤内夹杂着较多的纤维化、出血等区域，可能强化就不均匀，而且瘤体越大其发生出血、硬化等机会就越多，所以瘤体越大越不均匀。

X 线检查：硬化性肺泡细胞瘤在胸片均呈孤立圆形结节影，结节可发生于肺的任何部位，肿瘤多边界清楚，分叶毛刺少见。少数可以看到内部的钙化，钙化有点状、不规则钙化，不易与错构瘤相鉴别。

CT：平扫表现：一些作者报道硬化性肺泡细胞瘤具有肺良性肿瘤的特征，即边缘光整、边界清楚、类圆形肿块或结节，部分可呈浅分叶状，内见钙化，无毛刺和卫星灶，密度均匀，与肌肉密度相似。肿瘤内各种组织成分的比例不同决定了 CT 密度的差异。将一组 CT 平扫病灶内高、等、低密度区与术后病理对照研究发现：高密度区为瘤体内血凝块充填的海绵状血管区，等密度为瘤体内的实体部分，低密度区为瘤体内充满黄色液体的囊性区。

Sugio 等（1992）发现硬化性肺泡细胞瘤囊变的发生率 ≥ 20%，并推测与出血有关。

硬化性肺泡细胞瘤出现钙化者约占 41%，相比平片，CT 更易检出病灶内的细小钙化灶。

硬化性肺泡细胞瘤虽为良性肿瘤，但亦有肺门或纵隔淋巴结肿大以及肺内转移的报道，尤其在肿瘤体积较大时，部分肺硬化性血管瘤中存在 c-myc 和 p53 基因、发现腺癌成分，表明其有恶性倾向。

该组病例中，8 例病灶密度均匀，边缘光滑，其中 2 例出现轻度分叶；4 例密度欠均匀，其中 2 例边缘毛糙，有点状钙化；1 例可见偏心空洞，此表现与文献报道不太一致，可能与其病理演变时期有关；2 例边缘可见粗条状、点状钙化，并可见"空气新月征"。

增强扫描：硬化性肺泡细胞瘤增强程度及方式取决于其组织成分和病灶大小，小病灶以血管瘤型和乳头型为主，血管密度高，强化明显；随着病灶增大，实体型和硬化性结构逐渐增多且分布不均，血管数目相对减少，因此强化程度较低，病灶呈不均匀强化。

有学者研究硬化性肺泡细胞瘤的 CT 动态强化特点与微血管密度关系后，认为较小病灶以血管瘤型和乳头型为主，血管密度高，所以强化显著。而随着病灶增大，实体型和硬化型结构逐渐增多且分布不均，该区域内血管数目相对减少，因此强化程度较低，甚至不强化，而整个病灶呈现不均匀强化。

硬化性肺泡细胞瘤增强后病灶密度一般在 90~110 HU 之间变化，均匀或不均匀强化，最大增强 CT 值约为 75 HU；肿瘤的强化程度与肿瘤的大小和组织构型有关，如果肿瘤较小（直径 <3cm）时，以乳头型和出血型为主，那么在动态扫描时呈早期快速明显的强化；如果肿瘤较大（直径 >3 cm）时，以出血型为主的肿瘤内的实体型和硬化性结构逐渐增多且分布不均，动态扫描呈缓慢而持久的不均匀强化。

硬化性肺泡细胞瘤主要由立方细胞及浅染细胞组成，其中，浅染细胞是肺硬化性血管瘤的肿瘤细胞。而立方细胞是正常或增生的细胞，主要是肺泡 II 型细胞。病理上肺硬化性血管瘤通常包含 4 个部分：乳头区、硬化区、实性区和血管瘤样区。少数肺硬化性血管瘤可不存在血管瘤样区。各部分中，血管瘤样区和乳头区血供丰富，又以血管瘤样区为著；实性区细胞排列致密，硬化区为均匀红染的无结构物质，血供均很少。肺硬化性血管瘤中，MSCT 大多呈不均匀的"花斑"样强化，即表现为明显强化和轻度强化区域的交错分布。分析这种 CT 强化表现与肿瘤病理组成的相关性，认为硬化性血管瘤中明显强化的区域为血管瘤样区及乳头区，而轻度强化或强化不明显区域为实性区和硬化区。

四、相对特殊征象

空气新月征：该征象也称"空气滞留征"，由 Bahk 等（1970）报道该征象出现在肺硬化性血管瘤中，推测发生机制为：①未分化的肺泡间质细胞不断增生、透明样变，包绕支气管导致远端空气腔隙的膨胀扩大；②包膜与瘤体以不同的速度收缩，相互间形成间隙。Nam 等（2002）在镜下观察到气腔滞留周边区见含铁血黄素沉着，推测其形成机制可能是病灶周边出血后与气道相通，致周边气体滞留。空气新月征被认为是肺硬化性血管瘤的特征性表现，其发生机制可能为未分化的肺泡间质细胞不断增生、透明样变，包绕支气管导致远端空气腔隙的膨胀扩大，其次是包膜与瘤体以不同的速度收缩，相互间形成间隙，表现为病灶边缘新月形或半月形无肺纹理区域。另有作者指出，CT 薄层或三维重建能清楚显示该征象，在肺癌、肺肉瘤、结核球等病变周围亦可见到此征象，该征象虽然少见但不是肺硬化性血管瘤的特征性表现。

贴边血管征：70% 的肺硬化性血管瘤可出现贴边血管征，表现为边缘明显强化的点状或条状血管断面与病灶边缘相贴。它的形成是由于肿瘤推挤、压迫周围的血管等结构，从而产生聚拢、包绕所形成。早期强化明显且先于病灶本身强化，与肺动脉强化程度相近，平扫无 CT 诊断经验者易将其误认为卫星病灶，增强后可做出鉴别。有学者认为贴边血管可能由该病变组织结构中富含增生扩张的毛细血管形成。但也有学者推测，肺硬化性血管瘤属于良性肿瘤，可推挤、压迫周围的血管等结构，从而产生聚拢、包绕等现象。一些学者更支持后者的观点。

尾征：CT 上表现为瘤边缘尾状突起，且多位于病灶近端靠近肺门一侧，少数邻近肺门的病灶可清楚显示肺门血管分支与该尾状突起相连，平片此征象不易显示，该 CT 表现上过去常被忽略。其他肺部良性肿瘤少见此征象。肺硬化性血管瘤血供丰富，推测该征象可能与肺硬化性血管瘤对肺门血管有生长趋向性有关，是否如此尚需进一步研究。

肺动脉为主征：有学者认为肺硬化性血管瘤可出现肺动脉为主征，表现为与健侧相同位置肺动脉比较，患侧病灶近肺门端的肺动脉管径明显增粗，并推测可能与该类富血供肿瘤在生长过程中需要更多的肺动脉供血有关。

晕征：也是肺硬化性血管瘤较重要的 CT 征象，表现为肿瘤周围肺野"磨玻璃"密度影。大体标本显示肿瘤内见出血，推测晕征主要与灶周出血有关。

亲支气管生长：有的病例可见肿瘤呈"哑铃"状突入支气管腔内，均无明显临床症状。病灶直径均 >5 cm 且位于肺门支气管旁。CT 像上示肿块突入支气管内生长，局部支气管扩张、阻塞，管壁未见增厚或破坏，病变远侧可见阻塞性炎症及黏液栓。术前 CT 诊断为肺癌可能性大。术后大体标本示支气管管腔内呈"哑铃"状的灰白色息肉样肿物。推测肺硬化性血管瘤具有亲支气管生长特性，局部支气管可扩张阻塞，但未造成管壁增厚破坏，此征象可与肺癌相鉴别。

关于肿瘤的并发、多发与转移：Lu 等（2004）报道了肺和纵隔内并发的硬化性血管瘤，纵隔内的肿瘤究竟是原发还是肺内转移尚不清楚。Chung 等（2006）认为既然肺硬化性血管瘤被认为来源于原始的呼吸上皮细胞，所以，淋巴转移或者肺内转移也就不足为奇了。多发性肺硬化性血管瘤究竟是肺内一个原发灶引发的肺内转移，还是所有病灶都是原发还有待进一步研究。单靠影像学确诊比较困难，最终确诊还是有赖于病理学检查。

尽管肺硬化性血管瘤被认为是良性肿瘤，但也有文献报道其有恶性倾向，少数患者可发生病灶切除后复发或淋巴结、胸膜等部位的肿瘤转移，但手术切除后对生存率无影响，疾病呈良性经过。该病有局部浸润及淋巴结转移的报道，有 2%~4% 的肺硬化性血管瘤具侵袭性，可能会发生转移。

MRI 表现：有研究报告一例以血管瘤型为主者，因患者碘对比剂过敏而未行 CT 增强扫描。镜下病灶呈血管瘤样构象，小血管增生显著，管壁透明样变性，胞质空亮，因此组织的 T_2 弛豫时间延长，T_2WI 呈明显高信号，与肺癌、结核球、炎性假瘤、错构瘤等明显不同。对于中年女性体检发现的肺内边界清楚、密度均匀的病灶，因碘对比剂过敏而不能 CT 增强扫描者，可行 MRI 检查。

PET/CT 表现：PET/CT 检查对肺良、恶性肿瘤的鉴别诊断具有重要作用，在评价孤立性肺结节的良恶性方面具有较高价值，FDG-PET 的敏感性和特异性分别为 97% 和 78%。关于肺硬化性血管瘤的 PET 代谢表现报道较少，文献报道表现也不尽相同，部分文献报道肺硬化性血管瘤为低代谢，标准摄取值最高约为 1.8，个别文献报道肺硬化性血管瘤的

FDG-PET 上的标准摄取值达 3.4，一组 1 例多发 2 个病灶的 FDG-PET 上的标准摄取值分别为 3.2 和 2.7，与后者相类似，其高代谢的原因目前尚不清楚，有待于进一步研究。该例患者在行 ¹⁸F-FDG 显像的同时也行 ¹¹C-MET 的 PET-CT 显像，二者结合可对肺内结节做出良、恶性判断，¹¹C-MET PET/CT 显像病灶少于 ¹⁸F-FDG PET/CT 显像病灶，常见于一些感染性病变或良性病变。该例患者 ¹⁸F-FDG PET 及 ¹¹C-MET 显像不一致，并且与 FDG 显像相比浓聚程度明显降低，符合良性病变的代谢特点。

误诊病例简介：肺硬化性血管瘤亦可合并纵隔肿物。一组 9 例中发现 1 例两肺多发病灶并纵隔脂肪瘤。术前 CT 诊断为纵隔肿瘤并两肺多发转移瘤。术后病理未见明显恶变。

有作者报告一例误诊 10 年的病例，误诊为结核伴曲菌感染，该作者认为其误诊原因是该例影像表现较为特殊，由于肿块周围有片状浸润，病灶内确有环行透亮带，具有空洞性肺结核的征象；环形透亮带内有球形结节，结节增强后无明显强化，而误认为曲菌球；该病例病变影像奇特：即在斑片影像中出现环形透亮带，在环形圆内又出现球形灶，酷似肺结核空洞并曲菌球，因而导致该病例误诊达 10 年之久，后经手术病理才获确诊。

鉴别诊断：周围型肺癌：肺癌发病年龄偏大，临床多有咳嗽、痰血等症状。病灶本身多有毛刺、分叶、典型胸膜凹陷征等恶性征象，可伴有肺门、纵隔淋巴结转移或远处脏器的转移。而肺硬化性血管瘤则罕见淋巴结肿大，未见远处脏器转移的报道。

但肺硬化性血管瘤增强时的"花斑"样强化与伴有不同程度坏死的肺癌的强化表现较难鉴别。一般认为明显强化提示肺结节恶性的可能，Yi 等（2004）的研究显示，对于实性肺结节，恶性结节相对于良性结节具有更高的平均峰值强化和平均净强化值。

此时，综合考虑肺硬化性血管瘤的强化形式和平扫表现才能做出相对明确的诊断和鉴别诊断。对于富血管的肺实性转移癌（如肾癌的肺转移），CT 平扫表现、强化形式和肺硬化性血管瘤相似，但肺转移瘤一般多发，且多位于血管末梢和胸膜下区。

结核球：结核球边缘较清楚，病灶多位于上叶尖后段及下叶背段，其内可有空洞，周围多有卫星灶，多伴有钙化，且多有低热、盗汗等临床症状。

错构瘤：错构瘤边缘光整，易与肺硬化性血管瘤相混淆，如病灶内出现"爆米花样"钙化及检出脂肪成分支持错构瘤的诊断。不同于错构瘤，肺硬化性血管瘤的钙化呈粗大点片状。

肺曲菌球病：肺曲菌球病亦可出现空气新月征，主要继发于结核空洞，故以两上肺多见，病灶周边可见结核卫星灶。曲菌球常位于空洞或空腔的最低点，可随体位改变而移动，增强后曲菌球本身无强化。不同于前者，肺硬化性血管瘤病灶内的空气新月征出现位置具有随机性，且增强后实性部分强化较明显。

肺曲菌病出现晕征、空气新月征的概率较肺硬化性血管瘤明显增高，增强扫描强化不明显，动脉期无贴边血管征。

炎性假瘤：大部分有肺部感染史，病灶密度不均匀，边缘不光滑，增强后不均匀强化，强化程度低于肺硬化性血管瘤。

巨淋巴结增生症：发生于肺门巨淋巴结增生症也可出现钙化及贴边血管征，增强后显著强化，易与肺硬化性血管瘤相混淆，但其钙化多呈位于病灶中央区，呈粗大的向外放射状分布的分支状钙化。不同于肺硬化性血管瘤的贴边血管与肺血管关系密切，巨淋巴结增生症的贴边血管主要是其滋养血管影，多来自支气管动脉、内乳动脉和肋间动脉的分支。

肺类癌：肺类癌在原发肺肿瘤中，所占比例不足 5%，类癌血供丰富，增强呈明显强化，局部淋巴结转移少见，易与肺硬化性血管瘤混淆，但类癌多为中央型，通常发生在大支气管内，有典型的类癌综合征有助于鉴别。周围型肺类癌通常在胸膜下，但多表现为多灶性结节，与肺硬化性血管瘤的孤立性结节不同。

综上所述，以下几点可作为肺硬化性血管瘤诊断与鉴别诊断的主要依据：①多发生于中青年女性患者（30~50 岁）。②表现为直径 1~5 cm，境界清晰的圆形、类圆形肺内结节或肿块。③ CT 平扫密度均匀，有时见粗大点片状钙化，偶尔较大病灶内（>5 cm）可见囊性变。④ CT 增强见均匀或不均匀强化，且有延迟强化。⑤相对特殊征象：空气新月征、贴边血管征、尾征对诊断该病有参考价值。

CT 在一定程度上有助于肺硬化性血管瘤诊断，但由于肺硬化性血管瘤可呈不典型表现且其 CT 平扫表现与肺内其他病变类似，术前确诊并不容易，该病确诊仍有赖于病理学检查。

第二节　右肺门硬化性肺泡细胞瘤

病例,女,47岁。反复咳嗽1个月入院。

手术所见:右中肺肿瘤约3 cm×2 cm×2 cm大小,位于肺门处,周边结构为右中肺静脉、右上肺静脉、下方为肺动脉,包膜完整,类圆形。

病理检查:右肺肿物:暗红色肿物一枚,大小2.5 cm×1.7 cm×1.5 cm,送检前已剖开,切面灰黄灰褐质软。常规病理诊断:右肺肿物:初步诊断炎性肌成纤维细胞瘤(炎性假

瘤)或所谓的硬化性血管瘤。需做免疫组化确诊。免疫组化检测:阳性:TTF-1,Syn,CK(P),CK(L),CEA,Vim,EMA,CD68,Ki-67(约1%+);阴性:CgA,NSE,CD34,ALKP80,Actin,SMA,Desmin,CK(H),D2-40,HMB45,Melan-A,S-100。免疫组化诊断:右肺中叶肿物切除标本:硬化性血管瘤(或称硬化性肺细胞瘤/乳头状肺细胞瘤),现在被认为是一种中间型低度恶性肿瘤,建议治疗后密切随访(图5-6-1)。

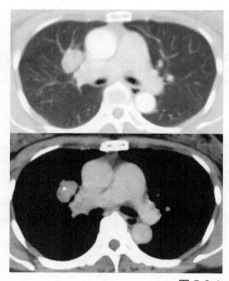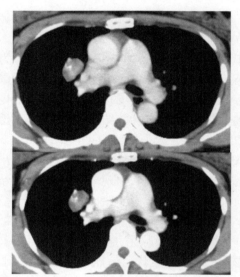

图5-6-1　右肺门硬化性肺泡细胞瘤

第三节　误诊分析:硬化性肺泡细胞瘤与纵隔肿瘤

肺硬化性血管瘤是一种少见的原发于肺的良性肿瘤,好发于女性,大多数为单发,70%患者无症状。其CT表现为肺内邻近胸膜的结节或肿块,边缘光滑锐利,少数可有浅分叶,密度均匀,病灶较大者可见低密度坏死区,可有钙化,增强扫描多有明显强化。

影像诊断通常需与肺内良性结节如肉芽肿疾病、错构瘤等及恶性病变如周围型肺癌、淋巴瘤、转移瘤等鉴别,一例因紧邻纵隔胸膜而佯似纵隔肿瘤实属罕见。复习该例影像及临床资料,发现误诊因素有以下几个方面。

对病灶的定位诊断重视不足,尽管术前CT显

示肿块与纵隔宽基底相连,边界光整,提示来源于纵隔可能,但忽略了病灶边缘的纵隔胸膜并未受压外移或掀起,以及肿块与纵隔的成角并非都是钝角,即存在明显的锐角,肿块的中心也完全位于肺野内,这些均强烈提示病变起源于肺,此外肺内良性肿块的边界也可光滑,类似于纵隔肿物突向肺内时因有胸膜包裹而常见的边界光整,即只考虑到肿瘤来源于纵隔,而忽视了来源于肺的可能性。

对病灶影像鉴别分析不够,尽管胸腺瘤为前纵隔最常见的肿瘤,在鉴别诊断时应该考虑它,但该例患者为21岁男性,其胸腺尚完整清晰,无明显增生或萎缩,CT图像上呈三角形的软组织密度影,而肿

块却位于上述胸腺的外后方,即与胸腺未直接相连,且其增强后明显强化的程度及均匀性也不似胸腺瘤常见表现,这些均不支持胸腺瘤诊断。

对患者的临床资料结合不够,通常胸腺瘤好发于成年人,以40~50岁最多见,20岁以下罕见,其最常见的症状是重症肌无力,其次是肿块压迫所致的呼吸困难、咳嗽等,而该例患者仅为21岁男性,不在胸腺瘤的好发年龄组,病史中也缺少上述支持胸腺瘤的阳性症状及体征。先入为主,思维惯性或僵化,

该例在院外已用CT诊断为前纵隔占位,入院后临床及影像科均继续简单地维持该诊断,缺少必要的鉴别诊断环节,未对影像细致观察、系统分析其他定位定性的可能性,即未积极主动除外邻近肺组织占位的可能。

总之,该例的误诊再次提醒我们:影像诊断工作一定要以影像细致观察为根本,定位诊断是定性诊断的基础,同时影像必须密切结合临床积极观察与思考,认真加以鉴别,全面系统分析是关键。

第四节　右中叶硬化性肺泡细胞瘤病例

患者,女,59岁。因胸痛1月,发现肺部占位20 d入院。

病理检查:冰冻病理:右中肺肿物:肺组织一块,大小5.5 cm×4 cm×1.5 cm,切面可见一结节状肿物,大小2 cm×1.5 cm×1.5 cm,切面灰白灰褐,质中偏硬,与周围界清。冰冻病理诊断:右中肺肿物切除标本:初步诊断肺良性肿瘤,硬化性血管瘤为首选,待做常规石蜡切片及免疫组化检测以进一步证实。常规病理诊断:右中肺肿物楔形切除标本:初步诊断肺良性肿瘤,硬化性血管瘤为首选,待做免疫组化检测以进一步证实,送检肺组织切除标本四周切缘均为阴性。

免疫组化检测:阳性:TTF-1,EMA,CK(P),CK(L)(部分+),CK7(部分+),P63(散在+),Napsin-A(部分+),Vimentin,Ki-67(+,<5%);阴性:CK5/6,CgA,SyN,NSE,CD56,Actin,SMA,Desmin,CD34,CD31,F8。免疫组化诊断:右中肺肿物楔形切除标本:免疫组化检测结果支持硬化性血管瘤(图5-6-2)。

注:本肿瘤又名乳头状肺细胞瘤,或硬化性肺细胞瘤,目前学者认为该肿瘤在临床上是具有良性表现,或是一种中间型低度恶性肿瘤,预后良好,建议切除及治疗后随访。

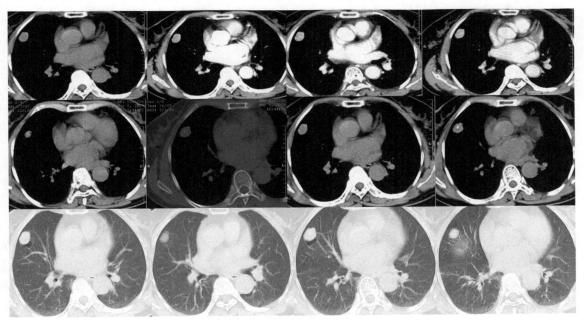

图5-6-2　右中叶硬化性肺泡细胞瘤

第五节　右硬化性肺泡细胞瘤

患者,女,33 岁。

病理检查:冰冻病理:①右下肺背段:肺组织一块,大小 8 cm×5 cm×2 cm,被膜光滑光滑,临床已先行切开,于肺实质中见一结节(临床已切除一半),大小 1.5 cm×1.5 cm,结节切面灰黄,质中,与周围界限较清。②第 12 组淋巴结:暗褐色组织一块,大小 1.2 cm×0.6 cm×0.3 cm。常规病理诊断:①右下肺背段切除标本:肺实质中见一类圆形结节(大小 1.5cm×1.5cm),与周围界限较清,镜下可见纤维间质中出现乳头状、硬化性及实性结构,初步诊断为硬化性血管瘤,待做免疫组化检测进一步协助诊断。②送检第 12 组淋巴结切除标本检出一枚淋巴结,实质呈反应性增生,并见较多炭末沉着。

免疫组化诊断:右下肺背段肿物切除标本:免疫组化检测结果支持硬化性血管瘤(图 5-6-3)。(注:本肿瘤又名乳头状肺细胞瘤或硬化性肺细胞瘤,目前学者认为该肿瘤在临床上是良性表现或是一种中间型低度恶性肿瘤,预后良好,建议治疗后随访)

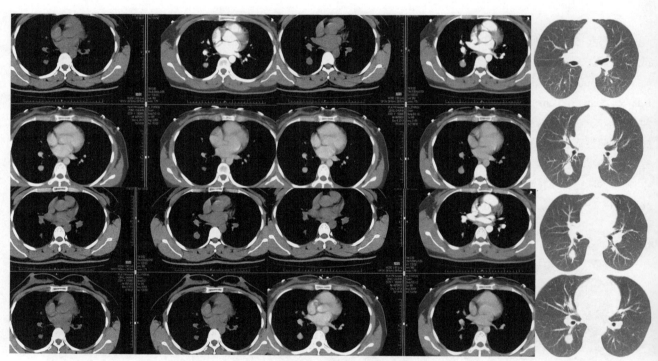

图 5-6-3　右硬化性肺泡细胞瘤

第六节　误诊 10 年的硬化性肺泡细胞瘤

肺硬化性血管瘤是一种肺良性肺泡细胞瘤,并非上皮腺瘤。发病年龄多为青壮年,以女性多见,占 93.3%。主要临床表现为咳嗽、咳痰、痰中带血、发热、胸痛等,均为非特异性症状,多数患者可无症状而经体检发现。

一、病理学

肺硬化性血管瘤是一种少见肺部良性肿瘤,早期对其缺乏足够认识,曾推测为血管、间皮甚至神经内分泌来源。现经组织学及免疫组织化学方法研究表明,肺硬化性血管瘤形态学主要为表面细胞和圆形细胞两种肿瘤细胞成分,90% 以上均表达甲状腺转录因子 -1(TTF-1)及上皮细胞膜抗原(EMA),内皮源性、血管源性、神经内分泌源性和肌上皮源性抗体在两种肿瘤细胞中均呈阴性染色,表明肺硬化性血管瘤实际上是来源于肺泡上皮的良性肿瘤,应称为良性肺泡上皮细胞瘤。

本瘤大体病理学观察,肿瘤位于肺实质内,边界清楚,呈圆形或卵圆形,无包膜。其组织学形态多种多样,主要有实性圆形细胞区、血管瘤样改变或出血、乳头状突起、硬化,往往按不同的比例相互移行混合存在。

二、影像学研究

本病具有一般肺部良性肿瘤的特点,呈圆形或类圆形肺内实质性肿块,可略有分叶,肿块大小多数为 3.0~4.0 cm;密度均匀,可有点状或小条状钙化;病变边缘清楚,极少数病例在肿块周围有斑片状浸润性病变;增强扫描病灶呈均匀强化;有少数病例出现囊变或空气新月征,表现为肿块周围出现新月形或半月形无肺纹理的透亮区。

关于这种空气新月征出现的机制,Bahk 等(1978)认为是由于未分化的肺泡间质细胞不断增生和透明样变,包绕支气管导致远端空气腔隙的扩大,以及包膜与肿瘤以不同的速度收缩的结果,特别是当肿瘤高度分化和出血时。Nam 等(2002)认为

该征象出现有助于与其他良性肿瘤鉴别。

影像学上常显示肺内圆形或卵圆形结块,大多数密度均匀、极少数有钙化,少数出现肺空气"半月征",尤在结块外侧或内侧缘出现此征象,对本病诊断有其重要帮助。

本病易与肺内良、恶性肿瘤或肿瘤样病变相混淆;按空气"半月征"讲,与肺结核瘤、肺包虫囊肿、曲菌球甚难区别,常致误诊。

该例误诊为结核伴曲菌感染,其误诊原因是该例影像表现较为特殊,由于肿块周围有片状浸润,病灶内确有环行透亮带,具有空洞性肺结核的征象;环形透亮带内有球形结节,结节增强后无明显强化,而误认为曲菌球;对肺硬化性血管瘤特殊表现缺乏认识,尤其是环形空气新月征。

该病例由于病变影像奇特:即在斑片影像中出现环形透亮带,在环形圆内又出现球形灶,酷似肺结核空洞并曲菌球,因而导致该病例误诊达10年之久,后经手术病理才获确诊。其主要原因,还是本病之临床与影像表现无特异性,故最终确诊仍依赖于病理。

第七节　硬化性肺泡细胞瘤

患者,女,40岁。

超声气管镜:气管及各段支气管周围未见明显肿大淋巴结。右肺上叶开口水平可探及膜部内后方肿物,密度均匀,边界欠清。

病理检查:右下肺叶肿物:红褐色肺组织及肿物一块,大

小约 8 cm×4 cm×2 cm,肿物呈菜花状,切面灰白,质中,与肺组织边界尚清。常规病理诊断:右下肺肿物切除标本:混合性鳞状细胞及腺性乳头状瘤。免疫组化诊断:硬化性肺泡细胞瘤(旧称肺硬化性血管瘤)(图5-6-4)。

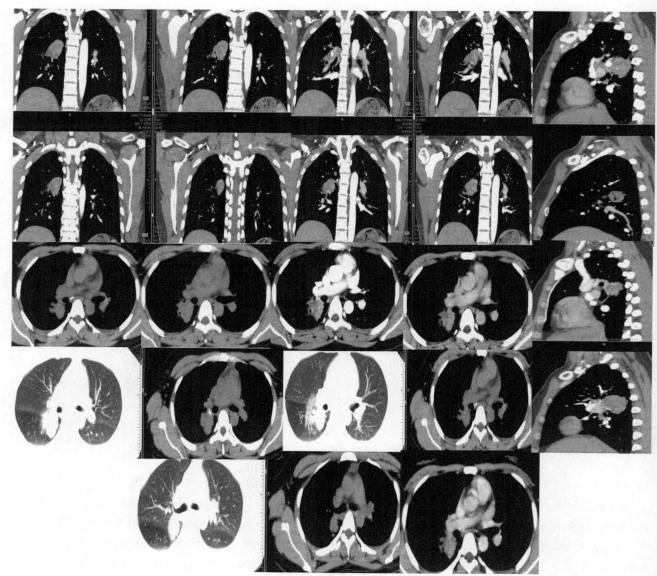

图 5-6-4　硬化性肺泡细胞瘤

第七章　胸部炎性肌成纤维细胞瘤

第一节　胸部炎性肌成纤维细胞瘤

炎性肌成纤维细胞瘤是一种在病理学归类和命名方面长期存在争议,近年来才被逐渐认识和正式独立命名的少见的真性肿瘤性病变。

炎性肌成纤维细胞瘤在病理上由梭形肌成纤维细胞与浆细胞、淋巴细胞、嗜酸性粒细胞等炎性细胞组成。由于其中伴大量炎性细胞,长期被认为是一种炎症后的反应性增生,因此命名混乱,有炎性假瘤、浆细胞肉芽肿、纤维黄色瘤、炎性肌纤维组织细胞增生、黏液样错构瘤等多种名称。近年来,越来越多的研究证实该病变实为一种具有局部浸润及复发潜能的真性肿瘤,而非单纯的炎性病变,其中梭形肌成纤维细胞为其主要肿瘤成分。肿瘤遗传学研究亦发现其具有 2p23 染色体的异常和间变性淋巴瘤激酶(ALK)基因组的重排,支持该病变的肿瘤性质。

WHO(2002)软组织肿瘤国际组织学分类专家组正式将其定义为"由分化的肌成纤维细胞性梭形细胞组成,常伴有浆细胞和/或淋巴细胞浸润的一种肿瘤",并将其归为纤维细胞/肌成纤维细胞肿瘤、中间性、少数可转移类。

一、病理学

该肿瘤的主要成分肌成纤维细胞是介于平滑肌细胞和成纤维细胞之间的一种独立细胞类型,电镜证实其兼具这两型细胞的一些超微结构特点。组织病理学特点多为单发的结节分叶状实性肿块,无完整包膜,切面灰黄色,编织状或黏液样,偶可见出血、坏死和钙化。镜下肥胖或梭形的肌成纤维细胞分布于炎性细胞背景中。

一些学者将其分为 3 种组织学类型:黏液背景中有血管和炎性增生,类似肉芽肿或结节性筋膜炎;致密的梭形细胞伴有炎症,可似纤维组织细胞瘤、平滑肌瘤或纤维肉瘤;致密斑样伴或不伴钙化,似硬纤维瘤或瘢痕。免疫组化有特征性,显示该梭形细胞具有肌源性蛋白的表达,其中所有炎性肌成纤维细胞瘤胞质 Vimentin 均呈弥漫强阳性,肌源性抗体 SMA 和 MSA 局灶或弥漫阳性,Desmin 多数呈阳性,Myoglobin 常阴性。

二、临床表现

多数文献报道炎性肌成纤维细胞瘤好发于儿童及青少年,该组 20 岁以下及 50 岁以上者各 1 例,其余均为 20~40 岁的中青年患者,以女性居多。

炎性肌成纤维细胞瘤好发于肺部,可以发生在肺外任何器官,如肠系膜、网膜或后腹膜。一组 9 例中仅 2 例发生于肺内,其余各例分布于纵隔、胸壁、胸膜、气管等胸部软组织,其中纵隔内病变 4 例。因此该组认为胸部软组织,特别是纵隔亦为该肿瘤的好发部位,应引起重视。多数无症状,患者可伴有发热、贫血、体重减轻等无特异性症状,实验室检查无明显异常。多数炎性肌成纤维细胞瘤临床过程表现良性,经手术切除后预后良好,但部分病变具有局部浸润生长及易复发的特性,局部复发率约为 25%,极少数病例还可发生远处转移。

该组病例经影像及病理证实有 3 例向周围浸润生长,致使其中 1 例未行手术,1 例术后复发。该组所有病例均未发现转移。由此可见,完整的手术切除是治疗炎性肌成纤维细胞瘤的主要手段,对具有侵袭性的病例,有学者推荐辅以放、化疗,但疗效尚不明确,尚需长期随访。

三、影像学研究

炎性肌成纤维细胞瘤的影像学表现多为个例报

道，多数文献显示炎性肌成纤维细胞瘤为不同部位的软组织肿物，缺乏特异性征象。该组病变全部位于胸部，CT图像上亦表现为形态各异的实性肿块或结节。

肺：肺部炎性肌成纤维细胞瘤影像学表现常缺乏特异性，可表现为发生于任何肺叶的病灶，一般右肺多于左肺，中下叶多于上叶，多数位于肺边缘部，少数在肺深部，也可发生于叶间裂或纵隔。多数病灶呈较大的圆形或椭圆形孤立形结节肿物，边界清楚，密度均匀，且肿块内见团片状钙化，病变强化明显。少数病灶由于边缘存在炎症浸润而使其边缘模糊，有短毛刺影或密度不均，边缘呈分叶，周围组织易受侵犯粘连，部分出现胸膜增厚，甚至形成向肿物影外伸展的尖角状，肺门淋巴结可肿大，有时与肺部恶性病变表现相似。

肺内病灶以周围型多见。该组2例肺内病变均为周围型实性肿块，肿块直径均>3 cm，除1例与邻近胸膜稍有粘连外，边界基本光整，无毛刺及分叶，与部分文献报道肺内周围型炎性肌成纤维细胞瘤多有边界不清，多发棘突及毛刺的特点有所不同。在强化特点上，该组1例肿块较大者虽强化欠均匀，但病灶内低密度区均为小灶性及条纹样，与体积较大肺癌内常出现的大片不规则坏死不同，具有鉴别意义。文献亦报道肺内中央型炎性肌成纤维细胞瘤，而该组无此型病例，可能与病例数较少有关。

边界较光整的肺内周围型炎性肌成纤维细胞瘤，与肉瘤、纤维瘤、平滑肌瘤等间叶组织来源肿瘤鉴别困难，对于年轻患者，肺内边界相对光整、体积较大的孤立性实性肿块，除了上述病变外，还要考虑到炎性肌成纤维细胞瘤的可能。

个别病例由于体积巨大，应该和起源于胸壁、纵隔的病变相鉴别。由于肺部炎性肌成纤维细胞瘤在临床和影像表现上都无特异性，诊断只能依靠手术病理证实。

一组肺内病变2例，均为周围型实性肿块。其中1例位于右肺下叶后、外基底段，大小为6.5 cm×7.2 cm，密度欠均匀，平扫CT为约25~38 HU，增强扫描见小灶性及"条纹"样稍低密度区，CT值为31~75 HU。1例位于左肺下叶背段，大小3.2 cm×4.6 cm，密度均匀，平扫/增强CT值约35 HU/75 HU。除右肺下叶1例外侧与胸膜轻度粘连外，边界均较光整清楚，无毛刺及分叶。

纵隔：肺外病变位于胸部各处软组织内，虽无特异征象，但CT对病灶边界及其与周围关系的显示可初步鉴别具有偏恶性生物学行为的病例。该组1例右后下纵隔及1例食管左旁病变CT所见边界均清楚，周围组织仅为受压改变，未见侵犯，术前诊断为良性肿瘤。大体病理所见2例边缘均与周围组织分界清，镜下病理示瘤细胞无异型性，核无分裂象，术后随访均未出现复发。

该组气管右旁1例，边界欠清，相邻气管壁向腔内隆起，术前考虑为恶性肿瘤并侵犯气管软骨，病理证实肿瘤浸润右侧气管壁，瘤细胞具异型性，为低度恶性炎性肌成纤维细胞瘤；中纵隔浸润生长1例，纵隔大血管及左心房多发充盈缺损，病灶强化不均匀，考虑为血管肉瘤，活检穿刺病理证实瘤细胞具异型性，核具分裂象，为低度恶性炎性肌成纤维细胞瘤，未能行手术切除；胸壁1例与右前胸壁肌肉分界欠清，右侧肋骨包绕破坏，病灶强化不均匀，术前考虑为纤维肉瘤，术后病理证实其与胸壁组织分界不清并浸润肋间肌及破坏肋骨，镜下见瘤细胞具异型性，核具分裂象，为低度恶性炎性肌成纤维细胞瘤，术后1年余复发。

可见，具有较强侵袭性的炎性肌成纤维细胞瘤在胸部软组织内可能较肺内更多见，同时由于纵隔、胸壁等部位手术完整切除难度较大，因此术后复发率更高，需要CT对病灶周围情况进行更准确的分析和判断，以利于治疗方案的制定。

纵隔内病变4例，均为实性软组织肿块。其中右后下纵隔1例，左上纵隔食管旁间隙1例，中纵隔血管间隙1例及中纵隔气管右前间隙1例。病灶边界清晰，对周围仅为推压者2例，其中右后下纵隔1例表现为右下肺静脉、左心房、右下叶支气管受压移位，瘤肺边界清晰；左上纵隔食管旁1例肿块边界清楚，食管腔受压变扁。病灶边界欠清者2例，其中中纵隔血管间隙内1例无明显边界，上腔静脉、左右肺动脉干、左心房均有充盈缺损；中纵隔气管右前间隙1例边界不清，相邻气管右侧壁局限性向腔内隆起。右后下纵隔1例及左上纵隔食管旁1例病灶强化明显且均匀，增强CT值均>95 HU；气管右前间隙1例轻度强化，程度与肌肉相似；中纵隔血管间隙内1例呈不均匀中度强化，CT值约75 HU，中心密度稍低。9例中仅1例（右后下纵隔）伴少量钙化。

气管腔内病变1例，表现为气管左侧壁宽基底突入管腔的息肉样结节，大小约为1.5 cm

×1.2 cm,边界光整,强化明显均匀,CT 值约 105 HU。

胸膜和胸壁:该组 1 例胸膜病变表现为局部胸膜不规则增厚,与胸膜间皮瘤难以鉴别;1 例气管腔内病变边界光整,体积较小,强化均匀,CT 上呈现出良性肿瘤的特点,需与气管乳头状囊腺瘤、纤维瘤、平滑肌瘤等气管良性肿瘤相鉴别,对于上述两部位的病变有待更多病例进一步总结。胸壁病变 1 例,表现为右侧胸壁不规则软组织肿块,向外与右前胸壁肌肉分界欠清,向内突入右胸腔,包绕并破坏右侧第 2 肋骨。平扫 CT 值约 35 HU,增强扫描呈不均

匀强化,CT 值 45~75 HU。胸膜病变 1 例,表现为左后胸膜局限性不规则"波浪"状增厚,平扫 CT 值约 40 HU,增强扫描呈均匀强化,CT 值约 70 HU。

总之,胸部炎性肌成纤维细胞瘤表现为肺内及胸部各处软组织的实性肿块或结节,虽然缺乏特征性的影像表现,但 CT 检查结合临床资料能为本病的诊断提供有价值的信息,可明确病变部位、累及范围,初步判断其良恶性倾向,以利于治疗及术后随访方案的制定。本病最后确诊仍需病理及免疫组织化学检查。

第二节　右肺炎性肌成纤维细胞瘤病例

患者,男性,18 岁。剧烈活动后胸闷气促 4 年,加剧 2 d 入院。

病理检查:右肺下叶肿块:红褐色组织一块,大小

2.5 cm×1.5 cm×0.3 cm,组织中央见一灰白结节,直径 0.6 cm。病理诊断:右肺下叶肿块切除标本:炎性肌成纤维细胞瘤(原称肺炎性假瘤)(图 5-7-1)。

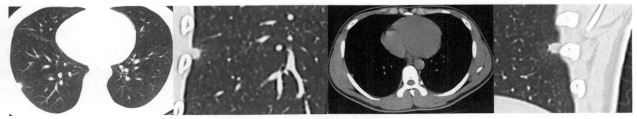

图 5-7-1　右肺炎性肌成纤维细胞瘤

第三节　左下肺炎性肌成纤维细胞瘤病例

患者,男,35 岁。体检发现左肺占位性病变入院。

病理检查:左下肺肿物楔形切除标本:免疫组化检测:阳性:CD68(++++),Ki-67(+),SMA(+++),Vim(+++),

TTF-1(+肺泡上皮),CD34(++),DSM(+平滑肌),PAS(+)。免疫组化诊断:左下肺炎性假瘤(WHO 新分类称"炎性成纤维细胞瘤"(纤维组织细胞型)(图 5-7-2)。

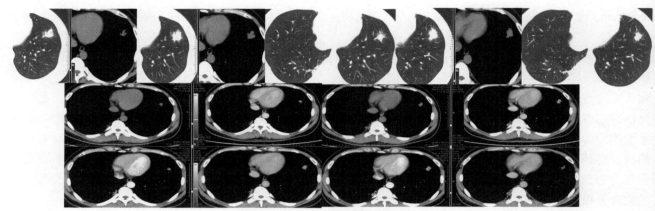

图 5-7-2　左下肺炎性肌成细胞瘤

第四节　误诊病例简介：肺炎性肌成纤维细胞瘤与血管瘤及肺癌

肺炎性肌成纤维细胞瘤是一种临床病理明确，生物学上仍有争议的少见病变，其组织形态学表现复杂多样，文献中的命名繁多，如炎性假瘤，黄色瘤，浆细胞肉芽肿等，过去有学者认为这种病变通常与先天的肺疾病与感染有关，组织学上含有大量浆细胞和其他炎性细胞并小肠淋巴滤泡，用类固醇治疗有效，这些均支持本病是一种反应性过程。

Cook 等（2001）认为炎性肌成纤维细胞瘤是炎性假瘤的一种特殊病理实体。近年来，认识到该病具有浸润、复发、恶变和转移特征，证实其确实是一种真性肿瘤，而非炎性病变。

炎性肌成纤维细胞瘤好发于儿童和年轻人，也可发生在成年人，女性略多见。发生于软组织和内脏器官，可位于全身各处，最常见位于肺部，约占43%，临床表现为发热、体重减轻、贫血及肿瘤挤压周围软组织而出现的临床症状。炎性肌成纤维细胞瘤的 CT 表现有：病灶密度不均匀，呈软组织密度，可以钙化，病变大小一般为 2~20 cm，也可 <1 cm 或 >20 cm，为实性局限性肿块或多病灶，可以局部浸润性生长。

本病主要与以下几种疾病相鉴别：肺癌：肺癌边缘有毛刺、分叶等征象，较大病灶容易坏死，增强轻度强化。炎性假瘤：炎性假瘤多位于肺周边，呈圆形、椭圆形结节或肿块，密度多较均匀，少数可有斑点状钙化灶。肺间叶组织肉瘤：肺间叶组织肉瘤肺内肿块较大，边缘清楚，光滑或有分叶。CT 征象两者难以鉴别。神经源性肿瘤：神经源性肿瘤多来源于椎管内或神经孔，椎体、椎间孔或肋骨常见边缘光滑压迹，且椎间孔常扩大，增强呈哑铃状骑跨与椎管内外。

一例右肺下叶病灶为富血供肿瘤，且短时间增大，病灶密度均匀，无分叶及毛刺征。

术前 CT 疑诊为良性病变，血管性病变，支撑有两点：①富血供，静脉期较动脉期强化还明显；②血管畸形的瘤囊可以增大。不支撑点：未见增粗供血动脉及引流静脉。

介入检查疑诊为肺癌，支撑点有两点：①支气管动脉供血，肿瘤染色明显；②肿瘤短时间增大，具有侵袭征象。不支撑点：患者年龄较小，边缘不具有肺癌征象——分叶、毛刺征。回顾分析术前误诊的主要原因为该病病例较少，对其认识不足。

综上所述，短时间增大的、边界清晰富血供型占位应考虑炎性肌成纤维细胞瘤可能。

第五节　左上肺炎性肌成纤维细胞瘤

患者，男，53 岁。因体检发现左肺占位 16 d 入院，PET/　　　CT 检查提示：左肺软组织块影，考虑良性病变。

病理检查：左上肺肿块切除标本：总体积 7.2 cm×4 cm×3.5 cm，切面灰白，半透明，质偏脆，局灶钙化。免疫组化检测：阳性：Vim（+++），SMA（++），Actin（+++），Bcl-2（+）；阴性：S-100，CD117，CK，TTF-1，CD34，CD68。免疫组化诊断：左上肺炎性肌成纤维细胞瘤。注：肿瘤 7.2 cm×

4 cm×3.5 cm，由成纤维细胞及肌成纤维细胞构成，伴慢性炎细胞（以淋巴细胞为主）浸润，局部胶原化钙化。肿瘤周围有少量上皮成分陷入。周围肺组织充血出血，伴淋巴细胞巨噬细胞浸润，请注意随诊（图 5-7-3）。

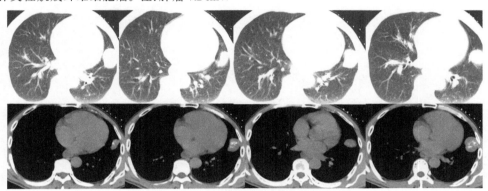

图 5-7-3　左上肺炎性肌成纤维细胞瘤

第八章　胸部其他肿瘤

第一节　肺错构瘤

错构瘤是某种器官的不同组织错误排列而形成的一种良性占位性病变，可发生于全身各个组织器官。细胞学及遗传学研究证明其是一种真正的肿瘤而不是单纯的发育异常。

肺错构瘤是较常见的肺内良性肿瘤，以肺内孤立结节为特征。发病率占所有肺内孤立性结节的第3位。影像学上易与肺癌、结核球和其他良性肿瘤混淆，在肺孤立性结节的鉴别诊断中有重要作用。

一、病理学

错构瘤发病原因尚不清楚，其构成成分是肺部原有的组织，但由于异常的组合而形成肿瘤样病变。近年来有学者认为错构瘤起自支气管的未分化间质细胞，是一种真正的间叶性良性肿瘤。肺错构瘤常呈圆形或椭圆形，边界清楚，可有轻度浅分叶，直径约 3.0 cm，一组病灶直径最小为 0.5 cm，最大为 3.0 cm，平均 1.7 cm。肿瘤成分一般以软骨为主，此外可以含有腺腔、脂肪、平滑肌、纤维组织和上皮组织，有时可有钙化和骨化。

肿瘤起源于小支气管的结缔组织，常位于肺的周边部近胸膜或肺叶间隙处，位于肺门部极少见。绝大多数错构瘤发生在肺组织的外围，约 10% 发生在大支气管管腔内。临床症状与发生部位有关，中央型可有咳嗽、发热等症状；周围型则多无临床症状。绝大多数为体检时偶然发现。

二、临床表现

肺错构瘤常以肺内孤立性结节为特征，在所有肺实性结节中占 8%，发病率占肺内孤立性病灶的第 3 位，仅次于肺癌和肉芽肿性病变。占所有肺良性肿瘤的 75%，在总体人群中发病率为

0.025%~0.32% 不等；以中老年为主，40 岁以上多见，一组 20 例患者平均年龄约 50 岁，40 岁以下者 3 例，40 岁以上 17 例。

三、影像学研究

X 线检查：肺错构瘤在胸片上均呈孤立圆形结节影。结节可发生于肺的任何部位，外周常多于中央部位。肿瘤边界清楚，分叶、毛刺少见，该组 7 例中仅 1 例有浅分叶，无一例出现毛刺等征象。有时发现肿块内有点状或"爆米花"状钙化。该组 7 例中仅 1 例出现环状钙化者术前诊断为错构瘤，其余 6 例中 1 例诊断为肺癌，5 例未明确病变性质。

CT：肺错构瘤在 CT 上多表现为边界清楚、光滑的圆形或类圆形软组织结节影，多无分叶及毛刺；该组有 8 例肺窗可见邻近肺血管受压推移，其血管的连续性保持完整。

肺错构瘤在 CT 上的主要诊断标准为发现肿瘤内的脂肪，因为在其他的肺结节内，如肺癌、肺转移瘤、结核球和炎性假瘤都不含脂肪成分。文献报道这一征象在错构瘤中的发生率为 59% 以上，故大多数错构瘤可于 CT 平扫做出正确诊断。该组病例检出脂肪成分者有 10 例，占 77%，薄层图像可以提高脂肪的检出率。

钙化是错构瘤的另一诊断要点，文献报道肺错构瘤的钙化发生率为 20%~60%，典型的"爆米花"样钙化出现率为 12.5%~22.9%。但实际工作中并未发现肺错构瘤有如此高的钙化发生率，究其原因大部分肺错构瘤被检出时，其病灶直径 <3.0 cm，而肺错构瘤的钙化发生率与其大小直接相关，一般认为直径 >4.0 cm 的肺错构瘤钙化发生率较高，而 <3.0 cm 的肺错构瘤钙化发生率则较小。该组 13 例

CT 检出病灶平均直径约为 1.7 cm,其中仅 1 例出现点状钙化灶。CT 增强扫描绝大多数病灶呈轻度强化,CT 值增加 <20 HU。错构瘤主要由软骨组成,血管含量少,血供不丰富是其强化不明显的组织学基础。该组有 10 例行增强扫描,强化程度 7~20 HU。肺错构瘤 CT 检查以高分辨薄层平扫为主,层厚一般采用 2~5 mm,以寻找病灶内脂肪密度灶是正确诊断的关键,必要时可行增强扫描以帮助确定病变性质,该组术前 CT 诊断良性病变 9 例(1 例诊断为结核),错构瘤 3 例,恶性 1 例。

PET/CT:^{18}F-FDG PET/CT 对肺良恶性肿瘤的鉴别诊断具有重要作用。Cicco 等(2008)对 42 例肺错构瘤术前的 CT 及 PET/CT 分析发现,单纯 CT 诊断良性结节的正确率为 62%,PET/CT 诊断良性结节的正确率为 81%,其标准摄取值(SUV 值)平均 <1.2。该组 2 例行 PET/CT 检查,2 个病灶均未见显像剂浓聚,术前均诊断为良性病变。

MRI:错构瘤在 T_1WI 一般呈等信号,内部如有脂肪则呈点片状高信号,T_2WI 呈不均匀高信号,内部可有条状等信号分隔,如有钙化则呈不规则低信号,增强扫描呈明显不均匀强化,分隔呈明显强化,分隔之间区域呈轻中度强化,病理研究发现强化明显的分隔为结缔组织,强化不明显区域为软骨组织,MR 信号强度及强化方式可较好地反映错构瘤不同的组织成分,T_1WI 及脂肪抑制序列如见到脂肪成分则可明确诊断。

四、鉴别诊断

肺错构瘤需与肺癌、结核球、硬化性血管瘤相鉴别。

肺癌:肺癌结节形状通常不规整,可见深浅不一的分叶和毛刺,可有"空泡征""血管集束征"及"胸膜凹陷征"等,结节内无脂肪,少见钙化,如出现钙化则多是肿瘤内部散在分布的"沙粒"或"面纱"样钙化,且钙化范围不是很大。强化程度 >20 HU,可见肺门、纵隔淋巴结肿大及肺内、外转移,PET/CT 可见显像剂浓聚。

结核球:结核球是由纤维包膜包裹干酪样物质所构成,其内也可见钙化,多呈斑片状或不规则形钙化,但结核球有一定的好发部位(双肺上叶尖后段和下叶背段),瘤体边界可不光滑,瘤内可有小空洞存在,瘤周常有卫星病灶。

硬化性血管瘤:硬化性血管瘤也是一种肺内少见的良性肿瘤,多表现为边界清楚,内部无脂肪成分,可见钙化,但增强以后呈明显花斑样强化,错构瘤则呈轻度强化。

常规胸片是检出肺错构瘤的筛选性方法,但定性诊断颇为困难。CT 对脂肪成分和其他细节的显示能力较好,尤其是薄层扫描对病灶内少量钙化、脂肪成分显示更敏感和准确,因此对错构瘤定性价值很高,对于一些无钙化和脂肪的错构瘤,可以行增强扫描,根据其强化程度初步判断结节良、恶性,必要时可行 CT 引导下穿刺活检定性;PET/CT 虽然可以对错构瘤结节做出良、恶性判断,但由于其检查费用较高,目前还不作为首选检查方法。

第二节　右肺错构瘤(良性间叶瘤)病例

患者,男,55 岁。因反复咳嗽、咳痰 5 年余,加重 2 月入院。

病理检查:右上肺肿块肺组织一块,大小 7.5 cm × 4.5 cm × 3 cm,切面灰红,质软,靠近被膜处见一灰白色结节样肿物,大小 1.7 cm × 1.7 cm,质中偏软,与周围界限清楚。常规病理诊断:右上肺肿块切除标本:初步考虑良性黏液性间叶组织肿瘤,待做免疫组化检测进一步明确肿瘤类型。

免疫组化检测:阳性:S-100,Vimentin,Desmin(散在 +),SMA(散在 +),Actin(散在 +),H-caldesmon(散在 +),CD57(散在 +),CD34(血管内皮 +),CK(L)(呼吸上皮 +),TTF-1(呼吸上皮 +),P63(呼吸上皮基底细胞 +),Ki-67(+,约 1%),AB 染色,PAS 染色;阴性:CK5/6,CK7,CK20。免疫组化诊断:右上肺肿块切除标本:结合免疫组化检测结果及组织学图像,诊断为肺错构瘤(良性间叶瘤),建议治疗后复查(图 5-8-1)。

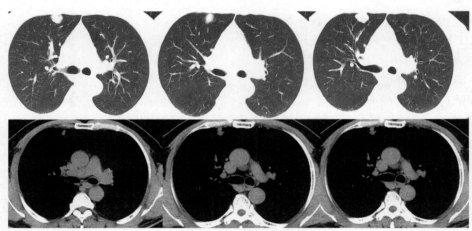

图 5-8-1   右肺错构瘤

第三节   原发性肺血管球瘤

血管球瘤是以多少不等、管腔大小各异的血管伴血管周增生、以血管球细胞为形态特征的少见的软组织肿瘤，起源于神经肌动脉球或血管球体，由血管球器的变形平滑肌细胞分化而来，多数发生于上肢或下肢的真皮及皮下组织。典型血管球瘤分为3型：实体性球瘤、球血管瘤、球血管平滑肌瘤。一例属于典型血管球瘤实体性球瘤亚型。

原发性肺血管球瘤罕见，CT 平扫为肺野外周部钱币样病变、孤立性圆形结节及实性肿块或不规则肿块伴周围细小结节，边界或清楚或毛糙，可有分叶，密度或均匀或不均匀，无钙化及空洞，CT 增强扫描呈边缘明显强化及中心低密度区；MRI 表现肿瘤大部呈等 T_1，高 T_2 信号，中心呈高 T_1、T_2 信号，增强 MRI 呈周边早期显著强化，逐渐向肿块中央部分延伸，肿块中心始终未见强化；PET 表现为圆形或不规则软组织肿块呈低到中等强度核素聚集或无聚集。一例 CT 表现与此类似。

第四节   左胸孤立性纤维性肿瘤病例

患者，男，59 岁。

病理诊断：左侧胸腔肿物穿刺标本：初步考虑间叶性恶性肿瘤，需要免疫组化检测进一步明确规定肿瘤类型。右下肺穿刺标本：仅见少量肺组织及个别异形增生的细胞，但异形细胞少，无法明确诊断。免疫组化诊断：左侧胸腔肿物穿刺标本：孤立性纤维性肿瘤（图 5-8-2）。

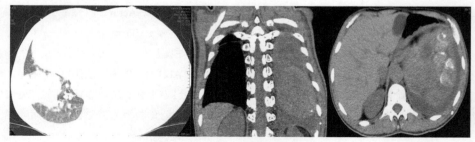

图 5-8-2   左胸孤立性纤维性肿瘤

第五节　肺孤立性纤维瘤

孤立性纤维瘤由 Klomperer & Rolin（1931）首次提出，多数学者认为起源于间皮下纤维结缔组织，多见于胸膜及腹膜，也发生于浆膜腔以外的部位如肺内、纵隔、眼眶等处。

孤立性纤维瘤多数为良性，恶性占 20%，真正的孤立性纤维瘤较少见。孤立性纤维瘤发病年龄多为青壮年和老年，发病原因不详，有人认为可能与接触石棉有关，多年来一直认为是间皮瘤的一个类型，主要依据是组织培养时肿瘤生长方式像间皮瘤，然而超微结构研究表明，孤立性纤维瘤肿瘤细胞更像成纤维细胞的形态。

孤立性纤维瘤临床上常无症状，但随着肿瘤增大，会出现相应的压迫症状，如发生在胸膜，患者可能会出现疼痛、咳嗽、呼吸困难。

孤立性纤维瘤大体表现通常为有包膜的肿块，肿块可呈分叶状，切面灰白或黄白，有束状、编织状、旋涡状条纹，质地坚韧，形态类似子宫的平滑肌瘤。病理特点为形态多样性，梭形肿瘤细胞与胶原以不同比例混合构成细胞密集区与疏区（胶原硬化灶），其中可见人字形、车辐状、栅栏状、波浪状神经样等结构，部分区域可富于血管并形成血管外皮瘤样结构，可见间质黏液样变，血管周围透亮变或微囊性变；局部肿瘤细胞可以表现为多形性巨细胞，核分裂象较少，一般无坏死及出血，其主要标志为 CD34，Vimentin 阳性，CD99 部分阳性，而 CK、CD31、Ⅷ因子、CD68、S-100 蛋白、NSE 和 SMA 一般为阴性，其中，CD34 阳性十分有助于孤立性纤维瘤的鉴别诊断。

病理上需要与孤立性纤维瘤鉴别的有恶性间皮瘤、血管外皮细胞瘤等，通过各种免疫组织化学标志物可以鉴别。

孤立性纤维瘤的影像学表现无特征性，有关影像学表现的报道甚少。

发生在肺部的孤立性纤维瘤需要与周围型肺癌及纤维组织细胞性肿瘤相鉴别。一例患者年龄较小，病史长（3 年）及其典型 CT 表现可以与周围型肺癌鉴别，但确诊仍依赖组织学和免疫组织化学。

第六节　左上肺错构瘤（纤维软骨脂肪瘤）病例

患者，男，69 岁。

病理检查：①左上肺肿块：灰红色组织一块，大小 8.5 cm × 3.5 cm × 2.0 cm，一侧见手术缝线，缝线长 8.5 cm，距缝线 0.8 cm 处见一结节状肿物，大小 2.5 cm × 2.5 cm × 1.5 cm，切面灰白质中，局灶质硬，其余肺组织灰红质软；②后段淋巴结：红褐色组织一块，大小 1.3 cm × 0.5 cm × 0.5 cm。常规病理诊断：①左上肺肿块切除标本：良性肿瘤，待免疫组化检测进一步明确肿瘤类型。②后段淋巴结切除标本：淋巴组织反应性增生，伴大量尘埃颗粒沉积。双侧声带息肉切除标本：镜下见被覆鳞状上皮细胞呈重度异型增生，部分癌变。

免疫组化检测：阳性：S-100（脂肪及软骨组织 +），TTF-1（呼吸型上皮 +），CK（P）（呼吸型上皮 +），CK（L）（呼吸型上皮 +），P63（上皮基底细胞 +），CD31（血管内皮 +），CD34（血管内皮 +），SMA（散在的纤维及平滑肌 +），Actin（散在的纤维及平滑肌 +），Calponin（散在的纤维及平滑肌 +），Ki-67（+，<1%）；阴性：HMB45。免疫组化诊断：左上肺肿块切除标本：结合免疫组化检测结果，诊断为错构瘤（纤维软骨脂肪瘤），建议切除及治疗后复查（图 5-8-3）。

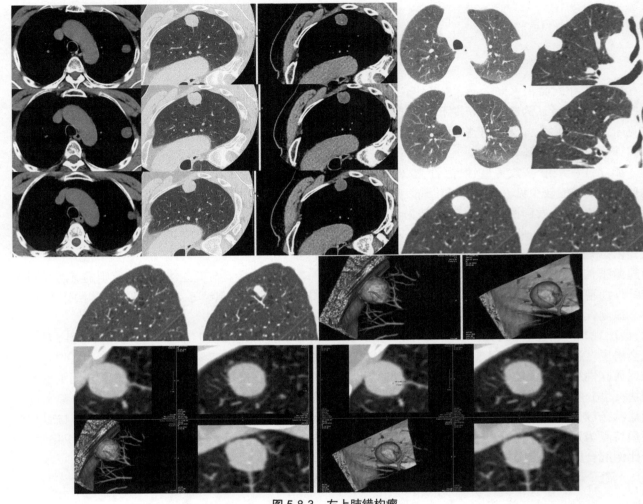

图 5-8-3　左上肺错构瘤

第七节　肺黏液瘤误诊为肺囊肿

黏液瘤多见于皮下组织、筋膜组织、心、骨和肌肉等，发生于肺脏者罕见。肿瘤位于肺实质者，与正常肺组织分界清楚，多呈结节状。位于支气管者，瘤组织位于支气管黏膜上皮下，但无明显境界。肿瘤呈浸润或膨胀式生长，但不转移。常无临床症状，手术治疗效果良好，但若切除不彻底，有复发倾向。一例肺黏液瘤被误诊为肺囊肿。

鉴别诊断：肺黏液瘤的鉴别诊断比较困难，主要与以下病变鉴别。

（1）肺囊肿：由于肺黏液瘤血供差，无强化，其CT值常为囊样较均匀密度，一例病变平扫CT值为4~12 HU，强化后CT值无明显改变。病变有包膜，形态为类圆形；肺门、纵隔无增大淋巴结，与肺囊肿影像表现极似，将其误诊为肺囊肿。但黏液瘤具有生长性，若随诊及前后影像资料对比可提供一定的鉴别点。

（2）炎性假瘤：WHO及肿瘤国际组织分类方法将炎性假瘤分为类肿瘤样病变，为肺内多种细胞成分的炎性增生性肿块。WHO根据病变组织学形态的不同将部分炎性假瘤划分为肺硬化性血管瘤。影像表现上，炎性假瘤直径一般为2~4 cm，边界较清，无特异表现的炎性假瘤与肺黏液瘤鉴别较困难。

肺硬化性血管瘤：肺部少见的良性肿瘤，多发生于青中年女性，40岁左右好发。可能来源于Ⅱ型肺泡上皮细胞，肿瘤多数<3.5 cm，病灶呈球形或椭圆形，外有很薄的纤维样假包膜，表面光滑，质软或韧，

可有坏死或钙化,增强 CT 可见瘤周瓜皮样网状血管影或见与肿瘤一致的扩张血管,以资鉴别。

(3)错构瘤:常有钙化或脂肪成分以资鉴别。

(4)转移性黏液瘤:发生于身体其他部位间叶组织中的黏液瘤,有时可转移至肺部,但常为多发转移,且有原发病灶,可资鉴别。

第八节　误诊病例简介:孤立性肺平滑肌细胞瘤与肺内硬化性血管瘤

肺平滑肌细胞瘤临床罕见,约占肺部良性肿瘤的 4%。起源于支气管、肺血管或周围肺实质的平滑肌细胞,根据起源可分为 4 型,以肺实质型最多见,其次为支气管内型、气管内型和肺血管内型。临床表现主要与肿瘤的发生部位、数目和病灶大小有关,起源于肺实质内者多无症状,体检或偶然发现;而起源于气管支气管者,若堵塞部分管腔可出现相应的呼吸系统症状,如咳嗽、胸闷、咯血等。

一例病灶起源于肺实质内,属于肺实质型,该型平滑肌细胞瘤多见于中年女性患者,常常伴有子宫肌瘤病史,可能和组织起源相同相关。影像学主要表现为肺内单发孤立的圆形或类圆形结节,边界清晰,密度均匀,一般无毛刺和分叶,少数病例可以浅分叶,肺门和纵隔淋巴结无肿大,如果病灶位于肺的外围,可致邻近胸膜轻度粘连,增强后病灶表现为渐进性延迟强化趋势,实质内密度始终保持均匀强化,未见出血、坏死和囊变。

尽管本病的影像表现不具明显的特征性,但是所有征象均提示为良性肿瘤,影像学上很难定性,容易误诊。一例 2 年来一直误诊为肺内硬化性血管瘤。

该病一般术前可以肯定为良性肿瘤,但定性困难,免疫组织化学技术可确定肿瘤组织的来源,该病

预后良好,单发孤立病灶以手术切除为主,只要彻底切除,术后一般不易复发。术前结合 MSCT 后处理重组技术有利于肿块的定位,可以更好地观察病变的形态及周围情况,对于术前综合评估有重要价值。

附:具体病例资料:患者 女性,55 岁。因发现右下肺结节 2 年入院手术。既往有子宫肌瘤病史 10 年。入院体检及实验室检查均未见异常,无咳嗽、咳痰、气促、呼吸困难等症状。

CT 平扫肺窗示右肺下叶大小约 3.1 cm×2.2 cm 类圆形软组织结节,边缘光滑清晰,无毛刺,周围无阻塞性炎症和肺气肿表现。纵隔窗示结节密度均匀,平扫 CT 值 32 HU。增强扫描动脉期肿块轻度强化,CT 值约 50 HU,病灶紧贴肺动脉分支血管,实质期肿块进一步强化,密度均匀,CT 值约 64 HU,延迟 3 mm 扫描,病灶实质密度均匀,CT 值约 70 HU,冠状面重组清晰显示肺内结节的边缘、形态和周围情况,肿块周围无阻塞性炎症和肺气肿征象。

手术及病理所见:右肺下叶背段直径 3 cm 结节,边界清晰,行肺段楔形切除,切面灰白色,质中等,有完整包膜。镜下肿瘤由平滑肌细胞组成,细胞分化良好,呈"编织"状排列,未见核分裂象。免疫组织化学:平滑肌肌动蛋白(SMA)(+),结蛋白(Desmin)(+),CD34(-),黑色素瘤相关抗原(HMB45)(-),酸性钙结合蛋白(S-100)(-)。病理诊断:右肺平滑肌细胞瘤。

第九节　左下肺纤维软骨脂肪瘤(错构瘤)

患者,男,44 岁。发现左下肺占位 1 月余入院。

病理检查:左下肺肿物:肺组织两块,大小分别为 6.0 cm×6.0 cm×2.0 cm、6.0 cm×4.5 cm×1.5 cm,送检前已剖

开,切面可见一灰白结节,大小 1.3 cm×1.0 cm×1.0 cm,质中偏硬,与周围界限清楚,其余切面灰褐质软。常规病理诊断:纤维软骨脂肪瘤(错构瘤)(图 5-8-4)。

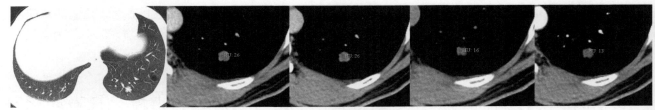

图 5-8-4　左下肺纤维软骨脂肪瘤

第十节　误诊病例简介：肺上皮样血管内皮瘤与结核及肺癌

肺上皮样血管内皮瘤（PEH）是一种罕见的肺内血管源性交界性肿瘤，少见。

肺上皮样血管内皮瘤由 Dail 等（1975）首次报道。由于对肿瘤组织起源不清楚，而且常侵犯血管并有Ⅱ型肺泡上皮特点，最初被命名为血管内支气管肺泡瘤，并认为是肺泡细胞癌的一个亚型。近年来，免疫组织化学及电镜均已证实此瘤起源于血管内皮细胞，故将本病称为肺上皮样血管内皮瘤。

一、病理学

肺上皮样血管内皮瘤病因目前尚不清楚，可能与血管发育不良、口服避孕药、外伤、雌激素水平异常等有关。肺上皮样血管内皮瘤病理形态特点为：肿瘤结节周边细胞丰富，上皮样肿瘤细胞呈"花冠"状充填于肺泡腔，病变中心为黏液透明样变间质，细胞成分稀少，肺泡壁结构保留。肿瘤细胞胞质内有空泡形成，空泡内偶见红细胞。免疫组织化学示 CD31、CD34 阳性可帮助诊断。电镜观察，肿瘤细胞位于清楚的基底膜上，表面有吞饮泡，偶有 Weibel-Palade 小体。与正常细胞不同的是，肿瘤细胞含有丰富的中间丝（波纹蛋白）。

二、临床表现

上皮样血管内皮细胞瘤（EH）可发生于全身各部位，以软组织为多，主要是四肢，其次为头皮和躯干，而原发肺部较罕见。上皮样血管内皮细胞瘤预后虽然较通常的血管肉瘤好，但少数病例可局部复发和转移。该病各组年龄均可发病，50% 的患者发病年龄 <40 岁，女性好发，男女发病比为 1：4。据报道与女性长期服用避孕药或雌激素水平异常有关。

患者可无任何临床症状，部分患者可表现为轻微胸痛、胸闷、咳嗽、咯痰，低热、关节肿痛、杵状指、咯血，气促等，不具特征性。半数患者无任何临床症状，体检时偶然发现病灶。多数肿瘤表现为良性，少数为高度恶性；偏良性者，肿瘤生长较慢，可存活十几年。

上皮样血管内皮细胞瘤可发生皮肤、骨骼、腹膜、肝、脑、肾、后腹膜、胃肠道及淋巴结等处转移，远处转移率为 20%~30%，但肺内多发性病灶为多中心起源而非肺内转移。如伴发严重临床症状和出现气道、血管、胸膜受侵，则预后差，患者可于一年内死亡。

三、影像学研究

以两肺多发性结节影多见，病灶沿血管及支气管分布，以两下肺为重，边界清或不清，结节大小不等，直径常为 0.1~1.0 cm，部分可达 2.0 cm，沿肺纹理分布，多位于肺的基底部及胸膜下。多发结节内可出现钙化，认为是本病的特点。

肺底部常可出现絮状渗出病灶，呈"磨玻璃"样改变，其原因是肿瘤细胞在小动静脉周边腔隙内增殖所致，而一些病例在复查过程中发现肺门逐渐增大，周围呈"磨玻璃"样改变，并可见血管支气管束不均匀增厚。肺上皮样血管内皮瘤偶尔也可单发，表现为肺内孤立性肿块，肿块直径约 5 cm，但极为少见；肺间质改变，表现为肺纹理增粗、紊乱，分布不规则，小叶间隔增厚明显及胸腔积液。

以单发结节病灶伴其内空洞形成的病例十分罕见，有作者报告一例患者首先表现为右肺下叶背段的单发直径约 2.1 cm 的结节影，内有小空洞，内壁规则，周围肺野清晰，强化不明显，一直误诊为结核，怀疑周围型肺癌，经抗结核治疗 6 个月，随访两年，无明显变化。在患者临床症状加重后再次复查，病变增大明显（直径约 3.3 cm），边缘毛糙，空洞壁较前增厚且不规则,伴强化。空洞的形成可能与病变内坏死物质的排出有关。

该例 CT 表现与结核和肺癌酷似,与结核空洞、周围型肺癌难以鉴别。抗结核治疗无效可提示为肺上皮样血管内皮瘤的诊断依据之一;该例病灶形态学上还与周围型肺癌难以鉴别,但较长时间的随访,病变无明显变化,且患者临床症状轻微,其他部位未见异常则提示病灶恶性程度不高,但影像学诊断仍困难,明确诊断需依靠病理检查。

鉴别诊断:肺上皮样血管内皮瘤在影像学上缺乏显著的特征性,易与许多肺部疾病混淆。表现为双肺多发结节者,需与肺结核、肺转移瘤、细支气管肺泡癌、结节病及矽肺等鉴别。

肺结核:亚急性或慢性血行播散型肺结核,都可表现为两肺多发小结节影,结核病灶大小不一,可见纤维条索病灶,上肺较多,并可行 PPD 皮试、结核抗体等检查及试验性抗结核治疗。

肺转移瘤:肺多发性转移瘤结节通常较肺上皮样血管内皮瘤的结节大,边缘清晰,肺间质改变较少见,双肺转移瘤病变进展较快,复查结节增大较明显,除部分原发病为骨肿瘤外,一般无钙化,如找到肺外原发性肿瘤则可明确诊断。

细支气管肺泡癌:结节型及粟粒型细支气管肺泡癌结节一般密度较高,边缘清晰,肺间质改变少见,进展较快,临床症状较重,痰中癌细胞可为阳性,确诊仍需病理检查临床上有大量泡沫样痰。

结节病:纵隔及肺门淋巴结肿大较肺上皮样血管内皮瘤大,呈双侧性,轮廓较清,肺内多发性结节较上皮样血管内皮瘤更小,但也可融合成大块状

高密度影,结节多分布在两肺外围、胸膜下和肺门区,可见胸膜斑;而肺上皮样血管内皮瘤的多发性结节以两下肺居多,结节病与肺上皮样血管内皮瘤的影像学表现有许多非常相似,鉴别较难。

矽肺:矽肺患者常有粉尘接触史。

此外,表现为多发结节的肺上皮样血管内皮瘤还需与肺特发性含铁血黄素沉着症、肺韦格氏肉芽肿、嗜酸性肉芽肿或组织细胞增多症、外源性过敏性肺泡炎、真菌感染、肺部寄生虫感染等疾病相鉴别;而对于单发性结节者鉴别诊断十分困难。

附:具体病例资料:患者,男,23 岁。主诉:咳嗽、咳痰、痰中带血 1 年余,右胸疼痛 3 个月,上腹不适 1 个月入院。体检无特殊。外院诊断:"双肺浸润性肺结核",经 2HRSZ/2HR 方案正规抗结核治疗 6 个月,症状略缓解,复查胸片肺部病灶改善不明显。入院后 3 次纤支镜检查均无阳性发现。余无异常。

胸片示双肺纹理增粗、增多、模糊,双侧中下肺野可见多发散在斑点状、小结节影,边界尚清晰;右肺门稍增大,周围见片状磨玻璃样模糊影,复查过程中逐渐增大;CT 示两肺散在多发小结节影,直径 1~5 mm,大部分结节直径 2~4 mm,结节无融合,并沿血管及支气管分布,部分边缘清晰,部分结节见"胸膜牵拉征";双侧肺门周围支气管血管束稍见增粗,纵隔无肿大淋巴结;均诊断为双肺多发性转移。

胸腔镜术中见:肺表面布满小结节,表面光滑,质硬。

免疫组织化学:肿瘤细胞 CD34(+)、CD31(+)、F8(+)、波形蛋白(Vimentin)(+)、细胞角蛋白(CK)(-)、上皮膜抗原(EMA)(-)、平滑肌肌动蛋白(SMA)(-)、甲状腺转录因子-1(TTF-1)(-)。病理诊断:肺上皮样血管内皮瘤。

第十一节　良性肺部病变被 PET/CT 误诊为肺癌、肺癌可能性大或考虑为恶性肿瘤

对肺部结节及肿块的定性诊断和鉴别诊断一直是影像学诊断的难点之一,^{18}F-FDG PET/CT 显像技术对肺部病变定性诊断的价值已得到肯定。

PET/CT 对肺部病变良、恶性的鉴别诊断依据主要为肺部肿块或结节具有恶性肿瘤的 CT 特征(包括边缘、密度、伴随征象等),同时病灶具有较高的 ^{18}F-FDG 浓聚程度,一般以最大摄取标准值(SUV_{max})≥ 2.5 为鉴别标准,Gould 等(2001)的荟萃分析显示,以最大摄取标准值 ≥ 2.5 为标准,诊断肺部病变的灵敏度及特异度分别为 94.2% 和 83.

3%,显然,如何在此基础上提高 PET/CT 诊断的特异度,降低假阳性率是我们必须关注的问题。

一组搜集的误诊病例中,以结核最为多见(23/33),以往已有较多研究显示,孤立性肺结核瘤是引起 ^{18}F-FDG 摄取肺部最常见的良性结节。Goo 等(2000)对 10 例确诊的肺结核球进行 ^{18}F-FDG PET 显像,除 1 例直径为 0.8 cm 的结节未发生 ^{18}F-FDG 摄取外,其余 9 例病灶均发生摄取,平均最大摄取标准值为 4.2 ± 2.2;一些作者对 23 例肺结核瘤回顾性分析显示,其中 17 例出现 ^{18}F-FDG 高摄

取,平均最大摄取标准值为(4.01±1.89)。

该组误诊的 23 例结核病例中有 18 例出现 ^{18}F-FDG 高代谢,是肺结核瘤误诊的首要原因。另外该组还有 10 例出现肺门、纵隔或其他部位的淋巴结肿大及摄取增高,与肺癌的淋巴结转移难以鉴别,更增加了诊断难度。

因此,对于活动性的肺结核瘤,应更仔细分析其分布特点及形态学特征,如是否为结核好发部位,即上叶尖后段及下叶背段,该组大部分误诊病例出现于该部位(15/23);是否出现边界清楚的坏死灶(干酪样坏死)或点状钙化等。

Davis 等(2009)还发现活动性结核多表现为 ^{18}F-FDG 高摄取,而经治疗或陈旧性结核 PET 显像表现为无明显摄取或轻中度摄取(最大摄取标准值 <2.5),因此对诊断不明的病例,抗结核治疗后复查其代谢情况也是鉴别方式之一。

其他肺部炎性病变如炎性假瘤、真菌感染在该组误诊病例中也占有一定比例。典型炎性假瘤的形态学特征为病灶位于胸膜下,结节呈三角形,三角形的底部靠近胸膜,而该组有 3 例误诊的炎性假瘤都是在最大摄取标准值 <2.5 的情况下做出诊断,主要原因为对形态学的认识不足,其中 3 例均出现"毛刺征",2 例出现"胸膜牵拉征",与炎性假瘤的病理特点表现为炎性渗出物机化,纤维组织大量增生导致内部结构收缩有关,也是其误诊为肺癌的重要原因;有文献认为"平直征"是肺炎性假瘤较特异性的征象,应进一步加强认识。

Zinck 等(2002)报道 40% 的肺隐球菌病出现晕征,表现为病灶周围完整环绕的磨玻璃密度影,病理表现为肉芽肿周围的炎症;该组 3 例真菌感染均出现于双肺下叶且伴有明显的晕征,与此文献报道相符;但由于诊断时对"晕征"认识不足,且 3 例真菌感染均出现了 ^{18}F-FDG 高代谢,导致了误诊。

硬化性血管瘤是一种较为少见的肺部良性肿瘤,大多数学者倾向于硬化性血管瘤为 II 型肺泡上皮细胞来源,好发于中老年女性,具有明显的性别倾向。有研究通过硬化性血管瘤的免疫组化研究认为其形成是血管瘤样区乳头区 - 实变区 - 硬化区的演变过程。^{18}F-FDG 放射性摄取是否增高可能与病变的不同阶段有关。该组 2 例均出现 ^{18}F-FDG 高摄取,可能与病灶内部肉芽组织增生有关。硬化性血管瘤常见的 CT 表现为孤立性结节,边界光整,密度均匀,无分叶、毛刺;"贴边血管征"及"空气新月征"

为其特征性表现,该组误诊的 2 例硬化性血管瘤形态学表现不典型,1 例出现分叶,1 例出现毛刺,其特征性的"贴边血管征"由于未行增强扫描而无法观察到,因此难以与周围型肺癌鉴别。

该组误诊病例除炎性假瘤外,其余各组良性病变最大摄取标准值均值与恶性病变均有重叠,但组间差异无统计学意义,这是由于巨噬细胞、淋巴细胞、粒细胞等炎性细胞表达 Glut-1、Glut-3 增多,转移葡萄糖效率增加,从而摄取更多的 FDG 所致。

CT 表现不典型是导致误诊的原因之一,良性肿瘤病变与炎症均可表现为软组织结节或肿块影,分叶征、毛刺征和空泡征等恶性病变的边缘及密度特征在肺结核等良性病变中也可出现。

因此该组作者认为需要从以下方面减少误诊的发生:正确认识摄取标准值对良、恶性病变的诊断价值;注意病变的好发部位,结合分析 CT 征象,充分认识特征性 CT 表现;认真结合临床资料,与既往影像学检查进行对照。

附:具体研究资料:搜集该院 PET/CT 诊断为肺癌、肺癌可能性大或考虑为恶性肿瘤,后经病理证实为肺部良性病变的患者 33 例,其中 27 例病理结果来源于手术切除,6 例来源于穿刺活检;病理类型包括结核 23 例,炎性病变 4 例(炎性假瘤 3 例、肺脓肿 1 例),真菌感染 3 例,良性肿瘤 3 例(硬化性血管瘤 2 例,颗粒细胞瘤 1 例)。患者年龄 34~80 岁,平均年龄 53.3 岁,其中男性 24 例,女性 9 例。

病变大小及分布情况:该组病例包括直径 1~3 cm 间的结节 21 例,其中以结核(15/23)及真菌感染(3/3)多见;直径大于 3 cm 肿块 11 例,以结核(8/23)及良性肿瘤(2/3)多见,直径小于 1 cm 的结节 1 例,为炎性假瘤;该组病灶分布于上叶 17 例,下叶 12 例,右肺中叶 4 例;其中结核最易发生于上叶尖后段(10/23)及下叶背段(5/23),真菌感染好发于下叶(3/3)。CT 征象:分析误诊病例最多见的 CT 征象为边缘毛刺(15/33)及分叶(12/33),其中毛刺在炎性病变中多见(4/4),晕征在真菌感染中多见(3/3);大部分病灶密度均匀(20/33),少部分病例出现空泡 / 空洞(6/33)成坏死灶(4/33);胸膜牵拉是最常见的伴随征象(7/33)。

结核、真菌感染、良性肿瘤、炎性病变各组平均最大摄取标准值依次为 5.54±4.18、4.63±1.28、6.23±1. 32、2.07±1.44,组间差异无统计学意义(F=2.36,P=0.064)。

25 例发生肺内病变 ^{18}F-FDG 摄取浓聚(最大摄取标准值 ≥ 2.5),包括结核 18 例,真菌感染及良性肿瘤各 3 例,炎性病变 1 例;其中 11 例同时伴有增大淋巴结 ^{18}F-FDG 浓聚,包括结核 9 例,良性肿瘤 2 例;另外 2 例表现为增大淋巴结

^{18}F-FDG 浓聚而肺内病变无浓聚,包括结核 1 例、炎性病变 1 例。其他肺外病理性 ^{18}F-FDG 摄取仅表现为 1 例结核合并有腹膜、大网膜增厚及放射性浓聚。

误诊原因分析:在误诊的 33 良性病例中,18 例因具有恶性 CT 征象同时最大摄取标准值 ≥ 2.5 而做出诊断,包括结核 12 例(12/23),真菌感染 3 例(3/3),良性肿瘤 2 例(2/3),炎性病变 1 例(1/4);8 例仅因具有恶性 CT 征象而做出诊断,包括结核 5 例(5/23),炎性病变 3 例(3/4);7 例不具备典型的恶性 CT 征象,仅因最大摄取标准值 ≥ 2.5 做出诊断,包括结核 6 例(6/23),良性肿瘤 1 例(1/3)。

第十二节 肺部原发性平滑肌瘤的误诊

一、临床表现

平滑肌瘤多发生于消化道,其次为子宫,而发生于肺部的非常少见,占肺良性肿瘤的 2%。肺部原发性平滑肌瘤是来源于肺内血管、淋巴管或支气管的平滑肌细胞或组织,根据其组织起源分为支气管内型、肺血管内型及肺实质型,肺实质型多见。

Terada(2013)报道 1 例起源于肺动脉的平滑肌瘤, Behesthirouy 等(2012)报道了 1 例因受化学武器损害而起源于支气管的平滑肌瘤。不同类型的肺部原发性平滑肌瘤引起不同的临床症状,如支气管内型者,会发生刺激性咳嗽、咳痰、胸痛、胸闷;管腔阻塞严重时,会引起一系列阻塞性改变,导致呼吸困难。肺实质型较小时,一般不伴有相应的临床症状;当肿块较大时,会压迫邻近的支气管,引起胸闷、呼吸困难等症状。

一组 6 例全为肺实质型,故引起相应的症状较轻,出现的咳嗽、胸痛、咯血及发热的症状均与此瘤无关,是本身伴有慢性支气管炎或肺炎所致。

肺部原发性平滑肌瘤好发中青年女性,该组男女性别比为 1 : 2,与似往文献报道相符。

肺部也会发生转移性良性平滑肌瘤,比原发性肿瘤相对多见,文献已有报道。转移性平滑肌瘤多是子宫肌瘤手术后出现,肺内常多发。

二、影像学研究

该组 6 例肺部原发性平滑肌瘤均单发,CT 见肿瘤均呈圆形或卵圆形,边缘极其光滑、锐利、清晰,无分叶、毛刺,大小不一,具有完整假包膜,可见肺部原发性平滑肌瘤具有肺部良性肿瘤的 CT 特点,但缺乏特征性。

该组 6 例均存在误诊:误诊为肺癌 1 例,肺硬化性血管瘤 2 例,错构瘤 2 例,1 例报告为良性肿瘤,6 例均未考虑到平滑肌瘤。

1 例误诊为肺癌,是由于肿块较大,直径约 8.5 cm,同时伴有胸腔积液、咯血,但仔细观察也能发现一些呈良性肿瘤的影像表现,比如肿块边缘光整,密度均匀,邻近胸壁无侵犯,而胸腔积液是由于肿块刺激邻近胸膜引起渗出所致;其余 5 例虽都考虑良性肿瘤,但均未想到平滑肌瘤,分析原因可能是肺部原发性平滑肌瘤发生率低,对它缺乏认识,同时肺部原发性平滑肌瘤缺乏影像特征性,和其他良性肿瘤鉴别困难。肺部原发性平滑肌瘤的 CT 平扫多为中等密度,与邻近胸壁肌肉密度相似,增强后强化程度多不明显,有时可见肿瘤假包膜强化,这与它的病理特点是一致的。4 例均匀中度强化,大体标本切面呈灰白色,肿块较密实、质硬,镜下平滑肌瘤细胞成束、纵横交织排列而成,间质有纤维结缔组织,血管较少见,有假包膜。

1 例肺部原发性平滑肌瘤实质强化明显伴液化囊变,大体标本切面呈灰红色,肿块质地较软,镜下主要由平滑肌瘤细胞组成,纤维组织较少,间质血管丰富,部分平滑肌瘤细胞发生玻璃样变性,局部血管分支减少,查阅以往文献此种情况少见。可见肿瘤内纤维组织多,平滑肌细胞少,则大体标本表现较白较硬;相反,平滑肌瘤细胞丰富,纤维组织少,则大体标本较红较软,间质血管丰富,强化也明显。

1 例肿瘤假包膜强化,镜下见假包膜由纤维结缔组织束形成,结构疏松,其内分布有放射状的血管支。

该组 6 例术后 CT 随访半年至 1 年,均未见复发和转移的 CT 征象。

对于肺部转移性平滑肌瘤,CT 表现多为两肺多发,如果女性患者肺内出现多发性平滑肌瘤时,要进一步检查子宫有无肿瘤,并应多处取材,观察细胞有无异型性,以排除肺内肿瘤是否为子宫分化较好的平滑肌肉瘤或良性平滑肌瘤的肺转移灶。

三、鉴别诊断

该组 6 例肺部原发性平滑肌瘤为孤立性肿块，呈良性肿瘤的 CT 表现，易与肺内其他良性肿瘤相混淆，如错构瘤、炎性假瘤、肺部硬化性血管瘤等。

肺内最常见的良性肿瘤是错构瘤，其典型 CT 表现可见爆米花样钙化及脂肪密度，边缘光滑，增强后无或轻度强化，易鉴别。

肺炎性假瘤是肺内慢性炎症产生的肉芽肿，机化、纤维结缔组织增生及相关的继发病变形成的肿块，并非真正的肿瘤，CT 表现为圆形或椭圆形肿块，一般无包膜，典型者可见尖角征或切边征，病灶密度不均匀，增强后不均匀强化。

肺硬化性血管瘤，好发于中年女性，CT 表现为孤立性结节或肿块，边缘光整、境界清，增强持续渐进强化，典型者伴有空气新月征、晕征、贴边血管征、瘤内钙化等。

综上所述，肺部原发性平滑肌瘤少见，多偶然发现。病变呈圆形或卵圆形，轮廓光整，边缘极其光滑，CT 平扫及增强多呈中等密度。肺部 CT 检查发现此类表现时，要想到肺部原发性平滑肌瘤的可能。

第十三节　肺良性转移性平滑肌瘤伴存原发性肺腺癌

肺良性转移性平滑肌瘤(pulmonary benign metastasizing leiomyoma，PBML)是一种罕见的肿瘤，由 Steiner 等(1939)首次报道，而肺良性转移性平滑肌瘤伴发原发性肺癌尤为罕见，经国内外文献检索，目前仅有少数个案报道。

肺良性转移性平滑肌瘤好发于伴有子宫平滑肌瘤手术史的育龄期妇女，发生于术后 3 个月~20 年，其临床过程缓慢，多无明显症状，常于体检中发现，少数可有咳嗽、咯血、胸痛等局部刺激或压迫症状。因其临床表现不明显，常被漏诊或误诊。

目前肺良性转移性平滑肌瘤的病理起源仍有争议，其可能机制有：子宫潜在的未检测到的低度恶性的平滑肌肉瘤转移到肺；来自子宫良性平滑肌瘤细胞导致的肺栓塞；由于激素水平异常导致不同组织的平滑肌增生所致平滑肌瘤。多数学者认为肿瘤是子宫良性平滑肌瘤经血行播散至肺而成。

肺良性转移性平滑肌瘤典型胸部 CT 表现为双肺内多发边界清楚、大小不一的结节，以中下肺野为多，边界清楚光整，密度较均匀，毛刺、钙化少见，一般不累及支气管内膜和胸膜，一般无胸腔积液，不伴纵隔及肺门无淋巴结肿大。少数见单发结节、囊性变，偶见粟粒样弥漫性病变或空洞，部分伴有支气管狭窄或闭塞。胸部增强 CT 扫描中，结节强化程度主要取决于其血供程度，肺良性转移性平滑肌瘤的肺内结节多呈轻度强化或无强化。

影像学表现为肺内多发结节肿块时，需与其他良恶性肺肿瘤 / 肉芽肿病变鉴别，常见的疾病包括恶性转移瘤，结核肉芽肿性结节，真菌感染及结节病等，需结合病史及全身检查，进一步鉴别诊断。该病的确诊需依赖于病理学检查，临床可通过 CT 引导下经皮肺穿刺、胸腔镜活检、开胸肺活检和支气管镜活检的方法取材，穿刺活检是确诊的简单可靠的方法。

肺内磨玻璃结节(GGO)的检出率日益提高，诊断和随访标准亦比较成熟，该例直径 7 mm 的纯磨玻璃结节，根据 Fleisher 协会(2017)对偶然检出肺小结节指南标准，建议对平均直径大于 6 mm 的纯磨玻璃结节，间隔 6~12 个月进行随访，若无变化，每两年随访一次至少持续 5 年。尽可能做到早期发现早期诊断早期治疗，预后较好。

肺良性转移性平滑肌瘤与原发性肺腺癌是不同起源的肿瘤，治疗方案不同，结合既往研究报道，一些作者认为，肺转移性平滑肌瘤在 CT 上很少表现为磨玻璃结节影，在临床工作中，影像科医生需结合临床病史做出诊断和鉴别诊断，有助于临床医生及时采取个性化准确的治疗方案，从而更好地提高患者的疗效和预后。

总之，肺的良性转移性平滑肌瘤伴发原发性肺癌非常罕见，两种肿瘤的起源和生物学行为完全不同，在明确诊断之后，手术是最佳治疗方法。该患者术后予口服三苯氧胺治疗至今 5 个月，复查一般情况良好。

附：具体病例资料：患者，女，38 岁。体检发现左肺肿物 1 周。5 年前有子宫平滑肌瘤手术病史。胸部 CT 检查：肺窗示左肺上叶一枚纯磨玻璃密度结节，直径约 0.7 cm，边界清楚，无分叶毛刺；左肺下叶肺门旁软组织肿块，最大横截面大小约 3.4 cm × 3.1 cm，边界清，增强扫描后病灶明显不均匀强化，强化区 CT 值 93 HU，内部可见坏死区。CT 诊断：左肺下叶肿块，考虑低度恶性肿瘤，如神经内分泌肿瘤（类癌）可能大；左肺上叶磨玻璃结节，原位癌或微浸润腺癌可能，建议 6 个月后随访。

行胸腔镜下左上肺楔形切除术及胸腔镜下左下肺楔形切除术，术中探查见一病灶位于左上肺，结节直径约 0.5 cm；另一病灶位于左肺下叶，中央型，大小约 3cm × 3cm × 2cm，质硬，活动性稍差。

病理报告：（左上肺）原位腺癌伴微浸润，周围局灶肺泡上皮轻度增生。（左下肺）梭形细胞肿瘤。肿瘤细胞免疫组化报告：SMA（++），Desmin（+），H-caldesmon（++），ER（++），PR（++），P16（散在 +），Bcl-2（弱 +），Ki-67（散在 +），CD117（-），CD34（-），DOG-1（+），S-100（-），CD10（-），Inhibin-d（-），CD99（-），结合 HE 切片，诊断为平滑肌肿瘤，鉴于既往有子宫平滑肌瘤手术史，两次切片示形态学相似，符合良性转移性平滑肌瘤。

第九章　胸部寄生虫病

第一节　肺血吸虫病

随着改革开放的发展，人口迁移的频度在不断增加，一些原来具有区域性疾病的特点，现在可以随时发生在不同的地区。因此有必要对肺血吸虫病进行研究，以提高不同区域医生，尤其是非疫区医生的警惕性，及早对该病做出诊断并使患者获得及时正确的治疗。

血吸虫病在我国的流行区域主要是在长江流域及其以南的 12 个省（直辖市、自治区）。在我国流行的只有日本血吸虫病。该病是人畜共患的疾病，人、耕牛、猪均是重要的传染源。按照钉螺滋生地的地理环境和流行病学特点，我国血吸虫病流行区分为平原水网型、丘陵沟渠型、湖沼型 3 个类型。粪便入水、钉螺存在和接触疫水是本病传播的 3 个重要途径。

肺血吸虫病多见于急性血吸虫病患者，是最主要和最常见的异位血吸虫病。人对血吸虫普遍易感，患者以渔民、农民为多，感染率随年龄增长而增高，以 15~30 岁青壮年感染率最高，夏秋季多发。感染后可以有部分的免疫力，但重复性感染是经常发生的。虫卵肉芽肿是造成肺组织损害的主要原因，在肺部虫卵沉积的部位，有间质性病变、灶性血管周围炎表现。临床呼吸道症状多轻微，常被全身症状所掩盖，这点在疫区诊断该病时要给予特别的注意。在非疫区，对于疫区来的流动人口或者外出在疫区打工者也应该详细询问相关的病史。

慢性肺血吸虫病并发肺癌，有作者认为可能是一种巧合，但多数学者认为，肺癌的发生与肺血吸虫病有内在联系。有作者认为，虫卵的头腺分泌物和虫卵的长期刺激作用可能诱发肺泡上皮异型性增生，从而导致癌变。另有作者认为，反复发生的多量血吸虫卵沉积于支气管，导致支气管黏膜上皮增生

与化生，最终诱发肺癌，因此慢性肺血吸虫病与肺癌的发生有关。

诊断标准：病史：明确的疫水接触史是本病诊断的必要条件。患者的职业、籍贯、是否有疫区生活史在问诊时应给予足够的重视。

临床表现：在感染后 1~2 周内常有低热、少数为弛张高热、咳嗽、血痰、胸痛、荨麻疹等，这些症状均在 1 周左右消失。发病至 6 周后，可出现干咳、气促、胸痛，重者可见高热，气急，发绀，肝、脾肿大等肺水肿及心衰表现。查体早期常无阳性的肺部体征，在后期可闻及干、湿啰音、水泡音及胸水征。

实验室检查：急性血吸虫病患者以嗜酸性粒细胞显著增多为特点。白细胞总数多在（10~30）×10³/L 之间，嗜酸性粒细胞一般占 20%~40%，有的可高达 90%。在疾病的慢性期时，嗜酸性粒细胞仅轻度增多。但极重度型急性血吸虫病患者则中性粒细胞增多。

查痰在痰中有时可找到血吸虫虫卵或幼虫。大便孵化及虫卵检查、直肠黏膜压片试验常常呈阳性。粪便检查得到虫卵或孵出毛蚴，提示体内有活成虫寄生。但慢性或晚期患者中，因肠壁纤维化，虫卵不易从肠壁中排出，故阳性率很低。此时需行直肠镜检查取黏膜活检。皮内试验阳性，尾蚴膜试验阳性，环卵沉淀试验阳性等。

免疫学方法存在假阳性和假阴性，与其他吸虫病存在交叉反应的缺点。但环卵沉淀试验阳性率>95%，为本病的特异性的免疫学诊断。

影像学检查：早期可见肺部片状阴影，密度较淡，边缘不清，或呈粟粒样，以中下肺野为多。早期改变多在 3~5 个月内消退。迁延日久则可见表现新旧不等、密度不一或密度较高、边界清晰的不规则片

状阴影。晚期可出现肺间质纤维化,此时常常伴有肺动脉高压症的形成。

一、临床表现

急性肺血吸虫患者常因大面积接触疫水急性感染而致,潜伏期为40天左右(2周~3个月),其间可出现疫水接触处皮肤发痒、红色小丘疹。胸部症状多有咳嗽、胸痛等尾蚴皮炎和童虫的移行性损伤。患病时起病急,有发热症状,热度的高低、热型、热程以及全身反应视感染轻重而异。多数体温在39℃~40℃之间,热型以间歇热多见。皮肤过敏反应以荨麻疹多见,血管神经性水肿、全身淋巴结肿大有时亦可见到。

与此同时,半数以上患者可有腹痛、腹泻,重型患者可引起腹膜刺激征。90%以上的患者有肝脏肿大,伴不同程度的压痛,尤以左叶为著。黄疸少见。半数患者有轻度脾肿大。肺部表现大多轻微,仅有轻度咳嗽、痰少。体征不明显,可有少许干湿啰音。少数患者有蛋白尿,管型和细胞则不多见。急性期病程一般不超过6个月,经杀虫治疗,患者常迅速痊愈。如不治疗,则发展为慢性甚至晚期血吸虫病。

二、影像学研究

X线检查:急性肺血吸虫病的胸片表现主要是虫卵所致的嗜酸性脓肿和假结核结节。一般在感染后2~4个月X线征象明显。可分为初期和后期。初期改变是由于尾蚴进入人体肺组织机械性的损伤或尾蚴本身及代谢产物引起的过敏反应,此期病变出现早,消失快,可以出现一过性的肺部微小结节影,边缘较模糊,常沿肺纹理分布。也可表现为双肺弥散的点状或粟粒状阴影,大小不等,有些则可融合成小片状,边缘欠光整,密度较淡、沿着肺纹理分布的渗出性病变。病变分布特点以两肺中下叶、内中带多见。

在感染后2~3月后,则进入后期表现,此时是因为虫卵沉着在肺间质,以形成假结节为主要表现。此时两肺内可见散在分布密度不均、大小不等、边缘较模糊的粟粒样阴影,直径在2~5mm之间,病变多分布在中下肺野,部分可融合成片状,病灶中心密度较高,周围较淡,类似肺泡性水肿。亦可融合成雪花状,直径约为7~8mm。

慢性肺血吸虫病的胸片所示肺部损害无特异

性,主要是肺间质的改变,其主要表现分为以下几点:①肺间质改变。表现为两中、下肺纹理模糊,内带多见,外带较少,且见斑点状阴影或网状结节致密影。沿肺纹理方向分布小点状阴影,密度较淡薄。②肺部感染。表现为肺部大片状致密影,内可见液平,边缘模糊。亦可呈斑片状或云絮状阴影,边缘不清。可合并脓胸,但多为脾切除术后者。慢性肺血吸虫病亦可有肺内片状阴影,边缘较清晰,类似炎性假瘤的征象。③肺不张。常位于肺野底部,靠近膈面显示为长2~5cm、宽1~2cm的条状或盘状的增密影,并随呼吸而运动,以腹水型患者居多。④胸腔积液。肋膈角变钝,肺底积液。局限的包裹性积液,有时可以是胸片检查的唯一征象。

CT:CT表现与肺血吸虫病的组织病理学特征相关。急性肺血吸虫病患者可见一过性的微结节影出现,肺泡实变比较少见。Rocha等(1995)研究表明,此期还可以见到病变处的支气管壁增厚征象。慢性肺血吸虫病CT扫描可见肺野内裂隙状的渗出影,肺内有多发纤维条索影,典型的结节或微结节影。结节多分布于肺内中下叶,胸膜下或者支气管分叉处,结节中心部分密度较高,边缘不清晰,周围可以表现磨玻璃样的渗出影,呈现"晕征"。有文献报道此期也可出现类似急性肺结核和肺恶性肿瘤的征象。

Bethlem等(1998)认为7%~23%的慢性肺血吸虫患者,由于长期的动脉内膜炎性肉芽肿病变引起肺动脉和毛细血管进展性的损害,导致肺实质的纤维化。随着病程的延长,CT表现中还可以出现肺动脉高压等征象。

肺血吸虫病合并肺癌:一组学者报告一组2例肺血吸虫病合并肺癌,手术病理观察见血吸虫卵沉积于癌实质或间质中,破裂钙化的虫卵周围有明显的纤维组织增生。

血吸虫肉芽组织与癌细胞巢间虽然没有见到细胞异型性增生向癌细胞转化的组织学依据,但从慢性血吸虫肝硬化导致肝癌的发生及乙状结肠、直肠血吸虫性纤维组织增生导致结肠癌的发生得到启示,并认为沉积在肺内血吸虫卵长期机械性、化学性刺激导致纤维组织增生、胶原组织沉积、瘢痕的形成可能是肺癌发生的原因。

由于慢性肺血吸虫病并发肺癌的病例少见,而且缺乏由肺血吸虫病演变为肺癌的组织学证据与免疫学依据,目前关于慢性肺血吸虫病与肺癌发生的关系及其诱发肺癌的机制尚不清楚,需要进一步研究。该组 2 例,均为右肺实质性肿块,边缘分叶,伴有相应肺段支气管阻塞,影像学上符合肺癌的特征。

三、鉴别诊断

肺血吸虫没有特异的影像学表现,X 线和 CT 表现均容易和急性粟粒性肺结核、小儿大叶性肺炎、支气管炎等相混淆。无论在疫区或者非疫区要特别注意患者的迁移史、临床、实验室等资料的采集和分析,结合影像学表现进行综合判断后做出诊断。

对于肺血吸虫病合并肺癌者,除了与肺结核瘤、炎性假瘤等病变鉴别外,还应与肺血吸虫性肉芽肿相鉴别。另有作者报道 1 例右下肺血吸虫病被误诊为肺癌的病例,从影像学角度看,肺血吸虫性肉芽肿符合炎性肉芽肿的一般特征,无分叶及毛刺征,邻近肺野可见晕征有助于二者之间的鉴别。

第二节　热带寄生虫感染的胸部表现

寄生虫是寄生在人体或其他生物体内并从生物体获取营养的微生物,宿主可不被感染或随着寄生虫病的进展而出现严重的后果。寄生虫病是人类感染性疾病中最常见类型之一,在发展中国家广泛流行,特别是卫生条件较差的地区。

疟疾:疟疾由按蚊传播,由恶性疟原虫、间日疟原虫、卵型疟原虫和三日疟原虫感染所致。最常见的临床表现为发热伴寒战、大汗淋漓、贫血、白细胞减少及脾大。通过识别薄血膜涂片中红细胞内的滋养体或疟原虫的其他形态,或厚涂片中的寄生虫,可做出疟疾的诊断。

成人呼吸窘迫综合征是肺部疟疾的主要表现。成人呼吸窘迫综合征的病理生理学特征还不清楚,但成人呼吸窘迫综合征变化可能与血管损伤、红细胞增多和破坏,使疟原虫和红细胞基质进入循环,以及宿主对这些物质发生反应有关。X 线平片和 CT 表现与非心源性肺水肿一致,还可显示胸腔积液、弥漫性肺间质水肿和肺叶实变。偶可见到闭塞性细支气管炎伴机化性肺炎。双侧斑片状实变的嗜酸性肺炎与服用乙胺嘧啶有关。

阿米巴病:阿米巴病是由溶组织阿米巴原虫感染所致,人通过食入包囊而感染。除肝脓肿外,胸膜肺感染是肠外阿米巴病最常见的表现,最常见的感染途径是肝脓肿直接蔓延到胸部,可见于 6%~40% 肝脓肿病人。血源性感染(继发性感染)和比较少见的呼吸道感染(原发性感染)也有报道。在阿米巴肝脓肿所致胸部感染中,心包感染不到 2%。疼痛、心脏填塞和脓毒症是最常见的临床表现。阿米巴脓肿或肝支气管瘘病人的咳出物中可见典型的"鱼酱"样物质。胸腔积液是胸膜阿米巴脓肿的常见表现,其渗出液为无菌性的,若肝脓肿破裂穿破横膈可形成脓胸。右半膈膨隆常早于胸膜或肺部病变出现。肺实变和空洞是常见表现。脓肿通过支气管引流可形成肝支气管瘘或支气管胆汁瘘。下腔静脉受侵很少发生,可致肺栓塞。心包炎和心包积液可由急性炎症反应或肝脓肿向心包引流所致。

锥虫病:锥虫病是由克氏锥虫感染所致,由锥蝽科的昆虫叮咬传播。锥虫病的急性期表现不常见,包括伴有面部或单侧眼睑水肿和急性心肌炎的发热性疾病。血涂片中成虫期锥虫的直接显像和异体接种诊断法是检查锥鞭毛体的主要方法。晚期心脏表现包括慢性心肌炎,伴局限性或弥漫性心肌细胞丧失、纤维化和局限性萎缩;传导系统受累,伴束支传导阻滞,可导致完全性房室传导阻滞。晚期胃肠道受累表现为胃肠道失迟缓症和巨结肠。当支气管壁的神经受到破坏时,很少见到支气管病变。血清学检查有助于慢性期的诊断。

X 线平片和 CT 表现反映上述临床特征,急性心肌炎可致急性心衰。在扩张型心肌病中常可看到严重的心脏肥大,伴或不伴慢性心衰征象(间隔线、肺水肿及胸腔积液)。当临床资料提示胃肠道失迟缓症和巨结肠时,钡灌肠可明确诊断。支气管扩张少见。

类圆线虫病:人是类圆线虫的最初宿主,通过土壤经皮肤侵入肺和小肠。反复持续存在的慢性自身感染可引起致命性的寄生虫感染,出现重度感染综合征,尤其是在 AIDS 和正在接受糖皮质激素治疗的病人更严重,死亡率超过 70%。

病人有下列症状可支持本病的诊断:①到过疫区旅游或在疫区生活。②外周血嗜酸性细胞增多伴有肺炎、支气管痉挛或支气管炎。③腹痛或腹泻。

免疫力低下病人出现严重的损害伴全身炎性反

应综合征时,应高度怀疑重度感染综合征,此时可无嗜酸性细胞增多,痰中查到杆状蚴可明确诊断。

肺类圆线虫病 X 线平片表现为:轮廓不清、斑片状、游走性气腔实变,一般 1~2 周消退。重度感染综合征表现为广泛的肺炎改变、肺泡出血和成人呼吸窘迫综合征。粟粒状结节罕见。胸腔积液、继发性双重细菌感染并空洞和脓肿形成为其常见表现。

绦虫病:细粒棘球蚴绦虫(包生绦虫)、多房棘球绦虫和伏氏绦虫可引起人类囊型包虫病,通过食入含有虫卵的粪便污染物而感染。单囊型棘球蚴病由细粒棘球蚴绦虫感染引起。

胸部受累常通过膈直接侵犯或者血行感染,可见肺实质受侵和慢性支气管瘘。感染后数月甚至数年可无症状,当肺部感染时,可出现咳嗽、咯血、咳脓痰、气胸、胸膜炎、肺脓肿、寄生虫性肺栓塞、囊肿破裂后继发过敏性反应或囊腔的反复感染。间接血凝试验和酶联免疫吸附试验(ELISA)结合腹部超声检查可作为高危人群的筛查工具,组织病理学分析可明确诊断。

最常见 X 线平片和 CT 表现为囊状病变,单发(60%)或多发,可同时出现肝脏和肺脏病变。单纯性囊肿表现为圆形或卵圆形,边界清楚,注射对比剂后囊壁强化,内容物密度低于囊壁。随着囊肿的不断生长,囊肿侵蚀与之相邻的细支气管,出现"新月征",特点是外层和中层膜之间存在空气,一些作者认为此现象是囊肿即将发生破裂的征象。

囊肿破裂可表现不同的影像征象,随着"新月征"和囊内气液平面的出现,表现为"洋葱皮征"。"水上浮莲征"表现为内囊漂浮在一个未完全充满液体的囊中,如内囊漂浮在一个完全充满液体的囊中称为"腔内团块"。囊肿破裂可伴发囊肿周围组织的实变。

经膈播散的包虫病 X 线平片和 CT 表现为胸腔积液、一侧膈膨升、肺实变、盘状肺不张及胸膜囊肿,脓胸罕见。纵隔、心包、胸壁、心血管系统或下腔静脉的侵犯较少见,下腔静脉受侵与反复发生的肺栓塞有关。

泡型棘球蚴病和多囊型棘球蚴病分别由多房棘球绦虫和伏氏绦虫引起,它们具有相似的临床病理学过程和相同的发病机制,与细粒棘球蚴绦虫病表现类似。肺脏受侵是由转移性播散或直接侵犯所致。感染 5~15 年后出现症状,多继发于局部的压迫或感染器官的功能障碍,常见于肝脏。常可看到纤维组织团块内散在数个大小不等的空洞和坏死区域,可有钙化。免疫组化分析和组织学分析可以明确诊断。血清学试验对无症状病人的早期检测尤为重要。肺部疾病同时合并肝脏感染,

CT 和 MRI 可以更好地明确病变部位和范围。常可见到转移性肺疾病和胸壁损害的表现。随着疾病的进展,可出现钙化(33%~100%)。由直接侵犯所致的继发性肺损害类似于肺癌。右房转移少见;可引起肺栓塞反复发作。

肺血吸虫病:血吸虫属主要有 3 种血吸虫即埃及血吸虫、曼氏血吸虫和日本血吸虫。曼氏血吸虫和日本血吸虫更易导致肺疾病。感染途径是通过皮肤接触含有淡水螺排泄的尾蚴的疫水而致病。肺部损害分为早期和晚期表现,早期肺部血吸虫病(寄生虫入侵后 3~8 周)是由 Ⅲ 型免疫反应所致,此期嗜酸粒细胞增多。

常见的临床表现包括气短、哮喘发作和干咳。开始治疗后,临床症状和影像学的表现可同时出现。肺部症状同发热性疾病表现一致,是机体对虫卵的一种免疫反应,可出现相应的临床症状,包括荨麻疹、关节痛、肝脾大、肝炎、嗜酸性细胞增多和肺部疾病。

在 X 线平片和 CT 上可见到边界不清的小结节影,或者相对少见的网织结节影,或双侧弥漫的磨玻璃改变。无症状病人也可出现异常影像表现。感染早期直肠组织活检可提高诊断阳性率。

慢性肺部疾病主要是由虫卵沉积在肺部脉管系统引起的肉芽肿性反应,导致血管内膜的纤维化、肺动脉高压和肺源性心脏病,常发生在肝脏受侵及门脉高压之后。临床症状包括呼吸困难、胸痛、疲劳、心悸及咳嗽,晚期可出现右心衰竭。X 线平片和 CT 表现与临床症状一致,包括心脏肥大和肺动脉扩张。在粪便和尿液标本中查到虫卵,或直肠组织活检检出虫卵可明确诊断。

肺吸虫病:人类肺吸虫病是由卫氏并殖吸虫或其他并殖吸虫属吸虫感染所致。通过食入生的或半生的淡水蟹或蝲蛄而感染。肺脏是寄生虫感染的靶器官,病人表现为发热、胸痛和呼吸系统症状(如慢性咳嗽和咯血)。痰、胸水或粪便中查到虫卵可明确诊断。此外,在支气管刷洗液中常可发现幼虫。

本病主要需与肺结核鉴别。X 线平片和 CT 表现与疾病发展的阶段相关,童虫穿破膈进入胸膜腔可引起胸腔积液或气胸。一旦寄生虫到达肺脏,就

会出现斑片状气腔实变,表明渗出性或出血性肺炎存在,并可形成空洞,此阶段增强 CT 表现为低密度含液囊肿,周围由实变的肺组织包绕,高密度的线状影表示周围肺膨胀不全或蠕虫移入。囊肿直径在 0.5~1.5 cm,在肺实变吸收期更易看到,可表现为单个或多个结节,或含气囊肿,这取决于其内容物是否与气道交通。胸部 X 线平片和 CT 表现包括环形阴影,通常环厚小于 3 cm,如在高密度囊肿内见到新月形区域,表明童虫已到达囊壁。囊肿的并发症有胸腔积液、脓胸或气胸。

寄生虫感染遍及全世界,有较高的发病率和死亡率。寄生虫感染常侵袭肺脏、纵隔和胸壁,大部分寄生虫感染的影像表现为非特异性,但熟悉其影像表现及流行病学、临床和病理生理学的特征,有利于放射学医师做出正确的诊断和鉴别诊断。

第三节　新月形气体征

新月形气体征,又称为气帽,牙状气体,寄生虫周围性气肿,其特征性表现是在肺肿块病变周围有一月牙状透光影。

Zehbe(1916)最早见于肺包囊虫病例,故此征曾被认为是包虫病的特有征象,现已知晓此征可见于不少肺部疾病中,诸如曲菌病空洞内之霉菌球、肺脓肿、结核空洞内动脉瘤形成、支气管腺瘤及支气管肺癌。

Bahk 等(1978)报告,此征还可见于肺硬化性血管瘤。

第十章 胸部肉芽肿疾病

第一节 显微镜下多血管炎肺损害的 CT 表现

抗中性粒细胞质抗体相关性小血管炎是一组系统性自身免疫性疾病，包括显微镜下多血管炎、韦格纳肉芽肿及变应性肉芽肿血管炎。其中以显微镜下多血管炎最多见，病理学特点为系统性坏死性血管炎，无或仅有少量免疫复合物沉积，主要累及小血管（如毛细血管、微小静脉或微小动脉），肾脏及肺脏是最常受累的器官。肺损害多以肺泡出血为主要表现，但最近有文献报道肺损害也可以表现为肺纤维化，易误诊为其他疾病。

一、发病机制

显微镜下多血管炎是一种侵及小血管壁的自身免疫性疾病，发病机制目前不清楚，可能与遗传、环境、感染、药物等因素有关。约 80% 的显微镜下多血管炎患者抗中性粒细胞质抗体阳性，且环核型抗中性粒细胞质抗体还可用于监测临床病情活动和预测复发情况。

二、临床表现

该疾病以中老年男性多见，可累及全身多个系统和器官，最常见受累部位为肾脏，其次为肺，另外神经系统、关节、皮肤等也可受累。一组显微镜下多血管炎肺损害患者呼吸道症状多种多样，主要表现为发热（57.14%）、咳嗽咳痰（50.0%）、咯血或痰中带血（28.57%）和胸闷气急（28.57%）；几乎所有患者都有肾脏损害；部分患者存在消化系统、心血管、皮肤及神经系统等受累表现，与以往报道的显微镜下多血管炎的多系统损害大致一致。

三、影像学研究

显微镜下多血管炎肺损害多见，胸部 CT 是发现和评估显微镜下多血管炎肺损害常用的检查方法。Chung & Seo（2010）报道显微镜下多血管炎肺损害多为肺泡出血，影像学常表现为磨玻璃影、实变、小叶间隔增厚、结节影等，对于肺纤维化的报道却不多。

回顾近几年国内外病例对照研究表明，肺纤维化是抗中性粒细胞质抗体相关性血管炎经常被忽视的一个表现，尤其是显微镜下多血管炎病例。对于肺纤维化，Angeliki 等（2010）认为显微镜下多血管炎肺损害以肺纤维化开始，而另外作者则认为肺纤维化可能是显微镜下多血管炎肺损害较晚期的表现。肺纤维化早期可表现为磨玻璃影、小叶间隔增厚、血管支气管周围管壁增厚等，而蜂窝肺、牵拉性支气管扩张等则是肺纤维化较晚期的表现。

该组作者随访 7 例患者，3 例以反复发热、咳嗽伴痰中带血就诊，胸部 CT 表现为散在斑片状高密度影、实变影或结节影，误诊为肺部感染、肺结核等，治疗效果不佳，随后出现肺间质损伤如磨玻璃影、小叶间隔增厚、血管支气管周围管壁增厚、牵拉性支气管扩张等表现，此时检查抗中性粒细胞质抗体相关抗体，确诊为显微镜下多血管炎；4 例患者首诊胸部 CT 即提示肺纤维化，同时或随后出现肾脏损害或累及其他系统。

因此该组作者认为显微镜下多血管炎肺损害早期为肺泡出血，影像学表现不典型，加之临床症状无明显特征性，往往被临床医师或患者忽视，极易漏诊和误诊，亚临床肺泡出血反复发作，待症状加重或累及其他系统时，肺部已出现肺纤维化，因此肺纤维化可能是显微镜下多血管炎肺损害较晚期的表现，但该组连续性的病例较少，还有待大量病例的研究证实。

另外，该组病例中蜂窝影 3 例，其分布类似普通型间质性肺炎（UIP），累及两中下肺肺底及胸膜下，但又同时合并小叶间隔增厚、磨玻璃影、血管支气管周围管壁增厚，似乎有别于普通型间质性肺炎。

文献报道肺纤维化与疾病的预后密切相关，部分患者胸部 CT 表现同时伴有肺纤维化早期及晚期，肺纤维化晚期是不可逆转的，而小叶间隔增厚、血管支气管周围管壁增厚、磨玻璃影可以是肺纤维化的早期征象，并且这些早期征象通常可以通过及时治疗而恢复，减少肺功能受损的程度，改善患者的预后。

该组病例肺部出现磨玻璃影、小叶间隔增厚、实变和结节影，与隐源性机化性肺炎（COP）、非特异性间质性肺炎（NSIP）、急性间质性肺炎（AIP）等有相似之处，但后三者蜂窝影少见，此外，该组病例中磨玻璃影及结节影有沿血管支气管束分布的趋势，且具有游走性，似乎和后三者又有区别。

有文献报道肺损害还可表现为弥漫性肺泡出血，呈现以肺门为中心向外分布，蝶翼状大片实变或磨玻璃影，类似肺水肿表现。该组弥漫性肺泡出血患者 3 例，均可见界面征，其内可见支气管充气征象。磨玻璃影和实变影经激素治疗后可明显吸收。

肺部结节影该组可见 6 例，结节直径从 0.3~3 cm 不等。3 例沿支气管血管束分布，2 例以胸膜下为主，1 例散在分布；其中 1 例结节内可见空洞形成。

四、鉴别诊断

弥漫性血管支气管周围肺结节影在显微镜下多血管炎肺损害中少见，该征象可见于结节病、肺结核以及矽肺。

结节病：结节病常见于 20~40 岁女性，以纵隔及肺门淋巴结肿大最常见；

肺结核：浸润性肺结核多为片状、小结节状阴影，常伴有空洞和钙化，结节病灶周围多有卫星灶；血行播散型肺结核表现为两肺弥漫性粟粒状结影，其大小、密度及分布较均匀；

矽肺：矽肺常有职业史，且结节常见于两上肺野外带。

该组 5 例影像学有肺气肿样改变，但无吸烟史，无慢性阻塞性肺疾病（COPD）、支气管扩张等引起肺气肿的疾病，表明肺气肿可能为显微镜下多血管炎的少见影像改变之一，其发生可能与复发性肺泡出血或抗髓过氧化物酶抗体（MPO）引起的蛋白酶和氧自由基释放有关。

总之，显微镜下多血管炎患者肺损害 CT 表现呈多样性，以间质性病变为主。鉴于肺纤维化与显微镜下多血管炎的预后直接相关，对临床诊断肺纤维化患者，应想到本病的可能，及时检测抗中性粒细胞质抗体，即使阴性，仍需动态追踪随访，在出现不可逆的肺纤维化之前及时干预治疗，提高患者的生活质量及生存率。

附：具体研究资料：一组 28 例肺部 CT 主要表现：磨玻璃影及散在斑片状高密度影 22 例（78.57%），均累及两肺；小叶间隔增厚 13 例（46.43%），以两中下肺胸膜下分布为主；实变影 8 例（28.57%），其中 2 例实变内可见空洞形成；血管支气管周围管壁增厚 7 例（25.0%）；结节影 6 例（21.43%），结节直径从 0.3~3 cm 不等；蜂窝影 3 例（10.71%），以两下肺胸膜下为主；牵拉性支气管扩张 4 例（14.29%），2 例伴有支气管扭曲；纤维索条影 6 例（21.43%），以两下肺为主；肺气肿 5 例（17.86%）；混杂密度影 3 例（10.71%）。

第二节　肺肉芽肿性病变

患者，男，79 岁。缘于 2 月前因"咳嗽、咳痰伴发热"就诊于外院，行 CT 检查提示左上肺占位，给予抗感染治疗后，病灶较前有所缩小；半月前出现左侧胸壁疼痛，呈持续性，为进一步治疗，复查胸部 CT 提示：左肺上叶病变伴纵隔淋巴结肿大，较前增大。

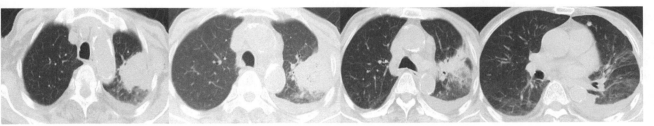

图 5-10-1　肺肉芽肿性病变

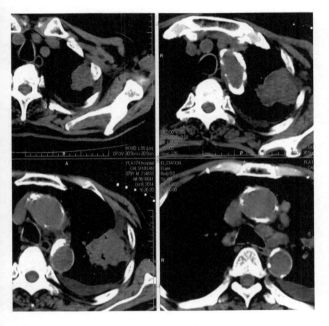

图 5-10-2　肺肉芽肿性病变

病理检查：灰白色穿刺组织两条，长分别为 1.2 cm，

1.1 cm，直径均为 0.1 cm。常规病理诊断：左肺穿刺活检标本：部分为梭形细胞及上皮样细胞伴坏死及炎细胞浸润形成的肉芽肿样病变，可见少数多核巨细胞；部分区域纤维化；部分肺组织间质纤维化，肺泡上皮增生，肺泡腔内可见泡沫细胞及炎性渗出物。考虑为肉芽肿性病变，待免疫组化进一步确诊。注：送检组织中未见明确肿瘤性病变，如临床考虑肿瘤，请再次送检。请了解有无结核病史并做一步检查。

免疫组化检测：阳性：TTF-1，CK7，CK（L），CK（H），CD68，CD163，Ki-67（+，淋巴细胞约 20%，肺泡上皮约 1%）；阴性：CK5/6，抗酸染色。免疫组化诊断：左肺穿刺活检标本：部分为梭形细胞及上皮样细胞伴坏死及炎细胞浸润形成的肉芽肿样病变，可见少数多核巨细胞，免疫组化证实为巨噬细胞增生；部分区域纤维化；部分肺组织间质纤维化，肺泡上皮增生，肺泡腔内可见泡沫细胞及炎性渗出物。考虑为肉芽肿性病变，伴轻度肺泡上皮增生。注：送检组织中未见明确肿瘤性病变，如临床考虑肿瘤，请再次送检。请了解有无结核病史并做进一步检查。抗酸染色阳性率很低，不足以排除结核（图 5-10-1、5-10-2）。

第三节　韦格纳肉芽肿病肺部表现

韦格纳肉芽肿病是一种少见的、特殊类别的、病因尚不完全明确的坏死性、炎性肉芽肿疾病，首先发生于上呼吸道某些部位，继之可发生多发性动脉周围炎，可累及鼻咽、肺、肾脏、眼、腮腺、肠、关节及淋巴结等脏器。韦格纳肉芽肿病由 Wegener（1936）首次报道，发病年龄 20 个月 ~75 岁，以 30~50 岁的青壮年多见，该组病例平均年龄 42.3 岁。韦格纳肉芽肿病临床上分为只有呼吸道受累的局限型和包括肾脏在内的多系统受累的系统型。

一、临床表现

发病初期多为局限型，后期可发展为系统型；另有少数患者表现为局限型而不会进展为系统型；也

有部分患者开始即表现为系统型，临床表现因累及系统不同而相应的表现不同。最常见的受累部位包括上呼吸道（92%）、肺（87%）、肾（85%）、皮肤（40%~50%）、关节（28%）和中枢神经系统（22%~50%）。肺受累是韦格纳肉芽肿病的基本特征之一，且多数为首发就诊，该组 9 例首发症状为肺内表现，2 例首发症状为鼻塞、鼻出血。

韦格纳肉芽肿病是肺内肉芽肿中最常见的一种，分为鼻咽型和肺型，鼻咽型有鼻塞、流涕、鼻出血、咽疼、声音嘶哑等症状；肺型有咳嗽、咯血、呼吸困难等症状。有学者报道韦格纳肉芽肿病患者血清中存在抗中性粒细胞浆抗体（ANCA），阳性率达50% 以上，临床上中轴病变（鼻、肺、肾）多系统受

累，ANCA 对韦格纳肉芽肿病的特异度达 95%~98%，活动期系统型韦格纳肉芽肿患者血清胞浆型抗中性粒细胞浆抗体（ANCA-C）的阳性率几乎达 100%，支气管肺泡灌洗液 ANCA-C 阳性率也可达 100%。该组 6 例支气管肺泡灌洗液 ANCA-C 均呈阳性，也证实韦格纳肉芽肿病与 ANCA 有高度相关性，具有较高的敏感性和特异性。

二、影像学研究

韦格纳肉芽肿病的胸部 X 线和 CT 表现具有多样性、多发性和多变性。其肺部影像特点主要为：①肺内单发或多发的结节病灶，呈圆形或类圆形，结节大小约 2 cm，也可小于 1.0 cm 或大于 10 cm，边缘清晰，密度均匀，多数学者认为肺内单发或多发结节是本病特征性表现之一；②肺浸润病变，大小不一、边缘模糊的斑片状浸润病灶，可伴肺不张、胸腔积液、气胸和肺梗死；③空洞形成，肉芽肿有易坏死、液化倾向，常形成空洞，较多为壁厚不规则的小空洞，薄壁大空洞少见，也可为薄壁的有液平空洞，有文献报道大约 50% 的病例出现结节空洞，此为本病最典型的影像学表现；④上述两种或几种病变同时存在；⑤可呈一处吸收缩小，而另一处出现新病灶的游走性变化，较多学者认为此征象是本病的另一特征性表现；⑥病变多局限于中下肺野，肺周边区域多见；⑦双肺门影增大，肺纹理增粗；⑧病变易累及胸膜，出现胸膜增厚、胸腔积液、气胸、支气管胸膜瘘等；⑨少数可有肺充血、肺水肿和支气管肺炎的表现；⑩可同时出现鼻部，鼻旁窦的软组织肿块和骨质破坏。

该组 11 例患者中出现结节 9 例，结节内空洞 2

例，肺内浸润病变 2 例，9 例病灶位于双肺中下野且与胸膜关系紧密；另外，该组 2 例病变变化比较快，表现为此起彼伏，一处吸收，另一处又出现新病灶。

CT 显示的结节比胸片多，CT 能早期发现 X 线不能发现的病变如浸润、结节或空洞形成，可发现小于 1 cm 的结节，部分病灶可见一从肺结节发出的针刺状 / 线条形瘢痕影（为肺结节之供氧血管），急性肺梗死和血行转移缺少该征象。

HRCT 示支气管血管束增粗，在横轴面图像上表现为环状厚壁的"袖口"征，两肺弥漫分布的结节状、斑片状影。

韦格纳肉芽肿病患者较少出现肺门和纵隔淋巴结肿大，该组病例中仅有 2 例发现纵隔淋巴结肿大。韦格纳肉芽肿病临床表现复杂，无特异性，其肺部影像表现与多种疾病的肺部表现类似，容易造成误诊。该组 3 例误诊为肺癌；2 例短期内胸部 X 线或 CT 检查发现多变性，才考虑韦格纳肉芽肿可能，6 例行 ANCA 检查及 CT 导向下活检确诊，其典型病理表现为坏死肉芽肿性炎症和 / 或血管腔壁炎症，其腔壁炎症和坏死累及血管壁而不继发于其他的病理变化。韦格纳肉芽肿病可侵犯多个组织器官，肺部病变影像的多发性、多样性和多变性可作为肺部韦格纳肉芽肿病的特征性影像，双肺结节伴空洞形成是其最典型的影像表现，结合临床全面分析及进行动态观察影像表现可提高本病的早期诊断准确性。

关于韦格纳肉芽肿更多内容，请详见本书《面颈及多系统多部位疾病卷》第二部分·第九篇·第二章·第一节《韦格纳肉芽肿病》。

第四节　变应性肉芽肿性血管炎

变应性肉芽肿性血管炎，亦称 Churg-Strauss 综合征，是一种系统性小血管炎，由美国病理学家 Churg & Strauss（1951）首先报道而得名。变应性肉芽肿性血管炎病因不明，可能与免疫异常有关。多数 20~40 岁起病。典型病理改变为坏死性血管炎、嗜酸细胞浸润和血管外肉芽肿。但 3 种病理改变多序贯出现，严格遵循 3 条病理标准将导致大量变应性肉芽肿性血管炎患者漏诊。因此本病诊断不单纯依赖病理结果。

一、临床表现

变应性肉芽肿性血管炎临床上分为血管炎前期、嗜酸细胞浸润期和血管炎期。最早出现哮喘，过敏性鼻炎、鼻窦炎。变应性肉芽肿性血管炎实验室检查主要特征是血嗜酸细胞计数明显增高，抗中性粒细胞胞质抗体阳性。

二、诊断标准

美国风湿病协会（ACR）1990 年提出变应性肉

芽肿性血管炎诊断标准为：①哮喘；②周围血嗜酸细胞增高 >10%；③单发性或多发周围神经炎；④一过性或游走性肺内阴影；⑤鼻窦炎；⑥血管外嗜酸细胞浸润。符合 4 条及以上者可诊断为变应性肉芽肿性血管炎。一组 2 例均符合上述标准。虽然患者未做组织学检查，但激素治疗有效，符合变应性肉芽肿性血管炎。

三、影像学研究

70% 变应性肉芽肿性血管炎患者有胸片异常。多数为双侧非肺段分布的实变阴影，无分布倾向。实变可呈一过性，类似 Löffler 综合征；或周边分布占优势，类似慢性嗜酸细胞肺炎。少见表现有结节、弥漫网状或网状结节样阴影。30% 有胸腔积液。偶见肺门 / 纵隔淋巴结增大。40% 病例中，上述表现早于系统性血管炎的临床表现。

胸部阴影给予激素治疗后迅速改善。因此该阴影与其说是血管炎所致，不如认为反映了嗜酸细胞向组织的浸润。有胸部 X 线异常而无其他内脏病变的病例，与有其他内脏血管病变的病例比较，用少量激素病情即有改善，由此也提示胸部病变与其他血管病变的发病机制不同。少数情况下，肺内阴影系血管炎引起。

四、鉴别诊断

本病以哮喘和嗜酸细胞增多为典型表现，可据此与其他血管炎如韦格纳肉芽肿、结节性多动脉炎等进行鉴别；其系统性血管炎表现，可与药物和寄生虫感染引起的单纯性嗜酸细胞性肺炎、慢性嗜酸细胞性肺炎、过敏性肺炎以及特发性嗜酸细胞增多综合征等进行鉴别。应用糖皮质激素治疗可显著改善预后。变应性肉芽肿性血管炎主要死因是心力衰竭或心肌梗死、胃肠道穿孔或出血及肾功能衰竭。

五、误诊分析

一组 2 例最初均被误诊为过敏性肺炎，忽视了嗜酸细胞增高和哮喘病史，是造成误诊的主要原因。如临床上遇到有哮喘、过敏性鼻炎的患者，嗜酸细胞明显增高，并出现多器官损伤、肺内有阴影时，需考虑变应性肉芽肿性血管炎。胸部影像学检查的分析应充分结合临床。

第十一章　肺脓肿

第一节　肿块状肺脓肿

X线表现为肿块状阴影的肺脓肿很少受到人们注意。一般认为肺脓肿早期（空洞形成前期）X线表现为炎性浸润，如病变局限于肺段，由于投照关系可呈楔形或类圆形。

有作者总结分析一组17例肿块状肺脓肿，发现其病理改变可分为3类：①化脓性炎性实变；②化脓性实变和脓腔形成；③脓腔空洞（充实型）。

上述改变可发生在肺脓肿病理演变过程中的不同阶段，其共同特点是肉眼观察脓肿或炎变与正常肺组织界限较为清楚，或脓腔周围有较明显的纤维包被。显然，脓腔是否为脓性或坏死物质充填，主要取决于引流支气管的开闭。关于本病与肺癌X线征象的鉴别，可从下述3点加以考虑：①脓肿边界不如癌瘤清楚，且很少呈分叶状外貌；②脓肿常伴胸膜增厚或粘连；③脓肿多位于外围，且常跨居二叶（段）以上，而叶间胸膜位置一般不变。

第二节　酷似肺脓肿的周围型肺癌

肺部局灶性病变的诊断一直是胸部影像诊断中一种有挑战且常见的难题，表现为肺内局限结节、团块影并中央部出现液化、空洞，且伴有周围病灶的不典型肺癌与肺脓肿的影像表现酷似，增加了诊断的难度。

肺内实性结节、团块状影，周围肺野散在片絮状、磨玻璃密度影是一种非特异性表现，大多出现在感染性病变周围，而在少数肺癌病变周围亦可出现，给鉴别诊断带来困难。

一组12例周围型肺癌患者，肿瘤实性结节、团块状影境界清楚者9例（75%），而肺脓肿中仅4例（18.2%）；病变主体周围肺野片絮状、磨玻璃密度影与肺交界面1/3~1/2周径清楚者肺癌8例（66.7%），肺脓肿5例（22.7%），且该征象于病变主体近心端及远心端均有出现。两组病例比较该两种征象差异有统计学意义，均$P<0.05$，可见病变主体及周围病灶与肺交界面1/3~1/2周径清楚与否是鉴别病灶良、恶性的要点之一。

肺癌实性主体大部分境界清楚，而肺脓肿大部分显示出实性主体边缘模糊的特征。从病理对照来看，肺癌实体为肺组织被伏壁式生长或充填式生长癌组织充填，实性瘤体边缘部分所在肺小叶的小叶间隔产生增殖性反应，小叶间隔增厚，从而限制肿瘤的进一步浸润；同时，不断增大的瘤体挤压邻近的肺组织，产生薄层的肺萎陷带，形成假包膜；故使瘤体与周围肺组织境界清楚。而肺癌主体境界模糊部分考虑为病变周围炎、出血或癌组织未完全充填肺泡所致。在肺脓肿病例，病变实体为混合性炎，周围肺组织炎性渗出及炎性细胞浸润，表现为境界模糊，部分病变主体边缘因有纤维结缔组织增生形成的包膜存在，故表现为境界清楚。

两组病例抗炎后病变主体变化差异有统计学意义，原因为肺脓肿病变主体是混合性炎，抗感染治疗后吸收、缩小，而肺癌病变则为肿瘤细胞堆积、浸润，生长相对较慢，抗炎10~14d内病变无明显变化。

病变周围境界清楚的片絮状、磨玻璃密度影在肺癌组形成的病理基础是肺泡上皮不典型增生、肺泡壁增厚；肺泡上皮被肿瘤细胞取代或肺泡腔内充填癌团,肺泡腔未完全闭塞或大小尚正常;在肺脓肿组可能为肺泡壁受炎性刺激后肺泡壁增厚所致。而表现为境界模糊的周围病灶,则为炎性渗出、炎性细胞浸润所致。还有部分可能为出血引起。

抗炎后仅肺癌组中8例境界清楚的周围病变部分无明显变化,余表现为境界模糊的片絮状、磨玻璃密度影均缩小,2组变化差异有统计学意义,考虑为受炎性刺激的肺泡壁增厚、炎性渗出、炎性细胞浸润及出血经抗炎后吸收、缩小,而对于肺泡上皮的不典型增生、受肿瘤刺激的肺泡壁增厚及肿瘤细胞和癌团,抗炎无明显效果。

一些作者收集45例表现为磨玻璃密度的肿瘤性病变,分析CT影像,发现73.3%的病灶磨玻璃密度影边界清楚。Nambu等(2005)认为89%的局灶磨玻璃密度肿瘤性病灶边缘清楚,明显高于非肿瘤性病灶。该组肺癌周围病灶边缘清楚的百分率略低于上述2个研究结果,可能为病例数略少所致,但也支持周围病灶边缘清楚可高度提示肺癌的可能性。

两组病变主体空洞及液化区抗炎后的变化差异有统计学意义,肺癌组多数空洞不变,而肺脓肿组大部分病变缩小,考虑为肺脓肿病变主体抗感染治疗后吸收、缩小,故空洞相应变小;而肺癌病变主体抗炎无明显效果,故多数空洞不变,但少数病变由于肿瘤的继续生长表现为空洞的缩小及由于瘤体坏死、液化而表现出的空洞增大。

对于液化区的变化,肺癌由于生长相对较慢,故大部分不变;而肺脓肿组10例增大、8例缩小,一方面因为病变进一步液化坏死而致液化区增大,另一方面由于病变主体经抗炎后缩小而致使液化区相应地缩小。

经抗感染治疗后肺癌组2例、肺脓肿组4例出现空洞,应为病变液化后经引流支气管排空所致;肺癌组中2例空洞抗炎后空洞充填、消失,为病变肿瘤组织生长将引流支气管压迫、阻塞所引起,该征象在该组病例比较差异无统计学意义,待今后继续搜集病例行大样本观察。

所以,当肺内结节、团块影病变主体出现液化、空洞,同时周围肺野出现片絮状、磨玻璃密度影,良、恶性较难鉴别时,应仔细观察病变主体及周围病变的CT征象,当抗感染治疗无效时,积极行病灶穿刺活检或外科手术,以免延误治疗、影响预后。

第三节　误诊病例简介:肺脓肿与类鼻疽

超声检查用于评价胸膜为基底的肺部阴影已有报告。一个胸膜做基底的实质性肺脓肿,与一个胸膜腔液体积聚,用超声进行鉴别常有困难,脓胸与肺脓肿区别也甚难。Landay & Conrad专门讨论超声检查时肺脓肿伪似脓胸问题。

Carruthers(1981)报告一例29岁男性病人,发烧、咳嗽和咯血,胸片发现左肺门周围浸润伴左上叶空洞,疑为厌氧菌脓肿,用青霉素治疗,最初临床症状改善,以后病情恶化,照片示广泛左上肺叶浸润伴存空洞。骨核素显像见全身关节皆有骨质吸收。病人死于一次咯血之后。血培养有类鼻疽单胞菌生长。此菌是一种在东南亚泥土和水中广泛存在的细菌,是类鼻疽的病原菌。与肺结核相似,类鼻疽可急性发病,也可在几年后发病。类鼻疽可表现为肺脓肿,因为细菌学鉴别困难,常发生误诊。

此外,巨大肺脓肿如发生在左肺基底,X线表现颇似胃泡,如不留心,也易误诊。

第四节　误诊病例简介:肺脓肿与肺鳞癌合并结核样病变

患者,男,56岁。右胸疼痛伴咳嗽1月余入院。CT:右肺下叶后基底段见团块状混杂密度影,约6.8 cm × 7.8 cm × 6.5 cm,CT值22~50 HU,边界欠光整,略呈分叶状改变,其内见液气平面及分隔状改变,邻近胸膜粘连;增强后不规则强化,增强三期CT值分别为:52~78 HU,49~71 HU及55~86 HU。纵隔内未见肿大淋巴结。右腋下可见一大小约1.0 cm × 1.5 cm肿大淋巴结,增强均匀强化,边界清楚。右侧胸腔少量积液。CT诊断:右肺下叶后基底段占位性质待定,肺脓肿?肺恶性肿瘤待排,建议结合临床进一步检查。右腋下淋巴结肿大。右侧胸腔少量积液。

病理检查:右肺下叶肿块切除标本:右肺下叶组织一块,大小 12.5 cm×10 cm×4.5 cm,切面见一结节状肿物,大小约 8.0 cm×7.5 cm,肿物切面灰白质脆,中央坏死,边界清楚,支气管断端直径 0.6 cm。肺门淋巴结找到 2 枚,第 2、4、7、10、11 组淋巴结共 14 枚。病理诊断:右肺下叶肿块切除标本:右肺下叶鳞状细胞癌,Ⅱ级,8.0 cm×7.5 cm,中央型,伴显著坏死,合并结核样病变(以干酪样坏死为主,坏死周围为上皮样细胞,并见少数朗格汉斯巨细胞),建议临床进一步检查结核相关项目。肺门及各组淋巴结均为阴性。

第十二章 肺霉菌病

第一节 肺隐球菌病

肺隐球菌病是新型隐球菌引起的一种肺部真菌病,最常感染脑、肺及骨骼。

肺隐球菌病是由于新型隐球菌感染引起的一种少见的肺部真菌病,由 Sheppel(1924)首先报道,在自然界广泛分布,尤以饲养家鸽、家禽的鸽粪更易感染,最常见于脑、肺、骨或皮肤。但在大多数患者中,肺部常为新型隐球菌感染的首发部位,主要是通过吸入空气中的新型隐球菌孢子而感染,而有明确的鸽子接触史并不多见。

一、临床表现

肺隐球菌病以男性多见,发病年龄为 20~65 岁,婴幼儿及老年人报道较少。肺隐球菌病临床症状相对较轻,一组 18 例主要的临床症状表现为咳嗽、咳痰,胸痛等,5 例为体检发现。近年来肺隐球菌病的发病率有逐年增加的趋势,成为仅次于曲霉菌感染的肺部真菌感染。它既能感染免疫功能正常的宿主,也能感染免疫功能受损的宿主。该组 18 例患者中只有 4 例合并糖尿病等基础性疾病,其余 14 例均为正常宿主,正常宿主占发病比例的 67%,与一些文献报道相符。但也有报道指出真菌病的临床表现取决于真菌的特性、接触的数量以及宿主的免疫功能状态。

二、影像学研究

肺隐球菌病的 CT 表现及病理:肺隐球菌病的 CT 表现多样,缺乏特异性,易误诊为肺癌、肺结核或普通肺炎,大部分病例均误诊为肺癌而需手术或活检才能确诊。肺隐球菌病无明显好发部位,双肺各叶均可累及,但主要位于胸膜下。该组肺隐球菌病患者中,其主要的 CT 表现为结节 / 肿块分布于双肺胸膜下,与胸膜呈宽基底相贴,该组 18 例患者中有 16 例出现此征象,这可能是肺隐球菌病比较特征性的 CT 征象。

肺隐球菌病的另一重要 CT 征象是结节 / 肿块中多出现坏死且无钙化出现,这主要是与肺隐球菌病的后期病理改变主要是以炎性肉芽肿,并凝固性坏死为主,病变内部无钙化有关。肺隐球菌病的结节 / 肿块内部的坏死呈散在性,但主要以中间坏死并液化为主,液化坏死物咳出后可形成厚壁空洞,该组有 6 例出现厚壁空洞,壁最厚约达 3 cm,增厚的壁内亦可见散在坏死灶,这可与癌性空洞鉴别,肺癌的癌性空洞壁一般没这么厚,并且洞壁不会出现坏死灶。该组 18 例肺隐球菌病中有 2 例结节周边出现磨玻璃密度改变,呈"晕征",其病理基础为结节或肿块为肺血管受真菌侵犯导致局部血栓形成,并凝固性坏死而形成,周边的磨玻璃影为周围的肺泡出血所致,最常见于早期侵袭性曲菌病。亦有作者报道"晕征"可见于其他炎症或肿瘤。在该组 18 例患者中只有 2 例出现"晕征",可见"晕征"在肺隐球菌病的 CT 表现中特异性不高。

三、鉴别诊断

肺隐球菌病主要与肺癌、肺结核、肺内的霉菌性肺炎及普通肺炎鉴别,而科学的 CT 分型有助于其临床鉴别诊断。

病理上肺隐球菌病主要分为 3 型:孤立结节型、粟粒性肉芽肿型、肺炎型。病理上的分型在临床实际工作中存在一定局限性,该组将 18 例肺隐球菌病的 CT 表现分为 3 型:多发结节 / 肿块型;单发孤立结节型;实变型。有文献报道肺隐球菌病的 CT 表现尚有混合型,但该组病例中未见此型表现,这可能是病例数较少的缘故。

多发结节／肿块型的鉴别：多发转移瘤、肺结核：这一型主要与多发转移瘤、肺结核鉴别，由于肺隐球菌病的周边也不形成包膜，CT 表现为结节的边界不清、边缘不平滑，这一征象有别于一般多发转移癌，肺转移癌结节一般边缘平滑。肺隐球菌病肿块内部或坏死液化后洞壁均可出现坏死且无钙化，特殊型的肺转移癌亦可出现坏死性空洞，洞壁厚薄不均，可以出现壁结节，而肺隐球菌病的坏死性空洞多以厚壁出现，洞壁因为是炎性肉芽所以厚薄一致，该组有 4 例出现厚壁空洞，最厚达 2 cm，增强后厚壁尚可见散在低密度影，对照病理为坏死灶。对于空洞洞壁出现多发散在坏死灶这一征象，该组作者认为这是肺隐球菌病与肺转移癌及肺结核最主要的鉴别征象之一，也比较有特征性。另外结核一般都有钙化，形态多变，表现在肺隐球菌病都无钙化，该组 18 例中都未出现钙化。

单发孤立病灶的鉴别：肺癌、肺结核瘤：这型主要与肺癌、肺结核瘤鉴别，是临床工作上的难点，误诊率极高，该组 6 例单发型中有 5 例误诊为肺癌。

肺隐球菌病最主要的 CT 征象就是病变呈宽基底紧贴胸膜，而周围型肺癌多表现为胸膜凹陷，但有时肺隐球菌病也可以表现为胸膜凹陷征，该组中也有 1 例，此时要根据结节的形态、密度以及强化特征进行综合分析，肺癌多表现为深分叶、短毛刺、空泡征等，但不典型时与肺隐球菌病鉴别比较困难，此时早期活检有助于病变的早期诊断，减少不必要的手术治疗。肺结核瘤内一般都有钙化灶及病变溶解区，周边有卫星病灶，增强扫描一般无强化，与肺隐球菌病比较容易鉴别。

实变型的鉴别：普通肺炎及中央型肺癌：这型主要与普通肺炎及中央型肺癌鉴别。实变型的肺隐球菌病表现为邻近胸膜下大片实变影，与胸膜呈宽基底相贴，外缘轻度膨隆，密度不均，内部多有散在坏死灶。此型肺隐球菌病支气管可以截然狭窄并中断，支气管内见软组织充填，类似中央型肺癌的表现，但中央型肺癌表现为肺体积缩小，并阻塞性肺不张改变，不张的肺组织内一般无坏死灶。

普通肺炎一般发生于青壮年，起病急，突然高热、寒战、胸痛、咳嗽，咯铁锈色痰是其最常见临床症状。白细胞总数、中性粒细胞明显增高。CT 表现为按肺叶分布的密度均匀增高的阴影，其内可见含气支气管影，增强扫描无强化可资鉴别。

综上所述，肺隐球菌病是一种少见的真菌病，其临床症状相对较轻，有部分患者无症状。肺隐球菌病比较有特征性的 CT 征象是病变主要位于胸膜下，多表现为与胸膜呈宽基底相贴；而肺隐球菌病另一重要 CT 征象是病变呈炎性肉芽肿改变，内部多有坏死并无钙化。临床症状与 CT 表现不符也是肺隐球菌病的另一个特点。熟悉肺隐球菌病上述的临床及 CT 表现有助于诊断及其鉴别诊断，对于具备上述特点的肺部病变，要考虑到肺隐球菌病的可能，对于不典型的病变，经皮穿刺活检有助于该病的早期诊断。

附：具体研究资料：肺隐球菌病临床及 CT 表现缺乏特异性，常常误诊为肺癌、普通肺炎或结核，一组 18 例 6 个孤立结节中有 5 例误诊为肺癌，1 例术前诊断为炎性肉芽肿；10 例多发结节团块病灶中，7 例诊断为肺癌并肺内转移；3 例诊断为炎症病变，术前误诊率非常高。

第二节　真菌性肺炎

真菌性肺炎是一种严重的肺部感染性疾病，常见于体质虚弱、免疫力低下或反复长期使用广谱抗生素致使体内微生态失衡，条件致病性真菌得以大量繁殖而引起的真菌感染。

常见的病原体有白色念珠菌、曲霉菌、毛霉菌、隐球菌及放线菌等。

一、影像学研究

真菌感染肺部的 CT 表现复杂，多种征象并存，包括空洞、肺叶肺段实变，多发结节、肿块、网状或线样影等，常以一种或两种征象为主同时合并其他征象。

一组 45 例患者中，以空洞为主型 15 例，表现为肺内单发或多发大小不等的空洞病灶，壁多较薄，边缘模糊；肺炎样实变或支气管炎样变 16 例，呈小片状或大片状阴影；结节或肿块为主型 8 例，结节通常较小并多发，而肿块型单发为主。

虽然其 CT 表现缺乏特征，但仍有许多特点：当肺内出现典型球形病灶伴空气新月征和晕征出现时，曲霉菌感染的诊断相对明确；在具有高危易患因素人群中，一侧或双侧肺内出现多发空洞性病变，空洞周围可见"晕征"，空洞内部呈鸟巢样改变时，强烈提示肺部真菌感染；肺部病灶表观多样化、多处、多发影像改变同时出现且变化快者，提示真菌感染。

欧洲癌症治疗组织及真菌病研究组（EORTC/MSG）制定的诊断标准中认为晕征、新月征和实变区内的空洞是肺部真菌感染的特征性表现，这些特征性表现对于真菌感染的诊断具有非常重要意义。但在临床上述 3 种特征性改变并不多，而肺部结节、磨玻璃密度影也是肺部真菌感染的常见 CT 表现。该组病例将常规 CT 图像与后处理图像（薄层图像结合多平面重建图像）进行对比分析，发现后者在晕征、磨玻璃密度影、小结节和网格、线样影显示率明显高于常规 CT 图像，两者差异有统计学意义。

MSCT 薄层图像结合多平面重建图像获得的信息较常规 CT 明显增多，能更正确地观察病灶的形态、边缘、内部结构及周围改变，有助于晕征、磨玻璃密度影、微小结节、网状及线样影等征象的显示及对其分布特征的判断。

结节：真菌感染的结节大多为直径 <1 cm 的微小结节，该组病例常规 CT 图像显示小结节 17 例，而薄层图像结合多平面重建图像显示 30 例，薄层结合多平面重建图像能更准确地显示外周血管，确定次级肺小叶的解剖结构以及肺功能异常改变的分布特征。当常规 CT 怀疑有微小结节但无法确定时，可行薄层 CT 结合多平面重建图像来获得更多信息。

晕征及磨玻璃密度影：磨玻璃密度影是指肺密度增高但没有遮盖原有衬托该区域的血管和支气管，无特异性。当结节、肿块及实变、空洞等病灶周围环绕密度较淡、均匀的磨玻璃淡片影，即"晕征"，病理证实"晕征"为水肿和／或出血，而晕征在诊断肺真菌感染时也有一定特异性。

磨玻璃密度影及"晕征"在常规 CT 轴位片上有时难以清楚显示，而用薄层 CT 图像及多平面重建图像则使病灶显示变得简单，轻微的磨玻璃密度影在横轴面图像上可被误诊为伪影而被忽略，在多平面重建图像可明确显示其轮廓形态，防止漏诊，该组病例在常规 CT 图像上，磨玻璃密度影及晕征分别显示为 24 例、15 例，而后处理图像显示为 34 例、26 例，有明显差异。

空洞与空气半月征：空洞与空气半月征在真菌性肺炎中是出现较多的征象，而空洞内空气半月征是诊断曲霉菌感染的特异征象，薄层 CT 结合多平面重建图像对空洞内形成的鸟巢征或空洞内曲菌球的细微结构显示更清晰。

网状或线样影：通常伴随其他征象共同出现，以弥漫分布为主，常规 CT 横轴面图像有时难以显示，但冠状面、矢状面重建可提供更多空间结构信息，并更符合肺部解剖结构观察，有助于显示病灶分布特征。该组资料中应用常规 CT 仅 8 例表现有网状或线样影，而通过薄层及多平面重建则有 17 例显示出网状或线样影。

关于误诊：由于肺部真菌感染临床和影像学表现均无明显特征，给诊断带来很大困难。常误诊为肿瘤、结核或一般细菌感染而延误治疗，也因误诊为肺癌而过度治疗。据文献报道，常规 CT 在诊断肺真菌感染的误诊率很高，达 80% 或以上。在该组资料中，采用 MSCT 后处理技术，进行薄层及多平面重建多方位重建，更好地显示病变的细微结构，尽可能发现较多的真菌感染的 CT 特异征象，从而使误诊率降到 48%。该组 CT 误诊 22/45 例，其中 4 例误诊为肺癌，行开胸手术治疗，7 例误诊为肺结核，8 例误诊为一般炎症，3 例考虑本病可能。

二、鉴别诊断

为了减少误诊，肺部真菌感染也需与以下疾病鉴别：

周围型肺癌：表现为孤立结节或肿块时需与周围型肺癌、结核球鉴别。周围型肺癌常见于中老年男性，有痰中带血史，分叶、毛刺、空洞及胸膜凹陷征等征象较常见，有时伴有纵隔及肺门淋巴结肿大及胸水；真菌性肺炎结节或肿块多见于胸膜下，可见空洞和晕征，胸膜凹陷征极少见，肺门及纵隔淋巴结一般不肿大。

结核球：结核球往往位于上叶及下叶背段，周围伴有卫星灶及钙化。

多发性肺转移瘤：表现为多发结节时需与多发性肺转移瘤鉴别，转移瘤常边界清，空洞少见，并有原发肿瘤史。

一般细菌感染性肺炎：实变型肺真菌感染需与一般细菌感染性肺炎鉴别。一般性肺炎沿肺叶、肺段分布的均质性实变，受累组织体积不缩小，内见支气管充气征，经抗感染治疗后好转，复查肺有吸收；

真菌性肺炎往往表现为中心密度高，但周围密度明显变淡而稀疏，形成"晕征"，抗菌治疗无效并临床症状加重。

肺结核：弥漫性肺真菌感染需与结核鉴别。肺结核多位于两肺上叶及下叶背段，结核痰菌阳性，影像学上以斑片、斑点播散灶为主，空洞及钙化、纤维索条常见，同时抗结核治疗有效；弥漫性真菌感染常合并有基础病，并以结节、肿块及实变为主，抗结核治疗无效。

MSCT 薄层重建结合多平面重建图像获得的信息较常规 CT 明显增多，对肺实质、气道和血管病变及肺容积的改变、肺结构变形都能清晰显示。有利于病变细微结构及周围的观察，有助于各征象显示及分布特征判断，尤其对于病灶周围晕征、微小结节、空洞内细微结构的显示具有重要意义，为临床诊断真菌肺感染提供较特征性的征象，从而有助于减少误诊。

第三节　误诊病例简介：变应性支气管肺曲菌球病

详见本书本卷第十一篇·第六章·第二节《误诊病例简介：变应性支气管肺曲菌球病》。

第十三章　肺隔离症

第一节　动脉性肺隔离症

动脉性肺隔离症,也称正常肺异常体循环供血,其特征是异常体循环动脉供血而肺动脉不供血、病变肺与正常肺没有解剖上的隔离而支气管和肺实质是连续的。

这是一种罕见的先天性肺血管发育畸形,最初分类为 Pryce Ⅰ型隔离症;Sade 等(1974)介绍了"隔离症谱"的概念以归纳支气管血管发育异常的各种情况, Felker & Tonkin(1991)认为这是该谱的一种少见变异,是否属于隔离症仍有争议。

经典型动脉性肺隔离症的叶外型经体循环引流,没有血流生理改变;叶内型动脉性肺隔离症则经肺静脉引流,理论上可能形成左向左分流(体循环动脉与肺静脉直接交通,形成动静脉瘘)或右向左分流(在病变内血液转化为静脉血,然后进入肺静脉),但是前者形成瘘,情况有所改变,发生率很低;后者虽然存在,但影响较小。

动脉性肺隔离症的病变肺不具解剖学的隔离,但有功能上的隔离,支气管肺通气相对正常,血流灌注由异常体循环动脉替代肺动脉,仍有"通气 - 血流灌注"完成气体交换的解剖基础,由于其异常体循环动脉直接与肺通气相关,与肺静脉均是含氧的动脉血,形成左向左分流;而引流的肺静脉明显增粗,提示引流的静脉血因为病变的存在而增加,增加的部分就是左向左分流。因此动脉性肺隔离症是一种功能性肺隔离症,这在成年人中可引起肺动脉高压,小儿患者可导致咯血。动脉性肺隔离症常可合并其他先天发育畸形,如伴有囊腺瘤样畸形,支气管闭锁等的个案偶有报道。

该组 5 例又可以分别诊断为:左下叶动脉性肺隔离症(3 例)、左下叶动脉性肺隔离症合并动静脉瘘形成伴出血(1 例)以及左下叶后基底段合并先天性支气管闭锁(1 例)。

动脉性肺隔离症的 CT 特征:特征的异常体循环动脉通常表现为单支异常体循环动脉起自胸主动脉下段的前(侧)壁,发出时相对较细(但与经典肺隔离症的供血体循环动脉相比要粗),向下走行,很快折而向上,并明显增粗,部分可以形成动脉瘤或瘤样扩张;在越过起始点高度以后再次折而向下并呈伞状分为 4 支,分别替代肺动脉供应下叶各基底段,并与相应的基底段支气管伴行,该组 5 例均具有该特点。

异常体循环动脉的管壁结构与肺动脉接近而不是支气管动脉,可以有钙化,该组 2 例可以看到血管壁的钙化斑块。少数情况下,异常体循环动脉可以起自胸主动脉以外的体循环动脉, Singh 等(2007)报道 1 例 5 月龄患儿,左全肺受累,下叶供血主要来自腹腔干,上叶供血来自左锁骨下动脉,另外尚有胸主动脉发出的一些小分支供应左肺周边,静脉回流经正常的左肺静脉引流至左心房,该作者称之为假性隔离症,实际也属于本范畴。

下叶肺动脉除了背段分支正常外,基底干完全阙如(2/5)或部分阙如(3/5),两者之间有明显的乏血管移行区,影像上表现为只有支气管而没有明显伴行血管的区域,该组患者显示该乏血管区约有 2 cm 厚,对肺供血从肺动脉转为异常体循环动脉的认识有帮助。

引流的下肺静脉相对于细小的下肺动脉明显增粗,因为异常体循环动脉的引流进入了下肺静脉。支气管和肺实质相对正常或可合并其他异常,受累肺区的血管管径常明显大于支气管,并常有聚拢,肺叶体积也常缩小。

动脉性肺隔离症分型:可分为典型和不典型

2 种。

典型者表现为异常体循环动脉与下肺静脉缠绕交叉，供应内前基底段、走行与内前基底段支气管伴行的分支在下肺静脉上方经过，供应外后基底段、走行与外后基底段支气管伴行的分支在下肺静脉下方经过，肺实质相对正常，但常有体积稍缩小、血管断面粗而多等特征，此类患者大都属于典型类型，该型影像表现有特征，征象清楚，MSCT 能明确诊断，不需更多检查。出现明显支气管病变，造成与"隔离"区分困难时，为不典型类型，如该组 1 例合并先天性支气管闭锁，解剖上也是与支气管树不通，似乎与经典肺隔离症概念一致；Cass 等（1997）报道 1 例肺隔离症伴先天性囊腺瘤样畸形（CCAM），受累肺因为先天性囊腺瘤样畸形而难以确定是否"隔离"，诊断也可能是动脉性肺隔离症伴先天性囊腺瘤样畸形。

MSCT 评价：采用 MSCT 血管成像可以充分显示血管、支气管和肺实质病变，诊断的必要条件均可以在 MSCT 上获得清晰显示：蚓状异常体循环动脉，远端扩张并分为 4 支分别供血下叶的 4 个基底段；下叶基底段肺动脉阙如或细小，背段肺动脉正常；受累肺内血管增粗；受累支气管树和肺实质相对正常。MSCT 能同时充分显示血管、气道和肺实质三方面的情况而获得准确诊断，CT 是明确诊断的首选技术。

该研究还提示一个征象，即异常体循环动脉与肺动脉供血移行区的乏血管带，与下叶基底段肺动脉阙如或细小，背段肺动脉正常互相补充。MSCT 可以行各向同性成像，充分显示上述必要条件，获得明确诊断，但合并多种异常时，诊断需谨慎。

动脉性肺隔离症由非支气管动脉的体循环异常动脉替代肺动脉供血相对正常的支气管肺组织，解剖学上形成"左 - 左分流"，可形成功能性异常，这是与经典肺隔离症最大的不同之处。在传统影像方法诊断肺隔离症的时候，应评价支气管系统和肺静脉，以进一步诊断动脉性肺隔离症及血流动力学异常。

第二节　囊性肺隔离症

肺隔离症是先天性发育异常的肺疾病，较为少见，容易造成误诊、漏诊。肺隔离症是一种支气管肺前肠畸形。由于胚胎发育时主动脉分支和支气管肺后丛之间的连接未能如正常时闭塞而持续存在，结果由主动脉分支供血，导致该段肺呼吸功能难以进行，形成肺隔离症。根据有无独立的脏层胸膜，将本病分为肺叶内型和肺叶外型，也有混合型的报道。

一般文献所报道的肺隔离症，以实质性肿块较多，囊性较少，其实从手术病理方面来看，两者发生率相差不大。

关于囊性病灶形成的机制有：继发感染；支气管分泌黏液积聚；体循环压力过高等。囊性病变可呈单囊或多囊改变，具有可随呼吸运动变形、继发感染可伴气液平面等特点。

一例肺隔离症，是以肺囊肿、肺大泡为表现，较为少见，容易漏诊。该例平扫仅发现左下肺局灶性透亮度增高，纹理稀少，呈肺囊肿样改变，增强扫描时发现有胸主动脉前存在异常的小血管，于是改做主动脉的 CTA，发现主动脉发出异常供血的血管并指向左下肺，从而确立诊断。囊肿型肺隔离症主要与肺囊肿鉴别，当病灶继发感染时与肺脓肿鉴别。

肺囊肿：肺囊肿一般呈单发，壁较薄，造影后强化不明显，无异常供血动脉；

肺脓肿：肺脓肿可有典型高热后多量脓臭痰病史。

第三节　误诊病例简介：成人颈部肺隔离症

详见本书本卷第五篇·第十三章·第五节《误诊病例简介：成人颈部肺隔离症》。

第四节　冠状动脉供血的肺隔离症

肺隔离症是一种少见的先天性支气管肺前肠畸形,特点是一部分肺芽组织与支气管树分离,与正常气管、支气管不相通,仅接受体循环异常血管的供血,从而导致该部分肺呼吸功能难以进行,形成隔离肺段。

根据隔离肺组织有无独立的胸膜覆盖,分为叶内型和叶外型两种,以叶内型多见。叶内型因包含在正常肺叶的胸膜内,易与支气管形成病理性通道,约2/3的患者在10岁以后首次出现症状,大多表现为反复咳嗽、咳痰、咯血、发热等。

体循环异常供血动脉来自胸主动脉者占73%,来自腹主动脉上部、腹腔动脉或脾动脉者占21%,其余依次为肋间动脉、锁骨下动脉、胸廓内动脉、心包膈动脉、肾动脉等小分支,以单支为多,多支者约16%。亦有发自冠状动脉的文献报道。

肺叶内型肺隔离症的静脉通常引流至下肺静脉,有时引流至奇静脉、半奇静脉,偶有引流至肋间静脉或无名静脉者。多数发生在下叶后基底段,以左侧居多。

肺隔离症的CT表现主要有4种类型:①单房或多房的囊性肿块。②囊实混合性肿块。③实性软组织肿块(假瘤型)。④局部肺叶内增多、增粗的血管结构(肺多血征),此型罕见。

肺隔离症的影像学诊断主要在于显示其异常的体循环供血动脉和引流静脉,对手术方案的制定尤为重要。主动脉造影是诊断肺隔离症的传统方法,它可直接显示主动脉及异常供血动脉的起源、数目、行程及大小,并可显示引流静脉情况,还可进行介入栓塞治疗,但属有创性检查。

随着影像检查技术的发展成熟, MSCTA及其后处理技术,包括多平面重建、最大密度投影、表面阴影显示法及容积再现等有助于显示异常供血动脉的起源、行程及形态,同时显示引流静脉及肺部情况,已成为一种可靠的非创伤性血管成像技术,是肺隔离症术前评价的主要方法。

一例诊断为左冠状动脉回旋支供血合并支气管扩张和感染的左下肺叶内型肺隔离症。异常供血动脉发自左冠状动脉回旋支,造成心脏窃血,当心脏负荷增加时引起心肌缺血缺氧,造成心率加快,产生心悸症状。

CT表现为局部肺血管增多、增粗(肺多血征),合并支气管扩张伴感染,此型少见,在胸部X线平片和常规CT扫描时容易漏诊和误诊,应当予以重视。

当怀疑本病时应行心电门控下MSCTA及其后处理技术或主动脉造影检查,如能显示体循环异常供血动脉,即可明确诊断。

第五节　异常体循环动脉供血正常左肺下叶

详见于本书本卷第二十二篇·第二章·第三节　《异常体循环动脉供血正常左肺下叶》。

第十四章　其他非肿瘤性胸部肿块

第一节　肺内子宫内膜异位症

子宫内膜异位症是指具有生长功能的子宫内膜组织出现在宫腔被覆黏膜以外的身体其他部位的一种病变。根据子宫内膜所在的位置可分为盆腔内子宫内膜异位症和盆腔外子宫内膜异位症，以前者最常见。盆腔内子宫内膜异位症好发部位依次为卵巢（约占80%）、子宫直肠窝、子宫骶骨韧带和直肠阴道隔，亦可发生于膀胱、直肠、阔韧带的腹膜层、腹壁切口或脐部。盆腔外子宫内膜异位症可以位于除脾脏以外的任何器官。

临床上对其发病机制有多种假说，诸如内膜种植学说（经血逆流及医源性种植）、血行-淋巴播散学说、体腔上皮化生学说。一般认为盆腔内子宫内膜异位症多为经血逆流所致，而剖宫产、侧切术等术后伤口病灶则多为内膜种植，远离盆腔的器官如脑、心、肺等部位的病灶只能用血行-淋巴播散来解释。子宫内膜异位症是一种良性病变，但具有类似恶性肿瘤向远处转移和种植生长的能力。镜下异位的子宫内膜组织由子宫内膜腺体、内膜间质、纤维素组成。

一、临床表现

肺内子宫内膜异位症患者主要以呼吸系统症状为主，多表现为月经期咯血，反复气胸或血胸等。多见于育龄妇女，以30~40岁好发，常有流产或刮宫史。在月经周期中，异位的子宫内膜组织随卵巢激素水平的下降而脱落出血，因此其临床症状常常呈周期性发作，经期后缓解。

二、影像学研究

肺内子宫内膜异位症在X线或CT上表现为：斑片状渗出性或毛玻璃样病变，边缘模糊；肺内单发或多发结节影，可伴有薄壁空洞；混合性病变，既有渗出、肺大泡、磨玻璃密度影也有结节。一例在影像上表现为单发结节影，内部还有不规则形的空洞，表现较特殊，容易误诊。推测空洞的形成可能与内膜组织出血后血凝块收缩有关。

三、鉴别诊断

本病应注意与结核球、周围型肺癌相鉴别。结核球：结核球的好发部位是上叶尖后段及下叶背段，钙化多见，空洞多呈裂隙样或"半月形"；周围型肺癌：周围型肺癌的特点是结节多有分叶及短毛刺，位于胸膜下方时，可以出现"胸膜牵拉征"。如果没有这些典型征象，则与肺内结节型子宫内膜异位症容易混淆。

因此，经期后复查能提供有价值的线索，如果病灶明显缩小或消失，则提示肺内子宫内膜异位症可能，确诊还需行病理学检查。

第二节　胸内异位肾

胸内肾极为少见，它是指部分或全部肾穿过横膈进入后纵隔。一般认为，胸内肾是由于肾在胚胎发育过程中，过度上升，经胸腹裂孔或膈肌薄弱点进入胸腔所致。胸内肾左侧多于右侧，男多于女。胸内肾由于输尿管伸长变直，引流良好，不像肾下垂易引起感染和结石，因此一般无症状。多数在体检或因其他原因做影像学检查时偶然发现,需进一步检查和手术确诊。本病主要与纵隔肿瘤、肺隔离症、肺囊肿性肿瘤、包裹性积液、膈疝鉴别,一般容易诊断,如有困难,行增强扫描可以确诊,从而避免和减少不必要的手术探查。

应用传统 X 线检查显示肾位置异常有一定限度,特别是当肾异位功能异常时。因此,文献中作为

肾异位进行不必要的手术探查或错误地将其切除报道并不少见。

CT 可确立肾异位的诊断、类型以及有无并发症,并容易与其他的胸、腹腔包块鉴别,是确诊盆腔肾、横过肾异位、胸内肾简便而准确的方法之一,对于临床有重要的指导意义。通过 CT 检查,不必要的手术探查可以避免。

第三节　肿瘤样淋巴组织增生

肿瘤样淋巴组织增生,也叫肺良性淋巴瘤、原发性肺假性淋巴瘤,较少见,但可与肿瘤混淆。它是一种良性淋巴细胞浸润性病变,由分化良好的淋巴细胞和炎性细胞构成。它通常发生在靠近纵隔胸膜或叶间胸膜的肺实质,生长缓慢,切除后不复发。病灶多呈卵圆形,少数有分叶表现,皆有包膜,边界一般

较锐利。病灶阴影密度较淡,其中可见肺纹,块影中心密度较高。本病通常无症状,多为体检或因其他疾患就医时发现。瘤体较大,直径 3~7cm。它不伴存钙化、纤维化或肺不张,也不伴存胸腔积液及纵隔肺门淋巴结肿大,与肺癌鉴别较容易,而与良性肺肿瘤则难鉴别。

第四节　酷似肺肿瘤的降主动脉迂曲扩张

降主动脉延续于主动脉弓,自第 4 胸椎下缘左侧沿脊柱下降至第 12 胸椎水平,然后穿过膈主动脉裂孔进入腹腔。由于主动脉根部和穿膈肌处是固定的,其他各段比较游离,因此,胸主动脉伸长时就可能出现升主动脉或者降主动脉的扩展和迂曲。而且,由于降主动脉纡曲多为年龄较大者,当患者同时伴有呼吸道症状就诊时,极易考虑肿块性病变,易误

为纵隔或肺部肿瘤。

螺旋 CT 扫描速度快,可在对比剂最高峰期扫描。三维重建图像直观逼真,在一帧图像上可显示血管的解剖关系,不受重建平面和角度的影响。当胸片发现圆块影不能明确诊断时,可考虑给予行螺旋 CT 检查,必要时通过增强扫描及三维重建进一步明确病变性质。

第五节　原发性结节性淀粉样变性

原发性结节性淀粉样变性,最常侵犯喉与气管,X 线表现为孤立的或弥散肺内结节病变,颇似原发性或转移性肿瘤。Moldow(1972)报告一例 58 岁女性病人, X 线表现为边界不清的双上肺野结节病

变,伪似肺结核,行结节肺活检发现系淀粉样变性。该作者指出,胸片上的征象与病人临床表现不相符合是本症的有名的特征,也是与其他疾病鉴别诊断的一个有用的根据。

第六节　睾丸癌化疗副作用引起肺病变类似肿瘤

McCrea 等(1981)报告 2 例睾丸癌患者用博来霉素(bleomycin)进行化疗期间和化疗后, X 线胸片发现肺部出现结节,类似转移性结节。但患者无症

状,开胸活检显示为散在的间质纤维性病灶及肺泡上皮增生,未发现肿瘤、病毒包涵体及微生物。Nachman 等(1981)报告类似病例, CT 扫描与 X 线照

片发现多数小结节病灶与纤维化,开胸探查及活检 未发现肿瘤迹象。

第七节　血管性改变误为肺部肿块

无名动脉为主动脉的第一分支和最大分支,起自主动脉弓右侧,居气管前,走行向上、外、后,进入颈根部,分成右颈总和锁骨下动脉。正常无名动脉长 37~50 mm, 直径 8~13 mm, 在常规后前位胸片上,它不形成纵隔的边缘。右上纵隔的边缘是由位于上方的无名静脉和下方的上腔静脉构成。迂曲的无名动脉常突向右侧,使右上纵隔增宽,已为人所共知。无名动脉弯曲,凸向右方进入肺内,类似于右肺尖包块者,文献上讨论甚少。

Honig 等(1953)观察此种情况, Scheider & Felson(1961)报告另外的相同病例, Christensen 等(1978)讨论迂曲无名动脉形成肺尖包块,而伪似肺肿瘤。

由于高血压和动脉硬化,动脉呈现扩张与伸长,通常主动脉与无名动脉同时伸长,无名动脉两端固定,主动脉伸长抬高无名动脉的起点,加上无名动脉伸长,则使之迂曲外凸,其程度仰赖于动脉的长度和可利用的空间的关系。

正常头臂血管的影像通常消失于锁骨平面,在此平面以上,此血管不再邻近于肺。然而,当无名动脉迂曲,凸向后外,它即延伸于后,进入肺野,其影像高于锁骨平面。此种类似于肺尖包块的阴影,上缘不甚明确,而下缘边界清楚,为其重要特征。侧位胸片所见亦颇具特点,它多为光滑而边界确切的半环形影,且邻近前胸壁。自然,如做 CT 增强扫描,或X线主动脉造影,此类阴影的性质更能确诊。

Pancoast 综合征一般为胸腔入口处的肺癌或其他肿瘤所引起。Stathatos 等(1969)报告 3 例包虫囊肿及假性动脉瘤位于胸腔入口,导致出现 Pancoast 综合征。Rong(1984)报告颈动脉假性动脉瘤伪似 Pancoast 肿瘤。因此,在颈、胸部包块及 Pancoast 综合征的区别诊断中, 应包含上述疾病在内。

第八节　胸腔内肝副叶

胸腔内的肝副叶,又称胸腔迷走肝或肝上副叶,甚为少见,术前多误诊为胸膜间皮瘤、肺囊肿或肺肿瘤等。X线胸片可见右下肺横膈上的光滑圆形软组织肿块影。

Stewart & Stein 认为气腹造影可以证实膈下肝叶位置异常,但 Hansbrough & Lipin 报告一例有蒂的胸腔内肝上副叶,气腹造影肿块完全局限于横膈后上方,不能确定肿块来自肝脏,误认为胸膜间皮瘤而手术。据文献报告,此类病人无疝、横膈阙如和腹内脏器膈膨出等。

第九节　肺炎性假瘤病例

患者,女,63 岁。右侧胸痛 4 h 入院。患者于 4 h 前无明显诱因出现右侧胸痛,自觉为胸壁内侧锐性疼痛,疼痛无明显放射,在做深呼吸及咳嗽时疼痛加重,患侧卧位时疼痛减轻,无明显皮疹、发热、咳嗽、咳痰、胸闷、呼吸困难、盗汗、乏力等不适。因疼痛难以耐受,遂来院急诊,急诊胸部 CT 检查示:右肺中叶占位,性质待定,建议增强扫描;双肺下叶慢性炎症;纵隔内可见淋巴结。为求进一步诊治,遂拟“肺部肿瘤”收治住院;患者近期精神、睡眠可,大小便正常,体重无明显变化。2 天后再次 CT 又发现右侧胸腔积液明显增多且有包裹。

病理检查:灰红色组织一堆,总体积 0.8 cm × 0.5 cm × 0.2 cm。常规病理诊断:右肺肿物穿刺活检标本:肺组织中可见较多急慢性炎细胞浸润,肺泡上皮轻度异型,未见明显肿瘤成分,待做免疫组化检测进一步分析。免疫组化检测:阳性: TTF-1, NapsinA, CK7, PAS, PAM, Masson, Ki-67(+,约5%);阴性: CK5/6, P63, CK20。免疫组化诊断:右肺肿物穿刺活检标本:送检少许肺组织,灶区可见成纤维细胞增生伴较多急慢性炎细胞浸润,经免疫组化检测结果未见恶性肿瘤,考虑为炎性假瘤,活检标本有限,请结合临床(图 5-14-1)。

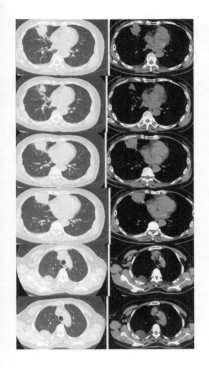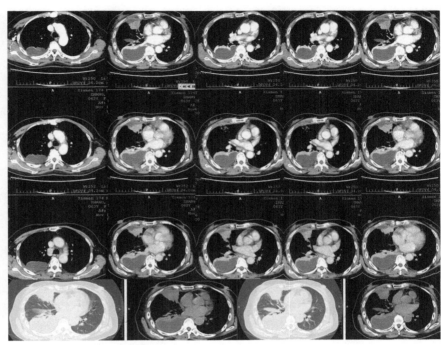

图 5-14-1 肺炎性假瘤

第六篇　肺结核病

第一章　必须重视结核病的防治

第一节　必须重视结核病的防治

结核病仍是当今危害人们健康的重大传染病,其发病规律和流行特点决定了在今后相当长的时期内其危害将持续存在。当前,我国结核病疫情形势依然严峻,2010 年仅肺结核的发病人数就高达 99 万,死亡人数 3 000 人,因而临床影像诊断工作仍面临诸多挑战。活动性结核病的影像鉴别诊断、肺结核大咯血的介入治疗、耐多药结核病及肺外结核的危害日益凸显,结核病 / 人类免疫缺陷病毒双重感染的诊断防治工作亟待拓展,我国结核病诊治工作任重而道远,需要长期不懈的努力。

WHO 警告说,我们正在输掉同肺结核病的斗争:当前世界上患肺结核病的人口比例高达 1/3,如果各国政府不能采取行动的话,肺结核病就可能成为不治之症。该组织还说,公共卫生计划资金短缺、市场上提供的血液测试有误差以及滥用药物(在私营卫生部门中尤为严重)等问题正在妨碍与肺结核病进行的斗争,并导致该病具备了抗药性。

目前已在 70 个国家发现了多种极其抗药性的肺结核病菌株。印度医生报告说,今年有 4 名肺结核病患者对所有药物完全没有反应。伊朗和意大利的医生也发现有多名患者对所有药物都明显具有抗药性。WHO“阻止肺结核病”运动负责人说:“我们当前在全世界看到,出现了多种对我们所能提供的大多数药物都具有抗药性的肺结核病致病杆菌菌株。”

除了人类获得性免疫缺陷综合征,每年死于肺结核病的人数高于死于任何其他传染病的人数。95% 的死亡者都来自印度、中国、南非和印度尼西亚等发展中国家。新发肺结核病例有 60% 出自亚洲,撒哈拉以南的非洲地区的人均新发病率最高。目前有 20 亿人携带有肺结核病致病杆菌。营养不良或患有继发疾病的肺结核致病杆菌感染者极有可能患上肺结核病。2010 年就有 880 万人患上肺结核病。对人类免疫缺陷病毒携带者来说,肺结核病可谓第一杀手,死于肺结核病的人类免疫缺陷病毒携带者占病毒携带者总死亡人数的 1/4。

肺结核病死亡率已大幅下降。从 1990 年到 2000 年,死亡率下降了 40%。这要归功于在世界范围内开展的卫生运动,这项运动在中国开展得尤为成功。但出现抗药菌株有可能严重阻碍这项运动继续取得进展,并将危及 WHO 提出的到 2050 年根除这个公共卫生问题的目标。由于医生未能正确开药或患者未能完成抗生素疗程,抗药性在不断增强。有的公共诊所用完了储备药物,但越来越多的情况是,很多责任都在私营部门从业者身上。印度是世界上肺结核病发病率最高的国家。在该国,50%~70% 的患者会在开始咳嗽时找私人医生看病。

活动性结核病影像学鉴别诊断及肺结核咯血治疗问题亟待研究:长期以来,由于缺乏有效的结核病预防性疫苗,及早诊断发现活动性结核患者是提高治疗效果、有效控制结核病传播的关键。尽管结核分枝杆菌的细菌学检查结果是当前结核病诊断的金标准,但临床上相当一部分患者无法获得痰标本,而在能获得痰标本和 / 或其他组织标本的病例中,抗酸杆菌(结核菌)仅在 40% 左右的肺结核患者痰中发现;而对于 60% 的涂阴肺结核以及涂阳肺结核抗结核治疗后(正规抗结核治疗 2~3 个月后涂阳可转为涂阴)的诊断和疗效评定,传统且沿用迄今的方法是依据临床表现和体征及胸部影像进行,因其主观因素的影响导致诊断和疗效评定不明确。因此,对于菌阴的肺结核患者诊断、鉴别诊断和病情严重程度的判断以及抗结核治疗后疗效的评价、是否存在肺结核活动性病灶及何时停药等问题仍急需研究解决。否则，有可能造成肺结核病灶未完全吸收而过早停药的耐多药情况，或过度治疗导致药物性肝损害，或确属非结核分枝杆菌感染而延误治疗。

在肺结核的 CT 诊断中，有学者对其进行了较深入的研究。结果显示，活动性肺结核常见的 CT 征象多为小叶中心结节（简称结节）和结节状线影（微结节）、片状实变、磨玻璃密度影以及空洞、间质损伤。

对于孤立性肺结核球在临床上其诊断有一定困难，一是如果确诊为肺结核，治疗后如何评价其活动性，二是与肺癌的鉴别也是临床要解决的问题。

一些作者对 23 例孤立性肺结核球患者进行 PET/CT 检查，用以判断肺结核的活动性及是否存在肺恶性肿瘤的可能。研究结果显示 23 例患者中 17 例发生 ^{18}F-FDG 摄取，其中 11 例表现为肺内结节局限性 ^{18}F-FDG 浓聚，6 例表现为肺内结节和增大淋巴结 ^{18}F-FDG 浓聚，平均 SUV$_{max}$ 为 4.01 ± 1.89；12 例 ^{18}F-FDG 摄取阳性的患者经积极抗结核治疗后病灶缩小；6 例未发生 ^{18}F-FDG 摄取的患者，经 CT 随访 12 个月病灶无明显变化。肯定了 ^{18}F-FDG PET/CT 对于孤立性肺结核球的定性诊断价值，同时 ^{18}F-FDG PET/CT 也可作为临床判断病灶是否具有活动性的重要依据。

另有作者对 42 例痰培养阳性肺结核患者进行 HRCT 评分，将内在联系较为密切的若干 CT 征象（结节、微结节、磨玻璃密度影、空洞、实变、支气管损伤、间质损伤）表示为影响因子，分别按病变所占面积进行定量评分，并按肺组织损伤程度进行分级，与 ELISPOT 法检测 ESAT-6、P4-6、P8.10 3 种抗原刺激后 PBMC IFN-γ 释放水平进行相关性分析后均呈正相关性；空洞、结节、磨玻璃密度影、实变、支气管损伤在 HRCT 总评分中所占比重比较大，且与不同程度痰涂阳性分级呈显著正相关，间质损伤及微结节与痰涂阳性程度无相关性。

通过 CT 及相关基础研究，对结核病的影像诊断及鉴别诊断及抗结核治疗的疗效观察方面等起到了关键作用，明显减少了结核病的误诊和漏诊率。

但在临床上对于结核与非结核分枝杆菌感染的影像学鉴别诊断存在一定难度，尤其痰阴患者更是如此。有作者报道一组经细菌学证实的脓肿型分枝杆菌病的病例，其胸部 X 线和 CT 影像学表现为小结节样斑片状、细网状影、支气管扩张和空洞形成。

树丫征（15/18）和 <10 mm 结节（17/18）是出现概率最高 CT 异常征象，分别为 83.3% 和 94.4%。支气管扩张也比较常见，出现概率是 66.7%（12/18），其中 4 例含有两种类型支气管扩张征象。

就形态学而言，对于非结核分枝杆菌与肺结核的影像学鉴别诊断较困难。当然，如出现支气管扩张征象则要考虑非结核分枝杆菌感染。双侧、多叶支气管扩张、支气管炎或者在体积缩小的上叶实变中出现空洞，是脓肿型分枝杆菌病（MAB）肺部感染的平片和 CT 影像特征。大咯血是肺结核较严重的并发症之一，临床上治疗十分棘手。一些学者报道，通过肺外体循环动脉栓塞治疗肺结核大咯血，70 例患者栓塞后立即止血 48 例，有效率约 83%。为肺结核大咯血的介入治疗开辟了一条新的有效途径，也更新了大咯血支气管动脉栓塞治疗的一些新观念。提示大咯血患者病灶存在多支动脉供血特点；仔细寻找肺外体循环靶血管并进行规范栓塞是提高肺结核咯血介入手术治疗疗效的有效方法。

人类免疫缺陷病毒 / 人类获得性免疫缺陷综合征合并肺结核的影像学表现不典型：人类获得性免疫缺陷综合征合并肺结核与机体的免疫状态有关，取决于 CD$_4$T 淋巴细胞数。由于 CD$_4$T 淋巴细胞破坏，临床主要表现为免疫功能低下的一系列并发症，肺结核是人类获得性免疫缺陷综合征患者的主要机会性感染之一。

世界范围内结核病的复燃很大程度上归结于人类获得性免疫缺陷综合征的蔓延。两者的合并感染对当今世界造成严重威胁，且诊断困难，一方面，因为人类免疫缺陷病毒通常合并其他病原体的混合感染，使结核病的诊断难度加大；另一方面，人类免疫缺陷病毒 - 结核的联合感染使结核病失去了其原有的典型表现，易产生对结核的延误诊断，延误诊断必然会造成抗结核治疗的不充分，又会产生耐药结核杆菌，进一步加剧治疗的不充分性，从而导致耐多药结核杆菌的产生和广泛传播。

人类获得性免疫缺陷综合征 / 结核的影像学表现不同于结核单独感染时的特征性影像表现，人类免疫缺陷病毒感染早期，肺结核患者可呈典型的 X 线表现，但在中晚期患者，其影像表现具有不典型性：①两肺弥漫粟粒性结核病多见；②病变可累及多个部位，可有上肺野病变，但下肺野病变更为多见；③可呈局限性浸润影，也可呈弥漫浸润影，有时很难与肺炎鉴别；④空洞少见；⑤肺门和纵隔淋巴结肿大多见;⑥也可有肺间质受累;⑦常伴随胸、腹、心包等多浆膜腔结核和积液。

肺结核患者肺部 X 线表现与 CD_4 计数有关,"非典型"表现多见于 $CD_4<200\times10^6/L$ 的患者,反映了病灶增殖反应微弱而不易控制及局限化。

为了进一步阐明人类获得性免疫缺陷综合征/结核的影像学表现不同于结核单独感染时的特征性影像表现,不少学者就人类获得性免疫缺陷综合征合并肺结核影像病理特点、影像学表现与病理改变的相关性及影像学与病理诊断的临床意义等进行了研究。

人类获得性免疫缺陷综合征合并肺结核影像主要表现为结节、肿块或片状实变影,多分布于肺下叶或中叶,可合并胸腔积液或纵隔淋巴结肿大,其病理缺乏典型结核结节及郎罕巨细胞,可表现为干酪样坏死及炎性细胞浸润或炎性肉芽肿改变,病理组织抗酸杆菌染色多为阳性。

人类获得性免疫缺陷综合征合并肺结核患者的病理组织变化不同于普通肺结核患者,可能与人类获得性免疫缺陷综合征晚期患者免疫功能降低有关。以往认为抑制结核分枝杆菌生长的巨噬细胞能力降低,变态反应低下,不能使肺组织产生干酪性坏死,则不能形成空洞基础,也就说明人类获得性免疫缺陷综合征患者较少形成空洞的原因。

由于人类获得性免疫缺陷综合征合并肺结核影像学表现与真菌感染、肿瘤较难鉴别,其诊断应早期行病变穿刺活检。尽管人类获得性免疫缺陷综合征合并结核病理改变不典型,未出现典型结核结节及郎罕氏巨噬细胞,但由于人类获得性免疫缺陷综合征结核病灶内抗酸杆菌染色阳性率高,在排除非结核分枝杆菌前提下,可提高结核诊断符合率。因此,CT 与病理诊断能提高病变诊断正确符合率,达到早期诊断,指导临床治疗的目的。

提高肺外结核影像学诊断的意识:结核病可发生在身体的各个部位和脏器,其中除最多见的肺结核外,骨结核、淋巴结核、腹腔结核、泌尿生殖系结核及颅脑结核等均属于肺外结核的范畴。根据文献报道,肺结核与肺外结核的发病率大约为 5∶1。

一些作者关于肾上腺结核 CT 特征及其鉴别诊断的研究认为肾上腺结核多双侧发病,病灶边缘强化和钙化是较特征性表现,其程度与病程有关。需鉴别的病种包括肾上腺增生、钙化和小腺瘤,合并增生时容易误诊。

有作者分析一组脑实质结核的病例,通过 MR 扩散加权成像(DWI)对脑实质结核的应用,证实脑实质结核病灶扩散不受限,DWI 检查及 ADC 值的测量对脑实质结核诊断具有一定的价值。我们应注意到目前肺外结核的误诊误治的现象还比较严重,例如脊柱结核由于延误诊治导致相应并发症的发生,严重者出现病理性瘫痪,发生率 15%~20%。此外还有腹腔结核,淋巴结结核等因为诊治不当造成较严重并发症,给患者带来痛苦和沉重的负担。

究其原因,可能因临床医师缺乏肺外结核的诊治知识,影像科医生诊断思路不够宽广,未能对其影像学改变做出较客观的判断和提示临床医生存在结核的可能性,导致延误诊断。

不具备必要的检查诊断设备和手段,未能进行相应的一些检查而误诊也较常见。我国是一个结核病高发国家,因而肺外结核的发病率也随之增高,在具备了较现代化设备的条件下,临床及影像科医生应高度重视结核病和/或肺外结核的影像诊断与鉴别诊断。

第二节　综合性医院结核病诊断及误诊研究

综合性医院是结核病诊断和治疗的第一线医院,据 2000 年全国结核病流行病学抽样调查,我国结核病疫情在全球仍属高流行地区。综合医院收治的肺结核病例往往临床表现多种多样,实验室检查及影像学表现有时不典型,容易误诊。

综合医院肺结核诊治现状:肺结核是一种呼吸道传染病,按照我国结核病防治法规,肺结核的治疗和管理必须由结核病防治专业机构(结核病医院和结核病防治所)统一负责。

然而,目前我国的现实情况是,出现呼吸道症状的肺结核患者总是首先到各级综合医院就诊,由综合医院确诊或疑诊后再转往结核病防治专业机构,即目前在我国综合医院内"因症就诊"是发现肺结核的主要方式,这表明综合医院对肺结核的准确及时诊断对控制疫情具有重要的意义。

肺结核误诊原因分析：近年来由于以艾滋病为代表的免疫损害性疾病的流行，尿毒症、恶性肿瘤的发病率不断上升，临床上免疫抑制剂和激素等的广泛应用，使免疫功能低下病人数不断增加，肺结核病是其常见的肺部感染并发症之一。

由于激素或免疫抑制剂可抑制、干扰或掩盖肺结核的症状和体征，使其发病和临床经过变得隐匿和不典型，给临床诊断带来困难，导致肺结核的误诊率较高。一些作者对肺结核住院病人回顾性分析可以发现，病例中患有免疫损害相关性疾病的比例较高，老年人比例较高，病患临床症状不典型，再加上原发疾病的存在，导致诊断延误较为普遍。

一组病例中有 10/34 例具有免疫受损的基础疾病，包括轻度免疫受损的糖尿病及激素治疗后的结缔组织病，均导致诊断困难。临床症状轻微的中老年患者（该组中有 8 例仅有慢性的咳嗽咳痰），对肺结核的发病也极易忽视。另外，医务工作者对于不典型肺结核缺乏足够的认识，实验室检查不全面，影像学检查技术不细致也是导致误诊的原因。

容易出现误诊的情况：免疫功能低下：免疫功能低下患者易患肺结核，该组病例中有 49 例（34%）伴有免疫损害疾病。免疫低下伴发肺结核影像表现以中重度浸润性结核灶为主，结核病灶可分布在多叶多段，也可分布在非结核的好发部位，空洞多见，且常导致支气管播散，但应与免疫功能低下所致其他的肺部感染相鉴别。本病的诊断需与临床表现及实验室检查相结合，以取得细菌学或组织学证据。当出现大片实变、空洞、粟粒结节、淋巴结肿大及胸腔积液时应把肺结核的诊断置于首位。

60 岁以上老年人：60 岁以上老年人在综合性医院住院病人中占有较大的比例，老年人罹患肺结核后症状不典型，影像上往往多种性质病变共存，其中纤维性病灶尤为普遍。

文献报道老年患者肺结核病灶与中青年肺结核病灶分布有所不同，中青年肺结核病灶多分布于上叶及下叶背段，发生于下叶基底段者很少，而老年患者较中青年患者累及肺下部的比例明显高。该组患者也具有这样的特点。这种老年性肺结核患者较易累及肺下部的原因，有人认为与老年患者的上、下肺血流分布吸氧分压变化有关。影响老年肺内血流分布和氧分压的常见因素有慢性支气管炎、肺气肿、肺间质病变、肺梗死等，这些基础病变在老年患者中发生的比例较高。

支气管狭窄：结核感染是引起支气管狭窄的原因之一，但常常需要与其他感染性、吸入性、特发性或肿瘤性病变相鉴别。结核性支气管狭窄（除肿大淋巴结外压者外）常为向心性管状或漏斗状狭窄，以轻、中度狭窄多见，狭窄段一般较长，可同时累及相连的主、叶、段数支支气管，狭窄支气管同侧肺门无肿块影。而癌性支气管狭窄多为偏心性，狭窄段一般较短，支气管腔常被较高密度的乳头状或不规则状软组织影所阻断。结核性支气管狭窄常在同侧或对侧肺野内出现新老并存的多形性病灶或支气管播散灶，这些征象都少见于肺癌患者。

容易出现误诊的一些征象的讨论：影像学检查在肺结核诊断中占有重要的地位，X 线胸片是评价肺结核的第一步，但肺部 CT 检查在进一步评价已知或疑诊肺结核中是十分重要的。CT 检查在许多方面要优于 X 线胸片：CT 可发现更多的空洞和渗出性病灶，更准确地判断病变有无活动，发现胸内隐匿部位病变，并可早期检出肺内粟粒阴影。

肺结核的 CT 表现包括：①磨玻璃密度与实变；②空洞；③树芽征；④随机分布的结节；⑤胸腔积液；⑥肺内球形结核；⑦纵隔或肺门淋巴结增大并中央坏死。

肺结核以肺内实变表现为主，合并纤维条索影、胸水等较常见。肺结核的病理基础是以渗出、增殖、干酪坏死、纤维化、钙化为特征的慢性过程，虽然肺结核各种 CT 表现孤立地看可能无特异性，但当多种病灶同时出现，并以常见部位为主出现多发病灶则是肺结核的特征性表现。小叶中心性结节或分支线样征、树芽征及小叶间隔增厚、小叶性实变、空洞、边缘模糊结节是活动性肺结核的表现。

叶段实变型：叶段实变型在误诊肺结核中占有较大的比例，节段实变型肺结核多位于上叶前段、中叶、舌段等，但若位于下肺叶时，诊断困难；如果病变内部密度不均，可见结节、纤维化、空洞、支气管气像，支气管扩张，并于其他肺叶段见到不同时期的结核病灶及肺门、纵隔淋巴结钙化等，有时较早出现成纤维化反应导致相邻的叶间裂可移位，此时尚可提示结核诊断，但仅仅表现为节段性、多灶性实变，难以与肺炎相鉴别。

球形结核：球形结核容易误诊为周围型肺癌，两者形态学特点可相似。该组球形结核边缘大多光整锐利，增强扫描为无强化或环行强化。肺结节呈边缘性或环行强化,可能为球形结核的特征性改变,此征象在恶性结节和其他良性结节罕见。球形结核病灶内干酪坏死物质无强化,肉芽组织的多少及分布决定了病灶强化的程度及形态学特征。

另一方面,肺结核结节由于纤维包裹干酪样坏死物而形成,故其常因缺乏血供导致其强化净增值多数 <20 HU,CT 最大净增值 <20 HU 时可考虑为结核球等良性病变。球形结核和周围型肺癌的形态学特点可相似,部分病例鉴别困难,容易误诊,少数病例球形结核误诊为周围型肺癌行肺叶切除术。对于难于鉴别的病例,提倡规范的 CT 增强扫描。

环形强化:有作者报道认为肺内结节呈边缘性或环行强化为球形结核的特征性改变,此征象在恶性结节和其他良性结节罕见,对环形强化这个特征性征象认识不充分,是结核误诊的一个主要原因;CT 最大净增值 <20 HU 时可考虑为结核球等良性病变,一组误诊病例 CT 增强扫描净增值均在 20 HU 以上,分析结核性肉芽肿的强化模式与肺癌极其相似,这是导致误诊的另一个原因。

成人原发型肺结核:成人原发型肺结核并非罕见,肺内浸润病变合并肺门、纵隔淋巴结肿大是原发综合征的基本特征,即当肺内病变表现为肺叶或肺段内斑片、结节影时,原发综合征的诊断可以确立。一组病例初诊均考虑为肺癌或淋巴结转移瘤可能,

综合医院对此类病患缺乏足够的认识,而影像诊断对征象缺乏全面的考虑是导致误诊的原因。对于影像学表现不典型的成人原发综合征,年龄因素、临床症状、实验室检查如结核菌素试验、痰结核菌培养、抗结核抗体阳性在鉴别诊断中有着重要意义。

减少误诊的一些扫描技术:肺内微小粟粒性病变:均匀分布、粟粒大小的肺内结节在胸片上常不能确切显示,而 CT 厚层轴位图像往往也不能很好地显示肺内微小病变。在一些病例粟粒结核的诊断中,胸片及常规 CT 检查均未发现肺内粟粒样病灶,通过回顾性重建,运用滑动薄层块技术在显示肺内微小粟粒性病变并在判断其分布特征上取得了较好的效果。

CT 的胸部连续扫描:CT 的胸部连续扫描可显示胸膜腔任何部位的胸腔积液,CT 对胸腔积液良、恶性的鉴别有一定的价值。单侧、大量积液,积液张力高,胸膜不规则增厚,纵隔胸膜受累对恶性病变诊断有帮助;而胸膜无或轻度弥漫规则增厚,胸膜外脂肪层增厚多提示良性。综合医院肺结核患者有其特殊性,严格规范的 CT 检查技术加上细致准确的图像判读将有助于减少影像学误诊,提高早期诊断成功率。综合性医院住院结核病患者多症状隐匿,可伴有原发疾病,CT 检查对病变的检出和鉴别诊断具有重要的意义。

第三节 老年肺结核不典型 X 线、CT 表现及误诊分析

在临床上,不少作者指出,我们对于老年肺结核 X 线、CT 表现,应该进行必要的再认识,应该认真地进行研究。

结节或肿块型:此型边缘光滑者较多,一组有 11 例,浅分叶者仅 3 例,这与其病理密切相关,主要为纤维组织包裹和干酪坏死灶或增殖性结核灶,若边缘有触角状突起或长的纤维条索的干酪增殖结核融合,可呈分叶状,但往往浅而光滑。该组 3 例较浅,且有长毛刺。

肺癌毛糙的边缘和分叶则由癌组织向四周不等速度浸润生长所致,结核瘤与胸膜往往粘连成宽基底,也可为线状或幕状,病理上为局部增厚的胸膜与病灶间不同程度的纤维结缔组织粘连、牵拉,与肺癌的成纤维反应所致胸膜凹陷或沿小叶间隔和淋巴管浸润的病理变化不同,CT 扫描有助于显示病灶内部

的"钙化","卫星灶"支气管充气征,支气管扩张等,若发现多个小结节聚集成团有利于结核的诊断。此外结核空洞一般壁厚而光滑,如内壁不光整,壁较厚,但可见"卫星灶"和引流支气管,也应首先考虑结核。

支气管内膜及肺不张型肺结核:CT 扫描可以提供有价值的信息,肺不张型均有肺体积缩小,未见局部隆起呈反"S"征,其中 2 例可见肺门及纵隔淋巴结肿大,结核性淋巴结肿大如直径 >2.0 cm 者增强扫描可见环行强化,具有特征性,可与转移性淋巴结肿大鉴别。多层 CT 扫描显示肺段或肺叶支气管壁增厚,管壁变窄,受累支气管周围无肿块影时有助于提示支气管内膜结核。

文献报道支气管内膜结核可分为 5 型:管腔渐进性狭窄,内壁光滑。不规则狭窄,狭窄较长。腔内

结节型:为结核性肉芽肿,呈分叶状或结节状阴影。边缘光滑整齐,宽基底,管壁增厚,远端扩张。完全阻塞型,阻塞端呈尖角状。混合型,该组12例支气管内膜结核,7例支气管壁增厚,4例长范围不规则狭窄,4例支气管内广泛软组织充填,支气管壁3例钙化,3例支气管内结节,支气管内膜结核多伴有肺不张,该组8例伴有肺不张。

不张肺根部一般无肿块结节,不张肺多密度不均,可见支气管气像,支气管扩张,不张肺多边缘平直、凹陷。支气管壁可见钙化。但当肺癌仅局限于支气管腔内生长引起阻塞性肺炎、肺不张时,两者在影像学上鉴别仍有困难,该组误诊3例,CT误诊2例,后通过支气管镜刷片或活检病理确诊。

节段实变型:多位于上叶前段、中叶、舌叶。该组1段受累1例,2段受累4例,表明此型可为一段或多段同时受累,与肺癌所致的局限性炎症不同,支气管阻塞所引起的病变相对局限,不跨叶分布,该组3例,2例边缘清晰或模糊,密度较均匀,可见支气管气像,支气管牵拉变形、扩张,需与慢性炎症鉴别。CT如在实变阴影中发现空洞,支气管气像或钙化等征象,有助于与肺癌或一般炎症的鉴别。该组1例呈类圆形,边缘整齐,抗感染治疗无效,误诊为炎性假瘤,抗结核治疗后明显吸收。

粟粒小结节结核及多发结核瘤:粟粒小结节结核以中下肺密集,或局限于一侧肺,一叶肺甚至一段肺,小结节伴蜂窝肺等均为Ⅱ型结核的不典型表现,易误诊为肺泡癌和肺癌淋巴转移,肺泡癌较结核结节大,以中下野为主,部分可融合为较大结节或肿块,可见"空泡征";肺癌淋巴转移时可见弥漫肺内结节伴小叶间隔增厚,但多伴支气管血管束呈结节状增粗,肺门及纵隔淋巴结肿大。该组2例粟粒小结节结核以两肺中下密集,1例两肺广泛分布误诊为肺泡癌。

对肺野内的肿块和多发结节病灶,需与肺部肿瘤和转移癌鉴别,结核瘤一般直径2~3 cm,有明确包膜或中心钙化,也可见尖角状牵拉外突。一般认为,对此类病灶,在老年人肺结核的诊断中应十分慎重,既是抗结核治疗病灶缩小,也应进一步检查,同时应警惕与肺癌并存,因为在肺癌早期,肺结核的症状掩盖肺癌的症状,CT虽可提供有价值的信息,也应痰液癌细胞的检查,支气管镜活检,必要时考虑穿刺和手术治疗。

肺下叶结核:肺下叶结核的病理及影像改变多种多样,且无特征,易造成误诊,好发于下叶背段后基底段且呈多叶段受累,右肺多于左肺,该组5例右下叶背段3例,左下叶后基底段2例。

误诊分析:造成老年不典型肺结核的误诊原因如下:

对肺结核的流行现状了解不够:肺结核目前仍然是常见病、多发病,特别是近年来老年患者逐年增多。此外,成人原发性肺结核也不断增加,与再燃不同。

病灶部位不典型:Leung(1999)报道50%继发性肺结核发病部位不典型,主要见于老年人和伴糖尿病的患者,且病变形态变化多样,症状无特征性,给影像诊断带来不少困难,延误病情,影响临床治疗。

传统观念中,肺结核好发于肺通气量大的部位,该组10例因部位不典型而误诊,因此应改变以往的观念,不能仅根据发病年龄和部位来诊断结核。

影像表现不典型:此类情况该组误诊8例:如4例肺内实变阴影因性质单一而误诊为节段性肺炎;1例结核瘤出现分叶、毛刺、空洞,胸膜凹陷征CT误诊为肺癌;2例支气管内膜结核,支气管内发现结节,乳头状软组织影,肺门淋巴结肿大,误诊为肺癌;2例粟粒肺结核伴间质纤维呈蜂窝征,临床症状不典型而误诊为转移癌。

对某些征象认识不够或过分依赖特殊征象:如1例多发结核瘤,表现为多发大小等圆的结节,而误诊为转移癌。1例胸膜粘连,误为胸膜凹陷征诊断为肺癌,再者,影像学检查不全面,该组1例上叶前段的结核贴近膜壁平片表现为片状模糊影而误为炎症,CT示结节边缘光整,并见裂隙洞、"卫星灶"而诊断为结核瘤,2例下肺叶结核平片诊断为炎症,CT示病灶形态多样,密度不均,可见钙化及"卫星灶"而诊断为结核。

因此,以正侧位胸片为基础,CT为主要补充手段,同时针对性地采用CT增强HRCT、三维重建等技术,更能清楚了解病灶内部,边缘与周围结构的关系,可避免大量误诊。我们建议,在有条件的情况下,宜将CT作为主要检查手段,而不是补充手段,这样,可以更好地减少和避免误诊和漏诊。

最后,就是要密切结合临床和实验室检查,老年人由于较长的呼吸系统疾病史,平时经常咳嗽,在合并肺结核时,往往很难察觉,同时影像表现常又由于肺部基础病变而比较复杂,因此,同时应用纤维支气管镜,经皮肺穿刺活检,将大大提高老年肺结核的确诊率而减少误诊,从而提高临床的治愈率。

对于老年病人,我们认为,除了做病理学检查观察病理表现外,还应从病因学方面寻找病原体及其他病因。除查痰菌外,还要检查其他少见的病原体,诸如:热带病原体类鼻疽……只有这样,才能尽力减少和避免误诊的出现。

第四节　误诊病例简介:右肺中叶慢性肉芽肿性炎(结核)与右肺门占位

病例,女,58 岁。体检发现右中叶肺不张 50 d 入院。CT:右肺中叶呈三角形实变影,其内见充气支气管影,支气管稍扩张,壁增厚。纵隔内多个肿大淋巴结,最大者约 1.0 cm。CT 诊断:右肺中叶不张,中叶支气管稍扩张;纵隔淋巴结肿大。

第二次 CT 诊断:右肺中叶不张,中叶支气管稍扩张,与 12 d 前相似,建议 CT 增强扫描排除右肺门占位;纵隔淋巴结肿大。

第三次 CT(距第一次 CT 22 d):胸部平扫 + 增强扫描:右肺中叶呈三角形实变影,其内见充气支气管影,支气管稍扩张,增强后均匀强化,CT 值 85 HU;右肺门增大,内可见肿大淋巴结,最大者约 0.8 cm × 1.0 cm;纵隔内多个淋巴结肿大,最大者约 1.2 cm。CT 诊断:右肺中叶不张,中叶支气管稍扩张,占位不能排除;右肺门及纵隔淋巴结肿大。

第四次 CT(距第一次 CT 49 d)诊断:右肺中叶不张伴实变,右肺门增大,肺门占位可能性大,建议纤支镜检查;右肺门及纵隔淋巴结肿大。

手术所见:右侧胸壁光滑,右侧肺叶未见明显占位性病变,右中肺叶不张,与胸壁有粘连,右肺水平裂及斜裂发育完全,未见明显胸腔积液。

病理检查:右肺中叶切除标本:肺组织一块,体积 10.0 cm × 5.0 cm × 3.5 cm,切面灰白灰褐,局灶有灰白小颗粒,直径 0.1~0.2 cm,质硬。右中肺叶支气管残端:灰白灰褐不规则组织一块,体积 1.0 cm × 0.8 cm × 0.5 cm。常规病理诊断:右肺中叶慢性肉芽肿性炎,考虑为结核。注:肺内见多数肉芽肿样病灶,中心为干酪样坏死。伴肺出血、水肿、间质纤维化,支气管残端亦见类似病灶,建议临床做结核相关检查进一步确诊。

第二章　关于肺结核的活动性

第一节　CT评价肺结核病灶活动性

我国是世界上结核病负担最重的22个国家之一，至今它仍是我国常见病和多发病之一。而活动性肺结核又是结核病中危害性很大的一种，前者是临床概念，指机体感染结核分枝杆菌并发病，引起一系列临床症状及肺部病理改变，有一定传染性的肺结核。

在痰液或肺泡灌洗液中检出结核杆菌（简称菌阳）是诊断活动性肺结核的金标准，但肺结核患者中的菌阳率仅20%~55%，在我国600万活动性肺结核病例中能检出结核杆菌者仅200万，因此，他们中的大多数是根据临床和影像学表现而诊断或疑为肺结核的。

虽然近10年来，结核病免疫学诊断的临床应用取得很大进展，例如"γ干扰素释放试验（IGRA）"在有些国家中已应用于结核病潜伏感染的筛查，但确定患者是否确有肺结核仍有赖于有无肺部异常影像表现。

多年来，X线胸片一直是肺结核诊断和治疗评价的重要检查手段，至今依然被广泛应用于肺结核的筛查和治疗监测，但其在判断结核病变的活动性方面有较大局限性。目前，CT正逐步取代X线胸片，成为肺结核诊断及判断有无活动性的重要检查方法。

此处讨论免疫功能正常者继发性肺结核中的活动性和非活动性病灶的CT特点，客观评价CT在判断肺结核病灶活动性中的价值。

活动性肺结核CT表现：Im等（1993）曾报道新感染的活动性肺结核HRCT表现包括：小叶中心结节或分支线样影（97%）、支气管管壁增厚（79%）、边缘模糊的直径5~8 mm的结节（69%）、空洞或肺实变（66%）、小叶间隔增厚（34%），并首次用"树芽征"来描述肺结核经支气管播散病变的特点。Poey等（1997）对1组肺结核治疗后的随访

提出活动性结核的HRCT表现，包括磨玻璃密度影、周边部位的小叶中心结节、边缘模糊的腺泡结节（包括主体病灶周围的卫星病灶及远离主体病变的播散病灶）和多发空洞，其中空洞病变在治疗过程中的表现为洞壁逐渐变薄，最终消失，其他病变大部分在治疗后消失，认为以上征象可提示病变活动性；而网状影、间质结节影和纤维条索影可见于肺结核治疗前、后的CT表现，对结核活动性的判断意义不大，Poey等（1997）认为磨玻璃密度影尽管为结核非特异性表现，但是病变活动性的敏感征象，多于治疗2~3个月时完全吸收。

但在Lee等（2008）对52例初诊肺结核的研究中，磨玻璃密度影仅见于3例，它的检出率可能与病变程度有关，在该组病例中活动性肺结核最为多见的CT表现是微结节、结节、树芽征、实变和空洞，认为"树芽征"是活动性肺结核的重要并且可靠的征象，见于87%的治疗前病例中，并于治疗结束时完全消失。

Ors等（2007）研究发现，空洞的大小及洞壁的厚度与痰菌阳性程度呈正相关，厚壁空洞或许意味着高细菌负荷量，而且空洞与主气管的距离也是预测抗酸杆菌痰涂片阳性程度的因素。虽然空洞的检出对肺结核诊断有帮助，但并不一定是结核活动性的特征性表现。

一些学者对86例初治痰菌阳性肺结核病例经正规抗结核治疗6个月后仍见有空洞存在的78例的空洞壁做了经皮肺穿刺活检，并对组织标本进行结核杆菌涂片和培养，结果7例空洞组织标本为阳性，其余71例均为阴性，说明空洞的检出与结核病灶活动性没有必然联系。尽管空洞检出不一定都提示病变活动性，但空洞本身特点对病变活动性预测

还是有帮助的。结核瘤是继发性肺结核中的一种类型,虽然其周围出现树芽征等卫星灶提示可能为活动性,但并非都能见到,动态增强 CT 扫描有助于辨别结核瘤是否具有活动性,Tateishi 等(2002)对 55 例活动性和 24 例非活动性结核瘤的动态增强 CT 观察,发现两者在时间 - 密度曲线上的峰值有差别,在注射对比剂后 55 s 时活动性结核瘤的峰值为(43.4±4.1)HU,明显高于非活动性结核瘤的峰值(11.6±2.7)HU,当区别有无活动性的切割值定为 $\chi\pm2s$ 时,诊断活动性结核瘤的敏感度和特异度分别为 77.1% 和 96.4%。

总之,在大多数相关研究中,尽管研究重点、分析角度及统计数据有所不同,但多数都认为活动性肺结核常见的 CT 表现包括:边缘模糊的小叶中心结节及分支影(包括树芽征)、边缘模糊的腺泡结节、实变、厚壁空洞及支气管壁增厚。磨玻璃密度影在不同的研究中检出率不同,不单独作为活动性的判断依据,一旦检出多预示病变存在活动性。

CT 表现与痰菌阳性的关系:痰液抗酸杆菌(AFB)的涂片和 / 或培养检查是肺结核诊断中常规检查项目之一,其阳性程度与肺结核感染的程度及疾病的严重程度相关,CT 在一定程度上可反映痰菌的有无及其负荷量。

Matsuoka 等(2004)根据痰液抗酸杆菌结果把 173 例分为 4 组:A 组痰液抗酸杆菌阴性、B 组痰液抗酸杆菌可疑阳性、C 组痰液抗酸杆菌"+"、D 组痰液抗酸杆菌"++"及以上,观察各组间 CT 表现的差别,结果显示小叶中心结节和微结节在各组间无差异,但它们的分布范围随痰液抗酸杆菌阳性程度增高而增加,提示有支气管播散;实变和空洞的检出率及数量 D 组与其他三组有差异,而在 A、B、C 三组间无差异;累及 2 个以上肺叶的空洞或累及 3 个以上肺叶的实变均预示痰液抗酸杆菌阳性,而痰液抗酸杆菌阴性与痰液抗酸杆菌轻微阳性则无法由 CT 表现来区分。

Kosaka 等(2005)将 48 例活动性肺结核患者分为痰液抗酸杆菌阳性(25 例)和痰液抗酸杆菌阴性(23 例)进行比较,认为虽然气腔实变在各种征象中检出率最少,但阳性组显著高于阴性组,对痰液抗酸杆菌阳性有着很高的预测价值;空洞和磨玻璃密度影在阳性组的检出率也显著高于阴性组,而结节的检出率在阳性和阴性组之间无显著差异。

Yeh 等(2012)的研究显示,磨玻璃密度影、实变、支气管壁增厚、群集状结节、支气管周围腺泡影、小叶间隔增厚和空洞的检出率在阳性组显著高于阴性组,空洞的数量大于 1、段或亚段实变的数量大于 2、群集状结节的数量大于 3 在痰液抗酸杆菌阳性组高于阴性组,而小叶中心结节和树芽征的检出 2 组差异无统计学意义。

一项研究提示,群集状结节或团块在预测中权重最大,而若无小叶中心结节时则可作为排除痰液抗酸杆菌阳性的独立预测因子。

Ors 等(2007)对 61 例有涂片痰液抗酸杆菌结果的肺结核各种 CT 表现和分布范围以计分的方式和涂片上痰液抗酸杆菌数量(1+~4+)做了比较,结果显示痰液抗酸杆菌阳性组病变分布范围显著大于痰液抗酸杆菌阴性组;结节、空洞和支气管病变为预测痰液抗酸杆菌阳性最有价值的 HRCT 表现。

既往的研究发现结节的检出率对判断痰液抗酸杆菌阳性程度价值不大,但 Ors 等(2007)的研究显示,尽管微结节(<4 mm)在痰液抗酸杆菌阴性和阳性中的检出率中无显著差别,但结节(4~10 mm)积分是能预测涂片阳性的首位,空洞在涂片阳性预测中列第二位,它除与空洞大小及洞壁厚度显著相关外,还与空洞是否与主气管的距离相关;气腔实变在预测痰液抗酸杆菌阳性程度中所占比重略低于既往研究,磨玻璃密度影与病变活动性显著相关,但多提示为实变周围非特异性炎症;支气管病变多继发于实变、空洞等,不能作为单独因素进行预测。病变 CT 表现的总积分和涂片所见细菌数量有关,积分 <26 时涂片为痰液抗酸杆菌阴性的概率最大,而积分 >40 时涂片为痰液抗酸杆菌阳性 4+ 的概率最大。

PET/CT 评价活动性肺结核:PET/CT 也可用于评价活动性肺结核,Soussan 等(2012)对 13 例经细菌学或病理证实、3 例由临床和影像诊断的肺结核做了 PET/CT 检查,他们认为在 PET/CT 上肺结核可明确分为两型:9/16 例为肺型,多数肺部症状明显,有 FDG 摄取的病变主要为肺实变 ± 微结节环绕的空洞,纵隔肺门淋巴结轻度增大(平均径 15 mm),FDG 中度摄取(平均摄取值 3.9);淋巴型(7/16 例)则多有全身症状,全部有胸外结核,纵隔肺门淋巴结体积较肺型者大(平均径 30 mm),FDG 摄取值也较肺型高(平均摄取值 6.8)。

Demura 等(2009)报道了 47 例肺分枝杆菌感

染患者（其中 25 例结核分枝杆菌感染）PET 显像特点及在治疗过程中的变化，患者 HRCT 表现为活动性征象（小叶中心结节、线样分支状结构、树芽征、小叶间隔增厚、病灶边缘模糊和空洞）的病灶最高摄取值（ SUV_{max} ）明显高于无活动性征象的病灶（支气管血管扭曲、纤维索条、支气管扩张、肺气肿和钙化）；该项研究中，14 例经 PET/CT 复查病灶 FDG 摄取值明显减低，其中完成抗结核疗程的 12 例无 ^{18}F-FDG 摄取，4 例经治疗中和治疗后 PET 检查者 FDG 摄取逐步减低，其中 1 例治疗前肺内病灶的 HRCT 有明显活动性征象，同时 PET 显像 FDG 摄取明显增高，在治疗后尽管病灶的 HRCT 活动性征象持续存在，但是 PET 显像为无 FDG 摄取，随诊观察病变稳定无变化。

这些都提示 ^{18}F-FDG 摄取结果能够反映肺结核病灶的活动性。有作者曾对 1 组肺结核瘤的 ^{18}F-FDG 符合线路代谢显像检查结果进行观察，其中 ^{18}F-FDG 显像阳性病例的 CT 表现多为软组织密度为主的团块影，行 CT 增强扫描时呈显著强化，手术病理证实为以增殖表现为主的结核病变；结核瘤的 ^{18}F-FDG 摄取程度与 CT 上的病灶密度密切相关，随着软组织密度所占比例增高，病灶摄取程度升高；部分结核球干酪组织内有钙盐沉积而导致 CT 平扫密度增高，接近于软组织密度，常常影响 CT 值的判断，而 ^{18}F-FDG 代谢显像能真实反映病灶是否存在细胞代谢。因此，对于复杂密度结核病灶，^{18}F-FDG 代谢显像检查的敏感度高于 CT。

CT 对痰菌阴性肺结核的诊断价值：如前所述，大部分活动性肺结核的痰菌检查呈阴性，Nakanishi 等（2010）在痰菌阴性活动性肺结核的研究中，总结了 116 例临床怀疑为肺结核的 HRCT，其中 47 例为痰液抗酸杆菌阴性活动性肺结核，69 例为非肺结核（患者主要为非结核分枝杆菌感染、结节病、淋巴管炎等）的 CT 表现，结果显示 2 组间差异有统计学意义的 CT 表现有 4 项：大结节（8~20 mm）、树芽征、小叶实变和主要病变位于 S1、S2 和 S6 肺段；其中"树芽征"在 2 组检出率上的统计学意义最大。

一些学者依据 HRCT 表现作了 0~3 的分级计量，若同时具有上述 4 种 CT 表现中的 3 种及以上则为 3 级，高度提示为活动性肺结核，其敏感度为 40%，特异度 97%，同时具有 2 种表现时为 2

级，敏感度为 85%，特异度为 74%，随着分级值减低，依次敏感度增加而特异度降低。该研究说明，HRCT 对痰菌阴性肺结核的诊断有一定预测作用。

但 CT 诊断尚有一定限度，如结合临床资料及其他检查还可提高其诊断能力。例如 Lee 等（2010）就曾将 HRCT 表现与 γ 干扰素释放试验相结合用于痰菌阴性肺结核的诊断，该研究包括 84 例临床疑诊肺结核者（痰液抗酸杆菌阴性肺结核 40 例，非结核 44 例）HRCT 和 γ 干扰素释放试验测定结果，结果显示，HRCT 和 γ 干扰素释放试验在诊断肺结核的敏感度、特异度、阴性预测值、阳性预测值分别为 80.0%、70.5%、71.1%、79.5% 和 84.4%、82.9%、79.4%、87.2%；而若将两者结合做综合诊断时，则阳性预测值和阴性预测值可分别达到 96.0% 和 92.0%，提示两者相结合能够显著提高痰液抗酸杆菌阴性肺结核的诊断率，但由于 γ 干扰素释放试验不能鉴别结核病病变是潜伏感染还是活动性，在结核病流行地区的应用价值尚需继续探讨。国内 γ 干扰素释放试验的相关研究逐步开展，其在结核病诊断方面明显优于结核菌素皮肤试验（TST），或将替代结核菌素皮肤试验成为活动性肺结核诊断的重要参考指标。

CT 在非活动性肺结核诊断中的作用：非活动性肺结核的判断对指导临床用药和控制传染病都有着非常重要的意义，但非活动性肺结核的诊断有时又是非常难以界定的。理论上，非活动性肺结核是指肺内结核病变的愈合状态，包括纤维化和钙化两种病理改变，但从形态学来看，非活动性肺结核的 CT 表现与病变活动期的病理过程及对肺组织的破坏程度密切相关。一般来说，早期渗出性病变，如磨玻璃密度影、边缘模糊的结节影及小斑片影，如果能够及时得到正确的诊断和充分的抗结核治疗，肺内病变可完全吸收。但这非常少见，大多数患者其转归随着修复和愈合的过程不同而残留多样性的影像表现和继发性改变，包括肺萎陷、肺气肿、纤维化、硬化和肺不张。而结核性肺炎可形成由上皮细胞肉芽肿、巨细胞和淋巴细胞包裹的结节，即慢性纤维干酪结核，病变长期保持非活动状态。

Lee 等（1996）定义的非活动性肺结核为：既往有明确肺结核病、细菌学检查（痰液抗酸杆菌涂片和培养）阴性，经过 6 个月以上 X 线胸片随访没有任何变化。在此项研究中，57 例非活动性肺结核中的 CT 表现有:局限分布边界清楚的小叶中心结节（95%）、支气管扩张（86%）、不规则线状影（77%），也可见到局限分布边界清楚的腺泡结节（6~10 mm）、实质带状影、结节影和瘢痕旁肺气肿。

活动性肺结核病变随着有效治疗的进程，非活动性征象逐渐增多，即非活动性肺结核的影像包括了病变本身愈合的形态和周围组织继发性改变。

薄壁空洞也是肺结核治疗后残留的一种形态，有作者把此类空洞称为纤维空洞以与仍有活动性的薄壁浸润性空洞区别，病理上纤维空洞的洞壁由干酪坏死、肉芽组织与纤维组织构成，纤维组织层厚，呈坚硬外观，CT 上此类空洞周围肺野以纤维索条为主，部分洞壁可见钙化，但"纤维空洞"的描述主要见于病理描述，影像上很少使用，影像上区别浸润性薄壁空洞和愈合性薄壁空洞主要从洞壁的密度和周围继发性改变来判断，至今没有统一的影像名称来描述愈合后残留的空洞。总之，无论残留病灶形态如何，边界清楚为非活动性病变的主要特点。但因肺结核影像的多样性，目前相关研究均样本较小，尚缺乏全面性和有代表性的研究。

综上所述，CT 在继发性肺结核活动性评价中的作用有:① CT 表现有一定特点，无论病变的形态如何，其边缘模糊、较短期内病变形态及大小有变化提示病变有活动性，实性病灶 CT 增强扫描有助于活动性的判断；而病灶边界清楚、钙化、瘢痕旁肺气肿和支气管扩张等提示病变的非活动性，但 CT 并不是判断病变非活动性的唯一根据，对于难以明确活动性的病变，PET/CT 对判断病灶活动性优于 CT；CT 观察 6 个月无变化则可判定为非活动性病变。②依据 CT 表现在一定程度上能够预测痰液抗酸杆菌阳性程度，CT 在病变范围分布、结节大小、空洞大小及洞壁厚度、支气管病变等与痰液抗酸杆菌阳性程度呈正相关。③ HRCT 对痰菌阴性肺结核的活动性有一定预测作用，HRCT 结合免疫学检查能够提高痰菌阴性肺结核诊断敏感度和特异度；总之，肺结核的 CT 表现在一定程度上可以为临床提供重要信息，以指导临床及时制定适当的诊疗措施，对于 CT 表现不典型者需要结合临床、实验室及其他检查进行综合判断。

第二节　误诊病例简介:肺段实变型肺结核

原发性肺结核可表现为叶或段实变，此时常伴有肺门或纵隔淋巴结肿大，诊断一般不难。在成人继发性肺结核中表现为叶或段实变者较少见，且常见于免疫抑制者中。而在无免疫抑制患者中诊断困难，容易误诊为细菌性或霉菌性肺炎。

有作者报告一例在胸片和 CT 上发现左上叶前段实变后，临床、纤维支气管镜及多项实验室检查均不支持结核的诊断，在前后经 50 天的抗感染治疗无效后，最后经肺穿刺活检考虑为结核，经抗结核治疗取得明显好转后才得以证实。

在以叶或段实变为表现的结核性肺炎的诊断中，曾有过肺结核的痕迹或有支气管播散迹象时都是诊断结核性肺炎的依据。在实变区内发现多发性空洞也可提示结核性肺炎。Kim 等（1994）认为，如实变区内有 3 个以上空洞时则结核比肺癌所致阻塞性肺炎和坏死性肺脓肿的可能性大。该例在胸片和 CT 上始终未见空洞形成，这也增加了诊断中的困难。

回顾分析该例影像学资料，有两个重要 CT 征

象应引起重视:一是实变区周围的"树芽"状致密影；二是实变区内的液体支气管征。

据文献报道，在 67%~97% 经细菌学证实的活动性肺结核病例中，其 CT 图像上均可见到"树芽征"，而在一般的细菌性大叶性肺炎中很少同时出现这种改变。因此，在叶或段实变的病例中如果发现同时存在有"树芽征"，应该想到结核的可能。

液体支气管征，有文献也称其为黏液充盈的支气管，它类似空气支气管征的表现，但支气管内是含水样密度物质。CT 表现为肺实质致密影中为直径几毫米的分支状、线状或圆形的水样低密度影。它在结核性肺炎中的检出率很高，Park 等（1999）在 45 例结核性肺炎中见到 31 例（68.9%）。而在 21 例非结核性肺炎中仅见到 5 例（23.8%）。

结核性肺炎中的液体支气管征病理上为肉芽肿累及而致的气道壁肿胀，气道腔扩张，腔内淤滞了各种分泌、渗出或破坏组织碎屑。该例在第一次 CT 上可明确见到在肺实变区内有水样密度的液体支气

管征,但由于认识不足,而将其认同为一般感染性肺炎中的空气支气管征,从而未能及时想到结核性肺炎的诊断。

总之,当在CT上见到有液体支气管征的叶或段实变,周围还有小叶中心结节、树芽征时要高度怀疑为叶或段实变性肺结核。

第三章　肺结核空洞

第一节　肺结核空洞性病变

一、流行病学

许多新近文献报道,继发性肺结核中空洞性病变的发生率为40%~45%,因而认为空洞性病变增多是现代肺结核的一个新特征。一组161例空洞性肺结核中120例为新发病例(74.5%),即74.5%的患者初诊时就表现为空洞。这一结果表明,空洞性病变已经成为新发肺结核越来越多见的发病形式和基本病变。该组认为这可能是现代肺结核的一个更为重要的发病特征。

因为空洞性病变如此大量地出现在新发病例的现象提示了现代肺结核病变的发生及其病理演变机制可能发生了某些变化。进一步证实和研究这些变化将具有非常重要的意义。

该组病例中青年组(44岁以下)96例,占空洞性肺结核病例总数的59.6%,老年组(60岁以上)36例,占22.3%。所有病例中合并糖尿病患者26例,占16.1%;说明空洞性病变在青年人和老年人中,均有很高的发生率。

已有很多研究指出,老年人常合并糖尿病,机体免疫力低下,结核杆菌感染后病变不易局限,容易液化坏死而形成空洞,因而老年肺结核发生空洞性病变有明显增多的趋势。

该组空洞性病变在不同年龄组别之间无显著性差异。青年肺结核空洞的发生明显增多,有关其原因和发生机制尚待进一步研究。

二、3种基本类型

该组初诊120例包括了空洞病变的3种基本类型:无壁空洞13例(10.8%);厚壁空洞101例(84.2%);薄壁空洞6例(5.0%)。另外,还分为单发空洞49例和多发空洞71例。

肺结核空洞的发生有两种不同的病理基础和机制:厚壁空洞是继发性肺结核空洞的常见类型,其病理基础多由结核球病灶内的干酪样坏死液化并经支气管排出而形成。厚壁空洞的洞壁由纤维组织、炎性肉芽组织和干酪坏死物质组成。至慢性期,由于炎性坏死物质的吸收、排出使洞壁变薄,成为仅以纤维组织包绕的薄壁空洞或净化空洞。炎性浸润病灶内干酪物质坏死液化排出后也可以形成厚壁乃至薄壁空洞。

无壁空洞的病理基础是在结核性肺炎的基础上迅速发生坏死液化,坏死物质经支气管咳出而形成的虫蚀状空洞,为急性空洞,过去称之为干酪性肺炎。事实上,干酪性肺炎作为一种急重型的肺结核病在过去的几十年间已经很少有临床报道。而该组120例初诊病例中就有14例无壁空洞病变,多发空洞病例也占大多数。

这种变化进一步提示:现代肺结核病变的发生方式和病理演变机制发生了变化。新发的无壁空洞和多发空洞病例明显增多,表明:空洞性病变越来越多的产生于渗出、实变性病变的迅速坏死,而并非由结核结节或结核球演化而来。

不同发病时间与空洞类型:在不同发病时间的组别之间,3种空洞的分布有显著性差异。无壁空洞和薄壁空洞基本只存在于急性发病组,慢性发病组厚壁空洞占绝大多数。因此,有理由认为,该组中各种类型的空洞大多产生于同样的病理基础和病理过程,即渗出实变性病变迅速发生坏死、液化、吸收和修复过程,而不是由肉芽肿或结核瘤病灶内的干酪样坏死液化而形成。这一认识似乎可以合理地解释近年来肺结核渗出实变和空洞性病变明显增多,而典型的结核瘤表现减少的大量临床报道。

空洞性病变常伴发"树芽征"，不同类型空洞伴发"树芽征"的比例不同，无壁空洞 14 例（93.3%），厚壁空洞 109 例（82.0%），薄壁空洞 4 例（30.8%），三者间的差异具有统计学意义。表明无壁空洞和厚壁空洞是肺内支气管播散的主要来源，而薄壁空洞造成肺内播散较少。

三、临床表现

该组病例中 126 例有咳嗽、咳痰症状，其中 63 例伴有咯血，35 例无明显呼吸道症状。资料显示该组患者发热等全身症状不明显，特别是伴有较多渗出性病变的无壁空洞患者中仅 2 例发热，其余未见明显发热症状。与过去此类患者常表现为高热、寒战等急重的全身症状相比明显不同。肺内病变明显，而全身反应较轻，是该组患者的临床表现特点。

痰检抗酸杆菌：尽管该组病例均为空洞性病变，但仍有 66.7% 的病例痰检抗酸杆菌阴性，高于其他作者报道的 60%。该组不同类型空洞的痰涂片抗酸杆菌阳性率之间的差异具有统计学意义，以无壁空洞最高（66.7%），其次为厚壁空洞（33.8%），薄壁空洞最低（7.7%）。有关上述结果的临床和病理学意义尚需进一步研究。

第二节　耐多药肺结核

有作者研究发现，耐多药肺结核最常见的影像学表现是支气管扩张和空洞，多发空洞强烈提示耐多药肺结核的可能性。

第四章　肺结核瘤

第一节　非典型肺结核球

一些学者报告一组 32 例非典型孤立性肺结核球,从影像诊断的角度进行分析。

好发部位:好发于肺下叶(22/32 例),以下叶外、后基底段为多(17/32 例)。好发部位与典型结核球有一定的区别,典型结核球好发于肺上叶尖后段及下叶背段。

数目、形态及大小:为肺内单发、形状不规则较大肿块(32 例均为单发肿块,形状不规则 21 例,长径≥5 cm 19 例),与典型结核球表现不同。典型肺结核球以三多表现为主:多发病灶,多为圆形或类圆形,长径 2~4 cm 为多。

边界与边缘:肿块边界较清,边缘常不光滑,部分病例见分叶征、毛刺征、尖角征及刀切征。边缘不光滑与结核球包膜不完整、边缘附近炎症有关。

浅分叶及粗毛刺具有诊断价值。结核球生长缓慢,多个结节融合,边缘出现浅分叶,与肺癌生长速度快且生长不均衡形成深分叶不同;结核球包膜的牵拉或纤维结缔组织增生形成粗毛刺,不同于肺癌浸润性生长出现的细毛刺。

尖角征及刀切征,以炎性假瘤多见,对非典型结核球诊断意义不大。

钙化与空洞:病灶内少许斑点状钙化 8 例,病理示钙化与肿块内干酪坏死组织有关。32 例均未见空洞征象,空洞与引流支气管有关。该组认为钙化与空洞于非典型结核球较少见。典型肺结核球常见病灶中心钙化或周边层状、环形钙化及边缘性裂隙状、新月状空洞。

卫星灶与引流支气管征:32 例均未见卫星灶与引流支气管征。故该组认为卫星灶与引流支气管征极少或不见于非典型结核球。卫星灶和引流支气管征是肺结核球的典型表现。

空气影、血管集束征与病理之间的关系:4 例见空气影,与病理见肿块内残存正常肺组织有关。3 例见血管集束征,病理示肿块处肉芽组织丰富,并与血管关系密切。这与肺癌的血管集聚形成瘤巢机制不同。故该组认为空气影、血管集束征可见于非典型结核球中。

增强后表现与病理之间的关系;增强扫描对肺结核球的诊断意义重大,绝大部分能起到定性诊断的作用。病灶强化有 4 种表现:①病灶不强化。其病理示肿块为纤维组织包绕干酪坏死物而形成,整个肿块缺乏血供因而无强化。②轻度强化。病理示肿块内干酪样坏死物中混杂部分肉芽组织,血供少致强化不明显。③中度强化。病理示肿块内肉芽组织成分远较干酪坏死组织多,血供丰富而强化。④明显强化。病理见肿块内含有大量肉芽组织,干酪坏死组织极少或无,因而强化明显。

该组认为非典型结核球以中度强化为多(14/32),CT 净增值 15~20 HU;明显强化占有一定的比例(3/32),CT 净增值≥20 HU。与典型结核球强化表现有一定的区别。

典型结核球以边缘薄线型强化及轻度强化最多见,明显强化极少见。轻度强化 CT 净增值 5~15 HU,一般不超过 15 HU;强化明显这类结核球极少见,为活跃型结核球,CT 净增值 15~20 HU,不超过 20 HU。

活跃型肺结核球由于较为少见,例数较少,有时未把此类结核球单独列出。病理显示主要由肉芽组织组成,血供丰富,组织学上很少见到坏死组织,无纤维成分,病灶内可见较多朗格汉斯巨细胞、上皮样细胞和淋巴细胞。

比较影像学:目前临床诊断肺结核球,主要是实验室与影像检查。实验室痰检抗酸杆菌阳性是金标准,但阳性率较低,仅有 10%~30%。

X 线胸片因价格低廉,方便快捷,发现较大病灶或作为筛选病灶有优势而成为最普遍的检查方法。因胸片密度分辨率较低,对病灶的细微结构显示较差,故对病灶的定性及诊断准确性较低。CT 是无创性检查,密度分辨率较胸片高,能准确显示肿块的大小、位置、形态、密度与范围,并能显示小至几毫米的病灶;CT 平扫对钙化特别敏感,能显示病灶中的细微钙化灶;CT 增强又能很好地显示病灶的强化特性,国内外学者普遍认为动态增强后的 CT 净增值对结核球的定性诊断有很大的帮助。因此,CT 对结核球的诊断价值更大。

误诊病例简介:X 线胸片误诊炎性假瘤 6 例,CT 误诊 2 例。为密度均匀较大肿块,边界清,边缘光滑或见粗毛刺及浅分叶,宽基底贴胸壁,增强后 CT 净增值 >20 HU。病灶表现颇似炎性假瘤,因此误诊。

X 线胸片误诊周围型肺癌 2 例,CT 误诊 1 例。为 >60 岁男性,间断咳嗽、咳痰及痰中带血月余。肿块密度不均,边缘有分叶及细毛刺,肿块内空气影,纵隔淋巴结增大,增强后 CT 净增值 >20 HU。肿块内空气影多见于周围型肺癌,强化明显的肺结节多为恶性结节。病灶征象颇似肺癌,因此误诊。

CT 误诊错构瘤 1 例。13 岁男孩,咳嗽 1 周就诊。左肺上叶前段类圆形边缘光滑肿块,大小约 3.0 cm × 3.2 cm × 3.3 cm,内见多发斑点状钙化呈爆米花状。增强后肿块无强化。病灶钙化特点很像错构瘤,因此误诊。

熟悉不典型孤立性肺结核球的影像学表现,在临床上影像诊断分析研究时,从流行病学角度多考虑我国的国情,结核毕竟是常见病中的常见病,将思路扩大,对于减少和避免误诊总有益处。

第二节　误诊病例简介:肺内巨大结核球

有作者报告肺内巨大结核球 1 例误诊的教训。

结核球为一种干酪性病变被纤维组织所包围而成的球形病灶,也可因空洞的引流支气管阻塞,其内为干酪形物质所充填而成,呈圆形或椭圆形,好发于上叶尖后段与下叶背段,其他部位少见。多数为单发,少数可多发,大小多为 2~3 cm,少数可达 4 cm 以上,轮廓多数光滑整齐,少数可略呈切迹很浅的分叶状,密度较高且均匀,可有空洞、环形或斑点状钙化,邻近可有卫星灶。

一例男性病例,年龄 44 岁,旧结核菌素试验(OT)试验阴性,血沉正常,病变位于上叶前段,病变大小 6.5 cm × 6 cm,其内未见钙化影,气管旁无淋巴结肿大,也未见引流支气管,故 X 线、CT 检查均误诊为占位病变。该组作者认为,之所以误诊考虑为鉴别上有一定难度和经验不足所致。

第三节　误诊病例简介:右上肺结核性肿块与右上肺癌

病例,男,42 岁。咳嗽、胸闷半月,发热 4 d 入院。外院近半月两次 CT 诊断:双肺符合尘肺改变,右肺上叶占位,纵隔多发肿大淋巴结伴钙化,右肺中下叶炎症,双侧胸腔积液。本院 CT:右侧胸腔引流术后,双肺纹理增多,肺内见弥漫微小结节影,部分钙化,右肺上叶可见片块状密度增高影,边界不光整,CT 值 43 HU;增强扫描病灶不均匀强化,CT 值为 47~77 HU;右肺中下叶可见片状及条索状密度增高影,边缘模糊,增强扫描未见强化;双侧肺门及纵隔可见多发肿大淋巴结影,并多发钙化。CT 诊断:

右肺上叶占位,考虑肺癌可能性大,请结合临床;双肺弥漫微小结节,结合病史,考虑尘肺伴肿瘤转移;右肺中下叶炎症,节段性实变伴不张,建议治疗后复查;双侧肺门及纵隔多发肿大淋巴结,部分钙化;右侧胸腔中量积液,胸腔引流术中。

病理检查:右上肺肿物穿刺活检标本:灰白灰红色穿刺组织 8 条,最长 2 cm,最短 0.7 cm,直径均为 0.1 cm。常规病理诊断:右上肺肿物穿刺活检标本:以纤维组织增生为主,其中见灶性出血及干酪样坏死,并见上皮样细胞,个别肉芽肿,伴慢性炎细胞浸润。上述病变提示结核,待免疫组化及抗酸染色进一步诊断,并建议临床做结核相关检查。

免疫组化检测:阳性:正常肺泡上皮 TTF-1,CK7,CK(L),炎细胞 LCA,CD68,CD163,CD138;阴性:CK(H),抗酸染色。免疫组化诊断:右上肺肿物穿刺活检标本:以纤维组织增生为主,其中见灶性出血及干酪样坏死,并见上皮样细胞(免疫组化证实来源于组织细胞),个别肉芽肿,伴慢性炎细胞浸润。上述病变提示结核。注:抗酸染色阳性率较低,根据病变表现仍考虑为结核,请结合临床,并做结核相关检查进一步确诊。

第五章 支气管结核

第一节 结核性支气管狭窄

支气管狭窄是肺结核病的严重并发症之一。有作者报告 61 例结核性支气管狭窄，占该院同期临床及 CT 诊断肺结核 903 例的 6.8%。

一、发病机制

引起结核性支气管狭窄的原因有以下几种可能：①支气管黏膜反复接触肺空洞内含有大量结核杆菌的痰液而受染；②由附近肺实质病变内的结核杆菌直接侵入引流支气管；③结核杆菌自肺实质病变经淋巴引流至支气管周围，植入支气管黏膜下蔓延；④由肿大的结核性淋巴结直接外压或侵蚀支气管；⑤血行播散所致（极少见）。

二、病理学

当结核杆菌侵及支气管壁时，最初在黏膜下层出现淋巴细胞浸润，其后黏膜充血、水肿，结核结节形成（增殖期），继之可发生溃疡、坏死、肉芽组织增生并代替了黏膜和黏膜下组织，最后导致纤维瘢痕性狭窄（纤维狭窄期）。上述病理改变可同时存在。

Lee 等（1992）在 2951 例纤维支气管镜检查中，发现支气管内膜结核 121 例，其中 43% 的患者表现为支气管黏膜增厚伴管腔狭窄，20.6% 为黏膜水肿和充血，18.2% 为黏膜糜烂和溃疡形成，18.2% 为瘢痕性狭窄伴假膜。

三、影像学研究

有关结核性支气管狭窄的 CT 表现，Choe 等（1990）报道 28 例（实际上为 26 例），其中一组 12 例表现为支气管壁轻度一致性增厚的向心性狭窄（7 例漏斗状狭窄、5 例弥漫性狭窄），另一组 14 例因肿大淋巴结或支气管周围病变或两者湮没了支气管内、外壁而难以估价狭窄支气管情况。

Kim 等（1997）报道 17 例气管、主支气管结核的 CT 表现，结合纤维支气管镜检所见，他们将其中 10 例列为活动性干酪样病变狭窄，7 例列为纤维性病变狭窄。前者 CT 表现狭窄腔边缘不规则，后者多数狭窄腔边缘表现光滑。

Moon 等（1997）报道 41 例中央气道结核的 CT 征象，其中环形狭窄 37 例，包括 28 例活动性病变支气管狭窄，9 例纤维性病变支气管狭窄。前者有 24 例（86%）支气管狭窄腔边缘表现不规则，后者有 7 例（78%）狭窄腔边缘表现光滑。他们认为，活动性病变支气管狭窄经适当抗结核治疗后，大多数狭窄可完全或部分复张，纤维性病变狭窄若临床症状严重则应考虑手术或介入治疗，如球囊支气管成形术、置入内支架等。

四、鉴别诊断

结核性支气管狭窄常常需要与其他感染性、吸入性、特发性或肿瘤性病变，如霉菌感染、结节病、淀粉样变、良恶性肿瘤等所致的支气管狭窄相鉴别。结核性支气管狭窄继发的肺不张或实变在 CT 表现上有时易与肺癌引起的阻塞性肺不张或肺炎相混淆，尤其是 40 岁以上的中老年咯血患者。

有作者指出，结核性支气管狭窄（除肿大淋巴结外压者外）常为向心性管状或漏斗状狭窄，以轻、中度狭窄多见，狭窄段一般较长，可同时累及相连的主、叶、段数支支气管，狭窄支气管同侧肺门无块影。

而癌性支气管狭窄多为偏心性，狭窄段一般较短，支气管腔常被较高密度的息肉状、乳头状或不规则状软组织影所阻断，同侧肺门区常见肿块影。有时可见被纵隔、肺门肿块影包绕的主、叶支气管呈鼠尾状狭窄或狭窄的肺段支气管直接伸入肺实质块影而被包埋，显示阳性支气管征。除上述征象外，结核性支气管狭窄常在同侧和／或对侧肺野内出现新老杂存的多形性病灶和／或支气管播散病灶。如该组结核病例中，在狭窄支气管支配的肺野或其他肺野内显示的小叶中心结节、腺泡结节和"树芽征"分别有 47 例（77%）和 20 例（32.8%），肺空洞分别有 25 例（41%）和 1 例（1.6%），肺纤维变 23 例（37.7%），这些征象都少见于肺癌患者。

若鉴别困难时，可借助纤维支气管镜检查。纤维支气管镜检不仅可提供鉴别诊断依据，有时还能给患者行介入治疗。该组中有 2 例结核性支气管狭

窄伴肺不张患者（1 例右中叶不张，1 例左下叶不张），纤维支气管镜检时见狭窄支气管被凝血块阻塞，清除血块后，不张肺叶随之恢复。

该组大多数病例的 CT 成像为常规 10 mm 轴位平扫，在显示与扫描层面呈水平或近乎水平走向的肺段支气管较好，如右上叶前、后段，中叶内、外段，左上叶前段、上舌段，两下叶背段等。但在显示部分呈斜行走向的肺段支气管（如两下叶诸基底段支气管）及支气管狭窄段与周围组织结构的关系受到一定限制。若使用气管支气管 MSCT 二维或三维成像技术，将获得更多更易理解的支气管狭窄图像。

第二节　结核性支气管狭窄伴肺不张

结核性肺叶不张的原因：一般认为，引起结核性肺不张的原因有：①由于支气管结核的黏膜水肿或肉芽组织向腔内生长致管腔狭窄或阻塞而引起不张；②因支气管壁破坏，纤维组织增生，瘢痕收缩造成管腔狭窄或阻塞导致不张；③因肿大的纵隔或肺门淋巴结产生干酪坏死、浸润，穿破邻近支气管壁形成淋巴-支气管瘘，受累的支气管变窄而引起肺不张，上述病因可以并存。

结核性肺叶不张的 CT 表现：上叶不张：在气管隆突平面，大叶裂通常向前、向内移位，不张上叶常呈尖端指向肺门，基底紧靠前胸壁的三角形、扇形或前宽后窄的楔形、前窄后宽的舌状致密影。Naidich 等（1983）称此与肺门保持联系的舌状不张肺组织为纵隔楔。

在上叶支气管平面，多数不张上叶表现为长三角形或聚于肺门的带状致密影。右上叶肺不张可引起支气管解剖的重新排列，此种改变在胸部平片上难以发现，如气管隆突的旋转和右上叶支气管向上移位。而左上叶肺不张上述改变则表现轻微，因左上叶支气管被其上的左肺动脉干所固定。

下叶不张：在基底干支气管（中叶嵴或舌叶嵴）平面，多数呈前宽后窄的鸟喙状或后宽前窄的楔形、扇形致密影。在肺底平面，不张下叶常表现为紧靠后纵隔脊柱旁的梭形、扇形或凹面朝向肺门，凸面紧贴后胸壁的半月形致密影，其前部凹面为过度充气膨胀的舌叶向后推移大叶裂下段所致。少数重度下叶不张可类似后纵隔肿块影。

中叶不张：右中叶不张随着小叶裂向下移，大叶裂向前移，在中叶支气管平面一般表现为尖端指向肺门的三角形致密影，致密影的外缘为大叶裂，前缘为与扫描平面相垂直的小叶裂。重度中叶或舌叶不张可因肺叶极度向肺门收缩而酷似"肺门块影"。

右中下叶不张：在中叶嵴平面常表现为不张中叶向前向内收缩，紧靠心缘，不张下叶向后向内收缩紧靠脊柱旁沟，两不张肺叶的根部聚于右中叶嵴区，所形成的致密影很像飞鸟的两翼。有时可见两不张肺叶在右中叶嵴区聚集，形如巨大的"肺门块影"，过度充气的右上叶的血管纹理重新排列，似轮辐聚集于块影外缘，很像块影的长毛刺，酷似肿瘤。

结核性支气管狭窄伴肺不张的 CT 表现：一组 45 例有以下特点：①上叶不张和中、重度不张较多。前者可能与结核好发部位有关，后者可能由于肺结核患者一般病程较长，支气管狭窄后，其远端肺组织常并发肺炎和不张，病变反复发作，致肺组织发生不同程度的纤维化而使体积显著缩小。②不张肺叶外缘（大叶裂）光滑，稍凹入或平直，呈锥形进入肺门；不张肺叶内缘与纵隔界面清楚；肺门区无块影。③不张肺叶内常显示迂曲、变形的支气管气像、牵引性支气管扩张、斑点状或／和斑片状钙化。④引起不张的支气管狭窄段一般较长，可同时累及相连的主、叶、段多支支气管，多支支气管狭窄可引起多叶肺不张或一叶肺不张进展成一侧性肺不张。该组中有 28 例显示多支支气管狭窄，其中伴发右中、下叶不张 5 例，左下叶不张 4 例。在 4 例左下叶不张中，2

例分别抗结核治疗 3 个月和 9 个月后复查,不张下叶复张;另 2 例因中途自行停药,分别于 8 个月、10 个月后复查,发展成左肺一侧性不张。⑤结核性肺不张常在同侧和 / 或对侧肺野出现新旧兼存的多形性结核病灶和 / 或支气管播散病灶,如腺泡结节、小叶中心结节、"副压征"等。

与中心型肺癌引起的肺不张鉴别诊断:就不张肺叶论,癌性肺不张的外缘常显突出,尤其在近肺门部,如右上叶不张,不张肺叶近肺门部外缘的局限性突出相当于胸部平片所见不张上叶下缘显示的横"S"征或 Golden 征。

不张肺叶内缘与纵隔接触的界面不清,纵隔脂肪层消失,增强扫描常可见肿块推压、侵蚀和 / 或包绕邻近的大血管,主、叶支气管。癌性肺不张的肺叶内一般密度较均匀,很少出现迂曲、变形的支气管气像、支气管扩张或钙斑。

就引起肺不张的狭窄支气管论,癌性肺不张多为单支、偏心性支气管狭窄,狭窄段较短,支气管腔常被较高密度的息肉状、平头状或不规则状软组织影所阻断。

就纵隔和 / 或肺门淋巴结增大论,结核性纵隔淋巴结增大以气管右旁,右气管支气管组淋巴结多见,右侧为左侧的 2 倍,肿大淋巴结常位于气管支气管之前,增强扫描淋巴结常呈环形强化。而癌转移性肿大淋巴结常位于血管前,增强扫描多呈均一强化。

就不张肺叶的同侧和 / 或对侧肺野而论,癌性肺不张(除合并结核者外)无新旧并存的多形性结核病灶和 / 或支气管播散病灶。

第七篇　慢性阻塞性肺病和通气障碍

第一章　慢性阻塞性肺部疾病

慢性阻塞性肺病（COPD）是全球高患病率、高死亡率的疾病之一，位居死因的第4位。2001年WHO和美国国立心肺血液研究所、美国胸科学会、欧洲呼吸病学会共同制定了慢性阻塞性肺病全球倡议（GOLD），随后进行了多次修订，我国有关部门也参照慢性阻塞性肺病全球倡议制定了我国的慢性阻塞性肺病诊治指南。

尽管许多国家都在鼓励禁烟，但在未来的几十年中，慢性阻塞性肺病仍是一项严重的公共卫生问题。按照慢性阻塞性肺病全球倡议对慢性阻塞性肺病的定义，它是一种可以预防和治疗的以不完全可逆的气流受限为特征的进展性疾病，是肺对有害颗粒和气体刺激引发的异常炎症反应。所谓不完全可逆的气流受限是指在应用吸入性支气管扩张剂后，肺计量测定的第1秒用力呼气量/时间肺活量（FEV_1/FVC）<0.7。

慢性阻塞性肺病全球倡议中的慢性阻塞性肺病不再像以往那样以肺气肿、慢性支气管炎等疾病名称来分型，因为肺气肿是根据形态和病理特征诊断的，属病理学诊断范畴；而慢性支气管炎是以临床表现，如咳嗽、咯痰而诊断的，属症状学诊断范畴，在同一类疾病中出现不同范畴诊断疾病的术语，分类混乱，何况有些慢性阻塞性肺病病例并不能完全分类到上述两型中。

因此，术语"肺气肿"和"慢性支气管炎"均已不再包括在目前慢性阻塞性肺病全球倡议的慢性阻塞性肺病定义中。哮喘虽然也是慢性呼吸道炎症性疾病，但大部分病人的气流受限是可逆性的，也不包括在慢性阻塞性肺病之内。

对慢性阻塞性肺病加以分型的必要性：慢性阻塞性肺病是一种多样化的病变，特征性病理改变可见于中央和周围气道，肺实质和肺血管，但它们在各个病例中所占比例不一。

过去30年中的许多研究都证实了小气道炎症和瘢痕所致的管腔狭窄（气道重塑）是导致慢性阻塞性肺病中气流受限的最重要原因，而形成不同大小范围肺弹性回缩力丧失的肺实质破坏（肺气肿）也是促成慢性阻塞性肺病的明确因素。

在病理形态上，有的病例存在有或无支气管管壁增厚的严重肺气肿，而另一些病例无明显的肺气肿却有严重的不可逆的支气管管壁增厚或/和管腔狭窄。

因此，慢性阻塞性肺病不是一种简单的不可恢复的气流受限疾病，这种不同的病理改变可能和基因遗传不同有关，曾有报道与欧美国家比较，在日本的慢性阻塞性肺病病例中以肺实质破坏为主的肺气肿占有较大的比例。

病理形态上的多样化会伴有不同的临床表现。有的病例显示在吸入支气管扩张剂或皮质激素后气流受限有部分可逆；有的有大量咳痰、喘鸣；有的痰内嗜酸性细胞增多；有的有严重的呼吸困难或轻度低氧血症。

不同病理基础的慢性阻塞性肺病病例，对不同的治疗干预是有不同反应的，能修复气肿的肺组织或阻止其发展的药物应用于以肺气肿为主者，有的肺气肿病例可用外科肺减容术治疗；而以气道病变为主者，类固醇吸入剂、白三烯拮抗剂等可能有效。

因此，在慢性阻塞性肺病病例中区别以肺气肿为主，还是气道病变为主的表现型分型有重要的临床意义。所谓"表现型（phenotype）"是指"病人的任何能见到的结构、功能和行为等身体外部表现"。

肺功能检查、临床表现和胸片：虽然在临床上肺功能测定在慢性阻塞性肺病的诊断中是关键和前提，但它并不能提供有无肺气肿的信息，因为肺气肿是一种肺结构的异常，不是以肺功能异常而诊断。因此，常规肺功能检查难以准确证实在气流受限中是肺组织破坏还是气道病变，或两者共同在起作用，而且肺功能检查的结果是全部肺病变的结果，不能明确指出其具体的病变部位，两者发生慢性阻塞性肺病的主要症状又十分相似，在临床上也难以区别两者。胸片由于其价廉和放射线剂量小,仍被广泛应用于肺气肿为主型的诊断。Miniati 等（2008）对154 例慢性阻塞性肺病摄胸部正侧位 X 线片并与CT 比较后认为,胸片是一种简便的诊断中至重度肺气肿的方法,对慢性阻塞性肺病中的肺气肿为主者诊断有用,但对轻度肺气肿或气道病变为主者的诊断有困难。

CT 在慢性阻塞性肺病表现型分型中的作用:当今的多层螺旋 CT 除了可以对各型肺气肿做出定性、定位和定量诊断外,利用它的快速的大容量信息贮存能力还可以对气道病变加以识别和定量,这为用 CT 来深度认识慢性阻塞性肺病的各种形态表现并进行深入研究创造了条件。有的慢性阻塞性肺病病例在高分辨 CT（HRCT）上可明显反映肺气肿的低衰减区,其中有的同时有支气管壁增厚,有的则没有。CT 的定量测量能提供慢性阻塞性肺病中肺实质和气道结构的详细信息,而这些定量都和病理相关,而且是不依赖于肺功能检查中的第 1 秒用力呼气量损害的。

因此慢性阻塞性肺病病例可根据胸部 HRCT 上的形态表现分类为不同的表现型。认识慢性阻塞性肺病表现型中不同的 CT 表现可认识慢性阻塞性肺病中各种病理过程和临床表现,对临床制定不同的治疗干预很重要。

利用 CT 分类慢性阻塞性肺病表现型的临床可靠性:在 Fujimoto 等（2006）的 172 例根据 CT 表现分型的 3 种慢性阻塞性肺病表现型的临床分析中,A 型多数为不吸烟者,其在活动和休息时均有喘鸣者多于 E 型,其体量指数（BMI,即体重 / 身高 ^{2}, kg/m^2）也显著大于 E 型或 M 型,仅 17.9% 的 A 型显示体质指数 <20 kg/m^2,而 E 型和 M 型分别为 49.4%和 34.1%、A 型的肺弥散功能较好,只有轻度肺过度充气,在应用支气管扩张剂后对气流受限的恢复性有较大反应者的检出率较 E 型为多;M 型中有咳嗽、咳痰、喘鸣者显著多于 E 型,其中许多病例有大量咳痰,活动后或休息时有喘鸣,M 型者在使用支气管扩张剂后第 1 秒用力呼气量 % 有明显增加,可见 M 型的气流受限是由小气道再塑所致,而 E 型第1 秒用力呼气量 % 则没有明显增加,说明 E 型的气道受限是肺组织破坏、弹性回缩力减少的结果。

慢性阻塞性肺病表现型的定量 CT 诊断:虽然文献上已有许多有关 CT 诊断慢性阻塞性肺病的研究,但在应用 CT（HRCT）评价慢性阻塞性肺病形态

学改变中,尚无统一的标准化 CT 扫描技术。较多认为采用 16 层以上多层螺旋 CT 设备,120~140 kV, 100 mas, 螺距 1~1.5,用 0.625 mm层厚的横断位行全肺同向性三维重建,用或不用呼吸门控在深吸气末时扫描,用中 - 低空间分辨重建算法,不用对比剂（研究肺血流灌注者除外）,必要时加做呼气末扫描。低剂量（20~40 mA）扫描也可用于研究,但因伪影可能导致测得的 CT 值较高（5~10 HU）,会影响定量结果。

一、目测主观半定量

肺气肿:在常规 10 mm 层厚连续扫描的基础上,再于主动脉弓上缘、隆突、下肺静脉开口处加扫3 层 HRCT,在适当的窗设置下阅读（窗位-700~-900 HU, 窗宽 800~1 000 HU）。以低衰减区为表现的肺气肿范围可由视觉做出主观的评定。根据低衰减区占全部肺野的多少加以评分:低衰减区<5% 为 0 分, 5%~24% 为 1 分, 25%~49% 为 2 分,50%~74% 为 3 分, ≥ 75% 为 4 分。左右侧分别评分后合计: 1~6 分为 1 级, 7~12 分为 2 级, 13~18 分为 3 级, 19~24 分为 4 级。

支气管管壁增厚:有关支气管管壁增厚的诊断有多种大致类似的标准: 0 级为无增厚, 1 级为管壁厚度 < 相邻肺动脉直径 50%, 2 级为管壁厚度 ≥相邻肺动脉直径 50%;或 0 级为管壁厚度 < 相邻肺动脉直径 30%, 1 级为管壁厚度 ≥相邻肺动脉直径30%（30% 管壁厚度）,但 ≤相邻肺动脉直径 50%;或管壁厚度 < 邻近肺动脉直径的 1/2 为 1 级,管壁厚度等于邻近肺动脉直径的 50%~100% 为 2 级,管壁厚度 > 邻近肺动脉直径的 100% 为 3 级。

目测主观半定量的限度:目测主观半定量简单易行,可随时应用,但由于目测评级的主观性限制,而肺气肿和气道壁具有在 CT 上的衰减值可加以数字化的特性,使得 CT 在客观定量慢性阻塞性肺病上具有很大价值。

客观定量分析较主观定量在评定肺气肿范围上有更好的一致性,减少了读片差异。允许评定全部和局部的肺气肿改变,更有利于监视肺气肿性肺破坏的进展。

Bankier 等（1999）比较了 62 例有手术标本肺气肿定量中主观（视觉）、客观（数字）方法的结果,发现与大体病理比较主观法较客观法有更显著的差异,在肺气肿范围的定量上,大多数病例因采用主观

法而做出了过度估计,并有中等度的阅片者之间的诊断差异,研究者认为应用主观法时要补充更可靠的客观法。

二、数字客观定量

肺气肿:目前利用 CT 进行肺气肿客观定量主要有 3 种方法:密度屏蔽法、直方图分析和利用容积成像的总肺密度评定。

总之,肺气肿的 CT 客观定量在评估其范围上较主观定量正确,可对全部或局部肺的改变做出评价,有利于监测肺气肿性肺破坏的进展及决定采用外科治疗还是内科治疗。

但根据 CT 肺密度测量可知肺气肿受到各种因素的影响,包括病人的年龄、体型、吸气深度、CT 类型、扫描层数、层厚、重建算法及所选择的阈值等。

因此,在分析其结果时要客观考虑上述各方面因素。

气道病变:有害因子对气道的慢性损害导致伴有上皮增生、平滑肌肥大和黏膜化生、管壁纤维化等的气道重新塑造,而发生气流受限,小气道是发生气流限制的最重要部位。直径 2~3 mm 以下的支气管为小气道,终末细支气管壁厚 0.1 mm,其在 HRCT 的分辨率(0.2 mm)以下时不能显示。

慢性阻塞性肺病不能仅根据肺气肿的范围来分型,必须要结合包括气道的径线和空气滞留在内的其他参数来分型。CT 定量分析在明确慢性阻塞性肺病中的解剖改变、判断慢性阻塞性肺病表现型上有重要作用,虽然目前这种分型还不是非常完善,但在制定慢性阻塞性肺病的治疗计划和随访观察中是十分重要的。

第二章　急性呼吸窘迫综合征

急性呼吸窘迫综合征（ARDS）是指由心源性以外的各种肺内、外致病因素所引起的急性、进行性缺氧性呼吸衰竭，由 Ashbaugh 等（1967）首次报道。

Gattinoni 等（1998）率先提出肺内源性急性呼吸窘迫综合征与肺外源性急性呼吸窘迫综合征这两个不同疾病的概念，前者由直接肺损伤所引起，又称为肺源性急性呼吸窘迫综合征（ARDSp）。

一、病理学

急性呼吸窘迫综合征起病急，病情危重，主要临床表现为难以纠正的缺氧症状。多种病因可诱发肺源性急性呼吸窘迫综合征，该组病例中肺部感染诱发者占 92.6%，其他病因仅占 7.4%。肺部病变首先损伤肺泡上皮，并促使肺泡巨噬细胞和炎症反应链的激活，导致肺内炎症反应泛化，引起肺泡腔内水肿、纤维蛋白、胶原蛋白渗出和中性粒细胞聚集，可合并肺泡内出血和透明膜形成，使肺泡实变更为广泛，影像表现为实变影，其范围体现了肺损伤的严重程度；此外，肺部炎症可产生全身反应，造成肺部损伤，可能是产生磨玻璃影的原因。

二、影像学研究

儿童肺源性急性呼吸窘迫综合征的胸部平片表现，主要是肺部实变（包括斑片影和大片实变）、白肺和磨玻璃影，此外可合并肺过度充气、肺不张、纵隔积气和气胸。

一组 101 例的研究结果显示，实变型（61.1%）为儿童肺源性急性呼吸窘迫综合征胸部平片的主要表现，多数累及双侧肺野中内带，42.4% 合并肺外带病变，一般不单独累及外带；肺部四区域受累情况相似；部分病例合并肺过度充气。该组中 31.5% 的病例表现为白肺型，胸片示双侧肺野弥漫性透亮度减低，但各区域严重程度不完全一致，17 例均以中下肺野和中内带病变较重，部分病例的肺尖和肋膈角处病变相对较轻。

此外，7.4% 的病例表现为磨玻璃型，其病变的密度、形态和分布较前两型对称。

该组中，白血病患儿合并肺部感染者胸片以白肺型为主要表现，占 53.8%，而非白血病组则以实变型为主要表现（70.3%），前者较后者严重，两组之间病变类型差异有显著性意义。Winer-Muran 等（1994）对 45 例白血病患儿的胸片进行研究，发现 35.6% 的患儿发生急性呼吸窘迫综合征，其中 88% 表现为双侧弥漫性阴影。

由于肺实变是在肺炎基础上发生的，其病变分布可不对称，且病变密度、形态亦呈多样性。急性呼吸窘迫综合征的实变区多见于肺野中部和底部，右肺多于左肺。

肺源性急性呼吸窘迫综合征实变型与肺炎肺实变的相同点在于：两种病变均可累及双肺，多位于肺野中内带，外带病变少，病变密度不均匀，呈斑片状；均可合并肺过度充气。而两者的区别在于：急性呼吸窘迫综合征病变范围广泛，累及多个肺野，不完全按肺叶段分布，实变面积大，密度致密。

但两种病变在影像学表现方面难以划分一个清晰的界限，尤其是肺部感染加重与肺炎转化为肺源性急性呼吸窘迫综合征，仅凭影像学表现进行区分是很困难的。所以，肺源性急性呼吸窘迫综合征的诊断必须结合临床资料，如果肺炎患儿出现难以纠正的低氧血症，动脉血氧合指数下降时需考虑肺源性急性呼吸窘迫综合征的可能。

该组病例中，磨玻璃型占 7.4%，呈双侧对称性分布。Terashima 等（1996）发现，在一侧肺滴注假单胞菌，当剂量足够大时，可产生全身过度炎症反应，促使血浆细胞因子释放，使未滴注假单胞菌的对侧肺泡灌洗液内中性粒细胞、肿瘤坏死因子和中性粒细胞化学诱导因子均增多，导致广泛肺损伤。肺泡腔内肺透明膜形成，肺泡腔被水肿液、炎性细胞、脱落的肺泡上皮细胞及其碎片不完全填充，形成磨玻璃密度影。

该组中,非肺炎患儿病例少,病变征象较为单一,尚需扩大样本量后进行分析总结。仅凭胸片影像诊断儿童肺源性急性呼吸窘迫综合征有一定困难,对本病做出影像诊断时,一定要密切联系患儿临床情况,特别是血气检查结果。

第三章　阻塞性睡眠呼吸暂停低通气综合征

阻塞性睡眠呼吸暂停(OSA)是由于某些原因导致上呼吸道阻塞,睡眠时有呼吸暂停,伴有缺氧、鼾声、白天嗜睡等症状的一种较复杂的疾病。成人阻塞性睡眠呼吸暂停的发病率为 4%~7%,且男性高于女性,发病率随着年龄的增长而增高, 50 岁以上老年人发病率 >6%。阻塞性睡眠呼吸暂停与高血压、脑卒中、心肌梗死等心脑血管疾病密切相关。自 20 世纪 80 年代以来,阻塞性睡眠呼吸暂停受到了广泛的关注,其临床和基础研究在世界范围内得到迅速发展。

阻塞性睡眠呼吸暂停与心脑血管疾病的关系:阻塞性睡眠呼吸暂停与心脑血管疾病的关系越发引起世界范围的关注,大约 50% 的阻塞性睡眠呼吸暂停患者伴发高血压,大约 30% 的高血压患者伴发阻塞性睡眠呼吸暂停。Ohayon 等(2000)调查显示阻塞性睡眠呼吸暂停低通气综合征(OSAHS)是独立于年龄、性别、肥胖、吸烟、酗酒、生活压力以及心脏、肾脏疾病以外的高血压病的一个独立危险因素。动物实验可以重现两者之间的关系。

阻塞性睡眠呼吸暂停发生时和发生后由于低氧血症和高碳酸血症,可引起颅内血管被动扩张,这使得颅内血流发生改变。有研究证实阻塞性睡眠呼吸暂停患者睡眠呼吸暂停时大脑中动脉血流和平均速率分别下降 15% 和 20%。血流急速变化会导致血流剪切力明显改变,加速血管病变的发生。并且 Nasr 等(2009)的研究证实在长期缺氧和高碳酸血症状态下,脑血管的化学感受器敏感性降低,患者脑血管自动调节能力受损,且受损程度与阻塞性睡眠呼吸暂停严重程度呈正相关。阻塞性睡眠呼吸暂停患者红细胞压积、血浆纤维蛋白原和全血黏度明显增高,是脑血管疾病发病的一个重要原因。

Wessendorf 等(2001)发现阻塞性睡眠呼吸暂停严重程度和脑血管疾病患者的血浆纤维蛋白原含量存在相关性。阻塞性睡眠呼吸暂停患者内皮祖细胞数量减少也可能是并发心脑血管疾病的重要病理基础。Jelic 等(2008)发现阻塞性睡眠呼吸暂停患者体内循环内皮祖细胞数量减少,给予持续气道正压通气(CPAP)治疗后其数量增多。

此外,睡眠呼吸暂停增加了黏附分子的浓度,从而诱导炎症反应进程,反复呼吸暂停所致的间歇性低氧会使中性粒细胞和单核细胞爆发性增多,进而引起系统性炎症。另外阻塞性睡眠呼吸暂停患者晚间反复低氧和睡眠中断还会导致交感神经兴奋、心率变异性减少、血浆内皮素升高、促进体内的氧化应激、胰岛素抵抗等。

这些病理生理的改变都将使得患者血压波动、脑血流量减少,改变脑的自身调节能力、加速脑动脉的粥样硬化,进而患脑血管疾病的概率增加。

阻塞性睡眠呼吸暂停脑损害在结构性 MRI(SMRI)和扩散张量成像(DTI)上的表现:通过结构性 MRI 检查,可以发现脑容积、形态上的改变,在一定程度上可以反映阻塞性睡眠呼吸暂停的病理过程。随着 MRI 采集技术和后处理技术的进步,也提高了 MRI 的敏感性和特异性。Macey 等(2008)采用 DTI 技术(DTI 对白质纤维素的损害更加敏感)研究阻塞性睡眠呼吸暂停患者脑白质内受损的情况,结果显示阻塞性睡眠呼吸暂停患者大脑白质内深部核团及纤维素与小脑内的深部核团广泛受损。由此可以见阻塞性睡眠呼吸暂停患无症状性脑血管病的可能性更大,在 MRI 上表现为脑梗死之前,患者的白质纤维素已经开始受损。

阻塞性睡眠呼吸暂停者脑损害的功能磁共振成像(fMRI)表现:fMRI 可以探测脑对外界刺激的反应,通常使用血氧水平依赖(BOLD)技术,通过这种技术可以了解大脑的神经功能改变。Macey 等(2003;2006)研究阻塞性睡眠呼吸暂停组和对照组在吸气负荷和呼气负荷时所引起大脑活跃部位的不同。

所谓的吸气负荷是让受试者戴上面罩,使得受试者在 -6~15 mmHg(1 mmHg=0.133 kPa)的压力下吸气；呼气负荷是让受试者戴上面罩，使受试者在10 mmHg或更高的压力下呼气。这两种状态可以模拟阻塞性睡眠呼吸暂停患者夜间的呼吸模式。

通过fMRI检查脑神经对吸气和呼气负荷状态下的应答，可以间接反映阻塞性睡眠呼吸暂停患者夜间神经功能的改变。结果呼气负荷时阻塞性睡眠呼吸暂停组在额叶皮质、前扣带回、海马、岛叶和豆状核、小脑齿状核、中脑等部位出现信号异常；在吸气负荷时阻塞性睡眠呼吸暂停组与对照组在丘脑、颞中回、岛叶皮质、右侧海马、感觉皮层、运动皮层、小脑皮层及深部核团、中脑等部位出现信号改变，并且阻塞性睡眠呼吸暂停患者基底节区信号出现延迟。这些区域与感觉、自主节律和运动调节有关。

有学者通过Valsalva动作和cold pressor来测试阻塞性睡眠呼吸暂停组和对照组，研究患者在脑神经应答上的差别，也得到了相似的结果。这些研究说明阻塞性睡眠呼吸暂停患者呼吸调节功能受损，患者夜间气道对刺激应答模式发生改变与夜间出现呼吸紊乱的病理机制有关。Thomas等（2005）研究阻塞性睡眠呼吸暂停患者和对照组在工作、记忆测试上脑激活的差别，结果发现阻塞性睡眠呼吸暂停组患者的测试表现较健康组更差，并在额前叶激活较差。经过持续气道正压通气治疗后，患者在额前叶后部的激活得到部分恢复，但额前叶前部仍没有恢复。

来自Ayalon等（2009）的两个实验，他们研究在持续的注意力、反应能力的测试下阻塞性睡眠呼吸暂停患者和对照组脑激活的差别，结果显示在Go-No-Go task中阻塞性睡眠呼吸暂停患者的反应速度下降，并随觉醒指数增加呈相关性，且阻塞性睡眠呼吸暂停患者扣带回、顶叶等区域激活下降。

Ayalon等（2009）研究阻塞性睡眠呼吸暂停患者和对照组在语言学习测试上脑部激活的差别，结果两组在测试时表现相当，但两者脑部的激活有显著差别，阻塞性睡眠呼吸暂停患者与健康对照组相比在额前回、额中回、颞叶、丘脑、小脑等部位激活增加。说明阻塞性睡眠呼吸暂停患者神经功能在一定程度上已经受损，需要代偿性地激活更多的神经资源来维持正常的神经应答。

以上研究说明阻塞性睡眠呼吸暂停患者的神经功能已经受损，患者对外界脑内的应答已经发生改变，这与患者日间嗜睡、工作能力下降、反应能力下降有关。

阻塞性睡眠呼吸暂停患者的脑部损伤呈渐进性，是一个长期作用过程。脑部血管病变是从小血管开始，在常规MRI出现异常之前，通过MRS研究可以看出大脑的代谢已经发生改变，尤其是在额叶白质和海马等部位。通过DTI可以发现患者大脑及小脑白质内深部核团及纤维素广泛受损，这与MRS研究相呼应。进而患者的神经功能也会受损，通过fMRI研究可以发现，阻塞性睡眠呼吸暂停患者大脑对某些刺激、信息的应答与正常人相比已经发生改变，并且阻塞性睡眠呼吸暂停患者在某些测试上表现较正常人更差，说明患者的神经功能会受到损害，这可能与患者日间嗜睡、学习工作能力及反应能力下降有关。随着损害的进展，常规MRI上阻塞性睡眠呼吸暂停患者大脑许多部位的灰质容积缺失，以及白质内会出现缺血性改变。总之，MRI是研究阻塞性睡眠呼吸暂停对脑部影响的一个重要手段，MRI在研究阻塞性睡眠呼吸暂停的发病机制、病理生理、临床观察上已经取得了一定的成果。随着MRI新技术的发展以及后处理技术的进步，MRI在阻塞性睡眠呼吸暂停中的应用将更加深入。

第四章　肺气肿与肺大泡

第一节　Swyer-James 综合征

Swyer-James 综合征由 Swyer-James（1953）首先报道，以一侧性肺透亮度增加、肺容积缩小或正常，患肺中央与外周动脉细小及呼气时空气滞留为特征。

本病发病机制可能与儿童时期阻塞性细支气管炎发作引起肺叶甚至一侧肺翼阻塞性肺气肿有关，多发生于儿童、青少年，成人亦可见，左肺多。

一、临床表现

临床可无症状，部分童年有反复发作肺部感染史，成人可有咳嗽、慢性或重复性肺感染、运动耐力降低、咯血、动脉血不饱和等。患者大多（89%）自幼就反复有症状，诊断时平均年龄较大与就医较晚及长期未行 CT 检查和放射科医生对本病认识不足等有关。

二、影像学研究

空气滞留在 CT 上呈低密度灶，尤其 HRCT 呼气末对显示空气滞留显示较佳。一组 13 例行深吸气末及深呼气末 HRCT 患病处 CT 值增加 <100 HU（正常时增加值 >200 HU）。空气滞留是形成"马赛克"灌注的主要原因。有作者认为在呼气相 HRCT 可检出肺功能正常的空气滞留。闭塞性细支气管炎是一种由于细支气管黏膜下和其周围的炎症及纤维化导致通气受限的肺部疾病，当其是继发于婴幼儿时的下呼吸道感染后时，可出现 Swyer-James 综合征。CT 及 HRCT 常显示"树芽征"等。该组 6 例诊断为细支气管炎者均伴支扩及空气滞留。

三、鉴别诊断

本病 CT 与 HRCT 具有特征性，但需要和以下疾病相鉴别：①瘢痕性肺气肿、大泡性肺气肿、代偿性（膨胀性）肺气肿、间隔旁肺气肿、进行性肺营养不良性肺气肿、α_1- 抗胰蛋白酶缺乏性肺气肿、先天性肺叶性肺气肿等；②哮喘伴有组织细胞病 X 和结节硬化的囊状肺病、结节病、肺淋巴管平滑肌瘤病、过敏性肺炎与各种原因的小气道病变；③一侧性气胸、肺动脉发育不全、肺栓塞、胸部术后及胸廓畸形等。

Swyer-James 综合征预后与有无支气管扩张密切相关，无支气管扩张者部分可自行好转，有支气管扩张者多需手术治疗。该项研究的不足是未能行肺功能测定与 CT 肺容积测定等并行统计学对比研究，未能用肺计量触发呼气 CT 进行较准确评价在不同肺活量时肺衰减值的改变；未能用肺气肿 CT 定量分析软件测衰减值等。

第二节　特发性单侧透明肺

详见本书本卷第二十二篇·第一章·第二节《特发性单侧透明肺》。

第三节　特发性肺大泡综合征

特发性肺大泡综合征,又称消失肺综合征,是肺部空腔性病变,Buke(1937)首次报道1例"消失肺"的特征,并使用"消失肺"一词作为诊断名称,是对其X线征象的形象化描述,即特发巨大肺大泡区肺纹理消失。

肺大泡分先天性和后天性2种。先天性者见于小儿,因先天性肺泡壁发育不良所致;后天性者多发生在炎性病变之后,与吸烟、慢性支气管炎、支气管哮喘、肺气肿、肺脓肿、肺结核等疾病有密切关系,可能与支气管动脉及肺动脉闭塞、支气管狭窄阻塞、肺实质破坏、肺神经分布的变化及胸膜等周围组织结构的病变等多种因素相关。

特发性肺大泡综合征是肺空腔性病变中的特殊类型,发病机制不明,以进行性增大的巨大肺大泡表现为特征,一般始发于单侧或双侧肺尖部,单侧多见。有研究认为,该病好发于肺尖部与该部的解剖和生理学特点有关,肺尖部肺泡氧分压低及肺尖部胸膜腔负压比肺底部平均要大7.5 cm H_2O,在青春期肺组织快速生长易发生营养性血供障碍,导致肺泡弹力纤维的破坏,致使肺尖部巨大肺大泡形成。

特发性肺大泡综合征的影像学表现特点是一侧或两侧肺尖部单个或多个巨大囊样透亮区,无壁或可见纤细薄壁,其内肺纹理消失,有多少不等的纤细条状分隔,邻近肺组织受压,肺纹理聚拢或肺组织萎陷,纵隔、气管可受压向对侧移位,有时可见患侧膈肌降低。

X线片和CT的显示率均为100%,X线胸片是方便、简单、有效的检查方法。Roberts等(1987)认为:一侧或两侧上肺野巨大肺大泡,占据胸腔的1/3以上,正常肺实质区受压迫,符合以上标准者常规胸片即可做出诊断,一例符合上述诊断标准。

CT扫描尤其是HRCT较X线平片更敏感显示肺大泡、肺气肿和周围肺组织的细节。特发性肺大泡综合征的影像学表现分为3型:Ⅰ型(单发型),表现为一侧或两侧单发巨大肺大泡,占据1/3以上同侧胸腔,正常肺组织受压,不合并肺气肿,临床症状轻微,肺功能正常或轻度损害;Ⅱ型(多发型),表现为两肺多发3~6 cm大小多个胸膜下及肺实质内肺大泡伴不同程度肺气肿,临床症状较明显,肺功能中度损害;Ⅲ型(弥漫性或毁损肺型),表现为两肺弥漫大小不等肺大泡,肺大泡总容积占据一侧胸腔或以上,病程长,反复发生气胸,常有进行性呼吸困难,肺功能重度损害。

一例患者,影像学表现基本符合上述Ⅰ型表现,但为多发巨大肺大泡。因此,一些作者认为肺大泡与特发性肺大泡综合征虽然具有共同的影像特征,均为大泡性肺气肿,肺泡壁破裂并相互融合而成,但特发性肺大泡综合征在病因、发病机制、发病部位、临床表现等方面与肺大泡均有不同,可能为肺大泡的特殊类型或为不同于肺大泡的一种单独疾病。

特发性肺大泡综合征具有较为特征性影像学表现,诊断不难。有时需与以下疾病鉴别。

局限性气胸:局限性气胸是由于胸膜粘连将多少不等的气体局限于胸膜腔某处所致,局部肺组织受压向肺门方向移位,可见受压萎陷的肺边缘,有时肋膈角处见气液平面,CT检查有利于鉴别。

含气支气管囊肿:含气囊肿常多发,表现为弥漫多发的圆形或类圆形的薄壁囊状透亮影,囊内常见液平面,壁厚≤1 mm,较特发性肺大泡壁厚。巨大的张力性支气管囊肿占位征象明显,临床上呼吸困难、憋喘症状明显,有助于鉴别。

第四节　肺气肿与老年肺

肺气肿患者双肺残气量增加,顺应性下降,必然引起双肺向纵隔间隙内挤压,纵隔胸膜延伸进入纵隔间隙发生改变,因此胸膜反折线延伸进入奇静脉食管隐窝的变化能为肺气肿的诊断提供依据。肺气肿的CT表现主要为双肺纹理的稀少,以及胸廓前后径的增大,而老年肺的退行性变同样会引起以上的改变,但没有肺气肿显著,因此,不能将老年肺诊断为肺气肿。

第五章　关于间质性肺疾病

第一节　特发性间质性肺炎的 HRCT 诊断及新分类法解读

特发性间质性肺炎是一组在临床上相当重要且比较复杂的弥漫性肺部疾病,在这组疾病的诊疗过程中,影像学诊断起着极为重要的作用。因此,作为放射科医师,了解并熟悉这方面的知识,将有助于更好地服务于临床和患者,并在临床工作中承担更为重要的角色。

特发性间质性肺炎分类的进展:特发性间质性肺炎分类的变迁经历过 3 个重要的阶段。

病理学家 Liebow(1969)根据不同的组织学表现将慢性间质性肺炎分为 5 型:普通型间质性肺炎、脱屑性间质性肺炎、淋巴细胞性间质性肺炎、巨细胞型间质性肺炎和细支气管炎伴间质性肺炎。这一分类法的诊断金标准是病理学诊断,但是这 5 个慢性间质性肺炎类型并不是各自代表某一种特殊疾病,而是肺组织对各种不同致病因子的不同组织反应,也就是说,每一类型的间质性肺炎可见于多种不同疾病,而某一疾病也可以同时有一种以上的间质性肺炎存在,如类风湿关节炎患者的肺活检可同时有普通型间质性肺炎或脱屑性间质性肺炎。

2002 年,美国胸科学会和欧洲呼吸学会协商,公布了新的分类法,并根据临床相对的发病率,排列如下:特发性肺纤维化、非特异性间质性肺炎、隐源性机化性肺炎、急性间质性肺炎、呼吸性细支气管炎并间质性肺病、脱屑性间质性肺炎和淋巴细胞性间质性肺炎。这一分类法的关键在于上述 7 种特发性间质性肺炎为独立的疾病,同时强调需要临床、影像和病理的多学科联合诊断,与单纯依靠病理学诊断有明显差异,因为病理学诊断无法区分特发性和有病因的间质性肺炎。因此,在特发性间质性肺炎的诊断过程中,需要临床、影像和病理 3 方的紧密合作才能做出正确诊断。

2013 年美国胸科学会和欧洲呼吸学会再次对特发性间质性肺炎的分类进行了重新修订。这次新分类将特发性间质性肺炎分为主要的、罕见的和不可分类 3 个大类(表 7-5-1)。

表 7-5-1　美国胸科学会 / 欧洲呼吸学会新修订的特发性间质性肺炎的分类:多学科诊断 2013

主要的特发性间质性肺炎
特发性肺纤维化(IPF)
特发性非特异性间质性肺炎(NSIP)
呼吸性细支气管炎并间质性肺病(RBILD)
脱屑性间质性肺炎(DIP)
隐源性机化性肺炎(COP)
急性间质性肺炎(AIP)
罕见的特发性间质性肺炎
特发性淋巴细胞性间质性肺炎(LIP)
特发性胸膜肺弹力纤维增生症(PPFE)
不可分类的特发性间质性肺炎

主要的类型包括特发性肺纤维化、特发性非特异性间质性肺炎、呼吸性细支气管炎并间质性肺病、脱屑性间质性肺炎、隐源性机化性肺炎和急性间质性肺炎;罕见的类型包括特发性淋巴细胞性间质性肺炎和特发性胸膜肺弹力纤维增生症。同时对不可分类的特发性间质性肺炎这一类型做了明确界定。另外,对主要的类型根据临床过程又分为慢性纤维性间质性肺炎(包括特发性肺纤维化、特发性非特异性间质性肺炎)、吸烟相关的间质性肺炎(包括呼吸性细支气管炎并间质性肺病和脱屑性间质性肺炎)和急性 / 亚急性间质性肺炎(隐源性机化性肺炎和急性间质性肺炎)。

各种特发性间质性肺炎的特点:特发性肺纤维化:特发性肺纤维化是特发性间质性肺炎中研究比较深入、临床诊断一致性较好的一个类型。2011 年

3月美国胸科协会(ATS)、欧洲呼吸协会(ERS)、日本呼吸协会(JRS)和拉丁美洲胸科协会(ALTS)联合发布了基于循证医学的特发性肺纤维化的诊断及处理指南。对该病在定义、流行病学、危险因素、诊断、自然病程、治疗及控制等多方面进行了明确的阐述:这一指南指出了高分辨率CT(HRCT)在特发性肺纤维化诊断过程中的重要性。

特发性肺纤维化的定义:不明原因的慢性、进行性纤维性间质性肺炎的一个特殊类型,主要发生于年龄较大的成年人,局限于肺部且合并组织学和/或影像学的普通型间质性肺炎改变。诊断特发性肺纤维化必须除外其他类型的间质性肺炎,包括其他类型的特发性间质性肺炎、合并有环境因素所致疾病、医疗过程所致疾病和系统性疾病的间质性肺部疾病。

HRCT是特发性肺纤维化诊断路径中的一个基本组成部分,普通型间质性肺炎的HRCT特点表现:胸膜下和基底部的肺部网状阴影和蜂窝影,常伴牵引性支气管扩张;蜂窝影对特发性肺纤维化的诊断具有很重要的意义。蜂窝影在HRCT上表现为成簇的囊状影,大多数直径为3~10mm,但少数可达25mm,通常呈胸膜下分布且边缘清楚。特发性肺纤维化患者的HRCT上磨玻璃密度影常见,但范围小于网状影。普通型间质性肺炎的病变分布于外周及下肺,通常呈灶性。如胸膜明显异常(胸膜斑、钙化及明显的胸腔积液等)时提示是普通型间质性肺炎的其他病因。当微结节、空气滞留、广泛磨玻璃密度影、实变影或沿血管支气管分布的病变为主要表现时应考虑其他诊断。轻度淋巴结增大(短径小于15mm)可见。

在特发性肺纤维化的诊断过程中,HRCT诊断分3个基本类型:普通型间质性肺炎型、可能普通型间质性肺炎型和不符合普通型间质性肺炎型。

普通型间质性肺炎型:①病变主要位于胸膜下及肺基底部;②网状影;③蜂窝影,伴或不伴牵引性支气管扩张;④无不符合普通型间质性肺炎型的任何一项。

可能普通型间质性肺炎型:具备普通型间质性肺炎型的①、②、④项,但无③项改变。

出现下列任何一项时即为不符合普通型间质性肺炎型:①病变主要分布于上、中肺;②病变主要沿血管支气管束分布;③广泛的磨玻璃密度影(范围超过网状影);④丰富的微结节影(两侧,以上叶分

布为主);⑤散在的囊状影(多发、双侧、远离蜂窝肺区域);⑥弥漫性马赛克征/空气滞留(双侧,3个肺叶或更多肺叶受累);⑦支气管肺段/肺叶实变。

病理学诊断分5个类型:普通型间质性肺炎型、很可能普通型间质性肺炎型、可能普通型间质性肺炎型、不可分类的纤维化型和不符合普通型间质性肺炎型。

特发性肺纤维化的诊断标准:①除外引起间质性肺部疾病的其他已知原因(包括居住或职业环境因素、结缔组织病、药物毒性等);②不接受外科肺活检患者的HRCT显示为普通型间质性肺炎型诊断;③接受外科肺活检患者的HRCT表现结合组织学表现得出不同组合的诊断(表7-5-2)。

表7-5-2 诊断特发性肺纤维化时,HRCT表现与组织学表现的组合诊断

HRCT类型	外科活检病理类型	是否诊断为特发性肺纤维化
普通型间质性肺炎	普通型间质性肺炎	是
普通型间质性肺炎	很可能普通型间质性肺炎	是
普通型间质性肺炎	可能普通型间质性肺炎	是
普通型间质性肺炎	不可分类的纤维化	是
普通型间质性肺炎	不符合普通型间质性肺炎	否
可能普通型间质性肺炎	普通型间质性肺炎	是
可能普通型间质性肺炎	很可能普通型间质性肺炎	是
可能普通型间质性肺炎	可能普通型间质性肺炎	很可能
可能普通型间质性肺炎	不可分类的纤维化	很可能
可能普通型间质性肺炎	不符合普通型间质性肺炎	否
不符合普通型间质性肺炎	普通型间质性肺炎	可能
不符合普通型间质性肺炎	很可能普通型间质性肺炎	否
不符合普通型间质性肺炎	可能普通型间质性肺炎	否
不符合普通型间质性肺炎	不可分类的纤维化	否
不符合普通型间质性肺炎	不符合普通型间质性肺炎	否

特发性非特异性间质性肺炎:非特异性间质性肺炎(NSIP)是由Katzensten & Fiorelli(1994)提出的新类型,以区别于传统间质性肺炎分型的其他类型,另外临床上这些患者的预后明显好于普通型间质性肺炎患者。非特异性间质性肺炎还可分为三个亚型:细胞亚型、混合亚型和纤维亚型,主要根据间质炎症和/或纤维化的程度,其预后也有差别。

由于非特异性间质性肺炎可见于多种弥漫性病变,包括结缔组织病、过敏性肺炎、药物毒性反应和

肺纤维化的其他类型。因此,对于特发性非特异性间质性肺炎的诊断,美国胸部学会已经总结了诊断标准,其诊断依赖于多学科联合诊断。

大多数非特异性间质性肺炎患者 HRCT 表现为两肺磨玻璃阴影,最常表现为两侧胸膜下对称性改变,约 1/3 患者的唯一表现是两肺磨玻璃阴影。不规则网状影伴牵引性支气管扩张或细支气管扩张约见于 75% 的患者中,而胸膜下相对正常的表现将有助于与特发性肺纤维化的鉴别。蜂窝影罕见,即使可见也不明显。实变影通常与机化性肺炎有关,其出现提示可能与结缔组织病有关。

呼吸性细支气管炎并间质性肺病:呼吸性细支气管炎是吸烟者的一种常见肺内组织学改变,其特征性表现是一、二级呼吸性细支气管内可见含色素的巨噬细胞,但患者很少有临床症状,可有很轻的小气道功能异常。然而,当少数呼吸性细支气管炎患者因病变广泛导致间质性肺部病变且出现明显的临床症状和肺功能异常时,即称为呼吸性细支气管炎并间质性肺病(RBILD)。本病患者戒烟后病变可好转,预后较好,皮质激素治疗有效。

HRCT 上呼吸性细支气管炎并间质性肺病特征性表现为小叶中心结节和磨玻璃密度影。其他表现包括支气管壁增厚和以两上肺分布为主。少数患者可见网状影,但倾向于下肺分布,另外常伴小叶中心性肺气肿。目前呼吸性细支气管炎并间质性肺病的诊断标准为患者吸烟、典型的 HRCT 表现、支气管肺泡灌洗发现巨噬细胞且无淋巴细胞,因为后者更可能与过敏性肺炎有关。通常无须外科手术活检病理证实。

脱屑性间质性肺炎:脱屑性间质性肺炎主要见于 40~50 岁的吸烟者,但少数患者可无吸烟史。症状较轻,呈干咳和气短,逐渐加重,组织学上脱屑性间质性肺炎的特征性改变是远端气腔的大量巨噬细胞聚集并弥漫受累,肺泡间隔的浆细胞浸润并增厚,但纤维化不明显。由于大多数脱屑性间质性肺炎与呼吸性细支气管炎并间质性肺病见于吸烟者,因此通常被称为吸烟相关间质性疾病,后者还包括朗格汉斯组织细胞增多症。脱屑性间质性肺炎对皮质激素治疗有效,预后良好。HRCT 上所有脱屑性间质性肺炎患者均可见磨玻璃密度影,是本病的特征性征象,主要位于肺外围且中下肺更为多见,少数患者可呈灶性分布或弥漫分布。其他表现包括不规则条状影和网状影,但限于病变广泛者且一般位于下肺。

蜂窝影罕见且仅见于病变广泛者,通常较轻并局限于下肺外围。经激素治疗后磨玻璃密度影可完全消失,但少数磨玻璃密度影可进展为网状影。

隐源性机化性肺炎:隐源性机化性肺炎是年 Davison 等(1983)首次提出,Epler 等(1985)在描述相似改变的病变时称为细支气管闭塞性机化性肺炎(BOOP)。为了避免与气道疾病相混淆,另外许多疾病可引起机化性肺炎,因此,2001 分类法把特发性的机化性肺炎命名为隐源性机化性肺炎(COP),在 2013 版分类法中仍保留这一分型,与急性间质性肺炎一同归类于急性和亚急性的间质性肺炎中。

本病的平均发病年龄为 55 岁,呈典型的亚急性发病,发表时间平均少于 3 个月,通常伴有不同程度的咳嗽和呼吸困难,常被怀疑是下呼吸道感染并通常使用了一个或几个疗程的抗生素。大多数患者在口服皮质激素后完全恢复,但部分患者在减量后或停药后可复发,少数残留或转变为间质纤维化。组织学特点为灶性机化性炎症伴细支气管阻塞,为较新鲜的肉芽组织所致。

CT 和 HRCT 上绝大多数病例呈肺内斑片状实变影,有游走性,实变影内大多有充气支气管征,病灶主要分布于胸膜下或支气管周围,下肺野常见,常伴磨玻璃密度影;小叶周围阴影及反晕征有助于本病的诊断,10%~30% 的患者可见单侧或双侧少量胸腔积液。大多数患者经治疗后能完全吸收或残留少许条索影,少数病变反复发作或为间质纤维化所替代。

急性间质性肺炎:急性间质性肺炎为一种不明原因的急性进行性疾病。发病年龄范围较大,平均 50 岁,无性别差异。患者开始常有类似上呼吸道感染表现,几天后进展为呼吸困难,从第一个症状出现到有明显症状平均时间少于 3 周。目前仍无有效的治疗方法,病死率大于 50%,大多数患者死于发病后 1~2 个月内,仅少数可完全恢复,组织学上呈弥漫性肺泡损害改变,与急性呼吸窘迫综合征(ARDS)相似,区别为后者有明确病因。

HRCT 上急性间质性肺炎最常见表现为两肺磨玻璃密度影,其次是支气管扩张和肺结构扭曲。在疾病早期(即急性间质性肺炎的渗出期)磨玻璃密度影呈两侧灶性分布,以小叶间隔为界而呈地图状分布,磨玻璃密度影倾向于弥漫性分布,而无上肺或下肺、胸膜下或中心性分布差异。大多数患者可见实变影,但不如磨玻璃密度影常见,主要见于下垂位。病变的后期(即机化期)主要表现为肺内血管、支气管束扭曲和牵引性支气管扩张,后期可见明显纤维化而类似蜂窝影的表现。

特发性淋巴细胞性间质性肺炎:大多数病理诊断为淋巴细胞性间质性肺炎的患者合并其他疾病,因此特发性淋巴细胞性间质性肺炎罕见,尤其是2002年以前诊断的许多淋巴细胞性间质性肺炎病例现在认为是细胞型非特异性间质性肺炎。淋巴细胞性间质性肺炎的组织学特点是广泛肺泡间隔的淋巴细胞浸润,另外肺淋巴管内的淋巴滤泡常见。临床表现不明确,一般认为女性多见,可见于各年龄段,但多发于50~60岁患者,起病缓慢,呈逐渐增多的咳嗽、气短等。HRCT上淋巴细胞性间质性肺炎最常见表现为两侧弥漫分布的磨玻璃密度影和模糊小结节影,其他包括血管周的薄壁囊状影,网状影不少见。

特发性胸膜肺弹力纤维增生症:特发性胸膜肺弹力纤维增生症是一种罕见的疾病,表现为累及胸膜及胸膜下肺组织的纤维化,主要分布于两上叶。该病常见于成人,平均发病年龄为57岁,无性别差异。组织学上呈弹力纤维及肺泡内纤维化均可见。HRCT上显示胸膜下致密实变伴牵引性支气管扩张,结构扭曲,两上叶容积缩小。

不可分类的特发性间质性肺炎:2002年版分类法中已经提出当经过充分的多学科讨论仍然无法做出最后诊断时,可归类为不可分类的特发性间质性肺炎。此次新分类中对其进一步完善,并做出比较明确的界定。不可分类的特发性间质性肺炎的原因为:①不充分的临床、影像和病理资料;②临床、影像和病理表现出现明显不一致。

临床、影像和病理表现出现明显不一致包括下列几种情况:①治疗前后的影像学和组织学表现呈不同类型的变化(如原诊断为脱屑性间质性肺炎的患者经激素治疗后活检病理显示仅残留非特异性间质性肺炎);②可能为新的疾病或已知疾病的不常见变异型、不符合现行美国胸部学会/欧洲呼吸学会分类法中任何一种类型的特征(如机化性肺炎并发纤维化的变异型);③多次HRCT和/或病理表现认为是特发性间质性肺炎。

存在问题:除了上述3个类型、9种疾病正式归类于2013新的特发性间质性肺部疾病分类外,还有几种罕见的组织学表现为间质性病变的疾病虽已报告,但因仍不明确这些病变是现有特发性间质性疾病的变异型,还是合并有其他疾病如过敏性肺炎或结缔组织病,因此,这些病变有待获得更多循证依据后再确定其分类,包括急性纤维性和机化性肺炎、细支气管中心型间质性肺炎。尽管不同类型的特发性间质性肺炎在HRCT上有一些自身的特点,但是它们之间又有重叠和相似的征象,因此单纯依靠影像进行鉴别诊断有困难,有时甚至是不可能的。因此,对于特发性间质性肺炎的诊断,呼吸科专家、胸部影像专家和呼吸病理专家紧密合作是正确诊断的关键,应强调多学科联合诊断。

第二节　特发性肺炎综合征

特发性肺炎综合征是一种病因不明,除外其他相关组织病理学诊断的临床肺炎综合征。

一、病因

很多因素均可导致特发性肺炎的发生。干细胞移植术、弥漫性肺泡炎性浸润、肺叶活动受限、感染或者心血管病变都可引发特发性肺炎综合征。免疫耐受药物的直接毒性作用、隐匿性感染、病理性的免疫因素以及炎性细胞因子均对其发生有一定影响。

高危因素为行全身放疗、骨髓免疫抑制、高龄孕产妇、急性移植物抗宿主病,以及为预防移植物抗宿主病和非血液性恶性疾病而进行的化疗。

二、发病率

研究表明,特发性肺炎的发病率为2.2%~14.7%,多为移植术后的早期并发症,大多移植术后120~180 d发病,病程平均15~63 d,病死率高达60%~83%。

三、病理学

特发性肺泡炎的组织病理学表现为弥漫性肺泡损伤、玻璃样变、淋巴性支气管炎、合并机化性肺炎的闭塞性细支气管炎。最主要的表现为间质性肺炎。在移植手术早期主要表现为伴出血的弥漫性肺泡损伤,而在晚些时候多表现为支气管肺泡炎症以及上皮损伤。

四、临床表现

临床表现为肺部疾病常见的临床症状,如咳嗽、明显的呼吸困难、啰音以及氧梯度增加。需要进行支气管肺泡灌洗液检查,相应的广谱抗生素治疗,必要时进行肺活检除外普通感染以及其他因素。

五、影像学研究

在干细胞移植术后 30~180 d,主要由于肺泡及肺间质的弥漫性浸润而导致特发性肺炎的发生,文献报道,X 线胸片和 CT 均未见特异性的影像学征象,多表现为双下肺多小叶边界模糊的片状密度增高影,同时还伴随间质增多的征象、胸腔积液、结节

性高密度影、磨玻璃样密度阴影。CT 可以较好地区别肺部的结节性病变与肺门部结构的关系。

六、鉴别诊断

形态学检查是区别早期移植术后发生的肺部病变与一般的感染性和非感染性肺疾病是否为特发性肺炎的金标准。

感染性病变多为病毒和细菌所应起肺炎;而非感染性疾病的鉴别诊断则多为肺水肿、移植物植入综合征、肺出血、药物中毒引起的肺损害及艾滋病。

鉴于影像学表现的非特异性,该病的诊断必须参考诸多因素,如移植手术史、呼吸困难的程度及进展情况、血气分析及支气管肺泡灌洗检查结果,抗生素治疗及预防,必要时进行尝试性治疗,如果上述方法均无法确诊,则需由形态学检查做出诊断。

第三节　隐源性机化性肺炎

隐源性机化性肺炎是一类临床病理命名的特发性间质性肺炎,病因不明。国内外文献多为个案报道,其 CT 影像表现多样,诊断困难。多数肺间质性疾病较难治愈,但是隐源性机化性肺炎使用糖皮质激素治疗效果显著,及时诊断并治疗,大部分患者能够治愈。

有时肉芽组织通过肺泡间孔从一个肺泡到邻近的肺泡形成蝴蝶样的结构,从而隐源性机化性肺炎可表现出游走性。

一、临床表现

隐源性机化性肺炎属临床少见病,好发于50~60 岁,偶见于儿童,一组 31 例患者平均年龄为56 岁。隐源性机化性肺炎一般为亚急性起病,开始时类似于轻度流感症状。体检时受累肺区有时有稀疏的湿啰音,肺功能检查可提示轻中度限制性通气功能障碍和弥散功能降低。此外部分患者没有任何临床症状,而在体检时发现。

二、影像学研究

隐源性机化性肺炎的主要 CT 征象:

伴有空气支气管征的实变影:Lynch 等（2005）指出,约 90% 的隐源性机化性肺炎患者在 CT 影像表现为实变影,其中超过 50% 的病例中实变分布于

胸膜下或血管支气管束周围,且多发生于下肺。该组中,出现实变者 64.5%,1 例实变影紧贴胸膜下而未见明显空气支气管征,其中 80.0% 实变分布于胸膜下或血管支气管束旁,其分布比例与其报道基本相符,但实变的比例较其报道较少,主要考虑为该组患者中结节影比例较高。

磨玻璃密度影:Polverosi 等（2006）指出约 60% 的患者有磨玻璃样改变,随机分布,常出现在实变病灶周围。该组中 54.8% 出现磨玻璃密度影,其中82.4% 随机分布,与其报道较为相符。有作者回顾分析 6 例隐源性机化性肺炎患者的 CT 影像表现后,认为隐源性机化性肺炎最常见的 CT 表现是肺实变和磨玻璃样变,且肺实变多表现为沿支气管血管束周围或胸膜下分布。另有学者总结 5 例隐源性机化性肺炎的影像表现,认为隐源性机化性肺炎最常见的是肺实变和磨玻璃样变。磨玻璃样变分布特征不具有特异性,而肺实变多表现为沿支气管血管束周围或胸膜下的分布特征。

结节影:文献报道约 30% 的患者可见小结节影（≤ 1 cm）沿支气管血管束走行分布;约 15% 的患者可见多发大结节影（>1 cm）,大结节多边缘不规则、结节内可见空气支气管征,间接征象还包括胸膜牵连征、毛刺征等。该组中的结节主要分布于胸膜下或血管支气管束旁,与文献报道基本相同,但大结

节比例较文献报道稍高,主要考虑为该院开展 CT 引导下肺结节穿刺较多,故较多结节影通过病理证实为隐源性机化性肺炎。Poulou 等(2008)报道 CT 引导下经皮肺穿刺活检虽然取得标本也很小,但其对于实变型的结节和肿块影都有良好的诊断效果。

各类线带状影:线带状影主要包括由 Murphy 等(1999)提出的线带状阴影和 Ujita 等(2004)提出的小叶周围型线状影,Ujita 等(2004)用薄层 CT 研究发现几乎一半的隐源性机化性肺炎含有小叶周围型线状影。而该组中含有线带状影 25.8%,5 例属 Ujita 等(2004)报道的小叶周围型线状影,3 例属 Murphy 等(1999)报道的线带状影,均位于胸膜下,比例较 Ujita 等(2004)报道稍低,原因考虑为部分患者未能行薄层重建,故认为行薄层 CT 观察隐源性机化性肺炎很有必要。

此外 Greenberg-Wolff 等(2005)指出,隐源性机化性肺炎患者常可见纵隔淋巴结肿大,直径一般为 1.0~1.5 cm,其研究中所有隐源性机化性肺炎患者均可见纵隔淋巴结肿大。在该组患者中,有 80.6% 出现纵隔淋巴结的肿大,故认为纵隔淋巴结的肿大对隐源性机化性肺炎的诊断有一定价值。Greenberg-Wolff 等(2005)的研究中所有隐源性机化性肺炎患者均未出现明显胸膜反应。该组中 90.3% 的患者未见胸膜反应,故认为当出现严重胸膜反应征象时诊断隐源性机化性肺炎要慎重。

该项研究回顾 31 例患者的 CT 影像,发现隐源性机化性肺炎以混合征象为主,最常见的征象是实变及磨玻璃密度影,病变以胸膜下或血管支气管束旁分布为主,主要分布于下肺,同时伴有纵隔淋巴结

轻度肿大,较少出现胸膜反应。

总之,隐源性机化性肺炎的诊断是一个临床 - 影像 - 病理的综合诊断的过程,即根据临床特征、影像表现、结合病理形态,除外已知可引起机化性肺炎的疾病和因素后做出的综合判断。对于临床怀疑隐源性机化性肺炎,胸部 CT 表现为伴空气支气管征的实变伴有或不伴有周围磨玻璃密度影分布于胸膜下或血管支气管束旁,且纵隔淋巴结轻度肿大,未见明显胸膜反应的患者,应考虑此病可能,并采用糖皮质激素试验性治疗。

附:具体研究资料:结节影包括小结节(直径≤ 1 cm)和大结节(直径 >1 cm)两种;

各类线带状影主要包括:由 Murphy 等(1999)提出的线带状阴影,表现为起于支气管沿支气管放射状与胸膜相连的线带状影,或为位于胸膜下与支气管无关的线带状影;Ujita 等(2004)提出的小叶周围型线状影,表现为类似小叶间隔增厚的曲线形的线状影,比较厚,呈拱形、弓形和多边形。

上肺分布指大部分病变在气管隆突水平以上,下肺分布指大部分病变在气管隆突水平以下。同时记录患者的纵隔淋巴结大小(纵隔内最大淋巴结短径 <1.0 cm 为正常,≥ 1.0 cm 并 <1.5 cm 为轻度肿大,>1.5 cm 为明显肿大)。

(注:上述关于纵隔淋巴结大小的标准是 20 年以前的看法。本书作者在 2006 年出版的《活体形态学》强调指出,在正常情况下,MSCT 扫描时,纵隔内主 - 肺动脉窗中一般只有脂肪组织,有时可见到小片状淋巴组织,通常看不见结节状的淋巴组织,当看见结节状淋巴组织时,最大淋巴结的短径应当在 0.4 cm 以下。此类诊断标准目前已广泛应用于各地同仁的临床实践中。)

第四节 肺间质积气与 Macklin 效应

纵隔积气,亦称纵隔气肿,指气体积聚于纵隔结构的周围。Macklin 效应是纵隔积气的一种重要原因,文献报道较少。

一、发病机制

纵隔积气为气体积聚于纵隔内,可由多种原因引起,95% 以上见于严重的胸部外伤或高压充气所致的肺泡破裂;偶尔严重剧烈的呕吐时胸腔内压力增高亦可致肺泡破裂;少数见于外伤引起的气管支气管破裂及食管破裂;极少数纵隔积气为自发性,可

见于肺间质性疾病、哮喘、闭塞性细支气管炎伴机化性肺炎、肺炎及肺癌等;另外,肋骨骨折所致的皮下气肿、气胸以及腹部中空脏器穿孔所致的后腹膜腔积气亦可经筋膜间隙进入纵隔,但较少见。Macklin(1939)对猫肺进行过度充气,结果显示过度膨胀的肺泡破裂,气体逸入肺间质,沿肺间质向纵隔内运行产生纵隔积气,即 Macklin 效应。

外伤性 Macklin 效应的发生机制与肺撕裂伤相似,主要与下列因素有关:①胸部受到外力作用的瞬间,由于声门的关闭,肺泡内的压力骤然升高,引起

肺泡破裂;②高处坠落至地面时重力和弹力同时作用于同一界面的肺泡使其破裂。

通常为单个肺泡或多个不连续的肺泡破裂。当多个连续的肺泡破裂时,则由于肺组织的弹性回缩作用形成肺撕裂囊腔,若囊腔内有部分血液充盈时则形成气-液平面,破裂口则因回缩的肺组织形成的囊壁压迫而闭塞,因此肺撕裂时气体多不能逸入肺间质内,故很少形成肺间质积气。

若漏出气体较多时可上行到颈部引起颈深部积气。极少数情况下气体可沿肺血管束进入心包内形成心包积气。外伤性肺间质积气可发生于单侧或双侧,以双侧多见。由于肺静脉走行于肺间质内,因此肺间质内的气体常位于肺静脉周围。

第八篇　肺部感染

第一章　肺部感染

"吸入"这一术语描述了将固体和液体物质吸入气道和肺后的各种情况。成人中,酒精中毒是导致肺吸入的重要因素,其他因素如全身麻醉、知觉丧失、咽喉和食管结构异常、神经肌肉病、吞咽异常等也可引起吸入性病变。它们的临床和影像学表现多种多样,从无或仅有少许 X 线表现异常的无症状局限性炎症到危及生命的严重病变。

吸入的最大并发症是肺感染,可导致大叶或肺段肺炎、支气管肺炎、肺脓肿和脓胸。吸入性病变最好发于上叶后段和下叶背段,可误认为其他肺部疾病,如肺泡蛋白沉着症,支气管癌或细支气管肺泡癌。已经证明,CT 在评价胸片未能显示的吸入性病变上有用。但是,某些疾病,如外源性类脂质肺炎可有不常见的 CT 表现而导致误诊。认识这些疾病的各种临床和 X 线表现对迅速、正确地诊断十分重要,从而可减少发病率和死亡率。

此处讨论各种吸入性病变及容易引起误诊的影像学表现和鉴别诊断。它们包括食管气管瘘,由吸入异物、液体或感染物质引起的病变和其他吸入性疾病(扁豆吸入性肺炎、吸入性细支气管炎、闭塞性细支气管炎等)。

先天性气管食管瘘:食管与气管在原肠上的分隔不全可导致各种先天性支气管变异,新生儿反复发生的肺炎经常是直接来自先天性气管食管瘘感染的结果。吸入的急性期病人常有肺炎或呼吸窘迫等症状,X 线表现取决于病变的范围和严重程度,最常见的为呈斑片状气腔密度增加的支气管肺炎,一般认为最有用的诊断方法是食管造影,钡剂是评定此种病变的最好对比剂。

后天性气管食管瘘或气管肺瘘:成年人的食管瘘常常是后天性的,是胸内恶性病变(60%)、感染或外伤的严重并发症,若无上述因素,连接食管和肺、支气管的瘘道、管是极为少见的。5%~10% 的严重食管癌病人中可发生瘘,其中放疗是形成瘘的高危因素。气管食管瘘是难以治疗的,一旦发生了这

种并发症,预后极为不良。X 线表现是非特异性的,在已知有食管癌的病人中,反复发生肺炎时,应高度怀疑本病。肺实变常为一侧性,也可为两侧性。气管食管瘘的临床表现可以是急性、亚急性或慢性的,常用透视下口服对比剂来诊断。在食管造影正常的病人中,CT 有助于瘘的诊断。

异物:吸入异物是儿童气道腔内异常最常见的原因,常见的异物为食物和碎裂的牙齿,多进入主或叶支气管。大多数病儿有不同程度的咳嗽和近日的异物吸入史。

大部分病例的 X 线可见肺叶或段的过度膨胀或萎陷,诊断要密切结合临床和 X 线表现。CT 可显示支气管内细小的高密度物质,且可提供更多常规胸片未能肯定的诊断信息,

而这可能是有助于诊断的唯一表现。大部分儿科病人在当时或 2~3 d 后就得到了诊断,但也有几周甚至几个月后才得到诊断。一旦异物进入肺实质,长期反复感染可引起大咯血。在 X 线上,吸入的异物偶可与先天性变异和肿瘤混淆。

异物吸入在成人中不多见,造成气道阻塞的原因常被漏诊。虽然这种情况常无临床表现,但可发展成危及生命的咯血,因为病人常记不起过去的吸入史,而使诊断困难。

X 线表现无特异性,包括受累肺叶的慢性容积丧失。反复的肺炎及支气管扩张,少见的还有发生在吸入异物周围的慢性炎症反应,可导致支气管内团块形成。在这些病例中,异物可在胸片或 CT 上表现为伴有叶或段萎陷的中央性肿块,一定要和支气管癌鉴别。

液体吸入:胃酸吸入(Mendelson 综合征):伴有大量胃内容物吸入的呕吐十分常见,可能是吸入性病变最常见的原因之一,病变的特征很大程度上取决于吸入物质的性质,pH 值 <2.5 的胃酸能引起从轻度细支气管炎到出血性肺水肿的不同病理反应。当病人取仰卧位时,最常累及上叶后段和下叶背段。

与之有关的胃肠道情况包括呕吐、胃食管反流、贲门失弛缓症和食管裂孔疝。酸性液体通过气道快速播散到支气管树和肺实质内，在几分钟内产生化学性肺炎，损害程度直接与物质的 pH 值和容量有关。吸入大量胃酸后的死亡率约 30%，在有休克、窒息、继发肺炎或呼吸窘迫综合征的病人中，死亡率大于50%。

急性胃酸吸入的典型 X 线表现包括两侧肺门周围边缘不清的肺泡实变、多灶性斑片状浸润、段和叶的实变，后者常位于一侧或两侧肺基底部。

濒临淹死：淹死是指因吸入液体而导致的窒息死亡，濒临淹死是指沉没水中而尚存活者。急性吸入大量水所致的肺水肿和其他原因所致的肺水肿在 X 线上不能区别。濒临淹死的临床意义取决于吸入水的量而不是淡水或海水。

严重濒临淹死典型胸片表现为：广泛的两肺絮状肺泡实变致密影，有在全肺融合的倾向。轻度濒临淹死表现为自正常到在一个亚段或肺段分布的肺门周围的不规则融合性致密影，不累及肺周围部，可并发肺炎，这取决于水源中包括细菌、霉菌和分支样杆菌在内的各种微生物。

Kim 等（2000）报道了 6 例濒临淹死的薄层 CT 所见，6 例均可见肺内有斑片或弥漫的磨玻璃影，3 例呈地图样分布；3 例可见小叶内网状影（"碎石路"征）。4 例有边缘模糊的小叶中心结节，1 例有气腔实变，4 例磨玻璃影位于肺门周围，2 例呈弥漫分布，2 例有间质性肺气肿和纵隔气肿。该作者认为，薄层 CT 有助于病人原有的和并发的肺部疾病的鉴别诊断。

钡剂和水溶性对比剂的吸入：对钡餐造影中钡的吸入已有很好的认识，若干因素可导致钡的吸入，如吞咽障碍和近期食管手术史。大量吸入钡剂的死亡率为 30%，原有休克、窒息、继发肺炎或成人呼吸窘迫综合征时将超过 50%。钡剂，特别是高密度钡剂被体弱的卧床病人吸入后可形成严重的后果。吸入水溶性非离子对比剂可以明显伤害人体，但不会像水溶性离子对比剂那样形成大片的化学性肺炎。

急性外源性类脂质肺炎：吸入大量液体石蜡和汽油可导致急性外源性类脂质肺炎（即吞火者肺炎）。吸入汽油后的急性肺炎常见于儿童的意外中毒，但也可见于吞火者，如演员用液态碳化氢（如汽油）作为演艺中的引火物，对着一根发热的棒吹出满口的液态碳化氢，使棒着火。吞火者肺炎少见，但容易诊断。其特征为炎症（常为葡萄球菌肺炎）后的气瘤或薄壁气囊，这些气瘤还被认为是吸入碳化氢后的晚期并发症。

慢性外源性类脂质肺炎：油类相关物被反复吸入到远端肺内可导致慢性外源性类脂质肺炎。在成人中，这种少见肺部疾病的最常见原因为用矿物油类物质治疗便秘，及经常在卧床时用油剂类润鼻剂治疗慢性鼻炎。这种矿物油在卧床时很容易到达支气管树而不刺激咳嗽反射，但进入肺泡后，油类物质被肺的脂酶乳化产生异物反应。临床诊断靠支气管肺泡灌洗或/和经支气管活检。病理上可见无数含脂质的巨噬细胞，充盈和扩张了肺泡壁和间质，还可见类脂质堆积、炎症细胞浸润和不同数量的纤维化。儿童吸入鱼肝油和牛奶可导致本病。

大多数吸入矿物油者无症状，慢性外源性类脂质堆积可误诊为肺肿瘤。有报道，CT 也是诊断外源性类脂质肺炎的一种可选择的方法，典型表现为负的 CT 值。由薄层 CT 发现的"碎石路"征曾认为是肺泡蛋白沉着症的特征性表现，但在细支气管肺泡癌和外源性类脂质肺炎中也曾见到。

硝酸吸入性肺炎：硝酸吸入性肺炎为极其罕见的偶发病例，有作者报告一例患者吸入 10% 浓度硝酸气体所致影像学表现的病理基础可能由以下一些原因造成。硝酸不稳定，在空气中分解出五氧化二氮（N_2O_5）与水分形成酸雾，其进一步分解产生二氧化氮（NO_2）是硝酸烟雾的主要成分。二氧化氮水溶性较差，故主要作用于下呼吸道，在肺泡内逐步与水作用形成硝酸及亚硝酸，对肺组织产生剧烈刺激与腐蚀作用，破坏气血屏障结构，导致腐蚀性急性肺水肿。另外硝酸气体的吸入可能直接刺激支气管树，呼吸道黏膜损伤引起炎症反应，由于体位等因素，下肺损害更严重，可最终损伤支气管引起支气管扩张，Ⅲ 和 Ⅳ 免疫球蛋白发生作用，导致肺泡炎和肉芽肿形成，这种肉芽肿常发生在细支气管周围。

吸入刺激性气体引起肺水肿，其发生机制尚未完全阐明，归结其发生原因可能有以下几点：刺激性气体吸入后，可损伤肺泡上皮细胞和毛细血管内皮细胞，致使肺泡及毛细血管壁通透性增加，在早期渗透液积聚在肺间质形成间质性肺水肿，其后水肿液增多肺泡上皮细胞连接部位开启，或水肿液冲破肺泡上皮，液体进入肺泡腔内形成肺泡性肺水肿。

在刺激性气体作用下，交感神经兴奋性增高致右淋巴总管痉挛，引起肺淋巴回流障碍，促使肺水肿发生。中毒时,体内释放大量血管活性物质,这些物质可促使肺小动静脉收缩,增加血管通透性加重肺水肿。

刺激性气体破坏肺泡Ⅱ型细胞,使肺泡表面活性物质合成和分泌减少,使肺产生区域性肺不张,血流经过肺不张区域发生肺内分流,导致进行性低氧血症(可引起急性呼吸窘迫综合征)。缺氧状态可通过神经体液反射,促使毛细血管痉挛,增加肺毛细血管压力和渗出,从而加重肺水肿。

总之,结合病史与影像学表现,认识其在不同阶段的典型表现和病理基础,通过积极合理的治疗对吸入硝酸气体中毒合并急性呼吸窘迫综合征患者的预后有重要价值。

坏死性肺炎:吸入性肺炎系因咽喉和胃肠道污染物中的混合性细菌感染所致,好发于饮酒和口腔卫生差的人。90%的吸入性肺炎是由于厌氧菌所致,住院病人有高毒性细菌滋生时,吸入后可以破坏肺的防卫,导致肺炎。在这种病人中,胃内可滋生革兰氏阴性细菌,插管和机械通气可以加大吸入及伴随肺炎的范围和发生率。

X线表现因革兰氏阴性细菌的种类不同而异。铜绿假单胞菌所致的支气管肺炎典型胸片表现呈斑片状分布的气腔密度增高影,大叶实变很少见。临床过程较长,大量吸入时可导致严重坏死性支气管肺炎。

一种特殊的感染来自放线菌,这是正常生长在口腔卫生不良者口中的低毒性厌氧菌。吸入后可以造成局灶性或大叶性肺炎,常发生于肺的下垂部。在X线上首先表现为局限性段或叶的实变。几周或几个月后可发生空洞和胸膜积液,如不治疗,放线菌病可蔓延到胸壁、纵隔或横膈。

牙周疾病:口腔是细菌群集之处,有严重牙周病者特别容易发生吸入性肺炎。X线表现为局灶或斑片状边缘不清的肺实变,并可有进行性的脓肿形成。肺的密度增高区常为一侧性,但也可在两侧。CT表现为多发性圆形致密影,周围有磨玻璃晕征。这是血管侵入性曲菌病的特征,但也可见于其他各种感染和肿瘤。

喉切除术:做过喉切除术的病人表现为空洞性肺病时肺脓肿是最可能的诊断。但在吸烟者中,鉴别诊断要考虑原发鳞状细胞癌,在X线上空洞型鳞状细胞癌可以误诊为肺脓肿。在大多数这种病例中,因为影像特征相似,不可能做出特异的诊断,但是结合临床和X线表现可以做出合理的鉴别诊断。

其他吸入性肺病

扁豆吸入性肺炎:这是一种肉芽肿性肺炎,因吸入了豆科物质(如扁豆、蚕豆和豌豆)而致,神经疾病、咽和食管结构异常、外科急诊手术和痴呆等常为诱因。典型的X线和CT表现为弥漫性、边缘模糊的致密结节或代表细支气管内分布吸入物的致密影。反复吸入上述物质可表现为播散性粟粒性结节,代表细支气管、肺泡管及肺泡囊内伴有炎症的异物反应。在病理上有诊断意义的特征为代表纤维素成分的有或无中央坏死的上皮样肉芽肿。

吸入性细支气管炎:弥漫性吸入性细支气管炎的特点是细支气管内反复吸入异物颗粒引起的慢性炎症反应。有食管病变,如贲门失弛缓症、Zenker憩室或食管癌都是发生吸入性细支气管炎的危险因素。这些病人常发生中度到重度食管扩张,并有吞咽困难、反流和吸入等症状和体征。常规X线无特异性,可见叶、段或播散分布的小结节影,薄层CT表现为一侧或两侧伴树芽表现的灶性分支状高密度区或边缘模糊的斑片状、腺泡状高密度区,在吸入性细支气管炎中实变不是主要的表现。在X线和病理上,弥漫性吸入性细支气管炎类似弥漫性泛细支气管炎,细支气管感染可以完全治愈。

闭塞性细支气管炎:许多慢性支气管炎病人有胃肠反流,有证据表明反流与哮喘有关。间断地少量吸入可以使支气管黏膜受损,继发气道闭塞。胃肠反流和吸入被认为是发生闭塞性细支气管炎的诱因。薄层CT表现为支气管扩张、马赛克灌注、支气管壁增厚和空气滞留,在这些表现中空气滞留和支气管扩张对检出本病最具敏感性和特异性。

第二章　分枝杆菌肺病

非结核分枝杆菌病系由人、牛结核分枝杆菌和麻风分枝杆菌以外的非结核分枝杆菌（NTM）引起的疾病。非结核分枝杆菌主要引起肺部病变，尚可引起全身其他部位病变，如淋巴结炎、皮肤软组织感染和骨骼系统感染，对严重的细胞免疫抑制者还可引起血源性播散。目前非结核分枝杆菌病有日渐增多趋势，其病理及临床与肺结核十分相似。肺非结核分枝杆菌病的 CT 影像学表现多种多样，与肺结核相似。

非结核分枝杆菌是一种广泛存在于土壤、湖泊、河流、各种食物及家畜中的微生物，是正常环境菌丛的一部分。它不像结核病那样是由个人之间接触染病，而是暴露于环境内而感染。非结核分枝杆菌肺感染主要是吸入尘土及雾化水滴中的病菌而致，在艾滋病患者中则可通过胃肠道获得病菌后，再累及肺部。

非结核分枝杆菌有多种菌种，迄今已知有 20 种可使人类致病。Runyon（1950）根据其生长的速度、产生的色素和形态学特征把非结核分枝杆菌分为光产色菌、暗产色菌、不产色菌及快速生长菌等 4 型，但引起人肺部病变者大多为光产色菌型中的堪萨斯分枝杆菌和不产色菌型中的鸟复合分枝杆菌或鸟 - 胞内分枝杆菌，较少见的有蟾蜍分枝杆菌、偶然分枝杆菌、玛尔摩分枝杆菌、猿分枝杆菌等。

一、病理学

肺部病变既有在健康肺组织上形成的原发感染，如堪萨斯分枝杆菌；又有在以往肺气肿病变、支气管扩张病变的基础上形成的继发性感染，如鸟复合分枝杆菌等低毒菌。非结核分枝杆菌病的病理所见与结核病很难鉴别，但干酪坏死较少，机体组织反应较弱。主要是以淋巴细胞、巨噬细胞浸润和干酪样坏死为主的渗出性反应；以类上皮细胞、郎罕巨细胞性肉芽肿形成为主的增殖性反应；以及浸润细胞消退伴有肉芽细胞的萎缩、胶原纤维增生为主的硬化性反应等 3 种病理组织变化。此外尚可发生非坏死性组织细胞反应、中性粒细胞浸润、嗜酸粒细胞增多等，有的缺乏类上皮细胞反应。

肺部病变为肉芽肿性，有类上皮细胞和淋巴细胞聚集成结节状病灶，但不似结核结节典型。肺内亦可见坏死和空洞形成，常为多发性，侵及两肺，位于胸膜下，以薄壁为主。

二、临床表现

该病多发生于中老年男性，临床表现差异很大，部分无症状体检发现，部分患者在原有肺部疾病，如尘肺、陈旧性肺结核、慢性支气管炎、慢性阻塞性肺疾病、支气管扩张等基础上发病。症状与体征基本与肺结核相同，有咳嗽、咳痰、咯血、低热、乏力、盗汗等。

三、影像学研究

肺非结核分枝杆菌病 CT 表现多样，与肺结核类似，国内外文献报道主要有结节、斑片斑块实变影、空洞、支气管扩张、"树芽征"、磨玻璃密度影等，肺部多种形态病变通常合并出现，累及各肺叶，并且多合并胸膜增厚粘连。

结节：是肺非结核分枝杆菌病常见表现，有作者报道 22 例均有结节，且多数（9 例）直径 <1 cm。Takada 等（2000）报道 50 例中 44 例为小结节，分布以上叶、下叶为多。一组 70 例中，结节 63 例，以直径 <1 cm 小结节为主（72.9%）、多位于上叶（43.7%）、下叶（37.1%）。

斑片、片样实变：以炎性渗出为主密度较淡，实变为主则密度较高，有时见"支气管充气征"。该组 68 例（97.1%）表现为片样实变，多位于上叶（40%）、下叶（34%）。

空洞：空洞在肺结核病和肺非结核分枝杆菌病中均可见到，曾有多种研究比较两者在影像上的特点，其结果互有出入。Albelda 等（1985）发现与肺结核病比较,肺非结核分枝杆菌病中的空洞比较小(平均直径 2.5 cm;范围 0.5~7cm)、壁比较薄(壁厚≤1 mm),而肺结核者较大(空洞平均直径 6 cm;范围 2~10 cm)。Moore(1993)的 CT 研究则认为肺非结核分枝杆菌病的空洞壁较厚,空洞直径 1.5~3 cm。该组空洞 56 例,以 1~3 cm 的薄壁空洞多见。

支气管扩张:Moore(1993)报道支气管扩张是肺非结核分枝杆菌病最常见表现,通常发生于右肺中叶及左肺上叶舌段。之后的陆续报道支气管扩张分布更为广泛,涉及各肺叶。该组支气管扩张 62 例,多位于右肺中叶(23.2%)、左肺上叶舌段(19.9%)。

"树芽征":可见于多种疾病,如肺结核、弥漫性泛细支气管炎等。Koh 等(2005)报道 36 例肺非结核分枝杆菌病中 24 例表现有"树芽征",并且在薄层 CT 上观察更加普遍。该组表现"树芽征"25 例,发生率低于文献报道,这主要在于该组病例并未全部进行 HRCT 检查,非结核分枝杆菌患者胸部 CT 检查中,HRCT 应为常规检查。

磨玻璃密度影:文献报道较少,发生率相对较低,Takada 等(2000)报道 50 例中有 4 例磨玻璃密度影。该组磨玻璃密度影 6 例。磨玻璃密度影一种是由于肺非结核分枝杆菌病直接引起,另一种是患者出现咯血形成的肺泡内积血。

多种形态病变共存:肺非结核分枝杆菌病肺部病变分布于各个肺叶,并且多种形态病变共存。Koh 等(2005)认为 CT 发现细支气管炎超过 5 个肺叶,合并支气管扩张、小叶实变、空洞,应考虑肺非结核分枝杆菌病。

该组 70 例均为多种病变合并存在,以下几种形式多见,分别为:结节、空洞、支气管扩张 30 例,结节、片样实变、空洞 27 例,结节、空洞、片样实变、支气管扩张 22 例,支气管扩张、"树芽征"、片样实变 18 例。

治疗前后变化:目前尚无特异高效的抗非结核分枝杆菌药物,故非结核分枝杆菌肺病的化疗仍使用抗结核药物。因多数肺非结核分枝杆菌病对抗结核药物耐药,所以非结核分枝杆菌病治疗困难,预后不佳。Takada 等(2000)报道在总共 114 个病变中,好转 38 个,进展 39 个。Han 等(2003)报道 12 例中,好转 4 例,无变化 7 例,1 例进展。该组 21 例 89 个病变治疗后随访的 CT 观察表明,总体治疗后好转 37.1%,稳定 34.8%,进展 28.1% 与文献报道基本相符。

四、鉴别诊断

肺非结核分枝杆菌病肺部表现多样,有结节、片样实变、空洞、支气管扩张、"树芽征"等,多种病变经常合并出现,主要与肺结核鉴别。

肺内病变表现为支气管扩张,主要发生在右肺中叶、左肺上叶舌段,并且合并其他病变如空洞、结节等,应考虑肺非结核分枝杆菌病。肺内病变为多发薄壁空洞,并且干酪坏死少,亦要考虑肺非结核分枝杆菌病。

"树芽征"表现需与弥漫性泛细支气管炎鉴别,肺非结核分枝杆菌病一般合并结节、空洞等,而弥漫性泛细支气管炎很少见空洞,鉴别不难。

第三章　禽流感和流感

第一节　H5N1亚型禽流感病毒性肺炎

人高致病性禽流感是一种急性呼吸道传染病,好发于冬春季节。目前发现能感染人的禽流感病毒有H5N1,H7N7、H7N9和H9N2,其中以H5N1和H7N9毒性最强。

一、临床表现

肺部是最容易感染的器官。病情进展迅速,短期内可出现肺出血、胸腔积液、呼吸衰竭、心功能衰竭、感染中毒性休克。严重病例出现嗜血综合征,全血细胞减少,肝、肾功能衰竭等严重并发症。一组2例为典型的嗜血综合征。

二、影像学研究

胸部影像检查在禽流感病毒性肺炎的诊断和疗效观察中发挥着重要作用。

一些作者报告2例H5N1亚型禽流感病毒性肺炎胸片和肺部CT的动态变化并结合文献研究,注意到本病影像表现特点为不按肺叶或肺段分布的实变影或絮状影,短期内进展迅速,吸收缓慢或逐渐加重。根据病情演变可分为3期,不同时期影像学表现有所不同。

早期(发病第1~4 d),发病第1~2 d胸片或肺部CT可无异常表现或仅出现肺纹理增多、模糊,随着病情发展出现一侧或双侧肺内局灶性斑片状实变影或散在絮状阴影。

进展期(发病第5~9 d),短时间内病变范围迅速扩大,累及多个肺段、肺叶,呈现双肺弥漫、广泛分布实变影,常伴片絮状或磨玻璃密度影,实变影内可

见支气管气像,病变多在第7~8 d达高峰。该组2例早期和进展期影像表现均符合上述改变。文献报道绝大多数病例与此相似,但例2这种凶险病例少见。

转归期(发病第10 d以后),治疗有效者,病变逐渐吸收好转,多于3周左右大部分吸收,部分残留纤维化。治疗无效者肺内实变进一步加重,出现"白肺"表现,常伴发成人呼吸窘迫综合征和多器官功能衰竭死亡。

三、鉴别诊断

H5N1影像改变与其他肺炎的影像动态变化过程明显不同。本病主要与细菌性肺炎、支原体肺炎、军团菌性肺炎、肺泡性肺水肿及其他病毒性肺炎相鉴别。

与以上病毒性肺炎相比较,H5N1病毒性肺炎进展最快,最为凶险,病死率最高,多次胸片提示病变短期迅速进展,结合血细胞数低和好发季节,有助于鉴别。

另外,本病较少发生胸膜受累,无纵隔肺门淋巴结肿大,首诊白细胞数多正常或偏低。确诊仍然依赖于病原学及血清学检查。

综上所述,H5N1人禽流感病毒性肺炎的胸部影像表现有一定特征性,但缺乏特异性。胸片和肺部CT的价值主要在于确定肺内有无病变,病变的部位、范围及动态变化,了解有无并发症,为疗效评估和预后判断提供重要信息。

第二节　人感染 H7N9 禽流感重症死亡病例的临床及胸部影像

人感染 H7N9 禽流感是由 H7N9 亚型禽流感病毒引起的急性呼吸道传染病。2013 年全国多地出现散发病例。H7N9 亚型禽流感病毒易侵犯人体肺组织，引起肺部损害，其发展变化快，重症患者常并发急性呼吸窘迫综合征（成人呼吸窘迫综合征），对患者生命构成严重威胁。早诊断、早治疗，加强重症病例救治，是有效提高治愈率、降低病死率的关键，胸部影像学检查在观察本病的疾病演变和指导治疗方面起着重要作用。

我国科研工作者于 2013 年春首次在中国华东地区的重症呼吸道疾病患者中发现了 H7N9 禽流感病毒，患者一般表现为流感样症状，其发展变化快，进展至气促等呼吸困难症状的时间为 6~7 d，就诊时间晚、高龄及合并基础疾病患者容易发展为重症。

一、临床表现

重症患者心肌酶谱高，出现呼吸困难，可快速进展为成人呼吸窘迫综合征甚至多器官功能障碍，后期容易合并细菌、真菌等继发感染，虽经抗病毒、广谱抗生素等积极治疗，部分重症患者病情仍继续恶化至死亡。近期研究发现，个别人感染 H7N9 禽流感患者在达菲抗病毒治疗 19 d 后仍在其咽拭子标本中检测到 H7N9 病毒核酸，这表明病毒已出现基因突变和耐药趋势；但达菲治疗依然对绝大部分患者有效，一旦确诊应尽早治疗。所以早诊断、早治疗，加强重症病例救治，对有效提高治愈率、降低病死率十分重要。

二、影像学研究

影像学检查是人感染 H7N9 禽流感重要的诊断方法之一，一些作者重点分析重症患者的肺部相关并发症影像表现的演变过程，以及与临床表现的关系。经过对一组的 5 例重症患者一系列胸部影像检查，动态观察分析，记录了重症患者进展期及临终期的影像表现及演变过程，其特点有：

5 例患者出现呼吸衰竭时为发病后 6~7 d，此时表现为双肺中下野中外带分布为主的磨玻璃样高密度模糊影伴有片状实变影，可见空气支气管征；经复查，实变影逐步增多。

禽流感病毒侵犯肺组织呈广泛性，表现为多肺野分布的渗出灶，临终期表现为两肺弥漫分布，两侧肺野内中带可见大片状密度增高阴影，密度以肺门区为最深，外带主要表现磨玻璃样高密度影，呈现"蝶翼状"高密度影及大面积"白肺"表现，这是典型的成人呼吸窘迫综合征影像表现。

重型患者病情发展迅速，可很快发展为成人呼吸窘迫综合征，影像表现变化快，首先主要出现在两肺中下野中外带，随后向其他肺野侵犯，表现为全肺叶受累，经积极治疗，病程中可出现肺部局部病灶稍有吸收，但随着病程进展，患者的整体影像表现呈进展型，病灶范围继续扩大。

肺实质及肺间质受累同时存在，类似病毒性肺炎表现；可累及胸膜，表现为胸膜增厚和少量胸腔积液；重症患者免疫功能差，后期可合并继发细菌、真菌感染；该组 5 例患者中有 3 例白细胞明显增高，说明继发细菌感染，影像表现复杂多变，加速病情的进展。

纳入该组的 5 例患者为散发，胸部影像表现无特异性且变化快，迅速发展为成人呼吸窘迫综合征合并多器官功能障碍综合征而最终死亡，加强对确诊病例的流行病学、临床资料分析及对影像学资料分析并与相应的病理学资料对照研究，将对提高此疾病认识十分重要。

第四章 获得性免疫缺陷综合征及合并结核

第一节 获得性免疫缺陷综合征肺部并发症

获得性免疫缺陷综合征,由人类免疫缺陷病毒所引起,临床常表现为全身衰竭和免疫功能低下,引起一系列机会感染,是其主要的死亡原因,尤其是肺部感染最为常见。

4 型:一些学者将获得性免疫缺陷综合征分为肺型、中枢神经系统型、胃肠型、发热原因不明型 4 个不同类型。胸部影像检查主要对肺型诊断更有价值。该组资料同时可见少数病例表现为肺结核和一般肺部感染的影像表现,此种表现符合获得性免疫缺陷综合征机遇性感染的病理特征。该组病例中输血与献血、病程长短、年龄大小同胸部 X 线表现无明显关系,而患者影像表现可能与获得性免疫缺陷综合征毒侵入人体后,人体免疫系统受损程度有关。

3 条传播途径:人类免疫缺陷病毒的传播途径有 3 条:性传播、血液传播和母婴传播,其中性传播是人类免疫缺陷病毒传播的主要途径,占 75%~85%。患者因免疫功能严重缺陷,常并发各种致命性机会性感染。在所有机会性感染中,肺部并发症的发生率最高,包括卡氏肺孢子虫、细菌、结核杆菌、真菌等,而在发展中国家获得性免疫缺陷综合征伴发结核的发病率在不断上升。

卡氏肺囊虫肺炎:卡氏肺孢子虫肺炎是获得性免疫缺陷综合征患者最常见的机遇感染。早期有 75% 患者感染卡氏肺囊虫肺炎,而且常成为获得性免疫缺陷综合征诊断的首先表现。

结核:该组结核感染发病率为 23%,主要特征是病变广泛、程度较重且进展快,其中 1/3 为血行播散型肺结核,其余为浸润型改变,伴空洞形成,其影像学表现与普通肺结核相似,但一些学者总结获得性免疫缺陷综合征合并肺结核的表现,认为其 X 线表现不典型,浸润型和播散性病灶多,且少数为不典型病灶,同时肺外结核多见,常合并其他感染。

影像学上,血行播散型肺结核表现为大叶分布密度一致的结节影,浸润性肺结核为多样性病灶,且伴有肺门和纵隔淋巴结肿大。而卡氏肺孢子虫肺炎常出现网状高密度影,自肺门向外带扩散,由下肺向上肺曼延。获得性免疫缺陷综合征合并结核发生下肺相对较多,以渗出性病变为主,可伴纵隔淋巴结肿大。淋巴结增大在肺结核病中很常见,CT 表现为纵隔或肺门低密度淋巴结肿大,增强时其边缘显著环形强化。

间质性肺炎:人类免疫缺陷病毒感染者肺部可发生 2 种间质性肺炎,即淋巴性间质性肺炎（LIP）和非特异性间质性肺炎（NSIP）。该组 4 例诊断为间质肺炎,1 例影像学改变为肺底部网状及网结节状阴影;其余 3 例双肺纹理增多,伴网结节状或肺泡浸润。影像学改变不具有特异性,其中网结节状或肺泡浸润在人类免疫缺陷病毒感染者肺很常见,但约 50% 以上病例 X 线检查为正常,确诊需经纤支镜或开胸手术。

真菌感染:真菌感染在该组发病率为 2.4%（2 例）,均为白色念珠菌感染。人类免疫缺陷病毒感染并发真菌感染中最常见者为白色念珠菌,但在肺部则以曲菌病和隐球菌病多见。在人类免疫缺陷病毒感染的早期,病变仅局限于黏膜表层,但在感染后期,可发生肺实质白色念珠菌感染,常提示患者已进入严重细胞免疫缺损阶段。肺部影像表现为肺周围结节,可互相融合或成空洞或为肺实变,块影内有空洞,CT 可发现其腔内伴结节,对诊断有极大帮助。此类患者常有口腔（鹅口疮）或食管改变,取材涂片即可确诊。

卡波西肉瘤:该组有 2 例合并卡波西肉瘤。卡波西肉瘤在胸部 X 线和 CT 片上主要表现为肺内结节影。虽然卡氏肺孢子虫肺炎和卡波西肉瘤都可能出现结节影，但卡波西肉瘤的结节发生率较高。且研究认为，卡波西肉瘤是一种血液性结节，胸片及 CT 可发现结节沿血管分布，其结节直径 ≥ 1cm，以高分辨率 CT 显示为佳，表现为弥漫性或散在分布的磨玻璃样浸润影中有小叶间隔增厚、小叶内线状影重叠存在，称为"碎石路"征。皮肤可能出现肉瘤。

总之，获得性免疫缺陷综合征肺部并发症主要是卡氏肺孢子虫肺炎，肺结核的发生率有所增高，此外尚有细菌性肺炎、真菌性肺炎、卡波西肉瘤及双肺间质性感染等，卡氏肺孢子虫肺炎最常见且具有特征性的影像表现。影像学对鉴别获得性免疫缺陷综合征患者肺部改变的类型有较大帮助，CT 检查能发现更早期、更可靠的影像表现，其诊断价值更高。

第二节　获得性免疫缺陷综合征并发肺结核播散

感染和肿瘤性病变是引起获得性免疫缺陷综合征患者死亡的主要原因。结核分枝杆菌感染是引起获得性免疫缺陷综合征患者肺部感染的主要因素，WHO 评估全球每年约 12% 的人类免疫缺陷病毒感染者死于结核感染，约 63 万的新增患者同时感染人类免疫缺陷病毒和结核心。结核病是人类免疫缺陷病毒感染者最常见的机会性感染之一，可发生在人类免疫缺陷病毒感染后的任何阶段，特别是 CD_4 降至 $200 \times 10^6/L$ 以下时，感染者的免疫力严重损害，多形成肺内播散和肺外结核。一组患者中 26/33 例 CD_4 低于 $100 \times 10^6/L$，为重度免疫抑制患者。患者痰标本中结核分枝杆菌的培养较困难，而支气管肺泡灌洗、淋巴结穿刺活检及腰穿脑脊液培养均为有创检查。因此在细菌学明确诊断之前，异常的影像表现是早期诊断人类免疫缺陷病毒感染者并发结核的重要线索，对于结核病的及时治疗起着重要作用。

肺内结节：肺内结节在胸部 CT 上多表现为小的类圆形阴影，直径 2~10 mm。结节呈小叶中心分布（树芽征）、淋巴管周围或随机分布。树芽征在薄层 CT 上表现为小叶中心结节和与之相连的线状影，高度提示小气管的炎性疾病，多见于支气管内播散性肺结核、细菌感染、免疫紊乱或肿瘤性疾病等。沿淋巴管分布的结节表现为小叶间隔不规则或结节状增厚，可出现在胸膜下、叶间裂或小叶间隔。

一些文献报道肺内结节的大小对于潜在的病因分析有帮助，当结节 <10 mm 时，高度提示感染性疾病，但对于进一步鉴别诊断结核性或细菌性感染帮助不大；当结节 >10 mm 时，提示肿瘤性疾病。该组患者的肺内结节 <10 mm，病变沿支气管或淋巴管播散，结合临床和影像表现均提示为感染性病变。

粟粒性结核结节：粟粒性结核结节是结核菌血行播散导致的肺间质内的肉芽肿，在肺泡间隔、血管、支气管周围及小叶间隔处形成增生性或渗出坏死性粟粒样结节，很少见于肺泡内，结节中心为干酪样坏死。在胸部 CT 上表现为双肺弥漫的大小、密度、分布均匀的微小结节灶，直径多 <3 mm。粟粒性肺结核高度提示结核分枝杆菌感染，而非结核分枝杆菌感染很少出现这种影像表现。该项研究中 22 例患者出现肺内的粟粒结节，提示肺内病变血行播散的可能。

气腔实变：气腔实变的病理基础为渗出物或其他产物代替肺泡内的气体。影像表现为局灶性或多灶性斑片状密度增高影，病变累及肺段或肺叶则表现为肺叶或段的不张，常累及上叶前段及中叶内侧段。结核性支气管炎和细支气管炎常发生于获得性免疫缺陷综合征，不同于细菌感染，结核性感染常表现为双侧不对称，如合并纵隔或肺门的淋巴结肿大，尤其提示分枝杆菌感染。

在人类免疫缺陷病毒感染患者，如果不管 CD_4 计数水平，气腔实变则最常见于细菌性感染，但对于严重的免疫抑制状态，需要考虑结核的不典型表现。该项研究中 22 例患者出现气腔实变，其中 20 例伴有肺门或纵隔淋巴结肿大，高度提示原发性结核的不典型表现。

获得性免疫缺陷综合征患者并发结核感染的影像表现多为原发的非典型表现，具有从最初感染到活动性结核病进展迅速的特点，这是免疫状态改变或长期潜伏感染在宿主免疫应答异常的反映。

结核性肺炎：结核性肺炎临床少见，主要以渗出性病变为主，属于继发性肺结核。结核性肺炎常常是病变组织内细菌量多，机体过敏性占优势及免疫力下降的表现。结核性肺炎可造成肺部的永久性损害,严重者可出现患侧肺容积缩小,如支气管狭窄或支气管扩张等。结核性肺炎的典型影像表现为肺泡实变,病变部位依赖于受累的支气管,主要病灶旁常见"树芽征",分布也不是结核好发的常见部位,不像典型的肺结核,易误诊为细菌性肺炎。因此对于结核高发地区或人类免疫缺陷病毒感染者,临床上考虑肺炎的患者,结核不应排除。

空洞样病变:大多数的空洞样病变由感染性疾病引起,出现在实变或结节病灶内。支气管播散是结核空洞最常见的并发症,表示慢性肉芽肿感染支气管壁干酪坏死后,结核菌通过气管传播,导致肺内广泛受累。国内外关于获得性免疫缺陷综合征并发结核空洞的报道不一,多数研究认为患者的免疫反应低下,不能产生干酪性坏死,不易形成空洞,但对有免疫力的患者仍会出现空洞。该组表现为多发空洞的 11 例患者中, 9 例临床行高效抗逆转录病毒治疗,肺内多发空洞的出现可能与高效抗逆转录病毒治疗后患者免疫力提高有关。

并发肺外结核:获得性免疫缺陷综合征并发肺外结核多见,包括淋巴结受累、胸膜浸润和其他脏器的结核感染。淋巴结受累特征性影像表现为增强扫描后的环形强化。胸腔积液可表现为单侧或双侧。该组患者的淋巴结受累和胸膜浸润较多见,其他脏器结核包括肠结核 3 例,肾结核 2 例,脾结核及结核性脑膜炎各 1 例。

第五章　肺真菌病

第一节　重视免疫抑制性肺真菌病的影像诊断

提高免疫抑制性肺真菌病诊断意识：随着获得性免疫缺陷综合征的流行、癌症治疗的改进、器官移植及免疫抑制治疗的开展，免疫抑制患者明显增多，这些人群更易受到真菌等多种病原体的感染，导致相当高的发病率和病死率。了解免疫缺陷的类型和严重程度有助于预测最可能引起感染的病原体。轻度免疫抑制者，如年老、嗜烟、酗酒、支气管扩张、慢性阻塞性肺病和肺结核患者，半侵袭性曲霉菌是主要的感染病原体之一。

严重免疫抑制主要为造血干细胞、器官移植及获得性免疫缺陷综合征患者。在造血干细胞抑制的初期（术后 30 d 内），中性粒细胞计数 <500/mm³，真菌是主要的致病菌，其中耶氏肺孢子菌、烟曲霉菌和白色念珠菌常见，新型隐球菌、毛霉菌和地方性真菌较少见。

中性粒细胞持续减少两周以上，曲霉菌、念珠菌等机遇性致病菌可引发致命性感染，这一时期细菌也可是发病的致病菌。CD_4<200/mm³ 的获得性免疫缺陷综合征患者真菌感染概率明显增加，CD_4 细胞数越低，感染发生率越高。因此，在日常临床工作中，应强化肺真菌是免疫抑制患者常见病原体这一概念。

规范免疫抑制性肺真菌病的诊断流程：对于所有可疑肺部感染的患者，都应该建议行胸部平片检查。尽管胸部平片不是一种特异性的诊断方法，但有助于缩小鉴别诊断范围，并为随后的诊断和治疗后疗效评估提供依据。对于免疫抑制患者，由于可以发生多种不同病原体感染，临床治疗难度大，富有挑战性，诊断的准确性直接影响到治疗的效果。因此，这类患者常常需要行 CT 检查，高分辨 CT（HRCT）和包括创伤性检查在内的组织病原学检查

往往也是必需的。HRCT 扫描对于有呼吸症状而影像学表现正常或可疑的患者是有价值的，可以确定胸片上未见的异常以及并发的肺实质、纵隔或胸膜病变。

另外，HRCT 扫描也有助于显示病变特点，如结节晕圈征、空洞内可移动结节等，可提示肺真菌病的诊断，但这些有特点的病变只占一部分，因此，通过 CT 三维重建或实时透视等指导支气管肺泡灌洗、支气管及经支气管活检或针吸活检，以及血液和脑脊液等组织进行特异性检查往往也是必需的。由于肺真菌病病灶变化较快，一周 1~2 次的影像检查应作为常规。提高免疫抑制性肺真菌病特征性征象的认识与鉴别诊断能力：半侵袭性肺曲霉菌是轻度免疫抑制者常见肺部感染之一，多见于中年患者，可有潜在的肺部异常，包括分枝杆菌所致瘢痕、慢性阻塞性肺病、肺梗死及尘肺等，临床症状常持续数月。

影像表现主要为累及上叶的肺实变、渐进性囊性浸润的厚壁空洞（部分为扩张的支气管）、单发或多发的边缘光滑或毛刺样结节（直径大于 1 cm）、肺和胸膜纤维化，与空洞内曲霉菌病区别在于存在组织侵袭和破坏，诊断基于曲霉菌多次培养阳性、胸片异常、支气管镜标本符合组织侵袭但组织学无血管侵袭表现。

轻度免疫抑制者化脓性细菌感染也很常见，易导致细支气管内播散，HRCT 表现为小叶中心结节、树芽征，呈单侧或双侧斑片样分布。以上表现也可见于结核和非结核分枝杆菌感染，但后者还伴空洞和支气管扩张，非结核分枝杆菌感染的确诊需依靠病原菌培养。

严重免疫抑制者肺部感染可以是真菌、病毒、细菌和分枝杆菌：

（1）耶氏肺孢子菌只发生于免疫低下人群,好发于获得性免疫缺陷综合征、淋巴组织增生性疾病、造血干细胞和器官移植患者。病原体寄生于肺泡表面,临床症状较隐匿,可表现为干咳和呼吸困难。影像学上呈对称性磨玻璃密度影,地图样分布,肺门周围多见。在获得性免疫缺陷综合征患者中约 1/3 可见肺囊肿或气胸。地图样分布的磨玻璃密度影,尤其合并肺囊肿时高度提示本病。

（2）白色念珠菌大多见于恶性血液疾病（急性白血病及淋巴瘤）、静脉注射嗜毒者和造血干细胞移植受体,常伴其他部位感染。影像表现为支气管、细支气管炎和支气管肺炎,无特征性。

（3）侵袭性肺曲霉菌病只发生于免疫减弱者,病原体起源于上呼吸道,临床和影像表现为支气管炎和支气管肺炎,获得性免疫缺陷综合征患者常表现为干咳和呼吸困难;侵袭性肺曲霉菌可侵袭肺动脉,导致肺栓塞和出血,临床表现为胸痛,影像学表现为肺外周多发结节伴晕征、结节中空洞及空气新月征、以胸膜为基底的楔形实变,前两者在重度中性粒细胞减少和近期突发高热的情况下强烈提示本病。

（4）新型隐球菌病在获得性免疫缺陷综合征患者中是最为常见的真菌感染,常为一过性,症状不明显,影像多为网状或网织结节样间质表现,不同于非获得性免疫缺陷综合征患者,后者常为结节。

（5）细菌,临床多有发热、咳嗽伴脓痰、进行性呼吸困难的症状,影像表现为单发或多发实变影,可呈段叶分布,肺炎链球菌和嗜肺性军团杆菌常表现为大叶性肺炎或球性肺炎,HRCT 还可见磨玻璃密度影和小叶性支气管炎的表现。化脓性支气管肺炎,除有上述相同征象外,还可见支气管管壁增厚、支气管扩张和黏液栓塞。获得性免疫缺陷综合征患者好发肺炎败血症,肺炎进展快,可发生空洞、气胸和脓胸。

（6）病毒,巨细胞病毒是最常见的致病源,呼吸道病毒,包括呼吸道合胞病毒、流感及副流感病毒等经常为致病源。病原体经支气管播散,影像表现无特异性,但在免疫减弱患者中出现 1 cm 以下的结节,高度提示病毒性感染。

（7）分枝杆菌,器官移植受体发生活动性肺结核的危险性比普通人群高 30~50 倍,但在发达国家并不常见,非结核分枝杆菌更为多见。与肺结核相比,非结核分枝杆菌胸腔积液多见,粟粒样病变罕

见。获得性免疫缺陷综合征患者并发结核,表现近似于原发性结核,肺门和 / 或纵隔淋巴结肿大多见,环形强化,血行播散性结核多见,病灶常多发,累及多叶段,强化明显,空洞、支气管播散和实变倾向较低,肺外结核多见。

培养诊断思路:首先从临床入手,了解免疫缺陷的类型与严重程度,推测最可能引起感染的病原体,如免疫轻度抑制患者,常见化脓性细菌、半侵袭性曲霉菌和非结核性分枝杆菌;免疫明显抑制患者,常见真菌、病毒、少见细菌和结核;严重中性粒细胞减少症患者,首先考虑革兰阴性细菌、曲霉菌和念珠菌。

然后从影像表现入手,推测引起该种表现的可能致病菌。在 HRCT 急性肺感染中,最常见的表现为结节、小叶中心分支线样影或结节状阴影（树芽征）、磨玻璃密度影、实变或这些征象的混合表现。磨玻璃密度影不具特征性,可为细菌、真菌或病毒等感染所致,也可为药物损害、肺水肿、肺出血引起。严重免疫缺陷患者,尤其是造血干细胞或器官移植患者,两肺广泛磨玻璃密度影常为耶氏肺孢子菌或巨细胞病毒感染所致。

伴或不伴空洞的局灶性实变最常由细菌感染所致,也可由侵袭性曲霉菌或分枝杆菌感染所致,但后两者较少见。以结节为主的表现可见于多种感染。

磨玻璃样晕征是血管侵袭性曲霉菌病的特点,在严重中性粒细胞减少症患者中较具特异性,但也可见于单纯念珠菌、巨细胞病毒、水痘及单纯疱疹性肺炎。HRCT 征象与常见致病源的关系见表 8-5-1。

表 8-5-1　肺感染 HRCT 征象与常见致病源

HRCT 征象	常见致病源
两肺广泛磨玻璃密度影	肺孢子菌、巨细胞病毒
结节	
直径 <1 cm	病毒性肺炎
直径 >1 cm	侵袭性曲霉菌病、化脓性栓塞
晕征	侵袭性曲霉菌病、念珠菌病、巨细胞性肺炎
空洞型结节	化脓性栓塞、侵袭性曲霉菌病
树芽征	任何原因所致的感染性细支气管炎
实变	
大叶性	肺炎链球菌、克雷伯菌
球形	肺炎链球菌、军团杆菌
支气管肺炎	革兰阴性细菌、葡萄球菌

最后,结合临床和影像,推测可能的诊断,建议

病原学检查或治疗后复查,证实诊断。痰培养、支气管肺泡灌洗、血液培养或针吸活检是确立病原体诊断的主要手段。

对于移植受体肺部浸润而言,由于非感染性疾病,如药物损害、间质性肺炎和出血性肺炎,可致与感染相似的表现,因此,结合临床、影像和病原学的综合信息,可为肺部疾病的诊断提供有利的依据。

第二节　误诊病例简介:酷似肺曲菌球的支气管肺囊肿

先天性支气管肺囊肿是由于胚胎发育时期气管支气管树或肺芽发育异常所致。发生在肺内的先天性支气管囊肿称为肺囊肿,以囊肿内壁被覆假复层纤毛柱状上皮或单层扁平上皮为主要特征。常见的支气管肺囊肿主要影像表现为圆形或类圆形气囊肿、液囊肿、液气囊肿或多发环状囊肿,境界相对清楚,囊壁薄而均匀,相对较易诊断。肺囊肿合并囊壁出血、感染时,由于影像表现较为不典型,常造成误诊。

肺曲菌球典型影像表现为肺部空洞或空腔病变内出现一个圆形团块影,边界较光整,甚少出现分叶改变,密度多较均匀,CT增强无强化。在空洞壁一侧(常在团块影上方)出现新月形透亮区,也有呈环状或不规则状透亮区。绝大多数菌球随体位在空腔内移动。一例患者由于支气管肺囊肿合并出血,血液凝固成块状,类似曲菌球型典型CT表现而导致误诊。

第三节　肺新型囊球菌病类似肺癌

出现于癌龄组的新型囊球菌病引起的孤立性或侵蚀性肺块,极易误诊为肺癌。大多数新型囊球菌病X线表现为肺内一个团块或浓密的浸润。当包块为孤立性的,且伴中枢神经系统异常,常常首先考虑为肺癌伴颅内转移,对本病则考虑甚少。Meighan(1972)指出,在孤立性包块或浸润存在时,无肺部症状或症状轻微时,在肺部包块加上中枢神经系统出现症状时,皆应将此病在鉴别诊断中进行考虑。此类病理性微生物通常能从痰、支气管冲洗物或脑脊液中分离出来,尚无满意的皮肤试验,但间接荧光抗体试验十分敏感,且具特异性。

第四节　左下肺真菌感染病例

患者,男,30岁。左侧胸痛、咳嗽、咳痰、发热半个月入院。

病理检查:灰褐色细针穿刺组织六条,长度分别为0.4~0.6 cm,直径均为0.1 cm。常规病理诊断:左下肺占位穿刺活检标本:镜下见少量肺泡组织,肺泡腔内含少量纤维素及红染小球状物质,待做免疫组化及特殊染色进一步诊断。

免疫组化检测:阳性:CD163,CD68,CK(P),PAS染色,六胺银染色;阴性:AB染色。免疫组化诊断:左下肺占位穿刺活检标本:镜下见少量肺泡组织,肺泡腔内含少量纤维素及红染小球状物质,结合免疫组化及特殊染色结果,考虑为真菌孢子,请结合临床和实验室检查(图8-5-1)。

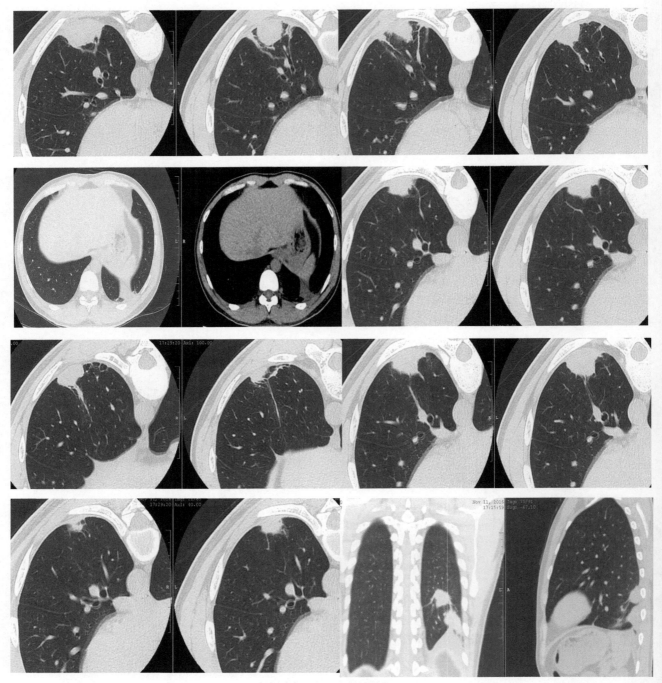

图 8-5-1　左下肺真菌感染

第五节　过敏性支气管肺曲菌病

　　过敏性支气管肺曲菌病，又称过敏反应性曲霉菌病、变态反应性支气管肺曲霉菌病、变应性支气管肺曲菌球病，或哮喘型肺嗜酸性粒细胞增多症。是一种非炎症性、非感染性疾病，它以机体对寄生于支气管腔内的烟曲菌发生变态反应为主要特点，是肺曲菌病较为独特的一种临床类型。

　　本病是由曲菌变应原引起的超敏反应所致的复杂的疾病，是对曲菌抗体（大多数是烟曲菌）的过敏性反应,与哮喘及肺囊性纤维化有一定的关系,约有14%的长期哮喘患者和6%的肺囊性纤维化患者可以合并出现过敏性支气管肺曲菌病。本病少见,是机体对存在于支气管内的肺曲菌发生变态反应,出现近段支气管扩张和肺部浸润,常发生于过敏体质者。临床医师对过敏性支气管肺曲菌病认识不足,容易将其误诊为肺结核和感染性炎症。

过敏性支气管肺曲菌病具有潜在致死性,早期应用糖皮质激素和适当的抗真菌药物治疗可保护气道的肺组织的正常结构,避免不可逆性损伤。如不经治疗,最终将发展为支气管扩张及肺间质纤维化。因此早期诊断、充分治疗和恰当监测对患者的预后及转归具有重要意义。影像学检查是该病诊断和治疗监测过程中的重要手段,但由于对该病的认识和警觉不够,常常容易引起误诊和漏诊。

一、病理学

过敏性支气管肺曲菌病的发病机制尚不清楚,一般认为与由IgE介导的Ⅰ型变态反应和IgG介导的Ⅲ型变态反应有关,即曲菌的抗原决定部位与细胞质的上皮细胞结构相似,相互竞争同一结合位点,触发自身免疫反应。此外细胞免疫也被认为与该病发生有关。

病理改变主要是嗜酸性粒细胞浸润性肺炎和支气管或细支气管周围的肉芽肿形成,并有支气管扩张伴黏液栓的形成。支气管壁细胞周围出现炎性细胞渗出,但无真菌侵袭的表现。病变周围肺野有嗜酸性粒细胞肺炎。一些作者研究发现,曲菌可以释放一种糜蛋白酶可以直接破坏上皮细胞。过敏性支气管肺曲菌病的诊断需要影像学和血清学检查证据。

过敏性支气管肺曲菌病的发病机制为曲霉菌孢子在气道黏膜定植繁殖,真菌蛋白酶导致上皮细胞的破坏。其病理生理机制未完全明了,基因的差异导致了某些个体的易感性。

过敏体质者吸入曲菌孢子后,机体对曲菌发生变态反应,支气管分泌的黏液增多,黏稠度增加,曲菌菌丝增加了黏液的黏稠度,支气管腔内分泌物不易排出而形成黏液栓。极少数病例表现为中心扩张支气管内黏液栓塞为钙化影,可能与菌丝生长使黏液过于黏稠、钙盐或金属离子的沉积及出血等有关。

过敏性支气管肺曲菌病典型的病理学特征:富含嗜酸性粒细胞的非干酪性肉芽肿,主要累及支气管和细支气管,并常见小叶中心性分布肉芽肿性炎症;支气管腔内黏液及纤维蛋白分泌增多,曲菌菌丝在其内繁殖形成黏液栓,并导致段或亚段支气管囊性扩张,远端支气管管径相对正常的中心性支气管扩张,菌丝未侵入气道壁及肺组织;支气管及肺组织中可有嗜酸细胞、单核细胞的浸润,而周围血管炎较轻。

二、临床表现

支气管痉挛、腺体分泌增多,引发喘息、咳嗽、咳痰等临床症状。在气道内持续存在的抗原刺激下,一方面支气管内产生大量分泌物,而烟曲菌在其中大量繁殖,形成黏液栓,阻塞相应节段支气管,引起支气管扩张及周围肺组织不张;另一方面嗜酸细胞在局部肺组织内长期浸润,产生多种致纤维化的细胞因子,最终导致肺间质纤维化。

患者症状从无症状至轻微哮喘到致死性肺部破坏都可能发生,疾病特点为缓解期中有阶段性恶化。患者可出现难治性的喘鸣、高热,出现典型的褐色黏液栓,胸痛,嗜酸性粒细胞增多症等。多数患者有特异性体质,对多种食物及药物过敏,临床上复发与缓解交替出现。

过敏性支气管肺曲菌病发病率低,常发生在十几岁的青年人及年轻哮喘患者,然而有时也会发生在肺囊性纤维化的婴儿及年老的哮喘患者。Ritesh等(2007)报道1例50岁男性患者合并存在过敏性支气管肺曲菌病。

三、影像学研究

X线检查:胸部平片早期可能正常,随着病变进展或者加剧,可以出现游走性、一过性的上叶或中叶片状渗出影,病变常常因黏液栓堵塞支气管不易扩散而较为局限。当疾病处于活动状态时,肺内斑片状渗出影可以反复出现,多见于两上肺,激素治疗有效。此后,支气管壁增厚可以表现为轨道征、平行线征等,亦可见到条带状、指套样阴影等,此为支气管内有黏液栓子形成的特点。随着病变的进展,可以出现细支气管扩张和肺纤维化。

Hinson等(1952)对于过敏性支气管肺曲菌病的描述中,“连续的胸片对于显示肺叶、肺段的破坏及实变是重要的,先是出现在某一叶、然后出现在另一叶,双肺都会出现”,这是对游走性阴影也是肺部暂时性渗出影的一个描述。这些变化反映疾病的活动,在急性期及恶化期均可以看到。这是由于破坏的支气管及肺实质的过度分泌引起的黏液栓,经过治疗或不经过治疗可能清除。虽然,疾病累及肺的每一部分,双上肺更易受累。

CT:外周支气管正常的中心型支气管扩张:当出现肺部内半侧(肺门与胸壁中间)时支气管扩张定义为中心型,外周支气管正常的中心型支气管扩张被认为是过敏性支气管肺曲菌病诊断的必要条件,上叶多见。HRCT对支气管扩张显示更为敏感,可以观察到支气管呈现囊状扩张,有时囊内有栓子不完全充填,出现新月型空气充气征,邻近支气管管腔狭窄。囊状支气管扩张征象可以作为过敏性支气管肺曲菌病的确诊证据之一。

肺内出现局限性的密度增高阴影,常呈分叶状,其内密度较均匀,此为扩张的支气管内充满黏稠的痰栓所致,黏栓对典型表现为高密度的圆形或柱形支气管铸型征。与肺内血管影较相似,但增强扫描不强化。黏稠的痰栓还可引起局部肺不张或者局限性的过度通气,痰栓咯出后肺不张和过度通气的征象消失。病变邻近肺野的支气管管壁常常增厚,引起支气管管腔变窄。

扩张的支气管中含有高密度黏液栓:为了描述过敏性支气管肺曲菌病患者这个常见的特点,当栓子的密度高于骨骼肌时被称为高密度黏液栓。CT上显示的高密度黏液栓可能是其内出现的钙盐、金属(如铁、锰)及黏液变干所致。黏液的密度多在72~102 HU 之间。

该组病例中,高密度黏液栓的密度在55~105 HU 之间,增强扫描未见强化。有报道过敏性支气管肺曲菌病患者出现高密度黏液栓占确诊为过敏性支气管肺曲菌病的患者的 18.7%,与最初的血清学严重性、频繁复发相关,但似乎并不影响其完全缓解。

支气管内的黏稠栓子表现为“指套样”“Y、V型”“似牙膏状”,可以暂时存在亦可稳定保持数月。黏液栓虽然经常见于囊性纤维化的患者,但 Neeld 等研究了 100 例囊性纤维化的患者后发现,约有10% 的患者发生了过敏性支气管肺曲菌病。黏液栓偶尔也可以看到钙化。

渗出性病变:包括:磨玻璃密度影,其分布为单侧或双侧肺野内,沿支气管走行,分布于扩张或不扩张支气管远端肺野内;实变影,亦为双侧或单侧,沿支气管分布,在实变病灶内可见“支气管空气征”。

另外,含黏液栓的扩张支气管远端肺野内见“树芽征”,为黏液填塞的小气道;

持久存在的阴影:囊状低密度影,反映不可逆的支气管壁的纤维化,与暂时性改变不同,这种改变不可逆,即使患者处于缓解期。复查该组病例扩张支气管管径为 10~15 mm。有文献报道,复查 CT 片见到原扩张的支气管管径多基本恢复正常,但该组病例见扩张支气管长期存在。

此外,在一些患者的 HRCT 图像上均发现范围、程度不同的树芽征,多位于支气管黏液栓的附近,尤其在远端肺野内。树芽征是小叶中心分布结节的一种特殊形式,树芽征反映扩张的小叶中心性细支气管管腔被黏液、脓液或其他炎性物质等填塞且常伴有细支气管周围炎的一种病理状态,可见于结核的支气管内播散、感染性细支气管炎、囊性纤维化、泛细支气管炎等。由于过敏性支气管肺曲菌病存在细小支气管小叶中心性的非干酪性肉芽肿性炎的病理过程,所以在 HRCT 上也常出现树芽征样表现。部分患者因此种征象而曾被误诊为结核,这是值得吸取的教训。由于临床表现缺乏特异性,一些病例被误诊为支气管扩张并感染,亦有患者误诊为结核。掌握其特异性的影像学表现如中心性支气管扩张,高密度黏液栓以及远端肺野内的磨玻璃影、小叶中心结节,并且患者有长期喘息、咳嗽病史,则可提示过敏性支气管肺曲菌病的诊断。

诊断标准:主要诊断标准有:哮喘;曲菌抗原皮试速发型反应阳性;曲菌血清特异性沉淀素测定阳性;血清 IgE、IgG 抗体滴度显著增加;血清总 IgE 抗体滴度水平 >1 000 ng/ml;肺内有一过性或固定性炎症;近端支气管扩张;外周血嗜酸性粒细胞增多。

次要诊断标准有:多次痰培养或显微镜检查烟曲菌阳性;咳出棕褐色痰栓或颗粒史;烟曲菌皮试出现 Arthus 现象。符合上述 8 条主要标准者方可诊断本病。

误诊简介:由于临床表现缺乏特异性,过敏性支气管肺曲菌病在临床上误诊率极高,不少病例均曾被误诊为支气管扩张或哮喘,部分病人误诊为结核。掌握其特异性的影像学表现可有助于减少和避免误诊。一组 5 例过敏性支气管肺曲菌病影像诊断的误诊,简介如下。

主要误诊原因:过敏性支气管肺曲菌病早期无肺实质性病灶:该组患者咳嗽、咯痰长达 6~10 个月不等,X 线胸片和 CT 无异常表现,经抗炎和对症治疗症状缓解,误认为是支气管炎而终止了进一步检查与观察,导致病情发展而延误诊治。

不认识常规 CT 扫描和增强的表现特点:

1. 病灶有明显的好发部位　该组患者病灶初期均发生于肺上叶尖后段、下肺叶背段,这些部位是影像学公认的成人浸润性肺结核的好发部位,没有意识到同样也是过敏性支气管肺曲菌病的好发部位。

2. 病灶以增殖性肉芽肿为主,伴有游走性变化　该组患者 CT 显示不同形态的病灶阴影,酷似浸润性肺结核的征象,病情发展中,虽然部分病灶呈缓慢游走性变化,很难和肺结核、坏死性肉芽肿性血管炎区别。

3. 多发性支气管铸型征呈向心性分布　该组有 4 例过敏性支气管肺曲菌病患者纤维支气管镜检查证实,因多发性的黏液栓不断聚集、膨胀,并呈骑跨性嵌塞所属的亚段支气管后形成的 CT 表现酷似于树芽征、手套征、牙膏征,且此起彼伏,向心性分布,首次见到这些征象很难认识是中心型支气管扩张症,并且是过敏性支气管肺曲菌病的影像特征性改变。

4. 空洞多发可不治而自愈　该组 5 例患者中有 4 例空洞形成,以厚壁多发性空洞多见,难以与结核性空洞区别,但这些空洞不经任何治疗可以自行吸收闭合为其特点。

5. 团块状病灶的 CT 增强效应反差性大　该组患者 CT 增强后,同一部位的病灶经定点、定位测量其 CT 值高于平扫 CT 值 54~75 HU,提示其病灶中的血管增多、扩张、充血、水肿和管壁通透性增高,因而具备了炎性肿块的强化特点。向心性分布因黏液栓嵌塞形成的假性肿块可无明显强化。所以同一患者出现 CT 增强前后的强化效应反差大,提示是过敏性支气管肺曲菌病的另一种特点。

不了解本病临床特点:该组 5 例中青年患者表现出咳嗽、咯痰,时有咯出黄泥色或灰色拉丝状黏痰长达 1~5 年,其中经反复抗感染治疗,症状缓解,而病灶不吸收反而增多。病情加重,明显发热、喘息、咯血等症候群,具有明显的病情加重期、缓解期、反复性的临床特点。

不了解实验室与辅助检查异常征象对本病的诊断价值:该组患者周围血中嗜酸性粒细胞比值、嗜酸性粒细胞计数、血清 IgE 总量等均升高。烟曲霉菌抗原皮内试验 ≥ 4 级,曲霉菌变应原皮试阳性。不明原因的支气管腔狭窄、瘢痕、溃疡、黏液栓嵌塞等慢性炎症改变。病理发现嗜酸性粒细胞肺炎。这些异常征象对过敏性支气管肺曲菌病的综合诊断均有重要的诊断价值。

另有作者报告一例长期误诊为肺结核、支气管扩张的变应性支气管肺曲菌球病患者:CT 显示支气管黏液栓塞是过敏性支气管肺曲菌病最主要的表现,几乎都位于肺段或亚肺段支气管腔内,表现为:①V 形、Y 形、葡萄状或指套状阴影,向肺门方向集中,边缘清楚;②管腔扩张及管壁增厚(炎性反应),可出现轨道征或环形影;③黏液栓咳出后,遗留柱状或囊状支气管扩张而远端支气管仍正常;④病变远端的肺组织可有肺不张表现,或因侧支通气而出现过度充气征象。另可有渗出性肺泡炎改变,表现为肺实质内单发或多发斑片状密度增高影,可为一过性、游走性或持续较长时间。

该病例具有上述描述征象,主要表现为中心性支气管扩张,伴有高密度(钙化)黏液栓,且多次复查病灶具有游走性、时好时坏呈交叉性变化、长期存在等特点。

高密度黏液栓对于过敏性支气管肺曲菌病与其他疾病的鉴别诊断具有一定意义。该病例无论上叶还是下叶高密度黏液栓均达到钙化密度,这在此病的报道中非常少见,也极具特征性,故此认为中心支气管扩张伴高密度黏液栓尤其是钙化黏液栓为其特征性征象。

患者在初期由于仅表现为左肺舌叶支气管扩张、肺不张,临床出现咯血,故此误诊为单纯支气管扩张,后期由于支气管镜查到抗酸杆菌误诊为肺结核,抗结核治疗长达 2 年,多次复查无好转,反而加重。综合患者既往史、现病史、多次 CT 扫描及实验室检查,诊断为变应性支气管肺曲菌球病,及时更正了治疗方案。

由于此病较为少见,医务人员对该病认识不足,临床上缺乏特异性症状,容易误诊,当其影像学表现为中心性支气管扩张,伴有高密度黏液栓尤其是钙化性黏液栓,患者同时存在哮喘史时,要考虑到此病的可能。

四、鉴别诊断

浸润性肺结核:病灶发生部位,多形态病灶征象及空洞表现均和过敏性支气管肺曲菌病雷同,但是活动肺结核病灶伴空洞形成的患者,病灶进展比过敏性支气管肺曲菌病快,易发生支气管播散,肺不张,胸膜肥厚粘连,纵隔向患侧移位,未经治疗空洞很少自行吸收闭合,病灶无游走性变化以片状浸润为主,团块性病灶较少,过敏性支气管肺曲菌病与此相反;树芽征是活动性肺结核经支气管播散形成最常见的特点之一,过敏性支气管肺曲菌病报道较少;肺结核形成的块状病灶或结核球病灶中,因血管常发生纤维性增生使血管牵拉聚拢、扭曲、硬化、干酪性变等各种因素促使血流量减少,或血流中断,所以CT增强后病灶无明显强化,部分病灶可以发生轻微的环形强化,不同于过敏性支气管肺曲菌病的强化表现;痰中一旦查出结核杆菌即可排除过敏性支气管肺曲菌病。

坏死性肉芽肿性血管炎:多见于40岁以上的男性患者,以不规则高热为主,常出现恶病质,鼻出血,

肾功能不全,皮肤下多发性小结节,全身症状重,呼吸道症状轻。过敏性支气管肺曲菌病在病情加重时以低热为主,呼吸道症状重,全身症状轻,一般情况好;部分患者肺内病变主要侵犯细小血管,虽有多形态病灶及空洞,但病灶以周边肺野多见,向心性分布少见,无中心型支气管扩张,过敏性支气管肺曲菌病患者与此相反;抗中性粒细胞胞质抗体阳性,对坏死性肉芽肿性血管炎诊断价值高,病检可确诊。而过敏性支气管肺曲菌病患者病检无特异性,选用伊曲康唑+激素可以根治。

在长期喘息、咳嗽的患者中出现中上肺野多发的中心性支气管扩张,管径增宽较明显,支气管腔内黏液栓形成和小叶中心结节可以提示过敏性支气管肺曲菌病的诊断,结合血清学检查常可做出确诊。

第六节　误诊病例简介:肺转移性肉瘤误诊为肺曲菌球

一例表现为肺空洞型肿块,伴空洞内软组织团块形成,并且该团块的位置随体位的改变而变化,影像表现与肺曲菌球十分相似。肺是恶性肿瘤转移的好发部位,肺转移瘤若发生空洞,一般为多发空洞,壁厚薄不均,内壁不规则或呈结节状突起。

该例为肺空洞型转移瘤,伴空洞内坏死组织团

块,推测其形成的原因可能为:肿瘤恶性程度较高,肿瘤中央血供相对缺乏,肿瘤组织坏死所致;肿瘤侵犯支气管,造成肿瘤内部与支气管相通,形成空洞内新月形的气体影;肿瘤内部的气体压力也可能促进了肿瘤内部坏死组织与肿瘤本身的分离,因此形成了类似肺曲菌球的表现。

第七节　变应性支气管肺曲菌球病长期误诊分析

变应性支气管肺曲菌球病非常少见,是机体对存在于支气管内的肺曲菌发生变态反应,出现近段支气管扩张和肺部浸润,常发生于过敏体质者。临床医师对变应性支气管肺曲菌球病认识不足,容易将其误诊为肺结核和感染性炎症。

有作者报告一例长期误诊为肺结核、支气管扩张的变应性支气管肺曲菌球病患者。

变应性支气管肺曲菌球病非常少见,一般发生于特异性体质者,是一种非感染性炎症,又称为哮喘型肺嗜酸性粒细胞增多症。我国目前沿用2008年美国感染学会在曲霉菌病诊疗指南中的诊断标准。过敏体质者吸入曲菌孢子后,机体对曲菌发生变态反应,支气管分泌的黏液增多,黏稠度增加,曲菌菌丝增加了黏液的黏稠度,支气管腔内分泌物不易排出而形成黏液栓。极少数病例表现为中心扩张支气

管内黏液栓塞为钙化影,可能与菌丝生长使黏液过于黏稠、钙盐或金属离子的沉积及出血等有关。

影像学研究:CT显示支气管黏液栓塞是变应性支气管肺曲菌球病最主要的表现,几乎都位于肺段或亚肺段支气管腔内,表现为:① V形、Y形、葡萄状或指套状阴影,向肺门方向集中,边缘清楚;②管腔扩张及管壁增厚(炎性反应),可出现轨道征或环形影;③黏液栓咳出后,遗留柱状或囊状支气管扩张而远端支气管仍正常;④病变远端的肺组织可有肺不张表现,或因侧支通气而出现过度充气征象。另可有渗出性肺泡炎改变,表现为肺实质内单发或多发斑片状密度增高影,可为一过性、游走性或持续较长时间。

该病例具有上述描述征象,主要表现为中心性支气管扩张,伴有高密度(钙化)黏液栓,且多次复

查病灶具有游走性、时好时坏呈交叉性变化、长期存在等特点。

高密度黏液栓对于变应性支气管肺曲菌球病与其他疾病的鉴别诊断具有一定意义。该病例无论上叶还是下叶高密度黏液栓均达到钙化密度，这在此病的报道中非常少见，也极具特征性，故此认为中心支气管扩张伴高密度黏液栓尤其是钙化黏液栓为其特征性征象。

患者在初期由于仅表现为左肺舌叶支气管扩张、肺不张，临床出现咯血，故此误诊为单纯支气管扩张，后期由于支气管镜查到抗酸杆菌误诊为肺结核，抗结核治疗长达 2 年，多次复查无好转，反而加重。综合患者既往史、现病史、多次 CT 扫描及实验室检查，诊断为变应性支气管肺曲菌球病，及时更正了治疗方案。由于此病较为少见，医务人员对该病认识不足，临床上缺乏特异性症状，容易误诊，当其影像学表现为中心性支气管扩张，伴有高密度黏液栓尤其是钙化性黏液栓，患者同时存在哮喘史时，要考虑到此病的可能。

第六章 球形肺炎和圆形肺不张

第一节 球形肺炎

球形肺炎是肺部急性炎症的一种特殊类型，X线及CT表现多为孤立的椭圆形、圆形、楔形或方形病灶。

一、发病机制

形成机制有如下几种推断：肺的炎性渗液通过肺泡间孔向周围呈离心性等距扩散，而呈球形轮廓；肺化脓症在空洞形成前或排脓不畅时，可以形成球形；大叶性肺炎从边缘开始吸收消散，影像可为球形灶；支气管内痰栓引起相应支气管梗阻性炎症和肺不张。不少作者赞同第一种说法，炎性渗出物扩散受胸膜或小叶间隔阻挡形成"方形征"，即为一佐证。

二、影像学研究

球形肺炎可以出现以下征象：病灶为单发椭圆形、圆形、楔形或方形阴影，直径以2~5 cm多见；各肺叶均可以发生，大多位于肺叶背部，靠近或贴近胸膜；病灶多为中、低软组织密度，较均匀，周围密度较淡，呈"晕圈样"改变，部分病灶内可见"空泡征""支气管充气征"及肺纹理通过，钙化灶少见；病灶周围肺纹理明显增多、增粗紊乱，绕过病灶即"局部充血征"，多数病灶有明显胸膜反应，紧贴胸膜者病灶与胸壁呈直角，即"方形征"或"刀切征"。

增强扫描可见病变明显强化；一般无纵隔、肺门淋巴结肿大及胸腔积液；连续多次复查可见病变位置、形态随炎症吸收而发生变化，病灶离开胸壁，由圆形或方形变为不规则形，边缘毛糙；抗感染治疗，大部分病变常可完全吸收，有的可遗留纤维条索。

球形肺炎的特点："局部充血征"：此征指肺门与病灶之间1支或几支增粗但柔和的血管影，它与见于周围型肺癌的"血管集中征"不同。前者肺血管增粗、柔和，但无僵直、牵拉现象，绕过病灶或仅达病灶边缘，然而不进入病灶内；而后者血管增粗僵直，向病灶牵拉聚拢，可伸入病灶内或穿过病灶，在薄层扫描或HRCT上显示更为清晰。故此征有一定鉴别诊断意义。

病灶内透亮影：此影包括支气管气像、"空泡征"、空腔，在CT上不易区别。其发生可能与炎性分泌物阻塞支气管，形成活瓣作用有关，当炎症吸收后，透亮影也随之消失。但此征无特异性，也可出现在肺癌（特别是肺泡癌）、结核、机化性肺炎、淋巴瘤、结节病等。文献报道，呈小囊或多囊分隔状透亮影者多为恶性结节，具有鉴别价值。而管状或单囊状透亮影则见于良、恶性结节，鉴别诊断价值不大。该组既有管状、单囊状影（病灶吸收后消失），又有多囊分隔状影，其鉴别诊断价值尚难确定。

病变的强化：良性结节平扫CT值低于恶性结节，增强扫描结核的CT值增加值<20 HU，炎症和癌肿均呈明显强化（20~70 HU或更高），不易区分，但后两者的动态CT扫描有所不同，前者时间-密度曲线呈双峰型，后者呈单峰型，且峰值低于前者。

有作者提出炎症在注射对比剂后135 s达峰值，肺癌85 s达峰值，并低于前者，认为增强扫描对可能为良性而又不能经胸针吸活检，活检无诊断意义或不能手术者最有价值，但对直径1 cm以下者无诊断价值，对1.5~2.0 cm者可供参考；也有作者认为炎性病变的不同发展阶段，具有不同组织结构，因此其强化方式多种多样，不易把握。

因此，另有作者认为以肺部孤立结节的形态为主，征象作补充，强化表现作参考，结合临床，综合分析比单纯强调某一征象或强化表现更为重要。

病变的吸收和追查：发病后4周内炎症吸收为正常吸收，4~8周为延迟吸收，8周后吸收为不完全吸收，后两者与高龄、糖尿病、慢性支气管炎、治疗不及时、不彻底以及过量使用抗生素有关。此时鉴别诊断更困难，有作者建议在抗炎（2~4周）的同时，进行追查（4~8周），每2周复查1次，多能做出正确诊断，并不会影响本病的诊疗和预后。

一些病例抗炎后连续多次复查可见病灶位置、形态随炎症吸收而发生变化，可能与病灶缩小、纤维牵拉以及重力作用（尤其位于前段者）有关。对疗效差、吸收慢且有发展者，不能排除恶性肿瘤时，应行活检，尽快确诊。

三、鉴别诊断

球形肺炎可以通过以下征象与肺癌、结核球、肺梗死、结节病等肺内其他结节或肿块鉴别诊断。

"方形征"或"刀切征"：此征指病灶紧贴胸膜，病灶与胸壁呈直角，提示病变非膨胀性生长。而肿瘤性病变多呈膨胀性生长，少有此征。

"局部充血征"：指肺门与病灶之间有增粗、柔和的血管影，但无僵直、牵拉现象，绕过病灶或仅达病灶边缘。而周围型肺癌的"血管集中征"中的血管增粗僵直，且向病灶牵拉聚拢，伸入病灶内或穿过病灶。故此征有一定鉴别诊断意义。

病灶内透亮影：包括支气管气像、"空泡征"、空腔，在CT上不易区别。其发生可能与炎性分泌物阻塞支气管，形成活瓣作用有关，当炎症吸收后，透亮影也随之消失，此征无特异性，也可出现在肺泡癌、结核、机化性肺炎、淋巴瘤、结节病等，故鉴别诊断价值不大。

病变的强化：良性结节平扫CT值低于恶性结节，增强扫描结核的CT值增加<20 HU，炎症和癌肿均呈明显强化（20~70 HU），不易区分，但后两者的动态CT扫描有所不同，炎症时间-密度曲线呈双峰型，癌肿呈单峰型，且峰值低于炎症。有人认为炎性病变的不同发展阶段，具有不同的组织结构，其强化方式多种多样，不易把握。一些作者认为诊断时以肺部孤立结节的形态为主，征象作补充，强化表现作参考，结合临床，综合分析比单纯强调某一征象或强化表现更为重要。该组病例增强扫描都呈明显强化，可作为诊断本病的一个重要参考条件。

病变的吸收和追查：发病后4周内炎症吸收为正常吸收，4~8周为延迟吸收，8周后吸收为不完全吸收。当病变为楔形应与肺梗死鉴别，肺梗死病变宽基底与胸膜接触、无强化、治疗后复查无变化也易与本病鉴别。可以建议边抗炎边追查，每2周复查1次，多能做出正确诊断，也不会影响本病的诊疗和预后。对疗效差、吸收慢且有发展，不能排除恶性肿瘤时，应行活检，尽快确诊。

第二节　圆形肺不张

Schneider & Felson（1979）指出，一个小的圆形肺不张偶尔可出现于胸片上，它一般皆伴存少量胸腔积液，不熟悉它则可导致误诊及不必要的开胸手术。该作者认为该文是此问题之第一篇英文文献。自此以后，讨论圆形肺不张的文章逐年增多。

Slark（1982）提示圆形肺不张是周围肺叶萎陷的一种少见形式，它不是伴存胸膜增厚与胸腔积液，就是伴存胸膜斑块。X线胸片上显示一直径5cm左右的胸膜下肿块，其特征是具有彗尾状（comet-tail）外形，这可能是受压的血管和支气管进入肿块会聚而成。

Mintzer等（1981）报告7例圆形肺不张，皆与石棉接触有关。Slark的3例病人中2例也与石棉接触有关。由于接触石棉可发生胸膜间皮瘤、支气管肺癌和其他肿瘤，为避免不必要的手术，圆形肺不张须与这些新生物鉴别。

圆形肺不张，又称作包裹肺、肺不张性假肿瘤。它常见于慢性胸膜增厚（近肿块处最厚）和叶间裂增厚的病人，可有少量积液。因圆形肺不张引起的肺体积缩小的X线表现一般不甚明显。关于本病的X线表现各作者认识较为一致，但对其病因则尚无定论，在此不拟赘述。Dernevik等（1985）指出，本病又叫收缩性胸膜炎伴肺不张，其X线表现为：圆形或卵圆形实质性块影，胸膜增厚或斑块，块影内有支气管充气征，肺门与病灶间有血管纹相连。病灶与胸膜表面间有线样结构，邻近病灶的膈肌和心包有楔形影，局限性肺气肿，以及肋膈角闭塞等。病灶通常靠近胸膜，位于肺的后基底段或紧贴膈肌。

该作者认为，本病最有价值的单一 X 线征象是邻近病灶的膈肌或心包的楔状影，这表明病变在收缩而不是膨胀。

第七章　成人麻疹病毒肺炎和肺炎衣原体肺炎

第一节　成人麻疹病毒肺炎

麻疹是一种具有高度传染性的急性病毒性疾病,可引起出疹、发热、腹泻、肺炎、脑炎甚至死亡。WHO 估计全球每年有 3000 万人被感染,并导致 45 万多人死亡,仍然是重要的公共卫生问题。麻疹减毒活疫苗的接种可以有效降低小儿麻疹的发生率,使每年麻疹的发病率降低了 99% 以上,但未接种或免疫失效的成人患病率增加,表现为散发或社区暴发的成人患者增加明显。麻疹的并发症,包括肺炎、心肌炎、喉炎、脑炎等,其中以肺炎最常见。

一、病理学

麻疹肺部感染主要为原发性麻疹病毒肺炎和继发性细菌性肺炎。麻疹病毒感染者中有近 3%~4% 可出现肺炎,其中部分患者可继发细菌感染。一组成人麻疹肺炎患者占该院同期麻疹病毒感染患者的 1.7%,占同期成人感染人数的 6.1%。麻疹病毒抗原性极为稳定。患者是唯一传染源,传染性极强,由飞沫传播。麻疹病毒肺炎的病理表现主要为上皮细胞增生和弥漫性肺泡损伤,其病理生理学基础可能与免疫机制有关。

二、临床表现

麻疹可出现发热、呼吸道炎症、眼结膜炎等,但以颊黏膜的麻疹黏膜斑(Koplik 斑)及全身斑丘疹为特征,整个病程通常持续 7~10 d。

并发症常出现在 5 岁以下和 20 岁以上患者,以呼吸系统和中枢神经系统最常累及。该组患者以肺炎表现为主,未见神经系统异常表现,其中 4 例患者出现肝功能异常。

三、影像学研究

临床上许多病毒可引起肺部炎症,如流感病毒引起的肺炎多见于免疫完善者,而免疫损害患者发生的病毒性肺炎多由巨细胞病毒、疱疹病毒、腺病毒、麻疹病毒等引起。病毒性肺炎和细菌性肺炎的胸部影像区别在于小叶分布的磨玻璃密度灶多不伴有实变,而肺段或肺叶分布的实变很少见于单纯的病毒性肺炎,常提示继发细菌性感染。

有关病毒性肺炎的影像文献中,如腺病毒、巨细胞病毒、流感病毒、冠状病毒等导致的病毒性肺炎都以磨玻璃密度病变表现为主,这可能是病毒性肺炎的共性。这种影像表现的组织病理基础是间质性淋巴细胞浸润和肺泡内出血及水肿造成的急性弥漫性肺泡损害。

麻疹肺炎的 X 线胸片表现为片状或弥漫的磨玻璃密度影和 / 或支气管增粗。CT 显示境界模糊的小叶中央结节、磨玻璃密度灶、小叶间隔增厚及小叶或肺段分布的实变。

成人麻疹肺炎患者胸部 X 线表现主要以双侧或单侧肺内片状或弥漫分布的磨玻璃密度影及双肺内增粗的支气管为主,无肺门淋巴结肿大。

四、鉴别诊断

各种病毒性肺炎之间的影像表现缺乏特异性,单凭影像表现还不能诊断导致肺炎的明确病原体,应结合患者的流行病学史、免疫状态、临床表现及实验室检查,确诊有赖于病原学及血清学检测。

以肺部磨玻璃密度病变表现为主的肺炎:成人

麻疹肺炎的影像诊断还应与主要以肺部磨玻璃密度病变表现为主的肺炎鉴别，如腺病毒肺炎、卡氏肺囊虫肺炎、单纯疱疹病毒肺炎、传染性非典型肺炎、支原体肺炎、流感病毒、水痘带状疱疹病毒肺炎等。如结合不同的流行病学史，不同的免疫状态，临床表现和实验室检查，不难做出正确诊断。

第二节　肺炎衣原体肺炎

影像学研究：肺炎衣原体肺炎作为非典型肺炎一种，在 X 线上与其他非典型肺炎有类似的表现：即气腔实变征，磨玻璃状不透明影，网织状阴影，支气管肺炎和小结节影。HRCT 影像特征是以小叶为中心的阴影，腺泡状阴影，气腔实变和小叶状分布的磨玻璃状阴影，而气腔实变和双侧肺部发病在肺炎衣原体肺炎中较为多见。

肺炎衣原体肺炎主要是以不规则分布的间质性肺炎及局灶性肺炎，不同之处在于肺炎衣原体肺炎可见散在或小灶性泡沫细胞反应。细支气管和小血管周围出现淋巴细胞和单核细胞聚集，形成 HRCT 或 X 线上看到的支气管血管束增厚。

在一些作者报告的病例中，这些表现并不是完全能显示出来，其影像特征是在 X 线胸部照片上以支气管肺炎，小结节影为主要表现；而在 HRCT 上则是以小叶为中心的阴影，腺泡状阴影为主要表现，部分出现气腔实变和小叶状分布的磨玻璃状阴影，这与 Tanaka 等（1996）和 Kauppinen 等（1996）报告的结果相一致。

肺部病变的分布范围和 Tanaka 等（1996）报告的相反。可能是暴发流行的肺炎衣原体呼吸道感染与散发的肺炎衣原体肺炎不一致所致，真正原因需要进一步研究观察。

值得提出的是，通过肺部病灶的形态、部位、分布范围以及所特有的征象研究发现，这种暴发流行的肺炎衣原体呼吸道感染胸部影像表现区别于散发的肺炎衣原体肺炎有以下特点：X 线胸部照片以支气管肺炎为主要表现的单发或多发结节状或斑片状阴影，多分布

在两侧肺中、下叶；HRCT，单发或多发的腺泡结节影和以小叶为中心阴影，伴有支气管血管束增厚是这种肺炎衣原体呼吸道感染特征性的表现；病变主要分布在肺叶外带和中带；病变没有游走性（与传染性非典型肺炎区别）。

在对病人治疗过程中发现，肺部病灶吸收的快慢与早期是否使用大环内酯类药物有直接的关系，病灶大小与吸收的快慢有一定联系。病程越长，吸收越慢，有时在肺内会残留一些纤维索条状阴影。

鉴别诊断：传染性非典型肺炎：传染性非典型肺炎有固定季节性流行，多发生在冬春季，以 2~5 月份为发病高峰，症状典型，病情重，病死率较高，这在传染性非典型肺炎的诊断中具有重要的流行病学价值。突出的全身症状和体征不一致也是传染性非典型肺炎重要的特点之一。虽然实验室检查外周血白细胞不高与肺炎衣原体感染相似，但传染性非典型肺炎淋巴细胞下降比肺炎衣原体明显，特别是淋巴细胞亚群 CD_3^+、CD_4^+、CD_8^+ 均下降，以 CD_4^+ 下降更明显。最重要的血清特异性抗体 IgM 或 IgG 阳性或血液、呼吸道分泌物、粪便等标本 PCR 检测传染性非典型肺炎—CoV RNA 阳性有助于鉴别诊断。

第八章　器官移植后感染

巨细胞病毒属疱疹病毒 β 亚科,为双链 DNA 病毒,人群中巨细胞病毒感染率高,健康成人血清巨细胞病毒 IgG 抗体阳性率(即过去感染过巨细胞病毒)可达 50% 以上,但大多呈无症状的隐性感染,肝肾移植受者由于术后使用大剂量免疫抑制剂,处于免疫机能低下状态,巨细胞病毒感染常引起严重的并发症,一旦出现重症巨细胞病毒肺炎,死亡率在 65% 以上。

巨细胞病毒肺炎是肝肾移植术后最常见的巨细胞病毒感染,其发生率为 2.5%~9.2%。巨细胞病毒肺炎多发生在肝肾移植术后 3 个月内,但有作者报道术后 3.5~9.3 年时仍有少数迟发性巨细胞病毒肺炎。早期进行治疗,病死率明显下降,但在呼吸衰竭晚期开始治疗,病死率明显升高。因此巨细胞病毒性肺炎的早期诊断和治疗尤为重要。

一、发病机制

一般认为肝肾移植术后巨细胞病毒肺炎的发生与下列因素有关:①巨细胞病毒阴性受体接受阳性供体;②受体术前巨细胞病毒阳性;③受体输入巨细胞病毒阳性血液;④因急性排斥反应而使用激素冲击治疗或采用单克隆或多克隆抗淋巴细胞抗体治疗;⑤再次肝移植或因暴发性肝功能衰竭行肝移植。

一组 11 例术前为巨细胞病毒阴性,11 例供体亦为巨细胞病毒阴性,无输入巨细胞病毒阳性血液。全部患者使用激素治疗,其中 1 例患者为暴发性肝功能衰竭行肝移植。故可以认为该组巨细胞病毒肺炎的发生与激素及免疫抑制剂治疗关系较为密切。

二、病理学

巨细胞病毒肺炎的病理主要表现为弥漫性肺泡损伤及局灶间质性肺炎。弥漫性肺泡损伤表现为肺泡上皮细胞损伤和反应性增生,中性粒细胞和纤维蛋白渗出,肺泡透明膜形成,以及肺泡内出血。间质性肺炎则主要是淋巴细胞浸润及小叶间隔增厚。在

肺炎的演变过程中,由于弥漫性肺泡损伤及局灶间质性肺炎的严重程度与分布不一致,导致巨细胞病毒肺炎的病理表现为多样性,因此胸部 HRCT 表现亦呈现为多样性。

三、临床表现

巨细胞病毒肺炎临床表现为无诱因高热,多为弛张热,寒战、头痛、食欲不振等全身中毒症状少见。发热约 1 周后逐渐出现干咳、气促和呼吸困难以及低氧血症。

目前临床诊断主要依据:①发热,体温超过 38 ℃,持续 3 d 以上;②咳嗽,痰少,呼吸困难及低氧血症进行性加重;③胸片或 CT 有磨玻璃密度影,结节影,斑片状实变影等改变;④巨细胞病毒实验室检查:酶联免疫吸附法(ELISA)检测血清中巨细胞病毒 IgM 阳性和 / 或荧光定量聚合酶链反应法(FQ PCR)检测血中巨细胞病毒 -DNA 含量 ≥ 10^4/ml 基因拷贝数(CPS)和 / 或巨细胞病毒 pp65 抗原阳性;⑤发热早期细菌、真菌、支原体、衣原体、卡氏肺囊虫及结核菌等检查均为阴性。

虽然目前对于肝肾移植术后巨细胞病毒感染的诊断研究已达分子水平,尤其是以定量 PCR 和 pp65 抗原为代表的检测方法能对巨细胞病毒感染做出较为迅速的诊断,然而,pp65 抗原的不稳定性以及检测过程中部分白细胞黏附于显微镜上限制了检测的精确性,定量巨细胞病毒 -DNA 检测结果亦易受多种因素影响,因此实验室检查存在假阳性和假阴性等问题,而且巨细胞病毒实验室检查需要一定时间,所以在临床实际工作中,若能结合特定的临床病史并通过 X 线和 CT 检查及早发现巨细胞病毒肺部感染的征象做出早期诊断,其重要性是显而易见的。

四、影像学研究

X 线检查:巨细胞病毒肺炎是大量病毒本身引

起的直接作用,还是引发的免疫损害尚有较多争议。本病 X 线表现因病程发展而异,早期胸片可为正常或仅表现为肺纹理增多模糊,若治疗不及时或起病急骤可迅速发展出现磨玻璃影,斑片状实变影,广泛分布于两肺。

CT:CT 表现呈多样性,可见到多种形态病灶组合存在,Franquet 等(2003)报道 32 例巨细胞病毒肺炎的 CT 表现中,磨玻璃密度影最常见,占 65.6%(21/32),其次为多发结节影占 59.3%(19/32)和气腔实变影占 59.3%(19/32)。磨玻璃密度影常与多发结节影和气腔实变影合并存在。磨玻璃密度影为边界不清的斑片或片状阴影,其密度介于正常肺组织与支气管血管束密度之间。多发结节影边界不清,直径为 1~5 mm。斑片状实变影边境欠清,主要分布于下叶。磨玻璃密度影在病理上表现为弥漫性肺泡细胞损伤、肺泡腔内渗出等,小叶中心结节为间质性肺炎的表现,而斑片实变影则为弥漫性肺泡细胞损伤、肺泡腔内渗出及纤维蛋白沉积等进一步进展的结果,故实变影的密度高于磨玻璃密度影。

肝肾移植术后巨细胞病毒肺炎为弥漫性病变,由于病变严重程度及病理进程不一而出现多发、多种形态病灶混合存在。故对于肝肾移植术后胸部 HRCT 表现为双肺磨玻璃密度影、结节及实变影,要考虑巨细胞病毒肺炎可能,亦要排除其他病毒、细菌及真菌性肺炎。

比较影像学:X 线胸片检查简单,廉价,方便,利于动态观察病情变化,可作为首选的影像检查方法,但 X 线征象无特异性易于同诸多疾病相混淆,对早期肺部改变不能发现,对病变的形态和分布判断不准确。

CT,特别是 HRCT,具有横断面成像,密度分辨率高等特点,因而可以及早发现肺部的细微病变且能准确观察病变的形态和分布,该组有 3 例患者发热 2~5 d 时 X 线胸片检查未见异常,而 CT 检查两下肺可见磨玻璃密度影和 / 或小结节影。HRCT 使病变的显示更接近大体病理所见,可更早地发现肺部小结节影和小叶间隔增厚,对磨玻璃密度影显示也比普通 CT 更清晰,该组有 1 例患者同时行普通 CT 和 HRCT 检查,普通 CT 主要显示了磨玻璃密度影,小结节影和增厚的小叶间隔显示不清晰,而 HRCT 则发现了多个小结节影和增厚的小叶间隔。因此,CT 和 HRCT 检查对本病诊断极有帮助,尤其是 HRCT 可更早地发现巨细胞病毒肺炎的肺部改变和准确观察病变的形态和分布,故 CT 或 HRCT 检查亦应作为本病常规检查。

在肾移植后 2~4 个月患者发热,肺部出现磨玻璃密度影、小结节影、斑片状实变影及小叶间隔增厚等多种影像混合存在时,结合临床资料,可提示巨细胞病毒肺炎诊断。

第九章　院内感染

一、病原学

耐甲氧西林金黄色葡萄球菌是一种引起化脓感染的常见致病菌,耐甲氧西林金黄色葡萄球菌的多重耐药性使其逐步成为医院感染的主要致病菌。耐甲氧西林金黄色葡萄球菌感染中,耐甲氧西林金黄色葡萄球菌肺炎发生率为20%~40%,而病死率为28%~56.3%。

二、临床表现

耐甲氧西林金黄色葡萄球菌肺炎属于进展迅速的重症肺炎,需要立即换用万古霉素、替考拉宁或利奈唑胺等敏感抗生素以控制本病的进一步发展。虽然已有多种技术用于院内耐甲氧西林金黄色葡萄球菌肺炎的诊断,但诊断的准确性仍难令人满意。研究表明院内感染性肺炎血培养的检出率仅为24%~36%,与肺组织活检比较气管内分泌物细菌培养的敏感度也仅为40%,因而目前临床主要依赖影像学对耐甲氧西林金黄色葡萄球菌肺炎进行早期诊断。研究表明耐甲氧西林金黄色葡萄球菌肺炎主要是一种坏死性肺炎,其中由PV1基因编码产生的杀白细胞毒素(PVL)对耐甲氧西林金黄色葡萄球菌肺炎的发展具有重要作用。

三、影像学研究

Nguyen等(2008)发现最常见的胸部表现为实变、小叶间隔增厚、空洞和磨玻璃密度影。一组研究表明耐甲氧西林金黄色葡萄球菌肺炎中以肺组织实变和实变内空洞为常见表现。该组17例中肺组织实变(17例)、磨玻璃密度影(14例)和空洞形成(9例)为最常见的CT征象,与上述结果基本相同。耐甲氧西林金黄色葡萄球菌肺炎实变多为进展迅速的双肺对称性分布,但无肺叶分布倾向。部分实变周围可出现磨玻璃密度影,主要由肺组织出血造成。较大的实变内部可发生组织坏死,多个小片坏死可表现为实变内多个小泡状透光区,坏死区逐渐融合则形成实变内空洞。

坏死性肺炎内出现结节主要为肺小动脉受侵犯或栓塞引起的出血坏死性结节,该组耐甲氧西林金黄色葡萄球菌肺炎也发现较小结节多为小叶中央型结节,结节较大时可中央部分液化形成结节内空洞。耐甲氧西林金黄色葡萄球菌可分泌细胞毒素导致肺组织坏死和周围肺泡出血,因而结节周围磨玻璃密度影也不少见。

一般认为耐甲氧西林金黄色葡萄球菌肺炎缺乏特征性的影像学表现而难以与肺炎鉴别,Gonzalez等(1999)的研究表明耐甲氧西林金黄色葡萄球菌肺炎与甲氧西林敏感性金葡菌肺炎的影像学表现无显著性差异,然而Nguyen等(2008)认为耐甲氧西林金黄色葡萄球菌肺炎具有快速临床症状恶化和影像学表现快速进展的倾向,而Francis等(2005)发现耐甲氧西林金黄色葡萄球菌肺炎更容易见到实变中空洞和肺组织磨玻璃样变。该研究也发现耐甲氧西林金黄色葡萄球菌肺炎具有起病急骤、进展迅速的特征,若同时出现两肺实变伴空洞和/或磨玻璃样变等征象则高度提示耐甲氧西林金黄色葡萄球菌肺炎的可能。

四、鉴别诊断

耐甲氧西林金黄色葡萄球菌肺炎结节需要与真菌性肉芽肿、出血性转移瘤和肺脓毒性栓塞鉴别。

真菌性肉芽肿:真菌性肉芽肿常位于胸膜下,常见结节周围环绕着毛玻璃密度影,而且真菌性肉芽肿的坏死空洞内壁较光滑,空洞内常出现含气新月征或洞内见球形病灶。

出血性转移瘤:出血性转移瘤多见于血管肉瘤和绒癌等新生血管丰富的肿瘤,转移结节边缘较光滑,少见结节内空洞和肺内实变。

肺脓毒性栓塞:肺脓毒性栓塞可形成双肺多发结节和楔形病灶,但其结节以肺野外周分布为主,并以下肺基底部多见,而"滋养血管"征(血管连接肺部周边病灶)为其特征表现。

总之,相对于血培养或气管分泌物检查,CT能更早发现耐甲氧西林金黄色葡萄球菌肺炎常见的两肺实变、实变或结节内空洞和磨玻璃密度影等病理改变,有利于指导临床早期诊断、及时治疗并改善预后。

第十章　其他肺部感染

第一节　胆固醇肺炎伴肺脓肿

一、病理学

胆固醇肺炎为脂性肺炎的一种,称为内源性类脂性肺炎。其本质是一种慢性间质性肺炎,较罕见,以肺泡腔内出现大量含胆固醇脂质微粒的大单核细胞(泡沫细胞),并以肺纤维化为其病理特征。其病因及发病机制尚不明确。

镜下为肺泡腔及终末支气管腔内充满大量单核细胞即泡沫细胞,肺泡上皮往往转化为立方上皮。随着病程的发展,泡沫细胞逐渐被纤维组织取代,最后病变处肺组织广泛纤维化。

二、临床表现

本病发病年龄多为 40~60 岁,男:女为 4:1,临床症状以发热、咳嗽、胸痛、咯血丝痰为主。可根据起病急缓分为急性型和慢性型。

三、影像学研究

本病 X 线改变无明显特异性,下列几个辅助特征具有一定参考价值:病灶多呈肿块形,常见分叶及长毛刺并伴胸膜肥厚粘连;病变常按肺叶、肺段分布,中央密度较高,边缘密度较淡、呈三角形或"楔"形阴影从肺门或胸膜缘发出;常见肺门淋巴结肿大,部分伴支气管腔狭窄;个别晚期患者,病灶内有小空洞,与病灶发生坏死、液化、经气道排出有关;亦可表现为肺内片状模糊阴影、肺不张等。有学者认为 CT 对脂质结构有较敏感的分辨率,CT 值将近于脂质密度,该例未见确切脂质密度。

四、鉴别诊断

由于本病临床及影像学表现均无特异性,加之对本病的认识不足,常易误诊。其鉴别诊断有:肺癌:肿块型脂质性肺炎与周围型肺癌鉴别,后者孤立性球形病灶常分叶并见小毛刺,边缘清楚,可见"胸膜凹陷征"。结核:因纤维包裹呈结节状,故边缘规则,周围多有卫星病灶,其内密度可不均匀,并可见点、片状钙化,病变发展缓慢,抗结核治疗有效。结合临床一般可资鉴别。炎性肿块:病灶多呈圆形或椭圆形,边缘尚清晰并较光整,有时可见长毛刺,还可见"支气管充气征",结合病史可供参考。总之,本病最后诊断需依靠病理诊断。

第二节　肺脓肿

详见本书本卷第五篇·第十一章《肺脓肿》。

第三节　卡氏肺囊虫肺炎

卡氏肺囊虫肺炎是一种机会性感染,常见于严重营养不良、免疫功能低下或缺陷患者,最常见于获得性免疫缺陷综合征患者,占 60%~80%;并发于白血病患者不多见。

关于血液病并发卡氏肺囊虫肺炎的报道较少。究其原因,可能为:血液病患者单纯并发卡氏肺囊虫肺炎确实少见;在血液病患者中,卡氏肺囊虫肺炎大都是在合并曲菌感染的基础上发生,曲菌感染的影像表现掩盖卡氏肺囊虫肺炎的影像表现,而未被注意。

一、病理学

组织学特点为肺泡腔内大量泡沫样物质渗出、炎症细胞浸润、肺泡上皮细胞损害和肺间质纤维组织增生,卡氏肺囊虫肺炎的病变部位在肺泡。

由于肾移植者长期使用免疫抑制剂,肺组织局部免疫功能下降,肺泡巨噬细胞、淋巴细胞功能受抑制;卡氏肺囊虫在肺泡壁繁殖,产生大量滋养体和包囊;中性粒细胞、淋巴细胞等炎症细胞在间质及肺泡内渗出;肺泡上皮细胞损害,出现水肿变性,肺泡上皮细胞坏死脱落后肺泡基底膜暴露;肺泡腔内见蛋白样物质渗出,肺泡间质中可见不同程度胶原纤维增生,间质水肿、肺泡间隔增宽。

二、临床表现

临床上,卡氏肺囊虫肺炎患者最常见的肺部症状是咳嗽,其特点是干咳无痰、胸痛、胸闷、活动后呼吸困难以及发热,一般为低热,极少出现高热。

血液病患者由于在并发曲菌感染的基础上再合并卡氏肺囊虫肺炎,故其影像学表现及临床表现均较为复杂。其临床表现出现高热可能与并发真菌感染有关,抗真菌治疗后体温下降及复查 CT 所示两下肺团片状稍高密度影变小可作为依据。临床症状与肺部体征、影像学表现不相吻合,往往影像学表现及临床症状严重而肺部体征轻微。

三、影像学研究

根据上述病理改变的特点,胸部影像学的表现应以两肺间质性和 / 或肺泡性病变为基础。以肺间质渗出水肿为主者,影像学表现为磨玻璃样改变;间质病变加重或伴有纤维组织增生时会出现细网格状影像学表现。以肺泡渗出病变为主者,影像学表现为斑片状阴影;病变加重时会出现斑片融合或大片实变。临床上以胸闷、活动后呼吸困难为主要表现。有作者报告一组病例病人在入院时病情相对较轻,

胸部 X 线阳性率低(41.67%),发病 6d 内阳性率更低仅 30%,胸部 X 线阳性病例呈弥漫性改变或伴部分肺野斑片状阴影和实变,但此时临床上多属于呼吸衰竭阶段。而胸部 CT 检查 24 例(100%)均存在明显改变,以弥漫性磨玻璃样或细网格状改变为主,部分病例出现片状渗出和实变。此时肺组织学检查已出现明显的病理改变,尤其肺间质出现纤维组织增生、间质及肺泡渗出等改变,与胸部 CT 表现相符合。

随着病变加重,临床上以呼吸困难为主要表现,大部分病例出现呼吸衰竭,该组病例在病程中87.5% 出现呼吸衰竭;胸部 X 线或 CT 出现更明显的改变, X 胸片可表现为两肺大片实变,类似“白肺”;胸部 CT 出现实变范围明显扩大并可见支气管空气影,尽管肺部病变严重,但未见明显胸水及气胸,也未见明显纵隔淋巴结肿大,有别于其他严重肺部感染的表现。随着治疗病灶吸收,但 CT 表现相对临床表现吸收迟缓,治疗有效后约 1 周病灶开始吸收,基本吸收约需 4 周;该作者发现肺间质纤维化样改变出现较早值得重视,是否会影响患者今后的肺功能,需要进一步的随访。

肾移植患者卡氏肺囊虫肺炎影像学特点表现为:胸部 X 线在早期不能发现明显异常,进一步可表现为两肺磨玻璃样或细网格状改变,部分呈斑片状渗出或实变,高峰时表现为两肺大片、广泛实变;病变以两肺均匀弥漫受累为主,但两中下肺野更明显。

胸部 CT 阳性率高,早期呈弥漫性磨玻璃样、网格状或斑片状改变,进一步表现为磨玻璃样部位密度增高、斑片状改变范围扩大并融合,呈肺段或亚段实变,高峰时范围更大并出现支气管空气影;治疗有效后约 1 周病灶开始吸收,基本吸收约需 4 周,肺间质纤维化样改变出现较早。

在血液病患者,发病早期 CT 所示部分病灶为比较典型的曲菌感染影像学表现,痰中找到曲菌丝也进一步证实初步诊断。但侵袭性曲菌感染主要累及终末支气管、肺泡壁及肺间质,故很少会出现磨玻璃样改变,而此类病例肺部 CT 出现的右肺中叶、左肺舌叶散在片状磨玻璃样改变用单纯曲菌感染不能很好地解释,应想到混合感染的可能。

Zompatori & Rimondi(1994)报道,当肺部 CT 提示两肺磨玻璃样改变,经常规治疗后反而出现大范围进展,强烈提示卡氏肺囊虫肺炎的可能。

与获得性免疫缺陷综合征卡氏肺囊虫肺炎影像学的鉴别：上述特点提示肾移植患者卡氏肺囊虫肺炎与获得性免疫缺陷综合征（AIDS）- 卡氏肺囊虫肺炎的影像学表现有所不同，首先表现为发展变化的时限上，获得性免疫缺陷综合征 - 卡氏肺囊虫肺炎从出现临床症状到出现影像学阳性改变及其高峰一般要 1 个月，该组病例一般在 2 周内即到高峰，其进展速度更快；其次不典型表现少见，如肺不张、肺囊肿、肺内结节空洞、肺门淋巴结肿大、胸腔积液等不典型表现该组病例均未见到，但获得性免疫缺陷综合征 - 卡氏肺囊虫肺炎患者常可见这些改变。获得性免疫缺陷综合征患者由于免疫状况随人类免疫缺陷病毒的反复而波动，故卡氏肺囊虫肺炎可以出现反复感染而有不典型的表现；肾移植患者免疫抑制治疗已较规范，移植后 1~6 个月内的免疫状况最易感染卡氏肺囊虫肺炎，而 6 个月后排异反应机会减少，免疫抑制剂量明显减少，患者免疫状况回升，因而很少出现反复感染，故不典型表现少见。

获得性免疫缺陷综合征合并卡氏肺囊虫肺炎时其影像学表现依病变发展而呈一个动态的变化过程：最初表现在肺门周围及两肺下叶后、内基底段，然后向上肺叶蔓延，同一患者亦可有多种表现形式的病灶。

四、比较影像学

这些典型的影像学特点为肾移植卡氏肺囊虫肺炎的临床诊断提供了有力的依据。获得性免疫缺陷综合征和器官移植患者影像学诊断的准确率不同，获得性免疫缺陷综合征由于肺部合并其他病原的感染及不典型表现而诊断较难、易混淆。

胸部平片不能早期发现肾移植合并卡氏肺囊虫肺炎，其阳性率仅 41.67%，而胸部 CT 阳性率在就诊时即可达到 90% 以上。Crans 等（1999）认为 CT 或高分辨率 CT 能增加卡氏肺囊虫肺炎影像学的敏感性。

因此，可疑卡氏肺囊虫肺炎者应该及时行胸部 CT 检查，以尽早发现肺部病变。如果早期仅行胸部平片检查可能会因胸片正常而放弃卡氏肺囊虫肺炎的诊断，导致误诊，延误特异性治疗的尽早介入，从而影响治疗结果，甚至引起死亡率增高。

第四节　变应性肉芽肿性血管炎

详见本书本卷第五篇·第十章·第四节《变应性肉芽肿性血管炎》。

第五节　类鼻疽

类鼻疽是热带地区一种传染性疾病。流行区域主要在北纬 20° 至南纬 20° 的高温区之间。我国发病省份为海南、中国台湾地区、香港地区、广东、广西等。

一、病原学

类鼻疽伯克霍尔德菌，又可称为假鼻疽假单胞菌，是一种土壤中腐生生物，在泰国 50% 以上稻田的水和土壤里可以培养出来。革兰氏染色阴性，能自主运动、需氧、非芽孢性，与鼻疽杆菌同属单胞菌，两者的致病性、抗原性和噬菌体敏感性均相似。

类鼻疽伯克霍尔德菌是一种难以杀灭的微生物，它可在 3 次蒸馏水中存活多年，可以抵抗补体、溶菌体防卫素以及阳离子肽等，并可产生蛋白酶、脂酶、卵磷脂酶、溶血素及细胞毒素外脂质等物质。可在几种真核细胞系中存活，病理标本的吞噬细胞内可以见到该菌。在进入机体逃逸细胞内吞液泡后，到达感染细胞胞浆中，在细胞一极通过诱导肌动蛋白聚合形成膜突，然后以感染细胞肌动蛋白膜突为媒介，从一个细胞扩散到另一个细胞。类鼻疽伯克霍尔德菌的几种Ⅲ型分泌系统在造成扩散和细胞内存活中都发挥了重要作用。

在类鼻疽发病机制研究中，这几种外毒素的作用机制尚不清楚。类鼻疽伯克霍尔德菌感染发病高死亡率与该菌易发展成高菌血症的自然倾向有关（>1 CFU/ml），而细菌在血液中的计数和死亡率的关系与其他革兰致病菌相同。该发现提示外毒素并不直接导致不良结果。细胞壁脂多糖（LPS）是一种免疫电泳抗原,高度保守,在严重类鼻疽患者中发现针对 LPS 2 的高浓缩抗体有改善存活的作用。

类鼻疽伯克霍尔德菌产生一种高水合多糖包被囊,为一种重要的毒性决定因子,帮助形成一种黏质物。该囊有助于微小菌丛形成,微小菌丛在囊内得到保护,免于抗生素穿透及遗传显性改变,导致该小菌丛变异对抗生素敏感性降低。研究发现对该菌表多糖产生被动免疫抗体的鼠类,感染后的致命性伤害有所减低。

二、临床表现

类鼻疽病潜伏期一般为 3~5 d,也有少数患者在感染数年后发病,即所谓"潜伏型类鼻疽",甚至达 20 年以上。临床上有急性败血症型、亚急性、慢性及亚临床型。

急性败血症型类鼻疽常发生于糖尿病患者,临床表现有寒战、高热、气喘、胸痛、腹痛、肌肉疼痛、咳脓血性痰;病菌全身性播散,主要位于肺、肝、脾和淋巴结内。急性败血症患者常伴多处化脓性损害,多个小脓肿可融合,不同部位脓肿产生各自症状和体征。慢性型患者最常侵犯肺部和淋巴结,中心坏死,周边有肉芽肿形成。

类鼻疽病病情一般较重,如不及时治疗,病死率很高。亚急性或慢性类鼻疽典型表现类似结核病的肺叶空洞。肝、皮肤、骨和软组织可被侵犯,易形成窦道。

类鼻疽可以是一种慢性消耗性热病,偶有周期性缓解。类鼻疽常仅有血清反应阳性的无症状感染。迟发病例常由诱发因素激发,如糖尿病、肝硬化、地中海贫血、酒精中毒、慢性肾脏疾病、前列腺疾病、恶性肿瘤、营养不良以及由疾病或药物引起的免疫抑制等。治疗后复发率大致为 10%~13%,缓解期可长达 10 年以上。

三、影像学研究

肺部感染是类鼻疽最常见临床类型。

类鼻疽肺部影像学表现:X 线胸片呈两肺弥漫性斑片状模糊影,部分融合呈大片状;X 线胸片及 CT 均见以肺叶或肺段为单位大片致密阴影,密度均匀,以叶间胸膜为界,CT 清楚显示"空气支气管征";X 线胸片显示以肺门为中心,向周围肺野呈放射状分布条状模糊影;X 线胸片示单或双侧肺门增大模糊,CT 示肺门影增大,并见"空气支气管征";

CT 显示双侧肺野多发结节状影,大小不等,边界清楚;X 线胸片显示厚壁环形透亮影,CT 示病灶内溶解液化更清楚,表现为单发厚壁空洞,其内见液平面或多发厚及薄壁空洞,厚壁空洞内有较长液平面或无液平面;薄壁空洞内未见液平面;其次是多发结节影中央分别可见一小点状低密度影,在大片致密阴影中见多发不规则透亮影,呈类圆形、条形或方形,似"虫蚀"状;X 线胸片及 CT 示双或单侧肺区斑片状、颗粒状影,上肺病变类似结核;胸腔积液,气胸、液气胸影像表现。

上述肺内病变,特别是发生在上肺的病灶与结核很相似,常误诊为结核。在流行区糖尿病患者出现类似结核肺部表现,要警惕类鼻疽感染的可能。

肺内多发结节灶是急性败血症型类鼻疽典型表现,也是其他类型细菌性败血症的共同特点。应当注意的是在较早期位于胸膜下散在小结节胸片往往不易显示而被忽略,5 mm 层厚无间隔全胸 CT 扫描可清楚显示胸膜下小结节灶。以上主要针对疫区或有疫区接触史的患者。类鼻疽急性肺部感染有时发展迅速,24~48 h 内从肺内少量小结节灶扩展成两肺弥漫性病变,预后极差。

类鼻疽肺外影像学所见,器官单发或多发脓肿:肝脏脓肿:超声呈低回声,CT 平扫呈低密度影,增强门静脉期呈环状或蜂窝状低密度影,边缘强化。脾脓肿:超声示脾内多发占位,呈多发低回声液性暗区,CT 示单发或多发环形强化灶。眼眶脓肿:CT 平扫见眶内软组织密度影,边界模糊,周围脂肪间隙模糊,增强扫描呈环形强化。腰肌脓肿:超声示腰肌呈不规则混合性低回声区,边界欠清,内见黏稠液性暗区,后方回声增强,CT 平扫示腰肌肿大,中间密度减低,增强扫描呈环形强化。腮腺脓肿、前列腺脓肿:平扫呈低密度肿块,增强扫描呈环形强化。有学者认为超声和 CT 发现肝和脾同时出现多发性散在小脓肿病灶高度提示类鼻疽脏器感染。

骨骼肌肉感染:颅骨骨髓炎并颅内外脓肿:CT 平扫示颅骨骨质溶骨性破坏,头皮组织肿胀,硬膜外梭形低密度影;X 线平片示头皮肿胀及骨质改变。

腰椎骨质破坏:平片可见椎体不同程度增生及破坏,腰大肌肿胀,CT 示骨质破坏及增生更清楚,腰大肌脓肿与上述部位软组织脓肿类似。

长骨骨髓炎:平片或 CT 示胫骨或其他骨骨质增生破坏,骨膜增生,软组织肿胀。骨核素扫描吸收值增加;MR T_2WI 上骨髓呈高信号,T_1WI 呈低信号。

关节化脓性感染:膝关节最多见,其次尚有踝关节、肩关节、髋关节及足部小关节等。X线平片可见关节周围软组织肿胀,关节腔内渗出,关节周围骨质疏松。关节周围脓肿CT示中央低密度周边强化软组织肿块;MR T$_2$WI上脓肿信号高于肌肉,T$_1$WI呈低信号,增强扫描呈周边强化。

颅内感染:表现有脑脓肿、脑炎、脑膜脑炎、硬膜外积脓等以及静脉窦血栓形成(继发于鼻窦感染、脑脓肿、脑膜炎),典型病变CT、MRI均能很好显示。感染轻微者CT表现可正常。MRI发现中枢神经系统异常敏感性高。

动脉瘤:类鼻疽感染性动脉炎所致,较少见。MSCTA可以清楚显示动脉瘤、动脉夹层、动脉炎等异常,明确病变的部位、范围、大小、形态以及与邻近器官的关系。MRA、DSA也能清楚显示病变。MSCTA损伤性小,检查时间短。

假性动脉瘤:由类鼻疽引发假性动脉瘤少见。CTA、MRA及DSA均能很好显示病变,CTA三维成像对显示血管壁钙化、破口、血肿以及血肿与周围关系更具优势。

其他部位感染:心包积液、膀胱感染等。影像学表现与这些部位一般性致病菌感染所见大致相同。

诊断:类鼻疽诊断主要基于细菌培养或血清学试验,从体液分离培养类鼻疽杆菌仍然是诊断的金标准。血液学与生物化学所见与其他原因所致细菌性败血症相同,但常常仅注意到基础性诱发因素,如高血糖或肾脏损害。

从感染部位或血液中易于培养出类鼻疽伯克霍尔德菌。与痰培养对比,咽喉拭子敏感性为90%,它对于儿童及虚弱不能咳出痰者有重要价值。培养物需放在血平板和Ashdown选择性培养基中生长。从感染部位伤口取出的拭子也要置于一种选择性预先孵化的肉汤中。菌落通常24 h可以看见,平均获得阳性培养结果的时间是48 h。通过自动系统,buffy-coat直接板培养或溶解离心器的作用可以缩短所需时间。然后做针对LPS或表多糖的多克隆或特殊的单克隆抗体的乳胶凝集试验可以得到确切

证实。与细菌培养相比,感染的痰、尿、脓直接免疫荧光显微镜法特异性为98%,敏感性为70%,可在30 min内做出诊断。

快速诊断十分重要,因为在亚洲流行地区对败血症通常提供的抗生素治疗,如青霉素、庆大霉素对类鼻疽无效。而类鼻疽败血症患者如不能得到及时有效的治疗,死亡率非常高。如不经治疗,急性败血性类鼻疽的病死率可高达65%~90%。携带病菌者临床上会出现症状,类鼻疽伯克霍尔德菌具有特征性生物化学特性,它的菌落特殊的形态学特征在Ashdown培养基和抗生谱可得到证实。直接血清学试验可进行补体结合反应或血清凝集反应。这些方法以往广泛应用,但它们缺乏特异性,检测出的抗体直接针对LPS,它有助于类鼻疽低发地区排除类鼻疽或辅助诊断,但在流行区,大多数人群具有血清学阳性结果,其价值不大。

治疗:本病无特殊治疗方案,大多需大剂量、长疗程的联合治疗。抗生素治疗需根据药敏试验确定。据最新文献记载,头孢他啶(Ceftazidime)+甲氧苄啶(TMP)/柄曲霉素(SMC)vs(定量溶液)与头孢哌酮/舒巴坦(cefoperazonesulbactam)治疗类鼻疽可有效降低死亡率。首先静脉给予Ceftazidime 10~14天,接着一个较长期的口服TMP-SMX。患者对抗生素治疗的反应缓慢,发热平均9天减退。对抗生素产生耐药性的发生率各地不一,一般为2.5%~16%。虽然经过20多年的研究,但治疗的效果仍不够理想;其次是该病复发率高,不易根治。

综上所述,类鼻疽感染影像学与临床表现纷繁复杂,类似各种急、慢性感染,有"大模仿家"(the great imitator)之称,误诊率及死亡率高,特别是当出现败血症时。因此,流行区遇有临床上有持续高热等中毒表现患者,如胸片阴性,应行胸部CT扫描,根据CT结果决定快速细菌学检查,力求达到早期诊断,早期治疗,尽可能减少死亡率。亚急性、慢性类鼻疽患者治疗后需要长期跟踪监控,包括影像学与细菌学随访观察,尤其是糖尿病患者,易诱发急性败血症。

第六节　肿块状肺脓肿

详见本书本卷第五篇·第十一章·第一节《肿块状肺脓肿》。

第七节 类鼻疽肺脓肿

超声检查用于评价胸膜为基底的肺部阴影已有报告。一个胸膜为基底的实质性肺脓肿，与一个胸膜腔液体积聚，用超声进行鉴别常有困难，脓胸与肺脓肿区别也甚难。Landay & Conrad 曾专门讨论超声检查时肺脓肿伪似脓胸问题。

Carruthers（1981）报告一例 29 岁男性病人，发烧、咳嗽和咯血，胸片发现左肺门周围浸润伴左上叶空洞，疑为厌氧菌脓肿，用青霉素治疗，最初临床症状改善，以后病情恶化，照片示广泛左上肺叶浸润伴存空洞。骨核素显像见全身关节皆有骨质吸收。该病人死于一次咯血之后。血培养有类鼻疽单胞菌生长。此菌是一种在东南亚泥土和水中广泛存在的细菌，是类鼻疽的病原菌。与肺结核相似，类鼻疽可急性发病，也可在几年后发病。类鼻疽可表现为肺脓肿，因为细菌学鉴别困难，常发生误诊。

此外，巨大肺脓肿如发生在左肺基底，X 线表现颇似胃泡，如不留心，也易误诊。

第八节 吸入性肺部感染

详见本书本卷 本篇·第一章《肺部感染》。

第九篇　肺弥漫性疾病

第一章　部分肺弥漫性疾病

第一节　弥漫性肺肿瘤的 CT 诊断与鉴别诊断简介

弥漫性(或广泛性)肺部肿瘤并不多见,迄今尚无确切的定义,多见于影像学的描述,表明病灶数目多或者病变分布范围广。为讨论方便,此处暂时将其规定为肺野内病灶数目几乎数不清,或每侧肺野内病灶数目多于 10 个,或两肺各叶段内均可见到病变分布者。

从临床角度看,弥漫性(或广泛性)肺部肿瘤几乎均为恶性,依据起源和病理性质,可将其分为原发于肺的弥漫性支气管源性肺癌和继发于肺外其他部位恶性肿瘤的广泛性肺转移。

需要与弥漫性肺肿瘤鉴别的非肿瘤性疾病众多,确诊往往需经各种途径的组织病理学方法或经临床治疗随访方可完成。

一、原发性弥漫性支气管源性肺癌

细支气管肺泡癌:肿瘤起源于肺泡或呼吸性细支气管的 Ⅱ 型肺泡细胞(Clara 细胞)及化生的黏液细胞(杯状细胞)。WHO 分类中将细支气管肺泡癌归属于腺癌的一个亚型,但不论临床表现还是组织发生及形态特征均与一般腺癌不同,因此将其作为独立存在的一个类型具有实际意义。细支气管肺泡癌的组织学诊断必须满足以下条件:①肿瘤细胞生长于原有肺泡壁上,肺泡结构基本保持,或呈乳头状突入肺泡腔内;②癌细胞大多分化好,呈立方或柱状,大小和形态一致,多为单层如鞋钉或灯泡样挂在肺泡壁上,分裂象少见;③肿瘤的肺泡间质通常无促纤维形成反应,故肺泡壁一般不增厚或轻微增厚。依据病灶数目、形态及影像学表现,可将细支气管肺泡癌分为孤立性结节型、弥漫性结节型和肺炎样改变型,此处主要讨论后二者,不讨论孤立结节。

弥漫结节型:多数为类圆形结节或"腺泡"结节,大小较均一,直径 5~15 mm,边缘欠光整,以胸膜下肺实质内分布或支气管血管束周围分布。

支气管肺炎型:类似肺炎各期的表现,例如支气管血管束增粗、紊乱,范围不一的磨玻璃密度影,面积大小不一的肺实变灶等。常见支气管"枯枝征",支气管"袖套征",支气管血管形成的"印戒征"及"血管造影征"。

二、多中心肺癌或肺癌肺转移

多中心性肺癌:临床少见。再多中心恐怕也难以满足弥漫性肺癌的入选标准。通常各病灶之间大小和形态相近,具有原发性肺癌的典型影像学表现。

肺癌肺转移:临床多见,通常可见一个较大的"母"灶,具有单发性肺癌的典型表现;伴两肺弥漫性结节或"子"灶,大小较为均一,具典型转移癌的表现,同时无其他部位恶性肿瘤的依据。

三、弥漫性转移性肺癌

继发于其他部位肿瘤的肺转移,临床并不少见,但表现为弥漫性肺转移者也不常见。根据转移途径不同,转移瘤的表现也有差异,通常经血行肺转移者多表现为结节,经淋巴道肺转移者多表现为肺纹理紊乱和浸润性病灶。以下部位的恶性或潜在恶性肿瘤,可致肺弥漫性转移或浸润。

消化系统恶性肿瘤肺弥漫性转移。包括:肝癌肺转移、胆囊癌肺转移、胃癌肺转移、胰腺癌肺转移、肠癌肺转移等。

泌尿系统恶性肿瘤弥漫性肺转移。包括:肾癌肺转移、输尿管癌肺转移、膀胱癌肺转移、前列腺癌肺转移、阴茎癌肺转移。

生殖系统恶性肿瘤弥漫性肺转移。包括:子宫癌肺转移、卵巢癌肺转移、恶性葡萄胎肺转移、肺子宫内膜异位症、睾丸精原细胞瘤肺转移、乳腺癌肺转移等。

血液淋巴组织恶性肿瘤弥漫性肺浸润。包括：淋巴瘤肺浸润、白血病肺浸润、恶性骨髓增生症肺浸润等。

运动系统恶性肿瘤弥漫性肺转移。包括：成骨肉瘤肺转移、软骨肉瘤肺转移、血管内皮瘤肺转移、血管外皮瘤肺转移、横纹肌肉瘤肺转移等。

其他少见的恶性肿瘤弥漫性肺转移。包括：间叶组织来源的肿瘤、神经组织来源的肿瘤、内分泌组织来源的肿瘤、恶性黑色素瘤等。

四、弥漫性肺肿瘤的鉴别诊断

由于"异病同影"现象的广泛存在，需要与弥漫性肺肿瘤鉴别的非肿瘤性病变非常多见。为讨论方便，根据主要的影像学特征将其分为以下5类，每类又由若干病种组成。

以弥漫性磨玻璃密度影为主的病变。包括：各种微生物性肺炎、外源性过敏性肺炎、（肿瘤治疗）放射性肺炎、虫媒性肺部感染、各种原因的肺水肿、肺出血综合征、特发性间质性肺炎、肺部结缔组织病等。

以弥漫性肺结节为主的病变。包括：血行播散型肺结核、职业性肺疾病、肉芽肿性病变、肺泡蛋白沉积症、肺结缔组织病、支原体性肺炎等。

以支气管血管束紊乱为主的病变。包括：肺淋巴管平滑肌增生症、肺淋巴道转移癌、间质性肺炎、结缔组织病等。

以广泛性肺实变为主的病变。包括：各种病因的肺炎、肺结缔组织病、虫媒性感染、特发性间质性肺炎等。

以支气管扩张或蜂窝样改变为主的病变。包括：肺结缔组织病、特发性间质性肺炎、肺嗜酸性肉芽肿、肺囊性纤维化、肺泡蛋白沉积症、肺淋巴管平滑肌瘤病等。

第二节　弥漫性肺疾病 HRCT 10 个常见征象

详见于本书本卷第一篇·第一章·第三节《弥漫性肺疾病 HRCT 10 个常见征象》。

第三节　肺蜂窝

肺蜂窝为肺内密集分布的与纤维化有关的囊腔，关于蜂窝的病理基础存在不同的观点。

蜂窝是肺间质增生性病变的一种特异性表现形式。蜂窝的出现可以准确地把间质增生性疾病与其他性质的间质病变区分开，为肺间质疾病的鉴别诊断提供帮助，临床上有必要正确认识这一征象以了解肺纤维化的严重程度。

一、蜂窝的 HRCT 与病理对照

蜂窝囊腔形态：一项研究观察 6 例离体肺脏标本，显示大部分囊腔数毫米至 1 cm 大小，类圆形，较大囊腔形态可不规则，这与标本相对应层面的 HRCT 显示一致。仅数毫米大小的蜂窝在标本上显示囊腔形态比较规则，但在 HRCT 上囊腔显示不清晰。

蜂窝囊壁：标本与 HRCT 均显示蜂窝间隔厚薄

不一，多为 1~3 mm，少数间隔可达 1 cm。显微镜下囊腔表面不整，不存在由上皮组织或某单一成分构成的连续的内壁。标本上较厚间隔内存在数量不等的微小囊泡，光镜下显示为融合扩大的肺泡腔。

在 HRCT 上蜂窝间隔显示为不同密度的致密影，在显微镜下观察其内含有肺的固有结构，但几乎所有肺固有结构均发生不同程度病变：肺泡毛细血管减少，肺泡压缩变形，或肺泡壁断裂，囊腔扩大融合，肺泡及间质内炎细胞浸润。肺泡壁及间质内纤维组织增生，呈散在条索状分布。不同间隔纤维成分含量不同，少数间隔主要由纤维组织构成。

蜂窝分布：标本与 CT 均显示蜂窝主要位于下肺野周边部。

二、蜂窝的 HRCT 表现

蜂窝的形态：蜂窝囊壁的厚度取决于囊腔间病

变肺组织的厚度,囊壁各成分构成比例的不同,造成了 CT 上囊壁密度的差别。在 CT 上部分小的蜂窝囊壁不完整,但实际情况可能并不完全如此,因为参照大体标本 -HRCT 对比观察的结果显示:标本上小的蜂窝壁完整,囊腔形态比较规则。造成 CT 显示不准确的原因可能是囊壁太薄,超出了其分辨能力。

Jonkoh 等(1999)认为囊的形成与肺泡壁的破坏,细支气管扩张,狭窄有关,大多数囊腔为扩张的细支气管。

蜂窝的动态变化:随访病例显示蜂窝可以变大,并且增大程度与时间相关。推测囊腔变大的原因为:囊壁内的微小囊腔扩大并与 CT 上可见的较大囊腔融合,致囊壁变薄,囊腔扩大,同时还可造成囊壁断裂,相邻囊腔融合。这种推论在 CT 图像上有可靠的依据:观察蜂窝囊腔增大病例,在同一层面相同肺野内囊腔数目明显减少,囊径变大,囊腔的扩大提示病变在继续发展。

三、不同疾病的蜂窝表现及临床特点

特发性肺纤维化:该组病例蜂窝大小都归为小囊组,这可能与该组病例病程较早,蜂窝增大不显著有关。特发性肺纤维化最大特点是在分布的随机性。磨玻璃密度影及网隔影出现频率很高,这反映了特发性肺纤维化在同一区域存在不同进程病变的病理特点。

慢性支气管炎:蜂窝主要位于双下肺胸膜下,这与慢性支气管炎主要累及双下肺的临床特点相一致。蜂窝伴随肺气肿是其另一重要特征,这反映了在肺气肿基础上并发了肺纤维化的病因。多位作者分别从临床、影像、病理检查的角度证实:慢性阻塞性肺病极易伴发肺纤维化,各级支气管周围均可出现不同程度纤维化,严重者可累及呼吸性细支气管及肺泡壁,致肺泡壁增厚、破坏和间质纤维化,这是慢性支气管炎蜂窝形成的病理基础。

结缔组织疾病肺受累:可能因每种疾病例数较少,该组病例的蜂窝未表现出鲜明的特点,需要增大例数做进一步研究。关于结缔组织疾病肺受累肺蜂窝的发生率,由于不同作者研究对象肺受累程度的差异而有所不同,综合多组研究显示:除系统性红斑狼疮外,其他结缔组织疾病肺受累均可引起肺蜂窝,尤以类风湿性关节炎、原发性干燥综合征为著。

总之,在 HRCT 图像上,蜂窝囊腔为多层簇状排列的类圆形或不规则形含气腔隙,相邻囊腔共壁。病理上囊壁主要由病变的肺固有结构及增生的纤维成分构成,蜂窝形成后不可恢复。慢性支气管蜂窝分布规律性较强,特发性肺纤维化蜂窝在头足位上分布比较随机。

第四节　误吸相关肺部综合征的影像表现

误吸是一种重要但易被忽视的临床病理学表现,是指口咽部或胃内容物被吸入到咽喉腔或下呼吸道。误吸会引起许多疾病,这些疾病会导致不同程度的肺损伤。熟悉掌握这些疾病不同的影像表现,对做出及时、准确的诊断具有重要意义。

此处回顾几种常见的误吸相关性肺部综合征,包括:误吸性感染性肺炎、误吸性化学性肺炎、弥漫性吸入性细支气管炎(DAB)、外源性类脂性肺炎、气道阻塞等,重点讨论和阐述其影像表现和鉴别诊断。

误吸的危险因素及流行病学特征:误吸的主要危险因素包括意识障碍、气道防御功能受损、吞咽困难、胃食管反流病以及反复呕吐。有研究表明,社区获得性肺炎中 5%~15% 的病例与误吸相关,且在健康成人中大约一半会发生隐性误吸,异物误吸最常见于儿童和老年人,尤其是那些伴随不同程度的意识障碍或吞咽功能障碍的病人。误吸性感染性肺炎常见于养老院的病人。误吸性化学性肺炎常发生在有明显意识障碍的病人,也是全身麻醉的并发症之一。

误吸相关肺部综合征:误吸可引起多种肺部综合征,即误吸相关肺部综合征,根据误吸的量及误吸物的性质、误吸的病程缓急、宿主的防御机制以及宿主对误吸物的反应将其分为误吸性感染性肺炎、误吸性化学性肺炎、外源性类脂性肺炎、弥漫性吸入性细支气管炎、异物误吸致气道阻塞、支气管扩张、慢性间质性肺纤维化、闭塞性细支气管炎综合征(BOS)、机化性肺炎等。这些综合征之间虽有重叠,但却是不同的临床疾病,其中误吸性感染性肺炎和误吸性化学性肺炎最为重要及常见,其次为弥漫

性吸入性细支气管炎。

误吸性感染性肺炎：误吸性感染性肺炎指吸入含有病原菌的口咽部分泌物引起的肺部感染，是社区获得性肺炎和医疗机构相关性肺炎的常见形式之一。与化学性肺炎不同，误吸性感染性肺炎的误吸事件的发生通常具有隐匿性，其病程进展相对较缓慢，许多病人会有体质量减轻、贫血、肺脓肿或脓胸等晚期并发症的表现。

误吸性感染性肺炎的影像表现包括肺段或肺叶的气腔实变，伴或不伴有肺炎旁胸腔积液。胸片通常表现为沿支气管分布的斑片影，主要位于两肺的下垂部位。若病人误吸时为仰卧位，典型受累肺段为两上叶后段和两下叶背段；若病人误吸时为直立位，则受累肺段为两下叶后基底段。CT 上最常表现为支气管肺炎，其次是细支气管炎，其分布都有重力依赖性特点，并可在气道内见到误吸的分泌物，这是诊断此病的重要线索。另外，根据误吸物繁殖细菌的性质，可能会形成脓肿、空洞或脓胸。鉴别诊断包括其他原因引起的肺段或肺叶的实变，如社区获得性肺炎、肺挫伤、肺出血或肺梗死。

误吸性化学性肺炎：误吸性化学性肺炎指吸入大量反流的胃内容物引起的急性肺损伤。当大量误吸 pH 值 <2.5 的胃内容物时，引起的肺部综合征称之为孟德森综合征。

肺损伤的严重程度取决于误吸物的量和 pH 值大小。由吸入大量胃内容物引起的化学性肺炎的误吸事件相对明显，通常是急性起病，可进展为急性呼吸窘迫综合征（ARDS），也可能病变 48 h 内消散。然而，也有一些病人的误吸事件发生比较隐匿，如全身麻醉的病人，起初可能只表现为影像上新见的肺部阴影和血氧饱和度下降，病变会在 24~48 h 内进展为弥漫性气腔实变。误吸性化学性肺炎影像表现通常为吸入性细支气管炎、气管及支气管壁增厚伴磨玻璃密度影，呈小叶中心性和支气管血管周围分布。典型的胸片表现包括：双侧肺门周围边缘模糊的实变影，多发斑片浸润以及呈段性或叶性分布的实变影。因为剧烈咳嗽使误吸的酸性液体广泛分布到肺内，病变呈弥漫、双侧、对称性分布，严重时可以进展为弥漫的实变影和急性呼吸窘迫综合征。病变呈弥漫性分布时，需与其鉴别的疾病包括误吸性感染性肺炎、社区获得性肺炎、心源性或非心源性肺水肿、肺出血和急性过敏性肺炎。需与弥漫性吸入性细支气管炎影像表现鉴别的病变还包括食管异常，

如食管肿块、食管裂孔疝或食管内气液平面。

外源性类脂性肺炎：外源性类脂性肺炎是由吸入或误吸动物脂肪、植物或矿物油所引起的肺组织的炎症反应。误吸的矿物油在肺内被巨噬细胞吞噬且聚集在肺泡内，停留在肺泡壁上并通过淋巴管道到达小叶间隔，从而在肺间质内形成异物肉芽肿，随着误吸的反复发生，可进展为肺纤维化，导致肺功能下降，容积减小。

根据病程的急慢性过程，可以将其分为急性外源性类脂性肺炎和慢性外源性类脂性肺炎。急性外源性类脂性肺炎不常见，是由吸入大量以石油为原料的物质引起。常见于儿童的意外中毒，在成年人中，通常见于吞火者（吞火者肺炎），如演员用液态碳氢化合物作为演艺中的引火物，属于化学性中毒性肺炎的一种罕见形式。

由于误吸的碳氢物的化学性质，使其极易通过气道播散并造成支气管黏膜和肺组织的损伤，最终引起急性坏死性细支气管炎和急性坏死性纤维性肺炎。吞火者肺炎的诊断主要依靠病史和影像表现。胸片上可以表现为实变影、边界清楚的结节影、肺膨出、肺不张、胸腔积液或气胸，病变好发于两肺下叶背段。CT 上的表现包括实变影（其内可见含脂低密度区）、磨玻璃密度影以及边界不清的结节影。

慢性外源性类脂性肺炎是由反复少量误吸或吸入矿物油（石蜡、煤油或凡士林），鱼油（鲨烯）及植物油引起的肺部炎症和纤维化，其炎症和纤维化的程度取决于误吸物中游离脂肪酸的量（动物脂肪＞植物或矿物油）。

这种肺炎的总体发生率极低，常见于成年人，特别是长期使用油脂类滴鼻液治疗慢性鼻炎或使用矿物油类物质治疗慢性便秘的病人，也可见于那些在工作地点（与汽油、煤油、和/或其他油类物质接触）长期误吸的工作人员。

影像表现不具特异性，胸片上表现为实变影和边界不清的肿块影，有时可以见到肺纤维化。病变主要分布于基底部和纵隔旁，右中叶常受累。病程早期可表现为小叶中心性或全小叶性磨玻璃密度影，随后进展为肺容积减小和小叶间隔增厚。

最具特征性的 CT 表现为气腔实变或肿块样影中有脂肪衰减区（<-10 HU），此时需与肿瘤相鉴别。HRCT 上最常见的表现包括实变影、磨玻璃密度影、肿块影和小叶间隔增厚。此外，磨玻璃密度影伴小叶间隔增厚（铺路石征）也曾被报道过。

影像表现为局限性实变或肿块样影时，需与肺癌和急性细菌性肺炎或机化性肺炎相鉴别；当表现为"铺路石征"时，需要鉴别的疾病比较广泛，包括肺泡蛋白沉积症、卡氏肺囊虫性肺炎和弥漫性肺泡损伤或出血。

弥漫性吸入性细支气管炎：Matsue 等（1996）将以反复误吸引起的细支气管的慢性炎症为特点的一组疾病称为弥漫性吸入性细支气管炎。有研究表明，弥漫性吸入性细支气管炎最常见于有明确易感因素且有细支气管炎的影像表现（持续性双肺浸润）的青中年病人。

弥漫性吸入性细支气管炎最常见的易感因素为胃食管反流病，其次是药物滥用和吞咽困难。伴有持续性肺部症状的复发性肺炎的病人，抗菌治疗对其无效，此时临床应警惕反复性误吸的可能。

弥漫性吸入性细支气管炎影像表现无特异性，与弥漫性泛细支气管炎的表现相似。典型的胸片表现包括：局限性或弥漫性小结节影及透亮影，气腔实变相对少见，局限性实变影不典型。呼气相 CT 上可以见到段及亚段的气体滞留。HRCT 上表现为小叶中心性微结节及树芽影，反映了由反复误吸引起的以细支气管为中心的慢性炎症。

与哮喘不同的是，这些病变常分布于两肺下叶或两肺的下垂部位。其他相关的影像表现包括：食管肿块、食管裂孔疝或食管内气 - 液平。

鉴别诊断的疾病比较广泛，包括由其他因素引起的小气道疾病，如感染性细支气管炎、弥漫性泛细支气管炎、囊性纤维化、变应性支气管肺曲菌病和胶原血管病。一些特征性的临床表现，如关节炎或慢性鼻窦炎，再结合支气管扩张和黏液栓塞的影像表现，有助于缩小此病的鉴别诊断的范围。

异物误吸：异物误吸最常见于儿童，牙齿和食物是最常见的误吸物。成人发生异物误吸通常伴有意识或吞咽功能障碍，此类病人最常误吸半消化的蔬菜颗粒，如豆类（豌豆、扁豆或蚕豆），引起的肺炎称之为扁豆误吸性肺炎，属于肉芽肿性肺炎的一种。误吸入较大异物时，可发生中心气道的阻塞，从而出现窒息猝死；当误吸的异物较小时，可进入远端支气管，此时病程进展会比较缓慢，最终会出现局灶性肺部炎症的表现，如阻塞性肺不张。

胸片通常表现为叶性或节段性肺不张或肺过度充气。据文献报道，80% 异物误吸病人的胸片未见确切异物征象。相对于胸片，CT 对于病灶细节的显示，从而确定吸入物的类型和所在位置具有一定的优越性。CT 上可以见到支气管内异物，此时需与支气管内恶性肿瘤相鉴别：呼气相 CT 上，受累肺段（叶）内可出现气体滞留。当病程迁延致慢性支气管梗阻，CT 上可出现实变影（阻塞性肺炎）伴支气管扩张。成人扁豆误吸性肺炎在胸片上表现为小结节（直径 1~3 mm）或网状影，当结节较大（直径约1cm）时，表现类似于转移性病变。HRCT 上，扁豆误吸性肺炎表现为小叶中心性结节，伴或不伴有树芽征，此时需与弥漫性吸入性细支气管炎相鉴别。其他 CT 表现包括一侧的气体滞留、梗阻后性肺不张、复发性肺炎、支气管壁增厚、支气管扩张以及伴或不伴有胸腔积液。

其他误吸相关肺部综合征：支气管扩张症是指由于支气管壁的损伤造成支气管径不可逆性增宽，常见于支气管梗阻合并感染的病人。据文献报道，4%~8% 的非囊性纤维化支气管扩张症病人（儿童更多见）是由于误吸造成的，但其机制尚不明确。机化性肺炎可以由多种病因造成，其中常见且可能被漏诊的病因就是误吸。病变多分布于两肺的基底段和外周带，或是沿支气管血管束分布。具有提示性意义的影像表现为"反晕征"（又称"环礁征"）。

近乎淹溺（near-drowning）：指淹没于水中引起能严重窒息但并未致死。由于水的渗透作用可致严重的肺功能不良和肺水肿，其严重程度取决于吸入水的量。病人是否出现肺炎取决于误吸水中含有的微生物成分。轻者影像表现为肺门周围的磨玻璃密度影，严重时进展为弥漫的肺部实变影。

综上所述，误吸可以引起一系列的肺部综合征。一些误吸具有特征性的影像表现，如：吸入性（感染性）肺炎常发生于吞咽困难的病人，常表现为局灶性下垂部位的支气管肺段的浸润；吸入性（化学性）肺炎常在误吸胃内容物后引起，胸片可迅速出现实变影，片状或斑片状，好发于两肺下垂部位。CT 可对吸入异物引起气道和肺实质炎症及其相关并发症的整个疾病过程及累及范围进行全面的评估。因此，熟悉掌握以上综合征的影像诊断及鉴别诊断，结合病人临床资料，对疾病做出准确诊断，以指导临床诊疗、挽救病人生命具有重要意义。

第二章　关于间质性肺疾病

请详见本书本卷第七篇·第五章《关于间质性　肺疾病》。

第三章　肺真菌病

请详见本书本卷第八篇·第五章《肺真菌病》。

第四章　肺朗格汉斯细胞组织细胞增生症

第一节　肺朗格汉斯细胞组织细胞增生症

肺朗格汉斯细胞组织细胞增生症是一种少见的慢性弥漫性肺部疾病，以网状内皮细胞增生为特点，多见于年轻嗜烟患者。临床上常因对该病的认识不足而误诊，且患者常常合并难治性气胸，需要进行胸膜粘连术。

肺朗格汉斯细胞组织细胞增生症是朗格汉斯细胞组织细胞增生症的一种特例。1987年，国际组织细胞学会将以朗格汉斯细胞异常增生和浸润为特征，包括组织细胞增生症X在内的一组疾病统称为朗格汉斯细胞组织细胞增生症，1997年对该组疾病进行了分类。

由于肺朗格汉斯细胞组织细胞增生症，不同于全身多系统朗格汉斯细胞组织细胞增生症肺部受累，病变局限于肺组织，且病变结节为非克隆性，对患者的危害相对较轻。因此，国际组织细胞学会将肺朗格汉斯细胞组织细胞增生症作为朗格汉斯细胞组织细胞增生症的一种特例进行分类。肺朗格汉斯细胞组织细胞增生症，又名肺嗜酸性肉芽肿，好发于中青年人，男女比例接近，约60%患者仅累及肺部；病因和发病机制至今不明。与全身多系统朗格汉斯细胞组织细胞增生症相比，大多数肺朗格汉斯细胞组织细胞增生症预后较好，早期发现和早期戒烟及有效治疗对于预后至关重要。肺朗格汉斯细胞组织细胞增生症病理上分为3期：富细胞期（早期），增生期（中期）和愈合或纤维化期（晚期）。

一、病理学

研究显示，肺朗格汉斯细胞组织细胞增生症病变仅累及腺泡范围内的细支气管，最常累及终末细支气管和呼吸性细支气管。肺朗格汉斯细胞组织细胞增生症的肉芽肿反应首先侵犯细支气管壁的内皮及管壁结构，继之形成细胞性肉芽肿，随之形成早期纤维化改变，最后形成晚期瘢痕。

病变发生后，沿细支气管向远近两个方向发展，围绕管腔形成一个连续的鞘状结构，且病灶内包含不同发展阶段的病变。因此，严格来说，病灶是长形结构，而非球形结节。

当病变起源于细支气管末梢时，肉芽肿病变常常填塞中央气道形成结节病灶，伴有纤维瘢痕时则形成特征性的星芒状结节。因此星芒状结节并非代表病灶的早期阶段，很有可能是病灶晚期完全纤维化的小瘢痕结节。当病变起源于细支气管近端气道时，则常形成厚壁囊腔。介于两者之间的病灶多表现为"空洞"结节。因此厚壁囊腔与"空洞"结节常无明确的界限。"空洞"结节中央的"空洞"实际上为残存的气道，而非坏死性"空洞"。

厚壁囊腔的直径往往大于正常细支气管的管腔，原因在于受累细支气管壁的破坏、管腔的阻塞性扩张或邻近分叉的两个细支气管病变中央气道融合。肉芽肿病变阻塞末梢气道时，可引起远侧肺部阻塞性扩张形成薄壁囊腔，由呼气时阻塞远侧肺腔内的压力增大所致。

不规则形囊腔的形成原因很多，包括病变细支气管壁的破坏、管壁肌肉缺失及腔内的炎症，邻近分叉的两个细支气管病变中央气道融合，相邻的呼吸性细支气管及肺泡管受累病灶融合，多个相邻薄壁囊腔的融合，以及邻近肉芽肿病变纤维化牵拉作用等。

因此，不规则形囊腔的囊壁可厚薄不一，或者显示不清。肉芽肿病变可发生于腺泡内的所有细支气管，使整个腺泡表现为结节病灶，此时结节病灶稍大，多个相邻的腺泡结节病灶融合时结节可更大。

大体病理上,早期表现为肺内多发结节,直径1~10 mm。进展期结节融合,呈不规则纤维化区,含大小不一囊肿;时间较长的病变类似进展期特发性肺纤维化(IPF)。组织学上细支气管周围病变内找到朗格汉斯细胞。

二、临床表现

肺朗格汉斯细胞组织细胞增生症罕见,在肺部慢性弥漫性病变患者中的比例不超过5%。致病原因尚不明确。研究表明,吸烟与肺朗格汉斯细胞组织细胞增生症有显著相关性,95%的患者有吸烟史。从幼儿到青年均可发病,好发年龄20~40岁。男性多于女性。

常见的症状为发热、乏力、体重减轻,晚期以咳嗽、胸痛、呼吸困难为主。临床上可有非特异性呼吸道病程,常以自发性气胸为首发症状。一些学者指出,临床症状往往较轻,包括呼吸困难、咳嗽、胸痛等,约25%患者无症状。

60%的肺朗格汉斯细胞组织细胞增生症病例局限于肺,20%累及骨,另20%可累及包括皮肤、淋巴结、肝、肾、脾、甲状腺、中枢神经系统等多个脏器。

一组9例患者均有活动后气促,平均年龄24.3岁。10%~20%的患者可出现自发性气胸,常见于青年男性,可以是双侧先后或同时发病,58%的患者反复发作,胸膜粘连术可有效减少自发性气胸的复发。该组9例患者中,7例出现了自发性气胸,其中4例反复发作且表现为难治性,自发性气胸的发生率明显高于文献报道。基于这些患者HRCT影像上薄壁囊腔多发(8/9例)的特点,有作者认为我国肺朗格汉斯细胞组织细胞增生症患者可能更易发生自发性气胸。肺朗格汉斯细胞组织细胞增生症的确诊有赖于开胸活检,因为病变多呈局灶分布,结节直径一般<1 cm,经支气管镜肺活检常难以诊断。胸部HRCT检查指导下的开胸肺活检更有助于病理确诊。该组9例中6例进行了开胸活检,均获得病理确诊,2例经纤维支气管镜穿刺活检均未获得病变组织,因此,开胸活检对疾病的病理确诊至关重要。某些文献报道吸烟严重的成年患者胸部CT表现为结节及囊性病灶实际上已可做出本病的初步诊断。

三、影像学研究

多数肺朗格汉斯细胞组织细胞增生症有胸片异常。疾病早期表现为两肺对称分布的小结节,直径1~10 mm,边缘不规则。数目由3~4个至难以计数。主要分布于中上肺野,近肋膈角的肺底区不受累。肺体积正常或增大。结节进展或完全吸收,偶可发生空洞。进展后呈网状结节样,为不可逆病变。终末期呈粗糙网状阴影、蜂窝肺。气胸为相对常见的并发症,也可为本病首发表现。HRCT表现反映本病大体所见。典型HRCT表现为结节→空洞性结节→厚壁囊肿→薄壁囊肿→囊肿融合的演变过程,反映了本病的组织学变化特征。其中最常见表现为囊肿和结节并存,囊肿间隔以正常肺实质。

囊肿和结节并存:肺朗格汉斯细胞组织细胞增生症特征的表现是囊腔(71%~100%)和结节(60%~82%),影像学检查,尤其是HRCT检查,对于确诊本病有重要意义;如果吸烟多的成年人行CT检查同时发现肺内囊腔与结节,可以直接得出肺朗格汉斯细胞组织细胞增生症的诊断。不规则形的囊腔对于肺朗格汉斯细胞组织细胞增生症的诊断和鉴别诊断有重要意义,其成因可能是多个囊腔的相互融合,或者本身就是扩张的厚壁支气管。囊腔属不可逆病变,即一旦形成将持续存在。

与囊腔的不可逆性不同,结节是可逆的,经过戒烟和积极有效的治疗,结节可以减少甚至完全消失。结节的另一特征是随着时间的推移可发生退变,起初密度均匀,随后可出现空洞,最后可演变为囊腔。该组1例减少吸烟量后复查,发现部分空洞又转为实性结节,是否为本病结节的另一特征,还有待影像与病理学的进一步研究证实。

HRCT特点:HRCT对肺朗格汉斯细胞组织细胞增生症的诊断具有突破性价值,是目前对可疑肺朗格汉斯细胞组织细胞增生症患者的主要检查方法。与胸部X线平片比较,HRCT具有明显的优势,可更好地显示病灶的形态及分布。肺朗格汉斯细胞组织细胞增生症在HRCT上具有特征性。表现为星芒状结节、"空洞"结节、厚壁囊腔、薄壁囊腔及不规则形囊腔。

肺朗格汉斯细胞组织细胞增生症的HRCT特点是:在疾病早期,病变主要位于上叶,膈顶较少受累,可见多发的形态不规则的结节及空心结节,结节和空腔的大小常不均一,肺容积不缩小。系列HRCT可以看到疾病的进展过程,即空心结节逐渐演变成空腔并最终融合。这些形态奇特的空心结节有时类似扩张的支气管,但缺乏扩张支气管的连续性和节段性。25% 的患者可并发气胸。

典型的影像改变:该病典型的影像改变有以下特点:早期双肺出现边缘模糊小结节和网状阴影,以上中肺叶多见;随病情的发展,双肺出现网格状病变并形成纤维化;晚期双肺以气囊蜂窝肺为主,囊壁厚薄不均,可 <1 mm 或 >1mm,胸膜下常无明显病变。

结节为小叶中心性,多数直径约 1~5 mm,部分稍大,结节边缘不规则呈星芒状。"空洞"结节表现为星芒状结节中央可见点状透亮影。

厚壁囊腔多数直径 5~10 mm,有明显增厚的囊壁,囊壁厚薄不一,部分囊壁呈点状结节增厚或棘状突起样改变。薄壁囊腔为圆形,直径为 10 mm 左右,部分稍大直径可达 20 mm,囊壁纤细或显示不清。不规则形囊腔形态不一,大小不一,可为卵圆形、双叶形、四叶形、分支形及不规则奇异形;囊壁厚薄不一,可明显不均匀增厚,也可纤细或显示不清。

病灶呈局灶性,数量不等,间隔以正常的肺组织。两上肺病灶较多见,两下肺病灶较少,特别是两侧肋膈角处相对较清晰。不同形态的病灶常混合存在,或以某种形态的病灶为主。纵隔淋巴结增大及胸腔积液少见。

一组 9 例患者均可见到上述 5 种典型的病变形态,间隔以正常的肺组织。除 1 例以结节病灶、2 例以囊性病灶为主外,余 6 例均表现为多种病灶形态的混合存在。部分结节病灶显示为长形结构,根据本病的病理基础,有作者认为可能是本病的特征之一。

该组 9 例中 8 例均可见较多薄壁囊腔;一些学者收集 11 例患者中,2 例仅表现为囊腔,8 例囊腔与结节病灶并存,其中 4 例以囊性病变为主;因此,有学者认为我国肺朗格汉斯细胞组织细胞增生症患者可能更易形成囊性病变,自发性气胸的发生率也可能更高。

该组中 1 例患者病灶纤维化明显,部分囊腔壁呈"火焰"状改变,根据本病的病理基础,该作者认为这可能是本病的另一特征。

9 例中 4 例病灶以两上肺多见,且较多囊性病变,余 5 例全肺均可见到广泛分布的病变,但其中 3 例两上肺囊性病变多见,结节病灶多见于两下肺,因此该作者认为囊性病变更多于两上肺可能是本病的又一特征。

早期的研究认为 HRCT 上的不同病变形态,可反映疾病的不同发展阶段。结节病灶及"空洞"结节代表病变发展早期,继之出现厚壁"空洞"、薄壁"空洞"。结节病灶及"空洞"结节可自愈消失,而囊性病变则长期存在或增大。病变严重者发展到晚期可引起肺间质纤维化和蜂窝肺。

但 Soler 等(2000)研究对此提出疑问,认为囊性病变仍然包含急性炎症肉芽肿反应,并不表明病变处于晚期,因此以 HRCT 上的病变形态评价疾病的发展阶段应当谨慎。该组 1 例患者 HRCT 上囊性纤维化明显,但病理检查仍显示明显的急性肉芽肿反应支持了这种观点。

Kambouchner 等(2002)采用连续切片的方法研究了肺朗格汉斯细胞组织细胞增生症的发病部位及不同病变形态的形成机制,揭示了 HRCT 上不同病变形态的病理基础,证实了 Soler 等(2000)的观点。

由于病变仅累及腺泡内的细支气管,因此,病变之间的肺实质往往正常。Kambouchner 等(2002)据此认为肺朗格汉斯细胞组织细胞增生症实质上是一种细支气管炎症,而非肺间质性病变。肺朗格汉斯细胞组织细胞增生症中晚期,肺野内可逐渐出现小叶间隔增厚、小叶内网状影等间质性改变,末期甚至形成蜂窝肺。但目前多数学者认为,间质性改变属于本病的少见表现。肺朗格汉斯细胞组织细胞增生症气胸的发生率约为 16%,并且可演变为难治性气胸,甚至可致患者突然死亡,其原因为囊腔破裂所致。HRCT 有时可显示破裂的囊腔与气胸带相通。

少见征象包括:空洞性结节、网状改变、磨玻璃密度、淋巴结增大、胸腔积液。以上表现根据病期不同而异:早期以结节为主,进展期囊肿为主。结节边缘不规则,密度均一或中心低密度,随访结节数目逐渐减少。囊肿可呈圆形、卵圆形或奇异样外观如双叶形、四叶形或分支状,可能系邻近囊肿融合所致,反映病变细支气管周围分布的特征。囊肿可以为薄壁、厚壁或呈结节状。随病变进展,上述病变典型的以中上肺分布为主的分布特征无变化,在冠状重组图像上更易显示。该例胸片为网状结节样改变,HRCT 上囊肿与结节并存,病变以中上肺分布为主,为典型表现。

四、鉴别诊断

肺朗格汉斯细胞组织细胞增生症主要表现为结节、囊性病灶及病灶纤维化改变,典型者诊断不难。肺朗格汉斯细胞组织细胞增生症早期应与表现为结节的疾病鉴别,根据结节的解剖分布可缩小鉴别诊断范围。肺朗格汉斯细胞组织细胞增生症典型表现为小叶中心结节,不同于结节病、矽肺、痛性淋巴管炎、粟粒性肺结核和转移瘤等的结节。此外病变分布特征、吸烟史,职业及环境因素均有助于鉴别。

但病变以囊性病灶为主时, HRCT 上须与肺淋巴管肌瘤病、局灶性肺气肿、肺间质纤维化、卡氏肺囊虫肺炎和支气管扩张等鉴别。

结节病:结节病晚期可表现为肺内的多发结节及间质纤维化,但结节病多数有两侧肺门淋巴结肿大。矽肺的结节常大小不一,且常常较大,有明确的职业病史。转移癌多数有原发肿瘤病史。最重要的一点在于肺朗格汉斯细胞组织细胞增生症的结节为小叶中心性结节,而结节病、矽肺及转移癌的结节分布于淋巴管周围可作鉴别。

肺淋巴管肌瘤病:肺淋巴管肌瘤病具有特定的发病人群为育龄期妇女,属于弥漫性肺实质疾病的一种。病变为双肺弥漫性分布,上、下肺野病变差异不大,囊腔多为圆形,壁薄均匀,不规则形囊腔少见。囊壁非常纤细,且均一,直径一般在 5~15 mm,也可见较大的囊腔,常为多个小囊融合而成。与肺气肿不同,即使肺内的囊性病变非常弥漫,肺血管却基本保持正常而没有明显的变形扭曲。

而肺朗格汉斯细胞组织细胞增生症男性发病多于女性,病灶多数以两上肺为著,且囊壁厚薄不一,可呈不规则形。局灶性肺气肿无明显囊壁可作鉴别。

肺间质纤维化:本病两肺广泛病灶纤维化明显时须与肺间质纤维化鉴别。特发性肺间质纤维化的囊腔多位于胸膜下及两下肺基底段区域,囊变与周围网状结节影并存,小叶间隔增厚,同时伴有肺容积缩小,邻近肺实质常见毛玻璃样密度增高和肺结构扭曲,多表现为蜂窝肺。而肺朗格汉斯细胞组织细

胞增生症的囊腔多见于两上肺,部分囊壁呈"火焰"状或"太阳光芒"样改变,周围肺实质多正常。

原发性肺间质纤维化:病变以胸膜下、肺底分布为主,肺体积缩小,其囊肿周围肺实质多有异常如磨玻璃密度、结构扭曲,而肺朗格汉斯细胞组织细胞增生症囊肿周围为正常肺组织,中上肺病变为著,肺周围区、中央区病变分布均等;

肺气肿:是终末细支气管的异常、持久性增大,伴有气腔壁的破坏而一般没有纤维化的一种肺部状态,表现为肺泡的固有结构破坏并丧失。HRCT 上血管纹理的稀疏往往是肺气肿的较特征性表现。肺气肿代表肺结构破坏,囊肿无壁。

囊性纤维化:在中国人中比较罕见,常被误认为是以囊性病变为主要表现的疾病。但患者的 HRCT 却常表现为中心性支气管扩张,以"双轨征"及"指套征"最为常见,到晚期方以囊性支气管扩张为主,与特发的支气管扩张症难以鉴别。

囊性支气管扩张:由柱状及囊柱状支气管扩张进展而来。在 HRCT 上囊壁常常增厚,有分支状特征,且有较明显的按肺叶、段分布的特点。

预后:多数患者戒烟后病情稳定。皮质激素对部分病例有效,终末期病变需肺移植。本病多数预后好,50% 临床及影像学表现稳定,25% 自行消退,25% 进展为弥漫囊性病变、肺毁损,可死于肺功能不全或肺动脉高压。少数罹患肺癌。

肺朗格汉斯细胞组织细胞增生症病理诊断的依据是病灶内浸润的组织细胞中含有病理性的朗格汉斯细胞。朗格汉斯细胞在光镜下可见到有皱褶的不规则囊状核,在电镜下可见胞质内 Birbeck 颗粒。免疫组织化学染色示膜表面 CD1a 抗原、CD68 抗原、S-100 蛋白、1a 样抗原和膜结合的 ATP 酶等阳性。

第二节　肺朗格汉斯细胞组织细胞增生症自行消退

肺朗格汉斯细胞组织细胞增生症,也称为肺组织细胞增生症 X,是一种原因不明的含有大量朗格汉斯细胞的肉芽肿,可侵犯和破坏远端细支气管的肺部疾病。早期朗格汉斯细胞组织细胞增生症在病理上主要是由朗格汉斯细胞大量聚集并伴有炎症细胞的肉芽肿,这种红色肉芽肿的中心常有相当于残

留细支气管的小囊状改变。在 CT 上表现为有或无小透亮影的结节,随着病情的发展肉芽肿中心出现空洞,此时病变仍然属于炎性改变,在病理上为(属于)"活动性",以后炎性细胞减少,纤维增多,形成含纤维的囊状影,此时病变已不可逆。

一组 2 例在开胸活检后的病理上都见到含有大

量朗格汉斯细胞,并有阳性组织化学染色结果的支持。初诊时 CT 均表现为有或无小空洞的结节影,在病理上也均应属于"活动性"病变,因此存在不治疗或治疗后吸收消散的可能。肺朗格汉斯细胞组织细胞增生症的影像表现和病理过程常有差异,根据病变早期的影像表现很难预测其预后。在不做治疗的情况下 50% 病例临床和影像表现稳定,25% 病例病变有消退,小部分病例预后不佳,发展为肺实质内弥漫囊状及大泡状影,最终纤维化导致呼吸衰竭。

虽然可以自动消退的病例不少见,但在 X 线上完全吸收消退的不多见,而且专门讨论病变自行消退的报道也不多见。在 CT 上表现为能自动消退的肺朗格汉斯细胞组织细胞增生症病变有结节、微结节、空洞结节、厚壁囊肿和磨玻璃影,而薄壁囊肿、线状影、肺气肿和肺扭曲是不会消退的,该组 2 例未做任何治疗的肺朗格汉斯细胞组织细胞增生症在 CT 表现上的结节或内含小透亮影的结节在诊断 1 个月后复查均已见有明显或几乎完全消退,例 1 在 4 个月后完全消退,但例 2 在 3 个月后肺内再次出现大量结节,显示有复发。

肺朗格汉斯细胞组织细胞增生症病变自动消退可能与戒烟有关。有文献报道超过 90% 的肺朗格汉斯细胞组织细胞增生症患者都是吸烟者或曾吸烟者, Mogulkoc 等(1999)报道的 2 例肺朗格汉斯细胞组织细胞增生症在戒烟后,未做任何治疗,病变自动消退,这些都提示吸烟及戒烟与本病的发生和转归有密切的关系。

但也有作者对此提出疑问,如该组中例 2 为非吸烟者而发生了肺朗格汉斯细胞组织细胞增生症。此外多系统朗格汉斯细胞组织细胞增生症病例中的吸烟者还不到半数。

在 Tazi 等(1998)报道的结节自动消退的 3 例中, 2 例在戒烟后症状和 CT 表现有好转,但 1 例继续吸烟者同样也有好转。据此推测肺朗格汉斯细胞组织细胞增生症出现的这种自行消退倾向可能并不完全与戒烟有关,可能还存在其他相关因素。虽然如此,该组中有 40 年吸烟史的例 1,未做任何治疗,在戒烟后 4 个月病变在 CT 上全部消退,迄今随访 2 年半未见复发,因此劝导吸烟的肺朗格汉斯细胞组织细胞增生症患者戒烟还是值得鼓励的。

需要注意的是 CT 上的病变消退并不是一成不变的。在 Tazi 等(1998)报道的 3 例未治疗及 1 例经类固醇治疗后结节消退的病例在 7 个月至 7 年半内都有病变复发;该组中例 2 为非吸烟者,在病变几乎完全消退后 3 个月,其症状和 CT 表现再次出现。这提示无论是在未治疗或用药物治疗后,在 CT 上病变有好转的肺朗格汉斯细胞组织细胞增生症病例并不能认为就已经治愈,长期随访是很有必要的。肺朗格汉斯细胞组织细胞增生症病例好转后的复发可能在多年以后,需要长期随访才能确定其复发率。

目前尚无其复发率的报道。在 Tazi 等(1999)的 65 例肺朗格汉斯细胞组织细胞增生症的 5 年以上的随访中共见到 4 例复发,但由于病变复发时可无症状而忽略了影像检查,因此该数字可能会有低估。

第五章　外周小气道病变

弥漫性泛细支气管炎(DPB)是弥漫存在于两肺以呼吸性细支气管炎为主要区域的特殊气道炎性疾病,目前发病机制不明确,临床表现缺乏特异性,主要症状为咳嗽、咳痰、呼吸急促等,临床上容易误诊、漏诊,严重者可导致呼吸功能障碍。随着对本病认识的深入,我国近些年来已有陆续报道,说明弥漫性泛细支气管炎并非少见病例。

一、发病机制

弥漫性泛细支气管炎是一种完全不同于慢性阻塞性肺疾病(COPD)的独立疾病,其发病机制至今尚未完全清楚,目前研究表明,可能与肺支气管解剖结构、感染因素、遗传、免疫因素均密切相关。

二、病理学

主要的病理特征为两肺弥漫分布以呼吸性细支气管为中心的细支气管炎及细支气管周围炎,病变累及细支气管壁全层,淋巴细胞、浆细胞及组织细胞等浸润致使管壁增厚,伴有支气管相关淋巴组织增生,加之肉芽组织及瘢痕灶的形成致使呼吸性细支气管壁增厚,管腔狭窄和闭塞,继而引发细支气管扩张,肺泡间隔和间质可见泡沫样细胞改变,最终导致严重的呼吸功能障碍。

三、影像学研究

弥漫性泛细支气管炎的CT/HRCT主要征象:①弥漫小叶中心性结节影伴"树芽"征:小结节影直径为1~2 mm,呈颗粒样,边缘模糊,位于小叶中心内,一般无融合趋势,小叶间隔无增厚,部分小结节影沿增多增粗的肺纹分布,极似"树芽"征或"树上挂雪"征,主要代表远端呼吸性细支气管壁增厚或渗出;②病灶分布:颗粒样小结节影位于叶段内呈弥漫性分布,叶段之间分布不均,以两肺下叶显著,相邻叶段正常细支气管、肺组织影像可完全不受累;该组3例小叶中心性颗粒状结节影,均呈局灶性分布,

可能与病变处于早期阶段有关;治疗后小结节影逐渐吸收,肺HRCT上表现为小结节影数目减少,密度减低,甚至消失,肺纹理亦减少、变细。③细支气管扩张:起初因炎症累及终末细支气管乃至近侧的非呼吸性细支气管,使得细支气管黏膜肥厚、腺体肥大、杯状细胞增生以及渗出增多,HRCT表现为胸膜下肺纹理增多增粗,随着病情的进展,细支气管壁弹性支撑结构继续破坏,导致细支气管扩张,HRCT上多表现为"双轨"征和小环形影,该组2例可见细支气管轻度扩张和细支气管壁增厚,经治疗后轻度支气管扩张恢复正常,提示病变轻微或早期或提示支气管扩张为继发,但晚期支气管扩张是不可逆恢复。④空气滞留征:当细支气管黏液栓塞或小气道狭窄,气体通过欠通畅,吸气多于呼气(吸气相管径相对扩张而呼气相管径收缩)致使出现局灶性肺气肿,或小气道完全阻塞及肺顺应性异常引起部分肺内的气体不能呼出,HRCT表现为相应肺泡内因气体含量增加而呈片状相对低密度,小结节影间距增加,尤其是呼气相时表现典型。有学者认为造成弥漫性泛细支气管炎周围性空气滞留征象是由于外围区小气道狭窄的程度及范围较中央区大气道更为明显所致。⑤小斑片状模糊影及间质纤维化:在支气管扩张的基础上,很容易合并其他感染,尤其是晚期合并绿脓杆菌感染,使病情呈慢性反复,继而导致肺组织结构破坏,纤维组织增生,使肺纹理扭曲聚集,CT主要表现为胸膜下细小网状影、胸膜下线和蜂窝状影及小斑片状模糊影,本征象多无特异性,该组2例病史分别为16年和30年,长期误诊中未及时正确治疗吸收不明显,容易继发感染或感染复发,小斑片状模糊影经常规抗感染治疗后有明显吸收,间质纤维化吸收不明显。⑥弥漫性泛细支气管炎另一个突出特点是84.31%合并慢性鼻窦炎或有既往史。该组有2例鼻窦CT示上颌窦黏膜增厚及软组织影,其中1例在以往误诊治疗过程中,鼻旁窦炎反复发作,经诊断为弥漫性泛细支气管炎,并应用阿奇霉素治

疗6个月后，复查鼻旁窦CT提示慢性鼻旁窦炎有所吸收，因此该组作者认为在诸多鼻旁窦炎患者中，可能存在一定数量的弥漫性泛细支气管炎患者，其首发症状可能以鼻旁窦炎表现，临床上容易漏诊，其论断尚有待于更多临床资料分析。

弥漫性泛细支气管炎影像学分型：根据CT表现弥漫性泛细支气管炎可以分为4个阶段：Ⅰ型小结节位于支气管、血管分支周围；Ⅱ型小结节位于小叶中心，并与细线影相连，出现"树芽征"；Ⅲ型结节影伴环状影或管状影，即细支气管扩张，后两者与近端支气管血管束相连；Ⅳ型出现与扩张的近端支气管相连的囊状影。Ⅰ、Ⅱ型为可逆性改变，经治疗后可以吸收，Ⅲ、Ⅳ型则为不可逆性病变。该组中2例病史分别为16年和30年，肺CT显示双肺各叶均可见散在分布的小叶中心性结节影伴"树芽"征，并有小斑片状阴影及细支气管扩张征象，根据上述分型标准，为Ⅳ型，治疗3~6个月后，肺HRCT复查提示小斑片状模糊阴影明显吸收，轻微支气管扩张较前好转，转向Ⅲ型；1例病史较短，肺CT提示小叶中心性结节影伴"树芽"征，定为Ⅱ型，治疗1个月后肺CT提示结节影形态变小，密度减低，数目略有减少，但仍是Ⅱ型。

四、鉴别诊断

弥漫性泛细支气管炎起病隐匿，一般患者均有咳嗽、咳痰、气促多年病史，其临床特征缺乏特异性，早期极易误诊。弥漫性泛细支气管炎的CT典型表现为小叶中心性结节影伴"树芽"征，合并细支气管扩张，或鼻旁窦炎等，在诊断、鉴别诊断上，重要的是分析判断结节的位置及其与肺小叶、终末细支气管和呼吸性细支气管的关系。因此，主要应与以下疾病鉴别：

慢性支气管炎：慢性支气管炎仅从症状体征方面不易与弥漫性泛细支气管炎鉴别，是弥漫性泛细支气管炎误诊率最高的疾病。CT突出表现是肺气肿、肺大泡、支气管壁增厚，可合并小叶性肺炎和间质纤维化，与弥漫性泛细支气管炎的弥漫性小结节不同。

粟粒性肺结核：结核一般好发于两肺上叶尖段或下叶背段为主，典型者临床表现为午后低热、乏力等，急性期表现为"三均匀"（大小、分布、密度均匀），结节影多位于小叶中心或间质周围，亦可见于叶间裂、胸膜下，HRCT表现为小叶间隔增厚，血管结节状不规则变形如小树芽及排扣状叶间裂，而弥漫性泛细支气管炎的小结节影呈小叶中心性分布，结节距胸膜面约2~4 mm，或位于支气管血管束分支末端周围等。

支气管扩张：好发于中等大小的支气管，典型者呈柱状或呈簇状囊状扩张，管壁增厚，表现为"双轨"征或"印戒"征。常伴有肺纹理增厚聚拢或肺实质炎症。弥漫性泛细支气管炎患者多无咯血史，支气管扩张为继发性，且支气管扩张无聚拢趋势，可见弥漫性分布的小结节影。

结节病：结节影主要沿淋巴管走行，在两肺外围胸膜下和肺门区的支气管的两侧常有一串小结节影，缺少线状或"Y"形高密度影及支气管扩张的表现，支气管血管束增粗呈粗长索条，常伴有肺门和纵隔淋巴结肿大，中晚期可有肺间质纤维化，有助于同弥漫性泛细支气管炎鉴别。

弥漫型细支气管肺泡癌：CT表现与弥漫性泛细支气管炎非常相似，表现为弥漫性分布、边界清楚的小结节影，以小叶中心病灶为主，大小及分布不甚均匀，周边多，可靠近胸膜，与弥漫性泛细支气管炎不同的是小结节可有融合，并伴有小叶间隔增厚。

总之，弥漫性泛细支气管炎作为一种独立的小气道疾病，易与其他呼吸道疾病混淆，但CT/HRCT表现具有一定特征，并参照鼻旁窦炎CT表现，作为诊断弥漫性泛细支气管炎的主要依据。HRCT有助于该病的早期诊断和鉴别，尤其是对治疗后评价有重要的临床价值。

熟悉弥漫性泛细支气管炎的影像学表现，并且应当充分认识到目前国内的慢性支气管炎、支气管扩张和慢性鼻旁窦炎患者中可能存在一定数量的弥漫性泛细支气管炎患者，希望广大医务工作者能提高对该病的认识和鉴别诊断能力。

第六章　肺泡蛋白沉积症

第一节　肺泡蛋白沉积症的 X 线与 CT 诊断

一、病因与发病机制

肺泡蛋白沉积症属弥漫性肺病中的少见病之一。肺泡蛋白沉积症由 Rosen 等（1958）首先报道，病因至今不明。文献报道与肺泡表面物质代谢异常或肺泡巨噬细胞对它们的清除异常有关，也有认为可能与粉尘或化学物质吸收等有关，此反应可能是非特异性的。其主要病理改变为肺泡腔内充满大量过碘酸雪夫（PAS）反应阳性的蛋白质样物质，含有大量脂质。动物实验模型显示粒细胞-巨噬细胞集落刺激因子（GM-CSF）的缺乏或其受体不足可导致肺泡蛋白沉积症。应用 GM-CSF 替代治疗、造血干细胞和骨髓移植及基因治疗等新方法，有可能替代传统全肺灌洗治疗。

二、临床表现

本病好发于 30~50 岁成人，但从婴儿至老年均可发病，男多于女。最常见的症状是气短，特别在活动后明显，其他症状有咳嗽、低热、乏力、体重减轻等，偶见胸痛与痰中带血。约 1/3 病人可无症状，本病预后差异较大，部分病人可自行缓解，但可复发，约 1/3 病人因呼吸衰竭或合并感染而死亡。

肺泡灌洗术既能确诊又起治疗作用。纤支镜和经皮肺活检，见到肺泡内有含 PAS 染色阳性颗粒即可确诊。研究发现大多数肺泡蛋白沉积症患者同时有血清和支气管肺泡灌洗液中肺表面活性物质结合蛋白 A 与 D（SP-A、SP-D）的异常升高，临床上测定血清和支气管肺泡灌洗液的 SP-A 和 SP-D 有助于本病的诊断。研究表明血清 GM-CSF 抗体检测可作为诊断肺泡蛋白沉积症的敏感指标之一。

三、影像学研究

X 线表现：X 线胸片皆表现为两肺多发斑片状影，边缘模糊，心影无明显增大，一组 4 例中，以肺门为中心大致呈蝶翼状分布者 3 例，非对称性分布者 1 例，1 例为外院长期误诊为肺炎或结核者多次胸片复查显示抗炎或抗痨治疗无效，病变持续进展。

常规 CT 皆表现为两肺弥漫性随机分布的斑片状磨玻璃影，3 例无明显的中央性或周围性、上肺或下肺分布差异，2 例病程较长者病灶融合成大片状，出现支气管充气征，所有病例 CT 上最显著的一个共同特点是病变与正常肺组织分界清楚，呈地图样分布。该组病例均无肺门及纵隔淋巴结肿大，无胸腔积液。

肺泡蛋白沉积症依病程长短可分别具有下列不同的 X 线表现：弥漫分布的非肿瘤性腺泡结节，直径 5~6 mm 以上，边界较模糊。McCook 等强调儿童多见这种表现，而较少出现融合片状影。单独出现该征象可能提示病程较短，属较早期表现。弥漫性斑片状阴影或磨玻璃影，呈中央性或周围性分布，且病灶多为双侧性，偶见不对称性与单侧分布。病理上该表现为融合性腺泡实变。

CT 与 HRCT 表现：HRCT 除上述征象外，皆表现为磨玻璃影中小叶间隔呈光滑型增厚，形成碎石路征。CT 表现多为较广泛的实变和磨玻璃影：分布部位和范围不一，但较其他疾病而致者范围要大，平均累及 13 个肺段。病变边缘较清楚，呈地图样分布，边缘多呈直线状或弧状，有的边缘成角，形成三角形、多边形，颇具特征。此时的磨玻璃影是由于过碘酸-Schiff-阳性蛋白质样物质充盈肺泡的结果，且病变以肺小叶为单位，小叶间隔限制了病变蔓延。

支气管充气征：文献报道本病该征象少见，可表现为细小支气管充气像，也可仅见近端较大支气管充气像，该征象的出现提示腺泡实变。

蝶翼征：此征一般见于 X 线胸片，CT 表现不明显，因外围亦存在类似病变。

碎石路征：指在磨玻璃影中重叠有细线样影，使之呈网状改变，大网眼的大小平均为 5.7 mm，小网眼为 2.0 mm，此细线影一般被认为是小叶间隔水肿增厚而致，而 Kang 等则认为细线影是过碘酸-Schiff-阳性蛋白质样物质沉着于邻近小叶间隔的气腔内的结果。淋巴细胞、巨噬细胞对肺泡的浸润则造成小叶内间质增厚。

在 Johkon 报告的病例中，100% 的肺泡蛋白沉积症在 CT 上都可以见到碎石路征。在其他可以发生碎石路征的病变中以成人呼吸窘迫综合征（ARDS）较多见，然后依次为细菌性肺炎、急性间质性肺炎（AIP）、肺出血、药物肺炎、慢性嗜酸性肺炎、心源性肺水肿、普通型间质性肺炎（UIP）等。除了在碎石路征的分布范围上较肺泡蛋白沉积症者为小（平均 5.9 个肺段）外，在网眼大小等方面均和后者并无区别。

四、鉴别诊断

本病影像学表现主要需与下列疾病鉴别：

弥漫性肺泡癌：弥漫性肺泡癌表现为两肺弥漫性肿瘤性腺泡结节，与本病早期表现相似，但肿瘤性腺泡结节密度稍高，边界清楚，随访观察融合成块与本病所表现的非肿瘤性腺泡结节不同，仔细观察仍可区别；我们发现一例病人后来证实为肺泡癌，其体会与此相同。它不像粟粒性肺结核，也不像尘肺，自然想到癌，加上纵隔淋巴结肿大明显，更支持此诊断。

间质性疾病：以粟粒结节为主要表现的间质性疾病，需与本病早期表现区别，鉴别的关键是仔细辨认 X 线征象，区别间质结节与腺泡结节。

弥漫性肺炎、肺出血性疾病：病程较长者出现两肺斑片状阴影，则需与弥漫性肺炎、肺出血性疾病等腺泡型病变鉴别，但一般出血性疾病短期内随访即

有明显吸收，炎性渗出病变也能在随访 2 周左右明显好转或吸收，而本病治疗前则常可持续数周至数月不变，再结合临床表现不同，一般不难鉴别。

浸润性肺结核：在浸润性肺结核，肺实变影主要见于上叶尖、后段或下叶背段，且实变影中的小空洞形成并不少见，肺内往往可见到支气管播散灶，如"树芽征"等，再结合临床症状及体征可以鉴别。

慢性间质性肺炎或特发性肺纤维化：慢性间质性肺炎或特发性肺纤维化的早期及活动期也可见磨玻璃影或实变影，晚期出现肺纤维化及蜂窝，根据病变分布以两中下肺及胸膜下为主等征象有助于鉴别。

肺泡性肺水肿：晚期出现的蝶翼征类似肺泡性肺水肿，也需注意鉴别，但后者常短期吸收，伴心影增大及肺血流再分配等与本病不同。

几点体会：肺泡蛋白沉积症的诊断在 X 线胸片上缺乏特异性征象，需密切结合 CT 及 HRCT 表现。肺泡蛋白沉积症在 CT 及 HRCT 上的特征性典型表现是两肺弥漫性随机分布的磨玻璃密度影和实变影，而与病变相间的肺组织则完全正常，呈地图样改变。

碎石路征是肺泡蛋白沉积症在 HRCT 上的一个重要和常见征象，但尚见于肺泡蛋白沉积症以外的其他病变，需注意鉴别。肺泡蛋白沉积症的早期诊断较为困难，临床上遇到的大多为病程较长的中、晚期病变，当肺部影像表现显著而临床症状较轻，二者互不平行的时候，应想到肺泡蛋白沉积症的可能，并且根据 CT 及 HRCT 的典型表现可以做出有信心的诊断。

肺泡蛋白沉积症的确诊有赖于肺泡灌洗术或肺活检，肺泡灌洗术既能确诊又起治疗作用，而纤维支气管镜和经皮肺活检，见到肺泡内有含过碘酸雪夫染色阳性颗粒即可确诊，条件有限而尚未开展肺泡灌洗术的基层医院可经纤维支气管镜活检以协助诊断。我们在临床上曾见一例 CT 表现酷似本症成年病人，双肺弥漫性斑片影伴细小结节影，穿刺活检病理证实为炎症，抗炎后逐渐减轻，几近消逝。

第二节　误诊病例简介：肺泡蛋白沉积症与肺部感染

肺泡蛋白沉积症是一种肺部少见疾病，目前有

先天型、继发型和获得型 3 种类型，其中以获得型多

见。该病由 Rosen 等（1958）首先报道，其病因及发病机制至今仍不甚清楚，目前认为可能与肺泡表面物质代谢异常或肺泡巨噬细胞的清除异常有关，部分患者还可能与粉尘或某些化学物质吸入所致的特异性反应有关，也可能与自身免疫机制障碍、血液和淋巴系的恶性肿瘤以及细胞毒性药物的应用有关。

多数肺泡蛋白沉积症患者临床症状缺乏特异性，气促和咳嗽为主要症状，亦可有咯血、低热、胸痛、体重减轻、食欲减退等。急性起病伴高热者，常为继发感染所致。Hoffman & Rogers（1991）研究表明血清乳酸脱氢酶（LDH）水平升高在该病患者是一普遍现象，比率高达 62.5%~77.8%。同时，肺泡液内的乳酸脱氢酶水平亦持续升高；而肺泡灌洗后，血清乳酸脱氢酶水平则出现下降。

一例病因不明确，以发热为主要初始症状，肺部从片状模糊影到实变并周围磨玻璃样改变的演化，并伴有急性心肌炎及心衰表现。另有作者认为肺泡蛋白沉积症的 X 线胸片表现为两肺多发斑片状影，边缘模糊，多以肺门为中心大致呈蝶翼状分布，心影无明显增大。有作者研究报道，肺泡蛋白沉积症的 CT 表现呈多样化，可归纳为地图样表现，铺路石样表现，肺实变表现（支气管充气征）及肺间质纤维化表现等，该例以肺实变伴磨玻璃样表现为主。

肺泡蛋白沉积症起病隐匿，易误诊、漏诊及被临床医师忽略，该例至病理证实之前均按抗感染治疗，但症状无好转，发热仍持续，且病情短期内明显加重。

加深对肺泡蛋白沉积症的认识并尽快行支气管镜肺泡灌液病理或肺组织穿刺活检是确诊和及时治疗本病的关键。

第七章　其他肺弥漫性疾病

嗜酸性肺病

嗜酸性肺病指伴有血液或组织内嗜酸性细胞增多的肺部疾病。诊断嗜酸性肺病必须有下述 3 种情况之一：①同时有外周血液内嗜酸性细胞增多和肺部 X 线浸润（嗜酸性细胞增多肺浸润）。②经开胸或经支气管活检证实的组织嗜酸性细胞增多。③支气管肺泡灌洗液内嗜酸性细胞增多。

一、病因

嗜酸性肺病是由不同种类疾病组成的一组疾病，除了都有嗜酸性细胞增多外，彼此之间在临床上的关系不大。有的主要累及气道，有的则累及肺实质，或两者都累及。从病因上可把它们分为原因不明、已知原因、嗜酸性血管炎及其他等几类。

原因不明类中有单纯肺嗜酸性细胞增多症（Loffler 综合征）、急性嗜酸性肺炎、慢性或迁延型嗜酸性肺炎和特发性嗜酸性细胞增多综合征；嗜酸性血管炎类中有过敏性血管炎和肉芽肿病（Churg-Strauss 综合征）。

已知原因类中有过敏性支气管肺曲菌病、支气管中心性肉芽肿病、寄生虫感染和药物反应。其中有的病定义还不确定，临床表现又互有重叠，但胸片和 CT 上的表现又各有异同。因此，对它们的诊断和鉴别诊断非常必要。

血和支气管肺泡灌洗液中嗜酸性细胞的正常值：虽然各家报道不一，一般认为正常人外周血嗜酸性细胞的绝对值计数为 50~250/μL，如 ≥ 300/μL 时为嗜酸性细胞增多。从全白血球计数中统计的嗜酸性细胞计数及从血液涂片中计算的嗜酸性细胞的百分比都较嗜酸性细胞的绝对值的正确性为差，在支气管肺泡灌洗液中则以计算嗜酸性细胞百分比的增加要较计算其绝对值为可靠，前者和肺活检时的肺组织内有嗜酸性细胞有关。正常人支气管肺泡灌洗液中嗜酸性细胞少于 1%。

二、临床表现

病史：详细的病史有助于嗜酸性肺病病因的诊断，哮喘性喘息史几乎不变地见于过敏性支气管曲菌病和过敏性肉芽肿病中，也常见于慢性嗜酸性肺炎、热带型肺嗜酸性细胞增多症和寄生虫嗜酸性细胞增多中，并偶见于单纯肺嗜酸性细胞增多症中。热带型肺嗜酸性细胞增多症有其特殊的流行地区。症状的严重程度也是病因诊断中的线索，单纯性肺嗜酸性细胞增多症的症状轻，持续时间短；慢性嗜酸性肺炎的症状较严重，持续时间也较长；热带型肺嗜酸性增多症的症状较轻而持续时间较长。

三、临床检查

肺部听诊有哮鸣音者常见于过敏性曲菌病，热带型肺嗜酸性细胞增多症和慢性肺嗜酸性细胞增多症，在单纯肺嗜酸性细胞增多症中较少出现，嗜酸性细胞计数在诊断中有重要价值，大于 50 000/μL 极高的嗜酸性细胞计数提示为嗜酸性细胞白血病或药物反应。大于 10 000/μL 的中度增高的嗜酸性细胞计数多见于由寄生虫而致的热带型肺嗜酸性细胞增多症，偶见于单纯性肺嗜酸性细胞增多症及其他各型嗜酸性细胞增多肺浸润，特别是慢性嗜酸性肺炎。

肺功能检查：在鉴别诊断上的作用不大。伴不同程度支气管扩张可逆性的阻塞性肺功能障碍见于哮喘性肺嗜酸性增多症和慢性嗜酸性肺炎。限制性肺功能障碍常见于热带型肺嗜酸性细胞增多症、单纯肺嗜酸性细胞增多症、过敏性肺炎和有些慢性嗜酸性肺炎中。热带型肺嗜酸性细胞增多症的早期为阻塞性肺功能障碍，在晚期则为限制性肺功能障碍。同时有阻塞性和限制性肺功能障碍者可见于慢性嗜酸性肺炎和过敏性肺曲菌病。

四、影像学研究

原因不明类：

单纯性肺嗜酸性细胞增多症(Loffler 综合征)：单纯性肺嗜酸性细胞增多症是伴有血嗜酸性细胞增多的一过性肺实变。无或仅有轻度咳嗽、发热或呼吸困难等症状，即使不治疗也可在 1 个月内自动吸收。本病 1/3 是特发性的，但也可由药物或寄生虫所致。病理上可见在肺泡腔和肺泡壁有嗜酸性细胞和组织细胞堆积。胸片上最常见为一侧或两侧性非节段性实变，呈一过性和迁移性，实变中无空洞，也无胸水和淋巴结肿大。CT 可见一侧或两侧肺的斑片状气腔实变，多分布在肺周围部，在高分辨 CT 上实变周围还可见磨玻璃影（晕征）；中、上肺部可出现磨玻璃影，也为一过性和有游走性，并可能出现多发结节。

急性嗜酸性肺炎：本病的特征为病程 1~5 d 的急性发热，伴有肌痛、胸痛、低氧性呼吸衰竭，常需作机械性通气。病理上可见肺泡和支气管壁有嗜酸性细胞和单核细胞浸润。外周血嗜酸性细胞起初正常，以后增高。也曾有报道急性嗜酸性肺炎伴有休克者。近年来注意到在有短期吸烟史或刚从事烟火行业几天的年轻人和急性嗜酸性肺炎高发病率之间的关系。病变初起时的胸片表现为细小的间质浸润，常有间隔线，6 h~2 d 后出现累及各叶的广泛的肺泡和间质的混合性浸润，多伴有胸水。CT 则可见两肺出现随机分布的弥漫性斑片状磨玻璃影，气腔实变，明确的结节，支气管血管束增粗，也可见光滑的小叶间隔增厚和胸水，病变随机分布。在用激素治疗后迅速改善，很少复发。

慢性嗜酸性肺炎：症状和 X 线表现均较单纯肺嗜酸性细胞增多症为严重和持续时间长。病因不明，也可能和过敏有关。发病高峰在 50~60 岁，女性较多，病程至少在 1 个月以上。大多数病人血嗜酸性细胞增多，常见的症状有发热、出汗、体重下降和呼吸困难，肺内可听及哮鸣音，病变呈慢性、进行性并可危及生命。Samman 等(2001)曾报道 1 例伴有反复发作的两侧大量胸水而引起呼吸衰竭的本病，肺活检见肺泡和间质因嗜酸性细胞、组织细胞和淋巴细胞的浸润而实变，可见间质纤维化和嗜酸性脓肿。

典型病人 X 线表现为两肺非节段性、分布广泛互相融合的肺泡和间质的实变，多为周围性胸膜下分布，肺门周围较少累及，这和肺水肿的分布恰好相反。20% 病人出现伴或不伴空洞的结节，少数可有胸水。但有这种典型表现者还不到 50%。

CT 对上述表现显示更清楚，检出率更高。其特征性的表现为一侧或两侧融合性实变、斑片状实变、磨玻璃影和条状或带状致密影，主要分布于中、上肺野的肺周围部，但不一定和胸膜接触；可有纵隔淋巴结肿大。早期病人多为实变和磨玻璃影，病程大于两个月后出现条状或带状影。

本病的 CT 表现和闭塞性细支气管炎机化性肺炎(BOOP)相似，Arakawa 等(2001)曾对两者做过比较，发现在高分辨 CT 上结节、非小叶间隔性的线状或网状影和支气管扩张较本病显著为多，支气管周围分布的肺实变也比本病为多，而小叶间隔增厚则本病比闭塞性细支气管炎伴机化性肺炎显著为多。但在大部分病人中明确区分两者还是困难的。

特发性嗜酸性细胞增多综合征：本病为一种少见的累及多个器官的疾病。其特征为血内嗜酸性细胞计数大于 1 500/μL，持续 6 个月以上，并有相关器官损害的症状和体征。40% 病人累及肺部，其中大部分和心脏病变有关，但也可有似慢性嗜酸性肺炎的病理改变。胸片表现多样，包括斑片状网影，边缘模糊的结节或两侧性实变，半数病人有胸水。CT 见到的结节和实变其周围可有或无磨玻璃影（晕征），也可为两侧弥漫性、似肺水肿的磨玻璃影。

已知原因类

过敏性支气管肺曲菌病：本病的特征为有哮喘史、肺部异常、外周血嗜酸性细胞增多、中央部支气管扩张和对烟曲霉菌过敏反应的证据（直接皮肤过敏试验阳性，抗曲菌 IgG 和 IgE 抗体阳性）。本病累及 10% 以下激素依赖性哮喘病人。病理上为以支气管为中心的炎性改变，包括嗜酸性细胞、浆细胞和单核细胞浸润，肺实质内可见到曲菌菌丝。本病以中年女性多见，临床上有哮喘、发热、咳嗽，痰黏稠似管状，咯出后症状缓解。白细胞总数增高，嗜酸性细胞占 20%~30%，痰中可见到曲菌菌丝和大量嗜酸性细胞。85% 病人的胸片表现为累及上叶的中央部支气管扩张，有黏液嵌塞时出现指套状实变，当咯出痰后呈轨道征和环状影。高分辨 CT 除可更清楚地显示上述改变外，还可见到提示为细支气管炎症的小叶中心结节和小叶中心线增粗，以及马赛克灌注和空气滞留。

支气管中心肉芽肿病：本病和其他肉芽肿病不同之处在于病变累及气道，而不累及血管。诊断决定于病理上见到肉芽肿和坏死取代了支气管和细支气管上皮。周围肺实质有慢性炎性改变、组织嗜酸性细胞增多或嗜酸性肉芽肿集聚。约 1/3 病人有哮喘，血内嗜酸性细胞增多，其肉芽肿为曲菌所致。非哮喘病人肉芽肿形成的原因不明。男女发病相似，症状较轻，包括发热、咳嗽、胸痛和咯血。50% 病人外周血嗜酸性细胞增多，有哮喘的病人几乎都有嗜酸性细胞增多。60% 病人的胸片和 CT 见到肿块，多为孤立性，代表周围为肉芽肿或机化性肺炎的坏死组织，30% 病人可见一侧上肺部的嗜酸性或阻塞性肺炎的实变。10% 病人呈弥漫性网影和结节表现。

寄生虫感染：许多寄生虫可形成伴有肺或组织嗜酸性细胞增多的肺部异常。由丝虫的幼虫而致者多称为热带性肺嗜酸性细胞增多症。本病以男性为多见，病人感觉疲乏、体重下降和低热，呼吸道症状有咳嗽、咯血和呼吸困难。病理上可见肺泡腔内有组织细胞和嗜酸性细胞，后者也可见于肺泡壁上。胸片和 CT 可见两肺弥漫性细小网和结节影，以下肺为多。在卫氏肺吸虫感染中，80% 可累及肺部，表现为斑片状气腔实变，可有囊状改变，20% 病例有气胸或胸水。CT 上还可见到直径 5~15mm 的圆形低密度影，有一定的特征性。

药物反应：这可能是引起伴有血和/或组织嗜酸性细胞增多的肺部异常者的最常见原因之一。30多种药物可引起这种改变，其中以甲氨蝶呤、呋喃妥林、水杨酸盐、磺胺、抗癫痫药、青霉素和其他抗生素为常见。病理上可见肺间质含有嗜酸性细胞和其他炎症细胞，并脱落到肺泡内。症状可轻如单纯肺嗜酸性细胞增多症，也可重如急性嗜酸性肺炎。一般停药后可得到改善，严重者要用激素治疗。胸片有

多种表现，包括实变、肺门淋巴结肿大、胸水和网织结节影。CT 可更清楚地显示包括磨玻璃影、实变、结节和不规则线影等病变的类型和范围，有的有肺门淋巴结肿大和胸水。

嗜酸性细胞增多性血管炎（过敏性血管炎和肉芽肿病，Churg-Strauss 综合征）：本病的特征是发生在哮喘和鼻炎病人中的嗜酸性细胞增多和系统性血管炎。1990 年，美国风湿病学会制订了本病的 6 项诊断标准：哮喘、嗜酸性细胞在白细胞分类计数中大于 10%、神经病、游走性或一过性肺致密影、鼻旁窦异常和在活检中血管外嗜酸性细胞增多；如至少 4项阳性时即可诊断为本病。病理上有坏死性血管炎、组织为嗜酸性细胞浸润和血管外肉芽肿形成。可累及多种器官，70% 的病人侵犯上呼吸道和肺。

26%~77% 的胸片可见一过性、斑片状、非段性分布的实变，也可见小结节或弥漫性网影。30% 病例可发生胸水，偶可见肺门淋巴结增大。在高分辨CT 上最常见的是周围或随机分布的气腔实变和磨玻璃影、结节，也可见到小叶间隔增厚或小叶内线增粗，以下肺部为多见。其他表现有支气管壁增厚或支气管扩张、巨结节、纵隔淋巴结肿大、胸水和心包积液。在 Worthy 等（1998）报道的 17 例 CT 扫描中，最多见的是肺实变或磨玻璃影（10/17），60% 分布在肺周围部，40% 随机分布；其他还可见到肺结节、支气管管壁增厚和扩张、小叶间隔增厚和少量胸水等；2 例 CT 表现正常。因此，CT 上有肺部改变者达 88%，高于胸片，但在诊断上无特异性。

常见嗜酸性肺病的主要 CT 表现见表 9-7-1。

表 9-7-1　常见嗜酸性肺病的主要 CT 表现

疾病	CT 表现
慢性嗜酸性肺炎	一侧或两侧气腔斑片状实变,多分布在肺周围部;磨玻璃影,多分布在上和中肺野;胸膜下带状影
急性嗜酸性肺炎	广泛分布的磨玻璃影;边缘清楚的结节;光滑的小叶间隔增厚;胸水
嗜酸性细胞增多性血管炎	肺周围分布为主或随机分布的气腔实变、磨玻璃影;结节;支气管壁增厚或扩张;小叶间隔增厚;可能见到小叶中心有分支状结构
过敏性支气管肺曲菌病	支气管扩张;黏液嵌塞;肺周围分布的实变或磨玻璃影;可能有马赛克灌注或空气滞留
单纯性嗜酸性细胞增多症	一侧或两侧气腔斑片状实变,多分布在肺周围部;磨玻璃影,多分布在上、中肺野;常为一过性和迁徙性;可能有多发性结节
药物所致嗜酸性肺炎 嗜酸性细胞增多综合征	磨玻璃影;气腔实变;结节;不规则线影;可能有肺门淋巴结增大或胸水斑片状实变或结节;有或无胸水

其他

（1）哮喘常伴有外周血和支气管肺泡灌洗液嗜

酸性细胞增多，胸片和 CT 正常，也可见到继发于黏液嵌塞的段或叶的不张。

（2）特发性肺纤维化也可伴有外周血和支气管肺泡灌洗液嗜酸性细胞增多，虽然后者在支气管肺泡灌洗液细胞中大多少于20%，但常提示对治疗反应不良，预后不佳。

（3）81%组织细胞增生症X病例的开胸活检中有组织嗜酸性细胞增多，但其支气管肺泡灌洗液中很少有嗜酸性细胞增多。胸片常可见几毫米至1cm大的星状结节，多不累及下肺野。CT则可见多发囊肿、结节和纤维化。

（4）非小细胞性肺癌外周血可有嗜酸性细胞增多，但在支气管肺泡灌洗液中增多者不多见。50%病人的组织切片上可见肿瘤和间质组织有嗜酸性细胞浸润。因此，在血嗜酸性细胞增多伴有不能解释的胸片或CT上的胸部异常时要提高警惕，以免耽误非小细胞癌的早期诊断。

（5）霍奇金淋巴瘤可有组织和外周血嗜酸性细胞增多，这是混合性感染的结果。有时不能区别是霍奇金淋巴瘤还是化疗的结果引起了嗜酸性细胞的增多。

（6）非霍奇金淋巴瘤和淋巴细胞白血病都可有外周血嗜酸性细胞增多和肺部异常，结合临床表现多可以鉴别。

CT在嗜酸性肺病病因诊断：利用薄层CT在各种有肺部异常影的嗜酸性细胞增多的疾病的鉴别诊断中，以慢性嗜酸性肺炎、过敏性支气管肺曲菌病和急性嗜酸性肺炎的正确性最高，根据其CT表现可对其中80%左右的病例做出正确诊断；而在嗜酸性细胞增多性血管炎、特发性嗜酸性细胞增多症、药物所致嗜酸性细胞增多和单纯性肺嗜酸性细胞增多症的诊断正确性较低，仅为17%~44%，这可能和它们较少的CT研究报道及人们对它们的认识不足有关。有的CT表现在嗜酸性肺病中有相对的特征性，有助于鉴别诊断；如肺周围分布的气腔实变见于85%的慢性嗜酸性肺炎，支气管管壁增厚和支气管扩张多见于支气管肺曲菌病和嗜酸性细胞增多性血管炎，小叶间隔增厚、支气管血管束增粗和胸水共存时提示为急性嗜酸性肺炎，而小叶间隔增厚、支气管血管束增粗同时出现时则仅见于急性嗜酸性肺炎和嗜酸性细胞增多性血管炎。

但上述各种CT表现并无特异性，而且有相当的重叠，在实际工作中对每一个病例做出诊断时，还要密切结合临床才能取得满意的诊断结果。

第十篇　全身疾病的胸部表现

第一章　白塞综合征

白塞综合征是一种非常少见的原因不明的累及多个脏器的慢性炎性疾病,临床上以复发性口腔溃疡、外生殖器溃疡及复发性眼色素膜炎三联征为主要表现,病理组织学可见多个脏器非特异性血管炎,可累及消化、神经、心血管及呼吸系统,胸部受累亦不少见,可占5%~10%。其治疗常采用糖皮质激素和免疫抑制剂。当肺动脉发生栓塞或肺动脉瘤形成时,需要溶栓或手术治疗。因此,肺动脉损害程度决定了治疗方案的选择。

一、病因学和病理学

白塞综合征由Hulusi Behcet(1937)首先描述而得名后,中东地区、欧洲及日本发病数已逐年增加,而我国的发病数亦不少见。本病为全身多脏器病变,发病原因不明。病因学上多数学者倾向于感染学说及自身免疫学说。组织病理学上,白塞综合征的基本病变是血管炎,大小血管均可受到程度不同的侵犯,表现为血管壁水肿增厚、管腔狭窄、血栓形成、血管扩张、动脉瘤形成、血管壁及其周围炎性细胞浸润等。

二、诊断标准

一般诊断都根据1990年白塞综合征国际研究小组诊断标准,即反复发作的口腔溃疡同时伴有以下4个条件中的2个条件:①反复外生殖器溃疡;②眼睛病变,包括眼色素膜炎及视网膜血管炎;③皮肤病变,包括毛囊炎及结节红斑;④针刺试验阳性,即针刺后24~48 h内在穿刺部位形成脓疱。

三、临床表现

临床上口腔溃疡是发生最早且发生率最高、发作时间最长的一种损害,其次为皮肤损害、生殖器损害、眼损害及其他系统或器官的损害。肺部表现常在肺外症状开始后3~6年出现,主要以肺内血管为主的病变,表现为肺动脉炎、血栓及肺动脉栓塞、肺动脉扩张、肺动脉瘤形成及血管周围间质炎。若伴有肺动脉高压时,可引起右心室肥厚。

呼吸症状及体征主要为咯血、咳嗽、胸闷,一组有8/13例病史超过10年,症状反复发作,进行性加剧与渐进性好转交替存在。其中1例16岁患者在治疗过程中出现粟粒性肺结核,并出现鲜血便,后病变恶化,随诊3个月死亡,提示年轻患者发病时病变重,并发症多,预后差。

四、影像学研究

本病患者均是以不同程度肺血管损害为主的影像学改变。常规CT两肺均表现为肺密度不均,乃是肺动脉栓塞、狭窄的结果。这是因为供应肺某一范围的动脉血管被阻断后,该区域肺血灌注减少,肺密度降低,而为维持心脏的输出,减少的血量重新被分配到其他未被阻塞区而致该区肺血灌注增加,肺密度增加,形成肺的镶嵌灌注表现。

白塞综合征的肺内CT表现与肺血管病变有关,可以为肺动脉栓塞或闭塞的继发改变,也可以为肺血管炎、肺小动脉瘤在肺内的表现。胸部CT表现包括斑片状实变影、弥漫性磨玻璃密度影及胸膜下孤立结节,部分患者合并胸水、纵隔淋巴结增大。

胸部血管病变:胸部血管病变包括上腔静脉栓塞、肺动脉栓塞和/或闭塞、肺动脉瘤形成等。增强CT及CT图像三维重组可显示栓子的大小、栓塞的范围。肺动脉瘤的最常见原因为白塞综合征,其病理生理机制可能为动脉中层滋养血管炎引起弹性纤维破坏,即血管腔扩张。免疫抑制治疗可引起肺动脉瘤缩小或完全消失,一组1例肺动脉瘤患者经免疫抑制及糖皮质激素治疗,病灶消失。同组4例肺动脉病变均为多发,肺动脉栓塞为双侧,病变为不同时期,表现为栓塞及闭塞并存,肺动脉栓塞合并小肺动脉瘤,以及多发肺动脉瘤。提示在发现较大肺动脉瘤后,应注意肺内小动脉瘤的检出。

CT肺血管造影:据文献报道,CT肺血管造影对于肺血管性病变的检查是一种较先进的方法,在一定程度上可替代肺动脉造影。因为 CT 肺血管造影的原始图像可清晰显示血管断面、血管形态、血管密度及血管内病变情况,且多平面重建、最大密度投影、容积再现等多种重建技术的应用,可以准确反映组织密度,图像对比度高,而且观察或显示角度可以任意预定,加之其无创性,故在临床上已被广泛应用于血管性疾病的检查。

一组 17 例中,CT 肺血管造影在肺动脉瘤、血管炎、动脉血栓(含瘤内血栓)上显示的病例数分别为15、15、14,与常规 CT 显示病例比较,2 种检查有显著的统计学差异,CT 肺血管造影明显优于常规 CT,印证了 CT 肺血管造影在肺血管病变诊断上的重要价值。

该组 2 种检查在肺动脉扩张上的显示相似,这可能是与 2 种检查在肺动脉扩张的判断标准相似有关,即 2 种方法均是因肺动脉密度较伴行支气管高而易与同级支气管直径比较所得到的结果。

该组研究表明,常规 CT 及 CT 肺血管造影可以直接和间接地反映患者肺血管损害的形态、形式及范围,结合肺外症状、体征可以提示白塞综合征肺部损害的诊断,并且 CT 肺血管造影明显优于常规 CT。因此,CT 肺血管造影可以准确反映肺部血管损害的程度,为治疗方案的选择可提供较准确的依据,是白塞综合征肺部损害有重要价值的一种检查方法。

增强 CT:增强 CT 在白塞综合征及其并发症的诊断及治疗过程中起重要作用,尤其是患者有呼吸道症状时,可及时发现肺内及肺血管病变。CT 表现为单发或多发斑片实变影,需与肺部感染性病变(肺炎、结核等)、机化性肺炎、闭塞性细支气管炎伴机化性肺炎(BOOP)、淋巴瘤等鉴别;表现为弥漫性磨玻璃密度影,需与过敏性肺炎相鉴别;表现为孤立结节则需与肺癌等恶性肿瘤鉴别。

即使无呼吸道症状患者,在采用免疫抑制剂或糖皮质激素类药物治疗前,胸部 CT 检查也是必要的。因为在治疗过程中,患者易合并炎症如结核等。这样,在出现肺部病变时,有助于区别是治疗过程中并发症还是白塞综合征本身在肺部的改变,以便制订有效的治疗方案。

总之,白塞综合征临床表现多样,胸部 CT 可检出肺血管病变,如肺动脉栓塞、肺动脉瘤等,并显示由血管炎、血管周围炎或肺血管栓塞等引起的肺部病变,表现为单发或多发斑片实变影、弥漫性磨玻璃密度影及结节影。胸部增强 CT 在肺部病变早期检出及治疗过程中并发症、疗效、预后的评价中起重要作用。

第二章　转移性肺肿瘤

详见本书本卷第四篇·第十一章《转移性肺肿　　瘤和肺肿瘤的各处转移》。

第三章　糖尿病

糖尿病是多因素引起的以慢性高血糖为特征的代谢紊乱，进而导致全身多系统损害的一组临床综合征。糖尿病慢性并发症是导致糖尿病患者致残和致病的主要原因，目前糖尿病对心、脑、肾脏、眼底、周围神经和胃肠系统造成的影响已被人们所共识，糖尿病慢性病变的共同基础是微血管病变，如视网膜病变、糖尿病肾病、糖尿病周围神经病变均发生在微血管病变的基础上。肺是微血管极为丰富的器官之一，目前研究认为：同糖尿病心、脑、肾及周围血管病变一样，肺亦是糖尿病慢性病变的靶器官。

临床研究发现糖尿病对肺功能损害主要表现为限制性通气功能障碍、小气道功能减退和弥散功能障碍。肺是微血管极为丰富的器官，从理论上讲，亦是糖尿病受累的重要靶器官之一，早在 20 世纪 70年代，Schuyler 等（1976）首次报道 I 型糖尿病患者肺功能指标较对照组降低，认为这与糖尿病影响肺部弹性蛋白有关，首次提出肺可能是糖尿病的靶器官之一。

Sandler 等（1986）还发现 I 型糖尿病患者肺一氧化碳弥散量降低的同时伴随有肺部毛细血管血容量的减少。人们开始逐渐关注糖尿病病人肺部血管的变化，认为肺亦是糖尿病微血管病变的靶器官之一。而后来的众多研究虽然存在量的差异，但本质上印证了 Schuyler 和 Sandler 推测的正确性。

纳入一项研究的 56 例糖尿病患者，52 例肺部影像学有不同程度的间质病变征象，最常见的征象为肺支气管血管纹理异常，表现为双肺下野外带纹理的增粗、增多、紊乱；其次是随着病情加重导致的胸膜反应如小叶间隔增厚，胸膜肥厚、粘连及渗出。虽然轻度的支气管纹理异常与正常之间在影像学上没有明确的量化标准，结果评判亦往往借助于经验和临床体征，临床工作发现，同年龄段的糖尿病患者与正常人肺纹理影像表现存在一定的差别，即糖尿病患者的肺纹理重于正常人。

该项研究发现，糖尿病患者肺影像学表现的严重程度与年龄呈正相关，年龄是促进肺间质改变的因素之一，正常人随着年龄增加，肺间质亦有不同程度异常变化；年龄是促进糖尿病病情演进的风险因素之一，随着年龄增加，机体抵抗疾病侵袭的能力下降，各种机会性感染、动脉硬化及微血管病变的概率增加。

一些作者在糖尿病患者肺组织活检标本上发现，样本肺组织的 II 型肺泡上皮细胞异常增多，肺泡上皮与毛细血管内皮细胞间基膜出现不同程度增厚、胶原纤维增生并伴有炎性细胞的渗出、浸润，其他临床及动物试验结果亦认同这种观点。

支气管、血管壁、淋巴管及肺泡间质是肺纹理的主要构成部分，上述组织成分的异常变化提示影像学糖尿病患者肺纹理增多有其存在的病理证据。

糖尿病对靶器官损害的病理基础是微血管变化，从理论上讲，受损害的靶器官愈多，病程时间愈长，受累脏器病变的程度就愈重。

该组 56 例糖尿病患者中，并发症的发生率为33.33%（以受累脏器次数计算），病程 0.5~20 年不等，肺影像学表现的严重程度与并发症积分及病程长短呈正相关。这说明，随着受累脏器的增多及受损程度的加重，糖尿病对靶器官微血管损害愈显著，同时随着病程的延长，血糖水平反复波动及病情渐进性进展，肺间质病变亦逐渐加重，发生局限性阻塞性肺气肿，慢性感染，磨玻璃阴影、间质纤维化及慢性阻塞性肺疾病的概率增加。该项研究不足在于未将各脏器并发症的严重程度与肺部影像征象相对比，可能在一定程度上干扰了统计的准确性。

对于糖尿病肺功能的改变，以往研究略有争议。有作者以为糖尿病患者肺通气和弥散功能与正常组对比有下降趋势，但另有作者认为糖尿病患者仅表现为肺弥散功能的减低，这种下降趋势在正常许可范围内。

研究发现，糖尿病患者的影像表现与肺功能变化有相关性，因此认为糖尿病患者肺功能在一定程度低于正常人的观点有其科学的依据。理论上讲，肺功能的变化滞后于病理组织学改变，即在很长一段时间内，肺组织病理改变已经很明显，宏观上的肺功能变化可能很细微而被忽略。但是可以肯定的是，如果肺功能已经出现异常，胸部影像学上亦能发现其异常的征象。

血糖水平的异常及继发代谢障碍是造成靶器官损伤的根本原因。研究发现，肺部影像学表现与空腹血糖、早餐后 2 h 血糖及糖化血糖蛋白无相关性。

分析认为，血糖水平受诸多因素干扰，且纳入对象在进行研究之前多已进行降糖治疗，血糖水平是反映机体代谢变化的近期指标，而靶器官损伤是长期代谢障碍的累积结果，因此，血糖水平与肺影像学之间无相关性有其科学依据。

综上所述，肺亦是糖尿病微血管病变的靶器官之一，糖尿病是肺微血管损害的直接影响因素。糖尿病患者肺部损害影像学主要表现为肺间质性改变，损害程度与患者年龄、病程及并发症呈正相关，与肺功能呈负相关。通过糖尿病患者肺部影像学分析，为临床对肺微血管损害提供了客观依据。

第四章　白血病

　　白血病是一组多脏器损害的疾病,肺部改变非常多见。白血病肺部并发症通常由于感染或者出血引起。尽管 20%~60% 的慢性白血病患者,在尸检时显示白血病肺部浸润的组织病理学证据,但是此类患者中仅有不到 5% 胸部 X 线片上能显示白血病浸润。

　　Zerhouni(1985)首次提出采用层厚为 1~3 mm 的薄层扫描,并做高或极高分辨率算法重建,比标准重建能显示更多的支气管,如可显示 4~5 级支气管,此项技术被称为高分辨率 CT(HRCT),最适宜于肺的微细结构和肺局灶性微小病变的观察。

　　在 24%~64% 死于白血病的患者中发现白血病肺部浸润,然而,大多数的浸润并未能在胸部 X 片上显示。胸片和尸体解剖等相关研究揭示了仅小部分白血病患者的胸片异常是由于白血病肺部浸润所致。肺部白血病浸润的胸片主要表现为弥漫网状影,尽管也有报道认为其主要表现为肺部结节样改变及局灶性肺实变。

　　文献报道白血病肺部浸润的 HRCT 表现不多。仅有少量病例报道采用常规 CT 检查白血病肺部浸润,提示其单结节及多结节改变。CT 发现白血病胸膜浸润及胸腔积液也有文献报道。MSCT 尤其是 HRCT 的应用,受到很多国内外学者的重视。HRCT 对显示间质性病变或弥漫性病变明显优于常规 CT 扫描。

　　中央和外周肺间质增厚:一组 15 例的研究结果显示,本病最显著的改变是中央和外周肺间质增厚,即小叶间隔增厚和支气管血管束增粗,在病理上表现为肺泡间隔增生、肺泡萎陷和支气管周围间质纤维化。反映了白血病细胞浸润到肺小动脉、支气管、细支气管周围,该表现与病理学研究结果即白血病细胞倾向于浸润支气管和血管及其周围组织,然后进入气道壁相符合。支气管周围白血病浸润的分布可能与其易侵犯淋巴途径有关。

　　此外, 3 例急性粒细胞或急性淋巴细胞性白血病患者表现为肺小叶间隔线状增厚和支气管血管束线状增粗,与 10 例慢性粒细胞或慢性淋巴细胞性白血病患者表现为支气管血管束结节状增粗明显不同,表明上述表现可能与白血病进展程度相关,并且肺实质异常的影像受白血病类型的影响。

　　肺结节:该组所有患者都显示有肺结节。HRCT 扫描减少或消除了常规 CT 扫描的部分容积效应,显示肺结节微细结构,提高了对结节的测量准确性,对评定结节提供了可靠诊断依据。结节随机分布 4 例,包括 2 例急性粒细胞白血病, 1 例急性淋巴细胞性白血病, 1 例成人 T 细胞白血病; 6 例淋巴管周围性结节分布见于慢性粒细胞性白血病 4 例、慢性淋巴性白血病和成人 T 细胞白血病各 1 例; 5 例小叶中心性结节分布见于 3 例慢性淋巴性白血病、2 例慢性粒细胞性白血病,结节可能与白血病细胞局灶性聚集于外周淋巴管有关。

　　然而,由于其数目少,结节小,并且因病情、病程不同而有所变化,所以结节改变并不是白血病肺部浸润的主要征象。

　　支气管周围分布的局灶性实变:支气管周围分布的局灶性实变可能因白血病细胞浸润邻近气道引起。该组 7 例实变主要分布于外周支气管周围伴有支气管充气征,包括 1 例急性淋巴细胞性白血病、3 例慢性粒细胞性白血病和 3 例慢性淋巴细胞性白血病。

　　磨玻璃样改变:周围型 4 例,包括 2 例慢性粒细胞性白血病和 2 例急性粒细胞白血病。 2 例成人 T 细胞白血病为局灶性细支气管周围实变,由于磨玻璃样改变及实变在肺部多种病变中均有显示,所以不是白血病肺部浸润的特异性征象。

　　鉴别诊断:白血病肺部浸润主要应与肺水肿、肺出血、肺霉菌感染、肺结核和细菌性肺炎等鉴别诊断。肺水肿:肺水肿 CT 表现为肺门周围对称性磨玻璃样改变;肺出血:CT 表现为磨玻璃样改变,肺泡结构完整无破坏,实变区内肺纹理清晰,病变一般不跨叶;肺霉菌感染:肺霉菌感染 CT 显示两肺中下野弥漫性斑点状或小片状阴影,也可成大片的云絮样阴影或粟粒状阴影,但表现无特征性,诊断尚需结合临床表现、痰液培养及涂片真菌学检查;浸润性肺结核:在浸润性肺结核,病变首先侵犯一侧或双侧肺尖部,然后发展成上中肺野范围较大的病变,病灶边缘不清,云絮状或团块状阴影,可形成空洞;细菌性肺炎:病变多呈小叶性或大叶性,一侧或双侧肺中、下野的内中带肺纹理增多、增粗,沿肺纹理分布的小片状或斑点状阴影,病变也可互相融合成大片模糊阴影,呈肺化脓症改变。

该研究有一定局限性:病例包括不同类型的白血病,如成人 T 细胞白血病,这种类型在国内相对罕见;15 例患者肺部白血病浸润的诊断是依靠肺实质细胞标本。经支气管镜肺活检、肺泡脱落细胞学检查以及 CT 引导下经皮穿刺肺活检是直接在 CT 表现明显的肺部病变点进行。然而,这些活检点的 CT 异常改变可能与肺部其他地方的病变相似;此外,如合并其他病变则未被纳入取样标本内。

总之,白血病肺部浸润的 HRCT 表现复杂多样。但是,其具有白血病细胞沿外周肺小动脉、支气管和细支气管浸润周围肺间质的特殊变化趋势。同时,白血病肺部浸润程度受白血病类型的影响。所以,在除外急性进展性病变如肺水肿和感染后,当白血病患者 HRCT 提示肺间质增厚时应考虑到白血病肺部浸润性改变的可能。

第五章　类风湿性关节炎与多发性肌炎 / 皮肌炎

第一节　类风湿性关节炎肺部病变与吸烟

类风湿性关节炎是一种以慢性进行性关节受累为主的全身性自身免疫病,肺组织是最常见的关节外受累器官之一,疾病起病隐匿,一旦发生肺纤维化后,病变不可逆。目前,吸烟与类风湿性关节炎肺部病变的相关性仍存在一定的争议。

最常见的关节外表现:肺部病变是类风湿性关节炎最常见的关节外表现,发病率为 9%~71% 不等。临床上常使用肺功能检查判断肺部病变范围及性质,而当病变处于早期或亚临床阶段时,其检测敏感性可能较差;胸部平片是肺组织疾病的常规筛查手段,但胸部平片对检测早期(病程 <2 年)类风湿性关节炎的肺部病变缺乏特异性,诊断不准确,且易漏诊轻微的胸膜病变。HRCT 能在患者出现明显的弥散功能及肺活量下降之前,准确且定量地检测到局限性的病灶(＜10% 肺实质),证实了 HRCT 在随访检查及疗效观察中都具有极高的价值。

肺部病变以间质病变为主:研究结果显示患者肺部病变以间质病变为主,主要表现为"网"状影、小叶间隔增厚及"磨玻璃"密度影等,并主要分布于双下肺及胸膜下区域,这可能与其主要的病理学类型(普通间质性肺炎和非特异性间质性肺炎)分布有关。

磨玻璃密度影:一项研究中约 1/4 患者肺部可见"磨玻璃"密度影(大多反映的是轻度的纤维化,并可能会进展为"网"状结构)。因为进展性纤维肺泡炎的类风湿性关节炎患者,HRCT 上"磨玻璃"密度影扩大,提示病变可能为最早期的"网"状结构。值得注意的是该研究中 HRCT 表现以"磨玻璃"密度影为主者,其病程低于异常病变以"网"状影为主者,提示"磨玻璃"密度影可能为早期的纤维化改变,可能会进展为纤维化病灶。

类风湿性关节炎患者大多在 55 岁左右发病,亦是许多恶性肿瘤(如肺癌)的好发年龄段,且一些"磨玻璃"密度影往往是肺癌的早期表现,因此需要进行鉴别诊断。

类风湿性关节炎患者的"磨玻璃"密度影常合并其他肺内异常改变,如小叶间隔增厚、支气管扩张、"蜂窝"影等,若"磨玻璃"密度影区域内合并支气管扩张,则更能提示肺纤维化;类风湿性关节炎肺部病变很少表现为单纯的"磨玻璃"密度影,大多呈斑片状,呈双肺弥散或双下肺及外带分布,绝大多数不具备毛刺及分叶等边缘征象,长期随访可无任何变化或进展为肺纤维化;而早期肺癌表现为肺周围局灶性或结节样"磨玻璃"密度影,有毛刺和分叶的边缘,亦可伴"空泡征"及含气支气管气像;若长期随访病变增大或其内的实性成分增多,则多考虑肿瘤性病变。

累及任何部位的气道:类风湿性关节炎可累及任何部位的气道,发生率约为 16%。一项研究中,29.60% 患者可见支气管扩张,与既往报道的发病率一致。部分学者认为支气管扩张可能先于类风湿性关节炎多年之前发生,反复感染引起的肺组织慢性化脓性病变产生了抗原刺激作用,并最终导致类风湿性关节炎的发生;然而,在研究中很难区分支气管扩张的发生是否先于类风湿性关节炎,因为部分支气管扩张的患者既往未出现任何的呼吸道症状。

小气道受累:有研究认为小气道受累可能为最常见的类风湿性关节炎肺部病变方式。当 HRCT 观察到小叶中心性结节、"树芽征"及"空气滞留征"时强烈提示小气道受累。约有 30% 的类风湿性关节炎患者能通过 HRCT 观察到上述小气道受累征象。Chung 等(2004)的研究亦证实类风湿性关节炎患者近半数会继发阻塞性气道疾病,同时认为薄层 CT,尤其是呼吸相扫描能做出类风湿性关节炎患者小气道受累的临床诊断。

其他肺部病变表现:类风湿性关节炎其他肺部病变表现还包括类风湿(渐进坏死性)结节及胸腔积液和/或胸膜增厚,一般无临床症状,前者需与恶性结节及感染性病灶鉴别。类风湿性关节炎累及肺血管的方式包括血管炎、弥散性肺泡出血伴毛细血管炎及肺动脉高压。前两者很难通过一般的影像学手段进行确诊;继发肺动脉高压很少见,且有多种原因均可引起肺动脉高压,缺乏特异性(该研究中仅有 2 例发生肺动脉高压,故未纳入统计)。

研究结果显示,类风湿性关节炎肺部病变的发生率与病程无关,与既往的研究结果一致,且肺组织受累程度与病程亦无关,表明病程较短的类风湿性关节炎患者 HRCT 像上也可能合并较重的肺部受累,因此入院即需要密切检测肺组织情况。

与年龄有关:年龄是发生肺部病变的高危因素,该项研究结果显示肺组织受累程度与年龄有关,Olson 等(2011)通过系统性回顾发现老年患者类风湿性关节炎间质性肺疾病通常较重,死亡率也明显增高,因此有必要对老年类风湿性关节炎患者的肺组织情况进行仔细监测。

关于吸烟:尽管吸烟,尤其是大量吸烟是类风湿性关节炎发病和疾病进展的高危因素,但吸烟与类风湿性关节炎肺部病变间的关系目前仍不清楚。有研究认为吸烟是导致类风湿性关节炎患者进展为间质性肺疾病的独立危险因素;但仍有很多学者研究发现两者无相关性,并认为即使患者不吸烟也会进展为间质性肺疾病。该项研究中,吸烟者与未吸烟者肺间质病变的发生率差异无统计学意义,且两组患者肺组织受累 HRCT 评分亦未见差异,肺受累 HRCT 评分也与吸烟指数无关。提示吸烟可能与类风湿性关节炎患者肺部病变严重程度无关。

吸烟是气道受累的重要影响因素,在 HRCT 像上的主要表现为空气滞留,肺实质密度不均及支气管扩张。该项研究结果显示,吸烟者支气管扩张的发生率明显高于未吸烟者,提示吸烟可能对类风湿性关节炎气道受侵产生协同作用。吸烟是发生阻塞性气道疾病的高危因素,但是否对类风湿性关节炎患者发展为阻塞性肺疾病产生协同作用目前仍不清楚。

有研究认为即使排除了吸烟的影响,类风湿性关节炎患者阻塞性肺疾病的发生率仍高于对照组患者;而部分针对非吸烟患者的研究结果显示,尽管吸烟会增加类风湿性关节炎患者的阻塞性肺疾病发病率,但并不是主要因素,许多其他因素如呼吸肌功能减弱等均可引起阻塞性肺疾病。

此外,吸烟者肺气肿的发病率也明显高于未吸烟者。这可能与香烟烟雾能趋化中性粒细胞进入肺泡腔,最终导致肺气肿的发生有关。

类风湿性关节炎肺部病变主要表现为肺间质和气道受累,病变主要累及肺间质及气道,吸烟患者气道多受累,老年患者受累程度较重;病程越长,病变纤维化程度越严重。吸烟患者的 HRCT 能直观、准确地观察类风湿性关节炎的肺部病变及胸膜病变,可为临床治疗和预后提供可靠的影像学信息。

第二节 多发性肌炎/皮肌炎肺损害

多发性肌炎/皮肌炎为特发性炎症性疾病,常可见累及肺组织引起间质性改变,多发性肌炎/皮肌炎患者中 30%~61% 的病人伴存肺的间质性改变。多发性肌炎/皮肌炎均以侵犯横纹肌组织为主,对称性近端肌无力是其主要临床表现,皮肌炎还累及皮肤,伴有皮肤表现。

一、发病机制

本病病因未明,可能由环境因素、遗传因素、自身免疫差别等综合因素导致。环境因素作用于遗传易患个体导致的自身免疫性疾病为多数学者共识,目前主要研究集中于免疫遗传学方面。多发性肌炎/皮肌炎可累及全身多个系统、器官,出现不同的并发症,其中肺的间质性改变是多发性肌炎/皮肌炎最常见的并发症。肺的间质性改变是发生在肺泡毛细血管膜上由细胞、细胞因子及细胞外基质等多种因素共同参与、缓慢发展的过程。各种细胞通过分泌细胞因子、炎性介质及细胞外基质异常代谢决定了促纤维化和抑制纤维化力量之间的平衡,从而决定着肺纤维化是否发生及其严重程度。

多发性肌炎／皮肌炎所致肺的间质性改变发病机制复杂，尚无定论，可能与体液免疫及细胞免疫功能异常所致自身免疫紊乱密切相关。随病程进展，多发性肌炎／皮肌炎累及咽部、呼吸肌群时引起误吸、呼吸困难可加重肺部病变。

二、临床表现

多发性肌炎／皮肌炎所致肺损害起病隐匿，早期临床症状不明显或无特异性，活动后气短、胸闷、咳嗽常见，可有低热，伴有细菌感染时高热。病变发展晚期出现肺不可逆性纤维化，预后极差，可因呼吸衰竭而死亡。有学者报道，无肌炎的皮肌炎患者出现急进型肺的间质性改变，短期内即出现严重的低氧血症和呼吸衰竭，致死率较高。

一组23例资料显示在多发性肌炎／皮肌炎患者中，肺的间质性改变的发生与患者的性别、年龄、病程、发病年龄等因素无相关性，这与国内外报道一致。而关节炎与关节痛、更易出现发热被认为是合并肺的间质性改变的患者较无肺的间质性改变的差异表现。

多发性肌炎／皮肌炎肺损害伴发其他肺部疾病时出现相应症状，该组资料中，有2例出现咯血症状，进一步检查表明1例为周围型肺癌，1例为支气管扩张并感染。该组病例经规范应用激素、免疫抑制剂治疗及对症治疗后，15例患者症状明显改善。

三、影像学研究

多发性肌炎／皮肌炎所致肺间质性病变HRCT表现及相应的病理基础可从以下几点考虑：①磨玻璃样影：小叶间隔或肺泡隔构成的肺泡框架受累，炎性细胞及黏蛋白、炎性渗出物填充肺泡，降低肺泡透光度。多为肺泡炎症相关的急性期肺损伤。此外，在肺纤维化修复过程中，纤维细胞浸润、残留肺泡和细胞碎屑也可降低了受累区含气量，导致了透光度减低；②小叶间隔、小叶内隔线增厚：小叶间隔内炎性细胞、纤维细胞浸润纤维化与淋巴管阻塞、间质液体积聚共同所致；③支气管血管束增厚：细支气管管壁增厚，终末细支气管、小叶动脉末梢周围间质充血、渗出、水肿，纤维组织增生；④胸膜下线：细支气管纤维化、肺泡壁塌陷导致肺泡萎缩、小叶间隔增厚连接，形成了弧形平行于胸膜的线状影；⑤网格状、蜂窝状影：肺间质、实质破坏致肺结构紊乱，多发小叶间隔受累，肺结构广泛破坏、纤维化。正常肺小叶

和肺泡结构消失，由增生纤维组织形成的不规则网状结构与其内的含气腔取代，气腔的直径大小不一，壁厚薄不一。

该组病例病变多分布于胸膜下区域和肺底部，邻近胸膜可引起胸膜反应，表现为程度不等的胸膜增厚。纵隔淋巴结肿大较为常见，一些作者研究认为，结缔组织病淋巴结肿大是由于结缔组织病可导致淋巴结增殖而形成的。在该组资料研究结果中，胸膜下线影17例（17/23），小叶间隔增厚16例（16/23），胸膜肥厚11例（11/23），磨玻璃征10例（10/23），网格状、蜂窝状影9例（9/23），支气管血管束增厚5例（5/23），胸腔积液3例（3/23），与既往报道一致。

多发性肌炎／皮肌炎肺损害治疗前、后HRCT表现对照：多发性肌炎／皮肌炎所致肺间质性病变随病程进展而影像学表现多样。一般认为间质性肺改变随着病变进展而有所不同，磨玻璃状、颗粒状、结节状阴影是肺间质性病变急性期表现；网状、线状阴影是以间质病变为主、向纤维化过渡时出现的；蜂窝状、网格状阴影及肺实质缩小的出现是表明肺间质性病进入晚期；肺不张、胸腔积液、胸膜增厚也是肺间质性改变较常见的征象。

Mino等（1997）研究表明多发性肌炎／皮肌炎患者HRCT上肺部实变阴影、索条状阴影和支气管肺泡炎性阴影治疗后有改善。本组资料中，磨玻璃征及小叶间隔、小叶内隔线增厚表现减少，分别减少8例、4例；肺实变表现吸收、消失，残留纤维条索，3例肺实变均吸收；胸腔积液表现较原片明显减少。支气管血管束增厚、胸膜下线、细纤维条影及网格状、蜂窝状影表现增多，胸膜肥厚增加。这些变化与临床患者症状改善一致，提示多发性肌炎／皮肌炎肺部病变经规范治疗后，病变进展得到缓解。

HRCT表现变化情况表明在急性期出现较多的磨玻璃征及小叶间隔增厚、胸腔积液是可逆的病变，积极治疗后部分可以恢复；肺实变治疗后渗出吸收残留纤维条索，病变趋于稳定；病变进展末期表现胸膜下线、细纤维条影及网格状、蜂窝状影是不可逆病变，治疗后上述征象无明显减少，而部分增多。

四、鉴别诊断

特发肺间质纤维化：两者HRCT均表现广泛肺间质纤维化，单独依靠影像学很难区别。特发性肺间质纤维化患者临床症状进行性加重，易出现呼吸

衰竭、肺心病表现,无特异皮肤改变及肌无力等表现。特发性肺间质纤维化的 HRCT 主要表现为双肺下叶弥漫分布、边界模糊细小结节,条索状病灶、网格影及蜂窝征亦可见,单纯磨玻璃样征少见,晚期特发性肺间质纤维化在 HRCT 上纤维化表现更严重、更显著。皮肤、肌肉活检可明确诊断。

硬皮病:HRCT 均可见磨玻璃密度影、弥漫性或局灶的小叶间隔增厚、胸膜下线及蜂窝影等征象。硬皮病主要累及小动脉、毛细血管,导致增殖性炎症。食管扩张是硬皮病的特征性表现,间隔旁和 / 或瘢痕旁气肿常见。

系统性红斑狼疮:两者均可见肺间质纤维化。系统性红斑狼疮除肺间质纤维化表现外,还常见胸腔积液、心包积液。系统性红斑狼疮发病年龄较小,多见于青年女性,实验室检查抗核抗体,发现特征性的狼疮细胞可明确诊断。

尘肺:两者都表现为肺间质纤维化。尘肺病变早期为弥漫分布小结节状影,以双肺野外、中带明显,随病程进展,呈大小不等的结节,晚期结节融合,成大片状或团块状,可见空洞。淋巴结钙化常见。病人有明确职业接触史。

真菌孢子或有机粉尘过敏所致肺间质性疾病:免疫复合物沉着于肺泡壁,引起肺泡炎和慢性间质性肺炎。如农民肺、蘑菇肺、养鸽(鸟)肺等。急性期表现为双肺弥漫小结节状或斑片状磨玻璃影,随访病变变化快。慢性期出现间质纤维化,可见蜂窝征。依据临床病史及随访观察肺部 CT 表现可以与多发性肌炎 / 皮肌炎鉴别。

总之,HRCT 以良好的空间分辨率、正常组织与病变组织良好对比、早期细微病变显示能力等优势,能够准确评估肺部损害程度,是临床诊断多发性肌炎 / 皮肌炎所致肺部损害重要手段之一。动态随访观察,对临床评价疗效有一定帮助。

第六章   药物中毒

第一节   静脉应用毒品致胸部病变

有作者报告一组 28 例均有吸毒史,符合临床右心感染性心内膜炎及肺损害的诊断标准。

浸润性病灶表现斑片状、片状及结节状影,其中结节状影较为多见,边缘模糊、密度欠均匀,其中易坏死形成空洞,斑片状、片状影相对较少;病灶很少融合呈大片状,位置较多散在分布,短期内可演变为空洞或肺气囊。肺部浸润病灶可累及胸膜引起胸腔积液,胸膜下肺气囊破裂引起液气胸。

空洞影大多数在结节灶中出现,多发、单个多见,形状为圆形,壁相对肺气囊较厚,与肺气囊的鉴别主要是根据壁的厚度,肺气囊壁常小于 3 mm,如果其边缘实变,很难与空洞鉴别。肺气囊的特点是形态多种多样,可呈圆形、椭圆形,可单房或多房,大小不一,最小数毫米,最大不超过 20mm,肺气囊壁较薄,可伴有液平面,病变在短时间发生改变,其发病机制是病变坏死,液化,经支气管排出形成空洞,若支气管腔渗出物未能排出,而作为支气管活瓣阻塞形成肺气囊。

该组 28 例细菌培养(包括痰培养与血培养),其中 17 例金黄色葡萄球菌,是本病的主要病原体,这亦说明肺内病灶容易发生空洞或肺气囊。

病变的部位大多数分布在肺周边或胸膜下,这与其发病机制有关,即含有病原体的右心小栓子,随着血流首先进入肺循环,到达肺动脉的细小分支,含有病原体栓子停留在细小支气管周围的肺动脉小分支血管,便导致栓塞部位感染形成肺炎。若为化脓性细菌,则形成肺脓肿。由于病变的部位大多数分布在肺周边或胸膜下,可累及胸膜,引起胸腔积液、气胸改变。该组 12 例出现胸腔积液, 3 例出现液气胸。

目前国内对于有关 MSCT 诊断肺动脉栓塞的报道逐渐增多, CT 肺血管成像(CTPA)在实践中成为可疑肺动脉栓塞的首选影像学检查方法,它同时可以评价纵隔、肺及直接显示栓子,提高了周围型栓子的发现,提高了段、亚段栓子的检出率。

有作者报道薄层螺旋 CT 增强静脉成像或加血管三维重组是确诊肺血栓栓塞症的主要手段。该组 6 例进行 CT 肺血管成像检查,其中 2 例提示肺段分支肺动脉充盈缺损。由于含有病原体栓子停留在细小支气管周围的肺动脉小分支血管,需要用全肺高分辨 CT 肺血管成像予以显示。该组 CT 肺血管成像病例较少,这可能是肺栓塞阳性率低的原因。

上述影像学改变,胸部 CT 与 X 线胸片表现相似,都能显示斑片结节、空洞、肺气囊、胸腔积液、液气胸等表现,但 CT 较敏感,特别是对病变的数目较 X 线片显示得更多、对空洞或气囊的检出率更高,病灶形态及分布观察得更清晰。病灶形态多种多样,斑片状、片状、结节状、空洞影、肺气囊影及胸膜反应混合并存。

该组除 5 例仅 1 种改变外,余 23 例均出现 2 种以上病变,以结节状、肺气囊为主要特征性改变;病灶多发,大多数分布在肺周边或胸膜下,主要发生中下肺野。

该组 28 例前、后都进行 X 线胸片复查及 9 例行胸部 CT 复查,病灶富于变化,其大小、形态及空洞或肺气囊在短时间发生变化,一般 3~7 d,有先实变影,后空洞或气囊,然后胸膜改变的倾向,也即是开始表现为渗出浸润灶,稍后数天后出现空洞或肺气囊,随后发生胸腔积液,这种动态性的变化,是其特点,是病变不同阶段的反映。多发周边或胸膜下的气囊,结节伴或不伴空洞是特征性的改变,对静脉应用毒品所致肺损害的诊断有一定价值。

第二节　睾丸癌化疗副作用引起肺病变类似肿瘤

McCrea 等（1981）报告 2 例睾丸癌患者用博来霉素进行化疗期间和化疗后，X 线胸片发现肺部出现结节，类似转移性结节。但患者无症状，开胸活检显示为散在的间质纤维性病灶及肺泡上皮增生，未发现肿瘤、病毒包涵体及微生物。Nachman 等（1981）报告类似病例，CT 扫描与 X 线照片发现多数小结节病灶与纤维化，开胸探查及活检未发现肿瘤迹象。

第七章　其他全身性疾病

第一节　类鼻疽

详见本书本卷第八篇·第十章·第五节《类鼻　　　疽》及第七节《类鼻疽肺脓肿》。

第二节　结节性硬化症的肺病变

自20世纪70年代以来,结节性硬化症的肺病变——淋巴管平滑肌瘤病即引起临床注意,早期的流行病学统计认为其发生率不足结节性硬化症患者的4%。

Moss等(2001)对38例已确定患有结节性硬化症但未知是否伴发肺淋巴管平滑肌瘤病的女性患者进行了深入的流行病学研究,发现其中13例(34%)伴发淋巴管平滑肌瘤病,结节性硬化症同时罹患淋巴管平滑肌瘤病的严重性因此而显得突出并受到重视。

截至2002年,北美地区共报告淋巴管平滑肌瘤病患者450例,包括散发性淋巴管平滑肌瘤病和肺结节性硬化症。国内有淋巴管平滑肌瘤病个案报告数十例。

一、病因学与病理学

结节性硬化症,又称Bourneville病,为基因介导的斑痣性错构瘤病,累及多个器官系统,特别是神经系统、皮肤和肾脏。早期赖以做出诊断的Vogt三联征:智力发育迟缓、癫痫发作和皮肤损害,已被更广泛的诊断标准所替代。

结节性硬化症的发病率报道不一,约1/6 000,男、女发病率相等。本病为全身性疾病,遗传性者病变常多发,受累器官常为双侧性,散发性病例的病变可为孤立和单侧性。

系列研究和定位克隆已确定2种结节性硬化症基因:TSC1位于染色体9q34;TSC2位于染色体16p13。发生于结节性硬化症患者的肾血管平滑肌脂肪瘤(AML)及其他肿瘤中结节性硬化症基因的杂合性丢失(LOH),表明这两种基因为肿瘤抑制基因。

肾血管平滑肌脂肪瘤是结节性硬化症的主要病变,可见于70%~95%的结节性硬化症患者。肾血管平滑肌脂肪瘤及破裂出血(直径超过3 cm时可发生)是结节性硬化症患者的常见病死原因。

肺淋巴管平滑肌瘤病,如以独立病变出现而无结节性硬化症的神经系统、皮肤或视网膜病变,即为散发性淋巴管平滑肌瘤病;也可作为结节性硬化症的病变出现。肾血管平滑肌脂肪瘤可在大多数结节性硬化症患者中发现,但也见于60%的散发性淋巴管平滑肌瘤病患者,暗示二者具有共同的遗传学基础。

组织学上,肺结节性硬化症表现为淋巴管平滑肌瘤病,以大量肺囊肿,其囊壁含异常增生的平滑肌纤维为其特征。肺囊肿呈非特异性形式,壁薄(通常<3 mm)、清晰、圆形,含气或液体,直径0.5~2.0 cm或更大,常均匀分布于全肺,如胸膜下有大量囊肿存在,可类似于特发性肺纤维化,但后者肺容量减少,而肺淋巴管平滑肌瘤病的肺容量是增加的。

散发性肺淋巴管平滑肌瘤病和结节性硬化症的肺病变在组织学上极为相似,两者在组织学上的主要不同为男、女性结节性硬化症患者的肺部都可有多灶性微结节性肺细胞增生。

二、临床表现

迄今为止,除个别可疑男性患者外,所有被诊断为散发性淋巴管平滑肌瘤病或结节性硬化症合并淋巴管平滑肌瘤病者均为生育期女性。出现肺部症状多在 30 岁后。活动后气急、低氧血症、咳嗽、咯血、复发性气胸、乳糜胸为肺淋巴管平滑肌瘤病的主要临床表现,最后可致呼吸衰竭。通常,呼吸症状开始后 10 年生存率为 49%,平均生存期为 5 年。

除肺囊肿外,其他可出现的临床表现有:由淋巴管梗阻扩张所致后腹膜囊性肿块:淋巴管平滑肌瘤;纵隔和腹部淋巴结增大;淋巴囊肿过度膨胀破入腹腔引起乳糜性腹水。结节性硬化症伴肺淋巴管平滑肌瘤病者则有结节性硬化症的一系列病变,如中枢神经系统、皮肤病变和肝、肾血管平滑肌脂肪瘤等。

因怀孕和应用外源性雌激素可使病情恶化,如在积极的内科治疗下病情仍进展,唯一有效的治疗手段为肺移植。

淋巴管平滑肌瘤病最特异性的诊断方法,为通过气管镜或开胸肺活检发现淋巴管平滑肌瘤病细胞的存在或显示特征性的组织学表现。免疫组织化学显示平滑肌肌动蛋白和黑色素相关(HMB-45)抗体的特殊免疫染色也具有特异性的诊断价值,因肺淋巴管平滑肌瘤病异常增生的平滑肌细胞是肺唯一能表达该抗原者。此外,淋巴管平滑肌瘤病上皮细胞抗体对雌、孕激素受体强烈反应显示性激素在淋巴管平滑肌瘤病发病机制中的作用。

需鉴别的疾病有嗜酸性肉芽肿、平滑肌瘤等。

三、影像学研究

胸部 X 线检查:多数仅表现为间质肺纹理增多,因囊肿均较小,常不易显示,但大量囊肿叠加时则有网格状间质出现。气胸和乳糜胸胸部平片可获得诊断。

胸部 HRCT:能清晰显示轮廓清楚的薄壁小囊肿(有的无囊壁),并可发现常规 CT 所不能显示的更小病变, HRCT 对诊断本病的特殊价值已被充分肯定,有学者认为其可以替代肺活检。根据 HRCT 表现,可将病变的严重程度分为 3 级:Ⅰ级,肺囊肿累及 1/3 以下肺实质;Ⅱ级,肺囊肿累及 1/3~2/3 肺实质;Ⅲ级,囊肿累及 2/3 以上肺实质。

因散发性淋巴管平滑肌瘤病和肺结节性硬化症在遗传学上存在相关性,组织学上也类似,使一些学者相信散发性淋巴管平滑肌瘤病或淋巴管平滑肌瘤病伴肾血管平滑肌脂肪瘤为结节性硬化症的顿挫型,甚至认为所有诊断为淋巴管平滑肌瘤病者都应怀疑为结节性硬化症。但是,结节性硬化症的肺病变与散发性肺淋巴管平滑肌瘤病在胸部 HRCT 上是有区别的,即结节性硬化症患者在肺部 HRCT 上可见多灶性微结节性肺细胞增生引起的非钙化性结节征,而散发性淋巴管平滑肌瘤病在 HRCT 上则无这种结节。一组 2 例肺结节性硬化症患者胸部 HRCT 上均显示有非钙化性结节。

呼气相 CT 可见囊肿缩小,表明囊肿与气道相通;磨玻璃样改变、密度增强表现可能因出血或水肿所致。淋巴管梗阻可引起间质水肿(可见间隔线)和乳糜胸;病变围绕气管造成梗阻除产生空气滞留征(少见)外,也是发生气胸的原因;病变围绕小动脉可导致肺高压和肺源性心脏病,而出现相应的影像表现。

鉴别诊断:需与之鉴别的疾病有朗格汉斯细胞组织细胞增多症、特发性肺纤维化、肺气肿、肺膨出等,以上病变均有其各自的影像特征可资鉴别。

许多原来被认为是散发性淋巴管平滑肌瘤病者,经仔细检查或分析,会发现其实际上是肺结节性硬化症,即淋巴管平滑肌瘤病为结节性硬化症的病征之一;对每例女性结节性硬化症患者常规做胸部 HRCT 检查可能会发现更多的肺淋巴管平滑肌瘤病。

第三节　诊断陷阱:血管源性的肺实质异常

异常的肺血流分布在 HRCT 图像上可类似于肺渗出性病变。

肺动脉高压的病人肺内可出现斑片样的灌注。

肺周动脉分支的栓塞或狭窄可导致剩余正常动脉分支血流的增加,如果病变区有明显的血液分流及再分布,就会导致相对正常的肺组织内出现斑片状的磨玻璃样密度增高影。

由血流再分布引起的肺磨玻璃样改变,总有增粗的脉管相伴随,因此可与肺实质病变引起的磨玻璃样改变相鉴别。

呼吸道病变或肺气肿病人的HRCT图像上也可出现斑片样的灌注。病变区的通气量降低引起缺氧,导致反射性血管收缩。病变区以外的血流再分布就会导致病变较轻的肺区呈磨玻璃样密度增高。这时可见磨玻璃样密度增高区内有增粗的血管,提示为相对正常的肺区内血流增多现象。

HRCT图像上与扫描平面垂直的肺血管截面与肺小结节病变的鉴别可能有一定困难。这是因为HRCT的薄层切面和缺乏连续性所致。对于普通CT或螺旋CT,7~10 mm层厚的扫描层面内可明确辨别肺血管。

另外,邻近胸主动脉发生强化的肺不张,可类似急性主动脉夹层,从而导致误诊。

第四节　肺内子宫内膜异位症

详见本书本卷第五篇·第十四章·第一节《肺内子宫内膜异位症》。

第五节　嗜酸性肺病

详见于本书本卷第九篇·第七章《其他肺弥漫性疾病》。

第十一篇　气管及支气管疾病

第一章　气管、主支气管肿瘤

第一节　诊断陷阱：气管支气管树的黏液假肿瘤

气管支气管树内的黏液积聚被称作黏液栓、浓缩的黏液、支气管的黏液阻塞、黏液假肿瘤。它在 X 线胸片、断层摄影片及 CT 图像上可类似于新生物肿块。Westra（1975），Wanner（1977），Karasick 等（1979）多位作者曾先后报道这种情况。在吸烟者，容易出现此种异常的黏液形成，导致黏液栓。如在胸片或断层摄影怀疑它时，可在呼吸疾病系统治疗后，或间隔一段时间后，或用力咳嗽后再做胸片或 CT 扫描，该块影如为黏液栓引起，则多有变化。借此，可与肿瘤进行区别。

第二节　气管旁囊性病变

气管旁囊性病变是指发生于气管周围的囊性包块，根据囊内所含成分不同分为含气囊肿和含液囊肿。气管旁囊性病变在临床工作中并不少见，对这类病变的诊断，影像学检查有着重要的价值。但由于疾病种类繁多、临床症状不典型、形态学表现相似，再加上人们对其认识不足，所以在影像诊断中经常导致漏诊、误诊。

1. 气管旁含气囊肿　气管旁含气囊肿包括气管憩室、肺尖疝、肺尖部多角形气泡或者肺大泡、喉囊肿、咽囊肿、咽食管交界处 Zenker 憩室等。

2. 气管憩室　详见本书《面颈及多系统多部位疾病卷》第一部分·第十篇·第二章·第九节《胸腔入口平面气管右旁气囊影》。

3. 肺尖疝　发病原因及机制：肺尖疝是胸片上气管偏斜的少见原因之一。肺尖疝的分类有 2 种，一是按照部位，分为胸廓肺疝、尖部肺疝及膈肌肺疝，以胸廓肺疝多见；二是按照病因学，分为先天性肺疝和后天性肺疝，以后天性多见。60% 的先天性肺疝是尖部肺疝。

正常情况下，肺尖部或顶部受到胸廓入口处肌肉、西布逊筋膜及壁层胸膜的限制。西布逊筋膜又称胸膜上膜，是胸廓内筋膜在肺尖部的延续，向后嵌于 T_1 椎体横突，并前外侧分支包绕第 1 肋骨边缘。此筋膜允许肺尖部上升至第 1 胸肋关节以上，但是会在前内侧（前斜角肌与胸锁乳突肌之间）形成一潜在的薄弱区。尖部肺疝好发于此，多是由于西布逊筋膜变得薄弱或直接撕裂所致。由于筋膜缺陷通常较大，典型的肺尖疝是间断发生的，并且可以复原，嵌顿者少见。

（1）临床症状：肺尖疝多发生于右侧肺尖部，男性较女性多见，临床上早期多无任何症状，严重时可出现刺激性咳嗽、吞咽困难、颈根部疼痛，有时可破裂引起气胸。

（2）影像学表现：胸部平片多表现为肺尖部气管旁透亮度增高影，右侧多见，邻近气管受压向左移位。随呼吸周期不同其大小、形态可有较大改变，并可呈间歇性出现，即在最大吸气或 Valsalva 状态时才出现或有增大倾向。CT 扫描示右侧肺尖升高，表现为囊状含气体密度肿块影，内可见肺纹理，冠矢状位重建图像可观察到其与正常肺组织相通，体积通常较大，与气管不相通，但邻近气管可有受压改变。

4. 肺尖部肺大泡　发病原因及机制：肺大泡指大泡性肺气肿，是一种局限性肺气肿。肺泡高度膨胀，肺泡壁破裂并相互融合而形成，一般是由小支气管的活瓣性阻塞所引起。肺大泡的壁甚薄,由肺泡的扁平上皮细胞组成,也可能仅为纤维性膜。可与多种肺气肿并存,常见于间隔旁侧或小叶旁肺气肿。可伴有炭末沉着,如煤矿工人尘肺;或不伴有炭末沉着,如瘢痕组织肺气肿。

(1)临床症状:小的肺大泡本身不引起症状,单纯肺大泡的患者也常没有症状,有些肺大泡可经多年无改变,部分肺大泡可逐渐增大。肺大泡的增大、增多,可使肺功能发生障碍并逐渐出现症状,如胸闷、气短等。肺大泡突然增大破裂,可产生自发性气胸。

(2)影像学表现:肺尖部肺大泡表现为位于肺野边缘甚细薄的透亮空腔,可为圆形、椭圆形或较扁的长方形,大小不一,较大的肺大泡中,有时可见到横贯的间隔。多个肺大泡靠拢在一起可呈多面状。一般不与较大支气管直接相通,无液平,支气管内的对比剂也不能进入。

5. 喉囊肿　详见本书《面颈及多系统多部位疾病卷》第一部分·第五篇·第三章·第二节《喉囊肿》。

咽食管交界处 Zenker 憩室:详见本书《面颈及多系统多部位疾病卷》第一部分·第三篇·第六章·第二节《咽食管交界处 Zenker 憩室》。

6. 气管旁含液囊肿　气管旁含液囊肿包括前肠囊肿(支气管囊肿、肠源性囊肿、神经肠源性囊肿)、消化道重复囊肿、淋巴管瘤及胸导管囊肿等。前肠囊肿来源于胚胎发育时期残留的前肠结构,包括支气管囊肿、肠源性囊肿、神经肠源性囊肿,是最常见的纵隔囊肿,在纵隔肿物中约占 20%。

7. 支气管囊肿　发病原因及机制:支气管囊肿是最常见的前肠囊肿,在纵隔囊肿中占 50%~60%,起源于胚胎 26~40 d 期间前肠腹侧所发生的异常突起,囊壁内衬呼吸道纤毛上皮,典型者有黏液腺及(或)软骨成分。约有 85% 的支气管囊肿发生在纵隔,以右侧气管旁、主支气管旁及隆嵴下为好发部位。偶尔也可在发育过程中被包埋在食管内,或游走至心包、胸腺、腹膜后区、下肺韧带、颈部、横膈及腹部等不典型部位,甚至可以呈哑铃状,部分位于膈上,部分位于膈下。由于囊内容物的蛋白含量不一,其黏稠度可有差异,颜色可为清亮、暗绿、乳白或棕褐色。大多无症状,少数因压迫邻近结构产生症状,如胸痛、咳嗽、气促、发热和脓痰。可因出血或感染而突然增大。

影像学表现:囊肿多为单房,呈边缘光滑锐利的圆形、椭圆形或管状肿物,大小不一,壁薄而均匀,偶尔可见钙化。CT 增强扫描时囊壁可有强化,肿物内密度均匀,无强化。肿物的 CT 值取决于囊内容物的成分,一般含清亮稀薄液体者,呈水样密度。部分由于囊液黏稠或出血,蛋白含量高或脱落细胞碎屑沉积,平扫时类似软组织肿物,CT 增强扫描如显示壁轻度强化而囊内容物无强化时,有助于与其他纵隔软组织肿物鉴别。

在 MR T_1WI 因其信号强度取决于内容物的成分,可表现为低、等、高信号, T_2WI 一般都表现为均匀一致的高信号。支气管囊肿合并感染时囊壁增厚,与支气管相通时可见气 - 液平面,若囊壁或囊内容物发生钙乳沉积时可见钙化,但很罕见。

8. 食管重复囊肿　发病原因及机制:食管重复囊肿较少见,在纵隔囊肿中约占 5%~10%。胚胎发育时期原始的食管为实性,以后形成空泡,再相互融合形成食管。当有孤立的空泡持续存在并增大时,形成食管重复囊肿。多表现为与食管伴行的独立管道或与食管密切相关的囊性病变,也可发生于食管壁内。由于发育过程中消化道的延长及右旋,食管重复囊肿多发生于食管下段右侧。因其与支气管囊肿同起源于前肠,食管重复囊肿内也可覆衬鳞状上皮、柱状上皮或立方上皮,囊壁可含黏液腺,但不含软骨。镜下检查见囊壁内有双层平滑肌是病理诊断食管囊肿的特征性表现。

(1)临床症状:多数无症状,但可引起吞咽困难、胸痛或其他压迫症状,多在婴儿或儿童期发现,常位于食管附近或壁内。约 50% 食管重复囊肿壁内含有迷走的胃黏膜或胰腺组织,可引起囊肿内出血或囊肿穿孔。

(2)影像学表现:多位于右后纵隔、气管食管旁,表现为边界光滑的椭圆形肿物,其长轴与食管长轴一致。食管造影有助于观察肿物与食管的关系,常表现为食管壁变形或外压性改变,与食管平滑肌类肿瘤或其他肿物导致的外压性改变不易鉴别。CT 扫描及 MRI 可以显示其囊性特征。经食管超声成像可显示其囊性特征及与食管的关系,有助于确诊。

9. 神经肠源性囊肿　发病原因及机制:神经肠源性囊肿是罕见的后纵隔先天性囊肿,在纵隔囊肿中占 2%~5%,多于 1 岁之前检出。为胚胎早期前肠与脊索分离不完全所致,囊肿内含消化道上皮和神经组织,常伸入脊椎内合并脊柱侧弯、脊椎纵裂、半椎体、蝴蝶椎等畸形,可导致神经症状。由于脊索向头端生长而消化道向尾端生长,因此脊椎畸形常发生在纵隔囊肿的头侧,即颈椎或上胸段椎体。常无明显症状,较大囊肿可有压迫症状。

影像学表现:后纵隔边界锐利,圆形、椭圆形或分叶状囊性肿块,位于食管与脊柱之间,常造成对食管的压迫并使之移位,可见合并的脊椎畸形。在MR T_1WI 因其信号强度取决于内容物的成分,可表现为低、等、高信号,T_2WI 一般都表现为均匀一致的高信号。另外,MRI 检查有助于显示肿物是否向椎管内延伸。

10. 淋巴管瘤　发病原因及机制:淋巴管瘤在成年人中罕见,多见于儿童,约70% 发生于2岁前。囊肿呈单房或多房,也可多发,以颈部(75%)、腋窝(20%)多见。成人真正局限于纵隔内的淋巴管瘤在全部淋巴管瘤中 <1%,占纵隔肿物的0.7%~4.5%。

淋巴管瘤为淋巴管源性良性病变,组织学分为毛细血管型、海绵状及囊状3种类型。其中以囊状淋巴管瘤多见,又称淋巴水瘤或囊状淋巴管瘤。囊状水瘤多为单房,可以完整切除,另2型常浸润性生长在肌肉和相邻结构的间隙中,不易完整切除。肉眼观呈较大的囊性肿块,囊壁薄,质地柔软,显微镜下示囊壁含平滑肌纤维、血管、神经、脂肪和淋巴样组织,囊壁内衬扁平内皮细胞。由于均为脉管起源,淋巴管瘤可与血管瘤同在一个肿瘤中混合存在。

(1)临床症状:临床上多在2岁前发现。因为质地软,很少产生症状,但压迫可出现胸痛、咳嗽、气促。

(2)影像学表现:大部分淋巴管瘤位于上纵隔或前纵隔,可伸入组织间隙内,肿物延及颈部或同侧腋窝者有助于确诊。肿瘤呈边界清楚水样密度肿物,囊内容物中脂质成分高时密度更低,囊壁薄,囊肿张力低。呈蔓状或分叶状的毛细血管型或海绵状淋巴管瘤其肿物呈不规则多房状,分隔菲薄,不含软组织结节。单纯淋巴管瘤 CT 增强扫描无强化,合并有血管瘤成分的混合性脉管瘤内可见强化的血管腔。MRI 呈典型的囊性病变,T_1WI 呈均匀低信号,T_2WI 信号明显增高。

11. 胸导管囊肿　发病原因及机制:胸导管囊肿是罕见的纵隔囊性肿物,文献报道较少,除纵隔外还可以发生于颈部。病因目前尚不明确,可能是由于局部胸导管壁先天性薄弱导致囊状扩张,也有人认为是导管壁发生炎症反应或粥样硬化改变引起的后天性病变。

胸导管囊肿大多位于后纵隔胸导管走行区,但也可因起源于胸导管与奇静脉之间的细小导管或迷走的主导管而出现于右中纵隔。囊肿常为单发,直径3~15 cm 不等。囊内含淡黄色或乳白色液体,可含有大量淋巴细胞和甘油三酯。囊壁由被覆单层扁平上皮细胞的纤维结缔组织、平滑肌和弹力纤维构成。

(1)临床症状:胸导管囊肿可无症状,如果囊肿压迫纵隔内周围脏器,可引起胸痛、咳嗽、吞咽或呼吸困难,甚至出现急性呼吸衰竭。囊肿破入胸腔,可引起乳糜胸。

(2)影像学表现:后纵隔边缘光整、密度均匀的囊性肿物,囊壁较薄,甚至显示不清,肿物外形与邻近结构边缘一致。肿物过大可造成邻近的气管、食管受压移位。MR T_1WI 示肿物呈边缘光整低信号,T_2WI 呈均匀高信号。淋巴核素显像及淋巴管造影也有助于本病的诊断。

胸导管囊肿与其他纵隔囊肿鉴别诊断依靠囊内液体的性质,并注意有无细小的蒂与胸导管或左锁骨下静脉相连,确诊后在手术中应结扎所有与胸导管相连的扩张淋巴管,以避免术后乳糜胸。

气管旁囊性病变的影像学诊断方法包括 X 线平片、食管钡餐、超声、CT 及 MRI 等。X 线平片对于病变的检出有一定价值,尤其是对颈根部气管旁含气囊肿,不但能够检出病变,还能够观察其与气管及肺尖的关系。食管钡餐检查能够显示囊肿与咽、食管的关系。经食管超声成像或颈部超声检查可显示病变的囊性特征及与周围结构的关系,有助于确诊。CT 是较好的检查方法,无论是对气管旁含气囊肿,还是对气管旁含液囊肿,在病变的检出、观察发病部位及其与周围结构的关系、定性等方面都有重要价值。MRI 检查对于纵隔气管旁含液囊肿的诊断及鉴别诊断有相对优势。

总之,对于气管旁囊性病变,将各种检查综合评价,并结合发病部位、患者年龄及临床表现等情况加以综合分析,不难做出诊断。

第二章　黏液表皮样癌和支气管类癌

第一节　肺黏液表皮样癌

肺黏液表皮样癌起源于气管和支气管黏膜下的腺体，属支气管腺瘤的四个亚型之一，其发病率极低，仅占支气管腺瘤的 3%，组织学表现与来自涎腺的黏液表皮样癌类似。

一、发病机制及生物学特征

根据 WHO 分类，肺黏液表皮样癌是一种起源于气管、支气管黏膜下腺体的罕见恶性肿瘤，其在原发性肺恶性肿瘤中占 0.1%~0.2%，发病年龄 4~78 岁，平均 28.5 岁，较原发性支气管肺癌提前 20 年。对肺黏液表皮样癌的生物学特征评价各家观点不一。由于部分病例在具有侵袭性和继发转移的基础上，患者却能长时间生存，因此有学者认为其是原发性支气管低度恶性肿瘤；然而还有部分病例表现为高度恶性，进展迅速，早期即出现转移，生存时间短，据此又有学者认为不能简单将其归为低度恶性肿瘤。

二、临床表现

文献报道 10% 的肿瘤发生于主支气管，段、叶支气管占 75%，周围占 15%，右侧略多于左侧。一组 10 例中，位于左主支气管 1 例，叶、段支气管 6 例，周边 3 例；右侧 8 例，左侧 2 例。由于大多数肿块被覆完整的黏膜，因此痰细胞学检查、支气管灌洗检查等常呈阴性。症状和体征与肿瘤发生的部位密切相关，发生于气管、支气管管腔内，多伴随气道阻塞征象，包括咳嗽、咳痰、咯血及反复感染等，但有 9%~28% 的病例无明显临床症状。该组中有 3 例为体检发现，无明显临床症状。术前病程长，平均可达 43 个月，术后预后良好，仅有 2% 的低度恶性和 15% 的高度恶性肿瘤伴有纵隔淋巴结转移。该组

中 3 例出现淋巴结转移，略高于文献报道，可能与该组病例中老年患者居多有关。

三、病理学表现

肿瘤主要由黏液细胞、表皮样细胞和少量中间型细胞构成。黏液细胞呈多边形或高柱状，胞质淡染，弱嗜碱性，核居于一侧，细胞内可见黏液颗粒，细胞外可见大量黏液；表皮样细胞呈多边形似鳞状细胞，细胞间可见细胞间桥，但角化不完全；中间型细胞似表皮基底层细胞。3 种细胞以不同的比例构成"巢"团或不规则的腺样结构。间质纤维组织将瘤组织分隔成大小不同的小叶结构。

病理上一般将其分为两类：高分化（低度恶性）黏液表皮样癌：形成大量腺腔及囊腔，在片块状表皮样细胞区，常见呈灶性集聚的黏液细胞，或内衬于表皮样细胞形成的腔隙内，或由黏液细胞构成的腺体，大小、形态不等，散布于实性细胞区，癌细胞分化好，核分裂象罕见。低分化（高度恶性）黏液表皮样癌：罕见，主要由表皮样细胞构成实体性的瘤巢结构，黏液细胞较少。有的可见充满黏液的囊腔。两种细胞异型性明显，核分裂象及坏死易见。

四、影像学表现

Yousem & Hochholzer（1994）对 58 例支气管黏液表皮样癌的胸部 X 线平片表现进行研究，其中 41 例（71%）发现明显的实质性肿块，根据形态的不同可分为圆形、椭圆形和分叶状，但与其他肺内良恶性肿瘤很难做出鉴别诊断；16 例（28%）表现为阻塞性肺炎；另 1 例无异常表现。相对于 X 线平片，CT 在观察肿块位置、形态、内部结构及与周围组织关系上更具优势。肺黏液表皮样癌具有以下 CT 特征：

（1）约 85% 发生于气管树的各级分支内,属于中央型,CT 表现为气管、支气管腔内的软组织肿块,多呈圆形、椭圆形,并且其最长径与肿块所处的气道长轴相平行,少部分周围型表现为肺周边肿块,边缘光滑或分叶,但无空洞。该组中 7 例属于中央型、3 例属于周围型。

（2）文献报道约超过 50% 的病例在肿块内可以发现点状钙化,比例明显高于其他肺常见恶性肿瘤,该组有 6 例内有点状钙化灶。

（3）增强扫描后肿瘤多呈中度强化,该组 5 例行增强扫描,平均强化的幅度约 20 HU。

（4）其他间接征象还包括:支气管黏液栓塞形成、阻塞性肺炎、肺不张、肺气肿以及在肿块周围可见"线"样或"新月"状气体影,这些征象均提示肿块位于气管、支气管管腔内。

（5）部分分化程度较低表现为高度恶性病例可以通过淋巴、造血系统播散,从而表现为伴发纵隔淋巴结、肺内或骨转移征象。该研究中共有 3 例伴发纵隔淋巴结转移,其中 1 例还伴有多发骨转移。

鉴别诊断:类癌:根据 Zwiebel 等（1991）的统计,单从肿瘤形态学方面鉴别两者较难,但是类癌的钙化率约为 26%（8/31）明显低于肺黏液表皮样癌,并且类癌一般血液供应较丰富,增强后均呈明显强化。

腺样囊性癌:腺样囊性癌是发生于气管、支气管的常见恶性肿瘤,多由鳞状上皮细胞构成。Spizamy 等（1986）分析其 CT 表现,发现肿瘤多位于气管、支气管管壁并向管腔外蔓延生长,并且好发于气管、支气管主干,明显不同于肺黏液表皮样癌管腔内生长、好发于叶、段支气管的生长方式。

结核结节:结核结节较小,直径大多 <2 cm,周围可见卫星病灶,邻近胸膜增厚、粘连,内可见空洞形成。

第二节　支气管类癌

支气管类癌是起源于支气管上皮组织嗜银细胞的低度恶性原发性肺支气管肿瘤,有神经内分泌功能。类癌绝大多数发生于消化道,支气管类癌属少见病,术前易误诊、漏诊。

病理上分为典型类癌和非典型类癌,按发生部位分为中央型（发生于主支气管）和周围型（发生于远端支气管及肺实质内）。典型和中央型多见,中央型多为典型类癌,而不典型类癌多为周围型。有作者分析 25 例类癌 CT 表现,其结果显示中央型类癌较小,平均直径 1.9 cm,周围型类癌较大,平均直径 5.4 cm。

典型类癌有相对良性的生物学行为,病程发展慢,预后较好,术后 5 年生存率可高达 100%;非典型类癌具有侵袭性生物学行为,淋巴转移多见,术后 5 年生存率为 69%。

支气管类癌的临床症状与肿瘤的发生部位有关,发生在主支气管的类癌易导致阻塞性肺炎或肺不张,故临床症状出现早,常有咳嗽、咯血或阻塞性肺炎等,肿瘤发现早,体积一般较小。周围型类癌起病隐匿,发现晚,肿瘤较大。类癌可分泌五羟色胺,使血管收缩、肠蠕动增加,患者出现以腹痛、腹泻、心跳加快、脉压增高等为征象的类癌综合征。

类癌 CT 检查均有显著强化特征,对定性诊断有意义。但需要与支气管息肉、支气管血管瘤和支气管肺癌等疾病鉴别。

支气管镜检查不仅能确定肿瘤部位,且可活检提供病理学诊断,是诊断本病的重要方法之一。因为嗜银细胞在支气管黏膜上皮的基底层,所以其活检确诊率约为 50%。

免疫组织化学检查对于肺部肿瘤的鉴别诊断有重要意义,肺类癌 CgA、NSE 呈阳性反应,而低分化腺癌与鳞癌均为阴性。息肉与息肉样类癌更要靠免疫组织化学来鉴别。

支气管类癌治疗以手术为主,术后可辅以放疗及化疗。

第三章　其他恶性肿瘤

第一节　气管恶性原发性淋巴瘤

原发性气管肿瘤少见,约占全身肿瘤的 1‰,大部分为恶性(80%~90%)。原发于气管的淋巴瘤更罕见。目前国内文献以个案报道为主。

一例肿物以气管内为主,颈部未见其他肿物,锁骨下及腹股沟淋巴结均未肿大,术后病理及免疫组织化学支持淋巴浆细胞性淋巴瘤的诊断,符合气管原发性淋巴瘤。

气管原发性淋巴瘤临床表现无特异性,早期可无症状,随瘤体的增长可出现以下症状:以不明原因的咳嗽最多见,其次为喘息(常可闻及哮鸣音)、呼吸困难、咯血或痰中带血;可见"三凹征"。肿瘤若发生溃疡可出现咯血或痰中带血,而误以为支气管扩张症或肺癌;甚至少数患者可咳出鱼肉样肿瘤碎块。

部分患者伴有喘息或呼吸困难,甚至为唯一表现,此类患者常被误诊为哮喘。呼吸困难类型与肿瘤位置有关:发生于上段气管表现为吸气性呼吸困难;发生于下段气管则为混合性;上下段气管均有病变仍以吸气性呼吸困难为主。

纤维支气管镜检查是本病最有效的诊断方法,它能直接了解肿瘤的位置、大小、形状、活动性、颜色及管腔阻塞情况等;但如果遇到梗阻严重的病例,则会进一步影响通气,甚至有造成窒息死亡的危险。

对影像学已能确定肿瘤位置,且显示气管管腔狭窄明显,呼吸困难严重者,最好暂缓纤维支气管镜检查。因此,对可疑气管肿瘤的患者,CT 扫描、MRI等应作为首选辅助检查手段。该例表现为气管的环形增厚,最厚处达 10 mm,边缘不规则,浸润生长,相应气管腔明显狭窄,最窄处达 5 mm。仿真内镜见菜花状肿物。

第二节　肺黏膜相关淋巴组织淋巴瘤

详见本书本卷第二十一篇·第一章·第一节《肺黏膜相关淋巴组织淋巴瘤》。

第三节　气管腺样囊性癌病例

患者,女,41 岁。

肿瘤切除术后病理检查免疫组化诊断:气管腺样囊性癌。癌组织侵及气管软骨及外膜外纤维脂肪结缔组织及神经组织,淋巴结清扫:周围淋巴结 17 枚均未见癌转移(图 11-3-1)。

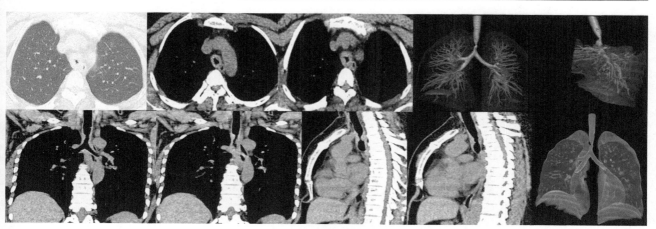

图 11-3-1 气管腺样囊性癌

第四章　支气管良性肿瘤

第一节　误诊漏诊分析：支气管内型错构瘤

肺错构瘤是最常见的肺部良性肿瘤，约占全部肺肿瘤的 1.5%~3.0%，国内文献报道最高为 8.0%。根据发生部位可分为肺实质内型和支气管内型，后者比较少见，因其 CT 表现类似中央型肺癌、支气管内膜结核、支气管息肉、支气管腺瘤、支气管异物等，术前容易误诊。

Albrecht（1904）首次描述错构瘤是由于胚胎发育期异位组织的组合，形成瘤样畸形，分为支气管内型与肺实质内型，两者是病理形态上相同而发生部位不同的一类肿瘤。其确切病因尚不明了，目前一些学者多数倾向于先天性肺组织畸形学说，其临床表现取决于发病部位及病灶大小。

一、影像学研究

病灶通常较小，多为类圆形结节，表面光滑，向支气管腔内突出。大部分呈软组织密度；平扫密度欠均匀，部分病灶内可见钙化和 / 或脂肪成分，其钙化多表现为单个或多个小点状钙化，具有诊断意义。该组 6 例中 5 例可见脂肪，5 例可见点状钙化，4 例既有钙化又有脂肪。

病灶可带蒂，与支气管壁相连或与支气管壁呈锐角关系，支气管壁未见受累增厚，支气管表现为不完全堵塞，没有出现被截断现象，且周围未见明显外侵征象。病灶多无明显强化或轻度强化，该组病灶增强后强化值均 <10 HU。

周围肺组织可伴不同程度的阻塞性肺炎、肺不张，这取决于病灶的部位及大小，且在远端不张的肺组织内常可见到含气的支气管，有学者认为是其特征之一，因此对于不张的肺组织内仍可见到含气的支气管，应在梗阻部位作 HRCT 扫描以观察瘤内结构。该组 4 例伴阻塞性肺炎，内均可见含气的支气

管。双侧肺门及纵隔通常无肿大淋巴结，该组患者均未见。

HRCT 对观察支气管内病灶细节有较大意义，特别是病灶内的脂肪成分；如果轴面观察欠佳，可做三维重建，特别是做平行于支气管的多平面重建，可较清晰地观察到病灶的特征及其与支气管的关系。

二、鉴别诊断

本病需与中央型肺癌、支气管内膜结核、支气管息肉、支气管腺瘤、支气管异物等鉴别。其中主要应与中央型肺癌鉴别，因两者发病年龄相近，但其治疗与预后有很大差别。

中央型肺癌：中央型肺癌病灶常边界不清，沿支气管壁生长，表现为支气管壁增厚，管腔不规则狭窄和阻塞，支气管截断，且肿瘤可突破支气管向周围浸润生长形成肿块，病灶内无脂肪成分，并常见肺门肿块及纵隔、肺门淋巴结肿大；诊断困难时，结合纤维支气管镜检有助于二者的鉴别。

支气管内膜结核：常表现为支气管壁不规则增厚、狭窄，狭窄扩张相间隔，肺内常可见播散灶。

支气管息肉和支气管腺瘤：支气管息肉和支气管腺瘤无高密度的钙化和低密度的脂肪，容易鉴别，但与不典型支气管内型错构瘤鉴别需纤维支气管镜活检。

三、误诊漏诊分析

该组 6 例无一例术前确诊。有作者分析国内搜集到共 46 例支气管内型错构瘤，其中 36 例行手术治疗，术前无一例确诊；国外相关报道术前确诊率也不高。

分析其原因有如下几点：支气管内型错构瘤发

病率较低,故对此病认识不足;其发病年龄与中央型肺癌接近;当支气管周围肺组织有阻塞性炎症时,会掩盖支气管内较小病变,因而忽略对支气管内病变的观察;虽然发现病灶,但是没有仔细分析支气管内病灶的 CT 特征(密度、强化程度、支气管的情况等),特别是在轴面观察病灶欠佳时。总之,支气管内型错构瘤术前误诊率虽然高,但认真观察分析,可看出 CT 表现有一定特征,对诊断有一定价值。

附:具体研究资料:一组 6 例病灶所在支气管壁均未见向外增厚,支气管未见截断现象;4 例在病灶周围肺组织见不同程度阻塞性肺炎、肺不张,其所在支气管腔不同程度狭窄;所有患者双侧肺门及纵隔均未见肿大淋巴结。CT 检查 6 例中,3 例误诊为肺炎而漏诊肿瘤,2 例误诊为中央型肺癌,1 例诊断为良性病变。病理结果:6 例病灶在光学显微镜下主要成分为软骨、平滑肌组织、支气管腺体及纤维结缔组织,其中 4 例镜下可见到脂肪组织,5 例 CT 上见到的钙化在光镜下均可见到。

第二节　误诊病例简介:支气管颗粒细胞瘤与类癌

支气管颗粒细胞瘤罕见,术前获得准确诊断较困难。当肿物较小,尚无支气管阻塞时,CT 仅表现为肺内边界光整的类圆形肿块,多位于支气管周围。多数支气管颗粒细胞瘤可引起支气管阻塞,从而表现为支气管炎、支气管扩张、肺纤维化、肺实变或肺不张等征象。个别患者仅表现为一个节段反复或者顽固的肺炎,很难发现主要病变。肿物钙化少见。

HRCT 可在肿块周围发现节段性实变或者小叶中心性分布的小结节,提示肺叶支气管炎或者肺不张。一例仅表现为肺内边界光整的类圆形肿块,增强后不均匀延迟强化,其内低密度区域未见强化,可能为缺血所致液化坏死,术前 CT 误诊为类癌。类癌 CT 表现为单发界限清楚类圆形肿块,"冰山征"(CT 显示较小的腔内结节和较大的腔外病灶融合)

与钙化为特异性影像表现,病灶内少有空洞、液化、囊变、坏死。

支气管颗粒细胞瘤还需与结核瘤、错构瘤、硬化性血管瘤等鉴别。结核瘤周围一般有卫星灶及粘连带,病灶内可有钙化,增强强化不明显。错构瘤内可有斑点状或爆米花状钙化,具有脂肪密度,增强后多无明显强化。肺硬化性血管瘤密度多均匀,可有钙化,增强呈明显不均匀强化,瘤体周围可出现"空气新月征"(病灶边缘新月形或半月形无肺纹理区域)。支气管恶性颗粒细胞瘤更为罕见,有学者认为只有出现转移时,才能确定为恶性。

本病影像表现缺乏特异性,很难与肺内表现为良性的肿瘤相鉴别,最终确诊主要靠病理学检查。

第五章 气管及支气管狭窄

第一节 气管及支气管狭窄

气管及支气管狭窄的原因很多,分为肿瘤性和非肿瘤性 2 大类。

肿瘤性狭窄:原发性气管肿瘤较少见,恶性者常为气管癌和腺瘤(95% 为腺样囊性癌),良性的有错构瘤、脂肪瘤、纤维瘤及软骨母细胞瘤等。继发者多见,常为喉部肿瘤或支气管肺癌的邻近浸润以及远处恶性肿瘤的转移。支气管肿瘤以支气管肺癌最多见,按其发生部位的不同可分为中央型和周围型。食管癌、纵隔淋巴瘤等亦可侵犯或压迫支气管致管腔变窄。

CT 可显示气管肿瘤的原发征象,如肿块的大小、形态、密度等,但常规 CT 对小肿瘤及支气管内的病灶显示不如螺旋 CT 理想。螺旋 CT 增强扫描可以清楚显示气管与周围结构的毗邻关系及受累情况。同时,根据肿瘤形态、密度及管壁是否受侵,还可做出肿瘤良恶性的判定,并可对恶性肿瘤进行分期。另外,低剂量螺旋 CT 对早期支气管肺癌的普查在国际上越来越受到关注。螺旋 CT、多平面重建、曲面重建及 3D 技术如容积再现法和虚拟内窥镜等可以显示局部病灶与支气管的关系,气管狭窄的程度、管壁增厚的情况及腔外病变,从而获得较为清晰的空间图像。

非肿瘤性狭窄:分外源性和内源性。内源性即支气管本身的病变,常见的有剑鞘状气管,气管插管及外伤后改变等。外源性常见的有感染,如结核、真菌等,还可见于全身性疾病,如复发性多发性软骨炎、溃疡性结肠炎、韦格肉芽肿等。

剑鞘状气管多与慢性阻塞性肺疾病(COPD)有关,男性多见。以胸内气管横径明显变窄,小于矢状径的 2/3 以下呈剑鞘样改变为特征性表现。可能与慢性阻塞性肺疾病时胸内长期高压状态对气管软骨环的损伤有关。CT 见管腔内清晰,管壁有时可见钙化。

气管插管常引起插管部位的黏膜缺血性损害,外伤后的瘢痕愈合,均可形成纤维性狭窄。CT 示狭窄部位管壁较光滑,无增厚。

感染性或全身少见疾病所引起的气管狭窄,常伴有管壁的局限性结节状增厚,表现相似,不具有特征性,定性诊断困难,须结合支气管镜及组织学检查。

Whyte 等(1995)研究指出,螺旋 CT 对支气管狭窄的诊断敏感性为 93%,特异性为 100%,主要在于对狭窄部位的定位及测量,指导支气管镜路线以及了解有无腔外病变。

一、支气管狭窄病变

支气管狭窄可由许多种原因不同的疾病所引起,鉴别诊断非常困难。

中央型支气管肺癌:指发生于主支气管、叶支气管及肺段支气管,病理主要为鳞状细胞癌和腺样囊性癌,中央型支气管肺癌,纤维支气管镜下可分为息肉型、结节型及表浅浸润型 3 种, CT 有相应的表现:①腔内息肉,结节型,②管壁浸润型。

支气管结核:支气管结核是支气管狭窄的另一常见的病因,表现为多处气管、支气管的不规则狭窄,管壁不同程度增厚,部分狭窄的管道伴有缩短、扭曲、变形、内缘呈串珠状或波浪状改变。支气管镜检查可显示气管内或气管表面的干酪样结节。

支气管结核与中央型支气管肺癌的鉴别主要表现为:

(1)支气管结核的支气管病变范围较广,常有多个支气管受累,侵犯长度较长。而支气管肺癌的支气管狭窄范围较局限,为不规则狭窄。Bernhard（1989）认为弥漫性支气管壁增厚常由炎性水肿引起,而局限性或分叶状增厚常表示为肿瘤。

（2）支气管结核管壁增厚主要由黏膜病变造成,只见内径缩小,即狭窄、阻塞,但支气管外径一般不增大,局部无肿块;而中央型肺癌支气管内外径均伴有软组织块影,以腔外偏一侧为主要软组织肿块较多见。

（3）支气管结核常有支气管播散,所谓阻塞性肺炎常不局限于一个肺叶或肺段,并可见相应肺叶活动性病灶,如结节性病变和空洞形成;中央型肺癌病灶局限于一个肺叶或肺段,周围"卫星灶"少见。

（4）支气管结核肺门、纵隔常无淋巴结肿大,中央型肺癌常合并肺门、纵隔淋巴结肿大。

（5）根据影像表现鉴别支气管肺癌与支气管结核很困难,纤维支气管镜刷检或活检易找到肿瘤细胞,而支气管结核可显示支气管内及表现有活动性干酪样结节。

（6）支气管结核多见于年轻女性,且同时合并有肺部新的结核病灶,而中央型支气管肺癌多为男性,年龄偏高,肺内病灶单一。

支气管肺炎:支气管肺炎为支气管炎性狭窄,管腔狭窄一般为规则性逐渐变窄,管壁较光滑,相应肺叶见渗出性实变影,可见空气支气管征。并有相应的临床症状。

放射性肺炎:放射性肺炎所致支气管狭窄,主要表现与放射野一致的管腔狭窄。狭窄段腔内高低不平,甚至可见小结节状隆起,需与支气管肺癌相鉴别:①狭窄段支气管软骨钙化;②与放射野一致的肺部损伤;③病史。

CT与纤维支气管镜:对于支气管狭窄病因的诊断,CT与纤维支气管镜的作用相互补充,CT对隐匿部位病变及发现淋巴结肿大及肺内、胸膜转移显示清楚,可为纤维支气管镜检查做导向,但CT检查对于显示叶支气管不及纤维支气管镜直接明了,CT不能代替纤维支气管镜,纤维支气管镜可直接观察治疗病变,并能取材做出细胞学或组织学诊断,补充了CT的不足。因此,对支气管狭窄性病变必须把CT和纤维支气管镜病理检查与临床紧密结合,才能做出正确的诊断及鉴别诊断。

第二节　结节病引起支气管狭窄而误诊为癌

结节病支气管狭窄少见。Olsson等（1979）总结99例结节病支气管镜检查中,发现8例有支气管狭窄,指出这是肺不张和气道阻塞的一个原因,类似于肺新生物和慢性阻塞性肺病。8例中6例有呼吸困难或喘鸣。除1例女性为37岁外,余皆大于47岁。X线检查:6例发现肺不张,1例为Ⅰ期结节病,1例无异常。3例X线诊断为支气管肺癌。支气管镜检:6例单叶受累,2例累及多个节段。6例活检证实结节病诊断。

第六章　支气管炎症

第一节　支气管内膜结核

支气管内膜结核发生病理基础：支气管内膜结核是结核病的一种特殊表现，又称气管、支气管结核，指发生在气管、支气管黏膜和黏膜下层的结核病变。活动型结核中有 10%~40% 伴有支气管内膜结核。病变特点以两肺上叶、右肺中叶好发，受累支气管范围较广泛，常有多支受累，导致支气管阻塞或狭窄。

其病理变化通过纤维支气管镜将支气管内膜结核分为 4 型。①浸润型：支气管黏膜下形成结核结节，黏膜充血水肿，增厚粗糙，软骨环模糊不清。②溃疡型：黏膜表面溃疡、糜烂，底部有肉芽肿。③增生型：镜下见肉芽结节或瘤状凸出，有时见干酪坏死物。④瘢痕狭窄型：黏膜呈纤维瘢痕状，管腔不同程度狭窄。又可根据纤维支气管镜不同表现将支气管内膜结核分为 2 期：活动期和纤维期。其中活动期经抗结核治疗后有改变，纤维期治疗后变化不大。

一、影像学研究

检查的要求及方法：检查要求，应在患者配合下进行检查，这样可避免移动伪影的产生。扫描范围应该从喉部声门水平至膈肌水平，由于支气管内膜结核常会累及主支气管，扫描范围低，常会漏诊主支气管内膜结核。由于 MSCT 的扫描速度快，Z 轴分辨率高，不需要患者在长时间屏气状态下就可以完成高质量的扫描。

一组病例均采用 US 扫描模式，是一种最快速的模式，要求千伏及毫安在 200 kV、250 mA 以上，扫描时间在 11~15 s 之间。通常用标准算法重建图像，这样对支气管壁的显示较为满意。重建图像采用重建层厚 1.25 mm，层距 0.63 mm，采用肺窗及纵隔窗显示。

增强扫描采用两期扫描，造影剂注射开始后 30~40 s 行第一期扫描，延时 180 s 后行第二期扫描。由于薄层轴位图像数据量大，每例均在 350 张以上，重建的图像多为彩色图像，无法在黑白胶片上反映，所以采用光盘的形式给临床医师，可以自己在电脑上进行对比观察。

CT 表现：支气管内膜结核的不同 CT 表现取决于不同病理变化及不同的病理分期。活动期主要为浸润型及溃疡型病变为主，CT 表现为支气管管壁不规则增厚及气管的不规则狭窄。纤维期表现为增生型及瘢痕狭窄型，CT 表现为支气管腔较光滑的狭窄、扭曲，支气管壁增厚不明显，动态观察无明显变化。病变常并发纵隔及肺门淋巴结增大，大部分淋巴结有钙化。肺内常可见有支气管源性播散结核病灶。

CT 横断面薄层图像及不同重建方法对支气管内膜结核的显示

CT 横断面薄层图像可以清楚显示气管腔阻塞及狭窄，明确病变累及气管支气管的叶段范围，对肺内病变（如肺内结核病灶、阻塞性肺炎及肺不张）的观察是其他 3 种重建不能替代的，但对气管腔阻塞及狭窄的显示不如重建图像直观、立体。

与 CT 轴位图像相比，多平面重建可以从任意冠状，矢状及曲面等断面观察气管腔，直观地显示气管的整体二维形态，明确显示气管及支气管狭窄的程度及长度，阻塞的部位，并可以对病变进行测量，该组病例中最长支气管狭窄长度约为 36 mm，通过改变窗位及窗宽，对气管壁的增厚，钙化显示也较满意。

在多平面重建中的最小密度投影（MinIP）应用可以显示气管柱的整个轮廓，有利于显示气管狭窄及阻塞的部位及形态。对邻近肺内病变侵及范围，病变的叶、段划分的显示也较满意，对肺门及纵隔淋巴结钙化分布显示也比较明确。

CT仿真内镜通过导航技术可以从支气管腔内观察气管腔的三维立体形态，可以显示到亚段支气管，从而观察气管腔内有无阻塞及狭窄，并可以显示气管腔内的管壁有无增厚钙化，也可以从管腔外观察，显示气管及段以上支气管的立体形态，很直观地显示支气管狭窄及阻塞的部位、范围，及有无气管扭曲表现。对于支气管腔阻塞的病例它可以显示阻塞远端支气管形态及支气管外的情况，该组病例中有4例可以观察到支气管阻塞远端仍通畅，比纤维支气管镜具有优势。

表面遮盖技术可以显示肺及支气管的3D立体形态。对于肺内有肺不张、肺萎缩、膨胀不全、肺毁损可显示出立体结构，比较直观。并可以把气管和肺染成不同颜色，放在同一立体图上，形象逼真立体。但它重建的图像要通过选择合适阈值的方法来进行重建，对细节显示不满意，图像较为粗糙，不如CT仿真内镜图像细腻，但可以做立体旋转。

但CT仿真内镜、表面遮盖不能显示肺实质内的病变，这一点不如CT横断面薄层图像及多平面重建。但支气管内膜结核的病变主要以气管和支气管为主，比较下来几种重建方法中CT仿真内镜最有优势，它可以从管腔外直观地观察到气管病变的部位及范围，并可以从任意的角度去观察，可以从气管腔内观察到有无钙化及狭窄，对气管阻塞狭窄的部位显示比较直观。

对于治疗后复查病例，将多次扫描的薄层图像都用同样的重建参数来进行3种方法重建，比较经抗结核治疗后气管壁的增厚，支气管狭窄及阻塞，肺内结核病灶有无变化。对诊断及治疗后评价支气管内膜结核意义来讲，结合多种重建方法应用，才能为临床医生提供更多直观、易于解读的影像信息，从而更清楚显示了病变部位、范围及治疗后病变的变化，为临床的诊断及治疗后评价提供重要依据。

二、MSCT在支气管内膜结核的诊断及治疗评价中的应用价值

该组有13例，占40%，通过多种重建方法直观显示支气管树扭曲这一征象，在横断面上常无法显示，形成主要与支气管内膜结核引起的病理变化有关，或因肺内结核病变纤维牵拉引起，可以作为诊断支气管内膜结核的一种间接征象。

通过纤维支气管镜确诊的支气管内膜结核病例，也可以用MSCT检查做治疗后评价，观察治疗效果，比较有临床意义。评价方法通过对照治疗前后的CT改变，如气管壁的增厚、支气管狭窄及阻塞、肺内结核病灶是否有变化。该组病例通过分期处于活动期有12例，经正规抗结核治疗后气管壁增厚有改变6例，气管腔狭窄有改变4例，肺内结核病变有改变10例。纤维期有20例，动态观察气管腔及气管壁变化不大，但肺内结核病变有改变10例。

对于一些气管严重狭窄的患者，及部分老年人或因为其他原因影响不能行纤维支气管镜检查的病例，可以通过MSCT这种无创检查，明确病变的范围及特点，并结合临床症状，可拟诊为支气管内膜结核后，进行抗结核治疗，并可以用MSCT检查做治疗后评价。

通过进行多种方法重建显示，能提供准确的病变位置及范围定位资料，在行纤维支气管镜检查诊断时，或通过纤维支气管镜行气管内支架治疗，及外科对病变行肺叶肺段切除手术时，对手术操作者有很大帮助。

通过MSCT检查并不强调用一种重建方法来诊断支气管内膜结核，应该结合多种重建方法才能提供更多的影像信息，使病变显示更加满意、直观，更有利于支气管内膜结核的早期诊断。由此可见，MSCT横断面薄层图像并结合多种方法重建的联合应用可以明显提高对支气管结核的诊断的正确率，与纤维支气管镜有很强的互补性，对临床的诊断及治疗后评价有很大帮助。

第二节 误诊病例简介：变应性支气管肺曲菌球病

变应性支气管肺曲菌球病非常少见，是机体对存在于支气管内的肺曲菌发生变态反应，出现近段支气管扩张和肺部浸润，常发生于过敏体质者。临床医师对变应性支气管肺曲菌球病认识不足，容易将其误诊为肺结核和感染性炎症。有作者报告一例长期误诊为肺结核、支气管扩张的变应性支气管肺

曲菌球病患者。

变应性支气管肺曲菌球病非常少见，一般发生于特异性体质者，是一种非感染性炎症，又称为哮喘型肺嗜酸性粒细胞增多症。我国目前沿用 2008 年美国感染学会在曲霉菌病诊疗指南中的诊断标准。

过敏体质者吸入曲菌孢子后，机体对曲菌发生变态反应，支气管分泌的黏液增多，黏稠度增加，曲菌菌丝增加了黏液的黏稠度，支气管腔内分泌物不易排出而形成黏液栓。极少数病例表现为中心扩张支气管内黏液栓塞为钙化影，可能与菌丝生长使黏液过于黏稠、钙盐或金属离子的沉积及出血等有关。

影像学研究：CT 显示支气管黏液栓塞是变应性支气管肺曲菌球病最主要的表现，几乎都位于肺段或亚肺段支气管腔内，表现为：①V 形、Y 形、葡萄状或指套状阴影，向肺门方向集中，边缘清楚；②管腔扩张及管壁增厚（炎性反应），可出现轨道征或环形影；③黏液栓咳出后，遗留柱状或囊状支气管扩张而远端支气管仍正常；④病变远端的肺组织可有肺不张表现，或因侧支通气而出现过度充气征象。另可有渗出性肺泡炎改变，表现为肺实质内单发或多发斑片状密度增高影，可为一过性、游走性或持续较长时间。

该例具有上述征象，主要表现为中心性支气管扩张，伴有高密度（钙化）黏液栓，且多次复查病灶具有游走性、时好时坏呈交叉性变化、长期存在等特点。

高密度黏液栓对于变应性支气管肺曲菌球病与其他疾病的鉴别诊断具有一定意义。该病例无论上叶还是下叶高密度黏液栓均达到钙化密度，这在此病的报道中非常少见，也极具特征性，故此认为中心支气管扩张伴高密度黏液栓尤其是钙化黏液栓为其特征性征象。

患者在初期由于仅表现为左肺舌叶支气管扩张、肺不张，临床出现咯血，故误诊为单纯支气管扩张，后期由于支气管镜查到抗酸杆菌误诊为肺结核，抗结核治疗长达 2 年，多次复查无好转，反而加重。综合患者既往史、现病史、多次 CT 扫描及实验室检查，诊断为变应性支气管肺曲菌球病，及时更正了治疗方案。

由于此病较为少见，医务人员对该病认识不足，临床上缺乏特异性症状，容易误诊，当其影像学表现为中心性支气管扩张，伴有高密度黏液栓尤其是钙化性黏液栓，患者同时存在哮喘史时，要考虑到此病的可能。

第七章 支气管囊肿

第一节 支气管肺囊肿及误诊分析

支气管囊肿是一种较少见的先天性疾病,系由胚胎发育障碍引起。通常发生于纵隔和肺,后者又称为肺囊肿,也可发生于其他部位。支气管肺囊肿可位于肺内(肺内型)或纵隔内(纵隔型)。70%~80%发生于肺内称支气管肺囊肿或肺囊肿,少数发生在纵隔内称纵隔支气管囊肿,肺内支气管囊肿的发生部位一般认为肺下叶比肺上叶多,左肺叶比右肺叶多见。一组22/27例位于肺内,但右肺比左肺多,上肺叶比下肺多。

肺内型支气管肺囊肿:一些作者将肺内型支气管肺囊肿典型表现分为液囊肿、气液囊肿、气囊肿和多发性肺囊肿4型。

气囊肿为界限清晰的薄壁透亮阴影,该组14例,最多见,其中3例气性囊肿巨大,形成张力性囊肿,占据大部分胸腔压迫气管及纵隔;气液囊肿内可含气或形成气液平面,该组7例手术可见囊肿与支气管相通;液囊肿为肺野内圆形致密影,该组仅1例,较少见;多发性肺囊肿表现为弥漫性薄壁环形透亮影,该组仅2例,可见多个液平、囊壁增厚、模糊,呈条索网状。

该组囊肿边界大多光滑整齐,CT值近似水样密度,增强后一般无强化。该组7例继发感染囊壁增厚,而且增强后囊壁可见强化,囊肿周围可伴渗出性改变。

肺内单发支气管囊肿反复感染、出血,可使含高蛋白液体或含钙乳样物质的囊肿呈软组织肿块阴影,在平片或CT上均显示囊实性影像,是误诊为肺肿瘤的原因之一。如增强扫描还不易确定者,可用MRI检查对判断囊实性很有帮助。

肺内支气管囊肿壁可以有钙化,表现为点状或弧线状阴影。常合并有其他部位先天性病变。一组

4例合并有肺组织发育不良。支气管囊肿的检查诊断,仍首选X线平片检查,有选择地运用CT扫描。

另组28例包含:右肺11例,左肺13例,两肺多发4例(8例单肺多发);含气液支气管囊肿22例,含气支气管囊肿6例,中下肺为含气液支气管囊肿,上肺为含气支气管囊肿;未发现单纯含液支气管囊肿。

纵隔型支气管肺囊肿:纵隔型支气管肺囊肿肿块可位于纵隔任何部位,多发生于气管旁、隆突下、后纵隔、肺门等部位,以中纵隔邻近气管或大支气管旁多发,文献报道右侧气管旁及隆突水平最为常见。

X线片上呈圆形或类圆形,边缘清晰光整,如临床症状缺少或轻微时,当首先考虑支气管囊肿,如合并感染时边缘可模糊。部分较大的纵隔型支气管囊肿对其邻近的血管、食管、气管、支气管有推压征象时也应考虑前肠囊肿类病变。当囊肿较小,未突出纵隔缘时平片难以发现。CT扫描可显示纵隔肿块,密度均匀,边界清楚,当排除其他占位病变后,结合病变所在位置应考虑前肠囊肿之类(即支气管囊肿或食管囊肿)。一组4例纵隔支气管囊肿全部为含液囊肿,与文献报告相符。

囊肿分布无特异性,只是与气管、支气管及其分支关系密切,对周围支气管有推压,造成一侧肺或叶性肺气肿。

三维重建:胸部CT是检查的重要依据。单发含液囊肿表现为圆或椭圆形密度均匀、边缘光整的肿块影。病灶长轴与支气管走行方向较一致。

多平面重建是将原始轴位图像进行冠状面、矢状面、斜面和任意层面的二维重建,它能真实地显示器官和组织的内部结构,病变的部位、形态、大小、密度和与周围的关系,能准确地显示肺内型支气管肺

囊肿与支气管的关系，能清楚地显示纵隔型支气管肺囊肿与纵隔内大血管、心脏、食管的关系。

一组 7 例肺内囊肿能很好显示囊肿与气管、支气管的关系，与气管、支气管相通或关系密切，5 例纵隔内含液囊肿显示了心房、主动脉、腔静脉受压情况，以及受压狭窄侧肺组织过度充气情况。

容积再现是三维图像重建技术，空间立体感强，解剖关系清晰，有利于病灶的定位，并可行任意定位及角度旋转成任意部位，并能局部放大和任意部位裁减，裁减出适合观察病变的部位，但对气管腔情况显示较差。该组 1 例右肺支气管肺囊肿，不仅很好地显示了囊肿外形，而且显示囊肿与支气管的关系形如枯枝挂果样。

但容积再现缺点是受阈值的选择影响较大，阈值过高，容易造成气管管腔狭窄、中断的假象。该组有 2 例纵隔型支气管肺囊肿，压迫气管及支气管导致狭窄，容积再现图却显示部分支气管中断。因此，在临床工作中应提倡 CT 轴位、容积再现、多平面重建联合应用，特别是手术患者术前行多平面重建和容积再现很有必要。

误诊简介：先天性肺囊肿临床表现无特异性，影像学表现复杂多样，因此误诊率较高。结合该组 4 例误诊为支气管肺囊肿病例，分析如下。

1 例先天性囊性腺瘤样畸形误诊为支气管肺囊肿合并感染，如果囊肿体积较大，其内有分隔，壁厚薄不一，该病 I 型与支气管肺囊肿鉴别困难，但该病发病率远较肺囊肿低，发病年龄小，大多见于 2 岁以下小儿。

1 例囊性成熟性畸胎瘤，位于前纵隔右侧胸腔中下部，伴同水平胸椎畸形，囊肿巨大，气管支气管仅受压上抬，囊性病变与气管支气管关系不密切，而纵隔支气管囊肿多位于右侧气管旁或隆突水平大支气管旁，一般不伴椎体畸形。

2 例消化道肠源性囊肿，其中 1 例位于右中后纵隔，病灶多发，自下腔静脉后下延伸，1 例位于右下胸腔内，即囊肿均位于后纵隔脊柱旁食管旁，与食道关系密切，与气管隆突、支气管关系不密切。

鉴别诊断：由于误诊率高，鉴别诊断尤为重要。纵隔型支气管囊肿应与下列病变鉴别：食管囊肿；纵隔肿大淋巴结以及肺癌。肺内支气管囊肿应与下列病变鉴别：肺脓肿；囊状支气管扩张；肺结核空洞以及肺隔离症。

总之，反复发作的肺部感染史和胸部影像学表现是诊断此病的要点。CT 扫描特别是 CT 重建能更好显示病变及与支气管、周围器官的关系。

第二节　支气管囊肿的不常见 X 线表现

Bergstrom 等（1973）报告 8 例支气管囊肿，强调其不常见的 X 线表现为：

在液体成分排出之前和排出之后看见支气管囊肿。一例囊肿出现于出生时，为最年幼者。此囊肿又与喉部囊肿相连，囊肿内液体经支气管镜排出后出现气液平。

囊肿液体内可见钙乳。囊液中有钙乳，囊壁在镜下也可有钙化。

颈部支气管囊肿，从胸部移至颈部。报告一例食管壁旁囊肿，产生壁内病变的 X 线表现。

此外，支气管囊肿还可出现于后纵隔，俨似后纵隔肿瘤。

Calleu & Marks（1979）指出在超声检查时，淋巴瘤性包块可类似囊肿。正常和异常的淋巴结组织在超声扫描中常常明显地无回声，与囊肿难以辨别。

第三节　食管旁型支气管囊肿病例

患者，男，40 岁。食管旁型支气管囊肿。手术见囊肿与食管壁分不清，但组织细胞学所见及免疫组化检测支持支气管囊肿（图 11-7-1）。

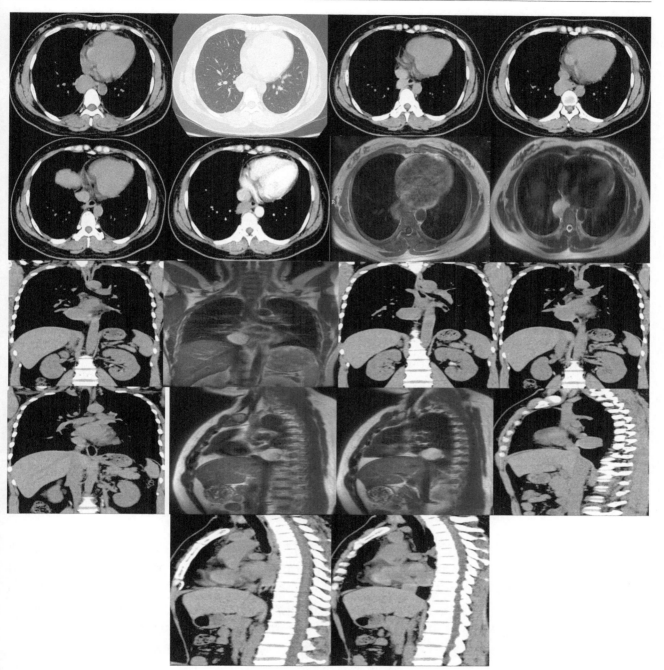

图 11-7-1　食管旁型支气管囊肿

第八章　气管扩大及支气管扩张

第一节　气管扩大及支气管扩张

气管扩大原因较多,常见的为创伤,多因长期插管所致。

气管支气管软化症,可为先天或获得性因素所致,先天性软骨形成缺陷,又称 Ehlers-Danlos 综合征,获得性的多与长期插管有关。

气管支气管巨大症,常并发于反复呼吸道感染,如慢性囊性纤维化、免疫缺陷等,另有报道提示可见于 30~40 岁的无明确感染史的男性,可能与长期吸烟有关。

也有先天性因素,称 Mounier-Kuhn 综合征,少见,扩张可仅累及气管,也可累及主支气管及叶、段支气管。多因软骨环和肌膜发育缺陷所致。

CT 表现具有一定的特征性,可见扩大的气管直径多 >3 cm,主支气管管径 >2.4 cm。Mounier-Kuhn 综合征软骨环间有过多的肌膜组织突出,使气管呈"扇面征",又称"气管 / 支气管憩室症",常见于气管后壁。螺旋 CT 重建图像可以获得病变范围的整体认识,较准确地测量管径的大小。通过呼气相和吸气相分别扫描可以对管壁的顺应性做出判断。

第二节　支气管扩张

支气管扩张系支气管壁失去正常弹性而形成不可逆的管腔异常扩张。可为先天性 α- 胰蛋白酶缺乏所致,最常见的原因为幼年时的坏死性细菌感染,也可为肺部慢性疾患,如结核、纤维化等牵拉形成。Grenier 等（2002）的研究结果表明,HRCT 对支气管扩张的诊断和评价与支气管造影相比较,其敏感性为 96%,特异性为 93%,明显高于常规 CT（60%~80%）,且较支气管造影患者无痛苦,故作为目前首选的检查方法。但高分辨 CT 存在呼吸运动伪影及扫描间隔,有时可能会漏诊小的支气管扩张。螺旋 CT 为连续容积扫描,克服了呼吸运动伪影并可进行多平面重建,有利于病变的连续显示。

支气管扩张在 CT 图像上按照其形态可分为柱状、囊状和静脉曲张样 3 种类型,多合并存在或以某一类型为主,单纯者少见。CT 表现为管腔扩大,管壁增厚,可见"双轨征"或"印戒征",支气管失去逐级变细的特征,正常"鼠尾状"形态消失。

支气管扩张 HRCT 扫描:支气管扩张是继因支气管及其周围组织的急、慢性炎症或支气管周围有牵引管壁扩张的因素,使支气管壁的弹性组织和肌肉组织破坏而导致局部或广泛的支气管不可恢复的异常扩张。最常见的病因是感染和阻塞。以往诊断多依靠临床、胸部 X 线平片和支气管碘油造影。

X 线胸部平片检查对支气管扩张无特异性,也不能确定病变的范围,诊断价值有限。支气管碘油造影虽然能很好地显示支气管扩张的范围、严重程度及类型,但其为有创性检查,操作复杂、患者难以耐受,有一定的危险性,且技术方法较难控制,可能会造成肺泡吸入对比剂,导致医源性纤维化。当患者排痰不畅时,可造成对比剂涂布不均,尤其当支气管黏液嵌塞时,造影表现甚至与肿瘤性阻塞不易鉴别。支气管造影阳性率仅为 60%。

自 CT 问世以来,国内外学者对 CT 诊断本病进行了一系列研究。文献报道,4 级及以下支气管扩张,采用HRCT可不受患者条件的限制,且诊断特异性高。其诊断支气管扩张的敏感性为93%~97%,特异性为93%~100%。常规CT扫描可疑支气管扩张的一般表现为局部肺纹理增粗、紊乱、颗粒结节状及小片状影。HRCT像上柱状支气管扩张表现为支气管管腔增宽,管壁增厚,病变低密度的支气管直径大于其伴行的肺动脉管径及邻近肺段的支气管腔,支气管的纵切面呈"轨道样"改变,即管状透亮影,管壁增厚,可直达肺组织外围;横切面则为圆形或卵圆形透亮影,管壁增厚,呈"印戒样"改变,亦可呈柱状或结节状高密度影,此为扩张的管腔内充满黏液所致。

静脉曲张型支气管扩张表现为其管腔、管壁不规则增厚,表面欠光整,呈蚯蚓状迂曲。

只有当其水平走行并采用薄层扫描方可与柱状支气管扩张鉴别。

囊状型支气管扩张表现为一组或一束多发性含气囊腔,大小不等,壁增厚,内外光滑,若囊内充满液体时则呈一串葡萄状致密影,囊内可见气-液面,这是囊状支气管扩张最具特异性的征象。

混合型表现为小片状、斑点状或小点状高密度影伴小点状或网格状透亮影。

当支气管扩张合并出血时,可出现云雾状密度增高影即为肺泡内出血所致;合并肺组织纤维化时,可出现扩张的支气管扭曲与并拢现象,表明肺体积缩小或不张,相邻肺叶可出现代偿性气肿。

一组病例显示受累支气管多在段以下支气管,以双下肺多见,尤以左下肺背段和基底段常为受累部位,这可能与左下叶支气管细长、引流不畅且易受左心缘压迫等解剖因素有关。

总之,技术上HRCT扫描选薄层,高分辨率骨算法,增加毫安秒,深吸气末屏气扫描,对临床或平片可疑支气管扩张者直接行HRCT扫描,确诊率高。对支气管扩张黏液嵌塞者,HRCT可以发现部分含气扩张气管腔。随着CT尤其是HRCT的应用,其正日益被临床所重视。有学者认为,大多数支气管扩张的HRCT表现有相当的特异性,可不受患者条件的限制。有文献报道用层厚5 mm、螺距1.0扫描。5 mm层厚虽然优于8 mm层厚,但仍然有部分容积效应的影响,用更薄的层厚能减少部分容积效应,便于更准确确定有无支气管扩张、病变的准确定位及分型。

影响支气管扩张诊断准确性的另一因素是心脏搏动或屏气不良引起的假性双条状影,前者见于右中叶和左肺舌叶,仔细分析或重复扫描不难鉴别,尤其要与邻近肺段的支气管对比观察,注意管腔及壁的情况,可以对局限性柱状型支气管扩张做出明确诊断。

由此可见在支气管扩张的诊断方面,HRCT扫描具有以下优势:属无创性检查,操作简单、安全,患者无痛苦;敏感性、特异性高;可充分观察两肺的支气管及周围肺实质的异常,使用薄层技术明显减少了容积效应,不仅能清晰显示叶、段支气管,而且亚肺段支气管的显示率可达50%~80%。这是支气管造影及其他检查不能比拟的。HRCT对4级以下的支气管扩张也能明确显示、准确诊断;能明确显示支气管扩张管腔内的黏液嵌塞。

由此可见,HRCT是目前最能详细显示正常肺解剖和病理改变细节的一种影像学检查手段,在诊断方面完全可以取代支气管造影。

第九章　气管支气管损伤

气管破裂较为少见，原因一般为颈胸部严重外伤、医源性和自发性因素所致，及时准确地诊断对临床治疗非常重要，MSCT 可明确细微的破损改变，为临床治疗提供重要的依据。

气管破裂包括闭合性创伤及开放性创伤所致，具体原因有胸部严重外伤、医源性损伤、呼吸道和肺内病变引起咳嗽导致的气道内压力增高。当胸部受压的瞬间声门关闭，气管被挤压于胸骨与脊柱之间，气管支气管内压力骤然上升，超过气管组织耐受限度即可发生破裂。破裂口的组织起着活瓣的作用，气体仅由气管破口进入周围组织间隙，在压力增高的条件不断向远侧扩散。

有学者统计气管及支气管破裂易发生在以气管分叉为中心的 3 cm 范围内，但一组病例与之有所不同，该组 2 例因胸部外伤、3 例因呼吸道病变引起咳嗽导致气管破裂，其中 3 例破口位于气管右侧后壁几乎相同的方位，可能与该处气管右壁后方没有较多的组织器官支撑有关。Karmy-Jones 等（2003）报道 CT 有助于钝性伤所致气管断裂的诊断；Baisi 等（2003）报道 1 例右主支气管破裂经多次纤维支气管镜检查未确诊，经螺旋 CT 三维重建气管支气管才明确诊断；气道的天然对比让 CT 评价气道和肺部病变具有优势。

该组 4 例自发性及外伤所致的气管破口大小为 2~3 mm，应用 8 mm 层厚原始图像不一定能识别破口，而 1 mm 层厚重建图像诊断这些微小破口的敏感性较高；而破口的位置、大小、形态的准确测量对于外科医师采用何种处理方式是极为重要的，实践证明 MSCT 1 mm 层厚重建图像及其多平面重建图像完全能达到以上要求。因此有学者提出胸部创伤者入院后行体格检查，一旦生命体征平稳，立即行胸片及胸部 CT 检查。

由于 MSCT 的像素为正方体，多平面重建图像具有各向同性的特点，可以从不同方位如冠状面、矢状面、斜位，甚至沿着支气管走行方向对气管支气管进行曲面重建，可清晰显示气管支气管管腔内外的软组织及毗邻关系，密度分辨率高，可准确显示破口，测量破口沿气管长轴受累范围、病变至气管隆突或胸廓入口的距离、管腔狭窄程度，有利于手术定位和确定手术范围甚至指导预订气管支架的大小和长度；对于气管切开的患者，可明确气管插管形态位置及通畅程度。

CT 仿真内镜模拟纤维内镜检查直观反映气管破口的腔内部分的大小形态，在管腔闭塞的情况下，还能从远端向近端观察，结合实时显示的横轴面、冠状面和矢状面图像，有助于更好地进行空间定位。需要注意的是，CT 仿真内镜技术显示支气管腔和病变大小明显受阈值高低的调控，不适当的阈值调节可能形成假象，因此不能用于测量，伪彩色只是用于更好地分辨病变，不能用于显示真实的充血和出血。另外，虚拟曲面再现的伪彩能立体展现从气管内溢出的气体在组织内的分布情况以及气管整体形态，易于临床医师对病情的把握。

对于该组 7 例患者，临床医师依据 MSCT 提供的信息，对其中 4 例临床症状较重者行锁骨下纵隔引流排气术，其余 3 例行保守治疗，同时行抗炎、止血、对症处理，相应症状均迅速改善直至完全消失，获得了满意的效果。有学者提出结合表面遮盖显示、最大密度投影图像使气管支气管病变的显示更具整体感，但一些作者认为表面遮盖显示、最大密度投影图像对于较小的破口显示受限。

总之，MSCT 重建技术显示气管破口的各种方式，各有其特点。横轴面薄层加多平面重建能满意显示破口的位置和大小、设计治疗方案，并适用于支架制作前的测量；CT 仿真内镜、曲面再现分别立体展现了破口形态及溢出气体的分布状况；横轴面原始图像是诊断的基本依据，薄层重建图像显著提高了病变的识别能力。因此合理地应用这些无创性的后处理成像技术对于气管破裂的诊断、治疗具有重要价值。

第十章　气道异物

第一节　气道异物

一、临床表现

一组资料显示,1~2 岁组为气道异物的好发阶段,占全部病例的 48.4%(60/124),其次为 2~3 岁组,占 29.8%(37/124);1 岁前婴儿组发病率最低,3 岁以后发生率明显降低,考虑与 1~3 岁期间幼儿接触范围大、认知能力低、易激惹、吞咽协调性差、喉保护机能不健全相关;男孩较女孩多发,男女之比为 2.54∶1。

一组 103 例气道异物的异物类型为:植物类 66 例、金属类 18 例、动物类 7 例、塑料类 9 例、玻璃类 3 例。一组小儿 124 例支气管异物的种类:坚果类异物 99 例(花生米 64 例,葵花籽 24 例,板栗 5 例,榛子 2 例,杏仁 2 例,核桃 2 例);果蔬类 8 例(枣 2 例,桃 2 例,苹果 1 例,荔枝 1 例,香瓜 1 例,胡萝卜 1 例);骨块 5 例(鸡爪 3 例,鸡脖 1 例,骨渣 1 例);豆类 5 例;玉米 2 例;其他 5 例(薯片 1 例,药片 1 例,塑料 1 例,米粒 1 例,果冻 1 例);其中有 3 例否认异物吸入史。

异物发生后,虽然大多数患儿都出现呛咳等症状,但因有症状缓解,多数家长都选择了观察,未及时就诊。该组资料中 12 h 内就诊者仅占 22.6%(28/124),1~7 d 就诊占大多数 51.6%(64/124),25.8% 的患儿 7d 以上才得到诊治,说明家长对此病的认识不足,缺乏对其危害的客观认识。

异物发生于气管及气管分叉占 4.8%(6/124),发生于双侧支气管占 1.6%(2/124),发生于气管 - 支气管 2.4%(3/124),发生于右侧支气管占 49.2%(61/124),发生于左侧支气管占 41.9%(52/124),左右两侧支气管发生率基本一致。在异物种类中以坚果类异物最多(99/124,占 79.8%),镜检取出异物中花生米最多(64/124,51.6%),其次为葵花籽(24/124,占 19.4%),包括瓜子皮及整枚的瓜子;改变上述坚果类食品的性状,限制小儿获取,可有效减少气管及支气管异物的发生率;另有 5 例骨块类异物,足以提示禁止小儿食用该类食物的重要性;其中 8 例水果类异物,详细询问病史与进食粗暴有关。

二、影像学研究

常规 X 线检查:气管、支气管异物种类以植物性异物最为常见,约占呼吸道异物总数的 80%。以往对于幼儿异物的诊断主要依靠 X 线胸片,但胸片诊断异物时与其性质、大小等密切相关,不易观察不透光异物的准确位置、大小及形态,此时多通过间接征象进行推断,因而漏误诊概率较高;此外异物引起的体征多种多样,有时与支气管肺炎或肺不张难以区别,给异物诊断及及时治疗带来一定困难。以往研究表明,X 线胸片异物诊断约有 40% 的漏诊率。

间接征象包括肺气肿、肺不张、肺实变及纵隔摆动等;而其中纵隔摆动最大的优点是能动态反映病理生理的改变,是常规 X 线诊断异物最重要的证据。但当呛入的异物较小或管状异物及气管黏膜反应轻微时,吸气和呼气气流均可通过,远端不发生阻塞性改变,常规 X 线检查无明显阳性发现,因此漏诊率较高,给诊断和处理带来较大的困难。

气管、支气管异物的快速确诊对于治疗及预后非常重要,必须及时除去异物,最佳在 24 h 以内,异物存留时间过长容易导致肺炎、气喘、肺脓肿等并发症。

一些学者注意到异物变位的问题,异物变位的改变,可造成 X 线表现的多样性,甚至导致诊断困难,一组 14 例异物变位中异物均为植物类异物花生

12例、豆类2例。在诊断中如细致询问有关病史与异物类别、认真地分析X线表现，正确诊断并不困难。

MSCT：CT强大三维后处理功能，可全方位显示气管及支气管，摄取尽可能多的信息，满足临床诊断需要，冠状位及矢状位可很好显示气管及支气管分叉部异物全貌，客观评价异物形状、性状、大小及位置，客观引导临床支气管镜取异物。异物存留于支气管腔随呼吸运动逐渐塑形并为腔内分泌物包裹，松散型逐渐变为致密型，常见形态为与支气管及其分叉形态一致柱状或类三角形铸型致密影，分叉部位是异物易存留的区域；较松散的异物形态不规则；环形及管形异物为异物固有的形态；少部分附壁半圆形致密影，经支气管镜检证实与病变区域支气管壁受损肉芽形成有关，炎性反应致管壁肉芽组织生成，进一步加重管腔狭窄。

如以CT定位像拟作X线平片，一组资料中约40%的病例不能提示气管及支气管异物的可能性，建议临床在X线平片基础上进一步选择使用CT建立或排除诊断；临床疑诊异物残留的14例，CT复查后确立诊断6例，8例并发症患者避免了再次行支气管镜检查的危险性；在支气管完全性阻塞的部分病例中CT显示阻塞远段支气管腔扩张，在复查CT的14例病例中5例存在支气管扩张，其中3例较前好转，考虑有些病例随支气管阻塞的解除病变可逆转，部分短期未见好转病例可能会遗留永久性的支气管扩张。

少数病例纵隔、皮下、肺间质及胸腔积气患儿，就诊时症状均较重，一般状况较差。分析原因，年龄、病程、异物种类、累及范围均未见特殊性；阻塞远端气腔张力性过度积气膨胀，气腔壁破损，有透壁性窦道，滞留气体在高压下较易进入结缔组织相对疏松的纵隔、皮下，肺实质周围间质附着相对坚实，气体进入肺间质相对困难，个别病例肺间质积气，间质内气体量均不大。

多平面重建技术是指在对患者进行轴位薄层CT扫描后，再应用这些扫描数据进行冠状面、矢状面、任意斜面或任意曲面的重建，它是通过计算机技术将不同层面像素重新排列完成，能多方位、多角度地显示解剖结构及形态。

与普通CT相比，多平面重建技术无需特殊扫描体位，其获得的图像层面深度和角度灵活可调，显示气管、支气管连贯性好，有利于解剖细节的显示，

可以精确地显示声门下气管到深部气管，可对异物准确定位，提高了手术成功率，减少了手术时间。

此外，多平面重建也可反映肺部的情况，对没有直接征象的病例，其所反映的管腔外并发的肺气肿、肺不张、肺实变等往往是确定异物存在及判断异物部位的重要依据。

CT仿真内镜技术在Vining（1994）首次报道并使用，它是将螺旋CT薄层无间断扫描所获得的容积数据运用计算机技术进行处理，产生与常规内镜相似的三维图像。它对气管、支气管腔内表面显示为连续图像，能较好地显示气管、支气管腔内情况及与腔外肺组织的关系。CT仿真支气管镜图像在正常成人显示可达5级支气管水平，<6个月的儿童可显示到3级支气管，>6个月的儿童显示到4级支气管。CT仿真内镜技术提供了异物在气管、支气管腔内的影像，结合多平面重建图像可观察异物的位置、范围和邻近组织的关系，便于异物定位及观察异物在气管、支气管的内表面形态。

MSCT使我们对病变的全貌有了一个完整的认识，但其必须以优良的图像质量为基础。因此，扫描时必须制动，必要时给予镇静剂；其次，应尽量减少扫描时间，减少呼吸性伪影；再次，重建时要选择合适的参数。

一般认为层厚对多平面重建图像影响最大，层厚越小，多平面重建图像越清晰。另外，窗宽、窗位合理的调节也是显示不同密度异物的重要条件。

另外，在进行CT仿真支气管镜重建时要注意调节观察域值，域值如果选择过大，则异物整体结构显示不完整，域值如果选择过小，则异物细微结构情况有丢失，合理选择观察阈值是避免产生假阳性、假阴性和伪影的关键。

儿童CT检查的主要局限性是辐射剂量，与成人相比，儿童高辐射危险使多层螺旋CT的谨慎使用成为必然。影响CT剂量的主要因素有管电压、管电流、螺距、扫描层厚等，如果电压及层厚不变，管电流与辐射剂量呈正相关。

低剂量MSCT后处理技术通过多方位、多角度的观察，在短时间内能较明确诊断气管支气管异物的部位、大小、范围及肺部并发症，较真实显示容积内解剖结构与异物间相互关系，可以降低幼儿病死率和并发症的发生率，且安全无创、重复性好，拓宽了影像应用范围，是幼儿气管支气管异物诊断非常有力的辅助手段之一，并能减少大量不必要的支气

管镜检查及弥补 X 线胸片的不足。

支气管镜检：气管镜检查能发现异物存在并能进行镜下异物摘除，但存在一定的风险和并发症，在目前没有其他更好的检查方式替代 CT 检查以前，低剂量 MSCT 检查仍然是气管、支气管异物的首选检查方法，尤其是多种后处理方法结合的术前定位对缩短气管镜操作时间有所帮助。支气管镜检发现存留时间较久的异物多数为支气管腔内分泌物所包裹，少部分病例局部可见肉芽组织生成，进一步导致管腔的狭窄及阻塞；肉芽的生成提示支气管壁损伤，呼吸道内气体在高压下可通过破损支气管壁漏入纵隔、皮下、间质及胸腔。

虽然支气管镜检查既可以诊断又能治疗，但仍有 6%~8% 会产生气胸、气管撕裂、喉头水肿及呼吸、心跳暂停等严重的并发症。CT 在气管、支气管异物的显示方面有很大优势，具有很强的实用性，能获得较 X 线平片更多、更准确信息，建议临床在怀疑小儿支气管异物或不明原因的呼吸系统疾病时更多考虑使用 CT。

第二节　支气管异物误诊为中心型肺癌

异物进入支气管后，若存留较长时间，可发生局部炎症反应，出现脓性分泌物，局部肉芽组织增生，包裹异物，形成肿块，导致支气管的狭窄、阻塞，相应肺叶肺段阻塞性炎症、肺不张等，还可致淋巴结增大，出现与肺癌类似的影像学表现。阳性异物平片与 CT 检查容易诊断，阴性异物平片与 CT 表现与中心型肺癌相同，易误诊。一组 2 例均为植物性异物，均无中枢神经功能失调或吞咽反射障碍等异物吸入的潜在危险因素，无明确异物吸入史及明确的误吸呛咳史。

胸片未见纵隔摆动、肺野透亮度不一致等异物征象，CT 检查均未发现明显阳性异物，而仅见肺门肿块，支气管狭窄和阻塞，相应肺段的炎症、不张或实变等肺癌样表现，因此均误诊为肺癌，1 例经纤维支气管镜检查明确诊断，1 例手术后明确诊断。

引起支气管阻塞的病变很多，但以肺癌为主，有作者分析 203 例支气管阻塞性病变，肺癌占 85.7%（174/203），其次为结核，占 3.9%（8/203），无慢性支气管异物病例。

肺癌引起的支气管狭窄、阻塞范围局限，伴有腔外或肺门部肿块，而支气管内膜结核引起者病变范围长，多发，腔内不规则，有结节状突起，常伴有肺内结核灶。此处介绍的 2 例慢性支气管异物，影像学表现均与肺癌相似，因此全部误诊。

回顾性分析这 2 例误诊原因为：CT 检查要做到细致、全面。第 1 例没有做右上叶前段支气管的薄层扫描，第 2 例没有做增强扫描，2 例均没有进行 CT 三维重建显示支气管树的情况，导致对支气管腔内病变的情况显示不详细，以致误诊。

尽管无明显异物史的慢性支气管异物病例较少见，但当成人出现肺门肿块，支气管狭窄、阻塞伴相应肺叶肺段炎症、不张时，不要轻易诊断为肺癌而手术，术前纤维支气管镜检查是必要的，可以避免类似情况而进行不必要的手术。

第十一章　先天性异常和发育变异

第一节　先天性气管性支气管疾病

气管性支气管是一种罕见的气管支气管畸形，是指叶或段支气管直接开口于气管的一种气管的先天发育异常，该畸形的临床特征是患儿可反复发生肺炎、喘息、喘鸣、右上肺不张，以及在气管插管时出现并发症等。

气管性支气管的定义及临床：气管性支气管系气道先天发育异常，由 Sandifort（1875）首先描述右上叶支气管起源于气管。据纤维支气管镜检查、尸检和支气管造影结果报道，其发生率为 0.1%~3%，双侧均可发生，以右侧多见。

气管性支气管的症状常为气管插管时偶然发现；或者因喘鸣、反复发作的肺炎、肺不张行支气管镜检查时被发现，只有在气道阻塞或与气道的不规则狭窄时才出现呼吸窘迫症状。有作者报告 12 例，其中 4 例患者伴发支气管狭窄，6 例并发肺炎，3 例局部肺叶或肺段的肺气肿。先天性心脏病患者易发生气管性支气管，该组中 1 例患儿伴有先天性心脏病。

气管性支气管的分类：目前气管性支气管的分类尚不统一，比较认同的有如下 3 种：Naim 等（2004）依据气管性支气管是否异位将气管性支气管分为"移位型"或"额外多支型"。多支型中的上肺叶除有气管性支气管（额外支）外，仍有正常起自气管隆突的上叶支气管解剖分支（相应的区域原上叶支气管数正常）。

移位型为上叶所有段支气管均起源于气管性支气管或仅有尖段（左侧尖后段），类似原正常起自气管隆突的上叶支气管解剖分支的叶或段支气管移位至气管（相应的区域原解剖结构缺少正常支气管），较为常见。如果右上叶支气管完全直接从气管发出，那右主支气管就成了右中间段支气管，以下相连

右中叶和右下叶，这种畸形称为"真气管性支气管"。

因完整右上叶支气管移位型气管性支气管的支气管树结构与猪及分蹄类动物的正常肺支气管表现一致，故又称为"猪支气管"。

Conacher 等（2000）为了避免气管插管时带来的并发症，针对不同类型的气管性支气管患者所需要建立的通气模型不同而将气管性支气管分为 3 型：I 型起自气管的右主支气管仅连接右上叶，右肺中下叶支气管来源于左主支气管，其分叉一般位于 T_5、T_6 水平，低于正常隆突水平，也有学者将此型命名为支气管桥；II 型最常见，右上叶支气管直接从气管的中下 1/3 发出；III 型即右上叶、右中间段支气管相连的支气管与左主支气管同时出现在同一水平，隆突位于 3 根支气管分叉处，即隆突三根分叉。

Doolittle & Mair（2002）则将气管性支气管分为新的 3 型，主要是将气管憩室作为独立的一型。I 型即气管憩室；II 型是指出现了额外的右上叶支气管，其概念与 Naim 分型中"额外多支型"相同；III 型是指只有一个右上叶支气管，其概念与 Naim 分型中"移位型"相同。

部分学者认为支气管桥不应该归于气管性支气管，另有作者认为尽管支气管桥这类气道畸形的右中下肺支气管起源左侧气管，但是右上肺支气管仍直接自气管发出，从定义上应该归属于气管性支气管的一种特殊类型。

大多数气管性支气管患儿是无症状的，不需要医疗干预，然而在患者因手术麻醉进行气管插管时提前干预可避免阻塞气管性支气管导致的并发症发生；对于那些因为反复呼吸道感染导致支气管扩张的患儿，可选择手术切除异常的肺叶或肺段。因此，

了解先天性中央气道异常对指导麻醉师气管插管具有极其重要的临床意义。

　　然而 CT 对于患儿亚段支气管的显示容易受呼吸伪影的干扰,因此"移位型"及"额外多支型"的判断具有不确定性,评估较为困难,Naim、Doolittle & Mair 对气管性支气管的分型在指导临床治疗及气管插管上的应用价值有限。Conacher(2000)对气管性支气管的分类可指导气管插管时通气模型的建立,对于临床具有实际指导意义,能有效减少阻塞性肺炎、肺不张等并发症的发生。

　　MSCT 对气道的评估除诊断气管性支气管及肺部并发症外,更重要的是能准确进行分类,为临床的诊断、治疗及麻醉时气道建立提供更多有效信息,指导临床医师支气管纤维镜的检查和麻醉师气道的建立。

　　MSCT 后处理技术及气管性支气管的影像:气管性支气管管径较细,且包绕于肺组织中,DR 胸片往往不易发现,容易漏诊。以往对气管性支气管的诊断主要依据于碘剂的支气管树造影进行诊断,目前 MSCT 后处理技术已广泛应用于气道病变的检查和诊断。

　　胸部 CT 气道后处理技术包括多平面重建、最小密度投影、容积重建及仿真支气管内镜,这些重建方式能良好地显示气管及支气管的解剖形态。该组横轴面 CT 图像仅显示 10 例,显示率为 83.3%,而最小密度投影,容积重建,仿真支气管内镜,多平面重建图像 12 例气管性支气管均可显示,因此气道的后处理技术能提高其诊断符合率。

　　多平面重建操作简单,组织密度分辨率高,能同时显示管腔外并发的肺炎、阻塞性不张等,多平面重建在轴面像基础上,可从不同角度观察气管性支气管的行径,与邻近气管的关系,是横轴面图像的有益补充,可提高气管性支气管的检出率,不足的是多平面重建仍为二维图像,缺乏立体感,显示气管性支气管与气管之间的关系缺乏整体感。

　　容积重建图像可立体显示气道的形态,临床医师易于接受,但对组织的分辨率较差,阈值不同,得出的图像不同,易受人工因素干扰,且不能直接显示管腔内狭窄情况及并发症。

　　仿真支气管内镜可直观观察气道内情况,显示气道异常开口,并可显示狭窄段支气管及狭窄后情况,对于内镜医师有很大帮助,但操作较为复杂、缺少气道整体解剖形态。

　　最小密度投影在诊断气道病变中所提供的信息更多,不仅能显示气道变异的解剖情况,且可同时观察肺野有无感染及肺不张等,进行多方位观察能进一步显示气道管腔狭窄情况。

　　气道后处理技术在气道病变的诊断上各有优势,但一般认为对于常规气道病变的诊断,最小密度投影可作为首选方式,同时结合多平面重建,容积重建,仿真支气管内镜重建图像。MSCT 的气道后处理图像结合 Conacher(2000)对气管性支气管的分型,能够全面评估气管性支气管气道变异的状况,明确其临床诊断,从而指导临床治疗、气道插管及支气管内镜检查。

第二节　气管支气管瘘

　　可为先天性或后天性的,后者多见于创伤、感染、肿瘤或医源性因素。

　　常见的有:气管 / 支气管胸膜瘘。气管 / 支气管食管瘘。常见原因为食管肿瘤。偶有成人先天性支气管食管瘘的报道。另外,Grenier 等(2002)曾报道过淋巴结 - 支气管瘘,CT 显示靠近气管的淋巴结内积气,他们认为这是淋巴结结核坏死溃破侵蚀邻近气管所致,极少见。

　　常规 CT 可以显示大的管壁缺损或不连续等瘘管的直接征象,还可以显示液气胸、纵隔或皮下气肿以及肺内改变等间接征象。但对于细微的瘘管及少量积气的显示,螺旋 CT 优于常规 CT,重建图像还有利于显示腔外积气的轮廓。

第三节 支气管部分发育变异

肺底心段副支气管是一个额外的异常支气管,起源于中间支气管的内侧壁,位于右肺下叶支气管上段开口的附近,发生上通常早于中叶支气管。此副支气管向下向纵隔方向生长。其长度不一,短型的通常只是一个支气管干,没有肺泡组织;长型的可有或无相关的未发育的肺泡组织。副支气管内衬有支气管黏膜,壁内有软骨环。

肺底心段副支气管的发生率为 0.1%~0.5%,男性多见。由于分泌物的潴留以及因此引起的炎症,可使肺底心段支气管成为肺的感染源。在气管隆突下层面 CT 横断薄层扫描图像上,肺底心段副支气管可表现为纵隔阴影内,右侧中间段支气管远端内侧的充气的囊状结构,导致两个含气的管状结构并排于该处。

McGuinness 等(1983)报道的 6 例肺底心段副支气管病人中, CT 显示 4 例伴有肺组织, 3 例伴有分散的软组织肿块,可能是血管化的支气管或残存的肺组织。

中间支气管后壁结节影:正常的 HRCT 扫描图像上有时可见中间支气管后壁局灶性小结节样密度增高影。此小结节是由肺静脉所致,即右肺上叶后段静脉分支和右肺下叶背段静脉分支,分别占 71% 和 29%。5% 的正常成人可见此征象。结节影在连续的多个层面上都可见到,提示为血管,与肿瘤所致增厚容易鉴别。

气管性支气管;气管性支气管是指起源于近气管隆突的气管右外侧壁的异常分支。气管性支气管被认为是异位或额外的支气管。大多数情况下右上叶支气管分两支,气管性支气管一般认为是气管支气管的异位;若右上叶支气管分三支,气管性支气管则被认为是额外的支气管。成人气管性支气管的发生率为 0.1%,而且可能与阻塞性肺炎、脓肿、支气管扩张以及支气管肺癌并发。异位的支气管可从右主支气管而不是从气管外侧壁发出。不同胚胎期的异常胚芽样隆起决定了异位支气管的位置。气管性支气管的发生早于从右主支气管发生的异位支气管。

第十二章　支气管动脉

第一节　支气管动脉的影像学成像方法及其病变的表现

支气管动脉 -MSCTA 扫描与重建方法：16 排至 64 排及以上 MSCT 扫描范围自胸骨上窝上 3~4 cm 至肺底。由于支气管动脉来自降主动脉气管分叉水平，因此成像时间较肺动脉相对要晚，但由于肺循环时间很短，所以为了兼顾肺动脉显示分析，采用肺动脉成像时间来研究支气管动脉是可行的。部分患者由于胸腔积液、肺间质病变、肺功能差等因素影响了肺循环时间。对于心肺功能差的患者，应适当调整延迟时间。由于支气管动脉非常细小，特别是其肺内段，因此扫描层厚一定要薄，以 1 mm 为宜。薄层扫描对于支气管动脉的三维成像来讲是关键的关键，否则无法重建出良好的三维图像。

对比剂的剂量与注药流率一定要精确，两者的差值（剂量 / 流率）决定着扫描总时间，流率则决定着增强幅值的大小，因此，在 MSCT 肺血管三维成像中至关重要。一般常用非离子型对比剂，剂量 80~90 ml，注射流率 3.0~4.0 ml/s，延迟 18~25 s，扫描持续时间 6~12 s。同时扫描螺距也一定要大，以缩短扫描时间，减少对比剂剂量和呼吸运动、心脏搏动伪影。

图像后处理：将全部回顾性重建薄层重叠图像传送至工作站，首先以动态电影方式对全部横断面图像进行浏览，对各种血管的对比度、界线、分布等有了轮廓性的认识；然后在此基础上进行多平面重建 / 曲面重建、最大密度投影和容积再现处理。由于各种图像重建方式显示小动脉的能力不同，一般可以将最大密度投影图像上清晰显示的支气管动脉作为检出阳性，目的在于这样的血管才能完成测量，各种具体测量以容积再现图像为路径，在多平面重建正交三维断面上具体进行。

支气管动脉异常相关疾病：原发性支气管动脉异常疾病，包括支气管动脉瘤、支气管动静脉瘘、原发性支气管动脉扩张等；继发性支气管动脉异常疾病包括肺癌、肺结核、支气管扩张及慢性肺炎。

肺癌支气管动脉 DSA 造影表现为：①供应肿瘤的支气管动脉增粗、扭曲，分支增粗。②肿瘤血管即在肿瘤内新生的杂乱无章的小血管，这些血管粗细不均、扭曲成团。到毛细血管期，肿瘤密度普遍增高，将肿瘤的轮廓勾画得十分清楚。

支气管动脉扩张支气管动脉主要表现为：①支气管动脉扩张及迂曲，扩张达 3~5 mm，严重者达 5~6 mm。②病灶区血管丛形成广泛血管网络，可及整个肺叶。③支气管动脉瘤样扩张或呈串珠状，扩张的瘤体不是血管终端，其后仍是迂曲蜿蜒的血管。

支气管动脉扩张：支气管动脉管径 >2 mm 视为支气管动脉扩张。扩张的支气管动脉在 CTA 上易于显示，为纵隔内环绕中心气道的结节样或管状结构。支气管动脉扩张在临床上最常见症状为咯血。一些作者将咯血病人 CTA 所示扩张的支气管动脉归纳为 3 型：①主干型：支气管动脉的主干明显扩张、迂曲，周围分支稀少细小。②网状型：支气管动脉主干及分支均扩张增粗，可有双支或多支支气管动脉向同一病灶供血，构成血管网。③多种动脉交通吻合型：肺外体循环参与病区供血并与肺内支气管动脉沟通，包括锁骨下动脉、内乳动脉、膈动脉、肝动脉等。

支气管动脉瘘：支气管动脉瘘是指支气管动脉与其他血管形成异常交通。通常认为是先天性的，后天性的常由手术引起或继发于支气管动脉瘤。文献报道最多为支气管动脉 - 冠状动脉瘘，在所有进行冠状动脉 CT 血管造影的病人中冠状动脉 - 支气管动脉瘘占 0.61%。通过 CT 三维重建技术可观察到瘘的起源、走行，并能在最适角度观察一些复杂的病变及邻近的结构。

肺外体循环动脉的观察：当肺内病灶累及胸膜时，可见到肺外体循环动脉通过邻近的胸膜进入肺组织供血。若 CT 上胸膜增厚 >3 mm，在重建图像上胸膜外脂肪内见到增粗、扭曲的血管且与支气管走行不平行可以确定。肺外体循环动脉与病变发生部位有关，当病灶位于上肺时，其体循环侧支多为锁骨下动脉，位于下肺时膈动脉居多，靠近前胸壁时多为胸廓内动脉，若邻近后胸壁，肋间后动脉也可能参与供血。

慢性炎症导致支气管动脉异常：慢性炎症（包括肺结核）支气管动脉异常大致可归纳为 3 型：主干型：表现为支气管动脉主干明显扩张或迂曲成团，周围分支显示不满意；网状型：支气管动脉主干及分支均扩张增粗，可达到肺段以下，多支支气管动脉供血可相互交通吻合，构成丰富的血管网；多种动脉交通吻合型：病灶区内有支气管动脉与肺外体循环动脉向同一病灶供血，肺外体循环参与病区供血并与肺内支气管动脉沟通。

一、支气管动脉影像学评价方法

选择性插管支气管动脉造影与支气管动脉 DSA 选择性支气管动脉造影具有较高空间分辨率，可以清晰显示支气管动脉全程，尤其是数字减影血管造影（DSA）一直以来被认为是活体研究支气管动脉与肺癌血供最好的技术之一。但是，在观察肿瘤内部及周边血管分支有无供血情况时，易受到前后组织相互重叠及呼吸和心动伪影的影响，难以辨别肿块内部及边缘的细微血管，可能导致在肺癌血供来源判断不明确。此外，选择性支气管动脉造影也不能保证显示出全部支气管动脉，可能导致介入手术治疗失败。另由于其为损伤性检查使其无法广泛应用。

二、支气管动脉 -CTA 的临床评价

最初学者在研究支气管动脉尤其是肺癌血供来源时将螺旋 CT 血管造影和 DSA 对比研究以探讨支气管动脉 -CTA 的价值。DSA 图像为二维图像，对于肿瘤内部及周边血管分支的供血情况的观察，由于受到前后组织相重叠的影响易产生假象。

CTA 的优势是既可以从 CT 横断面动态观察到肺癌肿块内部及周边有无供血，又能克服呼吸和心动伪影，提高图像质量，将强化时段准确表述及分期，并且同时可以观察肺部的情况。现学者多采用 MSCT 动态增强扫描对肿块进行研究，准确显示支气管动脉血管起源、数目及变异情况，利用多平面重建图像真实反映支气管动脉形态、血管直径及在肺内和纵隔内的走行方向。就目前看来，MSCT 动态增强扫描似乎能够为肺癌的血供研究及指导介入治疗提供一种更有效的手段。

三、正常与异常支气管动脉 MSCT

正常与变异支气管动脉研究：支气管动脉属营养性血管系统，正常情况下相对较细小，血流量较少，仅占心输出量的 1%，正常近端直径 <2 mm，CT 显示较为困难。在某些病变时，如肺癌、支气管扩张及肺栓塞等疾病，支气管动脉可扩张，CT 技术可较充分地显示。CT 对支气管动脉的显示有助于肺部疾病的诊断和鉴别诊断，为介入治疗术前评价支气管动脉提供依据。

肺癌血供研究：长期以来，对肺癌血供是否有肺动脉加入仍有争论，既往的研究方法主要有离体血管灌注和活体血管造影 2 种，近年来也有用 CT 血管造影方法，但报道较少。对肺癌血供的研究和评价应遵循以下原则：①确切地认定供血动脉进入肿瘤并形成肿瘤血管；②确认在肿瘤生长过程中被肿瘤包绕的肺动脉残支；③供血动脉的基本形态学改变为扩大、增多，而不是缩小和减少。

多数文献报道肺癌支气管动脉供血，表现为支气管动脉管径明显增粗。但多支供血时，并非每支支气管动脉均增粗，供血支越多，可能就会越细小。MSCT 具有更快速的容积扫描能力和高 Z 轴分辨率，大大提高了血管三维成像的图像质量，使得细小血管（如支气管动脉）的三维成像成为可能。在中心型肺癌中支气管动脉是由于作为肺癌组织主要的供血动脉而增粗显影。而中央肺动脉却表现为明显的狭窄截断，同时中央肺静脉也表现为明显的狭窄与残缺，这也说明肺动静脉基本上不参与肺癌组织的血液供给，否则肺癌组织将自生自灭。

四、肺外体循环动脉供血肺病变的 CTA 表现及其意义

肺疾病的血供除了支气管动脉外，肺外体循环动脉参与供血的情况也不少见，包括肋间动脉、内乳动脉、膈动脉、甲状颈干、肝动脉等，这些动脉常直接

或发出分支穿过胸膜进入肺内,供血病灶,文献报道肺外体循环供血肺内病灶必然伴有胸膜增厚。

壁层胸膜是由肺外体循环的毛细血管供血,脏层胸膜由支气管动脉供血,病理状态下,肺外体循环动脉可经过粘连的胸膜进入肺内,直接供应肺内病灶。肺外体循环动脉可独立供血或参与供血,但多数情况为参与供血,即支气管动脉与肺外体循环动脉同时供血肺内病变,两者间可形成吻合。

多支供血动脉与病变发生的部位有密切的关系,胸膜下病变更容易有肺外体循环供血,病变范围越大,肺外体循环供血概率越高。其供血机制,可能是寄生供血或病变侵及邻近器官而供血。目前为止,肺外体循环参与供血的机制还不明确。

有作者在研究中发现慢性炎症的刺激较肿瘤性病变更可能使肋间动脉、锁骨下动脉、胸廓内动脉、膈动脉等发出新的分支与支气管动脉交通,形成供血血管网,并常造成临床上的大咯血。慢性炎症的供血动脉扩张较肿瘤性病变更明显,同时,肺外体循环动脉与支气管动脉之间、体循环与肺循环之间更易形成交通吻合。

肺恶性肿瘤通常在明显侵犯胸膜、胸壁,并形成软组织肿块情况下,才可能得到肺外体循环动脉供血。通过对肺外体循环供血动脉参与供血及其重塑过程的研究,可能提供影像诊断的另一个思路,为对慢性炎症与恶性肿瘤的鉴别诊断提供另一条道路。

肺的先天性发育异常如肺隔离症,血供来自肺外体循环,如主动脉及其分支等。寻找到体循环动脉对这类疾病的诊断至关重要,既往多是靠 DSA 寻找,随着 CTA 技术的发展及三维重建技术的应用,既可以获得肺部病灶的信息同时又可以显示供血动脉的全程,通过 CTA 即可对肺隔离症等疾病做出明确诊断。

综上所述,MSCT 的发展以及先进的数字图像后处理技术使 CT 血管造影上升到更新更高的境界,使支气管动脉的研究从尸解、有创性研究走向活体无创可视化。MSCT 血管造影能系统、全面、详细评价支气管动脉的解剖细节、疾病状态下支气管动脉的重塑、肺外体循环动脉供血肺部疾病等。

第二节　双侧支气管动脉 - 肺动脉网状瘘并大咯血

支气管动脉 - 肺动脉瘘是指支气管动脉与肺动脉间的异常直接分流,同时合并咯血和心肺病变等一系列临床病征。支气管动脉 - 肺动脉瘘在咯血患者中约占 3%,其既可以是咯血的原发病因,也可以继发在心肺疾病的基础上,加重咯血和心肺疾病的进展。

支气管动脉 - 肺动脉瘘形成的胚胎和解剖学基础:在胚胎发育的第 4 周,第 4 主动脉弓发出支气管周围血管网状组织和肺血管网状组织,前者供应气管和支气管,后者供应肺实质;随后,第 6 主动脉弓的腹根从主动脉球向下生长,与由肺血管网状组织向背侧生长的血管网融合,形成肺动脉。因此,肺血管网状组织的原始血供转变为新形成的肺动脉,背侧主动脉血管退化,形成支气管动脉。在此过程中,若血管发育或融合障碍即可能引起支气管动脉 - 肺动脉瘘,这类患者常合并肺实质发育异常,形成多囊肺等。同样,在肺栓塞、肿瘤、迁延性肺感染、肺组织坏死、手术创伤以及先天性心肺疾病的情况下,肺动脉血流减少或需求量增加,则支气管动脉代偿性增生,通过吻合支扩张或直接交通增加血流量,从而引起支气管动脉肺动脉瘘。

支气管动脉 - 肺动脉瘘的病理生理学改变:类似于左向右分流的先天性心脏病。Ley 等(2002)报告,在大面积肺梗死的情况下,支气管动脉分流量最大可占左心室搏出血量的 30%。

第十三章　气道其他疾病

第一节　支气管结石

一、发病机制

支气管结石是指支气管腔内存在钙化物质。这些钙化物质大多来自支气管周围淋巴结，以结核病最多见，其次也可见于尘肺、寄生虫、异物、组织胞浆菌病、慢性炎症等。支气管结石是比较少见的疾病，在胸部平片上无法与肺门钙化的淋巴结相鉴别，但CT尤其是HRCT/MSCT能很好地显示支气管结石的位置及与支气管壁的关系，为治疗提供良好的定位。肺门、纵隔及肺野内钙化灶，多是结核所致（一组10例病例中8例有结核病史），少数可由尘肺、组织胞浆菌病和慢性化脓性炎症等引起。在常规胸片及CT检查中常能显示，但并不是所有的钙化都是结石。

在上述疾病的急性期，炎症从淋巴结扩展到附近的支气管壁并侵入其内，以至有钙盐沉着。这些钙化斑块本身不具有运动能力，但可借呼吸、心脏搏动、咳嗽等运动对邻近的支气管结构产生压迫、侵蚀、摩擦、潜行最终穿破支气管壁进入管腔内而形成支气管结石。

此外，也可因支气管异物表面钙盐沉着形成。其成分以碳酸钙结石最多见，少数为磷酸钙结石。大小多为0.2~0.8 cm。当钙化斑块突入支气管壁，甚至突入管腔时，才称之为支气管结石，此为影像诊断的依据。

归纳支气管结石形成的原因有：支气管软骨钙化后与支气管分离；支气管异物或炎性分泌物为核心发展而成钙化；肺门、气管旁钙化的淋巴结压迫、侵蚀支气管壁而后穿过支气管腔，落入肺叶或肺段支气管腔内形成支气管结石；吸入钙化物质；肺实质的钙化影；支气管黏膜的一部分。

二、临床表现

根据结石所在部位、支气管狭窄程度及病程长短不同，可有不同的临床症状和影像表现。由于右侧肺门及支气管淋巴结较左侧多，所在右侧结石较多。也有日本学者认为支气管结石的好发部位在右中叶及右下叶之支气管分叉部、左上叶的前段及舌段的分叉部因呈锐角，钙化的淋巴结呈嵌入状态，并且这些部位的支气管壁未受气管软骨的防护，结石亦易于穿孔。支气管结石常见的三大临床症状是：反复刺激性咳嗽，痰中带血或咯血及咳出结石，特别是咳出结石对定性诊断有重要意义。

三、影像学研究

胸部X线平片示肺内特别是支气管周围的钙化病灶以及相应部位反复发生的炎症、肺不张、支气管黏液栓等，可提示支气管结石的可能。CT检查能够清晰显示钙化斑块与支气管的关系及并发症表现，包括结石部分甚至完全突入管腔可明确诊断。因此CT检查是诊断支气管结石的主要手段。

HRCT可明确其位置、大小、数量，并直接显示结石部分或全部位于支气管腔内，还可以观察支气管狭窄程度及由此继发的肺炎、支气管扩张、肺不张等。支气管结石并发大咯血时，由于血液淤积，血凝块堵塞支气管，形成较高致密影，往往掩盖支气管结石影，HRCT可见到更高密度的钙化灶。血凝块在管腔内为稍高密度，支气管壁为相对低密度影。

仿真内镜也能较好地显示结石的大小及与支气管壁的关系及支气管腔的狭窄程度，同时能避开支气管狭窄段观察狭窄段远端的支气管腔情况。纤维支气管镜窥及结石具有确诊价值，同时具有钳石功能,起到治疗作用。总之,凡是咳嗽、痰中带血,胸片提示有阻塞性肺炎或肺叶、肺段、亚段不张,病变区及肺门有钙化灶,均应考虑支气管结石的可能,应及时做CT检查,在可疑部位即时加做HRCT,清晰显示钙化灶突入支气管壁内或腔内,即可明确诊断。

第二节　误诊病例简介:气管Rosai-Dorfman病

Rosai-Dorfman病是一种较为少见的病因学不明的良性疾病。Lennert(1961)首先报道,由Rosai等(1969)详细描述,多见于儿童及青年,最常发生于颈部淋巴结,约5%~25%的患者表现为结外病变而未见有肿大淋巴结,称结外Rosai-Dorfman病。结外Rosai-Dorfman病可累及头颈部软组织、皮肤、上呼吸道、骨骼、中枢神经系统及泌尿系统等。Rosai-Dorfman病病因不清,推测可能与病毒感染有关。结内Rosai-Dorfman病临床表现为颈部无痛性肿块,伴发热、血沉增快等。结外Rosai-Dorfman病的临床表现根据其发病部位不同而表现各异。一例发生于呼吸道,以呼吸道症状为首发症状。

Rosai-Dorfman病镜下表现为淋巴结结构部分或完全破坏,淋巴滤泡萎缩,淋巴窦显著扩张,其内充填单核或多核的组织细胞,同时组织细胞内可吞噬淋巴细胞、浆细胞及中性粒细胞现象,称为伸入运动或淋巴细胞吞噬作用,具有诊断意义。

结内Rosai-Dorfman病应与淋巴瘤、淋巴结核、巨淋巴结增生、转移性淋巴结相鉴别,在影像学上表现无特异性。发生于颈部的结内Rosai-Dorfman病可以侵犯鼻咽腔,但其MRI表现与肿大淋巴结相似。结外Rosai-Dorfman病根据其发病部位影像学表现不尽相同。发生于中枢神经系统的Rosai-Dorfman病,影像学表现类似于脑膜瘤,在DWI序列上呈低信号有助于与脑膜瘤鉴别。

有作者报道1例发生于颈椎椎管内的Rosai-Dorfman病,MRI表现与椎管内胶质瘤相似,肿块边界清楚、强化均匀。另有作者报道发生于鼻旁窦内的Rosai-Dorfman病则表现为鼻旁窦及鼻腔内软组织肿块,并侵犯周围软组织间隙。

以上可见结外Rosai-Dorfman病影像学表现与肿瘤相似,术前诊断存在困难,但CT及MRI可以很好地评价肿块的部位、大小、范围及与周围组织的关系,为外科手术提供帮助。

第三节　外周小气道病变

请详见本书本卷第九篇·第五章《外周小气道　病变》。

第四节　气道的诊断陷阱

气管隆突角的假性增宽:作为放射科医师,应经常提醒,错误的诊断印象多来自一立体结构经X线投照于平面的照片上,即是三维的结构摄影成二维的照片,常见例子是骨折错位的观察,某器官(如肾)当其长轴未与X线束垂直时,则长径短缩。一个立体结构角度的测量在平面上的投影的观察则更是微妙。作为X线诊断,一个角度的测量有时甚为重要,诸如气管隆突角,尿道膀胱连接处,骨折端夹角,脊柱侧弯曲线,脑血管造影中不同的角度,股骨头与干的夹角等。

气管隆突角,为左、右支气管交会处的夹角,一般引用此角平均70°,是源于Kobler与von Hovorka(1893)之解剖学观察,文献上还有不少其他的正常值,例如65°~75°(Cooley & Schreiber,1968),50°~100°(von Hayek,1960;Fraser & Pare,1970)。

事实上,此隆突角为一动态性结构,头的伸展后仰和吸气使支气管树伸长,则使隆突角变小;相反,头的屈曲和呼气使支气管树缩短,此角则增大,这变化的范围可多达26°(von Hayek,1960)。此角的病理性增宽可见于隆突下淋巴结肿大或左房的扩大。此外,脊柱前凸或后弓,X 线束向上或向下成角还可使隆突角照片上的投影的角度改变。

综上活体形态学研究所述,可见影响隆突角测量的因素甚多,解剖、生理、投照技术都可影响,故分析影像的诊断价值时务必多想一下成影的各方面因素,这样才不拘泥于某一教条所言,诊断更为准确。

气管支气管树的黏液假肿瘤:气管支气管树内的黏液积聚被称作黏液栓、浓缩的黏液、支气管的黏液阻塞、黏液假肿瘤。它在胸片或断层摄影片上可类似于新生物肿块。Westra(1975),Wanner(1977),Karasick 等(1979)曾先后报道这种情况。在吸烟者,容易出现此种异常的黏液形成,导致黏液栓。如在胸片或断层摄影怀疑它时,可在呼吸疾病系统治疗后,或间隔一段时间后,或用力咳嗽后再作胸片或摄影,该块影如为黏液栓引起,则多有变化。借此,可与肿瘤进行区别。

肺类肉瘤病表现为主气管内肿瘤:胸部是类肉瘤病常见的侵犯部位,其 X 线表现为弥漫性粟位状结节,双侧肺门与右气管旁淋巴结肿大,和/或弥散性肺纤维化与囊样变。Hsu & Cottrell(1971)报告 1 例类肉瘤病人淋巴结肿大伴顽固肺不张与左上叶舌段浸润,支气管造影为支气管内包块,伪似支气管内肿瘤。结核性淋巴结通常经历干酪化,它不仅挤压邻近支气管壁,而且也穿进支气管管腔。类肉瘤病的淋巴结少有淋巴结周围炎,而且坚硬,甚或穿过支气管腔。Benedict & Castleman(1941)首次报告支气管内类肉瘤病。Dijkstra(1959)描述此类支气管造影的表现为中度或重度肿大的双侧肺门淋巴结压迫和推移邻近支气管壁,伴存支气管腔长节段性狭窄,但支气管黏膜光滑。Goldenberg & Greenspan(1960)报告 1 例支气管内类肉瘤病呈现中叶综合征伴肾的受犯,支气管造影显示支气管完全闭塞,在类脂醇治疗后支气管重新开放。

结节病引起支气管狭窄而类似于癌:结节病支气管狭窄少见。Olsson 等(1979)总结 99 例结节病支气管镜检查中,发现 8 例有支气管狭窄,指出这是肺不张和气道阻塞的一个原因,类似于肺新生物和慢性阻塞性肺病。8 例中 6 例有呼吸困难或喘鸣。除 1 例女性为 37 岁外,余皆大于 47 岁。X 线检查:6 例发现肺不张,1 例为 I 期结节病,1 例无异常。3 例 X 线诊断为支气管肺癌。支气管镜检:6 例单叶受累,2 例累及多个节段。6 例活检证实结节病诊断。

气管与支气管:在 CT 扫描图像有时可见军刀鞘气管,可用不同的窗位进行观察,显示气管左右径变窄,在胸腔入口层面下方更为明显,通常出现于梗阻性肺部疾患病人。它外形伴似受外压挤,并不少见,气管的冠状径常小于矢状径的一半。CT 图像上,气管或支气管内黏液积聚可伪似管腔内病变,如有怀疑,应请病人咳嗽吐痰,再扫描则见该影已消失。

孤立性先天性气管食管瘘十分少见,只占先天性气管 - 食管瘘所有类型的 6.4%,其临床征象为特征性的复发性肺疾患、胃肠气体增加和吃饭后呛咳。常出现于生后几天,也可延迟到生后数周。Bretagnede-Kersauson 等(1972)曾报告 5 例。血管的异常,神经性吞咽困难,胶稠性黏液病,先天性巨结肠以及肺的葡萄球菌感染均类似本症。

Patronas 等(1976)报告一例中年患者,反复咯血并慢性支气管炎,幼时曾数次发生肺炎及咯血。支气管造影显示右下叶支气管内有一蹼,蹼的近侧有代偿性肺气肿,蹼远侧几乎全部萎陷,每基底段均现严重支气管扩张。支气管镜见此蹼中央仅 2mm 开口。本病少见,但如诊断明确对病人则大有裨益。

第十二篇　心脏大血管疾病

第一章　急性主动脉综合征

第一节　不典型主动脉夹层

不典型主动脉夹层系主动脉壁内血肿,有两种情况:一种是主动脉内膜破溃或溃疡,血液在主动脉中层形成血肿;另一种情况是主动脉中膜或外膜滋养血管破裂出血而形成壁内血肿。与典型主动脉夹层的 CT 表现和预后不同。不典型主动脉夹层较典型主动脉夹层 CT 更易漏诊,早期可内科治疗,手术并发症少且轻,区别两者,对临床治疗选择意义重大。

典型主动脉夹层在 CT 上可见撕裂内膜片和双腔或多腔,诊断不难。不典型主动脉夹层与典型主动脉夹层有不同之处,其 CT 特征表现为:无撕裂内膜片和双腔或多腔显示;CT 平扫为主动脉壁新月形或环状增厚,该增厚的主动脉壁即假腔;平扫该假腔密度可高于、等于或低于主动脉真腔,厚度 >5 mm;增强扫描假腔无明显强化,但有时可见假腔内小点状强化灶;病变主动脉大小、形态变化相对小;随诊假腔有变化。

不典型主动脉夹层与典型主动脉夹层也有相同点:发生部位同典型主动脉夹层发生部位一致;破口不易显示;部分病例亦可见钙化内膜移位征象;常并发胸腔、心包积液。不典型主动脉夹层虽无上述典型主动脉夹层的 CT 表现,但上述影像表现,结合临床分析研究,一般说来可以诊断。

CT 表现与手术对照:CT 假腔密度高者为新鲜血块;密度低者,为陈旧血块,密度可低于主动脉真腔。有作者推测主动脉破裂或破溃后血液进入主动脉内膜和中膜之间,当远端未与真腔沟通,即无回腔性沟通,或破口闭塞时,假腔内血液不流动,增强扫描不强化;或主动脉中膜或外膜滋养血管破裂出血,形成壁内血肿,与主动脉真腔无沟通,假腔内因无血液进入,其张力和形态变化较少,使主动脉真腔仍保持正常形态,形成不典型主动脉夹层的特殊 CT 表现。

假腔内血液逐渐血栓化,随着时间的推移,变成陈旧血栓,密度由高逐渐降低。Yamadat 等(1988)报道亚急性期壁内血肿 CT 平扫为等密度,而认为是假腔完全血栓化。根据平扫假腔的密度,有作者认为可将不典型主动脉夹层的假腔 CT 表现分为 3 种:平扫假腔密度高于真腔,为急性期或亚急性期表现。平扫假腔密度等于真腔,平扫 CT 不能辨认。平扫假腔密度低于真腔,为慢性期表现。

文献报道主动脉壁内血肿有破口者为主动脉夹层即将形成的先兆。有作者报告 1 例保守治疗半年后复查,升主动脉不典型主动脉夹层吸收,但破口仍存,说明该种不典型主动脉夹层仍可能吸收而不发展成典型主动脉夹层。假腔密度低于真腔,是慢性夹层的表现,该种情况多见于降主动脉,可能与累及升主动脉者死亡率高和升主动脉血流速度快有关。

心包和胸腔积液的出现,系血液经血管壁外渗的结果。心包包绕主动脉根部,故心包积液仅见于 A 型(按 Stanford 分型)夹层,是预后不良的指标。

许多作者报道主动脉壁内血肿(部分尸检证实)CT 平扫为新月形高密度影,环绕主动脉,厚度 >4 mm,增强扫描无强化,病变主动脉大小形态变化小。该型内科保守治疗有效,预后比典型主动脉夹层好。有作者指出,部分病例平扫密度低于主动脉,与该病例病程较长有关。

Matsuo(2000)认为血栓型夹层即是主动脉壁内血肿。Banning(1997)报道一组穿透性主动脉溃疡所致主动脉壁内血肿,并认为动脉粥样硬化可通过主动脉中膜或外膜滋养血管破裂出血和穿透性溃疡两种机制形成主动脉壁内血肿。

有作者认为动脉粥样硬化穿透性溃疡和不典型主动脉夹层不能鉴别,但粥样硬化穿透性溃疡穿破内膜弹力层,多在主动脉壁中膜,好发于胸主动脉中段和中远1/3段,CT表现为局灶溃疡,主动脉壁广泛不规则增厚,钙化,硬化斑块不规则,主动脉不规则狭窄。

有作者提出,发生于升主动脉者,应考虑为不典型主动脉夹层,发生于降主动脉者,须与动脉粥样硬化穿透性溃疡鉴别。真性动脉瘤附壁血栓不规则,致显影的主动脉腔不规则,近血栓壁亦不规则,有时可见钙化的外壁和瘤体,直径较大;而内膜血肿主动脉真腔相对正常,主动脉壁光滑规则。可见钙化内膜向内移位,不难鉴别。

值得注意的是:增强扫描时,主动脉搏动可产生类似不典型主动脉夹层的CT表现,该假象常见于升主动脉,且见于层厚较大的图像上,如10 mm层厚扫描容易出现。减少层厚,加快扫描速度或改变重建算法,有助于鉴别。

经上肢注药时,上腔静脉内高浓度对比剂易产生放射状伪影,影响对升主动脉的观察,

尤其是经左上肢注药,产生的伪影可严重影响主动脉弓病变的显示,应尽量避免。有作者采用经下肢注药,可有效地避免上腔静脉伪影。

不典型主动脉夹层预后较典型主动脉夹层好,内科治疗部分病例可完全吸收,手术后恢复也快,并发症少。A型以外科治疗较佳,特别是有血液外渗时。

从不典型主动脉夹层病例来看,其夹层是不断变化的,既可以吸收,也可能进展,须追踪复查。CT扫描无创、安全、可重复,是有效的随诊手段。有作者报道主动脉壁内血肿也是不断变化,既可发展成典型主动脉夹层或动脉瘤等,但也可吸收。

第二节　主动脉壁内血肿的鉴别诊断

主动脉壁内血肿是主动脉滋养血管自发性破裂,血液进入主动脉壁内,且未破入主动脉管腔。主动脉壁内血肿可沿着主动脉壁顺行或逆行扩展。主动脉壁内血肿,又被称为主动脉夹层不伴内膜撕裂,或非交通性主动脉夹层,有的学者称其为主动脉不典型夹层,并且认为其发生机制不明,可能与以下因素有关:主动脉壁内滋养血管破裂;主动脉壁溃疡致中膜弹力纤维形成血肿;医源或外伤引起。

主动脉壁内血肿临床表现为胸痛或腹痛,甚至撕裂样疼痛,与常见的交通性主动脉夹层的临床表现相似。由于病变位于主动脉的缘故,无法通过活检来诊断及鉴别诊断,目前,影像学检查是能够诊断主动脉壁内血肿的唯一有效的方法,影像学诊断依据为主动脉壁环形或新月形增厚大于5 mm,也可为混合型或不规则增厚,增厚的血管壁内无对比剂进入。

血管壁轻度增厚:在实际工作当中偶可遇到主动脉血管壁轻度增厚,管壁厚度3~5 mm,未达到壁内血肿的诊断标准,有作者将其列为主动脉壁内血肿可疑病例,管壁轻度增厚的原因较多,可能的原因有:①壁内血肿血管壁内出血量较少;②动脉粥样硬化;③血管壁炎性水肿;④胶原性疾病累及血管壁;⑤其他原因。由于主动脉壁轻度增厚的患者其临床症状和体征不明显,加上确诊困难,对于这类患者我们建议定期复查,观察血管壁是否发生变化。

鉴别诊断:主动脉壁内血肿较为少见,虽然有学者称其内"不典型主动脉夹层",但由于其病理并不相同,转归也不尽相同,部分壁内血肿可自行吸收,部分可发展为主动脉夹层,部分发展为动脉瘤。

一些作者认为主动脉壁间血肿可能为独立的疾病本体,发生于降主动脉多于升主动脉,尤其慢性疾病,一般疾病稳定或自然吸收。另有作者随访5例主动脉壁内血肿患者,经药物治疗后复查发现3例患者其管壁变薄,血肿吸收。一般也认为两者不能等同。

交通性主动脉夹层及动脉瘤:壁内血肿常常需要与交通性主动脉夹层及动脉瘤相鉴别。壁内血肿没有"内膜片"及"真假两腔",与常见的典型主动脉夹层的影像学表现不同。壁内血肿与典型交通性主动脉夹层较易区分,但若主动脉夹层患者其假腔内血流缓慢形成血栓且填满假腔封闭或者破口时,则对比剂难以进入假腔,与壁内血肿增强扫描表现相似,此时两种病变的鉴别就很困难。

由于主动脉夹层其真假腔横轴面扫描常呈"D"字形或反"D"字形,而壁内血肿其血管腔通常呈圆形或近似圆形,两者在形态上多存在差异。如果形

态不典型或不规则,则增强扫描可以帮助鉴别,有 2 个强化的管腔提示为主动脉夹层。CT 扫描主动脉夹层的"内膜片"部分可见钙化,对疾病的诊断有提示作用(表 12-1-1)。

表 12-1-1　主动脉壁内血肿与主动脉夹层和主动脉瘤鉴别

征象	主动脉壁内血肿	主动脉夹层	主动脉瘤(真性)
内膜片	无	有	无
真假两腔	无	有	无
血管腔形态(横轴面)	多呈圆形或近似椭圆形	多呈 D 字形或反 D 字形	瘤样扩张或梭形扩张
强化的血管腔数目	1 个	2 个(假腔被完全栓塞例外)	1 个
其他	增厚的管壁多呈环形或新月形(少数不规则)	部分可见内膜片钙化	附壁血栓常见

真性动脉瘤为局部血管瘤样扩张或梭形扩张,与壁内血肿很容易鉴别,但有时 CT 平扫看到血管瘤样扩张并不一定是动脉瘤,需要结合 CT 增强扫描才能确定,工作中经常遇到 CT 平扫怀疑是动脉瘤而增强扫描后发现是主动脉夹层合并附壁血栓。假性动脉瘤其本质是出血后在血管旁形成血肿,增强扫描无对比剂进入。

壁内血肿还需与附壁血栓、动脉粥样硬化及大动脉炎相鉴别。

附壁血栓:附壁血栓其形态多不规则,可见血管外壁规整而内侧形态不规则,导致开放的管腔形态不规则,DSA 和 CE-MRA 检查提示血管腔失去正常形态而表现为各种不规则形状。

动脉粥样硬化:动脉粥样硬化所致的主动脉血管壁增厚多为轻度增厚,增厚的血管内壁不规则,而壁内血肿管壁内外多很光整。

多发性大动脉炎:主动脉壁内血肿需与多发性大动脉炎相鉴别,多发性大动脉炎可见血管壁增厚,T_1WI 及 T_2WI 可见血管壁分为 3 层,内膜和外膜信号较高,中膜信号较低;而壁内血肿大多信号均匀,无明显分层;多发性动脉炎的血管壁多毛糙不规则,累及管腔绝大多数表现为狭窄,其范围较广,可累及肾动脉及主动脉弓上主要大血管;增强扫描壁内血肿无强化,而多发性大动脉炎血管壁可强化。

比较影像学:壁内血肿的诊断和鉴别诊断意义重大,各种检查方法各有优缺点,可以相互补充。合理选用各种检查方法,有利于诊断及鉴别诊断,同时可节省费用,减少辐射剂量。CT 横轴面平扫加增强扫描结合斜矢状面重建及 MRI 横轴面与斜矢状面扫描是最基本的检查方法。主动脉病变还常应用 CE-MRA 和 DSA 检查,两者的优点是能够全程显示开放的血管管腔,能够直观显示管腔的大小及主动脉夹层的内膜片;缺点是 CE-MRA 一般只能在高场强机器上运行,低场强磁共振由于扫描速度慢,不能进行此项检查。

曾经认为 DSA 为诊断主动脉病变的"金标准",但 DSA 与 CE-MRA 一样仅能显示开放的血管腔,壁内血肿患者若仅行 CE-MRA 或 DSA 检查,很容易漏诊,因为壁内血肿的血管腔多呈圆形或近似圆形,与正常血管腔区别不大,必须结合常规 MRI 或 CT 平扫加增强扫描以免漏诊壁内血肿。

Cine-MRI 显示开放的管腔内快速流动的血液呈高信号,血肿不表现为高信号,主动脉夹层中的假腔信号强度低于真腔,对于鉴别诊断有意义,但也只能在高场机上进行。实际工作经验表明,主动脉疾病的检查,不仅仅依靠单一检查方法,常需结合多种检查方法才能对其做出正确的判断。

主动脉壁内血肿可发展为主动脉夹层和动脉瘤而危及生命,所以日常工作中要引起足够的重视,常规 CT 平扫加增强扫描结合斜矢状面及冠状面图像重建多可对其做出正确诊断;常规 MRI 横轴面、斜矢状面及冠状面扫描也大多可以准确诊断,结合 MRI 增强扫描诊断可靠性更高;CE-MRA 及 DSA 检查可帮助诊断壁内血肿,在鉴别诊断方面具有重要价值。对于可疑病例暂时难以确诊的,建议随访复查以观察其发生、发展及其转归。

第三节 穿透性粥样硬化性主动脉溃疡

穿透性粥样硬化性主动脉溃疡，是急性主动脉综合征的一种。病理及临床治疗上均不同于主动脉夹层和主动脉壁内血肿。

一、病理学

Stanson 等（1986）首先将穿透性粥样硬化性主动脉溃疡描述为一种临床和病理上的独立病变，其特征是溃疡穿透脉内弹力膜并侵入中膜，在主动脉壁形成大小不一的血肿。Hayashi 等（2000）对穿透性粥样硬化性主动脉溃疡的形成过程做出了描述。初期，在重度动脉粥样硬化患者中开始形成粥样化性溃疡。此期，病变仅局限在内膜，患者常无症状。随之，病变向更深发展为深部粥样化性溃疡，穿透内弹力膜，并侵及中膜，即为穿透性粥样硬化性主动脉溃疡。

二、临床表现

穿透性粥样硬化性主动脉溃疡常见于高血压和动脉粥样硬化的老年患者，典型位置是胸或腹主动脉。一组 15 例所有患者病变均位于胸或腹主动脉。临床表现可无明显症状，也可类似主动脉夹层表现，本病多见于高龄、高血压患者，临床上以胸、背痛较常见，同时可并发血液外渗、纵隔血肿或心包出血等。

三、临床转归

穿透性粥样硬化性主动脉溃疡穿透内弹力膜进入中膜，可以稳定多年不变，也可能导致主动脉夹层、主动脉瘤或自发性破裂。Quint 等（2001）在一组 38 例共 56 处穿透性粥样硬化性主动脉溃疡的研究中，对其中 33 个病变平均随访时间为 18.4 个月，其中 21 处穿透性粥样硬化性主动脉溃疡及主动脉均稳定；2 处病变稳定，相伴的主动脉壁内血肿在1~2 个月内吸收；10 处病变区主动脉直径显示轻至中度扩张。

穿透性粥样硬化性主动脉溃疡在中膜形成血肿后，可产生"双腔"或"血栓化主动脉夹层"。双腔主动脉夹层可显示真假腔之间的交通，而后者则表现为假腔无强化。

"血栓化的夹层"比双腔性夹层要多见，因为严重的动脉粥样硬化可以阻止血肿的延伸以及再通的形成。有时穿透性粥样硬化性主动脉溃疡不能同夹层（尤其是血栓化的夹层）完全区分。有作者认为许多老年 B 型夹层和血栓化的夹层是由穿透性粥样硬化性主动脉溃疡发展而来的。

此外，在有些患者，主动脉壁内血肿的不断牵拉、延伸，会使原本就脆弱的主动脉壁形成囊状动脉瘤，这种动脉瘤和夹层都可能破裂。穿透性粥样硬化性主动脉溃疡发生自发破裂的确切机制尚不明确。Castleman & McNeely（1970）推测，由于动脉粥样硬化斑块的存在，动脉中膜发生压迫性萎缩，主动脉壁会像气球一样膨胀并进而破裂。大部分的自发破裂都与粥样硬化斑块的穿透有关。

Coady 等（1998）报道穿透性粥样硬化性主动脉溃疡发生主动脉破裂的概率（40%）>A 或 B 型主动脉夹层（分别为 7.0% 和 3.6%）。由于穿透性粥样硬化性主动脉溃疡可有不同演变，而且有作者认为有症状的穿透性粥样硬化性主动脉溃疡发生急症的机会大于主动脉夹层，但目前对其治疗措施尚存争议，因此随访就尤为重要。无疑，MSCTA 在随访中将发挥重要作用。

四、MSCTA 表现

穿透性粥样硬化性主动脉溃疡的直接征象是主动脉壁上的溃疡状突起，即类似消化道溃疡的龛影，常常位于发生钙化和 / 或轻微移位的内膜下。龛影口部与主动脉腔相连，可呈狭颈征，根据一组各方向径线数据，虽然无法进行数据统计，但其纵轴（高度）似乎高于深度及宽度，反映有沿血管壁增长的趋势。

间接征象包括：主动脉壁内血肿，可局限也可广泛，表现为主动脉壁新月形增厚或高密度影。该组15 例均可观察到不同程度的主动脉壁内血肿，其中急性期检查者中 4 例平扫为高密度，慢性期复查者则为低密度，均无强化，反映出血的密度变化。主动脉扩张形成动脉瘤的表现。该组有 53.3%（8/15）可见主动脉扩张。其他征象，如粥样硬化斑块、内膜钙化等。

有时,局限在内膜的粥样硬化性溃疡在 CT 上类似于穿透性粥样硬化性主动脉溃疡,需仔细鉴别,尤其是病变为偶然发现时,血管内超声有助于鉴别。

有作者认为在 CTA 图像上见到主动脉壁上的溃疡状突起,同时伴有主动脉壁内血肿,主动脉扩张或不扩张,均可诊断为穿透性粥样硬化性主动脉溃疡。

尽管报道穿透性粥样硬化性主动脉溃疡多发生在胸主动脉,它同样可以累及腹主动脉,有时候后者的粥样硬化程度更严重。尽管该组样本较少无法进行统计学分析,但发生在腹主动脉的穿透性粥样硬化性主动脉溃疡的各个径线似乎有大于发生在胸主动脉穿透性粥样硬化性主动脉溃疡的趋势,其原因有待进一步探讨。多发穿透性粥样硬化性主动脉溃疡也可见到,可能是内膜削弱后的血肿延伸所形成。

MSCT 扫描时间短,可在强化高峰期获得高质量的二维 / 三维重组图像,时间分辨率和空间分辨率均较以往明显提高,可以检出微小的穿透性粥样硬化性主动脉溃疡,利于显示复杂的解剖关系、动脉壁异常和腔外情况,是诊断穿透性粥样硬化性主动脉溃疡的极佳方法。

可以认为薄层横轴位图像仍然是诊断的基础,但由于溃疡易沿血管纵轴发展,因此,以血管为中心进行曲面重建,从不同方向进行观察,病变显示更清晰。

工作站的高级血管分析软件(AVA)只需选择几个点就可进行曲面重建,方便、省时,对 MSCTA 图像常规进行曲面重建可以减少穿透性粥样硬化性主动脉溃疡的漏诊。此外,容积再现可以直观展示血管的三维全貌,其缺点是不能显示主动脉壁内血肿,因此只能作为补充。

穿透性粥样硬化性主动脉溃疡与主动脉夹层、主动脉壁内血肿的关系:穿透性粥样硬化性主动脉溃疡始于粥样硬化斑块的溃破,穿透内膜 / 内弹力膜,进而可形成中膜壁内血肿,可继发形成主动脉夹层,尤其是 B 型和血栓化主动脉夹层;也可发生假性动脉瘤、甚至透壁破裂,易见于急性病例。由于粥样硬化的存在,伴随穿透性粥样硬化性主动脉溃疡产生的主动脉壁内血肿多为局限性,广泛纵行扩展者少见,可同主动脉夹层鉴别。

典型的主动脉壁内血肿为一种无内膜破裂、无动脉粥样硬化斑块穿通溃疡形成的壁内血肿,主动脉内膜完整(合并穿透性粥样硬化性主动脉溃疡除外),在主动脉管腔与血肿之间无直接的血流交通。穿透性粥样硬化性主动脉溃疡常合并主动脉壁内血肿的发生。由于穿透性粥样硬化性主动脉溃疡、主动脉壁内血肿和主动脉夹层的联系,有作者将穿透性粥样硬化性主动脉溃疡、主动脉壁内血肿列为非典型主动脉夹层或主动脉夹层的一个类型。

总之,MSCTA 上主动脉溃疡伴随局限或广泛的主动脉壁内血肿者均可诊为穿透性粥样硬化性主动脉溃疡,MSCTA 为诊断穿透性粥样硬化性主动脉溃疡的有力工具,诊断应以薄层横轴位和曲面重建图像为主,容积再现图像为辅。

第二章　主动脉瘤和假性动脉瘤

动脉瘤定义为动脉局部永久性扩张超过自身管腔直径的 1.5 倍。对于主动脉,其正常的截面直径为 3 cm,髂动脉的正常直径为 1.8 cm。动脉瘤可分为真性动脉瘤、假性动脉瘤以及主动脉夹层。真性动脉瘤为动脉的内膜、中膜和外膜均参与瘤壁组成,而假性动脉瘤不包括三层动脉壁。假性动脉瘤通常是动脉管壁自发性或创伤性局限性破裂引起,其次是感染引发,其好发部位在主动脉峡部。形态学上,动脉瘤被描述为梭形或囊状,且常有线性的附壁血栓。

主动脉夹层是指各种原因导致主动脉内膜破裂或中膜弹力纤维层病变,血液进入内膜下之中膜内,导致中膜撕裂、剥离形成双腔主动脉。内膜与中膜内层形成内膜瓣,内膜瓣将主动脉分为真腔和假腔,真腔常较小,血流速度快,而假腔常较大,血流速度慢,且常呈涡流。

病因:主动脉瘤最常见的原因是动脉硬化,例如:动脉高压、高胆固醇血症以及吸烟。罕见的原因有马凡氏综合征（MFS）和感染性 / 炎症性疾病,如梅毒性主动脉炎、细菌性心内膜炎并发的霉菌性动脉瘤、巨细胞动脉炎、大动脉炎（Takayasu's 动脉炎）、类风湿性关节炎并发的类风湿性动脉炎等。

一、影像学研究

超声心动图:包括经胸壁超声心动图（TTE）和经食管超声心动图（TEE）。

经食管超声心动图的优点:常常能精确地观察到主动脉根部、主动脉弓段、降主动脉后方到左心。能精确地显示主动脉内径,敏感地检测出靠近主动脉根部的主动脉夹层,以及非常适合于评估心脏并发症:如主动脉反流,左心室功能受损和心包积血。

找出内膜破口。一般情况下增强 CT、磁共振或血管造影检查足以发现破口。但当假腔内压力较高导致对比剂进入假腔速度变缓、剂量减少或难以掌握投照角度,会难以确定夹层破口的位置和大小。

超声心动图的彩色多普勒能直接显示主动脉内膜的破口,收缩期主动脉管腔的血流经破口流入夹层,而舒张期夹层内的血流经破口返回主动脉管腔,形成双向的往返血流。

区分真、假腔,判断真、假腔之间的分流状态,揭示影响分流和心血管造影效果的原因,例如血栓充填假腔会影响造影效果。脉冲多普勒可显示真、假腔内血流方向及流速。

经食管超声心动图用于术中监测可以引导动脉导管插至正确位置。观察支架释放过程,对支架释放后位置、形态及效果做出及时直观评价。连续监测患者左室功能和室壁运动情况,这一点是其他影像学技术目前无法比拟的。评价手术疗效。及时检出术中并发症。

经食管超声心动图用于术后随诊。用二维图像显示主动脉瘤及覆膜支架,观察瘤颈、瘤体的形态及支架的位置、形态及贴敷程度。

CT/CTA:通常能够克服经食管超声心动图的局限性,具有以下优点:

CT 平扫是评估壁内血肿、内膜移位、血栓钙化以及显示主动脉管壁钙化最好的检查方法,而钙化与制定外科治疗方案有关。对于外科治疗来说,发现炎性改变也是十分重要的。在这方面,CT 不如 MRI 但优于超声。然而,CT 在明确复杂的主动脉感染导致的骨改变（如霉菌性主动脉瘤侵蚀邻近椎体）方面优于 MRI。

CTA 可以精确地显示侧支血管的解剖和复杂的主动脉瘤或夹层的结构。公认的研究结果显示,如果主动脉根部的搏动伪影能够控制在 57% 以内,当前最好的 CTA 在评估主动脉管径,发现夹层以及显示侧支血管解剖方面的精确度可以接近 100%。

MSCT 可以评估胸主动脉的分支血管,如颈动脉、椎动脉、锁骨下动脉、支气管动脉。有时这些分支血管以锐角从胸主动脉发出,MSCT 的容积再现技术（VR）可以较好评估。此外,容积再现对评估狭窄程度和内膜夹层的范围也有价值,且非常适合于显示分支血管受累的情况。MSCT 在手术或血管内带膜内支架治疗前对动脉瘤瘤颈的评估也是十分重要的。应用薄层 CTA 和二维原始图像或三维重建影像能够精确地定位动脉瘤瘤颈与肾动脉的关系(对于腹主动脉瘤)或动脉瘤头端以及狭窄管腔(对于胸主动脉瘤)的关系。这对于血管内带膜内支架治疗前或其他介入治疗前来说是尤为重要的。

对于外科手术治疗后或带膜血管内支架治疗后假性动脉瘤形成、内漏、感染以及内支架变形等并发症的发现,CTA 可能是最有用的常规检查方法。

MRI:无对比增强的常规 MRA 优点:能够评估主动脉瘤的并发症如心包积血、左心室功能紊乱以及瓣膜反流。可以很好地显示主动脉瘤的尺寸并发现夹层,在显示异常主动脉和主要血管分支的关系方面,优于常规 SE MRI。心电门控二维时间飞跃(2D TOF MRA)以及相位对比(PC MRA)技术均是常用的 MRA 技术。PC MRA 可以用于鉴定血流假通道以及测量血流,但应用相对较少。应用更为广泛的 TOF 对于评估主动脉瘤、夹层以及血流和心脏运动具有高度的可信度。局限性是耗时,且血管分支解剖常常显示不佳。

对比增强 MRA(CE-MRA):CE-MRA 原理是利用对比剂(团注 Gd-DTPA)使血液的 T_1 值明显缩短。CE-MRA 较非对比增强 MRA 能够快速成像并且可以提高空间分辨率和降低运动伪影或磁敏感性伪影。其优点:可以显著提高小的分支(如肾以上动脉),大分支的远端部分(如颈动脉)以及夹层累及的分支血管的起始部的显示。呼吸抑制 3D MRA 比非呼吸抑制 3D MRA 可以提供更好的图像质量。

对于非对比增强 MRA 而言,CE-MRA 不易受金属血管内支架或邻近外科支架的影响,非常适合于介入治疗后主动脉瘤的重建。众所周知,如在内支架植入后应用 MRA 对狭窄进行模拟重建,不同的内支架材料,通常会导致支架末端信号消失,或是支架处的信号完全缺失。而 CE-MRA 则可以克服此缺点。MRA 扫描也适合对急性主动脉疾病的病人进行术前评估,有研究显示 CE-MRA 对于急性主动脉疾病病人检查可以和常规的血管造影具有相同的准确性。CE-MRA 最大信号强度投影提供了动脉造影时血流的最大密度投影,适合于显示附壁血栓。

二、电影 MRA(电影 MRI)

可以提供所有的超声心动图提供的功能信息。此项技术中,影像由梯度回波(GRE)获得,同时采用短 TR 及低翻转角度以减少信号采集时间。电影 MRI 结合心电门控技术对于诊断主动脉夹层尤为有用。优点为:易于明确内膜破口。高速血流及湍流在电影 MRI 影像中为管腔内低或无信号,当血流通过内膜破口时信号缺失,因此电影 MRI 可以明确内膜破口的位置,包括内膜破口和再破口以及交通口。能够增强流动血液的信号强度,因此能够提高血液和心肌之间的对比,尤其是对于假腔内血流缓慢的病人。此外,电影 MRI 对于血栓的鉴别更加可靠,因为血栓相对静止以及其内铁离子引发的信号相异,故易于区分双腔的动脉夹层和血栓形成的动脉夹层。图像以电影的形式展示能够增强视觉对血流动力的判定,如观察生理状态下血流通过内膜裂口的往返运动等。

局限性:不能够显示心脏血管畸形、有限的层数以及需要较长的成像时间。SE MRI 提供主动脉解剖的概况,对于评估主动脉夹层是必不可少的成像序列,电影 MRI 可以呈现对评估主动脉夹层有用的功能性血流影像,可以作为 SE MRI 的补充。

第三章　主动脉缩窄和主动脉离断

第一节　主动脉缩窄

主动脉缩窄是指主动脉弓峡部区域狭窄,大多数靠近动脉导管或导管韧带附着处,呈局限性,占先天性心脏病的 5%~10%。

一、病理学

主动脉缩窄是指主动脉弓降部动脉导管或导管韧带附着处附近的狭窄,常为主动脉后壁突向腔内的嵴状突起、局部的中层增厚、内膜增生所致。嵴状突起使局部主动脉管壁呈偏心状狭窄,相对于嵴状突起的主动脉外壁则凹陷。

二、分型

根据狭窄段与动脉导管或韧带的位置关系,主动脉缩窄常分为 3 型:导管旁型:缩窄段位于导管附着处;导管前型:缩窄段位于动脉导管开口近端或主动脉弓;导管后型:缩窄段位于导管开口处远端。一组 7 例为导管前型,1 例为导管后型。有时根据缩窄范围分为局限性和管状主动脉缩窄;根据是否合并心内畸形分为单纯型主动脉缩窄(伴或不伴动脉导管未闭)和复杂型主动脉缩窄(合并除动脉导管未闭外的心内畸形)。该组 4 例因合并房间隔缺损、卵圆孔未闭、室间隔缺损、主动脉瓣二叶畸形而诊断为复杂型。长期以来,主动脉缩窄的诊断主要依赖临床症状、体征以及超声心动图和主动脉造影。

三、影像学研究

主动脉造影是诊断主动脉缩窄的金标准,能够显示主动脉缩窄的部位、范围、程度以及侧支循环情况,而且能够明确心内外其他并发畸形。但主动脉造影为有创性检查,且对狭窄段内径 <0.5 cm 者逆行主动脉造影困难,导管不易通过狭窄段,加上费用

较贵,使其在临床应用中受到一定限制。

超声心动图通过二维超声和彩色多普勒技术,可探测到缩窄部位及跨缩窄处的压力差,能够准确测量缩窄部直径和长度等,从而做出主动脉缩窄的诊断。此外,超声心动图能够发现有无动脉导管未闭、房间隔缺损、室间隔缺损、主动脉瓣二瓣化等伴发畸形。该组就有 2 例卵圆孔未闭、房间隔缺损 MSCT 漏诊,而超声心动图准确诊断。但超声心动图受患者透声条件的影响,部分患者主动脉显示欠清楚,该组有 2 例超声未清楚显示主动脉,多普勒技术发现主动脉弓降部有高速血流通过而提示主动脉缩窄,而 MSCT 清晰显示主动脉缩窄情况。此外,超声难以显示侧支循环情况。

主动脉缩窄的 MSCT 各种后处理技术:随着 MSCT 的时间分辨率和空间分辨率大大改善,患者一次屏气就能完成数据采集,而且空间上能够达到各向同性,通过后处理软件重建出各种高质量的多角度、多方位的二维和三维图像,能直观、立体地显示主动脉缩窄程度、范围和侧支循环、有无动脉导管未闭情况;通过长轴位、短轴位 MPR 可观察有无室间隔缺损、房间隔缺损、主动脉瓣二瓣化等心内畸形,为外科医师提供直观图像,有利于手术方案的制定。但 MSCT 不能测量缩窄前后的脉压差和血流动力学特点,对一些小的心内畸形也不易发现,尤其心房水平的畸形,如房间隔缺损。该组就有 2 例房间隔缺损和卵圆孔未闭因右心房内的高密度对比剂掩盖未能显示。加扫心脏层面的静脉期或对比剂加生理盐水双筒注射,可能会使右心密度降低而易于发现。虽然原始轴位图像能够提供诊断主动脉缩窄的准确依据,但不能立体、多视角地观察,不适合临床医师的手术参考,而且狭窄长度 <5 mm 时,容易

漏诊和误诊。

通过容积再现、最大密度投影方式重建主动脉图像，能单独显示主动脉及其大分支三维情况，适合观察主动脉的走行和缩窄的位置、长度和狭窄程度，可360°旋转观察缩窄与左锁骨下动脉、动脉导管的关系；同时可用于测量狭窄的程度、缩窄部位至左锁骨下动脉和动脉导管的距离、缩窄段上下的主动脉管径，但不能显示侧支循环和心内情况。

胸部整体容积再现能立体显示锁骨下动脉、胸廓内动脉、肋间动脉等异常扩张的侧支血管，但由于胸廓组织的掩盖而不能显示主动脉、动脉导管未闭和心内情况。因此，综合运用不同的MSCT后处理技术，结合原始轴位图像，相互补充，能够全面、立体地观察分析主动脉缩窄的位置、程度、范围和侧支循环情况，以及有无合并心内外畸形，为主动脉缩窄分型提供准确依据，同时可进行有关的数据测量，为临床治疗方案的制定和术后随访提供有效的手段。

扫描延迟时间的选择：扫描延迟时间恰当与否是良好显示主动脉缩窄和侧支循环的重要保证。目前延迟时间的确定有经验法、小剂量测试和自动追踪技术。由于心率、心输出量、循环时间和基础代谢率等存在个体差异，主动脉强化峰值时间必然不尽相同，因此大部分学者建议采用智能触发扫描功能。

有作者为了避免右心内对比剂浓度过高，不利于心内畸形的显示而采用经验法便于控制。这样可能影响侧支循环的显示，该组侧支循环显示率低于部分文献报道。此外，准直、螺距、重建间隔等也会影响主动脉缩窄和侧支循环的显示。

总之，MSCT应用其强大的后处理技术能全面地显示主动脉缩窄和侧支循环等情况，而且对有无合并心内畸形和动脉导管未闭做出有价值的判断，为临床治疗和手术方案的制定提供丰富的指导。

第二节　主动脉狭窄病例

患者，男，51岁。发现血压升高26年，主动脉狭窄4个月入院。查体：颈静脉无充盈，心界正常，HR86次/分，律齐，各瓣膜可闻及收缩期Ⅲ/6级收缩期杂音。

手术所见：降主动脉起始部明显狭窄，长度约5 cm，狭窄段后降主动脉瘤样扩张，直径约3.8 cm。经左侧后胸第4肋间逐层进胸，肋骨撑开器撑开肋骨，探查如上所述，决定行左侧锁骨下动脉-降主动脉人工血管转流术。

病理检查：送检降主动脉血管壁：血管壁平滑肌组织黏液变和胶原纤维变性，表面纤维素样变性（图12-3-1）。

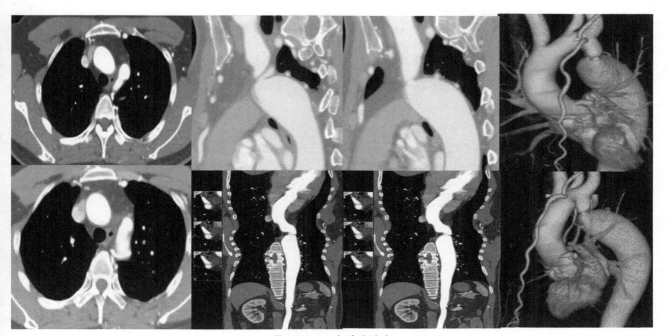

图12-3-1　主动脉狭窄

第三节　胸腹主动脉闭塞与蛛网膜下腔出血

患者，男，28岁。突发头痛、恶心及喷射性呕吐2d入院。外院CT示广泛蛛网膜下腔出血。入院血压：180~200/110~100 mmHg。行急诊DSA造影，见少量蛛网膜下腔出血，较外院片比明显吸收；大脑前动脉及右侧中动脉走行区见小结节状稍高密度影；左侧肾上腺增大，考虑肾上腺增生；腹主动脉未显示，腹腔及腹壁多发增粗异常动脉影。

DSA检查过程中发现双侧股动脉搏动细弱，未测下肢血压，当插管至腹主动脉上段时受阻，经"冒烟"示腹主动脉较细，血流由下向上逆流，腹腔干水平以上，腹主动脉见一"鼠尾"状盲端，腹腔干纤细，腹腔干、肠系膜上下动脉、双侧肾动脉及双侧腰动脉由腹主动脉中下段逆流血液供应，各分支血流方向正常；考虑腹主动脉闭塞。测下肢血压：100/75 mm Hg。

术中急诊脑血管CTA、胸腹部大血管CTA检查：右侧大脑前动脉A₁段下壁小圆形隆起，前交通动脉梅花样突起，右侧大脑中动脉分叉部不规则局部膨大；前交通动脉动脉瘤较大、形态不规则，结合颅内蛛网膜出血的CT表现，考虑为本次出血责任灶。

胸主动脉下段及腹主动脉上段闭塞，腹腔干纤细，脾动脉增粗，肝动脉异常，肠系膜上动脉，双侧胸廓内动脉、双侧膈动脉及双侧腹壁下动脉明显迂曲、扩张，广泛侧支循环形成，双侧腹壁下动脉下部汇成粗大血管与分别与双侧股动脉近段相连。

再次转入DSA室进行颅内动脉瘤治疗：在全麻下行左侧颈动脉穿刺入路行前交通动脉动脉瘤血管内栓塞；术程顺利，动脉瘤成功栓塞，术后病人恢复良好。胸腹主动脉闭塞及右侧大脑前动脉A₁段、大脑中动脉分叉部动脉瘤择期治疗。

胸腹主动脉主干闭塞极为罕见，病因不明。本例以高血压、蛛网膜膜下腔出血入院，入院后未进一步细查高血压病因，未行下肢血压测量；行脑血管造影时才发现腹主动脉异常表现，腹腔及下肢血供代偿较好，无缺血性症状，提示胸腹主动脉闭塞为慢性改变，考虑为先天性大动脉畸形，或大动脉炎形成动脉慢性狭窄及闭塞。

该病例的教训是在行DSA造影前未行下肢血压测量，股动脉穿刺时发现双侧股动脉搏动细弱未引起足够的重视（图12-3-2）。

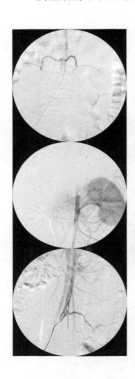
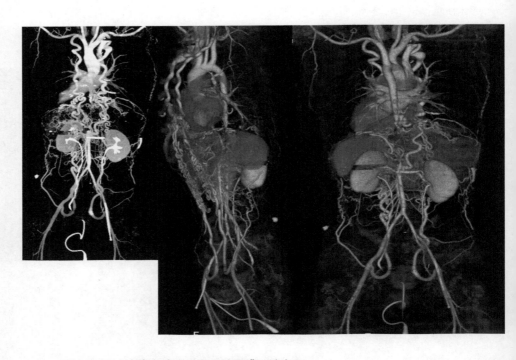

图 12-3-2　胸腹主动脉闭塞与蛛网膜下腔出血

第四章　大动脉先天异常和发育变异

第一节　先天性主动脉弓畸形

广义的先天性主动脉弓畸形,按照是否出现血流梗阻,分为梗阻性先天性主动脉弓畸形和非梗阻性先天性主动脉弓畸形。

梗阻性先天性主动脉弓畸形,包括主动脉缩窄、主动脉离断、主动脉瓣上狭窄等,常出现血流梗阻性症状如差异性发绀等。

非梗阻性先天性主动脉弓畸形,即狭义上的先天性主动脉弓畸形,是指主动脉弓及其分支发育异常,包括双主动脉弓、右位主动脉弓伴右位降主动脉、右位主动脉弓伴迷走左锁骨下动脉、右位主动脉弓伴左位降主动脉、左位主动脉弓伴右位降主动脉、左位主动脉弓伴迷走右锁骨下动脉、永存第 5 对主动脉弓等。

一组 83 例患儿涵盖了大部分的先天性主动脉弓畸形,此处对这一组畸形的胚胎发育、临床表现、分类及 MSCT 诊断分别讨论。

一、梗阻性先天性主动脉弓畸形

主动脉缩窄:约占全部先天性心脏病的 5%,缩窄绝大多数发生于主动脉峡部,即左锁骨下动脉与动脉导管之间。临床上可出现缩窄前后的血压差异。目前国内外对主动脉缩窄的分类有争议。常用的分类,包括将主动脉缩窄分为成人型和婴儿型,认为婴儿型合并动脉导管未闭,成人型不合并动脉导管未闭;还包括将主动脉缩窄,按缩窄段位于动脉导管发出的位置,分为导管前型、导管旁型和导管后型,不少学者认为这两种分类均不科学。

该组在诊断主动脉缩窄时详细地描述缩窄的部位、长度、程度、主动脉弓发育情况、头臂动脉的情况及合并畸形。该组 17 例主动脉缩窄患儿中仅有 3 例合并动脉导管未闭,主动脉缩窄伴主动脉弓发育不良 7 例,主动脉峡部局限狭窄 10 例,其中狭窄严重时,会在锁骨下动脉及其分支血管与肋间动脉和腹主动脉之间,形成丰富的侧支循环。

该组病例合并畸形中以动脉导管未闭、房间隔缺损、迷走右锁骨下动脉等多见。MSCTA 轴位图像结合最大密度投影、容积再现等后重建处理可以清晰显示主动脉缩窄的形态、程度,可见缩窄处呈膜状或嵴状狭窄,表现为主动脉腔内线样或嵴状影,同时能很好地显示增粗的侧支循环动脉,对合并的心内畸形及大血管畸形也有很好的显示。

主动脉弓离断:约占全部先天性心脏病的 1%,为升主动脉和降主动脉之间部分管腔的闭锁或中断,在胚胎第 6~7 周时,左侧背主动脉近段或第 4 弓的退化萎缩而形成。

本病特征性临床表现为出现差异性发绀。主动脉弓离断根据中断位置可分为 3 型:A 型(占55%),位于左锁骨下动脉开口远端;B 型(占40%),位于左颈总动脉和左锁骨下动脉之间;C 型(占 5%),位于无名动脉和左颈总动脉之间。一组中 A 型 2 例,B 型 3 例,B 型稍多。主动脉弓离断很少单独存在,多并发动脉导管未闭、室间隔缺损,称为"主动脉弓中断室间隔缺损动脉导管未闭"三联征。在该组 5 例主动脉弓离断患儿,全部合并动脉导管未闭,4 例合并室间隔缺损,此外,还存在房间隔缺损、主肺动脉间隔缺损、共同动脉干等畸形。

MSCT 横轴面图像结合最大密度投影、容积再现等后重建处理,可从不同角度观察主动脉弓的全貌,表现为相应部位的主动脉弓连续性中断,对本病做出明确的分型,并可明确显示肺动脉 - 动脉导管 - 降主动脉三者的连接。

二、非梗阻性先天性主动脉弓畸形

此类畸形尽管种类繁多,但都有类似的胚胎发育基础,通常按 Edwards 提出的"双主动脉弓和双侧动脉导管"的假说解释不同类型主动脉弓畸形的发生机制。该组畸形常形成完全性或不完全性血管环,包绕或压迫气道和食管引起临床症状。

双主动脉弓:胚胎发育时若双侧第 4 对主动脉弓均不退化,则形成双主动脉弓,共同与降主动脉延续。75% 以右弓为主, 20% 以左弓为主, 5% 左、右弓大小相等。一般两弓均开通,极少数病例左弓闭锁。降主动脉大多位于左侧,也可位于右侧或中间。

双主动脉弓为完全性血管环,常在血管环水平压迫气管和食管,可出现呼吸窘迫、吞咽困难等症状。本病可合并法洛四联症、完全性大动脉转位、室间隔缺损等。在一组 8 例患儿中,全部以右弓为主,均为右侧降主动脉,均出现气管隆突上方的局限狭窄,合并室间隔缺损 1 例、房间隔缺损 1 例。MSCT 血管成像可显示双主动脉弓的全貌及对气管和食管的压迫程度,容积再现及最大密度投影重建对显示血管效果特别好,容积再现及最小密度投影重建对显示气管和食管压迫效果好。

右位主动脉弓伴迷走左锁骨下动脉:胚胎发育时若吸收退化点位于左锁骨下动脉与左颈总动脉间,形成右位主动脉弓伴迷走左锁骨下动脉。主动脉弓位于右侧,降主动脉位于右侧,左锁骨下动脉起自降主动脉,并在食管后方向左走行,此时若动脉导管或动脉韧带自降主动脉行于食管后方与左肺动脉相连,则形成完全性血管环。这种情况比双主动脉弓对气道压迫程度稍低,婴儿大多无症状。

MSCTA 显示主动脉弓位于右侧,从近端至远端依次发出左颈总动脉、右颈总动脉、右锁骨下动脉和左锁骨下动脉,左锁骨下动脉自降主动脉发出时有时合并 Kommerell 憩室(开口处的囊状扩张),如进行气道重建可发现气管局限受压狭窄。该组 7 例右位主动脉弓伴迷走左锁骨下动脉患儿中全部气管局限狭窄,不合并迷走左锁骨下动脉的右位主动脉弓、右位降主动脉的 44 例患儿中有 9 例气管右侧壁或右主支气管稍受压狭窄。

值得注意的是,本病合并气道畸形的概率较高,一组 51 例右位主动脉弓患儿中,共合并气管性支气管 7 例、支气管反位 2 例、食管闭锁伴气管食管瘘 1 例。在观察主动脉弓畸形的同时,须同时进行容积再现及最小密度投影气道重建观察是否合并气道异常。

左位主动脉弓伴迷走右锁骨下动脉:胚胎发育时若吸收退化点位于右锁骨下动脉与右颈总动脉间,形成左位主动脉弓伴迷走右锁骨下动脉。主动脉弓位于左侧,降主动脉可位于右侧或左侧,右锁骨下动脉起自降主动脉,并在食管后方向右走行,作为主动脉弓发出的第 4 个分支。此型多为不完全性血管环,罕见动脉韧带与右肺动脉连接形成完全性血管环。一般不引起呼吸、吞咽的症状。

该组中共有 5 例左位主动脉弓伴迷走右锁骨下动脉,但其中 4 例是与主动脉缩窄合并发生的,所以将其归在梗阻性主动脉畸形内, 1 例合并右位降主动脉,气道均为受压狭窄。MSCT 血管成像显示主动脉弓位于左侧,从近端至远端依次发出右颈总动脉、左颈总动脉、左锁骨下动脉、右锁骨下动脉,右锁骨下动脉自降主动脉发出时可合并 Kommerell 憩室。

此外,非梗阻性主动脉畸形中还包括一些少见的类型,如右位主动脉弓伴迷走左无名动脉、右位主动脉弓伴孤立性左锁骨下动脉、颈主动脉弓、永存第 5 对主动脉弓等,都可以用 Edwards 理论来解释其病理发生。

儿童先天性主动脉弓畸形是一类少见但重要的疾病,MSCT 血管成像及三维重建成为诊断此组疾病的最佳成像方法。对于梗阻性主动脉弓畸形,应对主动脉缩窄、主动脉弓离断进行鉴别诊断,主动脉缩窄需要详细地描述缩窄的部位、长度、程度、主动脉弓发育情况等,主动脉弓离断应对其分类并观察合并心血管畸形。对于非梗阻性主动脉弓畸形,可结合 Edwards 示意图来进行分析、诊断、命名和鉴别,双主动脉弓、右位主动脉弓伴迷走左锁骨下动脉可形成完全性血管环对气管和食管造成压迫产生症状,在诊断时需要进行气道重建观察气道受压情况和是否合并其他气道畸形。

第二节　大血管发育变异与诊断陷阱

纵隔内血管变异:纵隔内血管(包括动脉和静脉)的变异很常见,可致 X 线平片和 CT 误诊。多数病例中,这些变异是因其他原因行 CT 扫描时偶尔发现的,正确认识它们,才不至于将其误认为肿大的淋巴结或纵隔其他病变。在一些平片中,变异的血管可导致纵隔增宽,与纵隔肿块十分相似,这就需要应用 CT 做进一步鉴别。只有对血管的变异十分熟悉,同时对多个连续 CT 层面进行仔细分析,才能对这些血管的病变或变异做出准确的诊断。

迂曲的头臂动脉:迂曲或扩张的头臂动脉,特别是在伴有动脉硬化的老人,偶可被误为纵隔淋巴结肿大或肿块。在这些病例中,因头臂动脉更倾向于水平走行而非垂直走行,其断面常为椭圆形而非圆形。该血管近心端通常位于气管前部,远端则走行于气管旁,易与肿大的淋巴结混淆。通过主动脉弓上方连续层面观察,可见该血管走行的变化,如仍有疑惑,可行增强扫描,消除误诊。

迷走右锁骨下动脉:迷走右锁骨下动脉起源于左主动脉弓,是纵隔内最常见的先天性血管异常,占正常人群的 1%~2%。这一异常血管是主动脉弓的最后一个分支,而非起源于头臂动脉。当胚胎期右颈总动脉和右锁骨下动脉之间的右主动脉弓发育被阻断后,就可形成此类异常。此类病人的头臂动脉(实际上是右颈总动脉)较正常为小,直径与左颈总动脉类似。

与迷走右锁骨下动脉相关的症状很少见。CT 图像上,迷走右锁骨下动脉从主动脉弓远端后内壁发出,自左至右向头侧斜行于纵隔内,在食管和气管后方通过。迷走右锁骨下动脉的起始部常见增宽,被称为 Kommerell 憩室,代表残余的右主动脉弓远端。邻近食管可受到挤压或向右移位。如果未认识到 Kommerell 憩室其实是异常血管的扩张段,就可能将它误认为纵隔内肿块或主动脉弓的动脉瘤。

迷走右锁骨下动脉可以发生动脉瘤,但很罕见。这种动脉瘤可能与 Kommerell 憩室有关,也可能无关,但一般认为由动脉粥样硬化引起。由于这种动脉瘤有破裂的危险,一般需要外科手术治疗。

Webb 等(1982)在研究主动脉弓先天异常的 CT 观察时,指出异常的右侧锁骨下动脉是常见的先天异常,出现率约为人群的 0.5%,在 CT 图像上清楚可见此动脉发自后方的主动脉弓,走行于食管之后,在此层面此动脉能伪似纵隔包块,如不注射对比剂作增强扫描,它实难与食管或纵隔的包块分开。在更高层面,此类先天异常右锁骨下动脉走行于食管右侧。

独立左椎动脉:正常大多数情况下,左椎动脉是左锁骨下动脉的一个分支。约 6% 的人群中,左椎动脉单独起源于主动脉弓,通常在左颈总动脉和左锁骨下动脉之间。CT 图像上,左椎动脉表现为主动脉的一个额外分支,注意不要将它误认为肿大的淋巴结。

主动脉弓迂曲:胸主动脉的管径和迂曲程度根据病人的年龄、体型和有无血管病变而各有不同。在伴有动脉硬化的老人中,主动脉弓常有迂曲和 / 或扩张。CT 图像单一层面上,迂曲或扩张的主动脉弓顶部易被误认为肺部肿块或肺实变。在向下连续的 CT 层面上,可发现该"肿块"与主动脉弓连接在一起,实为主动脉弓的一部分。

右位主动脉弓:右位主动脉弓可见于 0.02% 的人群中,因其走行于气管和食管右侧而得名。右位主动脉弓可在中线偏左或偏右侧下行。根据胚胎期左主动脉弓发育终止的位置不同,右位主动脉弓可分 5 种类型,其中两型较为常见:①右位主动脉弓伴迷走左锁骨下动脉;②右位主动脉弓伴大血管镜像分支。右位主动脉弓伴迷走左锁骨下动脉是最常见的类型。当胚胎期左颈总动脉和左锁骨下动脉之间的左主动脉弓发育中断,就会出现上述异常,它一般不伴有先天性心脏病。这种发育异常形成了右位主动脉弓的血管分支模式,即首先发出左颈总动脉,然后是右颈总动脉和右锁骨下动脉,迷走左锁骨下动脉是第四条分支,也是右位主动脉弓最远端的一条分支。

右位主动脉弓伴存异常的左锁骨下动脉,据统计约出现于人群中的 0.1%,其发生率与左主动脉弓伴异常的右锁骨下动脉一样。此类先天异常的左锁骨下动脉多在食管的后方发出,常来自一个主动脉憩室,CT 图像清楚可见此动脉的起源和走行,在较高层面可见此动脉位于纵隔后部分。

右位主动脉弓伴迷走左锁骨下动脉的 CT 表现与左主动脉弓伴迷走右锁骨下动脉的表现相似。迷走左锁骨下动脉在食管后穿过纵隔到达左侧颈根部。与相应的迷走右锁骨下动脉一样,迷走左锁骨下动脉的起始部也常扩张成为主动脉憩室,代表着左主动脉弓残端。

如果胚胎期左锁骨下动脉远端的左主动脉弓发育被阻断(多在左动脉导管下方),就会出现右主动脉弓镜像分支,结果形成正常主动脉弓的镜面像,在头臂动脉作为第一条分支从升主动脉发出,接下来是右颈总动脉和右锁骨下动脉。因为胚胎期动脉导管远端的左主动脉弓的发育被阻断,在气管和食管后就没有其他结构。此类右位主动脉弓异常多伴有紫绀型先天性心脏病,最常见的是法洛四联症和永存动脉干。

双主动脉弓:双主动脉弓与其他类型的主动脉弓和大血管异常相比更为少见。双主动脉弓的特点是从同一支升主动脉同时发出两条独立的主动脉弓,它们都分别发出颈总动脉和锁骨下动脉,然后在后方汇合成降主动脉。两支动脉弓在气管和食管周围形成血管环,因而常伴有相应的气管或食管压迫症状。少有伴发先天性心脏病者。

通常右主动脉弓较大,更为靠近头侧。每个动脉弓发出两支血管,然后在气管和食管后方汇合,可形成后纵隔内肿块样密度影。如左主动脉弓闭锁,就很难甚至不可能将这类变异与右位主动脉弓区分出来。

在 CT 图像上,偶尔可见一小的左主动脉弓与降主动脉位于气管后方,而右降主动脉酷似上腔静脉后方的一个包块。在较高层面可见右主动脉弓走行到气管右方连接于降主动脉,左锁骨下动脉和颈动脉发自于左主动脉弓。在更高层面图像,右锁骨下动脉和颈动脉表现为与右主动脉弓分开的血管分支。

主动脉根部假性主动脉夹层:升主动脉根部在快速成像(小于 2 s)时,由动脉壁运动产生的伪影可被误诊为主动脉夹层。此类伪影在常规 CT 和螺旋 CT 中均出现,表现为血管周围的低密度血管边缘影,与主动脉夹层的内膜片或假腔非常相似。此类甚似主动脉夹层内膜片的伪影好发于升主动脉根部,局限于连续的 1~2 个 CT 层面上,它不会延伸到主动脉弓或降主动脉,也不会合并纵隔内积血或心包积血。

第五章　大动脉其他疾病

第一节　3.0T 高分辨率 MR 血管壁成像判断大动脉炎活动性

　　大动脉炎是一种好发于主动脉及其主要分支及肺动脉的慢性非特异性炎症,长期以来,影像学检查对大动脉炎的诊断有着非常重要的作用,常规血管造影以及 CTA、MRA 等均能很好地显示受累血管的狭窄程度,并据此做出临床分型(Lupi-Herrea 分型)。

　　大动脉炎主要侵犯体、肺弹力型动脉,因受累血管的部位和严重程度不同而出现不同的临床表现。本病的确切病因不明,一般认为与感染后的自身免疫有关。其病理改变是以中膜损害为主的全动脉炎,继而动脉全层弥漫性或不规则增厚和纤维化,导致管腔狭窄甚至闭塞。有作者报告研究运用高分辨率 MR 血管壁成像技术,侧重于对病变血管壁结构的显示,在了解血管腔狭窄程度的同时,更精细地观察了受累动脉血管壁形态学的变化。

　　大动脉炎血管壁的 MRI 表现特征:大动脉炎 MR 血管壁成像的基本表现特征是受累动脉管壁的向心性增厚及其信号改变。后期导致管腔不同程度的狭窄或闭塞,部分伴有狭窄后扩张。早期患者的血管腔可无明显变化,但 MR 血管壁成像则显示出其管壁的增厚,一项研究 88.5% 的患者左锁骨下动脉近段管壁增厚,80.8% 颈动脉壁有增厚。

　　血管壁呈多环状向心性增厚可以作为多发性大动脉炎活动期的特征性改变。其中部圆形流空低信号区为血管内腔,紧贴血管腔的环形等、高信号影为血管内膜,其外层环形低信号影厚薄不一为钙化或纤维化的血管中膜,最外层呈环状等、高信号影是血管外膜及血管周围组织,活动期患者血管外周轮廓模糊不清,脂肪抑制后信号升高为血管周围炎所致,提示炎症已波及血管外结构。

　　由于炎症处于活动期,管壁内层有较明显强化,而以纤维化为主的血管中膜强化不明显。反之,当病变处于非活动期时,血管壁呈环形增厚的均一等、高信号,无明显强化,边界清晰,外周为形态不规则的低信号,此为纤维增殖的管壁和管壁外结构,表明血管及其周围组织存在着广泛的纤维化。

　　该研究结果发现,活动期与非活动期 2 组的血管壁厚度差异具有统计学意义,这和以前研究结果相符,提示管壁厚度与病情活动性相关。但必须注意的是,有时由于病程迁延反复,存在着广泛纤维化,血管中外膜和血管周围组织已难以区分。

　　高分辨率 MR 血管壁成像对大动脉炎活动性判断:大动脉炎的诊断很大程度上要辅以影像学检查,如血管造影、超声、CT、MRI 等。随着 MRI 广泛应用和经验积累,尤其是新技术的日益开发,3.0T 高分辨率 MR 血管壁成像技术已运用于动脉粥样硬化、大动脉炎等大血管病变的检查中。研究表明,该技术能观察血管壁精细的形态学变化,并且对中等动脉,如颈动脉、锁骨下动脉、椎动脉等血管壁均能很好显示,它为无创性地判断血管病变的进展和转归、了解药物治疗的效果提供了一项很有前途的方法。

　　目前 3.0T MR 血管壁成像最大的挑战是空间分辨率和伪影干扰,该项研究 40 min 的扫描时间对患者来说仍相对较长,有待进一步优化序列和缩短扫描时间。

　　研究表明,大动脉炎的实验室指标如红细胞沉降率、C 反应蛋白等的高低与急性发作并不成正比,并且由于大动脉炎是多节段血管受累,如同一患者的大血管所呈现的病情活动性可不一致,实验室检查能部分提示存在活动性病灶,但并不能确定活动性病灶的部位。

该研究采用的高分辨率 MR 血管壁成像技术侧重于血管壁结构的显示，结果表明，所显示的大动脉炎血管壁征象在鉴别活动性中具有一定的价值。病变处于活动期的血管壁 MRI 表现常出现多环状向心性增厚，内壁明显强化，外周模糊不清等特点，而管壁均匀一致的环形增厚、强化不明显，外周清晰等 MRI 表现往往提示病变处于非活动期。

另外，由于大动脉炎早期缺乏特异性的临床症状和实验室指标，早期的管壁增厚是管腔狭窄前做出诊断的最主要依据，若在血管病变未进入纤维化前就得到及早诊治，则血管病变可逆转或静止而不致狭窄，因此 MR 血管壁成像越发凸显出其重要价值。

总之，高分辨率 MR 血管壁成像显示了大动脉炎血管壁精细的形态学变化，为本病的活动性判断提供了重要信息，对临床制定合理的治疗方案具有积极意义。

第二节　大动脉部分诊断陷阱

胸主动脉 MRI 检查最常应用于其先天性或获得性异常的诊断中。例如主动脉离断、双主动脉弓和主动脉缩窄等先天性主动脉异常，MRI 已成为常规检查。电影 MRI 和 SE 序列可精确地显示主动脉缩窄的部位，使用速度编码电影 MRI 测量通过狭窄部位的血流峰速可评估主动脉缩窄两端的压力梯度，但是随着侧支循环的产生，通过严重狭窄处的压力梯度则难以测出。联合使用 SE 序列和电影 MRI 可全面评价胸主动脉夹层，实际准确率为 100%。目前，使用屏气 MRI 电影序列评价主动脉夹层时，可更快捷地获得结果。

医源性纵隔积液类似主动脉撕裂：Hewes 等（1979）报告 3 例胸部钝性减速外伤后出现纵隔影增宽，而提示胸主动脉撕裂。但每例手术皆未发现任何主动脉受损，从而考虑为医源性纵隔积液所致。纵隔影增宽常出现于钝性胸部创伤后，主动脉及纵隔内的静脉与动脉的创伤性破裂均能引起纵隔血肿。估计 15%~20% 的主动脉撕裂伤病人源自胸部减速性损伤，且能存活送至医院，他们的主动脉血肿常被动脉外膜和纵隔结缔组织所局限，X 线检查时，纵隔增宽最为常见；主动脉结的隐蔽及脊柱旁线的增宽对诊断常有帮助；气管偶尔移位，常可见到左肺尖帽征。

通过导管滴注的液体，穿孔进入纵隔可产生与上述完全相同的 X 线征象。不凝结的液体陆续进入纵隔，直至纵隔压力等于滴注压，进入液体方才停止。导管的尖也可穿过右房或右室，造成心包积液和心包填塞，且许多因素皆促进心或血管的穿孔。穿孔的这些潜在因素能够部分地克服，如使用软性导管，不要斜面的尖等。在锁骨上或锁骨下处滴注，从导管插入到心包填塞的时间变化甚大，据文献报道其变化范围为 5 min~8 d。在大多数病例，填塞出现慢，显而易见，穿孔通常不出现于安置导管时。

功能异常一般只是纵隔积液、心包积液或心包填塞的预告，液体流动不畅可能表示导管尖在血管外，或是压迫静脉壁，尤似穿孔。中心静脉压与呼吸、脉搏等毫无变化也暗示导管位置异常。导管尖应放在靠近上腔静脉的起点处，在心包反折之上，导管尖在正位胸片上应不低于两侧锁骨胸骨端下表面连接线下 2 cm。

中心静脉导管输液引起纵隔积液或心包积液已有报告，然而，如同 Hewes 之这类病例却不多，它们那样类似主动脉撕裂，将之区别清楚甚为重要，当临床怀疑时，迅速的诊断和治疗完全可以救治主动脉撕裂或心包填塞。

胸主动脉疾病中平片诊断的陷阱：Wixson 与 Sos 等数位作者在 1979 年专门著文详细讨论本类问题，并对动脉瘤及邻近包块的类似表现，以及主动脉造影的诊断价值进行研究。主动脉弓部的动脉瘤可出现多种临床及 X 线表现，有的可类似肿瘤而毫无症状，有的可因纵隔内食管、支气管、血管和神经的压迫出现继发性症状。

在后纵隔肿块、肺部肿块与降主动脉动脉瘤和扭曲三者之间以 X 线平片进行鉴别，有时十分困难，他们可均有疼痛、咳嗽、和／或呼吸困难这些临床表现；当这些肿块穿过解剖屏障侵及主动脉时，要区分其为肺的、胸膜的或胸膜外的肿块，以及鉴别是否来自主动脉皆甚困难。在这类情况下，诸位作者皆指出，胸主动脉造影的诊断价值颇高，不论是确定成人纵隔与主动脉旁肿块的性质,还是鉴别诊断上述3类肿块,或是区别主动脉瘤和主动脉扭曲方面,胸主动脉造影作用均甚为突出。CT血管造影或MR血管成像更适于解决此类区别诊断问题。

主动脉的超声检查:界面回声类似主动脉血栓的钙化,高波幅的镜面反射常常可以在主动脉内血栓和流动血液之间的界面处出现,此高波幅的镜面反射继发于自由流动的血液与栓塞之间界面上的不同的声学媒介,不应将之误为血管内膜表面的钙化,或是主动脉血栓表面的钙化。

主动脉的前移。在消瘦的病人超声检查时,如脊柱前凸,可见主动脉前移,甚至可前移至前腹壁后方1 cm以内。脊柱椎体的骨赘也可引起主动脉向前移位,此刻,在主动脉与脊柱之间有一空隙,骨赘与淋巴结肿大容易区分。

主动脉剥离性动脉瘤。Matumotot等(1978)指出,以往的超声检查的标准使主动脉根部可出现剥离性动脉瘤的假阳性诊断,故建议以二维超声心动图结合其他超声所见,减少此类假阳性的可能性,从而提出更可靠的声像学诊断。此外,超声检查时,主动脉壁的钙化可呈现为假性结节,导致误诊。

主动脉的假性动脉瘤:升主动脉的假性动脉瘤是主动脉瓣置换术后的少见并发症,Moore等(1984)报告2例,CT增强扫描皆见假性动脉瘤腔,主动脉造影见其与主动脉相通。在主动脉瓣置换、心肺分流或冠状动脉分流移植术后出现前纵隔包块应考虑此症。此症还可见于主动脉插管、主动脉开孔(aortic vent)、主动脉切开术等。

在动脉瘤切除移植术后,约5%的病例出现假性动脉瘤,常起始于动脉的远侧,其原因包含移植片处的感染,移植片处的漏等。Usselman等(1979)首例报告CT扫描发现此类假性动脉瘤造成椎体前缘破坏。腰椎椎体前缘破坏的常见原因包括结核性脓肿、新生物或感染所致淋巴结肿大、主动脉瘤等。该病例包块不仅在主动脉后,而且在主动脉周围,CT所见显示假性动脉瘤的特点,椎体破坏边缘不清,考虑为传导性搏动所致。

Kaseda等(1982)报告一例Behcet综合征患者胸片显示右心缘有一巨大包块影,CT增强扫描示包块边缘及中心部分增强,手术确诊为右冠状动脉假性动脉瘤已被心包、胸膜及横膈所包围。Davidsom等(1975)报告1例椎动脉的假性动脉瘤伴严重的神经损伤,这位42岁妇女,曾做颈部的按摩疗法,那样的按摩操作足以造成颈椎和颈部大血管损伤和神经损伤,该病例椎动脉造影的表现颇似血管形成异常,可见椎动脉不规则性狭窄伴存动脉瘤。

主动脉的假性狭窄或先天性扭结:主动脉假性狭窄来自第四主动脉弓的异常伸长,其近侧和远侧可中度扩张,并伴异常高位的主动脉弓。

X线检查常可划分其类型:I型更常见于儿童,显示异常高位的烟囱形的主动脉弓;II型见于成人,可见:①正常主动脉弓上方左上纵隔一卵圆形致密影,②一个高的源于主动脉扩张的纵隔致密影且位于动脉韧带附着之上,③相当于扭结远侧主动脉膨大的致密影;III型为中段扭结,其胸片可无异常。观察本症的最佳位置是侧位与左前斜位,在食管左缘可见双重切迹或迷走的动脉,血管造影证实诊断而无管腔狭窄、压力梯度或侧支循环。

本症可伴存于动脉导管未闭和室间隔缺损,也可成为更复杂的畸形(如Turner综合征等)中的一部分。鉴别诊断除包括真性狭窄外,还有纵隔肿瘤及主动脉的动脉瘤等。

主动脉假性狭窄与上纵隔包块:Cheng(1970)报告一例51岁男性病人主动脉假性狭窄表现为上纵隔包块,他当时统计文献上只报告了91例。正位胸片上,它类似于左纵隔旁包块,恰位于主动脉弓之上,此"包块"实际上是高位扩大的主动脉弓。在明显的"块"影下方的致密影是翘起的降主动脉近端的轴位观,而不是主动脉弓本身。此类骗人的表现常导致不必要的剖胸探查,误诊为纵隔的霍奇金淋巴瘤等。该病例主动脉造影显示3个区域受犯:首先为主动脉峡部扭结的增长并与左锁骨下动脉的动脉瘤性扩张相邻,其次为降主动脉近侧部分动脉瘤状扩张,第三为胸主动脉中段移位到中线右侧且稍现发育不全。

主动脉壁假性增厚:有作者报告小的主动脉壁内血肿(不典型的主动脉夹层)和肺不张所致的主动脉壁假性增厚。在横断面T_1WI和电影MRI显示胸主动脉壁呈新月形中度增厚。可见左侧胸腔积液。T_1WI显示贴近内膜处有一小面积的信号增高带,而在电影MRI上呈低信号,可能是非常少量的动脉壁出血,提示可能为不典型的主动脉夹层。但增强CT证实广泛的主动脉壁增厚为邻近强化的肺不张,而壁内血肿很薄。

纵隔淋巴瘤导致假性主动脉夹层:在轴面电影MRI显示胸主动脉新月形中等程度增厚,与不典型即非交通性主动脉夹层（主动脉壁内血肿）表现相似。在多平面仔细观察主动脉壁增厚的范围，发现主动脉上方有一大肿块，为非霍奇金淋巴瘤。

主动脉壁增厚的鉴别诊断还包括 Takayasu 动脉炎和动脉瘤内的血栓。

主动脉根部假性主动脉夹层：升主动脉根部在快速成像（小于 2 s）时，由动脉壁运动产生的伪影可被误诊为主动脉夹层。这种伪影在常规 CT 和螺旋 CT 中均可出现，表现为血管周围出现低密度的血管边缘影，与主动脉夹层的内膜片或假腔非常相似。

这一甚似主动脉夹层内膜片的伪影好发于升主动脉根部，局限于连续的 1~2 个 CT 层面上。这种表现不会延伸到主动脉弓或降主动脉，也不会合并纵隔内积血或心包积血。

主动脉夹层假腔中的假性血栓：在注射对比剂后 10~15 s 早期增强的 MRA 图像上，假腔内信号明显降低，可误诊为假腔内血栓。为避免此种误诊，早期增强注入对比剂后立即进行屏气增强 MRA 扫描应当成为主动脉夹层 MRI 的检查常规。

在增强 MRA 晚期图像上，显示较早廓清的主动脉夹层真腔信号低于假腔的信号。在胸主动脉矢状面和冠状面增强三维 MRA，显示主动脉夹层假腔内几乎为血栓填充，而残存的开放假腔仅在冠状面上见到。

因此，主动脉成像应当常规使用冠状面和矢状面三维 MRA。轴面多层面重建图像也可用于评价主动脉的辅助层面。

假性主动脉夹层：因为奇静脉的影响，有作者报告 1 例右位主动脉弓和右位降主动脉病人的矢状面三维增强 MRA 图像，显示邻近奇静脉导致的类似于主动脉夹层的表现，奇静脉基本紧贴胸主动脉后缘行进。轴面图像证实为右位主动脉弓和右位降主动脉。

肺不张强化表现为条片状高信号影，紧贴胸主动脉，形成假性主动脉夹层；矢状面增强三维 MRA 显示似有胸主动脉真腔和假腔。假腔实际上为邻近强化的肺不张，细心观察不同方位断面的图像有助于避免此类误诊。

主动脉弓迂曲：胸主动脉的管径和迂曲程度根据病人的年龄、体型和血管病变存在与否而各不相同。在伴有动脉粥样硬化的老年病人中，主动脉弓常迂曲和 / 或扩张。在 CT 图像的单一层面上，迂曲或扩张的主动脉弓顶部易被误认为肺部肿块或肺实变。在向下连续 CT 层面上，可发现所谓的肿块或肺实变垂直于主动脉弓排列，并且与主动脉弓的走行、位置相同，很明显，它们是主动脉弓的一部分。

动脉粥样硬化性溃疡漏诊：MRI 可准确地确定胸主动脉瘤和动脉粥样硬化穿透性溃疡的大小、位置和毗邻关系；然而，由于慢血流的血池高信号和自旋质子的饱和作用，在 SE 序列和 MR 电影序列扫描时动脉粥样硬化性溃疡可能漏诊。由于最大信号强度投影后处理技术可能使主动脉夹层内膜片和动脉瘤内血栓漏检，进一步评价增强 MRA 原始资料和图像十分重要。

主动脉夹层的假阴性表现：有作者报告在最大信号强度投影和矢状面三维 MRA 图像上主动脉夹层的假阴性表现。在冠状面三维增强 MRA 显示升主动脉内有一内膜片，但这在最大信号强度投影图像上显示不清。在矢状面三维增强 MRA 也未能显示出内膜片，这是因为此断面与内膜片平行所致。这就是同时应用冠状 MRI 和 / 或三维增强 MRA 序列可避免遗漏主动脉夹层的原因。主动脉夹层内膜片只在冠状面上得以显示，因此，为诊断主动脉夹层，复习病人的原始 MRI 资料是必要的。

低估动脉瘤：最大信号强度投影图像可低估动脉瘤。有作者报告 1 例胸腹主动脉瘤病人的冠状面最大信号强度投影图像，由于血栓在最大信号强度投影后处理过程中未显示，低估了动脉瘤的大小。使用增强 MRA 判别主动脉瘤十分重要，同时也可以精确测量主动脉瘤的大小和范围，动脉瘤中的血栓也可显示清楚。

无名动脉的扭曲：由于无名动脉的扭曲，在 CT 图像上，右锁骨下动脉见于水平方向走行的无名动脉平面之下，伪似淋巴结影，此类影像在动脉扭曲者实不难见到。

偶尔，无名动脉的起点表现为与主动脉分离的孤立影像，酷似纵隔淋巴结，再结合上下层面 CT 图像，追溯血管的起点与走行，则有可能做出正确诊断。

左锁骨下动脉后主动脉弓：虽然左锁骨下动脉通常出现于主动脉的最上部分，但在 CT 横断扫描图像上，主动脉弓偶尔能表现为一分离的结构，位于左锁骨下动脉之后方，而左头臂动脉可见横过纵隔，位于无名动脉的前方，应了解此类少见情况。

异常的右侧锁骨下动脉：Webb 等（1982）在研

究主动脉弓先天异常的 CT 观察时,指出异常的右侧锁骨下动脉是常见的先天异常,出现率约为人群的 0.5%,在 CT 图像上清楚可见此动脉发自后方的主动脉弓,走行于食管之后,在此层面此动脉能伪似纵隔包块,如不注射对比剂作增强扫描,它实难与食管或纵隔的包块分开。在更高层面,此类先天异常右锁骨下动脉走行于食管右侧。

主 - 肺动脉窗易见的误诊:在 CT 图像上,主动脉弓下表面或肺动脉主干上部分,或左肺动脉的断面影像都可伴似主 - 肺动脉窗内的包块性病变,而在下一层面上,见该包块与肺动脉连续,从而做出正确诊断。由此再一次告诉我们,断面图像的缺点是“断”,我们结合上下层面,或左右层面,或前后层面的图像进行分析就是将之连续,克服“断”这个缺点,从而减少误诊。主动脉弓下表面的钙化在 CT 图像上可伪似钙化淋巴结,或较低层面主 - 肺动脉窗内包块的钙化。

酷似肺肿瘤的降主动脉迂曲扩张:降主动脉延续于主动脉弓,自第 4 胸椎下缘左侧沿脊柱下降至第 12 胸椎水平,然后穿过膈主动脉裂孔进入腹腔。由于主动脉根部和穿膈肌处是固定的,其他各段比较游离,因此,胸主动脉伸长时就可能出现升主动脉或者降主动脉的扩展和迂曲。而且,由于降主动脉迂曲多为年龄较大者,当患者同时伴有呼吸道症状就诊时,极易考虑肿块性病变,易误为纵隔或肺部肿瘤。螺旋 CT 扫描速度快,可在对比剂最高峰期扫描。三维重建图像直观逼真,在一帧图像上可显示血管的解剖关系,不受重建平面和角度的影响。当胸片发现圆块影不能明确诊断时,可考虑行螺旋 CT 检查,必要时通过增强扫描及三维重建进一步明确病变性质。

主动脉的血管造影:Eisenman & Oloughlin(1971)专门讨论侧位腹主动脉造影的价值有下述几点:有助于发现未怀疑的内脏动脉的狭窄或闭锁;有助于了解对比剂流动的表现与认识狭窄后扩张,更完整地评价主动脉瘤的大小、栓塞的范围、伴发的狭窄或可能伴存的闭塞的内脏动脉的改变;能更容易认识有潜在危险的内脏动脉的狭窄,而后者应尽量避免进行选择性插管。Mani & Eienberg(1977)研究血管造影中与不透 X 线导管壁平行的透光线影,它在 76 例血管造影中的出现率超过 70%。虽然此线影的出现可提示有血栓袖,但血栓的积聚极少见于穿刺的部位。该作者为此进行实验研究发现

此线影出现于导管壁的外 1/3,且最易出现于对比剂稀释为 30%-80% 时,故常见于造影中期照片,如浓度高于 80%,则遮蔽整个导管影。

左主动脉旁假性肿瘤:左主动脉旁区,尤其是双肾平面,是常见的正常解剖结构类似肿瘤的区域,常常被误认为假性肿瘤的组织器官有血管(含下腔静脉重复、脾动脉或脾静脉异位等),肠袢,术后残留胰尾,左肾肾外型肾盂等。Marincek 等(1981)指出,在 CT 扫描时,口服或 / 和经足部静脉给予对比剂再行扫描,有助于鉴别此类真假肿瘤。

迂曲的头臂动脉:迂曲或扩张的头臂动脉,特别是在伴有动脉粥样硬化的老年病人,偶可被误认为气管旁肿大淋巴结或肿块。在这些病例中,因头臂动脉更倾向于水平走行而非垂直走行,它的断面常为椭圆形而非圆形。此血管的近心端通常位于气管前部,远端则走行于气管旁,易与肿大淋巴结混淆。通过在主动脉弓上方连续的 CT 层面观察,自头臂动脉近端向远端,可以看到右颈总动脉和右锁骨下动脉分支,从而证实为迂曲的头臂动脉。必要时经静脉注射对比剂,迂曲血管的强化可以使诊断更明确。

迷走右锁骨下动脉:迷走右锁骨下动脉起源于左主动脉弓,是纵隔内最常见的先天性血管异常,占正常人群的 1%~2%。这一异常血管是主动脉弓的最后一个分支,而非起源于头臂动脉。当胚胎期右颈总动脉和右锁骨下动脉之间的右主动脉弓发育被阻断后,就可形成这一异常。这类病人的头臂动脉(实际称为右颈总动脉)较正常为小,直径与左颈总动脉相似。

与迷走右锁骨下动脉相关的症状很少见,这种变异通常在影像学或内镜检查中偶尔发现。CT 图像上,迷走右锁骨下动脉从主动脉弓远端后内壁发出,自左至右向头侧斜行于纵隔内,在食管和气管后方通过。迷走右锁骨下动脉的起始处常增宽,被称为 Kommerell 憩室,代表残余的右主动脉弓远端。邻近的食管可受到推压或向右移位。如果不能认识到 Kommerell 憩室其实是异常血管的扩张段,就可能把它误认为纵隔内肿块或主动脉弓动脉瘤。迷走右锁骨下动脉可以发生动脉瘤,但很罕见。这种动脉瘤可能与 Kommerell 憩室有关,也可能无关,但一般认为由动脉粥样硬化引起。由于这种动脉瘤有破裂的危险,一般需要外科手术治疗。

独立左椎动脉:正常的左椎动脉是左锁骨下动

脉的一个分支。约 6% 的人群中，左椎动脉单独起源于主动脉弓，通常在左颈总动脉和左锁骨下动脉之间。此类病人的 CT 图像上，左椎动脉表现为主动脉的一个额外分支，注意不要误认为是肿大的淋巴结。

第三节　血管性改变的误诊

血管性改变误为肺部肿块：无名动脉为主动脉的第一分支和最大分支，起自主动脉弓右侧，居气管前，走行向上、外、后，进入颈根部，分成右颈总和锁骨下动脉。正常无名动脉长 37~50 mm，直径 8~13 mm，在常规后前位胸片上，它不形成纵隔的边缘。右上纵隔的边缘是由位于上方的无名静脉和下方的上腔静脉构成。迂曲的无名动脉常突向右侧，使右上纵隔增宽，已为人所共知。无名动脉弯曲，凸向右方进入肺内，类似于右肺尖包块者，文献上讨论甚少。Honig 等（1953）观察此种情况，Scheider & Felson（1961）报告另外的相同病例，Christensen 等（1978）讨论迂曲无名动脉形成肺尖包块，而伪似肺肿瘤。由于高血压和动脉硬化，动脉呈现扩张与伸长，通常主动脉与无名动脉同时伸长，无名动脉两端固定，主动脉伸长抬高无名动脉的起点，加上无名动脉伸长，则使之迂曲外凸，其程度仰赖于动脉的长度和可利用的空间的关系。正常头臂血管的影像通常消失于锁骨平面，在此平面以上，此血管不再邻近于肺。然而，当无名动脉迂曲，凸向后外，它即延伸于后，进入肺野，其影像高于锁骨平面。此种类似于肺尖包块的阴影，上缘不甚明确，而下缘边界清楚，为其重要特征。侧位胸片所见亦颇具特点，它多为光滑而边界确切的半环形影，且邻近前胸壁。自然，如做 CT 增强扫描，或 X 线主动脉造影，此类阴影的性质更能确诊。

Pancoast 综合征一般为胸腔入口处的肺癌或其他肿瘤所引起。Stathatos 等（1969）报告 3 例包虫囊肿及假性动脉瘤位于胸腔入口，导致出现 Pancoast 综合征。Rong（1984）报告颈动脉假性动脉瘤伪似 Pancoast 肿瘤。因此，在颈、胸部包块及 Pancoast 综合征的区别诊断中，应包含上述疾病在内。

血管性改变误为纵隔肿块：Mannes 等（1978）概括纵隔包块的血管性原因有：右侧主动脉弓；奇静脉系统异常；主动脉弓和大血管动脉瘤；主动脉狭窄；双主动脉弓；上腔静脉扩大；肺吊带；完全性异常肺静脉回流；永存的左上腔静脉；不同原因的中心性和单侧性肺动脉扩张；导管的动脉瘤；以及技术上的问题。

Westera（1978）应用断层摄影对无症状病人纵隔的血管性假性肿瘤进行研究，并分别著文对其动脉源性和静脉源性的原因做了详细讨论。

Batistich（1976）报告 1 例奇静脉扩张酷似纵隔肿瘤，此异常增大的奇静脉影是由于奇静脉与下腔静脉续连造成血流量增加所致。

大血管迂曲是右上纵隔增宽类似新生物原因之一。左上纵隔血管也可扭曲导致纵隔增宽，但因其不常见，而不为人们了解。

无名动脉和右颈动脉是血管性纵隔假肿瘤的最常见原因，Schneider 等（1961）调查 125 例此类病人，多为 40 岁以上的女性患者，有动脉硬化、高血压或兼有二症者。左侧与右侧有相同的上述情况，它之所以少见，可能与其血管不如无名动脉粗大，迂曲到相当显著的范围才能显现成为一包块。

Sandler 等（1979）报告左颈总动脉迂曲伪似纵隔新生物，并指出在区别诊断中，透视的价值不大，血管造影可以确诊。Henrion 等（1979）报告 1 例半奇静脉系统肿瘤样的曲张表现为左后下纵隔肿块。患者男性，29 岁，肝脾肿大及门静脉高压。食管检查未见静脉曲张，开胸探查及腹腔动脉造影之静脉象证实该肿块来自脾静脉的引流。

第六章 心脏肿瘤

第一节 心脏肿瘤

转移性肿瘤是心脏最常见的肿瘤,其来源按其出现频率多少依次为肺癌,乳腺癌,恶性黑色素瘤,淋巴癌及白血病等。心脏继发性肿瘤发病率是原发性心脏肿瘤的20~40倍,因此,发现心脏肿块首先要排除转移瘤。原发性心脏肿瘤少见,国外一组尸检表明其发生率为0.056%,甚至有报道仅为0.001%~0.03%,约为继发性心脏肿瘤的1/40~1/20。

原发性心脏肿瘤中良性肿瘤占3/4,以黏液瘤最多,占所有心脏肿瘤的1/2左右,国内报道最高达89%。其他良性肿瘤还有纤维瘤、横纹肌瘤、乳头状弹力纤维瘤、血管瘤、脂肪瘤、淋巴管瘤、畸胎瘤、嗜铬细胞瘤等。恶性肿瘤约占所有心脏肿瘤的1/4,以肉瘤最常见,其他罕见的还有淋巴瘤(绝大部分是非霍奇金B细胞淋巴瘤)、间皮瘤等。

无论良、恶性肿瘤都具有程度不同的潜在致命性,早期诊断和治疗对改善患者的预后极为重要。影像学诊断在心脏肿瘤的诊断中具有举足轻重的作用。近年来,MRI发展迅速,其高度的软组织对比分辨率、任意层面成像和无放射电离损伤使其在心脏肿瘤的诊断中具有独特优势。

一、比较影像学

心脏肿瘤十分少见,早期又缺乏相对特异性临床表现,目前影像学手段是诊断心脏肿瘤的主要方法。X线平片敏感性与特异性有限,仅作常规粗筛。胸部X线片只能诊断心脏占位。一些作者认为,虽然透视与常规X线照片对本症特异性甚差,但通过它们可了解心脏搏动、轮廓、全心大小、房室大小、肺血管与肿瘤性钙化等征象。

超声心动图对心脏肿瘤有较高的诊断价值,是心脏肿瘤的首选检查。它可显示瘤体所在的心脏、形态和瘤体附着的位置,以及心包受累情况,通过对肿块内部回声的观察,对肿瘤性质做出大致判断,同时还可对肿瘤造成的血液动力学变化,心脏结构和功能进行全面评估。但超声检查缺乏软组织对比度,且对心脏以外的病变显示有限。

超声对腔内与心包内肿瘤的敏感性高,但对肿瘤组织学定性及全面显示肿瘤向腔外或纵隔侵犯则有相当限度,无法确定心脏肿瘤是原发或是纵隔肿瘤侵犯心脏;对壁在性肿瘤的诊断限度更大,如一组27例中有3例壁在性肿瘤误诊为腔内或心包肿瘤。

CT和MRI均能清楚显示心脏内外肿块的范围,能较为准确地反映肿块的影像学特征,如:分叶状、与心肌分界不清、肿块呈不规则强化等,对有无心包、胸膜侵犯及纵隔淋巴结转移等能提供较为可靠的判断,MR冠状面成像还能清楚地显示腔静脉的受累情况,因此,CT与MRI对判断肿瘤的范围、与周围组织器官的关系、肿瘤的分期与手术可行性分析具有优势。CT空间分辨率高,对脂肪、钙化敏感,但其成像参数单一,对与心肌密度相近的肿瘤鉴别困难,且一般需要对比剂增强,普通CT仅能做横断面扫描、有一定的放射电离损伤。

传统X线造影(包括冠状动脉造影)创伤大、费用高,对腔内肿瘤组织定性及瘤体内部细节的评价、对壁在性肿瘤、血供不丰富的肿瘤探测均不如CT及MRI。目前一般仅对具有功能性的嗜铬细胞瘤及某些与冠状动脉关系密切的肿瘤行造影检查。心血管造影征象包括房室移位,房室变形,肿瘤的充盈缺损等,另外的血管造影征象有心肌肥厚,心包肥厚或积液,心室收缩的改变,肿瘤染色或肿瘤循环等。

SPECT及PET仅用于探测某些神经内分泌肿瘤(嗜铬细胞瘤)、确定是否有心脏外转移灶,其他在心脏肿瘤诊断中的作用有待探讨。

　　MRI 具有无需对比剂、无 X 线电离损伤、任意平面成像的优点，但空间分辨率较 CT 低，有心脏搏动与呼吸运动伪影；近年来，随着心电门控和呼吸导航技术的成熟，以上问题已基本解决。无论腔内、壁内还是心包肿瘤，MRI 不但能清楚地显示肿瘤的部位、形态大小及组织特性，而且以大视野、高度的软组织分辨率显示肿瘤与毗邻组织结构关系，并评价胸腔内其他重要脏器受累情况；结合 MRI 电影，还可以观察肿瘤的运动情况及对心功能的影响。心脏非黏液性肿瘤虽然类型复杂，但相当部分肿瘤在 MRI 上有相对特征性表现，请参见本章各有关段落。

　　原发性心脏肿瘤虽然少见，但任何年龄均可发生，且无论良、恶性均具有很大的潜在危险性。MRI 软组织分辨率高，对脂肪瘤、纤维瘤、囊肿、大多数淋巴管瘤能够推断出与病理一致的结果，但大部分肿瘤 MRI 表现复杂，直接组织定性困难，通过准确定位及清楚地显示与周围组织的毗邻关系可为预后判断与进一步治疗提供有价值的资料。

　　MRI：心脏是不断运动的器官，心脏搏动、呼吸运动及血流效应直接影响 MR 图像，选择合适的检查序列和方法，直接影响心脏肿瘤的诊断。心脏肿瘤的诊断至少应包括黑血序列、Gd-DTPA 增强及 Cine 成像序列。快速自旋回波（TSE）序列是目前常用的黑血序列，能够很好地抑制血流信号，显示心脏的解剖、肿瘤的形态、大小、位置及浸润程度。利用组织自身的 T_1WI、T_2WI 对比以及其他特殊的序列，能够准确区分脂肪、水、出血等组织，对黏液瘤、脂肪瘤和纤维瘤、囊肿等做出准确的定性诊断。

　　Gd-DTPA 增强可反映肿瘤血供情况，提高肿瘤的组织特异性、显示肿块的边界以及判断肿瘤的良恶性，中度或明显强化提示恶性肿瘤，而良性肿瘤呈轻度强化，但二者间常有重叠。快速梯度回波 Cine 成像时间仅需 20~30ms，有效地减少了运动伪影，显示肿瘤的活动度、心腔肿瘤的附着点和瓣膜及心肌功能受损的程度。但肿瘤周围慢血流和涡流引起的模糊效应，会导致过高评价肿瘤的大小。

　　对怀疑心脏肿瘤患者的 MR 检查应至少包括：左室长轴及短轴 Cine、从膈顶到肺动脉分叉连续四腔位 Cine，轴位 T_1WI、T_2WI、脂肪抑制及 Gd-DTPA 增强黑血 TSE 序列。

　　原发性心脏肿瘤包括两类，即良性心脏肿瘤：包括黏液瘤、脂肪瘤、血管瘤、纤维瘤与横纹肌瘤，以及其他良性肿瘤有平滑肌瘤、淋巴管瘤、血管瘤、错构瘤、神经纤维瘤和畸胎瘤等。恶性心脏肿瘤：包括肉瘤、淋巴瘤及间皮瘤等。

二、原发性心脏肿瘤的 MRI 表现

　　良性心脏肿瘤：黏液瘤：黏液瘤约占原发性心脏肿瘤的一半以上，肿瘤好发于心房，少数可见于心室，肿瘤多数单发。一组 42 例原发性心脏肿瘤中黏液瘤占 52.4%，其中 60% 位于左心房，3 例多发。肿瘤呈圆形或椭圆形、分叶状或不规则形，自旋回波序列（SE）T_1WI 呈均匀或不均匀等信号，T_2WI 信号增高，白血序列肿瘤在高信号血池内呈低信号。增强扫描呈均匀或不均匀轻度强化。黏液瘤一般都有蒂附着于房间隔，少数为宽蒂，电影 MR 上见肿瘤可随心动周期而运动，部分肿瘤在心室舒张期随血流堵塞房室瓣口。

　　脂肪瘤：心脏脂肪瘤少见，可发于任何年龄，但以成人为多。好发于心包和心外膜下，偶尔会包绕冠状动脉。SE T_1WI 呈高信号，T_2WI 呈稍高信号，脂肪抑制序列信号降低，增强后无强化。

　　血管瘤：占所有心脏原发性良性肿瘤的 5%~10%，成人好发，可发生于任何心腔，壁内或腔内生长。肿瘤 T_1WI 为中等信号，T_2WI 呈明显高信号，增强后肿瘤明显均匀强化。心包内血管瘤可伴心包积液。心内膜下血管瘤需与心脏黏液瘤鉴别，该组 1 例左室心内膜下血管瘤术前误诊为黏液瘤。

　　纤维瘤与横纹肌瘤：纤维瘤与横纹肌瘤是儿童最常见的两种心脏良性肿瘤，均好发于左心室壁和室间隔壁。横纹肌瘤常多发，表现为心肌内孤立性肿块或局限性的心肌增厚，T_1WI 与周围正常心肌相比呈等信号，T_2WI 呈稍高信号，增强后可强化，50% 横纹肌瘤患者伴结节硬化症。纤维瘤则以单发常见，由于肿瘤富含纤维组织，MRI 表现具有一定特征性，T_1WI 与心肌呈等或略高信号，T_2WI 呈低信号，延迟增强肿瘤可持续强化。

　　其他良性肿瘤：有平滑肌瘤、淋巴管瘤、血管瘤、错构瘤、神经纤维瘤和畸胎瘤等，该组病例中尚见到心包异位胸腺瘤 1 例。

　　心脏非黏液性肿瘤虽然类型复杂，但相当部分肿瘤在 MRI 上有相对特征性表现。

　　常见非黏液瘤性心脏肿瘤 MRI 表现有：纤维瘤、副神经节瘤、脂肪瘤、血管瘤、血管肉瘤、未分化

肉瘤、横纹肌肉瘤等,请详见本章有关章节。另外还有:心包间皮瘤:一组 2/9 例,分别位于右房顶部心包及左侧房室沟处,为不规则心包腔内团块状占位,伴中到大量心包积液。平滑肌瘤:一组 1/18 例,为心底部巨大圆形肿块,大约 7cm×8cm×11cm,T_1WI 瘤体与心肌信号相仿,T_2WI 呈混杂信号。

恶性心脏肿瘤:肉瘤:肉瘤最常见,约占原发性心脏恶性肿瘤的 95%,好发于成人。几乎所有类型的肉瘤均可发生于心脏,其中以血管肉瘤常见,好发于右心房,可同时累及右心室、心包;未分化肉瘤约 81% 发生于左心房;心脏纤维肉瘤、平滑肌肉瘤和黏液肉瘤多位于心腔内,且好发于左房,易误诊为黏液瘤;而横纹肌肉瘤以儿童最常见。心脏肉瘤较大,少数肿瘤几乎占据整个心腔,累及心腔者多为宽基底。

肿瘤 SE T_1WI 呈低信号,T_2WI 呈不均匀高信号,常有出血、坏死,肿瘤内钙化 T_1WI、T_2WI 均呈低信号;增强后肉瘤呈明显不均匀强化,坏死出血无强化;心腔内肿瘤常累及多个腔室或大血管,心脏瓣膜可受累,Cine MRI 表现为瓣膜固定,活动受限;肿瘤累及心包表现为心包脂肪消失、心包增厚或心包结节伴有血性心包积液。肿瘤侵犯心包或延及心外等征象有助于恶性肿瘤的诊断。然而仅靠影像学表现对心脏肉瘤的定性诊断尚有一定困难,最终诊断需依靠组织病理学。

淋巴瘤:原发性心脏淋巴瘤非常少见,好发于免疫缺陷人群,多发于右房。肿瘤极少发生坏死,T_1WI 呈稍低信号,T_2WI 呈稍高信号,增强后肿瘤呈均匀轻度强化。该组 1 例淋巴瘤位于右房侧后壁累及下腔静脉开口,病理证实为弥漫性大 B 细胞淋巴瘤。

间皮瘤:心包间皮瘤均为恶性,好发于 20~30 岁青年人,占原发性心脏心包恶性肿瘤的第 3 位。肿瘤位于心包腔内,多偏于心包的一侧,表现为心包异常增厚或融合成团的多发结节,T_1WI 呈不均匀中、低混杂信号,而 T_2WI 呈高信号,患者心包腔显著扩大,并有血性心包积液。肿瘤常蔓延至邻近组织,侵出心包外,侵入心肌及心腔内少见。

三、鉴别诊断

心脏继发性肿瘤发病率是原发性肿瘤的 20~40 倍,因此,发现心脏肿块首先要排除转移瘤。MRI 大视野,多方位检查可以明确肿瘤与心脏、心包及纵隔周围结构的关系,结合原发肿瘤病史,诊断多不困难。

血栓:心腔内肿瘤主要与血栓鉴别,典型的亚急性期血栓 T_1WI 及 T_2WI 均呈高信号,增强扫描血栓一般不强化。MRI 比其他方法更易区分心脏肿瘤和血栓,MRI 不仅能准确地诊断肿瘤和血栓,而且还是区分两者的较好方法。对比增强 ECG 触发三维 GRE 序列较 MRI 电影成像更快更直接,并且可以除去电影 MRI 带来的自旋质子饱和作用方面的问题。在横断图像上,左下肺静脉内流入的血流导致左心房左侧壁明显内凸,可伪似小的肿块。

心旁肿瘤:心脏及心包肿瘤还需与心旁肿瘤鉴别,MRI 能清楚显示壁层心包,明确肿瘤与心包的关系,能准确地将两者鉴别开来。

总之,原发性心脏肿瘤虽然少见,但任何年龄均可发生,且无论良、恶性均具有很大的潜在危险性。MRI 软组织分辨率高,对黏液瘤、脂肪瘤、纤维瘤、囊肿、血管瘤、大多数淋巴管瘤能够推断出与病理一致的结果,但大部分肿瘤 MRI 表现复杂,直接组织定性困难,通过准确定位及清楚地显示与周围组织的毗邻关系可为预后判断与进一步治疗提供有价值的资料。

第二节　误诊病例简介:原发性左心房骨肉瘤

原发性左心房骨肉瘤罕见。有作者报道 1 例右股骨下端骨肉瘤术后 4 年发生右心房转移的病例。原发性左心房骨肉瘤很难做出临床诊断,其临床症状出现较晚,且无特异性表现。如短时间内出现发展迅速的难治性心力衰竭可能系心脏肿瘤的特点。该例患者入院前后曾发生 2 次心源性晕厥,考虑系肿瘤较大引起心脏血流动力学异常,继而出现临床症状。

由于原发性左心房肿瘤少见,较难判断肿瘤的性质。超声心动图、心脏 CT 及 MRI 在诊断心脏肿瘤方面的经验尚不足,往往难以定性,误诊率较高。该例术中病理冰冻标本不能确定肿瘤起源与性质,经会诊后方做出骨肉瘤诊断。因此,提高超声心动图、心脏 CT 和 MRI 对心脏肿瘤的诊断准确率,是降低术前误诊率的重要前提。

第三节 心房黏液瘤

一、病理学

心脏黏液瘤占心脏原发性肿瘤的 50%,是最常见的心脏良性肿瘤。肿瘤好发于心房,其中 60%~74% 发生在左房,18% 发生在右房,5% 发生于心室。原发性肿瘤中 80% 为良性,恶性仅占 20%。肿瘤几乎均为单发。多发性者见于不到 1/3 的病例,黏液瘤同时见于左房、右房者罕见。约 80% 黏液瘤带蒂,少数为宽基底。一组 22 例中,18 例带蒂,4 例为宽基底。发生于肺动脉主干的黏液瘤罕见。由于心房黏液瘤可以有复发、种植、浸润甚至转移,而被看成是潜在恶性肿瘤。黏液瘤可散发,少数呈染色体显性遗传。合并皮肤、乳腺和垂体等病变,称为 Carney 综合征,即黏液瘤综合征。

心房内黏液瘤最常见的附着部位在卵圆窝边的边缘部。约 90% 的心房黏液瘤起源于房间隔卵圆窝附近的原始内皮细胞和心内膜细胞,仅 10% 左右发生于非间隔性心房后壁、前壁及耳部,瘤体多与房间隔或卵圆窝相连。黏液瘤内含大量黏液样基质,在瘤性多边星状细胞周边夹杂以纤维及平滑肌细胞。

二、临床表现

左房黏液瘤发病率低,但国内明显高于国外,发病者中女性稍多于男性,常见于 30~60 岁。临床症状不典型,常为心悸、气短、乏力、呼吸困难,可有体循环栓塞和 / 或肺循环栓塞。10%~15% 可无任何症状。左、右心房黏液瘤可并发脑、下肢及肺栓塞,较大的右房黏液瘤可引起上腔静脉阻塞。心脏黏液瘤预后较好,但有 5% 复发率。

三、影像学研究

X 线检查:X 线胸片虽有一些改变但并无特异性价值。左房黏液瘤可见心脏轻度增大。右房黏液瘤可见右房增大。右房黏液瘤嵌顿时可见右室增大。

MSCT:心房黏液瘤在 MSCT 增强扫描心脏成像上表现为心房内椭圆形、边界清楚、分叶状的瘤块影,密度较血液低,但不均匀,这是因为肿瘤常伴不同程度的出血、坏死、囊变、纤维变,甚至钙化和骨组织化生。延迟扫描可见瘤体呈不均匀强化。

MSCT 不但能够清晰显示肿瘤的位置和蒂的位置、附着、大小、钙化,而且通过多期相电影模式重建可展示瘤体及瓣膜在心动周期中的运动情况,可进行心功能评价,同时在显示冠状动脉钙化、大血管、肺部和胸腔病变方面具明显优势。MSCT 密度分辨率远高于心血管造影、超声心动图和 MRI,能够精确显示病变,测定不同组织构成的 CT 值,可为临床及手术提供全面准确的影像资料。

MRI:黏液瘤的 MRI 信号与其所含组织成分有关。瘤组织(含黏多糖)于 T_1WI 呈低或等信号,T_2WI 呈高信号,白血序列肿瘤在高信号血池内呈低信号。多数学者认为黏液瘤起源于多潜能原始间叶细胞,可以向不同方向分化,致黏液瘤内发生出血、钙化、骨化等,MRI 信号也随之显示不均匀性。新鲜出血 T_1WI、T_2WI 均呈低信号,而陈旧性出血则 T_1WI、T_2WI 呈高信号。一组 10/22 例经大体及组织学证实含新鲜出血,5 例含陈旧性出血。

钙化和骨化 T_1WI 及 T_2WI 均呈低信号。10%~20% 的黏液瘤可出现钙化。有学者认为右房黏液瘤较左房基底宽,且宽基底黏液瘤易发生钙化。该组 4 例肿瘤基底较宽,右房 1 例,未见明确钙化,左房 3 例,仅 1 例囊壁见蛋壳样钙化,囊液为红色黏液样物,于 T_1WI、T_2WI 均呈稍高信号,经病理证实含陈旧性出血。

强化方式:黏液瘤大多为均匀或不均匀强化,与其血管化及炎症成分密切相关。该组 19 例不均匀强化,病理切片可见小血管或炎症细胞浸润。首过灌注及延迟增强扫描对黏液瘤的血供、与其他心腔肿瘤及肿瘤性病变的鉴别诊断具有一定的诊断意义。与正常心肌相比,黏液瘤首过灌注多为持续缓慢上升曲线,幅度小于左室心肌,大于血栓。

黏液瘤内血管自瘤蒂向瘤内呈放射状或曲线状分布,决定了自瘤蒂向瘤内呈渐进性强化。该组 4

例行首过灌注及延迟扫描,时间-信号强度曲线与文献报道相符,延迟扫描见瘤蒂附着点及瘤壁明显强化,推测为瘤蒂内增生纤维及厚壁小血管所致。

黏液瘤活动度及对心功能的影响:心脏电影MR可观察黏液瘤的活动度,并可很好地评价心功能,电影MR上见肿瘤可随心动周期而运动,部分肿瘤在心室舒张期随血流堵塞房室瓣口。研究发现电影MRI可较好地评价右室功能。肿瘤较大或蒂较长时可伴随心动周期跨越瓣膜,致使瓣膜狭窄或关闭不全,从而引起心功能改变。该组18/22例瘤体具有活动度,13例瘤体可脱落于瓣膜间,引起瓣膜狭窄或关闭不全。该组3例右室收缩末容积轻度增加,其中1例位于右室流出道者射血分数减低,此结果亦经心导管造影证实。5例左室收缩末容积增加,其中3例射血分数减低。1例多发者左右心室体积明显增大,收缩末容积均增加,射血分数均减低。

MRI具有高空间和软组织分辨率、多种成像方式,以及无创伤、重复性强等优势,相对于其他影像方法,不仅可明确显示黏液瘤的大小、形态、位置、活动度,且可更好地显示肿瘤内部组织特征及血供,评估黏液瘤对心功能的影响,从而为黏液瘤的诊断、鉴别诊断及治疗方式的选择提供帮助。

诊断陷阱和误诊简介:类似左房黏液瘤的疾病有:二尖瓣狭窄伴后叶大的钙化,二尖瓣非细菌性血栓性病变,腱索断裂,二尖瓣明显脱垂等。

Neto等(1980)报告一例14岁少女二尖瓣过长,舒张期时在二尖瓣前叶后方,收缩期时在左房内产生大量回声,超声心动图将之诊断为左房黏液瘤,实则为二尖瓣脱垂。因此,务必密切注意听诊与临床症状,区别此类情况,方可减少误诊。

Standen(1975)介绍一62岁老妇在二尖瓣病变术前检查时做冠状动脉造影,发现左房内有一大的充盈缺损来自左冠状动脉,怀疑为黏液瘤。后来,手术发现该充盈缺损为一部分机化的血栓。

Chandraratna等(1977)报告一例16岁少年,做超声心动图时发现有一肿块密度的回声在收缩期时经肺动脉运动,此肿块回声在收缩期和舒张期中都存在于右室流出道主动脉根部的前方,而在右室腔内只在舒张期方见此回声,同时肺动脉瓣关闭延迟。分析上述表现,疑存肺动脉瓣狭窄,而心血管造影和开胸手术证实为右心室黏液瘤。

四、鉴别诊断

MSCT增强扫描心脏成像有助于心房黏液瘤与心内血栓、乳头状弹力纤维瘤、心房原发或转移性恶性肿瘤及巨大瓣膜赘生物等鉴别。

心内血栓:心内血栓多广泛附于左心耳、左房后侧壁或左室心尖部等心内结构上;附着面宽,血栓形态多不规则,无蒂,活动度差,钙化呈层状;动态观察无明显活动;常发生于器质性心脏病、心房颤动患者。血栓T_1WI、T_2WI及TIR序列多呈低信号;新鲜血栓始终无明显强化,机化血栓延迟可出现强化,强化幅度明显小于黏液瘤。

乳头状弹力纤维瘤:好发于瓣膜,以主动脉瓣(29%)居多,黏液瘤也可发生于瓣膜(9%),相对于乳头状弹力纤维瘤(73%),较少见;直径≤1cm,多为海葵状;T_1WI、T_2WI均为低信号,瓣膜口可见涡流束;强化方式:始终无强化。

心房原发或转移性恶性肿瘤:心房原发或转移性恶性肿瘤亦可突向房腔,形成充盈缺损,但通常多病灶,心包和房壁易受浸润,肺部、纵隔可见转移病变。

巨大瓣膜赘生物:由感染性心内膜炎引起的巨大赘生物多呈毛绒样、团块状,与瓣膜融合,并随着瓣膜的开放与关闭而活动。

第四节　心脏假性肿瘤和误诊

假性左房黏液瘤:类似左房黏液瘤的疾病有:二尖瓣狭窄伴后叶大的钙化,二尖瓣非细菌性血栓性病变,腱索断裂,二尖瓣明显脱垂等。Neto等(1980)报告一例14岁少女二尖瓣过长,舒张期时在二尖瓣前叶后方,收缩期时在左房内产生大量回声,超声心动图将之诊断为左房黏液瘤,实则为二尖瓣脱垂。因此,务必密切注意听诊与临床症状,区别此类情况,方可减少误诊。Standen(1975)介绍一62岁老妇在二尖瓣病变术前检查时做冠状动脉造影,发现左房内有一大的充盈缺损来自左冠状动脉,怀疑为黏液瘤。后来,手术发现该充盈缺损为一部分机化的血栓。

另外的假肿瘤：Lutz 等（1980）使用二维超声心动图发现一例心脏的肿块样结构，同时舒张明又见右心室流出道明显回流，从而诊断为右心室流出道的肿瘤。手术发现为一小的"息肉状"钙化肿块，病理检查无肿瘤细胞，该作者认为这符合继发于长期先天性肺动脉瓣关闭不全的喷嘴状病变，实为一假肿瘤。Ehrlich & Goldberg（1984）著文专门讨论心旁的假性肿瘤，认为是一种电子计算机 X 线照片的记录性伪影。

假肿瘤：Lutz 等（1980）使用二维超声心动图发现一例心脏的肿块样结构，同时舒张明又见右心室流出道明显回流，从而诊断为右心室流出道的肿瘤。手术发现为一小的"息肉状"钙化肿块，病理检查无肿瘤细胞，该作者认为这符合继发于长期先天性肺动脉瓣关闭不全的喷嘴状病变，实为一假肿瘤。Ehrlich & Goldberg（1984）著文专门讨论心旁的假性肿瘤，认为是一种电子计算机 X 线照片的记录性伪影。

右室黏液瘤伪似肺动脉瓣狭窄：Chandraratna 等（1977）报告一例 16 岁少年，做超声心动图时发现有一肿块密度的回声在收缩期时经肺动脉运动，此肿块回声在收缩期和舒张期中都存在于右室流出道主动脉根部的前方，而在右室腔内只在舒张期方见此回声，同时肺动脉瓣关闭延迟。分析上述表现，疑存肺动脉瓣狭窄，而心血管造影和开胸手术证实为右心室黏液瘤。

关于肿瘤和血栓的鉴别：MRI 比其他方法更易区分心脏肿瘤和血栓，MRI 不仅能准确地诊断肿瘤和血栓，而且还是区分两者的较好方法。对比增强心电触发三维 GRE 序列较 MRI 电影成像更快更直接，并且可以除去电影 MRI 带来的自旋质子饱和作用方面的问题。在横断图像上，左下肺静脉内流入的血流导致左心房左侧壁明显内凸，可伪似小的肿块。有作者报告，在增强 MRA 图像上，二尖瓣后叶附近出现一局限性低信号区，可误诊为小血栓。这可从自上而下心脏多个连续切面图像上证实，并确定为二尖瓣钙化。显示二尖瓣钙化的最佳断面为短轴位断面。

第五节　心脏黏液瘤神经系统并发症

详见本书《颅脑与脊髓卷》第九篇·第十六章·第五节《心脏黏液瘤神经系统并发症》。

第七章　全身疾病与心脏

结节性全动脉炎

结节性全动脉炎在德国属于少见疾病,其发病率为(0.4~1.0)/1 000 000。其组织学典型表现为累及中、小动脉血管壁全层的多形性细胞浸润和纤维蛋白样坏死。由于节段性动、静脉血管的炎性闭塞,导致局部组织缺血和坏死。理论上来说,本病几乎可累及全身各系统的血管,最常见的发病部位是皮肤、肌肉组织、胃肠道和肾脏,若侵及血管滋养管也可使主动脉受累。在出现特异性临床表现前常有很长一段非特异性症状期,表现为一般不适、体重减轻以及炎症化验指标升高等。结节性全动脉炎是一种危及生命的脉管炎性疾病,20世纪90年代其3年死亡率还高达90%。强化免疫抑制治疗可以明显降低死亡率,尤其是使用环磷酰胺等药物。近几年本病患者在确诊后5年死亡率只有10%。

尽管诊断方法已经取得了很大的进步,包括先进的影像学诊断技术如DSA、CT、MRI以及高分辨率超声的应用,大多数结节性全动脉炎患者还是在出现了危及生命的并发症之后才被确诊。

早期临床症状均很隐匿,与其他类型脉管炎不同的是,结节性全动脉炎患者的类风湿血清学检查可呈阳性表现。由于发生在小动脉壁的炎症反应呈局灶型分布,早期一般影像学检查无法发现,失去靶向性的穿刺活检发现炎症灶的可能性很低(即所谓"取样误差")。因此,如何在鉴别诊断中考虑到此病,以及提高影像学的导向性都显得尤为重要。

仅发生于内脏血管、无任何临床症状的微动脉瘤是结节性全动脉炎的典型表现,这些小动脉瘤破裂后导致的持续性出血,提示血管病变已经进入晚期。出血可以表现为脏器实质内出血,也可以局限于包膜下。如果血肿巨大则会危及生命。此时,血管造影不仅可以明确诊断,还可以通过对活动性出血灶进行介入栓塞而达到治疗目的。

此外,也可出现局部血液循环障碍,甚至脏器坏死,临床则表现为急腹症。神经滋养血管和血管滋养血管也是好发部位,前者导致多发性单神经炎,后者引起大血管受累。

胃肠道受累的患者大多表现以腹痛为临床症状。如果疑诊结节性全动脉炎,除了肠系膜上动脉造影以外,还必须包含所有的内脏动脉,因为结节性全动脉炎的发病方式与部位有很大的差异性,约2/3的患者肝脏受累,尽管DSA检查不一定能发现脉管炎或微动脉瘤,但是肠道仍然可能已经受累。CT及MRI能很好地显示肠壁增厚及邻近肠系膜炎性改变。MRI的敏感度要高一些,不过目前文献中还没有大量数据说明在结节性全动脉炎患者中MRI比CT的诊断价值更高。有作者总结了3例经组织学证实的结节性全动脉炎患者的CT和MRI表现,对其多次MRI检查结果与临床表现进行相关性分析,其中1例由MRI发现有节段性肠道炎性改变者与随后经胶囊内镜检查后的组织学结果相符。

病变累及四肢时,临床特征类似于外周动脉闭塞病,DSA表现类似于脉管炎,主要表现为动脉管径粗细不均,以肢体远段动脉更多见。结节性全动脉炎与外周动脉闭塞病的鉴别较困难,若高分辨超声上见血管壁及周围组织的节段性低回声改变可提示结节性全动脉炎的可能。在功能代谢方面,^{18}F FDG-PET(^{18}F脱氧葡萄糖-正电子断层扫描)适用于显示风湿性疾病所引起的大、中型血管的炎性改变,主要表现为受累大血管广泛的均匀性FDG浓聚。

结节性全动脉炎的临床症状和影像学表现都具有很大的差异性,不过当出现一些特征性表现时,还是应该考虑到结节性全动脉炎的诊断。

第八章　部分先天性心脏病

第一节　先天性心脏病纵隔静脉异常

先天性心脏病合并纵隔静脉异常少见,可单独存在,也可合并于其他先天性心脏病中,部分畸形或变异对手术方案的制定或手术预后有较大影响,术前明确诊断尤为重要。

目前 MSCT 在先天性心脏病术前诊断和术后随访中的应用日益增多,掌握各种纵隔静脉异常的解剖特征及 CT 表现是减少或避免漏诊和误诊的关键,了解其临床意义有助于进一步完善诊断。有作者报告一组 62 例先天性心脏病纵隔静脉异常双源CT 研究。

永存左上腔静脉:永存左上腔静脉是最常见的纵隔静脉畸形,占先天性心脏病患者的 3%~8%。根据其引流入心房的途径不同可分为四型:Ⅰ型:引流入冠状静脉窦,最为常见;Ⅱ型:引流入左心房,开口多位于左心房顶部;Ⅲ型:引流入无顶冠状静脉窦,与左心房相通;Ⅳ型:直接连接左肺静脉,左肺静脉仍与左房相连。一组 29 处永存左上腔静脉中,Ⅰ型 24 处,Ⅱ型 5 处,未见Ⅲ型、Ⅳ型病例。

Ⅰ型永存左上腔静脉无明显血流动力学改变,通常不需手术处理;Ⅱ、Ⅲ、Ⅳ型永存左上腔静脉临床虽少见,但由于存在右向左分流,需及时手术纠正。双源 CT(DSCT)可明确其分型,并能进一步判断双上腔静脉间有无交通支存在。该组 9 处可见交通支,管径均细小,位于正常左头臂静脉走行区。

先天性心脏病手术建立体外循环前,了解双上腔静脉之间是否有足够的交通支对左上腔静脉的处理方法(如Ⅰ型能否直接阻断,Ⅱ、Ⅲ、Ⅳ型能否直接结扎)影响较大。另外,复杂型先天性心脏病行 Glenn 或 Fontan 术前,更需了解是否存在永存左上腔静脉及双侧上腔静脉的回流、连接情况。

左头臂静脉异常:左头臂静脉异常少见,且变异种类较多,在先天性心脏病中占 0.2%~1.7%,其胚胎发生机制目前尚未明确,多数学者认为与双侧前主静脉间的静脉丛发育异常有关。Takada 等(1992)根据异常左头臂静脉跨越中线的部位不同分为 4 种类型:a 型:经主动脉弓主要分支后方跨过中线;b型:经主动脉弓下方、肺动脉上方及动脉导管(或动脉导管韧带)前方;上述 a、b 两型共存者为 a+b 型;c型:经主动脉弓下方、肺动脉上方及动脉导管(或动脉导管韧带)后方;d 型:经肺动脉干下方。

该组见 a 型 1 处,b 型 12 处。根据该组病例,是否合并右位主动脉弓对 b 型左头臂静脉异常的形态、毗邻影响较大,故该组对其分别描述,为进一步完善分型奠定基础。另外,该组尚有 2 处未被包括在上述分型之内:1 处为食管后左头臂静脉,临床极为少见;另 1 处左头臂静脉分支后经不同途径汇入上腔静脉。文献仅见 2 例类似报道,且均与该组所见不同。

先天性心脏病术前了解左头臂静脉异常具有重要的临床意义,因其汇入上腔静脉的位置多较低,建立体外循环时,上腔静脉插管不宜过深,更不能将其误认为永存左上腔静脉而阻断、结扎或引流;行体静脉 - 肺动脉分流术或动脉导管结扎术时,异常头臂静脉会影响术野的显示或靶血管的暴露,需注意辨认,避免将其损伤或误扎。

肺静脉畸形引流:肺静脉畸形引流可分为完全型和部分型,因胚胎第 3 周后肺静脉共同干完全或部分闭锁形成。完全型肺静脉畸形引流,表现为肺静脉在左心房后方汇合,与体静脉、冠状静脉窦或右心房连接。

当双侧肺静脉连接于无名静脉、奇静脉或上腔静脉,属心上型;如直接或通过冠状窦与右房连接,属心脏型;如连接至下腔静脉、门静脉、导管静脉或胃左静脉,为心下型;如肺静脉各支分别引流至腔静脉或右心房不同部位,则为混合型。该组 11 处中,以心上型居多,心脏型次之,未见心下型及混合型。

部分型肺静脉畸形引流表现为 1 支或几支肺静脉畸形引流于体静脉、冠状窦或右心房,其余连接于左心房。按连接部位亦可分心上型、心脏型、心下型及混合型。该组 4 处中,3 处为心上型,1 处为心脏型。CT 对肺静脉畸形引流的诊断价值在于准确显示异常连接肺静脉的形态、位置、回流途径及其伴发的其他心血管畸形。

肺静脉曲张:肺静脉曲张,又称肺静脉瘤,其发病机制目前尚不清楚,多数学者认为与肺静脉先天性发育异常致管壁薄弱有关,肺静脉压力增高是促使肺静脉曲张发生的重要因素。该组 1 例为室间隔缺损并肺动脉高压患儿,右心前后负荷均增大,肺静脉内压力增高,支持上述观点。根据曲张肺静脉的发生部位可分为中心型和外周型:前者来源于肺段以近的肺静脉,呈瘤样或蚓状曲张;后者多位于肺野外周,呈结节样扩张。

单纯肺静脉曲张无明显临床症状,多为体检时发现。若曲张肺静脉内血栓形成并脱落可致动脉栓塞;当肺静脉压力过高时,可破裂出血。胸部平片或 CT 平扫易误诊为肺门占位,穿刺活检可导致严重并发症。CT 增强扫描结合多种后处理,可明确诊断、准确分型,并能进一步评价其与左心房的关系,但应注意与肺动静脉瘘和肺动脉瘤鉴别。

无顶冠状静脉窦综合征:无顶冠状静脉窦综合征占先天性心脏病的 0.2%~0.3%,其胚胎学机制可能是左心房分隔出左窦角的正常内陷过程异常所致。

根据冠状静脉窦顶缺损的部位和程度分为 3 种类型:Ⅰ 型(完全型):即冠状静脉窦间隔完全阙如,冠状静脉以多个开口直接回流入左房或右房;Ⅱ 型(中间部分型):冠状静脉窦间隔中间段至上游段的某处有 1 个或几个缺损,使冠状静脉窦既与左房又与右房相交通;Ⅲ 型(终端部分型):冠状静脉窦终端部分顶阙如,开口在左房,常合并房间隔缺损。上述各型又根据是否伴有永存左上腔静脉分为 a、b 两个亚型。

该组 2 例均为法洛四联症患者,冠状静脉窦中间部分阙如,但不伴永存左上腔静脉,属 Ⅱ b 型,术前超声检查均漏诊,而 DSCT 均明确诊断,且对间隔缺损的部位、范围及是否合并永存左上腔静脉进行了准确评价,为手术提供了重要的依据。

下腔静脉中断:下腔静脉中断根据中断部位和引流途径可分为两型:Ⅰ 型,下腔静脉肝段阙如,肾段以下血流经奇静脉引流到右上腔静脉;Ⅱ 型,下腔静脉近心段阙如,肾段以下血流经半奇静脉引流到永存左上腔静脉。Ⅰ 型通常不需要手术处理,但建立体外循环时,上腔静脉插管的型号应偏大,位置不宜过深;Ⅱ 型可存在血流动力学紊乱,应手术将异位引流的静脉血引入体静脉系统或肺动脉系统。

CT 可明确下腔静脉中断的部位、引流途径及扩张的奇静脉或半奇静脉走行、毗邻、汇入点位置等解剖信息,有利于手术方案的制定。另外,该类患者行 Glenn 术时,应注意避免误扎奇静脉或半奇静脉而阻断下半身血液回流。

比较影像学:超声心动图是先天性心脏病最基本和首选的筛查和诊断方法,在显示心内畸形方面有极大优势,但因其视野小、分辨率低,胸壁及肺的干扰较大,对纵隔静脉异常较难做出明确定位、定性诊断。双源 CT 时间分辨率达 83 ms,能够满足高心率患者(特别是小儿)心脏大血管检查的要求,横断面成像避免了影像的重叠,可准确显示先天性心脏病各种心内、外解剖结构的异常,结合多种后处理图像,实现了异常纵隔静脉及其周围关系的逼真再现,对外科手术具有较大的指导意义。

需要指出的是,先天性心脏病心血管成像扫描一般选择心腔、大动脉对比剂充盈较好的时相,而此时体静脉对比剂浓度多较低,为获取准确的诊断和美观的图像,建议对怀疑存在纵隔体静脉异常的患者进行二期扫描。一期扫描完全能够满足对心脏、大动脉的观察,因此为减少患者所接受的辐射剂量,二期扫描不再采用心电门控技术。另外选择对比剂的注射部位对靶血管的显示也有一定的影响。双源 CT 对纵隔静脉异常诊断的不足之处是不能获得心血管功能、血氧及血流动力学数据,仍有赖于超声、心血管造影等检查弥补。

第二节　先天性心血管憩室

憩室为空腔脏器形成并开口于其内腔的囊袋结构。心脏憩室非常少见，血管憩室略多，常发生于主动脉弓头臂血管发生部，即主动脉憩室，两者均属于先天性异常。先天性心脏憩室是一种极其罕见的心脏畸形，4个心腔中均可发生。如果患者年龄较小，憩室较小而不伴其他心脏畸形可不易发现。该病的发生率为0.05%。憩室可位于心房或心室，心室憩室多起于左心室，少数起于右心室，可分为起于心尖的肌性憩室和房室环附近的纤维性憩室两类。肌性憩室较纤维性憩室多见，一般为心壁的全层，通常具有收缩功能，不易破裂；纤维性憩室壁较薄，由纤维组织构成，无收缩功能，较易破裂。

一、临床表现

憩室通过或宽或窄的交通口与心腔或大血管相通。憩室多为单发，内可有血栓，可合并其他心血管畸形或胸腹的心外畸形，也可合并二尖瓣关闭不全、心绞痛、心律失常、全身性栓塞、心肌梗死及心脏破裂等并发症。心脏憩室可引起心律异常，主动脉憩室可导致呼吸和吞咽困难，两者有时甚至破裂而引起猝死。该类疾病外科手术疗效良好，早期诊断对患者的预后至关重要。

二、影像学研究

憩室发生于心血管系统较为少见，心壁或间隔及动脉壁的肌性结构先天薄弱为心血管憩室发生的主要原因。随着影像技术的进步，近年其发现率有增多的趋势，对该类疾病的认识也日趋迫切。

心室憩室：心室憩室可分为纤维性和肌性。纤维性憩室多起自二尖瓣或主动脉瓣下区，憩室壁主要由纤维组织构成，故常无收缩功能，以狭窄的颈部与心室相连。该型通常不伴发胸腹中线缺损及其他心内畸形。一组1例左心室憩室电子束CT示囊袋状结构起自主动脉瓣下左心室流出道前壁，以窄颈与左心室腔相连，壁明显薄于邻近心壁且有钙化，手术病理证实为纤维性憩室。

肌性憩室多起自心尖，憩室壁含3层心室肌，易合并胸骨、心包、横膈、腹壁缺损和心内畸形以及心脏异位，临床上常因前腹壁搏动性包块或发绀来诊，

即所谓Cantrells综合征，该类憩室直径0.5~9.0 cm。鉴于心室收缩期较小的肌肉性憩室可能受挤压而不可见，近年有作者提出采用电影序列CT动态观察该类畸形。

没有心肌梗死病史的儿童或中青年，电子束CT发现邻近心底或心尖囊袋状结构从心室腔突出，囊壁伴或不伴钙化，可首先考虑先天性心室憩室。

心房憩室：心房憩室可起自心房游离壁和心耳。患者多为婴幼儿，常因房性心律异常或X线胸片发现心脏增大来诊。心律失常，特别是预激综合征较常见，原因可能是房腔扩大所致异位或折返性激动。一组3例心房憩室，2例右心房憩室发生于儿童且以预激综合征来诊，电子束CT提示起自右侧固有心房游离壁或耳部的囊袋样结构。

有作者认为，儿童以心律异常来诊，电子束CT发现囊状结构自固有心房或耳部膨出，可伴右心室受压，无三尖瓣环扩大下移或肺循环高压征象，应考虑先天性心房憩室。

右心房憩室需要与Ebstein畸形鉴别。后者常以严重发绀来诊，EBCT可见右侧房室瓣环扩大并下移。左心房憩室较为少见，需与风湿性心脏病二尖瓣狭窄鉴别，后者以二尖瓣增厚钙化并肺循环高压为特征。

房室间隔憩室：房室间隔憩室，国内学者习惯称其为间隔膨出瘤或膜部瘤，均为房室间隔自左侧向右侧局限性囊袋样突出。该类畸形可单独发生，也可合并间隔缺损或其他异常。该组1例房间隔憩室并发主动脉缩窄及双侧上腔静脉。

主动脉憩室：主动脉憩室，属主动脉弓和头臂动脉畸形，为降主动脉近端与迷走左或右锁骨下动脉间的瘤样膨凸。因该部与左侧导管韧带相连，故亦称导管憩室，或Kommerell憩室，常见于右位主动脉弓患者。该类畸形常在中老年患者因气管及食管受压或伴发主动脉夹层被发现，在儿童则多因其他复杂畸形就诊时发现。

一组30例先天性血管环的研究中，有9例右位主动脉弓伴迷走左锁骨下动脉患者，左锁骨下动脉起始部均可见局限性膨大，即Kommerell憩室，它的形成是由于胚胎时期肺动脉血经动脉导管进入迷走

左锁骨下动脉起始段后进入降主动脉，出生后动脉导管闭锁，但迷走左锁骨下动脉起始段仍保持膨大，且受动脉韧带的牵拉，局部向前方走行，与左锁骨下动脉远端形成夹角。MSCT虽不能明确显示动脉韧带，但可通过此征象提示存在左侧动脉韧带。

主动脉憩室的电子束CT征象通常是在右位主动脉弓基础上，降主动脉起始部与迷走锁骨下动脉间的囊状扩张，横径可达5~6cm，并与迷走锁骨下动脉一起从后方压迫食管与气管。三维重组表面阴影显示法可直观显示憩室与主动脉弓及头臂动脉的关系，有利于与其他主动脉弓和头臂血管畸形，特别是双主动脉弓的鉴别。后者可见主动脉弓分前后两部分呈环状包绕食管和气管。

三、比较影像学

较大的心脏憩室于胸部X线检查时可呈心缘局部膨出，偶有钙化。主动脉憩室患者常见主动脉右弓右降，吞钡后食管边缘可见异常压迹，对主动脉憩室有提示作用。

超声心动图具有无创、价廉和使用方便的优点，在显示心脏憩室伴发异常如间隔缺损及瓣膜疾患方面有明显优势，多普勒的血流频谱对憩室的定性诊断具有特殊价值，但在判断憩室与邻近结构的关系方面有困难。由于胸廓骨结构和肺部气体对声波的阻挡，该技术对主动脉憩室及相关异常的诊断准确率不高。此外，操作者的经验对诊断准确性影响较大也是其不足之处。作为传统的"金标准"，心血管造影可清晰显示心血管憩室的形态、大小以及心脏憩室随心动周期舒缩情况，但该种检查属有创性，费用较高，易损伤囊壁菲薄的憩室造成破裂或夹层，且需多种体位多次注药，小的或充满血栓的憩室可被漏诊。

MR具有无辐射、多体位成像和可电影动态观察的优点，亦有利显示组织特性，特别是心肌纤维化区域，并可显示憩室内血流的方向。MRI对涉及憩室的主动脉弓及头臂血管畸形亦具较高诊断价值。检查时间较长为其不足。

电子束CT具有较高的时间和密度分辨率，克服了心血管搏动所形成的伪影，在心血管畸形的诊断方面有明显优势。电子束CT及其三维重组不但能够清楚显示心脏憩室的起源、大小和邻近关系及伴发畸形，而且对超声心动图和心血管造影难以显示的主动脉憩室以及后者对食管和气管的压迫、迷走锁骨下动脉的走行、伴发主动脉夹层特别是夹层破口的位置，均可清楚显示，从而有利治疗方案的制定。

高端MS CT扫描速度快和时间分辨率高，可与电子束CT媲美。以64层MSCT为例，各向同性容积数据的获得使任何方向的三维重组图像趋于完美，而且重组速度和设备售后服务都有较大改进。随着低剂量研究的深入和对患者辐射量的有效控制，该技术在先天性心脏病诊断方面有着良好的应用前景。

四、鉴别诊断

获得性室壁瘤：心室憩室最重要的鉴别诊断是缺血、感染和外伤等所致的获得性室壁瘤。后者的病史，特别是心肌梗死史以及电子束CT所示冠状动脉的狭窄或阻塞、电影序列瘤囊的矛盾运动，有重要鉴别诊断价值。孤立性心肌致密不全，电子束CT示左心室粗大的肌小梁间窦可呈憩室样充盈，但该种小梁间窦较为密集且数量极多，可资鉴别。

假性室壁瘤：心室憩室需与假性室壁瘤鉴别，后者多系急性心肌梗死或心脏创伤、脓肿导致的心脏局部破裂，心室内血液进入破口，在心肌内或心外膜下形成血肿，呈瘤样扩张，心外膜尚完整或有粘连，心室与瘤体之间多呈"瓶颈"样，瘤体多明显大于破口，壁薄易破。

Ebstein畸形：右心房憩室需要与Ebstein畸形鉴别。后者常以严重发绀来诊，电子束CT可见右侧房室瓣环扩大并下移。左心房憩室较为少见，需与风湿性心脏病二尖瓣狭窄鉴别，后者以二尖瓣增厚钙化并肺循环高压为特征。

第三节　关于先天性心脏病的诊断陷阱

先天性心脏缺损伴青视症：Tchang等（1973）介绍一例美籍印度儿童，为多发性先天性心脏缺损伴青视症，其骨骼改变酷似Cooley贫血。这些骨骼改变有：额骨与顶骨的惊人地增厚，板障间隙扩张，垂直方向的骨针，长骨骨髓腔膨胀与皮质变薄，骨小梁吸收与紊乱，骨成熟延迟。它们是青紫型心脏病罕见的并发症。骨髓形成不良伴继发的多血球血症大概为病因学因素。上述骨骼变化常可在姑息手术后缓解。

少见的食管受压：Brandt 等（1973）报告一例3月的青紫婴儿，为法洛四联症，有左主动脉弓及连续的心脏杂音，X 线检查发现食管左前明显压迹，电影血管造影显示为长的扭曲的未闭的动脉导管，从主动脉走行于内、后，抵达肺动脉。未见血管环。这是十分少见的食管受压现象。食管前方压迹的鉴别诊断包括：异常的左肺动脉，食管内病变，左支气管压迫，隆突淋巴结肿大以及其他的纵隔转移。

新生儿动脉导管未闭的不同的 X 线征象：在正常情况下，动脉导管功能性闭锁出现于生后 24 h 内，解剖学闭锁在 7~60 d，有呼吸困难的新生儿导管关闭可以延迟，或者重新建立功能性的开放，大概源于氧供应不足。

Wesenberg 等（1972）介绍 37 例新生儿动脉导管未闭，在未成熟的新生儿的发生率为 20%。有 3 类明确的 X 线表现：最常见者为先天性阙如，23 例（占总数的 62%），一般均在左侧；其次为 12 例，表现为弥散的，双侧肺门周围肺泡水肿伴肺野轻度过度换气，心影不增大，肝亦不大，这大概继发于通过动脉导管的从左到右的分流；最少见者仅 2 例，类似于 Mikity-Wilson 综合征，且呈暂时性，以后变为充血性心力衰竭。

肺动脉闭锁：有作者报告在冠状断面与横断面图像上，肺动脉闭锁患者显示肺动脉干细小，如不注意，则可将其误认为永存共同动脉干。

奇静脉弓误诊为肺动脉悬吊：在倾斜矢状面图像上，显示气管后有一血管结构，恰巧为肺动脉悬吊（sling）的典型位置，而横断图像却清楚显示为奇静脉弓，如不注意多个方位观察，则可将奇静脉弓误诊为肺动脉悬吊。

第九章　房室结构功能及其疾病

第一节　左心房囊样结构

随着 MSCT 和双源 CT 的广泛使用,作为冠状动脉病变的筛选方法,有大量病例在诊断冠状动脉疾病的同时,也发现了许多左心房的结构变异,如左房房内间隔、左房憩室等,而在一些顽固性心房颤动进行电生理治疗时,需要对左心房及肺静脉的结构进行评估,心房解剖结构的变异在术前应引起重视。

常规的冠状动脉 CT 血管造影中,发现一些左心房壁上类似于"龛影"的囊样结构,一些作者认为是左心房憩室,或者是心房血管瘤,或者起源于左房而看起来像心房憩室的小肺静脉或瘘的结构,目前对这些结构的报道非常有限,然而这些结构对心房颤动射频消融的病人而言却有着很重要的意义。左心房囊样结构变异检出率为 10%~23%,一组 415 例行双源 CT 检查的患者中检出 85 例,检出率为 20.5%(85/415),总计 87 个囊样结构,发生在上壁占 88.5%(77/87),下壁相对少见。

病理学研究:一些作者根据形态及部位将左心房囊样结构变异分为两种类型:①发生于右上壁且瘦长形突起;②发生于左下壁且宽大菜花样突起。

左心房副心耳:Duerinckx & Vanovermeire(2008)利用 64 排 MSCT 心电门控扫描发现了他们称作左心房副心耳的结构,在其研究的 166 例病人中,有 17 例(男性 16 例,女性 1 例)存在 18 个上述结构,其发生率约为 10%,其中 15 个分布于左心房右顶壁且多为Ⅰ型,其余 3 个分布于左心房左下壁多为Ⅱ型,他们的数据中也发现男性和女性中这种结构的发生率有明显的差异,男性明显多于女性,但未明确其有何生理意义;同时他们认为这些结构可能是左心房憩室,或者是心房血管瘤,或者起源于左心房而看起来像心房憩室的小肺静脉或者瘘的结构,由于无法进行病理的随访,很难确定其真实的组织学起源。

憩室:左心房憩室形成病因尚不明确,可能是肺静脉的残端、心房壁瘤后遗改变等。有作者曾见 1 例先天性心脏病患者发现左房右侧壁瘤样外凸改变,提示囊样结构形成原因可能与先天性心房壁薄弱局限性瘤样扩张相关。有学者研究报道在组织学上真性憩室壁含有心肌肌层结构,其开口处有梳状纤维,形态可以随心房收缩扩张而变化,而肺静脉口也可发生类似动态变化。Terada 等(2000)报告了 1 例 68 岁的女性,因乏力、缺氧、心尖区全收缩期杂音,行 MR 发现在左心房的右上后壁有一大小为 5 cm×5cm 的囊性结构,手术后病理为左心房憩室。Srinivasin 等(1980)也曾报道了 2 例先天的左心耳的憩室,一例是 3 岁的女孩由于憩室内血栓形成并掉落,表现为脑梗死的症状;另一例则是 3 岁半的女孩因憩室随心动周期而明显地搏动,摩擦刺激心包,导致心律失常,表现为心包炎的症状。

动脉瘤:左心房动脉瘤罕见,可与反复栓塞、胸痛、心律不齐等临床症状相关,在形态上与囊样结构无法鉴别。研究表明,左、右心房均可出现憩室和动脉瘤,而动脉瘤比憩室更易形成腔内血栓而导致多发梗死、出现胸痛以及心律失常等临床症状;根据 Terada 等(2000)的统计至 2000 年一共报道了有大约 50 例的左心房动脉瘤,其发生机制仍不清楚,一些学者认为这些动脉瘤的产生是由于左心房壁先天的局部薄弱导致其扩张,而且会有渐渐增大的趋势。这些动脉瘤可能导致心律失常,出现心房颤动等临床症状,而且会不断增大,出现动脉瘤破裂,甚至有导致猝死的可能。同时 Terada 等(2000)还认为憩室的壁和正常左心房的壁在组织学结构上没有差异,憩室和动脉瘤的唯一区别在于憩室作为心脏的一部分会随心脏的收缩而同步收缩,而动脉瘤则不会。由于文献报道的病例中大多为小儿,甚至是胎儿,一般认为其发生和先天发育有关,尽管也有成人病例的报道,多考虑这种病变会逐步增大而出现症状。

囊样结构:此类研究因无法取得病理,仅根据其形态统一称之为囊样结构。从所得的数据来看,无论是左心房憩室或者是左心房动脉瘤,其人群中的发生率明显高于其文献中所报道的,其原因可能是这种结构未引起临床表现,同时体积比较小,一般的检查方法很难发现,因此未受到足够的重视。一组病例在 20.5% 的患者中发现左心房囊样结构变异,提示这种变异的存在具有相当高的比例,对于心房颤动患者而言需要引起重视。目前心房颤动消融电隔离线常见的主要为连接双上肺静脉的左房顶部连线,左下肺静脉与二尖瓣环之间的左房峡部连线以及左房前壁的消融线。

关于心房颤动射频消融:对于药物治疗无效的心房颤动病人来说,左心房的射频消融术被认为是有效控制心房颤动的方法之一,而心房颤动射频消融术前对左心房和肺静脉进行相应的 CT 扫描,可以大大节省手术操作的时间,降低手术并发症的发生,因此产生了很多基于门控心脏 CTA 的左心房和肺静脉的研究。

Wongcharoen 等(2006)通过 CT 心电门控扫描首次发现左心房顶部有一种囊样结构(Pouch),他认为这一结构会阻碍这一区域的射频消融过程,原因是它有可能会在顶部消融线上形成一个沟样结构,从而不能有效阻断异常房电的传导,导致手术的失败,这种囊样结构对心房颤动射频消融来说可能是决定手术成功与否的关键,因此了解其发生率和分布规律是非常有必要的,他所研究的 47 例心房颤动病人和 47 例非心房颤动病人中这种囊样结构的比例分别为 14% 和 15%,2 组病例中的发生率并无明显统计学差异,因此他认为这种囊样结构是否和心房颤动的形成和发展有着某种关系还不肯定,还需要大样本的研究比较。

同时,心房颤动射频消融的致命并发症之一是心包填塞,其原因是消融过度导致左心房穿孔,对于局部比较薄弱的心房壁而言,轻微的消融便可导致心房穿孔,因此对于突出左心房表面的囊样结构,在不确定其是动脉瘤还是心房憩室时,应尽可能避免其局部的消融,以减少并发症的发生。虽然有研究统计心房颤动患者与健康人群之间左心房囊样改变不存在显著差异,提示心房囊样结构变异的存在可能与心房颤动的发病机制不存在一定关系,但类似结构在心房颤动的射频消融术中有重要意义,对于在消融线区域存在的囊样结构病例进行消融无疑会增加心房穿孔的风险和消融不彻底的情况。并且也有报道称较大开口的憩室也可能是异位房性早搏的触发点。此外,血栓形成是心房颤动最常见的严重并发症,是心房颤动患者致残、致死的一个重要原因。由于囊样结构内血流状态的变化,易于导致血栓形成,而为了避免不必要的栓塞风险,心房颤动行导管射频消融术前必须确定左心房有无血栓形成。

综上所述,左心房囊样结构变异有较高的发生率,其可能位于心房颤动射频消融线区域,也可以是心房内血栓发生区,利用非创伤性 CT 检查技术、能以三维成像和内镜形式等对心房解剖结构变异进行准确评估,对于射频消融技术术前评估具有重要意义。

与右顶部肺静脉的关系:Arslan 等(2008)通过 64 排 MSCT 对 610 例患者行增强扫描,一部分采用心电门控增强扫描,另一部分则采用常规胸部增强扫描。他们发现 14 例约占 2.2% 的患者存在一称作右顶部肺静脉的发育变异,其直径为 2.5~8.9 mm(平均 5.1 mm),而右顶部肺静脉和左心房的连接部与该组所发现的占大部分的左心房右顶壁的囊样结构有着相同的位置,而且其直径大小与该组所发现右顶壁囊样结构的入口径线(1.4~9.9 mm, 平均 6.2 mm)无明显差异。因此有作者认为这种结构还可能是肺静脉退变的结果,人出生时部分存在右顶部肺静脉,由于站立行走,上肺的血供明显减少,因此右顶部肺静脉血液回流减少,导致部分右顶部肺静脉塌陷闭塞纤维化,最终形成 CT 上突出左心房表面的囊样结构。

总之,64 排 MSCT 心电门控血管造影能够很好地发现心脏左心房囊样结构,可以为心房颤动射频消融术前提供有效的术前指导,为研究左心房以及其附属结构提供了一个很好的工具。关于成因,由于缺乏组织病理的对照,目前尚无定论,需要今后进一步研究。

第二节 左心室假性动脉瘤

透壁心肌梗死常引起左室动脉瘤,绝大多数为真性动脉瘤,是变薄的心肌膨胀的结果,含有少许心肌壁结构;较少见的假性动脉瘤则是梗死区局限性破裂所致,其肌壁无心肌纤维,由机化的血块及心包构成。左室假性动脉瘤多数为心肌梗死引起,少数继发于心肌炎、结核、细菌性心内膜炎、胸部创伤以及各种心脏手术。

一、临床表现

本症临床可表现为全收缩期杂音,可能为经狭窄的动脉瘤口的涡流所致。

二、影像学研究

胸部平片可见心脏形态异常及增大,最早出现于一周后,而大多数真性动脉瘤胸片常无异常发现。本症的正确和及时诊断甚为重要,它可出现于心肌梗死后数周到数年,在临床上区别真性和假性动脉瘤较为困难,而后者需手术处理以防不幸破裂,在此,非侵入性影像诊断技术在区别二者的诊断上起着重大的作用。

真性左室动脉瘤常累及左室尖、前外部(或前尖区),为冠状动脉左前降支等闭塞的结果;假性动脉瘤多犯下部或后部,少犯前部,为旋支或右冠状动脉闭塞所致。在正位胸片上真、假动脉瘤可表现相似,但由于二者侵犯室壁部位的差异,故真性者常为心尖影或心下外侧缘外凸,假性者多见心后致密影或左室上外缘外凸。在侧位胸片,真性者向前、外膨出,假性者多向后突,见到后突则可作为心导管检查及心室造影的指征。追踪随访胸片见动脉瘤增大亦为假性动脉瘤一特征,Higgins 等(1978)报告病例一半有此征,有异常心室影的心影迅速增大提示假性动脉瘤破入心包囊。

超声心动图和血池平衡迭通影像诊断本症的准确性与动脉瘤的大小、位置、动脉瘤内血栓的量、动脉瘤颈部狭窄或是宽大有关。核素显像可观察到非搏动性区域的持久的放射性显像,并以狭窄路径连接于左室腔内。超声可见左心室壁后方,心包前方一无回声区,其鉴别诊断包括心包后部包裹积液及后纵隔囊肿,此刻结合少见的全收缩期杂音多能做出诊断。

在 CT 横断扫描图像上,清楚可见大而不规则的囊袋状影从左心室后壁凸出,此动脉瘤的纤维壁不增强,由于动脉瘤颈部有时狭窄,瘤腔内增强常较左心室为慢。最后,左心室造影并用冠状动脉造影颇具诊断价值,单腔或多腔囊状影,经一小口与左室交通且无冠状动脉该支显影,即本症的诊断标准。

第三节 左房伪似纵隔包块

Guthaner 等(1979)讨论心脏的 CT 观察时指出,左心房上部的突出的左心耳延伸到左上肺静脉前方和肺动脉主干外侧时,可伪似一纵隔包块,再观察较低层面则见左心耳连续于左心房影中。

第四节 心耳与诊断陷阱

右心耳,尤其在明显突出时,很像胸腺肿块或肿大的纵隔淋巴结。右心耳从右房发出,向头侧伸展,典型表现为升主动脉根部外侧或其前方的弯曲三角形结构,上腔静脉稍偏其后,在连续的 CT 层面上可以看到右心耳与右心房相连续。左心耳呈圆形,位于左上肺静脉前方,右心室流出道和左冠状动脉后方,易于与纵隔肿大淋巴结混淆。在连续的 CT 层面上可看到左心耳与左心房相连续。

第五节　影响心影大小和轮廓的因素

在婴幼儿正位胸片上，巨大胸腺的阴影使中央阴影明显增宽，貌似心影增大，如疑及此，可补摄侧位片，巨大胸腺者侧位清楚可见心影并非增大，仍如正常大小。小儿正位胸片上，由于深吸气，可使左心尖向上抬起，此为正常现象，切勿误为心室肥大或肥厚。

有作者注意到，在年轻瘦弱的妇女，正位胸片上心影显得颇为细小，如无临床症状，则不须介意。如患者营养不良，心影过小亦为营养不佳的一种表现。

Bergstrom 等（1971）为研究舒张期与收缩期末心脏体积之间的差异，测量 10 例心脏病人与 11 例健康志愿者，发现在心脏病病人舒张期末体积高于收缩期末体积 2.6%，而健康对照组为 1.4%。

在仰卧位时，心脏体积在舒张期末与收缩期末比较，差异甚小；而在直立位时，差异最大。另外，心率低者比心率快者在收缩、舒张期末心脏体积差异要大些。

众所周知，妊娠期中正常心脏可发生变化。孕期中除见心脏增大外，还可见选择性的右房扩大及奇静脉球影增大，这些增大的表现在分娩后短期内即消失，心脏完全复原。

随着 X 线机器设备的更新，机器容量逐渐增大，曝光时间明显缩短，故心动周期也影响心影的大小，在收缩期曝光心影缩小，舒张期曝光则心影增大，在成人相差不多，有作者提出为 10% 左右，而在儿童则差异显著，不能不引起我们注意，必要时行电视观察其舒缩相的变化，常可辅佐诊断的准确无误。在胸部冠状面断层摄影时，有时在左心缘清楚可见双重轮廓，外缘为舒张期轮廓，内缘为收缩期。

另外，关于正位胸片所见的右心缘内有时可见左心房的左缘。Keats（1982）指出，这在儿童见到，也可见于成人，不应将它误认为是左心房扩大的证据，因为它属于正常表现。除非能够在其他体位（右前斜位、左侧位等）证实左心房增大，方可认此征为双房影；如其他体位不支持左房增大，单凭此征切勿误下诊断。

第十章　瓣膜病变

第一节　二叶式主动脉瓣畸形

二叶式主动脉瓣畸形是先天性主动脉瓣最常见的类型。先天性主动脉瓣畸形是主动脉瓣在胚胎期形成过程中数目发生异常所致,二叶式主动脉瓣畸形是最常见类型之一,男性发病多见,男女比例在2∶1至4∶1之间。一组21例患者中男女比例为2∶1,与文献报道一致。超声心动图检查主动脉瓣简便、易行,可动态观察瓣膜血流动力学变化,是诊断二叶式主动脉瓣畸形常用的检查方法。但超声心动图缺乏对主动脉瓣及周围组织结构的整体性观察,易受肋骨、肺气泡和肥胖等影响。经食管超声尽管克服了经胸超声的许多局限性,但接受检查者有较大痛苦,有损伤食管的可能,且其检查视野小,存在盲区。

MSCT具有较高的时间和空间分辨率,除可评价冠状动脉和心脏结构外,可对主动脉瓣进行多方位、多角度观察,显示主动脉瓣具有整体性和可重复性的优点。但受限于以往MSCT时间分辨率低,升主动脉根部的搏动伪影常影响主动脉瓣细节的显示。

第二代双源CT时间分辨率达到75 ms,显著减少了心脏和升主动脉根部的运动伪影,主动脉瓣及心脏大血管结构细节显示清晰,测量主动脉瓣叶厚度、升主动脉直径和左心室舒张期最大内径更加准确。该组21例主动脉瓣细节均显示清楚,满足评价和测量。

利用双源CT冠状位、矢状位重建图像和虚拟内镜等后处理技术,可清楚显示主动脉瓣叶数目、形态和位置,瓣叶有无增厚、卷曲和/或钙化等。心室舒张期或收缩期CT虚拟内镜可通过冠状窦数目和位置来准确判断主动脉瓣叶的数目和位置。横断面和冠状位、矢状位图像还可直观显示主动脉瓣、升主

动脉和左心室的全貌,结合CT虚拟内镜可对二叶式主动脉瓣畸形分型,包括前后位、左右位和斜位3种形式。

该组二叶式主动脉瓣畸形均显示CT典型征象:在心室舒张期横断面图像和矢状位重建图像上,主动脉两个瓣叶呈不同角度"一"字形,在心室收缩期冠状位重建图像上,两个瓣叶呈"喇叭口"开放状态;在CT虚拟内镜伪彩图上,心室舒张期示两个瓣叶为一条或稍分离的两条线,两个冠状窦大小相同或不同,心室收缩期两个瓣叶呈"鱼口"状开放状态。该组二叶瓣位置以斜位最多见,约占57%,可能与瓣膜增厚、卷曲和钙化等的牵拉有关。

先天性二叶式主动脉瓣畸形出生时功能基本正常,随着年龄的增长,瓣膜多发生退行性改变,包括瓣叶增厚、卷曲和钙化,致主动脉瓣狭窄和/或关闭不全。该组除3例因年龄<50岁,未见瓣叶增厚及钙化,其余18例主动脉瓣叶最大厚度均>3 mm,且瓣叶不同程度增厚、卷曲,伴或不伴钙化和赘生物。对主动脉瓣严重钙化患者,超声易受钙化等的影响致瓣叶显示欠佳。但第二代双源CT对钙化的显示有优势,且运动伪影少,易于区分主动脉瓣叶的数目和位置。该类患者若超声显示不佳时,可用第二代双源CT作辅助检查。

第二代双源CT诊断二叶式主动脉瓣畸形的同时,还可显示主动脉瓣畸形继发的心脏和大血管改变及合并其他畸形等。该组14例升主动脉的平均直径均>4 cm,提示升主动脉扩张或升主动脉瘤;8例左心室舒张末期内径平均>5.0 cm,提示左心室不同程度扩大。此外还检出合并1例左冠状动脉高位开口,2例室间隔膜部瘤,1例主动脉瓣周动脉瘤。二叶式主动脉瓣畸形患者若行外科手术瓣膜置换,

有必要行 CT 检查,除外主动脉瓣畸形继发的心脏和大血管改变及合并其他畸形等情况。

据文献报道, >50 岁的瓣膜病患者伴发冠状动脉心脏病约占 13%~20%,且这类患者行瓣膜置换术时,手术风险明显增高。该组 > 50 岁患者检出 2 例(11.1%)二叶式主动脉瓣畸形伴冠状动脉有意义狭窄(血管狭窄≥ 50%),与文献报道相近。第二代双源 CT 显示主动脉瓣及心脏结构的同时,评价冠状动脉具有明显优势。50 岁以上老年瓣膜病患者术前宜常规行冠状动脉 CT 成像,以除外冠状动脉心脏病。

第二代双源 CT 用于评价二叶式主动脉瓣畸形有以下优势:时间分辨率高,运动伪影少,主动脉瓣显示清楚;易于区分主动脉瓣叶数目,尤其适用瓣膜严重钙化者;直观显示主动脉瓣畸形继发的心脏和大血管改变及合并其他畸形等;一次扫描可同时评价主动脉瓣和冠状动脉。该项研究存在不足之处:该项研究病例数相对较少,尚不能动态观察瓣叶活动和提供主动脉瓣血流动力学资料等;使用回顾性心电门控或宽窗前瞻性心电触发扫描来获得收缩期和舒张期图像,大大增加了 CT 辐射剂量,有待今后进一步研究降低有效辐射剂量。

总之,超声心动图仍是主动脉瓣畸形检查的首选方法。但第二代双源 CT 虚拟内镜结合横断面图像和冠状位、矢状位重建图像能准确检出和诊断先天性二叶式主动脉瓣畸形,且对于主动脉瓣严重钙化、主动脉瓣合并其他畸形以及伴发冠状动脉心脏病者,第二代双源 CT 检查具有优势,可作为超声心动图评价主动脉瓣畸形有价值的辅助手段之一。

第二节　二尖瓣钙化与小血栓

有作者报告,在增强 MRA 图像上,二尖瓣后叶附近出现一局限性低信号区,可误诊为小血栓。这可从自上而下心脏多个连续切面图像上证实,并确定为二尖瓣钙化。显示二尖瓣钙化的最佳断面为短轴位断面。

第十一章 心包疾病和心外膜脂肪

第一节 心包横纹肌肉瘤

横纹肌肉瘤是一种高度恶性的软组织肿瘤,常见于儿童,成年人较少见。而胚胎性横纹肌肉瘤是软组织横纹肌肉瘤中最常见的一种恶性肿瘤。好发于头颈部和泌尿生殖系中的软组织,也发生于一些空腔器官。

组织学上,横纹肌肉瘤来源于横纹肌细胞或向横纹肌细胞分化的间叶细胞。可发生于横纹肌部位或横纹肌较少甚至无横纹肌部位,但很少发生于心脏,发生于心脏的横纹肌肉瘤可以起源于心肌的任何部位,且形态多样,易侵犯心包,其临床表现也缺乏特征性。组织学分类主要分为胚芽型和成人型。肉眼观察肿瘤常呈葡萄状,故又称葡萄状肉瘤。

一例进行了 X 线、彩超和 MRI 等多种影像学检查。B 超是诊断心内肿瘤的重要方法,但缺乏软组织对比度,且对心脏以外的病变显示有限。X 线表现缺乏特异性,而 MRI 能清楚显示心脏内外肿块的范围,能较为准确地反映肿块的影像学特征,如:肿块的信号(囊实性、有无出血等)、分叶状、与心肌分界、肿块呈不规则强化等。对有无心包、胸膜侵犯及纵隔淋巴结转移等能提供较可靠的判断。MR 冠状面成像还能清楚地显示腔静脉的受累情况。心包横纹肌肉瘤需与纤维肉瘤、神经纤维肉瘤、神经母细胞瘤、非霍金淋巴瘤、骨外尤文瘤、黏液瘤或无色素性黑色素瘤等相鉴别。其诊断需手术和病理证实。

第二节 心包滑膜肉瘤

滑膜肉瘤是软组织中比较常见的恶性肿瘤,可见于任何年龄,青壮年多发,男多于女。全身各个部位包括无滑膜结构处都可发生,但主要见于四肢大关节附近,发生于心包的滑膜肉瘤罕见。滑膜肉瘤多生长缓慢,一半以上的病例最终出现肿瘤转移,肿瘤主要转移到肺,也可以转移到淋巴结和骨髓,其5年生存率为36%~76%。

无论从生物学还是病理学角度,滑膜肉瘤均与滑膜没有关系,其起源于具有向滑膜组织分化潜能的间叶细胞,双向分化是滑膜肉瘤的主要组织学特征。

依据癌组织内幼稚的瘤细胞、梭形细胞和上皮细胞的数量及分化程度不同可分为单向梭形细胞型、双向型、单向上皮型和低分化型,以前两种最为常见。

近年来的分子生物学研究发现 90% 以上的滑膜肉瘤具有特征性的染色体易位:t(X; 18)(p11; q11)。染色体易位使得 18 号染色体上的 SYT 基因与 X 染色体上的 SSX1、SSX2 或 SSX4 基因发生融合,分别形成融合基因 SYT-SSX1、SYT-SSX2、SYT-SSX4。SYT-SSX1、SYT-SSX2 是常见的融合基因类型。目前认为 SYT-SSX 融合基因为滑膜肉瘤所特有。心包滑膜肉瘤没有特征性的影像学表现,其确诊主要依赖于基因检查。

第三节 心包憩室

在胚胎发育过程中,心包是由多个间质腔隙融合而成,如果其中 1 个腔隙没有与其他腔隙融合成原始心包腔而单独存在,不与心包腔相通,即为心包囊肿。如部分融合,留有孔道相通,就成为心包憩室,憩室与心包腔有孔道相连。一般认为这些都是先天性病变。但也可以由于炎症,继发心包炎形成的淋巴管囊肿。临床上多无症状。

影像学研究:影像学上心包憩室与心包囊肿难以区分。心包憩室最多见于右心膈角前方,其次为左心膈角区,当然凡有心包膜之处皆可发生,甚至出现在上纵隔。心包憩室 CT 表现与心包囊肿相同,为一圆形、半圆形或卵圆形液性肿块,边缘光整,可有分叶。CT 值在 0 HU 上下。有感染时,可见囊壁钙化或囊腔突然增大,诊断不难。

鉴别诊断

胸腺囊肿:胸腺囊肿一般位于主动脉弓平面,当心包憩室或囊肿亦位于心底时,两者单从形态上难以鉴别。

支气管囊肿:支气管囊肿多位于中纵隔,气管分叉上方,部分密度较高。当病变为水样密度,且位于心膈角区时,CT 难与心包憩室或心包囊肿鉴别。

囊性畸胎瘤:囊性畸胎瘤囊壁相对较厚,易于显示,可见钙化,囊肿内容物密度较低,可低于 -15 HU。

淋巴管囊肿:淋巴管囊肿以儿童多见,可与颈部囊性病变相连,成人罕见,位于前纵隔,部分并不固定在心包反折处,可为多房性。

第四节 表现为心包肿块的结核性心包炎

表现为心包肿块结核性心包炎并不少见,但表现为心包肿块者不常见。结核病的基本病理变化是渗出、增生和坏死,上述 3 种变化往往同时存在而以某一种改变为主,且可以相互转化。结核性心包炎通常由纵隔淋巴结结核,肺或胸膜结核直接蔓延而来。有学者分析 60 例心包积液的临床病因,其中居前三位者分别是肿瘤性(25%)、结核性(21.6%)和非特异性(16.6%)。故临床上心包结核通常表现为干性或湿性心包炎,患者常可出现结核的中毒症状及心包渗液体征,病灶渗液吸收后形成纤维瘢痕组织及造成心包缩窄。

由于一例病变以增生、坏死为主,类似肉芽肿性肿块表现,无渗出;CT 示低密度软组织肿块影,增强后其内有不均匀强化,无胸水,矢状位见右室流出道受压狭窄;临床上患者只有近 3 个月的偶发胸背痛史,而无相关的心包炎症状及体征,亦无结核史,因而忽略了对本病的考虑。

有作者报道 1 例以上腹部肿块为表现的心包结核,为结核性心包炎渗出液穿破心包向胸壁蔓延并延伸至膈下形成胸、腹壁结核性脓肿。可见结核病的病理生理改变及临床表现具有多样性,应综合各方面的特征及检查分析考虑。

第五节 心包肿块的鉴别诊断

以心包肿块为表现的病变最常见者为心包囊肿,常起自心包,边缘光滑,密度均匀,CT 增强扫描病灶无强化。原发性心包肿瘤良性可为畸胎瘤、纤维瘤、血管瘤、脂肪瘤;恶性如间皮瘤、肉瘤。典型畸胎瘤性质的心包肿块,因含有脂肪和牙齿等特殊成分,CT 极易鉴别。

有作者报道 1 例少见的心包错构瘤,错构瘤不是真性肿瘤而是胚胎发育异常,其主要成分为软骨及纤维结缔组织,包括上皮细胞、平滑肌和脂肪组织,好发于肺内,可位于大气管或周围肺内。CT 表现为形态规整、边缘清晰、密度欠均匀的软组织肿块影,增强扫描肿块呈不均质强化。原发性心包恶性间皮瘤是非常罕见的肿瘤,临床仅有少量个案报道。

表现为心包肿块的各种病变,虽然最后确诊需要病理检查,但影像学检查能提供重要的诊断依据。CT 和 MRI 不仅能发现病变,而且能进行初步的定性分析,确定肿块的大小和范围,特别是增强 CT 和 MRI 有助于鉴别不同病变的特点,结合多方位及动态还能观察周围组织及更细微的病变情况。

第六节　心包病变 MRI 诊断陷阱

心包缩窄时心导管检查通常无特异性改变,此时缩窄性心包炎和限制型心肌病鉴别困难。MRI 可显示缩窄性心包炎时异常增厚的心包。此外,MRI 可有效鉴别心包肿瘤和心包囊肿。当心包厚度正常(<3 mm)而发生钙化时,MRI 常引起误诊。

有作者报告一例病人,横断面心脏 MRI 电影图像上显示心包前部轻度增厚,其在心尖中部呈椭圆形低信号块影,心肌中也见到边缘模糊的低信号病变;而在该病人的 CT 平扫图像上,却清楚可见心包广泛钙化,并且显示 MRI 未能确定的广泛心肌钙化。

另有作者指出,在行心脏 MRI 电影时,心包内液体自旋质子的饱和作用的表现可与心包出血相仿。

第七节　心包囊肿与胸腺增生病例

患者,男,30 岁。左上胸痛 1 月余入院。

病理检查:①左侧胸腺:淡红色组织一块,大小 7 cm×7 cm×2 cm,切面淡黄灰红,质软。②右侧胸腺:灰褐色组织一堆,总体积 8 cm×7 cm×2 cm,切面均灰红,质软。③前上纵隔肿物:灰白色组织一块,大小 1 cm×0.8 cm×0.5 cm。④前纵隔脂肪:脂肪组织一堆,总体积 6 cm×3 cm×1 cm,切面均淡黄,质软。⑤心包囊肿:脂肪样组织一堆,总体积 3 cm×2 cm×0.8 cm,切面可见一囊腔,大小 1.5×0.8 cm,壁厚 0.1 cm。常规病理诊断:双侧胸腺切除标本:送检均考虑为未完全退化的胸腺组织增生,其间隔及周围脂肪组织增生,待做免疫组化检测排除肿瘤性病变。前上纵隔肿物及前纵隔脂肪切除标本:送检均为脂肪组织,其中可见数枚淋巴结及弥散淋巴组织呈反应性增生。心包囊肿切除标本:结合临床及影像学检查,符合心包囊肿,囊壁可见少量慢性炎细胞浸润。免疫组化诊断:双侧胸腺切除标本:结合免疫组化检测结果及组织学图像,符合未完全退化的胸腺组织增生,其间隔及周围脂肪组织增生,建议切除后复查(图 12-11-1)。

第八节　心包疾病误诊和诊断陷阱

超声心动图诊断心包疾患的误诊:心脏前后的无回声间隙最常见原因是心包积液,Joseph 等(1978)报告一少见病例,心包血管肉瘤在超声心动图检查时误为心包积液,手术见整个心脏被一厚层血管肉瘤围绕,它占满了全部心包腔,未发现积液。

心包积液是恶性疾病的一种少见并发症,它不是继发于肿瘤,就是继发于放射治疗。超声心动图被认为是检查心包积液的一种简单而可靠的方法。Millman 等(1977)著文介绍 3 例超声检查表现为心包积液,手术病理证实为转移癌、淋巴瘤伴肿瘤心包浸润、纤维化所致,皆未见到心包积液。新生物或纤维化组织的超声特征的解释甚为困难,该作者将此 3 例超声心动图表现与已证实为心包积液的图像进行回顾性比较分析,未发现明显的差异。单一手段的影像学检查有时对一些疾病区别困难,若结合临床及影像学其他检查,则常有助于区别。

Come 等(1981)归纳在超声心动图检查出现假性心包积液的原因,除上述外,还有:左侧胸腔积液,左心房扩大,前部心包囊肿,左心室假性动脉瘤,左心室后壁附近的肺部病变,后位胸主动脉,胸骨后的

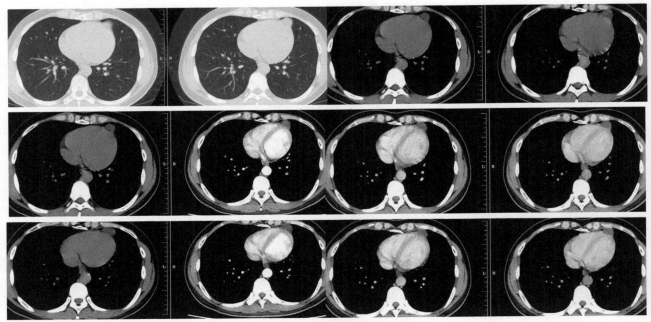

图 12-11-1　心包囊肿与胸腺增生

淋巴瘤，二尖瓣环的钙化等。

另外，Levisman 等（1976）报告 8 例慢性心包积液病人做超声心动图检查。7 例具有典型的二尖瓣脱垂的表现，但却无 1 例有二尖瓣脱垂的临床症状与体征。该作者认为，此类假性二尖瓣脱垂是由于心脏在大量心包积液中自由摇摆引起二尖瓣瓣膜及部分室壁、室间隔的异常运动所致。少量心包积液不造成假性脱垂。

假性心包积气：在 X 线检查心脏所摄正、侧位胸片中，有作者报告，可出现假性心包积气，在正位片上可表现为右侧心缘圆弧形线状透光影，事实上此透光影的构成是右心缘旁的支气管影与肺血管影重叠所致。在儿童及肥胖的成人，心包下脂肪阴影也可误为心包积气，正位片上可见心影两侧缘轮廓下方线状透光弧形影，一般较细，而心包膜阴影则相应稍厚且不甚光滑；侧位片上多表现在心影前下有半月形透光区，心包膜有时正好夹于此心包脂肪影与纵隔脂肪影之间，为一竖行线状致密影，轮廓不甚光整。

心包结核瘤：心包结核瘤可表现为左心缘孤立的纵隔肿块。Lesar 等（1981）报告此病，以说明本病虽属罕见，但在纵隔肿块的鉴别诊断中应予考虑，尤其对有结核病史者更应如此。在世界范围，心包结核至少占各种类型心包炎的 7%~10%，占各种形式结核的 0.35%~8.0%，而结核性心包炎极少表现为胸部 X 线照片上的局限性肿块。

Berger 等（1976）报告一例 41 岁男性病人的心包结核瘤，生前认为系慢性二尖瓣病变引起的左房增大，尸检证实为一 5 cm 大小直径的干酪性肉芽肿。另有 Pipiia 等报告一例 29 岁妇女，在主动脉根部心包壁层发现 6 cm×8 cm 的干酪化结核瘤，Ahuja 等报告一 39 岁妇女，临床表现疑为心肌病，胸部 X 线照片示心影大小无异常，但"左心耳"突出，手术发现实为 8 cm×3 cm 大小的心包结核瘤。上述病例皆无明显胸部症状与体征，胸部 X 线片上均未见活动性肺结核病灶或者胸内淋巴结肿大。心包或心包积液涂片或者培养结果阴性者并不少见，本症诊断不能依据发现抗酸杆菌的有无。总之，在心影局限性突出的 X 线鉴别诊断中，理应考虑到结核性心包炎，对曾患结核病者尤应这样。

另外，有作者注意到，在小儿正位胸片上，由于存在有心包下脂肪，有时使右心缘的心包膜清楚地显示出来，衬托于两面皆透光（一为心包下脂肪，一为右上肺野）的背景上。酷似心包膜钙化，如不注意，可致误诊。

心包囊肿伪似心内包块：Patel 等（1983）著文报告一例无症状的心包囊肿伴充血性心肌病，引起进行性非典型胸痛、呼吸困难及心悸，CT 检查及其他影像学检查皆疑及心内包块，开胸手术显露出一大的出血性心包囊肿且压迫心脏与纵隔移位。

原始心包腔由几个小的腔隙构成,它为两个背侧和两个腹侧壁层隐窝组成,腹侧隐窝末端止于横膈。一个完整的腹侧壁层隐窝可在心膈角处形成一个心包囊肿,如腹侧隐窝自尾侧向头侧移动,还可在更上方形成纵隔内的心包囊肿。薄壁的不分叶的心包囊肿,为一单层间皮细胞覆盖,且含清澈液体,为最常见的心包的良性块状病变,一般位于右心膈角处,多无症状,偶尔为常规 X 线检查发现。文献上仅少数报告有症状的心包囊肿。

Yeh 等(1967)报告一巨大心包囊肿,为 55 岁老人,伴存呼吸困难、踝部水肿,该囊肿位于心后,引起心脏压迫和前移。Ross 等(1962)报告一有症状的前纵隔心包囊肿,延伸向两侧进入心包胸膜间隙,导致心脏后移。此二例囊肿内皆含清澈透明液体。

Patel 的病例囊肿内含血性物质,位于中纵隔到介于肺动脉与肺静脉之间,从上方压迫左心房,起初甚小,以后在腔内出血后逐渐增大蔓延,该作者考虑可能与长期使用 Coumadin 治疗有关。该病例在术前甚难与其他纵隔病变鉴别,诸如支气管囊肿,淋巴性囊肿,畸胎类囊肿,左房黏液瘤或栓塞,淋巴结肿大,转移(或原发)心脏或心包的新生物。

大量机化的心包内血肿伪似缩窄性心包炎:Dunlap 等(1982)报告一例青年在胸部钝伤后 4 年,用力时出现呼吸困难。实时超声检查可见一大的回声包块,位于左室后方,延伸超过心尖,此包块压迫左室和右室,妨碍它们扩张,CT 扫描可见一不增强的低密度块影出现于增厚的心包膜之中,位于左室的外侧和下方,从而怀疑为心包内陈旧血肿。手术证实为心包内的一个半机化的血肿。

心外脂肪垫:众所周知,心外脂肪垫一般位于心膈角处,胸部后前位照片上大多可以识别。但据文献报道,心外脂肪垫影引起误诊者并不少,它常与心包囊肿及肿瘤发生混淆,实应加以注意。心外脂肪垫的大小与患者的体重及肥胖程度密切相关,有的肥胖症患者心外脂肪垫随体重上升而明显增大,如误为肿瘤,此刻即表现为"进行性增大"。

心外脂肪垫形状常见为小团状,边缘大致可见,但它也可呈现为不规则状,有作者报道不规则状脂肪垫位于心脏前方,其外缘为波浪状,后缘呈不规则毛刺状,前缘紧贴前胸壁,内缘附于胸骨,底坐膈顶。尖达肺门水平,术前诊断为肿瘤,手术证实为脂肪垫。

心外脂肪垫偶尔可扩展进入左侧斜裂,正位观其外缘不呈团块状,而呈内上斜向外下的平直状;侧位即现一小三角影沿斜裂向后上方伸延,而与叶间积液伴胸膜粘连难以区别。个别人的心外脂肪垫表现为小而圆的孤立团块,与肿瘤实难鉴别,但其位置仍位于心膈角,侧位靠近前胸壁。

自从 CT 问世后,心外脂肪垫引起的误诊大大减少,CT 的密度分辨率约大于普通 X 线照片 10~100 倍,CT 图像上清楚可见心外脂肪垫的脂肪密度,一些传统 X 线检查的混淆即立刻澄清。类似肿瘤的膨大的心包脂肪垫的又一实例为 Pond & Bjelland(1980)报告,为一女性患者,反复 X 线检查发现逐渐增大的心包的肿块,怀疑为肿瘤,再行 CT 横断扫描,见此肿块为脂肪密度,从而诊断为进行性长大的心包脂肪垫,之所以出现此种现象,乃因该患者接受过长期的类固醇类药物治疗。

真、假心包积液:有作者报告一 6 岁儿童因气急咳嗽难以平卧入院,X 线检查见心影明显向两侧增大,呈球形,边缘清晰,右缘略呈波浪状。仰卧位片示纵隔影比立位略有增宽,透视见心尖搏动不明显,遂诊断为心包积液。后尸体解剖发现为前纵隔巨大肿瘤,约占胸腔 2/3,将心、肺及气管推向后方,且与之包绕粘连。肿瘤为实质性,心包积液 50ml,病理诊断为恶性胸腺瘤,侵犯肺及肺门、心肌与主动脉。

Baron(1971)认为,虽然心影的烧瓶形增大与搏动减弱组成心包积液的典型 X 线征,但类似征象完全可出现于心肌病等。当心包囊为渗出物扩张时,它将部分性或完全性遮蔽肺门血管影,而心脏房室扩大通常造成肺门血管的侧移位。因此,肺门血管影的情况明显提示为心脏扩大而不是心包积液。在侧位投照,心包结构常可确定于心脏前方。它们形成软组织密度影,为前面的胸骨后软组织脂肪与后面的心上脂肪的透光影衬托出锐利的周界,液体积聚于心包两层之间,心影进行性增宽,从心轮廓边缘向内推移心上脂肪线;中度移位可见于心包增厚;如果此脂肪线从心缘移位超过 1cm,则可考虑有大量心包积液,此类表现在透视和影像增强下的电视最好观察。

静脉造影与右心房造影对心包积液可行确诊,房壁厚度 5 mm 考虑为正常,而介于 6~8 mm 为模棱两可,厚于 20 mm 则为心包积液。当心包积液引起心包填塞时,心影可不大,液体倾向聚集在心脏前面,此刻,如正位胸片所给予的信息令诊断举棋不定时,侧位胸片水平投照则可确诊。自然,超声、

CT 检查对确诊心包积液的正确率更是明显上升。

左房与心包:Guthaner 等(1979)讨论心脏的 CT 观察时指出,左心房上部的突出的左心耳延伸到左上肺静脉前方和肺动脉主干外侧时,可伪似一纵隔包块,再观察较低层面则见左心耳连续于左心房影中。

Aronberg 等(1983)专门研究纵隔 CT 观察的陷阱,发现在 50% 的正常人,主动脉后的心包囊的伸延可以类似一个肿大的淋巴结;而在 18% 的人,此种伸延的程度相当明显,极易导致误诊。

第九节　心包囊肿病例

患者,女,43 岁。缘于 10 d 前患者无明显诱因下出现右胸前区疼痛。

手术所见:前上纵隔肿块位于心包前面,与心包紧密相连,约 4 cm×5 cm 大小,为囊性,质软,与周围组织界限清晰,前纵隔有部分脂肪组织。

病理检查:纵隔囊肿:囊性组织一块,大小 4 cm×2 cm×1 cm,囊壁光滑,壁厚 0.1~0.2 cm,周围附脂肪样组织,总体积 2.5 cm×2.0 cm×0.8 cm,切面淡黄,质软。

部分胸腺:淡黄色组织一堆,总体积 5 cm×3 cm×1 cm,切面淡黄质软。常规病理诊断:纵隔囊肿切除标本:初步考虑良性囊肿,待做免疫组化检测进一步证实并探讨类型。部分胸腺切除标本:纤维脂肪组织中见退化的胸腺组织。

免疫组化诊断:纵隔囊肿切除标本:结合免疫组化检测结果,诊断为良性间皮囊肿,结合临床,符合心包囊肿(图 12-11-2)。

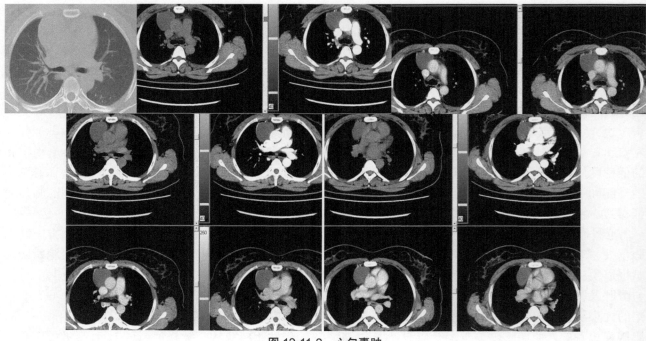

图 12-11-2　心包囊肿

第十二章　腔静脉

第一节　上腔静脉的诊断陷阱

上腔静脉 X 线检查:在后前位胸片上,主动脉弓影增宽可导致上腔静脉向外侧移位的假象,实应加以注意。原发性上腔静脉扩张为一发育变异,临床意义甚少,它表现为中央阴影右上缘的上腔静脉影局限性弧形向外突出,貌似升主动脉影梭形扩张,断层照片及血管造影以及电视(透视)观察常可确定其为上腔静脉局限扩张。偶可见到左上腔静脉影。

上腔静脉对比剂血流与 CT 误诊:在纵隔血管性病变的诊断中团注对比剂再行增强扫描常有助于 CT 诊断。但需时时注意,对比剂入血的变化无穷的血流现象,有时可酷似病变,或者引起解释的混淆。含对比剂的血液与不含对比剂的血液的不完全的混合出现于上腔静脉内,可佯似腔内出现充盈缺损,这与该静脉内对比剂的分层密切相关,也与奇静脉和半奇静脉的逆行充盈有一定关系。Godwin & Webb(1982)回顾 50 例 CT 动态扫描,发现上腔静脉内明显的充盈缺损者 46 例,奇静脉与半奇静脉逆行充盈 4 例。

永存左上腔静脉:在 CT 扫描图像上,偶尔可见右上腔静脉与永存左上腔静脉并存,后者沿左纵隔下降,位于左肺门的前方。据统计,此类先天异常的出现率为正常人群的 0.3%。永存左上腔静脉发生在 0.3% 的正常人群和 5% 的先天性心脏病病人中。这一发育变异是由于胚胎期左心总静脉和心前静脉没有正常退化所致。

在 80%~90% 的病例中,右上腔静脉同时存在,此时,在主动脉弓层面则可见到主动脉弓的两侧都出现结节状影,大小相近,增强扫描则显示为右与左上腔静脉;65% 的病例左头臂静脉阙如或细小;在 20% 的永存左上腔静脉的病人中,左上肋间静脉成为半奇静脉和腔静脉之间的交通支,从而产生一个与右侧奇静脉弓相似的左半奇静脉弓。在 CT 图像上,如果不正确了解左上腔静脉的整个行程,就可能会与肿大的淋巴结相混淆。

左上腔静脉在 CT 图像上表现为起自左锁骨下静脉与左颈内静脉结合部的圆形或管状软组织影。该异常血管的起始处位于左颈总动脉的外侧和左锁骨下动脉前方。然后在纵隔左侧和主动脉弓外侧下行,与正常右上腔静脉在冠状面上的下行相似。经肺动脉干外侧和左肺门前方下行,在左心室后注入扩张的冠状窦。右上腔静脉和左头臂静脉阙如也是永存左上腔静脉存在的佐证。

上腔静脉特发性扩张:Franken(1972)介绍一例 8 岁男孩纵隔增宽,继发于上腔静脉的特发性扩张,其 X 线征象为上纵隔向右前方增宽,气管多无偏斜,仰卧位时增宽更为明显。该例患儿由于造影检查确定此包块的静脉性质,才避免了不必要的开胸手术。

上腔静脉闭塞后难见的侧支静脉引流:Fluckiger(1972)报告一例 58 岁男性病人,因右肺门包块考虑肺癌,行右上肺叶切除术后 18 月,出现胸部皮肤的侧支循环。行静脉造影示上腔静脉和右锁骨下静脉梗阻伴侧支循环,通过胸膜与肺实质进入右肺静脉,然后入左心房,实质上此途径相当于从右到左的分流。从临床上看,此类侧支引流实难见到。

第二节　上腔静脉综合征侧支循环形成

上腔静脉综合征是由多种原因引起的完全性或不全性上腔静脉及其主要分支阻塞，导致上腔静脉系统血液回流受阻、侧支循环形成为主要临床表现的一组症候群。上腔静脉综合征的侧支循环在胸部CT检查中主要有4种途径：奇静脉半奇静脉途径、胸廓内静脉及胸腹浅静脉丛途径、椎静脉丛途径、纵隔静脉及食管膈静脉丛。

上腔静脉综合征通过这些交通静脉可将上腔静脉系的血液引流入下腔静脉或注入左心房，从而减轻上腔静脉系的压力。在正常情况下CT像上不应该显示上腔静脉小的属支，上腔静脉综合征出现后因腔内压力增高或逆流，上腔静脉的属支显影，即出现侧支循环征象。

该组31例上腔静脉综合征中奇静脉半奇静脉、胸廓内静脉、胸外侧静脉、心包膈静脉、椎体静脉丛等动脉期可出现明显强化，发生率38.7%~96.8%，属于常见的侧支循环。

体-肺静脉瘘：体-肺静脉瘘和肝局灶异常强化发生率虽然不高，但正确认识它对临床有着重要的指导意义。体-肺静脉瘘在上腔静脉综合征中尚属少见，且难以诊断。但近年来随着MSCT技术的发展，空间分辨率实现了各向同性，同时借助强大的后处理软件，能够清晰显示体-肺静脉瘘的直接征象，如果在注入对比剂后立即触发扫描可显示上肺静脉和左心房的强化早于右心房和肺动脉。

一组上腔静脉综合征虽通过常规增强扫描6例体-肺静脉瘘同样获得明确诊断。根据其CT表现分为2种形式：一种为头臂静脉通过纵隔静脉与上肺静脉形成体-肺静脉瘘，纵隔静脉在纵隔内迂曲走行，并围绕在肺门、支气管的周围，最后注入上肺静脉；另一种表现为通过增厚的胸膜形成体-肺静脉瘘，表现为胸膜增厚且明显强化，近似主动脉密度，通过薄层最大密度投影，可观察到强化的胸膜与肺静脉相交通，与Kim等（2004）的研究结果一致。

该组6例体-肺静脉瘘中的2例出现轻度至中度的呼吸困难，患者除有肺部病变外，体-肺静脉瘘在一定程度上降低了血氧饱和度，加重上腔静脉综合征患者的呼吸困难。

肝局灶异常强化：肝局灶异常强化的发生率很低，较多情况下发生在上腔静脉综合征累及奇静脉注入心房段的病例中。该组3例肝局灶异常强化，4例肝被膜静脉强化均发生在奇静脉注入心房段受累的病例中，肝局灶异常强化表现为横轴面CT上肝脏Ⅳ段和/或肝裸区大小不一的结节状或斑片状明显强化区，与肿瘤类病变相似，动脉期薄层CT最大密度投影上显示迂曲扩张的侧支静脉与异常明显强化区相连。正确认识肝脏局灶异常强化有助于与肝脏肿瘤类的病变相鉴别，对临床有重要的指导意义。

肝局灶异常强化多由2条静脉侧支循环通路引起：①上腹部浅静脉经潜在残留的脐静脉流向左肝门静脉，或经脐旁静脉穿过镰状韧带与残留的脐静脉相通，流向左肝门静脉或直接入肝，可引起肝脏第Ⅳ段前份的异常强化；②膈肌侧支循环，经肝被膜下静脉流向肝裸区或肝静脉，可导致肝裸区和肝左叶异常强化灶。也有学者认为经肝的侧支循环或心包膈静脉与右膈下静脉的分支，可导致肝方叶的异常强化出现。

综上所述，体-肺静脉瘘与肝脏局灶异常强化是上腔静脉综合征少见征象，认识体-肺静脉瘘有助于进一步理解上腔静脉综合征患者呼吸困难，并指导治疗；认识肝脏局灶异常强化能够帮助鉴别肝脏肿瘤类病变，可帮助明确诊断。

第三节　头臂静脉的诊断陷阱

Taber等（1979）发现在CT横断扫描图像上，在左颈总动脉和右头臂动脉的前方，可见左头臂静脉通常横跨纵隔，偶尔，此静脉横跨主动脉弓前方，可被误认为纵隔包块。还有，脂肪界面可分开头臂静脉与主动脉弓前壁，而伪似降主动脉的血管瘤的血管内膜层。

Webb等（1982）在研究纵隔静脉先天异常的CT扫描时指出，在连续扫描中可偶尔见到先天异常的左头臂静脉沿左纵隔下降，在进入主动脉 - 肺动脉窗之前，横过中线，连接于右上腔静脉。有作者告诫，CT 扫描有时看见右侧或左侧乳内静脉，从头臂静脉向前延伸，切勿混淆为胸膜增厚的影像。

左头臂静脉：左头臂静脉有几种变异可导致 CT 误诊：左头臂静脉的凸出或膨大可被误认为前纵隔肿块或肿大淋巴结。特别是经右肘前静脉注射对比剂时，膨大的左头臂静脉显影不良或不完全显影，尤易造成误诊。尽管有时可同时见到与下腔静脉连续的副半奇静脉或异常左上叶肺静脉引流到左头臂静脉，膨大的左头臂静脉通常仍被认为是一种正常发育变异。

左头臂静脉的水平部迂曲和位置变异较为常见，特别是老年人。尽管左头臂静脉的水平部较常见于大血管水平，事实上它几乎在上纵隔的每个层面都可见到，包括主动脉弓前，在主动脉弓前的表现可类似于被对比剂填充的主动脉夹层的假腔。在连续的 CT 层面上仔细观察，可以发现此类假腔样结构与静脉血管相连续。

有时，左头臂静脉在前纵隔下行，路线较为垂直。这时 CT 表现可能与前纵隔的软组织密度结节或肿块相似。同样，仔细分析多个连续的层面，有助于得出正确结论。

左头臂静脉的走行异常罕见，它可表现为沿上纵隔的左侧下行，在主动脉弓外侧和下方，其位置类似于左上腔静脉。然后，这一异常静脉进入主动脉肺动脉窗，经升主动脉后和气管下部前方，自左向右跨越中线，在奇静脉弓水平与右头臂静脉或上腔静脉汇合。

这一异常血管走行的任何部位都可类似于纵隔肿大淋巴结，尤其在主动脉肺动脉窗内与纵隔肿大淋巴结的表现非常相似。如果熟悉此类发育异常，如平扫有怀疑，再做增强扫描，问题则迎刃而解。此外，这一异常引流到右头臂静脉或上腔静脉的左头臂静脉，应与注入冠状窦的永存左上腔静脉鉴别。

第十三章　心血管疾病部分检查技术

第一节　心脏成像中电子束 CT 与 MSCT 的比较

电子束 CT 应用前置心电图触发提高了时间分辨力,使心脏成像取得巨大进展。MSCT 则在另一些方面进一步发展了心脏成像,包括大容积覆盖,高空间分辨率以及后置心电图门控技术。

一、技术原理

电子束 CT 的核心部分是一个固定的电子枪,恒定运转的管电流为 625 mA,管电压 130 kV。电子枪产生的电子束偏转并聚焦于 4 个钨靶环之一(210°)。扇形的射线束由对侧的两排探测器环检出(216°)。不变的管电流(恒定的 625 mA)产生固定的 mAs,不能适用于所有不同体型的病人。电子束 CT 提供 2 种不同的扫描方式:"单层方式"和所谓的"多层方式"。

"单层方式"以 100 ms 的速度沿 4 个靶环之一快速滑动。"单层方式"提供 2 种采集方式:①非心电图同步的连续容积扫描,沿 Z 轴方向连续移动病人(与普通滑环 CT 扫描方式相同)。②前置心电图触发的步进式容积扫描,沿 Z 轴方向间断移动病人。前置心电图触发技术的数据采集是按预先设定的心动周期时相(典型时相为收缩末期或舒张晚期)。心电图触发的"单层方式"尤其适用于冠状动脉成像。

"多层方式"以 50 ms 的速度依次沿 4 个靶环滑动,快速沿 Z 轴方向覆盖达 8 cm 范围,而无须移动病人,可获得心动周期内多时相的数据,可以制成 17 帧 / 秒的电影图像。这种扫描技术被用于心功能的检测。电子束 CT 无须事先用药降低心率,但少量吸氧以延长屏气时间常是有用的。

标准电子束 CT 对比剂增强扫描先团注少量对比剂测量个体的循环时间,再以 3 ml/s 的流速团注对比剂 90 ml(用于心功能测定)~180 ml(用于冠状动脉造影)。

MSCT 以多排(4、8、16、32、64……)探测器环为特征,同时靶对旋转的 X 线球管。加之前置心电图触发、后置心电图门控技术可使 MSCT 获得 R-R 间期中任意时相的重建图像。亚毫米级的、各向同性体素结合后置心电图门控技术可获得心脏的四维数据,可明显增加病人的射线辐射剂量。

电子束 CT 不同扫描方式估测的射线剂量为:冠状动脉钙化积分 0.7~1.3 mSV,冠状动脉造影 1.1~4.4 mSV,心脏功能分析 7.6 mSV。MSCT 不同扫描方式的射线剂量为:冠状动脉钙化积分 2.0~6.2 mSV,冠状动脉造影和心脏功能分析 6.7~14.5 mSV。但新近介绍的剂量减少算法,为心电图脉冲,实质上可减少 MSCT 的射线剂量。

与电子束 CT 相比,MSCT 的时间分辨率受机架旋转速度所限。既往研究表明,MSCT 无运动伪影的图像质量与心率之间呈反比关系。为减少运动伪影,可于扫描前服用 β 受体阻滞剂来降低心率(心率 65 次 / 分钟为上限)。

β 受体阻滞对于不同病人的效果亦有差异,甚至对某些病人 β 受体阻滞剂不起任何作用。并且,β 受体阻滞剂的使用在某些特定的临床情况下并非没有危害,伴有心肺疾患者则不宜使用。在这种情况下,MSCT 使用所谓多阶段重建法可适当地提高时间分辨率。一些作者对于这种后处理技术的效果存在质疑,尤其对扫描过程中心率有所变化或心律不齐的病人。加之多阶段重建法超量采集须降低床进速度,该缺点导致屏气时间延长和射线剂量增加。

MSCT 新进展、扫描容积大及总扫描时间短,要求制定准确的对比剂团注方案,以期获得浓度及对比度适当的冠状动脉及分支影像。除试验性团注技术外，MSCT 尚可使用半自动团注跟踪扫描技术。应用 MSCT 技术对比剂增强方案，可在右心腔及肺血管对比剂排空后选择性地显示左心腔、主动脉及冠状动脉。

MSCT 对比剂团注的一般标准为流速 3~5 ml/s，总量 60~120 ml，取决于扫描范围（即探测器的数目和宽度）和床进速度。

二、冠状动脉

钙化积分：心电图同步的 CT 平扫可以无创地检测钙化沉积。冠状动脉钙化积分可以反映病人的斑块负荷，有助于无创性诊断无症状的冠状动脉粥样硬化。电子束 CT 被认为是冠状动脉钙化积分的参考方法（所谓的"金标准"）。

但由于电子束 CT 图像噪声大，可能影响小钙化灶的检出或高估钙化负荷。MSCT 可达到钙化积分的相同效果，尤其在可重复性方面。

冠状动脉造影：对比剂增强电子束 CT 血管造影对冠状动脉近心段狭窄的诊断有良好的敏感性及特异性。然而仍有较多冠状动脉节段无法评价。而快速亚毫米级 MSCT 血管造影可显示冠状动脉全貌，包括边缘分支。

关于电子束 CT 及 MSCT 无创性冠状动脉造影诊断准确性的临床试验性研究，冠状动脉逐一节段与常规导管介入性血管造影进行对照分析，16~64 层 MSCT 优于电子束 CT。文献表明，敏感性及特异性有所提高，同时不能评价的冠状动脉节段有所减少。

一般电子束 CT 连续短时间采像为 100 ms 优于 MSCT，使用标准的半扇扫重建模式的采像时间为 165 ms，目前最大的机械旋转时间为 330 ms。由于 MSCT 时间分辨率低，对于心率快的病人检查受限。虽然 MSCT 可通过后处理技术（多节段重建法）提高时间分辨率，但在相当程度取决于心率，且心律失常有明显影响。

另一方面，电子束 CT 血管造影也存在一些问题：①空间分辨率低，信噪比较差。上述因素影响对细小血管的评价。②心律失常使触发失误，导致数据采集失误。MSCT 后置心电图门控技术的数据采集对心律失常影响较小。③每个心动周期仅扫描一次使 Z 轴覆盖受限（即：层厚 3 mm、床进速度 2 mm、扫描 40 次、覆盖范围 8 cm）。④延长屏气时间则产生呼吸伪影（即：心率 60 次/分钟扫描 60 次，需屏气 60 s）。⑤高对比剂用量将损伤肾功能，并增加费用（完成一次 60 层扫描，对比剂流速 3 ml/s，高对比剂总量为 180 ml）。⑥冠状动脉运动幅度最小的时间窗（最佳触发点）难以预测，每支冠状动脉不同节段亦有不同，故前置心电图触发不适于冠状动脉的显示。

心功能：为评价心肌或心脏瓣膜动态分析，可重建心动周期不同时相的一系列图像。

电子束 CT 重复性前置心电图触发扫描，一个心动周期可获得相邻的两层图像。电子束 CT 具有固定的采像时间为 50 ms（每秒可扫描 17 次）；MSCT 采像时间变化范围 50~250 ms，取决于机架旋转速度、心率及重建方式。因此，与电子束 CT 相比 MSCT 可能捕捉不到真正的收缩末期时间点，与电子束 CT 相比低估射血分数。

但是，MSCT 可对 R-R 间期内的任意时相的任意图像进行回顾性重建。对于呼吸困难的心脏病病人电子束 CT 优于 MSCT，电子束 CT 总扫描时间短，约 7 s。16 层 MSCT 扫描时间按床进速度约 30 s。随 MSCT 发展至 64 层，扫描时间亦可缩短至 7 s 左右（表 12-13-1）。

尽管电子束 CT 有优越的时间分辨率，但在功能分析上存在一些缺点：

（1）电子束 CT 无法获得真正的心脏长、短轴图像。由于机架固定，检查床旋转和倾斜，则形成假短轴或假长轴。但电子束 CT 的检查床对呼吸困难的心脏病病人有利。

（2）电子束 CT 不能获得容积数据，相邻层面间存在 4 mm 间隙。MSCT 可沿任意横断面进行回顾性重建，而电子束 CT 无法做到。

表 12-13-1　心脏 CT 的 10 项临床适应证

	电子束 CT	MSCT
1. 无创性冠状动脉造影排除冠状动脉狭窄	（+）	（++）
2. 冠状动脉搭桥术后复查	（++）	（+++）
3. 冠状动脉钙化积分心脏危险因素预测	（+++）	（+++）
4. 显示异常冠状动脉	（++）	（+++）
5. 显示心脏（即：心包、瓣膜）钙化	（+++）	（++）
6. 评价心脏肿物	（++）	（++）
7. 评价左室及右室容积和功能	（++）	（++）
8. 心脏外科手术前、后显示形态学改变	（++）	（+++）
9. 显示先天性心脏病的形态学改变	（++）	（+++）
10. 显示心房包括肺和心脏静脉	（++）	（+++）

（3）电子束 CT 心功能分析与电子束 CT 冠状动脉造影相比，空间分辨率更低、图像噪声更大；曝光量由 62 mAs 降到 31 mAs，矩阵由 512×512 降至 256×256，用以提高时间分辨率。通常，MSCT 较电子束 CT 空间分辨率高，图像噪声小；但当应用调制算法时 MSCT 的图像质量将显著下降。

（4）厚层（8 mm）增加部分

电子束 CT 和 MSCT 的临床诊断价值：（+）受限，（++）适合，（+++）优良。容积伪影，进一步降低空间分辨率。MSCT 可进行任意层厚的回顾性重建。

（5）若需重复检查，获得更多的心功能信息或增加横断面观察，则需增加射线剂量和对比剂用量。而 MSCT，冠状动脉造影和心功能分析可通过一次后置心电门控技术。心律失常导致的门控失误将严重影响心功能分析，可能需重新扫描。MSCT 分节段的触发扫描，可减低心律失常对心功能分析的影响。但严重的心律失常电子束 CT 及 MSCT 均无法进行心功能分析检查。

研究者总结了 10 项心脏 CT 临床适应证的概况及诊断效应（见表 12-13-1），证实了 MSCT 的总体影像质量优于电子束 CT。

尽管电子束 CT 作为一项先进的检查技术适用于许多临床情况，但 MSCT 更具有优越性，MSCT 尤其适用于无创性冠状动脉血管造影。由于费用贵且临床情况多变，使得电子束 CT 的进一步应用受限。MSCT 终将取代电子束 CT。当然，MSCT 在提高时间分辨率和减少射线剂量方面仍需进一步发展。目前，电子束 CT 仅被选择性地应用于某些对时间分辨率要求较高的心脏动态扫描（电影）。

第二节　人工智能在心血管影像诊断与预警中的应用

心血管疾病是人类的头号杀手，因此开展心血管疾病诊疗至关重要。近年来心血管影像技术的快速发展产生了大量的影像数据，本着"影像引领临床并服务临床"的发展目标，充分发挥心血管影像的潜能与价值刻不容缓。合理地应用人工智能，不仅能够大大缩短检查时间，提高诊断的准确性，进一步还能够在疾病预后判断和危险分层中发挥更大的作用。

概括起来，目前人工智能和心血管影像的结合主要用于以下几个方面。

1. 减少心脏影像图像重建时间　如何缩短影像学检查时间，特别是心脏 MR 检查时间一直是困扰医工领域的难题，而应用人工智能技术深度多层卷积神经网络，可缩短心脏影像图像重建时间并得到高质量心脏图像。深度学习模型可在 10 s 内重建完成每个完整的动态序列，每帧二维图像的重建时间小于 23 ms，达到实时成像的要求。

2. 准确快速地进行图像分割与计算　目前以 CT 和 MRI 为代表二维平面图像，要获得三维图像和功能学数据，即使采用最先进的软件，往往也费工费时，影响准确性。人工智能的引入可显著提升心内膜分割精度，并通过全自动分割 2D 和 3D 电影图像中的心内膜，实现心脏影像的自动测量，同时进行射血分数计算和区域运动的评估，该方法耗时短，只需 8 s 即可完成，且在 98% 的患者中可行。

3. 心血管疾病的诊断　人工智能模型可通过提取心脏影像特征来帮助实现疾病的诊断与鉴别诊断。例如人工智能可帮助鉴别诊断缩窄性心包炎与限制型心肌病，诊断曲线下面积（AUC）值最高可达 0.962；人工智能能够识别运动员生理性肥大和肥厚型心肌病，诊断敏感度及特异度高于常规指标；人工智能还能在未观察患者冠状动脉解剖结构的情况下，自动识别患者冠状动脉 CT 血管造影图像中局部心肌异常，从而推断冠状动脉的功能性狭窄，有望减少不必要的侵入性血流储备分数（FFR）检查。

4. 心血管疾病预后评估　现阶段临床判断患者的远期预后大部分基于有限的临床及影像学参数，而通过训练与学习，人工智能可同时提供更多、更复杂的变量，用于最终模型的构建。例如通过人工智能构建冠状动脉 CT 血管成像（CCTA）及临床参数建立的患者远期生存模型，与单独的弗雷明汉风险评分（Framingham risk score，FRS）或 CCTA 严重性评分相比，可表现出更准确的全因死亡率预测能力。

人工智能还能通过分析源自 CCTA 的 16 段冠状动脉树信息，创建出更高的预后准确性风险评分；通过建立肺动脉高压患者右心三维模型来进行远期预后的判断，AI 预测效能优于右心室射血分数。

第十四章　先天异常、发育变异和诊断陷阱

第一节　十字交叉心脏

十字交叉心脏属复杂先天性心脏畸形,其病理特征为房室连接区螺旋状扭曲、体肺静脉血流轴在心脏房室瓣水平发生空间位置上的左右交叉,在心脏前后投影平面上呈十字。该类复杂畸形非常罕见。准确的术前影像诊断及对合并畸形的全面提示,对手术方式的选择和患者预后的判断至为重要。

影像学研究:十字交叉心脏,亦称上下关系心室或扭转房室连接。该畸形是在胚胎期心祥形成和心室分隔完成后,心室沿心脏长轴发生异常旋转,使左右心室空间位置改变而成。心室多呈上下排列,右心室居上,左心室居下,室间隔的旋转使其方向近成水平。有作者发现,CT 的各种 3D 重建,特别是曲面重建、容积再现或表面遮盖显示可清晰直观显示心室位置关系及室间隔的倾斜角度,成为横断面成像的重要补充。

从内部结构看,从心房到心室尖部血流通道彼此螺旋样环绕,心房心室间隔成角或弯曲,心脏表现为沿心底到心尖轴线的扭曲。心房心室间的血流方向虽仍为右心房至右心室、左心房到左心室,但已由通常两者的相互平行转变为相互交叉。CT 横断面成像能够清晰显示心房心室解剖学特征及连接,仔细逐层观察有利于对体肺静脉血流轴空间关系的正确判断。

十字交叉心脏的心房内脏位通常为正位,极少转位或不定位。心室动脉连接以右室双出口居多,偶可见肺动脉闭锁。一组 5 例均属心房内脏正位且 4 例见右室双出口,1 例属完全性大动脉错位,与文献所述相符。

室间隔缺损在该类畸形中极为常见,且各型均有报道。因异常扭转所致对应不良的漏斗间隔和心室漏斗襞的楔入,肺动脉瓣与右心室流出道狭窄也

较为常见。该组 5 例均见不同类型的室间隔缺损和肺动脉狭窄,其中 2 例尚见肺动脉瓣下右心室流出道狭窄。

此外,CT 扫描也可同时准确提示主动脉缩窄、双侧上腔静脉及主动脉右弓右降等异常。1 例合并 3 mm 大小的房间隔缺损,因被误为伪影而漏诊;同例三尖瓣发育不良,未能在 CT 成像中发现。

比较影像学:超声心动图因无创和价格低廉,成为十字交叉心脏的一线诊断方法,对该畸形常易并发的圆锥动脉干异常确诊率不高,声窗有限,难以明确并发血管异常,以及操作者依赖性等为其不足。

心血管造影仍属诊断"金标准",可结合心导管检查测定心内压和血氧饱和度,属重要诊断手段。价格昂贵、因邻近结构的重叠而需多次注射对比剂及导管创伤是其主要缺点。

MR 虽然检查费时较长,对不合作患者的应用受到限制,但在评价十字交叉心脏方面,因无创与多角度任意层面成像,可满意观察水平室间隔与相互交叉血流,并在发现其他并发畸形方面有独到优势。

CT 技术迅速发展,特别是以 64 层 MSCT 和电子束 CT 为代表的 CT 的出现,时间分辨率迅速提高,克服了心脏搏动所致伪影,使心脏先天畸形的清晰展示成为现实。

在十字交叉心脏的诊断中,现代 CT 良好的密度分辨率,不但可以清楚显示左、右心房心室的形态学特征,有利于对交叉房室连接的确认,而且因任意角度的便捷的 3D 重建,可直观呈现水平室间隔,明确心室大动脉的连接关系以及与手术关系密切的肺动脉发育不良、主动脉缩窄和冠状动脉异常等重要并发畸形。

需要强调的是,64 层 MSCT 各向同性容积数据

的获得使任何方向的 3D 重建趋于完美，并可以根据需要任意调整多平面重建和曲面重建的重建轴面或柱面。通过调整曲面重建柱面，64 层 MSCT 可在单幅曲面重建图像上同时直观显示交叉房室连接、水平室间隔及缺损、大动脉与心室的连接关系，是 CT 优于其他影像检查方法的重要特点。

以房室连接层面为重建中心，通过重建柱面的连续变换，同时兼顾水平室间隔及心室大血管连接关系等主要畸形的展示，是 64 层 MSCT 十字交叉心脏重建的关键。适当增加重建厚度所获最大密度投影重建图像，对所涉及异常血管的显示有明显优势；容积再现和表面遮盖显示富有立体感，有助于直观真实地从总体上掌握该种疾病的主要特征，特别受到儿科和外科医师的欢迎。与电子束 CT 相比，64 层 MSCT 的 3D 重建更为简便快捷。

该项研究涉及电子束 CT 患者，均为引进 64 层 MSCT 以前所积累。通过 64 层 MSCT 和电子束 CT 两种 CT 图像的对比，该组作者发现，64 层 MSCT 在相对较小的曝光剂量下就可达到与电子束 CT 相似的图像质量，且可在扫描中根据不同部位自动调节曝光剂量，这对患者的辐射保护具有重要意义。

采用双筒注射器在常规注射后进行生理盐水与对比剂的混合追加，消除了以往电子束 CT 检查单筒注射不易克服的因上腔静脉系统内多量对比剂存留所致的放射状伪影，亦对图像质量的改善产生良好效果。

近年来，患儿的辐射防护与低剂量扫描的研究逐渐受到重视。随着对辐射剂量的逐渐控制，不断更新的现代 CT 在对包括十字交叉心脏在内的先天性心脏病的诊断方面有着良好的应用前景。CT 对极小的房间隔缺损易于漏诊，对房室瓣发育不良显示欠满意且不能取得血氧和血液动力学资料。

第二节　心耳变异

右心耳，尤其在明显突出时，很像胸腺肿块或肿大的纵隔淋巴结。右心耳从右房发出，向头侧伸展，典型表现为升主动脉根部外侧或其前方的弯曲三角形结构，上腔静脉稍偏其后，在连续的 CT 层面上可以看到右心耳与右心房相连续。

左心耳呈圆形，位于左上肺静脉前方，右心室流出道和左冠状动脉后方，易与纵隔肿大淋巴结混淆。在连续 CT 层面上可看到左心耳与左心房连续。

第三节　心脏大血管常见伪影

金属性伪影：当进行心脏和大小 MRI 和 MRA 时，潜在的金属植入物可引起磁敏感性伪影，导致局部信号丢失和结构扭曲变形。此类伪影在 GRE 序列和长 TE 序列中最为明显，使用 Turbo SE 序列要比常规 SE 序列伪影小。

可能采用其他方法减少这种金属性伪影，如缩短 T_1WI 和心脏 MR 电影检查时的 TE 值，行增强 MRA 序列扫描时增加矩阵和减少层厚等。需要指出的是，在各种 SE 序列中，HASTE 序列信号丢失最少。

呼吸运动伪影：呼吸运动伪影还可在屏气扫描中见到，其出现在开始屏气前的数据采集时或扫描进行中病人未能充分屏气时。附加一部摄像机，可以监控病人的呼吸情况；另外可将一个茶杯放在病人胸前或用胶布粘在胸前或腹部来监视病人的呼吸以及监视屏气开始和紧接着的屏气扫描序列的开始。

如果病人在整个屏气序列扫描时间内不能控制呼吸，那就应使用矩形视野，减少相位编码，或是在一个三维厚带中减少层数。

实时电影采集将不再需要屏气，可以用于不能屏气的病人。Turbo SE 序列 T_1WI 成像也可以使用较多的采集次数（5 次或 6 次），用信号平均的方法来减少运动伪影。

折叠伪影：大范围采样技术用在相位编码方向上，可以减少胸部 MRI 或 MRA 检查时四肢折叠伪影，也可以选择增加扫描野或用一个射频带遮蔽上肢的方法减少这种伪影。

第四节　心血管超声检查中的某些误诊

Gatewood 等（1980）利用二维超声心动图来鉴别左心室假性动脉瘤和真性动脉瘤，他们发现，通过一窄口与左室腔相通的边界清楚的无回声腔隙是假性动脉瘤的特点，其颈部最大内径同囊腔最大内径之比低于 0.5。真性动脉瘤引起局部外突和受累室壁的扩张，其颈囊内径的比例为 0.9~1.0，总是高于 0.5。

Kessler 等（1982）指出，假性动脉瘤的狭窄开口与坏死的左室壁及坏死碎屑一块，常可引起少量的断续的界面声学反射。利用超声心动图显像区分此类假性动脉瘤（为大肠杆菌心内膜炎引起的左室后壁处的）和动脉粥样硬化的假性动脉瘤总不那么容易，后者动脉瘤内充满血栓，可见强回声。Kurtz 等（1981）报告在超声检查时，正常的左肾静脉图像可伪似左肾动脉的动脉瘤。实时和 M 型超声心动图习惯被用来确定正常儿童的二尖瓣活动的表现，诊断二尖瓣脱垂等疾病。Sahn（1977）认为，M 型超声心动图检查二尖瓣的运动是观察瓣叶某部分的功能，例如当观察瓣膜的游离缘时，在正常组仅见 1 例有异常活动，而对该组的瓣膜体部进行研究时，则见 6 例可诊断为瓣叶假性脱垂。超声心动图横切观察，患二尖瓣脱垂者表现为瓣叶的上弓和后弓。用此种方法可辨别真假二尖瓣脱垂。

Weiss 等（1975）指出，用超声心动图探测二尖瓣脱垂时，如将换能器向下成角可发生假阳性诊断（即见到典型的脱垂征象），如将换能器保持在严格的垂直位置，则可避免此类错误。Silverman 等（1978）用超声检查一例完全性心脏畸形（含右室发育不良及三尖瓣闭锁等）的新生儿，却见到类似三尖瓣的回声，他们认为此假瓣回声来源可能是右心耳后壁，或房间隔下后壁。Asinger 等（1981）用二维超声心动图观察左心室血栓，并强调假阳性诊断。指出邻近血栓的心壁的异常活动，从运动机能减退到运动机能障碍的种种表现均在所有病人中观察到。尖位观察最有助于尖部血栓的显像。仔细分析心内膜血栓的界面是正确诊断此病的前提。血栓回声的密度显示一般高于邻近心肌。少有见到血栓在腔内运动。容易将乳头肌和肌壁小梁这类正常结构误认为血栓。

Nishimura 等（1981）著文讨论左心室假性腱索的超声心动图表现。所谓假腱索，是指不与二尖瓣叶相连，而与其他部位相连的腱索，它们可从乳头肌到乳头肌或到室壁，或从室壁这处到室壁那处。在二维超声图像上，它们表现为穿过心腔的弦样回声。

鉴别诊断应包括左室流出道产生异常回声的那些情况，诸如：散发的主动脉瓣下狭窄、主动脉瓣粘连、主动脉瓣赘生物、Valsalva 动脉瘤及前尖瓣附瓣等。该作者认为，M 型及二维超声心动图能够确诊假腱索，并能与异常的其他回声相鉴别。

Kendrick（1977）报告 1 例经静脉插入的心脏起搏器多余的线圈在超声心动图检查时伪似右房包块，取出线圈后，该回声即消失。

第五节　大血管发育变异与诊断陷阱

详见本书本卷 本篇第四章·第二节《大血管发育变异与诊断陷阱》。

第十三篇　冠状动脉疾病

第一章　专家共识与冠状动脉疾病报告和数据系统解读

医学影像学的多个研究领域都推出了报告和数据系统（RADS），以指导病人的后续处理。报告和数据系统将影像术语和评价内容标准化，便于影像科医生和临床医生进行沟通，帮助临床医生获取影像报告中的临床相关信息并指导制定治疗计划，得到大家普遍认可和广泛应用。此外，报告和数据系统有助于医生收集注册表和数据库中的数据，从而更好地实现病人的个体化随访。

冠状动脉疾病报告和数据系统的提出：64 层 CT 问世以来，CT 冠状动脉成像（CCTA）从成像技术到临床应用均取得了进步，其评估稳定胸痛和急性胸痛的价值均已被证实。为了更好地将 CT 冠状动脉成像应用于临床，必须从影像质量、诊断准确性和辐射剂量等各方面进行优化。

为此，国际心血管 CT 协会（SCCT）根据 CT 冠状动脉成像报告的标准化要求于 2016 年提出了冠状动脉疾病报告和数据系统（CAD-RADS），医生结合 CT 冠状动脉成像表现和临床信息，可以提出对病人进一步处理的建议，适用于门诊、住院或急诊中怀疑或已知冠状动脉心脏病的病人。冠状动脉疾病报告和数据系统的目的是通过对 CT 冠状动脉成像报告术语的标准化，改善影像诊断医师和内科医师的沟通，最终提高医疗质量。

冠状动脉疾病报告和数据系统分级：冠状动脉疾病报告和数据系统根据冠状动脉狭窄程度进行分级，包括从冠状动脉疾病报告和数据系统 0 级（无动脉粥样硬化）到冠状动脉疾病报告和数据系统 5 级（至少有 1 支完全阻塞）。冠状动脉疾病报告和数据系统是基于报告中描述的关于冠状动脉斑块和狭窄的位置、程度等信息，是对 CT 冠状动脉成像报告最终诊断印象的补充，反映了与临床关系最密切的病变表现。此外，冠状动脉疾病报告和数据系统还将未行诊断性检查者定义为 N 级，代表病变因伪影影响无法判定狭窄程度，这种情况下需要进一步评估。冠状动脉疾病报告和数据系统根据狭窄程度的分级对稳定性胸痛（表 13-1-1）和急性胸痛（表 13-1-2）病人分别提出了进一步处理的建议。其中，冠状动脉疾病报告和数据系统 4 级又进一步分为 4A 和 4B 两个亚类。

表 13-1-1　稳定性胸痛病人的冠状动脉疾病报告和数据系统

分级	冠状动脉最大狭窄程度	解释	进一步评估	解决方法
0 级	0（没有斑块和狭窄）	无 CAD	无	安慰。考虑非动脉粥样硬化引起的胸痛
1 级	1%~24%（轻微狭窄，或无狭窄的斑块）	轻微的非阻塞性 CAD	无	考虑非动脉粥样硬化引起的胸痛 考虑预防性治疗和降低危险因素
2 级	25%~49%（轻度狭窄）	轻度的非阻塞性 CAD	无	考虑非动脉粥样硬化引起的胸痛 考虑预防性治疗和降低危险因素，尤其是对于有多个节段的非梗阻性斑块的病人
3 级	50%~69% 狭窄	中度狭窄	考虑功能评估	考虑抗心肌缺血缓解症状，并行预防性药物治疗，降低危险因素应根据指南考虑其他治疗
4 级	A:70%~99% 狭窄 B:左主干 >50% 或者 3 支血管阻塞（≥70%）疾病	重度狭窄	A:专虑 ICA 或功能评估 B:建议 ICA	考虑抗心肌缺血缓解症状，并行预防性药物治疗，降低危险因素 应根据指南考虑其他治疗（包括血运重建）

续表

分级	冠状动脉最大狭窄程度	解释	进一步评估	解决方法
5 级	100%（完全闭塞）	完全闭塞	考虑 ICA 和 / 或心肌存活性评估	考虑抗心肌缺血缓解症状,并预防性药物治疗和降低危险因素 应根据指南考虑其他治疗（包括血运重建）
N 级	无诊断性检查	不能排除阻塞的 CAD	需行附加的或其他评估	

冠状动脉疾病（CAD）;颈内动脉（ICA）

表 13-1-2　首次肌钙蛋白阴性,心电图不可诊断或阴性以及低到中等风险的急性胸痛病人
（ TIMI 危险评分≤ 4,急诊或住院 ）的冠状动脉疾病报告和数据系统

分级	冠状动脉最大狭窄程度	解释	解决方法
0 级	0	极不可能发生急性冠状动脉综合征（ACS）	不需要进行 ACS 的进一步评估考虑其他病因
1 级	1%~24%	极不可能发生 ACS	如果没有肌钙蛋白和 ECG 异常,考虑评估非 ACS 病因 考虑门诊随访病人,预防性治疗和降低风险因素
2 级	25%~49%	不太可能发生 ACS	如果没有肌钙蛋白和 ECC 异常,考虑评估非 ACS 病因 考虑随访门诊病人预防性治疗和降低风险因素 如果临床高度怀疑 ACS 或有高危斑块的特征,考虑心内科入院
3 级	50%~69%	可能发生 ACS	考虑心内科入院,进行功能评估和 / 或 ICA 评估和处理 应考虑抗心肌缺血及预防管理的建议以及降低危险因素。如果有明显血流动力学异常需要考虑其他治疗
4 级	A：70%~99% 狭窄 B：左主干 >50% 或者 3 支血管阻塞性病变	很可能发生 ACS	考虑心内科入院,行进一步的 ICA 评估,适当时行血运重建 应考虑抗心肌缺血及预防管理的建议和降低危险因素
5 级	100%（完全闭塞）	极为可能发生 ACS	如果急性闭塞考虑快速进行 ICA 和血运重建应考虑抗心肌缺血及预防管理的建议和降低危险因素
N 级	无诊断性检查	不能排除 ACS	需进一步评估

急性冠状动脉综合征（ACS）;冠状动脉疾病（CAD）;颈内动脉（ICA）

一、已知患有冠状动脉疾病的病人

　　CT 冠状动脉成像的主要临床价值在于其敏感性和阴性预测值较高,但其阳性预测值较低,尤其是会高估中度狭窄病变。已知冠状动脉疾病的病人多有中度狭窄的病变。此外,CT 冠状动脉成像对于支架内再狭窄的诊断准确率十分低,尤其是直径 <3.0 mm 的支架内的再狭窄。因此,冠状动脉疾病报告和数据系统指出,对已知患有冠状动脉疾病的病人,不能仅根据 CT 冠状动脉成像确定治疗方案,还需要依靠临床表现和病史进行个体化考虑。

二、标志符号的解读

　　冠状动脉疾病报告和数据系统最突出的特点是

引入了 N、S、G、V 4 个符号,在此起到补充说明的作用,即说明 CT 冠状动脉成像检查中的 4 种特殊情况:① N 代表无诊断性检查（non-diagnostic）;② S 代表支架（stent）;③ G 代表移植（graft）;④ V 代表易损性（vulnerability）。如果需要多个说明,则按上述顺序添加,并用"/"分隔。

三、N- 无诊断性检查

　　冠状动脉疾病报告和数据系统不仅提出了 N 级,并将 N 用作标志符号。如果可诊断的冠状动脉节段中有一处狭窄分级超过冠状动脉疾病报告和数据系统 3 级,则应根据最严重的狭窄进行分类,并附加符号 N。如果可诊断的冠状动脉节段无狭窄（0）、轻微狭窄（1%~24%）或轻度狭窄（25%~

49%),则该检查不能指导病人的下一步处理方案,应定义为冠状动脉疾病报告和数据系统 N 分类,并且需要进一步评估。

四、S- 支架

冠状动脉疾病报告和数据系统指出只要在冠状动脉内出现支架,均使用符号 S。如果支架内再狭窄可评价,则其狭窄程度分级与冠状动脉狭窄程度分级相同,无论最严重病变位于支架内还是冠状动脉,均根据最严重病变进行冠状动脉疾病报告和数据系统分级并加上 S。如果支架内情况无法评价,而冠状动脉狭窄超过 50%,亦根据最严重病变进行冠状动脉疾病报告和数据系统分级并加上 N/S。如果支架内情况无法评价,且冠状动脉没有超过 50%的狭窄,则应定义为冠状动脉疾病报告和数据系统 N/S。由此可见,冠状动脉疾病报告和数据系统的目的是指导制定下一步的治疗计划,不体现最严重的狭窄位于支架内还是冠状动脉。

五、G- 冠状动脉旁路移植

冠状动脉疾病报告和数据系统指出冠状动脉旁路移植术后病人使用符号 G,仅对移植血管、远端吻合口和输出血管的狭窄程度评估进行分级。移植血管的狭窄程度分级与冠状动脉相同。

六、V- 易损斑块

易损或高危斑块是未来发生急性冠状动脉综合征的独立影响因素。CT 冠状动脉成像提示易损斑块的征象包括正性重构、低密度斑块、点状钙化和餐巾环征。如果 CT 冠状动脉成像清晰显示冠状动脉斑块存在 2 个或多个易损征象,应该加上符号 V。虽然尚没有足够的数据为这种病人的治疗提供指导,但是冠状动脉疾病报告和数据系统还是建议结合临床和实验室检查,并密切观察、随诊,甚至入院。

七、心脏或心外发现

CT 冠状动脉成像还可有其他有临床意义的、有潜在临床意义的或无临床意义的心脏或心外的发现。然而,冠状动脉疾病报告和数据系统的目的是冠状动脉狭窄的进一步处理。因此,建议在 CT 冠状动脉成像报告中体现心脏及心外的相关发现,并提出相应的随访和建议。

冠状动脉疾病报告和数据系统的价值和意义:冠状动脉疾病报告和数据系统的主要目标是规范冠状动脉 CTA 报告结果的标准化术语,以清晰和统一的方式与临床医师交流,进行最终评估和进一步处理的建议。

此外,冠状动脉疾病报告和数据系统将为规范化教育、研究、评审、质控等提供框架,最终改善病人预后。最后,以标准化的方式编辑成像数据可以将影像学发现与具体治疗方案联系起来,更好地评估治疗方案对病人预后的影响。因此,我们应该在实际工作中,将冠状动脉疾病报告和数据系统应用到每个 CT 冠状动脉成像检查报告中。

第二章　急性冠状动脉事件

自电子束 CT 问世，CT 可以完成冠状动脉成像，对诊断冠状动脉心脏病的价值就得到了肯定。随着 64 排 MSCT 及双源 CT 的相继问世，通过 CT 血管成像，冠状动脉粥样硬化斑块越来越清晰地展示在人们面前。如今后 64 排 MSCT 不但能清晰显示斑块，还能通过能谱信息初步分析斑块的成分。随着 CT 设备的发展，人们对冠状动脉粥样硬化斑块的认识也随之深入。冠状动脉心脏病作为临床多发，致死率、致残率高的疾病，其防治的目的就是减少急性冠状动脉事件的发生。因此，冠状动脉 CT 血管成像提供的斑块信息和急性冠状动脉事件之间的关联近年来一直受到关注。其目的就是超越传统的危险因素预测体系，利用冠状动脉粥样硬化的直接证据来对患者进行危险评估，更进一步指导冠状动脉心脏病的临床诊治路径。关于冠状动脉 CT 血管成像预测未来急性冠状动脉事件价值的研究，近年来向纵深发展，概括起来，可归为两类：冠状动脉钙化积分的预测价值；冠状动脉 CT 血管成像的预测价值。

钙化积分的预测价值：钙化是粥样硬化的客观证据。CT 对钙化十分敏感，优于其他影像方法。钙化在 CT 上的量化一直沿用 Agatston 等（1990）的积分方法。这种基于钙化斑块密度及体积的量化方法很自然地被人们用来评估冠状动脉的斑块负荷。斑块负荷又和未来的事件存在联系。故钙化积分的预测价值也很好地建立起来。

零钙化积分的阴性预测价值：因为钙化扫描的方法简单，辐射剂量小，作为冠状动脉心脏病的初步筛查工具很有潜力。故其阴性预测值高低的意义更大。目前对零钙化积分的解释分为两种观点：认为其阴性预测值很高，如果钙化积分为零，没必要进一步行高辐射和有对比剂过敏风险的 CT 血管成像。Kondos 等（2003）通过对 25 000 例样本量的 6 年随访，就明确了零钙化积分排除未来事件的准确性。

与前一个观点对立，认为零积分并不意味着低

冠状动脉事件发生率，进一步的 CT 血管成像还是有很大价值的。Doherty 等（1999）就提出了这个观点，他的研究结果表明，零钙化积分或低钙化积分的患者，不能排除急性冠状动脉事件发生的可能性。

Greenland 等（2004）在对 316 例零钙化积分人群进行的长期（7 年）随访中，有 14 例（4.4%）出现了急性冠状动脉事件。这个比例显然是不能忽视的。对此的解释为，易损斑块有非钙化斑块、脂质成分含量丰富的特点，这些斑块很有可能成为零钙化积分患者急性冠状动脉事件的肇事者，故对于零钙化积分的人群，其传统危险因素显然在其危险分层上起到关键的作用。

其实很多关于钙化积分和冠状动脉狭窄关系的研究都可以解释零钙化积分发生急性冠状动脉事件的原因：Cademartiri 等（2010）发现 11.5% 的零钙化积分有症状患者存在 >50% 的冠状动脉狭窄；Herzog 等（2004）报道钙化积分和冠状动脉狭窄的相关系数仅为 0.58。而且，冠状动脉零钙化积分出现急性冠状动脉事件的患者多为青壮年，这对于预防急性冠状动脉事件有着重要意义。

高钙化积分的阳性预测价值：目前的研究多以 300~400 分为界值来分析高钙化积分预示的急性冠状动脉事件信息。Greenland 等（2004）在对 221 例钙化积分 >300 分人群 7 年的随访中，发现有 34 例（15.4%）出现了急性冠状动脉事件，相对于零钙化积分的危险度为 3.9（2.1~7.3）。高钙化积分是高粥样硬化斑块负荷的客观证据。

Chiu 等（2010）的研究表明，高钙化积分预示着高急性冠状动脉事件发生率。Petretta 等（2011）发现 2 年以后，钙化积分 >400 分的患者，近 50% 出现了急性冠状动脉事件，显著高于零钙化或低钙化的患者。

基于大量的研究结果，对于中等危险度的人群而言，根据钙化积分来对其进行更加准确的危险分层已被广泛认同。

但有两个问题值得注意:①由于高钙化积分的患者自认为冠状动脉心脏病很重,会增加患者意愿的血管重建术(包括冠状动脉支架植入术及冠状动脉旁路移植术),随访结果会高估高钙化积分对急性冠状动脉事件的预测价值。②对于肾功能不全的患者,其血管钙化较肾功能正常者出现得早且严重,高钙化积分是否对其有同样优良的预测价值尚有待进一步研究。

冠状动脉CT血管成像的预测价值:在目前的影像方法中,冠状动脉CT血管成像在对冠状动脉斑块显像方面有独到的优势。虽然受空间分辨率的限制,不能像血管内超声或光学相干断层显像一样清楚地分辨纤维帽和脂核成分。但其提供的丰富的斑块信息(包括斑块造成的狭窄率、斑块的位置、成分、累及范围等)及冠状动脉以外的心脏信息(心肌灌注、室壁运动、左室功能等)足以为患者的危险分层提供客观可靠的证据。

无冠状动脉粥样硬化斑块的阴性预测价值:Hulten等(2011)发表了冠状动脉CT血管成像预测急性冠状动脉事件价值的荟萃分析。对17项研究共9592例样本的分析显示了冠状动脉CT血管成像非常优秀的阴性预测价值,阴性似然比为0.008,敏感度高达99.00%,急性冠状动脉事件发生率为0.16%,且没有明确的心源性事件发生(均为全因死亡)。

此结果显著优于负荷超声(0.45%)及核素心肌灌注(0.54%)荟萃分析得到的结果,体现了CT血管成像排除未来急性冠状动脉事件的优势。

非有意义狭窄性冠状动脉粥样硬化斑块的解释:在冠状动脉斑块中,非有意义狭窄定义为<50%狭窄的斑块,其在所有斑块中占有很可观的比例。且既往的研究表明,这些斑块和急性冠状动脉事件的肇事斑块(易损斑块)有很大的关系。

因为不存在有意义狭窄,患者很少会进一步经导管冠状动脉造影检查,且核素心肌灌注显像多为阴性。故近年这类斑块受到越来越多的关注。Ostrom等(2008)应用电子束CT研究表明,非有意义狭窄斑块是独立于传统危险因素及钙化积分的预测急性冠状动脉事件因子。

Lin等(2011)的研究表明,非有意义狭窄性斑块并不意味着低的急性冠状动脉事件发生率。在对2583例患者3年的随访中发现54例(2.1%)患者死亡。该研究进一步按冠状动脉受累支数和受累节段细化分析,发现随着冠状动脉受累支数的增加,急性冠状动脉事件发生率显著增加,3支病变的相对危险度高达4.75(2.10~10.75)。受累5个节段时出现有统计学意义的急性冠状动脉事件发生率。这种对急性冠状动脉事件的影响在低风险的患者同样存在。

这提示我们,只关注斑块造成的狭窄率是片面的,聚焦点应该是斑块本身。对于未造成有意义狭窄的斑块,特别是冠状动脉广泛受累的患者,应该给予积极的干预,以降低未来发生急性冠状动脉事件的风险。

有意义狭窄性冠状动脉粥样硬化斑块及综合发现的阳性预测价值:在冠状动脉CT血管成像上出现>50%狭窄的斑块,就意味着未来急性冠状动脉事件发生率较无斑块或<50%狭窄的斑块有显著的提高。

Schlett等(2011)近期随访结果显示,2年内4.6%的非有意义狭窄性冠状动脉粥样硬化斑块的患者会出现急性冠状动脉事件,而一旦出现有意义狭窄性斑块(狭窄率>50%),急性冠状动脉事件的发生率会上升至30.3%,矫正用药情况后比非有意义狭窄性斑块患者高出16倍,如果存在节段性室壁运动异常,则事件出现的概率会进一步升至非有意义狭窄性斑块患者的92倍。

运用传统的血流分级进行危险评分,预测未来急性冠状动脉事件的受试者操作特性解析曲线下面积为0.61,加上存在冠状动脉有意义狭窄性斑块后,受试者操作特性解析曲线下面积增加至0.84,进一步加上左心室室壁运动异常后,受试者操作特性解析曲线下面积进一步增加至0.91。

Chow等(2010)通过对2076例连续门诊患者(16±8)个月的随访,发现无斑块、非有意义狭窄性斑块、冠状动脉单支病变、双支病变、3支病变的心源性猝死及急性心肌梗死的发生率分别为0.2%、0.8%、1.6%、5.3%、7.0%。可以看出有意义狭窄性斑块及其累及冠状动脉支数的显著意义。同时还发现了冠状动脉受累节段数及CT测得的左心室射血分数对未来急性事件的独立预测价值。

该项研究还对不同预测模型的χ^2值进行了比较:传统危险因素(31.38),传统危险因素+斑块造成的狭窄率(58.61),传统危险因素+斑块造成的狭窄率+左室射血分数(78.88),传统危险因素+斑块造成的狭窄率+左室射血分数+冠状动脉受累节段数（87.27），可以看出模型的 χ^2 值随着冠状动脉CT血管成像信息的增加而增加，且这种增加都是具有统计学意义的。

冠状动脉CT血管成像提供的冠状动脉粥样硬化斑块信息是非常丰富的，在下述的易损斑块部分有更多的涉及。未来的研究方向是如何利用丰富的冠状动脉斑块信息来量化或者半量化患者出现急性事件的风险，指导临床诊治思路。

通过冠状动脉CT血管成像提供的斑块狭窄率信息指导临床的研究近期也见报道，Goldstein等（2011）发表了利用冠状动脉CT血管成像和核素心肌灌注指导临床的对比研究，结果显示在两者的指导下，未来急性冠状动脉事件的发生率没有显著差异，但是冠状动脉CT血管成像显著节约了患者诊治的时间和金钱。

关于冠状动脉易损斑块；Naghavi等（2003）完善了易损斑块的定义：具有血栓形成倾向或极有可能快速进展成为"罪犯斑块"的动脉粥样硬化斑块。并总结了易损斑块的诊断标准，主要为：①斑块内炎症细胞浸润；②薄纤维帽及大脂质核心：一般认为纤维帽厚度 <100 μm、脂核占斑块体积40%以上时，粥样斑块易于发生破裂；③内皮脱落伴表层血小板聚集；④斑块裂隙；⑤严重狭窄，管腔狭窄率 >90%。

次要标准为：①浅表钙化小结：在斑块帽内或者非常接近该帽有钙化小结突出斑块帽；②黄色斑块；③斑块内出血；④内皮功能不良；⑤正性重构：指随着斑块负荷的增加，冠状动脉管腔发生代偿性扩张。

Motoyama等（2009）研究1059例连续患者，45例患者冠状动脉CT血管成像显示具有正性重构（病变部位管腔较参照部位扩张 ≥ 10%）及低密度斑块（CT值 <30 HU）两种特征，随访27个月，其中10例（22.2%）进展为急性冠状动脉综合征，27例冠状动脉CT血管成像显示具有正性重构一种特征的患者中，1例进展为急性冠状动脉综合征，两种特征均不具备的820例患者中，仅4例（0.5%）进展为急性冠状动脉综合征。

研究表明，冠状动脉CT血管成像对冠状动脉粥样硬化斑块面积、重构指数、狭窄程度的评价与血管内超声有很好的相关性，对狭窄程度的评价与经导管冠状动脉造影有很好一致性。冠状动脉CT血管成像对冠状动脉粥样硬化斑块的定量评价包括狭窄程度（最小冠状动脉管腔直径、最小冠状动脉管腔面积、冠状动脉管腔狭窄百分率）、斑块负荷（斑块面积、斑块体积）等，斑块的定量评价在统一测量方法后，研究者间一致性较高。这些优势表明冠状动脉CT血管成像具有一定的识别易损斑块的能力，但同时存在运动伪影及组织分辨率不足等限度。

冠状动脉CT血管成像无粥样硬化斑块对排除未来急性冠状动脉事件具有很好的提示，零钙化积分的阴性预测价值存在争议。注重高钙化积分和冠状动脉有意义狭窄性斑块的同时，非有意义狭窄性斑块及易损斑块不容忽视。就冠状动脉CT血管成像斑块成像而言，如今的设备尚受时间分辨率、空间分辨率及组织分辨率的限制。随着CT设备不断进步，冠状动脉CT血管成像一定会在斑块成像、心功能评价、心肌灌注等方面不断发展。关于冠状动脉CT血管成像对未来急性冠状动脉事件预测的研究也将不断深入，从而可以对患者进行危险分层，指导冠状动脉心脏病临床诊治思路，降低冠状动脉心脏病的致死率及致残率。

第三章　冠状动脉先天异常和发育变异

第一节　冠状动脉发育异常和变异

冠状动脉正常表现:正常主动脉根部是由左室流出道及 3 个冠状窦构成,通常只有 2 个冠状窦发出冠状动脉,开口位于窦管结合部下方。从无冠窦即后窦角度观察,左侧窦为左冠窦,右侧窦为右冠窦。右冠状动脉和左冠状动脉主干分别发自右侧及左侧冠状动脉窦。

左冠状动脉主干分支成左前降支和左回旋支。右冠状动脉和左回旋支围绕房室沟走行。

按照后降支(PDA)是从右冠状动脉(85%)或左回旋支(7%~8%)发出,而将冠状动脉系统分别称为右冠状动脉优势型或左冠状动脉优势型。如果右冠状动脉及左回旋支均分支至后房室间沟,则称为均衡型(7%~8%)。

冠状动脉主要包括右冠状动脉(1~4 段)、左冠状动脉主干(5 段)、左前降支(6~10 段)以及回旋支(11~15 段)。如果出现中间支的则为 16 段。

冠状动脉穿过心尖并分出后降支被认为是优势冠状动脉,大约 85% 的个体为右优势型,可见右冠状动脉穿过后室间沟并发出后降支;7%~8% 的个体为左优势型,可见回旋支穿过室间沟并发出分支至右室后表面;7%~8% 为均衡型,可见右冠状动脉和回旋支远段均发出分支供应室间隔下部。于容积再现影像上可清晰显示各支冠状动脉的解剖及分布。

冠状动脉的先天异常:按照冠状动脉的起源、走行与终止位置将冠状动脉的先天异常分为三大类型。起源异常包括高位起源、多个开口、单一冠状动脉、冠状动脉异位起源于肺动脉、冠状动脉或其分支起自对侧或无冠状窦并走行异常。冠状动脉走行异常包括心肌桥和重复冠状动脉。冠状动脉终止位置异常包括冠状动脉瘘、冠状动脉弓以及终止于心外。

单源多排 CT(MSCT)可以无创性显示冠状动脉的起源、行径及其与周围心室的三维解剖关系,在确定冠状动脉起源异常中具有传统导管法无法比拟的优势,可作为冠状动脉起源异常的首选检查手段。

一、成人冠状动脉起源变异及先天异常

冠状动脉起源变异及先天异常:一项研究重点观察冠状动脉起源变异及先天异常。冠状动脉起源先天异常是指冠状动脉起源于对侧冠状动脉窦、无冠状动脉窦或肺动脉,包括右冠状动脉(RCA)、左冠状动脉主干(LM)、左前降支(LAD)和左回旋支(LCX)的起源异常。

一组 5 011 例冠状动脉 CTA 图像中,右冠状动脉优势型 4 429 例(占 88.39%);左冠状动脉优势型 344 例(占 6.86%);均衡型 238 例(占 4.75%)。

5 011 例冠状动脉中,共发现 32 例冠状动脉起源变异及先天异常(占 0.64%)。男 25 例,女 7 例;平均年龄为 63.28 岁(48~83 岁)。其中右冠状动脉起源于左冠状动脉窦 21 例,为最多见(21/41)。其次为左回旋支起源于右冠状动脉窦(7/41)、左冠状动脉主干起源于右冠状动脉窦(4/41)。

冠状动脉发育变异及先天异常:冠状动脉发育变异和先天异常的分类已经被广泛地讨论过,但仍然没有达成绝对一致的分类方法。冠状动脉系统发育变异及先天异常和临床症状的相关性也很难得到证实。虽然冠状动脉发育变异及先天异常罕见,冠状动脉造影发生率在 0.3%~5.64%,尸检发生率在 0.3%~0.5%,但其可能与心血管事件发生率及死亡率有一定关系。冠状动脉起源变异及先天异常是冠状动脉发育变异及先天异常的重要内容。

冠状动脉起源先天异常按解剖关系,一般分为 4 种类型:左冠状动脉主干、左回旋支、左前降支起

自右冠状动脉窦以及右冠状动脉起自左冠状动脉窦。由于至少有 1 支冠状动脉开口在对侧冠状动脉窦，因此冠状动脉起源先天异常都有冠状动脉走行的异常。

按照是否可引起缺血，而分成潜在恶性冠状动脉起源异常（可引起心肌缺血）和良性冠状动脉起源异常（不引起心肌缺血）2 种。

二、可引起心肌缺血的冠状动脉起源先天异常

右冠状动脉起源于左冠状动脉窦：此为一种少见先天异常，Angelini（2007）发现右冠状动脉起自左冠窦的发生率为 0.92。右冠状动脉起源于左冠状动脉窦前方，从升主动脉和右室流出道之间通过，其危险性较低，但也可能发生心肌缺血。

一项研究中，此类冠状动脉起源异常最多见，共发现 21 例，占总样本量的 0.42%。据国内报告右冠状动脉起源于左冠窦是我国成人最多见的冠状动脉起源先天异常，其血流动力学的改变通常和变异冠状动脉的异常走行有关。但其病理生理学的机制却还不甚清楚。

传统学说认为，运动时主动脉及肺动脉压力增高，可以挤压异常走行的右冠状动脉而引起症状。Angelini（2002）提出新的理论，指出主肺动脉间走行的右冠状动脉并非因为主动脉和肺动脉挤压而引起缺血症状，而在于该段冠状动脉壁可能参与了主动脉壁的形成。

该研究中，21 例起源于左冠状动脉窦的右冠状动脉中，有 6 例右冠状动脉起始段出现管腔轻度狭窄，而局部管壁无明显增厚、钙化，考虑这种影像表现可能会导致心肌缺血的临床症状。

左冠状动脉主干起源于右冠状窦：这是一种非常少见但后果严重的冠状动脉先天畸形，特别是左主干走行于主动脉及肺动脉间，其发生率为

0.02%~0.04%，约 40% 患者可以发生猝死，主要发生在运动中或运动后不久。该研究中，此种先天异常发现 4 例，占总样本量的 0.08%。其引起缺血症状的主要类型为左冠状动脉主干于主肺动脉间走行者，引起缺血的机制和右冠状动脉源自左冠状动脉窦类似，在国外，如青年人发现此种异常，通常需要行冠状动脉旁路手术预防性治疗。

该研究中 4 例患者的平均年龄为 60 岁（48~74 岁），4 例患者其左冠状动脉主干均走行于肺动脉圆锥前方至前室间沟，而非主肺动脉间，且左冠状动脉主干未见明确受压变窄征象。国内有文献认为中老年人左冠状动脉主干起源于对侧冠状窦似乎表现为良性临床过程，建议患者若无与起源异常动脉相关的心肌缺血证据，可内科保守治疗。

左冠状动脉主干起源于肺动脉：这是少见畸形，占先天性心血管病患者的 0.24%，常与先天性心脏病并存，仅极少数患者可存活至成年。该研究样本中未发现此项畸形，考虑与该样本患者均为成人患者有关。

不引起缺血的冠状动脉起源变异：左回旋支起源于右冠状动脉窦或右冠状动脉是一种常见的起源变异，发生率为 0.3%~0.67%。回旋支发出后绕升主动脉根部的后壁走行至左房室沟，循正常途径走行和分支，属于良性变异。该研究样本中，共发现此种起源异常 7 例，占 0.14%。回旋支走行途中管腔未见明确受压变窄征象。

心肌桥最常见于左前降支中远段，偶见于回旋支、后降支、右冠状动脉及其他冠状动脉。可单个或多个出现，多个出现的肌桥可位于同一血管或不同冠状动脉或其分支。MSCT 通过直接显示冠状动脉血管节段走行于心肌内可以明确地诊断心肌桥，而且利用 4D 工具还可以观察到类似冠状动脉造影上的"挤牛奶效应"。与常规冠状动脉造影相比，MSCT 能更多、更有效地检测心肌桥的存在。

第二节　冠状动脉畸形

冠状动脉畸形是临床少见的先天性心血管畸形，常在动脉成像或尸检时被偶然发现。冠状动脉起源异常的检出率为 0.3%~1.34%，并随人种的不同而具有较大差异。国内大组病例报道其发生率为 0.78%~1.2%。但是，这个数字也许低估了实际发生

率，因为有许多无症状者并未纳入统计。

一、流行病学

冠状动脉先天性异常的流行病学研究从前主要来自冠状动脉造影和尸体解剖两个方面，文献报道

尸检中冠状动脉先天异常发生率约0.17%~0.30%，冠状动脉造影中成人冠状动脉先天异常发生率为0.6%~1.2%。近几年应用MSCT进行冠状动脉先天性异常研究中有报道发生率2.5%~6.6%，比尸检及冠状动脉造影的发生率要高。但应该看到，这3种方法都存在一定的选择偏倚，冠状动脉造影和CTA大多针对冠心病疑诊或心脏手术者，故均不能完全准确反映冠状动脉先天性异常普通人群发生率。

Kimbiris等（1978）、Yamanka & Hobbs（1990）欧美有关研究认为左回旋支为最常见的冠状动脉先天性异常，但一组中右冠状动脉起源异常的病例最多（6/12，50%），与一些作者报道的国内冠状动脉造影研究结果一致，推测差异可能与回顾性研究本身的偏倚以及研究人数多少不等、冠状动脉本身的基因和地理变异有关。

冠状动脉起源异常不少病例是在MSCT冠状动脉成像时偶然发现，没有明确的临床症状。然而，此类冠状动脉起源异常的检出，并非毫无意义。在心脏移植和冠状动脉旁路手术中，只有对冠状动脉开口和走行充分了解才能顺利吻合血管；而在主动脉瓣置换等手术中如果忽略了异常起源的冠状动脉，很可能造成人工瓣膜阻塞冠状动脉开口或压迫冠状动脉起始段的严重后果。

另外一些冠状动脉起源异常（如左主干起源于肺动脉）会影响心肌供血，严重的甚至危及患者生命。虽然尸检发现左主干异常起源于肺动脉并不少见，但多数研究报道的发生率不高。原因在于此类患者早年就发生心肌缺血缺氧（肺动脉血氧含量较低），大部分不能存活至成年，只有25%能够存活至青少年，但也都伴有二尖瓣反流，心绞痛或充血性心力衰竭。一些影像诊断文献中未能发现此类冠状动脉起源异常的原因可能就在于此。

多数常见的冠状动脉起源异常不产生明显的血流动力学改变，如右冠状动脉和圆锥支单独开口于右冠状动脉窦，以及左冠状动脉、左回旋支/对角支单独开口于左冠状动脉窦等。

有些学者甚至在统计冠状动脉起源异常时将上述异常排除在外。

起自对侧冠状动脉窦或窦上高位的异常冠状动脉穿行于主动脉和右室流出道之间，在运动、兴奋等高负荷情况下，异常走行的冠状动脉受到血流增加的主、肺动脉的钳夹，可能发生心肌缺血甚至猝死。此类病例大多因为劳累、情绪激动时出现胸闷、心前区疼痛时就诊，临床拟诊断为冠心病，进行MSCT冠状动脉成像从而明确冠状动脉起源异常的诊断。

正常冠状动脉的定义：一般认为，正常冠状动脉的定义包括：①左冠状动脉主干开口于左冠状动脉窦并分出左前降支和左旋支；②左前降支从肺动脉主干后方向右前方走行，延伸至前室间沟；③左旋支向左后沿左房室沟向后下方走行，至后室间沟；④右冠状动脉开口于右冠状动脉窦，走行于右房室沟内；⑤各支冠状动脉走行于心肌表面心包脂肪层内。

如果冠状动脉起源或走行有异于上述五项，或冠状动脉异常扩张，或有异常血管存在，均定义为冠状动脉畸形。

二、影像学研究

冠状动脉畸形分类：冠状动脉畸形的种类较多，分类方法不一，Aydinlar等（2005）提出7类分类法：①冠状动脉异常起源于肺动脉；②冠状动脉异常起源于主动脉；③冠状动脉先天性闭锁；④冠状动脉心肌桥；⑤冠状动脉瘘；⑥冠状动脉瘤；⑦冠状动脉狭窄。

Rigatelli（2005）提出了另一种7类分法：①冠状动脉发育不良或闭锁；②过优势；③瘘；④从其他动脉起源；⑤从错误的冠状动脉窦起源；⑥左前降支与左旋支分别开口于左冠状动脉窦；⑦隧道，即心肌桥。

起源异常可分为3类：①冠状动脉主支异常起源于对侧冠状动脉窦或无名窦，冠状动脉分支异常起源于冠状动脉窦（包括左冠状动脉及左回旋支分别开口于左冠状动脉窦）；②冠状动脉异常起源于其他动脉（主动脉、肺动脉或冠状动脉主支、分支）；③冠状动脉先天闭锁（单一冠状动脉）。

走行异常通常分为肺动脉前/后走行；主动脉前/后走行；主动脉、肺动脉间走行（又称血管间走行）；室间隔内走行4类。其中冠状动脉起源于肺动脉、单一冠状动脉及血管间走行的异常起源冠状动脉被认为是有潜在危险性的先天异常，会引起急性心肌缺血而造成猝死，尤其是在剧烈运动时；室间隔内走行的异常起源冠状动脉与前者比较则属于危害较小的。

当冠状动脉走行于主动脉和肺动脉之间时，会受到两侧主、肺动脉舒缩造成的压迫，尤其当运动引起大动脉扩张时；也可能运动时主动脉扩张引起了异常起源冠状动脉裂隙样流出口的主动样闭塞，可造成急性心肌缺血而导致猝死。所以血管间走行的异常起源冠状动脉常需手术治疗，尤其是主、肺动脉间走行的右窦起源的左冠状动脉，而间隔内走行的异常冠状动脉常不需手术治疗。

尽管这些分类方法略有差异，但大家都同意根据是否引起心肌缺血将冠状动脉畸形分为两组：无症状性或良性冠状动脉畸形；有症状性或致命性冠状动脉畸形。临床上所见大多数属于良性冠状动脉畸形范畴。

参考上述观点，一些作者将冠状动脉畸形简化分为4大类进行讨论。

第一类病变：冠状动脉起源和分布异常，或伴主要节段阙如此类畸形最常见。包括一侧冠状动脉窦闭锁的单支冠状动脉，单支右冠状动脉较常见；左前降支和左旋支分别开口于左冠状动脉窦，即伴左冠状动脉主干阙如；冠状动脉异常起源于错误冠状动脉窦或血管，如右冠状动脉起源于左冠状动脉窦、左旋支起源于右冠状动脉、冠状动脉异常起源于肺动脉等。以右冠状动脉起源于左侧冠状动脉窦和左前降支、左旋支分别开口较多见。

有作者报道42/3 188例（异常例数／检查例数），其中34例（81%）属此类。Aydinlar等（2005）报道100/12 059例，其中95例（95%）属此类。一组8/14例（57%），具体为：

左前降支和左旋支分别开口于左冠状动脉窦，左冠状动脉主干阙如3例，其中一例还有一独立开口的中间支。这类情况本身并不会引起心肌缺血，常是因冠状动脉粥样硬化导致症状而接受检查时发现。左冠状动脉起源于无冠窦，近端走行于主动脉与左心房之间2例，均有胸闷、胸痛症状，疑诊冠心病而经CTA排除，因左冠状动脉走行于左心房与主动脉之间，考虑症状为受压缺血所致。

右冠状动脉窦闭锁，单支左冠状动脉1例，左前降支的一粗大分支跨过肺动脉流出道伸入右房室沟，左旋支优势，提供心脏膈面及后室间隔心肌的血供。右冠状动脉窦闭锁，右冠状动脉起源于左冠状动脉窦，走行于肺动脉与主动脉之间1例，CTA和冠状动脉造影证实右冠状动脉起源异常造成该患者的胸闷、胸痛、反复昏厥。

左冠状动脉异常起源于肺动脉1例，CTA证实其异常起源，并见左右冠状动脉增粗，内径达6mm。在冠状动脉造影证实存在左向右分流后接受了外科手术，完成双冠状动脉系统的重建。

第二类病变：心肌桥与壁冠状动脉

因冠状动脉或主要分某一节段走行于心肌纤维中，被形似桥的心肌纤维所覆盖，该心肌纤维束为心肌桥，这段血管则称为壁冠状动脉。心肌桥最多分布于左前降支中段，约占75%，其次是左前降支远段、近段、左旋支，右冠状动脉最少。

心肌桥的检出率远小于实际发生率，冠状动脉造影的检出率为0.5%~16%，而尸体解剖发现心肌桥的发生率约85%，可能因为大部分细小心肌桥患者无症状而不就诊，也有认为与冠状动脉造影诊断心肌桥的典型征象"挤牛奶征"或"跳跃征"的发生率低相关。

MSCT凭借较高的密度分辨率，可显示覆盖于血管表面的心肌组织，其心肌桥的检出可能高于冠状动脉造影，同时还可以明确壁内冠状动脉的长度、深度、确切部位和是否存在斑块。

第三类病变：冠状动脉瘘

先天性冠状动脉瘘指冠状动脉主干和分支异常走行、终止，与心脏各房、室及大血管间发生异常沟通。文献报道先天性冠状动脉瘘的发生率为0.27%~2.1%。大部分先天性冠状动脉瘘起源于右冠状动脉（55%~67%），起自左冠状动脉占35%，同时累及左、右冠状脉的冠状动脉瘘占5%。

第四类病变：冠状动脉瘤

冠状动脉瘤罕见。管径扩大超过邻近正常段或其管径大于正常值上限1.5倍可以诊断，但也有作者将冠状动脉管径扩大达正常值1.5~2倍称为冠状动脉瘤样变，2倍以上者称为冠状动脉瘤，或统称为冠状动脉瘤。

主要病因有粥样硬化性冠状动脉疾病、川崎病、遗传性家族性高胆固醇血症、感染性和免疫损伤性疾病，或继发于冠状动脉导管操作。

该组1例于10年前诊断为川崎病，发现血压升高半月余，CT图像显示左冠状动脉主干呈局限性瘤样膨大，直径约9 mm，长径约14 mm，伴瘤内血栓钙化，而主动脉未见管径明显异常增粗，检查结果明确左冠状动脉主干动脉瘤，但无法解释高血压原因。

三、比较影像学

关于导管法血管造影：尽管导管法血管造影是普遍承认的诊断冠状动脉病变的金标准，但是，这种方法对诊断冠状动脉畸形却有局限性。

首先，冠状动脉起源异常时，按照常规的手法不能超选择到该异常血管,难以证明该血管的存在。异常起源和走行的血管给冠状动脉成像者寻找冠状动脉开口造成了困难。必须选择恰当的导管,多方位造影,甚至加行左心室造影及逆行升主动脉成像方能避免遗漏单独开口的右冠状动脉和圆锥支及左冠状动脉、左回旋支/对角支,或将异常起源于对侧冠状动脉窦的血管误认为完全闭塞。

对于冠状动脉窦上开口或是起源于肺动脉的冠状动脉起源异常,依靠介入性冠状动脉造影做出准确诊断更为困难。导管在动脉管腔内反复探察和多次造影延长了介入手术时间,增大对比剂用量,增加了受检者管壁受损和其他并发症的危险。

其次,冠状动脉造影仅显示冠状动脉本身,不能显示异常血管的走行位置及其与周围结构的确切关系,尤其是冠状动脉从错误冠状窦起源的情况不能判断血管段的路径,如果该异常血管走行于大血管(例如:主动脉和肺动脉)或心腔之间,可能引起心肌缺血或猝死,需要相应治疗,但是如果该异常冠状动脉绕行于大血管周围,就不会引起缺血危险。介入性冠状动脉造影不能显示心脏各房、室结构和其他大血管,因而无法准确判断冠状动脉瘘的瘘口部位,对血流紊乱的多发瘘管诊断极为困难。

研究中发现的右冠状动脉异常起源于左冠状动脉窦、窦上高位起源以及回旋支起源于右窦均为介入性冠状动脉造影所误诊和漏诊。

该组中左回旋支-右心室瘘超声及介入性冠状动脉造影均误诊为左回旋支-右心房瘘,其原因就在于瘘口位于右心室房室瓣膜根部,超声及介入性冠状动脉造影无法准确显示。

因此,冠状动脉造影对冠状动脉畸形的诊断准确性低于MSCT,对此,已有小样本研究证明,冠状动脉造影诊断冠状动脉异常起源的准确率为80%(12/15),而正确判断血管走行的比例仅为53%(8/15)。

同时MSCT显示的细节为介入治疗方案的制定提供了更可靠的参考。不少作者认为既然MSCT可明确诊断,判断预后,如果患者没有严重症状,可不选择冠状动脉造影检查,但是一旦出现明确的缺血症状,需要及时就诊。

此外,冠状动脉造影对心肌桥的诊断是依据冠状动脉的收缩期狭窄现象,即"挤牛奶征"和"跳跃征",不能显示确切的深度和长度。如果心肌内血管段比较短,位置比较表浅,上述征象不明显甚至不

显示,还容易漏诊,Goitein & Lacomis(2005)认为这是冠状动脉造影对心肌桥检出率(5%)远低于尸检(85%)的原因之一。而MSCT凭借较高的密度分辨率和空间分辨率,不但可以显示走行于心肌层内的冠状动脉节段,还可以准确地测量该节段的长度和埋于心肌层的深度,可能为探询是否引起心肌缺血或进一步的分类提供更可靠的依据。

超声心动图:除了介入性冠状动脉造影之外,超声心动图是另一种对冠状动脉瘘的诊断具有相当价值的影像学方法。二维超声切面图上可以检出扩张的冠状动脉,彩色多普勒和频率多普勒能够显示瘘口的管状五彩镶嵌分流信号。对于典型的单瘘管冠状动脉瘘诊断价值接近介入性冠状动脉造影。然而,受限于空间分辨率,超声心动图、彩色多普勒对多瘘口、瘘管,血流改变紊乱的复杂冠状动脉瘘存在困难。

MRI:除了MSCT,无创性的冠状动脉成像方法还有MRI,MRI避免了X线辐射,多种重建技术也有利于显示冠状动脉畸形的细节,早在1995年,就有学者提出MRI冠状动脉成像是诊断冠状动脉畸形的金标准,也有许多应用报道,其使用价值得到了肯定。

但MRI也有局限。首先,MR扫描成像时间长,金属支架或起搏器置入者为MR扫描的禁忌证。其次,目前临床应用MRI设备的时间分辨率和空间分辨率尚不能完全满足冠状动脉病变的诊断需要,图像质量不甚满意。

电子束CT:另外,报道较多的还有电子束CT(EBCT),电子束CT成像时间较长,要求屏气50~60 s,层厚3 mm,图像质量欠佳。前置的心电触发扫描模式对医生选择重建时间窗的依赖性较大,对患者心率变化的应付能力较差。

MSCT的缺点:MSCT的缺点之一是病人不得不接受较大剂量的X线辐射,但这种情况在冠状动脉造影检查中同样不可避免。如果心率控制良好,MSCT扫描时可应用心电控制球管电流调节法,即仅在适于重建的心脏舒张期内应用100%的输出剂量,而收缩期则使用20%的输出剂量,能有效减少射线量,同时保证成像质量。

MSCT的另一个缺点是不能动态观察血流方向,也不能像心导管那样测定不同部位的血压和血氧含量来明确是否有异常分流情况的存在。

综上所述,尽管MSCT并非完美无缺,但其凭

借无创、快速的扫描、较高的密度分辨率和时间分辨率以及三维重现能力，对异常走行的血管段位置、对冠状动脉瘤及其钙化的显示和对迂曲血管团起止点的确定，都具有明显的优越性，可实现对冠状动脉畸形的高度的诊断准确性，目前可认为是诊断这类疾病的首选方法。

第三节　左回旋支近段与左心房异常交通畸形病例

患者，女，78 岁（图 13-1-1）。

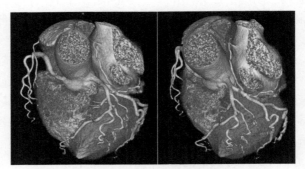

图 13-1-1　左回旋支近段与左心房异常交通畸形

第四节　右冠状动脉阙如，呈单冠畸形病例

患者，男，60 岁（图 13-1-2）。

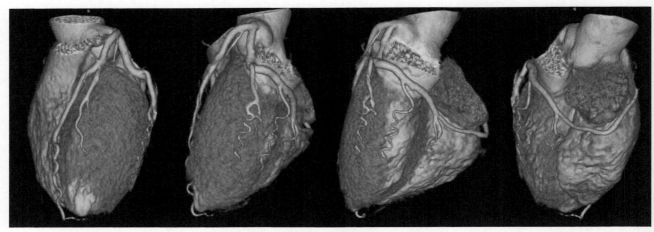

图 13-1-2　右冠状动脉阙如，呈单冠畸形

第四章　冠状动脉起源异常

冠状动脉无创性高质量成像一直以来是放射学家追求的目标之一。双源 CT 成像的时间分辨率显著提高，可以进行不依赖心率的冠状动脉数据采集，其采集的各向同性数据也显著提高了后处理影像的质量和诊断准确性。

一组冠状动脉异常起源检出率为 1.3%（109/8 375），男性占 61.5%（67/109），女性占 38.5%（42/109），性别比以男性占优。所有冠状动脉异常起源的病例均获得满意的容积再现、最大密度投影和曲面重建等重组图像，对于异常起源的冠状动脉的起始位置、行径等以及伴有的其他异常如冠状动脉 - 肺动脉瘘、心肌桥等也能清晰显示，完全满足了临床诊断的需要。

冠状动脉起源异常是指冠状动脉的起始、走行或分布异常，可以根据起源位置来分类，包括高位起源、异位起源、多开口或单一冠状动脉等，也可根据所累及冠状动脉来区分。

其中冠状动脉起源于肺动脉是由于胚胎的动脉干时期，主 - 肺动脉间隔发育位置发生偏差所致；单支冠状动脉是指左、右冠状动脉起自同一冠状动脉总干；其余的冠状动脉起源异常主要有左 / 右冠状动脉开口于主动脉纵轴或横轴上的移位以及冠状动脉分支的开口异常。

该组病例主要根据受累冠状动脉来分类，同时兼顾起源位置的异常。其中右冠状动脉起源异常（48.6%）较左冠状动脉起源异常（33.9%）略占优势。在右冠状动脉异常起源中，高位开口于升主动脉根部及异位开口于左冠状窦均较常见，而左冠状动脉异常起源中以回旋支独立起源于左冠状窦或右冠状窦较为常见，而其他一些左冠状动脉异常起源类型均少见。

该组病例统计的冠状动脉异常起源的检出率及性别比与以往文献报道基本相似，不同异常起源的发生率则有所差别，但是该组病例样本量较大且病变类型相对齐全，对于国内人群应更具有统计学意义。

由于冠状动脉粥样斑块形成并伴有管腔狭窄是导致心绞痛、心肌梗死等临床症状发生的重要原因，而大多数冠状动脉起源异常者往往同时发现有不同分支不同程度的冠状动脉粥样硬化性改变，因此很难确定相应的临床症状与冠状动脉异常起源具有相关性。

但是在该组 109 例冠状动脉异常起源患者中，17 例有相应临床症状并怀疑冠状动脉病变，而其双侧冠状动脉及其主要分支均未见明显斑块形成及狭窄表现。除外同时伴有冠状动脉瘘、心肌桥等可能导致心肌缺血症状的异常后，冠状动脉起源的异常就可能是引起临床症状的主要病因，包括右冠状动脉高位开口 2 例、右冠状动脉异位开口于左冠状窦 5 例、左冠状动脉异位开口于右冠状动脉起始部 1 例、开口于肺动脉 1 例、回旋支独立起源于右侧冠状窦 2 例、回旋支阙如 1 例、左右冠状动脉均高位开口 2 例。

其中，如右冠状动脉异位开口于左冠状窦、左冠状动脉异位开口于右冠状窦或右冠状动脉者，由于异常起源的冠状动脉走向或行径可能受到邻近血管的压迫而导致相应临床症状，这些异常被认为是潜在恶性的异常，可伴有运动诱导的心肌缺血、心肌梗死以及猝死的高度风险。

而冠状动脉异位起源于肺动脉是一种非常罕见的最严重的冠状动脉先天性异常，发生率约为 1/30 0000，90% 未治疗者死于 1 岁前，仅极少数可活到成年。最常见的是左冠状动脉起自肺动脉，而右冠状动脉正常起自主动脉（称为 Bland-White-Garland 综合征），可结扎来自肺动脉的左冠状动脉联合内乳动脉或隐静脉桥治疗。该组中仅见于 1 例 54 岁女性患者。

冠状动脉高位开口、圆锥支或回旋支独立开口以及回旋支异位开口于右冠状窦等通常不会产生明显的临床症状，被认为是良性的起源异常，但可引起冠状动脉造影时插管困难或心脏手术时的意外损伤，需要引起心脏外科医师的重视。

在该组病例中，仍有部分被认为是良性异常起源的患者具有心血管系统相关的临床症状，除了考虑非冠状动脉病因外，也可能与冠状动脉开口角度造成的血流动力学改变相关。

有报道认为冠状动脉变异在剧烈运动时，特定条件下可导致血管痉挛和血管内血栓形成，而冠状动脉变异导致的猝死病例中，主要原因是冠状动脉近端主干痉挛而又缺乏侧支循环，继发性引起心室颤。因此一些年轻患者中，对于冠状动脉的异常起源导致严重后果的可能性需要引起高度重视。

DSCT 可以精确显示冠状动脉的起源、行径，并且通过强大的后处理技术能够同时显示出冠状动脉、肺动脉及主动脉之间的三维解剖关系，有利于评估异常起源的冠状动脉发生危险的可能性，并能同时检出伴发的其他异常，对于一些潜在高危患者（如运动员等）的早期诊治及预防具有极其重要的意义。

第五章　心肌桥－壁冠状动脉

冠状动脉心脏病是多种原因引发的心肌血液供应发生障碍所引起的心脏病，临床表现轻则胸闷，重则胸痛、心肌梗死甚至猝死。近年来，冠状动脉心脏病患者呈上升趋势，冠状动脉心脏病病因尚未完全清楚，但认为与高血压、高血脂等所引起冠状动脉粥样硬化管腔狭窄有关。然而研究显示在没有冠状动脉粥样硬化者仍约有12%有心绞痛症状，约6%的心肌梗死患者造影或尸解没有证据表明存在冠状动脉粥样硬化，心肌桥被认为是可能的因素。

一、心肌桥－壁冠状动脉定义

正常冠状动脉行于冠状沟和室间沟的心包脏层（心外膜）下脂肪间隙中，当冠状动脉主干或其分支部分节段被浅表心肌组织所覆盖，经一短距离后又暴露于心肌外，此覆盖的心肌称作心肌桥，而穿行于此心肌下的冠状动脉称作壁冠状动脉，也叫隧道动脉或肌桥血管。其典型特点是壁冠状动脉收缩期管腔受到挤压变窄甚至闭塞，而其近端冠状动脉血流出现逆流等异常。

在人类，由 Reyman（1737）最早在尸体检查中发现心肌桥，并于20世纪20年代初由 Grainicianu 论述了它的存在。但直到 Portmann & Iwig（1960）通过常规冠状动脉造影在活体从影像学上第一次报道了冠状动脉左前降支于心脏收缩期出现短暂的闭塞，并首次引入"心肌桥"这一概念。最初认为心肌桥是一种良性的发育变异，但近年来研究发现心肌桥轻者可无症状，严重者可导致心肌缺血、心肌梗死甚至猝死，这主要与其位置和解剖结构有关，一般来说表浅型心肌桥对冠状动脉压迫小，产生心肌缺血表现不明显，而纵深型心肌桥与左前降支关系密切，可扭曲该血管，不仅收缩期血流减少，舒张早、中期血流也明显受限，明显降低冠状动脉血流储备，易导致相应症状的出现。

心肌桥－壁冠状动脉是一种常见的先天性冠状动脉发育变异或发育异常，以男性多见，在出生时就存在，但通常在30岁以后才表现出症状。心肌桥常发生在左前降支的近中1/3处，有作者在尸检发现单独涉及左前降支的占70%，其原因可能与左前降支行程较长、走行相对复杂以及前壁心肌组织较为肥厚等因素有关。

心肌桥－壁冠状动脉可单发也可多发，壁冠状动脉长度一般为2~20 mm，管腔形态可为圆形、椭圆形，心肌桥最长可达40 mm，厚度尸检中一般为2~4 mm。正是由于心肌桥的厚度、长度的差异才导致病理变化和临床症状不同。

心肌桥－壁冠状动脉的发生率：在以往常规冠状动脉造影中，因将其对管腔的压缩变化等间接征象作为主要观察指标，发现率在0.5%~40%不等，往往低于尸检中的发现率，后者一般在15%~85%之间。心肌桥的发生相当常见，在冠状动脉造影中的发现率平均为16%，尸检中发现率平均约为35%。一般心肌桥最多发生于左前降支中段，其深度多在10 mm以下，长度则10~40 mm不等，通常分为表浅型和深型，其中表浅型占多数。一些作者指出，心肌桥并不少见，在人群中发生率为5%~12%，国内尸检报告的检出率最高达到85%。

壁冠状动脉分型与临床：壁冠状动脉分为表浅型和深层型：表浅型的壁冠状动脉覆盖其上的心肌呈斜形跨过冠状动脉走向心尖，当没有发生吸吮现象时，冠状动脉造影可表现为正常或管腔轻微狭窄；深层的壁冠状动脉在上的心肌呈螺旋状缠绕血管，或者与动脉外膜关系过于密切，心肌的收缩与舒张对管壁影响较大，往往引起临床症状。

心肌桥分级：Nobel 等（1976）将心肌桥分为3级：一级冠状动脉收缩期狭窄<50%；二级冠状动脉收缩期狭窄50%~70%；三级冠状动脉收缩期狭窄>70%，并认为二级以上者较易导致心肌缺血及相应临床症状。

独立评价3支冠状动脉包埋于心肌情况分成4类：①肯定有（冠状动脉节段完全包埋于心肌下）；

②可能有（冠状动脉节段包埋于心肌部分≥50%）；③可疑有（冠状动脉节段贴紧心肌，包埋于心肌程度<50%）；④肯定无（冠状动脉完全行于心外膜下脂肪内）

壁冠状动脉的好发部位：壁冠状动脉好发于前降支中段，有作者报告一组单独发生在前降支中段的有230例，约占全部壁冠状动脉病人的60%（230/380），其次为对角支的中远段41例，约占全部病例的10.1%，再次为回旋支32例，约占全部病例的6.7%，发生率小于对角支，发生部位也往往在中远段，右冠状动脉少见，共发生13例，约占全部病例的3.4%，发生在右冠状动脉的壁冠状动脉以表浅型多见，往往没有明显的临床症状。

二、发病机制

长期以来，心肌桥被认为是一种良性病变，多数心肌桥患者无明显症状。但当处于应急状态如过度劳累、剧烈运动等心脏负荷增加时，心率加快、心脏灌注时间缩短，再加上心肌收缩增强，心肌桥对冠状动脉的压迫加重影响心肌供血时，从而导致缺血事件发生。近年有关心肌桥-壁冠状动脉引起心绞痛、心律不齐、急性心肌缺血、甚至与猝死相关联等均有报告。此外，由于心肌桥使壁冠状动脉反复受压和扭曲，可导致内皮受损，易于引起血小板聚集、血栓形成和冠状动脉痉挛；壁冠状动脉近端长期处于高压状态并存在血流动力学紊乱，从而易于引起血管内膜损伤而继发动脉粥样硬化。相关病理研究发现：心肌桥患者桥近段动脉粥样硬化发生率高达86%，因此，可以认为心肌桥是一种潜隐性心脏疾病，它在致心绞痛、心肌缺血乃至心肌梗死等方面都有不可忽视的作用。

Schwarz等（1997）运用冠状动脉造影及冠状动脉内超声对肌桥段血管的血流动力学研究发现，收缩期血管内径缩小可达80%以上，舒张期内径仍可缩小约35%，且血管最大截面积至舒张中期才出现。故心肌桥血管的狭窄是一个动态变化的过程，这与冠状动脉粥样硬化的固定性狭窄不同。

肌桥多为心室肌，亦可为心房肌，多见于前降支中段，壁冠状动脉是近年来颇引起注意的动脉支，同一支动脉肌桥数多为1个，但可多到3~4个，肉眼检查壁冠状动脉腔较小，内膜不规则，有纵行皱纹，镜检肌桥的肌肉有时与壁冠状动脉外膜关系密切，心肌纤维可以深入到外膜周围的纤维组织中去，甚至直接伸到动脉的外膜中去。壁冠状动脉的发生也没有明显的流行病学病因，但有无后天形成的壁冠状动脉目前尚无明显证据。

临床表现：壁冠状动脉病人大部分为没有明显的临床表现，当壁冠状动脉长度>40 mm或深度>3 mm时可单独出现不同程度的临床症状。绝大多数心肌桥患者临床无症状，但有研究表明，部分心肌桥同冠状动脉粥样硬化和心肌缺血具有一定关联，偶尔还会导致心绞痛、急性冠状动脉综合征，甚至猝死。临床工作中，当一个心绞痛患者，尤其是中、青年患者无常见的冠状动脉心脏病危险因素时，要考虑到心肌桥，对此，临床医师应提高注意，不能忽视。存在壁冠状动脉的病人一般临床表现为心脏负荷加重时或夜间出现胸闷，也可无明显规律，部分病人可出现心绞痛甚至猝死，心电图可出现心肌缺血改变，服用扩张血管药物如速效救心丸或适当休息后大部分病人症状可得到缓解，病人的发病年龄大部分为40~50岁，40以下病人者多为肥胖病人。

壁冠状动脉病人临床症状有时酷似冠状动脉心脏病，心电图检查可出现心肌缺血改变，容易误诊为粥样硬化性冠状动脉心脏病，很多心肌桥的病人长期以来按冠状动脉心脏病进行治疗，临床效果往往不理想，消耗了大量的人力、物力，也给很多病人带来了沉重的精神和经济负担，降低了生活质量。

壁冠状动脉表现典型，一般诊断不难，但我们临床工作中应注意观察肌桥所在的位置、数量、深度和长度，并对其临床症状及可能的并发症进行危险评估，另外要观察病人有无先天性心脏病、风湿性心脏病及肺栓塞等其他肺部病变，如果有其他冠状动脉病变，就不能简单地将病人症状归结为肌桥，而应进行综合分析。

三、影像学研究

常规冠状动脉造影：心肌桥以前的诊断主要依靠常规冠状动脉造影，将导管经大腿股动脉或其他周围动脉插入，送至升主动脉，然后探寻左或右冠状动脉口插入，注入对比剂，使冠状动脉显影。冠状动脉造影是20世纪60年代后期用于临床的一种有创性检查技术，通过进行选择性冠状动脉造影并结合心血管血流动力学变化来判断管腔狭窄信息做出冠状动脉疾病的诊断，已在临床广泛应用，长期以来冠状动脉造影被普遍作为冠状动脉心脏病检查的"金标准"。但冠状动脉造影检查只能提供狭窄信息，不能对狭窄的原因进行判断,针对心肌桥 - 壁冠状动脉的诊断,冠状动脉造影存在相对局限性。

检出率、敏感度偏低:冠状动脉造影在对心肌桥的检查中只是通过一种间接影像表现即在心脏收缩期某段冠状动脉在两个以上投照角度均显示为狭窄,而在心脏舒张期该段冠状动脉血流恢复正常,所表现出的所谓"挤牛奶现象"来作为诊断心肌桥存在的依据,而并不能显示心肌桥其本身,无法定量分析心肌桥的长度、厚度,难以提供更多精细有效的信息。

还有部分心肌桥患者由于心肌桥近端合并粥样硬化斑块形成导致该段冠状动脉局限性狭窄,这种狭窄限制了舒张期通过壁冠状动脉的血流量,以致一些较为明显的心肌桥在冠状动脉造影检查过程中的"挤牛奶效应"并不明显,这也是冠状动脉造影检出率偏低的重要原因之一。而且在实际应用过程中能否通过此现象判断心肌桥 - 壁冠状动脉还要受到多种因素影响,如心肌桥的厚度与宽度、心肌桥与壁冠状动脉的解剖关系、血管扩张剂与血管收缩剂的影响、造影体位和操作者技术水平等。此外冠状动脉变异较多,走行及其分布多样,因此,检出率一直不高,有资料研究表明即使在最佳体位心肌桥的显示率仍为 0.4%~5.0%。日本 Soran(2000)报道2 547 例冠状动脉造影中,心肌桥检出率为 5%;而最近的文献报道中,冠状动脉造影对心肌桥的检出率仅为 1.13%(71/6 272)。

冠状动脉造影对心肌桥的检出率仅为0.5%~16%,远低于尸检的发现率(15%~85%)。究其原因,主要是由于冠状动脉造影对心肌桥的诊断必须符合"挤牛奶效应"和"上下台阶"两项标准,同时也受心肌桥厚度、长度、造影技术及投照体位等多种因素影响。只有当心肌桥达到一定厚度时,"挤牛奶效应"征象才被观察到,但有相当一部分病例心肌桥较薄,在收缩期不能引起典型的"挤牛奶效应"而漏诊。

据有关资料显示在常规冠状动脉造影检查中只有壁冠状动脉的管径狭窄变化程度在 25% 以上时才容易被发现,在心脏搏动下狭窄程度 <25% 的壁冠状动脉多被漏诊。

另外,壁冠状动脉周围结缔组织和脂肪的存在可使收缩期狭窄显示不清楚,心肌桥近端冠状动脉的周围性狭窄,低于其远端的张力,使远端可能存在的收缩期狭窄显示不清。

以上所有原因均会造成冠状动脉造影诊断敏感度偏低和假阴性较高,也必将会对冠状动脉造影用于怀疑有心肌桥 - 壁冠状动脉患者的明确诊断与重点普查带来限制。

风险性相对较高:冠状动脉造影是一种有创性检查,只要有创就必存在风险,虽然诊断性冠状动脉造影相对介入治疗危险性较低,但其与操作相关病死率和并发症发病率仍达 0.15% 和 1.5%,其中主要包括由造影导管直接损伤的结果。

冠状动脉左主干病变即使是斑块,在不知情时造影导管直接进入极易损伤冠状动脉左主干,造成急性闭塞,导致心血管崩溃而死亡;如冠状动脉左主干严重狭窄时,导管极易嵌顿阻塞血流,注入的对比剂从冠状动脉内排空困难,患者进入缺血、低血压、更严重缺血、恶性循环引发死亡;此外,在冠状动脉左主干极短或造影导管进入过深的情况下也极易造成左前降支(LAD)起始部损伤或夹层(即使无狭窄病变存在)而导致急性心肌梗死或死亡。

对于对年龄 >60 岁、NYHA Ⅳ级、LVEF<30%和左主干病变患者有更严重的死亡并发症,如左心功能严重低下合并心力衰竭(PCWP>25 mmHg)者,则冠状动脉造影的病死率更会成倍增加,心脏造影学会的第 3 次登记报道死亡率为 0.86%。现今,随着操作技术的提高,病死率有所下降但仍难以避免。冠状动脉造影检查价格昂贵,操作复杂,消耗人力物力大,况且在进行冠状动脉造影检查中通常只有 1/3 的患者接受了介入治疗,其余 2/3 的患者仅仅只需要诊断而已。因此,此有创性、较高风险性及价格昂贵等原因为部分患者难以接受,大范围的心肌桥检查难以推广。

血管内超声:心肌桥临床可以表现为无症状到典型胸痛。静息心电图、负荷试验及核素检查等无创性检查,均缺乏特异度。创伤性检查中,冠状动脉造影尽管可显示很具特征性的"挤牛奶征",但仍存在一定的漏诊,这从其检出率明显低于尸检结果便得以说明。相对而言,血管内超声可稳定显示隧道段动脉特征性的半月现象(理论上特异度可达到100%),目前被认为是诊断的金标准,但其仍属创伤性检查,并且当桥段冠状动脉或其近端冠状动脉明显狭窄,超声探头不能进入时,其检查亦受限制。

冠状动脉 MSCTA 对心肌桥 - 壁冠状动脉的诊断及其优势

冠状动脉 MSCTA 是近几年开展的一种无创性

冠状动脉成像方法，随着 MSCT 的普及及双源 CT 投入使用，由于空间分辨率高、扫描层厚薄及扫描速度快等优势均能实现对心脏与血管的扫描，采用全心动周期采集及回顾性心电门控重建技术成像，结合 MSCT 多种图像后处理技术可较好地显示冠状动脉及其狭窄的程度并能测量心肌桥的厚度、长度以及距离起始部的距离等，也可清楚显示血管与心肌的位置关系，诊断价值已得到充分肯定，临床应用日趋广泛。

作为断面成像工具，MSCTA 不仅能三维重现冠状动脉管腔，同时也能准确显示血管腔同邻近组织间的空间关系。MSCT 诊断心肌桥更多依靠显示桥段血管本身同心肌间的相互关系，而并非如冠状动脉造影那样，通过管腔受压缩情况来间接判断，从而可避免了造成冠状动脉造影漏诊的诸多因素，因此，仔细查看 MSCT 冠状动脉截面图像尤为重要。

心肌桥在 MSCT 上的直接征象为冠状动脉与心肌间脂肪消失，中等密度的心肌覆盖冠状动脉之上，而多期重建（如 30% 及 80%R-R 间期重建）有助于对心肌桥定性、定量诊断及鉴别诊断，对提高检出率有重要价值，因此心肌桥及壁冠状动脉的检出率得以明显提高。

操作简单、敏感度及检出率高：对心率 >70 次 / 分的患者给予口服倍他乐克，将心率降至 70 次 / 分以下，选用非离子型对比剂 370 mg I/ml，总量 70~100 ml，注射流率为 4.5~5.5 ml/s，使用对比剂自动跟踪技术启动扫描，一次屏气内完成扫描。原始数据的重建采用心脏标准算法，于 30%~80%R-R 间期内间隔 5%R-R 间期进行重建，选择血管最为清楚的心动周期进行容积再现（VR），曲面重建（CPR），最大密度投影（MIP）等完成图像重建。

CTA 不仅可以直接显示心肌内的壁冠状动脉及覆盖于壁冠状动脉上的心肌组织，而且对于壁冠状动脉的分布、位置、走行、毗邻结构等亦能直接显示，并可以利用各种功能的后处理软件对冠状动脉及其各个分支进行定量分析，精确测量不同期相的壁冠状动脉的缩窄程度及心肌桥的厚度、长度，观察结果客观、敏感度高，因此，不少作者认为与冠状动脉造影相比，MSCT 更能明确地提供心肌桥的部位、深度等具体信息。

CT 除能直观地显示壁冠状动脉与心肌的空间关系外，对心肌桥的检出率也大幅度提高，一些作者应用 64 排 MSCT 进行 6729 例冠状动脉成像，检出心肌桥者 1214 例，检出率为 18.04%。另有作者应用双源螺旋 CT 在 360 例中检出 104 例出现单支或多支心肌桥，检出率达 29%。而其他研究显示 MSCT 诊断心肌桥 - 壁冠状动脉检出率更高。

风险低、诊断明确且应用价值高：冠状动脉 CTA 为一种无创检查。所使用的对比剂为安全系数更高的非离子型对比剂，患者过敏率极低。作为一项检出和诊断心肌桥的新技术，其应用价值越来越受到重视。①利用多平面重建的三维正交技术，沿着冠状动脉的最长轴做切面，以及在最长轴的垂直方向上做切面，都可看到冠状动脉的某一阶段位于心肌内，充盈对比剂的血管被一定厚度的软组织所覆盖，此现象可作为诊断心肌桥存在的直接征象，不仅可明确判断心肌桥 - 壁冠状动脉的整体结构及壁冠状动脉长度，还可检测心肌桥位置及厚度，对于心肌桥的诊断相当准确。②同时判定壁冠状动脉在收缩期的狭窄程度，壁冠状动脉的管腔形态随期相不同而改变，舒张期（约 R 波后 75% 期相）最大截面重建图像显示为圆形或类圆形，而收缩期（约 R 波后 35% 期相）最大截面重建图像显示为椭圆形或不规则形。③对部分怀疑者可进行多期相的重建反复检查。

除此之外，MSCT 能发现桥前、桥后段血管的动脉粥样硬化性改变，以及心肌缺血改变等，在重建后的 VR 图像中还可以直接观察冠状动脉畸形以及起源等异常，对于心脏其他疾患发现诊断亦有重要作用。

以往学者普遍认为，心肌桥长度越长、厚度越大，收缩期时心肌桥对壁冠状动脉的压迫越明显。而随着双源 CT 在临床的广泛应用，由于其分辨率的明显提高，可以更清晰地显示冠状动脉在收缩期的形态变化特点。越来越多的证据显示壁冠状动脉收缩期狭窄程度与心肌桥的厚度明显相关，而与心肌桥的长度无明显相关。提示心肌桥的厚度是影响患者预后更重要的因素。该研究显示心肌桥的平均长度为（19.17 ± 6.43）mm，平均厚度为（2.02 ± 0.80）mm。壁冠状动脉收缩期平均压缩程度为（38.41 ± 17.09）%。壁冠状动脉收缩期压缩程度与心肌桥的厚度有相关性，与心肌桥的长度无明显相关性。

冠状动脉造影和病理检查发现粥样硬化较少累及壁冠状动脉及其远段血管，这种"保护效应"可能与血流切应力及血管超微结构改变等因素有关。心肌桥对壁冠状动脉的机械压迫作用使得其远端冠状动脉收缩期压力低,因而动脉硬化发生率低,而其近端冠状动脉收缩期压力升高,伴涡流形成,所以易发生动脉粥样硬化。壁冠状动脉本身并未见明显动脉粥样硬化,这可能与壁冠状动脉内皮细胞受心肌桥压迫,导致血流与血管内膜之间剪切力增大,而高剪切力往往可以增加内皮细胞表达血管舒张因子、生长抑制因子、纤维蛋白溶解物质和抗氧化剂,抑制血管收缩因子、生长因子、炎症介质和黏附因子的表达,使内皮细胞不易损伤,也不利于细胞增生,脂质摄取和血细胞黏附,因而具有抗动脉粥样硬化作用。本研究结果显示,所有壁冠状动脉均无粥样硬化出现,而心肌桥近端动脉粥样硬化发生率较壁冠状动脉本身及心肌桥远端高(χ^2= 15.00,$P<0.05$;χ^2= 9.317,$P<0.05$)。

总之,双源 CTCA 的广泛应用,明显提高了心肌桥的检出率,弥补了冠状动脉造影的不足,丰富了对心肌桥的解剖形态、壁冠状动脉及其前后血管腔的粥样硬化的判断,为临床诊断和治疗提供了更有价值的信息,是检测心肌桥安全、有效、可靠的诊断手段。

四、心肌桥近端冠状动脉狭窄程度与心肌桥的长度及厚度间的相关性

理论上,心肌桥长度越长,厚度越大,收缩期心肌桥近端血流异常变化越明显,心肌桥近端冠状动脉内斑块形成者其狭窄程度应该越明显。最近亦有研究表明,壁冠状动脉收缩期受压程度与心肌桥的厚度呈明显相关。

一项研究结果显示,心肌桥近端冠状动脉狭窄程度与心肌桥的长度及厚度间的相关性均不明显,一部分比较厚和比较长的心肌桥近端并没有粥样硬化斑块形成,即使不考虑心肌桥近端没有形成斑块的部分患者。在所有心肌桥近端有斑块形成者中,心肌桥近端的狭窄程度也与心肌桥的长度及厚度无明显相关性。这是因为粥样硬化形成的病因复杂——与患者的年龄、性别、血脂、血压、吸烟史、糖尿病等多种因素有关,对于某单一病例来说,诸多因素参与了粥样硬化的发生,心肌桥可能有促进粥样硬化发生的作用,但这种作用需与其他病因结合进行综合考虑。

这些也可能是两组之间平均狭窄程度无明显差异的重要原因。粥样硬化诸多危险因素之间的相互

作用机制是非常复杂的,本研究只是在普通就诊者中发现了粥样硬化所致的狭窄程度与心肌桥的长度及厚度间没有直接相关性这一现象,提示心肌桥近端冠状动脉的狭窄程度与心肌桥本身之间并不存在必然的联系。

综上所述,在该研究中左冠状动脉前降支心肌桥的存在并没有显著增加该支冠状动脉粥样硬化斑块的总体发生率,心肌桥可能有促进其近端发生粥样硬化的作用,但这种影响能力的具体大小尚需进一步研究。

五、在手术治疗中的定位作用及相关优势

在确诊的心肌桥的患者中,55%~77% 可有典型的心绞痛症状,28%~67% 的患者运动心电图可以有显著的缺血性改变,以上同心肌桥较深、较长,壁冠状动脉在收缩期受压迫明显及可能伴随的动脉粥样硬化管腔狭窄有关。对造成冠状动脉狭窄症状明显而药物治疗无效者,多主张采用非保守治疗,即支架植入术或外科手术治疗。

介入治疗心肌桥在国内外文献早已有报道,对于单纯心肌桥患者,有研究报道肌桥处血管植入支架后短期内冠状动脉血流恢复,血流储备功能基本常,临床症状改善明显,近期疗效好,但也有研究表明:支架植入术治疗心肌桥,近期疗效肯定,但由于导致狭窄的原因未予以根本解除,远期支架内再狭窄率明显较高,Haager 等(2000)对 11 例支架治疗的心肌桥进行随访,7 周时 46% 发生支架内再狭窄;Stefan 等(2002)对 25 例支架治疗的心肌桥随访 2 年,约 50% 出现支架内狭窄。因此对于症状较重且内科治疗无效者可以考虑选择外科手术治疗,如心肌桥松解术或联合冠状动脉搭桥术等,效果明显。

Mersa 等(2005)对 13 例心肌桥切开松解随访(51 ± 7)周,结果无症状复发者;国内有作者对 15 例心肌桥患者进行手术治疗并随访 0.5~7 年,1 例复发心悸,其余患者无心绞痛复发,可以证明外科手术治疗是有效的,具有良好的近、远期效果。但也有学者认为该手术有相当危险性,主要是冠状动脉心肌桥段走行是不可预见的,手术室过程中有时需深入切开心室壁,从而有潜在的随后发生右室穿孔或左室室壁瘤的危险。因而术前运用 MSCT 诊断心肌桥 - 壁冠状动脉具有多种优势:①首先,可明确诊断,其直接 CT 征象是上述血管段由不同厚度和范围的心肌组织覆盖,而且能更精确地提供心肌桥的

部位、深度、长度等具体信息。②准确定位，由于心肌桥多数发生在左前降支，而此类患者术中直观定位查找左前降支都很困难，因此术前应用 MSCT 准确定位可起重要作用。③参与术前手术方式的制定，由于 MSCT 能较好地显示壁冠状动脉与心肌桥的关系，若心肌桥较厚、较长，或与其下面的壁冠状动脉有粘连者采用冠状动脉搭桥术，或切开松解术联合搭桥术；对于心肌桥较薄较短，与壁冠状动脉有间隙者采用心肌桥切开松解术，两种手术方式效果都较好。④对不能进行外科手术患者，行介入治疗前也有充分的依据判断心肌桥的位置，狭窄程度，可以准确地选择支架的种类、长度，有利于提高治疗效率。

六、冠状动脉 CT 血管成像前景与展望

尽管现行 MSCT 已达到 64 排以上，但相对冠状动脉 CT 血管造影仍存在不足，在测量壁冠状动脉于收缩期与舒张期管径变化时，由于冠状动脉在心动周期不同时相于 CTA 上显示的清晰程度不同，重建图像难以同时显示清晰，而图像质量直接影响测量的准确性。随着科技的进步，这一问题将得到解决，近年推出崭新的新理念双源 CT 及 256 排 MSCT 进入临床试验，扫描速度越来越快，扫描时间更加缩短，大大降低心率及呼吸运动的影响，对于大部分患者均可完成检查，并且此项检查无创、简便、安全，易于患者接受，因此对于心肌桥大范围的群体普查带来可能。

而且 MSCT 对于心肌桥的诊断直观、准确，尤其是精细量化的评价，能给临床医生提供更多的有效信息，相信 MSCT 将会成为诊断和量化心肌桥以及监控心肌桥的演变的首选手段，将成为对心肌桥检测最有效、最准确的影像学检查方法，将真正动摇冠状动脉造影作为心肌桥 - 壁冠状动脉活体诊断"金标准"地位。

第六章　冠状动脉瘘

冠状动脉瘘是冠状动脉主干或其分支与某一心腔或血管间的异常通道,大部分是先天性发育异常所致,小部分是后天获得性的。该病尸检发生率为 0.29%,占先天性心脏病的 0.25%~0.50%,而在总人群中的发病率约为 0.002%;其临床表现缺乏特异性,症状常不典型,容易漏诊、误诊。因可导致心肌缺血和 / 或心功能不全而常被误诊为冠心病。

冠状动脉瘘是一种少见的冠状动脉分支终末端异常的疾病,其末端通过微小动脉通道与心脏四心腔中的一个、冠状静脉窦、靠近心脏的肺动脉、肺静脉或上腔静脉直接相通。

先天性冠状动脉瘘最早由 Krause(1865)报道,多见于儿童,是由于胚胎期某些原因致心肌局部区域发育停止,造成心肌窦状隙及心脏的动静脉或心脏之间的网状交通残留,血液由冠状动脉经瘘管分流到有关心腔和血管而形成的心血管畸形。

随着现代影像学技术的飞跃发展,近年来双源 CT 冠状动脉血管成像被广泛应用于冠状动脉检查,使得冠状动脉瘘的检出率得到了极大的提高。

一、冠状动脉瘘的发病机制

冠状动脉瘘在先天性心脏病中的发生率极低,仅约 0.13%,是一种少见的冠状动脉畸形;其中先天发病率较后天获得性高。

先天性冠状动脉瘘确切病因尚不十分清楚,不少学者认为在胚胎心脏发育过程中,心肌小梁窦状间隙逐渐退化变细形成 Thebesion 静脉,当某些原因导致心肌小梁窦状间隙不退化而持续存在时,则可导致冠状动脉与心脏或大血管间产生异常通道,即形成先天性冠状动脉瘘;后天发病原因常有感染、外伤或医源性,如:心脏起搏器的电极腐蚀、心内直视手术、心肌活检、心脏移植、感染性心内膜炎、冠状动脉造影及介入治疗或急性心肌梗死等。

二、病理生理学

早期国内文献报道,冠状动脉瘘起源于右冠状动脉占 50%,左冠状动脉占 42%,双侧冠状动脉大约占 5%。而国外文献报道,左冠状动脉瘘较右侧发病率高。

冠状动脉瘘可分别引流入左心、右心系统。由于右心压力低,所以引流入右心系统多见,占 90%;而引流入左心系统少见,仅 8%~10%。且 90% 为单一瘘管形成,但一组 11 例中,63.6%(7/11)为多发瘘管形成。

在该组中, 38.1%(8/21)的瘘血管起源于左侧冠状动脉,共有 5 例(45.5%);19%(4/21)的瘘血管起源于右侧冠状动脉,共有 3 例(27.3%);38.1%(8/21)的瘘血管同时起源于两侧冠状动脉,共有 3 例(27.3%), 4.8%(1/21)的瘘血管起源于左锁骨下动脉;说明瘘血管起源于左冠状动脉或同时起源于两侧冠状动脉的冠状动脉瘘也较多,与近年文献报道结果一致。

该组病例中, 69.5%(9/13)的瘘血管流入主肺动脉, 15.4%(2/13)的瘘血管流入左心室,7.7%(1/13)的瘘血管分别流入左心房或右心室,验证了压力较低的肺动脉、右心室是最常见的流入点的观点。

分类:冠状动脉瘘按年龄可分为儿童型和成人型,以成人型冠状动脉瘘较多;按瘘管数量分为单发瘘管型和多发瘘管型,其中以单发、右冠状动脉瘘较多见,约占 37%;按照瘘口交通位置分为冠状动脉心腔瘘和冠状动脉 - 血管瘘,大多数冠状动脉瘘口位于右心系统,以主肺动脉最为常见。

瘘管开口的位置:根据瘘管开口的位置,一些学者将冠状动脉瘘分为 5 型: I 型:引流入右心房(25%); II 型:引流入右心室(40%); III 型:引流入肺动脉(15%~20%); IV 型:引流入左心房(5%); V 型:引流入左心室(3%),极少数引流入冠状静脉、上腔静脉、支气管动脉。

瘘口多为单个，最常见的分流部位为右心系统（约占 85%），终止于同一部位的双侧冠状动脉瘘罕见。瘘管可为单一血管，也可为丛状多发扭曲的血管，在受损的心腔可有多个终点。瘘支冠状动脉近心端常因分流量大而增粗迂曲，甚至呈瘤样扩张。

冠状动脉 - 心腔瘘：依照其发病率高低依次为：冠状动脉 - 右室、右房、左房、左室瘘，其中引流入右心系统的冠状动脉瘘，瘘管连通的是高压力动脉和低压力心腔，其血流动力学表现类似于左向右分流型先心病，当瘘口分流量较大时，可引起左心容量负荷增加，容积增大，继之出现肺动脉高压、肺充血和右心容量负荷增加，最终导致心功能不全；这种分流

既可发生于心脏的收缩期，也可发生于舒张期，且舒张期更明显；胸骨旁第 3~4 肋间可闻及连续性、柔和的 Ⅱ～Ⅲ 级 /Ⅳ 级杂音，并可向左上腹传导，这是与动脉导管未闭杂音的重要鉴别点。瘘口位于左心系统时，则出现左向右分流，其中瘘入左室者，类似于主动脉瓣关闭不全，由于收缩期左室瘘口两端压力相近，可无收缩期杂音，所以一般只在舒张中期出现分流；瘘入左房者则可出现连续性左向左分流。

冠状动脉 - 血管瘘：包括冠状动脉 - 肺动脉、上腔静脉、支气管动脉瘘等，其中以冠状动脉 - 肺动脉瘘最多见，其他血管均少见。冠状动脉 - 肺动脉瘘的血流动力学改变类似于左向右分流性动脉导管未闭，亦可于胸骨旁第 3~4 肋间闻及连续性、柔和的 Ⅱ～Ⅲ 级 /Ⅳ 级的杂音。

肺动脉壁的动脉网可由右冠状动脉、左冠状动脉第一分支、副冠状动脉、动脉圆锥支、左支气管动脉分支、甲状颈干下降支等的分支在心包内段的肺动脉壁上相互吻合形成，胸廓内动脉除与左支气管动脉吻合外，也可直接参与肺动脉壁的动脉吻合；但绝大多数冠状动脉 - 肺动脉瘘来自左和 / 或右冠状动脉的圆锥支，且瘘口以位于肺动脉瓣上方 3 cm 范围内最多见。一组 11 例中 5 例引流入肺动脉，引流入右心室、左心房各 2 例，1 例左冠状动脉起自肺动脉并动静脉瘘形成，1 例引流入上腔静脉。

三、临床表现

临床表现主要取决于患者的年龄、左向右分流的血量、心肌缺血的程度及受累血管或腔室的阻力。症状、体征与瘘管分流量大小及患者年龄有关，表现为随着年龄的增长而出现症状，此外，瘘口也有随着

年龄增长而增大的可能。

因此当瘘口小而分流量少时可无明确症状，仅在体检时发现心脏杂音，有报告 20 岁之前只有 19% 患者出现症状；但随着年龄的增长、瘘口的增大、分流量的增多，可在活动后出现心慌、气短、胸闷、乏力，也可出现头痛、头晕等症状。有作者报告特征性症状是典型或不典型心绞痛。出现胸骨左缘 3~4 肋间连续性杂音，病变严重者可引起心肌梗死甚至猝死。

大部分冠状动脉瘘患者可无明显症状，部分因左向右分流程度加大，窃血征象明显，可引起相应冠状动脉供血心肌的缺血、甚至梗死，可出现胸闷、胸痛、心悸、呼吸困难等症状，以及肺动脉高压、充血性心力衰竭、细菌性心内膜炎、瘘血管瘤、瘘管破裂或血栓形成等并发症。冠状动脉瘘预后取决于瘘口大小及注入的心室腔，心室腔瘘口大，注入心腔压力低，分流量变大，可产生明显的血流动力学改变；如该分流是进入右侧心脏，则其血流动力学改变类似心内左向右分流的先天性心脏病表现，使肺循环血流量增多，最终发生肺动脉高压，分流可发生在心脏的收缩期或舒张期，以舒张期明显。如果瘘管开口在左心系统，则血流动力学改变类似主动脉瓣关闭不全的表现，使左心容量负荷增加，发生左心扩大，最终影响左心功能。

四、影像学研究

冠状动脉瘘形态学表现主要为 2 种类型：①冠状动脉瘘主干迂曲扩张，可以呈不规则局限性瘤样扩张，多发生于瘘口附近。②蔓状冠状动脉瘘，多发生于冠状动脉小分支瘘。表现为冠状动脉分支迂曲扩张，多发小血管迂曲呈蔓状，多发小瘘口。

诊断冠状动脉瘘的方法包括冠状动脉造影、超声（包括经胸 / 经食管超声造影术、彩色多普勒等）、MRA、MSCTA 等。长期以来，冠状动脉造影被认为是诊断冠状动脉瘘的金标准，但它是侵入性技术，属二维显像，显示异常血管复杂的三维立体构造困难。

超声：超声是无创性诊断技术，可显示血管内的异常，从而做出较准确的诊断。超声心动图是诊断冠状动脉瘘的首选，但其敏感性和准确性有一定局限。冠状动脉瘘超声心动图主要表现：冠状动脉非对称性扩张；彩色多普勒可显示瘘口异常分流的时相、流速及分流量。

多普勒超声心动图能较好地显示心脏内部结

构,冠状动脉近端及冠状动脉窦,对明显的冠状动脉异常分流可以显示,但受其分辨率和胸廓骨、肺气影响,对分流量小、冠状动脉扩张不明显者,则有一定的局限性。但由于左心室收缩压与主动脉压相同,彩色多普勒显示异常血流束信号不明显,瘘血管流入左心室或肺动脉时容易误诊。且超声技术难以提供诸如异常血管的起源、走行及与心脏结构关系等解剖学特征。

有的病例超声心动图提示为冠状动脉瘘,但未能准确判断瘘口位置,原因可能为瘘口较小,紧靠三尖瓣环,冠状动脉瘤突入右心房影响瘘口位置观察;另外还和操作者经验有关。

个别病例彩超误将瘤样扩张的冠状动脉诊断为左回旋支的扩张,选择性冠状动脉造影未见瘘管,但是64排MSCTA及二维、三维后处理图像不仅可以清楚显示冠状动脉的开口、走行及分布,而且能显示冠状动脉瘘的直接征象和有无动脉瘤。Vitarelli等(2002)报道经食管超声诊断冠状动脉瘘较经胸超声的准确率高。

MSCT:尽管冠状动脉造影(CAG)一直被认为是诊断冠状动脉瘘的"金标准",但近年来MSCT及双源CT已成为更具吸引力的选择。有文献报道,冠状动脉CTA应当成为冠状动脉瘘的首选检查方法。随着16排、64排、320排等MSCT出现,扫描速度不断加快,且提供最大密度投影、多平面重建、曲面重建及容积再现等多种二维和三维重建技术,能够从多角度,全方位观察瘘口位置、走行方向以及与周围血管的关系,但是MSCT对患者心率及呼吸要求较高,对较快的心率患者显示欠佳。

冠状动脉瘘的MSCTA表现主要是瘘血管的形成,一般来说,由于"左向右分流"压力差及受累血管或腔室的阻力的存在,瘘血管常明显增粗、扭曲、盘绕,甚至形成紊乱、复杂的血管网。如果阻力过大或瘘口较小时,瘘血管末端近瘘口处常明显膨隆、扩张,甚至形成动脉瘤。冠状动脉瘘的CT表现有:①瘘支动脉增粗、迂曲,可能存在管壁钙化;②瘘支动脉可有动脉瘤形成及瘤壁钙化;③受累冠状动脉末端可见瘘口形成及对比剂"喷射征"。此外,冠状动脉-血管瘘型冠状动脉瘘还可表现为瘘支血管丛样交通。

瘘血管主要有两种类型:一种是冠状动脉3支主干的迂曲、扩张,MSCTA可清晰显示其走行、瘘口位置、大小及与心腔关系。另一种是冠状动脉分

支形成的瘘血管,较易形成蔓状血管网,常可有多发小瘘口,MSCTA显示瘘口相对困难。

唯须注意MSCTA检查可受呼吸动度、心率的影响,常有一定伪影干扰图像,导致假阳性或假阴性,故扫描前准备十分重要。一些文献报道,少部分病例瘘口无法显示不影响其定性诊断。一组病例中,CTA检测出冠状动脉造影无法显示的左锁骨下动脉-肺动脉瘘。

冠状动脉造影漏诊的主要原因是瘘血管形成了复杂的血管网,而冠状动脉造影对冠状动脉及较大的分支显示效果佳,对复杂血管网的全貌观察困难,且对瘘口显示不确定。个别病例中血管网的一支直接起源于左锁骨下动脉,超过了正常冠状动脉造影的造影范围。故对于怀疑有冠状动脉瘘的患者,特别是多发瘘管形成复杂血管网者,MSCTA扫描范围应该扩大为主动脉弓上方与左膈面间,避免遗漏变异的瘘血管。

双源CT:与冠状动脉造影相比,双源CT冠状动脉成像检查是一种相对无创检查,双源CT拥有较高的时间分辨率及空间分辨率,在心电门控监护下,受心率影响小,以较大的扫描范围,较快的扫描时间,和较低的对比剂剂量下完成对心脏血管的扫描,可全面显示心脏各房室、主动脉及肺动脉的情况。双源CT是全心动周期扫描,可以动态观察冠状动脉瘘远端血管在不同时期的形态,半定量分析冠状动脉瘘对远端血管的影响。双源CT较DSA有更好的解剖显示能力,对于显示冠状动脉瘘的起源和走行更为清楚直观。

双源CT具有极高的时间分辨率(83 ms)和空间分辨率(<0.4 mm),可以在不控制心率的情况下获得清晰的解剖断面图像;利用双源CT的容积再现、多平面重建、最大密度投影及曲面重建等后处理技术,可以从不同角度显示复杂的瘘管畸形,包括瘘口的起源、大小、走行及终止部位;而且无须对患者进行再次曝光、再次注入对比剂。

其中,容积再现对冠状动脉瘘有极好的空间定位价值,可以直观、立体地显示瘘管起源、数目、走行、终止及其与周围结构的三维关系,为手术方案的制定提供直接诊断依据;最大密度投影及多平面重建适合寻找较小的瘘口,可准确判断瘘口血流汇入部位,测量瘘口的大小,并清晰显示瘘口与周围血管的二维关系;曲面重建可以观察血管壁及血管腔内有无钙化及血栓形成。当然,最终的诊断还是要以

横断位图像为基础,横断位所见瘘口两侧的不同密度血流束,可以作为冠状动脉瘘的诊断依据。因此,双源CT获得的横断位图像,结合各种重组后处理技术,可以充分显示瘘血管的起源、走行及终止心腔或血管。

冠状动脉瘘的双源CT表现为受累冠状动脉和/或其发出的侧支血管的瘤样扩张或局限性狭窄,迂曲走行形成血管网,并最终汇入异常心腔或血管。

综上所述,双源CT可以二维、三维、多角度地显示冠状动脉瘘,对制定外科手术方案如选择冠状动脉瘘结扎部位、判断瘘管下切线缝扎的入路以及经心腔缝补冠状动脉瘘口等有重要的价值。因此,无创、无风险的双源CT检查应为冠状动脉瘘的常规检查手段。

MRI：MRI能显示心脏及冠状动脉的解剖学特点,显示瘘血管的扭曲程度、管径、与心腔的关系等,但心脏MRI的空间分辨率有限,不能准确显示冠状动脉瘘远端出口。

一组7例中6例可见冠状动脉主干或侧支形成的血管网,管腔粗细不均,迂曲走行,最终以窄口汇入心腔或血管形成异常通道。其中,绝大多数冠状动脉-肺动脉瘘不仅于肺动脉表面形成迂曲血管网,并可见瘘口处形成典型的"射血征",即来自主动脉系统的高压力血流通过冠状动脉的异常分支在低压力肺动脉内形成明亮的血流束;这可作为冠状动脉-肺动脉瘘的特征性表现。

该组4例冠状动脉-肺动脉瘘中,3例可见典型的"射血征",另1例仅见到肺动脉表面迂曲、吻合并显著强化的血管网与双侧冠状动脉分支相连,未见到"射血征",推测这可能与注射对比剂的剂量和扫描时间的控制有关。

因为只有在主动脉明显强化,而肺动脉内的对比剂被生理盐水完全冲刷时进行扫描,才能形成主、肺动脉的显著对比差异,表现为"射血征"。此外,

在多数冠状动脉瘘血管汇入瘘口前,都可见到瘘血管的局限性瘤样扩张,继而以窄束血流汇入异常心腔或血管,这可能与瘘口前存在的狭窄、湍流形成、血流冲击管壁,导致血管壁局限性薄弱,弹性下降有关;本组6例（6/7）均见到了瘘血管在汇入瘘口前的局限性瘤样扩张;另1例（1/7）无冠状窦-左房瘘的瘘管粗细均匀,未见局限性增宽或狭窄。

X线检查：传统X线检查中,胸部常规心脏三维片仅在少部分患者中可发现心脏形态或肺血异常。

冠状动脉造影：冠状动脉造影（CAG）可以表现为异常的冠状动脉及其分支增粗迂曲,严重者可以呈瘤样扩张,可见血流通过异常通道分流入各腔室及静脉窦;能准确地显示冠状动脉瘘的起源,血液分流部位及程度,曾一度作为冠状动脉瘘诊断的金指标,但该检查为有创检查,由于瘘口的扭曲,瘘口多起源性,使导管插入困难,对比剂使用量大（100~150 ml）,并发症也较高,限制了它在冠状动脉瘘诊断上的应用。

比较影像学：胸部X线片对冠状动脉瘘的诊断不具备诊断特异性,仅作为辅助检查;诊断须根据实际情况,单独或联合应用超声心动图、冠状动脉CTA和冠状动脉造影等检查手段。超声心动图应作为常规检查,当冠状动脉瘘瘘口或周围解剖结构观察欠清时,可优先考虑行冠状动脉CTA;须进行介入治疗时,可考虑进一步行冠状动脉造影检查。

总之,冠状动脉瘘是一种非常少见的冠状动脉异常,瘘血管不仅可起源于右冠状动脉,也常起源于左冠状动脉或同时起源于两侧冠状动脉,流出口多为压力较低的肺动脉、右心室。CTA可清晰显示其走行、瘘口位置、大小及与心腔关系,在显示冠状动脉瘘瘘血管入口、出口方面,容积再现和多平面重建均优于最大密度投影,多种后处理技术的联合应用与冠状动脉造影具有高度一致性,能为术前提供详细的影像学信息。

第七章　冠状动脉粥样硬化斑块

冠状动脉粥样硬化性心脏病是由于冠状动脉内各种性质的斑块导致管腔狭窄或破裂后阻塞管腔使得冠状动脉供血和心肌需求之间不平衡所致的心肌损害,常猝然发病,导致死亡。

近年来,随着人类生活水平的提高及饮食结构的改变,该病的发病率及死亡率有逐年上升的趋势。冠状动脉心脏病已严重地威胁了人类的健康,因此早期检出斑块,对临床的预防及治疗具有重要的意义。

冠状动脉内的斑块引起冠状动脉心脏病的原因主要有 2 种:一是斑块引起的管腔狭窄;二是斑块破裂后脱落的小斑块阻塞远端分支血管,导致血管栓塞。60%~70% 的急性冠状动脉综合征患者发病前冠状动脉病变并不严重,其发生原因主要是由于冠状动脉粥样硬化斑块破裂或裂隙形成,导致血栓形成和血管收缩。因此,对斑块稳定性的显像研究成为目前备受关注的热点,以求早期采取必要的措施控制动脉粥样硬化的进一步发展,从而提高患者的生存质量。冠状动脉粥样硬化斑块发生破裂、出血和血栓形成,可引起急性冠状动脉综合征、急性心肌梗死等。斑块的影像学评价是当今心血管影像学的一个热点。

冠状动脉粥样硬化动态变化:冠状动脉粥样硬化是一个动态过程,就整个冠状动脉而言,不同时期病变可以同时并存;就一个斑块而言也是一个发展过程。一般典型斑块指有平滑肌细胞产生胶原纤维形成的斑块帽,将由存在着细胞外脂质及细胞内脂质的巨噬细胞和泡沫细胞组成的脂核与管腔分开,脂核边缘富含巨噬细胞,中央可伴坏死、钙化以及斑块的再血管化,部分可纤维化。目前斑块的命名比较混杂,有粥样斑块、纤维斑块,软斑块,非钙化斑块等,缺乏对斑块的统一认识和实际的临床指导价值。

冠状动脉粥样硬化斑块的成分:冠状动脉粥样硬化斑块的主要成分包括:①结缔组织细胞外基质,包括胶原纤维、蛋白聚糖、纤维连接蛋白弹性纤维;②沉积于细胞内外的脂质,包括胆固醇结晶、胆固醇酯、磷脂;③细胞,如单核细胞来源的巨噬细胞、平滑肌细胞、T 淋巴细胞。在斑块形成的不同阶段,各种成分所占比例不同。

斑块的分类:Falk 等(1989)和 Davies 等(1993)根据斑块内脂核所占比例,巨噬细胞多少和斑块帽内平滑肌细胞密度,将斑块分为不稳定性斑块或易损性斑块和稳定性斑块或不易损斑块。冠状动脉粥样硬化不稳定斑块的形态学特点:大的细胞外脂质坏死核、薄的不均匀的"纤维帽"(<65 μm)和炎细胞(巨噬细胞、T 淋巴细胞和肥大细胞)浸润,同时新生血管增多。巨噬细胞分泌基质金属蛋白酶,使"纤维帽"结缔组织崩解导致结构的改变,破坏斑块的稳定性。稳定性斑块指斑块帽完整,内平滑肌细胞丰富,脂核所占的比例小,伴钙化,乃至几乎全部纤维化(有纤维斑块之称)。此斑块不易破裂,在一定时期内保持相对稳定。但斑块的发展是一个动态平衡过程,即平滑肌细胞产生的胶原纤维组成斑块帽与通过金属蛋白酶介导的基质降低间需保持平衡。若打破了此平衡,斑块的稳定性则下降,将成为不稳定性斑块或易损性斑块。

Schroeder 等(2001)以血管内超声为参照标准,将斑块分为富含脂质斑块(软斑块)、纤维斑块(中间密度斑块)及钙化斑块,3 种斑块 CT 值分别为:富含脂质斑块 -42~-47 HU,纤维斑块 61~112 HU,钙化斑块 126~731 HU,且 CT 测定斑块密度与血管内超声斑块类型一致性好。

易损斑块的定义与基本病理改变:Muller 等(1989)年提出了"易损斑块"的概念,并将其总结为具有破裂倾向的、非阻塞性的粥样硬化斑块,此类斑块通常具有大的脂质核心、薄纤维帽及巨噬细胞浸润。导致急性冠状动脉事件的斑块表现为多种病理组织学类型,Naghavi 等(2003)进一步完善了易损斑块的定义,并总结了易损斑块的诊断标准。

易损斑块诊断的主要标准为:斑块内炎细胞浸

润;纤维帽厚度 <65μm 的薄纤维帽斑块,脂核占斑块体积 40% 以上的大脂核斑块;内皮脱落伴表层血小板聚集;斑块裂隙;管腔狭窄 >90% 的严重狭窄。

次要标准为:斑块帽内或者非常接近斑块帽的浅表小钙化结节;黄色斑块;斑块内出血;内皮功能不良;正性重构,管腔发生代偿性扩张。

易损性斑块指脂核所占斑块容积超过 40%,伴大量巨噬细胞,内无胶原纤维,斑块帽薄且平滑肌细胞数少,斑块易腐蚀和破裂,形成血栓突向管腔,导致冠状动脉闭塞和狭窄所致的急性冠状动脉综合征。

目前认为,不稳定斑块的病理学特征是:大而松软的脂质核心,含有丰富的泡沫细胞;脂质坏死核表面覆盖的"纤维帽"变薄或破裂;炎症细胞浸润增强,一般纤维薄肩区(病变和正常部位的邻接处)炎症细胞聚集增多;巨噬细胞通过吞噬作用或分泌多种蛋白溶解酶,降解细胞外基质,使斑块变弱易破裂;斑块破裂后,巨噬细胞、单核细胞加速凝血酶原产生,并通过组织因子途径,促进冠状动脉血栓形成;斑块内新生血管的生长程度也对斑块的稳定性起重要决定作用,是炎症细胞渗透的关键途径。

冠状动脉粥样硬化演变机制:有关冠状动脉粥样硬化演变机制的研究很多,包括形态学、免疫组织化学等。美国心脏协会提出的斑块演变理论是目前最详细的报道。

Ⅰ期:动脉粥样硬化前期,单核细胞黏附在内皮细胞表面并向血管内膜迁移。

Ⅱ期:脂纹和脂斑,在血管内膜局部被充满脂质的巨噬细胞(泡沫细胞)浸润。一小部分为富含脂质的平滑肌细胞侵及。

Ⅲ期:细胞外和泡沫细胞内脂质以及平滑肌细胞的数量已增加。

Ⅳ期:细胞外脂质汇合到斑块中心,平滑肌细胞在脂核外面形成包膜。

Ⅴ期:又分为:Ⅴa 期,胆固醇物质充满脂核,伴完整的纤维帽将脂核与管腔分开;脂核的边缘是富含巨噬细胞和充满脂质的泡沫细胞。Ⅴb 期,有Ⅴa 期的特点,但伴钙化。Ⅴc 期,斑块纤维化,无脂核,含少量巨噬细胞。

Ⅵ期:斑块腐蚀和破裂伴血栓形成。

所以,正确认识斑块的发生机制、演变过程,以及易损性斑块结构和其易腐蚀,易破裂形成血栓的特点,有重要的临床价值。

冠状动脉粥样硬化斑块影像学评价:目前,易损斑块的影像学检查方法主要包括,血管内超声(IVUS)、光学相干体层成像(OCT)、MRI、冠状动脉 CT 血管造影(CTA)等,血管内超声及光学相干体层成像是目前公认较好的易损斑块研究手段。

冠状动脉内超声:血管内超声不仅能判断管腔狭窄程度,准确观察管腔的形态、管壁之间的关系,还可提供包括斑块分布,大小、形态及性质,纤维帽厚度、脂核大小等信息,识别正性重构等,但其轴向分辨率较光学相干体层成像低,评价易损斑块的价值有限。

血管内超声不仅可了解冠状动脉腔及其表面情况,而且可分析斑块的大小、形状、类型和血管重构。近年来采用频率 >40 MHz 的血管内超声能观察厚度≤ 150 μm 的薄"纤维帽"。

冠状动脉内超声是评价斑块的金标准。冠状动脉内超声根据斑块的声学特点,将冠状动脉斑块分为 4 种:①软斑块,即 80% 以上斑块部位为内膜增厚回声,回声视频密度均匀,强度低于血管外膜,没有钙化回声。②纤维斑块,指 80% 以上斑块部位由均匀的、密度较高的回声组成,其密度等于或大于血管外膜回声密度,无钙化回声。③钙化斑块,指斑块内可见强而亮的回声,并有声学阴影,至少在一个超声切面上,可见强回声占血管周径的 90% 以上。④混合性斑块,指斑块内强回声并有声学阴影和范围小于血管周径的 90%,或软斑块和纤维斑块均少于病变范围的 80%。

冠状动脉内超声有效判断各种斑块的同时,对监测斑块的易损性有独特的价值。Ge Jun bo 等(2002)采用冠状动脉内超声结合术中造影增强技术诊断有心绞痛和心电图改变的 144 例病人,其中 31 例(A 组)表现为易损性斑块的特点——斑块内腔隙,纤维帽上有破裂口,并能为对比剂所填充,而另 108 例(B 组)无上述特点。A 组冠脉狭窄程度(56.2 ± 16.5%)明显低于 B 组(67.9 ± 13.4%);斑块内腔隙面积(4.1 ± 3.2 mm²)明显大于 B 级(0.7 ± 1.0 mm²);A 组斑块内腔隙面积与斑块面积比值(38.5 ± 17.1%)明显高于 B 组。A 组斑块纤维帽厚度(0.47 ± 0.2 mm)明显薄于 B 组(0.96 ± 0.94 mm),上述 A 组与 B 组差异显著。

有作者认为冠状动脉内超声能正确判断易损斑块的结构特点,有效检测斑块腔隙大小,纤维帽厚度及其破裂口。Masrnori 等(2002)为提高冠状动脉内超声检测斑块病理组织成分的能力,采用彩色图像技术能正确测量粥样硬化斑块的纤维帽;分数分析技术能检测斑块内病理组织成分的复杂程度;波型分析技术则能显示富含脂质区域的特殊波型与粥样硬化斑块病理组织成分有很好的相关性,从而正确、全面地分析斑块纤维帽、斑块内各种成分的比例以及含脂质区域的大小。

血管内超声是近年来应用于临床诊断血管病变的一项新技术,采用超声同心导管结合的方法将高频探头置于导管顶端进入冠状动脉内,提供血管横截面图像,血管内超声可以检出选择性冠状动脉造影所不能显示的血管病变,能观察血管分叉或血管重叠处的模糊病变,提高定量诊断测量血管狭窄程度的准确性,所以有作者提出,血管内超声是诊断冠状动脉狭窄的新"金标准",但仍为有创性检查。

一些作者指出,血管内超声对各类组织回声难以准确地鉴别,区别纤维性或脂质性斑块的灵敏性较低,且对提供整个斑块的病理组织学特征有一定困难。

冠状动脉内超声对随诊斑块的转归有重要价值,但其属有创技术,有一定的危险性和并发症,影响临床应用的普及。

光学相干体层成像:光学相干体层成像可精确显示粥样硬化斑块的微结构特征,同时显示管壁结构、管腔形态,识别斑块纤维帽破裂(裂缝)、斑块脂质核心、巨噬细胞浸润、斑块内新生血管等。但血管内超声及光学相干体层成像均为有创性检查,且价格昂贵,目前较多用于实验研究,临床应用及推广受限。

电子束CT:电子束CT(EBCT)被认为是评估钙化斑块的"金标准"。电子束CT钙积分越高,发生脂质斑块的潜在可能性就越大。目前,国际上公认钙的总量与动脉粥样硬化斑块的总量相关最好;而钙积分高低与今后 2~5 年心血管病变发作的危险性一致。但是,目前电子束CT还存在着一些局限性:不能直接确定冠状动脉狭窄程度;对于冠状动脉的前降支和回旋支远段的检测仍是盲区;对左回旋支和右冠状动脉显示较差;利用电子束CT钙化积分诊断阻塞性心脏病具有较高的敏感性,而特异性低。

MSCT:MSCT具有较高空间分辨率及时间分辨率,可从各个角度观察冠状动脉,冠状动脉CT血管成像可用于评价冠状动脉解剖、狭窄程度,分析冠状动脉斑块形态、斑块成分,且为无创性检查、费用低,便于临床推广。

MSCT 主要通过对斑块密度的测量来判断斑块的具体成分。通过与冠状动脉内超声的对照研究,Kopp 等(2001)首次采用 MSCT 冠状动脉造影,技术条件层厚为 1.0 mm,时间分辨率为 125 ms,结合心电门控技术,检测了 6 例病人,并与冠状动脉内超声做对照,发现 2 个软斑块的平均 CT 值为 6 ± 28 HU 和 -5 ± 25 HU,2 个中间型斑块(相当于冠状动脉内超声的纤维斑块)为 83 ± 17 HU,和 51 ± 19 HU,以及 2 个钙化型斑块 489 ± 372 HU 和 423 ± 111 HU。该作者认为 MSCT 冠状动脉造影能有效地检测冠脉粥样硬化斑块的病理结构,对易损性斑块的评价有一定价值,且为无创性手段。

Schroeder 等(2002)为进一步证实上述通过 MSCT 测量斑块的密度来检测斑块的病理特点,以及证实影响斑块密度值测量的因素,分别对 10 例尸检心脏和一个含两个斑块(软斑块 CT 值为 -39HU 和中间型斑块 CT 值为 72 HU)的冠状动脉(管径 4 mm)模型,采用 MSCT 扫描,能显示 10 例尸检中 13 个斑块,通过冠状动脉斑块 MSCT 与组织病理学进行对比发现软斑块、中间型和钙化型斑块的 CT 值分别为 41 ± 17 HU、73 ± 20 HU 和 772 ± 330 HU。在 3 种不同的对比剂浓度(1∶30、1∶40 和 1∶50)条件下,MSCT 能测出两个之中的一个冠状动脉模型斑块。该作者认为斑块小时,因部分容积效应,影响其密度值的测量和斑块的显示。

为评价 MSCT 检测冠状动脉粥样化斑块的价值,Schroeder 等(2001)对 15 条(其中左冠状动脉前降支 8 条,右冠状动脉 7 条)40 个经冠状动脉内超声证实的斑块,按冠状动脉狭窄程度分为 3 组,轻度狭窄 <50%(n=14 个),中度狭窄 50%~75%(n=12 个)和重度狭窄 >75%(n=14 个),行 MSCT 扫描,并与冠状动脉内超声做了对照研究。MSCT 检测斑块的总检出率为 85%,钙化型斑块检出率为 84.2%,MSCT 与冠状动脉内超声判断冠脉狭窄程度的相关性为 0.68。

为提高 MSCT 对斑块的检出率,Schroeder (2001)进一步采用 MSCT 和仿真冠状动脉血管镜技术检出 14 例病人,38 个斑块包括引起 >75% 冠脉狭窄的斑块 14 个,≤ 75% 的斑块 24 个(其中 7 个钙化斑块和 17 个非钙化斑块)。MSCT 能清晰显示狭窄程度 >75% 的斑块和狭窄程度 ≤ 75% 的 7

个钙化斑块,结合容积 CT 技术和横断面图像,能提高斑块的检出。但对非钙化斑块,尤其是狭窄不明显的非钙化斑块, MSCT 不能正确区分斑块与血管壁。

MSCT 是近年来临床上应用于诊断冠状动脉疾病并进行危险度预测的一种新技术,其具有较高的空间分辨率和信噪比。利用心电门控 MSCT 可对血管壁的钙化做出精确的检测和定量,其钙化积分结果与电子束 CT 具有良好的一致性。而且,MSCT 血管造影经重建处理后有效显示冠状动脉软斑块。8 排、16 排 MSCT 设备已可分辨 0.16 mm 大小的软斑块。

据报道,血管内超声定义的软斑块、中间斑块和钙化斑块在 MSCTA 影像上有特定的密度[软斑块为(14±26)HU,中间斑块为(91±21)HU],钙化斑块为(419±194)HU。因此,通过对密度的分析,可推测斑块的主要成分,检测出有破裂倾向的软斑块,这对于冠状动脉疾病的危险度评价是有价值的。

另外,利用 MSCT 仿真血管内镜技术可观察冠状动脉粥样硬化斑块和血栓,定量评价心功能和冠状动脉的狭窄程度。其主要缺点是屏气时间较长,并依赖于患者的心率。

由此可见,MSCT 因其有较高的空间分辨率,以及对钙化、脂肪等组织独特的敏感性,有望在冠状动脉斑块成像,尤其是易损性斑块判断和转归发挥更大的优势。其不足之处为:MSCT 空间分辨率尚不够高,部分容积效应影响其密度的测量;时间分辨率的限制,影响其在临床的广泛应用。

双源 CT:目前诊断易损斑块的"金标准"是血管内超声,但血管内超声为有创性检查,且费用较高,目前难以广泛普及。MSCT 特别是双源 CT 的空间和时间分辨率有了很大程度的提高,在各种心率条件下均能获得满足诊断需要的冠状动脉 CTA 图像,可作为无创性评估动脉粥样硬化斑块的可靠手段。

Sun 等(2008)的研究表明,以血管内超声为对照,64 层 MSCT 对冠状动脉粥样硬化斑块检出的敏感度、特异度、阳性预测值和阴性预测值分别为97.4%、90.1%、89.7% 和 97.5%。最近,有学者同时使用双源 CT 和血管内超声对斑块进行量化分析发现,无论是在测量斑块负荷量还是斑块体积方面,双源 CT 与血管内超声都具有较好的一致性。

组织病理学和血管内超声的多项研究说明,冠状动脉粥样硬化性斑块的稳定性与其成分密切相关,且斑块内各种成分的构成比也直接影响血管重塑的类型。因此对斑块内各种成分进行量化分析更有助于增进对易损斑块的认识。

大多数学者认为,稳定斑块多以钙化成分为主,脂核较小,斑块的纤维帽较厚;而易损斑块的特点是以脂质为主,纤维帽较薄,钙化成分较少,此类斑块易于发生破裂、出血和形成溃疡,导致急性冠状动脉综合征的发生。

Varnava 等(2002)对 88 例患者进行尸检研究发现,易损斑块内脂质含量明显高于稳定斑块,脂核在两种斑块内所占比例分别为 39.0%±21.0% 和22.3%±23.1%。

研究中,易损斑块内脂质含量一般在 31.5% 以上(43.82%±14.74%),钙化成分所占比例多小于41%(23.21%±16.80%),以此临界点判别易损斑块具有较高的敏感度(89.5%)和特异度(87.0%)。研究发现,稳定性病变发生正性重塑者多含有较大范围的钙化,这与 Burke 等(2002)进行的组织学检查结果相一致。

尽管此类研究没有采用血管内超声作为"金标准"对不稳定病变和稳定性病变进行分类、脂质和纤维成分的 CT 值及部分钙化成分和血管腔的 CT 值有部分重叠、存在部分容积效应的影响,但双源 CT 作为一种无创性检查手段,不仅可以在整体上检测冠状动脉粥样硬化斑块、清晰地显示斑块的类型和形态学特征,并且可定量分析斑块内各种成分的构成比,区分易损性斑块和稳定性斑块,具有广阔的临床应用前景。

MRI:MRI 以其较高的软组织密度分辨率和空间分辨率,在显示冠状动脉粥样硬化斑块上有一定的价值。Wortheleg 等(2000)采用猪冠状动脉和主动脉粥样硬化模型行 MR 检查, MR 能区分粥样硬化斑块内钙化、脂质、纤维和出血区病理成分,与组织病理学做对照,冠状动脉管壁增厚显示率的相关性达 0.94。

Fayad 等(2000)采用高分辨率"黑血"MRI 技术(层厚 3 mm,层面内分辨率为 0.46 mm)对 8 名正常志愿者和 5 例(经选择性冠状动脉造影证实狭窄程度 ≥ 40%)病人进行扫描,正常组冠状动脉管壁厚度为 0.75±0.17 mm(范围:0.55~1.0 mm);病人组局限性管壁增厚为 4.38±0.71 mm(范围:3.3~5.73 mm),两者差异显著, MRI 能较好地显示冠状动脉管壁及管壁增厚情况。

Botnar 等（2000）对 5 例正常志愿者和 5 例病人行 T_2WI 双反转快速梯度回波右冠状动脉近心段扫描，结果发现病人组与正常组冠状动脉管壁增厚和管壁面积明显增大，且差异显著，病人组分别为 1.5 ± 0.2 mm 和 21.2 ± 3.1 mm²，正常组分别为 1.0 ± 0.2 mm 和 13.7 ± 4.2 mm²。

Kim 等（2002）通过 10 例包括 5 例正常和 5 例血管造影证实狭窄程度为 10%~50% 的病人，采用非屏气三维黑血螺旋扫描技术，检测冠状动脉近心段管壁和管径大小，结果与上述报道一致，病人组管壁明显增厚，但管径和管面积与正常组未见明显差异。

为证实 MRI 检测斑块成分的能力，Yuan 等（2001）应用高分辨率 MRI 的不同序列如 T_1、质子密度和 T_2 加权像检测 22 条人冠状动脉节段，并与不同组织成分如钙化、脂肪、纤维和细胞成分的组织化学染色进行对比，MR 采用不同序列能有效区分不同组织成分。

冠状动脉粥样硬化斑块强化：CE-MRA 可以显示出冠状动脉粥样硬化斑块的强化。斑块的强化可能与炎细胞的浸润、纤维组织、病理性的新生血管有关。动脉粥样硬化斑块中有大量炎症细胞浸润，以单核细胞和淋巴细胞的积聚为特征，在动脉粥样硬化发展的不同时期均有慢性炎症反应，因此目前认为动脉粥样硬化是一种炎症性的疾病。

粥样硬化斑块不稳定是斑块破裂最主要的原因，炎症是影响斑块稳定性的重要原因。脂质核心的大小、"纤维帽"的厚度及其修复能力、新生血管的形成均与炎症有关。

近年来的研究表明粥样硬化斑块中常有病理性的新生血管。新生血管一方面是炎细胞进入斑块的通道，另一方面又是血脂沉积于斑块局部的重要通道之一。斑块内新生血管的临床重要性在于它与斑块破裂、斑块出血高度相关。因此炎细胞的浸润、新生血管的形成在粥样硬化斑块的进展、破裂中起重要作用。

斑块的强化可能预示着斑块的不稳定性。在 5 min 内强化的斑块与强化较晚的斑块相比，可能新生血管和炎细胞更多，纤维组织在病理上是以疏松的糖蛋白基质为主，而不是以致密的胶原纤维为主。由于冠状动脉细小、走行迂曲，且在不停地运动，再加上呼吸和心跳的运动伪影，以及 MR 冠状动脉成像本身空间分辨率不高，影响了冠状动脉的成像质量。

高分辨率 MRI 对冠状动脉斑块稳定性的评估：MRI 可以同时做到动脉管腔的显影和动脉管壁的精确分析，直接监测活体冠状动脉管壁病变的进展与消退，分析斑块的组织与形态学特征，为降脂疗法对冠状动脉硬化的疗效提供及时、有效的信息，指导临床治疗。

MRI 能有效识别斑块内成分并对其进行形态学测量，包括"纤维帽"及其形态特征、钙化、脂质坏死核及斑块内出血。为了实现这些目标，首先要有足够的空间分辨率，可依靠对 MRI 参数的正确选择，使血流信号抑制或增强，即"黑血"或"白血"技术。近年来，已有学者将传统用于颈动脉和主动脉显影的"黑血"技术拓展到对冠状动脉的显影，用于检查冠状动脉壁气球样变性所导致的微小病变。

另外，病变的各种成分之间要有良好的对比。对比剂的运用是冠状动脉斑块 MRI 的一个新兴领域。利用对比剂选择性地增强某种斑块特定成分的信号，从而对斑块成分进行识别。钆对比剂的应用，适用于早期硬化患者。超顺磁性氧化铁微粒子（USPIOs）与纤维成分具有很强的亲和力，可对不稳定斑块"纤维帽"表面缝隙中的血栓成分进行分子显像，用于有血栓的进展期斑块的成像。

分子影像学在冠状动脉粥样硬化的应用：目前用于分子影像学研究的成像设备包括核医学、MRI、光学成像设备及超声。但各有优缺点，开发多模式的分子探针即可同时利用多种影像设备检测不同的分子事件，克服彼此间的不足。

核医学技术因敏感性高和无限的穿透深度成为目前分子影像学的主流技术之一。动物实验及初步临床试验已证实其可对粥样斑块进行凋亡细胞成像。动脉粥样硬化时巨噬细胞及平滑肌细胞凋亡增加，导致斑块不稳定及破裂，因而检测动脉粥样硬化内的凋亡细胞是证实高危斑块的一个影像学策略。

MR 有很好的组织穿透深度和较高的空间分辨率。利用氧化铁微粒进行巨噬细胞成像可作为评价动脉粥样硬化斑块稳定性的一种方法。一些磁性微粒主要在破裂及易破裂斑块的巨噬细胞中聚集，而在稳定的斑块中则无聚集。因此静脉注射 24 h 后在对铁磁性敏感的 T_2^* 梯度回波序列采集的 MRI 上可见到明显的信号降低；利用靶向纤维蛋白的顺磁性 MR 对比剂还可进行血栓成像，从而无创性检出斑块破裂和血栓形成。

光学成像技术因有很多可激活的对比剂而在目前分子影像学中表现最活跃,利用这些对比剂可检测、定位及量化特异性蛋白酶的活性。许多破坏性的蛋白溶解酶在"纤维帽"的降解中起作用,导致斑块破裂并发生急性冠状动脉综合征。因此可利用光学成像技术对富含巨噬细胞及组织蛋白酶 B 的动脉粥样硬化斑块内的炎性反应进行检测。

CT 和 MRI 的运用,为斑块稳定性提供了无创性评估方法,具有较高的敏感性和特异性,能够预测临床并发症的发生,从而早期实施有效干预,降低心血管疾病患者的死亡率。MSCT 的优点是能够在很短的扫描时间内对整个冠状动脉树进行评估,而 MRI 具有极佳的软组织对比。因此,联合应用 MSCT 和 MRI 可以为斑块的分析提供更多信息。由于 MRI 斑块成像扫描时间长,且扫描范围有限,因此常首先利用 MSCT 对冠状动脉可疑病变进行定位,再利用 MRI 对斑块成分进一步评估。

但是,这些显示方法仅能够定位不稳定斑块,而不能够提供血液高凝性和炎症方面的信息。因而,临床识别高风险患者需要对传统风险因素(如血液凝固性及炎症)和影像特征进行综合分析。

选择性冠状动脉造影:长期以来,传统的选择性冠状动脉造影一直被认为是诊断冠状动脉狭窄的"金标准",但冠状动脉造影仅能显示血管腔二维轮廓,发现管腔的狭窄程度,且无法检测到斑块的特征及内部结构,因此冠状动脉造影难以对斑块的稳定性做出评价。另外,其作为创伤性检查方法会增加临床并发症的风险,据报道与操作有关的死亡率为 0.15%,且费用昂贵,患者不易接受。

冠状动脉内超声是判断冠状动脉粥样硬化斑块的金标准,但属有创性方法,尚难广泛应用于临床。MSCT 以其高的空间分辨率,对显示斑块有一定价值,随着空间分辨率的不断提高,尤其是 MSCT 时间分辨率的改善,有望成为检测冠状动脉粥样硬化斑块主要的无创手段。磁共振技术具有较好的软组织分辨率和快速的时间分辨率,显示其判断斑块的潜在价值,随着磁共振技术的完善,提高其检测冠状动脉粥样硬化斑块的临床应用价值。

第八章　窦房结动脉

一、窦房结动脉活体形态学

窦房结动脉因分布于窦房结而得名,此动脉的末端环绕上腔静脉口,故又称上腔静脉口支。当冠状动脉狭窄和闭塞涉及该动脉时,可引起窦房结缺血,导致心律失常;窦房结动脉的行程还与心房关系密切,心房手术时易损伤该动脉;正确识别窦房结动脉还有助于影像的正确解释,避免将正常的窦房结动脉误认为冠状动脉畸形。因此,在活体上研究窦房结动脉的来源、行程及其分布有重要意义。窦房结动脉的相关研究主要通过尸心标本进行,但由于窦房结动脉纤细迂曲,主要在心肌内走行,因此对其进行解剖和暴露存在一定的难度。另外,通过标本和动物试验得到的数据与活体状态下的数据也存在一定的差异。

活体显示窦房结动脉的金标准是常规的冠状动脉造影,该技术可以很好地显示窦房结动脉的起源、走行和分布,但是该技术是有创检查,存在一定的并发症。

国外曾有学者利用电子束 CT 研究窦房结动脉的解剖,结果电子束 CT 对窦房结动脉的检出率仅为 75%(60/80),而且电子束 CT 所显示的窦房结动脉的影像质量也较差,推测主要与对比剂充盈较少和该设备的空间分辨率较低有关。

国内有学者利用 16 层 MSCT 研究窦房结动脉的解剖,但由于窦房结动脉纤细,容积再现图像仅能展示窦房结动脉的近段,而且左窦房结动脉在容积再现图像上无法显示。双源 CT 在旋转的机架内安装了 2 个相隔 90° 的球管及 2 套对应的探测器系统,完成数据采集的时间是单源螺旋 CT 所需时间的一半,在机架旋转时间为 0.33 s 的情况下,其时间分辨率为旋转时间的 1/4,即 82.5 ms。这样的时间分辨率加上其 0.6 mm 的空间分辨率使得双源 CT 对窦房结动脉的显示能力有了很大提高。

有研究利用双源 CT 发现 95.2% 的窦房结动脉可以显示,与以往电子束 CT 相比有了很大提高;而且利用容积再现技术可以很好地显示窦房结动脉的起源和行程以及与周围组织的关系。这对于一些累及窦房结的心房手术的术前计划制定无疑是有意义的。

该研究显示 48.1%(51/106)的窦房结动脉起自右冠状动脉, 42.5%(45/106)起自左冠状动脉回旋支, 6.6%(7/106)起自回旋支外后段,而各有 0.9%(1/106)来自左室后支、右冠状窦口和左冠状动脉主干。

该研究结果与一些作者利用尸心研究窦房结动脉的解剖学结果相似,后者在 150 例离体心脏的研究中发现 48.7%(74/150)的窦房结动脉起自右冠状动脉, 34.9%(53/150)起自左冠状动脉回旋支近侧, 15.8%(24/150)起自回旋支外后段。

另有作者利用 16 层 MSCT 进行窦房结动脉的研究发现除 1 支左窦房结动脉源于左冠状动脉的主干外其余均起自旋支近端,未见关于后窦房结动脉的解剖描述。然而 Saremi 等(2007)利用 64 层 MSCT 的研究发现后窦房结动脉的发生率为 18%。造成这种现象的原因,一方面除了与 16 层 MSCT 的空间分辨率和时间分辨率较低影响了后窦房结动脉的检出有关外,还可能与对该窦房结动脉的认识不足有关。

有关窦房结动脉的研究显示该动脉主要起自右冠状动脉。Berdajs 等(2003)发现 66% 的窦房结动脉来自右冠状动脉, 34% 来自左冠状动脉; Hadzeiselimovic(1978)在 200 例心脏标本中发现 60% 的窦房结动脉来自右冠状动脉, 40% 来自左冠状动脉; Bokeriva 等(1984)在 70 例心脏标本的研究中发现 61.4% 的窦房结动脉来自右冠状动脉, 38.4% 来自左冠状动脉。Saremi 等(2007)的研究也显示 65.7% 的单支窦房结动脉来自右冠状动脉。

从以上资料可以看出,我国窦房结动脉起自左和右冠状动脉者约各占一半,而西方国家人群中窦房结动脉以起自右冠状动脉为多,造成这种现象的原因可能是由于种族差别所致。

该研究还发现了窦房结动脉较少的起源变异,如1例直接起源自右冠状窦口、1例起自左室后支、1例直接开口于左冠状动脉主干,这在以往的研究中也有描述。

该研究106支窦房结动脉的平均直径为(1.27±0.29)mm,距离相应冠状动脉开口为(14.2±15.2)mm;52例来自右冠状动脉者,与右冠状窦口距离为(16.4±9.5)mm;44例来自回旋支近段者,距离回旋支开口为(5.5±3.5)mm;来自回旋支后支者,其开口距离旋支开口约(33.7±12.8)mm。另外,右窦房结动脉多起自2cm之内(69.2%,36/52),左窦房结动脉多起自1cm之内(63.6%,28/44),这与以往的研究结果相近。

关于窦房结动脉的解剖分类并不统一。

Kawashima & Sasaki(2003)将窦房结动脉分为6种类型:起自右冠状动脉近段经上腔静脉前方供应窦房结;起自右冠状动脉近段经上腔静脉后方供应窦房结;来自右冠状动脉较远段经右心房外侧供应窦房结;起自左冠状动脉回旋支近段经上腔静脉前方供应窦房结;起自左冠状动脉回旋支近段经上腔静脉后方供应窦房结;起自左冠状动脉回旋支较远段经左心房外侧面供应窦房结。

Berdajs等(2003)则将窦房结动脉分为右窦房结动脉和左窦房结动脉,而右窦房结动脉又分为起源于右缘支前和后2类,前者根据其分支走行于上腔静脉的右侧、左侧和双侧分为3个亚型。

有作者则将其分为右窦房结动脉、左窦房结动脉和左后窦房结动脉。另有作者认为将窦房结动脉分为上述3大类型(即右窦房结动脉、左窦房结动脉和后窦房结动脉)9个亚型是比较合理的。

之所以提出后窦房结动脉(即S型变异)而非左后窦房结动脉是因为在该研究中发现少数后窦房结动脉可来自右冠状动脉。这种类型窦房结动脉的发生率约为8%,多起自左回旋支后外段,亦可为该动脉的直接延续(该组见1例),该动脉自左房下缘呈锐角经壁内、斜向左心耳与左上肺静脉之间达上腔静脉口,行程较长,主要分布于左房大部、房间隔、右房和部分房室结区。

后窦房结动脉也可起自右冠状动脉的左室后支,称为右后窦房结动脉,其从房室结动脉分支处发出,向上、向后并向右走行,与左后窦房结动脉走行一致至窦房结。当二尖瓣狭窄和关闭不全手术切开左房外侧壁,或左心耳切口向右延伸时,往往可累及该动脉。术前认识这些窦房结动脉即可以避免对窦房结动脉的损伤,避免术后窦房结功能异常所致的心律失常。因此正确地识别这种类型的窦房结动脉有重要的临床意义。

总之,利用双源CT可以很好地显示窦房结动脉的活体形态学情况,有助于显示窦房结动脉的起源、走行和分布,评价其类型及其与周围组织结构的关系,这些信息对于心脏外科手术有着重要的参考价值,可避免对窦房结动脉的损伤,减少术后因窦房结功能异常所致的心律失常。

第九章　冠状动脉钙化

第一节　心率和钙化对诊断冠状动脉狭窄的影响

以往文献报道 4 排和 16 排 MSCTA 诊断冠状动脉狭窄具有很高的可靠性,但其对心率控制的要求较高。检查前患者心率通常需要控制在 65 次 / 分钟以下,同时管径在 2 mm 或 1.5 mm 以下的血管节段排除在对照研究之外。

Leschka 等(2005)报道 64 排 MSCTA 诊断冠状动脉狭窄的敏感度和特异度分别为 94% 和 97%,但其样本内管径在 1.5 mm 以下的血管节段被排除在对照研究之外。

有作者参照 Leschka 等(2005)对钙化的分度,按冠状动脉钙化形态及分布特点将冠状动脉钙化程度分为轻、重两度。轻度定义为孤立性、偏心性的点状、点条状钙化;重度定义为弥漫、环绕管壁的弧形、螺旋形及环形钙化。同一节段以钙化最严重部分确定钙化程度。

应用于临床的球管旋转速度为 330 ms/r 的 64 排 MSCT,其时间分辨率可达 165 ms,较 4 排及 16 排有了进一步提高,Mollet 等(2005)最先对其冠状动脉成像诊断冠状动脉狭窄的准确性进行了报道,所有血管节段均被列入对照研究之内,并在血管节段、血管及患者 3 个不同水平进行了统计分析,其诊断冠状动脉狭窄的敏感度和特异度分别为 99% 和 95%,但同样所有患者检查前心率均要求控制在 70 次 / 分钟以下。

心率:有作者报告研究所采用的病例检查前未施加常规心率控制,其中心率 ≥ 70 次 / 分钟以上者占 42.9%,所有血管节段均纳入对照研究,图像质量为优者血管节段占 90% 以上,图像质量下降的 20 段冠状动脉中 13 段单纯是由运动伪影引起,主要位于右冠状动脉(RCA)中远段,另外 7 段图像质量不佳则是运动伪影同时伴冠状动脉钙化或对比剂团注效果不佳造成。虽然患者心率较快,但 64 排 MSCT 冠状动脉 CTA 对冠状动脉狭窄诊断的敏感度及特异度分别为 97.3% 和 98.9%,CTA 对高心率患者与低心率患者冠状动脉狭窄评价可靠性并无显著性差异。究其原因,一般认为 64 排 MSCT 扫描时间明显缩短,6 s 左右即可完成冠状动脉 CTA 扫描,扫描过程中患者心率波动较小,同时采用多扇区重组模式,两者在一定程度上能够提高图像质量;另外虽然部分心率较快患者 CTA 图像质量有所下降,但仍能满足诊断要求。

钙化:除心率因素外,钙化是导致冠状动脉 CTA 诊断冠状动脉狭窄可靠性下降的主要原因。以往文献分析钙化对冠状动脉 CTA 诊断冠状动脉狭窄可靠性的影响主要是依据钙化积分的大小,钙化积分实际上只是冠状动脉血管节段钙化程度的一种量化,不能直接反映钙化对管腔显示的影响,血管钙化的分布及钙化形态才是影响管腔显示的直接因素,弥漫性钙化明显较孤立性钙化对管腔显示影响大,而环形钙化较偏心性钙化对管腔显示影响大。

所以,该研究依据钙化的分布及形态特点来确定钙化的程度,并评价其对管腔狭窄显示的影响,CTA 评价重度钙化血管节段狭窄时敏感度及阳性预测值(PPV)明显下降,而轻度钙化对 CTA 评价冠状动脉狭窄可靠性的影响不大。

该研究所获得的结论对于无法或难于用药物控制心率的患者进行冠状动脉 CTA 具有指导意义。但由于样本量的限制,目前并不能认为高心率患者不需要心率控制即可以获得和低心率患者一样的诊断结果。在临床工作中,由于图像时间分辨率不足,高心率患者图像质量会下降,需要进行多扇区和多时相图像重组,因此得出最终诊断所花费的后处理时间明显多于低心率患者,检查前心率控制能够提高工作效率并保证诊断的可靠性。

依据钙化分布及钙化形态对血管钙化进行分度同样具有临床指导意义。可以通过钙化积分扫描图像并结合患者心率来决定管壁钙化患者是否适合进行下一步的 CTA 扫描,高心率患者伴血管重度钙化会极大降低 CTA 图像质量,导致诊断可靠性下降。

该作者认为钙化程度应和心率一样作为决定患者是否适合进行冠状动脉 CTA 检查的参考因素。由于该研究所采用的样本量较小,且样本人群冠状动脉心脏病患病率较高,都对统计结果有一定影响。综上所述,64 排 MSCT 冠状动脉 CTA 对诊断冠状动脉狭窄可靠性高,即使不采用常规心率控制也可以进行准确诊断,具有广阔的临床应用前景。

第二节　冠状动脉钙化的种族差异

冠状动脉粥样硬化性心脏病,简称冠状动脉心脏病,是严重威胁人类健康的疾病之一,随着人类生活环境、生活方式的改变,其发病率不断上升,成为人类死亡的主要病因之一。

研究表明,心血管危险因素、冠状动脉心脏病发病率、病死率均存在种族差异。作为冠状动脉心脏病的病因,冠状动脉粥样硬化负荷及其对未来心血管病事件的影响是否存在种族差异的研究有助于更好地制定种族特异性的冠状动脉心脏病一级预防策略。

目前冠状动脉粥样硬化负荷是否存在种族差异尚有一定争议,CT 冠状动脉钙化为反映冠状动脉粥样硬化负荷的敏感指标,此处就冠状动脉钙化对这一问题进行讨论。

冠状动脉钙化的种族差异:Tang 等(1995)对 1 461 例冠状动脉心脏病高危人群分析显示黑种人冠状动脉钙化率(36%)明显低于白种人(60%)及亚裔人群(60%),但 20 个月随访结果显示黑种人冠状动脉心脏病事件明显高于白种人及亚裔人群,从而首先提出冠状动脉钙化存在种族差异。美国多种族动脉粥样硬化研究(MESA)纳入 6 814 例 45~84 岁人群,结果显示各种族冠状动脉钙化率存在差异,白种人、黑种人、西班牙裔和华裔美国人冠状动脉钙化率分别为男性 70%、52%、57% 和 59%,女性 44%、36%、35% 和 42%,校正性别、年龄、受教育程度、血脂、体质指数、吸烟、糖尿病、高血压、高胆固醇治疗等因素后,不同种族间冠状动脉钙化率仍然存在差异,白种人最高,其次为华裔、西班牙裔及黑种人。

Budoff 等(2006)一项包含 16 560 例 45~84 岁无症状多种族人群的研究显示,不仅冠状动脉钙化率,冠状动脉钙化程度亦存在种族差异,黑种人及亚裔人群冠状动脉钙化率及钙化程度均低于白种人,这种差异在校正危险因素后仍存在。

中国 16 省市心血管病人群监测研究显示,我国心血管病发病率有明显的地域差异,北方省市普遍高于南方省市,最高和最低地区发病率之比男性为 17,女性为 19。目前我国人群冠状动脉粥样硬化的研究多为以颈动脉内膜中层厚度为指标,新疆一项纳入 14 618 例维吾尔族、哈尼族、汉族人群的研究显示,我国人群颈动脉内膜中层厚度亦存在种族差异。

亦有部分研究结果显示,冠状动脉钙化并不存在种族差异,纳入 28~40 岁 5 115 名社区人群的中青年人冠状动脉危险因素的一项研究结果显示,白种人与黑种人冠状动脉钙化率无明显差异,考虑可能与该研究人群年龄偏小,钙化率较低有关,且该研究钙化斑块测量阈值偏高。达拉斯心脏研究亦显示,白种人与黑种人冠状动脉钙化率未显示明显差异。

冠状动脉钙化进展的种族差异:CT 随访冠状动脉钙化进展可动态观察冠状动脉粥样硬化发展及其变化,钙化进展及其程度增加未来心血管事件及全因死亡风险预测。Kawakubo 等(2005)对 828 例无症状人群随访 7 年显示,美国黑种人及西班牙裔人钙化进展均低于白种人。美国多种族动脉粥样硬化研究对 5 682 例人群随访 2.5 年后显示,冠状动脉钙化进展增加未来冠状动脉心脏病事件(心肌梗死、需要血管重建的心绞痛、心搏骤停、心源性猝死)与冠状动脉心脏病硬终点事件(心肌梗死、心源性猝死)风险,且随着钙化进展程度增加未来冠状动脉心脏病事件及硬终点事件均增加,在校正基线钙化、年龄、性别、随访间隔后钙化进展可独立预测未来全因死亡风险。

前瞻性军队冠状动脉钙化研究对存在基线钙化的男性随访 4.3 年,结果显示,黑种人与白种人钙化进展存在种族差异,但在校正基线钙化后这种差异消失。目前有关冠状动脉钙化进展的多项研究间纳入人群基线钙化程度存在差异,钙化进展定义不尽相同,且随访时间、终点事件各异,研究结果存在一定差异,未来有必要采用统一的钙化进展定义以便于进行不同种族间钙化进展及其程度的比较。

冠状动脉钙化相关危险因素的种族差异:既往研究表明,心血管危险因素对冠状动脉粥样硬化的影响存在差异。吸烟增加日本男性冠状动脉钙化风险,韩国男性则不然;美国人群冠状动脉钙化流行病学研究与德国人群冠状动脉钙化进展比较,虽然两国人群危险因素对冠状动脉钙化的影响相似,但德国男性、血压及体质指数对冠状动脉钙化的影响较大。日裔美国人较美国白种人冠状动脉钙化负荷较重,但两个人群危险因素对动脉粥样硬化的影响无明显差异,危险因素差异不能完全解释两个人群冠状动脉粥样硬化负荷的差异,考虑可能与动脉粥样硬化相关基因或生活方式等差异有关。

冠状动脉钙化及其进展意义的种族差异:Doherty 等(1999)对 1375 例高危无症状研究对象随访 70 个月,显示黑种人冠状动脉心脏病事件的发生率明显高于白种人。Nasir 等(2007)研究显示,重度及极重度冠状动脉钙化对美国各种族人群预后影响存在差异,以非西班牙裔白种人为参照,黑种人、西班牙裔白种人、亚裔人极重度钙化全因死亡的相对风险比分别为 24.0、9.0、6.6,各种族冠状动脉心脏病事件的差异可能与冠状动脉钙化及其负荷相关。

冠状动脉钙化进展在 Framingham 积分基础上增加其对未来事件的预测,但对于钙化进展对未来事件的预测是否存在种族差异尚不明确。Detrano 等(2008)对美国多种族动脉粥样硬化研究 6 814 例人群随访 3.8 年,显示白种人、黑种人、华裔、西班牙裔人群钙化进展对未来冠状动脉心脏病事件的预测无明显差异。

冠状动脉钙化种族差异的原因:冠状动脉钙化的种族差异 40% 归因于基因差异,40% 归因于传统心血管危险因素、文化、生活、饮食习惯及生存环境等非基因方面的差异,其余归因于研究误差。全基因组关联研究表明,人基因 9p21 和 6p24 的基因多态性同冠状动脉钙化高度相关,另外包括 3q22(MRAS 基因)、13q34(COL4A1/COL4A2 基因)和 lp13(SORT1 基因)的多态性也与冠状动脉钙化相关。

通过对冠状动脉钙化患者危险因素的积极干预,可能有助于减少除心血管危险因素外,由冠状动脉钙化本身而引起的发病率及病死率。研究冠状动脉钙化分布、进展及其临床意义的种族差异,有助于制定种族特异的冠状动脉钙化指南及人群特异的冠状动脉粥样硬化监测、教育及干预策略,可能有助于理解不同种族人群动脉粥样硬化的病理过程。

未来需进一步研究各种族冠状动脉粥样硬化是否存在差异及其程度,探讨冠状动脉粥样硬化及其进展对远期心血管事件的影响,观察生活方式或药物干预对冠状动脉粥样硬化的影响及其临床意义。

第十章   冠状动脉狭窄

第一节   冠状动脉狭窄

一些作者指出,每年行插管法冠状动脉造影病人中只有约 1/3 的病人为阳性,需行介入治疗(冠状动脉球囊成形和支架植入),而冠状动脉正常或其病变不适于介入治疗的病人占 72%。所以,寻找并采用一种安全、可靠和无创的影像学方法用于冠状动脉狭窄的定量评价和介入治疗的筛选至关重要。

16 排 MSCT 对冠状动脉狭窄的显示具有较高的准确性。有作者采用 16 排 MSCT 对 55 例病人的冠状动脉 568 节段(直径 ≥ 2 mm)进行评价,CT 图像能够满足管腔评价为 492 节段(占 86.6%);通过与插管法造影对照,结果显示,对于 CT 图像能够满足管腔评价的冠状动脉节段,16 排 MSCT 显示中度或中度以上狭窄(≥ 50%)的敏感度和特异度分别为 87.5% 和 97.2%,阳性和阴性预测值分别为 82.4% 和 98.1%,与 Kuettner 等(2005)的研究结果相仿;16 排 MSCT 显示高度狭窄(≥ 75%)的敏感度和特异度分别为 91.6% 和 98.7%,阳性和阴性预测值分别为 84.6% 和 99.3%。

Nieman 等(2002)对 59 例病人行 16 排 MSCT 冠状动脉成像研究,并与插管法造影对照,结果显示,对于左冠状动脉主干、左前降支、左回旋支、右冠状动脉以及主要分支血管(直径 ≥ 2 mm)而言,16 排 MSCT 显示中度或中度以上狭窄的敏感度和特异度分别为 95% 和 86%,阳性和阴性预测值分别为 80% 和 97%。

但 Hoffmann 等(2004)分析 530 段严重狭窄的冠状动脉分支的结果与上述作者有不同,其敏感度为 63%,特异度为 96%;阳性预测值:64%,阴性预测值:96%。因此,他们认为对于高危人群而言,16 层

螺旋 CT 对临床的指导价值有限。

冠状动脉运动、钙化或心律失常等是影响冠状动脉狭窄的 CT 评价的因素,其中心率过快和严重钙化是影响图像质量的主要因素,Mohlenkamp 等(2003)指出快速运动可造成 20%~30% 的右冠状动脉远段分支和左旋支无法可靠判断有无病变,支架内有无狭窄和远端桥血管吻合口有无狭窄也难以判断。以心率 <65 次 / 分钟,钙化积分 <335 分为界,Kuettner 等(2004)认为 91% 的患者可获得正确诊断。

研究表明,良好的 CT 图像能够满足冠状动脉管腔评价,16 排 MSCT 显示有临床意义的冠状动脉狭窄(50%)的准确性很高,而且它对冠状动脉中、高度狭窄的阴性预测值很高,有助于避免冠状动脉正常或不需介入治疗(指无临床意义的冠状动脉狭窄)的病人做有创的插管法造影检查,基本能够满足冠状动脉狭窄介入治疗的筛选需要。因此,在冠状动脉中、高度狭窄的初步诊断以及介入治疗的筛选方面,16 排 MSCT 可以部分取代传统的插管法造影。MSCT 冠状动脉造影能显示冠状动脉通畅程度、管壁及壁外的情况,还可以直接观察测量冠状动脉直径大小,判断狭窄的程度、性质及形态特征。

该组因缺乏选择性冠状动脉造影对照,只对狭窄程度 ≥ 50% 的 19 例 23 支血管做出诊断,并要求在各种重建方法上均能显示。有文献报道,采用 16 排 MSCT 对 55 例病人的冠状动脉 568 节段进行评价,CT 图像能够满足管腔评价为 492 节段(占 86.6%);但 MSCT 显示 3~4 级以下或轻度狭窄的冠状动脉分支的敏感度及特异度明显下降。

第二节 冠状动脉狭窄的 CT 功能评价

有创冠状动脉造影(CAG)和无创冠状动脉CT血管成像(CCTA)是目前诊断冠状动脉心脏病的最常用方法,但二者仅能提供冠状动脉的解剖信息,不能对狭窄进行功能评价。

冠状动脉狭窄的解剖特点并不能直接反映功能状况,特别在中等狭窄病变,二者相关性较差。临床上,对冠状动脉狭窄的功能评估是决定患者是否需要血运重建并影响临床预后的最重要因素。目前,对于冠状动脉狭窄功能判断常用方法主要包括有创的血流储备分数(FFR)测定和无创的心肌灌注核素显像,但前者为有创检查,操作复杂、费用昂贵并增加患者辐射剂量;后者虽为无创,但与造影解剖评价不能同时完成,给操作带来不便并增加额外费用。

近年来,无创 CT 功能评估技术出现,其与冠状动脉 CT 血管成像结合能一站式完成对冠状动脉解剖和功能的评价,给临床诊断治疗带来极大便利。

基于计算机血流动力学模拟的 CT- 血流储备分数:CT- 血流储备分数主要由心脏血管影像资料、心脏解剖与生理功能关系的数学模型及计算机血流动力学模拟 3 方面综合分析而来。通过心肌体积和血流之间的关系模型得出冠状动脉血流量;通过血管大小与阻力之间的关系模型得到基础状态下冠状动脉循环阻力;再通过假设冠状动脉循环基础和充血状态阻力比为一常数去计算充血状态下冠状动脉微循环阻力。以此数值和血流动力学为基础计算得出 CT- 血流储备分数值。

Min 等(2012)在 17 个中心共入选 252 例患者,以压力导丝测得血流储备分数值(≤ 0.8 为功能缺血)为金标准。结果显示 CT- 血流储备分数 +CTA 相比于 CTA 显著提高了缺血诊断的准确性(73% vs. 64%)和诊断效果(ROC 曲线下面积:0.81 vs.0.68)。

接着,另一项关于 CT- 血流储备分数的重要试验 NXT 研究发表,该研究一共入选 254 例临床怀疑冠状动脉心脏病的患者,与有创血流储备分数(≤ 0.8 为功能缺血)比较,CT- 血流储备分数和 CTA 诊断功能缺血的 ROC 曲线下面积分别为 0.90 和 0.81,CT- 血流储备分数、CTA 和经导管冠状动脉造影诊断功能缺血的敏感度和特异度分别为 86%

和 79%、94% 和 34%、64% 和 83%。该研究再次证实 CT- 血流储备分数的诊断效能。

Li 等(2015)将关于 CT- 血流储备分数的临床研究资料进行荟萃分析,统计 1050 例患者得出结论:CT- 血流储备分数与 CTA 诊断敏感度相似但特异性大大提高,CT- 血流储备分数可作为有创血流储备分数的一个替代选择。

CT- 血流储备分数通过一次静态扫描,利用计算机模拟对冠状动脉功能实现定量评估,其最大的优点在于安全、无创和经济,为权衡有创冠状动脉检查利弊的患者和医师提供了一种很好的替代工具。CT- 血流储备分数测量可重复性好,一些影响 CTA 图像质量的因素如噪音比、钙化、移动等对其测量影响较少。其主要缺陷在于所有计算参数都是通过公式模拟而来,一些生理学参数取统计学平均值,这些模拟不可避免影响其准确性;另外,CT- 血流储备分数计算程序复杂,耗时较长也限制其应用。

腔内对比剂密度衰减梯度分析技术:冠状动脉腔内对比剂衰减梯度的概念由 Steigner 等(2010)首先提出,目前有冠状动脉腔内密度差(contrast opacification, CO)、校正冠状动脉腔内密度差(corrected contrast opacification, CCO)、腔内对比剂密度衰减梯度(transluminal attenuation gradient, TAG)和腔内衰减血流编码(transluminal attenuation flow encoding, TAFE)4 种分析技术。

冠状动脉腔内密度差是指冠状动脉狭窄近、远段腔内 CT 值差;而校正冠状动脉腔内密度差是因为扫描图像可能不是同一时间获得而取同一扫描轴平面降主动脉 CT 值进行校正而来的差值;腔内对比剂密度衰减梯度被定义为冠状动脉腔内密度衰减和距冠状动脉开口长度之间的线性回归系数。具体由距冠状动脉口每 10 mm 间隔测 CT 值进行回归计算而得;腔内衰减血流编码是由腔内对比剂密度衰减梯度、冠状动脉横断面积、血管长度和对比剂动脉输入时间间隔 4 个参数通过公式推算的冠状动脉血流,理论上由于其考虑了血管解剖和对比剂输入因素可能优于腔内对比剂密度衰减梯度,但目前临床资料不多,其可靠性尚需进一步证明。

从原理上讲腔内对比剂密度衰减梯度多点回归

计算较冠状动脉腔内密度差、校正冠状动脉腔内密度差更具可靠性和科学性，因此，后期临床研究多以腔内对比剂密度衰减梯度作为冠状动脉腔内对比剂衰减梯度的代表指标。前期运用 64 排及 256 排 CT 测量腔内对比剂密度衰减梯度与血流储备分数比较的结果并不满意，两者只有中度相关。

Wong 等（2013）运用 320 排 CT 研究发现腔内对比剂密度衰减梯度对血流储备分数值（≤ 0.8）有较好预测价值（敏感度 77%，特异度 74%），结合 CTA 对于判定狭窄意义有帮助。因此，目前认为较窄探测器宽度扫描由于并非单次心动周期采集，所得腔内对比剂密度衰减梯度与血流储备分数相关性稍差；而 320 排 CT 因为能一次扫描全心覆盖，在腔内对比剂密度衰减梯度分析中更具优势。腔内对比剂密度衰减梯度 320+CTA 可改善诊断的特异度，中度提高冠状动脉心脏病诊断的准确性。和 CTA 相似，钙化和伪影会影响腔内对比剂密度衰减梯度测量的准确性

心肌跨壁灌注比：跨壁灌注比（transmural perfusion ratio，TPR）即内层和外层心肌平均 CT 值比。正常心肌灌注内膜高于外膜层，但当冠状动脉有明显狭窄时跨壁灌注比降低。早期研究显示跨壁灌注比诊断狭窄特异度高而敏感度稍差，有较高的假阴性率，分析可能是由于广泛或严重缺血时血流灌注普遍减少所致。320 排 CT 分别在静息和负荷扫描更适合跨壁灌注比的测量评估，跨壁灌注比受心肌成分及伪影（如运动、硬化线束等）影响较大，有研究显示跨壁灌注比 +CTA 能轻度提高冠状动脉心脏病诊断能力。

CT 心肌灌注显像：CT 心肌灌注显像（myocardial perfusion imaging，MPI）一直是 CT 功能评价的热点与重心。现分述如下。

1. 静态 CT- 心肌灌注显像　静态 CT- 心肌灌注显像和核素心肌灌注显像原理相似，通过首过阶段随血流而来的对比剂在心肌分布特点判断血流灌注情况，通过静息和负荷扫描增加诊断准确性。一些早期研究证明 CT- 心肌灌注显像 +CTA 诊断准确性优于 CTA，而与经导管冠状动脉造影 + 单光子发射计算机断层扫描（SPECT）相近。Ko 等（2012）运用有创血流储备分数为标准（≤ 0.8 为功能缺血）评价 320 排静态 CT- 心肌灌注显像诊断效果，研究表明静态 CT- 心肌灌注显像显著提高诊断的特异性（达 98%）。首个评价静态 CT- 心肌灌注显像的多中心试验 CORE320 研究在 16 个中心入选 381 例患者，应用 320 排 CT 分别进行静息和腺苷负荷下扫描（管电压 120 kV，管电流 270~400 mA），以经导管冠状动脉造影 ≥ 50%+SPECT 灌注缺损为对照标准，结果 CTA ≥ 50%+CT- 心肌灌注显像诊断的敏感度和特异度分别为 80% 和 74%，CTA+CT- 心肌灌注显像显著提高诊断准确性。

Cury 等（2015）发表了一项对比 CT- 心肌灌注显像和 SPECT 的随机多中心研究，124 例患者同时行两项检查，一致率为 0.87（95%CI 为 0.77~0.97），该作者认为 CT- 心肌灌注显像对可逆性缺血诊断价值不次于 SPECT。总体而言，CT- 心肌灌注显像诊断价值和特点与 SPECT 相似，其诊断准确性受伪影、扫描技术和诊断软件等影响。

2. 动态 CT- 心肌灌注显像　动态 CT- 心肌灌注显像是通过连续扫描获得对比剂 - 时间衰减曲线后通过数学模型计算心肌血流（myocardial blood flow，MBF）值。目前已有最大增强法、最大斜率法、Gamma 变量曲线契合法、去卷积法和去卷积 + 最大斜率杂交法等求算心肌血流。

简单计算原理可理解为：对比剂 - 时间衰减曲线的上升斜率和血流量相关，而曲线下面积和血液体积相关。通过心肌对比剂时间曲线上升斜率和动脉输出上升斜率函数之比或曲线下面积之比 / 曲线契合计算心肌血流值。

（1）定量心肌血流测定：动态 CT- 心肌灌注显像最大的优势在于能够定量计算心肌血流值。Bamberg 等（2011）以血流储备分数 ≤ 0.8 为标准，得出动态 CT- 心肌灌注显像功能缺血的阈值为 75 ml·100 ml^{-1}·min^{-1}，将此值结合 CTA 可将诊断的阳性预测值从 49% 提高到 78%。

接着 Rossi 等（2014）在 80 例稳定心绞痛患者中对比血流储备分数（≤ 0.8 为功能缺血），发现动态 CT- 心肌灌注显像诊断敏感度和特异度分别为 88% 和 90%，得出心肌血流阈值为 78 ml·100 ml^{-1}·min^{-1}。

另外，有研究也对比了动态 CT- 心肌灌注显像和 MRI、PET 所测心肌血流值，发现它们之间有很好的相关。目前，已有动态 CT- 心肌灌注显像软件计算心肌血流，但不同技术求得心肌血流一致性并不好，而且求算心肌血流往往需要多次扫描，射线辐射量大。

（2）心肌血流比（MBF ratio，MBFR）：Kono 等（2014）提出 MBFR 即狭窄和正常区域心肌血流之

比的概念。对比 42 例患者的 MBFR 和心肌血流，显示 MBFR 与血流储备分数相关性更好（0.76 对 0.52，$P<0.01$）。该作者认为相对定量指标由于较少受计算方法技术等多种因素影响，可能是目前反映心肌缺血的较好指标。

总体而言，CT- 心肌灌注显像研究仍处于探索阶段，最佳扫描程序方法仍未确定。Pelgrim 等（2015）对一共 32 篇 CT- 心肌灌注显像文章做了 Meta 分析，共 1507 例患者，该作者比较了分别以核素、经导管冠状动脉造影等为标准评价静态及动态 CT- 心肌灌注显像的结果：在血管水平，静态 CT- 心肌灌注显像诊断冠脉造影 >70% 狭窄敏感度和特异度分别为 82% 和 78%；在心肌节段水平，动态 CT- 心肌灌注显像对比 SPECT 诊断缺血敏感度和特异度分别为 77% 和 89%；CTA+ 静态 CT- 心肌灌注显像诊断造影 >50% 狭窄的敏感度和特异度分别为 84% 和 93%。各研究间存在较大变异，但 CT- 心肌灌注显像评价在功能意义冠状动脉狭窄具有较高敏感度和特异度。该作者指出各研究 CT 扫描方案不尽相同，以后标准化 CT 操作技术是必要的。目前，CT- 心肌灌注显像存在主要问题有放射剂量较大和图像质量出现伪影，其可以通过改进 CT 技术、改进计算方法、优化扫描模式、运用迭代重建技术等加以改进。

目前，CT- 血流储备分数、腔内对比剂密度衰减梯度、跨壁灌注比和 CT- 心肌灌注显像等功能评价技术结合 CTA 都能提高冠状动脉心脏病诊断准确性。相比较而言，CT- 血流储备分数和 CT- 心肌灌注显像可能较优，其次为腔内对比剂密度衰减梯度。但这些技术和有创血流储备分数相比准确性仍稍差；CT- 血流储备分数和 CT- 心肌灌注显像是两项有前景的技术。

CT- 血流储备分数只需一次常规扫描可同时完成冠状动脉解剖和功能评估，不需药物负荷，在简便、减少对比剂用量和减少辐射剂量方面较 CT- 心肌灌注显像有明显的优势。静态 CT- 心肌灌注显像诊断效果与 SPECT 相近，动态 CT- 心肌灌注显像最佳方法仍在探索，扫描模式方法的改进和迭代重建技术的应用将极大改善目前技术的不足。动态 CT- 心肌灌注显像理论上可以给我们提供精确的定量功能评估，未来的发展值得期待。

第十一章　急性胸痛

第一节　急性胸痛与双源 CT

急性胸痛是常见的急症,病因复杂多样,主要包括冠状动脉狭窄、肺动脉栓塞、主动脉夹层、主动脉瘤及壁间血肿等,其中冠心病、肺动脉栓塞、主动脉夹层是最常见的 3 种病因,通常称之为"胸痛三联征"。胸痛的这 3 种病因临床表现相似,很难鉴别,单独对其中之一进行检查耗时长、费用高,易延误最佳治疗时机。CT 心胸联合扫描很好地解决了这个难题,16 排、64 排 MSCT 时间分辨率较低,不能满足快心率的患者,而胸痛患者心率一般较快,Siemens 第二代双源 CT 采用两个 128 层扇区,280 毫秒 / 圈的旋转速度,具有 75 ms 的时间分辨率,可不控制心率直接对急性胸痛患者进行心胸联合扫描。

双源 CT 前瞻性心电门控的优势:由于心脏搏动原因,采用常规胸部强化扫描无法清晰显示冠状动脉,而心电门控技术可以很好地消除心脏搏动伪影,有利于冠状动脉形态及结构的显示。门控技术分为回顾性及前瞻性(即后门控、前门控),后门控为螺旋扫描,而前门控为非螺旋扫描,回顾性心电门控在冠状动脉扫描中,需要某段期相范围内进行全剂量扫描,而前瞻性心电门控技术是在固定的 R 波后一定时间内曝光扫描及数据采集,从而降低了不必要的扫描带来的辐射。

一组 42 例患者接受的 $CTDI_{Vol}$ 平均值为 (18.89 ± 5.55) mGy,有效放射剂量平均值为 (8.67 ± 2.54) mSv;Dominik 等(2009)的研究显示,回顾性心电门控心胸联合扫描有效剂量男、女分别为 19.3、22.0 mSv(HR60),17.9、20.4 mSv(HR 80)和 14.7、16.7 mSv(HR100);Johnson 等(2008)的研究显示回顾性心电门控心胸联合扫描平均有效剂量为 15.1 mSv,所以前瞻性心电门控技术明显降低了有效辐射剂量。

冠状动脉成像质量存在两个高峰期:收缩中晚期、舒张中期。另有研究表明,随着心率增高,舒张期成像质量降低,但收缩期的图像质量能满足影像学评价。所以,该项研究对心率 >75 次 / 分钟的胸痛患者采用 40 % 时相扫描,心率≤ 75 次 / 分钟的胸痛患者采用 70% 时相扫描,应用双源 CT 设定的急性胸痛扫描参数,将上胸部常规扫描与心脏部分的门控扫描部分取得的原始数据整合在一起,重组出整个胸部的主动脉、肺动脉及冠状动脉。

A、B 两组冠状动脉图像质量评价结果显示,两组可评价节段分别为 278(97.89%)段和 297(96.74%)段,差异无统计学意义。所以,该组作者认为前瞻性心电门控技术在心胸联合扫描中不受心率限制。

心胸联合扫描成功的因素:要使"胸痛三联征"患者的肺动脉、主动脉、冠状动脉均达到诊断标准,关键是掌握好对比剂充盈状态与延长时间,由于肺循环早于体循环,所以需要对比剂剂量大,触发后延长时间长。

该项研究采用对比剂跟踪技术,将触发点设定为肺动脉干,当主肺动脉 CT 值达到 200 HU 时,延迟 8s 开始扫描,80~90 ml 的剂量,4.5~5.0 ml/s 的注射流率,注射时间达 16~20 s,足以满足主动脉、肺动脉同时显影的需要。

若胸腹联合扫描,对比剂到达腹主动脉时间更长,需要在增加对比剂剂量的同时适当增加延迟时间,或对比剂剂量不变,降低注射流率,从而使远端主动脉与肺动脉同时显影。该项研究 42 例患者共有 16 个冠状动脉节段图像不能达到诊断标准,大多是远端细小冠状动脉分支(除心脏搏动伪影影响外),主、肺动脉强化后仅有 1 例不能达到诊断标准,主要原因为对比剂浓度较低所致。

与其他检查方法的比较：急诊科医师及心血管内科医师对急性胸痛患者可能会进行心电图、彩色多普勒血流显像、常规 X 线摄片、心肌放射性核素显像及血管造影检查，但每种检查只能够对某种病因做出诊断，甚至多项检查不能找出病因，检查烦琐、耗时长，延误了最佳治疗时机。心电图、心肌放射性核素检查对急性心肌梗死有一定诊断价值，但不能显示冠状动脉狭窄程度，还会造成其他病因的漏诊。该项研究结果显示，双源 CT 不仅可以诊断冠状动脉疾病，还能分析管壁斑块的性质，并可测量管腔狭窄的程度。

以传统的血管造影为金标准，双源 CT 冠状动脉检查的敏感性、特异性、阳性预测值、阴性预测值及准确性分别为 94.4%、94.6%、97.8%、94.6% 和 92.7%，有较好的一致性。一些作者采用冠状动脉双源 CT 检查与传统的冠状动脉造影进行对照研究，结果双源 CT 冠状动脉检查的敏感性、特异性、阳性预测值和阴性预测值分别为 91.0%、97.0%、97.0% 和 98.0%。

Brodoefel 等（2008）的研究显示双源 CT 诊断冠状动脉狭窄的敏感性、特异性、阳性预测值和阴性预测值分别为 91.1%、92.0%、75.4% 和 97.5%。

彩色多普勒血流显像虽能够诊断主动脉夹层，但是不能立体观察夹层的破口，甚至难以区分主动脉夹层与壁间血肿，其对肺动脉栓塞、急性冠状动脉疾病的诊断仅能显示一些间接征象，缺乏特异性；传统血管造影虽为血管性疾病诊断的金标准，但其为有创性检查，费用高，一次造影仅能显示部分血管，不适合常规开展。

而双源 CT 只注射一次对比剂、进行一次扫描就可对胸部血管及冠状动脉疾病做出正确诊断，同时还能显示非血管性疾病，是急性胸痛病因筛查的有效方法。

前瞻性心电门控扫描在心胸联合扫描中用时较长，屏气可能存在一定的困难，特别是对需要胸、腹连扫的患者，屏气时间更长，而部分患者由于不能屏气会引起呼吸伪影。同时前瞻性心电门控扫描获得的心脏方面信息有限，不利于心功能的分析；另一方面本研究对快心率患者采用收缩期数据采集，对慢心率患者采用舒张期数据采集，不利于心肌桥的不同时相观察。双源 CT 虽然对轻度心律不齐患者能够完成，但对严重心律不齐的患者仍存在限制，另外，该项研究样本量尚小，还需要进一步加大样本量。

综上所述，双源 CT 前瞻性心电门控扫描技术能满足急性胸痛病因诊断及鉴别诊断的要求，不仅无创，又能减低辐射剂量，有望成为急性胸痛病因的快速筛查方法。

第二节　关于致命性胸痛

致命性胸痛有临床变异性大、治疗时效性强、致死致残率高的特点。早期识别和早期治疗可明显降低死亡率、改善远期预后，准确诊断及鉴别诊断是急诊处理的难点和重点。

各类胸痛诊疗差距大，鉴别诊断甚为重要。急性胸痛是急诊科常见就诊症状，由于涉及心血管、呼吸、消化、肌肉骨骼与神经等多个器官系统疾病，常需及时诊断和鉴别诊断。致命性胸痛包括：急性冠状动脉综合征（ACS）、肺栓塞、主动脉夹层、心包填塞、张力性气胸等，是临床关注的重点。诊断及鉴别依赖病史、体格检查和影像学、实验室检查。

一、病史

急性冠状动脉综合征：发作性胸部闷痛、压迫感或憋闷感，向上肢、后背部或颈部放散，劳累及情绪激动后诱发，持续数分钟至数十分钟，休息或硝酸甘油可缓解。应高度怀疑急性冠状动脉综合征，尤其是既往高血压、糖尿病、高血脂、吸烟、冠状动脉心脏病家族史的患者。如持续时间超过 20 min 未缓解，需考虑心肌梗死的可能性。

肺栓塞：胸痛伴活动后气短或咯血，休息后缓解，需考虑肺栓塞的可能。尤其是具有长途飞行史、下肢静脉炎、骨折、卧床、服用避孕药病史的患者更要考虑。

主动脉夹层及大血管疾病：持续性剧烈撕裂样胸痛，伴后背部疼痛，血压明显升高者，考虑主动脉夹层或其他大血管疾病的可能。具有大血管疾病家族史的患者尤其如此。

二、体格检查

主要通过血压数值及四肢血压是否对称、有无心脏杂音、肺动脉第二音是否亢进、双肺呼吸音是否对称、胸腹部有否异常血管杂音、下肢周径是否存在不对称、有否静脉炎或水肿等情况，对大血管疾病及肺栓塞、心包填塞、气胸等进行鉴别。

三、心电图检查

对于心电图典型的 ST 段抬高或压低的改变易于识别。但需注意的是，心电图的改变一定要结合病史进行解读，避免"就图论图"。心电图 ST 段抬高的改变可见于典型急性心肌梗死患者，也可见于急性心肌炎、急性肺栓塞、主动脉夹层等少见情况。心肌炎引起广泛导联 ST-T 改变，多表现为 ST-T 凹面向下抬高或压低的表现，少数心肌炎可呈现类似典型 ST 段抬高心肌梗死样改变及其演变过程，发生机制不详。故上述疾病的鉴别不仅要关注心电图变化，还需结合病史、危险因素及其他辅助检查。

就诊时心电图正常者，需入院 6 h 或胸痛后 6~12 h 复查心电图。如患者持续胸痛，或需应用硝酸甘油缓解，应尽早复查心电图。

四、超声心动图

节段性运动障碍有助于缺血性心脏病的诊断。升主动脉根部的增宽及内膜片状影有助于大血管疾病的诊断。右心负荷的加重、肺动脉高压有助于肺栓塞的诊断。

五、胸部放射线检查

胸部放射线检查有助于除外肺部疾病所致胸痛。此外纵隔增宽、肺动脉段凸出、肺血管影的稀疏有助于大血管疾病及肺栓塞的诊断。

六、肌钙蛋白、D- 二聚体、血气检测

肌钙蛋白检测已成为心肌梗死诊断的必要条件。对就诊时肌钙蛋白正常者，需 6 h 或胸痛后 6~12 h 重复观察肌钙蛋白变化。肌钙蛋白升高并不意味着一定发生心肌梗死，血管原因导致的心肌坏死称为心肌梗死，非血管原因导致的心肌坏死称为心肌损伤。

急性心肌梗死引起的肌钙蛋白升高，多存在短时间内的起落变化。而其他原因所致肌钙蛋白的升高起落变化不典型。主动脉夹层、肺栓塞、心衰、心肌炎、肥厚型心肌病、肾功能不全、快速及缓慢性心律失常等均可导致肌钙蛋白升高，需与心肌梗死鉴别。

D- 二聚体升高主要提示体内凝血及纤溶系统的激活，肺栓塞、主动脉夹层、急性冠状动脉综合征均可导致 D- 二聚体升高，此外，炎症、肿瘤等也可致其升高。D- 二聚体阴性排除诊断价值高，阴性有助于除外急性肺栓塞。

血气检测对于肺栓塞的诊断具有一定帮助。

七、CT 检查

对于高度怀疑大血管疾病及肺栓塞的患者应行大血管 CT 及肺血管 CT 检查。

冠状动脉 CT 血管成像（CTA）：冠状动脉 CTA 对诊断冠状动脉管腔狭窄的灵敏度（91%~99%）及特异性（74%~96%）均很高，平均阴性预测值高达 97%。由于其较高的冠状动脉心脏病阴性排除诊断价值，除用于可疑冠状动脉心脏病的筛查以外，逐渐引入对可疑急性冠状动脉综合征患者的早期诊断中。尤其用于发生冠状动脉心脏病或心血管事件风险中低危人群。有研究显示，应用 CTA 作为筛查急性冠状动脉综合征工具，其效价比优于无创心脏负荷试验。随着新的 CT 影像技术的开发，机架旋转速度及探测器螺旋扫描覆盖宽度的大幅度提升，已经成为急诊胸痛三联征（急性冠状动脉综合征、主动脉夹层、肺栓塞）一站式筛查的有用工具。

第十二章 关于左心室射血分数和局部室壁运动

随着 MSCT 在心血管疾病诊断领域研究的逐渐深入，64 排及以上 MSCT 在冠状动脉造影的同时评价左心室功能和室壁运动已成为现实，为冠状动脉心脏病的筛查、诊断、治疗方案的选择及预后评价提供了重要信息。320 排 CT 拥有 160 mm 超宽探测器，实现了真正的容积扫描，对高心率及心律不齐者有较大优势，其在心功能评价方面的准确性如何？通过 CT 测量室壁收缩增厚率来定量分析室壁运动的可行性和准确性如何？目前国内外研究报道尚少。一些作者在研究中以二维超声心动图为对照，探讨 320 排 CT 在定量评估左心室射血及室壁运动方面的临床价值。

近年来，心血管疾病的发病率及急性冠状动脉心脏病事件的发生率均呈逐年升高趋势，心功能则是心血管疾病诊断、治疗和预后评价的基础。目前，临床上常用的评价心功能的方法包括二维超声心动图、MRI、单光子发射计算机体层显像（SPECT）及 CTA 等，各种方法均有一定的优缺点。

各种心功能评价方法的比较：二维超声心动图是目前最常用于测量心功能的方法，具有无创、廉价、无辐射等优点，已广泛应用于临床。但由于二维超声心动图的面积 - 长度法测量原理及对操作者技术经验依赖性高、图像分辨率低等因素限制了其准确性。一项研究中对于心腔形态明显异常者均采用改良 Simpson 法测量且所有病例均为经验丰富的心脏超声高级职称医师检查结果，有效减少了测量误差。

MRI 心脏电影扫描软组织分辨率高，无辐射，能准确测量心功能，被认为是心功能评价的"金标准"。但 MRI 扫描时间长，起搏器、瓣膜术后及带有支架的患者禁忌检查，亦不适用于急诊患者，且 MRI 费用昂贵，在我国用于临床心功能评价尚未普及。

SPECT 可同时获得心功能和心肌灌注两方面的信息，由于受其系统的分辨率不足及心脏搏动伪影等因素影响，其准确性亦有限。

CTA 作为一种心功能评价的新方法，利用冠状动脉造影的原始资料可同时综合评价左心室功能、局部室壁运动和心肌灌注，无须额外扫描，具有重要临床价值。

MSCT 评价左心室射血分数的价值：射血分数是评价左心室泵血功能的主要指标，可以提供有价值的诊断信息，并对心肌梗死和慢性左心室功能不全患者预后判断有重要意义，是冠状动脉心脏病患者生存率的主要预测因素。MSCT 评估射血分数是依据积分原理，采用 Simpson 法计算左心室容积，计算公式：

$$LVVol = \sum AN \times S$$

（LVVol 表示左室容积，A 横截面积，S 层厚，N 层数）；

射血分数 =[(左心室舒张末期容积 - 收缩末容积)/ 左心室舒张末期容积] × 100%。

CT 可以清晰客观地显示心脏解剖结构，明确区分心室内膜、心外膜轮廓，利于勾画，测量误差小，受操作者主观影响亦较小，可重复性高。有研究表明 64 排 MSCT 在评价射血分数方面准确、可靠，与 MRI、二维超声心动图均有高度相关性，但因其空间和时间分辨率的限制，对于高心率（> 75 次 / 分钟）或心律不齐者价值仍有限。

320 排 MSCT 拥有 160 mm 超宽探测器和 0.35 s/r 的转速，实现了容积扫描，只需一圈即可获取从心底到心尖完整的全心范围扫描数据，在一个心动周期内便能即时立体地重构整个心脏影像，大大减少了呼吸或心跳伪影的干扰，为心脏和冠状动脉成像提供了高质量图像。

一项研究结果显示 320 排 MSCT 评价不同心率范围患者射血分数准确性高，52 例受检者检查前心率 42~98 次 / 分钟，其中 >75 次 / 分钟者 17 例（33%），包括心律不齐 4 例，CT 测得射血分数平均值（61.8 ± 13.4)%，二维超声心动图测得射血分数平均值（61.1±12.4）%，CT 略高估了射血分数值，但两者差异无统计学意义（ $P>0.05$ ），CT 与二维超声心动图结果间有高度相关性（ $r=0.868$ ， $P<0.01$ ），这与文献报道一致。

一些作者报道 320 排 MSCT 评价射血分数与二维超声心动图比较略低，与该项研究不同。该组作者分析可能原因有：该项研究所选患者检查时极少服用倍他乐克控制心率，而倍他乐克对心功能可能存在一定影响；国内外尚无统一的勾画心腔范围（尤其是心底部）的标准指南，不同操作者间存在一定差异；二维超声心动图操作者不同。320 排 MSCT 测量射血分数与二维超声心动图之间存在一定的差异，该组作者认为主要原因可能是两种方法的原理不同。

MSCT 评价室壁运动的价值：节段性室壁运动异常是心肌缺血早期、敏感的特征性指标。动物实验证实冠状动脉结扎后，所供血区心室壁几乎立即就会出现室壁运动异常，早于心电图 ST-T 改变。一项研究表明，通过心脏 CTA 综合评价局部室壁运动和冠状动脉可以提高急性胸痛患者急性冠状动脉综合征的诊断准确性，有助于指导中度风险的急性冠状动脉综合征患者的治疗。

二维超声心动图可以动态观察室壁运动，是目前临床诊断室壁运动异常最常用方法。以二维超声心动图结果为参考标准，通过 64 排 CT 及 320 排 CT 心脏电影定性分析室壁运动异常的准确性较高，一致性较好。常规二维超声心动图只能定性地做出诊断，且图像分辨率有限，诊断在很大程度上依赖于操作者的主观判断，缺乏客观指标。研究表明室壁收缩增厚率能够客观地反映心肌室壁运动状态，是定量分析室壁运动的可信指标。320 排 CT 通过自带的局部心功能软件可以测量左心室 16 节段的室壁收缩增厚率，进而定量分析室壁运动。

该项研究结果显示，以二维超声心动图高级职称医师诊断结果为参考标准，320 排 CT 通过测量室壁收缩增厚率诊断心尖段及中间段（乳头肌部）室壁运动异常的敏感性、特异性及准确性均较高（分别为 81%、96%、94%），有良好一致性（ $K=0.72$ ， $P<0.01$ ），与 Nasis 等（2012）的 CT 心脏电影分析结果一致；诊断基底段（二尖瓣环至乳头肌部）室壁运动异常的敏感性较高（84%），但特异性和准确性较低（分别为 61%、63 %），一致性也较低（ $K=0.15$ ， $P<0.01$ ），与一些作者研究结果一致。

该组作者在该项研究中发现通过 CT 测量室壁收缩增厚率判断室壁运动异常的节段数多于二维超声心动图，该组作者认为主要原因是二维超声心动图依赖诊断医师的经验判断，没有统一的标准，而 CT 则是通过客观的数据来判断，人为误差较小，对轻度室壁运动异常诊断敏感。在评价基底部室壁运动时 CT 诊断室壁运动异常节段数明显多于二维超声心动图，主要差别在前室间隔壁和下室间隔壁部位，从解剖学上来说，这些部位是 / 或靠近左心室流出道（主动脉起始部）所在处，部分个体室壁未被心肌完全覆盖或覆盖很薄，心室收缩时这些部位的室壁运动本身就很弱。因此，单纯依靠室壁收缩增厚率来判断则很难识别是自身因素还是病变所致，该组作者建议结合其他信息综合评价基底部室壁运动有望提高诊断准确性。

该项研究不足之处有：在探讨评价射血分数的价值时由于条件限制未能与"金标准"的 MRI 做对照，在评价其准确性上存在一定限度；在评价室壁运动时由于病例样本数有限，未进一步分析运动减弱、运动消失及矛盾运动的诊断准确性。这些方面有待在今后工作中进一步研究。综上所述，320 排 CT 在冠状动脉造影的同时评价不同心率范围的冠状动脉心脏病患者左心室射血分数准确性高，与二维超声心动图有高度相关性；通过测量室壁收缩增厚率对中间段及心尖段室壁运动能够做出准确判断，但对于评价基底段室壁运动价值有限。320 排 CT"一站式"检查对心血管疾病的诊断有重要临床价值，能为临床提供丰富的诊疗信息。

第十三章　无症状人群冠状动脉检查

冠状动脉病变引起的心脏病是临床常见的心血管疾病,由于生活方式的改变、工作压力的增大,冠状动脉疾病的发病率也在逐年增高。随着64排以上MSCT机的广泛临床应用,冠状动脉病变的检出率及诊断准确性明显提高。

CT血管成像应用于心脏冠状动脉检查的技术已经很成熟,特别是64排以上MSCT的临床应用,使冠状动脉CT血管造影成为临床筛查及评价冠状动脉病变的重要手段。

一些学者报告一组60例无症状人群冠状动脉CT血管造影中有52支血管发生斑块,以左冠状动脉前降支发生率最高,有27支血管发生斑块,其次为右冠状动脉主干。CT血管造影不仅在发现斑块方面有其优越性,更大优越性表现在可以进行斑块性质的分析,一组中出现软斑块的血管32支,发生率最高;混合斑块13支,居其次;硬斑块7支,发生率最低。硬斑块发生较少,考虑与该组检查者年龄较轻有关(平均48岁)。

无论是软斑块还是混合斑块,均以左前降支发生率最高。软斑块是危险斑块,即不稳定斑块,容易脱落堵塞管腔,导致冠状动脉心脏病发生,硬斑块多已钙化,相对稳定不容易脱落。因此发现软斑块时应积极给予药物干预,保护血管内膜、固定斑块、避免斑块脱落,同时应用降脂药,在稳定斑块的基础上缩小斑块。

冠状动脉心肌桥一般在进行CT血管造影检查时被偶然发现。虽然心肌桥是一种冠状动脉先天性发育变异,但由其引发心绞痛、心肌梗死甚至猝死的临床报道近年来有所增加,因此对其早期诊断具有重要临床意义。

心肌桥最常累及左冠状动脉前降支,尸检发现率为5.4%~85.7%,大部分大于50.0%,而冠状动脉造影发现率较低,通常为0.5%~10.0%。该组中左冠状动脉前降支发生率为33.33%,与上述文献报道基本相符。对于心肌桥常发生于左前降支的原因,有学者认为系前降支胚胎发育期位于心肌内。

冠状动脉病变的主要危险因素有高龄、男性、高血压、血脂异常、糖尿病等。该组受试者年龄相对较轻,发生高血压相对较少,仅5例,但均有斑块发生,说明血压与斑块形成存在一定关系。该组中血脂异常者也相对较少,有5例升高,1例同时伴血糖升高,5例中有3例发生斑块,斑块发生率也相对较高;2例血糖升高者中,1例出现斑块。该组中发生斑块者男性占到75%,说明男性、高血压、血脂异常以及糖尿病均与斑块的形成有密切关系。

64排MSCT对于冠状动脉病变的检查和评价有重要价值,但更重要的是可以作为有效的冠状动脉病变的筛查工具以及作为临床选择治疗方案的重要参考,尤其对于一些没有血压、血脂、心电图及其他实验室检查异常的高强度脑力工作者,可以作为评价其冠状动脉的重要检查手段。

第十四章　手术评价和术后观察

第一节　冠状动脉搭桥

冠状动脉搭桥手术是治疗冠状动脉心脏病的一项重要手段,已经成为广泛开展的经典手术。冠状动脉搭桥选用的搭桥血管材料,目前仍然主要是患者自身的内乳动脉和大隐静脉,少数患者选用桡动脉。冠状动脉搭桥术后对搭桥血管通畅性的评估过去依赖经导管造影,但是该技术为有创方法,在用导管寻找搭桥血管开口时,需要较高的技术要求,曝光时间长,甚至导致难以找到(或者已经闭塞)搭桥血管。

CT血管造影近年来用于冠状动脉搭桥的检查,获得了较好的图像质量和较高的诊断准确性,在16层MSCT上即可以实施,在64层和双源CT上的诊断价值获得进一步提升。

一项课题为多中心研究,以经导管冠状动脉(搭桥血管)造影为诊断参考标准,评价CT血管造影对冠状动脉搭桥狭窄或闭塞的诊断价值,为临床进一步用好该技术提供指导。

冠状动脉搭桥术后CT血管造影检查主要用来评估3方面的问题:搭桥血管的通畅性及有无狭窄;两端吻合口及吻合口以远固有冠状动脉血供情况;未搭桥的固有冠状动脉的情况。

Onuma等(2007)采用64层MSCT对73例共146支搭桥血管进行了评估,CT血管造影诊断桥血管狭窄的敏感度和特异度分别为100%和98%;Weustink等(2009)则采用第一代双源CT对52例共152支桥血管进行了评估,CT血管造影诊断桥血管狭窄的敏感度和特异度分别为95%和100%。一项研究显示了相似但略低的诊断结果,诊断桥血管≥50%狭窄的敏感度和特异度分别是88.6%和94.1%。

一、假阳性结果

该组导致的假阳性结果(血管正常,却诊断为≥50%狭窄),分别发生于前降支、回旋支和右冠状动脉桥血管。对于内乳动脉桥血管发生假阳性的原因,主要是金属夹伪影的干扰,对于静脉桥血管发生的主要原因,是图像质量不佳,以及静脉桥血管本身的管腔粗细不均。

二、假阴性诊断

分析该组产生的假阴性诊断(血管存在≥50%狭窄,却诊断为正常),位于前降支的内乳动脉桥占7例,静脉桥占5例,主要原因是内乳动脉桥血管本身管径较细,CT图像分辨率相对不足;且由于内乳动脉桥较长,受血流的影响而产生管腔粗细不均的现象。对于静脉桥血管,如果缺乏管腔内斑块的直接征象,则难以诊断桥血管的狭窄。

三、假阳性和假阴性的原因

Ropers等(2006)采用64层MSCT对50例共138支搭桥血管的闭塞进行了评估,其中CT血管造影诊断搭桥血管闭塞的敏感度和特异度均达到了100%。Onuma等(2007)的报道获得同样的诊断结果。该项研究结果显示,CT血管造影诊断桥血管闭塞的敏感度和特异度分别为97.4%和96.9%。

该项研究同时显示,CT血管造影诊断搭桥血管闭塞病变的准确性,高于对搭桥血管狭窄的诊断。导致诊断搭桥血管闭塞的假阳性(血管通畅,却诊断为闭塞),主要发生于搭至前降支的内乳动脉桥,是由于该桥血管较多金属伪影,同时前向血流少,导致管腔较细,容易产生该桥血管闭塞的假象。假阴性诊断(桥血管闭塞,却诊断为通畅)主要是由于CT对远端吻合口闭塞的诊断受限所致。

四、两种检查的比较

接受了冠状动脉搭桥术的患者，冠状动脉病变多复杂，即多支、多处弥漫性、钙化性病变，CT 血管造影诊断这样的病变会有一定限度，文献报道的诊断敏感度和特异度下降为 86% 和 76%，该项研究的诊断敏感度和特异度分别为 90.6% 和 87.1%，显示了较高的诊断价值，但是诊断冠状动脉闭塞的敏感度和特异度却反而降低，说明 CT 血管造影诊断冠状动脉管腔是否完全闭塞有一定限度。

该项研究采用受试者操作特性曲线下面积分析研究结果，证实了 CT 血管造影诊断桥血管狭窄（受试者操作特性曲线下面积 =0.917）的效能，高于 CT 血管造影诊断固有冠状动脉狭窄的效能（受试者操作特性曲线下面积 =0.889）；诊断桥血管闭塞（受试者操作特性曲线下面积 =0.972）的效能，更是高于诊断固有冠状动脉闭塞的效能（受试者操作特性曲线下面积 =0.836）。

与经导管造影检查相比，该项研究证实了 CT 血管造影对冠状动脉搭桥术后的检查存在一定优势，主要包括：CT 检查在门诊可以施行，安全、经济、省时；CT 血管造影为体层成像，配合三维重建，不留死角，避免了插管进行超选择血管造影的检查困难；一次 CT 血管造影完成所有桥血管和固有冠状动脉的成像，减少了对比剂对身体的影响。冠状动脉搭桥术后的 CT 血管造影检查已经成为评估冠状动脉搭桥手术或药物干预疗效的无创影像学技术。

该项研究存在的不足：该项研究存在的不足主要包括：虽然该组 240 支搭桥血管全部能够被评估，但没有进行诊断重复性的研究，而该团队既往研究证实，CT 血管造影诊断冠状动脉病变具有较高的重复性。

另外，由于该项研究是多中心参与，没有详细记录患者的具体扫描方案和辐射剂量。而尽可能采用低剂量扫描是规范要求，例如使用大螺距螺旋扫描模式、前瞻性心电门控和较窄的采集时间窗，以及对适宜患者采用低管电压、低管电流扫描等低剂量扫描方法。

通过该项多中心研究得到以下结论：CT 血管造影能够安全无创地显示固有冠状动脉和搭桥血管，获得高质量的图像，准确评估搭桥血管的狭窄和闭塞。但是，由于目前设备成像能力的不足，以及 CT 图像不能评估搭桥血管内血流的固有限度，其临床应用尚存在一定的局限性。

第二节　桥血管

近年来，冠状动脉搭桥术作为冠状动脉心脏病的治疗方法之一被广泛开展，桥血管在术后可发生闭塞，包括吻合口也可发生狭窄。对某一病人而言，使用的桥血管可为单纯动脉、单纯静脉或动静脉合用。静脉桥的管腔闭塞率较高。16 排 MSCT 能直观和整体显示桥血管及其连接关系。当 CT 显示了桥血管全程包括两端吻合口，桥血管腔的密度与同层面的升主动脉基本一致，提示桥血管开通。16 排 MSCT 能可靠地诊断桥血管开通，其敏感度和特异度分别为 98% 和 99%。16 排 MSCT 作为无创伤性的检查手段，对桥血管腔（包括吻合口）的评价优良，对桥血管重度狭窄的诊断敏感度和特异度分别为 75% 和 92%。与自体冠状动脉相比，桥血管受心脏搏动的影响相对较小，16 排 MSCT 对桥血管的显示一般优于与其相连接的自体冠状动脉。

Khan 等（2005）认为多平面重建法观察桥血管吻合口效果最佳，但部分手术金属夹（内乳动脉与冠状动脉搭桥手术时较多采用）可产生伪影，对桥血管的形态学评价有一定影响。16 排 MSCT 冠状动脉成像属于无创影像学诊断技术，对冠状动脉的形态学评价具有优良价值，可作为冠状动脉狭窄的初步诊断和介入治疗筛选的方法，也可用于冠状动脉支架和桥血管的评价。在检测桥血管狭窄上也有满意的诊断准确性。但对术中大多使用金属夹，易产生金属伪影和有运动伪影影响的部分患者不能做出准确评价；支架放置术后 MSCT 冠状动脉造影检查能较好显示内支架的位置和形态及判断支架两端血管有无狭窄及其程度，其临床价值已逐步得到肯定。

冠状动脉搭桥术（CABG）后的检查，是 MSCT 最常用检查项目之一，特别对桥血管闭塞检出的敏感度和特异度平均值约 98%，对桥血管狭窄的检出，敏感度和特异度变化较大，在 50%~100% 之间，整体桥血管可评价率较高，平均约 95%。在评价冠状动脉搭桥术的同时,也要注意对原冠状动脉的观察,由于扫描桥血管范围较大,要适当调整扫描方案。尽管桥血管本身较容易成像和观察,但对吻合口的成像和开通情况要格外注意,一般有 5%~12% 的患者吻合口狭窄不能判断。

第十五章 比较影像学

第一节 64排MSCT冠状动脉成像与冠状动脉造影对照

MSCT冠状动脉成像是近年来心血管影像学研究的新发展。64层MSCT时间分辨率提高,实现了各向同性成像,技术的进步使临床可评估率有明显提高,冠状动脉的无创检查步入了新的阶段。

64排MSCT冠状动脉成像特点:64排MSCT在空间分辨率和时间分辨率有了重大提高,实现了各向同性的成像,对于冠状动脉及其分支的显示有了进一步改善,在单位时间内的扫描覆盖范围较大,360°扫描可完成4 cm体素的采集,完成心脏扫描仅用5 s,为16排MSCT的1/4,不再因屏气时间过长造成心率波动影响数据采集,明显提高临床可评估率。

64排MSCT具有后处理功能强大的工作站,可用Cardiac IQ软件包完成心脏及冠状动脉的3D成像,使用右冠状动脉和左前降支系统确定最佳R-R间期,以容积再现冠状动脉树、最大密度投影、曲面重建及横轴位重建等软件重建冠状动脉影像,不仅能多角度观察管腔,而且能很好显示管壁的病理改变。智能化软件可以进一步确定斑块性质、定量诊断管腔狭窄程度,成为方便而又可靠的冠状动脉诊断方法。

64排MSCT冠状动脉重建方法的临床应用:冠状动脉各种重建原理不相同,可以从不同角度进行互补,达到最佳定性、定量评价血管效果。

容积再现:由于是全部体素的重建,原始数据丢失少,能完整显示冠状动脉与心脏表面三维位置关系,多方位观察用以评价冠状动脉供血类型、起源、走行及发育变异,从而得到整体概念。

曲面重建:根据所需要的平面、角度、层厚进行二维重建,沿着弯曲血管中心显示血管全程,是检出冠状动脉腔内斑块、确定斑块性质、量化狭窄程度的可靠方法。

最大密度投影重建:有钙化的冠状动脉采用最大密度投影重建能较好显示冠状动脉管壁的钙化。为克服钙化形成的高密度影对软斑块检出及管腔狭窄定量分析的影响,在最大密度投影基础上,增加横轴位重建,结合横断面进行管腔狭窄的定量分析,评价正性或负性血管重构。

通过上述重建方法对冠状动脉定量分析,得到64排MSCT检出冠状动脉狭窄的敏感性、特异性、阳性预测值以及阴性预测值分别为96.22%、94.56%、89.44%和96.88%。对≥50%的狭窄准确率为95.90%。

64排MSCT检出冠状动脉狭窄的评价:一直以来,选择性冠状动脉造影被公认为是诊断冠状动脉病变的"金标准"。64排MSCT对冠状动脉狭窄,特别是轻度狭窄容易出现过诊,假阳性率较高,阳性预测值偏低。

64排MSCT出现上述情况的主要因素是:①心率变化造成的冠状动脉移动伪影,影响对管腔的正确评价。②冠状动脉管壁广泛、弥漫的钙化形成的高密度影及其伪影对管腔的遮盖,影响狭窄程度的判断,导致漏诊或过诊。③扫描参数设置不合理,如注射速率、延迟时间、对比剂总量、心电门控参数选择的差异、重建方法的不同等都会影响图像分析。④密度分辨率的影响:64排MSCT有较高的密度分辨率,能检出选择性冠状动脉造影不能显示的血管壁,对冠状动脉管壁的非钙化性斑块及相对细小的钙化性斑块显示比较清楚,而选择性冠状动脉造影在斑块没有造成管腔有意义的狭窄时常忽略或漏诊,引起两者评价的不一致。

该研究中8节段冠状动脉管壁因钙化性或非钙

化性斑块,64 排 MSCT 显示管腔轻度狭窄,而选择性冠状动脉造影显示正常,其中 1 例患者在随后的介入治疗过程中,根据 64 排 MSCT 提示的位置选择性冠状动脉造影检出了该病变。因此,对 64 排 MSCT 和选择性冠状动脉造影检出冠状动脉狭窄的准确性的评价应该有新的认识。64 排 MSCT 是对选择性冠状动脉造影"金标准"的挑战。

64 排 MSCT 冠状动脉造影的优点

能多角度显示冠状动脉主干及主要分支,对冠状动脉病变的检出率较高,与选择性冠状动脉造影相比,其费用低、微创、安全、痛苦小,患者容易接受,可用于高危人群的筛选。

能显示常规造影不能显示的管壁病变,是选择性冠状动脉造影所不及的。

能比较准确地评价斑块性质,鉴别钙化性、纤维性或脂质性斑块,对临床有重要意义。

能清晰显示冠状动脉的起源和变异,指导有创性操作提高成功率。

64 排 MSCT 冠状动脉成像可以纠正选择性冠状动脉造影诊断中的某些误区,如左前降支和大的第 1 对角支的混淆、开口部病变被造影导管所遮掩、右冠状动脉主干完全闭塞、开口部完全闭塞致插管失败、超选择造影造成的误诊及对发育变异的误解等。

综上所述,64 排 MSCT 冠状动脉造影对检出冠状动脉狭窄有较高的准确性,作为无创性检查方法,是评价冠状动脉病变重要的诊断与筛选方法。

第二节 冠状动脉 CTA 与 DSA 对照观察:冠状动脉 CTA 未见异常

患者,男,20 岁。

320 心脏 CT 平扫:右冠状动脉、左冠状动脉主干、左前降支、回旋支未见明显钙化影。

320 冠状动脉 CTA:冠状动脉分布呈右优势型。左冠状动脉开口于左窦,左主干、左前降支及其分支对角支管壁规则,未见明显斑块影,腔内无明显狭窄。右冠状动脉开口于右窦,其管壁规则,未见明显斑块影,管腔内血流大致通畅。

左心室各壁密度均匀,未见明显低密度区域;左右心腔间未见异常交通。双肺纹理清晰,未见结节影或斑片影,肺门结构正常,气管及支气管走行正常,无狭窄或扩张,纵隔结构无偏移,内未见明显肿大淋巴结。双侧胸膜无增厚,胸腔未见积液。

冠状动脉 CTA 未见明显异常征象;双肺未见明显异常征象(图 13-15-1)。

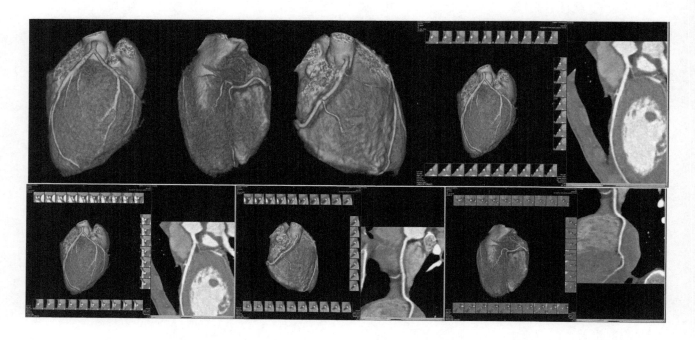

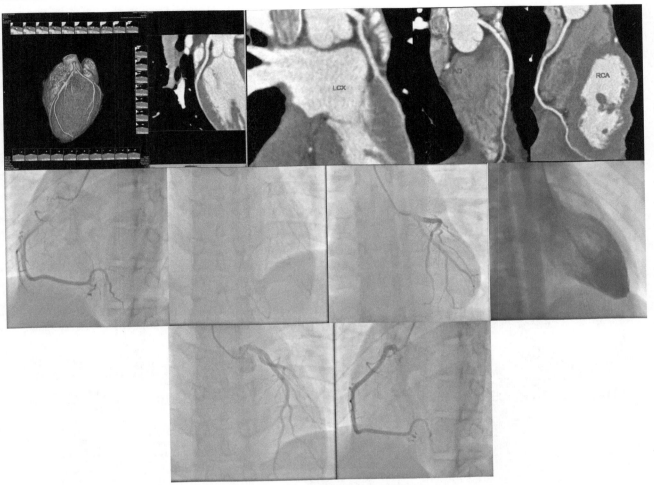

图 13-15-1　冠状动脉 CTA 未见异常

第三节　冠状动脉 CTA 与 DSA 对照观察：病例 1

患者，男，81 岁。心脏 CT 平扫：左前降支、回旋支及右冠状动脉见钙化影，钙化积分为 693。

冠状动脉 CTA：冠状动脉分布呈右优势型。左冠状动脉开口于左窦，左冠状动脉主干见钙化性斑块影，管腔轻度狭窄；左前降支近中段见多发钙化性斑块，管腔重度狭窄，中段局限性走行于表层心肌内，管腔未见明显狭窄；回旋支近中段见混合性斑块影，管腔中 - 重度狭窄；右冠状动脉开口于右窦，其主干近段见多发钙化性斑块，管腔重度狭窄，中段管壁见混合性斑块，管腔中度狭窄，远段管壁见钙化性斑块，管腔中度狭窄；后降支管壁规则，未见明显斑块影。左心室各

壁密度均匀，未见明显低密度区域；左右心腔间未见异常交通。

诊断意见：左冠状动脉主干钙化性斑块，管腔轻度狭窄；左前降支近中段多发钙化性斑块，管腔重度狭窄；左前降支中段壁冠状动脉（不完全型）；回旋支近中段混合性斑块影，管腔中 - 重度狭窄；右冠状动脉主干近段多发钙化性斑块，管腔重度狭窄；右冠状动脉中段混合性斑块，管腔中度狭窄；右冠状动脉远段钙化性斑块，管腔中度狭窄（图 13-15-2、13-15-3）。

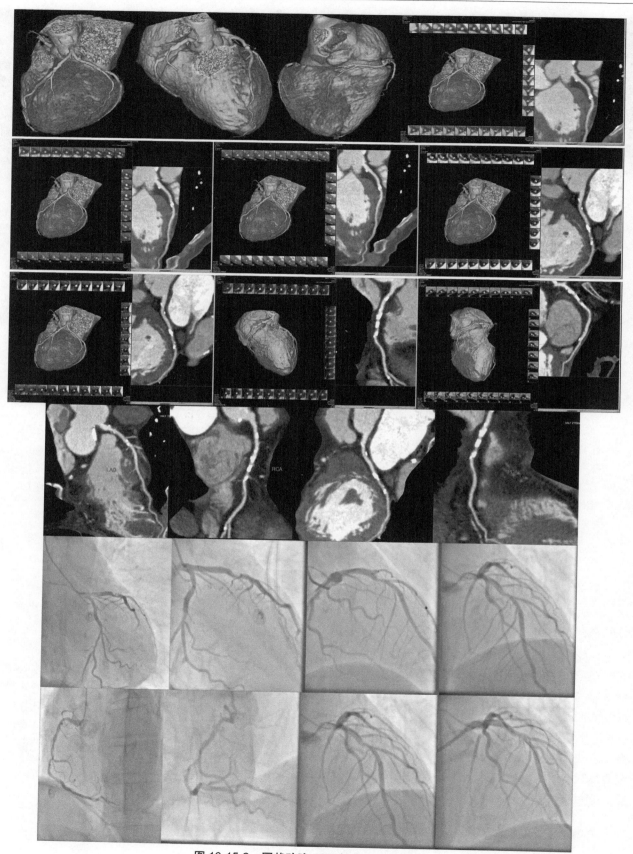

图 13-15-2　冠状动脉 CTA 与 DSA 对照图

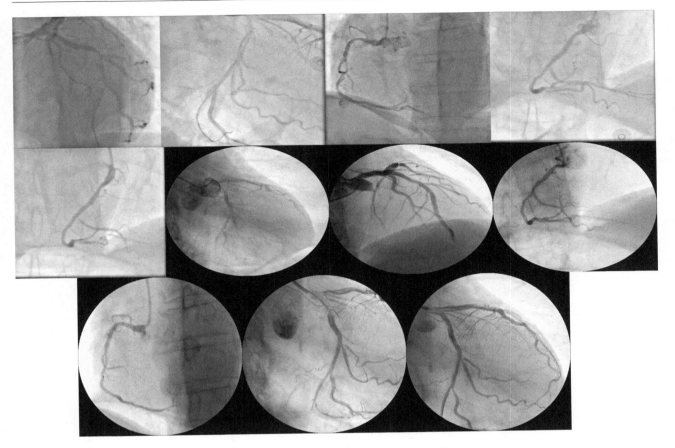

图 13-15-3　冠状动脉 CTA 与 DSA 对照图

第四节　常规冠状动脉造影与冠状动脉 CT 成像结果差异

　　以常规冠状动脉造影作为金标准,虽然 MSCT 诊断冠状动脉狭窄的敏感性和特异性均可达 90% 以上,但仍有少数常规冠状动脉造影与 MSCT 的诊断结果存在明显差异,这些差异的产生由两方面的原因引起。

　　常规冠状动脉造影方面的原因包括:①由于投照位置的限制,偏心性病变可能因投照角度不合适而漏诊。②常规冠状动脉造影显示的是二维图像,由于血管扭曲或血管重叠或分叉处病变,有时会使常规冠状动脉造影可疑或难以确定血管狭窄。③血管全程有弥漫性狭窄时,因为无正常血管段作为对照,常规冠状动脉造影常常难以准确判断狭窄程度。④常规冠状动脉造影只能观察动脉的管腔,无法评价血管壁的病理结构,从而造成漏诊。在常规冠状动脉造影结果正常的血管中,特别是邻近狭窄病变的节段,用血管内超声常能检出弥漫性粥样硬化病

变,部分原因是动脉重构的 Glagov 现象,即狭窄的血管壁重塑后产生代偿性管腔增大;因此冠状动脉内真正的斑块常比常规冠状动脉造影所见要大得多。⑤部分心肌桥患者因压迫壁冠状动脉的心肌较薄,造成的冠状动脉狭窄不明显,而常规冠状动脉造影只能发现有明显狭窄的心肌桥,可能会造成漏诊。

　　MSCT 方面的原因包括:① MSCT 的时间分辨率较常规冠状动脉造影低,部分患者因心率过快、心律不齐、呼吸等原因形成运动伪影,有时可能会造成狭窄的假象,而有时可能会将粥样斑块误判为运动伪影。在一组患者中,虽然已排除有明显运动伪影者,但仍有 8 例因轻微的运动伪影造成误诊或漏诊。②冠状动脉壁严重钙化所产生的线束硬化伪影和部分容积效应常造成夸大病变的狭窄程度,严重者甚至屏蔽管腔,使狭窄程度无法判断。Kuettner 等(2004)报道:当仅限于分析严重钙化的患者时(12

例患者的 Agatston 积分大于 1 000),常规冠状动脉造影发现了 40 个大于 50% 的狭窄,而 MSCT 发现了 39 个,但其中有 10 个是假阳性结果。在 Agatston 积分大于 1 000 的患者中,MSCT 评价冠状动脉狭窄的灵敏度和特异性分别是 58% 和 87%。③由于 CT 的部分容积效应,微小的粥样斑块可能会被漏诊。部分较细小的冠状动脉分支 CT 显示不清,更无法准确判断狭窄程度。

对此,可以采取以下措施有助于提高 MSCT 诊断的准确性:检查前控制心率,有效抑制心律不齐,并选择合适的重组相位窗减少运动伪影,保证图像质量;薄层重组以减少部分容积效应;多种后处理技术结合,多方位、多角度观察病变,以准确判断冠状动脉的狭窄程度及斑块形态大小等。

总之,常规冠状动脉造影作为有创性检查,可能导致严重的并发症,而且无法评价血管壁的病理结构,它的二维图像常不能适当地评价偏心型病变和复杂病变的严重程度,存在一定的局限。MSCT 的优势在于无创,且具有显示管壁病变的能力,还可以三维重组多方位、多角度显示血管,避免了由于体位导致的偏心性狭窄漏诊,但在心率过快、心律不齐和血管严重钙化的患者中,MSCT 的结果也值得怀疑。因此,MSCT 和常规冠状动脉造影互为补充对提高冠状动脉疾病诊断的准确率是有帮助的。

第十六章　MSCT 成像质量研究

第一节　双源 CT 冠状动脉成像质量

双源 CT 的多时相成像能力：双源 CT 是目前 CT 领域时间分辨率最高的 CT（83 ms），在冠状动脉成像方面具有明显优势。一般情况下行冠状动脉成像前无须给予 β 受体阻滞剂控制心率。一组所有 50 例患者扫描前均未给予药物控制心率，成像质量均达到可评价标准。

随着医学影像技术的发展，人们希望 CT 不仅能在舒张期，还能在收缩期成像，最终能在心动周期的任意时相清晰成像，以满足对冠状动脉所有疾病的诊断要求（例如冠状动脉心肌桥的诊断）。该研究结果显示，双源 CT 已基本具备了在收缩期和舒张期对冠状动脉双期成像的能力，部分患者的前降支在所有 10 个时相的成像质量均达到可评价标准，说明双源 CT 已向冠状动脉全时相重组的理想迈出了一步；但是，要达到每一分支全时相高质量成像的理想，CT 的时间分辨率还须进一步提高。研究中采用 4D 模式动态观察心脏运动，可以准确而直观地判定在 R-R 间期的各时相心脏是处于收缩期还是舒张期。

双源 CT 冠状动脉成像质量在心动周期各时相的分布规律及其成因：可以清楚地了解到，双源 CT 进行冠状动脉成像时，3 支主要血管均有 2 个成像质量的高峰期，1 个是收缩中晚期，即 R-R 间期的 30%~40%，1 个是舒张中期，即 R-R 间期的 70% 前后。

通过动态观察心脏的运动，可以非常直观、清楚地了解到心脏的运动和冠状动脉成像质量的关系。冠状动脉成像质量最佳的 2 个时相窗，正是心脏运动速度最慢而平稳的 2 个时期；在冠状动脉的 3 支主要血管中，右冠状动脉和左回旋支走行于房室间沟内，其运动幅度较大，因而其成像质量所受影响也较大；左前降支走行于室间沟内，其运动的幅度较小，因而其成像质量所受影响也相对较小。

值得一提的是，该研究中采用的全时相间隔重建结合 4D 模式观察心动周期各主要时相冠状动脉成像质量的方法方便快捷，也可作为一种准确寻找最佳重组时相的方法。

总之，双源 CT 不仅能在单一最佳时相清楚显示冠状动脉，而且初步具备了收缩期和舒张期双期成像的能力，但要达到全时相高质量成像的理想还需进一步提高时间分辨率。

第二节　冠状动脉 CTA 与 DSA 对照观察：病例 2

患者，男，76 岁。

冠状动脉 CTA：冠状动脉分布呈右优势型。左冠状动脉开口于左窦，左冠状动脉主干管壁毛糙，局部见小钙化影，管腔轻度狭窄；左前降支近中段管壁不均匀增厚，局部见钙化影，局部重度狭窄（估计狭窄程度约 75%），并累及第 1 对角支近端开口处，前降支中段局部紧贴表层心肌走行，管腔轻度变窄，远端管腔旋转，显影尚可；其分支对角支（D）近段管壁增厚，并见小钙化影，管腔中度狭窄；左回旋支近中远段管壁不均匀增厚，以中段明显，局部见小钙化影，管腔轻度狭窄，局部次全闭塞（估计狭窄程度约 100%），远端显影较淡，其分支第 1 钝缘支（OM1）近段管壁增厚，可见小钙化影，管腔轻度狭窄。

右冠状动脉开口于右窦，右冠状动脉管壁弥漫不均匀增厚，并见多发点状钙化影，管腔轻度变窄，近段节段性管腔中度狭窄（估计狭窄程度约 61%），累及锐缘支（RV）开口，其分支后降支（PDA）近段管壁增厚，未见明显钙化影，管腔中度狭窄。左心房前上壁见一小突起，内见对比剂充盈（图 13-16-1）。

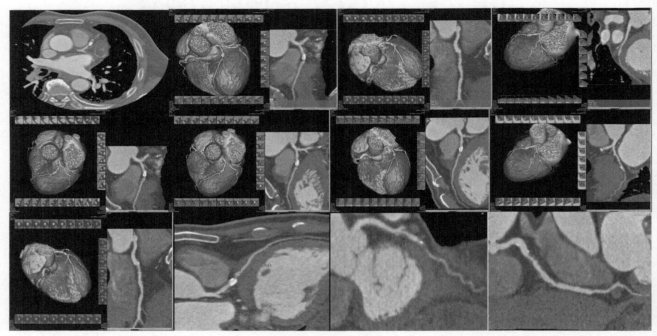

图 13-16-1　CTA

介入造影 DSA 图像：如图 13-16-2。

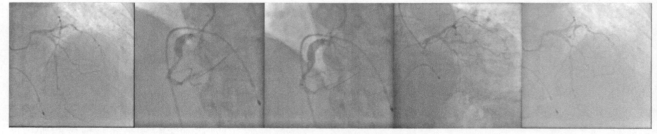

图 13-16-2　介入造影 DSA 图像

诊断意见：左主干起始部混合性斑块，管腔轻度狭窄；左前降支近中段多发混合性斑块，局部管腔重度狭窄；左前降支中段壁冠状动脉（不完全型）；对角支近段混合性斑块，管腔中度狭窄；左回旋支近中段混合性斑块，以非钙化性斑块为主，局部次全闭塞；第 1 钝缘支近段混合性斑块，管腔轻度狭窄；右冠状动脉多发混合性斑块，以非钙化性斑块为主，累及锐缘支开口，管腔轻中度狭窄；后降支近段非钙化性斑块，管腔中度狭窄；左心房前上壁房壁瘤。与 1 年前冠状动脉 CTA 图像比较，左回旋支病变加重，余相似。

第三节　舌下含服硝酸甘油对冠状动脉 CT 成像质量影响的研究

冠状动脉 CT 成像是非侵入性心脏病的重要检查手段之一。优质的冠状动脉 CT 成像图像质量是诊断冠心病的基础。影响冠状动脉 CT 成像图像质量的因素有很多，笔者就舌下含服硝酸甘油对图像质量的影响进行了研究。

硝酸甘油的药理作用及硝酸甘油试验:硝酸甘油在临床上为较常用的药物,其药理作用有:舒张心外膜冠状动脉分支、狭窄的冠状动脉血管以及侧支血管,并解除冠状动脉痉挛;松弛血管平滑肌,扩张动静脉,降低心脏前、后负荷;降低心肌耗氧量,改善缺血区心肌血流灌注。硝酸甘油作用迅速,舌下给药 2~5 min 出现作用,3~10 min 作用达峰值,维持 20~30 min,血浆 $t_{1/2}$ 约为 3 min,舌下含化的生物利用度为 80%。一项研究选择舌下含服硝酸甘油后 3~5 min 开始扫描。

此外,并非所有患者都适合服用硝酸甘油。对于服用利尿剂,或者收缩压 <90 mmHg 者要慎用。对于严重贫血、青光眼、颅内压增高等情况禁用。少数患者服用后会出现头痛、头昏,面部潮红,心悸,血压降低等症状,多数停药 10~30 min 后上述症状自行消失。该研究中 22 例均无服用硝酸甘油的禁忌证。

硝酸甘油在心血管病的检查中应用广泛,如常规冠状动脉插管造影常做硝酸甘油试验,即当造影发现冠状动脉狭窄存在时,在冠状动脉内注射硝酸甘油 200 μg。若注射后狭窄减小≥30% 或完全消失为阳性,提示冠状动脉痉挛存在,否则为非痉挛性狭窄。本研究在冠状动脉 CT 成像技术中,采用舌下含服硝酸甘油,实现了解除血管痉挛并扩张血管的目的。

舌下含服硝酸甘油对冠状动脉 CT 成像质量的影响:从整体观察舌下含服硝酸甘油后,冠状动脉 14 个血管段管径均有增宽趋势,其中第 1、2、3、9 段增宽幅度大;第 4、5、6、7、13 段增宽幅度中等;第 8、10、11、12、14 段增宽幅度小。可见,硝酸甘油对冠状动脉第 1、2 级血管扩张作用较第 3 级血管更明显。就个体而言,含服硝酸甘油后的冠状动脉内径并不一定比不含服硝酸甘油的血管内径宽,原因是:冠状动脉血管内径的个体差异;硝酸甘油发挥最大生物效应的时间窗的个体差异。

解剖上的个体差异是无法克服的,而硝酸甘油发挥最大生物效应的时间窗的个体差异则可以通过个性化的给药时间加以克服。一项研究为了使硝酸甘油在正式扫描时发挥最大扩血管效应,在峰值测定试验结束后,正式开始扫描前 3~5 min 时给患者含服硝酸甘油。

冠状动脉分支血管管径最细约为 2 mm,而非自主性运动(呼吸 / 心跳)引起的冠状动脉移动幅度至少为数毫米。所以,尽管 16 层螺旋 CT 体素接近各向同性,Z 轴分辨率可以达到 0.625 mm,空间分辨率达 13.3 LP/cm,由于上述原因还是影响对血管,尤其是远段血管的观察,即血管管径越细,图像质量受运动影响越大。因此,除了服用倍他乐克并进行呼吸训练来减少运动伪影外,舌下含服硝酸甘油扩张冠状动脉分支非常关键。

该项研究结果表明,舌下含服硝酸甘油组图像质量明显高于不含服硝酸甘油组。可见含服硝酸甘油后,血管内径增宽,降低了不自主运动对图像质量的影响,图像质量显著改善。

舌下含服硝酸甘油对冠状动脉狭窄程度评估的影响:舌下含服硝酸甘油是否会对冠状动脉狭窄程度的评估造成影响,学者们观点不一。德国学者 Martin & Heshui(2005)对 103 例连续患者(1 384 个血管段)进行常规冠状动脉插管造影及 16 层螺旋 CT 对照分析,对冠状动脉狭窄进行定量分析,结果显示 CT 对狭窄有一定的高估(偏差为 +12%)。但总体来说两种方法相关性较高(R=0.87)。很多文献都倾向于这一观点。

常规冠状动脉插管造影的硝酸甘油试验显示:在冠状动脉内给予硝酸甘油后非痉挛性狭窄程度增加,这是由于正常血管段内径因硝酸甘油的正常药理作用而扩大,但粥样硬化病变处无变化,致使血管内径差别加大,造成对狭窄程度的高估。而 Eusterman 将常规冠状动脉造影与病理对照显示有明显差异,一组 23 例冠状动脉造影术后,其中 40% 造影与尸检不符。此外,多数学者报道常规冠状动脉造影常发生过少诊断或低估病变程度,在 51%~75% 狭窄中低估者占 87.5%,78%~100% 狭窄中占 40.5%,与上述观点矛盾。因此,检查前舌下含服硝酸甘油是高估了冠状动脉狭窄程度,还是可以较真实地反映实际病理情况,仍需要进行深入探讨。总之,舌下含服硝酸甘油可以使冠状动脉管径增宽,从而提高冠状动脉 CT 成像质量,我们认为,不可否认的是,改善成像质量是减少误诊一项重要措施。

第四节　冠状动脉 CTA 与 DSA 对照观察:病例 3

患者,男,55 岁。

心脏平扫:右冠状动脉、左前降支见钙化影,钙化积分39。冠状动脉 CTA:冠状动脉分布呈右优势型。左冠状动脉开口于左窦,左前降支多处非钙化性及混合性斑块,以中段明显,局部管腔次全闭塞,远端血流纤细;对角支非钙化性斑块,管腔中度狭窄(约 50%);回旋支中段非钙化性斑块,管腔中度狭窄(约 50%);右冠状动脉开口于右窦,右主干多处非钙化性斑块,以远段明显,局部管腔中 - 重度狭窄(约75%);后降支非钙化性斑块,管腔轻度狭窄(约 30%)。左

心室心尖部及前间壁心内膜下密度减低;左右心腔间未见异常交通。

诊断意见:左前降支多处非钙化性及混合性斑块,以中段明显,局部管腔次全闭塞,远端血流纤细;对角支非钙化性斑块,管腔中度狭窄(约 50%);回旋支中段非钙化性斑块,管腔中度狭窄(约 50%);右冠状动脉主干多处非钙化性斑块,以远段明显,局部管腔中 - 重度狭窄(约 75%);后降支非钙化性斑块,管腔轻度狭窄(约 30%);左心室心尖部及前间壁心内膜下陈旧性缺血性改变(图 13-16-3)。

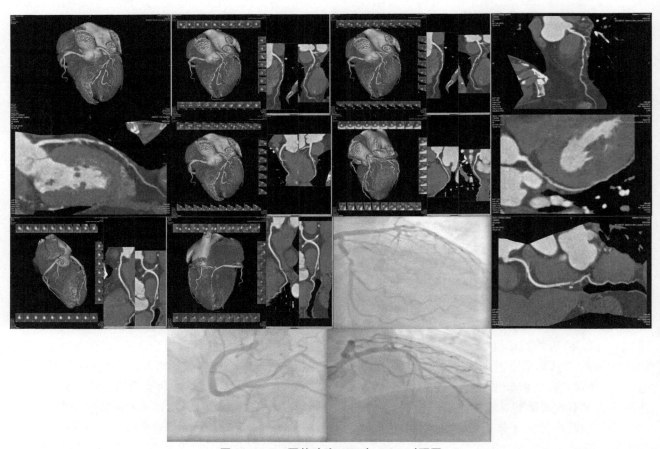

图 13-16-3　冠状动脉 CTA 与 DSA 对照图

第十七章　造影与心率

第一节　高心率患者双源CT冠状动脉成像

双源螺旋CT与既往螺旋CT对比其优势分析：至今国内外报道的16排和64排MSCT冠状动脉成像平均心率为（57.8~71）次／分钟，最高心率105次／分钟，而国外正式发表的文章报道的双源CT冠状动脉成像的患者平均心率为71次／分钟，最高心率为90次／分钟，尚无研究对象均为心率>100次／分钟的患者的MSCT成像的报道。

根据一组412例的经验，既往MSCT（16排和64排）只能在极少数心率>100次／分钟的患者获得良好的图像，这些患者往往是心包积液或限制型心肌病等患者，其心脏运动受到限制。

双源CT有2个X线球管及相应的2套探测器系统在机架中呈90°放置。每套探测器系统有40排探测器，中心是32排0.6 mm准直，两侧分别是4排1.2 mm准直。与64排MSCT相同，使用Z轴飞焦点技术，可获得旋转一圈64层0.6 mm层厚的图像。机架旋转一圈333 ms，使用一半扫描及一个R-R间期重建法，可获得83 ms的时间分辨率。这使得双源CT可用于心率>100次／分钟患者的冠状动脉成像。

该研究表明图像质量为1级的冠状动脉节段显示占比为93.9%，证实了双源CT可很好地运用于高心率患者的冠状动脉成像。研究表明，在患者（心率范围为56~90次／分钟）不服用倍他乐克的情况下双源CT冠状动脉成像也可清晰显示98%的冠状动脉节段。

高心率患者心动周期分析及双源CT冠状动脉成像重建时相的选择：该组高心率患者心率>100次／分钟，其研究对象心率范围为102~139次／分钟，

R-R间期为588~432 ms。根据心率75次／分钟的患者心动周期800 ms包含了心房收缩期100 ms、心室收缩期300 ms和全心舒张期400 ms，心率增快时收缩期和舒张期均相应缩短，但舒张期缩短的比例较大，推测该组研究对象心脏舒张期应<294~216 ms，双源CT的时间分辨率为83 ms，理论上该组病例心脏搏动应该不影响冠状动脉显示。

但是显示冠状动脉的最佳时相均位于收缩期，推测其原因为心动过速时舒张期明显缩短，而双源CT的高时间分辨率使得在心脏收缩期也能良好显示冠状动脉。但具体机制有待于更深一步的冠状动脉运动与心脏运动的关系研究。

高心率患者双源CT冠状动脉成像方法：对高心率患者，该组采用的双源CT冠状动脉成像步骤与既往64排MSCT大部分相同。不同之处在于：患者扫描前不用服用倍他乐克。平扫及增强扫描的Pitch值明显增大，前者为0.5~0.71，后者为0.5，屏气时间也明显缩短，增强扫描屏气时间仅为（5.7±1.2）s，因此在患者所受射线辐射剂量方面也是大幅度减低的。

由此分析，双源CT冠状动脉成像时心率快已不是禁忌证，而是更有利于操作者和患者。

高心率患者双源CT冠状动脉成像伪影分析：该研究中图像质量为2级和3级的节段共26个，其中21个为呼吸伪影所致，相应平面可见胸壁错位，其余5个为心脏搏动伪影所致，表明高心率患者双源CT冠状动脉成像的主要影响因素为呼吸伪影，训练患者屏气尤为重要。

第二节　有关心率方面的研究

虽然 64 排 MSCT 对心率的限制已明显放宽，但冠状动脉随心脏搏动产生的运动伪影仍是影响冠状动脉成像质量的首要因素。

根据对一项研究中 4 组心率冠状动脉成像质量分析可以发现，当心率≤ 60 次 / 分钟、61~69 次 / 分钟、70~75 次 / 分钟时，冠状动脉成像的优良率分别为 98.1%、98.8%、97.9%，3 组间优良率差异无统计学意义（$P>0.05$），说明心率≤ 75 次 / 分钟的患者可以得到满意的检查结果。

心率≤ 75 次 / 分钟组和≥ 76 次 / 分钟组进行对照分析，图像的优良率和优等片率差异均有统计学意义（$P<0.05$），这说明心率≤ 75 次 / 分钟组出现差片的概率明显低于≥ 76 次 / 分钟组，出现优等片的概率明显高于≥ 76 次 / 分钟组，因此要想获得理想的高质量图像仍应将心率控制在 75 次 / 分钟以下为宜。与心率相比，扫描过程中心率的波动和心律不齐的出现对冠状动脉成像质量的影响表现更为突出。该研究组不能分析和评价的 99 例中有 46 例是由于在扫描过程中发生心率波动或期前收缩造成。其中 33 例扫描过程中心率变化 1~7 次 / 分钟[平均(2.82 ± 1.94)次 / 分钟]。由于扫描中心率的变化使得心脏重组时在连续心动周期的同一时间点心脏所处的 R-R 相位不一致，从而导致冠状动脉阶梯状伪影。

扫描中出现期前收缩则会由于某一段采集数据的丢失导致冠状动脉中断、错位，影响诊断和分析。虽然 64 排 MSCT 具有回顾性心电门控技术和心脏分段重组算法，提高了时间分辨率，对大多数患者不需控制心率就能完成冠状动脉的检查，但为能获得高质量的冠状动脉图像，对少数心率过快者仍应酌情使用 β 受体阻滞剂，适当控制心率。可以认为，最好控制在 75 次 / 分钟以下，同时严密观察心率变化，避免扫描过程中心率变化过大或有心律失常的发生。

心率和呼吸：心率是影响图像质量的重要因素之一，心率快时，心脏舒张期缩短，冠状动脉相对静止期缩短，冠状动脉清楚显像趋于收缩晚期、舒张早期，尤以右冠状动脉明显。心率 <75 次 / 分钟时，回顾性心电门控对心率变化不十分敏感。在训练好屏气的状态下，能得到满意的图像质量。心率≥ 75 次 / 分钟时，选择 R-R 间期的多个时相进行分支分段显示，但图像质量会有所下降。因此在扫描采集数据期间减慢和稳定患者的心率非常重要。同时由于 64 排 MSCT 的扫描时间缩短，对心率的依赖性减小，心率 <75 次 / 分钟均能获得满意的图像。

第十八章 冠状动脉疾病与 CT 及 MRI

第一节 FFR$_{CT}$：是否会有美好的未来？

心血管疾病是世界范围人群的首要死亡原因，美国心脏协会（AHA）2018 年发布的数据显示，每年有 1730 万人因心血管疾病死亡，到 2030 年该人数估计会达到 2360 万。冠状动脉心脏病在心血管疾病中占比最大，因此准确及时地诊断冠状动脉心脏病可使病人获得积极的治疗，改善病人预后，提高生活质量，降低死亡率和医疗成本。

冠状动脉 CT 血管成像（CCTA）已被认为是评估冠状动脉心脏病的首要影像检查手段。CCTA 具有较高的敏感性和阴性预测值，在中低风险人群中有较高的诊断价值，但常规 CCTA 难以提供功能学信息，其识别的斑块特征、管腔狭窄程度和心肌缺血相关性较差，不能从功能学角度评价管腔狭窄对心肌血供的影响，很难鉴别特异性缺血病灶。

血流储备分数（fraction flow reserve，FFR）是冠状动脉存有狭窄病变时，该血管所获得的血流量与无狭窄时所获得的最大血流量之比。冠状动脉造影检查中经压力导管所测得的 FFR 是评价冠状动脉血管生理功能的金标准，但其为有创性方法，临床应用受限。

近年来，基于 CCTA 数据应用高级流体力学分析方法所得的 FFR（FFR$_{CT}$）既结合了解剖和功能信息，又具有无创性，该技术通过单次检查同时提供冠状动脉解剖和功能信息，无须额外采集影像和服用负荷药物，具有很好的应用前景。

FFR$_{CT}$ 从过去的概念验证阶段迅速发展成为临床应用的检查手段，已经被美国食品与药物管理局（FDA）和英国国家卫生与临床技术优化研究所（NICE）批准作为胸痛病人行有创检查前的一线筛查工具。有 3 项前瞻性大规模多中心临床试验已显示 FFR$_{CT}$ 与 FFR 有很好的相关性，诊断效能良好。

DISCOVER 实验（2011）纳入 103 例病人和 159 支血管，结果显示，以血管为分析单位，FFR$_{CT}$ 诊断的准确度、特异度、敏感度分别为 84.3%、81.6%、87.9%。

DeFACTO 实验（2012）纳入 17 个研究中心的 252 例病人和 407 支血管，结果显示，与 CCTA 相比，FFR$_{CT}$ 诊断缺血特异性病变的准确度（分别为 64% 和 73%）有所提高。

NXT 研究（2014）通过采取措施获得高质量的 CCTA 影像，结果显示，与常规 CCTA 相比，FFR$_{CT}$ 的诊断准确度大幅提高（分别为 34% 和 84%）。

FFR$_{CT}$ 在以病人为分析单位的诊断准确性已可同其他无创性功能评估手段相媲美。FFR$_{CT}$ 在冠状动脉高钙化积分和临界病变的病人中也有较高的诊断准确性，在以血管为分析单位上其诊断性能有进一步提高的潜能。

FFR$_{CT}$ 还可用于指导病人的后续诊疗和预后评估。PLATFORM（Prospective Longitudinal Trial of FFR$_{CT}$: Outcomes and Resource Impacts）研究（2015）显示，增加 FFR$_{CT}$ 信息后可降低后续行有创检查的比例，可作为 CCTA 诊疗策略的补充。

研究结果表明，在计划行有创检查组，FFR$_{CT}$ 指导的决策管理组取消有创检查的比例为 61%，在接下来 90 d 随访期内无主要心脏不良事件（MACE）发生。PLATFORM 亚组研究证实 FFR$_{CT}$ 可以降低医疗成本，提高生活质量。在计划有创检查组，与标准医疗随访组相比，FFR$_{CT}$ 指导随访组成本降低了 32%。而且在 90 d 随访周期内，在计划非介入检查组，与标准医疗随访组相比，FFR$_{CT}$ 指导随访组的生活质量评分有提高。

FFR$_{CT}$ 能同时提供冠状动脉解剖学和流体力学

信息,将 CCTA 带入了功能学时代。FFR$_{CT}$已引起了国内研究者的极大关注,在国内部分医院正在进行积极的研究和探索。

任何事物的发展都有其自身的规律,不可能都是十全十美,我们要重视 FFR$_{CT}$ 的优势,整合优化包括 FFR$_{CT}$ 在内的 CCTA 检查参数和临床适应证,最大限度地开发 FFR$_{CT}$ 的价值,从而让 FFR$_{CT}$ 更好地服务于临床。

第二节　3.0T 冠状动脉磁共振血管成像之3点定位分段采集和全心采集对比分析

呼吸导航回波触发的冠状动脉磁共振血管成像不受屏气时间的限制,允许在自由呼吸状态下进行长时间 3D 高分辨率的数据采集。冠状动脉磁共振血管成像采集技术主要包括 3 点定位(3PPS)分段采集和全心采集两种方式。一般而论,全心采集能一次提供冠状动脉树全貌,但采集时间相对较长。呼吸导航回波触发的 3.0 T 冠状动脉磁共振血管成像采集技术:3.0 T 冠状动脉磁共振血管成像因受射频能量吸收率值和 B1 均匀性的影响,无法使用 1.5 T 常用的快速平衡梯度回波序列而采用 TFE(或称 Fast SPGR、Turbo FLASH)序列,即在磁化趋于稳态的过程中连续采集,使用短 TR 和短 TE 连续激发,每次采集多个 K 空间线。同时使用脂肪抑制和 T$_2$ 预备脉冲增强冠状动脉和邻近心肌的对比度。

3.0 T 冠状动脉磁共振血管成像目前仍处于临床研发阶段,在当前的技术条件下,图像质量还不稳定。呼吸导航回波触发的冠状动脉磁共振血管成像采集技术主要包括厚块覆盖的全心采集和薄块靶血管定点的 3 点定位分段采集。3 点定位分段采集需要对冠状动脉各主要分支进行靶点定位,多次采集才能完成,总的扫描时间约 10 min。而全心采集仅需覆盖整个心脏轮廓,无须重复定位,扫描时间约 15 min。相对于 3 点定位分段采集,全心采集的时间略长。同时,冠状动脉磁共振血管成像的图像质量受生理因素(心率和心律)影响较大,采集时间越长,受检者耐受性越差,图像质量也就受影响越大。该研究对图像质量评分的分析显示分段采集好于全心采集,其结果与文献报道相符。

冠状动脉各主要分支的重组和测量:Soap-Bubble 后处理采用球面重组原理将扭曲变形的 3D 冠状动脉像素映射到一个 2D 平面上,去掉了和冠状动脉无关的干扰信息,完整地显示冠状动脉全貌,其最大优势是能将迂曲的血管连接重组在一个平面上。

Soap-Bubble 对原始数据进行二维冠状动脉重构是通过在三维空间内识别各段冠状动脉的路径,然后沿着冠状动脉的路径进行逐点链接,将代表冠状动脉解剖的分支重构出来。因此,在二维重构的图像上测量覆盖冠状动脉全程的点,相对应的三维空间冠状动脉路径被计算出来,从而得到真实的冠状动脉长度。即通过计算这些路径点的距离,可以获得冠状动脉的长度。通过识别冠状动脉血管的路径,锐化血管边缘,将长度模式改变为血管导航模式,则开始计算影像的边界并进行自动血管追踪。在导航模式下,冠状动脉边界轮廓清晰显示,在血管任意段垂直血管画一直线,由于血管壁轮廓与管腔的信号强度不同,从而在信号强度曲线上得到 S1 和 S2 二个峰,通过计算二个最大峰值 11 和 12 之间的距离,得到局部管腔直径 d 和血管锐利度的数值。

该研究通过比较 3 点定位分段采集和全心采集方式所获得的冠状动脉各主要分支长度、直径和锐利度,对两种采集方式所获得的图像质量进行定量分析和评价。研究结果显示 3 点定位分段采集所获得的左冠状动脉前降支、右冠状动脉和左冠状动脉回旋支 3 支血管的锐利度明显优于全心采集,可能的原因包括:①全心采集时间较长导致的呼吸运动不规则,图像伪影增加;②左、右冠状动脉运动并不同步所造成的运动干扰。

分段采集方式由于是对左、右冠状动脉分别进行靶血管成像,避免了左、右冠状动脉运动不同步的困扰,同时采集时间相对较短,受检者易于配合。因此,在冠状动脉磁共振血管成像的采集方式选择上建议尽量采用分段采集。

第十九章　冠状动脉影像学检查的其他情况

第一节　CT 冠状动脉造影与复杂冠状动脉病变

近年来,随着 MSCT 软硬件技术的不断更新发展, 64 排 MSCT、双源 CT、320 排 MSCT 等相继问世,并在临床工作中得以广泛的应用,使得冠心病的无创性检查开启了新的纪元。患者在一次屏气的时间(5~15 s),甚至更短的时间(1 s),就可以得到冠状动脉的全部信息,无创伤、几乎没有危险并发症的 CT 冠状动脉成像技术已经可以有效地用于冠心病的筛查和血运重建术后的疗效判断和随访。而多种后处理技术的使用,如容积再现、最大密度投影、曲面重组等使得我们能够对冠状动脉管腔狭窄程度、支架内管腔通畅情况以及是否存在冠状动脉起源异常等进行定性判断和定量计算。

但是,在临床工作中经常会遇到一些所谓的"复杂冠状动脉病变",这些患者通常病情危重,诊断疑难,特别是 CT 冠状动脉成像检查技术开展时间短,经验欠缺,如何增加诊断复杂冠状动脉病变的经验,为临床提供更全面可靠的信息,指导临床诊断和治疗,是目前影像科医生关注的热点之一。

复杂冠状动脉病变的定义:根据美国心脏病学院/美国心脏病学会(ACC/AHA)介入治疗指南,复杂冠状动脉病变属于解剖学因素中的高危冠状动脉病变以及部分中危冠状动脉病变。高危型复杂冠状动脉病变包括弥漫性(长度 >20 mm)病变、近端节段极度弯曲或极度成角(>90°)病变、慢性完全闭塞性病变、无保护左主干病变、静脉桥血管病变;中危型复杂冠状动脉病变有开口部病变、血栓性病变以及严重钙化病变等。

一、复杂冠状动脉病变对 CT 血管造影诊断的影响

心率、心律及呼吸因素:复杂冠状动脉病变患者的一般情况较差,容易出现心率过快,心律不齐,屏气不良等情况,造成图像伪影。常规的呼吸训练及心率控制在这部分患者中效果可能略差。而部分心率异常及心律不齐的病例可通过选择不同图像重建相位窗、个性化心电编辑等方法改善图像质量,但屏气不良造成的图像伪影则难以纠正。另外,该类患者较多存在心功能不全,较低的射血分数对于扫描时相的把握存在一定影响,会加大触发时相选择的难度。如何选择适宜的对比剂注射流速、流量,扫描触发模式以及触发时刻的选择,使得冠状动脉管腔内对比剂获得最佳程度的充盈,对于顺利完成检查,获得满意图像质量有很大影响,而图像质量的高低直接影响 CT 冠状动脉造影诊断的准确性。除此以外,其他扫描中应注意的问题,提高图像质量的技巧则与一般 CT 冠状动脉造影检查无异。

二、钙化斑块对冠状动脉狭窄程度的误判

冠状动脉钙化斑块对管腔狭窄程度的判断影响较大。高密度钙化斑块造成的部分容积效应影响管腔的显示,与冠状动脉造影比较,冠状动脉 CT 动脉造影对管腔狭窄程度的判断存在过高或过低估计。一项国内多中心研究表明,冠状动脉 CT 动脉造影对狭窄程度小于 50% 的钙化病变的诊断与冠状动脉造影的诊断一致性较高;冠状动脉钙化积分在程度小于 50% 的狭窄中对管腔狭窄的诊断价值较大;钙化斑块的形态不是影响狭窄诊断准确性的必要因素。对于 3 支病变及多发弥漫钙化的冠状动脉,CT 动脉造影易造成对管腔狭窄程度的误判。另外对于分支病变,后处理过程中软件的自动识别误差也会导致误诊。

三、影像差异导致的冠状动脉狭窄程度判断的差异

冠状动脉造影检查只对管腔造影，其对血管狭窄程度的判断是基于病变处管腔与正常参考管腔的比较；而冠状动脉 CT 动脉造影可对管壁及管腔造影，评估管腔时又存在比较狭窄处直径和面积两种方式，在看图诊断时由于两种方式使用的随意性，加之管壁显示对主观诊断的干扰，导致部分 CT 冠状动脉造影结果与冠状动脉造影存在差异。此外，两种造影方式对正常参考管腔的定义不同，也影响二者结果的一致性。而对于复杂冠状动脉病变，如长段弥漫病变，混杂斑块，偏心斑块，正性重构病变以及走形迂曲的血管，都将加大 CT 冠状动脉造影诊断的难度。对于这些病变的大样本多中心研究将有助于积累经验、规范操作流程、确定诊断标准，最终达成共识。

四、对侧支循环的建立存在漏诊

CT 冠状动脉造影对慢性闭塞性病变的诊断存在较大困难。受患者心功能、射血分数、对比剂流速、扫描触发时间选择等多种因素的影响，与冠状动脉造影比较，冠状动脉 CT 动脉造影对闭塞血管及侧支循环建立情况的显示存在诊断不足，特别是近年来越来越快的扫描速度反而会影响侧支血管的显示，因为在冠状动脉造影时通常需要几个心动周期后侧支血管才能陆续显示出来，而先进的 CT 设备甚至可以在 1 个心动周期完成 CT 冠状动脉造影检查，不足以真实展示侧支血管的建立情况。如何提高 CT 冠状动脉造影对慢性完全闭塞性病变的诊断及准确评估侧支循环建立情况为将来研究与临床工作提出挑战，也是未来一段时间冠状动脉 CT 动脉造影工作的重点和难点之一。对于闭塞的自身血管，由于缺乏对比剂的有效充盈，CT 冠状动脉造影对这类血管存在漏诊问题。通过对图像的仔细观察，借助间接征象的提示，提高诊断准确性。对于先天发育短小的血管与闭塞病变的鉴别，根据不同心肌节段的供血动脉分布，特别需要注意的是，对缺乏供血血管的心肌节段应仔细观察，考虑到侧支血管的可能，从而降低慢性完全闭塞性病变的漏诊与误诊。

五、冠状动脉 CT 动脉造影在复杂病变无创性诊断的优势

对冠状动脉斑块的定性和定量诊断：在冠心病发生、发展和转归过程中，冠状动脉斑块性质较其导致的管腔狭窄程度更有决定意义。冠状动脉斑块性质的正确评估可指导冠心病危险分级和临床治疗。冠状动脉"易损"斑块破裂并诱发血栓形成是发生急性冠状动脉综合征的关键机制，这也是导致冠心病患者死亡的主要原因。冠状动脉斑块性质主要取决于斑块内脂核的大小和成分、纤维帽厚度以及有无炎症反应等。鉴于大多数"易损"斑块在破裂前所造成的管腔狭窄仅为轻至中度，冠心病二级预防也应由单纯治疗冠状动脉狭窄转为对"易损"斑块的早期干预，包括及时识别高危患者的"罪犯"病变，预防急性心脏事件的发生。MSCT 可初步用于评价冠状动脉斑块的形态学特征，为无创检测有破裂倾向的冠状动脉易损斑块带来希望。Sun 等（2008）对 26 例患者进行了冠状动脉 CT 动脉造影及血管内超声检查，分析了其中 40 支冠状动脉血管 263 个节段，结果显示与血管内超声比较，认为 MSCT 可以根据斑块大小、CT 值的不同区分出易损斑块和稳定斑块，与血管内超声比较，冠状动脉 CT 动脉造影对于斑块的定性分析结果一致性较好，诊断准确性较高。随着软件的不断开发完善，未来将可能在临床工作中应用冠状动脉 CT 动脉造影分析斑块成分。但受限于空间分辨率及软组织对比分辨率的不足，CT 冠状动脉造影对于冠状动脉斑块的定性诊断目前仍不能在临床工作中开展。

六、"一站式"检查，得到冠状动脉形态及心肌灌注、活性等多重信息

除了可以对冠状动脉形态进行分析，随着双能 CT、320 排 MSCT 应用于临床，冠状动脉 CT 动脉造影还可以提供有关心肌灌注及活性等方面的信息，真正实现"一站式"检查。例如双能 CT，其主要工作原理是应用物质在不同能量条件下显示不同的衰减特性的康普顿效应和光电效应原理，通过两个球管呈 90° 角安装于同一个机架内，应用不同管电压（100 kV 和 140 kV）进行扫描，即在双能条件下能够提供两个能量图像的最佳配比来实现心肌灌注、活性的造影。通过专用的后处理软件，两个能量条件下得到的图像进行融合，用于灌注分析。与核医学心肌代谢显像比较，双能 CT 分析心肌灌注缺损具有一定的准确性。但是，"一站式"CT 检查在提供冠状动脉形态及心肌灌注、活性信息的同时，其扫描剂量也不容忽视。根据我们的经验，一次检查的

有效放射剂量在 10 mSv 左右,其中延迟强化(心肌活性扫描)剂量在 1 mSv 以下,大部分放射剂量是在冠状动脉和心肌灌注造影中产生的,如改用前瞻模式扫描,势必进一步降低射线剂量,但单一期相的数据又导致不能评估心功能,在工作实践中应根据患者情况制定个性化扫描方案。总之,CT 心肌灌注、活性扫描目前仍处于临床科研工作阶段,尚不能全面在日常工作中开展。

CT 冠状动脉造影评估复杂冠状动脉病变:综上所述,冠状动脉 CT 动脉造影在评价复杂冠状动脉病变时面临许多困难,同时也具有显著的优势,一些作者认为,如何发挥 CT 冠状动脉造影在评价对复杂冠状动脉病变的作用,除了充分发挥多排 CT 的优势外,还需要注意以下两点:回顾性分析冠状动脉造影和 CT 冠状动脉造影结果,进一步提高对 CT 冠状动脉造影的诊断水平,这是对放射科医生的基本

要求。将冠状动脉 CT 动脉造影的检查流程、后处理技术、报告书写规范化,势必会减少对复杂冠状动脉病变的误诊和漏诊。事实上,一些学者对 69 例患者 129 处复杂病变的 CT 冠状动脉造影结果仔细分析后显示,CT 冠状动脉造影诊断闭塞病变、开口病变和弥漫长病变的敏感度、特异度、阳性预测值及阴性预测值均为 100%。今后我们需要继续加深对复杂冠状动脉病变的理解,减少可能的影响因素,尽量避免 CT 冠状动脉造影对复杂冠状动脉病变的误诊。

与临床医生沟通,了解临床需要,共同协作,为复杂冠状动脉病变的介入和外科治疗提供更好的术前指导和术后随访信息,将冠状动脉 CT 动脉造影的图像与造影的结果相融合,指导术者对慢性完全闭塞性病变的介入治疗。这也是未来 CT 冠状动脉造影发展的趋势之一。

第二节　冠状动脉 CTA 与 DSA 对照观察:病例 4

患者,男,72 岁。

心脏 CT 平扫:右冠状动脉、左冠状动脉主干、左前降支、回旋支多发钙化影,钙化加分 482。

冠状动脉 CTA:冠状动脉分布呈均衡型。

左冠状动脉开口于左窦,左主干起始部管壁增厚,未见明显钙化影,管腔轻度狭窄;左前降支近段管壁弥漫增厚,局部见斑点状钙化影,局部管腔重度狭窄,中远段显影可,其分支对角支管壁规则,未见明显斑块影、钙化影,管腔未见明显狭窄;中间支(M1、2)近段管壁增厚,可见点状钙化影,管腔轻度狭窄;回旋支中段管壁弥漫增厚,局部可见斑点状钙化影,管腔轻中度狭窄,远段显影可,其分支钝缘支,管壁规则,未见明显斑块影、钙化影,管腔未见明显狭窄。

右冠状动脉开口于右窦,副冠状动脉形成,右冠状动脉管壁弥漫增厚,局部见斑点状钙化影,管腔轻度狭窄,及其分支后降支近段管壁增厚,未见明显钙化影,管腔轻度狭窄。

左心房前上壁局部突起,内见对比剂填充。

诊断意见:左主干起始部非钙化性斑块,管腔轻度狭窄;左前降支近段管壁弥漫混合性斑块,局部管腔重度狭窄;中间支近段混合性斑块,管腔轻度狭窄;回旋支中段弥漫混合性斑块,管腔轻中度狭窄;副冠状动脉形成;右冠状动脉管壁弥漫混合性斑块,以非钙化性斑块为主,管腔轻度狭窄;后降支近段非钙化性斑块,管腔轻度狭窄;左心房前上壁局部突起,考虑房壁瘤(图 13-19-1)。

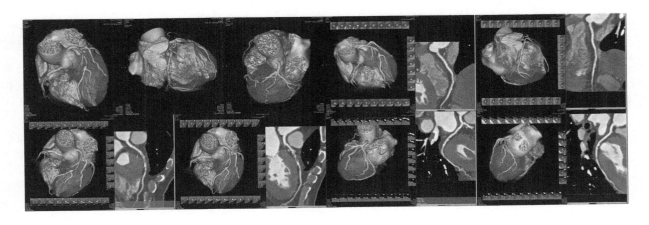

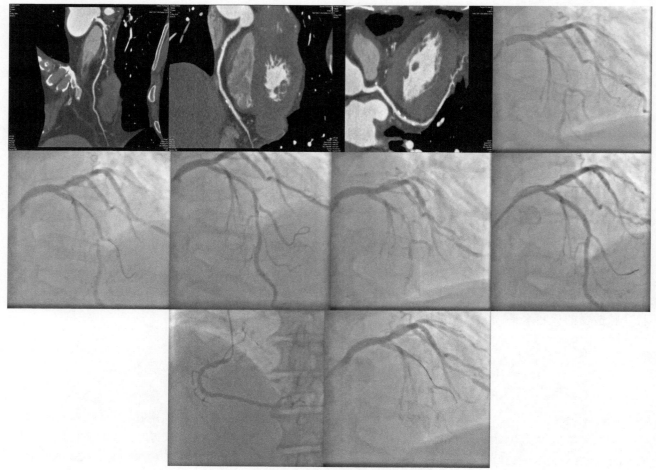

图 13-19-1　冠状动脉 CTA 与 DSA 对照图

第三节　冠状动脉 CTA 与 DSA 对照观察:病例 5

患者,男,74 岁。心脏 CT 平扫:右冠状动脉、左冠状动脉主干、左前降支、旋支可见钙化影,钙化积分 378。

冠状动脉 CTA:右冠状动脉开口于右窦,右冠状动脉主干可见弥漫性管壁不规则增厚,可见混合性斑块,以非钙化性斑块为主,管腔中 - 重度狭窄,后降支局部细小,显影不佳。左冠状动脉开口于左窦,左主干及左前降支近中段弥漫性管壁不规则增厚,可见混合性斑块,管腔中 - 重度狭窄,左前降支远段管壁规则,未见明显斑块影、钙化影,管腔未见明显狭窄;对角支近段可见非钙化性斑块,管腔中 - 重度狭窄,回旋支近段可见混合性斑块,管腔中 - 重度狭窄,中远段细

小,钝缘支近段可见非钙化性斑块,管腔中 - 重度狭窄。

冠状动脉分布呈右优势型。胸主动脉可见混合性斑块影。

诊断意见:右冠状动脉主干弥漫性混合性斑块,以非钙化性斑块为主,管腔中 - 重度狭窄;后降支局部细小,显影不佳,请结合临床;左主干及左前降支近中段弥漫性混合性斑块,管腔中 - 重度狭窄;回旋支近段混合性斑块,管腔中 - 重度狭窄,中远段细小;对角支及钝缘支近段非钙化性斑块,管腔中 - 重度狭窄;胸主动脉硬化(图 13-19-2)。

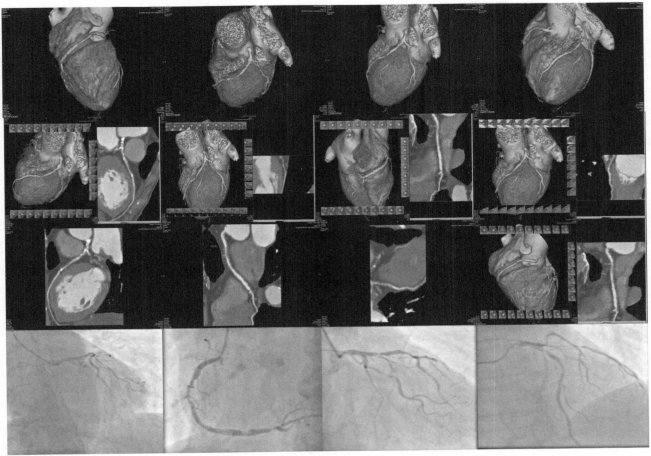

图 13-19-2 冠状动脉 CTA 与 DSA 对照图

第二十章　冠状静脉

第一节　冠状窦及其与左心房肌连接

　　冠状窦是心脏静脉系统的重要组成部分,冠状窦周围有与右心房肌相延续的肌袖包裹,而冠状窦与左心房间亦存在条纹状的肌性连接,这些肌连接构成了左右心房间除 Bachmann 束和房间隔外的第二条电传导通路,是多种快速性心律失常的解剖基础。

　　目前有关冠状窦 - 左心房肌连接的解剖形态特点的研究多限于人及动物的尸体,而活体人冠状窦 - 左心房肌连接的形态特点研究罕有报道;一些学者利用双源 CT 冠状动脉成像,探讨冠状窦的形态及其与左心房肌连接的活体形态学表现。

　　Winslow（1839）将位于左侧房室沟内的心脏静脉的粗大横向段命名为冠状窦,其起始处颇受争议,通常以左心房斜静脉汇入心大静脉处、Vieussens 瓣膜、冠状窦肌袖的左边界（即环形缩窄处）作为冠状窦起始处解剖标记,其中以左心房斜静脉位置最恒定。部分学者将左心室后静脉（如为多支者,则为最左侧支）汇入心大静脉处作为冠状窦的起点。

　　一项研究中,左心房斜静脉、环形缩窄显示率为46.5%、31.9%,左心房斜静脉在心室收缩期显示最佳,这与此时心房舒张、冠状窦处于充盈状态有关,以左心房斜静脉、左心室后静脉、环形缩窄为起点测得冠状窦的长度组间比较差异无统计学意义（$P>0.05$）,与文献报道相似,提示左心室后静脉可以作为冠状窦的起始点。

　　Yamanouchi 等（1998）将冠状窦与二尖瓣环的解剖关系分为 4 型,其中 C 型最多,并强调熟悉两者的解剖关系对左侧旁道标测的重要性。

　　有作者利用容积重建图像显示冠状窦 - 二尖瓣环的解剖关系,较传统冠状动脉造影清楚,该研究中平直型最多,其次为高位型（相当于 Yamanouchi 的

C 型）,弯曲型最少,虽然冠状窦 - 二尖瓣环的解剖关系分类与冠状窦 - 左心房肌连接的数量差异无统计学意义,但双连接中冠状窦呈高位型的比例高于其他类型组,提示冠状窦 - 左心房肌连接数量可能与冠状窦的解剖走行有关,对于双连接的患者,在插管时应高度重视,避免手术失败。

　　冠状窦肌袖在冠状窦口部与右心房心肌相延续,向左与左心房心肌相连,形成冠状窦 - 左心房肌连接,最常见的位置在冠状窦的中段,是电激动在左右心间传导的重要解剖基础,临床上常在冠状窦内行射频消融,阻断冠状窦 - 左心房肌连接间的电传导来治疗肺静脉电隔离失败后的房颤复发患者,但冠状窦 - 左心房肌连接的数目、位置在个体间存在差异,而常规冠状动脉造影不能显示这种位于冠状窦腔外的结构。

　　MSCT 尤其是双源 CT 以其较高的分辨率,能无创性显示心脏解剖结构。一些学者运用双源 CT 冠状动脉成像的薄层多平面重建图像,在心脏短轴面、长轴面可清楚显示冠状窦 - 左心房肌连接,该研究 91.0% 的患者可见冠状窦 - 左心房肌连接,其中单连接最常见,双连接占 19.4%, 9.0% 的患者未见冠状窦, 左心房肌连接,与文献报道相似,表明 MSCT 可以清楚显示冠状窦 - 左心房肌连接数目、位置。

　　该研究结果还显示, 2 组患者的冠状窦 - 左心房肌连接的数量、长度、到冠状窦口的距离均无统计学意义,提示冠状窦 - 左心房肌连接的数量、位置、长度不是引起房颤的原因。

　　冠状窦肌袖有类似瓣膜的作用,心房收缩时肌袖收缩阻止血液流入右心房,心房舒张时肌袖舒张血液流入右心房。但 CT 上不能直接显示冠状窦肌

袖的收缩,只能通过测量心房收缩期、舒张期冠状窦横截面积的改变来间接显示它的存在。该研究中在距冠状窦口 2 mm 处测量其横截面积,在对照组心室收缩期明显大于舒张期($P<0.05$),而这种改变在心房纤颤组不明显,可能是因为心房纤颤引起心房电活动异常和组织学重构,使心房、冠状窦节律紊乱而压力增加,导致其肌性管腔发生形态学重塑,在CT 图像上表现为冠状窦明显扩大,与文献报道一致。

此外,该研究中对照组 9 例未显示冠状窦 - 左

心房肌连接的患者,其冠状窦亦有明显收缩,提示引起冠状窦收缩的主要结构是冠状窦 - 右心房肌连接,而不是冠状窦 - 左心房肌连接。

该研究中冠状窦 - 左心房肌连接没有组织病理学证实;虽然双源 CT 有较高的时间和空间分辨率,但在显示一些细小的肌纤维时仍存在困难,可能影响冠状窦 - 左心房肌连接的测量,致测得的数据可能存在一定的误差;样本量不够大等,是该研究的局限性。

第二节　先天性冠状静脉窦异常

先天性冠状静脉窦畸形分成 4 大类:①冠状静脉窦扩张(合并或不合并左向右血液分流);②冠状静脉窦缺损,即无顶冠状静脉窦综合征;③冠状静脉窦闭锁;④发育不全的冠状静脉窦。

一、先天性冠状静脉窦扩张

在 CT 横断面上发现冠状静脉窦扩张,同时其远端正常回流入右心房时,必须注意有无左上腔静脉、肺静脉,甚或肝静脉异常回流入冠状静脉窦;或有无冠状动脉 - 冠状静脉窦瘘。MSCT 冠状面重建可以将永存左上腔静脉、扩张的冠状静脉窦以及右上腔静脉展示在同一平面上,形成 "U" 字形,同时可显示有无肺静脉的异常引流、左无名静脉的存在与否和其管径的大小。 对于冠状动脉 - 静脉窦瘘,可采用曲面重建技术,将弯曲的冠状动脉 - 静脉窦瘘在 1 张图像上全程显示起始、走向和瘘口的大小。容积再现重建对此类病变的诊断也非常有价值。

二、无顶冠状静脉窦综合征

即冠状静脉窦与左心房之间的共同壁部分或全部缺失,约占先天性心脏病的 0.1%。根据 Kirklin & Barratt-Boyes(1986)的分型,将无顶冠状静脉窦综合征分为 4 型。当左上腔静脉直接与左心房相连,特别是连接部位于左房耳时,要特别警惕无顶冠状静脉窦综合征的存在。横断面可以显示冠状静脉窦

与左心房共同壁之间的缺损,冠状面除了显示冠状静脉窦与左心房共同壁之间缺损的部位、大小以外,还可以显示左上腔静脉的直径、汇入左心房的部位,有无合并左无名静脉。这些都对手术有着直接的指导作用。

三、先天性冠状静脉窦口狭窄甚至闭锁

是极为罕见的冠状静脉畸形,可引起冠状静脉窦内压力升高,窦体部出现狭窄前扩张。当发现冠状静脉窦末端呈一盲端,既不与左心房、也不与右心房相通,应高度提示冠状静脉窦闭锁。此时,扩张的冠状静脉窦大多逆向流入左上腔静脉至无名静脉,最后回流至右心房。一组所遇 2 例术前 CT 均做出准确诊断,而超声心动图仅显示冠状静脉窦轻度扩张,未能定性诊断。另外,该院在术中发现 1 例冠状静脉窦异常引流入左心房,回顾性复习 CT 图像,可以发现冠状静脉窦回流入左心房。这与该组之前认识不足有关,并非 MSCT 无法显示。而超声心动图因冠状静脉窦无扩张,常规显像无法追踪冠状静脉窦全程走行,回顾分析所存图像亦无法准确诊断。随着 MSCT 的广泛应用,它的扫描速度快,空间分辨率高,任意多平面成像,有着强大的后处理技术,可以准确显示先天性心脏畸形,为临床电生理或手术治疗提供有力保障,是当今冠状静脉窦无创检查的首选。

第三节　冠状静脉窦口闭锁

冠状静脉窦口闭锁是一类罕见的先天性心脏畸形，最早报道于 1738 年，是指冠状静脉窦结构存在，但窦口为盲端，与右心房不相通，可通过旁路途径引流到永存左上腔静脉或直接注入左心房。

它可单独存在，也可以与其他心脏畸形合并存在，是一种良性心血管畸形，往往在尸检、术中或心血管造影中偶然发现。其症状隐蔽，往往被临床所忽视，某些情况下可能引起严重的后果，甚至死亡。

冠状静脉是心脏疾病诊断、治疗的重要路径，在电生理治疗、心脏多腔起搏器治疗以及心脏逆行灌注治疗中发挥着重要作用，其中，几乎所有的操作都要经过冠状静脉窦。例如：心胸外科手术中，因为深低温和循环停止，加之经上腔静脉逆行灌注脑保护技术得到广泛应用，特别是伴有严重冠状动脉狭窄病变，以及主动脉及其夹层，尤其是涉及主动脉弓手术者，逆行灌注脑保护技术尤为有益。但当存在冠状静脉窦口闭锁时，将无法经冠状静脉窦逆行插管，从而为心肌提供必要的保护。其二，当冠状静脉窦口闭锁合并永存左上腔静脉时，而又没有其他通道提供冠状静脉回流，结扎永存左上腔静脉，将导致严重的心肌损害。

以往，冠状静脉窦的研究主要依靠选择性冠状静脉造影，临床上，因为冠状静脉窦的异常造成介入或手术难度增加或失败的例子屡见报道，因此，在某些手术，特别是复杂先天性心脏畸形的手术中，迫切需要一种检查，在术前能准确预知冠状静脉窦的结构。

理论上，超声心动图可以通过观察冠状静脉窦扩张及血流方向，间接判断冠状静脉窦口闭锁可能存在，但因冠状静脉窦结构细小，超声心动图极易漏诊。在该组经 MSCT 诊断的 11 例冠状静脉窦口闭锁患者中，超声心动图无 1 例准确诊断，说明对于冠状静脉窦口闭锁的检出率，MSCT 显著优于超声心动图，这一点与文献的报道高度一致。

因此，随着 MSCT 应用的日益广泛，对冠状静脉窦的研究逐渐受到重视。

冠状静脉窦先天异常性中，最为罕见的当属冠状静脉窦口闭锁，也是临床上最容易引起严重并发症的一种畸形。有作者将冠状静脉窦口闭锁分为引流到永存左上腔静脉和直接注入左心房 2 类，根据该院经验，还可将其中直接注入心房者分为 3 类：冠状静脉窦直接汇入左心房；冠状静脉窦与右心房通过扩大的心小静脉相通；冠状静脉窦通过一些分支静脉与左心房相通。其中，后 2 类既可独立、亦可合并存在。

一些作者将汇入左心房的分支静脉称"Levoatriocardinal"静脉，他们认为，在类似二尖瓣闭锁的患者中，左心房为了缓解自身高压状态时，通过分支血管冠状静脉系统相通，此类分支血管取名为"Levoatriocardinal"静脉。

说明在胚胎发育过程中，因为冠状静脉窦口闭锁造成冠状静脉压极高的状态，如果此时又没有左上腔静脉与冠状静脉窦相通，Levoatriocardinal 静脉将持续存在，为冠状静脉提供了有效的出路。

很多冠状静脉窦口闭锁患者并未合并永存左上腔静脉，而 Levoatriocardinal 静脉没有预想的粗大，似乎无法为冠状静脉提供充足的回流路径，理论上应该存在其他的通道。该组 2 例患者术后均证实房间隔下方有扩大的冠状静脉窦样结构，但开口处闭锁，且冠状静脉通过许多极为细小静脉——心最小静脉（或迷走冠状静脉）与左、右心房相通。

因此，该组作者认为 MSCT 诊断冠状静脉窦口闭锁患者，应从以下 5 个方面重点说明：

（1）横断位可清晰显示冠状静脉窦结构存在，但其在右心房开口处为盲端，同时冠状静脉窦不同程度扩张，此时，可诊断冠状静脉窦口闭锁，并测量闭锁长度；冠状位、矢状位可在不同方位显示闭锁的冠状静脉窦与右心房的关系。

（2）有无左上腔静脉的存在，对临床须特别提示。

（3）明确心大、心中、心小这 3 支主要的冠状脉的回流状况，一般而言，这 3 支静脉均回流到冠状静脉窦，所不同的是，部分病例心小静脉可扩张并与右心房相通，应特别关注。

（4）注意 Levoatriocardinal 静脉的存在与否及其形态直径，当冠状静脉窦口闭锁患者既无永存左上腔静脉，又未见 Levoatriocardinal 静脉或 Levoatriocardinal 静脉细小，应考虑到存在 CT 无法显示的心最小静脉与心房相通。

（5）注意是否存在其他合并的心脏畸形。

总之，冠状静脉窦口闭锁是一种罕见的先天性心脏畸形，充分认识这一类畸形，可以在手术前做好充分的准备，避免血流动力学紊乱而造成严重的后果。冠状静脉造影既往作为诊断的金标准，但其有创、操作相对复杂限制了它的临床应用。

而 MSCT 以其无创、便捷的优势及其强大的后处理技术可以清晰地显示冠状静脉窦口闭锁，具有重要的临床指导价值。当然，CT 的辐射剂量问题也日益为临床所关注，采用新双源 Flash 扫描模式，可以大幅降低 X 线剂量，为临床提供更安全、清晰、全面的影像学资料。

第二十一章　误诊和诊断陷阱

第一节　右冠状动脉开口处重度狭窄误诊为血管痉挛

右冠状动脉造影前，临床提示右冠状动脉开口或近开口处存在狭窄的信息很少，但一些冠状动脉造影经验不足的医师又往往在这一狭窄造影和判断上犯错误，主要表现在：造影时误将器质性狭窄看作冠状动脉痉挛；造影导管嵌顿或超选进入圆锥支；导管插入过深，开口病变被造影导管所掩盖；未进行正确的阅片，仅观察到对比剂能完全充盈冠状动脉远端，而未注意开口病变。

这样有可能导致患者术中出现心室颤动、甚至猝死，术后心绞痛反复发作等严重问题。

解决办法是造影时怀疑右冠状动脉开口或近开口处存在狭窄时，应将导管轻轻回撤至冠状动脉窦内行次选择性冠状动脉造影；未排除右冠状动脉开口或近开口处的狭窄影像为血管痉挛所致者，通过造影导管向冠状动脉内注入 200 μg 硝酸甘油后再造影，若仍有狭窄存在，则提示冠状动脉器质性狭窄。

一例患者属典型的"误将器质性狭窄看作冠状动脉痉挛"。究其原因，主要是：未通过造影导管向冠状动脉内注入 200 μg 硝酸甘油后再造影；未进行正确的阅片，仅观察到右冠状动脉近中远段血管无明显狭窄及对比剂充盈情况，而未考虑开口病变；未结合患者临床反复发作的心绞痛症状。因此，介入放射学的影像科医师要多阅片、密切结合患者临床症状认真分析遇到的问题，以提高临床诊断水平。

第二节　电子束 CT 冠状动脉狭窄误诊分析

一项研究将电子束 CT 血管造影（EBA）观察分析的结果，以常规冠状动脉造影（CAG）的结果为标准，进行逐段对照，病变定位错误和狭窄程度判断误差大于 30% 作为误诊。

误诊原因及对策

呼吸伪影：未屏住气导致的呼吸伪影可使血管成像层面之间有截断现象，重要的是即使微小的呼吸亦可导致狭窄的假象。该组呼吸伪影导致的误诊病例中远段多为屏气难以坚持，近中段则是扫描过程中的细微换气所致。严格的检查前呼吸训练可最大限度地降低这一伪影的发生率。

心律不齐：早搏、房颤、心衰等诸多原因造成的心律不齐均会导致成像的冠状动脉出现类似呼吸伪影的截断、不连续现象而误诊。这类误诊原因无法避免。

对比剂充盈不佳：因对比剂延迟时间掌握不准确和心底部时冠状动脉末梢内的对比剂较少或者心功能不全患者因射血功能差，心输出量低导致的冠状动脉充盈显影不佳，均可导致误诊。这一影响对末梢和分支小血管尤为明显。熟练掌握延迟时间的确定技巧，必要时小剂量测试延迟时间可使扫描成像更为清晰。

心率过快：当心率过快时因心脏每搏量的相对减少和搏动伪影的相对加大，会出现血管内对比剂充盈不佳的现象。适量口服降心率药物可避免这一伪影。

血液黏稠度高：可致血流速度缓慢，血流缓慢造

531

成的涡流使成像出现低密度狭窄的假象,可造成重度狭窄的错误诊断。回顾性分析这类误诊病例,大多数仍然无法给出正常的判断,所以认为是无法避免的。只是对于高血液黏稠患者的诊断应更慎重。

钙化遮蔽:冠状动脉管壁大量的钙斑可遮挡管腔而致无法评价管腔内狭窄程度,可导致假阴性或假阳性判断。此时应建议常规冠状动脉造影检查以明确腔内狭窄情况。但电子束 CT 血管造影对钙化部位及量的检出则有助于常规冠状动脉造影操作或治疗。

噪声:冠心病患者大多肥胖,部分患者体重甚至在 100 kg 以上,可致图像噪声加大,血管显示粗糙、充盈显影不佳。加大对比剂用量和流率可改善成像血管的效果。

第三节 主动脉冠状窦瘤破裂超声误诊的原因分析

主动脉冠状窦瘤破裂,又称 Valsalva 窦瘤破裂,是一种少见的心脏急症。它以呼吸困难、心悸、骤然胸痛和胸骨左缘粗糙、响亮、双期连续性心脏杂音为主要表现,可致急性心力衰竭,甚至死亡。主动脉冠状窦瘤破裂是由于主动脉窦壁缺乏正常的弹力组织和肌肉组织,以先天性主动脉根部中层弹力纤维和主动脉瓣环的纤维组织之间缺乏连续所致者多见,少部分是继发于感染性心内膜炎、主动脉硬化、马方综合征及梅毒等。

超声心动图为本病的诊断提供了便捷、无创的检查,但在特殊情况下可产生误诊、漏诊,尤其在合并其室间隔缺损时。一组作者回顾性分析 6 例术前超声诊断为主动脉冠状动脉窦瘤破裂的病例,总结分析超声漏诊、误诊的原因(表 13-21-1)。

一、典型表现

主动脉冠状窦瘤破裂患者超声心动图具有较为典型的特征,二维超声在左室长轴切面及主动脉短轴切面可见冠状窦明显扩张,成囊袋状突向相应腔室,窦瘤壁菲薄,瘤顶部可见回声中断,可显示破口大小及数量。

彩色多普勒探查,冠状窦破口处可见舒张期为主的红色五彩血流,并持续整个心动周期,自主动脉经窦瘤破口进入相应房室,并可探及持续性双向填充的湍流频谱。

二、鉴别诊断

主动脉冠状窦瘤超声诊断时需与主动脉冠状窦膨出合并室间隔缺损、室间隔膜部瘤、室间隔缺损伴主动脉瓣脱垂等鉴别。

误诊原因分析及对策

(1)漏斗部室间隔缺损,尤其是双动脉干下型室间隔缺损易合并主动脉瓣脱垂或右冠状窦窦瘤,缺损常被主动脉瓣和主动脉窦瘤所掩盖,二维超声上见瘤样结构突向右室流出道,多普勒超声在该处可显示室间隔缺损的收缩期异常血流信号及主动脉瓣反流的舒张期异常血流信号,易误诊为窦瘤破裂。该组有 1 例室间隔缺损合并右冠窦瘤误诊为右冠窦瘤破裂,彩色血流较难区分,频谱显示双期血流频谱,尤其在心率过快时,舒张期较短,频谱不易鉴别。需仔细反复扫查,采用改良左室长轴等多切面,仔细观察。

表 13-21-1 漏诊误诊患者一览

性别	年龄	术前超声诊断	术中诊断
男	48 岁	主动脉右冠窦瘤破裂(破入右室流出道)	室间隔缺损(双动脉干下型)主动脉右冠窦瘤破裂
男	18 岁	主动脉右冠窦瘤破裂(破入右室)	室间隔缺损(隔瓣后型)主动脉右冠窦瘤未见破裂
男	38 岁	主动脉右冠窦瘤破裂(破入右室流出道)	室间隔缺损(膜周双动脉干下混合型)主动脉右冠窦瘤破裂
男	52 岁	室间隔缺损(膜周型)左室右房通道待排	左冠状窦破入右房
女	46 岁	室间隔缺损(双动脉干下型)主动脉右冠窦瘤破裂(破入右室流出道)	室间隔缺损(双动脉干下型)主动脉右冠窦瘤未见破裂
女	50 岁	室间隔缺损主动脉右冠窦瘤破裂(破入右室流出道)	室间隔缺损,主动脉右冠窦破裂右室流出道狭窄

（2）主动脉右冠状窦瘤破入右室流出道合并漏斗部室间隔缺损,室间隔缺损（尤其较小的室间隔缺损）产生的分流信号与冠状窦瘤破裂的分流信号相互重叠而被掩盖,多普勒超声心动图甄别困难,需二维超声心动图多切面检查,尤其是破口位于右前侧壁与室间隔缺损口靠近时,常给诊断带来困难,而造成漏诊。需采用一些非常规切面,显示近肺动脉瓣处室间隔是否有回声失落、断端回声增强等室间隔缺损的表现。

该组中有3例主动脉窦瘤破裂合并室间隔缺损超声漏诊,后经手术证实。该组1例超声心动图诊断为膜周型室间隔缺损、左室右房通道待排,经手术证实为左冠状窦破入右房,分析超声图像未见断端回声增强等典型室间隔缺损超声表现,血流频谱呈嘈杂连续高速湍流频谱,主动脉窦瘤扩张不明显,应属诊断者认识不够造成。

有学者经食管超声心动图,尤其是术中经食管超声心动图可更清晰显示破口图像,并可直接判定破口的位置和大小以及有无合并室间隔缺损的情况,有助于减少漏诊误诊。

（3）主动脉右冠状窦瘤破入右室流出道合并右室流出道狭窄,破裂的瘤体容易干扰二维超声心动图诊断,多普勒超声也不易区分,易漏诊,诊断时思维要全面,要意识到可能合并的畸形,仔细排查。该组中1例合并右室流出道狭窄,经手术证实为超声漏诊。

超声心动图检查对于冠状窦瘤及破裂的诊断具有较高的诊断价值,术前诊断对于手术方式的选择有指导意义,但合并其他心脏畸形,如漏斗部室间隔缺损,右室流出道狭窄等先天性心脏病时,容易漏诊或误诊,此时,要多切面仔细扫查,必要时行造影检查或者经食道超声心动图检查进一步明确诊断。

第四节　影响冠脉非钙化性斑块CT值准确性因素的非活体研究

一些作者的研究结果证实,管腔密度对斑块CT值的测量有影响,随管腔密度增加,斑块CT值呈上升趋势,这与Cademartiri等(2005)的研究结果基本一致。该组作者进一步对斑块CT值升高幅度进行了定量评估,1:200浓度对比剂的CT值与该组非钙化性斑块的密度最接近,对斑块CT值测量影响最小,故以此浓度下所测斑块CT值作为基准值。

CT冠状动脉血管成像时的血管内密度约为250~300 HU,该研究中1:40和1:30浓度对比剂的密度与之接近,若以此2种管腔密度模拟CT冠状动脉血管成像时管腔密度,则在2种窗设置下斑块CT值分别较基准状态CT值增加11.18~18.36 HU(窗设置1:窗宽1 000 HU,窗位150 HU)和17.04~23.00 HU(窗设置2:窗宽500 HU,窗位200 HU)。

CT冠状动脉血管成像时的管腔密度很难精确控制,但其CT值容易测得,故可通过测量管腔CT值对斑块CT值的升高幅度做出大致评估,避免将脂质性斑块误分类为纤维性斑块。Schroeder等(2001)报道2.5 mm和1.0 mm层厚对斑块CT值测量有差异,1.0 mm层厚更准确。该研究采用的0.625 mm和1.250 mm层厚对造成管腔轻至中度狭窄(30%~75%)的非钙化性斑块CT值测量结果差

异无统计学意义,这表明较薄的层厚(0.625~1.250 mm)对造成管腔轻至中度狭窄的非钙化性斑块的测量无明显影响,而较厚的层厚(2.5 mm)会对测量结果产生影响。理论上,当兴趣区大小、位置固定时,改变窗设置不会影响CT值测量结果,但在实践中,当窗设置发生变化时,血管内高浓度对比剂将影响斑块与周围环境界面间的清晰度,影响斑块边界的显示及兴趣区的设定,进而影响斑块CT值测量结果。虽然相关研究的兴趣区测量方法类似,但窗设置并不统一。该作者比较了较常用的2种窗设置,发现窗设置的改变引起兴趣区设定的变化,是影响斑块CT值测量结果的因素之一。

该项研究的局限性在于标本斑块CT值与活体斑块CT值之间可能存在差别,但也可以评价管腔密度、层厚和窗设置对非钙化性斑块CT值测量准确性的影响。

总之,非钙化性斑块CT值测量的准确性受管腔密度和窗设置的影响,而0.625 mm和1.250 mm层厚对造成管腔轻至中度狭窄的非钙化性斑块的测量结果影响不明显,斑块的CT测量值随管腔密度的增加而升高。在根据斑块CT值分析其成分的临床研究和实验研究中必须考虑这些因素的影响。

第五节　冠状动脉慢性闭塞性病变 CT 假阴性

冠状动脉无创性成像技术是临床怀疑冠状动脉心脏病患者的重要筛选检查之一，目前临床冠状动脉 CT 阴性预测值价值较为认可，但在临床实践中亦发现存在假阴性，尤其是在冠状动脉慢性闭塞性病变（CTO）。

MSCT 对于冠状动脉病变的初步诊断和介入治疗的筛选、冠状动脉支架以及桥血管的形态学评估方面可部分取代传统的有创性的冠状动脉造影术，具有重要的临床应用价值。

64 排 MSCT 冠状动脉成像在显示冠状动脉病变的敏感性为 97.2%，假阴性率为 2.7%，特异性为 96.0%，阳性预测值为 94.0%，阴性预测值为 98.1%。

研究表明 MSCT 在临床应用中仍存在其局限性，冠状动脉运动带来不可避免的运动伪影，所致 CT 图像质量下降，表现为血管边缘模糊，从而使得管腔及其狭窄程度的评价不准。

有作者报告 2 例假阴性误诊：病例 1 的左前降支完全闭塞性病变，病例 2 的右冠状动脉完全闭塞性病变，CT 冠状动脉造影由于存在伪影造成图像模糊，而造成管径狭窄程度误判或判断不清。由于冠状动脉 CT 检查为非选择性造影，且存在时间分辨率的局限，图像为后处理合成图像，导致其成像不能像冠状动脉造影具有动态连续成像的优势，无法动态观察冠状动脉和侧支循环的血流方向。

病例 1 CT 冠状动脉造影图像显示为前降支近端节段性低密度灶，因 CT 冠状动脉造影为非选择性造影，虽左前降支为慢性闭塞性病变阻塞对比剂不能通过，但同时经右冠状动脉侧支循环逆行灌注的对比剂充盈前降支阻塞血管的下端，使远端能够显影，而导致诊断误判。

而冠状动脉造影为左、右冠状动脉选择性造影，证实为左前降支慢性闭塞性病变，当造影右冠状动脉时可见由右冠状动脉远端形成侧支循环，逆流灌注至前降支远端，在术中有意识延长右冠状动脉造影和图像采集时间，左前降支逆行灌注更为明显。

病例 2 CT 冠状动脉造影图像显示为右冠状动脉开口处低密度灶合并管壁钙化斑块，远端能够显影，狭窄程度判断不清。而后经冠状动脉造影证实右冠状动脉近端为闭塞性病变，开口处发出一侧支血管供应远端血供。

故该项研究作者认为对于冠状动脉慢性闭塞性病变，由于侧支循环的形成，血流逆行灌注，冠状动脉 CT 检查易造成假阴性或评估过轻，不利于临床医师采取进一步的治疗策略（介入治疗或外科搭桥手术治疗）。

有学者提出减少这种情况发生的办法，包括详细了解患者病史，仔细观察狭窄部位远端血管，当远端血管显示较好，并非自近至远逐渐变细应考虑闭塞的可能，但由于存在较大的主观判断因素，临床应用可行性较差。

对于冠状动脉的筛选检查，冠状动脉 CT 血管造影具有较高的价值，但冠状动脉 CT 血管造影在做出阴性判断时应慎重，如不能明确诊断应建议进一步行冠状动脉造影检查。

对于临床上症状明显且具有高危因素，辅助检查（心电图、心脏超声等）和病史提示存在冠状动脉心脏病可能，冠状动脉病变需要进一步治疗（介入治疗或手术治疗），冠状动脉造影依然是不可取代的检查方法。

而冠状动脉 CT 血管造影诊断冠状动脉心脏病的优势是能够提供管壁斑块的性质（钙化斑块或软斑块）；为搭桥手术提供心脏及冠状动脉的立体解剖图像；对极少数患者，CT 冠状动脉造影可发现冠状动脉变异而指导常规冠状动脉造影的导管入路。故对于复杂的冠状动脉病变，2 种检查相结合应用，可以取长补短，提高对冠状动脉病变认识的准确性。

第六节　64 排 MSCT 冠状动脉成像伪影产生原因分析

各类伪影表现：呼吸伪影呈断层或错层；心率伪影表现为扭曲和阶梯模糊状伪影，心律不齐或早搏

伪影表现为血管中断、错层和阶梯状影；对比剂伪影呈现高密度影，与右冠状动脉密度相近；时相选择欠

佳时伪影表现为血管边缘模糊、变形或者中断。

呼吸运动伪影的产生与对策：一组病例中呼吸运动造成的伪影占所有伪影的 64.6%，因呼吸伪影造成不可诊断率为 1/8。呼吸伪影主要出现在左冠状动脉前降支和右冠状动脉中段。

冠状动脉成像检查过程中，部分患者因为紧张等原因屏不住气出现呼吸运动伪影，为了减少呼吸运动对冠状动脉成像的影响，检查前除了训练患者吸气屏气外，还需要在检查前介绍检查的流程及检查中可能出现的情况，以消除患者的紧张因素。

还有一些患者呼吸运动不均匀，触发点选取低于冠状动脉起始部位，造成剪切伪影，一般在左冠状动脉前降支近段出现剖面，以往嘱咐患者屏住气时往往会有不自觉的自主呼吸，让患者在屏住气的同时捏住鼻子，可以控制不自觉的自主呼吸，减少呼吸伪影

心率及心律不齐伪影的产生及处理：心率及心律不齐造成的伪影占总伪影的 21.9%，导致的不可诊断率为 3/8。心电门控图像主要采集舒张期，心率增加时，成像包含的时相也相应增多，心脏搏动伪影就会增大，图像质量下降。在 CT 检查时，如心率 >70 次/分钟，可在检查前半小时口服 β 受体阻滞剂减慢心率至 70 次/分钟以内。心律不齐或早搏造成图像不能完全在心动周期的同一时相重建。

对于一次检查过程中，心律波动幅度超过 15 次/分钟，重建图像时会带来重度伪影；而整个检查过程中 1 或 2 次早搏可以通过心电编辑功能，禁用此次同步而获得无重度伪影的图像，3 次以上则无法完成编辑，需临床医师控制才可检查。

对比剂浓度伪影产生的原因：对比剂造成伪影的原因为残留在右心房或肺动脉的对比剂，影响右冠状动脉的观察，该组中因对比剂造成的伪影 1 例，2 个节段，未导致不可诊断。现在一般采用双筒高压注射器，在快速注射完对比剂后，继续注射生理盐水 50 ml 可使残留在上腔静脉、右心室和肺动脉的对比剂推入到主动脉，使这些部位的对比剂浓度降低或消除，可减少对附近冠状动脉影响而造成的伪影。

重建时相伪影产生的原因：该组病例中因时相影响观察的节段数为 22 个，占总伪影节段的 11.4%，导致不可诊断率为 2/8。冠状动脉三维重建采用回顾性心电门控技术，即与心电图同步，采集舒张期心脏相对静止扇区进行重建，因此当时相选择不当时，包含了心脏相对运动期的图像，即会产生伪影。利用西门子预览功能进行重建时，预览的是心脏中部层面图像，大部分情况下在 70% 时相左右冠状动脉均能清楚显示，但也有个别很难找到左右冠状动脉同时清楚显示的时相，这时需左、右冠状动脉分时相重建可获得冠状动脉清晰图像；该研究还发现左冠状动脉大多在高时相图像较好，右冠状动脉在低时相图像效果较好。对于一些可疑狭窄的节段，也应采用多时相重建图像来综合诊断，以减少误诊。

其他因素造成的伪影分析：扫描技术也是一个很重要的因素，参数的选择对于图像效果是有影响的，参数选择不当也会造成伪影。在条件允许的情况下，尽可能选择薄层扫描，在重建图像中保持各向同性。对于支架植入术后重建时使用支架窗，可以很好地显示支架内及前后冠状动脉是否通畅。心脏起搏器也会产生干扰影；同时肥胖患者图像效果较差，是由于电压及毫安量不足，扫描时需加大剂量。该组中也有 1 例患者加到容许剂量的最大值，图像仍然存在伪影。

总之，64 排 MSCT 在心脏冠状动脉成像的应用是临床应用的一大突破，但成像还是受到很多因素的影响，特别是伪影的产生影响诊断，呼吸运动伪影主要还是强调检查前对患者的呼吸训练及心理上的安慰，消除紧张；而时相伪影与技术员的水平密切相关；对比剂浓度的影响目前基本可以控制；心率和心律的伪影随着 CT 扫描速度的加快应该可以减少到最低。因此，随着技术的进步和诊断经验的积累，有理由相信，冠状动脉 CTA 的伪影会越来越少，诊断准确率会进一步提高。

第七节　舌下含服硝酸甘油对 CT 冠状动脉造影质量影响的研究

请详见本书本卷本篇第十六章·第三节《舌下含服硝酸甘油对冠状动脉 CT 成像质量影响的研究》。

第八节　16 层 MSCT 冠状动脉成像伪影

16 层 MSCT 问世以后得到普遍认可,但存在许多缺陷和伪影,图像质量受到多种因素的影响,如患者的心跳、呼吸运动、重建时相、扫描和后处理技术等,只有充分认识并尽力避免这些伪影和缺陷,才能对图像做出正确的分析,从而指导临床治疗方案的选择和判断预后。一组冠状动脉造影存在伪影的节段占 21.79%,大部分为轻度伪影(发生率 18.38%),少部分为中重度伪影(3.41%)。伪影产生的原因及存在的技术缺陷主要有心脏运动、呼吸运动、射线硬化、对比剂、重建时相、扫描和后处理技术等,任何因素选择不当都会造成图像质量下降,并导致误诊。

心脏运动:心跳是造成图像质量下降的最常见最重要的因素,该组占 38.6%,其中心率变化、心律不齐所致伪影分别占 9.2%、29.4%。降低心率和防止心律失常可减少心脏搏动伪影。

心率变化:心率增加,心动周期缩短,心舒张期缩短更明显,而心电门控图像主要采集舒张期,因此成像包含的心相也相应增多,心脏搏动伪影就会增大。该组病例心率较快者(≥70 次/分钟)所致伪影主要影响 S8 和 S13 段,表现为血管模糊、错位或阶梯状伪影。部分患者扫描时心率突然上升到 70 次/分钟以上,主要于左右冠状动脉近段和中段产生血管模糊、中断、缺失或阶梯状伪影。该组心率突然增快均发生于高压注射对比剂后扫描初期,与伪影产生于冠状动脉近段或中段在扫描时间上相吻合,说明心率突然增快与高压注入对比剂高度相关。

处理对策:检查前常规口服美托洛尔 2~3 天以降低并稳定心率,要求心率 <70 次/分钟,尽量控制在 55~65 次/分钟。检查前半小时再常规口服美托洛尔 25 mg。该组 5 例心率难控制的患者,检查前半小时缓慢静注美托洛尔后达到要求。Sung 等(2005)认为检查前口服美托洛尔可提高图像质量,尤其可提高右冠状动脉的图像质量。检查前应耐心向患者说明高压注入对比剂后会有瞬间的热流等感觉,解除患者的紧张恐惧感,从而减少注药后的心中突然增快。

心律不齐:心律不齐所致伪影最常见,占 29.4%,主要影响 S8 段。心律不齐造成图像不能完全在心动周期的同一时相重建。重建后图像出现血管模糊、中断、阶梯状或带状伪影。因此,对心律不齐者检查前必须请临床医生设法控制。该组有 2 例房颤患者,严重心律不齐均导致中重度伪影,因此房颤病例应放弃行冠状动脉 CT 造影。偶发早搏等造成的伪影,可通过西门子 CT 的"内插"功能,修改心电图上早搏的 R-R 间隔对原始数据进行修正,再重建图像,可明显减轻早搏所致伪影。

呼吸运动:除心跳因素外,呼吸运动造成的伪影占第二位(19.3%)。主要出现在右冠状动脉中远段和左冠状动脉前降支远段。伪影呈阶梯状或带状阴影,与心脏运动伪影的区别为前者不仅心脏出现阶梯状伪影,前胸壁也有相似的表现。呼吸运动伪影,断面上伪影很少,但最大密度投影、曲面重建、多平面重建及容积再现图像上出现血管中断、移位。

冠状动脉成像检查过程中,一般需要屏气 18~21 s,部分患者因为紧张等原因屏不住气出现呼吸运动伪影,因此,检查前必须耐心反复多次训练。造影前给患者吸氧可延长屏气时间。屏气时,还应训练患者腹肌(膈肌)不能动,否则膈面血管显示不清。

射线硬化效应:高密度物体如钙化、银夹、金属支架和右房高密度对比剂均会产生射线硬化效应影响管腔的显示,该组占 17.2%,常见于左前降支及右冠状动脉近段小段钙化斑;术后金属物体可形成放射状伪影;右心房高密度对比剂造成条状伪影,影响右侧冠状动脉的观察。该组中后期病例全部使用生理盐水冲淡右房高密度对比剂后,冠状动脉不受此伪影影响,其他如钙化、银夹和金属支架所致伪影则无法去除,但提高扫描条件如增大有效毫安秒可提高图像质量。

Dewey 等(2006)报道舌下含服硝酸甘油可显著地使冠状动脉直径造影时增大,从而提高管腔的可视性。该研究仅 11 例扫描前舌下含服硝酸甘油,冠状动脉显影效果好。

对比剂用量与浓度:对比剂用量过多或过少所致伪影占 8.3%,过多导致右房室旁(S2、S7、S11 段)伪影,过少则血管腔(各冠状动脉远段)显示不良。该组病例全部采用浓度为 370 mg/ml 的碘帕醇,较高浓度的对比剂能使冠状动脉显影更清晰。该组对比剂用量为 70~80 ml（中等体重采用 75 ml）能达到最好效果。

CT 冠状动脉成像的另一关键因素是要求冠状动脉内对比剂充盈的高峰位于扫描期内。西门子 16 层 MSCT 采用智能跟踪技术，当主动脉根部 CT 值达到 100 HU 后自动触发扫描。该组研究虽采用单筒高压注射器，但通过前述技巧也能避免对比剂和生理盐水的混合，提高了影像增强效果，后续注射生理盐水可使残留在上腔静脉、右心腔和肺动脉的对比剂推入到主动脉，这些部位的对比剂降低可减少对附近冠状动脉的影响。

另外，采用单筒高压注射器可以节省较大成本。

心电门控的电极片：该组早期开展冠状动脉 CTA 研究时，由于经验不足，心电监控的电极片长时间置放在干燥的地方（CT 机房）贮藏，因干燥导致电极片与人体接触不良，造成心电门控时而正常、时而异常，并且有 1 例于扫描临近结束时心电门控突然失效，导致右冠状动脉远段中断、显示不清。之后，将电极片置放相对潮湿处贮藏，近两年的冠状动脉 CTA 检查均未出现上述现象。

扫描技术及后处理：扫描技术及后处理的方法是一个很重要的因素。该组一例扫描起始位置过低导致左冠状动脉主干部分未显示，原因为操作者视觉估测误差过大。根据定位图及预扫描，平时多训练比较使操作者的估测误差尽量小，之后均避免了类似失误。

层厚、床速、螺距及重建间距等参数的选择对于图像效果是有影响的。选择尽可能薄的扫描层厚，使重建图像保持各向同性。重建间距选择层厚的 50% 左右以使图像边缘更平滑。对于支架术后病例，根据不同的支架密度，重建时使用不同的支架窗，可以很好地显示支架内及前后冠状动脉是否通畅。

不合理的时相重建可使血管显示模糊、阶梯状伪影或假性狭窄。有很大价值的是，对于一些冠状动脉异常的节段，应常规进行多时相重建并进行比较，该组有多例在一个时相上出现冠状动脉"狭窄、模糊"等异常，但通过选择其他时相重建，清楚地显示该段的冠状动脉结构，判断为"假性狭窄"，从而避免了误诊。

心脏搏动直接影响冠状动脉成像的图像质量，使得重建后的冠状动脉血管边缘模糊。为了提高冠状动脉成像的图像质量，应将图像重建的相位置于 R-R 间期内冠状动脉的运动较弱的时段。在不同时段的相位窗进行图像重建筛选。

冠状动脉主干和主要分支以及细小分支对同相位窗的显示是不同步的。冠状动脉血管在不同时段的相位窗的显示情况因人而异。在一般情况下，冠状动脉成像重建的理想相位窗，采用单扇区图像重建算法时一般为心动周期的 R 波后 70%，采用双扇区图像重建算法时一般为心动周期的 R 波后 75%。

上述伪影和技术缺陷可能造成无法评估或误诊。进一步图像分析前，须先判定 CT 冠状动脉造影成功与否，首先于多平面重建上观察图像的心脏结构与实际心脏解剖如有很好的一致性，则说明造影基本成功；反之，造影效果不佳或失败。然后结合血管轴面、多平面重建、最大密度投影、曲面重建及容积再现等综合分析，从而对异常影像做出是伪影还是病变的鉴别诊断。总之，16 层 MSCT 在心脏冠状动脉无创性成像的应用，给传统的金标准冠状动脉造影带来了挑战，但成像还是有一些缺陷并受到很多因素的影响，只有充分认识并尽力排除这些缺陷和伪影，才能更好地做出正确的评估。

第十四篇　心肌疾病

第一章　心肌病

第一节　心肌病的分类及其影像学诊断

WHO（1995）心肌病专家小组将原发性心肌病分为扩张型心肌病、肥厚型心肌病、限制型心肌病、致心律失常性右室心肌病和未定型心肌病（不能分类的心肌病）。

继发性心肌病，或称特定心肌疾病，是指已知病因，或并发于其他系统疾病的心肌疾患，包括缺血性、瓣膜性、高血压性、炎症性、代谢性、全身疾患性、肌营养不良、神经肌肉性疾患、过敏性、中毒性及围产期心肌病等。

一、扩张型心肌病（DCM）

扩张型心肌病，又称充血性心肌病，是最常见的类型。基本特点是心室扩大，心肌不肥厚或偏厚，心脏收缩功能降低。

（一）病理学

本病多见于40岁以下中青年。是以左室或双侧心室腔扩张和室壁运动功能降低改变为主。病理上多表现为弥漫性心肌细胞萎缩、代偿性心肌细胞肥大和不同程度的间质纤维化。病理特点为心肌细胞不均匀肥大，心肌纤维排列正常，伴不同程度的间质纤维化，偶见心肌细胞肿胀、变性、坏死和炎性细胞浸润。

（二）临床表现

临床症状主要表现为心肌收缩功能降低所致的左心功能不全、各种心律失常以及继发于心腔内血栓的血栓栓塞。听诊无病理性杂音，或在心尖部闻及Ⅱ级左右的收缩期杂音。心电图可显示左室或双室肥厚，心律失常，传导阻滞或异常Q波等。

（三）影像学研究

X线平片：心脏增大约3/4病例心脏呈中至高度增大，高度增大者近半数。一般各房室均可增大，但以左室增大最为显著，心影多呈普大型或主动脉型，心脏搏动主要表现为两心缘搏动普遍减弱。肺血管纹理变化约半数示有肺淤血、间质性肺水肿等左心功能不全的X线征象。本病X线征象并无特殊性改变。因此需密切结合临床排除其他心脏病，方能做出最后诊断。

超声心动图：M型和二维超声心动图可显示各心室腔尤其左室腔明显增大，室间隔和左室后壁正常或变薄。左室整体收缩功能降低，运动幅度普遍降低，但很少有节段性运动异常，这也是区别冠状动脉心脏病的要点。

CT和MRI：左室或双侧心室腔扩张，室壁厚度均一，多在正常范围，进展性扩张型心肌病心肌可变薄。电影示左室或双侧心室收缩功能普遍减弱，射血分数多在50%以下。部分病例左房或左室内可见附壁血栓。

本病可累及左或右室，也可双心室，但以左心室受累为主，心腔扩大，心功能减弱，射血分数及每搏量减少，心室壁正常或略增厚，一般增强无明显强化。

（四）鉴别诊断

扩张型心肌病、风湿性心脏病联合瓣膜病（二尖瓣＋主动脉瓣）以及大量心包积液是临床上最常见的3种"大心脏"。如能结合年龄、性别、病史和临床表现及相关影像学检查则不难鉴别。有时候也需要与冠状动脉心脏病心肌梗死伴左心功能不全加以鉴别，简言之只有排除了其他心脏病，才能诊断心肌病。

二、肥厚型心肌病（HCM）

肥厚型心肌病是一种原发性、遗传性心肌病，发病率为 0.3%，是青年人猝死的主要病因之一。

（一）病理学

病理特点是，心肌肥厚，肌束排列明显紊乱，呈"螺蜗"状，心肌细胞异常肥大，核大浓染，肥厚纤维紊乱，间质纤维增生，纤维化明显，可出现缺血、坏死，可累及左室流出道（又称肥厚型梗阻性心肌病），或非左室流出道，包括室间隔或/和游离型，心尖，或弥漫性。肥厚型心肌病的特点是左室壁增厚，功能上表现为舒张期肥厚心肌的顺应性降低，心肌收缩功能正常，甚至收缩功能增强。病变可侵犯心室任何部位，但以肌部室间隔最常见。非对称性间隔肥厚是肥厚型心肌病的特征性所见，室间隔/左室后壁厚度比 >1.3 示阳性改变。基底部和中部室间隔肥厚可引起左室流出道梗阻，根据有无压力阶差可分为梗阻性和非梗阻性。

梗阻性肥厚型心肌病发生心脏事件的概率较大。部分病例可主要侵犯心尖部、左室中段甚至左室游离壁，构成肥厚型心肌病的亚型，以心尖肥厚为主者可称为心尖肥厚型心肌病。镜下肥厚部心肌细胞及核异常肥大，肌束排列错综紊乱为肥厚型心肌病的特征性病理改变，部分肌束排列错综紊乱常伴有丛状纤维化。因此原发性心肌病细胞异常，并非心脏负荷加重的继发性改变。

（二）临床表现

肥厚型心肌病是一种与遗传关系密切的疾病，约半数患者为家族性发病。多数患者无症状，有症状者常表现为心悸、气短、乏力，偶有晕厥，部分病例可发生猝死，多因室性心动过速或心室纤颤所致。绝大多数病例于胸骨左缘可闻及收缩期杂音。心电图改变包括左室肥厚、各种类型的传导阻滞、ST-T 改变，异常 Q 波等，后者类似心肌梗死。

（三）影像学研究

X 线平片：肥厚型心脏病无特异性 X 线征象，故平片诊断限度较大。一般心脏不大或仅见左室肥厚为主的轻度增大，肺血管纹理大致正常。

超声心动图：诊断价值较大，主要征象为：①二维和 M 型超声心动图可直接显示和测量室壁和室间隔厚度，计算其比值。左室后壁和室间隔厚度比值正常约 1∶1，如超过 1∶1.5 则提示室间隔的异常肥厚，诊断成立。病变部位心肌回声增强，呈毛玻璃或斑点状强弱不等，失去正常心肌较规律的平行而纤细的心肌纹理图像特征。病变心肌收缩性减弱至消失、增厚的心肌运动幅度明显减低，一般不超过

5 mm，收缩期增厚率几乎消失。②同时还可观察左室流出道狭窄（正常流出道宽度 20~25 mm，本病约 90% 病例 <20 mm）。二尖瓣前 EF 斜率减慢，CD 段异常上凸，也是本病重要表现。③彩色多普勒技术可观察分析左室流出道的血流速度及图形，可应用 Bernoulli 公式计算其压差。

CT：需要结合对比剂行增强扫描。可以显示左室肌部室间隔及游离壁各节段心肌肥厚，心腔大小和形态以及心室的运动功能等，对本型心肌病及其主要受累部位，程度和范围的诊断具有重要意义。

MRI：具有类似超声的诊断价值，但准确性更高，能够全面显示心肌各个节段，几无死角。对心尖肥厚型心肌病的诊断更具优势，其临床价值已得到充分肯定。近年来研究发现典型的肥厚型心肌病延迟增强扫描，肥厚心肌部可见斑片状增强改变，可能与肥厚型心肌病特征性病理改变有关。

常见心肌局限性增厚，以室间隔前部和左室前壁最常累及，少数累及心尖或弥漫性增厚，由于部位、范围和程度不一，分别导致相应的形态改变，如流出道狭窄，心腔缩小或变形等，病变心肌收缩减弱，正常心肌收缩功能代偿性增加，以致心功能正常，甚至高排血，肥厚型心肌病的诊断标准为心肌肥厚 ≥ 15 mm 或与左室后壁的厚度比 >1.3~1.5。

心血管造影：主要征象有左室流出道的倒锥形狭窄，是肌部室间隔异常肥厚和二尖瓣前叶向前上方移位的直接反映，前后组乳头肌肥厚可引起明显的左室心腔中部的压迹。心腔变形和缩小，如"砂钟""鞍背"或"芭蕾舞足"等形状，室壁普遍肥厚者心腔可明显缩小。约 1/2 并发二尖瓣关闭不全，多属轻~中度。冠状动脉主干及分支无狭窄，部分病例第一间隔支粗大，该间隔支是肥厚梗阻型心肌病行化学消融术的靶血管。

这些征象对本型心肌病诊断和估计病变部位、范围和程度等具有重要价值，但不能直接显示心肌本身为其限制。近年来随着无创性检查技术的完善，一般不考虑应用心血管造影。

鉴别诊断：高血压或高血压性心脏病心肌各节段普遍肥厚，虽然有时各节段厚薄不均，但室间隔厚度与左室游离壁厚度比值都在 1.5 以下。此外有明确的高血压病史。当然任何类型的肥厚型心肌病也只有在排除任何其他可能引起左室后负荷增加的疾患后才能确立诊断。

三、限制型心肌病（RCM）

限制型心肌病，又称闭塞或缩窄型心肌病。

（一）病理学

病理特点是心内膜和内层心肌的纤维化，导致心内膜明显增厚，心壁变硬，如有嗜酸细胞浸润又称 Loeffler 心内膜炎，病变主要侵犯心室流入道和心尖，腱索和乳头肌常累及。病变主要侵犯心室流入道和心尖，引起收缩、变形以至闭塞，腱索及乳头肌亦常被累及。因此，心室充盈受限、房室瓣关闭不全、心房高度扩大等为其主要病理生理变化。限制型心肌病缺乏特异性组织病理变化，常见结缔组织和弹力纤维增生，心肌细胞肥大，错综排列，心内膜增厚等。

（二）临床表现

限制型心肌病很少见，主要表现为心肌顺应性降低，双侧心室或某一心室舒张受限，而收缩功能正常。过去主要指心内膜心肌纤维化和嗜酸细胞增多性心内膜心肌病（或称 Loeffler 心内膜炎）。心内膜心肌纤维化常见于乌干达、肯尼亚等非洲湿热地区，呈地方性分布，故有非洲地方性心肌病之称，多见于儿童和青少年。Loeffler 心内膜炎则散见于世界温带地区。右心受累为主时，主要表现为右心功能不全的症状；左心受累为主时，主要表现为左心功能不全的症状。

（三）影像学研究

X 线平片：右心室受累为主时，心脏普大型或呈球形，常伴有巨大右房的表现，伪似缩窄性心包炎、大量心包积液和扩张型心肌病。左心室受累为主时，心影外形和房室增大伪似二尖瓣病变。左右心室同时受累者，心脏多呈中~高度增大，但常以右心损害表现为著。

超声心动图：心内膜心肌纤维化，心尖部四腔心显示特征性的右室心尖部心内膜回声增厚、增强，心尖部心腔闭塞，形成僵硬、变形的异常回声区域，使整个心腔变形，长径缩短。此外，心肌壁厚薄不均，三尖瓣叶固定于开放位置，增厚、变形；乳头肌腱索缩短，扭曲，右房明显增大。左室正常或有轻度改变，心尖部变钝。左房可轻、中度增大，但常被巨大右心房所掩盖。

MRI 表现：常累及右室，可双室受累，心室腔变窄，主要为流入道，心尖部心壁增厚，三尖瓣或 / 和二尖瓣关闭不全，心房扩大，心室收缩功能减弱。

（四）鉴别诊断

心尖闭塞、双房明显扩大、右心受累为主为限制性心肌病主要病理学改变。CT 和 MRI 等影像学诊断的主要目的是除外临床表现与限制型心肌病相似的缩窄性心包炎。

其鉴别要点为本病心内膜增厚、心尖闭塞，心包正常且无钙化。然而事实上，虽然缩窄性心包炎以心包增厚改变为主，但在发生心包钙化之前，特别是病变的早、中期，有时很难与不典型的限制型心肌病相鉴别，这也是临床实际工作中经常遇到的难题。

四、致心律失常性右室心肌病（ARVC）

致心律失常性右室心肌病是一种特殊的心肌病，有家族倾向，发病率为 1/5 000，男女比为 2.7∶1。

（一）病理学

病理改变是心肌被脂肪或 / 和纤维代替，心肌分隔成岛状或脂肪呈岛状，可伴炎性细胞浸润：病变好发右室心尖、膈面，和漏斗部，即所谓的"发育不良三角"，室间隔和左室近心尖部也可累及。致心律失常性右室心肌病的病理特征为右室心肌细胞为纤维组织和 / 或脂肪组织所置换，病变常从心外膜和中膜心肌组织开始，好发部位主要在右室流出道，右室前壁至心尖部和右室下壁，称之为"心肌发育不良三角区"，左室很少受累。病变明显者可见右室普遍扩张，壁薄呈"羊皮纸"样改变，心室整体收缩功能明显减弱。

（二）临床表现

临床特点主要是起源于右心室的心律失常，常伴 LBBB，35 岁以下青年人猝死占 5%~25%。其突出的临床表现为心律失常，主要为左束支传导阻滞、室性早搏和持续性心动过速。因此可发生晕厥等阿 - 斯综合征，也是年轻人猝死原因之一。过去对本病认识不足，随着 MRI 等技术的发展，已越来越受到重视。

（三）影像学研究

MRI：由于 MRI 的高度组织特异性，因此有助于显示病变区脂肪结构的组织信号变化。自旋回波 MRI 可显示右室扩张，尤其以流出道扩张最显著。右室短轴和长轴像可以显示作为"心肌发育不良三角区"的右室下壁和心尖部的瘤样突出。由于心外膜下的心肌组织被脂肪和纤维组织置换，故右室游离壁变薄，有时候右室壁可见高信号的线状影。MR 电影则显示右室腔大，右室整体收缩功能明显减弱。

主要表现为右室壁信号改变，典型者见脂肪信号，或稍高信号，抑脂后呈低信号，心室壁变薄或正常，心腔扩大，局限性膨隆或室壁瘤形成，心功能降低。

五、不能分类的心肌病

心肌致密化不全（NVM）：心肌致密化不全，过去称"海绵样心肌""心肌窦状隙未闭"或"永存胚胎心肌"，是一种少见的先天性心肌病，具有家族发病倾向。WHO（1995）将其归类为"未分类型心肌病"。

（一）病理学

病理特点主要表现为心腔内心内膜下异常粗大的肌小梁及其间异常深陷的隐窝，病变单独发生于左心室或右心室，或同时受累，但以左心室最常见，而左室又以心尖段最常见，或最显著。

本病可单独发生或与其他先天性心脏病畸形并存。过去报道较少，但近来随着无创性影像学技术的广泛应用，特别是 MRI 技术的发展和完善，其检出率不断提高，应当引起重视。

人类胚胎早期冠状动脉循环形成前，心肌呈疏松的海绵样网状结构，由心肌小梁及小梁间隙构成，小梁间隙与左室腔相通，以后小梁间隙逐渐缩小、消失，心肌逐渐致密化，相对大的肌小梁间隙则转化为心肌内的毛细血管。心肌致密化过程从心外膜下心肌向心内膜下扩展，从心底部向心尖部顺序进行，如果该过程停滞，则多发、粗大的心室肌小梁和深陷的肌小梁间隙持续存在，即形成心肌致密化不全。

心肌致密化不全可单独发生在左室或右室，亦可两侧心室同时受累，但通常左室受累多见，后者又以心尖段最常见。

（二）临床表现

临床上可无任何症状，但可能引起心律失常和体循环栓塞。

（三）影像学研究

超声心动图和 MRI 是目前最有效的检查方法。

MRI 表现，病变段心肌增厚，是因为致密化不全的心肌层增厚，信号不均匀，正常心肌层变薄，病变区心肌在黑血序列上呈网状或栅栏状，肌小梁信号似正常心肌，隐窝为低信号，白血序列上隐窝为中等信号，高于小梁信号，可伴隐窝内血栓或心腔附壁血栓，偶见室壁瘤形成，首过灌注非致密化心肌可出现心肌灌注缺损。

第二节　致心律失常性右室心肌病

致心律失常性右室心肌病（ARVC/D）是主要由基因决定的以右室室壁脂肪或/和纤维脂肪进行性浸润为特征的心肌疾病。最常见组织改变部位好发于心尖，三尖瓣下区域和右室流出道即"发育不良三角"。

致心律失常性右室心肌病呈散发或家族性发病，家族性发病主要为常染色体显性遗传，不同基因的外显率从 30%~80% 不等。两种少见特殊类型 Naxos 病和 Carvajal 综合征为常染色体隐性遗传，同时伴有皮肤改变。

自然病程：致心律失常性右室心肌病的自然病程分为 4 个阶段。①亚临床期：病人无临床症状，右室结构呈隐匿性改变，常常以猝死为首发表现；②发作期：右室电紊乱，临床表现为心悸、晕厥，左束支传导阻滞性室性心律失常，孤立的室性期前收缩，持续性室速或者室颤；③进展期：右室心肌进行性丧失导致右室收缩功能不全和显著扩张，右心功能衰竭，左室功能正常或者轻度受损；④终末期：全心功能衰竭，酷似扩张型心肌病，心脏移植是该期的唯一治疗方案。

诊断标准：由于致心律失常性右室心肌病呈进展性改变，临床表现从无症状到严重的心律失常，心力衰竭，甚至心源性猝死。早期诊断能有效预防猝死，改善预后。

但在过去十多年临床实际工作中致心律失常性右室心肌病的诊断一直基于欧洲心脏病协会 1994 年制定的诊断标准（见表 14-1-1），该标准包括心脏结构和功能、心电学、组织学和家族史的综合诊断，由主要标准和次要标准组成，确诊必须有 2 个主要标准，1 个主要标准和 2 个次要标准，或者 4 个次要标准。

表 14-1-1 1994 年的致心律失常性右室心肌病诊断标准

诊断依据	主要标准	次要标准
整体和 / 或局部运动障碍和结构改变	严重的右室扩张和 / 或射血分数 降低,没有 / 或仅轻度左室改变;局限性右室室壁瘤(舒张期局部膨出,无运动或运动障碍);右室严重的节段性扩张	轻度整体性右室扩张和 / 或右室射血分数降低,左室正常;右室轻度节段性扩张;右室局部运动幅度降低
室壁组织学特征	心内膜活检发现纤维脂肪组织代替心肌细胞	
复极异常		右胸导联 T 波倒置(V$_2$、V$_3$)(12 岁以上,不伴右束支传导阻滞)
除极 / 传导异常	Epsilon 波或右胸导联(V$_1$~V$_3$)局部 QRS 波延长(>110 ms)	信号平均心电图显示晚电位
心律失常		左束支传导阻滞型室性心动过速(持续性和非持续性)(ECG、Holter 或运动试验);室性早搏 >1 000 个/24 h
家族史	尸检或手术确诊为家族性致心律失常性右室心肌病	可疑致心律失常性右室心肌病引起的早年猝死家族史(<35 岁);家族史(符合目前诊断标准的临床诊断)

当时对致心律失常性右室心肌病的认识主要基于临床症状典型的病例或者突然死亡的病例。随着对致心律失常性右室心肌病认识的深入,大量文献报道该诊断标准的特异性高,但敏感性较低。基于影像学技术的迅速发展,磁共振成像和心脏超声能够提供准确的心脏影像,为了提高致心律失常性右室心肌病诊断的敏感性,Marcus 和 McKenna 等(2010)对致心律失常性右室心肌病的诊断标准进行了全面的修订,修订的新标准同时发表在《循环》和《欧洲心脏杂志》上(见表 14-1-2)。尽管该标准仍以心脏结构和功能、心电学、组织学和家族史为主,但对心脏结构和功能参数进行了明确的量化。

表 14-1-2 2010 年修订的致心律失常性右室心肌病诊断标准

诊断依据	主要标准	次要标准
整体和 / 或局部	二维超声心动图	二维超声心动图
运动障碍和结构改变	右室局部无运动、运动减低或室壁瘤,伴有以下表现之一(舒张末期):胸骨旁长轴(PLAX)右室流出道(RVOT)直径 ≥ 32 mm 或 PLAX/ 体表面积(BSA)≥ 19 mm²/m²;胸骨旁短轴(PSAX)RVOT 直径 ≥ 36 mm 或 PSAX/BSA ≥ 21 mm²/m²;面积变化分数(FAC)≤ 33% 心脏 MRI 右室局部无运动、运动减低或右室收缩不协调,伴有以下表现之一:单位体表面积右室舒张末期容积为(RVEDV/BSA)≥ 110 ml/m²(男),≥ 100 ml/m²(女);或右室射血分数(RVEF)≤ 40% 右室造影 右室局部无运动、运动减低或室壁瘤	右室局部无运动或运动减低,伴有以下表现之一(舒张末期):29 mm ≤ PLAX RVOT<32 mm 或 16 mm/m² ≤ PLAX/BSA<19 mm/m²;32 mm ≤ PSAX RVOT<36 mm 或 18 mm/m² ≤ PSAX/BSA<21 mm/m²;33%<FAC ≤ 40% 心脏 MRI 右室局部无运动、运动减低或右室收缩不协调,伴有以下表现之一:100 ml/m² ≤ RVEDV/BSA<110 ml/m²(男),90 ml/m² ≤ RVEDV/BSA<100 ml/m²(女);40%<RVEF ≤ 45%
室壁组织学特征	至少一份心内膜活检标本形态学测量显示残余心肌细胞 <60%(或估计 <50%),伴有纤维替代右室游离壁心肌,伴有或不伴有脂肪替代心肌	至少一份心内膜活检标本形态学测量显示残余心肌细胞 60%~75%(或估计 50%~65%),伴有纤维替代右室游离壁心肌,伴有或不伴有脂肪替代心肌
复极异常	右胸导联 T 波倒置(V$_1$~V$_3$),或弥漫性 T 波倒置(14 岁以上,不伴右束支传导阻滞)	V$_1$ 和 V$_2$ 导联 T 波倒置(14 岁以上,不伴右束支传导阻滞),或 V$_4$、V$_5$、V$_6$ 导联 T 波倒置;V$_1$~V$_4$ 导联 T 波倒置(14 岁以上,伴有完全性右束支传导阻滞)
除极 / 传导异常	右胸导联 V$_1$~V$_3$Epsilon 波	持续性或非持续性右室流出道型室性心动过速,左束支传导阻滞型室性心动过速,伴电轴向下(Ⅱ、Ⅲ、aVF 导联 QRS 波正向或不确定,aVL 导联上负向),或电轴不明确;室性早搏 >500 个/24h

续表

诊断依据	主要标准	次要标准
心律失常	持续性或非持续性左束支传导阻滞型室性心动过速,伴电轴向上（Ⅱ、Ⅲ、aVF 导联 QRS 波负向或不确定,aVL 导联上正向）	标准心电图无 QRS 波（<110ms）增宽,信号平均心电图至少 1/3 参数显示出晚电位:QRS 波滤过时程 ≥ 114 ms;<40 μV QRS 波终末时程 ≥ 38 ms;终末 40 ms 均方根电压 ≤ 20 μV;无完全性右束支传导阻滞,测量 V_1、V_2 或 V_3 导联 QRS 波末端包括 R' 波初始,QRS 波终末激动时间 ≥ 55 ms
家族史	按照目前诊断标准一级亲属中有明确诊断为致心律失常性右室心肌病的病人;一级亲属有尸检或手术确诊为致心律失常性右室心肌病的病人;经评估确定病人具有致心律失常性右室心肌病致病基因的有意义的突变	一级亲属中有可疑致心律失常性右室心肌病病人但无法证实,而就诊病人符合目前诊断标准;可疑致心律失常性右室心肌病引起的早年猝死家族史（<35 岁）

注:胸骨旁长轴（PLAX）,右室流出道（RVOT）,体表面积（BSA）,胸骨旁短轴（PSAX）,面积变化分数（FAC）,右室舒张末期容积（RVEDV）,单位体表面积右室舒张末期容积为（RVEDV/BSA）/BSA,右室射血分数（RVEF）

心脏 MR 成像:心血管 MRI 能够提供详细的心脏解剖、功能和组织特性。对右心室评估和组织特性分析比其他有创性和无创性成像方法具有更大的优势。此外,由于致心律失常性右室心肌病疾病的不同时期临床表现迥异,无创性的心血管 MRI 检查用于病人的随访和家族成员的筛查均是其他检查无法比拟的。

Casolo 等（1987）首次报道了心血管 MRI 发现进展期致心律失常性右室心肌病病人右室心肌内脂肪沉积,随后出现了大量的有关致心律失常性右室心肌病的心血管 MRI 研究报道。心血管 MRI T_1WI 高信号能够特异性地识别右室心肌内脂肪浸润。心血管 MRI 水脂分离序列能进一步将心肌内脂肪和纤维化分开:此外,心血管 MRI 能够发现致心律失常的位点,测量三尖瓣流速,标记技术能客观地量化分析心肌机械力学,并能评估局部和整体收缩与舒张功能。

致心律失常性右室心肌病的心血管 MRI 异常表现广义上包括功能异常和形态异常。功能异常包括右室舒张和收缩功能不全、室壁运动异常、右室扩张和室壁瘤;形态异常包括心肌内脂肪浸润、局部室壁变薄、小梁肥厚和排列紊乱、调解束肥厚和右室流出道扩张。

根据 1994 年欧洲心脏病学会的标准,其中局部室壁瘤、显著的右室整体或局部扩张、右室整体收缩功能受损是主要诊断标准;轻度右室整体或局部扩张、局部收缩功能异常和整体舒张功能异常是次要标准。在新修订的标准中,心血管 MRI 诊断致心律失常性右室心肌病的主要标准和次要标准均将右室功能和形态异常相结合,并给出了具体量化参数。

一、致心律失常性右室心肌病的心血管 MRI 形态改变

手风琴征（accordion sign）:Dalal 等（2009）对 12 例桥粒基因突变先证者的 38 例家属进行基因型分析和心血管 MRI 扫描,发现 25 例家属有基因突变 [PKP2,DSP,和 / 或 DSG2]。随后在双盲的情况下,对心血管 MRI 影像进行分析,横断面电影上发现 38 例家属中 15 例有右室流出道和 / 或右室游离壁三尖瓣下区域有特征性的局部皱缩,在收缩期表现更加明显,他们将该现象称之为"手风琴征"。12 例先证者均有手风琴征,20 例正常对照组均未发现。尽管手风琴征不是正常右室形态改变,但该现象的存在并没有影响右室功能、右室扩张、室壁运动。

研究还发现 15 例手风琴征家属均有桥粒蛋白基因突变,而 13 例无桥粒蛋白基因突变的病人中均没有发现手风琴征。在桥粒蛋白基因突变携带者中 60% 发现了手风琴征。进一步分析发现手风琴征与致心律失常性右室心肌病的严重性呈明显相关,按照主要标准得 2 分,次要标准得 1 分,在 ≥ 3 分的病人手风琴征发生率为 73%,<3 分的病人仅 26%。

鉴于上述发现,通过 ROC 曲线下面积计算,将手风琴征补充作为 1994 年欧洲心脏病协会的诊断标准结构异常中的次要标准后,诊断准确率由 68% 提高到 79%。该现象在观察者间和观察者内一致性非常好。目前,该征象的诊断价值还有待更大样本量来进一步证实。

右室壁厚度:右室壁局部厚度 <2 mm 被定义为右室壁变薄,通常认为是右室心肌细胞进行性凋亡所致。Harper 等（2003）报道右室游离壁变薄是致

心律失常性右室心肌病可靠的预测因素，右室游离壁厚度 <5 mm，可疑致心律失常性右室心肌病；右室游离壁厚度介于 5~8 mm 之间属未定；>8 mm 基本可以排除致心律失常性右室心肌病。

但 Tandri 等（2008）报道 40 例致心律失常性右室心肌病病人，心室壁变薄仅仅占 22%。正常右室壁本身就非常薄，鉴于目前心血管 MRI 的平面分辨率为 1.5 mm×1.5 mm，心外膜高脂肪信号和运动伪影限制了右室游离壁厚度在致心律失常性右室心肌病诊断中的价值。

右室流出道增宽：右室流出道直径通常与同水平主动脉流出道直径相近。但在婴幼儿右室流出道可能比左室流出道更宽。有作者报道 67% 的致心律失常性右室心肌病病人有右室流出道扩张。右室流出道扩张的病人常常有舒张末右室流出道直径和容积的增大，以及右室腔扩张，所以右室流出道扩张可能是右室整体扩张的一部分。

二、致心律失常性右室心肌病的心血管 MRI 组织学特性

心肌内脂肪浸润：心血管 MRI 除了提供形态和功能信息外，还能分辨组织特性。在黑血序列上，正常心肌与骨骼肌信号相似，为中等信号，脂肪为高信号。正常人右室壁存在心外膜脂肪，尤其是右室心尖和房室沟。心血管 MRI 能够区分不同信号强度的右室心肌和心外膜脂肪。致心律失常性右室心肌病时心肌内经常有高信号脂肪影。文献报道心血管 MRI 检测致心律失常性右室心肌病病人右室心肌内脂肪的敏感度和特异度均为 22%~100%。Tandri 等（2006）对符合欧洲心脏病协会诊断标准的致心律失常性右室心肌病病人进行心血管 MRI 定量和定性分析。他们报道 84% 的致心律失常性右室心肌病病人有心肌内脂肪浸润，而在临床表现与致心律失常性右室心肌病相似的右室流出道室性心动过速病人中仅 34% 有脂肪浸润，正常人中右室壁脂肪浸润仅为 4%。此外，他们还发现在不同的阅读者之间对于心肌内脂肪浸润的识别有很好的一致性。

Abbara 等（2004）报道快速自旋回波加抑脂序列能够提高不同阅读者之间发现心肌内脂肪浸润的重复性和可靠性，即使是心肌内微量的脂肪浸润也可以准确地加以识别。但在实际工作中，当右心室壁薄、脂肪浸润范围小时，区分生理性与病理性脂肪浸润非常困难，尤其是当病理性脂肪浸润位于正常

存在心外膜脂肪的房室沟和心尖部前壁区域时。Castillo 等（2004）报道使用双倍反转恢复快速自旋回波序列检测心肌内结构细节时，其空间和对比分辨率不够。T_1WI 高信号表明脂肪是非特异性的。邻近体表线圈、截断带伪影和许多运动相关的伪影都可能导致心肌内高信号影，常被误认为是脂肪信号。同样，心律失常、呼吸运动和血流相关的伪影也可能导致右室游离壁内高信号。因此，不论是 1994 年的标准和 2010 年的修订标准中心血管 MRI 发现心肌内脂肪信号都不作为致心律失常性右室心肌病诊断标准的组成部分。

心肌内纤维脂肪浸润：延迟增强用于评估心肌梗死后纤维化已经被证明是非常成熟的技术。以前绝大多数报道致心律失常性右室心肌病的心血管 MRI 都集中于心室的形态、功能及脂肪浸润改变。近来报道心血管 MRI 能够确定致心律失常性右室心肌病左、右心室心肌内纤维脂肪改变。在致心律失常性右室心肌病病人中，心血管 MRI 所显示的纤维组织与组织病理学、右室功能不全及电生理检查诱发的室性心动过速位点有很好的相关性。

致心律失常性右室心肌病纤维脂肪替代比脂肪替代更常见，Pfluger 等（2008）报道右室纤维化诊断致心律失常性右室心肌病的敏感度和特异度分别为 88% 和 86%。

有文献报道对于致心律失常性右室心肌病，纤维组织替代比单独脂肪替代更有诊断价值。没有纤维化的单纯右室壁脂肪浸润可能是一个不同于致心律失常性右室心肌病的临床病理学实体。纤维组织替代较单独脂肪浸润更易发生心律失常。甚至有研究者认为由于心内膜活检本身的有创性和局限性，随着心血管 MRI 知识和技术的进步、软硬件的开发，心血管 MRI 将可能替代心内膜活检。

致心律失常性右室心肌病的心室功能改变：大多数研究证明符合欧洲心脏病协会诊断标准的致心律失常性右室心肌病病人均处于疾病的进展期。心血管 MRI 是唯一能够敏感地检测早期左、右心室舒张功能不全的成像方法，由于致心律失常性右室心肌病呈逐步演变的过程，早期发现轻度致心律失常性右室心肌病的改变，对于致心律失常性右室心肌病的早期诊断尤为重要。致心律失常性右室心肌病右室局部功能异常包括局部心肌收缩力下降（收缩期室壁增厚率 <40%）、局部心肌无收缩力（收缩期室壁增厚率 <10%）、局部心肌反常运动（收缩期局

部心肌外向运动）和室壁瘤（局部心肌永存性凸出，收缩期矛盾运动）。

由于右室收缩的复杂性，心肌组织标记技术可能会提高心血管 MRI 可视化检测致心律失常性右室心肌病局部功能不全的敏感性。然而右室壁薄、信噪比低，故组织标记技术目前不适合临床应用。

局部功能异常与局部的信号异常相关。局部信号异常相关的室壁运动异常对于致心律失常性右室心肌病诊断更有价值。异常的舒张功能与形态异常相关，整体舒张功能异常常常有广泛形态改变。Jain 等（2008）报道 1/3 致心律失常性右室心肌病病人除了右室局部收缩延迟或者收缩不一致（主要在基部）外，没有任何心血管 MRI 异常。

在 Marcus 和 McKenna 等修订的诊断标准中，心血管 MRI 对心室功能的评估作用进一步受到重视，心室功能诊断致心律失常性右室心肌病的主要和次要标准被明确提出，除了主观上的室壁运动异常外，还包括客观的单位体表面积右室舒张末容积和射血分数的定量标准。室壁运动异常合并单位体表面积右室舒张末容积在男性 ≥ 110 ml/m²，女性 ≥ 100 ml/m² 或者射血分数 ≤ 40% 为主要诊断标准，诊断的特异度和敏感度在男性分别为 90% 和 76%，在女性分别为 98% 和 68%。

室壁运动异常合并单位体表面积右室舒张末容积在男性 ≥ 100 ml/m²，女性 ≥ 90 ml/m² 或者射血分数 ≤ 45% 为次要诊断标准，诊断的特异度和敏感度在男性分别为 85% 和 79%，在女性分别为 97% 和 89%。

尽管心血管 MRI 成像能够提供很多有价值的信息，但心血管 MRI 不是诊断致心律失常性右室心肌病的金标准，而是获取致心律失常性右室心肌病诊断信息的重要组成部分。其他检查如 12 导联心电图、信号平均心电图，24h 动态心电监测、运动试验和心脏超声等也能够提供重要信息。因此仅当心血管 MRI 显示异常时，必须引起高度重视。致心律失常性右室心肌病病人很少有完全正常的心电图，因此如果心血管 MRI 异常而 12 导联心电图正常时应更加谨慎，以免过度诊断。

目前，两大心血管 MRI 诊断致心律失常性右室心肌病的临床试验正在进行。欧洲的致心律失常性右室心肌病登记中心试图对临床致心律失常性右室心肌病诊断标准进行前瞻性验证并对临床诊断准确性和疾病自然过程进行评估；美国致心律失常性右室心肌病多学科研究中心前瞻性注册登记了 100 例先证者的 500 例第一代亲属。这些研究将进一步阐明心血管 MRI 在致心律失常性右室心肌病病人及其家属成员中的诊断价值。

左室受累的致心律失常性右室心肌病：1994 年欧洲心脏协会制定的致心律失常性右室心肌病诊断标准中，结构异常中主要涉及右室，左室无或者轻度异常。随后的大组病例报道中均根据该标准入选病例导致左心受累一直未被重视。

通过对致心律失常性右室心肌病病人的长期随访研究发现，在疾病进展期和终末期左室常常受累，Corrado 等（1997）首次通过致心律失常性右室心肌病尸检和移植病例病理证实。一些作者报道 9 例心脏移植病人病理均证实有不同程度左室受累。

Lindstrom 等（2005）通过心肌灌注和心脏超声检查发现 93% 致心律失常性右室心肌病病人左室异常。Manyari 等（1983）经运动试验发现所有致心律失常性右室心肌病病人都潜在左室功能不全。Bauce 等（2005）报道了 4 个家族中的 38 个病例 26 个 DSP 突变携带者中超声发现的 14 例异常，13 例有右室累及，7 例左室累及，1 例单纯左室受累。

Sen-Chowdhry 等（2006）报道通过对 28 例基因型中 22 例突变携带者行心血管 MRI 延迟增强扫描，22 例携带者均有左室延迟增强，54% 携带者有左室功能不全。随后他们又报道了 39 例桥粒蛋白突变携带者中 85% 左室受累，15% 主要累及左室。在一大组 200 例桥粒突变病人中有相似的左室受累。Jain 等（2010）使用心肌标记技术发现在正常人和致心律失常性右室心肌病病人左右心室射血分数无显著性差异的情况下，致心律失常性右室心肌病病人左室局部心肌收缩应力峰值降低的节段数显著多于正常人。因此有研究者提出致心律失常性右室心肌病最常见的变异是早期累及左室的双室受累。

由于致心律失常性右室心肌病是由编码心脏桥粒蛋白基因突变所致，而桥粒基因在左右心室同时表达。最近发表在新英格兰杂志的文章为此假设提供了有力的佐证。Asimaki 等（2009）检测了 11 例致心律失常性右室心肌病病人的心肌，在这些标本中，8 例具有桥粒基因突变。他们发现所有的致心律失常性右室心肌病病人的标本均显示盘状球蛋白（也称为连环蛋白 -catenin）免疫信号有明显的减低，该免疫组化反应诊断致心律失常性右室心肌病的敏感度为 91%,特异度 82%,阳性预测值 83%,阴性预测值 90%。

有趣的是致心律失常性右室心肌病病人该免疫组化反应改变与心肌标本来源的位置无关,包括左心室及室间隔。然而 Dalai 等(2009)使用心血管 MRI 技术鉴定心肌组织内脂肪和纤维化。发现无论家族成员是否为基因突变携带者,在定性分析中,均无左室延迟增强,仅 4 例突变携带者有左室心肌脂肪浸润。

不同的桥粒基因突变导致心律失常性右室心肌病的机制目前尚不明确,各个研究报道的左、右心室受累的情况不同,可能与突变基因不同有关。心脏作为一个整体,不可能被分为两个孤立的系统,左室功能受损可能继发于致心律失常性右室心肌病时右室扩张和功能减低。由于右室壁薄容易扩张,故影响细胞黏附的桥粒基因突变首先累及右室。

1994 年欧洲心脏病协会诊断标准第一次提出无或者轻度左室受累,旨在提高当时对致心律失常性右室心肌病知之甚少的诊断特异性,在新修订的诊断标准中,未提及左室的改变,即不管左室是否受累及受累的程度如何。致心律失常性右室心肌病累及的范围非常广泛,包括左室受累为主和双室受累。随着分子生物学技术的发展和对致心律失常性右室心肌病疾病认识的深入.在将来新的致心律失常性右室心肌病诊断标准校订中左室受累必将受到进一步重视。

由于传统诊断标准的局限性以及临床经验的缺乏和高的误诊率,致心律失常性右室心肌病的诊断一直受到挑战。此外,致心律失常性右室心肌病的诊断没有金标准,2010 年修订的诊断标准将会大大提高致心律失常性右室心肌病的早期诊断敏感性。在修订的诊断标准中明确提出心血管 MRI 的定性和定量特性在致心律失常性右室心肌病诊断中的重要作用,相信随着心血管 MRI 硬件与软件的开发,分子生物学研究的深入,以及致心律失常性右室心肌病的基因学研究的进展,心血管 MRI 在发现疾病早期表型中将具有更大的价值。

我们认为,诊断标准的局限性以及临床经验的缺乏,势必带来高的误诊率,此处介绍的内容足以说明这一点。诊断标准的制定和修订十分重要,随着社会和科技的进步,医学的迅速发展,对疾病的认识更加深入,误诊的情况必将逐渐减少。

第二章　心肌缺血和心肌梗死

第一节　MR 扩散加权成像在急性心肌梗死中的研究

心脏 MR 扩散加权成像（CMR DWI）是一种新研发的可用于急性心肌梗死诊断的 MRI 技术，与常规成像技术相比，DWI 可以在心肌梗死早期进行成像，急性心肌梗死早期在心肌发生形态学及动力学改变之前，其心肌细胞在分子水平会发生一系列改变。因此，DWI 对于疾病的早期诊断、治疗及病人预后具有重要意义。

随着经济社会的发展以及人口老年化进程的加剧，我国人群心血管疾病的发病率及死亡率呈持续上升趋势，发病的危险因素持续增长。心肌梗死是心血管疾病中的一种，全国心肌梗死病人达 200 万人，其病程长、检查费用贵、死亡率和致残率高，是目前重大的公共卫生问题。早期发现、早期诊断及早期治疗对心肌梗死病程的发生、发展及预后有重要影响，因此如何早期发现及确诊心肌梗死意义重大，也是临床不断探索的重要内容。

许多研究者发现心肌缺血早期可出现一系列改变，包括病理学改变、超微结构改变及酶组织化学改变等。目前急性心肌梗死的临床诊断除根据病人的临床症状和心电图检查外，主要还有血液中的心肌损伤标志物浓度及其变化的检查和一些相关医学成像检查。

虽然这些标志物对急性心肌梗死有一定的敏感性和特异性，并且随着技术的进展，越来越多的心肌损伤生物学标志物被应用到临床，但由于这些标志物并非心肌所特有，不可避免地存在一定的假阴性或假阳性，因此目前任何一个临床成功应用的标志物都不能达到理想的要求，都无法成为心肌梗死诊断的金标准。

MRI 从 20 世纪 80 年代开始被运用到临床，以其高的空间分辨率和软组织对比、任意角度多层面成像及无创、无辐射等优点已经成为临床多种疾病检查的重要手段，在心血管疾病领域也得到了快速的发展，并逐渐形成了一门新兴的成像技术——心脏MRI（CMRI），MR 扩散加权成像（DWI）是一种新的MR 成像技术，其可在活体对组织中水分子的微观扩散运动进行测量，能够在组织器官发生形态学改变之前发现其异常，临床广泛应用于急性脑梗死的诊断，最早可以在梗死发生后 2h 内出现信号异常。

对于心脏，冠状动脉血流阻断 10 s 后，心肌有氧代谢终止，继之乳酸及其他酸性代谢产物堆积。10~15 s 内收缩被显著抑制，这样可以保存有限的高价磷酸键及 ATP 储备。缺血 40 min 细胞膜不能维持两侧化学梯度，继之而来的钙、钠内流导致胞内水肿，并伴随毒性代谢物质的累积，最终导致心肌细胞死亡。

从收缩期心室壁压力与氧耗指标来看，内膜比外膜要多。因此，内膜下梗死比外膜下梗死发生较早且较显著，梗死从内膜下向外膜推进。通常 6h 后梗死达到最大区域。所以，在超急性期缺血时间窗内诊断急性心肌梗死对病人的预后至关重要。

扩散加权成像的原理及相关参数：DWI 通过追踪组织中带有微观信息的水分子的平移运动（布朗运动）来反映相关信息，如组织中存在的大分子、细胞膜的渗透作用及细胞内外水的平衡。缺血发生数分钟后，组织细胞的能量代谢受到破坏，Na-K/ATP 酶和其他离子泵发生衰竭，从而使细胞内外的离子失去平衡，大量细胞外水进入细胞内，引起细胞内水分增加，同时细胞外水分减少、细胞外间隙扭曲变形，上述原因均可引起扩散受限。

CMR DWI 可以在微观水平评价心肌组织结构完整性，敏感地检测心肌细胞层面的改变，且该技术具有扫描速度快和不需要注射对比剂等优点,这是其他 MRI 技术不能实现的,是目前唯一能观察活体心肌水分子微观运动的成像方法。DWI 主要是通过在常规 MR 序列中 180° 射频脉冲前后对称性施加一对大小和方向都相同的扩散敏感梯度脉冲,第一个梯度脉冲为失相位梯度,第二个梯度脉冲为聚相位梯度,水分子由于扩散运动质子失相后无法完全重聚,从而消除来自这些质子的信号,保留静态质子的信号即可得到 DWI 影像。常用的成像参数包括:①扩散系数(D),表示水分子单位时间内随机扩散运动的范围;②扩散敏感因子(b 值),反映 MR 各成像序列对扩散运动表现的敏感程度,是对扩散运动能力检测的指标,MR 可用的 b 值范围 $0 \sim 10\ 000\ \text{s/mm}^2$,目前常用的为 $500 \sim 1\ 500\ \text{s/mm}^2$;③表观扩散系数(ADC),为不同方向的分子扩散运动的速度和范围,$\text{ADC} = (\ln s_1 / s_2)/(b_2 - b_1)$,其中 b_1、b_2 为施加的 2 个扩散敏感因子,S_1、S_2 为施加扩散敏感梯度场后同一部位的组织信号强度。

心脏 DWI 存在的问题:Stejskal & Tanner(1965)首先提出的梯度回波序列为今天各种扩散技术奠定了基础。随着 MR 技术的不断创新,DWI 在头部、肝脏、乳腺、全身的应用已见大量文献报道。但是生理性运动的影响使 DWI 在心脏成像方面的应用受到限制,心脏的周期性运动会导致信号的降低,Price 等(2011)研究发现,DWI 影像上的信号不仅取决于扩散加权,也包括 T_2WI 和/或质子密度的影响。

有研究表明,在心肌梗死的 DWI 影像上的高信号除了有扩散的因素外,可能还有心肌水肿及微血管灌注的影响,尤其是在低 b 值情况下。而 ADC 值主要反映的是水分子扩散的幅度,即水分子的扩散运动,从而可以排除水肿和微血管灌注的影响,其影像信号往往与 DWI 图相反。Knight 等(1991)发现,缺血发生数分钟后 ADC 值会显著下降。Anderson 等(2000)通过对神经胶质细胞及血细胞的研究发现,细胞收缩会导致 ADC 值升高约 10%,相反细胞膨胀会引起 ADC 值下降约 13%;当细胞密度从 0 增加到 72% 时,ADC 值下降约 34%。

Latour 等(1994)研究也表明其中对 ADC 值影响最大的是细胞外体积分数。因此可以通过 ADC 值的测量对病变进行定量或半定量分析。较高 b 值($>1\ 000\ \text{s/mm}^2$)对扩散运动更加敏感,Jiang 等(2008)通过对不同 b 值监测兔肝癌介入治疗术的效果研究发现,随着 b 值的增加,ADC 影像的对比会增强,但影像质量下降,因此要综合考虑权衡 ADC 对比与影像信噪比(SNR)的关系。Burdette 等(2001)对脑进行高 b 值($1\ 000 \sim 3\ 000\ \text{s/mm}^2$)DWI 检查也证实了高 b 值会引起信噪比明显降低,b 值为 $1\ 000\ \text{s/mm}^2$ 影像的信噪比大约是 $3\ 000\ \text{s/mm}^2$ 时的 2.2 倍。原因为 b 值的增加是通过延长梯度脉冲的持续时间和间隔时间,因此回波时间(TE)延长,信号降低。伪影可对 MRI 影像质量产生很大影响,甚至会干扰临床诊断,但却避免不了。对于心脏成像而言,最主要的伪影是生理性运动所带来的运动伪影。由于扩散序列的应用,磁化伪影也是心脏扩散成像亟须解决的问题。心肌的 DWI 仍处于实验阶段,提高成像速度、改善影像质量及减轻伪影成为心脏扩散成像的重要研究目标。

一、心脏 DWI 技术的改进

加快成像速度:平面回波技术(EPI):EPI 与传统的梯度回波区别在于 EPI 是在一次射频脉冲激发后,利用读出梯度场的连续正方向切换,每次切换产生一个梯度回波,而将产生的多个梯度回波组成梯度回波链,填充 K 空间。扩散序列一般采用单次激发 EPI(SS-EPI)即填充 K 空间的所有数据在一次射频脉冲激发后全部采集,采集时间明显缩短。一般认为,对于最佳的 SS-EPI 遵循以下条件可得到比较优化的影像:①使用呼吸门控;②在心脏处于心动周期最为稳定时成像(舒张中期);③考虑微循环灌注及心肌信号下降的影响,设定一个比较合理的 b 值;④保持心率低于 70 次/分钟。EPI 技术可与多种激励序列结合使用,如梯度回波 EPI(GRE-EPI)、自旋回波 EPI(SE-EPI)及反转回波 EPI(IR-EPI)等。

Okayama 等(2010)研究发现,当 EPI 技术与黑血技术联合应用时,此时心肌的平均信号强度(248.9 ± 117.1)明显强于 T_2WI 上的信号强度(157.7 ± 27.2),使得影像质量得到改善。

并行采集技术(PAT):并行采集技术是目前加快 MR 成像采集速度的一种比较先进的技术,成像时间受相位编码数的影响,并行采集技术的原理是在相位方向的空间信息通过梯度相位编码和接收信号的相控阵线圈的敏感度相结合的方式来获取,从而缩短相位编码的时间,可以在相同的分辨率情况下明显缩短采集时间或在同样的采集时间的情况下提高空间分辨率。最初的并行采集技术被称为受激回波采集（STEAM）和空间谐调同步采集（SMASH）。前者处理的是影像，后者则是原始数据。后来经过不断发展形成了现在的全局自动校准部分平行采集技术（GRAPPA）和敏感性编码技术（SENSE），两者都可在常规并行采集技术提高采集速度的基础上进一步提高影像质量，前者是在傅里叶算法转换之前完成未采集编码的重建，后者是先进行傅里叶转换再重建数据。

有作者通过对全局自动校准部分平行采集技术在呼吸导航 MR 冠状动脉成像中应用的研究证实全局自动校准部分平行采集技术在缩短扫描时间上具有较明显的优势，其应用前的扫描时间为（7.67±1.24）min，信噪比为 35.89±4.64，对比噪声比为 20.35±4.27；应用后分别为（4.65±1.25）min、29.73±4.18、16.42±3.77。随着扫描时间的缩短，影像受呼吸运动及心率变化所导致的伪影的概率减少。也有研究者通过对全局自动校准部分平行采集技术的进一步改进，提出了非线性采集及交叉采集的方法，使影像质量得到进一步提高。

部分傅里叶技术：部分傅里叶技术，又称部分 K 空间技术，因为 K 空间在相位编码方向上是镜像对称的，原理上可以只采集填充 K 空间一半的相位编码线，另一半根据对称性原理去模拟填充，实际上由于填充 K 空间中心的相位编码线决定影像的对比，故需采集多于一半的 K 空间相位编码线。相位编码线的密集度与视野有关，可以根据心脏的形态把径线较短的方向设为相位编码方向，从而可以把相位编码的范围缩小，即矩形视野技术。上面两种技术可以结合使用缩短采集时间，提高成像速度。

二、改善影像质量

突发式激励技术：Hennig & Hodapp（1993）首先提出了突发式激励技术，其主要是在回波脉冲前增加一系列短时射频脉冲，从而可以在常规梯度场的情况下快速成像。其可以与多种常规成像序列结合使用，主要是为了获得功能信息而不仅仅是提高影像的空间分辨率。

Wheeler-Kingshott 等（2000）通过采用多 b 值定量分析 DWI 影像的方法对突发式激励技术进行进一步优化，实现在一次激发后同时得到同一层面的 DWI 影像和 T_2 影像，与传统的自旋回波 DWI 相比，在相同的时间下采用突发式激励技术可以得到更多的 DWI 影像。由于只采用了自旋回波序列，故

在采集过程中可以避免磁场敏感性影响，保证了 DW-EPI 序列在高场强下的应用。

导航回波技术及心电触发技术：导航回波技术通过对回波信号的采集动态监测脏器界面的运动轨迹，从而可以纠正和消除运动伪影或影像变形。

如前瞻性采集校正技术（PACE）通过监测膈肌运动，提高了实时导航的触发效率，可以很大程度上消除呼吸运动伪影的干扰。前瞻性心电触发技术在 R 波波峰被探测后，经过一定的延迟，在心室进入舒张中期进行射频激发和信号采集，直至下次心室收缩前 MR 序列关闭，保证每次信号采集都在舒张中后期进行，可明显减少远动伪影。并且将 PACE 技术与小角度激励实时梯度回波技术（FLASH）相结合可以在心脏运动最为平稳的舒张中后期及呼气末采集信号，明显改善影像质量。

PCA TMIP 技术：通过采用对主元分析（PCA）及时间最大强度投影（TMIP）结合应用形成了一种新的算法。PCA TMIP 可以明显提高影像质量。PCA 基于原始数据空间，通过对原始数据的线性组合构造一组新的变量来降低原始数据空间的维数，最大限度地利用原始数据的有用信息，再从新的映射空间抽取主要变化信息，提取统计特征，从而构成对原始数据空间特性的理解。

TMIP 在时间域上对影像的每个像素空间进行最大强度的投影，两种方法的结合明显提高了影像的信噪比，减轻了随机噪声的影响并部分弥补了运动所致的影像信号的丢失。

三、伪影及相关对策

生理性运动伪影：生理性运动伪影主要由包括心脏的自主运动及呼吸运动，心肌的舒缩运动会引起心肌信号的降低，呼吸运动会导致心脏位置的改变，因而给成像带来编码等方面的影响。对于克服心脏自主运动伪影的主要对策有：使用心电门控技术，监测心脏运动幅度最小的平台期对心肌进行成像，Rapacchi 等（2011）通过分析一个心动周期中的心脏运动来确定心脏运动幅度最小的时间窗，以此来进行优化采集并结合相应的影像处理方法形成了一个低 b 值下对心肌进行扩散成像的方法，明显减少了由于心脏自主运动引起的对体素内运动采集的偏倚。亦可与心肌电影 MRI 相结合应用，心肌电影 MRI 主要是通过心电门控及 K 空间分段采集的方法在多个心动周期中采集同一层面的影像，并将不

同层面的影像进行叠加,从而形成了整个心脏的运动影像。可以先利用心肌电影 MRI 获得整个心脏的运动影像,然后观察心脏舒张最为平稳的时间段,以此来确定 DWI 的延迟时间及重复时间(TR)。

对于呼吸运动伪影,所采用的对策包括:呼吸导航或者导航回波技术及呼吸补偿技术;由于快速成像序列的应用,使成像速度大大加快,因此也可以进行屏气扫描;施加脂肪抑制技术也可以减轻呼吸运动的伪影。Gamper 等(2007)通过采用流动补偿的梯度回波并结合应用小视野的成像代替 STEAM 成像,可以在自由呼吸情况下进行信号采集并且影像信噪比得到提高,他们提出在心肌收缩期进行信号采集的一些优点并通过计算机模拟及志愿者实验证明其可行性:①由于心肌厚度增加,影像空间分辨率更好。②与舒张期相比收缩期对心率的敏感性更小,因而可重复性好。③在体成像发现收缩期的整体影像质量更好。

磁敏感伪影:DWI 影像上的信号强度不仅取决于水分子的扩散运动,也受 T_2 弛豫的影响,即所谓的 T_2 穿透效应,此效应可以通过应用较高的 b 值来减轻,但该研究也发现,随着 b 值的增加,DWI 影像质量会下降,信噪比下降,并且磁敏感伪影增加明显。控制其增加对策主要有:检查前对病人进行详细讲解,得到病人的充分配合,去除一切可以影响主磁场不均匀性的物品;在不影响感兴趣区成像的前提下尽量缩小匀场范围,提高磁场的均匀性。

化学位移伪影:化学位移伪影主要是由于水和脂质中氢质子的进动频率不一致导致的化学位移现象引起的。引起重建后 MR 影像的脂肪组织信号会在频率编码方向向梯度场强较低的一侧错位,从而干扰诊断。其解决对策有增加频率编码的带宽、改变频率编码方向以及结合脂肪抑制技术的应用。

各研究组所采用的扫描参数各异,其主要参数及设置原则如下:扫描层厚 10 mm 左右,重复时间根据病人的心率一般设置为每个心动周期 3~4 s,回波时间约 78 ms,依病人的个体差异,按最短回波间隙原则设置相应的窗宽,部分 K 空间填充一般采用 6/8。使用 PACE 技术或屏气扫描,屏气时间与病人的呼吸心跳有关,一般一次屏气 10 s 左右可采集一层影像。虽然心肌的 DWI 仍处在实验阶段,但随着相关技术的突破,已有一些急性心肌梗死的 DWI 的病例报道。Okayama 等(2009)报道了低 b 值 DWI 在诊断急性心肌梗死的临床应用。

Kociemba 等(2011)对 15 例心肌梗死病人在发病 2~4 d 内进行 DWI,并分别进行了多个 b 值的设置(b=50、400、800 s/mm²),影像定量分析得出 DWI 影像上心肌水肿的信号比正常心肌、血流高,其差异分别具有统计学意义 [(22 ± 7)和(12 ± 8),P=0.004;(28 ± 10)和(21 ± 9),P=0.02]。Laissy 等(2011)根据心肌梗死后不同时间段将病人分成急性组、亚急性组及慢性组,分别对各组病人进行 DWI,并与 MR 延迟增强成像进行对比得出 DWI 在区分急性与慢性心肌梗死的敏感度为 97%,特异度为 61%,在区分急性与亚急性心肌梗死的敏感度和特异度分别为 97% 和 14%。Kociemba 等(2013)研究表明,与短反转时间反转恢复(STIR)序列相比 DWI 对心肌水肿的敏感度要高(83% 和 61%),且 DWI 发现心肌水肿的面积比 STIR 大 [(9.0 ± 4.0) cm² 和(8.7 ± 4.4)cm², P=0.003 1],这些初步临床研究都预示了 DWI 在急性心肌梗死成像方面的可行性。

但仍有许多技术方面的问题值得深入研究。Zhang 等(2012)通过对肾脏 DWI 的 b 值进行优化抽样发现进行优化的 b 值成像后肾脏的质地更为平滑及皮髓质分界更为清晰,故 b 值的选择对影像质量影响很大,对心肌 DWI 最佳 b 值的确定也是改善影像质量的重要因素之一。

目前心肌 DWI 的研究主要集中在低 b 值情况下,因影像不能完全反映水分子的扩散运动,因此如何在保持一定 SNR 的前提下提高 b 值,使 DWI 影像真正反映水分子的扩散运动将是研究的主要方向之一。也有研究者尝试在 PACE 技术的基础上设置较高 b 值对心肌进行显像,其应用有待进一步探讨。

另一方面,目前关于 ADC 图对诊断急性心肌梗死方面的研究相对缺乏,利用 ADC 图进行半定量或定量分析,并与 DWI 影像结合将会更加有助于诊断。Provenzale 等(1999)对急性脑梗死病人进行扩散成像、ADC 影像及指数成像对比,发现指数成像同样可以去除 T_2 成分的影响,并且指数成像上信号强度的改变与 ADC 影像上信号强度改变有很好相关性(r=0.865,P<0.000 05),同时指数成像因与 DWI 影像信号显示具有一致性,因而更能被放射科医师所接受,且其对扩散效应的改变更加敏感,这也为心肌的指数成像提供了可能性。

此外目前有关心肌梗死后心肌水肿及微循环阻塞的自然时间进程的临床数据较少,许多研究人员一般会选择在病人初次心肌梗死后的 1~7 d 内的任意时间进行 MR 成像，但 Mather 等（2001）发现在心肌梗死后 1 周内左室射血分数、梗死面积及心肌水肿会发生明显的演变，认为缺血再灌注后 1 周进行心肌成像是比较合理的。因此选择合适的成像时间也是非常重要的。另一方面，Kellman 等（2007）研究发现远离表面线圈的心肌可能会因心肌信号的降低而产生假阴性，这些都是研究人员在研究过程中需要注意的问题。

综上所述，心脏 DWI 作为一种无创性检查技术，能够在分子水平反映活体心肌组织的结构和功能，能在早期对急性心肌梗死进行诊断，因此可进行早期干预，提高病人的生存率和生活质量。然而，由于成像时间、影像质量等原因，心肌梗死的 DWI 还处于研究阶段，但是与超声心动图相比，CMRI 能提供更为直观的解剖影像；与核医学及 CT 相比没有辐射；与其他相关生化检查相比 DWI 的成像速度快且更敏感。因此，随着 MR 技术的不断创新，方法的不断改进，心脏 DWI 将会成为诊断急性心肌梗死的重要临床方法。

第二节　磁共振动态增强在心肌缺血应用中的一些注意事项

此处重点讨论可疑心肌缺血病人磁共振动态增强检查的技术实现以及在检查过程中的一些注意事项。（机型：GE Signa Horizon LX 1.5 T）

在检查过程中需通过静脉注射稀释的多巴酚丁胺以增强心脏负荷以提高检出率，虽然其严重的副反应发生率低，但该检查必须有心内科医师的协助，随时观察病人可能出现的不良反应，并有相应的急救措施。检查前向病人说明在注射多巴酚丁胺后可能的心率变化，并且尽量保持平稳呼吸，以及出现意外情况时的呼救方法。

使用小范围的 GP Flex 通用型表面线圈可以减少使用大线圈时心脏以外的组织信号对图像的影响，提高信噪比。需要说明的是，使用 GP Flex 线圈是在机器未配置心脏专用线圈时的一个选择。如果机器配置心脏专用型相控阵线圈，则可进一步提高信噪比。

加用化学脂肪抑制技术，减少脂肪高信号的影响。该检查是在病人平稳呼吸的状态下完成的，图像存在呼吸运动伪影，高信号的脂肪组织随呼吸运动在心肌信号上产生叠加；另外，缺血梗死的心肌细胞有程度不同的脂肪沉积，上述原因均可严重影响图像质量，所以脂肪抑制技术的合理使用尤为重要。但使用脂肪抑制技术会减少扫描的层数，检查过程中必须在保证有足够扫描范围的情况下使用该技术，或者通过修改其他的扫描参数来保证该技术使用。

该研究采用的序列是 Fast card SPGR（Non sequential），此序列可以在一个心动周期采集不同层面的数据。为了提高心肌增强信号强度的时间分辨率，该检查的一次扫描控制在 5 s 左右完成 5 层图像的数据采集，时间分辨率达到平均每秒 1 幅图像。

为此需对 Fast card 的扫描参数做适当的修改。在 Gating 窗口中预先置病人的心率为 120 次／分钟（该研究 22 例病人在注射多巴酚丁胺后大多数的心率都可以达到此数），然后调节 Views Per Segment（VPS）参数项。该参数的增加会缩短扫描时间，但同时又会减少扫描层数，其效果类似于 Fast Spine Echo（FSE）中的 Echo Train Length（ETL）。检查中，该参数值一般设定在 20 左右。该值不宜过大否则图像的伪影会增加。另外还可以通过修改相位编码方向上的扫描视野（相位 FOV）来进一步控制扫描时间。所有参数修改后的成像效果在增强前的扫描中得以确认，只有在图像满意的情况下才可继续进行下一步的动态增强扫描。

该研究使用的是 1.5 T 常规磁共振机，如果所使用的磁共振机有专用的心脏软件如黑血技术等，则在常规扫描中加扫该序列的横断位像，以获得更加丰富的信息。另外如能使用并行采集技术则可进一步提高时间分辨率。该研究对检查结果的判断即感兴趣区信号升高程度、时间延迟的长度存在主观性。感兴趣区的大小选择对结果可能产生影响。

冠状动脉心脏病心肌缺血的检查方法很多，如 ECT、冠状动脉造影和 MRI 等，前两者检查均具有一定的创伤性，特别是冠状动脉造影更具有一定的技术难度。

但随着磁共振技术的发展，其在心脏疾病的诊断中的应用日益广泛，和作为心肌缺血诊断临床金标准的冠状动脉造影比较显示，磁共振 Fast Card SPGR 动态增强这一非创伤性检查技术，经过适当的技术参数修改具有其一定的价值。

第三章　存活心肌

存活心肌是指因冠状动脉心脏病导致收缩功能障碍,但在血运重建后可恢复的心肌。因此,鉴别存活心肌对冠状动脉心脏病病人的治疗十分重要。无创性检测存活心肌的方法有很多,包括超声、核医学及近几年发展起来的 MR 技术。冠状动脉疾病造成的左室收缩功能障碍,部分可在血运重建后恢复,但这一过程取决于该区域是否存在存活心肌。近期的 meta- 分析表明,血运重建术后无存活心肌病人的年死亡率是有存活心肌病人的 2 倍以上。因此,前瞻性检测存活心肌对冠状动脉心脏病治疗方案的制订非常重要。

检测存活心肌的方法有很多,主要可分为 3 大类:评估心肌功能、心肌灌注成像和心肌代谢成像。常用方法包括左室造影、多巴酚丁胺负荷超声心动图、PET、SPECT。近年来,随着 MRI 快速成像技术的发展,MRI 用于检测存活心肌的方法也在探索之中,小剂量多巴酚丁胺负荷 MRI 有助于检测存活心肌。

存活心肌:存活心肌是指因冠状动脉心脏病导致的收缩功能障碍,但在血运重建后可恢复的心肌。存活心肌有两种相关的病理生理状态:顿抑心肌和冬眠心肌。顿抑心肌是指缺血心肌在血流恢复后仍表现为心肌收缩功能障碍,只是随时间延长,心肌功能才逐渐恢复间。冬眠心肌是指在持续的心肌缺血或反复的心肌顿抑发生后,心肌细胞代谢减低,收缩下降,从而降低耗氧以适应这种低氧供情况,减少心肌细胞损害。冬眠心肌功能在血运重建后可逐渐恢复。冬眠心肌的病理生理学变化包括细胞的幼稚变和细胞变性,在没有血运重建的情况下,最终形成纤维瘢痕。Elsasser 等(1998)在搭桥术(CABG)中对冬眠心肌进行活检,发现冬眠心肌细胞外间隙增大,扩大的细胞外间隙中包括细胞碎片、巨噬细胞、成纤维细胞和胶原蛋白,同时,细胞膜增厚,胶原纤维和成纤维细胞增加。这一发现表明,冬眠心肌中有持续的细胞死亡和瘢痕形成。因此,早期的血运重建可更好地恢复心功能。

存活心肌的收缩储备:在正性肌力药物的刺激下,存活心肌收缩增加,而瘢痕组织无反应。药物负荷试验正是根据这一特点来鉴别存活心肌的。目前,最常用的鉴别存活心肌的负荷药物是多巴酚丁胺。多巴酚丁胺选择性激动 β_1 受体,能增加心肌收缩性和心输出量,对心率作用弱。多巴酚丁胺对心肌的作用呈“双向作用”。小剂量($\leq 15\,mg/(kg \cdot min)$)时,多巴酚丁胺可使冬眠心肌的收缩力呈剂量相关性增加,对心率和血压影响小,心肌耗氧无明显增加。而大剂量($\geq 20mg/(kg \cdot min)$)的多巴酚丁胺同时兴奋 β_1、β_2 和 α 受体,可致心率加快和血压升高,心肌耗氧明显增加,加重心肌缺血,使缺血心肌的功能减低,运动反而下降。目前通常选用的剂量为 $10\,mg/(kg \cdot min)$,冬眠心肌表现为收缩增加。

一、负荷 MRI 在心肌梗死中的应用

陈旧心肌梗死:透壁陈旧心肌梗死由于瘢痕形成,室壁明显变薄,静息 MRI 电影可通过测量室壁厚度来鉴别透壁瘢痕和存活心肌。前者的定义是正常人平均舒张末期室壁厚度减 2.5 个标准差,即舒张末期室壁厚度 <5.5 mm 则为透壁瘢痕组织。MRI 采用这一标准鉴定透壁瘢痕,与病理对照相关性很好。

在另一组 43 例陈旧心肌梗死病人的研究中,同样通过 MRI 形态学鉴别存活心肌,与血运重建后 3 个月 MRI 对照,也有相同发现。其中 125 个平均舒张末期室壁厚度 <5.5 mm 的心肌节段中,仅有 12 例血运重建后功能恢复(舒张末期室壁厚度预测透壁瘢痕的阴性预测率为 90%),但是,以舒张末期室壁厚度 >5.5 mm 作为存活心肌预测血运重建后室壁功能恢复的阳性预测率仅为 62%,节段心肌中存活心肌的数量决定其功能是否可以恢复,而 MRI 形态学不能够直接发现存活心肌的数量。非透壁梗死区中,存在靠近心外膜侧的存活心肌,因此舒张末期

室壁厚度没有明显变薄，而存活心肌的数量又不足以使该节段心肌功能恢复。

另一组经胸超声心动图研究发现，舒张末期室壁厚度减低与节段心肌回声增强相结合，与血运重建后心肌功能恢复对照，阴性预测值为 87%。因此，舒张末期室壁厚度明显减少可以很好地预测透壁瘢痕。虽然舒张末期室壁厚度明显变薄可以很好地预测无活性心肌节段，但是舒张末期保存有一定的室壁厚度预测节段心肌功能恢复仍不理想，即鉴别存活心肌的敏感性偏低。应用低剂量多巴酚丁胺负荷电影 MRI 观察节段心肌运动的变化来鉴别存活心肌可以进一步提高敏感性。

Baer 等（1995）对 35 例陈旧心肌梗死后左室功能持续异常的病人的研究发现，以多巴酚丁胺负荷下室壁厚度增加 ≥1 mm 定义存活心肌，与 FDG-PET 中 FDG 摄取大于正常心肌节段 50% 作为存活心肌相对照，敏感度为 81%，特异度为 95%。以舒张末期室壁厚度 ≥5.5 mm 定义存活心肌，敏感度和特异度分别为 72% 和 89%。低剂量多巴酚丁胺负荷下收缩储备的存在，可以更好地鉴别存活心肌。

在另一项陈旧心肌梗死病人的研究中，以血运重建后节段心肌功能恢复作为标准，低

剂量多巴酚丁胺负荷 MRI 下节段心肌收缩储备的存在预测存活心肌的敏感度和特异度分别为 89% 和 94%。这项研究以心功能恢复为标准，更具有临床意义。也有研究显示，低剂量多巴酚丁胺负荷 MRI 下收缩储备预测心肌功能恢复的敏感度为 87%。

急性心肌梗死：心肌梗死发生后，梗死区瘢痕形成需要 3~4 个月。因此，在梗死早期，透壁梗死和非透壁梗死区在室壁厚度上没有明显差别。急性梗死时，即使缺血时间很短，心肌收缩功能异常已十分明显。同样，急性心肌梗死再灌注早期，由于顿抑心肌的存在仍可有节段室壁运动异常。因此，急性心肌梗死透壁梗死和非透壁梗死心肌节段在静息状态下都可以无室壁运动。静息 MRI 无法从室壁厚度和室壁运动来鉴别存活心肌。而小剂量多巴酚丁胺负荷 MRI 可提供重要的帮助。

Carot 等（2000）在狗急性再灌注心肌梗死研究中发现，心内膜下心肌梗死和透壁心肌梗死静息状态下均有室壁收缩减弱，而在小剂量多巴酚丁胺负荷下，心内膜下心肌梗死收缩增强，透壁心肌梗死无明显增强，因此，多巴酚丁胺负荷下电影 MRI 可鉴

别急性透壁心肌梗死。Baer 等（1996）比较了 23 例急性心肌梗死 3 d 后小剂量多巴酚丁胺负荷心脏电影扫描和 9 w 左右静息心脏运动电影扫描，发现多巴酚丁胺负荷实验可评价急性心肌梗死的收缩储备并预测功能恢复。

负荷 MR 与延迟增强结合：近年来，MRI 延迟增强技术已用于检测存活心肌。注入对比剂（Gd-DTPA）后，正常心肌及冬眠心肌的对比剂快速排空（5 min 之内），而坏死心肌对比剂滞留，表现为高信号，从而可鉴别坏死心肌和存活心肌。坏死心肌延迟强化的机制尚不十分清楚，一般认为是细胞外间隙扩大或细胞膜破裂，对比剂在细胞内滞留所致，其反映的是坏死心肌形态学的变化。一项研究将多巴酚丁胺负荷与延迟增强评估心肌活性相结合，与血运重建后 3 个月相对照，发现多巴酚丁胺负荷对预测血运重建后心功能恢复优于延迟增强，在延迟强化程度小于心肌透壁程度的 75% 时，这种优势尤其明显。

在另一项将多巴酚丁胺负荷与延迟增强相结合的实验中，Kaandorp 等（2004）将心肌延迟强化透壁程度分为 4 个等级，0~25%、25%~50%、50%~75%、75%~100%。结果显示，延迟强化程度小于 50% 的心肌节段，大部分都有收缩储备；而延迟强化程度大于 75% 的心肌节段，基本没有收缩储备。在延迟强化为 50%~75% 的心肌节段中，61% 具有收缩储备，39% 没有。在这 3 组节段心肌中，延迟增强所提供的信息足以预测心功能恢复。此时，小剂量多巴酚丁胺负荷能够更好地鉴别存活心肌，从而预测血运重建后心功能的恢复。

延迟增强反映的是心肌形态学上的变化，小剂量多巴酚丁胺负荷反映的是心肌功能上的特点，将这两种方法结合，可为存活心肌的评估提供更多的信息。

二、与其他方法的比较

与 ^{201}Tl-SPECT 比较：[201]Tl-SPECT 检测心肌活性取决于两个因素：心肌灌注和心肌细胞结构的完整性。[201]Tl 随血流到达心肌，并被心肌细胞摄取而显像。梗死区由于心肌灌注异常，早期表现为灌注缺损。随后，由于 [201]Tl 的再分布，存活心肌灌注增加，而坏死心肌仍旧无灌注。这种方法已广泛应用于临床。其平均敏感度和特异度分别为 90%（44%~100%）和 54%（22%~88%）。有实验将其与

小剂量多巴酚丁胺负荷 MRI 进行比较。在一项对 10 例心脏移植病人的研究中，与病理学做对照，150 个心肌节段中 SPECT 检出存活心肌 117 个，多巴酚丁胺负荷 MRI 检出 98 个，SPECT 敏感性较高。在存活心肌的检出中，SPECT 与多巴酚丁胺负荷 MRI 相比，所需最少存活组织的数量较小。Uemura 等（2004）研究发现，在预测血运重建后左室功能恢复上，SPECT 和多巴酚丁胺负荷 MRI 的敏感度分别为 80% 和 89%，没有显著差别。特异度则分别为 72% 和 89%，前者特异性低。这可能是因为当存活心肌数量较少时，虽然可以被检出，但尚不足以使节段心肌的收缩力增加。

与小剂量多巴酚丁胺负荷超声心动图比较：小剂量多巴酚丁胺负荷超声心动图具有经济，操作简单，易推广等特点，是临床应用最广泛的检测存活心肌的方法。其平均敏感度和特异度分别为 84% 和 81%。将低剂量多巴酚丁胺负荷经食管超声心动图和低剂量多巴酚丁胺负荷 MRI 相比较，以 PET 标准化 FDG 摄取为标准，发现这两种方法的敏感度和特异度分别为 77%、81% 和 94%、100%。表明这两种方法的诊断能力相当。MRI 的优点是痛苦小。Baer 等（2000）在另一项研究中将 103 例心肌梗死病人的低剂量多巴酚丁胺负荷经食管超声心动图和低剂量多巴酚丁胺负荷 MRI 相比较，采用定性方法评估，以目测 >50% 心肌节段负荷后收缩增加定义为存活心肌，以 5 个月后左室功能恢复作为标准，发现这两种方法相关性良好，且准确性较高。这一研究证明，经食管超声心动图和 MRI 采用定性方法评估心肌活性是准确的，当超声声窗不好或因其他原因不能完成时，MRI 可以替代超声。

与 PET 比较：PET 心肌活性显像包括局部心肌灌注和葡萄糖利用的比较，^{18}F-FDG（脱氧葡萄糖）用来显示局部心肌代谢，是目前评价心肌活性的金标准。当灌注减低而代谢增加时，表示冬眠心肌；而代谢和灌注均减低时，则代表心肌瘢痕。Schmidt 等（2004）对 40 例心肌梗死病人分别行 ^{18}F-FDG 显像和低剂量多巴酚丁胺负荷 MRI，以血运重建后左室功能恢复为标准，这两种方法的诊断准确度分别为

93% 和 90%。这一实验证明，这两种方法都能准确地鉴别存活心肌。而另一项以血运重建后心功能恢复作为存活心肌标准的研究中发现，在 238 个术后功能恢复的心肌节段中，术前有收缩储备的仅有 187 个，在没有收缩储备而 ^{18}F-FDG 显像为存活心肌的节段中，53% 术后心肌功能恢复。说明代谢增加较收缩储备在存活心肌的评估上能提供更多的信息。

安全性：近年来，随着多巴酚丁胺负荷的广泛应用，这一药物的安全性也得到了越来越多的关注。多巴酚丁胺作为正性肌力药物在增加心肌收缩力的同时增加了心肌耗氧，激动 β 受体加快房室传导。其轻微不良反应有恶心、焦虑、头痛、心悸等非心脏方面的反应以及呼吸困难、不典型胸痛、心绞痛、室速和室早。严重的不良反应有心肌梗死、持续室速、室颤等。Mertes 等（1993）对 1 118 例多巴酚丁胺实验（剂量 ≤ 30 mg/(kg·min)）的观察发现，不良反应总的发生率为 26%，但仅有 3% 需要终止实验，没有严重的不良反应发生。

另一项 3011 例多巴酚丁胺实验发现有 5 例严重不良反应（0.3%），停药并进行对症处理后均恢复。因此，多巴酚丁胺负荷实验是安全的，重度不良反应的发生率很低，通过终止实验及相应的处理均能有效控制。减少严重不良反应的发生需严格执行实验排除标准及实验终止标准。排除标准包括不稳定心绞痛、房颤、既往室速、高血压、充血性心衰等。实验终止标准包括胸痛、ST 段压低、血压明显升高（≥ 250 mmHg）及血压下降（≥ 20 mmHg）、严重心律失常等。同时需进行心电监护。

负荷功能实验评估存活心肌前景：实验证明，低剂量多巴酚丁胺负荷 MRI 实验是一种有效的、具有广泛应用前景的检测存活心肌的方法。与 PET 及超声心动图相比，其优点是无辐射、无个体依赖性、图像质量更好。同时可结合 MRI 延迟增强成像，一次检查可获得节段心肌功能和形态多方面的信息。今后需要进行大样本的与临床对照的研究，以充分评估其临床应用价值。

第四章　肥厚型心肌病

第一节　肥厚型心肌病 MRI 延迟强化

一项研究中，约 62%（95/154）的肥厚型心肌病患者存在 MRI 心肌延迟强化，比例略低于一些学者 79%~81% 的报道。肥厚型心肌病患者的心脏 MR 成像中，受累心肌延迟强化是其常见的特征之一，受累节段延迟强化的范围与室壁的厚度呈正相关，而与室壁增厚率呈负相关，延迟强化的范围与受累室壁节段收缩功能受损相关。进一步的研究还证实，强化范围不仅与左心室功能相关，还与该病的进展有关联，同时也是患者心源性猝死的有效预测指标之一。目前根据心脏 MRI 中受累心肌延迟强化与否以及强化的范围，可以对肥厚型心肌病患者的预后做出较准确的评估。

早在 1994 年就有日本学者应用 Gd-DTPA 鉴别肥厚型心肌病患者正常和心肌纤维排列紊乱的异常心肌组织。早期学者认为，受累左心室心肌高信号区反映了继发于微血管病变或心肌退行性病变以及坏死等造成的心肌缺血和纤维化。

遗憾的是直到现在，关于肥厚型心肌病中受累心肌的延迟强化机制还未明了，有限的资料也仅限于个案。一般认为延迟强化代表纤维瘢痕组织存在，并且许多研究也发现肥厚型心肌病中存在多种不同类型的心肌纤维化，包括间质性、血管周、替代性以及丛状纤维化等，这些心肌纤维化的严重程度与预后密切相关。

但近年来许多研究对此提出异议，通过对比肥厚型心肌病与陈旧性心肌梗死造成的延迟强化机制，发现肥厚型心肌病患者心肌的强化中 Gd-DTPA 与水的容积分布都扩大，而陈旧性心肌梗死中延迟强化部分系瘢痕组织，其 Gd-DTPA 的分布容积扩大，而水的分布容积却反而减少。这些研究表明，肥厚型心肌病的延迟强化与陈旧性心肌梗死相比具有

不同的组织病理学基础，纤维瘢痕组织形成可能仅是其原因之一而已。

但无论如何，MRI 心肌延迟强化现象的存在及其严重程度能够判断肥厚型心肌病的进展和预后却是不争的事实。目前的研究认为，存在心肌延迟强化的肥厚型心肌病患者预后差，并且延迟强化越弥漫，其预后越差。

该研究中室间隔内心肌延迟强化最为多见，并且常累及邻近前壁或下壁，这与其他学者的报道相近。一些研究认为，肥厚型心肌病患者心肌延迟强化几乎都位于患者肥厚室壁节段内，平均的延迟强化容积约占左心室心肌容积的 8%~11%。该组患者临床诊断上均排除了心肌梗死可能性。与心肌梗死导致的心肌延迟强化不同，肥厚型心肌病强化部位以室间隔肥厚节段为主，绝大多数位于室壁内，很少单独累及心内膜下，透壁性强化更少见；并且强化部位与冠状动脉供血区不吻合。这些均可供临床鉴别诊断。

根据延迟强化的形态分类，该组患者弥漫性多发强化约占 2/3（62/95），局限性强化约占 1/3（33/95）。这一点支持其他研究结果，即延迟强化的类型主要为多发的弥漫性强化，并且多位于左心室壁中 1/3 及室间隔与右室游离壁交界处。

研究认为，延迟强化的形态与临床表型密切相关，弥漫性延迟强化患者预后更差，与局限性延迟强化患者相比，其猝死发生率也更高。同时有证据表明，左心室舒张功能异常与通过心肌 MRI 延迟强化方法测量出的纤维化程度相关。

该组包含 14 例酒精消融术后患者，术后所有患者均存在消融心肌的局限性延迟强化。心脏 MRI 能够很好地评价酒精消融术的疗效，术中人为造成

的部分室间隔心肌梗死,在延迟强化成像时能够直观反映出来,其对应部位呈局限性高信号影;另外MRI 血流分析可以判断左心室流出道梗阻消失与否。

通过对肥厚型心肌病心肌 MRI 延迟强化与非强化组进行分析发现,延迟强化组受累节段厚度大于非延迟强化组,这与其他学者的报道相同。进一步比较该组还发现,延迟强化组受累节段数多于非强化组,而患者年龄却低于非强化组。

有学者认为,延迟强化显像能够间接评估肥厚型心肌病患者的进展和预后。该研究证实,延迟强

化患者受累节段数增多,提示左心室心肌受累范围大于非强化组;同时延迟强化组患者年龄低于非强化组,提示延迟强化现象并不随患者年龄增加而增加,正好相反,是对肥厚型心肌病进展进行预测的独立因素,其详细的机制还有待于进一步研究。

另外,该研究中,延迟强化阳性组男性患者约是阴性组的 2 倍,而女性患者在 2 组间基本持平,即男性患者心肌延迟强化的发生率高于女性患者,其中的机制目前也不清楚。为研究其临床意义,目前对这些患者的随访正在进行。

第二节　肥厚型心肌病左心室中段肥厚

肥厚型心肌病心肌肥厚可以累及左心室各个部位,以室间隔基底段最为常见,左心室中段肥厚致腔内梗阻是肥厚型心肌病的少见类型。

有作者报告一例通过超声心动图、左心室造影、MR 检查左心室心尖部室壁瘤诊断成立,但冠状动脉造影未提示明显血管狭窄,故由冠状动脉粥样硬化性心脏病所致可能性不大。

左心室中段肥厚致腔内梗阻的肥厚型心肌病,其心尖部室壁瘤形成的明确机制并不清楚。目前认为主要是左心室中段肥厚梗阻导致后负荷增加及心尖部收缩期承受极高的压力,室壁张力增高,导致心肌壁内冠状动脉受压;此外心肌肥厚,心肌耗氧量增加,氧供需失衡以及冠状动脉血流储备不足等均可造成心尖部心肌缺血、梗死,并逐渐形成室壁瘤。

该例患者室性心动过速考虑与左心室心尖部室壁瘤解剖异常形成折返有关。

比较影像学:X 线胸片对肥厚型心肌病的诊断限度大。

超声心动图为目前应用最广泛的检查手段,但

对亚型的诊断有一定限度。

MR 大视野、多体位、多层面成像,可精确地显示心肌肥厚的部位、程度、范围,与周围肌壁和心腔的关系以及对心腔形态的影响,并可测量心肌厚度、心腔大小,同时可明确有无心肌梗死、室壁瘤形成等,诊断更全面,其空间和组织分辨率以及对肥厚型心肌病的亚型诊断均优于超声心动图。

放射性核素成像已经很少用于肥厚型心肌病的临床检查。

CT 基本为横断面成像,不如 MRI 全面、准确,并且存在射线问题,所以在肥厚型心肌病上临床应用很少。

冠状动脉造影检查可显示冠状动脉情况,这是除外冠状动脉心脏病的主要依据。左心室造影可观察左心室腔形态,了解左心室功能,并行左心室腔内测压。综合应用各种影像学检查方法对肥厚型心肌病的诊断、分型及临床治疗方案的制订有着重要意义,以 MRI"一站式"检查对肥厚型心肌病的诊断最有价值。

第五章　限制型心肌病

　　心肌病种类繁多，1996年，世界卫生组织／国际心脏病学会联合会将原发性心肌病分成扩张型、肥厚型、限制型以及致心律不齐性右室型心肌病和未分类型心肌病。2006年，美国心脏协会对心肌病分类提出了新的建议。新分类以基因及分子基础为依据，将心肌病分为原发性和继发性。原发性心肌病又分为遗传性、混合性和获得性3种类型。在新的分类中肥厚型心肌病属于遗传性，而扩张型和限制型属于混合性。

　　限制型心肌病（RCM）主要由不明原因引起，少数由家族性基因异常引起。其特征表现为双房扩大，双心室容积正常或下降，左心室壁厚度正常，房室瓣正常，心室充盈受限，心室收缩功能正常或接近正常。在新的分类中，能引起病理生理改变类似于限制型心肌病的心肌心内膜纤维化、心内膜嗜酸细胞增多性心肌病（Löffler心内膜炎）、心肌淀粉样变、血色素沉着病、结节病等则属于继发性心肌病。

　　限制型心肌病和缩窄性心包炎（CP）的病理生理和临床表现极为相似，但缩窄性心包炎可以手术治疗并且能够治愈，而限制型心肌病则只能内科保守治疗且疗效欠佳，心脏移植是唯一的出路。因此二者的鉴别诊断非常重要。

　　X线胸片：X线胸片在限制型心肌病早期可能是正常的，有症状的患者可发现心脏中到重度增大，主要是由于双心房扩大所致，且常常合并肺淤血和胸腔积液。胸片上心包钙化对于诊断缩窄性心包炎有高度的特异性，但仅仅约25%的缩窄性心包炎患者出现心包钙化。

　　超声：临床拟诊限制型心肌病和缩窄性心包炎时，应首选超声检查。超声实时、快捷，不受心率和心律影响，能够提供形态学和血流动力学信息，尤其是近年来发展的组织多普勒成像，为鉴别二者提供了更多有价值的信息。

　　M-型和二维超声心动图：心房扩大、室间隔切迹和呼吸时室间隔抖动系超声心动图主要征象。心房压进行性缓慢升高，且常常伴有瓣膜反流导致左右心房显著增大是限制型心肌病的标志。缩窄性心包炎患者也常常出现心房扩大，但很少达到限制型心肌病增大的程度，可能是由于增厚缩窄的心包限制了心房的扩张。超声可部分显示心包增厚进而区分限制型心肌病和缩窄性心包炎，但超声有限的分辨率降低了发现增厚心包的特异性。经食管超声较传统经胸超声有更好的分辨率，但并无本质的区别。

　　缩窄性心包炎时，增厚并失去顺应性的心包压迫心室，心腔早期充盈加快，此时心室压力的变化在整个心脏循环中是最大的，左右心室充盈轻微的不对称会导致室间隔两边的压力不同，可导致室间隔位置突然快速移动。突然的间隔运动可表现为多种形式，但较常见的征象是在M-型超声心动图上，室间隔舒张早期突然急促后移，显示为切迹样改变。

　　室间隔的位置和形态是由左右心室压力不同决定的，在正常的跨间隔压力梯度情况下，左边心室压力大于右边，整个心脏循环周期中室间隔特征性的右凸。一个心室充盈改变会影响另一心室的现象称作心室耦联或者心室间依赖。心室耦联或者心室间依赖是正常的生理现象，反映了一个心室功能的变化可导致其他心室充盈和负荷状态的改变。吸气早期右心室充盈增强，而在呼气时相反，导致正常人呼吸变化时室间隔小的偏移，少数人深呼吸时会出现室间隔变平。在缩窄性心包炎患者中，增厚的心包顺应性下降导致病理性的心室耦联增强，吸气时胸内负压增加，外周静脉回流增多，右心充盈增加，而右心向外扩张受缩窄心包的限制，因此二维超声心动图显示吸气时室间隔左移，而呼气时相反。

　　彩色多普勒血流显像：限制型心肌病的心肌内膜发生进行性纤维化，病变常累及房室瓣，使后者变形和缩短，造成房室瓣关闭不全，彩色多普勒可显示二尖瓣和／或三尖瓣反流信号。Ammash等（2000）报道94例限制型心肌病，84%的患者出现二尖瓣反流，70%三尖瓣反流。缩窄性心包炎时房室瓣返流相对少见。在缩窄性心包炎舒张早期左右心室充盈随着呼吸变化,吸气时,三尖瓣速率增加,二尖瓣速率下降,瓣环间速率变化反映心室依赖增强,但在限制型心肌病,心室依赖程度不明显。进一步研究还显示,肺静脉和上下腔静脉血流速率亦随呼吸变化而变化。典型缩窄性心包炎患者呼气与吸气时比较,其二尖瓣舒张早期流入速率峰值(E)上升和肝静脉舒张期速率峰值下降 >25%。

有经验的超声医师通过多普勒测定呼吸时的速率变化的敏感性和特异性是 85%~90%。但该方法在实际操作中可能有一些困难,因为速率变化是在不同的呼吸情况下测定的,呼吸、心率不规则,心率增快导致舒张期缩短都能导致速率变化。在哮喘、慢性阻塞性呼吸道疾病患者可出现假阳性,此时,应记录上腔静脉流速,因为在肺疾病时上腔静脉速率变化比缩窄性心包炎和限制型心肌病时变化更大。

组织多普勒超声显像:组织多普勒超声是一种新的使用多普勒频率转换量化心肌运动的超声技术。由于它不依赖于反射波的幅度,能够获得二维超声不能提供满意灰度信息区域心肌壁的运动信息。组织多普勒成像是鉴别心肌功能不全是否存在的有力工具。

原发性心肌病随着疾病的进展,二尖瓣环舒张早期速率下降,缩窄性心包炎患者心肌的机械弹性被保留,舒张早期纵轴心肌速率比限制型心肌病患者更高。二尖瓣环舒张早期速率峰值(Ea)被建议使用区分缩窄性心包炎和限制型心肌病。

有学者通过脉冲多普勒使用二尖瓣环舒张早期速率峰值区分 8 例缩窄性心包炎和 7 例限制型心肌病,证明二尖瓣环舒张早期速率峰值取值 8 cm/s 时,缩窄性心包炎和限制型心肌病没有重叠,并提出可用二尖瓣环舒张早期速率峰值速度 <8.0 cm/s 或者二尖瓣环舒张早期速率峰值 / 二尖瓣舒张早期流入速率峰值指数 <0.11 来区分限制型心肌病和缩窄性心包炎。以二尖瓣环舒张早期速率峰值 ≥ 8.0 cm/s 诊断缩窄性心包炎的敏感性为 89%,特异性为 100%。

Ha 等(2004)报道二尖瓣环舒张早期速率峰值在缩窄性心包炎患者比限制型心肌病或心脏淀粉样变的患者更高 [(12.3±4.0)cm/s vs(5.1±1.5)s],二尖瓣环舒张早期速率峰值诊断缩窄性心包炎有 95% 敏感性和 96% 特异性,缩窄性心包炎和心脏淀粉样变二尖瓣环舒张早期速率峰值没有重叠,在亚

组分析心脏淀粉样变患者二尖瓣环舒张早期速率峰值较缩窄性心包炎患者更低。但 Sengupta 等(2004)报道在缩窄性心包炎患者中,二尖瓣环局部速率可因心包钙化、心外膜下和中层心肌瘢痕或同时存在心肌病变而下降。

Sengupta 等(2008)报道 15 例限制型心肌病和 16 例缩窄性心包炎患者脉冲波多普勒间隔处瓣环速率和从二尖瓣环四个角获得的平均速率在整个心动周期中除了收缩射血时缩窄性心包炎患者都更高,但舒张早期二尖瓣环速率峰值 <8cm/s 在 3 例缩窄性心包炎患者中被观察到,包括 1 例特发性缩窄性心包炎患者。

然而,从左心室四壁获得的舒张早期平均的二尖瓣环速率峰值 >5 cm/s 区别缩窄性心包炎和限制型心肌病仍没有重叠。Choi 等(2007)报道正常或增大的舒张早期二尖瓣环速率峰值区别缩窄性心包炎和限制型心肌病有良好的特异性,但灵敏性较低,尤其是在缩窄性心包炎潜在心肌异常患者中,他们报道了收缩期二尖瓣环速率(S')和舒张早期二尖瓣环速率峰值及二尖瓣流入开始之间的时间 T(二尖瓣环舒张早期速率峰值 - 二尖瓣舒张早期流入速率峰值)来区分缩窄性心包炎和限制型心肌病的价值。

二尖瓣环舒张早期速率峰值 [(9.5±1.7)cm/s vs(4.7±1.6)cm/s] 和收缩期二尖瓣速率 [(7.7±1.3)cm/s vs(4.6±1.9)cm/s] 两者增高都有显著性意义,二尖瓣流入开始之间的时间(二尖瓣环舒张早期速率峰值 - 二尖瓣舒张早期流入速率峰值)[(21.0±32.0)ms vs(53.1±30.4)ms] 在缩窄性心包炎比限制型心肌病显著缩短。

二尖瓣环舒张早期速率峰值对于缩窄性心包炎和限制型心肌病比收缩期二尖瓣速率或者二尖瓣流入开始之间的时间(二尖瓣环舒张早期速率峰值 - 二尖瓣舒张早期流入速率峰值)有更高的诊断准确率。二尖瓣环舒张早期速率峰值取值 8cm/s 区别二者有良好的特异性(100%),但敏感性较低(70%)。

然而,当二尖瓣环舒张早期速率峰值联合收缩期二尖瓣速率和二尖瓣流入开始之间的时间(二尖瓣环舒张早期速率峰值 - 二尖瓣舒张早期流入速率峰值),敏感性较单独二尖瓣环舒张早期速率峰值提高 [单独二尖瓣环舒张早期速率峰值 70%,二尖瓣环舒张早期速率峰值和收缩期二尖瓣速率 88%,二尖瓣环舒张早期速率峰值合并收缩期二尖瓣速

和二尖瓣流入开始之间的时间（二尖瓣环舒张早期速率峰值 - 二尖瓣舒张早期流入速率峰值）94%]，证明收缩期二尖瓣速率和二尖瓣流入开始之间的时间（二尖瓣环舒张早期速率峰值 - 二尖瓣舒张早期流入速率峰值）的测量对于诊断缩窄性心包炎和限制型心肌病的鉴别能够给二尖瓣环舒张早期速率峰值提供补充信息。

心导管检查：心导管检查所提供的血流动力学参数在缩窄性心包炎和限制型心肌病的诊断和鉴别诊断中亦发挥了重要作用。

舒张压的平衡：几乎所有心腔内舒张压力相等是缩窄性心包炎的标志，通常反映了整个心脏对称性病理过程。限制型心肌病通常左边压力比右边升高更加明显。两者的两心室舒张末压的瞬间比较或许是关键的，但实际上左右心房平均压的比较可能更为可靠，因为该记录不容易被人为因素干扰。差别 >5 mmHg 在缩窄性心包炎是不常见的，但当缩窄是相对的或者是局部的时候，差别也可以 >5 mmHg。在限制型心肌病时，因为双心室病变和顺应性不同，差别常 >5 mmHg。

舒张早期下陷和舒张后期的高原波形：右心室压力曲线呈现舒张早期下陷和舒张后期的高原波形或呈开方根号样曲线是典型缩窄性心包炎的标志，但限制型心肌病通常也表现为类似变化。右心室压力曲线呈现舒张早期下陷和舒张后期的高原波形在慢性心包增厚的病例是最明显的，因为充盈开始没有限制，在快速上升至高原水平之前心室舒张压达到零点。但通常使用导管记录的右心室压力波形掩盖了在缩窄性心包炎和限制型心肌病时舒张早期下陷和舒张后期高原波形的不同。

收缩峰压变化的不一致性：缩窄性心包炎不同于限制型心肌病心室依赖增强，表现为随着呼吸的变化左右心室收缩峰压变化不一致。在限制型心肌病时，左右心室压一起变化，而在缩窄性心包炎两者之间的变化是不同时相的。右心室收缩峰压随着吸气开始时增高，而左室峰压下降。Hurrell 等（1996）报道基于左右心室收缩压峰值在吸气和呼气时变异的右心室指数被使用作为心室耦联的测量措施，在其报道的 15 例手术证实的缩窄性心包炎和包含限制型心肌病的 21 例心力衰竭患者鉴别中，达到了 100% 敏感性和 95% 的特异性。心导管检查期间，这种变化既容易观测，但又容易被忽略，因为通常重点在评估两心室舒张压相似性上，放弃了收缩峰压

上部的范围，且该现象容易受人为因素影响，图表记录呼吸时压力变化可帮助诊断。

心室压力曲线下面积：在缩窄性心包炎患者中，左室容积吸气时下降和心室耦联增强而致右心室容积被动上升，左室压力曲线因为曲线的广度和宽度变得更小，右室压力曲线在吸气峰值时变得更大。Talreja 等（2008）一组病例报道中总结了鉴别缩窄性心包炎和限制型心肌病的血流动力学指标的敏感性和特异性，左心室舒张末压与右心室舒张末压差值 ≤ 5 mmHg 时，其敏感性和特异性分别为 46% 和 54%，肺动脉收缩压 <55 mmHg，分别为 90% 和 29%，右心室舒张末压与右心室收缩压比值 >1/3 时，分别为 93% 和 46%，左心室快速充盈波高度，7 mmHg，分别为 45% 和 44%，吸气时右房压上升 <5 mmHg 时，分别为 71% 和 37%。

在手术证实的缩窄性心包炎时，右心室指数仅有 59% 的敏感性和 86% 的阳性预测率。并提出将心室压力曲线下面积来决定左右心室相对容积变化，发现每次跳动容积比单独的峰压是更好的决定因素。收缩面积指数被定义为右心室面积（mmHg×s）/左心室面积（mmHg×s）吸气时与呼气时之比。采取连续 100 例患者中 59 例手术证实的缩窄性心包炎和 41 例限制型心肌病，评估吸气和呼气过程中心室压力面积，发现收缩面积指数在两组患者（1.4 ± 0.2 vs 0.92 ± 0.19）有明显不同，被手术证实的缩窄性心包炎患者有 97% 敏感性和 100% 阳性预测率。

CT 成像：CT 成像比超声可提供更大的视野，能够对整个胸部进行检查，可发现纵隔和肺的异常。正常心包厚度通常 <3 mm，>6 mm 表明心包增厚，结合临床评估，可得到缩窄性心包炎的诊断。然而，心包增厚的存在本身并不能完全表明心包缩窄。在缩窄性心包炎和限制型心肌病鉴别诊断困难时，任何心包钙化的存在对于缩窄性心包炎的诊断都非常重要，CT 能够发现微小数量的钙化存在。另外缩窄性心包炎时可发现变形的、管状心室，这有助于与限制型心肌病鉴别诊断。近来 MSCT 扫描三维成像表明能够提供准确的心包钙化的全貌，尤其对于小的局部钙化病例。

MRI：MRI 区分增厚的心包组织和心包积液明显优于 CT。心脏 MRI 能够提供良好的时间和空间分辨率，高度可重复功能和三维成像，且无辐射。MRI 作为非侵入性检查，对于缩窄性心包炎和限制

型心肌病的诊断有极高的准确性。缩窄性心包炎的 MRI 形态学直接征象表现为心包增厚,边缘不规则,在 SE T_1、T_2 序列和电影序列上均表现为低信号。增强 SE T_1 序列和 CE-IR 序列延迟增强征象则取决于不同病理阶段,心包强化往往提示有活动性炎症;而陈旧性纤维化或钙化一般缺乏强化。

MRI 通常认为正常心包厚度 ≤ 2 mm,缩窄性心包炎时厚度 ≥ 4 mm,而厚度 ≥ 5~6 mm 时诊断心包缩窄具有高度特异性。MRI 报道基于心包厚度 ≥ 4 mm 区分二者有 93% 的准确性。Masui 等 (1992)使用 SE 成像,发现 88% 的被确诊为缩窄性心包炎的患者心包增厚,主要位于右心室表面。局部心包增厚和小到中量的心包渗出能很好地被显示,电影 GE 成像对于心包积液的显示敏感。

除心包增厚以外,缩窄性心包炎心脏结构的改变也能被准确显示:延长狭窄的右心室,右房扩大,"S"形室间隔运动。然而,有时单独的心包增厚或钙化并不能确诊缩窄性心包炎,另一方面,严重者可能心包仅仅轻度增厚甚至没有心包增厚。研究显示约有 18% 的组织学证实的缩窄性心包炎心包厚度正常或接近正常(≤ 2 mm)。此类患者 CT 表现可能无异常发现。因此,除形态学检查,功能评估是必需的。使用功能 MRI 测量心室流速和血流动力学参数有助于限制型心肌病的鉴别诊断。

心脏实时 MRI 电影序列显示血流流入特征和室间隔运动异常有助于缩窄性心包炎的诊断。正常时吸气降低胸腔内压,导致右室充盈增加(体静脉回流增加),左室充盈降低(降低肺静脉回流),呼气的影响正好相反;这种现象在缩窄性心包炎患者因僵硬心包而加强,吸气相室间隔左向运动增加,呼气相室间隔右向运动增加,而限制型心肌病患者则保持正常或减低。Giorgi 等(2003)报道舒张期异常的间隔运动和室间隔到左室自由壁标准化后半径不同对于诊断缩窄性心包炎的敏感性和特异性分别为 80% 和 100%,有助于与限制型心肌病的区别。

应用 MRI 分析室间隔位置和形状对于临床怀疑缩窄性心包炎的患者有一定的诊断价值。在大部分缩窄性心包炎患者中可观察到心室舒张早期充盈时室间隔变平或反向凹陷(凸向左室)。这种现象一般不会出现在正常心脏、限制型心肌病和心包积液患者中。室间隔这种异常在基底段最常见,表现最典型。由于右室充盈略早于左室,顺应性降低的心包损害了充盈期右室游离壁的外向运动,舒张期跨室间隔压力梯度改变,导致充盈期室间隔形态重构和矛盾运动,典型者出现"室间隔抖动"现象。

Francone 等(2006)报道在 MRI 操作者引导下深呼吸实时 MRI 电影成像,分析心室充盈早期室间隔位置和形状,在 18 例缩窄性心包炎患者中均有舒张早期间隔反向凹陷或者扁平,15 例限制型心肌病均无该现象。吸气开始时室间隔形状异常出现,下一次心跳快速消失。心室耦联通过量化吸气和呼气时最大间隔偏移距离,标化双心室直径,在缩窄性心包炎显著增大 [(20.0 ± 4.5)%],而限制型心肌病缩小倾向 [(4.2 ± 1.7)%],取值 11.8% 能够完全区分缩窄性心包炎和限制型心肌病。实时 MRI 电影容易观察心室耦联增强,有助于更好地区分缩窄性心包炎和限制型心肌病,尤其是鉴别心包厚度正常和增厚不明显的缩窄性心包炎患者。

限制型心肌病和缩窄性心包炎的鉴别诊断长期以来一直是临床心脏科的一个难题,随着多种诊断方法的出现,对于大部分患者可明确诊断,但仍然有一部分患者鉴别诊断困难,最终可能还需要综合多种影像学、临床表现和心内膜活检以提高诊断准确性。

第六章　心肌致密化不全

心肌致密化不全,过去称为"海绵样心肌"或"心肌窦状隙未闭",是1种少见的先天性心肌病,具有家族发病倾向。WHO(1995)将其归类为"未分类型心肌病"。

心肌致密化不全常与其他先天性心脏畸形并存,如室间隔完整的肺动脉闭锁,冠状动脉起源于肺动脉干等。无并发心脏畸形者,称为孤立性心肌致密化不全,这一类型更少见。临床表现无特异性,目前超声心动图是该病诊断的主要技术。

孤立性心肌致密化不全的胚胎学基础和诊断:胚胎早期冠状动脉循环形成前,人类心肌是由心肌纤维编织成的疏松的海绵样网状结构,由心肌小梁及小梁间隙构成,小梁间隙与左室腔相通,通过小梁间隙向心肌供血。胎儿5~8周,小梁间隙逐渐缩小、消失,心肌纤维逐渐致密化,相对大的肌小梁间隙则转化为心肌内的毛细血管。心肌致密化过程从心外膜下心肌开始逐渐扩展到心内膜下心肌,并从心底向心尖顺序进行,与此同时冠状动脉血管形成,冠状动脉循环建立。如心肌纤维致密化过程停止,则多发、粗大的心室肌小梁及深陷的小梁间隙持续存在,即心肌致密化不全。

孤立性心肌致密化不全临床上可无症状,或表现为心功能衰竭、心律失常及体循环栓塞。超声心动图是生前常用的可靠诊断方法,特征性表现为心室壁增厚,包括薄的心外膜下心肌及增厚的心内膜下心肌,后者由粗大肌小梁及深陷的小梁隐窝构成,隐窝内充满血液与心腔相通,心内膜下心肌厚度可达心外膜下心肌厚度的2倍或以上。

孤立性心肌致密化不全的 MRI 表现

孤立性心肌致密化不全的发生部位:孤立性心肌致密化不全可单独发生在左心室或右心室,左右心室亦可同时受累。以左室最常见,而左室又以心尖段最常见、病变最显著。Ichida 等(1999)报道的27例孤立性心肌致密化不全心尖部受累达100%,

Oechslin 等(2000)报道34例心尖部受累95%,国内一组心尖段受累100%。文献报道左心室下壁及侧壁受累率仅次于心尖段,而该组侧壁中间段受累91.7%,前壁中间段受累达100%。间隔壁很少受累,中间段心室壁受累率明显高于基底段,这与胚胎时期心肌致密化过程由心底向心尖逐渐扩展有关。文献对右室受累报道不一致(0~49%),该组约为25%。

致密化不全的心肌段增厚并分为2层:致密化心肌层变薄,信号强度同正常心肌,呈均匀等信号。非致密化心肌层增厚,信号不均匀,黑血序列显示肌小梁增多、粗大、交错排列成网状或栅栏状,其间可见深陷的小梁隐窝,小梁隐窝内为与血流信号一致的低信号,或信号强度介于血池及小梁之间的偏低信号,后者可能因为隐窝内血流缓慢或涡流导致该序列的黑血效应减弱或消失;亮血序列示非致密化心肌与心腔及致密化心肌分界清晰,信号强度呈"灰色",介于正常心肌与心腔内高信号血流之间,信号不均匀,其内可见网状或栅栏状排列的肌小梁结构。

MR 电影:心室舒张期,非致密化心肌内可见多发、粗大的肌小梁及深陷、充满血液的小梁隐窝,收缩期小梁隐窝可萎陷、消失,心肌变得"致密",或小梁隐窝仅变形、缩小,亦可无变化。该组2例收缩期表现小梁隐窝萎陷、消失、心肌变致密,心肌收缩功能则较好;4例心功能不良者小梁隐窝无变化。

非致密化心肌/致密化心肌比值(N/C 比值):孤立性心肌致密化不全最厚心肌段,非致密化心肌/致密化心肌比值≥2。非致密化心肌/致密化心肌比值对孤立性心肌致密化不全的诊断具有重要的意义,且有助于同其他原因引起的心室肌小梁粗大鉴别。Oechslin 等(2000)认为,超声心动图于心室收缩期较舒张期更容易准确区分致密化和非致密化心肌,因此应选择收缩期测量各层室壁厚度。

有作者认为,部分心功能较好的患者于心室舒张末期,小梁隐窝内充满血液,而于心室收缩末期小梁隐窝萎陷消失,心肌变致密,或小梁隐窝变形、缩小,所以收缩期测量的致密化心肌厚度小于实际厚度,而心外膜下致密化心肌因收缩期增厚,测量值大于实际厚度,非致密化心肌 / 致密化心肌比值将低于实际情况,有可能贻误诊断。因此选择心室舒张末期测量较合理。

MRI 的空间分辨率优于超声心动图,心室舒张末期可清晰显示致密化心肌及非致密化心肌层的轮廓,选择心室舒张末期测量并计算非致密化心肌 / 致密化心肌比值,更为准确。

小梁陷窝内血栓:在 T_2WI 及 HASTE 序列小梁隐窝内血栓呈高信号,与肌小梁及小梁隐窝内血液信号有所不同,因此以 MRI 检测小梁内血栓有其优势。

心肌灌注成像:首过期非致密化和致密化心肌均可出现透壁性或心内膜下心肌灌注缺损。该组 6 例 14 段出现这一征象,5 段见于心内膜下心肌,其余 9 段为透壁性心肌灌注缺损,11 段心肌灌注缺损与孤立性心肌致密化不全受累部位一致,另 3 段灌注缺损见于致密化心肌段。^{201}TL 单光子发射计算机体层(^{201}TL-SPECT)及正电子发射计算机体层(PET)心肌灌注扫描亦可检测孤立性心肌致密化不全患者的心肌缺血,但 MRI 更为敏感,并可显示缺血透壁范围。

心肌灌注延迟期成像,该组 4 例 23 段显示心肌延迟强化,4 个心肌段心内膜下心肌强化,19 段透壁强化,4 段伴肌小梁强化。根据病理组织学研究,非致密心肌延迟期强化提示为心肌纤维化改变,MRI 尚可反映心肌纤维化的范围及程度。该组 23 个延迟强化心肌段中 19 个段为非致密心肌,另 4 段为致密化心肌。众所周知,梗死后心肌亦可显示延迟期心肌强化,该组 1 例曾发生侧壁心肌梗死,MR 心肌灌注成像可见侧壁中间段的透壁性延迟期强化。MR 电影该组 4 例显示延迟期心肌强化者,均见左室收缩功能普遍减弱,射血分数明显减低。

另外,肥厚型心肌病以及继发于体、肺动脉压升高的左、右心室心肌肥厚,包括肌小梁增粗,尤其后者有时需注意同孤立性心肌致密化不全鉴别,但注意肥厚心肌的分层和非致密化肌小梁的形态特征,一般并无困难。

近年来随着对本病认识的提高,影像学技术包括超声、MRI 等进展,孤立性心肌致密化不全的检出率有所增加。孤立性心肌致密化不全临床预后差,猝死率较高,因此早期诊断、及时治疗,对预防并发症及估计预后具有重要意义。根据研究,MRI 对孤立性心肌致密化不全的诊断、病变程度分析及预后的评估具有重要意义。

第七章　心肌淀粉样变性

淀粉样变性是以广泛侵犯身体各部为主的，以细胞外不溶性纤维蛋白异常沉积为特征的一种糖蛋白储存紊乱综合征。淀粉样变性在临床上分为两大类，一类是全身性的，可分4型：①恶液质型（骨髓瘤，免疫球蛋白病）；②遗传型（神经系统，肾，心脏，胸膜，肺）；③老年型；④慢性型（血透，慢性活动性疾病）。另一类是局限性的，也分4型：①脑血管型（阿尔茨海默的）；②皮肤型；③眼型；④其他。因此，心脏淀粉样变只是全身性淀粉样变性遗传型中的一种。

换句话说，淀粉样变性在临床上可分为免疫球蛋白轻链型、遗传性淀粉样变、继发性淀粉样变和老年系统性淀粉样变等类型，分别为不同类型的淀粉样蛋白沉积所致。一些作者指出，几种类型的淀粉样变均可累及心脏，其中免疫球蛋白轻链型心脏淀粉样变发生率最高，预后最差。沉积部位包括心室、心房、外周血管、瓣膜和传导系统等。

一、病理学

心脏淀粉样变性是以细胞外纤维蛋白异常沉积为特征所引起的组织结构紊乱。正常心肌组织被淀粉样物质浸润，导致细胞代谢异常以及细胞水肿、心肌僵硬程度增加、顺应性下降、心功能受损。在病理上，心脏淀粉样变性物质多在心肌间质网状纤维支架沉着，也可广泛沉着于心瓣膜、内膜、外膜、乳头肌以及冠状动脉分支。切面：心肌呈灰红褐色晦暗失去光泽，扪之坚韧而实，酷似甲醛固定过的标本。病变严重时冠状血管管壁全为淀粉样物质所占有，管腔极度狭窄，心肌缺血，纤维萎缩。由于传导系统的淀粉样物质常沉积于房室环附近的结缔组织内，这就可以波及房室结、希氏束，造成不同程度的传导阻滞。窦房结、房室结动脉也可受累，可导致患者猝死。

二、临床表现

心脏淀粉样变性是全身淀粉样变性的一部分。

尸检检出率12.5%~26.8%。在国外老年人中已属常见的一种心脏病，我国发病率较西方为低。本病是猝死原因之一，常易漏诊或误诊。当临床上出现无原因的反复心力衰竭，或出现不伴有心绞痛的心肌梗死时，都应考虑有心脏淀粉样变性的可能性。临床上最常见为限制型心肌病的表现。其中50%的患者有慢性心力衰竭，进行性呼吸困难，伴右心室压力升高等表现，早期可有外周水肿，晚期则出现腹水。部分患者因为心肌小血管受累可出现心绞痛，但造影肉眼显示冠状动脉正常。若累及传导系统可引起各种心律失常，部分患者可出现房颤。心电图典型表现为肢体导联低电压，超声心动图则表现为限制型心肌病的特征。淀粉样变的确证需要组织活检，心内膜活检的敏感度可达100%。

三、影像学研究

磁共振"一站式"扫描不仅能够全面观察心脏形态结构和功能变化，而且其较为特征性的变化即心肌灌注延迟显像所表现的室壁弥漫性强化对本症有重要的提示作用。本症的心肌延迟强化是由于细胞外纤维蛋白异常沉积所致，因此主要表现为弥漫性透壁强化，但往往又以心内膜下为重，故部分患者室间隔强化可呈现"斑马征"。这些特征与冠状动脉心脏病、心肌病、心肌炎以及心内膜心肌纤维化等强化均有所不同，因此如能够密切结合临床，可以正确地提示诊断。由于本病的左心室心肌、心内膜及瓣膜表面的增厚可造成高低不平而有起伏的形态，同时在左室心内膜下、乳头肌常有斑块状小病灶出现，在MR图像上可呈现"脂滴突起征"或在心肌灌注延迟显像中室间隔强化可呈现"斑马征"。有这2个征象时可考虑或提示本病诊断的可能。

鉴别诊断：一例患者3年中反复出现无其他原因引起的心力衰竭，其心电图表现为肢体导联低电压，超声心动图示左房扩大，左室壁及室间隔呈均匀性增厚，室间隔及左室壁运动幅度和收缩增厚率明显降低。应与心内膜心肌纤维化症、Löffler 心内膜炎等限制型心肌病做鉴别。同时患者还有夜不能卧、颈静脉怒张、肝颈回流征(＋)、肝大、双下肢浮肿等症状及体征,其临床表现又酷似缩窄性心包炎。因此要结合临床,审慎分析,予以鉴别。

第八章　心肌其他疾病

围产期心肌病

围产期心肌病,是指既无心脏病史,又除外其他心血管疾病,而在妊娠最后 1 个月或产后 5 个月内发生的一种病因未知的扩张型心肌病,其主要特点是发生在围产期。

围产期心肌病与妊娠和分娩有关,尽管发病率低于 0.1%,但死亡率高达 5%~32%。围产期心肌病的预后也多种多样,部分患者临床表现和超声心动图能恢复正常,但也有一些会发生严重的心力衰竭,甚至猝死。

围产期心肌病的幸存者左心室功能往往能恢复,但她们再次怀孕时有再发心力衰竭和死亡的危险。严重的病例,患者健康急速恶化,药物治疗没有帮助,可能需要心脏移植,抑或死于心力衰竭、血栓栓塞和 / 或心律失常。因此,最初的左室收缩或舒张功能障碍不能判断远期预后。

(一)发病机制

围产期心肌病发病机制目前尚未明了,可能致病原因包括病毒性心肌炎、妊娠的异常免疫反应、妊娠期血流动力学应激反应不良、细胞因子激发、过多的催乳素分泌、长期安胎。围产期心肌病的家族倾向也有报道,尽管扩张性心肌病的遗传性变型已被提出,但围产期心肌病遗传基础特异性没有系统的研究。欧洲心脏病协会最近将围产期心肌病归为一种非家族性、非遗传的扩张性心肌病。

(二)临床表现

妊娠最后 1 个月或产后 5 个月内有心力衰竭症状或体征的女性,应明确有无家族病史,并进行血清学检查、胸片、心电图、经胸廓的超声心动图、心脏MRI 和 / 或有指征时心内膜心肌组织活检。心脏MRI 可用于测量整体和局部心肌收缩,可帮助研究该病的发病原因,以及揭示炎症过程。

Baruteau 等(2010)认为心脏 MRI 可以用于区别炎性和非炎性发病机制,有助于对围产期心肌病患者进行初步病理生理学评估以及指导进一步的治疗方案。且 MRI 检查无辐射,不受声学窗位的影响,故在诊断及评估上具有独特优势。但目前我国对疑似围产期心肌病的患者采用心脏 MRI 进行评估尚未广泛开展,

围产期心肌病心力衰竭代偿期和失代偿期治疗方案有所不同。对所有内科保守医疗措施均不敏感的围产期心肌病患者,为挽救生命可行心脏移植,有心脏移植后妊娠分娩的报道。该病例中患者由于反复心力衰竭,综合治疗无效后行心脏移植,移植术后恢复良好。

第九章　心肌灌注成像

建立标准节段磁共振心肌灌注成像方法的初步研究

美国心脏协会临床心脏病学会心脏影像委员会为左心室的标准分段的定位和命名发布了一个指导标准,该标准将左心室心肌分为 17 个段,并为定位提供解剖标志,目前被广泛应用于心肌影像学评价。

并行采集技术(iPAT)的临床应用大大提高了磁共振数据采集速度,采用并行采集技术的快速单次激发梯度回波序列(turbo FLASH)能在一个心动周期内采集 4~5 层图像,使全心肌磁共振灌注成像成为可能。

传统的磁共振心肌灌注成像主要是采集 4~5 层心肌短轴位图像,从而使对第 17 节段心尖部评价成为一个盲区。有作者尝试通过 3 层短轴位结合 1 层水平长轴(四腔心位)和 1 层垂直长轴(二腔心位)心肌灌注成像显示心肌 17 个标准节段的血流灌注。

由于临床上多种心脏影像学检查方法,各自发展不同的评价方法,使不同影像学方法间的交流和比较以及科研存在一定的困难。

为便于不同影像检查方法间研究及临床应用的交流,美国心脏协会临床心脏病学会心脏影像委员会为左心室的标准分段的定位和命名发布一个指导标准。该标准将左心室分为垂直于长轴的心底、心腔中部及心尖三等分层面,心底层面从二尖瓣延伸至舒张末期乳头肌尖,心腔中部层面包括乳头肌全长,心尖层面包括乳头肌以远到心腔的末端。

心底、心腔中部层面被分为前壁、前室间壁、后室间壁、后壁、后侧壁、前侧壁 6 个节段,对应被命名为心底前壁和心腔中部前壁,依次类推。心尖层面被分为心尖前壁、心尖后壁、心尖室间壁和心尖侧壁。上述 16 个节段可以在短轴位断层图像上清晰显示,而第 17 节段即心尖需要在长轴位图像上显示。

该标准与冠状动脉供血区域有紧密联系,1、2、7、8、13、14 和 17 节段主要由前降支供血,3、4、9、10 和 15 节段主要由右冠状动脉供血,5、6、11、12 和 16 节段主要由左旋支供血。

心血管磁共振成像(CMRI)能提供心脏形态和功能以及心肌灌注和活性、瓣膜形态以及血流和冠状动脉解剖学信息,已成为临床上无创评价心脏病变的影像学检查方法。

MR 心肌灌注成像采用顺磁性对比剂首次通过产生的短 T_1 效应评价心肌血流和检出冠心病。传统 MR 心肌灌注成像序列由于数据采集速度较慢,一个心动周期仅能采集 1 层图像,不能完成全心肌的灌注扫描,从而限制其临床应用价值。

为克服这一限制,有作者采用梯度回波与平面回波相结合序列在每次心动周期获得多层图像,但长回波链因幻影和磁敏感伪影降低图像质量。并行采集技术(Philips 称敏感性编码,SENSE)通过多单元线圈空间敏感性所包含的空间信息对信号定位。

在并行采集技术中,降低 K- 空间采样数来降低采集时间,同时通过增加数据在 K- 空间填充间距来保持空间分辨率(会减小视野和产生卷褶伪影)。每个线圈单元并行采集小视野和有卷褶伪影的原始图像,通过去重叠获得大视野无卷褶伪影的图像。

在心血管 MRI 中,采用并行采集技术的 FLASH 序列能在一个心动周期内完成 3~5 层数据采集,可以覆盖整个心脏。常规心肌灌注 MR 成像以 3~5 层短轴位覆盖左心室,可以获得与标准分段 1~16 节段较好的一致性,但不能显示第 17 节段。

该组资料采用 turbo FLASH 序列加并行采集技术于一个心动周期内采集 5 层图像,将 3 层定位于标准短轴位,另外 2 层分别定位为垂直长轴和水平长轴位,获得图像能完全满足美国心脏协会临床心脏病学会心脏影像委员会推荐的左心室心尖 17 节段的标准。对有心肌灌注减低区根据冠状动脉供血分布提示可能存在狭窄的动脉,指导临床导管法冠状动脉造影的实施。

　　该研究存在缺点之一是未能对心肌灌注进行定量分析。定量分析需要首先测量动脉输入函数，本研究对比剂剂量为 0.1mmol 每千克体重，大量对比剂在主动脉或心腔内聚积，使主动脉或心腔内信号强度失真，影响动脉输入函数的测量。

　　Christian 等（2004）采用双剂量方法，首先用较低对比剂剂量获得心腔（动脉）输入函数，而后采用常规剂量行心肌灌注扫描，进行心肌灌注定量分析。

MR 心肌灌注定量分析十分复杂，目前还没有商品化软件。另外，该项研究对心肌缺血患者未进行药物负荷状态下灌注成像，因此，5 例患者中有 2 例未检出心肌低灌注区域。

　　综上所述，采用该项研究方法可以获得左心室心肌全部 17 个节段灌注信息，适用于全面分析左心室心肌血供，可以推荐用于心肌 MR 灌注成像研究。

第十章 心肌疾病的误诊

第一节 心肌病与 MRI 误诊

MRI 可以评价多种心肌病变,并且应用范围正在拓宽。在评价缺血性心脏病时,可用常规或屏气 MR 电影序列评估心肌的整体和局部功能。使用带有心肌标记的 MR 电影序列可进一步显示心壁运动异常区域,T_2WI 可以显示心肌局部缺血或再灌注损害心肌的水肿和损伤的组织特征。

但是,T_2WI 或 / 和对比增强 T_1WI 心肌信号增高并不一定都是心肌的不可逆损伤即心肌坏死,进一步使用钆对比剂首过心肌灌注检查可了解心肌组织的存活情况。

心肌梗死(不可逆性心肌损伤)和慢性瘢痕心肌缺乏首过心肌灌注,而存活的(可逆性损伤)心肌将保存灌注或仅为中度减低的灌注。心肌梗死的并发症如真性或假性室壁瘤以及潜伏的血栓也可以被评价。

慢血流可导致心肌标记时过度估计心壁厚度。有作者报告,收缩期短轴面电影 MRI 显示心肌前壁真实的厚度。因为前壁心内膜下区血流缓慢导致慢性前壁心肌梗死,心肌标记收缩期成像显示心肌标记物并未消散,结果导致心肌标记时过度估计心壁的厚度。而在短轴位 STIR 及短轴位首次通过灌注成像显示心脏前壁显著变薄。STIR 图像上高信号影像示慢血流,增强后灌注图像上该处出现强化,表明为心腔,而不是心脏前壁。

心脏假性室壁瘤也可能成为诊断的陷阱。心脏长轴增强 MRA 显示心底部一室壁瘤,这与心肌周缘梗死破裂后形成的假性室壁瘤的典型好发部位是一致的。假性室壁瘤需要手术处理,事实上,该例被误诊为假性室壁瘤是由于它有一较宽的瘤腔,相对狭窄的颈部与心腔相通。而后者其实是由于图像中有后、内侧乳头肌影与之重叠所致。

在一短轴多平面成像上通过三维数据处理后显示出室壁瘤颈的真实大小,其实它是相当宽阔的,从而得出真性室壁瘤的结论,且不需要手术处理。此诊断后经心导管术证实。值得注意的是,此室壁瘤未被自旋回波序列检出,是由于瘤腔内血流缓慢导致信号减弱。此外,由于慢血流和自旋饱和效应,它在 MRI 电影图像上也未能清楚显示。

第二节 有关心肌疾病的误诊和诊断陷阱

梗阻性增生性心肌病:Smith 等(1975)报告一例 47 岁妇女患非梗阻性增生性心肌病,在临床上和 X 线检查皆非常类似于二尖瓣狭窄,采用超声心动图进行鉴别诊断,最后以心导管术确诊为非对称性的间隔增生。

心肌钙化:Fierer 等(1970)介绍一心肌钙化病例,为女性,43 岁,有血钙过多症,她患乳腺癌,发生多发性骨转移,进行大剂量生糖型肾上腺皮质类酯醇(prednisone)和磷酸钠治疗,同时保证肾的适当排泄。尸解发现心肌广泛钙化,如同见于肾和肺的那样,实为一少见病例。

心淋巴瘤伪似增生型心肌病:Cabin 等(1981)著文报道心淋巴瘤可伪似增生型心肌病,这是相当少见的心脏肿瘤,为未分化 nonburkitt 型淋巴瘤位于心脏,尸检见肿瘤浸润导致室壁广泛增厚,该作者认为,这就是超声心动图所见的左室壁及间隔增厚、二尖瓣收缩前运动及左心房扩张的原因。

心脏高收缩状态：Come 等（1977）专门讨论心脏高收缩状态可类似增生型心肌病的超声心动图表现。另有作者指出，在左心室后壁可发生假性心肌动脉瘤，X 线侧位胸片表现为左心室后壁局限性隆起，在透视下清楚可见此隆起有明确的反相运动，但在随后重摄的侧位胸片上此表现未能复见，故解释为左心室短暂收缩期引起的假象，属正常现象。

第十五篇　肺血管

第一章　关于肺血管

第一节　肺动脉与肺静脉

在 CT 横断扫描图像上,右肺门的肺静脉分支在右前肺门有不同的表现,颇似淋巴结肿大;在左侧,有时一肺静脉分支位于支气管影的外侧而伪似淋巴结,有作者统计,此类肺静脉分支样式见于正常人群的一半左右。

右肺门可有脂肪积聚,有时与正常大小的淋巴结同存,常见于右前肺门,位于右肺动脉主干的外侧,不应错误解释为一包块。左肺动脉主干分支时有变异,偶可使左上叶肺动脉分支在 CT 图像上酷似肺门或纵隔肿块。连续扫描到较低平面,上下断面图像相互结合进行分析有利避免误诊。

在正常人,右上肺静脉的一条分支可走行于中间段支气管的后方,再进入左房,可能伪似肺门淋巴结肿大。在某些人,左肺静脉的分支可走行于背段支气管的内侧和左主支气管的后方,也能伪似淋巴结。Mencini & Proto(1982)指出,某些病人肺动脉主干位置较高,位于主动脉前方,佯似一包块性病变,在较低层面则可见它实际上为肺动脉,同时显示弯曲的奇静脉弓。

Goodman 等(1982)在做胸部 CT 扫描时,常注意到右中肺区域性血管稀少,却并无病理征象。他研究 50 例中,发现 92% 血管减少区位于中间支气管层面。右肺动脉进入肺门时,发出最大分支——前干,向上行供应右上叶,而后下行且无分支,正好位于中间支气管外侧。在水平裂平面,供应中叶的分支外行,其余继续下行供应下叶。标本腐蚀血管研究及肺动脉造影均证实水平裂层面右肺血管稀少。但在左肺,由于向下方走行的两主支发出许多小血管向各个方向伸延,故水平裂层面无血管稀少

的表现。熟悉这点,才不至于与病理情况混淆。

肺静脉曲张是一少见疾患,它是正常进入左心房的肺静脉节段的局部扩张,主要依靠 X 线肺血管造影做出诊断,其关键的特征性表现是正常肺动脉树不扩张,或在动脉期中出现毛细血管和旁路,与正常肺静脉系统的速率相同的曲张血管的充盈,排入左房延迟。只有病变静脉的近侧部分为迂曲走行,表现曲张。Bartram & Strickland(1971)对本症的区别诊断和解剖发育做了详尽的讨论。

与继发性肺动脉的新生物相反,肺动脉壁上的原发性肉瘤十分罕见,它通常起源于肺动脉干后壁的内层,肺动脉瓣受侵,连续的壁上管内的播散可出现。血管造影能观察到肺动脉树的缺损,在血管床上可见明显的狭窄,有时可见侧支循环。Cain(1969)讨论了本症。

咯血是许多疾病的症状,常常弄不清楚咯血的病因。Byrne & Bloom(1970)报告肺动脉右侧主干的阙如是咯血的一少见原因,此症十分罕见,常规胸部 X 线照片虽然可提示本症,但心血管造影才是确定诊断的手段。

肺的循环系统由肺血管、支气管循环及淋巴管组成,这些血管的异常皆可伪似肺部疾病:纤维化、块状病变或肺炎。

血管异常计有:异常支气管动脉伴颈血管病;肺的动 - 静脉异常;肺的毛细血管扩张;肺的淋巴管扩张;肺动脉的动脉瘤;肺血管扩张;肺静脉的闭塞性病变。对于上述这些情况,Zajko 等(1978)曾做介绍。

第二节　肺动脉狭窄

肺动脉狭窄多为先天性畸形，分为肺动脉主干及周围肺动脉狭窄。右心室或肺动脉造影可准确显示主肺动脉或肺动脉分支狭窄的程度、范围与狭窄后扩张。

Kondo 等（2001）采用 3D MRA 和血管造影观察 73 例先天性心脏病患者，发现肺动脉分支单侧狭窄 31 例，双侧狭窄 5 例，在造影发现的 36 例患者

41 根狭窄和 105 根无狭窄血管中，MRA 分别发现了 38 根和 101 根，MRA 的敏感性、特异性及准确性分别为 92.7%、96.2% 和 95.2%，阳性和阴性预测率分别为 90.5% 和 97.1%，MRA 与造影所见血管狭窄表现一致。MRA 和 ARA 分别测量 139 根（101 根无狭窄，38 根狭窄）的血管直径，结果显示差别不明显。但 MRA 对远端小血管的显示有一定限度。

第三节　肺小血管的直径及分布特点：活体与非活体的差异

肺内多种疾病都可引起肺小血管形态和结构的改变，其中肺间质性病变以及由此引起的肺动脉高压对人民健康危害较大。有作者利用分支几何学与影像学检查相结合的方法，研究活体正常成人肺小血管的分支几何学特征，探索该方法对肺小血管分支形态改变的应用前景，通过对肺小血管分支几何学的探索，进一步建立活体肺血管的血流和压力的数学及物理模型，为临床应用奠定基础。

正常人肺小血管的直径及分布特点近年来受到解剖学家的关注。Horsfield 等（1989）使用 2 具尸肺的铸型标本，对肺动脉两分支分叉处的 3 支动脉的直径进行了测量，并计算了多项生理学和形态学参数，发现分支处的血管截面积恒以 1.087 9 倍增加，获得了肺小血管中血液流动的状态参数，还分析了这些参数在呼吸生理学中的意义。

但是该研究属非活体状态，样本量少，所获得的小血管直径和范围与活体状态存在着一定的偏差。活体状态下肺小血管的直径大小和分布能反映肺血流分布情况，也是影像学上所能够观察到的较准确的指标。

随着技术的不断发展，目前螺旋 CT 图像已能够清晰显示肺内的细微结构，尤其对肺小血管的显示更具有其他成像手段无可替代的优势，成为研究肺小血管最为理想的无创或微创检查方法。

测量和计算方法：采用螺旋 CT 2~3 mm 间隔重建，尽可能多的包括肺内两分支状血管，使分支系统更具整体性和代表性。由于肺小动脉壁很薄，相当于相同外径体动脉的 1/4 左右，而肺小静脉壁更薄，

可以忽略小血管壁厚，将测得的血管影横径作为小血管的横径是可行的。为避免盲目确定血管边缘，测量时采用图像放大和边缘增强的方法，使血管边缘清晰确定，该法简便规范，标准一致，便于理解和操作。

所计算的两个因子是分支几何学的重要参数。扩张因子反映分支系统截面积的增加程度，不对称因子反映分支系统横径大小的不对称程度，是进一步计算得出血管内血液的流态参数的基础，其概念和计算方法首先由 Phillips 等（1995）提出，并用于对支气管铸型标本测量数据的分析。由于肺内小血管的分支方式与支气管近似，因此有作者借鉴这种数据处理方式，针对活体状态下测得的肺小血管横径数据，分析计算肺小血管分支的特点，并比较标本与活体状态下两因子变化趋势的异同。

两因子值及与母支横径的相关回归意义：

扩张因子均数 1.002 2，即子支的截面积和平均为母支的 1.002 2 倍，分支处截面积以 1.002 2 倍恒定增加。不对称因子中位数 1.493 8，说明较大子支截面积多为较小子支的 1.493 8 倍，呈明显不对称的分支。两因子在母支横径为 2~4 mm 时出现较明显的线性分布，随着母支横径的减小，扩张因子逐渐增大，不对称因子逐渐减小。母支横径大于 4.5 mm 时，不对称因子分布趋势不明显，扩张因子也有波动。相关分析也发现同样的趋势，虽然相关系数不大，但经检验确实存在这一现象。

扩张因子随母支横径的变化趋势表明，随着肺血管的不断分支，血管的总截面积平均以 1.002 2 的

比例增加,在血管横径降至 2.6~2.9 mm 以下时,截面积增加的比例增大,至母支横径为 1.5 mm 时,扩张因子达到最大值 1.622。按照以往的观点,横径为 1.5 mm 左右的血管,即属于 Strahler 分级的 13~14 级,相当于进入肺小叶前的动、静脉。

从生理学角度来说,肺小叶动脉和伴行的小叶静脉向下不断分支,陆续进入肺泡,分支总截面积需要急剧扩大,形成毛细血管网,才能满足肺泡内气体交换的需要,扩张因子迅速增大,正好满足了这一需要。

从不对称因子的角度来看,血管分支越细,分支愈趋于对称。母支横径降至 1.5 mm 时,不对称因子接近于 1,此时血管横径相当于肺小叶前动静脉时,说明为了满足气体交换的需要,伴随着截面积的迅速增大,血管分支越来越趋于对称,这一现象同扩张因子的变化一样,符合人体的解剖和生理需要。

分支的自相似性:不对称因子的变化特征还提示 2.5 mm 以下血管分支系统具有近似的自相似性。分形理论认为,人类支气管树和肺动脉树在结构上都具有自相似性,一个具有自相似特征的系统必须满足标度不变性,又称伸缩对称性。也就是说,不论两分支结构的大小,它的形态、不规则性等特征均不会发生变化。

从扩张因子的变化来看,两分支血管截面积增加比例是较为恒定的,而不对称因子变动的范围较大,较大血管分支对称性不一,直径 2.5 mm 以下的血管分支的大小则有律可循,且随着分支的不断向下延伸,不对称因子越来越稳定,分支也越趋于对称,具备了近似的自相似性。这是在活体得出的肺血管具有自相似性的结论,也与前人在标本上业已得出的结论基本一致。

标本与活体的比较:有作者在活体状态下所得数值与铸型标本测量结果存在着许多差异。标本所得两分支的横径比平均为 0.784 9,比该研究所得的值小,说明在活体状态下,肺小血管分支更加具有不对称性。据 Phillips 等(1994)报道,Weibel 根据肺支气管铸型标本测量数据得出了不对称分支模型,从该作者的测量结果来看,肺小血管的分支具有不对称的特点,进一步验证了血管为不对称分支结论的正确性。

Phillips 等(1994)得出的扩张因子和不对称因子随母支横径变化的散点图趋势也与所得结果不同。这些都反映了活体和标本属两种不同的实物状态,两者自身既存在着差别,又相互联系,有着许多可供借鉴和对比之处。

第二章　肺动脉

第一节　MSCTPA 与 D- 二聚体和肺动脉栓塞

MSCT 以其成像时间短、薄层扫描、广覆盖以及良好的图像后处理质量，提高了肺动脉栓塞的诊断效率，栓子在 MSCT 肺血管成像（MSCTPA）上表现为典型的腔内充盈缺损，在周边高密度对比剂的衬托下极易显示而被检出，其精确度可至肺段、亚肺段甚至下一级分支。

由于受到自身特定空间分辨率的限制，位于肺周边小血管分支内的栓子常因部分容积效应而不易检出，从而造成漏诊。因此仅凭 MSCTPA 阴性结果尚不能完全排除肺动脉栓塞。

另外，CT 检查费用相对昂贵，存在一定的电离辐射，给肺动脉栓塞病人溶栓治疗后的复查带来一定不便。理论上讲。MSCTPA 诊断肺动脉栓塞的优势之一是对可疑肺动脉栓塞可进行超薄层重建，以提高影像空间分辨率，减少部分容积效应，从而利于小栓子的检出。有作者报告在进行 0.625 mm 薄层重建时就确诊了 1 例肺动脉栓塞，而 1.2 mm 重建仅为可疑肺动脉栓塞。

实际上重建层厚越薄所得到的图像也就越多，有的多达几千帧，如此众多的图像给影像科医师诊断与分析带来极大的不便，所以并非重建层厚越薄越好，不进行薄层重建又可能导致某些小栓子漏诊。所以临床上急需一种敏感性高、价格相对便宜的检测手段。

血浆 D- 二聚体是已交联的纤维蛋白的降解产物，它的生成或增高反映了凝血和纤溶系统的激活，其血浆中的水平可代表体内凝血酶的活性及纤维蛋白的生成情况，可作为体内血栓形成的指标之一，在肺动脉栓塞患者血浆中 D- 二聚体水平明显升高。

早在 1988 年国外就有 D- 二聚体测定用于肺动脉栓塞诊断的报道，其分析简便、快捷、经济，但特异性不高。有作者报告 48 例可疑肺动脉栓塞中，D- 二聚体阳性率 100%，而经 MSCTPA 证实其中 3 例仅是非特异性炎症。可见，D- 二聚体测定阳性不能作为诊断肺动脉栓塞的独立指标，还必须结合影像学手段加以证实，否则盲目抗凝、溶栓治疗或抗凝、溶栓治疗时间过长，有导致脑出血等并发症的危险。

该研究还发现，经 MSCTPA 证实的肺动脉栓塞病人在溶栓治疗过程中，D- 二聚体测定值发生了 2 种不同形式的变化，一种表现为先升高后降低，另一种则基本无明显改变。前者表现为溶栓治疗开始后 1 周内 D- 二聚体测定值升高，以第 3 天增高为最显著，然后缓慢升高，1 周后则开始下降。该作者推测可能是开始溶栓治疗后，药物的作用激发纤溶系统亢进，生成了大量的 D- 二聚体，随着时间的推移，溶栓药物起效后，血栓溶解消失，导致血浆中 D- 二聚体水平下降。

D- 二聚体测定值变化明显者其相应的复查 MSCTPA 示栓塞血管分支较前有所减少，部分栓塞的血管重新开放，充盈缺损范围变小；D- 二聚体测定值无明显改变者其复查 MSCTPA 示栓塞血管分支及充盈缺损大小均无明显改变。因此，该作者认为，溶栓治疗后 1 周内若 D- 二聚体测定值变化显著，说明溶栓治疗有效，反之，则效果不明显。D- 二聚体测定在肺动脉栓塞患者溶栓治疗复查中不失为一种行之有效的方法。

D- 二聚体敏感性高，对血栓栓塞症具有筛选意义，D- 二聚体水平正常可作为临床排除急性肺动脉栓塞的依据，而无进一步检查的必要，MSCTPA 可直接显示栓子的充盈缺损，对 D- 二聚体阳性者可证实肺动脉栓塞的有无，实现两者结合可避免盲目抗凝或溶栓治疗；D- 二聚体测定存在一定的假阴性，慢性肺动脉栓塞的 D- 二聚体测定值可在正常范围内，而且对已经开始接受抗凝治疗的患者来说，D- 二聚体测定的价值有限。

不应单独把 D- 二聚体阴性结果作为肺动脉栓塞绝对排除标准，两者结合可避免漏诊；MSCTPA 阴性而 D- 二聚体阳性者，可进行 CT 复查或采取其他检查手段，以提高栓子的检出率，避免漏诊；D- 二聚体反映的是凝血和纤溶过程的变化，是"无形"指标，MSCTPA 则属于形态学指标，可准确反映栓塞的具体部位，对于临床外科手术定位具有重要指导意义。

总之，D- 二聚体测定与 MSCTPA 单独检查各有利弊，实现两者结合具有重要的临床诊断价值。

第二节　肺动脉的诊断陷阱

肺动脉的 MRI 和 MRA 已用于评价肺动脉的先天性异常、肺动脉血栓形成性疾病和肺动脉高压以及肿瘤性疾病等。SE 序列扫描可以观察到一系列的信号改变，特别是进行多切面多相位成像时更是如此。值得注意的是在心脏舒张期，某一特殊切面相位编码方向上血池可呈高信号，这种高信号可误诊为血管腔内血栓。同时使用对比增强 MRA 和电影 MRI 可确定肺动脉内有无血栓。

MRI 在诊断先天性肺动脉异常方面，可出现一些误诊，特别是当中心肺动脉不能探及时。此时，鉴别诊断应包括肺动脉闭锁 / 肺动脉狭窄和永存共同动脉干，确定和证实肺动脉闭锁病例中闭锁的肺动脉十分必要。如果数据采集时机不合适，对比增加 MRA 重新中心排序，就可出现中心低信号伪影。

在肺血栓形成性疾病的评价方面，观察三维成像各个切面的原始数据对于评价非闭塞性血栓十分重要。

在行最大信号强度投影后处理过程中，很多情况下可漏诊非闭塞性血栓。有作者指出，冠状面三维增强 MRA 原始切面图像和冠状面最大信号强度投影图像显示左肺动脉非闭塞性血栓所致的中心性充盈缺损。该血栓在原始切面图像上显示满意，但在最大信号强度投影上显示不清。因此，在评价病人是否有动脉栓塞性疾患时，应结合观察原始切面图像。

此外，当有明显肺不张和 / 或胸膜病变时，因换气受到限制，可导致反射性的低氧性血管收缩。在这种情况时，肺段和亚肺段以下的肺动脉难以显示，并因此不能评价是否有小血栓存在。

有作者报告三维冠状面增强 MRA 最大信号强度投影图像显示右侧胸腔大量积液，这可导致低氧性血管收缩。

除此之外，右肺底可见强化的肺不张影像。右侧肺血管与左侧肺血管比较明显变细。在此类病例，评价有无亚段肺动脉内血栓非常困难，应认识 MRI 在此处的局限性。

在闭塞性肺动脉血栓诊断中的血管截断征也能在肺切除术后见到。一例冠状面三维增强 MRA 最大信号强度投影图像显示右肺动脉有血管截断征，他有肺切除史，从而确定为肺切除肺动脉结扎所致。

要强调的是，SE 序列 T_1WI 评价中心性血管截断征也非常重要，鉴别诊断还包括肺动脉闭锁或肺动脉发育不全。在闭塞肺动脉内及其周围有过多的脂肪存在，则提示为肺动脉闭塞或动脉发育不全。

肺门淋巴结偶可误诊为慢性机化血栓，需仔细分析才可辨别。有作者报告，轴面电影 MRI 显示左肺动脉附近有低信号影，另外可见纵隔内有低信号淋巴结。肺门淋巴结常与潜在的肺动脉血栓相混淆，多平面成像和多平面重建的 MRI 和 / 或 CT 图像可以避免这种误诊。一例病人有结节病病史，并有相关的淋巴结肿大，不应误为慢性机化的肺动脉血栓。

左肺动脉与肿大淋巴结：经主动脉肺动脉窗的 CT 扫描图像上，特别是平扫图像上，由于部分容积效应，左肺动脉的顶部可被误认为主动脉肺动脉窗内肿块或肿大淋巴结。在向足侧的连续 CT 图像上，可以发现所谓的肿块或淋巴结的方向，与左肺动脉一致，后者较易识别，而真正的淋巴结病变与其方向不同，且密度不如左肺动脉均匀。仔细观察图像还可发现，此类假淋巴结影并不呈结节状，而呈梭形或长条状，因其实为血管的断面。

有些病人的左肺动脉和主肺动脉顶部相对较高，约达主动脉弓水平，易与前纵隔肿块相混淆。尤其是伴有左上肺不张、左上肺切除及左肺门升高的病人，更易造成误诊。如连续观察 CT 图像就会发现，此类"肿块"在靠近肺门的区域，与前方的肺动脉干和后方的左肺动脉相连续。静脉内注射对比剂增强扫描也有助于避免陷入此类陷阱。

左肺动脉异常：异常的左肺动脉，又称为肺动脉悬吊，是一种发育异常。左肺动脉起源于右肺动脉的后壁，在靠近右主支气管的起始处向后上走行，经气管和食管间穿过纵隔，进入左肺门。新生儿和婴幼儿常由于相应的气管、支气管和心血管异常，而有呼吸困难症状。成人罕有症状，偶被误作无症状的右侧气管旁肿块。

对比增强 CT 图像上，可以显示异常血管的起源、左肺动脉的走行、与气道之间的关系及其对气管的影响。CT 可清晰显示异常左肺动脉走行的连续性，即从右肺动脉发出，经气管后和食管前这一特征性路径进入左肺门。肺动脉干和右肺动脉 CT 图像上表现正常。如果只做平扫 CT，则可能出现误诊。

第三章　肺动脉栓塞

第一节　窗技术与肺栓塞的误诊

肺动脉栓塞是由于主肺动脉或其分支被血栓或其他性质的栓子阻塞而引起的病理生理综合征。MSCT肺动脉造影可显示自主肺动脉至5~6级肺动脉分支中栓子的存在,改善了检出周围肺动脉内小栓塞的敏感性和特异性,在急性肺动脉栓塞的诊断中已被认为是第一线的诊断方法。虽然当前的CT技术和质量有了长足的进展,但肺动脉栓塞的诊断仍多有赖于对已选择好窗设置的横断面图像的解释。在临床上常规窗设置对有些肺动脉栓塞的检出率较低,特别是当肺动脉明显强化时常隐匿了较小的肺动脉栓塞。为此,不少学者提出了各种改变在肺动脉栓塞诊断中显示窗设置的方案,以提高肺动脉栓塞的检出率。

一、显示窗设置不足是肺动脉栓塞误诊、漏诊的重要因素之一

肺动脉栓塞是继心肌梗死和脑卒中后的第三常见的急性心血管疾病,肺CTA是一种敏感的检出肺动脉栓塞的技术,作为诊断肺动脉栓塞的第一线方法正在获得越来越多的信任。单排螺旋CT出现后,CT检出肺动脉栓塞的能力得到进一步的提高,由于X线球管的改善和快速的机架旋转,可以用较薄的准直增加扫描的范围等技术的改进,诊断肺动脉栓塞的敏感性和特异性已从原来>80%提高到>90%,MSCT的更快,更薄的功能,增加了分辨率,改善了对周围血管的评价,对肺动脉栓塞诊断的效率又有提高。

但是CT在肺动脉栓塞的诊断上仍有包括漏诊在内的误诊。导致发生误诊的原因很多,包括患者因素,如呼吸运动伪影,图像噪音,肺动脉导管,血流伪影等;技术因素,如显示窗设置,条纹状伪影,肺算

法伪影,部分容积效应伪影,阶梯伪影等;解剖因素,如淋巴结,血管分支,静脉;病理因素,如黏液嵌塞,血管周围水肿,局部血管阻力增加,残余的原位肺动脉栓塞,原发性肺动脉肉瘤,肿瘤性栓塞等,还有栓塞本身的大小等。

在上述诸多导致肺动脉栓塞误诊、漏诊的因素中,显示窗设置是其中最重要的因素。

二、在常规纵隔窗中有些肺动脉栓塞可被漏诊或表现不典型

肺动脉栓塞典型的表现为完全充盈缺损或部分充盈缺损,诊断并不难。但实际工作中,放射科医师会遇到不典型的、甚至被完全"掩盖"的肺动脉栓塞,容易误诊或漏诊。分析其原因主要有以下两个方面:

肺动脉由于充满对比剂,CT值太高而表现为明显白影,其内部如果有栓子可能会出现对比剂伪影或部分容积效应,致使小的栓子被掩盖或显示不清;常规纵隔窗的窗宽较小、窗位较低,图像层次少,显示密度差别小,致使被对比剂掩盖的小栓子无法与对比剂区分。该组中使用常规纵隔窗诊断共漏诊了30支肺动脉栓塞。漏诊的肺动脉栓塞中,有些表现不典型,如:栓塞血管的亮度较其他同级血管略低、栓塞血管管径较其他同级血管管径细小、栓塞血管横断面形状略显不圆、纵行断面边缘略显不光滑或栓塞血管密度略显不均匀等,从而很难界定;有些则完全被对比剂掩盖,而显示为正常的血管。

三、调节窗在诊断肺动脉栓塞中的优点和缺点

一些作者在日常工作中曾多次调节不同显示窗

设置后发现,有的窗设置结合常规纵隔窗可以检出更多的肺动脉栓塞,因此根据自身经验设计了在检出肺动脉栓塞上较满意的窗宽较宽(1000 HU)和窗位较高(400 HU)的调节窗。此种调节窗与常规纵隔窗比较,既有优点,又有缺点。

其优点是:易于显示肺动脉栓塞中被对比剂掩盖的小栓子,原因是,窗宽增宽后,图像层次多,窗宽1 000 HU所显示的CT值范围为0~1 000 HU,两种组织的密度差≥62.5 HU(1 000÷16个灰阶)即可有灰度变化;而选择较高的400 HU的窗位,可使因容积效应而亮度增加的栓子与血管中的对比剂形成更好的对比。因此,调节窗适用于显示密度差别较大的结构或病灶。该组中使用调节窗明确诊断了30支在常规纵隔窗中显示为阴性的肺动脉栓塞。

其缺点是:调节窗诊断肺动脉栓塞也会出现漏诊,虽然调节窗可以显示常规纵隔窗中被亮白的对比剂掩盖的栓子,但常规窗中没被亮白的对比剂掩盖的栓子,在调节窗中会"变黑",有时该"变黑"的栓子与周围黑色的肺组织不易区分,因此可能被漏诊。该组中使用调节窗亦出现了漏诊结果,共有23支肺动脉栓塞被漏诊。

四、常规纵隔窗 + 调节窗诊断肺动脉栓塞具有互补作用

调节窗与常规纵隔窗比较,各有其优点和缺点,如果两者结合使用,可以互相弥补对方的缺点,使CT图像显示肺动脉栓塞的能力明显提高。

该组中单独使用调节窗在324支血管中检出了栓子,单独使用常规纵隔窗为317支血管,而两者结合使用时的阳性结果为347支。另外,单独使用调节窗与文献中的其他4种修订窗之间在检出有肺动脉栓塞的血管数差异无统计学意义($P>0.05$),表明单独使用调节窗诊断肺动脉栓塞并无优势;而常规纵隔窗 + 调节窗与其他5种修订窗比较,在肺动脉栓塞的检出数上差异有统计学意义($P<0.01$)。由此可见,只有将两者结合应用才能取得最佳结果。

五、窗技术在肺动脉栓塞诊断中的应用及其价值

在肺动脉栓塞误诊和漏诊的技术原因中第一项是显示窗设置,窗技术是CT检查中的重要技术,它可从一定的信息量中提取感兴趣区,适当的窗宽和窗位对肺动脉栓塞的检出是重要的,但当前对它在肺动脉栓塞诊断中的作用研究还不够。

至今有关CT诊断肺动脉栓塞的文献中的肺动脉栓塞大多是在传统的用于分辨软组织解剖的常规纵隔窗上检出的,但常规纵隔窗的窗宽太窄,窗位太低,不能包括比软组织衰减高的、经对比剂增强后全部范围内的肺血管衰减值。

在常规纵隔窗上图像对比度强,血管内非常亮的对比剂可掩盖小的栓子,从而降低了肺动脉栓塞的检出率。为此,常调整窗设置以保证肺动脉栓塞的显示。

Brink等(1997)认为窗设置和肺动脉增强后的衰减值有关,他们根据测量主肺动脉的平均衰减值及其标准差提出了用于肺动脉栓塞猪模型的修订窗,但其窗宽较窄,未能在临床上使用;Bae等(2005)在Brink窗的基础上提出了个人窗(窗宽 = 主肺动脉CT平均值 +2× 主肺动脉CT平均值的标准差,窗位 = 窗宽 /2)和双半(double-half)窗(窗宽 =2× 主肺动脉CT平均值,窗位 = 主肺动脉CT平均值 /2),前者窗宽较窄,后者窗宽较宽,但都较Brink提出的窗宽为宽和窗位为高;Wittram等(2005)和Raptopoulos & Boiselle(2001)则分别根据自己的经验提出固定的修订窗设置,前者为窗宽 =700 HU,窗位 =100 HU,认为有助于区别边缘锐利的栓子和边缘模糊的伪影;后者为窗宽 =1 000 HU,窗位 = -100 HU,认为和标准纵隔窗比较能在CT图像上显著改善周围血管的可见性。

设计各种修订窗的目的是尽可能增大对比剂与栓子的对比差异。在上述各种设计的调节修订窗都不约而同地应用了较高的窗宽和窗位,以改善诊断者在视觉上从强化的血管背景上区别肺动脉栓塞的能力。

肺动脉栓塞中的栓子是由血栓和纤维蛋白组成的,其内在的CT衰减值约50 HU,Witterin等(2005)在对25例急性肺动脉栓塞,14例慢性肺动脉栓塞测量了栓子的CT衰减值,急性肺动脉栓塞平均为33 HU,慢性肺动脉栓塞平均为87 HU,在Brink等(1997)测量的CTA上28个栓子的衰减值均 >70 HU。

事实上,在CTA上的栓子衰减值由于有在肺动脉内的高衰减值对比剂的部分容积效应、吸收了以前血管内的对比剂或存在伪影等都会使栓子的衰减值有所增加,当栓子的衰减值超过了显示窗上缘时在螺旋CT图像上将不再直接见到肺动脉栓塞。

常规纵隔窗(窗宽/窗位:350 HU/40 HU)时其上缘为215 HU,所有衰减值大于此值的栓子将呈现和对比剂一样的白色而不能显示。即使未超过显示窗的上缘时在常规纵隔窗的窗宽、窗位时,充满对比剂的肺动脉由于CT值太高而表现为明显的亮白影,其内部较小的栓子也将被对比剂掩盖而显示不清。

为诊断肺动脉栓塞,在常规胸部显示窗设置外再添加一个修订窗的做法在文献中不少,有的还把这种另外设置的专门用于检出肺动脉栓塞的窗命名为肺栓塞窗。Brink 等(1997)认为他设计的修订窗在显示表现为充盈缺损的肺动脉栓塞上有用,而常规纵隔窗在检出被肺动脉栓塞完全阻塞的肺动脉分支上有用,因此他提出为检出肺动脉栓塞要分别显示纵隔窗和修订窗的CT图像,并分别做出解释。一般认同其观点,这样虽然增加了工作量,但对患者是非常有利的,值得推广。

应该认识到,制定用于满意检出肺动脉栓塞的显示窗设置受多种因素的干扰,有栓子的肺动脉在增强扫描时的衰减值各有不同,它取决于对比剂的注射程序、患者的体型和血液动力学状态、肺血管的大小和位置等,诊断者对选择满意的用于检出肺动脉栓塞的标准和窗设置也会有很大差异。因此,会出现多种以检出肺动脉栓塞为目的的调节修订窗设置。

Bae 等(2005)认为制定一种客观的、公认的用于检查肺动脉栓塞的窗设置即使不是不可能的也是很困难的。

理想的方法是对每例临床疑为肺动脉栓塞而作肺血管CTA的病例在CT的显示屏上不断地调节窗宽和窗位,直至满意地显示肺动脉栓塞或除外肺动脉栓塞,但这太麻烦和费时,也不适于对疑为肺动脉栓塞的病例要求紧急处理的原则。

因此,如该组那样提出一种对检出肺动脉栓塞较适宜的显示窗设置的窗宽和窗位,虽然不一定能适用于所有病例,但将有助于在短时间内及时调节窗设置对有无肺动脉栓塞做出解释,这尤其对还缺少肺动脉栓塞诊断经验的医师有用。

窗技术一直都是一种有效的CT图像显示技术,其在肺动脉栓塞的CT诊断中具有重要的临床应用价值。在实际工作中,除了在常规的纵隔窗CT图像外,应相应地调节窗宽窗位,重点观察欲测组织、部位的图像,以提高对肺动脉栓塞的检出能力。

目前,在临床工作中在PACS系统观察图像,多用鼠标调窗比以前方便许多,可以充分应用窗技术,减少不少的漏诊和误诊,但是,一些年轻的医生仍未能很好掌握和应用这个窗技术技巧,是值得我们不得不重视的问题。

附:具体研究资料:肺动脉栓塞诊断标准包括:完全充盈缺损,管腔内无对比剂充盈;部分充盈缺损,对比剂围绕管腔中央的缺损,当扫描层面和血管长轴平行时出现"轨道征";血管腔边缘出现充盈缺损,和管壁的夹角呈锐角。

第二节 有关肺栓塞的误诊

减少和避免误诊的一些手段:分析MSCT肺动脉造影图像时应注意以下三点:

熟知肺动脉的解剖学特点及MSCT的肺栓塞特征,可按照Remy-Jaidin(1997)命名、分段标准,将段级肺动脉分为20支,亚段肺动脉分为40支,根据其好发部位,来提高对亚段栓子的显示率。通常栓子多位于双肺下叶,其次为中叶和舌叶,双上肺少见,可能与重力作用有关。

原始轴位图像多层面连续观察,结合二维、三维肺血管影像,可以辨别肺动脉及病变血管的级别。利用图像放大技术、边缘增强技术、窗技术、最大密度投影、Navigator和容积描绘法电影连续播放等技术正确鉴别肺动脉血栓、肺门及纵隔淋巴结、水平或斜行走向的肺动脉。

正确区分肺动脉和肺静脉,充盈不佳的肺静脉易误诊为肺动脉血栓。要选择适当的窗宽和窗位,并且可在同一层面交替转换肺窗和纵隔窗,通过识别支气管来确定肺动脉及其分支,一般肺动脉和相应的支气管伴行。采用电影技术追踪血管走向趋势来区分肺动脉和肺静脉,一般肺动脉分支斜行离开肺门,并逐级变细,而肺静脉走行较水平,近心端粗大。

关于CT肺动脉造影上对肺栓塞难以确诊的原因:CT肺动脉造影上对肺栓塞难以确诊的原因有多种,例如血管邻近的肺实质和肺门淋巴结以及肺动脉走行方向(斜行或横行)等原因,发生部分容积效应而影响肺栓塞的诊断。

在右上叶后段、右中叶外侧段动脉、舌叶上段和下段、左叶间动脉的读片者间和读片者自身的不一致发生率高，因为这些区域的血管几乎平行于扫描的轴面层面。

减小扫描层厚会降低部分容积效应，可能会提高读片者间的一致性。但 CT 肺动脉造影上肺栓塞难以确诊的主要原因是对比增强检查技术的限制（如对比剂应用不足）和心脏运动伪影，导致肺段动脉的假性充盈缺损。

运动伪影主要影响肺下叶，所以在左肺下叶内基底段和后基底段的读片者间及读片者自身不一致有较高的发生率。

CT 肺动脉造影图像上肺血管内的栓子显示受窗技术设置的影响，一般的窗宽窗位设置易掩盖小的栓子。诊断工作最好在工作站上或 PACS 上进行，鼓励读片者调节窗宽窗位，并能连续观察三维图像，有助于提高诊断水平。

假性灌注缺损：在肺核素灌注显像时，整律器可引起灌注缺损，不应与栓塞混淆。同样，衣着上的金属伪影也可产生灌注缺损，故检查前务必去除体外杂物，否则易误为栓塞。Silver 等（1973）指出病人的体位和横膈位置对核素显像的影响，它们是假阳性肺扫描的原因之一。

努力减少和避免误诊：有作者报告一例，该例误诊长达 2 个月之久，究其原因在于患者平素存在心、肺疾病，临床表现为多种症状和体征并存，当出现憋气、胸痛、咯血、心悸时常诊断为心功能不全。加之医师对肺栓塞缺乏认识，尤其对慢性肺栓塞缺乏影像方面的认识。肺栓塞，尤其是慢性、部分性肺栓塞在临床上并非少见，在影像诊断中应注意以下几点：

警惕肺动脉栓塞患者既往心、肺疾病的突然变化，呼吸困难明显加重，胸痛、咯血、发作性或进行性心力衰竭无法解释；无发热、咳痰，X 线表现为肺实变。因为完善的支气管动脉血液循环足够维持该肺部血供，部分性肺栓塞区或因血液外渗、水肿充填周围肺泡而表现为实变，在肺栓塞未导致肺梗死时，X 线常无典型"楔状"或"锥状"改变；栓塞灶吸收时体积缩小呈"溶冰征"，肺炎吸收时病灶体积缩小，密度降低；原因不明的肺动脉高压，肺动脉段凸出.右下肺动脉直径增宽（>15 mn）；当 CT 发现肺野内呈现节段性尖指肺门的实变影时；当心脏疾病症状不显著，胸闷、咯血、无支气管阻塞征象时应想到肺栓塞可能，需及时行 CT 肺动脉造影检查。

平片发现下列的间接征象常常具有提示诊断的意义：肺叶、肺段局部血管纹理减少，"马赛克征"，右下肺动脉直径增宽，栓塞同侧膈肌升高，胸腔积液。

第三节　其他疾病误诊为肺栓塞

肋骨软骨肉瘤局部复发：Schwarz 等（1972）报告 1 例 70 岁男性患者，肋骨软骨肉瘤局部复发且犯及左上肺叶，酷似肺梗死。标本解剖发现该肿瘤已侵犯左肺动脉，经左上肺叶扩展到锁骨上窝。

肺动脉新生物类似肺梗死：Olsson 等（1976）报告原发性与继发性肺动脉新生物（各 1 例）X 线表现伪似肺梗死。原发性肺动脉肉瘤通常发生于肺动脉主干，可由肿瘤栓子引起急性栓塞症状：咳嗽、气紧、胸痛、咯血及右心衰。但此类肿瘤临床症状通常进展缓慢，更易使人想到慢性复发性血栓形成。如 X 线检查发现肺门包块，则更易与急性栓塞混淆。肺癌肉瘤通常不与急性肺栓塞混同，此肿瘤分中央型与周围型，此例为中央型，位于右肺门附近，侵蚀肺动脉较早。此二例做出肺栓塞诊断依据是：突然胸痛、肺实质阴影、CO_2 分压低、核素显像有大的灌

注缺损以及动脉造影腔内包块等，具有上述表现而无肺门或外周包块，要诊断新生物血管阻塞实有困难。

在当时，此类病人应 1~2 周再做核素显像以观察灌注缺损的动态表现。如病人小于 60 岁，无慢性阻塞性肺部病变，核素显像有间歇性改善或有变化则加强了肺血栓形成的诊断；如虽然应用抗凝血治疗，肺灌注缺损仍进行性发展，则应想到可能为新生物引起。

纵隔淋巴瘤引起肺动脉缩窄：Shields 等（1980）报告 2 例纵隔淋巴瘤引起肺动脉缩窄，表现与肺梗死极为类似。核素显像 1 例为右肺不灌注，1 例右肺灌注减少。肺血管造影显示 2 例右肺动脉和 1 例肺叶动脉弥漫性同心性狭窄，尸检证实为淋巴瘤与右肺动脉紧密包裹，严重侵蚀，纵隔病变之新生物和

感染皆可累及肺动脉主干，中央型肺癌影响肺血流，类似肺栓塞已屡见不鲜，而淋巴瘤引起同样后果者此份材料似为首例报道。

肺动脉狭窄可见于下述情况：①先天性肺动脉狭窄，可引起肺动脉血流减少，但少有出现急性症状；②纤维性纵隔炎，一种少见的组织胞浆菌病的表现，典型者可引起进行性肺疾患的慢性症状，和两肺动脉、静脉的狭窄；③肺的类肉瘤病，常侵犯叶或节段静脉（肺动脉干可为邻近淋巴结肿大压迫，而类似于肺栓塞）；④支气管肺癌和其他肿瘤的直接侵犯，或转移淋巴结的压迫，造成肺动脉干的缩窄。

创伤性肺动脉假性动脉瘤伪似肺栓塞：肺动脉的动脉瘤不常见，大多源于霉菌性感染或先天性疾病，也可起自梅毒、动脉硬化或心脏黏液瘤栓塞，创伤性肺动脉瘤极少见，多为肺穿透伤所致，文献上仅见一例为胸部钝伤引起。

Dillon 等（1982）报告创伤性肺动脉假性动脉瘤可类似肺栓塞，该病例血管腔狭窄是由于创伤性肺动脉血肿所致，造成右上叶灌注减少而出现换气／灌注错配。错配的原因除肺栓塞外，还包括血管炎、血管疾病等。

血管腔受压迫或部分闭塞一般源于支气管肺癌、胸腔胃、肺动脉肉瘤、淋巴瘤癌病等。当肺核素灌注扫描发现一个单一的大的换气／灌注错配时，进行肺血管造影区别血管损伤、假性动脉瘤和肺栓塞是可行的措施。

第四章　急性肺血栓栓塞

第一节　双源 CT 双能量肺动脉成像结合灌注血池容积技术评价急性肺栓塞

肺栓塞是以各种栓子阻塞肺动脉系统为其发病原因的一组疾病或临床综合征的总称。血管内栓子随血运行至肺动脉，由于栓子的存在，导致肺血流的变化，引起肺动脉和心脏的不同病理生理变化。肺栓塞已成为临床急症之一，栓塞超过一定程度时可引起猝死。因此，肺栓塞的早期正确诊断对患者的治疗和预后显得极为重要。

CT 肺动脉造影（CTPA）目前已公认为是肺栓塞诊断的有效且特异性较高的手段，但是单纯的 CT 肺动脉造影仅仅能够诊断 4~5 级肺动脉的栓塞，而对 6 级以下的肺动脉栓塞无能为力，而小分支的栓塞往往与预后有关，如：慢性肺动脉高压等，这种类型的肺栓塞以往都需要通过常规的肺灌注成像得以诊断，这样需要患者择期进行检查，延长患者检查通过率及诊疗时间，且受检者所受的辐射剂量较大。

双源 CT 新技术新项目的涌现，双能量肺动脉成像结合灌注血池容积（PBV）技术对于肺栓塞检出率较高，且具有一站式的检查优势，同时提供了肺栓塞的血管成像及肺叶的灌注缺损，为临床早期针对性治疗提供了重要的依据。

CT 肺动脉造影由于准确性较高，敏感性达 87%~90%，特异性达 94%~96%，已取代 X 线肺动脉造影，成为诊断急性肺栓塞的主要手段，但是单纯的 CT 肺动脉造影仅仅能够诊断 4~5 级肺动脉的栓塞，而对 6 级以下的肺动脉栓塞无能为力，难以提供肺的功能信息，对周边肺组织较小范围的肺栓塞仍然无法显示，单纯依据 CT 肺动脉造影判断肺栓塞容易造成漏诊。

肺 CT 灌注成像对于某一层面进行动态的 CT 扫描，以获得兴趣区的时间 - 密度曲线，根据曲线通过不同的数学模式计算出器官血流量，对比剂平均

通过时间及达峰时间，用以评价局部组织的血流灌注量的改变，提供肺的功能信息。

然而，目前的 MSCT 难以实现全肺的灌注成像，而且多次的扫描之间的空间配准不良导致测量不准确，而且 CT 肺动脉的成像及灌注成像不能同时进行，这既增加了患者检查时间同时增大了患者所受的辐射剂量。

双源 CT 双能量成像在不重复增强扫描的前提下，一次扫描即可同时获得 CT 肺动脉造影、灌注血池容积及二者的融合图像，CT 肺动脉造影可完全体现 MSCT 扫描速度快、范围大、时间、空间及密度分辨率高、提供全肺的薄层解剖信息并可进行多种后处理成像等诸多优势，而且灌注血池容积能同时显示全肺的灌注状态，直观地显示灌注减低的范围和程度，两者的融合图像将解剖信息和功能信息整合到一起，从而更加全面、准确评价肺栓塞导致的肺血流受限的程度及相应肺组织的功能改变，CT 在同样噪声情况下其辐射剂量相当于单源 CT 的一半，但是这项技术还需要大样本的研究验证。

一项研究结果证实，以肺叶为评价单位，灌注血池容积共检出灌注缺损或降低 75 个，CT 肺动脉造影检出相应的血管栓塞 78 个，符合率为 96.2%；以肺段为评价单位，灌注血池容积共检出 156 个肺段有灌注缺损或降低，与 CT 肺动脉造影检出 171 个栓子的符合率为 91.2%。以往的文献中对于肺灌注血池容积灌注图像往往基于视觉的评价，没有一个量化的过程。这种方式受多种因素影响，包括：后处理参数、操作员及诊断医师，文献中也只限于兴趣区的 CT 值的测量，且局限于整肺及肺叶。

该项初步研究除了上述测量外，还通过后处理软件（syngovia）对兴趣区碘含量进行测量，并以肺

段为评价单位进行细分。

以肺叶为评价单位,肺栓塞的 CT 值及碘含量分别是(15.82 ± 3.38) HU,(0.47 ± 0.16) mg/ml,无栓塞的 CT 值及碘含量分别是(29.31 ± 3.45) HU,(2.48 ± 0.17)mg/ml;完全性栓塞的 CT 值及碘含量分别为(13.77 ± 2.28) HU,(0.37 ± 0.12) mg/ml,部分栓塞的 CT 值及碘含量分别是(16.61 ± 3.35)HU,(0.51 ± 0.16) mg/ml。

以肺段为评价单位,肺栓塞的 CT 值及碘含量分别是(15.6 ± 3.31) HU,(0.48 ± 0.16)mg/ml,无栓塞的 CT 值及碘含量分别是(29.3 ± 3.52) HU,(2.47 ± 0.16) mg/ml,完全性栓塞的 CT 值及碘含量分别为(13.9 ± 2.27) HU,(0.38 ± 0.12) mg/ml,部分栓塞的 CT 值及碘含量分别是(16.5 ± 3.01) HU,(0.49 ± 0.16) mg/ml,数据显示无论以肺叶和肺段作为评价标准,对于肺栓塞的有无以及灌注缺损的诊断及评价均存在明显的统计学差异(P 值明显 <0.0001),而对于完全性及不完全性栓塞及灌注缺损的评价以肺叶为评价单位具有统计学差异(P 值 <0.001),以肺段为评价单位具有显著统计学差异(P 值 <0.0001),说明随着样本量的增大,栓塞程度以及灌注缺损的评价统计学的差异更大。

该项研究中对于段及亚段肺动脉栓塞具有较高的敏感性,且与远端灌注缺损有较高的相关性,出现典型的尖端指向肺门的缺损区,对应灌注区与对侧正常肺实质对照具有显著统计学意义,在 48 例患者中有 5 例患者经过溶栓治疗后随访复查,图像显示 CT 肺动脉造影结合灌注血池容积能够很好地显示肺栓塞患者治疗后肺血流动力学及功能灌注的改善。

该项研究中, 48 例患者中 3 例为支气管炎、肺气肿、肺间质纤维化、胸腔积液,双肺均表现为弥漫灌注降低,无法纳入统计, 45 例中 15 例也出现不同程度的伪影,影响测量数据及诊断,主要原因在于血管内对比剂浓度过高,继而周围肺实质内出现放射状伪影,然而 15 例患者中在其余肺段中出现了血管内的栓塞及肺叶的灌注缺损,因此也纳入统计范畴。

出现伪影因素较多,主要原因归纳为个体及受检者心功能的差异以及选择恰当的触发后延迟时间。延迟时间过短,造成血管内对比剂浓度过高,出现放射伪影,影响诊断;时间过长,对于 4 级以下分支显示欠清。该项研究采取的是肺动脉主干达到 100 HU 时,延迟 6s 再次扫描,能够得到相对较好的

CT 肺动脉造影及灌注血池容积的图像,与文献报道基本一致,但是部分患者还是出现了伪影,该组作者认为主要原因在于个体及心功能的差异,所以在检查前对于受检者心功能的评估尤为重要,当然这需要大样本的进一步研究。

该项研究中以肺叶为评价基础,当肺动脉出现充盈缺损时,约 3.8%(3/78)表现为无灌注缺损,当肺动脉内出现不完全栓塞时, 12.2%(7/57)远端肺实质内出现与栓塞程度不符的灌注减低;以肺段为评价基础,肺动脉出现充盈缺损时, 8.8%(15/171)以无灌注缺损为主,当肺动脉内出现不完全栓塞时, 9.6%(11/114)远端肺实质内出现与栓塞程度不符的灌注减低。

分析主要是肺组织为双重供血器官,因此一条供血通路受阻并不一定会引起肺组织灌注的减低,有的患者尤其是慢性肺栓塞患者,即使肺栓塞程度较重,但发病缓慢有利于代偿机制的建立,因此可能并不引起严重心肺功能改变,肺灌注血池容积图反映了整肺的功能灌注情况,而非单纯肺动脉灌注情况。

而单纯 CT 肺灌注成像检查会导致假阴性诊断,导致漏诊情况的发生,这种情况的存在一定程度上降低了 CT 肺灌注成像诊断肺栓塞的灵敏度。而患者如果既往有心肺疾病,代偿能力降低,即使程度较轻的栓塞也可能导致严重的血流动力学变化,单纯 CT 肺动脉造影检查往往会导致临床的不重视,错失最佳的治疗方法,最后导致疾病的加重,所以 CT 肺动脉造影联合灌注血池容积技术诊断肺栓塞不仅避免了漏诊,提高了灵敏度,又不延长患者检查时间。

该项研究存在一些局限性及不足,首先该研究是单中心研究,且样本量不大。其次研究中出现了对于受检者心肺功能估计不足,导致触发及延迟时间无法准确评估,最终引起图像出现伪影,影响诊断。研究中数据缺乏与其他参考标准的对照,如 SPECT 或常规肺灌注等。这都需要今后进一步的探讨和研究。

双源 CT 双能量肺灌注成像在不重复增强扫描的前提下,一次扫描即可同时获得全肺的解剖和功能双重信息,可作为一种"一站式"的检查手段用于肺栓塞的诊断、病情评价和疗效监测,具有很强的临床可行性和实用性。

附:具体研究资料:CT 肺动脉造影诊断肺栓塞标准:观

察肺动脉主干、左右肺动脉、叶、段及亚段动脉的充盈情况，增强肺动脉的管腔内出现充盈缺损、管腔狭窄或梗阻即诊断为肺栓塞。充盈缺损按形态及位置分为4种类型，包括中心型、附壁型、环绕型及阻塞型，前3种形态归于不完全栓塞组，后一种形态归于完全栓塞组，并以肺叶及肺段为评价单位进行统计，两位医师诊断不一致时共同阅读判定最终结果。

灌注血池容积图像诊断肺栓塞：以对侧或同侧相邻灌注正常区域作对照，出现灌注减低和/或缺损为阳性，并且以肺叶及肺段为评价单位，通过后处理软件对感兴趣区做定量分析，包括CT值及碘含量的测量，并对于完全性栓塞及不完全性栓塞组进行对照研究。

第二节　肺动脉血栓形成病例

病例，男，66岁。外伤术后突发气促，血压下降、血氧饱和度下降等，予面罩吸氧后血氧分压略有好转，但仍偏低。缘于1周前患者不慎摔倒，右髋部着地，即致右髋部疼痛、活动受限等，无昏迷、恶心、呕吐，无胸闷、气促、呼吸困难，无腹痛、腹胀等。今就诊我院行X线检查示：右股骨颈骨折。门诊拟右股骨颈骨折收住入院。伤前，患者一般情况良好，伤后，患者精神、体力尚好，饮食、睡眠及大小便等正常。

肺动脉CTA表现：左肺动脉主干分叉处、左上肺动脉前段分支及左下肺动脉近段见低密度充盈缺损，以左下肺动脉明显，管腔狭窄，远段显影纤细；左舌段肺动脉显示良好，其分支上、下支显示良好；右上肺动脉后段分支及右肺下叶后基底段动脉近段见低密度充盈缺损，管腔稍狭窄，远端稍纤细；右肺中叶段动脉显示良好，未见充盈缺损，其分支前、后支显示良好。主肺动脉宽约33 mm，左肺动脉宽约21 mm，右肺动脉宽约23 mm，两肺内动脉远端扭曲、变细。

影像诊断：左肺动脉主干分叉处、左上肺动脉前段分支、左下肺动脉近段、右上肺动脉后段分支及右肺下叶后基底段动脉近段充盈缺损，考虑血栓形成，以左下肺动脉明显，伴左肺下叶不张，请结合临床（图15-4-1）。

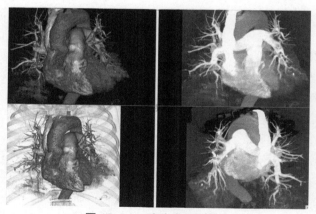

图 15-4-1　肺动脉血栓形成

第五章　肺动脉栓塞与CT

第一节　肺栓塞与CTPA

可疑肺栓塞患者进行 CTPA 检查时,不仅要确定是否有肺栓塞,而且要确定血栓的大小以及了解是急性肺栓塞还是慢性肺栓塞,这不仅与病情严重程度有关,而且对治疗方案(抗凝、溶栓及血栓摘除术)的选择至关重要。

如大块性肺栓塞血栓位于肺动脉干等大血管,属于急性肺栓塞,需要立即溶栓治疗或行肺动脉血栓摘除术。对小的肺亚段血栓是否需要抗凝治疗尚无定论,但 CTPA 发现肺亚段动脉血栓的重要价值在于提示血液可能处于高凝状态,并且不除外下肢深静脉有血栓形成,应该做进一步的检查,通过证实或排除下肢深静脉血栓,有助于治疗策略的选择。

肺栓塞的检查方法有经导管肺动脉造影、CT 血管造影、通气/灌注肺显像和 MR 血管成像,它们诊断肺栓塞的准确性主要依赖于血栓大小,对中央大动脉血栓的诊断准确性高于周围小动脉,但有研究表明 CTPA 对肺栓塞的诊断可以达到肺亚段动脉水平。

这些检查方法诊断肺栓塞准确性的差别在于小动脉血栓的显示能力,因此研究肺动脉各级分支血栓的分布对评价诊断性影像检查方法的作用是有意义的。MSCT 采集数据时间短,使大多数患者一次屏气就能完成检查,所以对比增强效果好,减少了伪影,而较薄层厚提高了空间分辨率,减少了部分容积效应,所以能更好地显示小的肺亚段动脉血栓,提高了血栓检出率。

CTPA 对肺亚段肺栓塞的检出率在不同研究中变化较大,可能与研究对象的选择标准略有差异。Musset 等(2002)的研究中,使用单层螺旋 CT,孤立肺亚段肺栓塞的检出率为 3%。使用 MSCT 对肺亚段肺栓塞的检出率明显提高,Revel 等(2005)观察到局限于亚段水平的肺栓塞有较高的检出率(15%)。

Oser 等(1996)回顾性分析了 76 例肺栓塞患者,23 例(30%)患者证实有孤立性亚段肺栓塞,高于 de Monye 等(2000)的结果(22.3%)。但 Oser 等的研究中有一个重要的病例选择偏差,即选择肺通气/灌注显像不能诊断的病例进行血管造影,肺通气/灌注显像不能诊断的病例一般都是小动脉血栓,这样就使亚段肺栓塞的检出率偏高。

一项研究中,肺亚段肺栓塞的检出率是 13.3%(10/75)。虽然上述 CTPA 对肺亚段动脉水平肺栓塞的检出率各有差异,但检出率还是较高的,并远高于经导管肺血管造影的检出率(6%)。

CTPA 对肺段肺栓塞及肺亚段肺栓塞的检出能力还与 CT 机型和扫描参数设定等有关。MSCT 具有较高的时间和空间分辨率,采集数据时间短、层厚较薄,比单层螺旋 CT 获得的血管造影图像质量好,CTPA 诊断肺栓塞的敏感性及特异性分别达到了 87%~94%、94%~100%(4 层螺旋 CT),尤其重要的是它可以显示肺亚段血栓,并且观察者间的一致性较高。相信随着 64 层、甚至 128 层 CT 机的出现,CTPA 对小动脉的检出率会明显提高。

采集数据时间短使患者屏气时间短,减少伪影,对比增强效果好,提高了血栓检出率。减小层厚,能提高小动脉血栓的检出率,该研究对可疑肺栓塞患者,扫描参数中的层厚设定为 2.5 mm,层间隔为 2.0 mm。

MSCT 的优点还在于图像后处理功能,不仅可把 2.5 mm 层厚的图像分薄成 1.25 mm,而且可在工作站上对肺血管进行多平面重组、曲面重组等后处理,简单方便,对可疑血栓进行多角度观察。

一般应采用标准（软组织）重组算法，避免使用高空间分辨率（骨）重组算法，因为它在重组时使用边缘强化算法，在纵隔窗上肺动脉边缘出现环状高密度影而类似肺栓塞，如果合并血流相关性伪影则更似肺栓塞而导致误诊或漏诊。

另外扫描参数中的 kV、mAs 及图像的窗宽窗位设置等都会影响对血栓的显示。所以对可疑肺栓塞患者应考虑到影响小动脉血栓检出率的上述因素，必要时调整扫描方案。

确定急性肺栓塞还是慢性肺栓塞，在 CTPA 上主要是根据血栓的形态，而不同级别肺动脉内血栓大小也不同，因此确定 CTPA 上肺栓塞血栓的解剖分布及形态就有重要临床意义。

急性肺栓塞的血栓一般都出现在大动脉内，CTPA 表现为血栓位于血管中央，周围出现对比剂环绕，或者血栓完全阻塞血管，扩张的肺动脉呈低密度影。该研究中 6 例位于肺动脉干的血栓都为骑跨型肺栓塞，未见到完全位于肺动脉干近端的血栓，原因可能是肺动脉干的栓塞发生率低，另外可能是有较大血栓的患者病情较重，需要紧急治疗而很少做 CTPA。

骑跨型肺栓塞表现为长条状充盈缺损影跨越肺动脉干分叉，并向左右肺动脉及其远端分支延伸。该组骑跨型肺栓塞累及范围较广，患者临床症状也较重，易猝死。

慢性肺栓塞的诊断依据，包括在受累血管内出现附壁性血栓，或中心出现对比剂强化，和／或受累血管的管径小于与其伴行的支气管，常伴肺动脉干的扩张和支气管动脉的扩张（直径 >1.5 mm）。血栓形态与溶栓治疗的疗效有一定关系，了解肺动脉血栓的分型有利于对治疗预后的判断。

总之，在观察可疑肺栓塞患者的 CTPA 图像，不仅要注意是否有肺动脉血栓，尤其是肺亚段动脉栓塞，还要观察血栓在肺动脉分支的解剖位置分布及形态，为临床提供更多有价值的信息，为治疗方案的选择提供客观影像依据。

第二节　CTA 显示肺栓塞
——增强效果如何受体重、体重指数和扫描时间的影响

动脉增强 CTA 会受注射因素和患者本人因素的影响。有作者对肺动脉强化的影响因素进行了研究。他们观察不同碘对比剂流率时体重、体重指数（BMI）值、扫描时间对肺动脉增强的影响。

体重对增强的负调节效应：体重和体重指数对沿着 Z 轴平均增强的负调节现象在两组都比较明显，而且与碘对比剂流率无关。

体重指数对肺动脉增强的负调节效应弱于体重对肺动脉密度的负调节效应。B 组肺动脉平均强化程度比 A 组大 51 HU，这个区别是很明显的。两组的扫描持续时间对于动脉增强没有影响。

心脏状况可能造成的影响必须考虑：由于是回顾性研究，患者与此相关的资料有限，该作者认为后续研究必须考虑这一问题。

关于患者心脏状况的临床资料也缺乏。因此为了将心脏问题可能带来的影响降至最小，需对患者进行放射检查排除心脏疾患。同样，延迟扫描和一个半自动化的对比剂追踪系统也可以将心脏状况对增强的影响降低。

该作者指出，接下来需要注意的是随着对比剂浓度增加，黏滞度也增高。到目前为止仍无法确定，在肺血管中对比剂浓度的区别是不同的流率造成的还是黏滞度不同造成的。

该项研究的背景是，CTA 是诊断肺动脉栓塞常见而有价值的手段。在显示纵隔和实质组织的同时也可能显示血栓。后者是依靠增强后动脉密度与血栓密度的差别而得以显示。另一方面，动脉增强的程度又受注射和患者本人因素的影响。

该项研究认为，体重和体重指数对于肺动脉 CTA 增强程度有轻度但明确的负调节效应，且此效应与碘对比剂流率多少无关。高流率可以增强肺动脉的强化程度。选择与患者体重和体重指数相配的对比剂剂量可以达到理想的增强效果。

第三节　双能量CT肺血管造影图像伪影与结果解释

一、图像伪影

闭塞性肺动脉栓塞在双能量CT肺灌注图像上表现为典型的三角形灌注缺损区,然而在双能量CT肺灌注图像上出现灌注缺损不仅仅由于肺动脉阻塞所致,很多伪影可能导致出现灌注缺损,因此注意分析和鉴别各种伪影所致的灌注缺损,有助于提高肺栓塞诊断的准确率。

Kang等(2010)报道高达95%的非肺栓塞病人(31.2%的肺段)双能量CT肺灌注图像上可出现灌注缺损,最常见的位置是右肺上叶前段(86.8%)、右肺上叶尖段(84.2%)、右肺中叶内侧段(84.2%)、左肺上叶尖后段(83.3%)、左肺上叶舌段(54.8%)、右肺下叶内侧基底段(34.4%)。因为非栓塞的灌注缺损通常发生于相似的位置而且伴有线束硬化伪影或运动伪影,借此可以和因肺栓塞所致的灌注缺损进行鉴别。非肺栓塞病人中出现的灌注缺损大多为带状或新月形而非三角形。

双肺上叶出现灌注缺损主要是由来自上腔静脉、锁骨下静脉和头臂静脉内未混合的高浓度对比剂造成的线束硬化伪影所致,该伪影所致的灌注缺损多表现为带状。

右肺中叶内侧段和左肺上叶舌段出现灌注缺损的主要原因是心脏运动,因为这些节段邻近心脏边缘,可以看到心脏边缘模糊或双线征。肺底出现灌注缺损的原因是膈肌运动,主要表现为新月形伪影,在肺窗或纵隔窗上可见双边征或模糊。此外,配准不良伪影也可导致右肺中叶、左肺上叶舌段和肺底假的灌注缺损。在横断面图像上还应注意区分叶间裂所致的灌注稀疏或缺损区,结合肺窗和其他断面图像有助于区分。

图像视野缺失经常出现在第一代双源CT扫描(小球管的视野为26cm)的病例中,视野缺失部位的分析受限,第二代双源CT(小球管的视野为33cm)基本解决了这个问题。

肥胖病人、上臂不能上举病人可出现过高的图像噪声和伪影,在很大程度上影响图像解释,不推荐行双能量CT肺动脉造影扫描。

二、结果解释

双能量CT肺动脉造影(DE-CTPA)仅行单次对比增强CT扫描即可提供全肺的形态学和功能学双重信息。许多临床研究已提示双能量CT肺动脉造影所显示的灌注缺损与肺动脉栓塞有很好的对应性,有助于改善亚段及更远段肺动脉分支栓子的检测,改善CT检测急性肺栓塞的准确性。

急性肺栓塞动物的实验研究也支持双能量CT在肺栓塞检测中的意义。Zhang等(2009)在家兔肺栓塞模型的研究中发现CTA诊断肺栓塞的敏感度和特异度分别为67%和100%,而双能量肺灌注图像诊断肺栓塞的敏感度、特异度分别为89%、92%,随后他们还以组织病理学检查为金标准,比较了双能量CT与核素平面肺灌注显像诊断家兔肺栓塞的准确性,发现双能量CT诊断肺栓塞的敏感性、特异性高于核素肺灌注显像。

应该注意到,肺动脉阻塞的程度,影响双能量肺灌注图像上肺内碘的分布,即使外周小的闭塞性栓子也可产生明显的灌注缺损,而非闭塞性中央肺动脉栓子有可能灌注正常。这提示解剖图像和功能图像的联合对于肺栓塞诊断的重要性。

在慢性肺栓塞中除了显示灌注缺损及栓子以外,双能量CT肺动脉造影还有助于检测慢性肺栓塞病人因血流再分布引起的磨玻璃样病变,显示来自支气管和非支气管体循环动脉的侧支血管。因为双能量CT肺灌注图像对检测慢性及细小栓子具有较高的敏感性,双能量CT肺动脉造影还有助于评估这些病人的治疗效果。

对于这些病人即使肺动脉CTA未见明确栓子,但仍需观察双能量肺灌注图像和双能量肺血管图像。如果在随访研究中肺动脉充盈缺损和肺灌注缺损消失,提示栓子完全溶解;如果某些部位仍然存在灌注缺损,则需要仔细在薄层图像和双能量肺血管图像上评价肺动脉内是否存在小的肺动脉栓子。

双能量CT肺灌注图像数据采集自肺实质的最大强化期,因此由异常血管供血的区域,例如肺动静脉畸形、肺隔离症等可表现为灌注缺损。实质病变,例如肺气肿、肺不张、肺实变以及肿块等也可表现为灌注缺损。肺气肿导致灌注缺损的原因是肺破坏后肺泡表面积减少伴有毛细血管容积减少。肺气肿或肺纤维化病人的灌注缺损主要表现为斑片状。

慢性阻塞性肺病病人的双能量 CT 肺灌注图像常难以鉴别是肺栓塞还是基础肺病所致的灌注缺损，因此诊断多需要依赖常规 CTPA。肺不张、肺实变或肺叶、肺段的渗出也常表现为肺段或肺叶的灌注缺损，肺部肿块和胸腔积液也可表现为相应的灌注缺损区。

这些病变导致灌注缺损的原因主要是技术因素所示，双能量肺灌注图像的物质解析算法设定的阈值范围为 -960~-200 HU，任何超出这一 CT 值范围的体素均显示为灌注缺损。在肺窗和纵隔窗上容易显示这些病变，因而鉴别并不困难。需要注意的是肿块压迫或累及肺动脉时也可出现肺叶或肺段分布的灌注缺损，类似肺栓塞表现，但结合 CTPA 图像则较容易鉴别两者。

在分析双能量肺血管图像时，应注意并非所有编码为红色伪彩色的都是栓子，因为在该图像上所有非含碘结构（如肺动脉周围的软组织）均编码为红色伪彩色，该软件也不能识别肺动脉和肺静脉，因此对比剂充盈不佳的肺静脉也有可能被编码为红色伪彩色而被误认为是栓塞。由于开发该软件的目的是检测外周性肺动脉栓塞，对存在肺叶或肺段动脉栓塞的病人不推荐首选该软件。

总之，双能量 CT 肺动脉造影是目前唯一能同时提供肺的解剖和功能信息的技术，优化扫描程序和图像评估流程能提高外周性肺动脉栓塞的检出。尽管双能量肺灌注图像和双能量肺血管图像常出现各种伪影，但注意分析其形态和部位并注意综合分析解剖图像有助于图像的正确解释，提高双能量 CT 肺动脉造影诊断肺栓塞的准确性。

第六章　肺栓塞病因学研究

一、原发性肺动脉血管内膜肉瘤

原发性肺动脉血管内膜肉瘤是一种较罕见的肺血管恶性肿瘤。发病率为 0.001%~0.03%,常发生于40 岁以后,男女比例为 1:2。

临床表现与肺动脉进行性阻塞有关,缺乏特异性,常表现为胸闷气促、呼吸困难、胸痛、咳嗽或咯血及肺动脉高压症状,与肺动脉血栓相似,常误诊为肺动脉血栓。

肺动脉内膜肉瘤常起源于主肺动脉及左右肺动脉的内膜层,沿血管腔内生长并阻塞血管,肿瘤可向肺小动脉蔓延,也可产生肿瘤性栓子,造成远处器官栓塞及肿瘤播散,组织病理上瘤细胞呈梭形,为分化差的恶性间叶源性肿瘤。

胸部 CT 增强扫描及肺血管多平面重建可清楚显示肿瘤的大小与范围。对于只生长在肺动脉内部的单发小病灶,CT 增强扫描肺动脉管腔内可见局限性不规则低密度充盈缺损,两肺可无阳性发现。对于病变累及广泛、病灶较大者,CT 表现为肺门及相邻肺实质内多发大小不等结节影,为肿瘤所在肺动脉及分支管腔扩张,管腔内见软组织密度影,增强扫描管腔内可见不规则充盈缺损影,与平扫相比,腔内软组织影可强化。

多平面重建可更清楚地显示肺动脉主干、左右肺动脉及分支走行及扩张情况,肿瘤组织常沿管壁呈浸润性匍匐生长,致使管壁僵硬,可累及远端细小分支,也可累及肺动脉管腔之外,少数晚期病例有远处扩散,常累及纵隔及两侧肺门旁淋巴结、肺、肝、肾、肾上腺、脑和皮肤。

肺动脉血管内膜肉瘤主要需与慢性肺动脉血栓鉴别,二者均起病缓慢,临床症状相似,但肺动脉血栓常有血浆 D- 二聚体增高、下肢深静脉血栓及手术外伤史;肺动脉血栓管腔内充盈缺损并不引起明显的管腔膨胀性改变,管壁光滑,CT 增强血栓无明显强化。而肺动脉内膜肉瘤沿管壁浸润生长,管壁僵硬,管腔扩张,肿瘤组织可有明显强化。因此,密切结合患者临床病史、体征、实验室检查及 CT 表现,尤其肺血管 CT 多平面重建技术,可对该病做出正确诊断。

关于本病还可见 本书本卷 本篇 第十章·第一节《肺动脉血管内膜肉瘤》。

第七章　肺动脉高压

肺动脉高压是一类以肺血管阻力升高为主要特征的疾病,其临床诊断标准为:安静状态下肺动脉收缩压(PASP)>30 mmHg 或肺动脉平均压(mPAP)>25 mmHg;活动状态下肺动脉平均压 >30 mmHg。

肺动脉高压可由多种心、肺和肺血管疾病引起,是临床常见病之一。不同病因的肺动脉高压的治疗方法及预后均有不同,其临床表现无特异性,因此鉴别诊断较为困难。

一、临床表现

肺动脉高压可原发,也可继发于心血管及呼吸系统疾病,除了急性肺栓塞,肺动脉高压发生一般较隐匿。

一组肺动脉高压的患者 42 例,其中男 28 例,女 14 例,年龄 27~85 岁,平均 58.3 岁。42 例中,慢性阻塞性肺疾病 22 例,其中慢性阻塞性肺疾病合并肺间质纤维化 8 例;结缔组织病 5 例;先天性心脏病 4 例,其中动脉导管未闭 3 例、法乐氏三联症 1 例;肺癌累及主肺动脉 3 例;慢性血栓栓塞性肺动脉高压 3 例;门静脉性肺动脉高压 2 例;阻塞性睡眠呼吸暂停综合征 2 例;特发性肺动脉高压 1 例。同期选取超声心动检查肺动脉压力正常者 48 例作为对照组行 CTPA,其中男 30 例,女 18 例,年龄 28~74 岁,平均 54.1 岁。

右心导管检查:右心导管检查是诊断肺动脉高压的金标准。不仅能准确测定肺动脉压力(PAP),还可以通过氧耗量计算出右心排血量、肺循环阻力等多项指标,为肺动脉高压的诊断、分级提供可靠依据。方法是自外周静脉插入导管,经过腔静脉、右心房、右心室到达肺动脉,用压力计直接测量肺动脉压力。此项属有创检查,临床上难以普及。

二、影像学研究

X 线检查:肺动脉高压的 X 线征象主要包括:右下肺动脉干扩张,直径 ≥ 15 mm,横径与气管横径比值 ≥ 1.07;肺动脉圆锥 ≥ 7 mm;肺动脉段明显突出或其高度 ≥ 3 mm;中心肺动脉扩张,外周血管纤细,形成"残根征";右室增大等。

超声心动图:超声心动图可显示右心房、右心室及主肺动脉扩大,右心室壁肥厚,室间隔形态异常;超声多普勒还可以测得瞬间的血流速度、血流的分布图,评价心功能等。

肺动脉高压时肺动脉血流频谱峰值前移,减速时间延长,肺动脉瓣反流及三尖瓣反流,并可通过三尖瓣反流流速估算肺动脉收缩压。此外,超声彩色多普勒对继发性肺动脉高压的诊断更为重要,可以发现原发病如房间隔缺损和动脉导管未闭及继发性改变。利用声学定量(AQ)技术可以评价肺动脉高压者右房功能的改变。

经食管超声心动图(TEE)可避开胸壁和肺组织的干扰,并直接贴近心脏后方的结构,因而能清晰显示心脏、大血管结构和血流动力学改变,明确肺动脉高压的原因,对于合并重度肺动脉高压的各种类型的房间隔缺损有较高的特异性和敏感性。慢性肺动脉高压时,通过经食管超声心动图可观察到左心室收缩和舒张功能的改变,表现为 E 波、E/A 比值降低,DT、IRT 延长,ET 缩短,而同时反映收缩和舒张功能的左心室 Tei 指数明显增大。

血管内超声(IVUS)既能够实时地观测肺动脉横断面积、血液动力学情况、肺动脉搏动,又能探及血管内膜、中层、外膜的结构形态,并能与病理检查结果相吻合,从而以微创方法判定肺血管的形态学变化。

多普勒超声心动图根据三尖瓣反流流速估算肺动脉收缩压,其方法为测出三尖瓣反流最高流速,根据简化 Bernoulli 方程($\Delta P=4V^2$)计算出跨三尖瓣压差,若无右室流出道梗阻,肺动脉收缩压与右心室收缩压(RVSP)相似,即:肺动脉收缩压 = 右心室收缩压 = 右房压(RAP)+ 三尖瓣跨瓣压差(ΔP)。此方法不仅为无创性检查,且与右心导管的测量值相关性很好（r=0.93），并具有很高的敏感性和特异性，是目前用于诊断肺动脉高压最常用的方法，因此该研究中应用该方法作为诊断的参考标准。

核素肺灌注显像：当心肺疾病致肺动脉压升高时，肺血流将重新分布，肺尖血量增多，肺底血量减少，肺内放射性核素分布随之逆转，肺尖、肺底放射性核素分布之比由正常时的 <1 逐渐变为 ≥1。虽然肺灌注显像能较好地测定肺动脉压力，有助于了解肺血流灌注和分布情况，且具有简单、敏感性强、重复性好等优点，但由于肺动脉高压者往往伴有不同程度的肺血管床损伤，若损伤位于肺尖或肺底局部，必将影响对肺动脉高压的准确判断，导致假阳性或假阴性结果。

CT 检查：血管窗：根据每例患者主肺动脉强化程度的不同，调节不同的窗宽和窗位至清晰地显示肺动脉。测量主肺动脉直径（MPAD）、左肺动脉直径（LPAD）、右肺动脉直径（RPAD）、升主动脉直径、降主动脉直径、右下肺动脉直径（RLLPAD）。计算肺动脉主干 - 主动脉直径比值（rPA）、主肺动脉直径与降主动脉直径比值（rPD）。当主肺动脉直径 ≥29 mm、肺动脉主干 - 主动脉直径比值 >1、主肺动脉直径与降主动脉直径比值 >1.1 时则考虑有肺动脉高压。以上各径线的测量主要在横轴位图像上进行，同时观察多平面重建图像，以使各径线的测量更准确。纵隔窗：观察室间隔位置、形态及厚度、支气管动脉侧支循环、心包积液、胸腔积液、肺动脉狭窄、纵隔肺门淋巴结增大、肺内肿块等。肺窗：分析肺实质及肺间质，包括磨玻璃样变、"马赛克征"、片影、肺内结节和小叶间隔增厚等。

测量肺动脉直径：Kuriyama 等（1984）报道主肺动脉直径（MPAD）≥28.6 mm 预测肺动脉高压（肺动脉平均压 ≥18 mmHg）的敏感性为 69%，特异性为 100%。

Tan 等（1998）报道，在肺动脉分叉近端 3 cm 范围内的最宽处测量主肺动脉横径。以主肺动脉直径 ≥29 mm 预测肺动脉高压（肺动脉平均压 ≥20 mmHg）的敏感性、特异性、阳性预测值、阳性似然比分别为 87%、89%、97%、7.91。他们还研究了肺上叶尖段肺动脉与上叶支气管，下叶背段肺动脉与下叶支气管的外径比值，发现其肺段动脉与支气管的外径比值 >1，再加上主肺动脉直径 ≥29 mm 为肺动脉高压最特异的表现，特异性为 100%。Ng 等（1999）报道，以主肺动脉与升主动脉横径的比值

（rPA）>1 诊断肺动脉高压的敏感性、特异性、阳性预测值和阴性预测值分别为 70%、92%、96% 和 52%。主肺动脉与升主动脉横径的比值与肺动脉平均压呈正相关（P<0.000 5），与年龄呈负相关，与体表面积无关。

慢性血栓栓塞性肺动脉高压（CTEPH）：慢性血栓栓塞性肺动脉高压是继发急性肺栓塞后，血栓未能完全溶解或发生血栓扩展，进而机化，造成受累血管狭窄或闭塞而引起的肺动脉高压。特征性改变包括：中央肺动脉不对称性扩张、钙化，肺动脉内血栓形成；肺动脉管径大小的改变，并缺乏连续性；支气管动脉异常血流增加，支气管动脉侧支循环形成。

研究表明，支气管动脉的扩张（直径 >1.5 cm）有助于鉴别慢性血栓栓塞性肺动脉高压和急性肺栓塞或原发性肺动脉高压，后两者支气管动脉扩张罕见。

CTPA 检查时发现支气管动脉扩张有助于评价术后肺循环血流量增加的程度。支气管动脉侧支循环可见于 77% 的慢性血栓栓塞性肺动脉高压患者。

此外，CT 检查还可用于预测肺动脉血栓内膜切除术（PTE）对慢性血栓栓塞性肺动脉高压者的疗效。

"马赛克征"："马赛克征"即肺内组织高密度区和低密度区相间，是局部灌注差异的非特异性征象。一般将引起肺动脉高压的病因分为肺疾病、心脏疾病和血管病变三类。

Andrew 等（1997）报道血管病变引起的肺动脉高压，其"马赛克征"的发生率高于肺疾病或心脏疾病（P<0.05）。Schwickert 等（1994）采用增强 CT 检查发现 77% 的慢性血栓栓塞性肺动脉高压者出现"马赛克征"。Bergin 等（1996）研究表明，"马赛克征"合并肺段动脉大小异常能可靠地鉴别慢性血栓栓塞性肺动脉高压与非血栓栓塞肺动脉高压以及其他肺部病变。

右心功能不全：主要表现为右室扩大；室间隔向左室移位；右室壁异常增厚（>0.4 mm）；右房、下腔静脉及冠状窦扩张；对比剂逆流入下腔静脉及肝静脉等。

肺动脉高压的其他表现：肺动脉高压还可出现心包增厚或积液（更常见于严重肺动脉高压者）、磨玻璃密度、片影、肺内小结节、小叶间隔增厚等改变。以上表现虽无特异性，但综合肺动脉高压的其他表现，可支持肺动脉高压的诊断。

CT 诊断肺动脉高压的优缺点：CT 具有扫描速度快，空间及密度分辨率高，无结构重叠等优势，尤其是 MSCT 的 CTPA 技术，不仅可以观察肺动脉，同时也能清楚地显示肺实质、肺间质、纵隔及心脏的改变，对明确肺动脉高压的病因很有帮助，已经成为肺动脉高压诊断和治疗前评价的重要方法。

但 CTPA 仍有不足之处，如成像对小血管管径及狭窄程度的估计不准确，上腔静脉内高浓度对比剂及心脏和主动脉搏动的干扰，会对邻近血管产生伪影，从而影响图像的质量等。

肺动脉高压是导致右心功能衰竭的主要原因，常提示预后不良，但肺动脉高压症状无特异性，且常被基础心肺疾病所掩盖，仅靠临床症状和体征很难早期发现及诊断。随着 MSCT 的发展，CT 在诊断肺动脉高压上的应用逐渐增多，CTPA 不仅能观察肺动脉也可同时观察肺实质和纵隔及心脏等结构，通过显示肺动脉高压引起的继发征象（如主肺动脉扩张，右心室肥厚、扩张等）来发现和确诊肺动脉高压，具有简单、方便的特点，已成为肺动脉高压诊断和治疗前评价的重要方法。

肺动脉及主动脉直径测量结果分析：肺动脉直径：主肺动脉及其分支的测量具有一定的临床价值，可以通过对其的测量预测肺动脉高压。研究证明，主肺动脉直径 $\geq$ 2.9 cm 诊断肺动脉高压的敏感性为 87%，特异性为 89%。该组资料表明，肺动脉高压组 CT 测量主肺动脉直径显著大于对照组的测量结果（$P<0.001$），且主肺动脉直径 $\geq$ 2.9cm 诊断肺动脉高压的敏感性为 85.7%，特异性为 87.5%，阳性预测值为 85.7%，阴性预测值为 87.5%。该项研究表明，主肺动脉直径与肺动脉平均压呈正相关，且主、肺动脉直径与年龄无相关性。因此主肺动脉直径可作为中心动脉中判断有无肺动脉高压最准确的指标。

一些作者报道，我国正常成年人左肺动脉直径为（18.6 ± 2.8）mm，右肺动脉直径为（20.3 ± 2.5）mm。当左肺动脉直径 >2.4 cm 或右肺动脉直径 >2.5 cm 可用以诊断肺动脉高压。该研究结果表明，肺动脉高压组 CT 测量主肺动脉直径显著大于对照组的测量结果（$P<0.001$），与文献报道相符。该组左肺动脉直径、右肺动脉直径的测量值虽然没有达到诊断肺动脉高压的标准，但仍高于文献报道的正常值上限，且同对照组相比，明显高于对照组，故可认为测量左肺动脉直径、右肺动脉直径仍具有

一定的临床意义，可作为诊断肺动脉高压的辅助参考指标。

文献报道我国正常成年人右下肺动脉直径为（11.1 ± 1.5）mm；肺动脉高压时，右下肺动脉直径 $\geq$ 1.5 cm。该研究中，肺动脉高压组有 7 例右下肺动脉直径 $\geq$ 1.5 cm，对照组有 2 例 $\geq$ 1.5 cm。肺动脉高压组及对照组右下肺动脉直径分别为（1.27 ± 0.24）cm 和（0.99 ± 0.16）cm（$P<0.001$），虽然 CT 测量右下肺动脉直径对于诊断肺动脉高压具有一定的临床价值，但敏感性较差，仅为 16.7%。

肺动脉主干 - 主动脉直径比值及主肺动脉直径与降主动脉直径比值：Ne 等（1999）报道肺动脉主干 - 主动脉直径比值 >1 时，诊断肺动脉高压的敏感性、特异性、阳性预测值和阴性预测值分别为 70%、92%、96% 和 52%，且肺动脉主干 - 主动脉直径比值与肺动脉平均压呈正相关（$P<0.0005$）。该研究分别测量主肺动脉、升主动脉直径并计算肺动脉主干 - 主动脉直径比值，结果表明肺动脉高压组肺动脉主干 - 主动脉直径比值为 1.06 ± 0.16，与对照组相比，差异具有显著统计学意义（$P<0.001$），同时具有较高的特异性。

随着年龄的增长，正常成人动脉均有增粗的趋势，尽管主动脉随着年龄的增长而增粗的程度大于主肺动脉，但是由于肺动脉主干 - 主动脉直径比值最大值均 <1，所以 1 可以作为健康成人肺动脉主干 - 主动脉直径比值的上限值。在同一层面上，主肺动脉和升主动脉相毗邻，相对容易确定主肺动脉是否宽于升主动脉，一般无须依靠正式测量。此外，体重、身高等个体差异也影响主肺动脉直径的大小，而测量肺动脉主干 - 主动脉直径比值可消除这种个体差异的影响。主肺动脉与同层面降主动脉直径比值 >1.1 也可为 CT 诊断肺动脉高压的标准之一，测量简便易行，实用性强，敏感性较高。

三组测量指标联合诊断肺动脉高压：结果表明，三组测量结果联合诊断肺动脉高压的敏感性较低（仅为 52.4%），但具有较高的特异性（95.8%）。主肺动脉直径 $\geq$ 2.9 cm 且肺动脉主干 - 主动脉直径比值 >1、主肺动脉直径与降主动脉直径比值 >1.1 可用于肺动脉高压的定性诊断。

肺动脉高压的病因诊断：肺动脉高压可由心、肺或肺血管疾病所致，如该组肺动脉高压病因就具有多样化，包括慢性血栓栓塞性肺动脉高压、肺癌累及主肺动脉、阻塞性睡眠呼吸暂停综合征等。因此，

CT 诊断肺动脉高压的目的不仅是判定肺动脉高压的存在,同时还可以查明其病因。

慢性血栓栓塞性肺动脉高压是继急性肺栓塞发生后,血栓未能完全溶解或发生血栓扩展,进而机化,造成受累血管狭窄或闭塞而引起的肺动脉高压。由于 CT 对亚段肺动脉、5 级肺动脉的显示率分别为 94% 和 80%,故可以很好显示肺动脉内血栓的形态。对于肺动脉高压者如发现肺动脉血栓形成、管径不规则变化与"马赛克征",则提示慢性血栓栓塞性肺动脉高压。目前,肺动脉血栓内膜切除术是本病的有效治疗方法之一,而 CT 亦可预测肺动脉高压者的治疗效果。

肺癌累及主肺动脉可造成动脉管壁增厚,管壁弹性降低,加之管腔缩窄,从而导致右心射血阻力增大,右房室压升高,最终引起继发性肺动脉高压。CT 表现为肺癌侵犯主肺动脉或肺叶肺动脉,动脉管腔中度或重度狭窄。文献报道 CT 诊断肺癌累及主肺动脉继发肺动脉高压的敏感性为 66.7%,特异性为 94%,准确性为 90%,表明 CT 在本病的诊断中具有重要价值。本病是可逆转性疾病,轻度肺动脉高压者经介入治疗后,主肺肺动脉狭窄程度减轻,主肺动脉直径可恢复正常,故本病的早期诊治尤为重要。

阻塞性睡眠呼吸暂停综合征也是引起肺动脉高压的原因之一,研究表明,阻塞性睡眠呼吸暂停综合征者肺动脉高压发病率为 17%~42%。其肺部 CT 无特异性表现,该组病例 CT 显示肺野清晰,仅见主肺动脉扩张。本病的诊断需结合临床及呼吸功能检查,在查找肺动脉高压的病因时应想到本病的可能性。

MSCT 具有极高的时间和空间分辨率,结合 CTPA 的应用,可以获得优良的肺动脉 CT 图像,使肺动脉的测量较以往 CT 更准确,不仅能准确地诊断肺动脉高压,又能同时观察肺实质及纵隔病变,为病因诊断提供更多的信息。

(一)MR 检查

评价肺动脉直径与肺动脉高压之间的相关性:Frank 等(1993)研究表明,肺动脉高压者的肺动脉横径,下腔静脉横径以及右室壁厚度明显高于正常人。相关分析表明,右室壁厚度与右心导管测量所得的肺动脉平均压相关性最好(r=0.83),与下腔静脉和肺动脉平均压的相关系数分别为 0.73 和 0.48。右心室厚度可作为肺动脉高压的随访指标。MRI 显示主肺动脉、右下肺动脉明显优于彩超,可作为肺动脉高压形态学诊断的较理想指标。

Kruger 等(2001)采用 MRA 检查,发现慢性肺动脉高压表现为右肺动脉干直径增大,中央肺动脉扩张,右肺动脉直径 >28 mm,肺动脉由近及远逐渐变细。肺血管 MRA 诊断慢性肺动脉高压的敏感性 89%。急性肺栓塞较少(33%)引起肺动脉高压,但右肺动脉干大于没有慢性肺动脉高压者,栓塞血管内显示充盈缺损,缺少所支配肺野肺动脉由近及远逐渐变细的特点。此外,MRA 发现 18 例有慢性肺动脉高压的原因(原发 4 例,继发 11 例,慢性栓塞性肺动脉高压 2 例,肺动脉肉瘤 1 例)。

有作者对 12 例肺心病患者研究显示,MRA 与胸片测得右下肺动脉干宽径为(16.5 ± 2.7)mm 和(17.7 ± 3.5)mm,两者差异无显著性。MRI 所测肺动脉高压患者的右下肺动脉和主肺动脉直径,与彩超、CR 胸片的测量结果符合率分别为 91.7%、100% 和 50.0%、91.7%。MRI、彩超和 CR 胸片对肺心病诊断准确率分别为 100%、100%、41.7%。

研究结果表明,MRI 形态学指标判断肺动脉高压及对主肺动脉显示优于超声。MRI、彩超对肺心病诊断明显优于 CR 胸片,MRI 与彩超是肺心病形态学诊断较理想的方法。

评价主肺动脉的顺应性:主肺动脉是顺应性血管,与心动周期有关,在心室收缩末肺动脉扩张度最大。在一个心动周期内,正常肺动脉血管的直径表现为在收缩期陡然增加而在舒张期又迅速下降,同时在舒张中、末期还有小幅度的反弹。而肺动脉高压者主肺血管的顺应性差,血管直径在收缩期增加而在舒张期缓慢回落,几乎没有第 2 峰值的出现。

Bogren 等(1989)研究表明,肺动脉高压者的肺动脉顺应性明显低于正常人,前者为 8%,后者为 23%。尽管主肺动脉的顺应性也是肺动脉高压的一个监测指标,然而其很难测量,故很少使用。

目前,多利用脉压法(Cppm)和搏出量与脉压的比值(Csv)测量主肺动脉的顺应性。Muthurangu 等(2005)报道,主肺动脉阻力(R)与顺应性(C)(r=0.89, P<0.001)和肺动脉平均压(r=0.72, P<0.01)分别呈负相关。脉压法与搏出量与脉压的比值相关性较好(r=0.98, P<0.001)。脉压法可作为一个评价主肺动脉顺应性的精确指标。

主肺动脉血流特征分析:采用速度编码电影 MRI(VEC-MRI)技术在肺动脉瓣上 2 cm 处测量流率变化。血流分析表明,肺动脉高压时肺动脉峰收缩期流率、流量明显降低，峰收缩期血流更不均匀，返流的百分比明显增加。反流的百分比增加反映出肺动脉血流动力学的改变。研究结果显示它与肺动脉平均压呈正相关（ $r=0.89$ ， $P<0.01$ ），与肺动脉峰值流速呈负相关（ $r=-0.82$ ， $P<0.01$ ）。肺动脉高压时可出现两种不同的反流，大部分患者表现为反流的峰值出现于收缩晚期且峰值单一；而当患者肺动脉压力很高、肺动脉阻力很大时，反流具有两个峰值，其中第 1 个峰值出现于收缩早期，第 2 个出现于舒张早期。反流的增加同时加剧了血流的不均匀性，因此可通过血液反流量的大小作为诊断肺动脉高压的主要参考指标。

右心功能测定：电影动态 MRI 可得到多层面成像及三维成像，直接测量右心功能。功能参数包括右室舒张末期容积、右室收缩末期容积、右室搏出量、射血分数等。常用心脏短轴位成像，因它包含三尖瓣平面、肺动脉瓣平面，这些标志是确定右室流入道、流出道最小容量所必需的。

肺血流慢流现象：在肺动脉高压者，MR 信号可出现在肺动脉的收缩期，尤其是肺动脉压力 $>90\,mmHg$ 时。这是因为在肺动脉高压者（尤其重度）血流很慢，这种慢流现象可引起栓塞或为栓塞的结果。但通过偶数信号重聚及电影 MRI 等技术可以区别慢流现象和血栓。慢流可使信号强度增加，而血栓无上述现象。

室间隔形态及运动异常：肺动脉高压者室间隔弯曲度发生变化，或呈直线，或凸面向左室。Roeleveld 等（2005）报道，肺动脉收缩压与短轴位室间隔弯曲度呈线性相关（ $r=0.77$ ， $P<0.01$ ）。室间隔凸向左室时，其肺动脉收缩压 $>67\,mmHg$ ，可作为直接诊断肺动脉高压的影像依据。早期研究表明，超声心动图也可用来评价室间隔弯曲度及右室或肺动脉压力。MRI 与超声心动图联合应用进行评测，可能是将来研究的方向。

评价慢性血栓栓塞性肺动脉高压：慢性血栓栓塞性肺动脉高压的 MRA 表现为管腔内网状、条索状狭窄，管腔连续性中断，在肺段及亚段肺动脉的敏感性分别为 100% 和 93%。

MR 灌注和 MRA 对于肺动脉高压和慢性血栓栓塞性肺动脉高压的诊断的敏感性分别为 69% 和 83%，两者联合诊断的敏感性为 90%。

MRI 诊断肺动脉高压的优缺点：MRI 作为一种无创性、无电离辐射的新技术，具有图像清晰、准确性高、客观性强等优点，对于诊断肺动脉高压及明确肺动脉高压的病因、判断病情均有很高的临床价值。但其对肺实质成像较差、成像速度慢、空间分辨率低等不足之处仍有待于进一步改进。

比较影像学：X 线胸片提供的信息量有限，可作为肺动脉高压的筛查方法。超声心动图能反映血流的方向、速度，较准确地反映肺动脉高压，但其评价心功能依赖于适当的心脏扫描窗，不能清晰地观察到右室边界，故对右室的精确测量有一定的限制。右心导管检查是诊断肺动脉高压的金标准，但为有创性检查方法，且受镇静药物、肺泡氧分压、肺侧支循环等诸多因素的影响，限制了其临床应用。

CT 作为显示肺部病变的常规检查之一，对肺部病变显示优于 MRI，而 MRI 在显示心脏及大血管病变方面优于 CT，两者综合使用对肺动脉高压具有很大的临床实用价值。

第八章　肺动静脉畸形

肺动静脉畸形(PAVM)是肺动脉和肺静脉之间的异常沟通,又称为肺动静脉瘘、肺血管瘤、肺动脉血管瘤、肺动静脉瘤、肺血管错构瘤等。它是罕见的肺血管异常,无潜在恶性。

本病首先由 Churton(1897)报道,由 Smith & Horton(1939)首次在人的活体上做出诊断。肺动静脉畸形发现至今,对其进行的研究大都是个案报道,而样本较大的研究是 Mager 等(2004)报道了 112例,Cottin 等(2004)报道 105 例及 Pollak 等(2006)报道肺动静脉畸形栓塞术后随访 156 例。不同的研究对肺动静脉畸形的手术策略仍存在争议,但肺动静脉畸形的影像诊断是必需的。

病因学:肺动静脉畸形指肺动脉血液不经过肺泡直接流入肺静脉,肺动脉与静脉直接相通形成短路。肺动静脉畸形的发病机制不是很明确,大多数为先天性,约占 80%。

先天性者胚胎发生机制尚不清楚,可能是在胚胎发育过程中,血管间隔形成发生障碍,毛细血管发育不全、肺动静脉之间缺乏末梢毛细血管袢,肺动脉分支不经毛细血管,而直接与肺静脉分支相通。由于肺动脉压力大于肺静脉,部分肺动脉血通过异常通道流入肺静脉。由于该处血管壁较薄,不能承受肺动脉压力,易形成腔大壁薄的血管囊或者肺动静脉之间的肺终末毛细血管床囊性扩张,故称肺动静脉瘘。先天性肺动静脉畸形为不完全常染色体显性遗传,偶有家族性报道。

本病在许多后天性条件下也可能发生,如长期肝硬化、血吸虫病、二尖瓣狭窄、胸部创伤或手术(腔肺吻合术)、放线菌病、甲状腺癌肺转移和系统性淀粉样变性等。妊娠期间由于血容量增加以及激素水平变化的影响,肺动静脉畸形生长、进展速度加快,其并发症(如肺动静脉畸形破裂后自发性血胸)的发生率也相对增加。

本病与 Osler-weber-Render 病或遗传性出血毛细血管扩张症(HHT)有强烈的相关性。据报道先天性中有 47%~90% 合并遗传性出血毛细血管扩张症,而 15%~30% 遗传性出血毛细血管扩张症合并肺动静脉畸形。遗传性出血毛细血管扩张症是一种常染色体显性遗传病,因此有作者推测肺动静脉畸形也是一种基因突变所致的遗传性疾病。

遗传性出血毛细血管扩张症的某些基因近来已阐明,这些基因异常也存在于没有遗传性出血毛细血管扩张症的肺动静脉畸形患者,与遗传性出血毛细血管扩张症相关的遗传病因在一些家庭中存在于9号染色体,在另一些家庭中存在于12号染色体中。遗传性出血毛细血管扩张症的基因存在于9号染色体长臂上的内因子中,它是一种捆绑在动静脉及毛细血管内皮细胞上的糖蛋白,内因子基因的变化导致血管发育异常,患者中更多存在于9号染色体的长臂中。

一、病理学

肺动静脉畸形发生率为(2~3)/10 万,男女比例1:(1.5~1.8),可见于任何年龄,约 10% 在婴儿期或儿童期确诊,3~70 岁均可发生,大部分病例均在 30岁以前确诊,可单发也可多发,单发的发生率42%~74%,大多数单发病变见于两肺下叶,左肺下叶是最常见的发生部位,其次右下叶、左上叶、右中叶和右上叶。大多数多发病灶也发生于双下肺,双下肺发生率 8%~20%。

所有的肺动静脉畸形均有输入血供血管,约95% 源于一支或多支肺动脉,有时部分或完全起源于体循环(如主动脉、肋间动脉或支气管动脉),肺动静脉畸形的输出血管汇入一支或几支肺静脉,有时异常输出支直接流入左心房或叶间胸膜或下腔静脉。与其相连的肺动脉和静脉可为 1 条或多条。

动静脉沟通的形式有:①较大肺动静脉之间通过单个或多个较大的瘘口沟通;②细小肺动静脉互相交通,形成多个扩张的窦状血管;③单纯毛细血管发育畸形即肺毛细血管扩张症,表现为弥漫分布的细小肺动、静脉之间的桥状交通,无肉眼可见的动静脉瘘。

肺动静脉畸形常紧靠脏层胸膜或深入到外 1/3 的肺实质内。在 110 例单发肺动静脉畸形的研究报道中,81% 位于胸膜下或部分深入到肺实质。

肺动静脉畸形病理上分为囊状肺动静脉畸形和弥漫型肺动静脉畸形,前者瘘管部形成蜿蜒屈曲的团状血管瘤囊,瘤壁厚薄不均,又分为单纯型、复杂型。70% 以上的肺动静脉畸形是单纯型,由单一的供血动脉和单一的引流静脉构成,瘤囊无分隔;大约 20% 的肺动静脉畸形为复杂型,有多支供血动脉和多支引流静脉,囊腔常有分隔;另有少于 10% 的弥漫型肺动静脉畸形存在。

弥漫型肺动静脉畸形,又被称作肺毛细血管扩张型,可局限于一个肺叶或遍及两肺,动、静脉之间仅有多数细小瘘管相连,而无瘤囊形成,右往左分流量在几型中最大。由于血管腔内压力较低,管壁仅轻度增厚。受累动、静脉常呈弯曲状扩张,静脉往往有变性或钙化。菲薄变性的囊瘘易发生自发性破裂,继而形成局限性含铁血黄素沉着症。

按病灶的大小分类,肺动静脉畸形的畸形血管大小变异很大,小者可仅为显微镜所辨认,称微小型;一般将肉眼可辨认的血管畸形称为大型,巨大者可占据一个肺叶、甚至全肺。

二、临床表现

由于肺动静脉畸形发生肺内心外的从右向左的分流,产生慢性低氧血症,可有咳嗽、胸闷、憋气等症状,一般分流率超过 20%~30% 可出现不同程度的发绀、杵状指(趾)、红细胞增多等。肺动静脉畸形的存在破坏了正常肺毛细血管的过滤功能,从而可导致异位栓塞,如脑梗死、脑脓肿等严重的神经系统症状。因而对于肺动静脉畸形的及时准确的诊断就显得尤为重要。

呼吸困难、发绀和杵状指为该病的临床三联征,但在一研究中仅有 10% 的患者出现三联征。最常见症状为活动性呼吸困难,占 31%~67%,若出现鼻出血、黑便和神经系统症状(如头痛、眩晕、麻痹、晕厥或思维混乱)提示合并遗传性出血毛细血管扩张症的可能性。

体循环低氧的症状如合并有遗传性出血性末梢血管扩张症,则皮肤、口腔黏膜、鼻黏膜或消化道黏膜易发生出血;同时有红细胞增多而易诱发脑血栓形成,出现头痛、头重、眩晕、麻痹、视力障碍、意识障碍,甚至昏倒等中枢神经症状,或并发脑脓肿、偏瘫等。

仔细的体格检查能发现 75% 的肺动静脉畸形有异常体征,最常见的是发绀、杵状指和肺血管杂音,合并有遗传性出血毛细血管扩张症的肺动静脉畸形患者中 2/3 有皮肤黏膜毛细血管扩张。症状与病变的大小有关,有 13%~55% 无症状,一般为 <2 cm 的单发病变。

最常见的并发症见于神经系统,占 19%~59%,包括短暂性脑缺血、脑梗死、脑脓肿等,尤其是当供血动脉直径 >3 mm 时。其发生机制为栓子经过缺乏正常滤过功能的肺动静脉畸形而引起异位栓塞或同时存在脑动静脉畸形。

不常见但威胁生命的并发症是咯血和血胸,咯血是由于肺动静脉畸形的破裂或支气管黏膜毛细血管扩张症引起,而血胸可能为胸膜下肺动静脉畸形的破裂所致。还有合并肝脓肿的报道。

在肺动静脉畸形与偏头痛关系的研究方面,Post 等(2005,2008)认为肺的右向左分流在偏头痛的发病机制上起作用,遗传性出血毛细血管扩张症和肺动静脉畸形患者的偏头痛患病率比无上述分流的高;另一方面,偏头痛和遗传性出血毛细血管扩张症患者的肺动静脉畸形患病率高。如果肺动静脉畸形的瘤囊破裂可引发致命性的咯血和血性胸腔积液。

该病自然转归不佳,未经治疗的患者中病死率达 11%,遗传性出血毛细血管扩张症合并者常见多发肺动静脉畸形,疾病进展快,并发症发生率高。因此及时准确的诊断极为重要。

三、影像学研究

X 线检查:X 线胸部平片和透视检查不仅是一个重要诊断工具,而且对肺动静脉畸形患者的随访也很重要。典型的肺动静脉畸形表现为圆形或椭圆形边界锐利、密度均匀团块影,常呈分叶状,通常位于叶间,直径 1~5 cm 的较多见,2/3 分布于下叶,邻近有条状阴影与肺门相连。与病灶相连的粗大血管在透视下可见到搏动,缺点是不易发现小病灶。平片上难以识别供血动脉及引流静脉,不典型者平片诊断有一定困难。

超声心动图造影:经胸壁超声心动图造影诊断肺动静脉畸形的敏感性为 92%,对右向左分流极其敏感,但不能显示流量和解剖的细节问题。

在无右向左分流的正常情况下,气泡或染料很快出现于右房,然后随气泡进入肺循环而逐渐变淡、消失。若存在心内分流,气泡出现于右房后的1个心动周期后进入左房,而在肺动静脉畸形的病人中,由于存在肺内分流,要延迟3~8个心动周期气泡才能进入左房。偶尔,气泡可通过单独的肺静脉进入左房,可以证实肺动静脉畸形解剖异常的部位。

再者,超声心动图造影能对栓塞治疗作评估,对排除肺动静脉畸形患者家族成员中遗传性出血毛细血管扩张症有用。若结果阴性,典型肺动静脉畸形的可能性较低,尽管经胸壁超声心动图造影结果阴性,高度怀疑肺动静脉畸形时还应采用其他的检查方法;若结果阳性,至少显微镜下可辨认的微小型肺动静脉畸形很可能存在。

现阶段经胸壁超声心动图造影不能定量,但是采用经静脉注射含微气泡超声对比剂(一般用经过振荡器处理的生理盐水)做经胸或经食管心脏超声造影术检查,可诊断肺内右向左分流,被选择作为有遗传性出血毛细血管扩张症的肺动静脉畸形患者筛选检查。Zukotynski等(2007)亦认为超声心动图造影时右向左分流梯度越强,提示肺动静脉畸形可能性越大,可作为对肺动静脉畸形的筛查方法。

肺灌注核素扫描:肺灌注核素扫描也可应用于肺动静脉畸形的诊断,是一种对诊断及量化的有效方法。采用 ^{99m} 锝标记大分子清蛋白做肺灌注扫描,不仅可确认有向左分流,还可以对分流量做出较准确的测量。然而,此项检查阳性结果对肺动静脉畸形无特异性,阴性结果往往可排除肺动静脉畸形诊断。放射性核素扫描也能分辨分流大小、强度,结果可与100%氧气分流计数法相媲美。

如同超声心动图造影,放射性核素肺灌注扫描不能提供肺动静脉畸形解剖学的具体情况。尽管有高度阴性预测值,放射性核素肺灌注扫描仍不作为常规检查手段。超声心动图造影及肺灌注核素扫描能够对肺动静脉畸形做出正确诊断,但前者无法确定病变的部位和范围,后者虽可确定病变的部位和范围,但两者无法提供肺动静脉畸形具体解剖细节。

CT检查:肿瘤样扩张的血管囊腔与其相连的供血动脉和引流静脉血管是肺动静脉畸形的基本解剖结构。因而寻找与病灶相连的扩张、迂曲的血管影是诊断肺动静脉畸形的关键。当不能肯定病灶周围是否为血管影时,增强动态扫描及三维重建技术就显得非常重要。

如果病灶动脉期迅速呈血管样强化且与相邻大血管同步强化,静脉期仍为高密度,与肺静脉与心腔呈等密度,此为肺动静脉畸形MSCT的一个特征性征象。

如果在肺动脉显影期及病灶强化显影期,左心房提前显影,且病灶内对比剂排空延迟,至主动脉显影后仍然持续显影,显影密度高于邻近心脏密度时,则表明肺动静脉之间存在血流短路,它是MSCT诊断肺动静脉畸形的又一特征性征象。

CT增强扫描对诊断及确定肺动静脉畸形解剖位置有重要价值。Remy等(1994)报道CT增强扫描比肺血管造影对诊断肺动静脉畸形的敏感度更好(98%对96%),而肺血管造影对单个血管结构的显示比CT增强好,CT增强对于发现肺动静脉畸形的优势在于损害的缺损区在CT增强扫描时可不被重叠。3D螺旋CT能对76%肺动静脉畸形显示清晰,而常规单侧肺血管造影只有32%。在MSCT出现之前,单层螺旋CT三维重建应用受扫描时间、屏气过长限制,不能识别巨大的肺动静脉畸形。所以,CT增强扫描对胸片可疑肺动静脉畸形患者的诊断是非常有用的工具,并能了解其他共存情况。

MSCTA是一种无创、快速血管检查技术,扫描速度有了明显提高,可快速进行大范围的容积扫描,CTA总体空间分辨率高于MRA,工作站后处理软件非常完善,为高清晰的二维及三维血管图像提供了有力保障。通过容积再现、最大密度投影技术可以清晰显示供血动脉、引流静脉的空间关系和解剖细节,动脉瘤囊的结构,为正确诊断提供影像依据,而且能显示供血动脉的来源、直径、数目,病灶位置、数目、大小以及准确分型。观察肺动静脉畸形的血管结构,分析供血动脉、引流静脉的走行、病变的大小及定位,其敏感度与同血管造影相似。Nawaz等(2008)报道,MSCT在检出全肺或肺叶的肺动静脉畸形较DSA敏感度高(分别为83%、72%对70%、68%),特异度低(78%、93%对100%、100%)。

研究认为MSCTA及其三维重建对肺动静脉畸形的诊断及解剖显示优于肺血管造影,可部分取代常规肺血管造影或DSA,成为确诊肺动静脉畸形的首选检查方法。

MSCT为非损伤性检查,MSCT薄层动态增强扫描除不仅可显示扩张的血管瘤囊本身,还可分辨出供血动脉和引流静脉,可发现较小病灶,避免遗漏,在显示外周肺动静脉畸形病灶方面,MSCT 明显优于血管造影,另外 MSCT 的二维、二维重建可以从各个角度观察病变,对复杂肺动静脉畸形,CT 可精确判断供血及引流血管的数量。因此可作首选的检查方法,还适用于栓塞术后的定期随访。

肺动静脉畸形的直接交通一直是诊断的难点,DSA 也经常漏诊,而 MSCT 具有多方位、多方法重复观察的优势,可以最大可能避免漏诊。MSCT 三维重建可通过各种方法观察含对比剂血管与肺动静脉畸形之间的立体形态与空间解剖关系。如容积再现可以清楚地区分供血动脉、引流静脉、迂曲扩张呈瘤囊状异常交通血管的及其走行、病灶的大小及位置,最大密度投影可以准确测量供血动脉的直径,为栓塞目标直径的判定提供了依据,有利于介入治疗或手术治疗方案的制定。

MSCT 及其各种重建技术的普遍应用,为肺动静脉畸形的诊断和鉴别诊断提供了新方法。MSCT 扫描速度快,薄层重建及三维图像能清楚显示肺动静脉畸形的瘤囊和出入血管的结构,具有快速、无创、廉价及可重复等优势。在小病灶的显示方面几乎可与血管造影相媲美,也有利于肺内小肿瘤及其他疾病的鉴别诊断。

MSCT 增强扫描和重建技术可准确显示肺动静脉畸形的形态学表现和强化特征,三维立体技术中的任意角度和方向的图像旋转功能更有利于观察病变的细节,对于肺动静脉畸形具有定性诊断价值,是一种可靠、安全的检查方法。肺动脉造影作为一种创伤性检查方法,对人体有一定的危险性。MSCT 可以部分取代传统的肺动脉造影成为确诊肺动静脉畸形的首选检查方法,值得推广应用。

MRI: MRI 相对于 CT 在诊断肺动静脉畸形受限得多。肺内许多病变有相对长的间隙期,并显示中到高强度信号。相比而言,肺动静脉畸形与快速流空边带是空白信号,或低强度信号。其他的低强度信号包括含气囊腔、钙化病变、纤维瘢痕、囊性病变、错构瘤及血管瘤。这些病变在常规 MRI 扫描时很难与肺动静脉畸形鉴别,所以,建议使用特殊的扫描技术来鉴别肺血管病变。

肺动静脉畸形的主要 MRI 表现:病灶区 T_1WI 和 T_2WI 呈等信号～高信号,流空血管特征性表现为无信号区。自旋回波系列显示肺动静脉畸形的壁,病灶血流因流空效应而呈无信号。梯度回波快速扫描,肺动静脉畸形呈高信号。Gd-DTPA 增强检查,肺动静脉畸形明显增强呈高信号。

MRA 是血管检查技术,对观察血管构筑、区分复杂型和简单型肺动静脉畸形有重要价值,其缺点为不适宜用作复查手段(栓塞用钢丝圈可产生伪影),且对诊断弥漫型肺动静脉畸形价值有限。

以往由于心脏搏动、呼吸运动以及与含气肺实质相关的磁敏感性伪影,MRI 很难识别小于 5 mm 以及位于外围的肺动静脉畸形。Schneider 等(2008)研究结果显示对比增强 -MRA(CE-MRA)可作为遗传性出血毛细血管扩张症患者筛查手段,并能准确发现小于 5 mm 的肺动静脉畸形,及对肺动静脉畸形分型并能确定病变能否进行栓塞治疗,同时采用 3D- 最大信号强度投影重建图像能精确定位,立体化显示肺动静脉畸形以及指导复杂肺动静脉畸形栓塞治疗计划的制定。

三维高时间分辨率动态增强 MRA(CE-MRA 3D-TRICKS)是一种类似 DSA 成像效果的新型 MRA 技术,可以清晰显示血管从动脉早期到平衡期的完整的动态充盈过程。

Krishnam 等(2008)研究认为低剂量三维高时间分辨率能迅速获取心脏及血管性疾病的解剖及功能情况,但在获取高时间分辨率的同时必然损失部分空间分辨率,在显示血管细节清晰度方面不如常规 CE-MRA 扫描。

肺血管造影和数字减影血管造影:长期以来,肺血管造影和 DSA 是诊断动脉病变的金标准,对细小血管分辨率高,可直接进行介入治疗,但其检查费用高、有创伤性等缺点在某种程度上限制了其应用。目前很少用作诊断目的。此方法主要用于某些诊断有困难的病例或用于治疗前检查。肺血管造影不仅显示肺动静脉畸形,还能更好地显示肺血管病变的血管结构,对于治疗性溶栓及外科术前准备是必要的。此外,血管造影应当在肺血管全程运用以免漏诊肺动静脉畸形及胸外、胸内来源的血管交通。

造影方法分为选择性或非选择性。一般先进行选择性主肺动脉造影,正位投照。投照时相包括两肺整个肺野,以免遗漏病变;其后,视情况决定选择性肺动脉造影。

造影主要表现:单纯型囊状肺动静脉畸形可见瘤囊随肺动脉的充盈显影,引流肺静脉显影早于正常肺静脉,供血动脉及引流静脉均为一支,并见不同程度的迂曲、扩张,较大的瘤囊可见对比剂排空延迟;复杂型囊状肺动静脉畸形可见两支或多支供血动脉及引流静脉,瘤囊内可见分隔,对比剂排空明显延迟;弥漫型肺动静脉畸形表现为多发葡萄串样小血池充盈,有时难以观察到与肺小静脉支的连通,但DSA或电影连续摄影观察,相应区域无毛细血管前期(实质充盈期),或病变部位肺静脉提前显影,有助于诊断。

影像学检查程序:有学者提出了肺动静脉畸形的影像学检查程序。第一步:胸片、超声声学造影,二者结合起来诊断肺动静脉畸形的敏感性为100%,该方法无创、安全、费用低、辐射量少,应为首选检查方法。第二步:胸部增强 CT 扫描(或者直接行胸部增强 CT 扫描)。第三步:CT 结果为阳性时,对于宜行栓塞治疗的患者应进一步行肺动脉造影。

肺动静脉畸形是少见的临床疾病,和遗传性出血毛细血管扩张症有强烈的相关性。遇到呼吸困难、发绀和杵状指典型的三联征时,要想到本病的可能性。胸部平片和 CT 增强扫描是重要的首选的影像诊断方法, MSCT 三维肺血管成像更好,超声声学造影能证实右向左分流,肺放射性核素灌注扫描能测定分流分数。肺血管造影是诊断的金标准,在栓塞和手术前是必要的,以确定病变的数目和部位。栓塞治疗是相对安全、有效的方法。肺保守切除是不宜栓塞或栓塞不成功时的最佳选择。由于病变有不断进展和栓塞后再通的可能,要求病人随访观察。

第九章　肺动脉瘤

第一节　肺动脉瘤

肺动脉瘤较为罕见，Deterling 等尸检 13 696 例仅发现 1 例，发生率为 0.007 3%，与主动脉瘤的比例为 1∶250。其发病率与性别、年龄无关，病变 80% 位于主肺动脉。

一、分类

依据肺动脉和肺静脉是否存在交通，将其分为合并动静脉交通的肺动脉瘤（PAVA）和不合并动静脉交通者两大类。合并动静脉交通的肺动脉瘤 60% 与遗传缺陷有关，另 40% 见于单纯遗传性出血性毛细血管扩张症，病变定位于外周肺动脉。不合并动静脉交通的肺动脉瘤病因有感染（如结核、梅毒等）、心脏大血管异常（如先天性心脏病、动脉炎、退行性变等）、肺动脉高压、创伤以及特发性肺动脉瘤（Hughs-Stovin 综合征及 Behcet 综合征），病变定位于近端肺动脉。

一些作者将其分为先天性肺动脉发育缺陷（先天性心脏病最多见的是动脉导管未闭，其余如房间隔缺损、室间隔缺损、法洛四联症、肺动脉瓣狭窄或阙如等）与获得性肺动脉瘤（梅毒、结核、动脉硬化、血管炎、创伤等）两类。

二、病理学

肺动脉瘤的好发因素包括血管结构异常（如马方综合征）、肺动脉高压、心脏结构异常（如：动脉导管未闭、室间隔缺损、TOF 等）、感染、损伤、特发综合征等。

病理改变主要表现为囊性中层变性和动脉粥样硬化，内膜弹力纤维和平滑肌破坏，纤维组织增生，动脉壁变薄、扩张形成假性动脉瘤。

在以往结核病不能控制时，尸检中发现有肺动脉瘤，多数为周围型。梅毒的肺动脉瘤多为中央型，但也有周围型的报告；创伤性肺动脉瘤多为单发周围型。霉菌肺动脉瘤则是周围肺段动脉，常为多发双侧的，并且与细菌性心内膜炎有关，这可能是应用大剂量抗生素的原因。总之病因可归为感染、肺动脉高压、动脉壁缺损。三者之中存在 2 种即有发病的可能。

病理表现为中层囊性坏死，内膜弹力纤维和平滑肌破坏，纤维组织增生，动脉壁变薄，扩张形成假性动脉瘤。

三、临床表现

临床症状多为原发病症状，肺动脉瘤最常见的症状为劳力性气促，其次为咳嗽、咯血和胸痛，疼痛常位于心前区，偶可延伸至肩、臂。有时疼痛为唯一症状。临床表现和体征与动脉瘤类型、部位、大小有关：主肺动脉巨大中央型动脉瘤，可压迫心脏及其他大血管，发生心律失常；合并肺动静脉交通者常有分流征象（发绀、杵状指）；周围型较小的动脉瘤则无症状。许多患者可无症状。

一例患者自幼有动脉导管未闭病史，对诊断肺动脉瘤有一定的参考价值，推测其形成原因，可能为主动脉内的高压动脉血通过未闭的导管进入肺动脉，持续进行性的血流冲击，导致肺动脉的代偿性扩张，再加上肺动脉血管壁的发育不良，久而久之形成了动脉瘤。

另例患者为不合并动静脉交通的动脉瘤，未合并其他先天畸形，无感染、创伤及肺动脉高压病史，考虑为先天性所致。不合并动静脉交通的动脉瘤主要征象为肺动脉主干及分支增粗，纵隔内相邻结构受压及推移。

四、影像学研究

伴有肺动脉高压的患者可见右下肺动脉干增宽，双肺纹理增多，外周肺血管变细，肺野透亮度增强，以右心为主的心脏增大；创伤所致动脉瘤总可以看到瘤周的异常软组织块影或假腔的形成；伴有结核者常可见胸内结核病灶。

有时可见附壁血栓形成，表现为肺动脉内低密度影，形态不规则。合并其他心血管畸形者表现出相应改变。

一例主要表现为主肺动脉显著扩张，未见肺动脉高压改变，增强后扩张肺动脉主干均匀强化，未见血栓及假腔形成。

X 线胸片可表现为正常，若瘤体较大，可见左心缘处明显突出，易误诊为肺门及纵隔肿瘤。该例有肺动脉瓣狭窄合并肺动脉瓣关闭不全，可以伴发肺动脉高压，推测发病原因主要是由于二尖瓣狭窄继发肺动脉高压所致。

MSCTA 可准确地判断肺动脉瘤的部位、大小、形状、瘤周与瘤壁有无夹层或血栓等，但对外周肺动脉瘤的定性诊断有一定局限性。

与畸胎瘤的鉴别在于都可见钙化灶和部分极低密度影，畸胎瘤钙化多不规则，而肺动脉瘤多为壳状钙化，畸胎瘤内极低密度影多为脂肪，而肺动脉瘤内低密度影考虑多为附壁血栓，常规运用增强 CT 延迟扫描技术，对诊断帮助较大，尤其是应用各种 CT 重建技术，可以大大减少误诊。

不合并动静脉交通的动脉瘤主要应与纵隔及肺门淋巴结肿大及肿块鉴别，特别是在合并有血栓形成时，仔细观察一般均可分辨软组织块影起自血管内还是血管外，血管外病变表现为外压性，肿块其血液侧光滑锐利，而血管内血栓多为不规则形，特别是在增强时，还可以看到增强血液流经该段时肿块边缘与血管壁的连接情况。

以往心血管造影为肺动脉瘤术前诊断的金标准，现已逐步被 MRI 和 MSCT 取代。MSCT 可准确反映肺动脉瘤的部位、大小、形状、瘤壁有无夹层，在瘤体来源、定性诊断上优于 MRI，但对外周肺动脉瘤的定性诊断，二者均无法替代造影。

以往 DSA 是肺动脉瘤术前诊断的金标准，可明确诊断本病，但具有一定创伤且费用较高。CT 对诊断肺动脉瘤价值很高，特别是配合多平面重建等技术后，可以准确地反映动脉瘤的部位、大小、形态、有无血栓、有无钙化、瘤壁及瘤周情况。随着 CT 硬件及软件技术的发展，相信它能够更好地对肺动脉瘤进行诊断分析，为临床诊断及治疗提供更大帮助。

第二节 肺动脉假性动脉瘤

绝大多数咯血患者出血来源于支气管动脉，少部分来源于非支气管体循环动脉侧支。支气管动脉和非支气管体循环动脉栓塞（以下统称支气管动脉栓塞）是一种治疗大咯血公认有效的治疗方法。

一般认为，支气管动脉栓塞后咯血仍不能控制者应考虑肺动脉源性咯血的可能，文献报道其发生率为 5%~10%，最常见的原因为肺动脉假性动脉瘤。从患者临床表现判断咯血动脉来源非常困难，主要依靠影像学检查，选择性肺动脉造影及 MSCT 血管造影（MSCTA）是诊断肺动脉假性动脉瘤的主要手段。

文献报道肺动脉源性咯血约占总咯血病例的 5%~10%，最常见的原因为肺动脉假性动脉瘤，此外，还可见于肺动脉真性动脉瘤、肺动静脉畸形、外伤至肺动脉破裂等。文献报道，肺动脉假性动脉瘤破裂出血较一般支气管动脉源性咯血更为危险，其死亡率高达 87%。肺动脉假性动脉瘤最常见于医源性损伤，如 Swan-Ganz 导管损伤，其次可继发于肺结核、肺部肿瘤、支气管扩张、肺脓肿等，以继发于慢性纤维空洞性肺结核者（Ramussen 动脉瘤）较为常见。

临床怀疑肺动脉假性动脉瘤致咯血主要有 2 种情况：支气管动脉栓塞后未能控制咯血或咯血短时间复发；慢性纤维空洞性肺结核伴大咯血。

Auerbach（1939）对 1 114 例慢性肺结核患者尸检发现假性动脉瘤 45 例（4%），其中 38 例死于假性动脉瘤破裂出血。Remy 等（1984）报道 72 例咯血患者行选择性血管造影发现假性动脉瘤 6 例（8.3%），其中 5 例患有纤维空洞性肺结核。Sanyika 等（1999）报道，慢性纤维空洞性肺结核伴大咯血经支气管动脉栓塞后咯血复发者合并假性动脉瘤发生率高达 38%。

Dillon 等（1982）报告一例创伤性肺动脉假性动脉瘤可类似肺栓塞，该病例血管腔狭窄是由于创伤性肺动脉血肿所致，造成右上叶灌注减少而出现换气/灌注错配。错配的原因除肺栓塞外，还包括血管炎、血管疾病等。血管腔受压迫或部分闭塞一般源于支气管肺癌、胸腔胃、肺动脉肉瘤、淋巴管瘤病等。当肺核素灌注扫描发现一个单一的大的换气/灌注错配时，进行肺血管造影区别血管损伤、假性动脉瘤和肺栓塞是可行的措施。

关于假性动脉瘤形成机制，Auerbach（1939）通过肺结核尸检及组织学证实，假性动脉瘤的形成继发于结核性空洞的愈合。随着结核性空洞的逐渐愈合，空洞壁的肉芽组织持续生长，破坏空洞周围肺动脉血管壁的弹力纤维，血管破裂后被周围组织包裹，最终导致假性动脉瘤的形成。Auerbach（1939）研究发现，假性动脉瘤多见于病史为 2~19 年的慢性肺结核，而很少见于病史少于 2 年的肺结核患者。肿瘤患者假性动脉瘤形成主要由肿瘤侵犯肺动脉所致。

尽管前期文献报道选择性肺动脉造影是诊断假性动脉瘤的金标准，然而，近年来随着 MSCT 技术的发展，空间分辨率明显提高，再加上其固有密度分辨率高的优势，使 MSCTA 显示假性动脉瘤敏感性明显高于肺动脉造影。

Kierse 等（2004）认为肺动脉造影漏诊假性动脉瘤主要有以下 4 个原因：①假性动脉瘤常位于肺动脉远端分支部位，由于病变部位肺动脉低灌注，没有足够剂量的对比剂填充假性动脉瘤；②血管组织存在一种活瓣，阻止对比剂填充动脉瘤，除非导管超选择插管至假性动脉瘤附近；③假性动脉瘤内血栓形成；④假性动脉瘤与肺动脉的血液交换非常缓慢，血管造影不易显示动脉瘤。

一组支气管动脉造影显示 2 例肺动脉假性动脉瘤，主要因为肺部慢性炎症疾病时常存在支气管动脉 - 肺动脉分流，且支气管动脉和肺动脉之间存在较高的压力差，局部肺动脉内存在明显的血液逆流，此时经支气管动脉造影更容易显示假性动脉瘤，这也是肺动脉造影未能显示假性动脉瘤的一个重要原因。

关于假性动脉瘤的治疗，文献报道采用弹簧圈填塞瘤腔或闭塞载瘤动脉有效，也有超声引导下经皮穿刺注射凝血酶闭塞假性动脉瘤的成功报道。对于合并支气管动脉 - 肺动脉分流的患者，假性动脉瘤可由肺动脉及支气管动脉双重供血，载瘤肺动脉栓塞同时应结合支气管动脉栓塞，例如该研究中的支气管动脉造影即发现病变的 2 例病人。

总之，对可疑肺动脉源性咯血如支气管动脉栓塞后未能控制咯血或咯血短时间复发者、慢性纤维空洞性肺结核伴大咯血者，应首选 MSCTA 检查，利用 MSCTA 提供的解剖学信息来指导超选择性肺动脉造影、支气管动脉造影及进一步的血管内栓塞治疗。

第十章　肺动脉的肿瘤

第一节　肺动脉血管内膜肉瘤

血管内膜肉瘤是一种起自体循环和肺循环大、中动脉的恶性间叶肿瘤,非常少见。肺动脉内膜肉瘤发病约 2 倍于主动脉内膜肉瘤,且女性稍多。原发性肺动脉血管内膜肉瘤是一种较罕见的肺血管恶性肿瘤。发病率为 0.001%~0.03%,常发生于 40 岁以后,男女比例为 1 : 2。

一、病理学

组织病理学特点多为动脉管壁内附着息肉状肿块,类似血栓,可沿血管向远端扩展。镜下,肺动脉内膜肉瘤通常表现为分化差的恶性间叶肿瘤,瘤细胞呈梭形,可显示不同程度异型性、核分裂象、坏死和核的多形性;瘤细胞排列成束,可类似平滑肌肉瘤。偶尔,肿瘤内可含有横纹肌肉瘤、血管肉瘤或骨肉瘤分化的区域。

免疫组化特征多为血管内膜肉瘤的未分化瘤细胞表达 vimentin 和骨桥蛋白(osteopontin),不同程度表达 SMA,偶见局灶性表达 Des,不表达 CD34、CD31 和 F8,但有血管肉瘤分化的区域可表达内皮细胞标记物。

波形蛋白(Vim)(++)、广谱细胞角蛋白(CK-PAN)(-)、CAM5.2(-)、癌胚抗原(CEA)(-),表明肿瘤为间叶组织来源,而并非上皮源性肿瘤;平滑肌肌动蛋白(SMA)(+)、肌动蛋白(+)、结蛋白(部分+),提示肿瘤内含有血管平滑肌成分;P53(少量+)、Ki-67(<10%+),提示肿瘤处于细胞增殖期,预后较差;其余肌红蛋白(-)、S-100(±)、神经丝蛋白(NF)(-)、CD34(-)、CD117(-),排除肌肉、神经来源及间质瘤的可能。

二、临床表现

本病临床表现与肺动脉进行性阻塞有关,缺乏特异性,常表现为胸闷气促、呼吸困难、胸痛、咳嗽或咯血及肺动脉高压症状,往往得不到正确和及时的诊断、治疗。本症临床表现与肺动脉血栓相似,常误诊为肺动脉血栓。

肺动脉内膜肉瘤常起源于主肺动脉及左、右肺动脉的内膜层,沿血管腔内生长并阻塞血管,肿瘤可向肺小动脉蔓延,也可产生肿瘤性栓子,造成远处器官栓塞及肿瘤播散,组织病理上瘤细胞呈梭形,为分化差的恶性间叶源性肿瘤。

三、影像学研究

胸部 CT 增强扫描及肺血管多平面重建可清楚显示肿瘤的大小与范围。对于只生长在肺动脉内部的单发小病灶,CT 增强扫描肺动脉管腔内可见局限性不规则低密度充盈缺损,两肺可无阳性发现。对于病变累及广泛、病灶较大者,CT 表现为肺门及相邻肺实质内多发大小不等结节影,为肿瘤所在肺动脉及分支管腔扩张,管腔内见软组织密度影,增强扫描管腔内可见不规则充盈缺损影,与平扫相比,腔内软组织影可强化。多平面重建可更清楚地显示肺动脉主干、左右肺动脉及分支走行及扩张情况,肿瘤组织常沿管壁呈浸润性匍匐生长,致使管壁僵硬,可累及远端细小分支,也可累及肺动脉管腔之外,少数晚期病例有远处扩散,常累及纵隔及两侧肺门旁淋巴结、肺、肝、肾、肾上腺、脑和皮肤。

四、鉴别诊断

慢性肺动脉血栓:肺动脉血管内膜肉瘤主要需与慢性肺动脉血栓鉴别,二者均起病缓慢,临床症状相似,但肺动脉血栓常有血浆 D- 二聚体增高、下肢深静脉血栓及手术外伤史;肺动脉血栓管腔内充盈缺损并不引起明显的管腔膨胀性改变,管壁光滑,CT 增强血栓无明显强化。肺动脉血栓栓塞以肺叶、肺段、亚段动脉充盈缺损多见,有作者研究 75 例肺栓塞显示肺叶、段、亚段动脉病变占 76%。而肺动脉内膜肉瘤最常发生在肺动脉主干或近端肺动脉,多累及单侧肺动脉,表现为肺动脉主干或近端肺动

脉整个腔内完全性充盈缺损,且病变段的肺动脉明显扩张,常有腔外侵犯,充盈缺损的密度常不均匀。

肺动脉内膜肉瘤沿管壁浸润生长,管壁僵硬,管腔扩张,肿瘤组织可有明显强化。因此,密切结合患者临床病史、体征、实验室检查及 CT 表现,尤其肺血管 CT 多平面重建技术,可对该病做出正确诊断。

第二节　肺动脉的骨肉瘤

心脏新生物十分少见,70% 为良性,良性肿瘤之大半为心房黏液瘤;恶性肿瘤几乎不变地是肉瘤,40% 为梭形细胞型,约 25% 为圆细胞型,其余为混合型。肿瘤的一个亚组原发于肺动脉干,另一亚组,肺动脉出现骨肉瘤,肿瘤内含骨与软骨成分。

这些肿瘤出现的平面在动脉静脉沟或其上方,有的出现于肺动脉瓣或肺动脉或心房,或来自二尖瓣。不论肿瘤如何缓慢性生长,这些肿瘤因其所在位置,一般都是致死的。肿瘤的基础组织是纤维,它们大部变性而形成骨肉瘤或软骨肉瘤。迄至 1970年,英文文献报告只有 8 例。McConnell(1970)报告一例 53 岁女性患者肺动脉出现骨肉瘤,在症状发作后持续生长 59 个月。另有作者报告一例女性 70岁患者。因反复活动后气促 2 年,加重伴胸闷 15 d入院。既往有高血压病史 20 年;X 线平片见右心室增大较明显,肺动脉段增宽;两侧肺野清楚。考虑肺动脉高压,右心增大。心脏彩超见肺动脉瓣回声增强、增厚,局部可见一大小约 2.5 cm × 1.5 cm 混合光团,肺动脉狭窄率约 68%,肺动脉狭窄后扩张。考虑肺动脉内光团形成并肺动脉狭窄,肺动脉高压,肺动脉瓣关闭不全。CT 平扫显示肺动脉主干稍向两侧隆起,其内为等密度,CT 值 58 HU,其内可见一大片不规则斑片状高密度钙化影,CT 值达到 495 HU;增强后显示肺动脉主干内的肿块有轻度强化,CT 值为 82 HU,填满了整个动脉腔,部分延伸至右肺动脉,肿块内的钙化部分没有强化;心包腔见少量积液影。

手术发现主肺动脉腔内有 7.0 cm × 4.0 cm ×1.5 cm 肿块,灰白色,质硬脆,部分有骨化,基底较宽,位于肺动脉内后壁,近肺动脉瓣环处,向下侵及右心室流出道,向上达肺动脉分叉,部分长入右肺动脉,肺动脉瓣明显受侵损毁,肿瘤基底侵及肺动脉内膜。镜下肿瘤组织大部分呈梭形细胞肉瘤结构,部

分区域有明显的黏液性间质,可见骨及软骨成分。

一、病理学

骨外骨肉瘤的病理征象与骨肉瘤的表现基本相同,具有基本的肿瘤骨和骨样组织,其诊断标准为:发生于软组织而不附着于骨或骨膜;具有一致的骨肉瘤影像(以排除混合性恶性间叶组织瘤);产生骨样和 / 或软骨样基质。

免疫组织化学:波形蛋白(Vim,+++),基底细胞(bcl-2,+),细胞角蛋白(CK,片状 +),巨噬细胞计数(MC,小灶 ±~+),肌动蛋白(SMA,灶性 +),CD68(部分 +),CD34、S-100、CD117、F8、结蛋白(Des)、CD38 及 CD45 均(-),肿瘤恶性增殖指数(Ki-67,10%~20%+)。

二、临床表现

骨外骨肉瘤一般以下肢的发生率较高,50 岁以上较多见,恶性程度很高,容易复发及转移,男女性发病率大致相同。骨外骨肉瘤的临床症状不典型,诊断主要依靠各种影像检查,发现骨外软组织肿块及其内的钙化,才能考虑骨外骨肉瘤。

三、影像学研究

影像检查主要包括 X 线、CT、MRI 和超声。X线摄片比较简单,可以显示下肢的软组织肿块或大片钙化,肿块与骨骼没有连接。CT 扫描则可明确显示软组织肿块及其与骨骼的关系,病灶内的钙化或坏死显示得更为清楚。MR 可作为补充的检查方法,对腹部或内脏的肿块及其与周围组织脏器的关系显示清楚,虽然不能清楚显示钙化病灶,但是对诊断很有帮助。超声对内脏的肿块显示较敏感,如该例的肺动脉内的异常光团,一般作为初步筛查的影像检查方法。

四、鉴别诊断

肺动脉骨外骨肉瘤十分少见，在临床上应该考虑以下两种鉴别诊断：肺动脉血栓栓塞：肺动脉血栓栓塞在临床上为缓慢起病，病史较长，影像检查发现主肺动脉内的钙化性肿块。心房黏液瘤脱落：心房黏液瘤一般发生在右心房，可活动，偶尔可脱落至右心室及主肺动脉内。

第十一章　关于肺血流

第一节　肺血流灌注显像右向左分流

　　肺血流灌注显像能直接显示心肺的血流方向，判断是否存在右向左分流及其分流量的大小。心脏水平的右向左分流见于多种先天性心脏病，因左右心腔之间存在异常通道或由大血管与心腔连接异常所致；而肺血管的发育异常或后天因素所致的肺血流回流异常亦会导致肺动脉血液直接流入肺静脉而发送至体循环。

　　由于静脉血不经氧合流向全身各脏器组织，最直接的临床症状就是末梢器官缺氧。

　　肺灌注显像是利用直径为 20~60 μm 的 ^{99m}Tc MAA 颗粒嵌顿在直径小于 15 μm 的肺毛细血管床内而显影，因此正常情况下除肺组织外的脏器不会显影，而当心脏结构或肺内血管出现异常时，则会出现右向左分流，部分 ^{99m}Tc -MAA 直接进入体循环或直接从肺小动脉回流至肺小静脉，经左心房、左心室流入全身各组织脏器，从而使肺外脏器如脑、肾、脾等富血供器官出现不同程度的显影。成人的 MAA 颗粒数用量在 200 000~700 000，8 岁前机体的肺泡与肺动脉数尚未达到成人水平；此外，为减少甚至避免右向左分流患儿的肺外重要组织脏器的梗死，更应严格控制 MAA 颗粒的数量。

　　Pruckmayer 等（1999）认为将 MAA 颗粒数控制在 50 000 以内是安全的。由于标记好的 MAA 颗粒会沉着附壁，故在注射前应轻摇使之混匀；另外，检查前及检查过程中给予吸氧可以预防缺氧的发生。一组 27 例患儿在检查过程及检查后均未出现不适反应。

　　肺灌注显像能显示是否存在右向左分流并对其分流量进行相对定量分析，以此来协助判断患儿的缺氧程度，但它不能对产生右向左分流的病因进行鉴别诊断，需借助其他影像学检查方法。肺灌注的

右向左分流现象主要由心脏水平的先天性发育异常以及先天性和／或获得性肺血管结构的改变引起，由于存在异常的血流通道，使得正常血流路径发生改变，从而使本该嵌顿在肺毛细血管的 MAA 经"捷径"绕过比它直径小的肺毛细血管直接回流到左心继而泵至体循环。引起患儿青紫的最常见病因为心脏及大血管的发育异常，单心室、单心房、肺动脉狭窄或闭锁、双上腔静脉、右心室双流出口及大血管错位等均可导致心脏水平的右向左分流，使未经氧合的肺动脉血直接流入体循环，在肺灌注显像上出现脑、肾、脾等富血供脏器显影；对机体的直接影响则是导致末梢器官缺血、缺氧，表现为口唇发绀和／或杵状指（趾）。以上异常可通过心脏彩超、CTA、MRI 及 DSA 明确诊断。

　　大多数青紫型患儿是由于心脏大血管的结构发育异常所致，仅少数存在肺血管的异常回流。肺灌注显像结合以上影像学检查方法能间接地对肺动静脉瘘进行诊断。先天性肺动静脉瘘是最常见的肺血管畸形。胚胎的第 5 至第 10 周出现动静脉及毛细血管的分化，此间多种因素可导致血管发育异常，血管扩大迂曲或形成海绵状血管瘤。肺动脉的静脉血直接经短路回流至肺静脉，分流量可达 18%~89%，以致动脉血氧饱和度下降，导致发绀、杵状指（趾）、鼻出血等。病变分布于一侧或两侧肺，可单发、多发甚至累及全肺，多发性肺动静脉瘘伴支气管扩张、右肺下叶阙如及先天性心脏病则称为遗传性出血性毛细血管扩张症，此症为常染色体显性遗传的血管发育异常。

　　先天性肺动静脉瘘多于青年期起病，分流量小者可无症状；儿童起病者多见于分流量较大者，该组 3 例先天性肺动静脉瘘因发绀就诊，DSA 均显示为

弥漫性病变。

除先天性肺动静脉瘘外,多种慢性肝病导致的肝硬化所引发的肝肺综合征亦会出现肺灌注显像的右向左分流,其病理基础是肺血管扩张和动静脉交通支形成,可能与以下因素有关:肝硬化肝功能下降使得各种引起血管扩张的活性物质如高血糖素、前列腺素、血管活性肠肽、一氧化氮、缓激肽等的灭活受影响;另外,门脉高压可使这些血管活性物质通过门体侧支进入体循环造成其浓度增高,作用于肺内血管引起肺血管扩张。由此使本该嵌顿在肺毛细血管的MAA通过扩张的毛细血管或直接通过肺动静脉交通支回流至肺静脉。该组2例患儿有肝硬化病史,有不同程度的肝功能受损,其中1例血吸虫史明确,据报道血吸虫性肝硬化所致的肺动静脉瘘与血吸虫虫卵及其代谢或降解产物引起慢性血管炎所致的新生血管有关;该组另有1例存在先天性门静脉-下腔静脉分流。此3例患儿均出现脑、双肾和/或脾脏的显影。

因此,如在肺灌注显像中出现右向左分流,致肺组织以外的脏器显影时,需结合临床资料及其他影像学检查结果对先天性心、肺血管发育异常及获得性肝肺综合征进行鉴别诊断,为临床医师对先天性及获得性肺动静脉瘘病变所致发绀的治疗提供相关依据。

第二节　正常成人肺动脉分支心动周期不同时相影像对比研究

由于肺循环较体循环压力小,在收缩期和舒张期肺动脉内径有随右室搏动有较大的变化,理论上心动周期不同时相肺动脉分支内的流动状态是不同的,但尚未有肺动脉分支心动周期不同时相早期肺动脉压力变化的预测,有必要分别测量。超声心电图显示主肺动脉瓣上内径在收缩期和舒张期直径明显不同,收缩期动脉直径较舒张期大,CT肺动脉成像是否也存在这种差别,较大肺动脉和肺段动脉的变化是否与主肺动脉趋势一致,都是尚待发现的问题。一项研究对正常成人的肺动脉分支几何学研究是为了对其流动状态进行模拟,并在此方法学基础上进一步模拟慢性阻塞性肺疾病患者的肺动脉分支内血流状态,从而评估和监测此类患者肺动脉高压发生发展情况。

该项研究通过1次屏气MSCT快速扫描进行CT肺动脉成像,可在10~14 s的时间内完成全肺扫描,从而较好地避免了呼吸伪影对肺动脉显示的影响,可以满足肺内病变的诊断要求,采用自下而上扫描可以避免上腔静脉内对比剂过浓所致的放射状伪影,且呼吸对上肺动脉显示影响较小,即使受试者在扫描后期屏气失败,上肺叶段动脉的显示及重建图像也基本不受影响,11~12 s延迟可以保证肺动脉至下肺段动脉内对比剂充足而静脉显影较浅淡,3.0ml/s流率可得到较理想的增强后动脉内CT值。滑动薄层块最大密度投影为国外公认的测量肺血管较为准确的方法之一,增强模式参照了目前国内筛选肺动脉栓塞的路线。

该项研究结果显示,正常成人心电门控CT肺动脉成像收缩期主肺动脉瓣上直径较舒张期增大,超声心电图数据显示主肺动脉瓣上内径双期变化趋势与CT肺动脉成像一致,QRS波段代表左室收缩期,几乎同步的右室进入收缩期,肺动脉瓣开放,血液泵入肺动脉,主肺动脉也随之扩张,主肺动脉瓣上直径变化趋势与右室基本同步,相差不过0.2 s;当左室进入舒张期时,血流到达左右肺动脉及叶段级分支,双侧肺动脉近端、右肺动脉远端、右中叶动脉、右下后基底段及左下内基底段动脉的直径舒张期较收缩期增大,该项研究结果符合并再现了这一生理过程,重建图像显示舒张期段动脉内CT值多较收缩期高且充盈均匀,也充分说明了这一过程。长度比较只有上叶后段舒张期长度较收缩期增大,考虑可能是因为血管内血液充盈,容积增大,其长度也稍增大。主肺动脉/右肺动脉跨度舒张期较收缩期增大,考虑是由于心脏搏动所致。其余肺动脉双期变化在超声心动图中的数据显示则不如CT肺动脉成像灵敏。该项研究结果充分证明,在对肺动脉内流态进行数值模拟前有必要对肺动脉心动周期不同时相进行区分,才能最大限度地所要模拟的肺动脉流态参数接近生理状态。因对象例数有限,今后将继续增大研究数量以求更具说服力结论。

第十二章　先天异常和发育变异及诊断陷阱

第一节　先天性迷走左肺动脉

迷走左肺动脉，又称左肺动脉吊带，左肺动脉异常起源于右肺动脉，是一种非常罕见的血管畸形。迷走左肺动脉常伴随气管畸形或压迫气管致气管、支气管狭窄、气管软化，导致患儿出现严重的气急、喘鸣、呼吸困难等，同时可伴随心脏及其他畸形，如不及时诊断及治疗，病死率可高达90%。因此早期明确诊断、早期治疗十分重要。随着MSCT尤其是双源CT及重建技术的快速发展，MSCT可清晰显示气管及心血管系统的解剖特点。

迷走左肺动脉的病理特征：迷走左肺动脉是一种非常少见的血管畸形，也称先天性迷走左肺动脉，是血管环畸形的一种。其病理可能为起源于左侧主动脉第六弓的左肺动脉发育不良，左肺动脉不能与左侧第六弓相连，造成左肺动脉迷走而形成血管环；特征为主肺动脉正常发出右肺动脉，而左肺动脉起自右肺动脉，走行在食管与气管之间，并环绕右主支气管和气管远段，到达左侧肺门，在气管远端和右主支气管近端形成吊带，相邻气管、支气管和食管有不同程度受压。

迷走左肺动脉一般根据左肺动脉起源情况分为完全性和部分性，完全性迷走左肺动脉是指左主肺动脉自右主肺动脉发出；部分性迷走左肺动脉是指左肺部分肺叶动脉或段动脉自右肺动脉发出，从右主支气管上方穿过，向左、后走行至气管和食管之间进入左肺门并供血相应肺叶或肺段，而左主肺动脉及其他叶动脉或段动脉的起源和走行均正常。

部分性迷走左肺动脉大部分为左上肺叶动脉异常起源，一组7例中有1例部分性迷走左肺动脉，即为左上肺动脉异常起源于右肺动脉。由于左肺动脉与降主动脉相连形成动脉导管可压迫气管，从而引起相应的临床症状，如气急、喘鸣、阻塞性肺气肿、肺不张、呼吸困难及反复肺部感染等。迷走左肺动脉常合并心血管、气管和支气管畸形，严重者会导致呼吸窘迫，预后较差。

迷走左肺动脉的特征性MSCT表现基本同其病理解剖所见，因此根据其典型的CT征象，诊断一般比较明确。

迷走左肺动脉对气管的影响：Zhong等（2010）认为迷走左肺动脉的气管形态主要有两种类型：1型为迷走左肺动脉伴有正常的气管、支气管分支形态；2型为迷走左肺动脉伴有支气管桥畸形。另外根据存在或不存在右上叶支气管可分为两种亚型（A型和B型）。该组7例所见支气管形态均为1型，其中1例合并气管型支气管（右上）。

该组作者结合该院多年诊断经验认为：小儿早期，尤其是1岁以内小儿，出现反复呼吸困难、喘鸣、肺部感染等呼吸道梗阻表现，诊断时应重视对气管影像的观察，以分辨是否存在左肺动脉异常起源或其他血管环畸形。

迷走左肺动脉合并畸形：迷走左肺动脉可以单独存在，但绝大多数合并有一种或多种心内外畸形。常见的有房间隔缺损（ASD）、室间隔缺损（VSD）、动脉导管未闭（PDA）以及永存左上腔静脉（LSVC）等简单畸形；也可合并单心室、单心房、心内膜垫缺损、右室双出口以及肺静脉畸形引流等复杂畸形。通过MSCT多种合理的图像重建方式并结合心脏节段性分析法，迷走左肺动脉合并畸形一般能准确诊断。

比较影像学：既往对迷走左肺动脉的诊断主要依靠选择性心血管造影检查，而术前用于评估气管及支气管病变的"金标准"则为纤维支气管镜检查，但是上述两种检查方法属有创性操作、检查部位局限、检查过程冗长复杂,患者往往难以接受。

MSCT 及后期重建(二维、三维)可清晰显示迷走左肺动脉及其他心内、外畸形和伴随的气管、支气管异常,克服了有创性检查、MRI 扫描时间长、幽闭及镇静要求高且检查费用昂贵、超声心动图因肺气的干扰而对大血管尤其是主肺动脉、左、右肺动脉显示欠佳及无法显示气管形态等缺点。MSCT 对迷走左肺动脉的分型和气管、支气管狭窄的显示以及帮助制定手术方案具有重要意义。

综上所述,患儿若伴随呼吸急促或喘鸣等呼吸道症状宜尽早进行 MSCT 检查以排除迷走左肺动脉或其他血管环畸形及气管病变。迷走左肺动脉的特征性 MSCT 表现有助于提高该病的早期诊断水平,对患者接受正确的治疗方案具有积极的临床意义。

第二节　冠状动脉-肺动脉瘘

临床表现:冠状动脉瘘的发病率占先天性心脏病的 0.25%~0.40%。右冠状动脉瘘占冠状动脉瘘的 50%~60%,左冠状动脉瘘占 30%~40%,左右冠状动脉瘘占 2%~10%。

冠状动脉-肺动脉瘘系指冠状动脉与肺动脉之间的异常瘘管,是一种少见的先天性血管畸形,占冠状动脉瘘 15%~20%。成人冠状动脉-肺动脉瘘临床上大多为细小冠状动脉瘘,分流量较少,很少同时伴有其他先天性心脏病,故缺乏特征性临床表现。

一般认为大多数成人不典型冠状动脉-肺动脉瘘的瘘管细小,分流量较少,很少因"冠状动脉窃血"而引起心肌缺血症状,而这些成人冠状动脉-肺动脉瘘患者临床上常表现为不典型胸闷或胸痛,其发生机制可能是随着年龄增长,异常瘘管的分流量增加,逐渐出现冠状动脉供血不足表现或冠状动脉痉挛及瘘口开口部远端的末梢冠状动脉发育不全。

肺动脉壁的动脉网由右冠状动脉、左冠状动脉第一分支、副冠状动脉、动脉圆锥支、左支气管动脉分支、甲状颈干下降支等的分支在心包内段的肺动脉壁上互相吻合形成,胸廓内动脉除与左支气管动脉吻合外,还可直接参加肺动脉壁的动脉吻合。

冠状动脉-肺动脉瘘时冠状动脉血液可通过瘘口注入肺动脉,从而产生窃血现象。患者在活动,情绪激动等心脏负荷增加时容易引起胸闷,胸痛等类似冠心病心绞痛的症状。临床上容易误诊为冠心病,目前,通过 CT 冠状动脉血管成像可提高该病的诊断符合率。

一、影像学研究

CT 冠状动脉血管成像诊断冠状动脉-肺动脉瘘:三维或横断面图像可见发自冠状动脉的血管分支沿肺动脉壁呈蔓状、网状分布走行。横断面图像可见起自冠状动脉系统的血管内高亮对比剂分流入显示浅淡的主肺动脉内"浓染"。可有左或右冠状动脉增粗。

要想横断面图像得到肺动脉内"浓染"冠状动脉分流征象,就要求 CT 冠状动脉扫描时,肺动脉内相对低密度,以便冠状动脉分流的高密度影得以显现,因此,CT 冠状动脉血管成像时,对比剂剂量不可过多,且注射对比剂后须注射生理盐水,以免肺动脉内残留高浓度对比剂,影响冠状动脉分流至肺动脉的高密度对比剂的显示,该组 23 例中 7 例注射欧乃派克 70 ml,1 例行胸痛三联扫描方式,注射欧乃派克 100 ml,此 8 例中 4 例肺动脉内未见"浓染"现象。15 例注射欧乃派克 50 ml,肺动脉内均见"浓染"现象。尤其是瘘分流量小且对比剂注射较多时,肺动脉内较难见到"浓染"现象。

有作者报告,造影使用双筒高压注射器,患者体重 85 kg 以下注射 50 ml 欧乃派克 +40 ml 生理盐水,流率 4.5 ml/s;患者体重 85 kg 以上注射 70 ml 欧乃派克 + 生理盐水 40 ml,流率 5.0 ml/s。大多可达到以上目的。

超声心动图检查:该组 23 例中 6 例行超声心动图检查, 2 例诊断为冠状动脉-肺动脉瘘。典型冠状动脉-肺动脉瘘一般超声心动图可做出准确诊断,而不典型的冠状动脉-肺动脉瘘就要求超声心动图医生认真仔细检查冠状动脉的起始部开口内径及走行途径,尤其是肺动脉内是否有异常红色血流信号为连续性频谱。该组 6 例行超声心动图检查仅 2 例可做出诊断,与另外作者报道 4 例中 3 例漏诊相似,可见超声心动图对本病的诊断具有局限性。

常规冠状动脉血管造影:该组 23 例中 2 例行常

规冠状动脉血管造影,证实了冠状动脉 - 肺动脉瘘诊断,说明 CT 冠状动脉血管成像与冠状动脉血管造影有高度一致性,对瘘血管的粗细、肺动脉侧的"浓染"、肺动脉直径、冠状动脉粗细等 CT 冠状动脉血管成像检查与常规冠状动脉血管造影完全相符。该组 1 例 CT 冠状动脉血管成像检查难以确定瘘口部位,常规冠状动脉血管造影证实为蔓状血管丛汇流入一支直径 3 mm 左右血管后瘘入肺动脉。

冠状动脉 - 肺动脉瘘血流动力学类似左向右分流先心病动脉导管未闭,当瘘血管直径为 2 mm 左右时,通常左向右分流量较少,该组 23 例冠状动脉 - 肺动脉瘘患者 CT 冠状动脉血管成像四腔位左心室舒张期（75% 期相）横径均在正常范围（<50 mm）,亦说明分流量较少,而未引起左心负荷的明显增加。该组 23 例冠状动脉 - 肺动脉瘘的分流量较小,故均未行外科瘘管结扎术或内科介入性导管栓塞术。

MSCT 对于诊断冠状动脉 - 肺动脉瘘具有独特优势,可精确快速诊断冠状动脉 - 肺动脉瘘,三维重组和横断面图像不仅可显示受累血管的起源、行径,还可直观显示受累血管的位置,部分瘘口大小及分流浓染程度,是临床诊断治疗冠状动脉 - 肺动脉瘘非常有价值的检查手段。

第三节 诊断陷阱

左肺动脉与纵隔淋巴结肿大的混淆:经主 - 肺动脉窗的 CT 图像上,特别是平扫图像,由于部分容积效应,左肺动脉的顶部可被误认为主 - 肺动脉窗内肿块或肿大淋巴结。在向足侧的连续 CT 图像上,可以发现所谓的"肿块"或淋巴结的方向与左肺动脉一致。而真正的淋巴结病变与其方向不同,且密度不如左肺动脉均匀。

有些病人的左肺动脉和肺动脉主干顶部相对较高,约达主动脉弓水平,易与前纵隔肿块混淆。尤其是伴有左上肺不张、左上肺切除及左肺门升高的病人,更易造成误诊。连续观察 CT 图像可以发现,该"肿块"在靠近肺门的区域,与前方的肺动脉干和后方的左肺动脉相连续,增强扫描则更看得清楚。

异常的左肺动脉与右侧气管旁肿块:异常的左肺动脉（肺动脉悬吊）是一种先天异常。左肺动脉起源于右肺动脉的后壁,在靠近右主支气管的起始处向后上走行,经气管和食管间穿越纵隔,进入左肺门。新生儿和婴幼儿常由于相应的气管、支气管和心血管异常,而有呼吸困难症状。成人少有症状,偶尔被误认为无症状的右侧气管旁肿块。

在 CT 增强扫描图像上可以显示异常血管的起源、左肺动脉的走行、与气管之间的关系及其对气管的影响。可清晰显现左肺动脉走行连续性,即从右肺动脉发出,经气管后和食管前这一特征性路径进入左肺门。

第十三章　肺静脉

第一节　肺静脉的活体形态学

关于肺静脉的形态学观察:肺静脉将肺内经过氧合的血液引入左房。通常人类有 4 根肺静脉从心脏后部汇入左房,即左上肺静脉、左下肺静脉,右上肺静脉、右下肺静脉。但也存在一定变异,可以多于或少于 4 根。肺静脉与左房连接处无瓣膜存在。

近年来,各种不同的影像技术在指导心房颤动患者导管射频消融术中的价值越来越受到重视。MSCT 被证明可提供精确的肺静脉解剖细节。有作者报告一组 40 例心房颤动患者导管射频消融术前 MSCT 扫描均较清楚地显示肺静脉的数目、位置、大小和走向。所有病例均能显示 4 支以上肺静脉。Tsao 等(2001)发现心房颤动有起源于额外肺静脉的现象。该研究中亦发现此现象,但变异率较低。

Jongbloed 等(2005)通过 MSCT 和超声心动图对比研究发现心房颤动患者肺静脉有较高变异率,将肺静脉第一分支与左心房距离在 10 mm 以内者定义为"提前分支",并将两支肺静脉在汇入左心房之前便汇合者定义为"共同入口"或"共干"。

同时,在 CT 图像上发现左心房与肺静脉间并没有明确的界限,只能根据其轮廓作大致的判断。该研究中把肺静脉与左心房之间稍膨隆处作为两者的分界,测量肺静脉第一分支发出处与之的距离来判断有无"提前分支"者。

尽管如此,了解肺静脉的解剖及变异情况仍有必要,它将有助于提高心房颤动患者射频消融的成功率,减少并发症的发生,并可减少术中为导管到位而反复进行肺静脉造影次数、对比剂的使用量及 X 线曝光剂量。

肺静脉与左心房的关系:肺静脉汇入左房的位置与角度:左肺静脉汇入左房的位置比右肺静脉的汇入位置相对高一些。下肺静脉汇入左房的位置比上肺静脉偏后。上肺静脉一般与水平面呈 45°~60° 汇入左房,而下肺静脉一般与水平面呈 30°~45° 汇入左房。

肺静脉的走行:右上肺静脉从上腔静脉与右房连接处的后方经过,右下肺静脉走行于右房后部,而左上肺静脉走行于左心耳后方。

肺静脉汇入左房的方式:大多数情况下,人类有 4 条肺静脉分别开口于左心房,即左上、左下肺静脉,右上、右下肺静脉。少数情况下出现变异,表现为肺静脉多于或少于 4 条,肺静脉在左心房的开口多于或少于 4 个。多出的肺静脉称为副肺静脉,开口位置可以在左心房的任何位置。少于 4 个开口说明有一侧出现了肺静脉共同开口,即上、下肺静脉汇合后共同开口于左心房。肺静脉汇入左房的方式多样,存在横向型、垂直型、斜向型、汇聚后共同开口型等多种形式。肺静脉汇聚后共同开口可达 25%,以左侧为多见。

另外,还存在其他肺静脉直接开口于左房,一般以右侧肺静脉多见,如右中肺静脉不先汇聚到右上肺静脉而直接开口于左房;左肺舌叶肺静脉不先汇聚到左上肺静脉而直接开口于左房。所以,不同病人肺静脉在左房内的开口形状与数目存在较大变异。

Edith 等(2004)统计的 201 例病人中,右侧肺静脉开口为 2 个、3~5 个及 1 个的分别为 71%、28% 及 1%。左侧肺静脉开口为 2 个的占 86%,共同开口的占 14%,右侧开口的变异度更大。Ho 等(2001)和 Cabrera 等(2002)在尸检中发现, 25% 的被检者心脏有共同开口,另外 40% 肺静脉之间只隔 3 mm 的肌肉组织。在另一组检查中,肺静脉的变异度达到 23%。

Jongbloed 等（2005）对于肺静脉单独开口、共同开口进行了描述。首先画出左心房的轮廓即左心房与肺静脉的分界,当肺静脉开口于左心房轮廓 0.5 cm 之内时,称之为单独开口于左心房。如果左心房边界与肺静脉开口间距离 ≥ 0.5 cm 时,称之为共同开口。

肺静脉开口:由于肺静脉在左房内开口变异较大,所以肺静脉开口的直径、形状以及肺静脉开口之间的距离变化较大。

肺静脉开口的几何形状:肺静脉开口大多呈椭圆形,通过 CT 检查发现,右肺静脉开口形状较左肺静脉开口圆,同一根肺静脉最大直径与最小直径差别较大。部分研究者认为,为了帮助判断肺静脉开口的形状,进而帮助选择 Lasso 电极型号以及电极导管的固定,避免肺静脉狭窄的发生,于肺静脉电隔离手术前行 MRI 检查或 CT 扫描,对于判断肺静脉走行与开口的形状是必要的。

肺静脉开口之间的关系:肺静脉开口之间的关系与前述肺静脉汇入左心房的方式明显相关。Ho 等（1999, 2001）研究发现,在同侧肺静脉中,非共同开口的肺静脉口间距可以小于 7.3 mm,在其研究的 20 例病人中有 8 例肺静脉口间距 <3 mm。

关于肺静脉开口直径:准确了解肺静脉口直径将有助于心房颤动射频消融时导管（Lasso catheters）尺寸的选择、提高消融的成功率及优化治疗过程。有研究发现,肺静脉开口直径可以为 8~21 mm,平均（12.5 ± 3.0）mm。一般上肺静脉直径较下肺静脉直径大,右下肺静脉直径最小。Kim 等（2005）发现左下肺静脉进入左心房时变窄,易被误认为是狭窄。

一项该研究中,通过容积再现、多平面重建和最大密度投影等方法均能较清楚地显示肺静脉并测量各肺静脉口直径:通过比较发现,用多平面重建肺静脉较为简单、测量值比用容积再现的三维图像的测量值更准确,可以为心房颤动射频消融术后评估肺静脉是否狭窄提供依据。该研究采用多平面重建的测量值比较了各肺静脉口直径。而容积再现则能更直观、更全面地反映左心房、肺静脉和食管间的解剖关系。

肺静脉口部径线:双侧肺静脉口部呈椭圆形,而且左肺静脉口部比右肺静脉口部更趋向椭圆形。Kim 等（2005）认为左下肺静脉口部最趋向于椭圆形,主要是因为主动脉弓及左心房压迫所致。此外,

Kim 还发现,右上、下肺静脉及左上肺静脉的口部径线和面积表现为从远心端向近心端的逐渐增加。而左下肺静脉的径线、面积却在距肺静脉开口部 15 mm 以远表现为逐渐增加,在 15 mm 以内时其径线、面积却逐渐减小。

肺静脉口部径线的大小与扫描模式、测量方法、选择测量的心动周期密切相关,文献报道的肺静脉口部径线测量结果不同。

Cronin 等（2007）对胸部薄层增强 CT 横断面及多平面重建影像进行测量,结果显示,左上肺静脉径线为 16.6 mm（16.03~17.08 mm）,左下肺静脉径线为 14.8 mm（14.25~15.27 mm）,右上肺静脉径线为 17.6 mm（13.64~15.36 mm）,右下肺静脉径线为 17.1 mm（16.58~17.55 mm）,独立的中叶肺静脉径线为 8.6 mm（8.27~8.86 mm）。

Jongbloed 等（2005）采用冠状动脉扫描模式,结果显示,左上肺静脉前后径为（13.8 ± 3.1）mm、上下径为（18.7 ± 4.4）mm,左下肺静脉前后径为（11.8 ± 3.3）mm、上下径为（16.1 ± 3.1）mm,右上肺静脉前后径为（16.9 ± 2.9）mm、上下径为（19.5 ± 3.0）mm,右下肺静脉前后径为（15.9 ± 4.3）mm、上下径为（17.7 ± 4.4）mm;左肺静脉共同开口前后径为（18.8 ± 7.7）mm,右肺静脉共同开口前后径为（28.7 ± 5.1）mm。

Choi 等（2005）也采用冠状动脉扫描模式,结果显示,肺静脉开口面积在心室收缩末期比舒张末期大,肺静脉径线在不同心动周期时也不同。Lickfett 等（2005）认为肺静脉口部径线在心房舒张末期最大,在心房收缩期平均减少 32.5%。

关于食管与左心房的关系:由于食管与左心房关系密切,最安全的射频消融策略是避开左心房后部。精确测量和描述两者间的关系将使得其在射频消融操作中更容易被识别并减少热损伤。普通增强扫描难以清楚显示食管及其与左心房间的解剖关系,有研究采用 67% 安其格钠芬加适量芝麻糊配制成口服对比剂的方法,较好地显示食管的充盈像及其与左心房的关系。通过研究发现食管与左心房接触的范围较大（在食管长轴方向超过 5 cm）,从左心房后壁上缘到双下肺静脉水平,与 Lemola 等（2004）的研究结果一致。因而,沿心房至二尖瓣后部的消融将不能避开食管。而心左房后壁和食管前壁均非常薄,常 <5 mm,提示在进行该部位射频消融操作时需要特别谨慎。

左心房与食管间的薄层脂肪垫在绝大多数患者均能发现,与 Lemola 等(2004)的研究结果一致,提示该薄层脂肪垫在射频消融时对热损伤可能起到绝缘作用,也解释了左心房食管瘘少见的原因。

左心房、肺静脉与食管间距离:在导管消融治疗心房颤动中,如果术者把握不好左心房后壁、肺静脉与食管间的关系,就可能会造成左房食管瘘。因此详细了解三者之间的关系,可以减少并发症的发生。Mönnig 等(2005)对 60 例健康男性行胸部 MSCT 检查,结果显示,食管与肺静脉口之间的最大距离为 50.7 mm,其中 29 例(48%)两者间距离 <5 mm。两侧肺静脉中,左肺静脉与食管更接近。另外,食管与左房后壁间距离也非常接近,平均为(0.8±0.9)mm,最大距离为 3.3 mm。

而 Sánchez-Quintana 等(2005)在 15 例尸检中发现,食管与左房间最近距离为 3.3 mm,两者间距离 <5 mm 的病例占 40%。由此可见,关于两者间距离的报道差异较大。

此外,左心耳与左上肺静脉邻近,尤其在仿真内镜观察中,两者开口均呈椭圆形,很容易混淆,因此在血管分析及内镜观察中仔细辨认两者有重要意义。在原始横断面影像上,左心耳在前方,左上肺静脉在后方。左心耳呈三角形,边缘呈锯齿状,而左上肺静脉呈细长管状,其横断面呈椭圆形。

总之,MSCT 作为一种安全、迅速、无创的检查方法,可以清楚显示左心房、肺静脉及食管的三维结构和关系,尤其是肺静脉口的大小、走向和数目,为消融成功提供了必要的解剖依据,可减少术中为导管到位而反复进行肺静脉造影、对比剂的使用量及 X 线曝光剂量,同时,还可减少并发症的发生,也可为其后判断有无并发肺静脉狭窄提供影像参考依据,因而,可以指导肺静脉的射频消融电隔离手术。

第二节 肺静脉变异和位置分型

房颤是严重威胁人类健康的心律失常,目前环肺静脉隔离是导管射频消融治疗房颤手术的基础,在房颤射频消融治疗中,无论是肺静脉节段性消融或是环肺静脉消融,准确了解肺静脉解剖结构对于提高射频消融手术的成功率十分重要。

房颤是临床上最常见的心律失常,可引起血流动力学改变和血栓事件,20% 的脑卒中与房颤有关,30% 的心力衰竭由房颤引起,显著增加患者的致残率和死亡率。房颤的治疗手段主要包括药物治疗、射频消融术,目前药物治疗效果欠佳,文献报道转律后能维持 2 年者仅 10%~20%,近期美国有研究报道其至仅约 4%。

有研究证实导管消融能使大约 75% 有症状的慢性房颤患者转复并维持窦性心律,同时还可改善症状并缩小左心房,但目前手术成功率仍迫切需要进一步提高。由于环肺静脉前庭隔离术是导管射频治疗房颤的基础术式,要提高射频消融术的成功率,正确掌握肺静脉的解剖结构显得尤其重要。

通常,人类的肺静脉有 4 支,分为右上、右下和左上、左下肺静脉。有研究显示标准肺静脉的解剖在总体人群中占 70%,肺静脉也有很多变异,23% 的肺静脉可以多于或少于 4 支,肺静脉常见的变异主要包括:一侧肺静脉共干,多见于左侧;独立肺静脉;肺静脉有多个分支,以右侧多见。

该研究显示左侧或右侧单侧为标准肺静脉者约占 90%,但同时均仅为 2 支者约占 80%,高于文献报道。

在进行房颤消融环肺静脉隔离消融手术前,部分电生理研究中心在术前常规行 CT 检查作为术中的参考,必要时将心脏 CT 图像与术中的标测图像融合指导手术,许多中心术前不常规行 CT 检查重组左房和肺静脉图像。该研究显示肺静脉位置具有明显的严重变异者约占 0.6%,在这部分患者如不了解变异的详细解剖,手术风险将显著增加,而手术成功率可能降低。

此外,关于左右肺静脉分支间关系位置分型,在左肺静脉以倾斜型为主,其次为上下型,而在右肺静脉以倾斜型为主,其次为前后型,术前对肺静脉分支间的位置关系分型,有助于指导环肺静脉隔离线的准确界定,有助于提高手术的安全性和成功率。

该研究通过对 478 例患者术前行常规 64 排 CT 检查,进行精确角度测量,提出肺静脉位置分型的方法,可用于心脏 CT 和房颤射频消融手术中对肺静脉位置关系的报告,通过此分型有助于强化术者对肺静脉位置的清楚认识和交流。

综上所述,肺静脉分支间有典型的位置分型,少数患者肺静脉有显著变异，术前行常规 64 排 MSCT 检查，三维重建左心房和肺静脉图像，了解肺静脉的数量变异，分析肺静脉的位置分型，对于影像学准确描述肺静脉和指导手术均有重要的意义。

附：具体研究资料：肺静脉分型：分别对同侧（左侧或右侧）肺静脉各分支间位置关系进行分型，取同侧上和同侧下肺静脉开口部位的轴心连线与躯体长轴的夹角，依据夹角不同分型如下：上下型：夹角 <45°；倾斜型：夹角 >45° 但 <75°；前后型：夹角 >75°。对于位置显著变异无法按上述原则进行分型者列为特殊变异型。

第三节　肺静脉疾病

肺静脉是肺循环不可缺少的组成部分，具有重要的生理与病理生理功能。但肺静脉病变无论在临床上还是影像表现上常不如肺动脉病变突出，因此易被忽略。

对肺静脉解剖及胚胎学的理解是准确诊断与评价肺静脉的基础。影像检查可鉴别临床表现类似的肺静脉疾病并有助于确定是否需要治疗，还能为介入治疗提供有用信息。

目前可采用多种成像技术观察肺静脉，其中 MSCT 常用且最有效，而其他检查技术均存在不同程度的缺点，如经食管超声难以观察下肺静脉；MRI 虽可观察肺静脉，但不适于幽闭恐惧症及植入心脏起搏器或除颤器的病人。而 MSCT 可三维显示肺静脉口、肺静脉狭窄（PVS）及未预料到的相关心脏及血管病变，具有检查时间短、解剖分辨率高、可多方位成像等优点。

肺静脉胚胎发育：胚胎早期，肺芽形成肺静脉丛，并向体静脉引流。28 d 时，左心房壁向肺静脉丛处膨出，形成肺总静脉；30 d 时，肺静脉丛大部分与内脏丛分离，肺静脉与左心房沟通；32 d 时，肺静脉丛分化为 4 支肺静脉。原始左心房后壁形成原始肺总静脉后，肺向体静脉的回流通道闭塞。若胚胎时期静脉结构异常吸收则导致肺静脉管径、数目改变或肺静脉引流异常。

胚胎期形成典型肺静脉结构者占 60%~70%，即左右各有 2 支肺静脉，并分别注入左心房。不典型的肺静脉发育变异发生率约 38%。左侧肺静脉变异通常为左肺静脉汇合为一共同干，然后注入左心房，共同干可较长或较短。

右肺静脉变异较少，但较复杂，包括：①1 支右中副肺静脉；②2 支右中副肺静脉；③右中及右上肺各 1 支副肺静脉；④右下叶上段肺静脉、基底段肺静脉、右肺尖静脉独立汇入左心房。正常情况下肺静脉近心段被左心房延伸出的心肌袖包被，平均长达 9.3 mm，左上肺静脉的心肌袖最长，心肌袖包被的部位易产生心房颤动。

肺静脉先天性异常与其胚胎发育障碍出现的早晚有关，早期发生可出现肺静脉完全性异常回流，晚期发生可出现三房心及肺总静脉闭锁，更晚期者则出现单一肺静脉闭锁。

一、肺静脉先天性疾病

一侧单一肺静脉：本病罕见。因肺静脉引流正常，无须治疗。影像上可表现为镰刀征，迄今文献共报道 32 例单一肺静脉，其中 14 例表现为镰刀征。但与肺静脉异位引流所致镰刀征不同的是，一侧单一肺静脉无左向右分流，故也称镰刀综合征变异、假性镰刀综合征及肺静脉曲张等。本病右侧多见，也可为双侧性；可伴随肺及血管等其他异常，如肺发育不良、右侧两叶肺、肺囊性畸形。临床症状无特异性，包括呼吸困难、咯血或痰中带血。CTA 可清楚显示单一肺静脉的部位及形态，伴随疾病包括肺发育不良、完全性肺静脉异位引流。鉴别诊断包括镰刀综合征、肺动静脉瘘、肺结节等。

先天性肺静脉狭窄和闭锁：肺静脉狭窄发生机制为肺静脉局部结缔组织细胞无节制地过度增生、肺静脉中膜增生及内膜纤维化，胚胎时期肺总静脉未与左心房连接则导致肺静脉闭锁。肺静脉狭窄罕见，该病变随患儿年龄增大而进展。

肺静脉狭窄及闭锁可累及一支或多支肺静脉，为局限性或累及长段肺静脉。临床上常在 3 岁内出现症状，半数肺静脉闭锁可合并先天性心脏病或完全性肺静脉异位引流。在儿童中约 75% 的肺静脉狭窄者合并有先天性心脏病，症状包括肺水肿、肺部感染反复发作、呼气性呼吸困难、肺动脉高压，偶见咯血。多发肺静脉狭窄与闭锁预后不良，常早期死亡。

胸片表现为病变肺体积缩小、网状影及间隔线、磨玻璃密度影及实变、胸腔积液等,肺内病变分布不均为其特点。胸片所见不易与支气管炎或肺炎鉴别,疑难病例应进一步行 CTA 检查。超声难以诊断本病,血管造影仍为金标准,但有研究已证明 CTA 在一定程度上可取代血管造影,因其能清楚显示肺静脉病变的部位、范围及程度。如 Lee 等(2013)研究 CTA 各种后处理技术对肺静脉狭窄的显示能力,研究纳入 28 例病人的 116 支肺静脉,以血管造影所见为金标准,其中横断面 CT 影像上显示 84 支(72.4%)为狭窄,多平面重建显示 90 支(77.5%)为狭窄,3D 容积再现显示 108 支(95%)为狭窄。由此可见,容积再现能更可靠地诊断本病,而多平面重建并未增加诊断信息。容积再现显示更好的原因是其影像能从横断面以及多平面重建影像不能显示的角度展示狭窄。MRI 也可诊断本病,但检查时间较长,儿科病人还需要麻醉,故不常用。本病 CT 特点为肺体积缩小、纵隔向病变肺移位、同侧肺动脉细小或完全闭塞、体循环 - 肺循环侧支形成的软组织影、小叶间隔增厚、支气管血管束增粗、磨玻璃密度影。鉴别诊断包括肺肿瘤、纤维性纵隔炎。治疗方法包括手术与球囊扩张,重症者可行肺移植。

肺静脉曲张:肺静脉曲张为肺静脉局部扩张、不与动脉相连,常见部位为肺静脉进入左心房处。本病先天或后天均可发生,后者见于肺动脉高压及二尖瓣病变。临床上无症状或出现咯血。胸片上呈边缘清楚的结节状影、无钙化,近肺门处者可形似淋巴结。CT 能够清楚显示其形态,增强扫描明显强化。

部分性肺静脉异位引流:即某支肺静脉向体静脉引流,形成左向右分流,发生率为 0.4%~0.7%。一般为偶然发现。若分流量超过 50% 则出现明显症状。右侧部分性肺静脉异位引流者可向上腔静脉、奇静脉、冠状静脉窦、下腔静脉引流,其中向上腔静脉引流者常合并房间隔缺损。左侧型部分性肺静脉异位引流主要累及左上肺静脉,见于成人,心脏正常。引流血管为垂直走行的静脉,汇入左侧头臂静脉或冠状静脉窦。

中心静脉导管插管导致左侧头臂静脉血栓时,可出现右向左分流。需与左上腔静脉鉴别诊断。诊断部分性肺静脉异位引流对于拟行肺叶切除者至关重要,手术时可进行矫正以免右向左分流造成心力衰竭。部分性肺静脉异位引流向下腔静脉、肝静脉、门静脉或其他膈下静脉引流者称镰刀综合征,此病肺动脉发育不良或不发育,右肺为两叶结构,约 1/4

病人合并先天性心脏病(房间隔缺损最常见),其他包括肺的体循环异常、叶外型肺段隔离症、马蹄肺、肺动静脉瘘、支气管囊肿、副膈等。镰刀综合征的典型表现为心右缘右侧弧形密度增高影,且向下逐渐增粗,可伴右肺体积减小及心脏向右转位。CTA 多种后处理技术均可显示异常引流的肺静脉,以及伴随的肺动脉异常、肺循环高压、肺实质及支气管畸形,若已手术,则可显示术后肺静脉狭窄及血栓。

肺静脉畸形:静脉畸形多见于四肢,肺静脉畸形罕见,可能为肺静脉丛发育障碍所致。临床上可无症状,如压迫支气管可导致反复发作的肺炎。胸片显示肺肿块及肺过度透亮,CT 见肿块内静脉石及增强扫描明显强化,可继发局部支气管包绕。

环状肺静脉:本病罕见,术前极易误诊为动静脉瘘,CTA 显示肺静脉呈环形,两端均与左心房相连,而无毛细血管。PET/CT 显示局部灌注缺损,原因是无肺动脉灌注。

心房颤动射频消融治疗的肺静脉研究:射频消融术前肺静脉评估:多种肺静脉变异对于心房颤动病人经导管射频治疗均有重要意义,如单一静脉、肺静脉口径线及形态、肺静脉口之间解剖关系、肺静脉口与食管、左心房、主动脉的位置关系。射频消融术前影像检查的目的在于了解有无肺静脉变异及分析肺静脉发育异常导致心房颤动的机制。研究表明,心房颤动病人肺静脉变异发生率高达 18%~45%,包括单一肺静脉、副肺静脉、肺静脉开口较大。

Bittner 等(2011)对一组 166 例心房颤动病人(47.6% 急性心房颤动、52.4% 持续性心房颤动)和无心房颤动对照组病人的研究发现,心房颤动组较无心房颤动对照组的左侧单一肺静脉(肺静脉口距肺静脉一级属支 ≥ 10 mm)开口更多(33.7% 与 19.9%,$P=0.004$),且心房颤动组肺静脉开口直径更大($P<0.001$)。

多个研究证明肺静脉变异与心房颤动关系密切,如 Woziak-Skowerska 等(2011)评价 82 例病人的 64 层 MSCT 资料,其中 51 例因心房颤动需行射频消融治疗, 31 例为无心房颤动对照组。心房颤动组左心房径线明显大于无心房颤动组 [分别为(39 ± 6)mm 与(35 ± 4)mm,$P<0.005$]; 68.6% 的心房颤动与 83.9% 的非心房颤动病人有典型的上下 4 支肺静脉;单一肺静脉更常见于心房颤动组(37.2% 与 19.3%,$P=0.08$),且主要位于左侧;除右下肺静脉口外,心房颤动组的其他肺静脉口上下径均大于非

心房颤动组,心房颤动组的肺静脉口变异明显多于对照组。

射频消融术后改变:射频消融治疗可出现多种并发症,其肺静脉并发症以肺静脉狭窄最常见。Rostamian 等(2014)回顾 41 篇文献,2004 年以前报道肺静脉狭窄发生率平均 6.3%,2004 年后则下降为平均 2%。但上述数据可能有所低估,新的成像技术(主要是 MSCTA)已改善了肺静脉狭窄的检出,近期文献报道肺静脉狭窄发生率为 3%~8%。

肺静脉狭窄的发生机制尚不明确,动物实验表明,射频消融后 14 周,局部肺静脉内膜渐进性增厚、心肌纤维化、血管向腔内收缩。降低射频消融能量可减少肺静脉狭窄,但同时也降低了疗效。

节段性肺静脉治疗较环形治疗的肺静脉狭窄发生率高,上肺静脉发生率似高于下肺静脉。肺静脉狭窄后肺血流下降 20%~25% 即可引起症状,多支肺静脉病变者更易出现症状,表现为术后 3~6 个月出现呼吸困难、胸膜性胸痛、干咳、咯血。早期诊断有重要意义,延误诊断则可能致命。

影像诊断方法包括 CTA、MRA 及灌注成像。肺静脉狭窄于术后逐渐发生,1 个月时影像表现常为阴性,因此应在术后 3~6 个月检查。CTA 可清楚显示肺静脉狭窄。增强 MRA 也是评价肺静脉狭窄的可靠方法,与肺静脉造影的相关性为 0.934,并可进行流速测定。同位素扫描对于中重度肺静脉狭窄有一定价值,可显示狭窄 50% 以上病例的灌注缺损。

射频消融术后肺静脉血肿罕见。文献中仅见 Bessiere & Chevalier 等(2013)报告 2 例,术后 1 周咯血,CT 显示肺内出血及肺静脉处假性动脉瘤样对比剂聚集。

二、肺静脉后天性疾病

肺静脉狭窄与闭塞:多种疾病可造成肺静脉狭窄及闭塞,包括结节病、肿瘤、纤维性纵隔炎、医源性损伤等。任何胸部恶性肿瘤均有可能向肺静脉延伸,导致肺静脉狭窄或心包内肺静脉和左心房受侵,而左心房肿瘤则可直接蔓延至肺静脉,肺静脉内也可发生原发肉瘤。肿瘤侵犯肺静脉可导致心脏骤停及多发肿瘤性内脏栓塞。在新的 TNM 分期中,肺与纵隔肿瘤累及心包内段肺静脉时为 T_4 期,明显影响预后。

肿瘤侵犯肺静脉可出现肺静脉阻塞、瘤栓、管壁不规则等。CT 表现包括肺静脉左心房入口不能显示,增强扫描可见左心房充盈缺损、肺肿瘤直接进入肺静脉。一项对 325 例原发肺肿瘤病人的研究表明,CT 对上肺静脉受侵的显示较对下肺静脉受侵的显示可靠。

纤维性纵隔炎也可导致肺静脉狭窄,病理学表现为胶原及纤维组织增生。本病青年人较多见,症状与体征取决于血管、气管及食管受累的程度,肺静脉阻塞时可表现为进行性呼吸困难、咯血(即假性二尖瓣狭窄综合征),最终可导致肺循环高压及肺心病,肺静脉阻塞时形成肺梗死。胸片表现为纵隔增宽、纵隔及肺门钙化(86%)、肺不张及肺炎征象、肺动脉变细及肺纹理减少、肺静脉高压(间隔线及肺水肿)。纤维性纵隔炎的 CT 表现可为弥漫性(82%)或局限性,后者常表现为右气管旁、隆嵴下、肺门区局部软组织块伴钙化。

结节病也可导致肺静脉狭窄与闭塞,其病理机制为肉芽肿及血管周围纤维化侵犯肺静脉。结核所致的肺结构破坏也可形成肺静脉狭窄,常见于左侧,胸片表现正常或见肺水肿、肺静脉性肺梗死、有或无胸腔积液;增强 CT 直接显示肺静脉狭窄及伴随病变,如肺小叶间隔增厚、静脉性肺梗死、邻近纵隔脂肪密度增高等。

肺静脉阻塞性疾病(PVOD):该病占不能解释的肺循环高压病因的 5%~10%,罕见但严重,诊断与治疗均困难。Hora(1934)首次报道,其基本病变为肺静脉纤维化性阻塞。文献报道该病可发生于从 9d 的新生儿到 67 岁老人,以儿童与青年人多见,原因不明,常在诊断 2 年内死亡。流行病学情况不明,可能的危险因素包括病毒感染、环境中毒、化疗、自身免疫性疾病、放射性损伤、基因异常等。

病理特征为弥漫性、偏心性肺静脉内膜增厚,小静脉纤维性闭锁、小静脉动脉化、血栓机化,肺动脉高压,结缔组织中胸膜粘连、纤维及胶原沉积。

临床表现为渐进性呼吸困难、急性肺水肿等。正确诊断本病极为重要,如使用扩血管药不当可导致致命性肺水肿。

肺静脉阻塞性疾病的 CT 表现为光滑的小叶间隔增厚、弥漫多灶性磨玻璃密度影、胸腔积液、中央肺动脉增粗、右心室扩大、肺静脉狭窄或闭塞。

肺静脉血栓:本病罕见,但可致命。原因包括肿瘤、手术后、射频治疗、纤维性纵隔炎、二尖瓣狭窄伴左心房血栓,病理生理学机制类似二尖瓣狭窄,导致肺静脉高压、肺水肿,继而肺动脉高压、右心室舒张末期压力增高、右心室扩大。

肺肿瘤导致肺静脉血栓者包括肺癌及转移瘤,机制为血液高凝状态、机械性压迫,肿瘤侵犯肺静脉可导致体循环栓塞。

术后肺静脉血栓见于肺叶切除或肺移植术,可在48 h内发生,因此术后随访极其重要。

原发性肺静脉栓塞见于血液病,临床表现无特异性,可表现为急性肺栓塞或渐进性及复发性肺水肿,如咳嗽、呼吸困难、胸痛,肺移植术后者可出现肺功能衰竭、脑卒中等。

胸片表现为间质与实质性病变、胸腔积液。CT与MRI均可显示本病。增强CT显示肺静脉内充盈缺损,并常延伸至左心房,也可伴肺梗死,多平面重建有助于观察栓塞的范围。

肺静脉钙化:见于风湿性心脏病二尖瓣膜病及慢性肾功能衰竭,前者伴心房颤动、左心房明显扩张,临床表现为呼吸困难、心律不齐,女性多见。CT表现为肺静脉内高密度影,常为附壁性,有时可从房间隔延伸至肺静脉远端。

侧支循环:上腔静脉阻塞及肺静脉狭窄时,可出现肺静脉侧支循环。前者可出现体静脉 - 肺静脉分流,常见于恶性肿瘤,上腔静脉综合征时这种分流的发生率为9%。体静脉 - 肺静脉侧支循环可为解剖性、先天性或后天性。所谓解剖性侧支,是指支气管静脉与肺静脉通过存在于支气管壁及支气管周围结缔组织中的静脉丛相互沟通。先天性者可能为肺静脉异常回流、胚胎性后副静脉与肺静脉连接、永存上腔静脉所致。后天性则为炎症新生血管(胸膜下肺静脉 - 肋间静脉)。

CT可清楚显示上腔静脉阻塞的原因及部位、侧支循环等信息。因体静脉 - 肺静脉侧支循环可引起右向左分流,因此任何难以解释的低氧血症均应考虑本病可能。CTA可见肺静脉与体静脉之间异常连接,以多平面重建及最大密度投影显示最佳。

肺静脉肿瘤:包括肺与纵隔恶性肿瘤直接侵犯及原发性肺静脉肿瘤,后者罕见,主要是肉瘤。迄今肺静脉肉瘤文献报道仅24例,主要是平滑肌肉瘤,右上肺静脉最常受累,一般向左心房延伸,预后不良,可出现其他部位转移,中位生存期仅13.5个月。最常见症状为呼吸困难、气短、咳嗽、胸痛、咯血。CT与MRI上均形似血栓,增强扫描为充盈缺损,但不侵犯肺实质,提示诊断的征象是抗凝及溶栓治疗后病变无吸收及PET/CT显示肿物摄取FDG。

总之,影像检查及临床上肺静脉异常并非罕见,肺静脉各种先天与后天性疾病具有一定影像特点。了解肺静脉的正常解剖及胚胎发育可更好地诊断这些疾病。随着MSCT和CTA的普及,肺静脉疾病将会越来越受关注。

第四节　肺静脉发育变异和诊断陷阱

上肺静脉:右上肺静脉和左上肺静脉容易与纵隔血管旁肿大淋巴结相混淆。

在经过纵隔和肺门的连续CT层面上,可看到右上肺静脉和左上肺静脉分别走行于右肺动脉和左肺上叶支气管前方,最后进入左心房。了解这些血管的正常走行,必要时应用静脉内对比剂行CT增强扫描,有助于与肿大淋巴结鉴别。

部分性肺静脉畸形引流:在CT图像上偶尔可见到孤立存在的部分性肺静脉引流异常。此类病人异常引流的肺血回流到右心,引起心脏自左向右分流。尽管它可能伴有多种心血管异常,但在0.4%~0.7%的人群可能仅存在一叶或多叶部分性肺静脉畸形引流,而不伴有其他畸形。

在存在的左上叶肺静脉异常流入左头臂静脉的病人中,主动脉肺动脉窗和主动脉弓旁可见到垂直走行的静脉血管,与永存左上腔静脉的表现很相似。在CT图像上分析左上叶肺静脉的走行及左主支气管前血管的数目,就可以对这两种变异进行区分。

在左上叶部分性肺静脉畸形引流的病人中,左上叶肺静脉在主动脉肺动脉窗水平进入这一垂直走行的迷走静脉。

在永存左上腔静脉病人中,左上叶的肺静脉在左主支气管前进入正常位置的左上肺静脉,左主支气管前左肺门区可见到2支血管(左上腔静脉和左上肺静脉);而在左上叶肺静脉畸形引流的病人中,在该区只有1支血管(异常的垂直静脉,其连接着左上肺静脉和左头臂静脉)。在永存左上腔静脉的病人中,血流方向朝向足侧,进入冠状窦;而左上叶肺静脉畸形引流的病人,垂直静脉的血流流向头侧。

　　在 CT 图像上可以见到其他肺静脉引流异常,包括右下肺静脉向头侧引流到奇静脉,或在镰刀综合征的病人中向足侧流向镰刀静脉。

　　镰刀综合征的表现包括右肺和右肺动脉发育不良、肺叶分叶或支气管分布异常、部分或完全来自体循环动脉血供以及全部或部分右肺叶的静脉异常引流到镰刀静脉。CT 图像上可以见到镰刀静脉在右肺下叶内与右心缘平行走行,然后在膈下或下腔静脉进入右心房处汇入下腔静脉。

第十四章　关于肺水肿

第一节　复张性肺水肿

自发性气胸在日常诊疗中较为常见,但经排气、萎陷肺组织复张后发生的复张性肺水肿(RPE)尚不多见。

发生机制:复张性肺水肿主要是由于毛细血管通透性的改变和毛细血管压力的改变2种因素致血清从毛细血管渗透至肺间质或/及肺泡间造成。

大量气胸患者肺组织被压缩,肺泡萎陷,通气不足,肺泡表面、肺间质的毛细血管因肺泡萎陷受压,血流灌注减少,加重了组织缺氧,至肺泡表面活性物质减少,毛细血管壁基底膜受到损害而发生变性,通透性增加。

当肺组织快速复张,肺泡表面及肺泡间隔的毛细血管内血流量突然加大,致血管内的液体成分从受损的血管壁渗出到肺间质内。受损严重者,液体渗入到肺泡内,而受损的血管壁又阻碍液体从组织的间隙回流入毛细血管内,这样就造成组织间隙、肺泡内的液体积聚过多,形成非心源性的间质性及肺泡性肺水肿。

复张性肺水肿的发生与肺泡萎陷的程度及萎陷时间有相关作用。有作者报告一组自发性气胸患者133例中经排气、闭式引流后X线诊断为复张性肺水肿有9例,占6.9%。

复张性肺水肿的发生与肺泡萎陷的程度及萎陷的时间有一定的相关作用关系。肺组织被压缩的程度越重、时间越长,组织缺氧,血管壁损伤程度也可能随之加重,发生复张性肺水肿的可能性也增大。复张性肺水肿通常发生在大量气胸复张之后,患肺萎陷时间长,经排气复张后极易发生复张性肺水肿。

影像学研究:诊断气胸患者在经临床科医师排气后,到放射科复查胸片,放射科医师往往注意的是肺组织膨胀了多少。而对复张了的肺组织的细小异常变化可能注意不够。

如对轻度的肺纹理模糊的异常改变而忽视,造成对间质性肺水肿的漏诊。

对患侧肺复张后的肺部渗出性异常阴影有可能误诊为炎症。

这种漏诊、误诊是由于对复张性肺水肿的X线表现认识不足所致。因此需要注意符合下述2条复张性肺水肿诊断即可成立:自发性气胸,尤其大量气胸,肺泡萎陷程度较重者,时间较长者;患肺排气复张后短期内摄片患肺有纹理增强、模糊,斑片状渗出阴影。

肺组织复张后,经过适当治疗,肺水肿征象一般可在1~3 d内完全吸收、消散。在3~4 d后肺部病变吸收消散较缓慢,则提示有合并炎症感染可能。

鉴别诊断:外伤性湿肺:胸部外伤发生开放性或闭合性气胸,萎陷肺组织复张后,肺部斑片状阴影是胸部损伤引起的肺组织充血,间质性水肿或出血的综合性病变。只要密切结合病史,一般不会误诊。

炎症:复张性肺水肿变化快,在1~3 d内可完全吸收。而炎症相对要慢些。临床上如有发热和白细胞增多,应考虑为炎症或肺水肿同时存在。

只要我们对复张性肺水肿有足够的认识,密切结合临床,做出正确的诊断应该不难。必要时在治疗过程中做连续随访检查,观察其演变情况。

第二节　诊断陷阱:白血病性急性肺浸润伪似急性肺水肿

Klatte 等(1963)发现白血病性肺浸润在 121 例病人尸解中占 33 例,但只有 7 例有肺浸润的 X 线征象。此类浸润为弥漫性支气管周围浸润,不局限定位于某一节段或某一叶,在急性单核细胞白血病肺浸润发生率最高。

Armstrong 等(1980)报告一例急性骨髓单核细胞白血病严重的白血病性肺浸润,在 36 h 内急剧发展,从而被误诊为肺水肿。

在 X 线胸片上进展如此迅猛的肺的弥漫性浸润,还应想到感染、由于明显的血小板减少所致的隐匿性肺出血、白细胞凝集素输血反应所引起的肺浸润、药物性肺浸润,这些情况均进展极速,只依靠 X 线表现是难以鉴别的,密切结合临床全面进行分析,此刻尤显重要。

第十五章　诊断陷阱与误诊

第一节　肺血管与误诊

血管影：日常工作中，在正位胸片的两侧肺门影附近有时出现环状阴影，状似囊肿或空洞，仔细分辨影像的组成情况后，常常发现是血管阴影的相互重叠所致。

双侧肺尖偶尔可见条片影或弧形索带影，颇似胸膜增厚或肺实质异常阴影，认真研究发现实为锁骨下动脉阴影所构成。

肺静脉汇入左心房处"结节"影：近年有学者注意到，肺静脉汇入左心房处常可出现致密影，状似结节或包块，不应与真正的结节或包块混淆，此汇入处的阴影既可见于正位，也可见于斜位胸片上，如有怀疑，补摄正位或/和侧位断层照片，或行 CT 扫描，常可澄清此类混淆。偶尔在正位胸片上，右下肺血管稍粗大且较集中靠内侧，导致右下肺局限性透光度增加，状似右中叶局限性肺气肿，在侧位照片时多不支持这误诊。

镰状静脉：镰状静脉是向膈下引流至下腔静脉的异常静脉，它可单独出现，也可伴存右肺发育不全。它表现为右心膈角处半弧形条索影，多由外上斜向内下，弧形向外凸。

Beamish（1972）指出，在年轻人肺门周围区的肺结节影，肺静脉曲张是一少见原因，其病因最可能为肺静脉壁的先天性软弱作为基础，升高的肺静脉压与肺实质的瘢痕大概不是主要病因。此类病人通常无临床症状，但此病却可能对生命造成威胁。可用肺血管造影进行确诊，同时也可排除动静脉畸形等血管性疾病。

肺动脉与肺静脉：在 CT 横断扫描图像上，右肺门的肺静脉分支在右前肺门有不同的表现，颇似淋巴结肿大；在左侧，有时一肺静脉分支位于支气管影的外侧而伪似淋巴结，有作者统计，此类肺静脉分支

样式见于正常人群的一半左右。

右肺门脂肪积聚：右肺门可有脂肪积聚，有时与正常大小的淋巴结同存，常见于右前肺门，位于右肺动脉主干的外侧，不应错误解释为一包块。

左肺动脉主干分支：左肺动脉主干分支时有变异，偶可使左上叶肺动脉分支在 CT 图像上酷似肺门或纵隔肿块。连续扫描到较低平面，上下断面图像相互结合观察并进行分析有利避免误诊。

假淋巴结肿大：在正常人，右上肺静脉的一条分支可走行于中间段支气管的后方，再进入左房，可能伪似肺门淋巴结肿大。在某些人，左肺静脉的分支可走行于背段支气管的内侧和左主支气管的后方，也能伪似淋巴结。

Mencini & Proto（1982）指出，某些病人肺动脉主干位置较高，位于主动脉前方，佯似一包块性病变，在较低层面则可见它实际上为肺动脉，同时显示弯曲的奇静脉弓。

右中肺区域性血管稀少：Goodman 等（1982）在做胸部 CT 扫描时，常注意到右中肺区域性血管稀少，却并无病理征象。他研究 50 例中，发现 92% 血管减少区位于中间支气管层面。右肺动脉进入肺门时，发出最大分支——前干，向上行供应右上叶，而后下行且无分支，正好位于中间支气管外侧。在水平裂平面，供应中叶的分支外行，其余继续下行供应下叶。标本腐蚀血管研究及肺动脉造影均证实水平裂层面右肺血管稀少。

但在左肺，由于向下方走行的两主支发出许多小血管向各个方向伸延，故水平裂层面无血管稀少的表现。熟悉这点，才不至于与病理情况混淆。

肺静脉曲张：肺静脉曲张是一少见疾患，它是正常进入左心房的肺静脉节段的局部扩张，主要依靠

X 线肺血管造影做出诊断，其关键的特征性表现是正常肺动脉树不扩张，或在动脉期中出现毛细血管和旁路，与正常肺静脉系统的速率相同的曲张血管的充盈，排入左房延迟。只有病变静脉的近侧部分为迂曲走行，表现曲张。Bartram & Strickland（1971）对本症的区别诊断和解剖发育做了详尽的讨论。

肺动脉右侧主干的阙如：咯血是许多疾病的症状，常常弄不清楚咯血的病因。Byrne & Bloom（1970）报告肺动脉右侧主干的阙如是咯血的一少见原因，此症十分罕见，常规胸部 X 线照片虽然可提示本症，但心血管造影才是确定诊断的手段。

血管异常与肺部疾病：肺的循环系统由肺血管、支气管循环及淋巴管组成，这些血管的异常皆可伪似肺部疾病：纤维化、块状病变或肺炎。血管异常计有：异常支气管动脉伴颈血管病；肺的动 - 静脉异常；肺的毛细血管扩张；肺的淋巴管扩张；肺动脉的动脉瘤；肺血管扩张；肺静脉的闭塞性病变。对于上述这些情况，Zajko 等（1978）曾作介绍。

第二节　血管性改变误为肺部肿块

无名动脉为主动脉的第一分支和最大分支，起自主动脉弓右侧，居气管前，走行向上、外、后，进入颈根部，分成右颈总和锁骨下动脉。正常无名动脉长 37~50 mm，直径 8~13 mm，在常规后前位胸片上，它不形成纵隔的边缘。右上纵隔的边缘是由位于上方的无名静脉和下方的上腔静脉构成。

迂曲的无名动脉常突向右侧，使右上纵隔增宽，已为人所共知。无名动脉弯曲，凸向右方进入肺内，类似于右肺尖包块者，文献上讨论甚少。

Honig 等（1953）观察此种情况，Scheider & Felson（1961）报告另外的相同病例，Christensen 等（1978）讨论迂曲无名动脉形成肺尖包块，而伪似肺肿瘤。

由于高血压和动脉硬化，动脉呈现扩张与伸长，通常主动脉与无名动脉同时伸长，无名动脉两端固定，主动脉伸长抬高无名动脉的起点，加上无名动脉伸长，则使之迂曲外凸，其程度仰赖于动脉的长度和可利用的空间的关系。

正常头臂血管的影像通常消失于锁骨平面，在此平面以上，此血管不再邻近于肺。然而，当无名动脉迂曲，凸向后外，它即延伸于后，进入肺野，其影像高于锁骨平面。

此种类似于肺尖包块的阴影，上缘不甚明确，而下缘边界清楚，为其重要特征。侧位胸片所见亦颇具特点，它多为光滑而边界确切的半环形影，且邻近前胸壁。自然，如做 CT 增强扫描，或 X 线主动脉造影，此类阴影的性质更能确诊。

Pancoast 综合征一般为胸腔入口处的肺癌或其他肿瘤所引起。Stathatos 等（1969）报告 3 例包虫囊肿及假性动脉瘤位于胸腔入口，导致出现 Pancoast 综合征。Rong（1984）报告颈动脉假性动脉瘤伪似 Pancoast 肿瘤。因此，在颈、胸部包块及 Pancoast 综合征的区别诊断中，应包含上述疾病在内。

第三节　双能量 CT 肺血管成像图像伪影与结果解释

详见于本书本卷 本篇第五章·第三节《双能量 CT 肺血管造影图像伪影与结果解释》。

第四节　胸部有关静脉的诊断陷阱

左头臂静脉：左头臂静脉凸出或膨大可被误诊为前纵隔肿块或淋巴结肿大，特别是经右肘前静脉注射对比剂时，膨大的左头臂静脉显影不良或不完全显影，尤其容易造成误诊。尽管有时可同时见到与下腔静脉连续的副半奇静脉或异常左上叶肺静脉引流到左头臂静脉，膨大的左头臂静脉通常仍被认为是一种正常的发育变异。

左头臂静脉的水平部迂曲和位置变异较为常见,特别是老人。尽管左头臂静脉的水平部较常见于大血管水平,事实上它几乎在上纵隔的每个层面都可见到,包括主动脉弓前,它的表现可类似于被对比剂填充的主动脉夹层的假腔。在连续的 CT 层面上仔细观察,可以发现假腔样结构与静脉血管相连续。

有时,左头臂静脉在前纵隔下行,路径较为竖直,此时 CT 表现可能与前纵隔的软组织密度结节或肿块相似。同样,仔细分析多个连续层面,常有助于避免误诊。

左头臂静脉的走行异常罕见,它可表现为沿上纵隔的左侧下行,在主动脉弓外侧和下方,其位置类似于左上腔静脉。然后,这一异常静脉进入主-肺动脉窗,经升主动脉后和气管下部前方,自左向右跨越中线,在奇静脉弓水平与右头臂静脉或上腔静脉汇合。

这一异常血管走行的任何部位都可类似于纵隔肿大的淋巴结。尤其在主-肺动脉窗内与纵隔淋巴结肿大的表现非常相似。

这一异常引流到右头臂静脉或上腔静脉的左头臂静脉,应与注入冠状窦的永存左上腔静脉鉴别。

永存左上腔静脉:永存左上腔静脉发生在 0.3% 的正常人群和 5% 的先天性心脏病病人中。这一变异是由于胚胎期左心总静脉和心前静脉没有正常退化所致。在 80%~90% 的病例中,右上腔静脉同时存在;65% 的病例左头臂静脉阙如或细小;在 20% 的永存左上腔静脉病人中,左上肋间静脉成为半奇静脉和腔静脉之间的交通支,从而产生一个与右侧奇静脉弓相似的左半奇静脉弓。

在 CT 图像上,如果不正确了解永存左上腔静脉的整个行程,就可能会与肿大的淋巴结混淆。永存左上腔静脉表现为起自左锁骨下静脉与左颈内静脉结合部的圆形或管形软组织密度影。该异常血管的起始部位于左颈总动脉的外侧和左锁骨下动脉前方,然后在纵隔左侧和主动脉弓外侧下行,与正常右上腔静脉在冠状面上的下行类似。经肺动脉干外侧和左肺门前方下行,在左心室后注入扩张的冠状窦。右上腔静脉和左头臂静脉阙如也是永存左上腔静脉存在的佐证。

内乳静脉:在 CT 图像上,内乳静脉常可清晰显示,且两侧大小多不对称。右和左内乳静脉分别引流入右和左头臂静脉,其特征是右侧内乳静脉水平走行路径较左侧长,因其是在前纵隔后方注入右头臂静脉。当右侧内乳静脉的横行部分较长或较明显时,与右上叶前段的肺不张表现类似,也易被误诊为胸腺的右叶。正确辨认和确定右侧内乳静脉,需要根据右侧内乳静脉的走行特征,从右侧胸廓一直到上腔静脉横断面逐层分析。右侧内乳静脉一般在上腔静脉的上一层与右头臂静脉汇合。

上肋间静脉:右上肋间静脉,尤其在扩张时,与肿大的后纵隔淋巴结非常相似,也可被误认为突入右上叶后段脏层胸膜下的结节。只有对右上肋间静脉的走行和 CT 表现有全面的认识,才能做出正确诊断。

从右上肋间静脉的起始到终点进行连接的 CT 扫描,可以显示其沿脊柱向前下方行走,最后注入奇静脉弓后壁的特殊表现。

左上肋间静脉沿主动脉向前走行,注入左头臂静脉,它的表现与主动脉旁肿大的淋巴结相似,在极少数情况下,也可被误认为主动脉夹层的假腔。同样,只有对连续的 CT 层面进行仔细认真的观察分析后,才能避免误诊。

第十六篇　纵隔

第一章　胸腺及胸腺疾病

第一节　胸腺结核

结核杆菌好侵犯淋巴组织,但胸腺受累者极其罕见。正常胸腺 CT 密度值在 20 岁以下者 >30 HU (近于胸壁肌肉密度),而 50 岁以上者 CT 值 <-10 HU(近于脂肪密度)。

动物实验表明胸腺发生结核时其结构、功能改变包括两个阶段,早期由于淋巴细胞移动增加和髓质上皮细胞合成被激活,构成血液 - 胸腺屏障的细胞基本成分增加;后期随着结核杆菌对胸腺实质的侵犯加重,血液 - 胸腺组织屏障受到损害,动态平衡破坏,胸腺的结构功能发生明显改变。

胸腺结核通常继发于纵隔内局部干酪性淋巴结炎,有作者认为,由于干酪性坏死的存在,胸腺结核在增强 CT 上表现为胸腺区的囊实性病灶,但并没有特异性,胸腺瘤与畸胎类肿瘤均可出现此种表现;由于肉芽肿边缘反应性上皮细胞、淋巴细胞、组织细胞增生,细针穿刺也常出现误诊;痰培养多为阴性。有作者指出,在纵隔内有多发肿大而无融合的淋巴结及肺内密度不均匀的斑片灶,可能对胸腺结核的诊断有一定的提示作用。

第二节　反应性胸腺增生

所谓反应性胸腺增生是指已有萎缩的胸腺重新增长并大于正常水平。根据报道,反应性胸腺增生多见于各种应激反应后的恢复期,包括烧伤、心脏手术、Cushing 综合征治疗后和化疗后。儿童和青年人多见,发生率约 25%。CT 图像上可见到胸腺弥漫性增大,厚度的变化尤为明显,但胸腺仍保留正常形态。

化疗后,反应性胸腺增生因其表现与原发肿瘤或肿瘤复发的表现很相似,不易做出正确诊断。其诊断依据是病人缺乏肿瘤复发的临床表现或其他临床特征,但存在胸腺反应性增生。如病人临床表现良好,体内无肿瘤复发或肿块残留的证据,则可以对病人进行系列 CT 随访复查。如胸腺体积逐渐减小,则支持良性反应性胸腺增生的诊断。

第三节　胸腺囊肿病例

患者,男,37 岁。术后病理诊断:胸腺囊肿,其大小为 5.5 cm × 5.0 cm × 2.5 cm,壁厚 0.2~0.5 cm(图 16-1-1)。

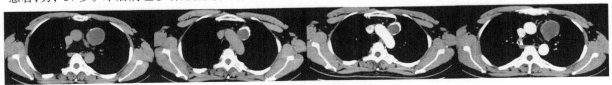

图 16-1-1　胸腺囊肿

第四节　胸腺发育变异

　　胚胎学上，胸腺呈现为两个烧瓶状的内胚层憩室，两侧各一，来自第三鳃囊。以结缔组织互相连接融合。有的胸腺部分位于颈部，部分在胸腔位于气管前方和外侧。在胸骨后位于大血管和心包的前方，它也能延伸到膈顶。

　　胸腺对于整个身体的淋巴系统的建设是必不可少的，它是人体免疫反应发育中的一个枢纽器官。目前已经知道，胸腺的大小、形状与位置有许多变异，可出现于任何年龄。虽然早在 1932 年 Boyd 已确定不同年龄组中胸腺的平均重量，由于活体形态学观察发现影响胸腺形态学的因素甚多，活体胸腺正常的界限至今仍难满意地确定。

　　胸腺异位：正常胸腺一般位于前纵隔，在左头臂静脉水平部下方和右肺动脉水平部上方。偶尔，尤其是婴幼儿，胸腺可异位延伸到上纵隔左头臂静脉上方，或进入上腔静脉和气管之间的后纵隔内。为避免将异位胸腺误认为病理性肿块，应熟悉其正常表现。在 CT 图像上，根据胸腺向上、向后延伸部分与前纵隔胸腺组织相连续，且异位胸腺的 CT 值与正常胸腺相同，借此可以确认上纵隔和后纵隔的异位胸腺。尽管一般情况下异位胸腺附近的纵隔结构不会受其影响，但头臂动脉和气管可受到压迫。

　　年龄差异：正常胸腺的大小、形态和密度因年龄不同而存在很大差异。了解这些正常变异的 CT 表现，有助于正确认识胸腺。在婴幼儿，胸腺常呈边缘膨隆的四边形结构。如果胸腺的外形呈分叶状，则易误认为纵隔肿块。年龄较大的儿童和青年，胸腺通常呈三角形或左叶较大的双叶形。在 10 岁以内甚至直到青春期，胸腺密度均匀，其与胸壁的肌肉密度相似。青春期后，由于胸腺内脂肪组织增多，可见到密度不均匀或密度减低区。这种脂肪的增加是渐进性的，个体之间也存在较大差异。有的人 20 岁前就可见到大量胸腺内脂肪，而有些人 30 岁时胸腺仍无脂肪组织。大于 30 岁时，如看到在丰富的脂肪组织衬托下，残余的胸腺实质部分呈线样或结节样影，不可误认为前纵隔淋巴结。老人中，残存胸腺表现为薄纤维状结构，前纵隔胸腺位置几乎全部被脂肪组织填充。

　　胸腺除上述的形态、密度变化外，其大小也随年龄变化。最可靠并有意义的测量方法是测量胸腺的厚度（每叶长轴的最大值），它随年龄的增加而减小。20 岁以前，当胸腺最大时，每叶的最大厚度达 1.8 cm；此后，最大厚度是 1.3 cm。

　　胸腺形状的变化：在婴幼儿胸腺形状常有一些变化，了解这些，可减少误诊。有作者报告，部分新生儿刚出生时正位胸片，见胸腺呈鸟翼状由中央阴影上部向两侧外伸，犹如纵隔积气时的胸腺的形状，两侧胸腺如同鸟翼展翅，与纵隔分离。同一小儿在 16 个月后再摄正位胸片，见胸腺依旧明显，但已贴近纵隔。

　　有的小儿一侧胸腺如圆球状从前纵隔向肺野伸出，边缘清晰光滑而密度均匀。个别婴儿胸腺如蝶翼状占据双侧肺野中上部分的内外带，如一宽底峰矮的三角形坐落于心影的头侧。侧位片则见该胸腺甚为巨大，位于前上纵隔。偶尔见到婴幼儿胸腺边缘呈多个浅的波浪形，波浪数目因人而异，皆为肋骨前缘的压迹所致，勿误为病理情况。偶尔婴幼儿胸腺左叶较大，在正位胸片上，可产生疑似右位心的表现。有的婴幼儿胸腺巨大，可伪似心脏肥大，偶尔右侧胸腺阴影的透亮度与左侧心影可有不同。有作者报告，婴幼儿在正位胸片上，巨大胸腺酷似心脏肥大；侧位投照未见心脏肥大，可见心前巨大胸腺的轮廓。行左、右心血管造影见巨大胸腺影内正常大小的心脏。

　　在正位胸片上，胸腺左叶伪似左心耳增大，胸腺右叶形似单侧帆影；胸腺右叶可延伸至右心房尖部；在正位胸片上，胸腺还可表现为罕见的形态，呈现三角形巨块外伸，在侧位胸片上，清楚可见巨大的胸腺影。在正、侧位胸片上，胸腺偶尔呈现圆形。

　　有作者报告 2 例胸腺阴影形似全肺静脉回流异常的"雪人心"表现，在正位胸片上，呈现上纵隔呈上大下小的形状，两侧边缘笔直，心影如常。有作者注意到，在新生儿，胸腺于侧位投照中其下方可产生一相对透亮区，最初被误诊为胸骨旁裂孔疝。

　　在正位胸片上，婴幼儿胸腺右叶可伪似右上叶肺炎，偶尔胸腺也可类似上叶肺不张。侧位投照时，巨大胸腺右叶可被误认为右上叶肺炎。有作者报告后纵隔胸腺，这是一种罕见变异，术中见胸腺与前纵隔有细小的蒂相连。在婴幼儿正位胸片上,大的胸腺影可伪似心脏增大,在侧位片上清楚可见心脏大小如常。

Heiberg 等(1982)观察 20 岁以下的正常胸腺的 CT 表现特征,发现胸腺外侧轮廓可外凸(多见于较年青者,10 岁或以下),双侧内凹(12 岁以上)或呈凸凹与直线合并。胸腺轮廓成角可由左锁骨下动脉切割肺野引起,对比剂团注后扫描可证实。

活体的胸腺组织十分柔软,因而周围组织的形状可铸造胸腺的轮廓,在所有人的胸腺后缘轮廓均铸形于心脏大血管,前轮廓铸形于胸骨与前胸壁。胸腺的 CT 值各有不同,同一腺体的不同部分 CT 值也有差异,一般平扫 CT 值为 20~119 HU,增强扫描为 28~185 HU。增强扫描图像上胸腺与心脏大血管界面十分清楚。

胸腺重量与体重的比例:胸腺重量与体重的比例随年龄上升而下降:体重在 6 月时为其出生时的 2 倍,1 岁时为 3 倍,10 岁时 10 倍;而胸腺重量在 6 月时为其出生时重量的 2 倍,6 岁时为 3 倍,以后仅增加少许,直到 12~13 岁。此种生长的差别,使胸腺难以在较大儿童的胸片上清楚地分辨出来。在 10 岁以后,胸腺髓质与皮质减少,胸腺重量下降,不管结缔组织与脂肪增加,透视下观察胸腺吸气与呼气时的变化均不如幼年那样形状大小容易变化。胸腺增殖一般出现于甲状腺功能亢进、重症肌无力、阿狄森病的某些病人,以及胸腺肿瘤。

持续存在的胸腺:胸腺并不一定皆在幼年退化,可持续至青少年,也并非均为异常,因此,较大儿童存在胸腺仍属正常。偶尔可见 14 岁男孩的残留胸腺。这些持续存在的胸腺可表现为上纵隔旁的团块状影,或导致上纵隔增宽,增宽可以只在一侧,也可在两侧对称存在或不对称存在。它表现为某侧上纵隔略丰满,或某侧上纵隔风帆影,或一侧上纵隔向肺野伸出块状软组织密度影,表现为两侧者尚少。此持续存留的胸腺,有作者称之为胸腺残留,或胸腺残余。有时斜位更易观察它。在 CT 和 MRI 检查时偶尔也能见到,不可误为疾病。在较大的儿童出现一大而正常的胸腺影,虽较少见,但可混淆于前纵隔的肿瘤。诸如:畸胎瘤、淋巴瘤、淋巴管瘤、心包囊肿,胸腔内甲状腺肿及胸腺肿瘤,Oh 等(1971)报告 3 例此类误诊。

右侧胸腺:部分婴幼儿正位胸片仅在右侧看到胸腺阴影,它的形状也常常变化,有的为圆球形、半弧形、钝三角形;有的一直伸延至右膈顶,占据右肺内中带;有的右侧胸腺加上婴儿略转向右侧,此种非标准正位片上,胸腺影几乎全部占据右侧上中肺野,与右上中肺实变难于区分,如怀疑此点,重摄标准正位片则可澄清事实。

有的婴幼儿可出现单侧右位胸腺,几占据右侧胸腔的大半,个别的右位胸腺可向下延伸,几乎到达膈面。胸腺波浪征,其边缘为肋骨前部的压迹。

第五节　胸腺向上延伸到颈部:一个不应该被误为肿块的正常表现

Costa 等(2010)报告,在 MRI 图像上确定小孩和年轻人胸腺向上延伸超越胸骨柄进入前颈部组织的比例。回顾性研究 200 例连续病人 [121 例男性,79 例女性,平均年龄 9.0 岁(5.2~14.2 岁)] 的颈部和上胸部 MRI,在检查中取矢状质子密度加权影像。主要观察影像以显示胸腺向上延伸超越胸骨柄进入下颈部的频率。

如果存在向上延伸,测量向上延伸的最大矢状距离。同时记录是否伴随气管或大血管畸形。用 χ^2 检验和多元逻辑回归分析进行颈部延伸概率和年龄、性别的相关性的统计学处理。

结果发现 133 例(66.5%)病人有胸腺向上延伸到颈部。超过胸骨柄的平均延伸距离是(20.1 ± 6.76)mm。更小年龄组和更高胸腺颈部延伸概率有显著相关性($P<0.000\,1$)。而性别不是有统计学意义的因素($P=0.164\,5$)。每例病人不伴气管或大血管畸形。

该作者认为,胸腺向上延伸超越胸骨柄进入下颈部在小孩和年轻人群中是属于正常活体形态学的表现,此表现不应被误认为病理肿块。

第二章 胸腺肿瘤

第一节 胸腺上皮性肿瘤

胸腺上皮性肿瘤是前纵隔常见的原发肿瘤,起源于胸腺上皮细胞。

WHO(2004)组织学分型根据上皮细胞形态及淋巴细胞与上皮细胞的比例将胸腺上皮性肿瘤分为 A、AB、B_1、B_2、B_3、胸腺癌（包括神经内分泌癌）等亚型,新分型不仅反映了胸腺上皮性肿瘤的临床特征,还在一定程度反映了其生物学行为,对胸腺上皮性肿瘤治疗计划的制定和判断预后具有重要意义。

一、胸腺上皮性肿瘤的 WHO 组织学分型的重要意义

许多大样本量分析认为 WHO(2004)分型是独立的预后因素,分型的程度可反映胸腺上皮性肿瘤的生物学行为和临床特征,该分型还可反映预后并指导术后治疗。Park 等(2004)报道 B_2、B_3 型胸腺瘤和胸腺癌侵袭性较强,与 B_2 和 B_3 型相比较,除胸腺癌外,其他类型的胸腺瘤生存预后基本相似,即 A、AB 和 B_1 型胸腺瘤生存率高于 B_2、B_3 型胸腺瘤和胸腺癌。

Kim 等(2005)在对 108 例胸腺上皮性肿瘤的回顾性分析中发现 B_3 型的预后介于 A 型至 B_2 型和胸腺癌之间。随着病理类型 A 型向胸腺癌发展,肿瘤的外侵程度逐渐增强,手术完全切除率也随之降低。

胸腺上皮性肿瘤的 WHO 组织学分型与重症肌无力的相关性如下。

文献报道大约 30% 的胸腺上皮性肿瘤患者合并重症肌无力（MG）。一项研究中有 93/133 例的患者出现重症肌无力,发生率高于以往文献报道,这可能与重症肌无力为该院的特色专科,多数患者因重症肌无力而来该院就诊有关。一般认为重症肌无

力与组织类型相关,最多见于 B_2 和 B_3 型胸腺上皮性肿瘤。该研究中 B 型胸腺瘤患者重症肌无力症状的发生率明显高于 A、AB 型胸腺瘤及胸腺癌,结果与文献报道基本一致。或许是由于易合并重症肌无力,因而在临床上 B_2、B_3 型胸腺瘤的比例高于其他类型胸腺瘤。

二、影像学研究

对于 CT 在手术前能否预测胸腺上皮性肿瘤的组织学亚型,目前还存在较大争议。一些作者在研究胸腺上皮性肿瘤不同组织学类型的 CT 特征时发现,尽管各种亚型胸腺上皮性肿瘤的 CT 表现有一定重叠,但很多征象有助于区分不同的组织分型。

肿块大小:一组胸腺癌肿瘤长径 >5 cm 者占 70.6%(12/17),高于其他各型胸腺瘤,这一结果与文献报道的结果是一致的。但考虑到胸腺癌在所有胸腺上皮性肿瘤中所占比例较低,因此根据肿块大小判断病变是否为胸腺癌并不可靠。

病变形态:胸腺癌及 B_3 型胸腺瘤患者中,76.6%(36/47)形态不规则或呈塑型生长,边界模糊;而其他类型胸腺上皮性肿瘤病例中,75.6%(65/86)表现为规则的圆形或类圆形肿块,边界清楚,可见病变形态对于区分胸腺上皮性肿瘤是否具有侵袭性具有非常重要的价值。

病变密度及强化:Tomivama 等(2002)报道密度均匀的肿块多分布在 A 型和 AB 型中;肿块密度不均匀,其内出现低密度灶更多见于 B_1、B_3 型胸腺瘤及胸腺癌中。

一项研究中,除了胸腺癌和 B_3 型胸腺瘤外,A 型胸腺瘤的坏死囊变发生率也高达 60%;而其他 3 型胸腺上皮性肿瘤的坏死囊变发生率相对较低。病

变的强化规律与坏死囊变趋于一致。A 型、AB 型、B$_3$ 型及胸腺癌高度强化的平均发生率明显高于 B$_1$ 和 B$_2$ 型，与文献报道不尽相同。

B$_3$ 型胸腺瘤和胸腺癌生长活跃，血供丰富，易发生坏死，因此强化明显且常可见坏死囊变区；B$_1$、B$_2$ 型胸腺瘤由于富含淋巴细胞，因此强化程度较低但密度均匀；A 型胸腺瘤尽管为良性病变，但其强化程度较高且容易发生坏死囊变，其机制目前尚不清楚，可能与病变主要以上皮细胞为主有关。AB 型胸腺瘤的强化特征则介于 A 型与 B$_1$、B$_2$ 型之间。

Tomiyama 等（2002）报道肿瘤内出现钙化灶提示 B 型胸腺瘤，而胸腺癌中出现钙化灶者仅占 6%；该项研究中，B$_2$、B$_3$ 型胸腺瘤钙化率高于其他类型的胸腺上皮性肿瘤。

侵犯或转移：B$_3$ 型胸腺瘤和胸腺癌为侵袭生长的胸膜上皮性肿瘤，这两型胸腺上皮性肿瘤的纵隔脂肪、大血管、胸膜及心包侵犯的出现率均高于其他类型的胸腺上皮性肿瘤。

另外，还发现胸腺癌的纵隔淋巴结转移和远处转移发生率均高于 B$_3$ 型胸腺瘤，而其他类型的胸腺瘤则均无淋巴结及远处转移。

CT 在一定程度上具有预测胸腺上皮性肿瘤组织学类型、判断预后的潜力。形态不规则、强化较明显、出现坏死囊变及具有周围侵袭表现者，高度提示为胸腺癌或 B$_3$ 型胸腺瘤；形态规则、边界清楚、强化较明显且出现坏死囊变者，则多考虑 A 型胸腺瘤；形态规则、边界清楚、强化较低且密度均匀者，则多考虑 B$_1$、B$_2$ 型胸腺瘤；出现钙化则多考虑 B$_2$、B$_3$ 型胸腺瘤。

第二节　B$_1$ 型胸腺瘤伴有包膜侵犯

患者，女，41 岁。

手术所见：胸腔内无积液无粘连，胸腺肿块大小约为 7 cm×4.5 cm×4.0 cm，边界欠清，并侵犯对侧胸膜，与纵隔胸膜、上腔静脉、无名静脉轻度粘连，未侵犯主动脉弓及其分支粘连。

病理检查：纵隔肿瘤：灰红色肿物一块，大小 8.5 cm×5 cm×3 cm，切面灰白，质软，面积约 4.5 cm×4 cm，局灶灰白灰黄，质中，界限尚清，包膜完整。免疫组化诊断：前上纵隔肿物切除标本：B$_1$ 型胸腺瘤，伴有包膜侵犯（图 16-2-1）。

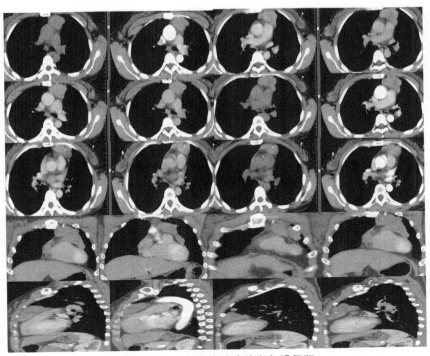

图 16-2-1　B$_1$ 型胸腺瘤伴有包膜侵犯

第三节　左前上纵隔胸腺瘤（AB型），局部囊性变

患者，男，27 岁。

术后病理检查：左前上纵隔肿物切除标本：灰褐色肿物大小 9 cm × 7 cm × 1.5 cm，切面呈多房囊性，内含大量草绿色清亮液，囊内壁附一菜花样肿物，大小 2.5 cm × 2 cm ×

1 cm，切面灰褐，质软，壁厚 0.1 cm~0.2 cm。免疫组化诊断：左前上纵隔肿物切除标本：胸腺瘤（AB 型），局部囊性变图（图 16-2-2）。

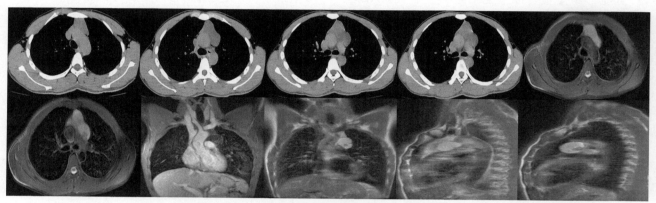

图 16-2-2　左前上纵隔胸腺瘤（AB 型），局部囊性变

第四节　胸腺上皮肿瘤 WHO 组织学亚型的 CT 表现

胸腺上皮肿瘤占前纵隔肿块的 17%~30%，是成人最常见的纵隔肿瘤，在亚太地区的年发生率约为 0.49/10 万。这类肿瘤有多种分类及分期的方法，现被大多数研究者接受并使用的是 Masaoka 临床病理分期及 WHO 组织学分型。

胸腺上皮肿瘤 WHO 各亚型的侵袭性及预后有较大的差异，术前 CT 表现有助于胸腺上皮肿瘤的 WHO 各亚型诊断及预后评价。

一、胸腺上皮肿瘤的分期与分型

Masaoka 临床病理分期由 Masaoka 及其同事在 1981 年提出并于 1994 年进行了修改，按临床病理将胸腺上皮肿瘤分为 4 期：Ⅰ期，肿瘤有完整的包膜，且显微镜下包膜无肿瘤细胞浸润；ⅡA 期，镜下肿瘤侵犯包膜及周围的纵隔脂肪组织；ⅡB 期，肉眼或镜下可见肿瘤侵及周围脂肪或纵隔胸膜；Ⅲ期，肿瘤侵犯邻近器官（心包、肺、上腔静脉和主动脉）；ⅣA 期，胸膜或心包有转移；ⅣB 期，淋巴系统和血液系统转移。Ⅰ期为非侵袭性胸腺肿瘤，Ⅱ~Ⅳ期为侵袭性胸腺肿瘤。

WHO 组织学分型是 1999 年 WHO 会议上提出的，于 2004 年修订，是一种统一的胸腺上皮肿瘤的组织学分型方法，它将胸腺上皮肿瘤分为 A、AB、B1、B2、B3、C 等亚型。这种分型方法既考虑到上皮细胞的形态学，又考虑到上皮细胞 / 淋巴细胞的比例。

A 型是一种器官性胸腺上皮肿瘤，由梭形或卵圆形上皮细胞组成，伴有少量或不含有淋巴细胞。AB 型由含淋巴细胞较少的 A 型胸腺瘤成分和富含淋巴细胞的 B 型胸腺瘤成分混合组成，表现为弥散分布的结节状生长，A 型和 B 型胸腺瘤的两种成分形成不连续的分隔结节，或者相互混合。B1 型胸腺瘤组织学表现与正常胸腺难以鉴别，主要由类似胸腺皮质上皮细胞组成，其中散布大量未成熟淋巴细胞，有胸腺髓质分化的区域，伴或不伴有胸腺小体，类似于正常胸腺髓质。B2 型由大多角形肿瘤细胞组成，细胞排列呈松散网状结构，核大、呈泡状，有明显的大核仁，肿瘤细胞及其类似正常胸腺皮质占优

势的上皮细胞。可见未成熟的 T 淋巴细胞,且数量常超过肿瘤性上皮细胞。B₃ 型主要由轻度异型中等大小圆形或多角形细胞组成。上皮细胞与少量淋巴细胞混杂,上皮细胞呈片状。C 型即胸腺癌,包括角化或非角化的鳞状细胞癌、黏液表皮样癌、基底细胞癌、淋巴上皮样癌、小细胞 / 神经内分泌癌、肉瘤样癌、透明细胞癌及未分化癌。

WHO 的组织学分型与以往组织发生学分型及其 CT 表现的对照见表 16-2-1。这些亚型的肿瘤恶性程度依次增加, A、AB 型胸腺上皮肿瘤常表现为良性肿瘤,B₁ 型为低度恶性肿瘤(10 年生存期超过 90%),B₂ 型有较高的恶性程度,B₃ 型及 C 型的恶性程度高且预后差。这种分型方法既反映了胸腺上皮肿瘤的临床特征又反映了其功能特点。

有文献报道 A/AB/B1、B₂/B₃、C 这 3 组的生存期及预后有显著的差别,于是一些研究者将 WHO 分型简化分为低危胸腺瘤(A/AB/B₁)、高危胸腺瘤(B₂/B₃)及胸腺癌(C)3 组。

二、影像学研究

30% 胸腺上皮肿瘤常无症状, X 线查体是发现及诊断较大胸腺上皮肿瘤的常用方法,但 X 线常无法发现没有改变纵隔轮廓的小肿瘤。胸腺上皮肿瘤的确诊主要依靠 CT, MRI 常作为疑难病例的附加诊断手段(见表 16-2-1)。

表 16-2-1　WHO 的组织学分型与以往组织发生学分类及其 CT 表现的对照

WHO 分型	以往组织发生学分类	CT 表现
A	梭形细胞型或髓质型胸腺瘤	类圆形、边缘光整
AB	混合型胸腺瘤	圆形或椭圆形,边缘光整或分叶状
B1	富含淋巴细胞的胸腺瘤,淋巴细胞型胸腺瘤,皮质为主型胸腺瘤或类器官胸腺瘤	类圆形或椭圆形,边缘光整或分叶状,内部可见钙化、坏死及囊变
B2	皮质型胸腺瘤	椭圆形,边缘分叶或不规则,内部可见钙化、坏死及囊变,部分见心脏大血管而呈灌注式生长
B3	上皮细胞型、不典型、类鳞状上皮胸腺瘤或高分化的胸腺癌	椭圆形,边缘分叶或不规则,内部可见钙化、坏死及囊变,可见心脏大血管侵犯、胸腔或心包积液或结节状增厚
C	胸腺癌(包括角化或非角化的鳞状细胞癌、黏液表皮样癌、基底细胞癌、淋巴上皮样癌、小细胞 / 神经内分泌癌、肉瘤样癌、透明细胞癌、未分化癌)	椭圆形或扁平,边缘不规则,见心脏大血管侵犯、胸腔或心包积液或结节状增厚,部分见纵隔淋巴结肿大及远处转移

随着 CT 技术的发展, MSCT 可进行多平面重建,可以精确地评价其内部成分(囊变、坏死、钙化等),包膜侵犯,邻近组织如大血管、纵隔胸膜、肺组织的侵犯等。术前 CT 诊断有助于胸腺上皮肿瘤术前的分期及分型预测,并以此为基础来决定胸腺上皮肿瘤的手术方式及预测预后。

三、CT 对胸腺上皮肿瘤 WHO 组织学分型的鉴别

胸腺上皮肿瘤 WHO 各亚型具有一定的 CT 表现特征,依据 CT 表现可以鉴别胸腺上皮肿瘤 WHO 组织学各亚型。Tomiyama 等(2002)认为肿块边缘光整且呈圆形常提示 A 型,不规则的边缘常提示 C 型,钙化提示 B 型。Han 等(2003)也报道肿块呈光滑的边缘及圆形提示为 A 型,不规则的边缘提示为 C 型,胸膜侵犯少见于 A 及 AB 型,钙化提示为 B 型,C 型较 B₃ 型肿块更大,更易发生淋巴结转移。

A 型常表现为类圆形的、边缘光整的肿块。AB 型常表现为类圆形或椭圆形肿块,边缘光整或分叶状。B₁ 型常表现为类圆形或椭圆形肿块,边缘光整或分叶状,内部可见钙化、坏死及囊变。B₂ 型常表现为椭圆形肿块,边缘不规则,部分心脏大血管面呈灌注式生长,内部可见钙化、坏死及囊变。B₃ 型常表现为椭圆形的肿块,边缘不规则,内部可见钙化、坏死及囊变,可见心脏大血管侵犯、胸腔或心包积液或结节状增厚。

C 型常表现为椭圆形或扁平肿块,边缘不规则,可见心脏大血管侵犯、胸腔或心包积液或结节状增厚、淋巴结肿大,部分见远处转移。

胸腺上皮肿瘤 WHO 各亚型的 CT 表现也有很多重叠。A、AB、B₁ 型均可表现为类圆形、边缘光整的肿块。B₂、B₃、C 型均可表现为边缘不规则、心脏大血管侵犯、胸腔或心包积液或结节状增厚的肿块。因此依据 CT 表现鉴别 WHO 各亚型的价值有限。

Jeong 等（2004）认为仅肿块呈分叶状边缘、纵隔脂肪侵犯及大血管侵犯对鉴别 C 型有意义；Sadohara 等（2006）也认为 CT 表现为肿块呈不规则的边缘、有坏死或囊变成分、不均匀的强化、淋巴结肿大、大血管侵犯常提示为胸腺癌，仅对鉴别 C 型有意义。

四、CT 对 WHO 简化分组的鉴别

CT 在鉴别 WHO 组织学分型上的价值有限，因为 WHO 组织学分型各亚型 CT 表现有很多重叠，一些作者按侵袭性及预后将其简化分为低危胸腺瘤组（A/AB/B_1）、高危胸腺瘤组（B_2/B_3）及胸腺癌 3 组并进行分析。

一些学者认为胸腺癌的长短径均大于低、高危胸腺瘤的长短径（均 $P<0.105$）；边缘不规则或呈分叶状、非局限、对邻近结构的侵犯等征象在高危胸腺瘤和胸腺癌中均较在低危胸腺瘤中更常见（均 $P<0.105$）。

Jeong 等（2004）认为分叶边缘在高危胸腺瘤（26/45，58%；$P=0.0456$）及胸腺癌（10/15，67%；$P=0.033$）中较低危胸腺瘤（9/31，29%）中更常见；纵隔脂肪侵犯更常见于胸腺癌（5/15，33%；$P=0.0133$）及较低危胸腺瘤（1/31，3%）；大血管侵犯仅见于胸腺癌（2/15，13%；$P=0.0244$）。

因此，认为类圆形形态及边缘光整常提示为低危胸腺瘤；椭圆形、边缘不规则或分叶状、对邻近结构的侵犯、胸腔或心包积液或结节状增厚常提示为高危胸腺瘤或胸腺癌；淋巴结转移及远处转移提示胸腺癌可能性大。

五、鉴别诊断

胸腺增生和畸胎瘤：低危胸腺瘤在 CT 上常表现为类圆形、边缘光整的肿块，常有重症肌无力症状，一般诊断不难，但应注意与以下疾病鉴别：①胸腺增生，胸腺增大，但其正常形态仍然存在，呈较均匀轻度强化；②畸胎瘤，密度不均匀，病灶内见钙化、脂肪、液体及软组织等多种成分。

前纵隔淋巴瘤及恶性生殖细胞肿瘤：高危胸腺瘤或胸腺癌常需与前纵隔淋巴瘤及恶性生殖细胞肿瘤鉴别，3 种疾病的 CT 表现有较大的重叠，均可表现为孤立的、椭圆形或扁平、边缘不规则或分叶状、侵犯大血管的肿块，鉴别诊断常较困难。但仍有一些特征性的 CT 表现可资鉴别：高危胸腺瘤或胸腺癌可见胸腔或心包结节状增厚；前纵隔淋巴瘤病人常有发热，伴纵隔、颈部或其他部位淋巴结肿大；恶性生殖细胞肿瘤好发于男性青年等。

胸腺上皮肿瘤组织学分型各亚型的 CT 征象有一定的特点，但也有较多重叠，术前鉴别常较困难。WHO 组织学简化分组的术前鉴别相对容易，低危胸腺瘤与高危胸腺瘤及胸腺癌较容易鉴别，但高危胸腺瘤与胸腺癌的 CT 征象也有较多重叠，鉴别较为困难。术前对胸腺上皮肿瘤准确的评价常需要仔细、综合地分析临床、影像、实验室检查等资料。CT 诊断困难时，可考虑行 MRI、PET/CT 及穿刺活检等进一步检查。

第五节　误诊病例简介：前纵隔 B_1 型胸腺瘤（富于淋巴细胞型胸腺瘤）与畸胎瘤

患者，女，64 岁。因"胸闷、气短、心悸 4 天"入院；自诉既往有"重症肌无力、胸腺瘤"病史，曾口服肌萎康丸。

CT：初步诊断：右前纵隔心缘旁囊样肿块影伴环状钙化性质待定，畸胎类肿瘤可能性大，不除外其他性质病变。

手术所见：术中见右侧胸腔无积液，肿物位于上纵隔右侧，大小约 10 cm × 7 cm × 6cm，包膜完整，呈囊性，与心包及右侧胸腺粘连，右侧胸腺受压萎缩，右心房部分受压，左侧胸

腺正常，未见肿物。

病理检查：前纵隔肿瘤为囊性肿物一块，体积 9.5 cm × 7 cm × 4 cm，切面呈囊实性，局灶有坏死，其余呈胶冻样改变，囊壁局灶有钙化，厚 0.2 ~0.3 cm。常规病理诊断：前纵隔肿物切除标本：淋巴细胞弥漫性增生，待做免疫组化及原位杂交检测进一步明确诊断。免疫组化诊断：前纵隔 B_1 型胸腺瘤（富于淋巴细胞型胸腺瘤）（图 16-2-3）。

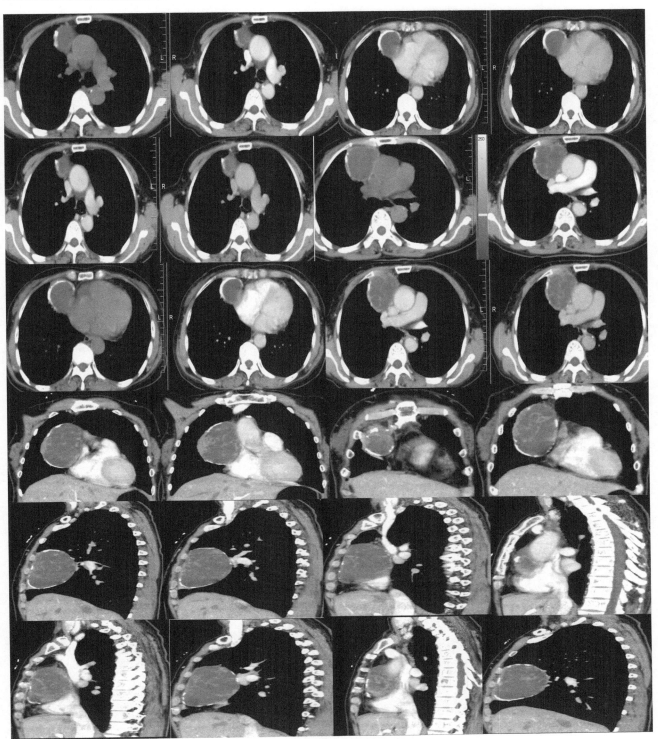

图 16-2-3 前纵隔 B₁ 型胸腺瘤与畸胎瘤

第六节 关于胸腺上皮肿瘤亚型的研究

胸腺上皮肿瘤是前纵隔最常见的肿瘤。包括胸　　腺瘤及胸腺癌,是一组生物学及形态学表现多样化的肿瘤性疾病,其临床过程和预后差别较大。WHO组织学分型是 1999 年 WHO 会议提出的一个统一的胸腺上皮肿瘤的分类方法,将胸腺上皮肿瘤分为 A、AB、B_1、B_2、B_3、C6 种亚型,这种分类方法反映了肿瘤的侵袭性。

术前分型的鉴别对术前评价、治疗策略的制定及预后的预测等临床实践有重要的意义。

现有许多关于胸腺上皮肿瘤 WHO 各型 CT 表现的报道。有些学者认为 CT 表现可以鉴别 WHO 各型,如 Tomiyama 等(2002)认为光整的边缘及圆形更提示 A 型,不规则的边缘更提示 C 型,钙化提示 B 型。有些学者认为 CT 表现鉴别 WHO 各型的价值有限,如 Jeong 等(2004)认为仅分叶边缘、纵隔脂肪侵犯及大血管侵犯对鉴别 C 型有意义。一组病例中 WHO 组织学分型各亚型的 CT 表现有很大程度的重叠,缺乏特征性征象,难以精确定性诊断,仅实质成分无坏死提示 B_1 型的可能性大。

重症肌无力是胸腺上皮肿瘤最常见的副肿瘤综合征,倾向见于年轻人,文献报道可见于 30%~50% 的胸腺瘤患者。该组病例中 29.8%(25/84)病例出现肌无力,与文献报道相仿。该组 24 例胸腺癌患者中均未见重症肌无力,这一结果与 Jeong 等(2004)报道相仿,其报道只有 7%(1/15)胸腺癌患者有重症肌无力。肿瘤侵犯肺、胸膜、心脏及大血管均可导致胸痛,认为是反映肿瘤侵袭性的表现之一。

Tomiyama 等(2002)报道类圆形、边缘光整多提示 A 型。Inoue 等(2006)也报道出现光整的边缘、圆形及包膜,高度提示为 A 型胸腺瘤。该研究中 A 型(80.0%, 4/5)更常表现为类圆形的形态,与文献报道一致。

有报道肿块 - 心脏大血管界面呈灌注式生长是肿块侵犯心脏大血管的征象。该研究中,B_2、B_3、C 型的心脏大血管接触面更可能呈灌注式生长。有学者认为肿块 - 肺纵隔界面增厚呈尖角或锯齿征是纵隔胸膜 - 肺受侵的可靠征象。该研究中 C 型比 A、AB、B_1 型的肿块 - 肺接触面更常表现为增厚呈尖角或锯齿征。

Tomiyama 等(2002)报道钙化见于 44% B_1 型,61% B_2 型和 75% B_3 型,并认为钙化灶提示 B 型胸腺瘤。一些作者报道瘤灶内出现钙化的比例在各亚型肿瘤之间不存在显著性差异。该项研究中囊变及钙化灶在各亚型中的比例不存在显著的差异,与一些报道的结果一致。

该组病例中瘤内坏死灶显著的少见于 B_1 型(1/10, 10%)中,与其他各型的差异有显著的统计学意义。考虑出现这一结果的原因可能与 B_1 型的病理特点相关,B_1 型胸腺瘤组织学上常显示高度的器官样表现分叶结构,主要由类似胸腺皮质上皮细胞组成,类似于正常胸腺组织,肿瘤上皮成分相对不明显,其中散布大量未成熟淋巴细胞,有胸腺髓质分化的区域,伴或不伴有胸腺小体,类似于正常胸腺髓质。组织学与正常的胸腺组织难以鉴别,其实性成分易于在 CT 上表现为均匀的软组织。

心脏大血管的侵犯、胸膜或心包结节、胸腔或心包积液、纵隔淋巴结肿大均是反映胸腺瘤侵袭性的征象,其出现提示胸腺瘤的分期为Ⅲ或Ⅳ期,预后较差。Jung 等(2001)分析不典型胸腺瘤及胸腺癌认为大血管、淋巴结肿大、胸腺外转移只见于胸腺癌。Jung 等(2001)报道淋巴结肿大见于 44%(8/18)的胸腺癌,但 9 例侵袭型胸腺瘤患者未见淋巴结肿大,这两者的差异有统计学意义。Tomiyama 等(2002)报道纵隔淋巴结肿大见于 43% 的胸腺癌患者,7% AB 型。

一项研究报道胸腺癌更易侵犯胸膜,Sadohara 等(2006)认为大血管的侵犯更易发生于胸腺癌(4/12, 33.3%)。有作者认为大血管的侵犯高度提示 B_3、C 型。该组病例中大血管的侵犯及胸膜或心包结节仅见于 B_2 型、B_3 型及 C 型。纵隔淋巴结肿大仅见于 B_3 型(2/12, 16.7%)及 C 型(9/24, 37.5 %)。

附:具体研究资料:一组胸腺上皮肿瘤 84 例,其中男性 41 例,女性 43 例,平均年龄为 52 岁(10~74 岁)。手术切除取病理者 68 例(其中 5 例胸腔镜下手术),CT 引导下穿刺活检取病理者 15 例,颈部淋巴结活检取病理者 1 例。CT 图像分析:①位置(单侧或双侧);②大小(记录长短径,长径定义为最大横截面的长径);③形态 [圆形(长短径比 <1.5)、椭圆形(1.5< 长短径比 <3)、扁形(长短径比 >3)];④肿块界面征:肿块 - 肺纵隔界面(增厚呈尖角或锯齿状、无变化)、肿块 - 心脏大血管界面(呈灌注式、无变化);⑤内部密度:坏死(定义为增强后相对低密度区)、囊变(定义为平扫水样密度影)、钙化(定义为 CT 值 >70 HU 的区域);⑥大血管侵犯:定义为肿瘤接近并改变大血管的轮廓或血管内见到明显的癌栓或血管闭塞。⑦其他:评价胸腔积液、心包积液、胸膜结节状增厚、纵隔及肺门淋巴结转移(短径 >10 mm)及远处转移。

胸腺上皮肿瘤的分期与分型:临床上常将其分为非侵袭性胸腺瘤(Ⅰ期)及侵袭性胸腺瘤(Ⅱ、Ⅲ及Ⅳ A 期)。病理分期采用 Masaoka 等（1981）提出的、修改于 1994 年的 Masaoka 临床病理分期：Ⅰ期：肿瘤有完整的包膜，且显微镜下包膜无肿瘤细胞浸润；ⅡA期：镜下肿瘤侵犯包膜及周围的纵隔脂肪组织；ⅡB期：肉眼或镜下见肿瘤侵及周围脂肪、纵隔胸膜；Ⅲ期：肿瘤侵犯邻近器官（心包、肺、上腔静脉和主动脉）；ⅣA期：胸膜、心包有转移；ⅣB期：淋巴系统和血液系统转移。

分型采用 1999 年 WHO 会议提出、2004 年修订的 WHO 组织学分型，按上皮细胞的形态及上皮细胞 / 淋巴细胞的比例分为 A、AB、B$_1$、B$_2$、B$_3$、C 6 型。A 型肿瘤由梭形肿瘤上皮细胞构成，不含非典型或肿瘤淋巴细胞；B 型肿瘤由圆形上皮样细胞组成，根据上皮细胞成比例地增加和不典型肿瘤细胞的出现. 又将 B 型肿瘤分成 3 种亚型：B$_1$ 型、B$_2$ 型、B$_3$ 型；AB 型为二者混合表现；所有的胸腺癌为 C 型。

第七节 误诊病例简介：胸腺瘤（AB 型），局部囊性变与囊性畸胎瘤

患者，男，27 岁。体检发现前纵隔肿物 5 d 入院。MRI 诊断：前上纵隔占位，考虑偏良性病灶，囊肿，囊性畸胎瘤，请结合临床。

手术所见：肿物位于左前上纵隔胸腺左叶上，约 6 cm×7 cm×7 cm 大小，边界清楚，与左侧膈神经、左无名静脉、无名动脉有粘连，与上腔静脉、主动脉、气管等其他周围组织无明显粘连。

病理检查：冰冻病理：左前上纵隔肿物切除标本：灰褐色

肿物一块，大小 9 cm×7 cm×1.5 cm，切面呈多房囊性，内含大量草绿色清亮液，囊内壁附一菜花样肿物，大小约 2.5 cm×2 cm×1 cm，切面灰褐，质软，壁厚 0.1~0.2 cm。冰冻病理诊断：左前上纵隔肿物：囊实性肿物，倾向良性，待充分取材及免疫组化协助诊断。常规病理诊断：左前上纵隔肿物切除标本：良性肿瘤，初步考虑胸腺瘤，待免疫组化检测进一步分型诊断。免疫组化诊断：左前上纵隔肿物切除标本：胸腺瘤（AB 型），局部囊性变（图 16-2-4）。

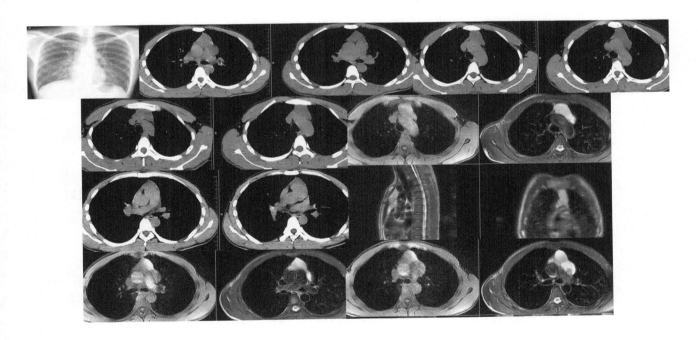

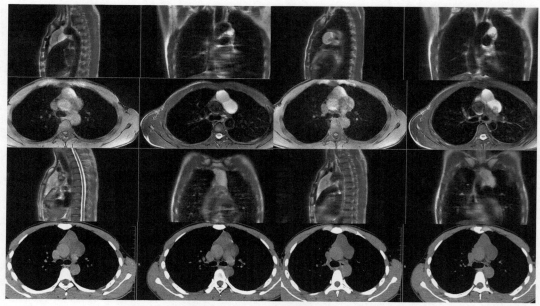

图 16-2-4　胸腺瘤（AB 型），局部囊性变与囊性畸胎瘤

第八节　关于不典型胸腺瘤

胸腺上皮肿瘤是前上纵隔最常见的肿瘤。它有多种分类方法，目前被广泛认可和采用的是 WHO（2004）分类。该分类根据上皮细胞形态及淋巴细胞与上皮细胞的比例进行，将胸腺上皮肿瘤分为 6型，即 A、AB、B_1、B_2、B_3、C 型，其中 C 型即胸腺癌，WHO 组织病理学分类能够反映胸腺上皮肿瘤的临床特征和预后因素。

但这种分类较复杂，在诊断中，特别是对 B 型的各亚型在诊断上有较大的差异，影响了分类的可靠性。Rieker 等（2002）和 Kim 等（2005）分别提出对 WHO 分类加以简化的设想，他们把预后较好的 A、AB、B_1、B_2 型合为一型，预后恶劣的 C 型为另一型，而预后居中的 B_3 型（不典型胸腺瘤）位于上述二型之间，从而将 WHO 分类简化为 3 型，认为这种简化的分类有助于阐明 WHO 分类在临床和预见各种胸腺上皮肿瘤的预后上的作用。

当今胸腺上皮肿瘤 WHO 组织病理学分类能够反映该病的临床特征和预后因素，有利于评价胸腺上皮肿瘤的治疗。但 WHO 分类在实际应用时也有限度，表现在对 B 型患者中各亚型的病理分型诊断仅有中等程度的观察者之间一致性，其 Kappa 值仅为 0.49，从而影响了诊断的正确性。而 Tomiyama

等（2002）认为根据 CT 表现来区别 WHO 分类中的各亚型的作用也有限。

Suster & Moran（1999）根据细胞不典型的程度及胸腺分化中的典型器官（organotypical）征象将胸腺上皮肿瘤简化地分为可重复的 3 类：胸腺瘤、不典型胸腺瘤和胸腺癌。

不典型胸腺瘤在 WHO 胸腺上皮肿瘤分类中被称 B_3 型胸腺瘤，它同时也被称为上皮胸腺瘤、鳞状胸腺瘤或分化良好的胸腺癌。多数学者宁愿用术语不典型胸腺瘤而不用分化良好胸腺癌，以将它和胸腺癌区别。

Jung 等（2001）则把不典型胸腺瘤和胸腺癌合称为恶性胸腺瘤。Rieker 等（2002）和 Kim 等（2005）把预后相似且较好的 A、AB、B_1、B_2 型合为一型，预后恶劣的 C 型为另一型，而预后居中的 B_3型（不典型胸腺瘤）位于 2 型中间，从而把 WHO 分类简化为 3 型，这种简化的 WHO 胸腺瘤分类有利于组织学分类诊断中的正确性，在诊断中观察者之间的一致性上，简化的 WHO 胸腺上皮肿瘤分类和完全的 WHO 胸腺上皮肿瘤分类中的 B_1、B_2、B_3 比较，两者的 Kappa 值分别为 0.95 和 0.48，前者要明显优于后者。

有关对简化的 WHO 分类中这 2 种都具有恶性倾向的 B_3 型和 C 型在临床和 CT 表现上有无异同的报道不多。

从研究结果来看,在临床上 C 型的发病年龄要高于 B_3 型,90.0% 的 B3 型有重症肌无力症状,而 17 例 C 型中仅 1 例有重症肌无力症状。后者符合以往 30%~70% 的 B_3 型都有重症肌无力症状及 Jung 等(2001)27 例恶性胸腺瘤中 4 例有重症肌无力症状者都是不典型胸腺瘤,无一例见于胸腺癌者的报道。

在 CT 表现上,除 C 型的最大径要明显大于 B_3 型外,C 型瘤体的边缘多表现为不规则形,即肿块边缘可见尖角样棘突或明显的浸润生长,而 B_3 型胸腺瘤则多表现为分叶状,C 型的肿瘤坏死、不均匀强化、大血管侵犯及远处转移等发生率都要显著高于 B_3 型。而在肿瘤外形、钙化、强化程度、周围脂肪及邻近胸膜侵犯、胸壁侵犯、心包侵犯、胸膜种植、纵隔淋巴结肿大及胸腔积液方面,B_3 型和 C 型的 CT 表现上差异均无统计学意义。

Tseng 等(2003)报道,胸腺瘤如侵犯大血管将预测其临床预后要差。该研究中 88.2% 的 C 型只能做部分肿瘤切除,而 B_3 型中仅 20.0% 的患者不能做肿瘤全切除,这与在 CT 上 C 型 88.2% 都有侵犯大血管的表现,而 B_3 型仅 17.2% 累及大血管的结果是一致的。由于手术切除肿瘤是目前治疗胸腺上皮肿瘤的主要治疗方式,因而能否将肿瘤完全切除将是影响预后的一个重要因素。该研究中两种胸腺瘤都可发生远处转移,这也是 B_3 型和 C 型胸腺瘤和 A~B_2 型胸腺瘤的不同之处,但 C 型的远处转移率(47.0%)要显著高于 B_3 型(13.0%),这也将显著影响到 C 型的预后。

该研究中对该两型胸腺瘤预后调查的结果显示:70.6% 的 C 型者在术后 0~2 年内死于转移,而 B_3 型中术后在 2~9 年内死亡者仅 20.0%,B_3 型的 5 年存活率为 94.7%,C 型的 5 年存活率 14.7%,这与 Park 等(2004)报道的 B_3 型和 C 型的 5 年存活率分别为 71.3% 和 22.7% 的预后差异基本一致。

WHO 胸腺上皮肿瘤分类中的 B_3 型和 C 型都是恶性胸腺瘤,后者的恶性程度更高。在年龄较大、无重症肌无力症状的患者中出现胸腺部肿块,而在 CT 表现上肿块的边缘不规则,内部有不规则低密度区及不均匀强化,侵犯大血管或出现远处转移等情况时,高度提示为 C 型的可能性大。这种患者的预后差,大部分不能做肿瘤全切除,预计大多在术后 2 年内死于复发或远处转移。

第九节 AB 型胸腺瘤

患者,男,54 岁。患者缘于 20 天前无明显诱因出现左眼睑下垂,无复视,自觉晨轻暮重;伴吞咽稍感缓慢,进食时间较前稍延长,吞咽缓慢感与食物种类无关,与体位无关。

病理诊断:胸腺肿物切除标本:初步考虑胸腺瘤,待做免疫组化检测进一步探讨分型;纵隔脂肪扩大清除标本:未见肿瘤组织成分。免疫组化诊断:胸腺肿物切除标本:结合免疫组化检测结果及组织学图像,符合 AB 型胸腺瘤。(图 16-2-5)

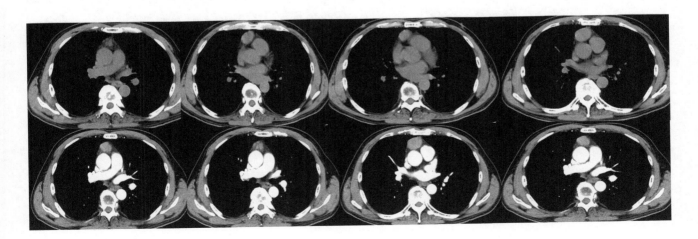

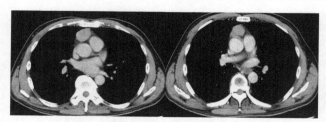

图 16-2-5　AB 型胸腺瘤

第十节　误诊病例简介：左前上纵隔胸腺囊肿与囊性畸胎瘤

患者,男,37 岁。体检发现前纵隔占位入院。CT 拟诊:前纵隔占位性病变,考虑囊性畸胎瘤可能,胸腺瘤待排。肿块切除术后病理检查:囊性肿物一个,大小 5.5 cm×

5.0 cm×2.5 cm,内含淡黄色物质,囊内壁光滑,壁厚0.2~0.5 cm。病理诊断:左前上纵隔胸腺囊肿(图 16-2-6)。

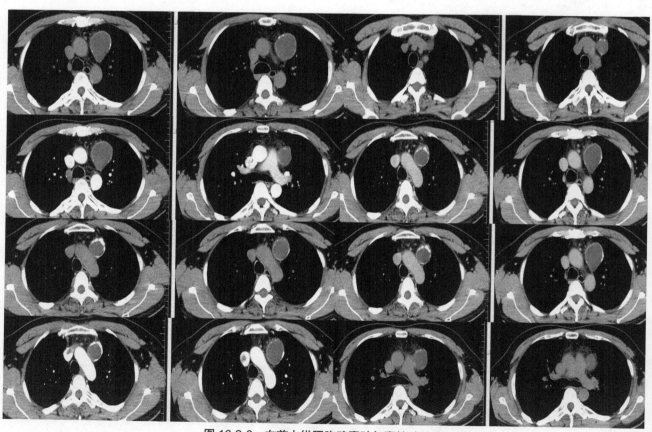

图 16-2-6　左前上纵隔胸腺囊肿与囊性畸胎瘤

第三章　前纵隔

第一节　前纵隔实性肿块

胸部 CT 扫描对于纵隔肿瘤的定性诊断,是在定位诊断的基础上,根据肿块的 CT 值和增强效果做出诊断。根据肿块 CT 值和增强效果,可将纵隔肿块区分为脂肪性、囊性、实性及血管性肿块。这样区分可以缩小鉴别诊断的范围。

纵隔实性肿块 CT 值多数为 40~50 HU,接近肌肉组织密度,坏死及囊变区不超过 30%。以下几个方面对鉴别诊断有重要价值。

一、临床资料

胸腺瘤多发生于 40 岁以上,很少低于 20 岁。一组年龄平均为 44.7 岁(19~67 岁),40 岁以下仅为 11.1%(2/18)。霍奇金病好发年龄为 20~30 岁及 50 岁以上。前纵隔最常见的霍奇金病组织类型为结节硬化型,常为年轻女性,一组 4 例淋巴瘤局限于前纵隔,其中 3 例为年轻女性。精原细胞瘤 90% 以上患者为 20~40 岁男性。一组 3 例均在此范围。

30% 的胸腺瘤可合并重症肌无力,而 10%~15% 重症肌无力合并有胸腺瘤。一组胸腺瘤中有 50%(9/18)合并重症肌无力。胸腺增生包括胸腺性增生(组织学上有生发中心增生)及反弹性增生。胸腺性增生常并发于甲亢性疾病,如毒性弥漫性甲状腺肿、肢端肥大症、阿狄森病及重症肌无力等,胸腺可增大或体积不变。反弹性增生发生于儿童或年轻人重病恢复期、库欣综合征治疗后及肿瘤化疗后,胸腺可增大 50% 以上,可为一过性增大,或在类固醇激素治疗后缩小。一组 2 例经手术证实的胸腺增生均合并有重症肌无力。

精原细胞瘤多伴有血清乳酸脱氢酶的升高,对放射线敏感,试验性放疗亦是诊断依据之一。该组 2 例纵隔原发性精原细胞瘤均有血清乳酸脱氢酶升高。

病变部位对鉴别诊断的价值:良性胸骨后甲状腺肿 75%~80% 位于前纵隔,与颈部甲状腺相延续,可使气管或纵隔大血管移位。一组 4 例中有 3 例与颈部甲状腺相延续。

胸骨常见肿瘤为骨髓瘤和转移瘤,多以胸骨为中心生长,其中骨髓瘤更易形成软组织肿块而侵犯前纵隔,类似于前纵隔肿块。一例胸骨骨髓瘤肿块中心位于前纵隔,术前误诊为前纵隔肿瘤,经仔细回顾性观察,胸骨呈膨胀性破坏,与前纵隔恶性肿瘤侵犯胸骨从边缘开始破坏有所不同。

90%~100% 的霍奇金淋巴瘤累及前纵隔,但仅有 40% 的病例局限于前纵隔。霍奇金病常累及多组淋巴结,尤其是内乳和上纵隔淋巴结群,并且常侵犯胸腺。非霍奇金淋巴瘤更常累及中后纵隔.亦可侵犯前纵隔及胸腺。一组 9 例淋巴瘤中有 5 例侵犯中后纵隔,而其余前纵隔肿块未见侵犯后纵隔的病例。

二、病变形态与边缘对鉴别诊断的价值

良性胸腺瘤 CT 表现为圆形、椭圆形或分叶状实性肿块,常常分界较清楚且偏向一侧。胸腺增生表现为胸腺弥漫对称性增大、增厚,而形态保持正常。生长在前纵隔的淋巴瘤常表现为较大分叶状肿块或多个结节融合改变,仔细观察或薄层扫描可发现肿块周围有肿大的淋巴结与肿块融合或孤立存在。该组 9 例均可见此表现。精原细胞瘤为前上纵隔偏于一侧实质性肿块,境界清楚,包膜多薄,相邻脂肪层多消失,常见有分叶。

三、病变密度对鉴别诊断的价值

胸骨后甲状腺肿瘤常有局灶性钙化,平扫 CT

值一般在 100 HU 以上。颈部甲状腺癌可侵犯前纵隔，形成前纵隔实性肿块，密度不均，钙化及出血常见。

良性胸腺瘤密度相对均匀。胸腺增生 CT 值与胸壁肌肉相仿或略高。淋巴瘤密度较均匀，可有中心区域的坏死或囊变，钙化少见，通常仅在治疗后出现。

少数畸胎瘤以不规则软组织成分为主，形成实质性畸胎瘤，缺乏脂肪成分或少量脂肪成分位于肿块边缘，此时难以与胸腺瘤及精原细胞瘤鉴别。此种实质性畸胎瘤多为不成熟或恶性畸胎瘤，多有不规则钙化。一些作者总结的 3 例前中纵隔恶性畸胎瘤表现为混合性肿块，未见脂肪，但可见钙化。该组 2 例缺乏脂肪成分的畸胎瘤术后病理均为恶性畸胎瘤，可见不规则钙化。提示钙化是缺乏脂肪成分恶性畸胎瘤的鉴别诊断征象之一。

强化方式对鉴别诊断的价值；良性胸腺瘤较为特征的强化方式为轻度、不均匀强化。胸腺增生表现为均匀强化。淋巴瘤多呈轻度较均匀强化。良性胸骨后甲状腺肿增强后强化迅速，且持续可达 2 min 以上。精原细胞多为轻到中度不均匀强化。

从一组 42 例总体来看，胸腺增生、非侵袭性胸腺瘤、胸内甲状腺肿瘤及周围肿瘤的侵入等前纵隔实性肿块有相对特异的 CT 表现，经仔细观察其形态、增强表现以及与周围结构的关系，诊断并不困难。无明显种植及转移的侵袭性胸腺瘤或胸腺癌、局限于前纵隔的分叶状淋巴瘤、缺乏脂肪成分的实性畸胎瘤及精原细胞瘤相对难以鉴别。但根据其 CT 表现的一些特点，结合其重要临床表现，多能做出正确诊断。

第二节　乳腺影构成前纵隔假肿瘤

Keats（1976）报告 1 例 25 岁女性在一年一次胸片检查时发现一境界不甚清楚的前纵隔肿块，该包块直接位于心脏上方，形如半月状，基底部对着胸骨，断层照片未发现前纵隔病变。因病人身体健康，未进一步处理。一年以后胸片无异常发现。年轻妇女有的为致密的小乳腺，它可在侧位胸片上投影于前纵隔，而类似前纵隔肿块。

第三节　腋窝淋巴结肿大类似前纵隔包块

Forrest 与 Sagel（1976）报告 2 例，在侧位胸片上，腋窝淋巴结肿大类似前纵隔包块。该作者指出，在侧位胸片上，X 线表现为前纵隔包块者，必须为后前位胸片、斜位胸片或断层片所证实，以避免误诊或恶性肿瘤分期的错误。

如侧位发现前纵隔块影，而斜位、后前位或断层照片却未证实，应想到块影可能来自腋窝。腋窝淋巴结肿大，常规查体轻而易举都可发现的异常体征，侧位胸片上却可伪似前纵隔包块，造成误诊，实在发人深省。

第四节　左前上纵隔胸腺囊肿

患者，男，37 岁。体检发现纵隔占位 1 个月入院。缘于 1 月前患者体检胸透时发现前纵隔一肿物，偶感前胸隐痛。

病理检查：囊性肿物一个，大小 5.5 cm×5 cm×2.5 cm，内含淡黄色物质，囊内壁光滑，壁厚 0.2 cm~0.5 cm。病理诊断：左前上纵隔胸腺囊肿（图 16-3-1）。

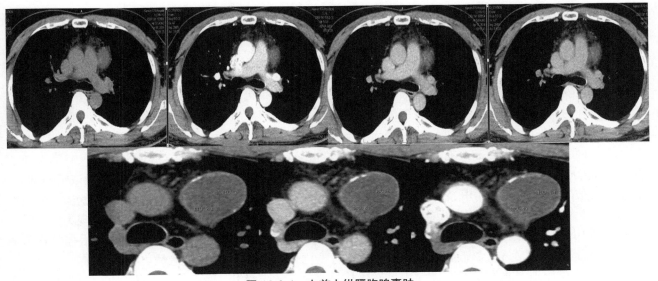

图 16-3-1　左前上纵隔胸腺囊肿

第五节　前上纵隔占位病变

前上纵隔占位病变的 CT 特点:前上纵隔占位的 CT 确诊率显著高于 X 线平片。螺旋 CT 由于具有扫描速度快、密度分辨率高的特点,对前上纵隔内占位的组织结构和密度差有独特的优势,所以有利于发现胸片上隐蔽部位的小病变,而 X 线胸片对较小占位,尤其是胸腺增生容易漏诊。CT 扫描结合 X 线平片对前上纵隔占位的定位精确,接近手术解剖所见。有作者回顾性分析 26 例中直径 <6 cm 的占位,CT 定位几乎完全正确,直径 >6 cm 的占位结合巨大纵隔肿瘤的影像学诊断标准定位正确率明显增高。CT 扫描对前上纵隔占位的定性和分类比平片准确。

前上纵隔少见占位性病变的来源或起源:胸腺在组织学上起源于 3 种胚胎性生殖细胞层,有潜在的转变为多种肿瘤的可能。非肿瘤性病变,如囊肿和胸腺增生也可造成胸腺增大而被误认为胸腺肿瘤。胸腺病变众多,胸腺、胸内甲状腺病变是前上纵隔最常见的占位性病变,而原发性胸腺癌、淋巴瘤、畸胎瘤、血肿和囊肿是比较少见的前上纵隔占位病变。

原发性前上纵隔少见占位病变的 CT 表现与鉴别:胸腺癌:可有或无侵袭,病理上有真正的恶性上皮细胞肿瘤征象。胸腺癌发病年龄不限,平均 50 岁,男性稍多。患者的症状常来自肿瘤对纵隔及周围结构的压迫、侵袭或远处转移,在胸片和 CT 上表现为前纵隔巨大肿块,有的边缘不清,可有弧形或针尖样钙化,中央部可有坏死或出血形成的低密度区。80% 的胸腺癌侵及邻近结构(胸膜和心包),40% 有纵隔淋巴结肿大,但胸膜种植少见。胸腺鳞状细胞癌因有促结缔组织生成性基质反应,少有广泛坏死,CT 上多表现为前纵隔内大的实性肿块,无坏死或侵袭性浸润,可发生大血管受侵和全身转移。

胸腺增生:病理性胸腺增生少见,胸腺增生好发于青春期,因为这个年龄组的胸腺组织功能是正常的。CT 表现:胸腺弥漫性增大,但仍维持正常形态,CT 值与正常者相似。少数胸腺增生也可呈散在的胸腺肿块,则与胸腺瘤不能区别。

胸腺淋巴样(滤泡性)增生:胸腺髓质中的生发中心(淋巴细胞,大部分为 B 淋巴细胞的小灶性集合)偶见于正常人中,但常见于重症肌无力中,50% 以上的 MG 患者显示有淋巴滤泡性增生。

淋巴瘤:包括霍奇金病和非霍奇金淋巴瘤在内的淋巴瘤是一组异型的淋巴过度增生性肿瘤,常表现为全身性疾病,但多累及胸腺,可先有纵隔淋巴结增大,再侵及胸腺;也可呈原发性,仅累及胸腺。霍奇金病的发病率有 2 个高峰期,第 1 个出现在青春期和成人早期,第 2 个较低的高峰出现在 50 岁以后,有纵隔侵犯的霍奇金病较年轻。CT 表现:约

75% 的霍奇金病患者有胸腔内病变,多表现为前纵隔的增大或胸骨后间隙内的团块影。胸腺非霍奇金淋巴瘤典型者发生于青春期和年轻女性中。常由于快速增大的胸腺和有侵袭性的胸腺肿块引起的症状而就医。纵隔大 B 淋巴细胞和成淋巴细胞淋巴瘤可主要表现为胸腺和前纵隔病变。大 B 细胞淋巴瘤是一种明确的临床病理类型,约 50% 的患者有全身症状或上腔静脉综合征,25% 有胸腔外病变。CT 表现:大部分非霍奇金淋巴瘤有广泛的淋巴结肿大和胸外器官的受累,见孤立的中、后纵隔,心旁,膈脚后淋巴结增大。典型者表现为前纵隔内大的分叶状肿块,常 >10 cm,肿瘤多在早期就侵犯包括上腔静脉、其他胸部大血管、心包、邻近肺组织和胸壁等毗邻的结构,也可压迫气管和食管。肿瘤内可发生坏死,呈不均匀低密度影,常有胸腔积液。

畸胎瘤:典型者是起源于胸腺内或非常接近胸腺处。因此,前纵隔胸腺解剖部位是性腺外最常见的原发性生殖细胞瘤发生的部位。纵隔生殖细胞瘤中最常见的是畸胎瘤和纯精原细胞瘤,而非精原细胞性恶性纵隔生殖细胞瘤少见。畸胎瘤占纵隔生殖细胞瘤的 60%~70%,由 3 种胚胎性生殖细胞层中的至少 2 种组成。成熟的畸胎瘤多累及儿童和青年,多在 40 岁以下发病,许多患者无症状而在胸片上偶然发现,大的肿瘤可以引起胸痛、咳嗽、呼吸困难或其他压迫症状。

CT 表现:畸胎瘤为圆形或分叶状、边缘清楚的前纵隔肿块,位于自胸腔入口至心膈角处,偏于一侧。26% 可见弧状钙化,位于肿瘤的中央或边缘,少数可见牙或骨影;增强扫描可显示强化的软组织成分。前纵隔囊性肿物内有液体、软组织、钙化、脂肪等多种密度,是畸胎瘤的特征性表现,约在 39% 的患者中可以看到。75% 病例可见到脂肪,50% 可见到弧线状、针尖状或茸毛状钙化,部分肿瘤内有骨骼或牙。11% 病例可见到因囊液内的高脂肪含量而出现的有特征性的脂肪 - 液体平面。

血肿:前上纵隔血肿非常少见（在该组 26 例中仅有 2 例）,患者以胸闷、胸骨后隐痛就诊。追问病史,近 1 个月前有局部外伤史。CT 表现为前上纵隔类圆形占位,边界欠光整,密度均匀,增强呈均匀弱强化,与周围组织分界清楚。

胸腺囊肿:占前纵隔肿瘤的 1%~3%,该组 1 例合并感染,可为先天性或后天获得性。CT 表现:先天性胸腺囊肿表现为位于前纵隔内一侧性边缘清楚的单房或多房的囊性肿块。囊壁薄或不可见,囊内可有分隔,壁可有钙化;后天性胸腺囊肿表现为边缘清楚、密度不均匀、单房或多房的囊性肿块,以多房者多见。

综上所述,CT 为前上纵隔病变的首选影像学检查方法。由于前上纵隔病变是由多个系统、器官和组织构成,故肿瘤种类繁多,但根据其发生部位,影像学表现的一些特点,结合临床表现,仍能正确地做出定性诊断,以利于临床选择适当的治疗方案和评估预后。

第六节　误诊病例简介:不典型类癌与恶性胸腺瘤

患者,男,50 岁。左侧胸痛 3 d 入院。3 d 前突然胸痛,外院 CT 示:左侧胸腔积液,左肺膨胀不全,左中上纵隔肿瘤破裂出血可能,急诊行胸腔闭式引流术、止血等对症处理,胸腔积血引出量进行性减少,今日引流血性液体 250 ml。

CT:前上纵隔见类圆形等低混杂密度影,实性部分 CT 值约 48 HU,大小约 7.0 cm×10.1 cm×7.2 cm,边界较清,其内见片状稍低密度区,CT 值约 33 HU;增强扫描动脉期实性部分明显均匀强化,静脉期及延迟期强化稍减低,CT 值分别为 89 HU、86 HU、82 HU,低密度区未见明显强化。左肺门受推压,左上肺支气管受压变窄,纵隔结构无偏移。

CT 诊断:左前纵隔中部占位性质待定,怀疑恶性胸腺瘤,不除外其他性质疾病;左侧气液胸,心包积液。

手术所见:肿瘤位于前上纵隔,大小约 9.5 cm×8 cm×4.5 cm,浸润左肺下舌段,肺门、隆突下、下肺静脉旁均未见肿大淋巴结。胸腔内约 1 000 ml 陈旧性血凝块。

病理检查:左侧胸腺:灰白组织一块,大小 3.5 cm×2.5 cm×0.8 cm,切面灰白灰褐夹杂,质中。右侧胸腺:灰白组织 3 块,大小 5.5 cm×4.5 cm×0.8 cm,切面灰白灰褐棕黄夹杂,质中。前纵隔脂肪组织:脂肪样组织一堆,大小共 6.5 cm×4.5 cm×2.5 cm,切面棕黄,质软。常规病理诊断:左侧胸腺萎缩,伴静脉性血管瘤;右侧胸腺萎缩;前纵隔胸腺萎缩,伴血肿机化。

免疫组化检测:阳性:CK(P),CK(L),SyN,NSE,CD56,CgA(点状+),Ki-67(约5%+);阴性:Vim,CK(H),CK5/6,CK7,CK20,Villin,TTF-1,TG,CT,Calretinin,MC,D2-40,CD34,CD31,F8,Actin,SMA,Desmin,bcl-2,LCA,CD57,S-100,CD99。

免疫组化诊断:左纵隔肿物切除标本:结合免疫组化结果及HE图像,符合不典型类癌,癌组织局部与肺组织紧密粘连。

第四章　颈胸连接区

请详见本书《面颈及多系统多部位疾病卷》第　　一部分·第十篇《颈胸连接区》。

第五章　后纵隔

第一节　后纵隔支气管源性囊肿 CT 误诊

支气管源性囊肿是起源于原始前肠的一种先天性病变，在婴儿和儿童中相对比较常见，成人较少见。由于其发生位置及影像表现的多样性，CT 误诊率很高。

支气管源性囊肿好发于纵隔及肺内，约 2/3 发生在中纵隔，主要是气管旁及气管隆突或隆突下水平。发生于后纵隔的支气管源性囊肿不常见，成人后纵隔支气管源性囊肿则更为少见，其中食管旁支气管源性囊肿囊壁可与食管壁分界清楚，也可以不清楚，或囊肿位于食管壁内，一组第 2 个病例病变即位于食管旁，与食管壁关系密切。

支气管源性囊肿多呈圆形或类圆形，大部分为单房性，少数可为多房，以发生在肺内者多见。内容物通常是水和蛋白质黏液的混合体，其成分的多样性决定了 CT 平扫密度的不同，既可以表现为水样密度，又可以发现为软组织样密度，而后者很容易造成 CT 上的误诊。McAdams 等（2000）曾经建议用 MRI 诊断该类疾病。

一组 2 例均误诊为神经源性肿瘤，回顾文献，发现二者的误诊率很高。神经源性肿瘤好发于后纵隔脊柱旁，病理类型大部分为神经鞘瘤或神经纤维瘤，也可见神经节细胞或副神经节细胞来源肿瘤，影像上呈类圆形软组织影，边缘光滑，密度较均匀；也有少部分呈哑铃形，起于椎管内，通过椎间孔生长到椎旁。

后纵隔支气管源性囊肿与其鉴别点主要有：① 肿瘤内容物性质不同，CT 平扫前者大部分表现为液体密度，或较低软组织密度，增强扫描无强化或囊壁轻度强化，后者为均匀软组织密度，少数可伴钙化，增强呈延迟性轻度强化，当瘤体较大时可看到瘤体内细小血供；MRI 检查前者一般 T_1WI 呈低信号，T_2 呈均一的高信号，增强扫描无明显强化；后者 T_1WI 呈等或低信号，T_2 呈等或稍高信号，有时信号欠均匀。② 发生位置及与邻近结构关系不完全一致，前者往往不会造成椎间孔增宽，可与后纵隔胸膜相连，邻近结构可呈受压改变，如脊柱旁支气管源性囊肿可造成邻近椎体骨质变薄，气管、支气管旁囊肿可呈典型的 "D" 字形；后者可由椎管内延伸到椎管外，引起椎间孔增宽，此为特征性表现。

支气管源性囊肿发生于后纵隔时易误诊为神经源性肿瘤，在后纵隔肿块影的诊断与鉴别诊断时应想到支气管源性囊肿，CT 增强扫描、CT 能谱成像能够在一定程度上推进二者的鉴别诊断。MRI 检查有利于进一步明确病变的成分，确诊依靠手术病理。

第二节　后纵隔髓外造血组织瘤样增生

请详见本书本卷 本篇第十六章·第一节《纵隔的髓外异位造血组织增生》（图 16-5-1 ）。

第三节　后纵隔支气管源性囊肿

患者,女,47岁。

肿块切除术后病理检查:免疫组化检测结果支持纵隔支

气管源性囊肿。

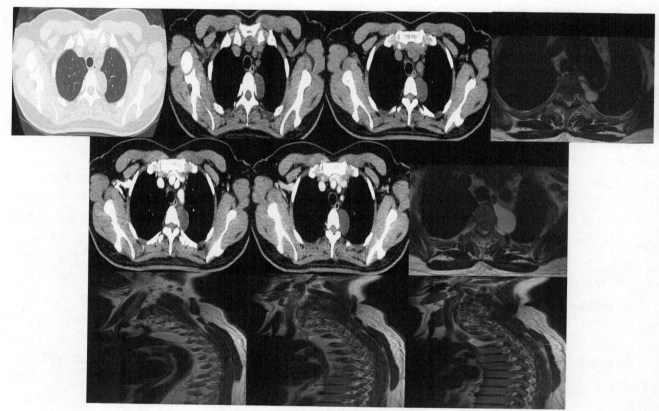

图 16-5-1　后纵隔支气管源性囊肿

第四节　后纵隔囊性血管淋巴管瘤伴椎管侵犯

淋巴管瘤比较少见,半数以上淋巴管瘤是先天性的,90% 于 2 岁前起病,病变主要由扩张的大小不等的薄壁管腔组织构成,管腔壁为薄层胶原纤维及少许平滑肌纤维构成。当淋巴管瘤内既有紫红色的静脉,又有含有清亮液体的淋巴管时,病理上将其称为血管淋巴管瘤或脉管瘤,临床极为少见。

典型的纵隔淋巴管瘤源于颈部,影像检查为典型的颈 - 纵隔囊性病变,具有特征性。单纯发生于纵隔的淋巴管瘤少见,绝大多数表现为前、上纵隔囊性肿物,多呈类圆形或分叶状,边界清楚,少数边界

不清,包绕纵隔结构或沿纵隔大血管间隙生长。肿块常呈均匀低密度影,如囊内含固体基质成分时,密度可不均匀。海绵状或毛细血管状淋巴瘤由于含有大量毛细血管大小的淋巴管,表现为略低于肌肉密度的软组织影。增强扫描囊液不强化,囊壁轻度强化,含血管成分的淋巴管瘤可有明显强化。

MRI 见典型囊性淋巴管瘤主要表现为 T_1WI 均匀低信号, T_2WI 均匀高信号,并可清楚显示肿块与周围组织的关系。一例囊性血管淋巴管瘤发生于后纵隔脊柱旁,发病部位极不典型,肿块呈膨胀性生

长,并伴椎管的侵犯,相应骨质呈受压改变,与恶性肿瘤的骨侵犯及炎性骨质破坏表现不同,可资鉴别。

该例主要应与后纵隔神经源性肿瘤及椎旁脓肿相鉴别。大多数神经源性肿瘤为良性肿瘤,肿块呈膨胀性生长,其发病部位及椎间孔改变与本例极为相似,此时主要靠肿块本身的特点来鉴别,神经源性肿瘤虽易发生坏死、囊变,但仍有部分实性成分存在,而本例肿块呈均匀囊性密度,与之不符。

椎旁脓肿常见于脊柱结核的寒性脓肿,其长轴常与脊柱平行,脓肿内密度不均匀,增强扫描呈不均匀强化,且多伴有椎体的骨质破坏及椎间隙的狭窄,与本例不符。

纵隔其他囊性病变,如胸腺囊肿、支气管囊肿、食管囊肿等均有其特定好发部位及影像表现,结合临床表现,不难做出诊断。但对于表现不典型者鉴别诊断仍有一定困难,最终需依据组织病理确诊。

第五节 炎症性肌成纤维细胞瘤

患者,男,66岁。

病理检查:免疫组化:阳性:SMA、CD99、CD34(血管)、CD3(反应性)、CD45R0(反应性)、CD20(反应性)、CD79α(反应性)、MUM1、S-100(散在)、Ki-67(约15%);阴性:CK(P)、CK(H)、CK(L)、EMA、TTF-1、CgA、Syn、bcl-6、CD10、

bcl-2、CD21、CD35、CD15、CD30、S-100、PAS染色、抗酸染色、EBV。病理诊断:"后纵隔肿物活检标本"结合组织学图像、免疫组化及多种特殊染色结果,可符合炎性肌成纤维细胞肿瘤,同时请临床检测血清结核杆菌情况。(图16-5-2)

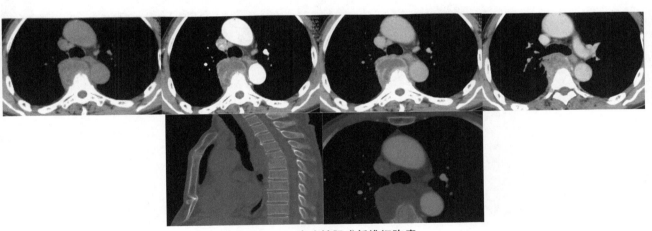

图 16-5-2 炎症性肌成纤维细胞瘤

第六节 纵隔支气管源性囊肿与神经源性肿瘤

患者,男,26岁。患者因体检发现右胸内肿物6月余入院,无自觉胸痛不适。

CT:T_8椎体右侧肿块大小约1.8cm×2.8cm,密度均匀,平扫CT值38HU,增强扫描三期未见明显强化,CT值为29HU、21HU、28HU。CT诊断:T8椎体右侧肿块影,考虑偏良性病变,神经源性肿瘤可能,神经鞘瘤?神经节细胞瘤?请结合临床。

手术所见:胸腔内无粘连无积液,肿瘤位于右侧第8胸椎旁,呈球形,直径约2cm,表面光滑,肿瘤为实性,质地中等,包膜完整,与周围组织无粘连外侵。完整切除肿瘤送检。

病理检查:灰褐色结节一枚,体积2.5cm×2.5cm×2cm,切面呈囊性腔内含灰绿色胶冻样物,壁厚0.1~0.2cm。病理诊断:后纵隔(胸8椎体旁)支气管源性囊肿(图16-5-3)。

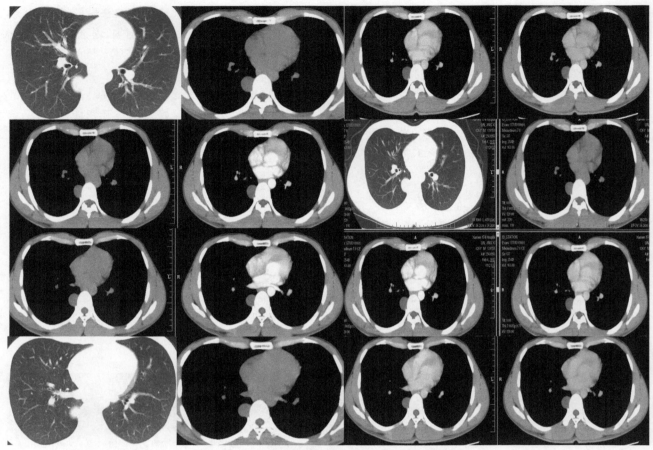

图 16-5-3　纵隔支气管源性囊肿与神经源性肿瘤

第六章　纵隔及肺门淋巴结肿大

第一节　成人纵隔淋巴结结核性肉芽肿误诊

纵隔淋巴结结核好发于儿童,成人少见。常因无肺实质性病变、结核中毒症状不很典型而误诊为其他疾病,如恶性淋巴瘤、结节病、纵隔型肺癌等。

一、纵隔淋巴结结核性肉芽肿的病理基础

淋巴结结核在病理上分为4期:第一期:淋巴组织样增生形成结节和肉芽肿;第二期:淋巴结内出现"干酪"样坏死;第三期:淋巴结包膜破坏并粘连;第四期:"干酪"样物质排除后形成空洞,此期在纵隔淋巴结结核中较少见。

该组4例均强化明显,属第一期增殖性淋巴结结核,增殖灶含毛细血管丰富。增殖性病灶一般直径<2.0 cm,但该组4例中绝大部分病灶>2.0 cm,最大病灶直径约8.0 cm。

二、纵隔淋巴结结核性肉芽肿的影像学表现与病理的关系

典型纵隔淋巴结结核CT平扫密度不均,病灶中央不均匀的低密度反映淋巴结内"干酪"样坏死,增强CT病灶环形强化对纵隔淋巴结结核的定性诊断具有决定性作用。

该组所有纵隔淋巴结病灶在CT上均表现为密度均匀的软组织结节及肿块,部分呈融合状,且CT增强强化明显、均匀。上述CT平扫的不典型表现导致诊断困难。其原因主要是淋巴结增殖灶内含有大量的毛细血管,病灶血供丰富。病理上结核结节内没有干酪样坏死或含"干酪"样坏死的成分少,所以CT平扫病灶密度均匀,MRI平扫信号均匀,CT增强强化均匀。

其次,由于淋巴结结核增殖灶在增殖的过程中,需要消耗大量的能量,机体则需要大量的葡萄糖为之提供能量。所以,在^{18}F-FDG-PET显像过程中,^{18}F-FDG随着葡萄糖一同转运到单核细胞内,所以在注射^{18}F-FDG 60min后PET显像表现为浓聚影。延时显像虽然是鉴别良恶性病变的一种方法,良性病变对^{18}F-FDG的摄取峰值时间虽然在注射后60 min,恶性病变的峰值摄取时间在注射后120 min,但该组有1例延时120 min病灶对FDG的摄取仍高于60 min。^{18}F-FDG-PET对于该结核、肉芽肿与恶性肿瘤鉴别仍然困难。主要原因是^{18}F-FDG是非特异性显像剂,恶性肿瘤细胞和正常细胞均可摄取,它不能反映细胞的增殖情况。Hara等(2003)认为^{11}C-胆碱(Cho)-PET显像有助于对增大淋巴结的良恶性鉴别,恶性肿瘤对^{18}F-FDG及^{11}C-Cho均表现为高摄取,结核、真菌等良性肉芽肿性病变虽对^{18}F-FDG高摄取,但对Cho摄取很低。Cho是细胞膜合成的基本物质之一,所以,^{11}C-Cho-PET显像可反映细胞的增殖程度。因此,^{11}C-Cho-PET显像有助于本病的鉴别诊断。

三、淋巴结结核性肉芽肿的影像学特点与临床症状

该组4例影像学表现与恶性肿瘤相似,病灶体积大,CT增强病灶强化明显,^{18}F-FDG-PET/CT初次显像及延迟显像均无法与恶性肿瘤鉴别。4例患者临床症状较轻,均表现为不同程度的胸闷及胸前区不适,轻度咳嗽,无咯血、发热及体重减轻等不适。临床症状与影像学表现的严重程度不成比例是该组病例的一大特点。

纵隔淋巴结结核性肉芽肿的鉴别诊断:该组4例在确诊前1例误诊为肺癌,3例误诊为淋巴瘤,其

原因如下：患者年龄较大（均 >50 岁），既往体健，无结核病史；4 例患者肺部无明显结核的影像学表现，临床症状不典型，血沉加快，无明显的结核中毒症状；虽然 1 例患者低热，临床上难以与肿瘤引起的发热鉴别；纵隔病灶体积较大，增强强化明显且均匀，与常见的结核强化的特点不同；FDG-PET 初次显像及延时显像表现均与恶性肿瘤相似。

总之，该组 4 例患者临床症状较轻，均表现为胸闷，胸前区不适等，没有明显的恶性肿瘤的临床表现，影像学表现与临床症状的严重程度不成比例。所以，在临床上 CT 及 PET/

CT 发现纵隔以淋巴结增大的巨大肿块，增强扫描强化明显，即使 FDG-PET 显示浓聚影，临床也应考虑良性病变淋巴结结核性肉芽肿可能。

第二节　成人肺门纵隔淋巴结肿大

肺门是胸部重要的解剖结构之一，而肺门淋巴结肿大又具有非常重要的临床意义；胸部淋巴结肿大可由多种疾病引起，其鉴别诊断难度较大，多数患者临床表现为轻咳、发热，少数患者为健康体检、术后观察偶然发现。为了提高对肺门淋巴结肿大的识别水平，有作者在三年期间，搜集该院获得病理及随访证实（淋巴结穿刺、皮肤结节穿刺、激素治疗、实验室检查）49 例淋巴结肿大的病例进行回顾性分析。

一、淋巴结分布及特点

肺门淋巴结结核形态多不规则，其短径多小于 2 cm，分布以右气管旁、气管隆突下、腔静脉后常见，以单侧（右侧）多见，这考虑与肺门淋巴引流方向有关。肺部结节病早期以双侧肺门淋巴结对称性肿大为特征性影像学改变，淋巴结近似圆形，CT 表现淋巴结短径多大于 1.0 cm，较大者大于 3 cm；隆突下、气管旁淋巴结肿大多见，后纵隔少见。

淋巴瘤以前、中纵隔为好发位置，影像表现为早期前、中纵隔内软组织团块，晚期肺门淋巴结肿大融合为团块状与心脏及大血管分界不清。该组 6 例淋巴瘤 5 例有上述表现。

反应性增生性淋巴结炎的淋巴结短径多大于 2.0 cm，形态为圆形，以上腔静脉与气管旁间隙、主动脉弓旁、气管隆突下为多见，肺门为不对称肿大，此分布特点与转移性淋巴结癌相似。

二、密度改变及特点

结核性淋巴结密度稍高，或者有沙砾状钙化而

表现为不太均匀的高密度；增强扫描前后 CT 值相差 20 HU 左右，其强化方式与淋巴结内病理变化相关，增强的淋巴结中央常常不强化，周边呈环形强化。该组 18 例行 CT 增强扫描后 16 例呈环形强化。

淋巴瘤中的淋巴结平扫和增强常常为混杂密度，多表现为中心有液化坏死。结节病以双侧肺门淋巴结对称性肿大为典型表现，边界清晰，增强扫描多为中至高度强化。反应性增生性淋巴结炎增强扫描病灶明显强化，增强扫描前后 CT 值相差 40 HU 以上，激素治疗 2 周后病灶明显变小或消失，该组 2 例均符合此表现。转移性肺门淋巴结增大有时也表现为轻度的环形强化，如结合临床病史较易确诊。

三、周围组织毗邻关系

结核性淋巴结短径大于 2 cm 时周围组织受压界限不清，短径小于 2 cm 的淋巴结大部分边界清晰。恶性淋巴瘤由于它的侵袭性生长特点，比较容易侵犯相邻组织器官，如累及胸膜及心包，则引起胸腔积液、心包积液，侵犯肺动脉、上腔静脉等大血管时常常表现为血管"淹没"征象。结节病、反应性增生性淋巴结炎淋巴结边界清晰，无周围侵犯征象，相邻气管无明显受压。转移性癌性淋巴结与邻近组织器官界限不清晰。

总之，肺门纵隔淋巴结肿大需要结合临床病史，根据其淋巴结的分布、大小、密度、CT 强化方式等进行综合分析，注意"同征异病"之间的差别，不断积累资料提高临床诊断能力。

第三节　关于淋巴结

在 CT 横断图像上,正常纵隔小片条状淋巴组织结可见于血管前间隙、气管前间隙及主 - 肺动脉窗内,隆突下间隙的正常淋巴组织比其他部位的稍大。偶尔,左肺动脉的体积平均效应可伪似主 - 肺动脉窗中的一个包块。Genereux & Howie(1984)对正常纵隔淋巴结的大小和数量做了 CT 研究。应用胸部正、侧位 X 线片一般能够为胸部包块做出定位:位于胸壁、胸膜、纵隔或支气管肺段。前纵隔包块偶尔只能在侧位胸片上见到,尤其是大血管扭曲者。

腋部包块(通常是肿大淋巴结)在正、侧位胸片上往往很少见到,然而 Forrest & Sagel(1976)发现两例病人侧位胸片上见到的边界清晰的包块,却是腋部肿大淋巴结投影于前纵隔所致。他们认为,发现前纵隔包块,如正位、斜位及断层摄影均未见包块影,此包块则可能来源于腋部。此种情况临床颇易证实。因扣诊可见腋部淋巴结明显肿大。

在 CT 扫描时,心脏手术后的纵隔内的金属夹和胸骨的金属缝线,可被误为纵隔内钙化影。使用较大的窗宽,这些金属性结构密度比钙化影要大些。

第四节　CT 误诊为淋巴瘤的纵隔肿物分析

引起纵隔淋巴结增大的恶性病变最多见为淋巴瘤,故在临床工作中,对没有其他部位肿瘤或原发肿瘤不明显的病例,多数影像诊断首先考虑淋巴瘤。但除淋巴瘤之外,纵隔淋巴结肿大的原因还有很多,可分为感染性病变、肿瘤性病变、免疫性疾病等。

胸部 CT 扫描有较高的密度分辨率和空间分辨率,可准确分析纵隔肿块的解剖位置及内部病变特征。充分认识各类病变的临床表现及影像表现,并结合临床资料,CT 能对纵隔肿块性病变进行准确的诊断和鉴别诊断,具有重要的临床价值。

感染性病变中,淋巴结结核最多见,临床症状较轻时可与上呼吸道感染等疾病相混淆,而淋巴瘤患者多有不规则发热,浅表淋巴结常呈无痛性进行性肿大等。结核性淋巴结肿大时需与淋巴瘤、中央型肺癌、纵隔肿瘤、结节病等进行鉴别诊断。

结核性小淋巴结肿大可见均匀性强化,较大的淋巴结呈周边不规则的厚壁强化、薄片强化或间隔状强化,强化区是血管丰富的结核肉芽组织,未强化部分多为干酪坏死。多个含有干酪坏死淋巴结融合可形成间隔状强化,但结核性淋巴结可表现为均匀强化的实体,并伴有融合和结外浸润,此时与淋巴瘤较难鉴别,须借助于结核菌素试验、穿刺活检或纵隔镜检查鉴别诊断。

该组有 2 例坏死性淋巴结炎,发病年龄分别为 5 岁和 6 岁,临床为高热,血白细胞计数升高,淋巴细胞升高。如在术前能够结合其临床表现、发病年龄和对此病的充分认识,准确诊断是有可能的。

AIDS 是获得性免疫缺陷综合征的简称,是一种由人类免疫缺陷病毒(HIV)所引起的致命性慢性传染病。人类免疫缺陷病毒侵入人体,直接和间接作用于 CD4 细胞,引起细胞免疫缺陷,可导致全身淋巴结肿大及肝脾肿大。

该组 2 例获得性免疫缺陷综合征表现为纵隔多发淋巴结肿大,伴有颈动脉鞘区及腹膜后多发淋巴结肿大。同时值得注意的是获得性免疫缺陷综合征患者由于免疫缺陷,可以伴发感染和肿瘤,特别是结核和淋巴瘤。淋巴瘤可能与免疫缺陷时反复感染,淋巴细胞对宿主的抗原刺激等引起淋巴组织的增殖反应,同时缺少 T_4 细胞对 T_8 细胞的功能诱导,机体缺少了自动调节的反馈机制,淋巴组织大量增殖终致淋巴瘤的发生有关,即为"与获得性免疫缺陷综合征相关淋巴瘤(ARL)"。

获得性免疫缺陷综合征合并结核感染的影像学表现也取决于患者的免疫抑制状态,机体处于中、重度免疫抑制时,肺结核多为原发感染表现,可出现纵隔和肺门的淋巴结肿大,占 17%~69%,远大于普通结核人群。获得性免疫缺陷综合征合并结核患者 OT 或 PPD 试验阳性率只有 10%~33%,远低于普通结核人群。获得性免疫缺陷综合征合并纵隔淋巴结核为多组、多发、融合,可出现低密度区及环状强化或等密度表现，与淋巴结内肉芽肿及干酪坏死的程度有关。

　　纵隔淋巴结转移癌误诊为淋巴瘤的主要原因是没有分辨出肺门的原发病灶和淋巴结，或者没有确定肺内的小结节影，有时纵隔型肺癌也可能与纵隔淋巴瘤的融合肿块较难鉴别。有原发灶不明确时，CT上纵隔肿大淋巴结的解剖位置及其内部质地的分析有助于鉴别。霍奇金病（HD）主要累及气管旁（2区，4区）、主肺动脉窗（5区）、隆突下（7区）及右肺门（10R）淋巴结。右肺门肿瘤常转移至10R、4R和2R区淋巴结，左肺肺癌转移至10L、5、4L、2L区，下叶肺癌可转移至7区淋巴结。在CT增强扫描图像上，转移性淋巴结肿大多见中心液化坏死，而淋巴瘤多为均匀强化。淋巴瘤也可伴有肺部多发片团状或结节状浸润，肺部病变单发时较难与肺癌纵隔淋巴结转移鉴别。

　　结节病较为少见，但也是临床工作中较易误诊的病例之一，其典型解剖分布是对称性两侧肺门淋巴结肿大，以此常可与淋巴瘤鉴别。此外，结节病也可依次累及气管旁、主肺动脉窗、隆突下及血管前淋巴结。也可不典型，表现为两侧肺门不对称增大或单侧肺门淋巴结肿大，以及伴发肺部结节及胸膜病变，可能与其病程有关，但此时较难诊断。

　　结节病的淋巴结肿大密度均匀，偶有点状或蛋壳状钙化，与淋巴结结核的钙化形态有所不同。影像诊断困难时，血清血管紧张素转化酶（SACE）检查有利于鉴别，30%~80%患者处于活动期时存在高水平的血清血管紧张素转化酶，经糖皮质激素治疗后明显降低。

　　另2例食管癌表现为食管气管周围较大范围肿块，仔细观察食管壁的增厚及结合临床进行性吞咽困难等症状有助于诊断。

　　纵隔占位病变的CT诊断对确定临床治疗方案有着重要作用，通过认真分析病变累及的解剖部位以及病变内部的组织特点，结合肺部、胸膜改变，并结合临床资料综合分析，才能减少误诊，提高对纵隔病变的CT诊断准确率。

　　附：具体研究资料

　　一项研究回顾性分析20例CT误诊为纵隔淋巴瘤，后经手术病理或穿刺活检证实为其他病变的纵隔肿物，发现误诊病例的最终结果分别为：淋巴结结核6例，组织坏死性淋巴结炎2例，获得性免疫缺陷综合征淋巴结肿大2例，淋巴结转移癌4例，结节病3例，食管癌2例，支气管源性囊肿1例。均表现为纵隔肿块和/或淋巴结肿大，但在病变位置和病变特点上有所不同。体会到纵隔肿块性病变的CT诊断须将病变位置、病变特点与临床资料相结合，才能减少误诊，提高诊断准确率。

第五节　原发性纵隔大B细胞淋巴瘤

　　患者，女，25岁。20天前出现颜面肿胀，起初肿胀不明显，但进行性加重，昨日患者颜面部重度肿胀，双侧眼睑睁开困难，左侧明显，伴咳嗽、咳痰，咳嗽呈刺激性，阵发性加重，痰量少，呈白色黏液样，咳嗽进行性加重，咳嗽剧烈时出现进食后少量呕吐，伴活动后胸闷、气促，无发热，无胸痛、心悸。既往有癫痫病史。病理诊断：原发性纵隔大B细胞淋巴瘤（图16-6-1）。

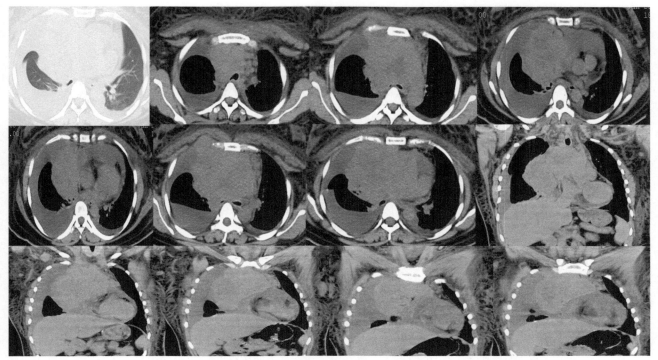

图 16-6-1 原发性纵隔大 B 细胞淋巴瘤

第六节 心包隐窝的诊断陷阱

有作者报告一例,女,75 岁。子宫内膜癌术后观察胸部有无肿瘤转移。观察 3 年中,起初将气管前、升主动脉后方的心包隐窝误为纵隔淋巴结转移;1 年后复查该影像无变化,认为可能不是淋巴结转移,而是纵隔包裹积液;2 年后复查该影像仍无变化,又考虑为纵隔囊肿;3 年复查,该影像仍无变化,方才认识到,实为正常的心包隐窝,并非病变。

在鉴别纵隔淋巴结肿大与心包隐窝时,CT 值测量十分重要,前者为实体,含水量甚少,后者则为液体,水样密度;其次增强扫描也有帮助,前者多有不同程度的强化,后者一般不会出现强化。

第七章　纵隔囊性病变

第一节　气管旁囊性病变

详见本书本卷第十一篇·第一章·第二节《气管　　　旁囊性病变》。

第二节　心包胸膜囊肿

　　患者，男，29 岁。进食后胸骨后疼痛 5 d 入院。

　　病理检查：①右侧胸腺：灰黄色组织一块，大小 6.5 cm×4.5 cm×1.5 cm，切面灰褐、淡黄，质软。②右侧纵隔脂肪组织：脂肪样组织一块，大小 6 cm×3.5 cm×1 cm，切面淡黄，质软。③心包囊肿：淡黄色组织一块，大小 4 cm×2.5 cm×1 cm，切面淡黄，质软，局灶囊性，壁厚 0.1 cm。常规病理诊断：右侧胸腺切除标本：考虑为退化的胸腺组织，其间

隔及周围脂肪组织增生，待做免疫组化检测排除肿瘤性病变。右侧纵隔脂肪切除标本：为脂肪组织。心包囊肿切除标本：结合临床及影像学检查，符合心包囊肿，囊壁可见慢性炎细胞呈灶片状浸润，并见灶区泡沫细胞沉积。

　　免疫组化诊断：右侧胸腺切除标本：结合免疫组化检测结果及组织学图像，符合退化的胸腺组织，其间隔及周围脂肪组织增生，建议切除及治疗后复查（图 16-7-1）。

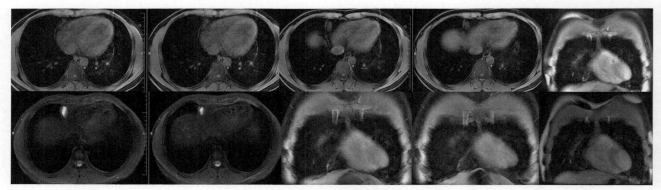

图 16-7-1　心包胸膜囊肿

第三节　纵隔支气管源性囊肿病例

　　患者，女，47 岁。进食梗阻伴胸骨后疼痛 1 月余入院。患者缘于 1 月前进食干硬较大块食物时，出现吞咽梗阻，为进一步明确病因，就诊我院门诊，行胃镜检查提示"食管胸下

段癌"，胃镜病理活检确诊为鳞癌，门诊拟"食管癌"收住入院，患者自诉近 1 个月来，进食普食，精神、睡眠好，大小便正常，体重无明显改变。

病理检查:常规病理诊断:左后上纵隔肿瘤切除标本:初步诊断良性囊肿,待做免疫组化检测进一步分析。免疫组化诊断:左后上纵隔肿瘤切除标本:免疫组化检测结果支持纵隔支气管源性囊肿(图 16-7-2)。

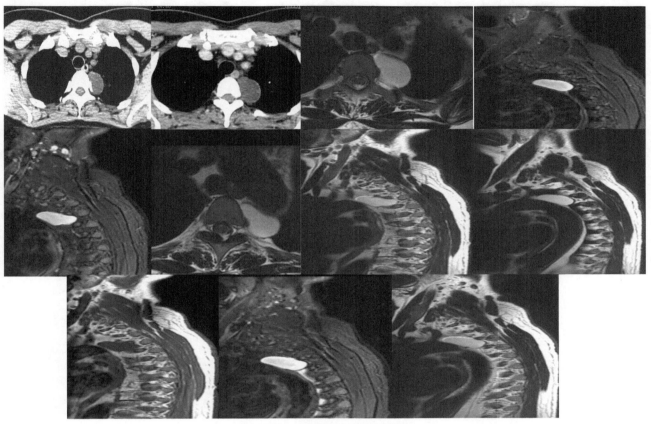

图 16-7-2　纵隔支气管源性囊肿

第四节　异位甲状腺囊肿

患者,女,25 岁。胸闷、气短 2 月入院。缘于 2 月前无意间出现胸闷、气短;平时工作及正常活动不受影响,平躺及夜间睡觉时为重;不伴有胸痛、咳嗽、咳痰、咯血、呼吸困难、大汗淋漓等不适;自发病以来患者自觉症状无明显加重。肿块切除术后病理检查:免疫组化诊断:前上纵隔肿物切除标本:结合免疫组化检测结果,符合异位甲状腺囊肿(图 16-7-3)。

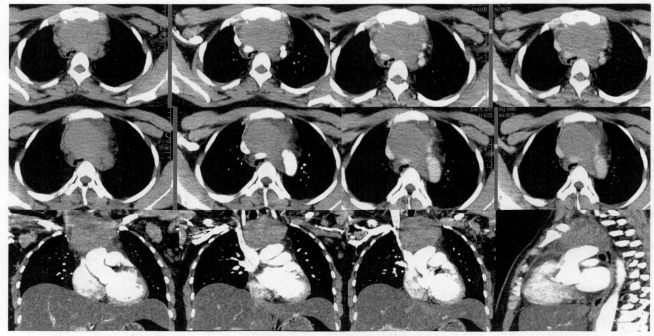

图 16-7-3　异位甲状腺囊肿

第八章　纵隔血管病变

第一节　血管性改变误为纵隔肿块

Mannes 等（1978）概括纵隔包块的血管性原因有：右侧主动脉弓；奇静脉系统异常；主动脉弓和大血管动脉瘤；主动脉狭窄；双主动脉弓；上腔静脉扩大；肺吊带；完全性异常肺静脉回流；永存的左上腔静脉；不同原因的中心性和单侧性肺动脉扩张；导管的动脉瘤；以及技术上的问题。

Westera（1978）应用断层摄影对无症状病人纵隔的血管性假性肿瘤进行研究，并分别著文对其动脉源性和静脉源性的原因做了详细讨论。

Batistich（1976）报告 1 例奇静脉扩张酷似纵隔肿瘤，此异常增大的奇静脉影是由于奇静脉与下腔静脉续连造成血流量增加所致。

大血管迂曲是右上纵隔增宽类似新生物原因之一。左上纵隔血管也可扭曲导致纵隔增宽，但因其不常见，而不为人们了解。

无名动脉和右颈动脉是血管性纵隔假肿瘤的最常见原因，Schneider 等（1961）调查 125 例此类病人，多为 40 岁以上的女性患者，有动脉硬化、高血压或兼有二症者。左侧与右侧有相同的上述情况，它之所以少见，可能与其血管不如无名动脉粗大，迂曲到相当显著的范围才能显现成为一包块。

Sandler 等（1979）报告左颈总动脉迂曲伪似纵隔新生物，并指出在鉴别诊断中，透视的价值不大，血管造影可以确诊。

Henrion 等（1979）报告 1 例半奇静脉系统肿瘤样的曲张表现为左后下纵隔肿块。患者男性，29 岁，肝脾肿大及门静脉高压。食管检查未见静脉曲张，开胸探查及腹腔动脉造影之静脉像证实该肿块来自脾静脉的引流。

第二节　关于奇静脉弓

如果奇静脉弓横向走行，可全部显示于一幅 CT 图像上，一般不难做出正确判断，但此类情况并不多见。因此，奇静脉弓不呈横向走行，且难以在一幅 CT 图像上显示，则很容易产生混淆。在这种情况下，在连续扫描的 CT 横断面上，奇静脉弓从后向前与支气管后、气管旁、气管前的肿大淋巴结表现十分相似。欲避免这种误诊，就需要对多个连续的层面进行分析，同时注意类似淋巴结结构的部分奇静脉弓和上升奇静脉的连续性。奇静脉弓通常在主动脉肺动脉窗水平的气管下端与右主支气管结合处显示，注意这些也有助于做出正确诊断。

第九章 结节病

第一节 胸部结节病误诊分析

典型肺内结节病的 CT 征象主要有纵隔及肺门淋巴结的增大，肺内多发结节。但不同时期、不同年龄患者又呈现各种征象的多种组合，这使得结节病的影像学表现复杂多变，误诊时有发生。一项研究回顾性分析 57 例胸部结节病临床资料及其影像学（X 线平片及 CT）表现。其中有 32 例初诊为其他疾病，但需进一步检查除外结节病。57 例均可见胸部淋巴结增大，其中 42 例纵隔、双侧肺门淋巴结均增大；8 例纵隔、单侧淋巴结增大；7 例仅见纵隔淋巴结增大。36 例出现肺部病变（包括 26 例肺内多发结节，8 例斑片状阴影，2 例肺纤维化）；4 例胸膜病变。一些学者报告一组 42 例结节病，有 9 例误诊为肺结核，1 例误诊为淋巴瘤，1 例误诊为肺转移瘤，因此在临床工作中仍需加强对结节病影像学征象的认识与甄别，尤其是不典型结节病与结核等疾病的鉴别诊断。

不少作者都对结节病进行研究，分析胸部结节病的影像学表现，探讨造成结节病初诊困难的原因。结节病的胸部影像及临床表现缺乏特异性，肺部病变及不典型胸部淋巴结增大是导致结节病初诊困难的主要原因。

一、结节病肺内结节的特征及其与肺结核、转移瘤的鉴别

在淋巴管内或沿淋巴管周围分布的非干酪样肉芽肿是结节病的特征性病理学表现，与此病理基础相对应，CT 表现为沿肺内淋巴管分布的直径 1~5 mm 的小结节影，最常见于邻近肺门的支气管血管束周围区以及胸膜下区，导致支气管血管束增粗，小叶间隔和叶间裂呈串珠样增厚。结节尚可见于小叶中心区，以中上肺野分布多见。结节病肺内结节的分布范围是其特征性表现之一，同时肺内结节的形态也有一定规律可循。

以下几点可以作为结节病与肺结核、转移瘤进行鉴别诊断的线索：

（1）结节病肺内结节主要在支气管血管束周围或胸膜下分布，境界相对清晰，可有多个小结节融合呈较大形态不规则的结节；以小叶中心分布为主的结节，境界相对模糊，形态不规则。而转移瘤多表现为边界清楚的球形病灶，以肺野外带分布为主，距离胸膜尚有一定间隙。该组病例中有 1 例患者表现为两肺多发直径 1~2 cm 的棉团样结节，结节呈小叶中心性分布，同时合并纵隔淋巴结增大，被误诊为转移瘤，后经淋巴结活检证实为结节病，给予激素治疗后 6 个月复查，肺内结节病灶完全消失。回顾分析误诊主要原因是患者肺内结节的表现特殊，不符合结节病肺内结节的典型特征表现而导致误诊。

（2）部分结节病肺内结节数目少且体积较小，该组病例有 4 例结节病肺内结节数目少于 5 个，直径均 <1 cm，形态不规则，分布于胸膜下区，被误诊为肺内陈旧性结核灶。结核性病灶和结节病的结节有很多相似之处，但无论是血行播散或是支气管播散性结核，肺内均有其原发灶存在，同时由于病变新旧程度不一，可见到纤维索条、钙化、硬结灶等多种性质的病灶共存。因此肺内多形性病灶的存在是结核与结节病鉴别的重要线索之一。

（3）结节病肉芽肿融合后可形成轮廓不清的大片状或肿块样的实变区，多分布在肺野的中外带，可呈多灶性分布，边缘较齐整而形成锐利的尖角样改变。Nakatsu 等（2002）报道的 59 例结节病中，有 27% 出现此征象。结节病肺内的这种团块状或斑片状阴影很少会孤立出现，同时会在病灶周围或肺

内其他区域伴发有沿淋巴管分布的小结节影。

该组中有 1 例也表现为肺内大片实变影,最初误诊为结核,实验性抗结核治疗病情未见好转,后经肺组织穿刺活检证实为结节病。回顾分析患者的影像资料,在大片融合性病灶的周边仍可见结节病的典型征象,如支气管血管束的结节样增粗,小叶间隔和叶间裂的串珠样增厚,误诊原因主要是对结核与结节病的鉴别诊断缺少重视。

(4)较为困难的是结节病晚期患者的诊断,由于肺内同时有肺间质纤维化的存在,肺结构紊乱,此时结节病典型征象的识别非常困难,尤其是老年不典型结节病患者的肺内表现与结核鉴别更为困难,难以单纯根据影像学表现做出正确诊断,该组有 4 例误诊病例均属此种情况,此时积极进行淋巴结活检或肺组织穿刺活检是确诊的重要手段。

二、结节病胸内淋巴结增大的特征及其与淋巴瘤的鉴别

纵隔及肺门淋巴结增大是肺内结节病最常见的 CT 表现,发生于 75%~80% 的患者中,纵隔内肿大淋巴结最常见的区域是右下气管旁区,此外还可见主动脉弓下、隆突下和前纵隔淋巴结肿大。增大的淋巴结常边缘清楚,呈分叶状,淋巴结相互融合少见,在增强扫描中多为中度的均一强化。其中有 1 例患者仅有纵隔淋巴结增大,肺门未见增大淋巴结,肺内胸膜下散在少数小结节,被误诊为淋巴瘤,经胸腔镜淋巴结活检后证实为结节病。回顾分析认为误诊原因主要是诊断时注意力集中于纵隔增大淋巴结,将胸膜下结节误认为是陈旧病灶而导致误诊,仍是对不典型结节病认识不足所致。

另有 1 例 71 岁老年男性结节病患者,仅有颈部及锁骨上淋巴结肿大,纵隔内及肺门均未见肿大淋巴结,肺内表现为多发斑片状磨玻璃密度影,未见明确结节性病灶,后经颈部淋巴结活检证实为结节病。此例患者的影像表现属于不典型结节病的少见表现,诊断困难,最后确诊仍需组织学活检。

结节病纵隔和肺门增大淋巴结主要特征是其分布范围和淋巴结的形态,结节病纵隔内增大淋巴结主要位于中纵隔,各淋巴结之间界限清晰,不出现相互融合现象,增强扫描对淋巴结的形态观察更为清晰。而纵隔淋巴瘤主要以前、中纵隔分布为主,淋巴结相互融合趋势明显,有时甚至无法分辨淋巴结相互之间明确的界限,呈现大血管"淹没"于纵隔软组织团块之间的表现。有 25%~30% 的肺部结节病呈不典型表现,尤其是年龄 >50 岁的患者。一些作者的一组研究中,不典型表现者在 >50 岁的患者中的发生率为 64%, <50 岁者仅为 33%。伴或不伴纵隔淋巴结肿大的单侧肺门淋巴结肿大、无肺门淋巴结肿大或仅有纵隔淋巴结肿大是最常见的不典型表现。结节病的不典型表现是导致误诊的重要原因,因此应加强对不典型结节病的重视和经验总结。

三、结节病的其他影像学征象

肺内的磨玻璃密度影、空气滞留征及纤维化改变也是结节病肺内常见的影像学征象。结节病肺内的磨玻璃密度影在病理上多数为微小的肉芽肿,或是结节病的活动性肺泡炎。肺内纤维化常发生在病变的中晚期。但上述征象并不属于结节病的特征性影像学征象。

结节病除了肺、淋巴结浸润外,还可侵及皮肤、眼、肝脏、脾、心脏及神经系统等器官。该组有 1 例并发鼻旁窦病变,1 例中年女性并发双侧乳腺弥漫性增生,经激素治疗后,双侧乳腺形态恢复正常。另有 1 例老年女性患者并发鼻部皮下结节。

纵隔及肺门淋巴结增大、肺内沿淋巴管分布的小结节是结节病特征性的影像学征象,准确识别这些影像学征象并了解其形成的病理基础,有助于对结节病做出正确诊断。对于老年患者以及不典型病例应考虑到结节病存在的可能,需要紧密结合患者临床病史和相关实验室检查,诊断困难时应进行淋巴结及肺组织穿刺活检予以明确。

四、结节病与霉菌病的误诊

在结节病后期,结节已经消退时,X 线诊断甚为困难。Teirstein & Silzbach(1973)回顾 616 例组织学已证实的结节病。其中 64 例(9%)显示上肺野残存异常影,与结核极难区别。此异常表现又可细分为 3 种:30 例显示单侧或双侧微小结节状影,颇似腺泡结节状结核;19 例为上叶的单个或多个透光区,大者貌似结核的空洞,小而多者酷似结核性支气管扩张;5 例为致密纤维条影和上叶的萎陷,同侧肺门上提,气管向患侧牵拉。

此时,回顾、复习以往的胸部照片,观察病情、病灶的演变过程,是区别诊断的重要手段。在结节病,最初浸润通常从中、下肺野向上肺野蔓延,而后者则恰恰相反,为头尾向进展;厚壁空洞与肺不张更常见

于结核。球霉菌病常呈现为慢性消散的节段性肺炎,对抗生素治疗无反应,肺门淋巴结肿大,或空腔内出现一个孤立的实质性结节,在 X 线片上应与肺结核或支气管肺癌鉴别。Balgrad(1971)报告 1 例本病的 X 线表现酷似曲菌病,后者常伴霉菌球,这霉菌球更正确称呼应为足菌病。在曲菌病中,此腐物寄生的霉菌盛行于在一相对无血管的空腔中繁殖,且形成一个以空腔内分泌物供应养料的菌丝团的致密包块继续生长。球霉菌病的空腔大多无症状,或只轻度咯血或咳嗽,在常规胸片上一半以上球霉菌病病人都可见空腔,且多数病人皆在 40 岁以下。

曲菌病的霉菌球,通常见于严重肺部疾患或系统性疾病患者,他们多有毁坏性肺病,诸如支气管扩张、支气管肺癌以及哮喘等。曲菌病也常见于恶性疾病的晚期。

在 X 线照片上,球霉菌病的"霉菌球"与曲菌病相似,如果它是位于空腔中且四周环绕空气时常能确定,断层摄影能显示空气帽,改变病人的体位,有时还可观察到此包块的活动。缺乏严重的基础性肺实质病变,加上肺门淋巴结肿大都支持球霉菌病的诊断。

第二节　结节病病例

患者,女,50 岁。反复咳嗽。咳痰伴胸闷 2 月。

病理诊断:纵隔淋巴结活检标本:结合组织学图像及免疫组化、特染结果,符合结节病。请结合血清血管紧张素酶、丙种球蛋白、血钙水平进一步确诊,并注意排除结核病(图16-9-1)。

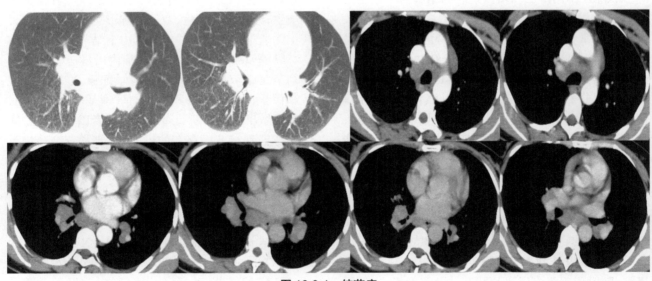

图 16-9-1　结节病

第十章　纵隔神经源性肿瘤

第一节　节细胞神经瘤

节细胞神经瘤,又称神经节细胞瘤、节细胞神经纤维瘤,是一种少见的良性神经源性肿瘤,起源于交感神经系统,常发生于腹膜后与纵隔。由于对其认识不足,术前常常出现误诊。节细胞神经瘤是一种少见的分化好且生长缓慢的肿瘤,是儿童、青少年最常见的良性纵隔神经源性肿瘤。纵隔的神经源性肿瘤包括外周神经肿瘤、交感神经肿瘤及副交感神经节瘤 3 类。

发生于交感神经系统的肿瘤

发生于交感神经系统的肿瘤包括成神经细胞瘤或神经母细胞瘤、节细胞成神经细胞瘤或节细胞神经母细胞瘤和节细胞神经瘤 3 种,其中成神经细胞瘤恶性程度最高,且常见于儿童,节细胞成神经细胞瘤次之,节细胞神经瘤是良性的。大约 25% 的节细胞神经瘤并非真正的良性肿瘤,其中包含有分化差的小圆形的神经母细胞成分,应划分为神经节神经母细胞瘤,其形态学特征和恶性度介于节细胞神经瘤和神经母细胞瘤之间。

病理学:节细胞神经瘤、节细胞神经母细胞瘤和神经母细胞瘤起源于交感神经节的原始神经嵴细胞,可发生于交感神经存在的任何部位,如颈部、后纵隔、肾上腺、后腹膜和盆腔等。节细胞神经瘤是良性肿瘤,神经母细胞瘤恶性程度最高。一些节细胞神经瘤可恶变为节细胞神经母细胞瘤和神经母细胞瘤。节细胞神经瘤由分化良好的神经节细胞、神经鞘细胞、神经纤维及黏液基质组成。节细胞神经瘤大体呈质软肿块,包膜完整,切面灰白色,部分有黏液样变或有囊性变。显微镜下主要由纺锤形的雪旺氏细胞和圆形分化成熟的神经节细胞以及大量的黏液性基质组成。免疫组化染色显示神经节细胞和雪旺氏细胞,对神经丝、S-100、波形蛋白、突触素和神经特异性酶染色表现出阳性。这些标志均代表了肿瘤的神经源性,有助于排除上皮和其他组织细胞来源的肿瘤。

发生率:一般认为,节细胞神经瘤是起源于交感神经系统分化成熟的少见肿瘤,主要发生于椎旁交感神经链的神经节,后纵隔是最常见的位置(40%~50%),其次是肾上腺及腹膜后间隙(30%~40%),再次为颈部和盆腔(8%~9%)。节细胞神经瘤发生率以后纵隔最高,约 41.5%;其次为后腹膜,约 37.5%;肾上腺约 21%,颈部约 8%,其他部位如精索、心脏、骨、和胃肠道也可发生但相当罕见。一组病例 4 例位于后纵隔;9 例位于肾上腺,其中右侧 7 例,左侧 2 例,右侧多于左侧;8 例位于腹膜后间隙,与一般文献不符,可能与该组病例数偏少有关。另组病例中,11 例发生于腹膜后(包括 8 例来源于肾上腺),1 例起源于后纵隔,与文献报道有差异,这可能与病例数过少有关。

临床表现:节细胞神经瘤,常常表现为无症状肿块而于常规体检时发现,或者由于肿块的局部占位效应,表现为咳嗽、腹痛、呼吸困难等,一般认为节细胞神经瘤不分泌儿茶酚胺及类固醇激素,但也有研究发现在 49 例节细胞神经瘤中,约 37% 患者有 VMA 或 HVA 的升高。据报道,少数节细胞神经瘤具有分泌激素的功能,可以分泌儿茶酚胺、血管活性肠肽或雄性激素,可出现一过性高血压、腹泻、出汗、颜面潮红及第二性征等症状。该组 12 例中仅有 4 例出现上腹不适、大便不成形或腹部触及肿块等表现。

所有年龄均可发病,多见于儿童和青壮年,一组 21 例年龄在 12~61 岁,平均 34 岁。女性发病率高于男性,（1.13~1.5）：1,该组 21 例病例中女 12 例，男 9 例，约 1.3：1。儿童和青壮年为主（40%~60%）。该组病例中 6 例 <35 岁,其中 3 例 <15 岁,与文献报道基本一致。

节细胞神经瘤临床通常没有症状而被偶然发现。一组 21 例病例 14 例无明显临床症状，4 例表现为腹部不适、胸闷、活动后不适，2 例因其他疾病发现,仅有 1 例临床表现为高血压,且 24 h 尿 VMA 检查正常。正因为节细胞神经瘤一般无明显临床症状或症状轻微,且生长缓慢,因而临床发现时肿瘤常较大,该组病例肿瘤最大径在 3~15 cm,平均约4.2 cm。

另组病例显示 20 岁以下者 7 例（7/8）,发病部位以后纵隔为多（6/8）。6 例临床无明显症状,均为常规体检时发现,1 例自幼发现纵隔影宽,1 例为患上呼吸道感染行检查时发现。

影像学研究：节细胞神经瘤境界清晰,有完整包膜,质地柔软,可沿周围器官间隙呈嵌入性生长,这种嵌入式生长为其特征性表现。该组 9 例呈嵌入式生长,伸进邻近血管及肌肉间隙,而血管管腔未见狭窄。肿瘤生长时常与周围脏器有关,而呈椭圆形。一组 17 例肿瘤呈椭圆形或类圆形,可能是由于肿瘤生长缓慢,周围无明显脏器限制,具有足够生长空间,相对均匀生长所致。节细胞神经瘤虽然组织学上是良性肿瘤,但也可侵犯周围组织,该组病例中 1 例发生于后纵隔脊柱旁,对其相邻的椎体缓慢侵犯,相应椎间孔扩大。

节细胞神经瘤的影像学表现与其病理密切相关,镜下主要由大量黏液基质、增生的神经纤维细胞、相对少量的成熟神经节细胞增生和间质血管增生组成。节细胞神经瘤的影像表现通常为肿瘤呈圆形或水滴样位于脊柱前方偏于一侧,边缘光滑锐利,椎旁沟中向外突出,生长缓慢,可以跨越 3~5 个椎体,直径常在 5.0 cm 以上。胸部平片示纵隔影增宽增浓,瘤体边缘光滑锐利,肺部均未见其他异常病灶。

CT 平扫时为均匀或不均匀的低至等密度影,且低于肌肉密度。增强扫描后肿瘤轻至中等强化,密度仍低于肌肉;部分肿瘤则表现为少量云雾状或条线形强化。约 20% 的节细胞神经瘤可伴钙化,也可有囊性变和脂肪变,但很少发生出血和坏死。瘤体早期强化不明显,延迟扫描后肿瘤进行性均匀性轻度强化。CT 平扫大多表现为密度低于肌肉,这与肿

瘤内含有大量黏液基质有关。该组 21 例肿瘤中有 16 例 CT 平扫表现为均匀低密度,3 例密度不均,增强后 5 例不强化,6 例轻度强化,3 例均匀渐进性轻度强化,4 例不均匀渐进性强化,1 例边缘环状强化。42%~60% 节细胞神经瘤可发生钙化,钙化形态可以多样,一般为少量边界清晰的细微斑点状钙化,也可呈较粗条状钙化。该组 5 例发生钙化,可位于周边或中央,呈粗细条状或点状钙化。钙化可提示节细胞神经瘤的诊断,但对于诊断并无特异性。

CT 多平面重建、容积再现及最大密度投影均清晰显示肿瘤对邻近血管的包绕推移,无明显浸润。后处理技术可以立体、直观地对肿瘤与邻近组织结构方面的关系进行评价。

影像学上节细胞神经瘤常常表现为卵圆形、新月形或分叶状肿块。由于具有完整的包膜,肿瘤边缘常常清晰锐利,一组 12 例中 11 例在 CT 上均显示肿瘤的边缘光滑整齐,仅有 1 例位于后纵隔的肿瘤呈现向椎管内延伸的表现。CT 扫描对于判断肿瘤的解剖定位有较高的价值,该组 12 例术前均进行了准确定位。

多数节细胞神经瘤血管并不丰富,增强扫描动脉期多表现为轻中度强化,甚至不强化。该组病例中动脉期无明显强化者 2 例（17%）,轻中度强化 7 例（58%）,高度强化 3 例（占 25%）。3 例动脉期呈现高度强化的病例中, 2 例病理结果为神经节神经母细胞瘤（低度恶性）,另 1 例为良性节细胞神经瘤,这似乎提示动脉血供的增多可能是肿瘤恶性转变的危险信息,文献中也有类似的报道,但目前文献报道以及该组病例中出现这种强化模式的病例还太少,需要增加样本量进一步研究。

由于节细胞神经瘤内有大量黏液基质的存在,造成了细胞外间隙的扩大,可导致对比剂在扩大的细胞外间隙内进行性积聚,因此在动态增强扫描时肿瘤可出现进行性增强的表现。该组 12 例中,有 9 例（75%）出现了病灶的延时强化,其中 5 例表现为轻度延时强化,4 例表现为明显延时强化。此特征对于节细胞神经瘤与神经母细胞瘤、嗜铬细胞瘤等肿瘤的鉴别诊断具有重要价值。与节细胞神经瘤相比,神经母细胞瘤细胞密度较高,细胞外基质少,细胞外空间小,故在 CT 平扫上相对密度较高;在动态 CT 增强扫描上神经母细胞瘤和嗜铬细胞瘤常呈现明显的早期强化。

节细胞神经瘤钙化的发生率大约为 20%,典型

者表现为散在的小点状的钙化,CT 是发现肿瘤内钙化最敏感的方法,对该病的诊断和鉴别诊断具有非常重要的价值,该组病例中仅有 1 例出现点状钙化。神经母细胞瘤的钙化发生率比节细胞神经瘤高,大约为 80%,多为无定形的粗糙的钙化,与节细胞神经瘤散在的小点状钙化不同,可作为鉴别诊断的征象之一。有学者报道,后纵隔肿瘤内出现脂肪密度是诊断节细胞神经瘤的特征性表现,一组中 2/20 例病灶内证实有脂肪密度。该研究中 4/20 例可见散在斑点状、小结节状钙化,与文献报道相仿。

节细胞神经瘤内细胞成分可增强,黏液基质不强化。延迟强化的原因主要是肿瘤细胞外间隙内大量的黏液阻碍对比剂的灌注,所以病灶早期强化不明显。该项研究中肿瘤动脉期无明显强化,或仅表现包膜或瘤内线样、间隔样轻度强化,延迟扫描呈现斑片状、条片状或边缘强化,强化程度进行性轻度增加。

综上所述,节细胞神经瘤的 CT 表现具有一定的特征性:边缘清楚的椭圆形或新月形肿块;CT 平扫密度偏低;可见散在点状钙化;动态增强扫描早期轻中度强化甚至无强化,随时间延迟逐渐出现强化。另外,动脉期病灶明显强化可能提示肿瘤恶变。

肿瘤 T_1WI 呈均匀低信号,T_2WI 肿瘤呈不均匀中等至高信号,甚至极高的信号,这是由于肿瘤内含有丰富的黏液基质。有时 T_1WI 肿瘤可以呈现车轮状特征,肿瘤也可以 T_1WI、T_2WI 均为高信号,压脂像后呈低信号,表明其内可以富含脂肪组织。因瘤体质地较软,其沿周围器官间隙呈嵌入式生长,尽管血管被包绕,但其管腔未见明确变窄或闭塞,与周围组织无明显粘连。

有的肿瘤内可见条状低信号影,增强后呈不均匀轻中度或环形强化,这与肿瘤内含有相对多量的黏液基质(不强化)、相对少量的神经节细胞和间质血管(少许强化)有关,瘤内黏液基质、神经节细胞及间质血管比例不同,其影像学表现也随之不同。环形强化可能与瘤内黏液变有关。肿瘤动态增强强化类型,与肿瘤间质成分多少、增生血管含量多少密切相关。

当黏液基质比例多时病灶的 CT 密度较低,肉眼观类似囊肿样密度,而在 T_2WI 表现为高信号;节细胞及纤维成分多时病灶 CT 密度略增加,而在 T_2WI 表现为稍高信号;T_2WI 上见高信号的肿瘤中存在曲线型或线性的低信号灶,可称之为"漩涡征"。这些低信号组织代表纵横交错的神经鞘细胞和胶原纤维。Lonergan 等(2002)认为漩涡状征象是节细胞神经瘤较为特征的一个征象,但节细胞神经瘤出现漩涡状征象的发生率不高。

鉴别诊断:发生于后纵隔及后腹膜者要与神经源性肿瘤如神经鞘瘤及神经纤维瘤鉴别,有明显囊变征象的肿瘤应考虑神经鞘瘤,神经鞘瘤增强扫描呈环状或不均匀强化;神经纤维瘤往往不均匀强化,且可出现多发纤维瘤病;发生于肾上腺者要与无功能肾上腺腺瘤、肾上腺皮质腺癌,肾上腺囊肿、肾上腺淋巴瘤及脉管瘤相鉴别。肾上腺腺瘤体积多较小,皮质腺癌多密度不均,可有内分泌症状,肾上腺囊肿及脉管瘤平扫呈囊性密度,增强不强化,囊肿多呈圆形,脉管瘤形态可不规则,肾上腺淋巴瘤多呈均匀低密度,增强呈轻中度强化。

总之,节细胞神经瘤,好发于儿童和青少年,女性多于男性,后纵隔和后腹膜常见,多为单发,其 CT 和 MRI 表现具有一定特征性。CT 平扫病灶多呈均匀低密度,低于肌肉密度,嵌入性生长,邻近血管管腔不狭窄,增强不强化或轻度均匀或不均匀强化,内可见分隔样强化,MRI 呈均匀长 T_1、不均匀长 T_2 信号,且对于显示邻近骨质及椎间孔有无受侵有帮助。

第二节 后纵隔节细胞神经瘤(神经节瘤)

患者,女,49 岁。检查发现后纵隔肿物一年后复查稍增大入院。

病理检查:后纵隔肿瘤:粉红色结节一枚,大小 3.5 cm×3 cm×1.5 cm,切面灰褐,质中,包膜完整。病理诊断:后纵隔节细胞神经瘤(神经节瘤)(图 16-10-1)。

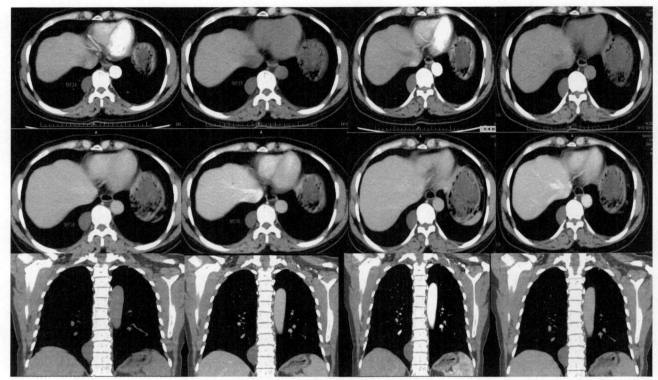

图 16-10-1　后纵隔细胞神经瘤

第三节　上纵隔神经鞘瘤

患者，女，57 岁。因左上腹肿物 20 余年，发现纵隔肿物 2 d 入院。

病理诊断：上纵隔肿物切除标本：免疫组化诊断为神经鞘瘤（图 16-10-2）。

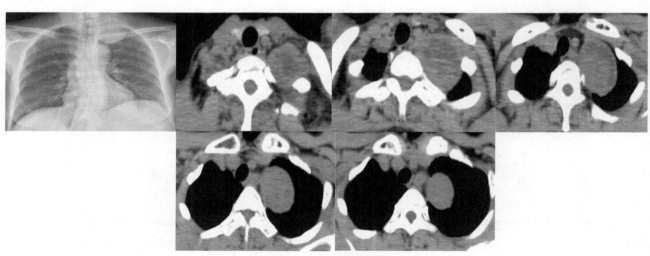

图 16-10-2　上纵隔神经鞘瘤

第四节　误诊病例简介：退变性神经鞘瘤与恶性肿瘤

病例，男，63岁。

3月前就诊于外院，CT检查发现左下胸腔内圆形肿物，行穿刺活检诊断为良性肿瘤。后再给予放化疗，自觉症状有所改善。昨日为进一步诊治，门诊以胸内肿物收治住院。

CT：左后纵隔内见一约 5.8 cm×6.6 cm 类圆形软组织肿块影，边界尚光整，密度不均匀，平扫 CT 值 35~52 HU，其内见更低密度影，CT 值 24 HU，增强后动脉期轻度强化，CT 值 51~58 HU，静脉期及延迟期进一步强化，CT 值分别为：52~68 HU 及 59~72 HU，病灶内更低密度灶无明显强化，邻近肺组织受推压改变，局部胸膜稍粘连增厚，邻近椎体及肋骨未见明显骨质破坏，椎间孔无明显增大。CT 诊断：左后纵隔内类圆形软组织肿块影，考虑：神经源性肿瘤；胸膜类癌；肉瘤？

手术所见：肿瘤位于左下胸腔心脏及降主动脉后方后肋膈角处，呈圆形实性，直径约 4 cm，下缘距膈肌约 2 cm，肿瘤质地较韧，表面光滑，包膜完整，基底较宽，无明显粘连外侵。

病理检查：后纵隔肿瘤：灰褐色结节 1 枚，体积 6.0 cm×6.0 cm×4.5 cm，切面紫红色，局灶有坏死，包膜完整。常规病理诊断：左胸腔内肿物切除标本：梭形细胞肿瘤伴退变出血，神经鞘瘤为首选，待免疫组化检测进一步证实。免疫组化诊断：左胸腔内肿物切除标本：免疫组化结果支持退变性神经鞘瘤。

误诊分析：该例病变因神经鞘瘤伴有退变，致肿瘤影像学表现多变，中心大片坏死，强化方式改变，增加诊断难度。仔细分析病变位置，与后纵隔关系密切，可以排除肺内病变，准确的定位可以为肿瘤的鉴别提供有力证据（图 16-10-3）。

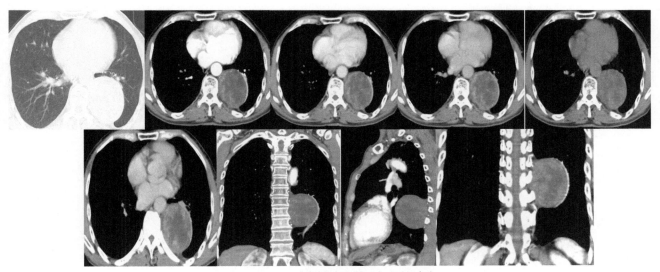

图 16-10-3　退变性神经鞘瘤与恶性肿瘤

第五节　左后纵隔神经鞘瘤

手术所见：左侧胸腔无积液，无粘连，肿瘤位于后纵隔主动脉弓水平，左侧脊椎旁第 3~4 肋间，呈囊状，包膜完整，大小约 3 cm×2 cm。

病理检查：纵隔肿物：灰红色组织一块，大小

3.5 cm×2 cm×0.8 cm，切面见两个结节样区，直径分别为 0.9 cm、1 cm，切面灰白质中。病理诊断：左后纵隔肿物切除标本：神经鞘瘤（图 16-10-4）。

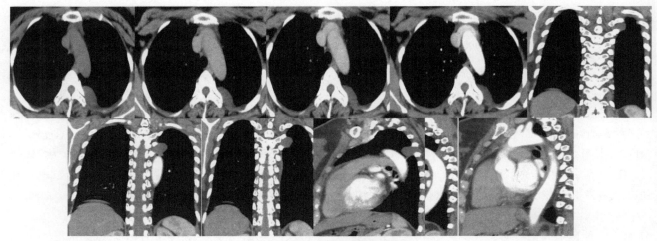

图 16-10-4　左后纵隔神经鞘瘤

第十一章　纵隔生殖细胞源性肿瘤

第一节　纵隔原发恶性生殖细胞肿瘤

生殖细胞肿瘤包括畸胎瘤、精原细胞瘤、胚胎性癌和内胚窦瘤。纵隔是性腺以外最常发生生殖细胞肿瘤的部位，绝大多数发生于前纵隔，少数在后纵隔，一组11例全部位于前纵隔。

一、临床表现

纵隔生殖细胞肿瘤发病率男性多于女性，其中恶性生殖细胞肿瘤男性发病率远远高于女性，一组11例全部为男性；多见于性机能旺盛期，该组病例10例年龄17~22岁，只有1例超过30岁。有学者报告测定尿绒毛膜促性腺激素（HCG）及血甲胎球蛋白（AFP）水平，对本病诊断有参考价值。该类肿瘤生长隐匿且缓慢，肿块发现时较大，症状多出现在病程晚期。临床主要表现为肿块压迫局部的症状，如胸闷、胸痛、咳嗽、呼吸困难等，全身症状少见；部分严重者可伴发热、体重下降及上腔静脉综合征。

二、影像学研究

CT上表现为肿瘤位于前中、上纵隔偏于一侧，边缘不规则、无钙化实质性巨大占位性病例，增强扫描呈不均匀轻度强化，大多数肿瘤内见无强化的多发斑片状坏死，与邻近结构之间的脂肪层消失，纵隔内多个淋巴结肿大、融合，颈部可见肿大淋巴结。

该组病例的8例偏于纵隔右侧生长，3例偏于纵隔左侧，全部位于前中上纵隔；11例均为不均匀斑片状、边缘轻度强化；其中9例有分叶；与周围大血管及心缘分界不清；1例侵犯胸膜；还有1例侵犯心包，有心包积液。

三、鉴别诊断

原发于纵隔恶性生殖细胞肿瘤术前确诊相对困难，应注意鉴别诊断。

胸腺瘤：首先应与前纵隔最常见的肿瘤——胸腺瘤鉴别，胸腺瘤好发于前纵隔心脏与大血管交界处，位置略高，多呈圆形、卵圆形或分叶状，通常边界清楚，密度均匀，增强扫描为中等度强化，不规则坏死少见。少数有点状、条状或弧形钙化。若病变征象如上所示，或临床合并重症肌无力，则应考虑胸腺瘤。

畸胎类肿瘤：其次是与畸胎类肿瘤鉴别，畸胎类肿瘤好发于前纵隔中部心脏与大血管交界处，边界清楚、光滑，多为圆形、卵圆形有壁的肿块，多呈混杂密度，以及钙化和骨化的实质性结节病变，内可以含有脂肪密度。

淋巴瘤：纵隔淋巴瘤最常发生的部位是中纵隔，肿块常向纵隔两侧生长，肿块为软组织密度，密度均匀，很少发生坏死、囊变，增强扫描中等程度均匀强化，肿块常包绕大血管生长，纵隔内可以有多个肿大淋巴结，并有融合趋势，同时有全身多部位淋巴结肿大。

纵隔型肺癌：纵隔型肺癌大部分位于肺内，与纵隔呈锐角相交，纵隔与肿块边界之间有透亮的分隔带，为胸膜外脂肪组织，肿块与纵隔贴近的基底部往往小于肿块的最大径线，纵隔型肺癌边缘有不同程度的毛糙，多呈"毛刺"征象；邻近肺野可有肺气肿、肺不张和阻塞性肺炎；受累支气管狭窄、阻塞，且管腔内外有软组织块影。

综上所述，如临床工作中遇到青少年男性患者中，其最早症状为局部压迫表现，胸部CT显示前纵隔巨大占位病变，平扫密度较低，未见脂肪及钙化密度影，增强扫描呈斑片状、边缘轻度强化，偏于一侧生长，与毗邻结构分界不清，肿瘤具有钻隙生长的趋势,且肿瘤内部多发囊变,应首先考虑纵隔原发恶性　生殖细胞肿瘤。

第二节　成熟性囊性畸胎瘤

　　患者,男,29岁。病理检查:冰冻病理:囊性肿物一个,大小10.5 cm×9 cm×4 cm,囊内壁光滑,壁厚0.2~1 cm,囊内充满黄色油脂样物。冰冻病理诊断:纵隔肿瘤切除标本:初

步诊断成熟性囊性畸胎瘤,待做常规石蜡切片进一步证实。病理诊断:纵隔肿瘤切除标本:成熟性囊性畸胎瘤(图16-11-1)。

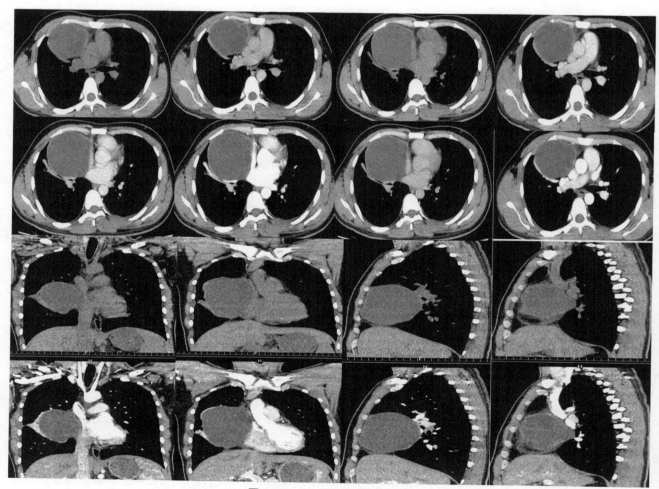

图16-11-1　成熟性囊性畸胎瘤

第三节　误诊病例简介:原发性纵隔绒毛膜癌与神经源性肿瘤

　　绒毛膜上皮癌,简称绒癌,是起源于胚胎滋养层细胞高度恶性生殖细胞肿瘤。包括妊娠性和非妊娠性。妊娠性绒癌,绝大多数与妊娠有关,约50%继发于葡萄胎,25%继发于自然流产,20%发生于正常分娩,5%发生于早产和异位妊娠,以30岁左右

青年女性多见。

　　非妊娠性绒癌,又称原发性绒毛膜癌,是一种罕见的与妊娠无关恶性肿瘤。男性发病率高,且多沿身体中轴线发生,常见发病部位如:脑部松果体、纵隔、胃、空肠、结肠、胰腺、腹腔等。Yokoi等(2008)

对男性绒毛膜癌的发病部位进行分析,依据其发病率的高低依次为睾丸、纵隔、松果体、消化道、肺、腹膜后。国内有少数个案报道原发性纵隔绒毛膜癌,总数不超过10例,多数伴有淋巴结及多脏器转移。

一例为原发性纵隔绒毛膜癌且合并有腺癌组织,且尚未出现淋巴结及脏器转移,实属少见。Kobayashi等(2005)研究发现原发性绒毛膜癌中仅有单一癌组织成分构成的肿瘤很少,多数绒毛膜癌组织内合并腺癌成分,由于穿刺活检时组织取材的局限性,仅有8%的绒毛膜癌穿刺后得出正确的诊断,该例先行CT引导下病灶穿刺活检,病理证实为腺癌,后行肿瘤切除术,病理证实为绒毛膜上皮癌,与文献报道相符。

原发性绒毛膜癌恶性程度较高,多数患者发病时已有远处转移,因此原发灶与转移灶共同存在往往使临床表现多种多样给临床的诊断造成很大困难。

一些学者对原发性纵隔绒毛膜癌的临床表现进行描述,其中有代表性的临床表现主要有:纵隔占位性肿块;血、尿人绒毛膜促性腺激素升高;男性乳腺女性化,睾丸萎缩,性欲减退,且血尿人绒毛膜促性腺激素值进行性升高,同时排除生殖系统疾患。

有研究对原发于纵隔的绒毛膜癌的影像特点进行总结:肿瘤呈分叶状软组织肿块,与周围组织分界不清,根据内部成分的不同,密度常不均匀,可见出血坏死,亦可见脂肪或钙化;肿瘤增强后出现不均匀延迟强化,并见条状异常强化小血管影。

该例病灶位于后纵隔,术前诊断为神经源性肿瘤。后纵隔是神经源性肿瘤的好发部位,主要与神经鞘瘤和神经纤维瘤相鉴别:神经鞘瘤是后纵隔最常见的神经源性肿瘤,良性单发多见,发病年龄30~50岁,临床症状多不明显,少数可有疼痛或神经系统症状,CT表现平扫为境界清晰的低密度肿块,多呈类圆形,常伴有出血和囊性变,部分病灶内见脂肪密度、条带状稍高密度影及小点状钙化灶;神经纤维瘤的CT表现通常为圆形或椭圆形低密度肿块,边界清晰,增强后可见轻度强化或无强化,肿瘤的密度及强化程度取决于肿瘤内神经鞘细胞、胶原束、变性成分的比例。

原发性后纵隔绒毛膜癌与神经源性肿瘤仅通过影像学表现难以鉴别,需结合患者的血人绒毛膜促性腺激素,前者伴有血人绒毛膜促性腺激素的升高。临床表现与影像学表现为该病的诊断提供重要依据,但最终确诊仍要依靠病理诊断。

原发性纵隔绒毛膜癌恶性程度较高,侵袭破坏血管能力很强,除在局部破坏蔓延外极易通过血道转移,因此发病时已伴远处转移,该例发病时尚未出现转移,实属罕见。原发性纵隔绒毛膜癌预后多不好,早期正确诊断只能为治疗方案的确定提供依据。

第四节 纵隔精原细胞瘤

患者,男,38岁。头面部、颈部肿胀20余天,伴咳嗽1周入院。患者缘于20天前无明显诱因出现头面部、颈部肿胀不适,右上肢肿胀酸痛,无其他不适;后感上述症状加剧,伴偶尔咳嗽,晨起明显,稍剧烈活动后感呼吸不畅、胸闷、头晕不适,平卧时感呼吸困难,就诊外院行肺部CT提示:前纵隔多发占位,右侧少量胸腔积液。自发病以来,精神尚可,睡眠较差,饮食正常,大小便正常,体重减轻1.5 kg。

病理检查:穿刺组织两条,长分别为0.8 cm和0.5 cm,直径均为0.1 cm。常规病理诊断:纵隔肿物穿刺活检标本:初步诊断低分化癌,待做免疫组化检测进一步明确诊断。

免疫组化诊断:纵隔肿物穿刺活检标本:镜下见纤维背景下有异型细胞呈实体巢状排列,结合免疫组化检测结果,考虑为精原细胞瘤。注:穿刺标本局限性很大,且精原细胞瘤罕见于纵隔,该例组织学表现及免疫表型亦欠典型,请结合临床做进一步检查(图16-11-2)。

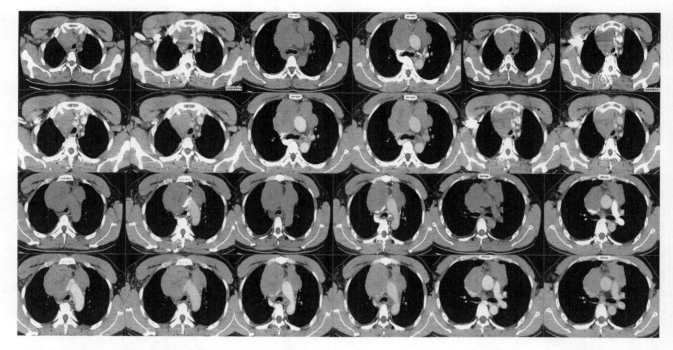

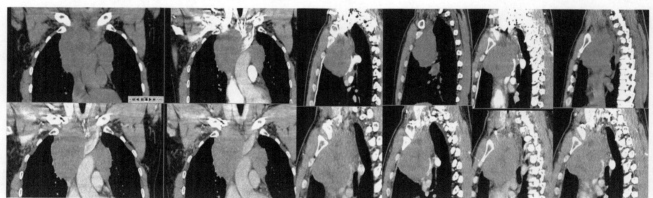

图 16-11-2　纵隔精原细胞瘤

第五节　前上纵隔未成熟畸胎瘤

患者，男，36 岁。肿块切除术后病理检查：纵隔肿物一块，大小 10 cm×10 cm×6 cm，切面灰黄，肿瘤中央大片坏死，面积约 5 cm×4 cm，其余切面灰黄质中，灶区钙化，与周围组织界限较清。胸腺肿物切除标本：组织中散在分布的腺管（内胚层）、异性细胞和瘤巨细胞，较多的较成熟的软骨细胞（中胚层）及神经胶质细胞（外胚层），肿瘤最大径 10 cm，另见大片坏死组织，经过充分取材（13 块），但未见原始神经组织（外胚层）和幼稚软骨组织。病理诊断：前上纵隔未成熟畸胎瘤，粘连的心包组织未见瘤组织浸润（图 16-11-3）。

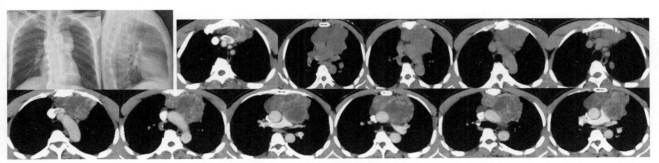

图 16-11-3　前上纵隔未成熟畸胎瘤

第十二章 纵隔脂肪类疾病

第一节 前纵隔脂肪肉瘤

一般认为,脂肪肉瘤极少是从脂肪瘤恶变而来。脂肪肉瘤来自原始间叶组织,极少于皮下脂肪层发生,与脂肪瘤的分布相反,说明脂肪肉瘤极少由脂肪瘤恶变而来,而是一开始就有恶性指征。脂肪肉瘤可分为6种病理类型,即:分化良好型(脂肪瘤样、硬化性、炎症型)、黏液型、圆形细胞型、多形性、梭形细胞型及去分化脂肪肉瘤。分化良好型脂肪肉瘤以老年人多见,属低度恶性,易局部复发但不发生转移。脂肪肉瘤发生于纵隔者罕见,发生于前纵隔者更为少见。

一、临床表现

纵隔脂肪肉瘤是一种较少见的恶性肿瘤,一般发生于成年人,少见于儿童,男性略多于女性。肿瘤可发生于纵隔的任何部位,但多见于前中纵隔下部及心膈角区,常偏于一侧,肿瘤被发现时常比较大。纵隔脂肪肉瘤可含有胸腺组织,这类肿瘤可认为是胸腺含有脂肪肉瘤成分的间叶性肉瘤,也可认为胸腺脂肪肉瘤。

二、影像学研究

纵隔脂肪肉瘤在影像学上具有相对的 CT、MRI 特征。CT 上表现为含有脂肪密度影及肿瘤内部可见线状及条索状影,呈"朦胧面纱征"。脂肪密度不均匀, CT 值为 -80~40 HU,偶可见钙化。分化程度高的纵隔脂肪肉瘤可有完整的包膜,与周围组织器官界限清楚,生长迅速及向周围侵犯则是恶性的指征。增强扫描可见肿瘤内部轻度不规则强化。一例为高分化脂肪肉瘤,具备上述 CT 特征,但肿瘤深入胸腺床,与混合型胸腺脂肪瘤难以鉴别。MR T_1WI 上一般为中等或高信号, T_2WI 常为高信号,内部可见低信号的线状或条索状影,增强后可有不规则强化。

三、鉴别诊断

本病在诊断时应注意与脂肪瘤、胸腺瘤、畸胎瘤及支气管囊肿相鉴别。

脂肪瘤:脂肪瘤外形较小,边界清晰,密度均匀,平扫时 CT 为负值,增强扫描无强化。

胸腺瘤:胸腺瘤常并发重症肌无力,呈圆形、卵圆形或分叶状软组织肿块,多数密度均匀,部分发生囊样变性,增强后均匀强化,但囊变区域不强化。

畸胎瘤:畸胎瘤 CT 典型表现为液性、脂肪密度、软组织密度以及钙化和骨化并存。

支气管囊肿:支气管囊肿好发于上腔静脉后和支气管分歧部,病变部位支气管受压轻度移位, CT 增强扫描不强化。

此外,还需与胸腺脂肪瘤、血管脂肪瘤、髓样脂肪瘤、髓外造血组织增生等鉴别。

总之,当纵隔内发现体积较大占位性病灶,与周围组织分界不清,其内为脂肪与条索状软组织影混杂, CT 增强扫描后有明显强化等特点时,应考虑本病。

第二节 肾上腺外髓样脂肪瘤

一、病理学

髓样脂肪瘤是一种无功能的良性肿瘤,组织学上主要由脂肪组织和骨髓造血细胞构成,它明显区别于真正的骨髓;因为没有网状窦状隙或骨刺,也明显区别于髓外造血组织,髓外造血组织多无脂肪组织参与。

本瘤绝大多数发生在肾上腺,发生在肾上腺外罕见,包括骶前区域、纵隔、腹膜后、肾周、肝、胃等,其中一半发生在骶前区域。病因尚不清楚。病灶常为单发,有假包膜,多为分界清楚的肿块,质地较软,切面呈明亮的黄色与棕色相间。多见于老年人,无性别差异。

二、临床表现

临床上无明显症状,可因肿瘤过大出现压迫、牵拉等症状,不伴有血液学疾病,其他器官亦无髓外造血现象,大多数病例为 CT 扫描或尸解时偶然发现。有的髓样脂肪瘤较大、有自发性破裂出血导致休克的危险。

三、影像学研究

肾上腺外髓样脂肪瘤 CT 检查多表现为混杂密度肿块,呈圆形或类圆形,有假包膜,边界清楚,内见不均匀的脂肪密度,病灶内的骨髓组织呈斑片、索条状高密度,可见有瘤内出血、坏死,时有钙化,但少见。增强后脂肪组织无强化,实性部分的骨髓组织呈不同程度强化。MRI 检查瘤内的脂肪成分在 T_1WI 和 T_2WI 上均表现为高信号,脂肪抑制序列高信号被抑制为低信号;骨髓组织呈低信号,增强后有强化。

四、鉴别诊断

一组 2 例分别发生在后腹膜及纵隔,应与以下疾病鉴别:

畸胎瘤:发生在纵隔内时多位于前纵隔,特别是心膈角处,除脂肪密度外,还可见毛发、骨骼、牙齿等,有的可见脂液平面。

脂肪瘤:边界清晰,有真包膜,多由单一的脂肪成分构成,与本病鉴别不难。

脂肪肉瘤:发现时体积多较大,呈浸润性生长,边界不清,可有远处转移。

神经源性肿瘤:发生在后纵隔的髓样脂肪瘤还应与神经源性肿瘤鉴别,神经源性肿瘤常有脊柱、肋骨压迹及椎间孔扩大,瘤内一般少有脂肪密度。

异位骨髓:异位骨髓平扫以脂肪密度为主,内亦可见散在分布的斑片状、条索状高密度,但增强后多不强化。

局灶性髓外造血组织:多有血液病的病史,病灶仅见造血组织,无脂肪组织存在。

第十三章 纵隔其他肿瘤

第一节 关于肺 - 纵隔交界区的肿瘤

纵隔是一个含有重要器官和丰富血管神经组织的结构,其发生的肿瘤来源多样。纵隔发生的肿瘤可以向肺野内突出,形成类似肺内肿块的影像表现;而位于纵隔旁的肺癌又可侵犯纵隔胸膜及纵隔内结构,影像学表现与纵隔来源肿瘤十分相似,所以肺 - 纵隔交界区肿瘤容易误诊。纵隔来源肿瘤与肺内肿瘤在治疗及预后方面有所不同,故术前正确诊断十分重要。肺 - 纵隔交界区肿瘤的诊断,最重要的是在高分辨率 CT 扫描及动态增强扫描上观察肿瘤与纵隔、肺交界面的细节特征,而 CT 宏观征象分析对于肿瘤的定位、定性诊断有重要的价值。

一、发生在肺 - 纵隔交界区的周围型肺癌

一组 50 例肺 - 纵隔交界区肿瘤中,有 22 例发生在肺 - 纵隔交界区的周围型肺癌,在结果中可以看到其较为有价值的宏观征象:肿瘤中心投影在纵隔轮廓外占 90%,肿瘤与肺 - 纵隔交界面交角为锐角占 64%,肿瘤与肺交界面见分叶占 59%、毛刺占 45%,肿瘤邻近肺野可见炎症改变占 86%、肺气肿占 73%,肿瘤与纵隔交界面清晰占 64%;此宏观征象对于肿瘤的定位、定性诊断有重要的价值,但结合其细节征象更能明确肿瘤的来源。该组病例所观察到的肺 - 纵隔交界区的肺癌,其肿瘤的 CT 高分辨率扫描(HRCT)细节特征:肿块与纵隔的交界面不清,纵隔胸膜线增厚并向纵隔侧凹陷,纵隔内脂肪间隙因肿瘤侵犯而模糊、消失,这种改变以靠近肿瘤一侧显著,逐渐向健侧变为正常,越是远离肿瘤则纵隔内大血管等结构的边缘越清晰,一般不累及全部纵隔脂肪。特别值得指出的是,当肺癌直径超过 3 cm 时,则因肿瘤表面形成假包膜而变得边缘光滑、规整,此

时的观察重点必须是纵隔侧的改变。

此外,当肿瘤直径不超过 3 cm 时,病灶肺侧交界面可见分叶、毛刺、合并的炎症性改变及局限性肺气肿、部分病例出现的支气管狭窄改变、肿块与纵隔相贴的基底部小于肿块的最大径线、同侧胸腔积液及纵隔内多发淋巴结(特别是隐匿部位淋巴结如主动脉弓旁淋巴结和心包淋巴结等)肿大等表现也是判断肿瘤来源于肺的辅助征象,不过由于恶性程度较高的纵隔肿瘤对肺的侵犯和肺内基础病变的存在,使得这些征象有时缺乏特异性。

二、来源于纵隔的胸腺瘤

该组 20 例来源于纵隔的胸腺瘤,在结果中可以看到其较为有价值的宏观征象:肿瘤中心投影在纵隔轮廓内占 100%,肿瘤与肺 - 纵隔交界面交角为钝角占 95%,肿瘤与纵隔交界面不清,纵隔内多个脂肪间隙受累占 100%,纵隔内大血管或气管移位占 70%;此宏观征象对于肿瘤的定位、定性诊断有重要的价值,但结合其细节征象更能明确肿瘤的来源。该组病例所观察到的胸腺瘤 HRCT 细节特征:纵隔内多个脂肪间隙受累,纵隔内血管结构边缘不清,对纵隔内大血管(主动脉等)的推移影响要比纵隔型肺癌明显。如果病灶中心在纵隔内,纵隔胸膜线增厚并向肺侧凸出时较易确定肿瘤的纵隔来源,但常出现肿瘤较大时向肺内突出更加明显和对纵隔胸膜的侵犯导致后者无法辨认的情形时,就只能依靠全面观察纵隔内各间隙的受侵程度来判断。

有学者指出,胸腺类肿瘤主要以直接延伸的方式生长,可由近及远地侵犯纵隔诸间隙和 / 或类似胸膜间皮瘤一样沿胸膜、心包呈侵袭性生长,且胸腺瘤依据肿瘤的包膜完整与否分为侵袭性胸腺瘤与非

侵袭性胸腺瘤。这就表明纵隔胸腺瘤（特别是侵袭性胸腺瘤等）的生长方式是以"钻行"合并侵蚀破坏为主的，即使是纵隔胸膜对肿瘤也无显著的阻挡限制作用，当肿瘤向肺侧浸润时，HRCT上就常常表现为肿瘤的肺侧不规整、纵隔胸膜线以及肿瘤包膜无法辨认，甚至表现为肿瘤向肺侧的突出较纵隔侧更加明显，并且产生胸腔积液，从传统的观察角度，极易与纵隔型肺癌相混淆，因此同样不能以肺 - 肿瘤交界面的规整与否判断其来源，观察的关键仍在各纵隔间隙的浸润情况。

三、来源于纵隔的生殖细胞类肿瘤

该组 3 例来源于纵隔的生殖细胞类肿瘤，在结果中可以看到其较为有价值的宏观征象：肿瘤中心投影在纵隔轮廓内、内部密度不均匀占 100%，其中可见钙化、脂肪占 67%；此宏观征象对于肿瘤的定位、定性诊断有重要的价值，但结合其细节征象更能明确肿瘤的来源。

纵隔是生殖细胞瘤是最常见的发生部位之一，包括畸胎类肿瘤、精原细胞瘤和非精原细胞瘤性生殖细胞瘤 3 种。第一类常见，后两种较少见。纵隔畸胎类肿瘤因为常见钙化和脂肪、液性、软组织密度混杂肿块，诊断较为容易。纵隔的良性畸胎瘤没有性别差异，但恶性畸胎瘤常发生在青年男性。该组所观察到的 1 例精原细胞瘤的 HRCT 细节特征：表现为前纵隔肿块，可见轮廓呈分叶状，边缘稍不规则的实性均质肿块，其邻近纵隔结构间脂肪层消失，内部无钙化和脂肪，增强呈均匀强化，其影像学诊断除了通过前述的纵隔间隙改变等特征加以定位诊断外，还通过肿瘤内部的特征改变和临床资料加以定性诊断。

四、来源于纵隔的神经源性肿瘤

该组 5 例来源于纵隔的神经源性肿瘤，在结果中可以看到其较为有价值的宏观征象：肿瘤中心投影在纵隔轮廓内占 100%，内部密度不均匀占 60%，其中未见钙化及脂肪；肿瘤与肺交界面光滑，邻近肺野清晰；肿瘤与纵隔交界面局部模糊。此宏观征象对于肿瘤的定位、定性诊断有重要的价值，但结合其细节征象更能明确肿瘤的来源。该组所观察到的神经源性肿瘤 HRCT 细节特征：纵隔各脂肪间隙清晰，未见纵隔内大血管或气管移位。值得一提的是，神经源性肿瘤多数位于后纵隔，少数可发生在前纵隔，而前纵隔内神经源性肿瘤更多为恶性。原发于后纵隔哑铃型神经源性肿瘤主要起源于脊神经，其次为椎旁交感神经、迷走神经、膈神经，罕见于副神经，临床以神经鞘瘤为主。该组 5 例所观察到的大部分神经源性肿瘤位于胸腔内椎管外，部分病例的肿瘤可以突入到椎间孔和椎管内，呈哑铃形，并可以伴有或轻或重的脊髓或脊神经压迫症状，边缘光滑，内无钙化，常伴邻近椎弓根与肋骨头吸收，椎间孔扩大。胸膜增厚少见，肿瘤很大时可见胸膜向肺内弧形突入；病灶与肺分界面清晰，纵隔内各间隙保持清晰。一般无胸腔积液及纵隔淋巴结肿大，诊断一般不难。

综上所述，HRCT 及增强扫描对肺 - 纵隔交界区肿瘤的诊断及鉴别诊断有着重要价值，仔细观察纵隔内各间隙的改变和肿瘤 - 肺及肿瘤 - 纵隔交界面的特征，能对该区域肿瘤做出正确的诊断。

第二节　后纵隔炎性肌成纤维细胞肿瘤

详见于本书本卷 本篇第五章·第五节《炎症性肌成纤维细胞瘤》。

第三节　纵隔神经内分泌癌病例

患者，女，15 岁，咳嗽 2 个月，无明显咳痰，近日发现颈部变粗。病理诊断：纵隔神经内分泌癌（图 16-13-1）。

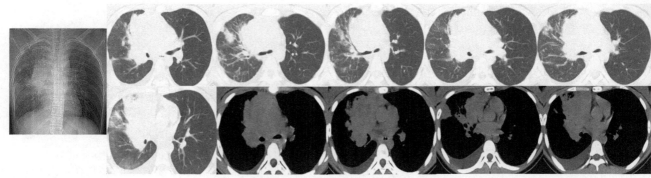

图 16-13-1　纵隔神经内分泌癌

第四节　纵隔低度恶性纤维瘤

纤维瘤是一种少见的发生于纤维组织的梭形细胞软组织肿瘤。目前多数学者认为可能起源于表达 CD34 抗原的树突状间充质细胞,其免疫组织化学 CD34, Vimentin, bcl-2 表达阳性。发病部位广泛,胸膜较多见,其他部位如纵隔、肺、肝、肾、眼眶、脑膜等均少见。

纵隔纤维瘤可发生于纵隔的任何部位,但以后纵隔多见。大部分为良性,有 10%~20% 为恶性或倾向恶性。主要起源于脏、壁层胸膜,也有起病于食管壁和肋骨的报道。一例起源于纵隔胸膜的移行部肺韧带处。

一、临床表现

纵隔纤维瘤临床上一般无症状或症状不明显,当肿瘤增大到对周围器官产生压迫时,可有胸闷、胸痛、咳嗽及呼吸困难等症状。低血糖是巨大纤维瘤的常见症状。

二、影像学研究

影像学检查中 CT 密度分辨率高,能较清晰地显示病变形态特点、密度、血供等,对纵隔纤维瘤的定性诊断、手术及预后判断等有重要意义。

在 CT 上纵隔纤维瘤表现为边界清楚的肿块,向纵隔内的一侧突出,无分叶或可见前小分叶,其实性部分密度一般较均匀,呈软组织密度,囊变及坏死区为低密度,一般无钙化;增强扫描实质一般呈轻度至中度强化,囊变坏死区无强化。有出血和坏死,器官浸润及肿瘤 >10 cm,有复发及转移则考虑恶性,而有完整包膜及带蒂生长则考虑倾向良性。该例 CT 见肿块血供丰富及双肺转移灶,提示恶性。

纵隔纤维瘤诊断难度大,必须结合病史、临床症状及影像学检查,确诊需依靠病理镜检及免疫组织化学。完整地手术切除及随访对良性或恶性都非常必要。

第五节　混合性腺 - 神经内分泌癌

患者,男,54 岁。因反复胸闷、气促 1 年余,加重 2 个月入院。

病理检查:冰冻病理:右侧纵隔淋巴结:红褐色组织两块,大小均为 0.5 cm×0.5 cm×0.2 cm。冰冻病理诊断:右侧纵隔淋巴结活检标本:送检软组织纤维间质可见巢片状的异型腺管样结构,但未见确切淋巴组织成分,初步考虑转移性腺癌,待做常规石蜡切片及免疫组化检测进一步证实。

常规病理:右侧纵隔淋巴结:红褐色组织两块,大小均为 0.5 cm×0.5 cm×0.2 cm。常规病理诊断:右侧纵隔淋巴结活检标本:术中送检软组织纤维间质可见巢片状的异型腺管样结构,但未见淋巴组织成分,初步诊断转移性腺癌伴坏死,待做免疫组化检测进一步证实并探讨其可能来源。

免疫组化检测:阳性:CgA, SyN, CK7, Villin, CK(L), EMA, CA19-9, CD56(灶 +), CDX2(个别 +), Ki-67(+,约

80%）；阴性：CK5/6，P63，CK20，CEA，Vim，TTF-1，Calreti-nin，MC，PSA，NSE，D2-40，Mucin-2。免疫组化诊断：右侧纵隔淋巴结活检标本：结合免疫组化检测结果及组织学图像，

符合混合性腺 - 神经内分泌癌，建议检查患者肺部情况（图16-13-2）。

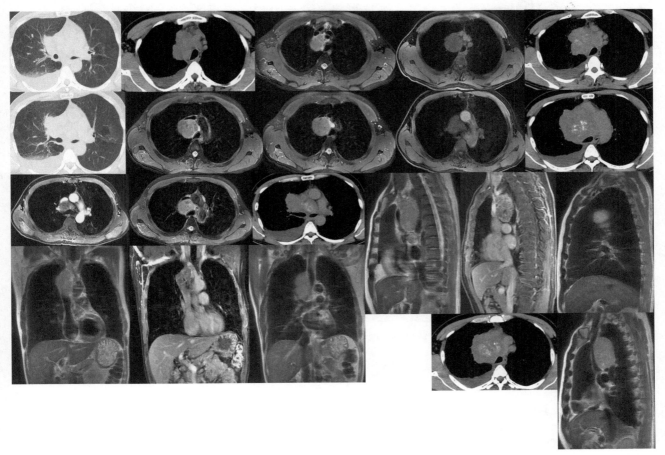

图 16-13-2　混合性腺 - 神经内分泌癌

第六节　左纵隔不典型类癌

患者，男，50 岁。缘于 1 周前无明显诱因出现左侧胸痛、胸闷。遂急诊于外院行胸部 CT 检查示：左侧胸腔积液、左肺膨胀不全，左中上纵隔肿瘤破裂出血可能，急诊行胸腔闭式引流术、止血等对症处理，左侧胸腔积血引出量进行性减少，胸痛、胸闷症状好转。为进一步诊疗，今门诊拟：左侧血胸；左纵隔肿瘤收住入院，患病以来患者精神、饮食、睡眠良好，大小便正常，体重无明显变化。

手术所见：肿瘤主要位于前上纵隔，大小约 9.5 cm×

8 cm×4.5 cm，肿瘤向外浸润与左肺下舌段紧密相连，肺门、隆峰下、下肺静脉旁均未见肿大淋巴结。胸腔内大量陈旧性血凝块。将肿瘤连同胸腺完整切除，送检快速病理提示为：恶性间皮瘤可能性大，需免疫组化确定。

病理检查：免疫组化诊断：左纵隔肿物切除标本：结合免疫组化结果及 HE 图像，符合不典型类癌，癌组织局部与肺组织紧密粘连（图 16-13-3）。

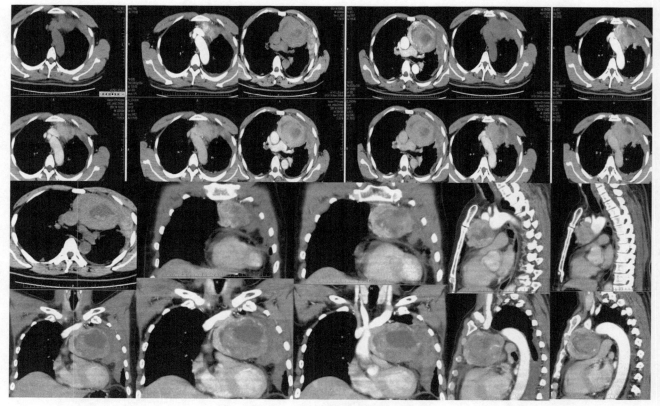

图 16-13-3　左纵隔不典型类癌

第七节　误诊病例简介:纵隔混合性腺 - 神经内分泌癌

患者,男,54 岁。反复胸闷、气促一年余,加重两月入院。既往吸烟史 30 余年,有肺结核史,已愈。一年前曾住院,MRI:中纵隔可见一类圆形软组织块影向外隆起,T_1WI 稍低信号,T_2WI 压脂不均匀稍高信号,增强扫描不均匀中度强化呈高信号,部分坏死区无强化呈低信号,包膜呈环形强化,边界清楚,气管、右主支气管及上腔静脉受压变形,分界清楚。双肺门结构清楚,未见明显肿大淋巴结影,所扫层面双肺未见明显软组织肿块影。MRI 诊断:中纵隔占位,考虑淋巴结核,淋巴瘤? 请结合临床。后穿刺活检病理会诊诊断为慢性炎伴炎性渗出物,考虑为感染性疾病。

今入院后 CT 平扫:纵隔及右肺门见多个肿大淋巴结,最大位于右上纵隔,大小约 9.4 cm×8 cm,密度不均匀,内散在小斑点状钙化灶,CT 值 41~62 HU,边界不清楚,右肺门及纵隔结构受压移位。半月后 CT 平扫+增强:纵隔及双肺门见多发肿大淋巴结,部分钙化,部分融合成团,最大位于上纵隔,大小 8.8 cm×9.9 cm,密度不均匀,内见小斑片状钙化灶,CT 值 37-44 HU,增强后不均匀强化,三期 CT 值:41~52 HU,41~64 HU,44~67 HU,边界不清楚。CT 诊断:纵隔及右肺门多发肿大淋巴结,邻近血管、气管受侵;纵隔肿瘤性质待定,淋巴瘤? 转移瘤?

全胸腔镜下右侧纵隔淋巴结活检术中所见:右上中纵隔及肺门可见一大小约 6 cm×5 cm 不规则肿物,肿物质地硬,边界不清,与周围重要血管组织粘连紧密,肺表面未见明显占位性病变,胸腔内可见少量淡黄色积液。于上纵隔及肺门处活检组织 3 块,术中送快速病理,提示转移性腺癌。

一、病理检查

冰冻病理与常规病理:右侧纵隔淋巴结活检标本:红褐色组织两块,大小均为 0.5 cm×0.5 cm×

0.2 cm。冰冻病理诊断:右侧纵隔淋巴结活检标本:送检软组织纤维间质可见巢片状的异型腺管样结构,但未见确切淋巴组织成分,初步考虑转移性腺癌,待做常规石蜡切片及免疫组化检测进一步证实。常规病理诊断:右侧纵隔淋巴结活检标本:术中送检软组织纤维间质可见巢片状的异型腺管样结构,但未见确切淋巴组织成分,初步考虑转移性腺癌伴坏死,待做免疫组化检测进一步证实并探讨其可能来源。

二、免疫组化检测

阳性:CgA,SyN,CK7,Villin,CK(L),EMA,CA19-9,CD56(灶+),CDX2(个别+),Ki-67(+,约80%);阴性:CK5/6,P63,CEA,CK20,Vim,TTF-1,Calretinin,MC,PSA,NSE,D2-40,Mucin-2。免疫组化诊断:右侧纵隔淋巴结活检标本:结合免疫组化及组织学图像,符合混合性腺-神经内分泌癌,建议检查患者肺部情况。

三、误诊分析

该例 CT 与 MRI 所见纵隔结节状软组织密度影,均认为属肿大的淋巴结,病理证实并非如此,说明了一个问题,尽管在影像检查时所见纵隔内出现结节状软组织密度影大多是肿大淋巴结,但也不要忘记,还有不少结节影就是病变本身的表现,也不是转移性淋巴结肿大,这是减少纵隔肿瘤误诊的一条重要教训。纵隔内出现点片状钙化影,不仅出现于淋巴结钙化,结核病钙化,还可能是存在于纵隔内肿瘤本身的钙化。此外,对纵隔神经内分泌癌的影像学表现深入研究、学习和认识是十分必要的。

第八节　前纵隔不典型类癌

患者,男,60 岁。因反复腰背部疼痛 4 月入院。患者于 4 月前无明显诱因出现腰背部疼痛,无明显时间规律性,与体位及进食均无关,伴左腿部酸痛,呈持续性,疼痛以腰背部为明显,无放射痛,平卧时加重,活动时疼痛明显,疼痛影响睡眠。近日查胸椎 MRI 检查提示:胸腰椎多发病变,考虑肿瘤;T_3 病理性骨折。实验室检查:生化全套:肌酸激酶同工酶 MB62.3 ↑、肌酐 110.30 μmol/L ↑、高密度脂蛋白胆固醇 0.81 mmol/l ↓;免疫球蛋白(IgG.A.M)(血):K/λ1.52 ↓;血型鉴定(血):O 型、Rh(D)阳性↑;肿瘤标记物:糖类抗原 12-5 38.30 U/ml ↑。

入院后在 B 超引导下纵隔肿瘤穿刺活检术。病理检查:穿刺组织 3 条,长 0.6~0.8 cm,直径均为 0.1 cm。常规病理诊断:前纵隔肿物穿刺活检标本:恶性肿瘤,待做免疫组化检测进一步分型诊断。免疫组化诊断:前纵隔肿物穿刺活检标本:结合免疫组化检测结果及组织学图像,符合不典型类癌(相当于中分化神经内分泌癌)。(注:穿刺标本较为局限,结合临床病史及影像学提示,不排除分化更差区域有更重的病变)(图 16-13-4)。

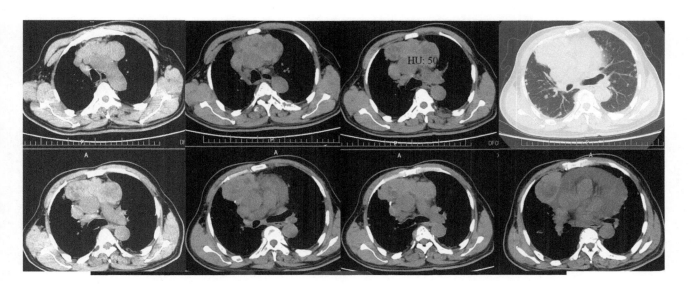

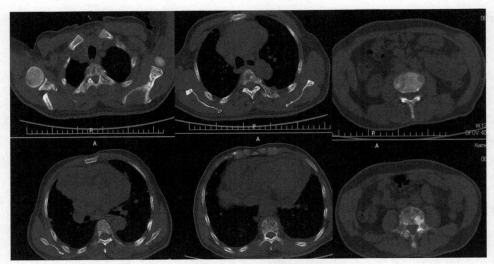

图 16-13-4　前纵隔不典型类癌

第十四章　纵隔积气

第一节　狂犬病并发肺炎伴纵隔及皮下气肿

狂犬病是狂犬病毒侵犯中枢神经系统引起的急性传染病。人发病时的典型临床表现是神经系统兴奋性增高，吞咽或饮水时喉头肌肉发生痉挛，甚至闻水声或其他轻微刺激均可引起痉挛发作，故又称恐水病。

本病发病以后可出现胸部异常表现，X线可表现为肺内渗出性病灶。一例患者X线胸片显示的征象在小儿支原体肺炎、支气管异物、皮肌炎、麻疹等病中多有文献报道。

但狂犬病并发肺炎、气胸、纵隔及皮下气肿极少有报道，其发生机制可能为：狂犬病毒直接侵害支气管、肺泡及肺间质，造成气道上皮广泛受损，其防御功能降低，致细菌感染；肺间质及肺泡炎性渗出、水肿、坏死；支气管痉挛以及坏死物脱落阻塞细支气管等而导致肺炎。

发生于喉痉挛之前，系狂犬病毒直接侵害胸膜，造成胸膜充血、水肿，从而引起胸膜破裂导致气胸。发生在喉痉挛之后，系喉痉挛引起肺内压增高，造成肺泡破裂，形成肺气肿，进而胸膜破裂形成气胸、纵隔及皮下气肿。

因此，肺炎、气胸、纵隔及皮下气肿，可作为少见的狂犬病特殊的胸部X线表现，在诊断和治疗方面应引起重视，但本病影像诊断必须结合临床综合分析。

第二节　假性纵隔积气

在正位胸片上，临床上经常见到左纵隔降主动脉影外侧有一竖行整齐的透光线状影，极为类似纵隔积气，但病人并无纵隔积气的病史与症状，仔细分析该影形成的成分，常会发现乃由降主动脉与附近肺血管之间夹有一层肺组织所致，并非真正纵隔积气。如将病员再稍向左转，此假性积气征象更为明显。一些人正位胸片可见心影两侧边缘均有薄薄一层透光线影覆盖，这也是假性纵隔积气，常常在侧位片上不能复见该透光影，此影的构成可能与心包膜下脂肪层有关。另外，婴幼儿胸部照片时如稍有旋转，可使部分透光的肺部出现于纵隔前方，如不留心，也可将此误为纵隔积气。

有些人食管内可含有少量气体，偶尔亦可把它看成纵隔内积气。

第十五章　　纵隔炎症

食管鱼骨刺伤并穿孔致纵隔炎症误诊

食管异物是临床常见急症之一，其中异物穿透食管壁造成穿孔，可能直接或间接地对周围重要结构造成损伤，可以引起纵隔炎、纵隔脓肿和主动脉破裂导致大出血等严重并发症，据报道，前两者的病死率为 15.0%~33.3%，因此一旦发生，应及早诊断，及时处理，减少死亡。食管上端始于第 6 颈椎下缘平面连续于咽，下端约于第 11 胸椎左侧与胃连接。食管有 3 个生理狭窄段，分别为食管起始部、左主支气管水平压迹及食管通过膈肌段，而主动脉弓对食管也产生压迹，形成相对狭窄区。食管异物多停留在这些区域。

食管异物诊断主要依靠吞咽异物病史、典型症状及影像检查，其中影像检查尤为重要，传统的检查方法是胸透和食管吞服钡棉，不透 X 线异物，透视能明确诊断；吞服钡棉出现垂挂现象，可提示该处可能有不透光异物，然而 X 线检查由于密度分辨率低及邻近组织结构重叠，不能直接观察到异物及由此引起的并发症，也不能明确异物的大小及与周围组织结构关系。同时食管吞钡棉检查有钡棉误吸及钡棉悬挂异物，可能移位损伤食管黏膜或使鱼刺插得更深的危险，目前临床一般都不赞成做此类检查。

CT 有较高的密度分辨率，对于细微的组织密度差异，能够通过窗宽、窗位的调节加以辨识，食管异物大多数为鱼、鸡、鸭等动物骨片，CT 表现为高密度而易于显示。目前 CT 检查已成为食管异物诊断的有效手段。

对有可能食管损伤的患者。如伴有颈根部、胸骨后或上腹部疼痛、发热、白细胞增多、颈部皮下气肿，即应考虑食管穿孔，同时影像检查出现纵隔气肿、液气胸，诊断即可确立。

如出现纵隔炎症或脓肿，X 线检查可显示病变所致纵隔影增宽，其中或可伴有液平面；胸部 CT 可见外缘模糊不清、内壁不光滑的厚壁软组织肿块，多有气 - 液平面，纵隔结构界面不清，血管、气管、食管受压变形移位。

对于食管异物，民间流传有许多方法，如吞服饭团、喝醋等，有时不但无效，相反还延误治疗或导致并发症的发生，有的鱼刺原先仅只一小部分插入食管壁，但经饭团挤压致使其插入食管壁深层，甚至感染穿透，引起纵隔脓肿。

一例患者即如此，患儿 6 岁，1 月前曾因鱼刺而吞食饭团，当时缓解，未引起家长重视，此次就诊时也未提供，影像诊断时又未能详细了解病史，仅根据影像表现诊断纵隔占位（食管或神经肿瘤来源），导致误诊，此为工作中教训，应引以为戒。

第十六章　关于胸部髓外造血

第一节　纵隔的髓外异位造血组织增生

髓外异位造血组织增生系良性病变。原发病多为地中海贫血、遗传性球形红细胞增多症等。髓外造血组织增生部位主要见于肝、脾、淋巴结,而发生于纵隔者少见。发生于纵隔脊柱旁的髓外异位造血组织增生多呈瘤样增生,由于对它认识不足,常被误诊为纵隔旁神经源性肿瘤。髓外异位造血组织增生好发于20~89岁患者,无明显性别差异。发生于脊柱旁髓外异位造血组织增生一般无明显症状。多因常规胸透或胸片偶然发现,但如发生在椎管附近或硬膜下者可出现脊髓压迫症状。由于髓外异位造血组织增生为良性病变,除非有并发症,否则本病不需要治疗,更可避免手术切除而造成贫血症状的恶化。但对于侵入椎管内产生压迫症状者则需行手术切除。

一、病因及病理学

髓外造血多见于慢性贫血(溶血)性疾病,或原位造血功能障碍患者。其机制可能为:胚胎时期具有造血功能的器官中的间叶细胞,为补偿骨髓造血功能的不足,重新恢复造血,似属"返祖"现象;循环于患者周围血中的造血细胞,在特定条件下归巢于胚胎时期有过造血功能的器官,建立新的造血灶;反应性增生:骨髓造血组织机能不足时,处于休眠状态的造血干细胞同时被异常刺激,产生髓外造血。

髓外造血组织手术大体病理组织肿物切面,多呈深红或暗红色,镜下观察病灶呈结节状,结节内见脂肪组织及大量成群聚集的各阶段幼红、幼粒及巨核细胞,证实为处于活跃造血功能的造血组织。

二、影像学研究

纵隔脊柱旁骨膜下存在少量具有潜在造血功能的造血组织,在病理状态下可因造血功能的需要过度增生,表现为两侧脊柱旁瘤样增生软组织块影,多同时合并有其他部位造血组织的增生。可表现为两侧对称或不对称肿瘤样块影或单侧多发性肿块样病变。有作者指出,在临床上,常常为多发性病灶(单侧多发或双侧多发)。

病变可位于上中下纵隔脊柱旁任何部位,但以中下段胸椎旁(胸$_{7~10}$水平)多见。胸部X线平片表现为单侧或两侧中下纵隔向两侧肺野突出的类圆形、梭形或分叶状边缘清楚光滑阴影,病灶较小者多因正位与心影重叠,侧位与脊柱重叠显示不清,需在深度曝光X线片上方可发现。CT平扫肺窗及纵隔窗脊柱旁均可见多个半圆形或分叶状、部分病灶为上下径呈长梭形,边缘光滑软组织密度块影,病灶多发而大小不等,大部分作者均描述为"瘤样"肿块影,病变密度均匀,无钙化囊变及坏死,增强扫描病灶可呈均匀轻度或中等度强化。

髓外异位造血组织增生为良性增生性病变,病程多较长,因而对邻近组织的影响不大,病灶邻近椎骨或肋骨无骨质破坏。其他部位的造血组织增生可表现为肋骨、胫腓骨等造血组织丰富骨骼膨大变形,骨质疏松,纹理粗大并交叉呈网格状。

三、鉴别诊断

充分认识纵隔髓外异位造血组织增生的影像表现,结合病史诊断并不困难。髓外异位造血组织增生好发于慢性造血功能障碍或慢性溶血患者,所以出现上述表现认真询问病史应该是正确诊断该病的关键。由于X线平片对发现脊柱旁及心脏后方的病灶有一定的局限性,因此CT扫描应为诊断本病的最重要的影像学检查方法。

下列几点是诊断的重要依据：地中海贫血或慢性溶血病史；X线平片脊柱旁梭形或分叶状阴影。CT扫描脊柱旁大小不等、半圆形边缘光滑、密度均匀软组织密度影，增强扫描可有轻、中度强化。病灶多发，两侧同时发病更有助于诊断；胫腓骨、肋骨骨端膨大，为骨髓造血组织增生活跃的表现；肿块邻近椎骨及肋骨无骨质吸收破坏改变。

神经源性肿瘤：神经源性肿瘤多为单侧发病，无上述贫血或溶血等血液病史，病变密度可不均匀，病灶邻近骨质多有压迫性骨质吸收，椎间孔增宽等改变。

淋巴类肿瘤：淋巴类肿瘤好发于中纵隔，病灶呈多发分叶并相互融合，多合并全身其他部位淋巴结肿大。

第二节　纵隔髓外造血

髓外造血（EMH）是一种生理代偿现象，多见于慢性贫血（溶血）性疾病，或原位造血功能障碍患者，肝、脾为常见好发部位，发生于胸部者极为少见。

纵隔脊柱旁骨膜下存在少量具有潜在造血功能的造血组织，在病理状态下可因造血功能的需要过度增生，表现为两侧脊柱旁瘤样增生软组织块影。可同时合并有其他部位造血组织增生表现，表现为肋骨、胫腓骨等骨骼膨大变形，骨质疏松，纹理粗大并交叉呈网格状。

胸内髓外造血多无典型的临床症状，常于体格检查时发现，平片仅提示纵隔占位性病变，CT检查及三维重组能提供更多的影像信息，如肿块位置、形态、密度、血供以及周围骨骼情况，结合病史，有助于与后纵隔其他占位性病变的鉴别诊断。

第十七章　纵隔其他疾病

第一节　关于胸内甲状腺

胸内甲状腺一叶或两叶的下极可表现为类似气管旁的肿块或肿大淋巴结。

在朝向头侧的连续的 CT 层面上可以看出,这些"肿块"或淋巴结样结构与易于确认的甲状腺组织融为一体。另外,如没有经静脉内注射对比剂行增强 CT 扫描,可能由于正常甲状腺组织内含碘量较高,其密度较纵隔内血管结构高。

增大的甲状腺伸入胸腔内,即为胸内甲状腺肿,一般位于前纵隔,偶可延伸到大血管后方,与气管旁肿大淋巴结相混淆。正确认识胸内甲状腺肿的典型 CT 表现,有助于做出正确诊断。胸内甲状腺肿一般边缘清晰,经静脉注入对比剂后持续强化,内部可能含有钙化灶以及由于囊变或胶样变性而产生的低密度区。

最重要的一点是连续扫描可显示胸腔内甲状腺肿块与颈部甲状腺组织相连续。

第二节　右上纵隔增宽

右上纵隔增宽的解剖学基础:右上纵隔增宽是右上纵隔内组织结构发生变异或发生占位性病变在影像学上形成异常。右上纵隔内组织结构有胸腺、甲状腺、淋巴组织、血管、气管、食管、脂肪组织、结缔组织。一组作者报告一组 56 例右上纵隔增宽病例,包含:

一、血管病变

右上纵隔增宽来源于血管 20 例。影像表现:其中以升主动脉或无名动脉迂曲(14 例)所致的右上纵隔增宽最多见,老年人由于主动脉延长迂曲,升主动脉突出于上腔静脉边缘之外或无名动脉向右侧外突,呈弧形,该组病例的纵隔增宽或形成局限性块影,至少在某一个体位上,与胸主动脉某部相连而不能分开或 CT 增强扫描时强化密度曲线与纵隔大血管一致;

主动脉夹层(3 例)累及升主动脉的病例,在胸部 X 线平片上显示纵隔阴影向右侧增宽,表现为右上纵隔增宽,右上纵隔增宽阴影可见扩张性搏动,

CT 平扫 + 增强扫描显示主动脉扩张伴条状充盈缺损,可见主动脉管腔成双腔改变;

右位主动脉弓(2 例)平片表现无特异性,仅表现右上纵隔增宽,CT 平扫 + 增强扫描可见主动脉弓右移且强化密度曲线与动脉一致;肺动脉狭窄致主肺动脉明显扩张(1 例),平片右上纵隔增宽,CT 平扫右上纵隔囊性病变、肺动脉增宽、右房增大,后经 CT 增强扫描以及心脏彩超检查证实为肺动脉狭窄;对于血管性、淋巴性病变,CT 平扫 + 增强扫描根据血管和淋巴结强化程度进行诊断和鉴别诊断。

二、肺部病变

右上纵隔增宽来源于肺部病变 18 例。影像表现:发生在主支气管及靠近纵隔面生长的纵隔型肺癌(16 例)或右上叶肺不张可似上纵隔增宽,X 线表现为纵隔增宽,与纵隔肿物很难鉴别。右肺上叶内带(靠脊柱右旁、右胸锁关节下方)隐匿型肺癌(2 例)往往于首诊时做 X 线检查表现为右上纵隔略增宽、模糊,CT 则是观察病灶的内部结构以及对周围

组织有无侵犯的有效方法。在临床工作中，X线胸片检查作为病人胸部常规的检查，其影像学特点是空间分辨率较高，其密度分辨率较低，且组织结构前后重叠，对于胸部的一些隐匿部位的病变易被心影、膈肌和肋骨遮盖，难于显示。CT借助于其高分辨率，能够清晰地显示纵隔内的各类结构，能区分血管、淋巴结、气管、食管、胸腺等组织，并能确定病变的实质，如属囊性、实性、脂肪性、血管性以及是否伴有钙化或骨化，对于病变的定性起到关键性作用。

三、纵隔肿瘤性病变

右上纵隔增宽来源于纵隔肿瘤性病变10例。影像表现：X线平片可显示右上纵隔增宽、局部隆起，可伴有气管受压、变形；CT平扫+增强扫描：显示非侵袭性胸腺瘤（6例）瘤体表现为前上纵隔内主动脉和上腔静脉前的胸腺组织内密度增高的结节灶；

显示侵袭性胸腺瘤（2例）的瘤体侵犯大血管和心包，引起上腔静脉综合征，即梗阻位于上腔静脉入口以下时，上腔静脉血管成为主侧枝通路而扩大，在右支气管角处显示局部扩张而表现为平片上的右上纵隔增宽征象；

显示胸内甲状腺肿瘤（2例）与颈部甲状腺相连，伴气管向一侧性移位或变形狭窄。

纵隔为胸部重要组成部分，因它是多个系统的器官和组织的复合总体，故发生肿瘤的种类繁多，但其发生的部位有一定规律，CT可更清楚显示纵隔内病变部位和范围，以及其与相邻组织结构关系，进一步了解病变来源，对纵隔肿瘤定性诊断十分有价值。

四、淋巴性病变

淋巴瘤（4例）平片右上纵隔增宽，CT平扫+增强扫描可见纵隔内多发肿大结节，轻度强化，后穿刺活检而确诊为淋巴瘤。

五、食管病变

右上纵隔增宽来源于食管病变4例。影像表现：食管下段癌随着食管下段的梗阻致食管上段扩张（2例），可在后前位胸片见到纵隔右上边缘膨出，在食管高度扩张、伸延与弯曲时，可见纵隔增宽而超过心脏右缘，有时可被误诊为纵隔肿瘤，但其经食管吞钡检查后两者在鉴别诊断上并无困难。食管下段癌有胸内淋巴结转移，发展够大时可造成肺门增大，呈结节状，使上纵隔增宽，明显增大的淋巴结可使食管发生移位。

对于食管病变，X线平片显示右上纵隔增宽，加行食管吞钡+点片显示右上纵隔增宽与食管相关，CT能更好显示病变累及的范围。

六、纵隔炎症

由食管癌或异物（2例）引起，胸片示上纵隔阴影明显增宽，以右侧显著，右上纵隔可见约2cm长的液平面。CT可见纵隔内器官边缘模糊和积液，脂肪组织因炎性渗出会导致CT值增高，积液；软组织肿块向纵隔的一侧凸出，表现为纵隔增宽和肿块凸出影，右侧较多见，CT增强检查所示可确切指明其范围。

CT误诊分析：CT平扫+增强扫描对X线平片右上纵隔增宽病变可进一步定量，对病变来源于血管性、食管性、炎症性、部分前纵隔肿瘤性病变等可进一步定性或确诊，但对于其中来源于甲状腺、淋巴性、支气管性病变共22例仍存在误诊，明确诊断仍需手术病理或穿刺活检，而部分血管性病变则依赖于心脏彩色超声明确。

比较影像学：引起右上纵隔增宽病变主要来源于胸腺、甲状腺、淋巴结、大血管、食管、肺部、气管支气管；主要病因有肿瘤性、血管性、感染性、创伤性。

通过该组病例的CT、平片、临床表现，结合手术病理、穿刺活检或CT增强扫描、心脏彩超结果对照分析，发现X线平片仅对右上纵隔增宽形态及位置有大体的显示，对于病变来源和累及范围往往难于准确地显示，故X线检查诊断纵隔病变相当困难，仅能依靠纵隔影增宽及肿瘤好发部位大体做出粗略判断，在一定程度上被认为X线检查的盲区。

而CT在诊断右上纵隔增宽诊断方面明显优于平片，是可靠的判断右上纵隔增宽的检查方法，并且右上纵隔增宽病变来源以及与周围结构之间的关系，CT扫描能很好显示、发现，有较高的诊断准确率，故CT检查为主，平片为首筛选可作为右上纵隔增宽的可靠检查方法，从而对右上纵隔增宽的定性、定量做出估计和诊断，对决定治疗方法有着重要意义。

第十八章　纵隔影像诊断的一些陷阱

第一节　关于胸腺

后纵隔胸腺：后纵隔胸腺，为极少见的发育变异，常给诊断带来困难。在新生儿，胸腺甚为突出并随年龄增长而逐渐消失。Cohen（1983）指出，CT扫描确定正常的前纵隔的胸腺，在30岁以下的人是100%，在49岁以上者为17%。胸腺组织能见于少见的位置，极少见于后纵隔（Saade等，1976）或颈部（Shakelford & MeAlister，1974）。此类异位胸腺能误诊为块状胸膜肿瘤、左肺上叶移位或介于大的胸内血管之间的肺浸润。

后纵隔胸腺的影像学表现为后纵隔之一块影，CT扫描可见软组织密度块影位于后纵隔，或从前纵隔延伸到后纵隔，外缘光滑，密度均匀。Shackelford & MeAlister（1974）报告3例异位胸腺，其中1例胸腺延伸围绕于上腔静脉之后；Ebel（1980）报告1例后纵隔胸腺，另6例胸腺部分延伸至后纵隔。Ebel同时指出，此类异位胸腺在类固醇试验时常不收缩，而位于前纵隔的胸腺则皆有收缩。

巨大胸腺：有的婴幼儿胸腺甚为巨大，在正位胸片上，一侧巨大胸腺可占据同侧肺野的中、内带，上自肺尖，下至膈顶；有的巨大胸腺宛如心影向一侧明显增大，但仔细观察则可见此侧"心影"边缘密度较对侧真正心影边缘密度要低些；一些婴儿正位胸片上见心影呈圆球形，似全心增大，而侧位片上却不见心影增大，只见前方胸腺影甚大，它上自肺尖，下达膈顶，后缘几乎接近气管与食管，再做左右心血管造影，发现心脏大小正常，整个心脏为巨大胸腺所包围。

胸腺增大佯似心影增大：婴幼儿胸腺左叶增大，外缘可成光滑圆弧形，从正位胸片看，心影十分类似右位心。有时两侧胸腺增大，向两侧膨隆，颇似全心增大。有的胸腺左叶增大，较局限。正位胸片上表现与左心耳增大难以区分。个别幼儿胸腺阴影位于上纵隔，正位胸片上显示为上宽下窄，再与正常心影联系一看，宛如全肺静脉回流异常的雪人心，导致诊断混乱和困难。

其他：有作者报告新生儿胸腺，在侧位片上可出现前下纵隔的相对透亮区，被误认为胸骨旁裂孔疝。偶尔，胸腺右叶在正位胸片上类似右上叶肺炎实变，或佯似上叶肺不张。在胸腺增大的儿童的侧位片上，前下纵隔可出现透亮的三角区，多为锐角三角形，尖指上方且位于胸骨体中部，底为膈顶，前侧边为胸骨后缘，后侧边为增大胸腺前下缘，不应将此三角误为病变。Ebel（1980）指出，左侧巨大胸腺可推移左上叶，极为类似肿瘤的表现，导致误诊。

第二节　有关纵隔CT检查

Marvasti等（1980）报告5例圆形纵隔包块的CT扫描，虽然均在手术病理证实为薄壁的上皮或间皮囊肿，CT图像上却皆表现为软组织密度，包块CT值为18~64 HU。一般囊肿都含有浓厚的乳脂状液体。该作者认为，在纵隔，CT值不宜用来可靠地判别囊肿还是实质性包块。前纵隔钙化性肿块的鉴别诊断包括纵隔甲状腺肿、肉芽肿病、畸胎瘤、胸腺瘤、血管瘤和治疗后的霍奇金淋巴瘤。Wycoco & Raval（1983）指出，上述内容还必须加上未经治疗的霍奇金淋巴瘤，后者CT图像上显示粗大而不规则的钙化,考虑此钙化可能是营养障碍所致。

Baron 等(1981)在研究 CT 扫描评价纵隔宽度时指出,纵隔内脂肪蓄积或脂肪过多可造成纵隔增宽,但它的良性性质极易为 CT 所认识。

第三节　正位胸片上的诊断陷阱

大血管的投影:在正位胸片上,主动脉迂曲有时重叠于右心缘上,使右心缘膨隆明显,形如纵隔肿瘤,在侧位胸片上清楚可见为明显的主动脉迂曲。

在胸部后前位照片时,有时可见右肺中叶假性气腔,此现象并非少见,是由大血管主干分支方式不同投影所致,侧位片上则未见此含气腔。

在正位胸片上,纵隔左缘轮廓增宽,有时缘于扩张的左锁骨下动脉,行 CT 扫描则清楚可见。左位上腔静脉为一发育变异,在正位胸片上,它可使上纵隔左缘平直向外推移,导致上纵隔影增宽。在正位胸片上有时可见主动脉乳头,表现为主动脉弓左侧缘局限性乳头状突起,它为正常阴影,缘于最高肋间静脉,可见于儿童及正常成人。在正位胸片上,扩张的主动脉弓,可致右上纵隔的上腔静脉影向外移位,在老人尤其如此。

关于心包脂肪垫:在正位胸片上,偶尔可见右心膈角内小而孤立的圆形心包外脂肪垫,不可误为肿瘤。有时它表现为心影下方的透亮影。

在进行性肥胖患者,经常可见心包外脂肪垫逐渐增大。心包脂肪垫有时还可延伸到胸膜的主叶间裂内,产生肺基底部三角形阴影及下腔静脉后阴影。

有作者报告,胸骨后心前区不规则的心包脂肪垫,被误认为肿瘤而行开胸切除,该脂肪垫即伸延到主叶间裂内。有作者注意到一例病人侧位胸片未见异常,十年后心包外脂肪垫延伸至主叶间裂内,被误诊为右肺中叶不张。另有作者报告巨大心包外脂肪垫,在正、侧位胸片上表现为膈上大包块,在 CT 横断图像上表现右下胸前半大块脂肪密度影,其体积几近心脏影的一半。在正、侧位胸片上,偶尔可见到心外膜脂肪被误认为心包积气,应尽力避免此类诊断陷阱。

假心包积气:在正位胸片上,邻近右心缘的支气管及肺血管影可伪似心包积气。在隔离罩内的婴儿摄制胸片时偶可见透光区,为隔离罩开口,可被误为异常,如气囊肿或心包积气。

关于纵隔积气:在正位胸片上,有时主动脉与附近的肺血管间肺组织表现的竖行透亮带,可伪似纵隔积气,轻度向左旋转则显示其为假性病变。Mach 效应所致的心脏周围透亮晕影形似纵隔积气,侧位投照未见纵隔积气。婴儿摄片时胸部轻度旋转导致透亮的肺部位于心脏前面,可伪似纵隔积气。在正位胸片上,偶尔病人食管内出现暂时反流的气体,显示纵隔内透亮区,不要与纵隔积气混淆。在后前位胸片上,有时肋骨阴影重叠于主动脉弓上,可伪似上纵隔内的气 - 液平面。在侧位片上,主动脉弓上缘重叠于上肺野内脊柱前方,其上方肺野可伪似食管内的气 - 液平面。

关于纵隔增宽:在后前位胸片上,深 Valsalva 呼吸时,上腔静脉扩张引起右侧纵隔增宽,不进行深 Valsalva 呼吸时,胸片表现恢复正常。在后前位胸片上,左上叶异常静脉引流可导致上纵隔增宽。前弓位照片显示假性纵隔影增宽,恢复正常位置投照,纵隔宽度如常。

奇叶与奇静脉结:在青年人正常而突出的奇静脉弓。通过观察仰卧位与直立位间的形态变化的观察,可以与扩大的奇静脉结相鉴别。在先天性下腔静脉中断者奇静脉弓可明显扩大,显示为一大的块状影。在后前位胸片上,奇叶可形似充气扩大的食管,导致右上纵隔增宽,引起混淆。正位胸片上,有时稍有偏斜,可见奇静脉结重叠于气管影中,伪似气管内肿物。

胸廓结构与诊断陷阱:在正位胸片上,婴儿胸骨柄骨化中心投影与纵隔一侧缘内,可与纵隔肿块混淆。在后前位胸片上,轻度脊柱侧弯可导致胸骨柄偏向一侧,投影于纵隔内伪似纵隔肿块。在胸部后前位照片时,双臂下垂时胸大肌影投影于肺野内可伪似肺炎,几分钟后双臂上举再照片,胸肌阴影消失。在胸部后前位照片时,第 1 肋软骨钙化,投影于上肺野中,不应误为肺实质病变。在胸部后前位照片时,肋软骨致密钙化投影于肺野和心影中,可被误认为左下叶实变或肺不张。前弓位投照时,可见到双侧肩胛骨投影形似肺部病变,尤其是肩胛冈的阴影。

关于心影的变化;在正位胸片上,心影不增大的儿童和成人有时可以见到右心缘出现"部分性双心房影"，伪似左房增大，除非能在其他投照位得到证实左房确实增大，不应作为左房增大的证据。在正位胸片上，儿童心动周期中，心脏大小变化的正常变异较为明显，在收缩期和舒张期不同期相的心脏投影可变化相当大。

有作者报告 3 例新生儿动脉导管隆突，在正位胸片上表现为左上纵隔局限性半球状外凸。正常新生儿出生后第一天常见，3 天后消失。它反映了新生儿适应宫外生存，是动脉导管关闭前短暂的生理现象。导管漏斗部是早期导管附着点。其存在不代表动脉导管未闭。在正位胸片上，左上纵隔的导管漏斗部可表现为"3"字征，不可误为主动脉缩窄或主动脉破裂。

动脉导管旁可有动脉韧带，在正位胸片上，它可呈现结节状钙化。儿童及正常成人肺动脉大小可显示正常的变异。肺动脉大小差异极大，在正位胸片上，青年人肺动脉突出为常见征象，与肺动脉本身无关。此时结合临床十分必要，不要一见肺动脉突出即称有肺动脉高压，造成错误的过度诊断。

气管压迹和侧凸：在胸部后前位照片时，多数正常儿童及成人的胸廓入口处均可见到气管右侧壁的浅压迹。在胸部后前位照片时，气管在胸廓入口处可向右侧方凸出弯曲，在 5 岁以下儿童和婴儿中为正常现象。此类移位由主动脉弓压迫所致，呼气时更为明显。如是右位主动脉弓，此类弯曲则凸向左侧。

第四节　侧位胸片的诊断陷阱

在侧位胸片上的重叠影：在侧位胸片上，下腔静脉影形似上缘向内下凹陷的肺不张，其上缘为心影重叠所致，下缘为下腔静脉的后缘。在侧位胸片上，呼气相摄片时，右半横膈与心脏重叠影，可形似右肺中叶肺不张。有作者报告 47 岁健康女性环状软骨钙化，此现象少见，除非是老年人或高钙、高磷血症患者。56 岁女性气管支气管软骨"生理性"钙化。以气管钙化为特征性改变，尤其见于老年女性。在侧位胸片上，成人气管正常可向前弯曲，伴存后方主动脉扩张。

胸廓结构在侧位胸片上：在侧位胸片上，上臂皱褶重叠于前纵隔影中，可伪似肿块。肩胛与上臂皱褶重叠可形成类似肿块的透亮影，此时，肩胛在后，上臂皱褶在前，中央正是气管及部分肺野影，显示竖行的类圆形透亮影，伪似肿块。

在侧位胸片上，肩胛冈重叠于上肺野内，呈平行线条影，可伪似肺空洞伴气液平面。主动脉与肩胛骨重叠可产生三角形致密影，其前方为气管后壁，后缘为主动脉弓，下缘为肋骨影。在侧位胸片上，肩胛角重叠于胸椎上，可伪似肺内的小结节。侧位胸片上，有时肩胛骨重叠影可形似气管旁软组织增厚。

在胸部后前位和侧位照片时，偶尔个别胸椎横突较大，投影于肺野内，可伪似肺野内带的结节样病灶。个别胸椎的椎小关节肥大，也可产生类似的假结节影。应留心此类情况，以免误入陷阱。一些作者注意到，在侧位胸片上，有时女性的乳腺投影于心影的前下方，可酷似肺实变。

胸骨后线：在侧位胸片上，两肺接触面与纵隔脂肪形成胸骨后线，位于胸骨后方下部，表现为软组织密度的细长的三角形影或长梭形影，其尖端指向上方，前缘为胸骨，后缘为心前部的竖行片条影，三角形的底为膈顶。

在横断 CT 图像上，清楚可见右肺扩展到前胸壁，心影与前胸壁形成尖锐的锐角；左肺被心脏及纵隔脂肪压迫，向前扩展受限，形成一面向后方的弧形界面，心影与前胸壁形成弧形；这样两肺向前扩展的程度不同，重叠于侧位胸片上，则导致出现胸骨后线。

在侧位胸片上，摄片时旋转可形成明显的胸骨后线，在标准侧位则显示正常表现。有时，肋骨与胸骨后线重叠产生假肿块。有些人胸骨后线很明显。在侧位胸片上，偶尔可见到前下纵隔的小的三角形透亮区，在临床上不重要，其产生机制不明，可能与胸骨后线产生有同样的解剖学基础。

前胸膜外线：在侧位胸片上前上纵隔内，前胸膜外线由无名动脉、静脉及第 1 肋软骨推移胸膜所致，不要误认为胸骨病变或纵隔肿块。

在小儿侧位胸片上：在侧位胸片上，婴儿后纵隔有时可见假性肿块，为肩胛、腋部软组织重叠所致，合并气管前曲及左主支气管连接下叶。呼气时较为明显，深吸气时肿块可能消失。侧位胸片上，在儿童和成人都可能在气管后方看见呈结节状致密影的奇静脉弓，不可误为病变。在侧位胸片上，婴儿后纵隔有时可见假性肿块，为肩胛、腋部软组织重叠所致，合并气管前曲及左主支气管连接下叶。呼气时较为明显，深吸气时肿块可能消失。

在侧位胸片上，胸腺较大的幼儿在胸腺影的衬托下，前纵隔可形成下方的三角形透亮区，其前方为胸前壁，后方为胸腺影，下方为横膈。在婴幼儿侧位胸片上，胸骨下端向后内缩，可伪似纵隔积气。随访检查显示正常。2岁儿童正常气管前切迹，表现为侧位胸片上，气管前方局限性浅凹陷，为胸廓入口下常见的现象，随呼吸变化，常无临床意义，是呼吸时胸腺由前纵隔进入颈部向头侧间歇性运动的结果。2岁以下儿童常见。

关于心胸比例：新生儿与成人心胸比例不同。婴儿心脏在胸腔中所占比例更大，因此成人心脏大小的标准不适用于婴儿和儿童。心脏体积大小并不一定有临床意义，此种情况在年轻人及瘦弱的女性经常可以见到。

心脏大血管与纵隔的轮廓：食管后右位主动脉弓，并不一定伴有先天性心脏病，可被误认为纵隔肿块，它使食管移向左前方。特发性上腔静脉扩张为发育变异，无临床意义，它可引起右上纵隔影向外膨隆，甚至局限性凸出，导致误诊。

左心室后壁假性室壁瘤。表现为侧位胸片上，左室后壁非连续性膨出，同一瞬间再次曝光却未再出现。此膨出在电视透视下可见明显的反向运动，表明左室收缩后期的短暂收缩阶段，为正常现象。在侧位胸片上，心外膜下脂肪线表现为心影外半月形透亮区，心包位于心外膜下脂肪组织与心外脂肪组织之间。

直背综合征造成心脏扁平和肺动脉突出。先天性脊柱后突阙如及胸廓矢状径减小者，心脏轮廓变化显著，并同时合并有类似器质性心脏病的体征。注意：胸腔狭窄患者可有部分降主动脉影消失。直背综合征还可显示主动脉弓及降主动脉变形。

正常情况与误诊：正常心包外脂肪垫，可与囊肿及肿瘤混淆。其大小与患者体重相关。妊娠期心脏的正常变化。某些正常孕妇除心脏增大外，还有选择性右心房扩大。此外奇静脉弓也可扩大。这些情况在分娩后短期内即可复原。

食管内气体：食管内气体产生主动脉弓上透亮区。此现象见于迂曲的主动脉致食管向左移位时，钡剂也可存留于此。

第五节　呼吸相的影响

众所周知，呼吸相对婴儿胸部照片的摄制甚为重要，正常婴儿胸部正位照片时，轻度呼气即可使肺实质透光度减低，导致误诊。在成人，呼气时作胸部照片，可形成左下、右下或双下出现絮片影，误诊为基底肺炎。

成人呼气时摄制胸片，气管可出现弯曲，在吸气时再摄片，此弯曲即消失。在小儿侧位胸部照片，如系呼气时拍摄，右侧膈肌影与心影重叠，可产生与右中叶不张类似的X线征象。成人侧位胸片摄制时如为呼气时曝光，肺动脉影皆特别突出，肺静脉影常现集聚，尤其是后下基底血管影更为明显，常可被误认为肺部炎症。

正常儿童肋间膨出。尽管此现象为阻塞性肺气肿的早期表现，但正常瘦小儿童深吸气时亦可见到。

在深度Valsalva呼吸时拍摄成人正位胸片，上腔静脉的膨胀可使上纵隔影增宽，误为异常，不做Valsalva呼吸再摄片，上纵隔影宽度则如常人。有作者报告，在急性创伤患者，由于深呼气后照片，导致纵隔影增宽，而误认为主动脉破裂，该患者在1h内行吸气相照片，即转为正常。

呼吸对婴儿气管的影响。气管在吸气时变宽，呼气时变窄，经常在侧位胸片上清楚看见。

在正位胸片上，Valsalva呼吸时心脏可变小，不可误为异常现象。在胸部后前位照片时，成年人呼气时气管也可出现弯曲，在吸气时则恢复正常。正常婴儿轻度呼气时照片，在胸部后前位照片时，表现为双肺透亮度下降，可被误认为肺实质阴影。再吸气照片，双肺显示清晰，事实得以澄清。在正位胸片上，偶尔可见正常幼儿深呼吸心尖抬高，不应与左心室肥大相混淆。

有作者报告，在正位胸片上，急性创伤患者，呼气相照片显示纵隔增宽，可能被误诊为主动脉破裂。

1 h后再摄正位胸片未见任何异常。在仰卧正位胸片上,纵隔轮廓可正常变宽,呼气时气管向右偏曲,可被误认为创伤性主动脉破裂。在胸部后前位照片时,成人呼气相摄片,可产生形似基底段肺炎的表现。

第六节 胸部的几条带、条纹和线

主动脉-肺纵隔条纹:Keats(1972)报告在纵隔正位胸片上可出现三角形密度增高影,由内上斜向下外,外缘斜行延伸,上方为主动脉弓,下方为肺动脉,可见于所有年龄组中,并且此条纹大小可有变化,该作者以2例纵隔充气造影照片进行验证,发现此条纹影可能是纵隔胸膜自主动脉反折至肺动脉所引起,出现于正常人群时,应考虑为正常发育变异,切勿误认为淋巴结肿大所致的纵隔胸膜移位。

胸骨后带与右胸骨旁带:双侧肺叶的接触面再加上纵隔脂肪,形成胸骨后带,顾名思义,它位于胸骨后方下部,为胸骨后方一软组织竖行带状影,侧位片上可以见到,此带影的前后径因人而异,一般光滑平整且密度均匀,个别人由于肋骨前端与胸骨后带影重叠,可造成胸骨后下出现肿块影,导致误诊。右胸骨旁带见于正位片上,常重叠于右心影,为右侧肺的内缘显影。

纵隔线:左纵隔旁线,为椎旁胸膜反折所形成,胸主动脉扩张可使其向外推移,但却并不表示脊柱或纵隔的异常。在年轻人,脊柱旁线亦可见于右侧,或见于两侧,勿与脊柱旁肿块混淆,偶尔增宽的下腔静脉阴影可类似于右脊柱旁线。

在胸腔较狭窄的成人,也常可显示两侧的脊柱旁线。部分下胸椎腰大肌的起点,在正位胸腰椎照片上,可形成一侧或两侧胸脊柱旁的软组织阴影或软组织影隆起,伪似病变。

有学者报告,有的左侧孤立性脊柱旁软组织隆起阴影,原因难以明确,CT或主动脉造影均未能满意解释,故考虑可能与半奇静脉系统的变化有关。

关于纵隔线,可参阅有关活体形态学的书籍(如:巫北海总主编,《活体形态学·胸心卷》,北京:科学出版社,2006)中的有关章节。

竖行的椎旁条纹影:前、后纵隔竖行的条纹影为正位投照中左右肺的接触面,偶尔可见到它的全貌,从上胸部直达膈顶。正位胸椎照片或曝光过度的正位胸片上,正常椎旁条纹,少见于上胸部,于胸$_{4\sim5}$开始消失。

左侧椎旁软组织影,偶尔可见下支气管降主动脉接触面局限性消失,为正常发育变异。纵隔左旁的条纹,为胸膜紧靠脊柱反折或胸主动脉扩大使其向外侧移位,并不一定提示脊柱或纵隔异常。椎旁条纹可见于右侧,特别是年轻人,或者双侧可见,不要与椎旁肿块混淆。右侧相似的阴影也可能为增宽的下腔静脉。脊柱唇样肥大可致椎旁条纹影外移。

脊柱旁的脂肪沉积可使椎旁条纹影移位,当病人明显肥胖时,两侧椎旁条纹均可向外侧显著移位,值得注意的是,脊柱旁脂肪沉积可分布不均匀或不对称,这样,在脊柱旁就可出现各式各样的阴影外凸。

正位胸腰椎照片上,下胸椎上腰大肌起点可产生脊柱旁软组织影,此影可与脊柱平行,或逐渐向外侧倾斜。有作者报告4例椎体左旁软组织影隆起,CT或主动脉造影均未显示。在某些病理情况下,类似的阴影可能与半奇静脉系统有关,可能为静脉间断充盈的结果。类似的阴影也可为纵隔淋巴结所致。在后前位胸片上,另一条线(右胸骨旁线)可在心影右侧见到,此线表明右肺内缘,为竖行的软组织密度影。

椎旁阴影:左侧脊柱旁线正常一般从第4胸椎平面延伸到第11或12胸椎平面,此线平行于脊柱和主动脉侧缘。主动脉侧缘位于左脊柱旁线外侧。改变左脊柱旁线的疾病甚多:脊柱结核、化脓性骨髓炎、主动脉破裂、脊柱肿瘤、脊柱paget病、骨关节炎与脊柱创伤。二尖瓣型心脏却也可有主动脉及左脊柱旁线的侧移位,左房增大明显推移主动脉和邻近的肺到左侧。Lien & Ko lbenstvedt(1982)发现左脊柱旁影几乎所有病人均可见及,而右脊柱旁影只有大约1/3病人可以见到。脊柱旁影宽度的变化也是左侧多于右侧,并且年龄在40岁以上者脊柱旁影较宽。

第七节 关于气管与支气管

婴儿的呼吸对气管影响甚为明显,吸气时气管增宽,呼气时气管变窄,颈部气道还可能向前突出,在正常情况下,此生理现象的动态表现十分显著,切勿误为异常。成人呼气时气管也可弯曲。气管凹痕,在婴幼儿胸腔入口处,气管前可见凹痕,即气管前壁向气管腔内局限性突入,且略成钝角,称为气管前凹痕,一般作者认为系由血管因素所致,无临床意义。

在一些正常儿童,气管右侧胸腔入口平面也可出现一浅凹痕,亦为正常的发育变异。有作者报告气管内黏液塞在气管断层照片上可显示为充盈缺损(局限性、结节性),似气管内肿瘤,黏液塞咳出后复做断层,该"病灶"即消失干净。侧位胸片上,如有动脉轴位象投影重叠于气管影像中,则见一豆状致密影周围环以透光带,常与支气管结石混淆,值得注意。

在 CT 扫描图像有时可见军刀鞘气管,可用不同的窗位进行观察,显示气管左右径变窄,在胸腔入口层面下方更为明显,通常出现于梗阻性肺部疾患病人。它外形俨似受外压挤,并不少见,气管的冠状径常小于矢状径的一半。CT 图像上,气管或支气管内黏液积聚可伪似管腔内病变,如有怀疑,应请病人咳嗽吐痰,再扫描则见该影已消失。

孤立性先天性气管食管瘘十分少见,只占先天性气管 - 食管瘘所有类型的 6.4%,其临床征象为特征性的复发性肺疾患、胃肠气体增加和吃饮后呛咳。常出现于生后几天,也可延迟到生后数周。Bretagnede-Kersauson 等(1972)曾报告 5 例。血管的异常,神经性吞咽困难,胶稠性黏液病,先天性巨结肠以及肺的葡萄球菌感染均类似本症。

Patronas 等(1976)报告一例中年患者,反复咯血并慢性支气管炎,幼时曾数次发生肺炎及咯血。支气管造影显示右下叶支气管内有一蹼,蹼的近侧有代偿性肺气肿,蹼远侧几乎全部萎陷,每基底段均现严重支气管扩张。支气管镜见此蹼中央仅 2mm 开口。本病少见,但如诊断明确对病人则大有裨益。

第八节 假性病变

纵隔出血类似于霍奇金病复发:自发性纵隔出血,通常出现于创伤、抗凝血处理,偶尔见于血液透析、肾血管性高血压血压突然改变、喷嚏、呕吐、持久咳嗽之突然和反复的胸腔内压力升高有时也可引起。Bethancourt 等(1984)报告 1 例放射治疗后脉管炎引起纵隔出血,其 X 线表现酷似霍奇金病复发。

肥胖与纵隔假性肿瘤:肥胖可引起纵隔局限性脂肪蓄积,在 X 线胸片上可类似于肿瘤。其鉴别诊断应包括:胸腺瘤、胸腺脂肪瘤、其他纵隔肿瘤和囊肿、血管结构及甲状腺组织等。因此,当发现过度肥胖的患者纵隔增宽时,必须考虑过多的脂肪蓄积。

Steckel 等(1976)报告 1 例病人,断层摄影发现纵隔有一包块,符合胸腺瘤或其他前纵隔肿瘤的诊断,行纵隔镜检发现大量脂肪组织,活检证实为正常脂肪,未见胸腺成分。

右位主动脉弓:右位主动脉弓,位于食管后方,它并不一定都伴有先天性心脏病,但却可误诊为纵隔肿块,它使食管移向左前方,也可使气管向左移位。如怀疑此症,多轴位电视透视同时令其服钡,一般诊断不难。下腔静脉反折线位于右心膈角处,在部分深吸气照片上,它可表现类似右脊柱旁肿块,若再给予高千伏照片,此块影立即消失。

第九节 血管性改变误为纵隔肿块

Mannes 等(1978)概括纵隔包块的血管性原因有:右侧主动脉弓;奇静脉系统异常;主动脉弓和大

血管动脉瘤;主动脉狭窄;双主动脉弓;上腔静脉扩大;肺吊带;完全性异常肺静脉回流;永存的左上腔静脉;不同原因的中心性和单侧性肺动脉扩张;导管的动脉瘤;以及技术上的问题。

Westera(1978)应用断层摄影对无症状病人纵隔的血管性假性肿瘤进行研究,并分别著文对其动脉源性和静脉源性的原因做了详细讨论。Batistich(1976)报告1例奇静脉扩张酷似纵隔肿瘤,此异常增大的奇静脉影是由于奇静脉与下腔静脉续连造成血流量增加所致。

大血管迂曲是右上纵隔增宽类似新生物原因之一。左上纵隔血管也可扭曲导致纵隔增宽,但因其不常见,而不为人们了解。

无名动脉和右颈动脉是血管性纵隔假肿瘤的最常见原因,Schneider等(1961)调查125例此类病人,多为40岁以上的女性患者,有动脉硬化、高血压或兼有二症者。左侧与右侧有相同的上述情况,它之所以少见,可能与其血管不如无名动脉粗大,迂曲到相当显著的范围才能显现成为一包块。

Sandler等(1979)报告左颈总动脉迂曲伪似纵隔新生物,并指出在区别诊断中,透视的价值不大,血管造影可以确诊。Henrion等(1979)报告1例半奇静脉系统肿瘤样的曲张表现为左后下纵隔肿块。患者男性,29岁,肝脾肿大及门静脉高压。食管检查未见静脉曲张,开胸探查及腹腔动脉造影之静脉象证实该肿块来自脾静脉的引流。

右位主动脉弓,位于食管后方,它并不一定都伴有先天性心脏病,但却可误诊为纵隔肿块,它使食管移向左前方,也可使气管向左移位。如怀疑此症,多轴位电视透视同时令其服钡,一般诊断不难。下腔静脉反折线位于右心膈角处,在部分深吸气照片上,它可表现类似右脊柱旁肿块,若再给予高千伏照片,此块影立即消失。

第十节　肿瘤样淋巴组织增生

肿瘤样淋巴组织增生,也叫肺良性淋巴瘤、原发性肺假性淋巴瘤,较少见,但可与肿瘤混淆。它是一种良性淋巴细胞浸润性病变,由分化良好的淋巴细胞和炎性细胞构成。它通常发生在靠近纵隔胸膜或叶间胸膜的肺实质,生长缓慢,切除后不复发。病灶多呈卵圆形,少数有分叶表现,皆有包膜,边界一般较锐利。病灶阴影密度较淡,其中可见肺纹,块影中心密度较高。本病通常无症状,多为体检或因其他疾患就医时发现。瘤体较大,直径3~7 cm。它不伴存钙化、纤维化或肺不张,也不伴存胸腔积液及纵隔肺门淋巴结肿大,与肺癌鉴别较容易,而与良性肺肿瘤则难鉴别。

第十七篇　食管疾病

第一章　食管癌

第一节　关于食管癌第 8 版 TNM 分期

　　1987 年开始,国际抗癌联盟(UICC)与美国癌症联合会(AJCC)联合发布恶性肿瘤 TNM 分期标准,并不定期更新。临床上用的食管癌 TNM 分期标准是 2009 年第 7 版。2017 年 1 月食管癌第 8 版 TNM 分期的初稿发表在 *Journal of Thoracic Oncology* 上。

　　食管上皮及食管胃结合部上皮源性肿瘤第 8 版分期分别对临床、病理及新辅助治疗后进行分期,不再使用共同的分期系统。

　　对于病理 TNM 分期,pT1 分为 pT1a 及 pT1b 以便对 I 期腺癌及鳞癌进行亚组分析。并介绍全新的区域淋巴结图谱。弃用组织学表现为未分化型(G4)这一术语;组织病理细胞学类型需要更深层的分析。分期为 pT2N0M0 的鳞癌,肿瘤位置将不作为分期指标。食管胃交界的定义将会进行修订。ypTNM 分期系统不区分不同组织学类型,腺癌及鳞癌共用一个分期系统。解剖学上的食管癌分类项目包括原发性肿瘤(T),区域淋巴结(N)和远处转移(M)。pT1 重新定义,细分为 pT1a 和 pT1b。

　　第 8 版 TNM 分类

　　T 分期分为:Tx:原发肿瘤不能确定;T0:无原发肿瘤证据;Tis:重度不典型增生;T1:癌症侵犯黏膜固有层,黏膜肌层或黏膜下层,并被分为 T1a(癌症侵犯黏膜固有层或黏膜肌层)和 T1b(癌侵犯黏膜下层);T2:癌侵犯固有肌层;T3:癌症侵犯外膜;T4:癌侵入局部结构并且被分类为 T4a:癌侵入相邻结构例如胸膜,心包膜,奇静脉,膈肌或腹膜,T4b:癌侵入主要相邻结构,例如主动脉,椎体或气管。

　　N 分类为 Nx:无法评估;N0:无区域淋巴结转移;N1:涉及 1~2 枚区域淋巴结转移;N2:涉及 3~6 枚区域淋巴结转移;N3:涉及 7 枚或以上区域淋巴结转移。

　　M 分类为 M0:无远处转移;M1:远处转移。

　　L 分类:食管鳞癌位置分类,位置定义以肿瘤中心为参考(L 分类):Lx:无法评估;上段:颈部食管下至奇静脉弓下缘水平;中段:奇静脉弓下缘下至下肺静脉水平;下段:下肺静脉下至胃,包括食管胃交界。

　　G 分期:食管腺癌 G 分期:Gx:分化程度不能确定;G1:高分化癌:大于 95% 肿瘤细胞为分化较好的腺体组织;G2:高分化癌:中分化癌:50%~95% 肿瘤细胞为分化较好的腺体组织;G3*:低分化癌:肿瘤细胞成巢状或片状,小于 50% 有腺体形成。(食管腺癌分化程度,* 如果对"未分化"癌组织的进一步检测为腺体组织,则分类为 G3 腺癌)。

　　食管鳞癌 G 分期:Gx:分化程度不能确定;G1:高分化癌:角质化为主,伴颗粒层形成和少量非角质化基底样细胞成分,肿瘤细胞排列成片状、有丝分裂少;G2:中分化癌:组织学特征多变,从角化不全到低度角化。通常无颗粒形成;G3*:低分化癌:通常伴有中心坏死,形成大小不一巢样分布的基底样细胞。巢主要由肿瘤细胞片状或路面样分布组成,偶可见角化不全或角质化细胞(食管鳞癌分化程度,* 如果对"未分化"癌组织进一步检测为鳞状细胞组分,或如果在进一步检测后仍为未分化癌,则分类为 G3 鳞癌)。

　　食管癌淋巴结图谱:新的淋巴结图谱阐述位于上食管括约肌至腹主动脉间的食管外膜(食管周围组织)周围的淋巴结。第 7 版的淋巴结图谱存在问题,因其涵盖了不属于食管区域淋巴结的肺淋巴结。

　　食管癌分期区域淋巴结站点:1R:右侧下颈段气管旁淋巴结,位于锁骨气管旁与肺尖之间;1L:对应于左侧相同位置；2L:左上气管旁淋巴结,位于主动脉顶点与肺尖之间；4R:右下气管旁淋巴结,位于头臂动脉的尾部边缘气管交叉点与奇静脉的头部边缘之间；4L:左下气管旁淋巴结,位于主动脉顶点与隆突之间；7:隆突下淋巴结,气管隆突下方；8U:上胸段食管旁淋巴结,自肺尖至气管分叉；8M:中胸段食管旁淋巴结,自气管分叉处至下肺静脉边缘；8Lo:下胸段食管旁淋巴结,位于自下肺静脉尾部边缘至食管胃交界区；9R:右下肺韧带淋巴结,在右下肺韧带内；9L:左下肺韧带淋巴结,在左下肺韧带淋巴结内；15:膈肌淋巴结,位于膈穹隆及膈脚后面或连接处；16:贲门旁淋巴结,紧邻胃食管交界区；17:胃左淋巴结,延胃左动脉走行分布；18:肝总动脉淋巴结,位于近端肝总动脉。19:脾淋巴结位于近端脾动脉；20:腹腔淋巴结,位于腹主动脉旁；颈段食管旁5,6级淋巴结根据头颈部淋巴结命名法命名。

病理分期和肿瘤分级:早期食管癌的病理分期（pTNM）,肿瘤分级（G 分期）尤为重要。未分化癌对组织病理学细胞类型需要更多的分析。如果可以确定起源于何种腺体,该癌症被分期为 3 级腺癌；如果可以确定为鳞状起源或最终仍评估为未分化癌,则分为 3 级鳞状细胞癌。肿瘤位置对于腺癌分期作用不大。但是肿瘤位置联合 G 分期对 pT1~3N0M0 鳞癌再分期必不可少。食管胃交界区被重新定义,肿瘤中心距离胃贲门 ≤ 2cm 按照食管腺癌进行分期；超过 2cm 应按照胃癌进行分期。

肿瘤原发部位:肿瘤原发部位的位置由癌症中心定义。食管癌原发灶位置,通常使用肿瘤到门齿的距离表示。精确的测量取决于身材大小和身高。下述分段及距门齿距供临床参考。

颈段食管:上食管括约肌（距门齿 15cm）至胸骨切迹（距门齿 20 cm）。

胸上段食管:胸骨切迹（距门齿 20 cm）至奇静脉平面（距门齿 25 cm）。

胸中段食管:奇静脉平面（距门齿 25 cm）至下肺静脉平面（距门齿 30 cm）。

胸下段食管:下肺静脉平面（距门齿 30 cm）至食管下括约肌平面（距门齿 40 cm）。

食管胃连接区:食管下括约肌平面（距门齿 40 cm）至距门齿 42 cm。

涉及食管胃交界（EGJ）的癌症,其中心在贲门的近端 2cm 内（Siewert 类型 Ⅰ / Ⅱ）将被分期为食管癌。正中距离食管胃交界远于 2cm 的癌症,即使涉及食管胃交界,也将使用胃癌的 TNM 分期进行分期。

病理分期（pTNM）:过去食管切除术后病理分期是肿瘤分期的唯一标准。目前,病理分期正在失去其临床相关性,因为在晚期肿瘤患者,辅助治疗取代了单纯食管切除术。然而,它仍然与早期癌症的分期与预后息息相关。

腺癌:亚分期中 第 8 版分期比第 7 版分期多 1 种。病理 0 分期限定为高度不典型增生（pTis）。

T1 亚型结合 G 分期将 Ⅰ 期分 3 个亚组:Ⅰ A 期（pT1aN0M0 G1）,Ⅰ B 期（pT1aN0M0 G2 及 pT1bN0M0 G1-2）,Ⅰ C 期（pT1N0M0 G3 和 pT-2N0M0 G1-2）。

pT2N0M0 G3 仍为 Ⅱ A 期的唯一亚型。

T3N0M0 和 pT1N1M0 构成 Ⅱ B 期。Ⅲ 期因预后相对较好予以保留。Ⅲ A 期包括 pT2N1M0 和 pT1N2M0,而 pT2N2M0,pT3N1~2M0 和 pT4aN0~1M0 构成 Ⅲ B 期。

因大多数的局部晚期病例与远处转移（M1）的有相似生存期,同属 Ⅳ 期。pT4aN2M0,pT4b-N0~2M0 和 pTanyN3M0 为 Ⅳ A 期。远处转移（M1）为 pStage Ⅳ B。

鳞癌:第 8 版分期亚型数量无增减,但进行重排和重命名。0 期仅限于高度不典型增生即 pTis。T1 期结合 G 分期将 Ⅰ 期分为 2 组:Ⅰ A 期（pT1aN0M0 G1）和 Ⅰ B 期（pT1aN0M0 G2~3,pT1bN0M0 和 pT2N0M0 G1）。

下胸段 pT2N0M0 G2~3,pT3N0M0 和中上胸段 pT3N0M0 G1 食管癌组成 Ⅱ A 期。Ⅱ B 期包括上胸段食管的 T3N0M0 G2~3 及 pT1N1M0。Ⅲ 期和 Ⅳ 期分类方法同腺癌。

新辅助治疗病理分期（ypTNM）:第 8 版分期创新之处在于对接受新辅助治疗且有病理活检的病例进行单独分期。这种添加驱动因素包括特异性新辅助后的病理类别（ypT0N0~3M0 和 ypTisN0~3M0）,不同阶段组分和显著不同的生存概况等同于病理（pTNM）类别的缺失。

此分组不考虑组织病理学细胞类型。G 分期不包括在新辅助治疗后病理分期中。yp Ⅰ 期包含 ypT0~2N0M0。yp Ⅱ 期即 ypT3N0M0。yp Ⅲ A 期包括限于食管壁,具有 ypN1 区域淋巴结（ypT0~2N1M1）的食管癌。yp Ⅲ B 期包含 ypT1~3N2M0,ypT3N1M0 和 ypT4aN0M0。

 yp Ⅳ A 期包括 ypT4aN1~2M0，ypT4bN0~2M0 和 yp TanyN3M0。yp Ⅳ B 期包含 ypM1。

临床分期（cTNM）：临床分期主要用于肿瘤组织学数据缺失的情况下，TNM 分类通常基于影像学资料而非病理学资料。临床分期（cTNM）与病理分期（pTNM）存在不同分期和生存期资料。

腺癌：临床分期 0 期包含 cTis。临床分期 Ⅰ 期即 cT1N0M0。临床分期 Ⅱ A 期为 cT1N1M0，临床分期 Ⅱ B 期为 cT2N0M0。临床分期 Ⅲ 期包括 cT2N1M0 和 cT3~4aN0~1M0。T4bN0~1M0 和所有 cN2~N3M0 属于临床分期 Ⅳ A 期。临床分期 Ⅳ B 期包含所有 cM1。

鳞癌：临床分期 0 期包含 cTis。临床分期 Ⅰ 期即 cT1N0~1M0。临床分期 Ⅱ 期包含 cT2N0~1M0 和 cT3N0M0。临床分期 Ⅲ 期包含 cT3N1M0 和 cT1~3N2M0。cT4N0~2M0 和所有 cN3M0 属于临床分期 Ⅳ A 期。临床分期 Ⅳ B 期包含所有 cM1。

第 8 版与第 7 版的不同点：第 8 版食管癌和食管癌的分期有数据支持，对第 7 版病理分期（pTNM）进行扩展，同时包括新辅助治疗（ypTNM）病理分期及治疗前的临床分期（cTNM）（表 17-1-1 及 17-1-2）。

表 17-1-1　第 8 版与第 7 版的不同点

pTNM	分类	T	T1 分为 T1a 和 T1b，进一步细分为 Ⅰ A 和 Ⅰ B 期鳞癌和 Ⅰ A~ Ⅰ C 期腺癌 删除 T2 期鳞癌肿瘤位置对分期的影响
		G	T4a 期包括直接侵犯腹膜 删除 G4 分期，并且需更多的检测确定腺状（G3 腺癌）或鳞状（G3 鳞癌）分化。如果为未分化，则被归为 G3 鳞癌
		L	食管胃交界处肿瘤中心距胃贲门近端 2 cm 内则按食管癌分期。食管胃交界处肿瘤中心距胃贲门 >2 cm 即使侵犯食管，被归为胃癌，其在第 7 版归为食管癌。
	分期	Ⅲ	删除第 7 版中的 Ⅲ C 期
	分期	Ⅳ	进一步细分为 Ⅳ A 期及 Ⅳ B 期
ypTNM	分期	A Ⅱ	与 pTNM 不同，腺癌及鳞癌分期相同
cTNM	分期	A Ⅱ	与 pTNM 不同，腺癌及鳞癌分期也不同

注：pTNM：病理分期，ypTNM：新辅助治疗病理分期，cTNM：临床分期

表 17-1-2　食管癌的区域淋巴结名称与编码

编码	名称	部位描述
1	锁骨上淋巴结	位于胸骨上切迹与锁骨上
2R	右上气管旁淋巴结	位于气管与无名动脉根部交角与肺尖之间
2L	左上气管旁淋巴结	位于主动脉弓顶与肺尖之间
3P	后纵隔淋巴结	位于气管分叉之上，也称上段食管旁淋巴结
4R	右下气管旁淋巴结	位于气管与无名动脉根部交角与奇静脉头端之间
4L	左下气管旁淋巴结	位于主动脉弓顶与隆突之间
5	主肺动脉窗淋巴结	位于主动脉弓下、主动脉旁及动脉导管侧面
6	前纵隔淋巴结	位于升主动脉和无名动脉前方
7	隆突下淋巴结	位于气管分叉的根部
8M	中段食管旁淋巴结	位于气管隆突至下肺静脉根部之间
8L	下段食管旁淋巴结	位于下肺静脉根部与食管胃交界之间
9	下肺韧带淋巴结	位于下肺韧带内
10R	右气管支气管淋巴结	位于奇静脉头端与右上叶支气管起始部之间
10L	左气管支气管淋巴结	位于隆突与左上叶支气管起始部之间
15	膈肌淋巴结	位于膈肌膨隆面与膈脚之间（膈上）
16	贲门周围淋巴结	位于胃食管交界周围的淋巴结（膈下）
17	胃左淋巴结	位于胃左动脉走行区
18	肝总淋巴结	位于肝总动脉走行区
19	脾淋巴结	位于脾动脉走行区
20	腹腔淋巴结	位于腹腔动脉周围

注：11- 肺叶间淋巴结，12- 肺叶淋巴结；13- 肺段淋巴结；14- 肺次段淋巴结不属于食管癌引流淋巴结，本表未列出。

第二节　食管癌影像组学研究

食管癌是全球常见的恶性肿瘤之一，其发病率占全球恶性肿瘤第 8 位。临床上早期食管癌可采用

根治性手术切除，但由于不完善的筛查机制以及缺乏早期诊断的敏感指标，大多数食管癌病人就诊时已处于中晚期，错过了手术治疗最佳时期，对于这类病人，多采用根治性手术辅以放化疗的综合治疗方案。因此，在病人治疗前进行准确分期、治疗后及时进行疗效评估，对于调整和制定个体化治疗方案非常重要。但由于病人个体的基因、细胞、生理微环境、生活习惯和生存大环境等诸多因素的影响，使得肿瘤存在异质性。

传统的成像方法如胃肠道钡餐造影、CT、MRI和正电子发射体层成像（PET）/CT已被应用于诊断和评估食管癌的分期和放化疗反应等，但这些成像方法主要描述食管癌的形态变化和肿瘤大小等，而对于寻找肿瘤的内涵特征，还需医学影像特征量化分析。

基于这一理论，影像组学应运而生，它从CT、PET、MRI等医学影像中高通量地提取并分析大量高级定量的影像特征来量化肿瘤等重大疾病。

影像组学在食管癌中的临床应用：临床分期：食管癌根治术主要适用于早期病人，而中晚期病人多采用根治性手术辅以放化疗为主要的治疗方案。因此，治疗前准确分期对于选择合适的治疗方案至关重要，近年一些研究表明，影像组学有助于提高食管癌分期的准确性。

Wu等（2018）从154例病人的CT影像中提取了10个特征进行分析，结果显示，灰度共生矩阵、灰度游程步长矩阵、灰度区域大小矩阵、邻域灰度差值矩阵等特征可以区分早期（Ⅰ～Ⅱ）和进展期（Ⅲ～Ⅳ）食管癌，其训练组受试者操作特征（ROC）曲线下面积（AUC）分别为0.795和0.694，验证组为0.762和0.624。

Ganeshan等（2012）对CT的影像组学特征进行研究，发现CT均匀性参数和熵值在Ⅰ～Ⅱ期和Ⅲ～Ⅳ期食管肿瘤中有显著差异。

Dong等（2013）提取40例食管鳞癌的^{18}F-FDG PET影像组学特征进行研究，发现能量、熵、标准摄取值（SUV）与肿瘤分期（T、N分期）有显著相关性，即与熵呈正相关，与能量呈负相关，与SUV_{max}呈正相关。

Liu等（2017）从73例食管癌病人提取出CT影像组学特征，结果显示，峰态在T分期T1-2与T3-4间差异有统计学意义；偏态和峰态可作为N分期的预测因子；熵有助于预测T、N分期，其AUC分别为0.37和0.851。

Qu等（2019）从MR影像T$_2$快速自旋回波（TSE）刀锋（BLADE）序列和对比增强Star容积内插屏气检查（volumetric interpolated body examination，VIBE）序列中共提取9个影像特征，并运用logistic回归模型进行分析，结果显示，T$_2$-TSE BLADE序列中的长度、球状性、灰度共生矩阵、灰度游程步长（grey-level run length，GLRL），Star VIBE序列中的GLRL等特征在有无淋巴结转移之间有显著性差异，其ROC的AUC分别为0.821（95%CI：0.7042~0.9376）和0.762（95%CI：0.7127~0.812），该模型可以很好地区分肿瘤有无淋巴结转移。

Shen等（2018）提取197例食管癌的CT影像特征，其研究结果与Qu等（2019）结果类似，灰度共生矩阵、GLRL等特征可以预测食管癌淋巴结转移情况。

Ma等（2015）纳入36例同时接受^{18}F-FDG和^{18}F-FLT PET治疗的食管癌病人，比较2种分期方式的2种强度、2种几何形态和5种纹理特征的表现，结果发现^{18}F-FDG PET特征与病理分期的相关性较^{18}F-FLT PET特征更为密切，并且SUV_{max}、肿瘤长度和偏心相比研究的纹理特征（如熵、相关性、对比度）对分期更重要。

放化疗疗效评估：经过有效的放化疗等综合治疗手段，肿瘤细胞可发生凋亡、破裂、溶解，细胞外间隙增宽，从而使肿瘤细胞的内部特征发生改变，肿瘤内部纹理特征对疗效评估及预后判断具有重要临床意义。

Tixier等（2011）将纹理分析应用于食管癌的疗效评估研究，从41例食管癌病人的PET影像中提取出灰度共生矩阵、灰度区域大小矩阵、熵、长游程矩阵等特征进行分析，结果显示，这些特征能够预测食管癌的放化疗效果（无反应型、部分反应型、完全反应型），其敏感度为76%~92%，高于SUV的预测效果。

Beukinga等（2017）从97例食管癌病人的^{18}F-FDG PET/CT影像中提取出GLRL等特征进行分析，其结果与Tixier等（2011）的研究结果相似，均证明纹理分析有助于对放化疗疗效的评估。

Paul等（2017）从65例食管癌病人的肿瘤实质提取特征，结果发现所选取的特征可以区分食管癌放化疗的疗效，其AUC为0.823。

随着影像组学的发展,越来越多的研究者发现不仅 PET/CT 影像纹理特征有助于食管癌放化疗疗效的评估,MR 影像的纹理分析结果对其也有价值。

Hou 等(2018)从 68 例食管鳞癌病人中的 MR T_2WI 序列中提取了 138 个影像组学特征,在完全缓解与病变稳定之间、部分缓解与病变稳定之间、有反应病变与无反应病变之间,可分别通过 26、17 和 33 个特征进行区分。利用基于神经网络和支持向量机预测模型,通过精准频率反转恢复 T_2WI 序列提取的特征,对食管癌前述治疗反应的预测具有较高的准确性,并且优于 T_2WI 序列提取的特征(支持向量机 AUC:0.929 和 0.893;神经网络 AUC:0.883 和 0.861)。

基于治疗后 ^{18}F-FDG PET 扫描,有研究者在 3 项不同的研究中预测 20 例相同的食管癌病人对放化疗(chemoradiation therapy,CRT)的病理反应,通过提取 CRT 前 3~5 周及 CRT 后 4~6 周这两个时间点肿瘤的强度特征、纹理特征和几何特性,研究发现在治疗中出现特征的变化比预处理或后处理等单独评估更有预测能力;基线偏态、ΔSUVmean 后处理惯性(对比)、相关性等重要预测因子在预测病理反应的单因素分析中 AUC 为 0.76~0.85。

在第 2 项研究中,Tan 等(2013)研究了 cross-bin 直方图距离特征(同时捕获 ^{18}F-FDG 摄取分布和纵向信息),结果预测精度略高于纹理特征。这一发现需要验证,因为到目前为止尚无其他研究报道食管癌成像中的 cross-bin 直方图距离特征。

第 3 项研究构建了多变量支持向量机和 logistic 回归模型,包括 33 个 ^{18}F-FDG PET 图像特征和 16 个临床参数。支持向量机模型实现精度高于 logistic 回归模型,特别是在模型结合很多变量(最大 AUC 1.00 和 0.90)时更加明显,但重要的是要承认模型过度拟合可能已经发生在小样本和大量的预测因子建模中,导致过于乐观的结果。

随着影像组学的不断发展和数据分析模式的不断完善,影像组学作为当前医学影像特征量化分析的主流工具之一,在食管癌放化疗疗效评估方面的应用前景将更加广阔。

预后分析:Ganeshan 等(2012)纳入了 21 例食管癌病人,并使用 6 个平滑量表对肿瘤熵和均匀性进行了研究。分析表明,基于 CT 的粗均匀性特征对总体生存率具有较好的预测能力。Larue 等(2018)通过对 239 例食管癌病人治疗前的 CT 影像进行分析,最终提取了 40 个组学特征和 6 个临床特征,运用随机森林模型对放化疗后的食管癌病人进行 3 年总体生存率预测,结果显示,其训练组的 AUC 为 0.69(95%CI:0.61~0.77),验证组的 AUC 为 0.61(95%CI:0.47~0.75)。

Yip 等(2015,2014))分别分析了 36 例及 31 例食管癌病人接受放化疗前后的增强 CT 影像,研究发现治疗后的 CT 影像的纹理特征熵中位数 <7.356、熵粗糙度 <7.116、均匀性中位数 >0.007 和偏度特征偏态 <0.39 提示病人预后较好,生存期延长。

Hatt 等(2015)评估了代谢活性肿瘤体积、熵、差异性、高强度大面积强调和区域百分比对总体生存预测的价值。虽然代谢活性肿瘤体积和异质性(伴随肿瘤分期)是非小细胞肺癌的独立预后因素,这些参数在食管癌中的互补价值较小,但这是由于总体体积较小所致。局部差异性参数对食管癌病人总体生存率的预测作用更大。

食管癌影像组学面临的挑战:影像的获取及影像的标准化　影像组学是高通量地提取影像中的信息,不仅需要庞大的数据量,而且影像质量也需要有非常严格的要求。CT、MRI 以及 PET/CT 是目前肿瘤常规诊断及复查手段,数据量庞大,但由于不同的扫描设备和/或不同医疗机构中使用具体成像技术的不同,并且即使在同一机构的同一台设备中,对比剂剂量、扫描层厚、脉冲序列、成像深度和增益等成像参数不同,影像质量也会有很大差别,缺乏统一的标准。并且由于 CT 影像采集的金属伪影、影像重建算法及 MR 影像采集的算法、参数的鲁棒性等以及 PET 图像的 SUV 的离散程序、光滑与量化等均对影像质量有影响,因此获取相同的大影像数据库非常困难。

特征的分割及稳定性问题　由于肿瘤的 ROI 被用于影像组学特征的计算,因此肿瘤分割是首先要解决的问题。目前的分割方法有手动分割、计算机半自动分割和计算机全自动分割。由于食管壁在 CT 影像中对比度很低,这 3 种方法所勾画出的 ROI 差别较大,从而降低了特征的稳定性。同时,近年也有文献报道,运用完全自动化食管分割与层次深入学习的方法,利用全卷积网络,可有效地结合本地和全局信息来提高定位精度。有望在食管癌图像分割问题上提出较好的解决方案。

影像组学的核心是提取辨识度高、独立性强、可重复的特征来建立诊断模型，常用特征包括大小、形态、边界、直方图、纹理、小波变换、分形维数等。由于医学影像设备缺乏统一的影像获取标准，影像质量参差不齐，则基于影像提取的特征稳定性也较差，因此如何寻找辨识度高、独立性强、可重复的特征则具有很大的困难。

特征选择与建立模型 为提高特征的预测能力，关键是选择合适的特征和建模方法。影像组学的预测准确率主要受特征个数、特征选择方法以及模型的影响。影像组学根据不同的目标问题可以采用不同的模型，在食管癌影像组学研究中，人工神经网络、支持向量机以及 logistic 回归模型均显示出较高的预测性能和稳定性。但研究者根据不同的目标问题选择合适的模型仍然具有一定的难度。

影像组学在食管癌中的应用包括分期、治疗反应和预后分析，与传统影像形态学的改变相比，应用影像组学特征不仅能提高诊断准确率，还能提供传统影像特征无法提供的信息，因此影像组学的发展对食管癌的评估具有广阔的应用前景。

近年有文献报道了深度学习技术在多种癌症等领域的最新研究进展，体现了深度学习的发展。随着影像数据的进一步积累与标准化，以及影像专业、计算机专业以及机器学习方法的联合发展，将会为食管癌的精准分期、治疗反应和预后评估开拓新的研究方向。

第二章　食管癌肉瘤及其他肿瘤

第一节　食管癌肉瘤及误诊分析

食管癌肉瘤是一种罕见的癌和肉瘤混合于一个瘤体内的恶性肿瘤。有关本病的病因和来源尚不明确。其发生比例在食管恶性肿瘤中尚不足3%。某院从1995~2006年共收治食管恶性肿瘤2137例,其中经手术病理证实的癌肉瘤5例。

食管癌肉瘤的起源:Virchow(1864)首先提出此病名,而Hansemann(1904)首先报道后,陆续见文献报道。文献上的命名不一致。有作者认为多数是间变的癌瘤或鳞状细胞癌伴有移行性细胞,后者与肉瘤近似。另有作者认为此瘤可能来源于:①碰撞瘤,两个独立的原发肿瘤相互碰撞和浸润;②混合瘤,肿瘤的实质和间质转变为恶性成分;③结合瘤,一种主细胞产生两种真性瘤成分。

一、病理学

食管癌肉瘤主体为软组织肉瘤,肿瘤表面及其周围黏膜可见癌组织结构,癌细胞有逐渐向肉瘤成分侵入的倾向,彼此可混杂。肿瘤组织主要位于黏膜及黏膜下层,少数侵犯浅肌层,极少浸透食管壁。息肉型癌肉瘤与食管壁往往有长短不一的蒂相连,一般不伴有管腔的狭窄和管壁的僵硬。少数呈浸润型生长者,则可广基底与食管壁相连,常有食管腔的不规则狭窄和管壁僵硬。该肿瘤从大体形态上可分为息肉型和浸润型,以息肉型多见,一组5例中息肉型4例,浸润型1例。

二、临床表现

本病好发于中老年,年龄50~70岁,男性发病率高。临床主要表现为吞咽不适、哽咽感、胸骨后隐痛或进行性吞咽困难,吞咽困难程度与肿块大小不成比例,少数可出现呕血、便血,出现症状时瘤体往往较大。该组病例中,50~70岁4例,均为男性,仅2例有典型的进行吞咽困难,另3例症状均不典型,或吞咽不适,或胸骨后隐痛,或仅为偶然体检发现。

三、影像学研究

食管癌肉瘤X线钡餐征象:肿瘤好发于食管中下段,息肉型更多见。息肉型癌肉瘤X线钡餐检查有一定的特征性:肿瘤常发自于食管一侧壁,呈一较大的充盈缺损,其表面可见小龛影,但管壁尚柔软;病变食管腔显著扩张,可似团状异物改变;一般不伴有食管腔的狭窄;如瘤蒂较长者,肿物可随吞咽上下移动。

误诊或诊断不全原因分析:该组5例中,术前误诊3例,其中2例诊断为血管瘤,该2例病灶较大,仅有吞咽不适,梗阻征象不明显,病灶表面比较光滑柔软,误诊原因可能系诊断者对食管癌肉瘤认识不足所致;1例误诊为良性息肉样病变,该病灶较小,葡萄样大小,并且有一蒂相连,随吞咽有小幅度的上下移动。

术前诊断不全2例,1例术前诊断为平滑肌瘤,该病灶较大,有典型的吞咽梗阻,在充盈缺损的表面有数个大小不一深浅不一的溃疡,而病灶所附着的食管壁却比较柔软,导致诊断者倾向于平滑肌瘤恶变的诊断;1例术前诊断为浸润性食管癌,病变处黏膜中断,有糜烂及浅表溃疡,管壁也略显僵硬,由于诊断者对食管癌肉瘤分型的认识不足导致了术前的诊断不全。

息肉型癌肉瘤虽有些特征性的表现,但由于血管瘤、带蒂息肉、平滑肌瘤、食管癌等疾病也有类似征象,故其特异性不高,仅凭X线征象鉴别诊断有困难,最后确诊需病理、临床、影像、随访四者结合。

食管癌肉瘤虽属少见病,食管钡剂造影可以显示病变部位、范围、形状,是诊断食管癌肉瘤的比较有效的方法。如遇吞咽梗阻的中老年人, X 线钡餐检查病变段食管明显扩张者,应考虑食管癌肉瘤的可能。

第二节　食管巨大憩室伴炎性纤维细胞肉瘤

请详见本书本卷 本篇第九章·第二节《食管巨大憩室伴炎性纤维细胞肉瘤》。

第三节　食管平滑肌瘤

患者,男,48 岁。反复胸骨后闷胀不适 4 月余入院。

手术所见:胸腔内无积液,无粘连,肿物位于右后纵隔近食管旁,边界清楚,未侵犯对侧胸膜,与纵隔胸膜、上腔静脉、无名静脉无粘连,未侵犯主动脉弓及其分支。

病理检查:冰冻病理:"右后下纵隔肿物":灰红色肿物两块,大小分别为 5 cm×4.3 cm×2.5 cm 和 3.5 cm×2 cm×

1.5 cm,切面灰白光滑,质中,界清。常规病理诊断:右后下纵隔肿物切除标本:良性间叶源性肿瘤,待做免疫组化检测进一步分析。

免疫组化诊断:右后下纵隔肿物切除标本:平滑肌瘤(图17-2-1)。

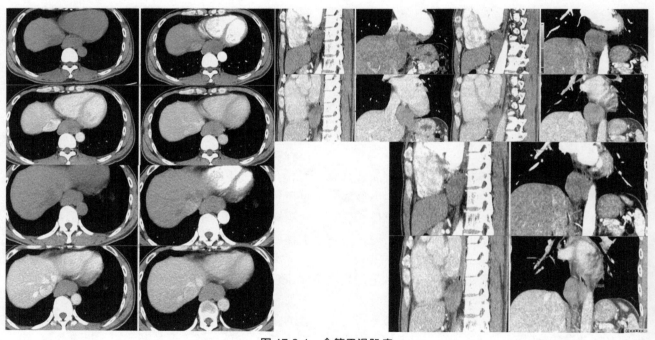

图 17-2-1　食管平滑肌瘤

第三章　食管动力性疾病

食管动力病变是消化道的常见病,包括失弛缓症、弛缓症、弥漫性痉挛、非特异性食管动力病等原发性病变,和由胃食管反流、结缔组织病、糖尿病、肿瘤、结核等多种疾病引起的继发性病变,发病率有日益增加的趋势。多年来,医学界认为此类病变,因其多不伴有结构形态的改变,宜以食管腔内插管测压法为诊断的标准,影像学的造影诊断除对失弛缓症有较大作用外,价值甚少。近年来,胃肠放射学家和消化病学家对食管动力病变的造影技术和表现进行了深入的研究,改进了造影的方法,通过造影与同步测压的对比观察,使造影诊断的地位大为提高,已被临床医师认为是诊断食管动力病变可靠的首选方法,一些放射学教科书中亦将之作为主要内容。对食管动力病变的造影检查应做食管动态造影。食管动态造影不需特殊设备,在普通胃肠X线机上用X线录像或及时的点片即可完成。但目前国内开展此项工作者甚少,应尽快予以重视。

食管动力病变的主要症状是吞咽障碍和非心源性胸痛,在美国成年人中曾有此种症状者达30%。食管动力病变在内镜和常规胃肠钡检中不能直接查出或较难显示,腔内测压和24 h食管pH值测定虽可做出"标准"的诊断,但设备复杂、费用昂贵、费时较多,病人不易接受。而食管动态造影不需特殊设备、病人无不适感、费用较低,可以满足临床诊断的需要,临床医师选用此法检查者日多。据美国统计,临床医师申请单上胃肠道钡检的拟诊病变中,涉及吞咽障碍、吞咽不适、胃食管反流等食管动力病变范围者占申请总数的46%。

胃肠放射学家认为,在胃肠溃疡、肿瘤等结构性病变诊断中,由于内镜的竞争等因素导致的胃肠钡检总数逐年下降的趋势已因动力病变造影检查的开展而得以回升,开展此类检查应成为胃肠钡剂造影的新重点。

食管动态造影的检查方法:病人仰卧或俯卧,头侧低30°~50°或不低(头侧低位可使蠕动收缩更明显),取右前斜位,口内含1 500~2 000 g/l(W/V)钡液15~20 ml,尽可能1次咽下(以下称咽钡1次),在X线电视下观察其引起食管蠕动及移动等情况。记录造影动态影像最佳的方法是X线录像;如原X线机无此配置,可用家用多制式录像机替代;或用每秒2~8张的缩影点片;有的医院仅用多次及时的点片记录,亦可取得较好效果。每次检查至少须咽钡5次,注意须待1次所咽的钡液完全通过食管后,或食管虽有钡液滞留但蠕动或钡液移动已完全停止后才能再次咽钡。否则下次的咽钡将干扰和抑制前次咽钡的蠕动和钡液移动及通过的时间。因食管及贲门区的结构性病变常并发食管动力病变,后者更常导致或并发咽部的病变和症状,其发生率高达32%,故在作食管动态造影时应同时进行食管的双对比造影和咽部的造影检查。在食管动态造影中有关食管动力病变的主要异常表现有以下4项。

蠕动:食管的蠕动性收缩是推动食(钡)团移动至胃的动力。吞咽钡团后随即发生起自食管上段持续向下的蠕动,为原发性蠕动。与吞咽无关,因食管内停滞或反流钡团的存在及其受呼吸、体位等压力影响而在食管某段(多在中段)发生的下行性蠕动称继发性蠕动。蠕动使充钡扩张食管的轮廓呈两侧对称的平缓自然的收缩波。蠕动波的近侧和远侧斜面分别代表环肌的收缩和舒张,即压力升高和降低的节段。较大的食团使食管扩张较大,形成蠕动波后的收缩较深,常致管腔完全闭合。

正常蠕动应自近侧向远侧依序移动,无停滞、无中断,一次蠕动能将接近全部的钡团推送至胃;速度3~5 cm/s;近侧段较快,中段略慢,远段更慢;全部通过食管的时间为7~9 s。立位吞钡时因重力影响,连续吞钡时因快速冲击影响,均可干扰、抑制蠕动的频率及波形,甚至不发生蠕动,应注意避免。蠕动波至食管下括约肌(LES)的中段即胃与食管的分界处(Z线或B环)停止。随蠕动下移钡柱的尾端呈倒V字形,为测压法压力曲线的最高峰;至膈壶腹上缘,倒 V 字形的尖顶消失变钝。

吞咽后无蠕动或不符合上述情况的蠕动可能为异常,但亦可能为正常变异。在食管蠕动的造影表现上,正常变异包括的范围很广,特别在老年人。正常人并非每次吞咽均可引起食管蠕动,应以出现于"吞钡 1 次"总次数（5 次以上）中的 40% 以上为判断的依据。

非蠕动性收缩:非蠕动性收缩,又称无推进性收缩,指出现于食管腔壁轮廓上的无推进移动的切迹状收缩,为判断食管动力病变的重要标志。

应注意其可能出现的各种情况:出现的部位（上、中、下段）、范围、数量（少数或多数）;对称或不对称;收缩的深度,较深（分节状致管腔闭合）或较浅（轻微切迹）;重复性（指"吞钡 1 次"后可多次出现）及其持续时间。早期文献中描述的第三收缩,多指非蠕动性收缩的某些明显表现。非蠕动性收缩为异常表现,但随年龄增高,出现的机会亦随之增加,如无食管动力病变症状,可视之为正常变异。因食管动力病变而致的蠕动中断者,无推进性收缩的出现率达 48%。多发性螺旋状非蠕动性收缩,在青壮年中肯定为重要异常,见于老年人时则可能为"老年食管",属于与年龄有关的正常变异。

钡柱移动:正常食管,钡团随原发或继发的蠕动而向下移动。钡团移动的异常包括无移动（停滞时间在 18 s 以上）、缓慢移动、胃 - 食管反流和 / 或食管 - 咽反流时的逆向移动、往返性移动等。但以下情况可不视为异常:原发蠕动经主动脉弓水平时钡液可在该处停顿,继而钡团的大部分继续下移,小部分向咽侧反流,称近侧逃避现象。此现象可能因该处为食管上段的横纹肌与下段的平滑肌交错的过渡区,收缩力度相对较弱所致。因病变而蠕动中断时,近侧逃避的出现率可达 79%。钡液自食管下段向近侧的移动称反流,不属逃避现象。但偶见的胃至食管的少量反流并可在 1 分钟内被清除者属于正常范围。

括约肌开闭:食管上括约肌:又称咽食管段或环咽部,由下咽缩肌及其远侧的食管环行肌组成,长 2.5~4.0 cm。非吞咽时,食管上括约肌处于闭合状态并保持约 100 mmHg 高压。吞咽时,食管上括约肌快速开放,持续 0.2~0.3 s 后关闭。开放的程度和时间因食（钡）团的大小、质地、到达的速度而不同。食管上括约肌在食管动态造影中常可清楚显示。除能直接观察其开放程度外,还可根据其近侧钡液滞留的数量和时间以及钡液进入气道（称吸入）等情况,判断其开放的不适时和不适度性。食管下括约肌:位于食管末段,长 2~4 cm,经常处于闭合状态并保持较胃（约 10 mmHg）为高（约 30 mmHg）的压力,以防止胃内容向食管反流。食管下括约肌随吞咽后食团的到达而开放,其开放的幅度可较食管体部更大。

一、食管动态造影的诊断价值

与结构性病变不同,食管动力病变在食管动态造影中的表现,除失弛缓症具有特殊表现外,几乎均是短暂的、多变的和非特征性的。因此,食管动态造影的价值在很大程度上取决于以下 3 项:规范仔细的检查和分析:检查可靠性的关键是卧位观察和 5 次以上的咽钡。

食管动力病变病谱的种类和程度:食管动态造影中一些病种与测压结果的符合情况,文献报道的差别较大:除胡桃夹食管的食管动态造影常无异常表现外,原发食管动力病变总的敏感性为 46%~97%,特异性为 95%;失弛缓症、弥漫性痉挛、非特异性食管动力病）的符合率分别为 95%~100%、75% 和 50%。

与临床症状和测压结果的结合:医师检查前应直接询问病人有无吞咽障碍、堵塞感、胸骨后痛、返酸等食管动力病变症状,将之作为判定异常表现性质的参考,必要时建议临床作测压检查。

二、常见异常表现的评估与诊断

在食管动力病变病谱的各个病种中常可同时出现上述的多种异常表现,应注意"抓住"其中具有决定意义的突出表现,结合临床资料,做出诊断。以下述 6 点分述之。

食管上括约肌开闭功能不协调:在 43 例吞咽障碍病人中的出现率达 19.5%,主要与颅脑、颈部、食管等的病变及外伤有关。

食管下括约肌重度狭窄:狭窄段规则、光整,可短暂、轻度开放,伴食管高度扩张是失弛缓症的特征。

频发、多量的胃食管反流:多量反流伴远段蠕动微弱,清除力低是反流性食管炎的主要表现,重度者多导致糜烂、溃疡、管腔狭窄、裂孔疝等病变。

远段食管蠕动微弱,钡团停滞:主要见于累及平滑肌的疾病,如结缔组织病,以皮肌炎和硬皮病的表现最为明显和典型。

明显的、多数的无蠕动收缩：可见于多种食管动力病变，是提示食管动力病变的主要征象，大多位于中下段。但须与其他异常表现及临床结合才能做出最符合于某一病种的诊断。例如，中下段明显的可致管腔闭合的多数、重复的非蠕动性收缩，致食管呈串珠状或螺旋状，为弥漫性痉挛、非特异性食管动力病变的常见表现；幅度较浅的非蠕动性收缩亦可见于失弛缓症的早期和"老年食管"，后两者无胸骨后痛症状，而弥漫性痉挛的此种症状最重。如能看到食管壁的弥漫增厚，则为弥漫性痉挛的特征性表现，已经 CT 观察证实。

整体食管松弛扩张：食管呈囊袋状，无或仅有微弱蠕动，食管下括约肌经常开放，极少闭合，胃内容可随体位自由流至食管，为弛缓症的典型表现。弛缓症原为小儿的罕见病，但有作者发现 2 例成年病人，1 例在肿瘤化疗后，1 例为硬皮病患者，其食管表现均如上述，食管下括约肌压力测定低于正常。此 2 例患者病前曾作食管造影未见异常。

第四章　关于食管的吞咽困难

左主支气管：左主支气管分叉部由前方横跨食管，通常右前斜位在主动脉弓下方可见食管左前方有轻微压迹，正常人深吸气时此压迹常消失，压迹变深可出现梗阻感甚或吞咽困难，这大概与主动脉迂曲伸长有关。压迹较深时，左前斜位可见一条斜行管状压迹，它与含气的左主支气管的形态和走行方向相一致，边缘光滑，钡剂在压迹上方稍事停留，而此类患者的堵塞感的位置，则正好位于胸骨后此压迹平面。此压迹变深，应与迷走右锁骨下动脉对食管后壁压迹鉴别。后者在正侧斜位上均在主动脉弓上方显示不典型的从左向右上方斜行的螺旋状压迫缺损，位于食管后壁，有时在压迹处可见血管搏动。

扩张的半奇静脉：Srinivasan & Scholz（1980）报告一例 65 岁老妇，患胸腺肿瘤，浸润和闭塞左无名静脉，左上肢血液通过半奇静脉引流，扩张的半奇静脉挤压胸段食管后方形成压迹和产生梗阻症状。半奇静脉正常呈弓形，在食管和脊柱之间穿过中线汇入上腔静脉，不引起食管压迹。如果无名静脉、上腔静脉或下腔静脉阻塞，异常扩张的奇静脉、半奇静脉就可引起纵隔旁肿块和食管压迹。

食管前方压迹：食管前方压迹和隆突平面上方气管后壁受压可由迷走左肺动脉所致（Clarkson，1967；Felson，1973；Kale，1970），Castaneda-Zuniga（1978）发表了肺动脉闭锁病人的迷走左肺动脉造成食管前壁受压，其位置高于以往作者的报告。食管前壁压迹的少见血管性病因是正常连接的肺静脉，见于较低的平面（Felson，1973），更常见的是非血管性结构，诸如淋巴结、囊肿或肿瘤，可造成食管向后外侧移位。在早期英文文献和某些教科书中，食管前方的压迹原因包括迷走的头臂血管，但目前普遍认为迷走头臂血管多数是经过食管后方，造成后壁的压迹。

食管下段狭窄：食管下段狭窄常见的原因有食管癌、食管炎及食管痉挛，有作者报告粘连带导致该段外压性狭窄，引起数年吞咽困难，狭窄段长达 4 cm，狭窄较重，但边缘整齐，黏膜可见，手术见狭窄处有一宽 1.5 cm，长约 4 cm 粘连带紧贴食管前壁并向两侧延伸，松解粘连带后狭窄消失。

节段性食管狭窄：边缘光滑的节段性食管狭窄，应从功能和结构两方面进行分析，Candardjis & Landry（1973）专门讨论了这个问题。狭窄病变边缘光滑在浸润型新生物少见；炎症引起的消化性食管狭窄常在后壁更为显著；Barett 型柱状上皮性狭窄更常见于儿童和老人，小于 15 岁或大于 45 岁；硬皮病的食管僵硬可有狭窄，与消化性反流有关；食管淀粉变性难与硬皮病鉴别；腐蚀性食管炎常需组织学确诊；在食管下端括约肌失弛缓症，看不见蠕动，狭窄处是失弛缓的下端括约肌；偶尔，老年性食管类似硬皮病；先天性食管狭窄非常少见；表皮水疱症可类似消化性食管炎，但最常见于食管近端 1/3。如果对食管局限性狭窄的病因弄不清楚，或未能明确其良、恶性质时，应再行内窥镜确诊。

第五章 食管炎症

第一节 食管克罗恩病

克罗恩病,又称局限性肠炎、节段性肠炎或肉芽肿性小肠结肠炎,欧美国家发病率较高,是病因未明的胃肠道慢性炎性肉芽肿性疾病。本病和溃疡性结肠炎统称为炎症性肠病。病变好发于末段回肠与邻近结肠,但从口腔至肛门各段消化道均可受累,常呈节段分布。

一例发生于食管下段较为罕见,文献多为个案报道。食管克罗恩病钡餐造影具有特征性表现,如病变呈节段性分布,病变黏膜皱襞粗乱,有铺路石样充盈缺损及线样征等。

本病需与食管静脉曲张、食管癌等疾病进行鉴别:食管静脉曲张钡餐造影显示食管黏膜呈蚯蚓状及串珠状充盈缺损,食管管壁较柔软并无明显狭窄。而食管癌管壁僵硬有狭窄、梗阻。但以上疾病均无克罗恩病的铺路石征和线样征等特征性表现。

克罗恩病诊断主要靠 X 线钡餐造影检查,其诊断准确性可达 95%,CT 扫描在了解病变周围情况、病灶的长度,及病变周围淋巴结肿大情况等方面较有价值。胃镜检查能够了解食管病变准确位置、形态、表面情况,并能直接取病理活检。

综上所述,对有吞咽困难症状的,并具有食管克罗恩病 X 线钡餐造影特征性表现的,应结合患者临床资料及内窥镜检查考虑到此病的可能。

附:具体病例资料

上消化道钡餐造影:示食管钡剂通过不畅,食管中下段黏膜粗乱,食管呈节段性病变,病变黏膜皱襞粗乱,有铺路石样充盈缺损,食管腔轮廓不规则,边缘呈小锯齿状。管腔狭窄,管壁僵硬,食管扩张不佳。食管局部黏膜皱襞消失,呈现细的条状钡影(线样征)。胃镜检查所见:于食管下段距门齿34~45 cm 近贲门口处左侧壁可见溃疡性肿物,表面覆盖一层白苔,周边见不规则缺损,触之僵硬、易出血,遂取活检。活检病理报告:(食管)炎性肉芽组织,建议再送检。该院外科拟行食管中下段切除术。

术前 CT 检查:示食管平气管分叉以下的管壁有不规则增厚,以食管下段为著,食管旁及贲门部淋巴结肿大。手术前行全消化道钡餐造影,除食管以外其他消化管未发现病变。遂行食管中下段切除术,手术见食管中下段管壁增厚,食管下段有巨大溃疡状新生物,食管旁、左下肺静脉旁及贲门部、胃左血管处淋巴结肿大并融合成团。取肿大淋巴结及切除食管标本送病理检查,诊断为:①食管克罗恩病;②食管旁、左下肺静脉旁及贲门部、胃左血管处淋巴结肿大,均为慢性炎症,淋巴结反应性增生。

第二节 食管炎和食管痉挛

患者,男,42 岁。临床拟诊腹痛,门诊行食管吞钡造影检查。食管吞钡示:食管中下段呈锯齿状改变,食管壁尚光整,黏膜规则连续,未见明显破坏中断。

电子胃镜显示:食管黏膜呈环形改变,光滑柔软,血管纹理清晰,内镜通过阻力大,有突破感,贲门未见异常。

食管痉挛为食管任何部分因运动功能紊乱所致食管暂时性狭窄。分为局部性痉挛(也称节段性痉挛)和弥漫性痉挛。发病原因有:神经性疾患、药物或金属中毒,也可继发于食管器质性病变。弥漫性食管痉挛的病理为弥漫性食管肌肉的肥厚。与食管失弛缓症不同的是神经节细胞数量不减少。临床表现有:胸骨下疼痛、压迫感、严重时似心绞痛发作、可有吞咽困难,间歇性发作,服用抗痉挛药物可缓解。

影像学表现：痉挛时间短，病人不予重视。食管吞钡可无阳性发现。节段性痉挛多发生于食管中 1/3，呈相隔 1~2 cm 的 4~5 个较深的环形收缩，食管边缘光滑、柔软、黏膜正常，肌内注射解痉药食管显示正常。弥漫性食管痉挛发作时见食管远端 2/3 为不规则、不协调之收缩波，狭窄段随收缩波而上下移动。

该例食管收缩波主要集中在食管中下段，收缩波数量较多，形态不规则，故考虑为弥漫性食管痉挛。

该例胃镜显示贲门未见明显异常，但胃镜诊断结果却考虑为贲门失弛缓症。内镜诊断此病依据，是内镜通过有阻力及突破感（食管环状收缩所致）。贲门失弛缓症虽然也可出现食管不规则的收缩，管壁呈锯齿状或波浪状，但一般临床症状存在时间长，为慢性疾病，并且多有食管中上段扩张及食管下段近贲门部狭窄，食管下段或下端常呈"鸟嘴状"，钡剂通过受阻。而此病例无食管扩张及食管下段或下端狭窄，钡剂通过顺畅。故实应诊断为食管痉挛，其原因可能是食管炎症（图 17-5-1）。

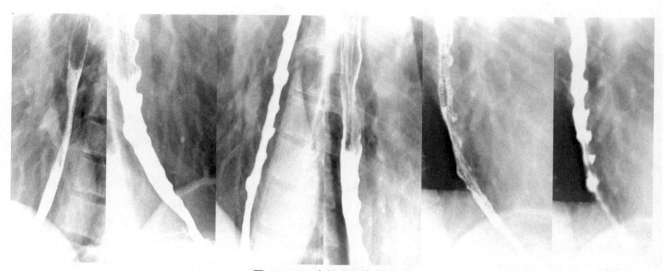

图 17-5-1　食管炎和食管痉挛

第六章　食管瘘

第一节　获得性免疫缺陷综合征并发肺部播散性结核伴食管瘘

高效抗逆转录病毒治疗在重建保护性免疫应答和降低病死率方面起到了明显的积极作用。但在部分患者中可能出现与免疫重建相关的亚临床症状和病理性炎性反应，即免疫重建炎性综合征。免疫重建炎性综合征临床表现包括治疗过程中机会性感染的恶化、感染的非典型表现和自身免疫性疾病等。免疫重建炎性综合征影像表现包括肺实质病变的增加或新病变的出现、淋巴结受累、单独或合并其他病变出现的胸膜渗出等。近一半患者在病情恶化的开始阶段影像表现正常，特别是免疫抑制严重的获得性免疫缺陷综合征并发结核患者。

免疫重建导致的免疫重建炎性综合征多发生在治疗的前几个月，也有少数患者发生在治疗后的1~2年。免疫重建炎性综合征的诊断还应排除重叠感染、治疗依从性不好、药物反应、耐药性等因素。同时出现肺内和肺外结核、CD4细胞数较低的患者为高发人群。

结核是人类免疫缺陷病毒感染者最常见的早期机会性感染之一。正常免疫人群的纵隔淋巴结结核较少见，而食管结核更为少见。

食管结核包括原发性和继发性，原发性食管结核罕见。继发性食管结核的主要病因为吞咽含结核杆菌的痰液、血行播散性结核、纵隔淋巴结核或肺部结核的直接侵犯，多累及食管的中下段，食管钡餐造影表现为局限性管壁增厚、侧壁局限性充盈缺损及管腔狭窄程度不一；伴有溃疡者可见黏膜不规则，管壁僵硬扩张度受限，钡剂通过缓慢，梗阻少见。

食管纵隔瘘CT表现为纵隔内含气空腔，部分病例可见气-液平面甚至瘘管。一例患者的MSCT检查可见纵隔内食管旁多发不规则含气空腔，矢状面重建图像显示空腔与食管之间存在小的瘘管相通。

食管结核应与食管平滑肌瘤、食管癌、食管溃疡等食管病变相鉴别。食管平滑肌瘤所致的充盈缺损光滑整齐、边界清楚；食管癌则管壁不整、僵硬，黏膜破坏明显；食管溃疡多发生在食管下段，可见龛影，黏膜向龛影聚集，管壁扩张；同时存在其他部位结核时应想到食管结核的可能。

正常免疫人群食管结核治疗多采用联合化疗，而获得性免疫缺陷综合征合并结核感染患者的治疗较复杂，特别是发生免疫重建时治疗更为复杂。对于出现免疫重建炎性综合征的患者，通常不须停止高效抗逆转录病毒治疗治疗，多数患者的病情可以得到控制，该例患者经过高效抗逆转录病毒治疗和抗结核治疗后，病情明显缓解。

第二节　成人先天性气管-食管瘘

气管-食管瘘多为先天性疾病，是由于胚胎时期前肠在分隔过程中出现缺陷而形成的。虽然先天性异常通常在新生儿即可发现，但是有极少数到青少年甚至成年才能被明确诊断。

对于先天性气管-食管瘘的诊断主要依靠各种影像学方法。除了根据临床表现外，对疑有气管-食管瘘而无食管闭锁者可行插鼻胃管造影，以显示气管瘘；超声对于胎儿期食管-气管瘘则难于检出，出生后随着肺部气体的交换,食管内可见来自气管瘘管的气体回声。

本病在内镜下观察瘘管内无正常食管黏膜而多为坏死或瘢痕组织,通过在瘘管处取病检可供鉴别。由此可见依靠 CT、插鼻胃管造影、超声、胃镜检查可发现,纤维支气管镜和吞钡检查能显示瘘的位置和形态可明确诊断。

一例患者无食管癌病史,亦无明确外伤史及手术创伤史。该组作者认为,究其原因主要为瘘管中段较小,年轻时瘘管内平滑肌张力较高,呈闭锁状态,饮水时液体不能通过瘘管,加上年轻时抵抗力强,故未出现明显症状。随着年龄的增长,瘘管逐渐

变得通畅,从而引起呛咳症状。由于此病成年人并不多见,易导致漏诊,结合临床及影像资料可诊断。

先天性气管或支气管 - 食管瘘在成人十分少见,一般皆为支气管肺炎的症状和体征所遮蔽。Carles 等(1972)报告 3 例,皆 40 岁以上,有肺部疾病症状至少 15 年,经食管吞咽碘油造影检查做出诊断。文献报告气管 - 食管瘘约占此类病人的 1/8。一般较狭窄的瘘实质上无炎症存在,多半已在发现之前的长期生活中为分泌物或一膜性物较早封闭,此类病人进行吞咽碘油造影尤显重要,因它在食管镜检查时有 2/3 病例皆为阴性。

第三节　食管 - 胸膜瘘

食管 - 胸膜瘘指食管与胸膜腔之间的异常通道形成。主要临床表现为食管及胃内容物包括食物残渣、空气可溢入胸膜腔,刺激胸膜出现剧烈胸痛,同时体温升高,脉率加快,并有气急及呼吸困难,严重者可发生休克或突然死亡。

一例患者的病因为自发性食管穿孔。食管穿孔多发生于食管远端邻近贲门 6~8 cm 范围内,最终可

形成脓气胸或食管 - 胸膜瘘,早期容易误诊,误诊率高达 75%,24 h 内病死率可高达 50%~60%。对于突然胸痛、胸闷,X 线发现液气胸的患者要高度怀疑食管 - 胸膜瘘.应尽早行胸腔穿刺,如抽出混浊酸臭味液体或食物残渣,口服亚甲蓝后经胸腔引流管引出可明确诊断。口服碘油造影检查能显示瘘口大小、部位,为进一步手术治疗提供依据。

第七章　食管异物与食管破裂

第一节　误诊病例简介：自发性食管破裂

食管破裂为少见疾病，由于腹内压增加作用于食管壁而致裂开，常由于呕吐等引起腹压增高所造成，临床症状无特异性，极容易误诊。食管破裂后，病人会迅速休克，如不及时治疗，半数以上在起病24 h内即因急性纵隔炎或胸膜炎死亡，病死率高达40%~50%。

对自发性食管破裂的治疗普遍采用手术疗法，特别是发病时间较短的病例。手术宜在发病24h以内实施。发病24h后确诊的自发性食管破裂由于局部感染重，难以愈合。食管破裂的误诊率较高，有报道可达75%。

分析一例患者误诊原因：①临床医生对此病认识不足，缺乏临床经验；②影像医生对影像观察不够细心，遗漏重要征象——纵隔气肿，未能较早地提示进一步检查方案；③缺乏细致的临床分析，常误认为胸腔积液或液气胸而行胸腔闭式引流术，没有注意到患者的症状及发病过程与单纯的胸腔积液及液气胸不符，而想到食管破裂的可能，从而延误病情；④病史采集不全。

诊断要点：呕吐先于疼痛对本病有着重要的诊断价值；气短、呼吸困难进行性加重，甚至短时间内出现呼吸衰竭；食管发生破裂后早期可见心脏后方纵隔气肿所致的"V"征，空气自破裂缝中溢出弥漫于纵隔与膈胸膜下，形成似V字形气体影；出现颈部皮下气肿或液-气纵隔；胸腔穿刺引流物有酸臭味，或见食物残渣；患者一般情况差，胸腔积液进展迅速，且可于短时间内出现双侧胸腔积液或液气胸，同时临床症状不能用单纯的胸腔积液或液气胸解释；口服美兰可见胸腔积液内有美兰流出；口服泛影葡胺，发现对比剂溢出食管以外或食管镜检查发现食管裂口可确定本病的诊断；胸腔积液的淀粉酶增高，血清淀粉酶在正常水平，应考虑为食管破裂。

总之，本病为临床工作中的少见病，病情凶险，进展迅速，如发现不及时患者可在短时间内死亡。由于发病时间对手术的效果有着决定性的影像，早期确诊，至关重要。

第二节　误诊病例简介：食管异物穿破食管形成肉芽肿与肝尾叶恶性肿瘤

患者，男，47岁。反复纳差乏力10余天，CT怀疑肝占位入院。CT：第二肝门及第三肝门区占位性病变性质待定，恶性肿瘤可能性大，但生物学行为侵犯周围组织不明显，来源于肝？腹膜后？建议MRI检查；左肝、右肝下极小结节状低强化影，性质待定；肝血液灌注异常。MRI：肝尾状叶占位伴内部囊变、坏死，考虑肝癌可能，请结合临床。

手术所见：腹腔微量腹水，盆腔、胃肠道未触及肿瘤；肝脏大小形态正常，肝尾状叶可见一肿瘤，大小约4 cm×5 cm，

包膜较完整，余肝未触及肿物。

病理检查：肝尾状叶肿物切除标本：肝组织一块，大小8.0 cm×4.5 cm×4.0 cm，切面见一结节，直径4.0cm，淡黄质中，与周围界清。12L淋巴结切除标本：灰白色组织一块，大小3.5 cm×2.5 cm×1.0 cm，切面灰白质中。病理诊断：肝尾状叶肿物切除标本：增生性病变，细胞形态一致，初步考虑恶性肿瘤，待免疫组化进一步诊断。12L淋巴结切除标本：检出淋巴结（1/2）可见肿瘤转移（图17-7-1）。

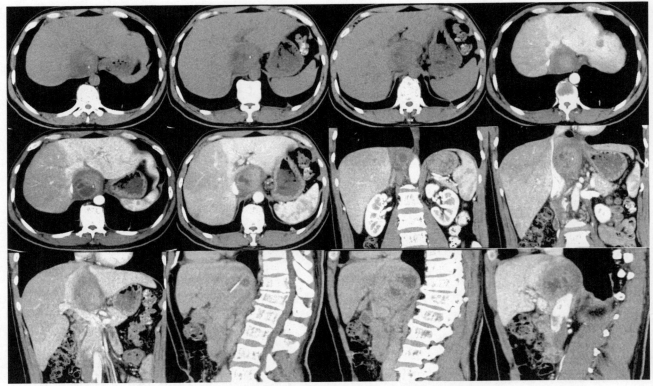

图 17-7-1　食管异物穿破食管形成肉芽肿与肝尾叶恶性肿瘤

免疫组化检测：阳性：CD68，CD163，LCA，Vimentin，PAS，VEGF（+），5-FU（+），GOPO Ⅱ（+），Ki-67（+，约20%）；阴性：CK（P），CK7，CK8，CK18，CK19，CK20，TTF-1，Villin，PSA，AFP，Hepatocyte，HMB45，CD20，CD21，CD23，CD35，CD79a，CD5，ALK80，P63，CyclinD1，BCL-2，BCL-6，CD1a，CD10，TDT，AB，EGFR，PgP，Tubulinb，ERCC1。免疫组化诊断：肝尾状叶肿物切除标本：经免疫组化证实，常规病理图像所见的一致增生的细胞为组织细胞，并伴有小脓肿形成，符合炎性假瘤改变，考虑瘤块较大，且形态不典型，建议外院进一步会诊。外院会诊结果：肝尾状叶：结节状病变主要由显著的组织细胞、泡沫细胞、淋巴浆细胞增生构成，中央可见小脓肿，病变周围见广泛的纤维化及残余或增生胆管及

肝组织，结合原单位免疫组化结果，考虑炎性假瘤，建议定期随访。

追问病史及回顾影像检查发现，实际上是食管异物穿破食管形成肉芽肿，伪似肝尾叶肿瘤。CT 图像上清楚可见鱼骨异物（在每张横断图像上均在肿块内看见点状高密度影，在矢状断面重建图像上，长条形高密度鱼刺，尤其显示明显），但术前却未发现，被检查者忽略。术前 CT、MRI 平扫与增强均考虑肝尾叶肿瘤，手术所见亦怀疑肿瘤，病理大体及镜下初步考虑恶性肿瘤，免疫组化检查发现镜下所见的一致增生的细胞为组织细胞，并伴有小脓肿形成，方考虑炎性假瘤。

第八章 食管胃静脉曲张

第一节 食管胃静脉曲张

食管胃静脉曲张是肝硬化最常见的致死性并发症,约 50% 肝硬化患者有食管胃静脉曲张,对其预测和预防是临床一直研究关注和探讨的问题。根据 2007 年美国肝病研究学会(AASLD)和美国胃肠病学院(ACG)批准食管静脉曲张及静脉曲张出血临床实践指南,内镜是评价食管胃静脉曲张的金标准,但内镜虽然可以准确显示食管胃黏膜和黏膜下静脉曲张的程度,却无法评价食管壁外和胃周曲张静脉的情况。3D 动态增强 MRA(3DDCE MRA)作为一种无创、准确、方便的检查方法,对门静脉高压侧支循环的显示表现出很大的优势,能够清楚区分食管壁内和壁外、胃黏膜下和胃周曲张静脉。

食管胃静脉曲张是肝硬化最常见的致死性并发症,大约 1/2 的肝硬化患者会出现食管胃静脉曲张,无静脉曲张的肝硬化患者每年有 8% 发展为静脉曲张。肝功能 Child A 级患者的发生率为 10%,而 Child C 级达 85%,有 20%~35% 的患者会死于首次和复发的曲张静脉破裂出血,尽管药物或内镜治疗降低了出血的死亡率,仍然有约 40% 的患者治疗效果不佳。食管下端,即食管胃连接区静脉循环复杂,门静脉高压后侧支循环的建立使血液动力学关系更加复杂,这是食管静脉曲张破裂出血治疗困难的重要原因之一。

食管静脉曲张分为黏膜下、食管周围和食管旁静脉曲张,黏膜下静脉向管腔内突出;食管周围曲张静脉邻近肌层,是紧贴于食管外膜的较小的静脉;食管旁静脉在管壁外周,是与食管外膜分开的较大的静脉。黏膜下静脉位于壁内,食管周围和食管旁静脉位于壁外,壁内、外静脉之间有穿通静脉相连。胃静脉曲张分为胃食管静脉曲张和孤立性胃静脉曲张 2 类。按照与胃黏膜的关系,胃曲张静脉也可分为黏膜下和胃周静脉曲张 2 种。

在 2007 年美国肝病研究学会(AASLD)和美国胃肠病学院(ACG)批准的食管静脉曲张及静脉曲张出血临床实践指南中,内镜仍是评价食管胃静脉曲张的金标准,一直以来,随内镜下静脉曲张程度的加重出血的危险性增高的观点已被普遍承认和广泛接受。

但部分患者难以承受内镜检查,医师也有操作诱发出血的疑虑,并且胃镜无法显示食管壁外静脉、胃周的静脉曲张情况,对于非黏膜下的曲张静脉是胃镜检查的"盲区",而不断深入的研究表明,这些部位的曲张静脉与静脉破裂出血以及治疗后复发有很大的关系。

第二节 关于食管胶囊内镜

食管胶囊内镜(ECE)是又一种诊断食管静脉曲张的微创方法,无须使用镇静剂,对身体的创伤小,在检查过程中可以进行日常活动,且易为病人所接受。一项国际性多中心研究对食管胶囊内镜是否能成为筛查及检测食管静脉曲张的有用工具进行了

评价,288 例肝硬化病人分别接受食管胶囊内镜及食管内镜检查,食管胶囊内镜诊断食管静脉曲张的敏感度为 84%,特异度为 88%,其区分小静脉及中至大静脉的敏感度为 78%,特异度为 96%。

当食管内镜检查结果与食管胶囊内镜检查结果

相差 10% 以下则认为这两项实验是等价的。该实验中食管内镜检查结果与食管胶囊内镜检查的结果相差 15.6%，因此，该研究被认为不等价。该试验表明食管胶囊内镜诊断中至大曲张静脉的敏感性低于内镜，由于中至大静脉曲张的病人是发生静脉曲张破裂出血的高危人群，所以对它的诊断就显得格外重要。

第九章 关于食管憩室

第一节 食管壁内憩室

这是一种获得性病变,继发于梗阻,憩室不是症状的原因,它们是黏膜疝入食管壁的黏膜下层而形成的,多为异常运动所致。Weller(1972)为小儿患者的首例报告,在他之前有 5 例成人报告。该患儿为 11 岁男孩,1 岁时开始进行性吞咽困难,9 岁出现食管轻度狭窄与壁内憩室,11 岁狭窄只及正常管腔径 50%,其上方食管中度扩张、蠕动减弱,此狭窄为不规则边缘,许多窄颈憩室与食管腔相通。Smulewicz & Dorfman(1969)曾在 *Radiology* 报告 1 例本病,经 2 年观察发现病情有变,又在同一刊物上著文指出该病例为食管念珠菌病,培养阳性、抗霉菌治疗后迅速好转,因此,该作者称食管念珠菌病为假性壁内憩室。

第二节 食管巨大憩室伴炎性纤维细胞肉瘤

食管憩室为食管壁局限性外突而形成的与食管腔相通的具有完整覆盖上皮的盲袋,多为后天性,先天性憩室罕见。按发生部位及机制分 3 类:①咽食管憩室:发生于咽食管交界处,也称 Zenker 憩室,其发生与咽食管肌运动失调,环咽肌失弛缓引起食管腔内压力增高,以及该局部肌肉解剖结构上的薄弱有关;②食管中段憩室:多位于气管分界水平之中段食管,常因纵隔食管周围组织慢性炎症粘连及瘢痕组织的收缩牵引所致,多为肺门或纵隔淋巴结核性炎症所引起;③膈上憩室:多发生在膈上 5~10 cm 食管右侧,其形成可能与食管下段有功能性或机械性梗阻而使食管腔内压力增加,使食管黏膜经食管肌层薄弱区突出有关。临床症状因憩室部位、内口大小、有无食物存留或炎症、并发症等而表现不一,膈上憩室一般症状轻微,偶有消化不良或吞咽困难。

一例憩室较大(6 cm × 8 cm × 10 cm),且继发炎性纤维细胞肉瘤(6 cm × 7 cm × 9 cm),属少见。患者无明显食管症状,而以贫血、发热就诊,术后恢复正常,考虑术前类白血病反应与此憩室恶变有关。

第三节 假性憩室

新生儿和婴儿的创伤性咽部假性憩室在临床上并不少见, Osman & Girdany(1973)报告 2 例,一例为 2 月女婴,在其父母用指头在她下咽部弄出黏液后咳嗽出血,平片见第 4~5 颈椎前方有竖直空气条纹影,钡餐检查见右后外有咽部假憩室,伴暂时性环咽肌痉挛。另一例为一岁半男孩,内窥镜从下咽部取出一硬币,追问知其父母曾置指头于其喉部努力引起呕吐。X 线检查见第 6~7 颈椎前软组织肿胀,且内含空气,钡餐示一假性憩室伴轻微环咽肌痉挛。Lucaya 等(1979)报告 2 例并回顾文献共 33 例。27 例有器械或手指触摸口咽史, 29 例为新生儿(其中 14 例为早熟儿),余 4 例为 1~18 月,最常见症状为呼吸困难、饮食困难或分泌增加，X 线征象包括：鼻胃管的异常位置，纵隔气肿，气胸，颈椎前软组织肿胀（有或无空气进入其中）。大多数穿孔在咽后壁或梨状窝。8 例死婴中 2 例属创伤性憩室，余均伴肺部疾病（透明膜病等）。

食管壁内假性憩室病，最早由 Mendl 等（1960）报告，其发病年龄有双峰，即 1~9 岁及 50~69 岁，症状一般为持续存在的进行性吞咽困难，也有无自觉症状而偶然发现者。X 线表现为多发性小烧瓶状（或领扣状）外凸的囊袋，一般深 3mm 左右，直径 1mm 左右，可累及食管全段，下 1/3 段受累较少。囊袋一般垂直于食管纵轴，偶尔也平行于食管黏膜表面。有作者统计约 91% 假性憩室上、下方或周围食管壁均出现扩张受限。Bruhlmann 等（1981）统计文献上假性憩室病例 59% 伴存食管炎，黏膜正常者仅占 13%，32% 标本发现白色念珠菌。

普遍认为，本症基础病变是先天或后天的腺体和导管的扩张，素质性疾病、慢性炎症等原因不仅造成其扩张，而且引起导管上皮化生现象。对于本症，X 线检查比食管镜检查敏感性高，内窥镜表现各异，据 Fromkes 等（1977）统计，半数可见食管炎。60% 有食管狭窄，测压计发现 70% 以上病人有弥漫性或局限性食管运动失调。鉴别诊断含：食管梗阻，咽真憩室，双食管等。

第十章　食管囊肿

一、误诊病例简介：高密度食管囊肿与神经源性肿瘤

食管囊肿，最多见的是食管重复囊肿，一些作者则将食管囊肿与食管重复囊肿看作同义词，因而将食管囊肿也称为食管重复囊肿，事实并非如此。

食管重复囊肿属于前肠囊肿的一种，是较支气管囊肿少见的先天发育畸形，文献报道其发生率占食管肿瘤的0.5%~2.5%。常位于中纵隔和后纵隔，直径可以>5 cm。60%的食管重复囊肿发生于食管下段。食管重复囊肿常为圆形囊肿，腔内含有清亮棕色或绿色黏液，它们可附于食管壁或在食管相邻的纵隔内，一般不与食管相通（90%）。

影像学研究：X线平片多呈圆形或椭圆形肿物，有时可呈分叶状，边界清楚，正位像主要位于脊柱旁，于右侧时比较容易发现，于左侧时由于位于心影后方，比较容易漏诊。侧位像上位于脊柱前方。除非合并感染时可出现气液平面外，常呈均匀致密影，无钙化。

食管造影示：管壁黏膜连续，排列规则，呈良性外压性改变，肿块内无对比剂充盈。无特异性，少数食管重复囊肿可位于食管壁内或内生性，可形成食管内充盈缺损。

CT表现：后纵隔食管旁圆形占位病变，也可呈椭圆形或沿食管长轴的管状肿块，边缘光滑锐利，密度均匀，大多数食管重复囊肿呈水样密度，但部分其内有蛋白质或血液时可呈软组织密度肿块，肿块壁常与食管关系密切，增强扫描肿块无强化。MRI表现：能明确显示病变的囊性特征，尤其是CT呈软组织密度时更有价值，也可显示其与食管的关系。

一例食管重复囊肿密度较高，CT值约为37 HU，属于软组织密度，患者拒做增强扫描和磁共振检查，肿块又位于后纵隔，与椎体前缘关系密切，术前被误诊为神经源性肿瘤。

二、鉴别诊断

后纵隔神经源性肿瘤：后纵隔神经源性肿瘤多见于后纵隔脊柱旁，在侧位片上肿瘤阴影的后缘重叠于椎间孔，椎间孔扩大、椎弓根距增宽、肋骨凹陷变形亦为其主要表现；CT上为界清、圆形或椭圆形、纺锤状实性软组织肿块，其内亦可见坏死、囊变，相应处肋骨可有受压变细，骨质吸收改变。

支气管囊肿：食管旁的支气管囊肿常位于中纵隔，圆形或类圆形，因其附着于气管或支气管的一侧边界，可挤压而略呈扁平状。

胸内脊膜膨出：胸内脊膜膨出可位于胸椎任何一段，在囊肿与脊髓交界处通常有椎体或肋骨的骨质缺损，椎管造影可明确诊断。

食管平滑肌瘤：食管平滑肌瘤表现为食管腔内、肌壁间或向腔外生长的类圆形软组织密度肿块，肿块与食管壁相连。增强扫描病变明显强化。

第十一章　食管疾病术后改变

食管癌外科术后改变

食管癌多沿食管浸润生长，手术切除时其肿块上方均需要切除一定长度的食管，以保证彻底切除肿瘤。术后，胃提至胸腔内与食管吻合。术后复查时首先应进行钡餐造影检查，可以观察钡餐通过吻合口情况，有无梗阻及钡剂食管内潴留，在此基础上如需要方可再进行食管镜检查。因此食管钡剂造影在食管癌外科术后是常用的基本的检查方法。食管癌可有纵隔淋巴结及纵隔的转移浸润，术后 CT 检查也是常规的检查手段。

钡餐造影检查：食管癌术后钡餐造影常规采用站立体位，点片时要采用左前斜位，右前斜位及正位摄片，有时残留段食管较短，吻合口通畅，这时钡剂可较迅速自食管进入胸腔胃，此时食管钡剂涂抹欠佳，吻合口观察不理想，可采用半卧位观察。食管癌术后的病人均应观察吻合口胃底部分的黏膜结构，所以尚应采用卧位，并加以旋转体位，充分涂抹胃底黏膜后再拍片。食管癌术后点片所用的硫酸钡可采用 200% 的浓度，但当透视时发现吻合口狭窄变形，钡剂通过困难，则应降低浓度，以使钡剂通过吻合口，进入胃内，达到检查目的。

食管癌外科术后，钡餐造影表现为食管部分切除胃提至胸腔内，食管黏膜无中断，可伸至吻合口位置，吻合口下方为胃黏膜结构，较迂曲，明显比食管黏膜粗大，吻合口宽度在 1 cm 以上均属正常，小于 1 cm 时钡剂通过吻合口可有迟滞及梗阻。

胃提至胸腔后，胃腔均有不同程度的拉伸，钡剂进入胃内后可较快地进入十二指肠排空。因此，为降低排空速度，在做食管癌术后的食管胃肠钡餐造影检查时，必要时可采用半卧位右前斜位饮钡，以使钡剂在胃底存留。食管癌外科术后，可发生瘢痕狭窄、吻合口瘘以及癌复发等并发症，瘢痕狭窄表现为吻合口僵硬、狭窄，钡剂通过吻合口梗阻，但吻合口上方食管黏膜及下方的胃黏膜均无中断破坏或杵状增粗改变。

吻合口瘘的检查多需用稀硫酸钡，透视时有时可能观察不到较小的瘘的存在，需对点片仔细观察。吻合口瘘表现为从吻合口横行或斜行的条状影。

食管癌术后的复发也常常发生在吻合口处，表现为吻合口僵硬，黏膜破坏、中断，且成杵状增粗，吻合口狭窄，与之相邻的食管固定，蠕动消失。

CT 检查：食管癌外科手术后复查时也需要观察纵隔内有无肿大的淋巴结和食管周围有无肿瘤转移，因此 CT 也是食管癌术后复查常用的影像检查方法。CT 检查时为使食管充盈，显示管腔，常引入气体或液体作为对比剂。CT 扫描时吞服产气剂可使管腔膨胀，便于观察管壁的厚度，CT 增强扫描，扫描前饮水可减少气体产生的伪影，观察管壁强化，测量 CT 值无气体干扰。食管 CT 检查应尽可能包括整个胸部。食管癌术后管壁厚度均匀，无异常强化。吻合口周围管壁略增厚，但无软组织肿块，食管周围无淋巴结肿大和软组织影浸润。

肿瘤复发则表现为吻合口处管壁不规则增厚，形成软组织肿块，并向后方主动脉周围浸润，增强扫描则有异常的强化，CT 值升高的程度高于正常的食管壁。在疑有肿瘤复发时，应再进行光学内镜检查，并取得病理，证实诊断。

第十二章　食管的其他情况

第一节　食管含气

食管内有气体存在是一种正常现象，且经常显示，这与吞咽空气或胃内气体反流有关。食管腔内有少量气体存在有助于分辨出食管并显示食管壁的真正厚度。

以往认为，食管含气多属异常表现，目前研究指出它也见于正常人，一般常规胸片难以看见，谓之少见；曝光时间短的高 kV 胸片及 CT 则常常发现此征。Proto 等（1977）指出，在正常正位高 kV 胸片上此征出现率为 36%，在病理情况下可达 50%。它一般出现于主动脉弓下平面。如不认识，可将之误诊为肺内或纵隔内游离积气而造成混淆。

在正位胸片上，竖直的胸膜食管条纹由食管壁、胸膜和少量纵隔组织构成，其内界为食管内空气，外缘为肺内空气。右侧的奇静脉弓与左侧的主动脉弓使食管与肺内的毗邻关系发生变化，因此，上纵隔之胸膜食管条纹分别终止于奇静脉弓和主动脉弓。

正常出现节段性食管含气的原因，Meredith（1981）指出，在站立时，纵隔结构的重量趋向于在上纵隔产生轻度的负压，故空气常被吸入上段食管。节段性食管充气可伪似胸骨骨折，充气食管的形状和位置的变化可能提示纵隔纤维化或肺部疾病引起纵隔移位。

Martinez（1974）指出，胸部侧位片上发现食管含气，但不扩张且无气 - 液平，有力提示为硬皮病，该病特征是食管排空差，如令病人处于卧位，吞服钡剂 1~2 h 后，因无重力作用，钡剂可不排空。

Halber 等（1979）讨论食管 CT 扫描的正常表现时提出，食管内的气体和液体在纵隔 CT 检查时虽然不常见到，但它们的出现并不一定就考虑食管有梗阻或食管运动异常。因为它们可见于正常人的 CT 图像中。食管内气体和液体最常见于主动脉弓下平面。

在大多数正常人的 CT 图像上，胸腔段的食管内可见到少量气体。食管的厚度因其扩张程度不同而变化。当明显扩张时，管壁的厚度达 3 mm 或更多即为异常；而不完全扩张时，正常的食管壁厚度可达 5 mm。

当食管扩张且内有气液平面时，应考虑排除诸如癌肿或贲门失弛缓症引起的梗阻性病变。食管充气可见于下述疾病：硬皮病、贲门失弛缓症、呼吸困难、慢性纵隔感染性疾病、喉切除术后、胸部手术后以及腐蚀性药物吞入后。食管内常含有少量气体，在纵隔内近中线部位下行。有时食管可轻度迂曲下行，沿主动脉肺动脉窗的后内侧进入奇静脉食管隐窝，或沿胸下部脊柱旁走行。如在这些部位食管内充盈有液体或食管腔闭合时，可被误认为纵隔肿块或肿大淋巴结。在连续扫描的 CT 层面上，可看到肿块样结构与含有气体的食管相连，必要时口服对比剂后 CT 扫描，有助于做出鉴别。

第二节　食管的横行皱襞

食管的横行条纹影，即横行皱襞，可见于正常变异或病理状态，尤其伴胃食管反流时更为明显。有些横行条纹影是暂时性的。纤细的食管横行皱襞能见于人类食管双对比造影检查时，类似于猫类食管。

此横行皱襞是暂时性的，瞬息即变，可能为黏膜肌的收缩。

横行皱襞能见于胃食管反流病人，也见于无任何食管疾患症状和体征的人，横行皱襞切面象使食管边缘呈锯齿状，切勿误诊为弥漫性食管小溃疡。

正常横行皱襞数条线状影互相平行，走行规则，线影及间隔的粗细排列甚为整齐，如这些正常表现出现紊乱，则提示黏膜表浅疾患，或是反流性食管炎，或是表浅糜烂。

在目前，虽然对横行皱襞的病理生理性重要性尚未清楚了解，但对此皱襞的观察和认识将提高对食管黏膜表浅病发的诊断水平。

第十三章　食管疾病诊断陷阱和发育变异

第一节　CT诊断陷阱

从胸廓入口到气管隆突为食管的上段,位于气管后,并轻度偏向左侧。恰在气管隆突下,食管紧贴左主支气管后面,其间可有少量的脂肪相隔。再向下,食管在心脏后和降主动脉右前方向下行而穿过食管裂孔。

食管壁的厚度:在大多数正常人的CT图像上,胸腔段的食管内可见到少量气体。食管壁的厚度因其扩张程度不同而变化。当明显扩张时,管壁的厚度达3 mm或更多即为异常;而不完全扩张时,正常的食管壁厚度可达5 mm。食管在纵隔内近中线部位下行。有时食管可轻度迂曲下行,沿主-肺动脉窗的后内侧进入奇静脉食管隐窝,或沿胸下部脊柱旁走行。

食管壁的增厚:食管壁的轻度环状增厚是一种正常现象,且无意义,它与管腔的不完全扩张有关。然而当食管被气体扩张后,就可做出真正管壁增厚的诊断,它通常与肿瘤或炎症有关。另外,也可能与经内镜的硬化治疗术有关。后者是食管静脉曲张出血时的一个广为应用的治疗方法。据报道,硬化疗法能使食管壁远端呈均匀的环状增厚或有分层表现,这种分层表现是由同心圆样的高密度层和低密度层组成,每于硬化治疗后施行CT检查时见到。内层的低密度环很可能代表水肿和坏死,是注射硬化剂后的一种急性反应,因为在较早以前曾做过硬化治疗的病人中并无此低密度影。

假性肿块:如在这些部位食管内充盈有液体或食管腔闭合时,可被误认为纵隔肿块或肿大淋巴结。在连续扫描的CT层面上,可看到肿块样结构与含有气体的食管相连,必要时口服对比剂后CT扫描,有助于做出鉴别。食管CT检查的适应证包括对食管癌的分期,对侵犯食管壁的原发疾病如重复囊肿和间叶组织肿瘤的评估,以及对食管有继发影响的纵隔疾病的检出。下面是一些应予避免的常见误诊情况。

奇静脉食管隐窝:正常CT扫描常可见到奇静脉食管隐窝,有时食管或奇静脉可使奇静脉食管隐窝凸出,尤其在儿童和青年人最为常见。这不可误为异常。部分正常人的奇静脉食管隐窝可延伸通过中线,接触左主支气管和右食管壁,奇静脉位于后方。

第二节　发育变异

在CT图像上,正常食管壁的厚度有所变异。这主要取决于CT检查时的食管扩张程度。由于食管腔通常是萎陷的,其管壁厚度就很难确定。当有少量空气存在于管腔时,便可显示食管壁的真正厚度。当食管被充盈时,食管壁的正常厚度为1~2 mm。

食管位于后纵隔,脊柱的正前方。在胸廓的上中部,食管位于气管和心脏的后方,降主动脉右侧。在下胸部,食管沿主动脉下行进入食管裂孔,位于主动脉的右前方。主动脉瘤和心脏扩大可以使食管偏离正常位置。当食管萎瘪时,尤其是在纵隔脂肪少的病人,食管就很难被辨认。婴儿期食管正常的扩张,不应误为巨食管。迷走的右锁骨下动脉挤压食管可误为食管癌。老年性食管有时可出现食管的三期收缩,为蜷曲状,无临床意义。

　　上胸段食管正常局灶性刺状影为正常发育变异,此征象见于动脉弓平面以上,不要误为局灶性食管炎,它可能是暂时性的,有的人在片刻后即消失,不再显示。一些作者指出,它的出现可能是食管横行皱襞的切面投影像。

第十八篇　胸腹连接区

第一章　膈疝

第一节　创伤性膈破裂

创伤性膈破裂,常由坠落伤或交通事故引起,钝伤造成胸腹压突然剧烈增加,导致膈破裂。与穿通伤比较,钝伤引起膈疝及合并损伤更为严重。在幸存者中, 90% 以上为左膈破裂,常累及膈中后部,向内延伸,或从胸壁撕裂至膈外围。

疝入器官可能性最大的是胃,有时为结肠,网膜,小肠,脾,肝或胆囊。并发损伤和少见的急性内脏疝可掩盖膈破裂的体征和症状,在创伤性膈破裂病例中,仅约 1/3 能及时做出诊断,其余症状出现较迟。

急性创伤性膈破裂的诊断依据是在 X 线透视,观察到下胸部出现气液面,膈肌轮廓异常,与下胸部病变比较,纵隔向对侧移位程度较大,或根据鼻胃管位置高,提示有胃升高,还应行进一步检查,如钡餐、服水溶性碘对比剂透视和照片、超声检查、CT 或放射性核素扫描。创伤性膈破裂可数年无症状,或症状轻微,仅有腹部隐痛,胸痛或肩痛,或反复出现肺炎。但是,创伤性膈破裂不能自行愈合,胸腹腔间压力差迫使腹部脏器进入胸腔,使缺口扩大,形成膈疝。大多数病人(约 85%)3 年内由于嵌顿出现绞窄性梗阻或坏死时,即使及时手术,死亡率也高达 30%。穿通伤比钝伤引起膈破裂更常见,通常是手术探查时偶然发现。枪伤累及两膈肌的概率相等,刀伤往往伤及左膈,迟发的外伤性膈疝多见于刺伤,其缺口小,发生绞窄的危险性高。

第二节　误诊病例简介:肝脏泡状棘球蚴病并脏器移位及左膈升高

肝脏泡型棘球蚴病,又称泡型包虫病,是由棘球属绦虫,多房棘球绦虫幼虫 - 多房棘球蚴寄生人体引起的一种疾病,分布比较局限,国内以新疆地区流行为严重。该病严重威胁农牧民的健康,又妨碍畜牧业发展,应积极防治。

本病诊断较困难,流行病学史往往提供诊断的重要线索,需要与原发性肝癌、肝脏良性肿瘤、肝脓肿、肝脏非寄生虫性良性囊肿和肝硬化门静脉高压等疾病鉴别。

有作者报告一例以咳嗽症状起病,肝右叶见巨大肿块,约 12 cm × 14 cm,边界较清楚。该病例一度误诊为膈疝,实为肝脏左叶代偿性增生,病变侵犯膈肌,与膈肌、第二肝门、下腔静脉紧密粘连,肾脏移位,膈肌上抬,造成膈疝假象。

第三节　左侧胸腔巨大膈疝误诊漏诊

有作者报告一例左侧胸腔巨大膈疝,为贲门癌术后 15 年的患者,手术见到横膈贲门癌手术切口处有约 7 cm × 6 cm 裂口,结肠脾曲由此疝入左侧胸腔,并与周围肺脏粘连,分离后将疝入之肠管还纳入腹腔,术后患者所有症状消失。膈疝患者胸片上多有异常改变,为首选检查方法。根据疝囊内容物的不同而在胸片上表现复杂多样,由于膈疝较为少见,且胸部 X 线表现大多缺乏特征性,因而胸部检查易造成误诊,即使疑有膈疝,由于选择的进一步检查方法不恰当或检查经验不足也易造成漏诊。该例胸片见左下肺野大片状密度不均之阴影,其内隐见数个直径约 2 cm 类圆形块影;钡剂灌肠造影示钡剂沿降结肠向上穿越左膈进入位于左侧胸腔的结肠内,穿膈处之肠管呈"紧腰样"征。

该例胸片误诊分析:进入疝囊中肠管内的少量内容物沉积于位置较低的肺底部的肠管中是构成下肺野实变影的病理基础。下肺野实变影的大小与形态随进入疝囊中肠管内的内容物多少以及稀稠而异。此外,疝入胸腔的肠管,由于积气,肠壁较薄,重叠于肺组织,往往难以显示肠管形态。因此,在胸片上往往仅显示有片状或块状实变影,酷似炎症或肿瘤等病变,极易造成误诊。

胸片上出现有下列情况之一者应考虑有膈疝可能:①近肺底部的实变影,经抗感染治疗后不见吸收好转或反见范围增大者;②不同时间摄片比较或透视下动态观察,由于肠管的蠕动,阴影的形态与位置可有不同程度的改变;③肺野呈蜂窝状改变或示有含液平的实变影,临床上无明显肺部感染症状者;④一侧肺野或部分肺野无其他原因而引起的透亮度增高,临床上有上腹部胀痛者;⑤肺部出现类圆形块影,尤其是肺底部,临床上无咯血、胸痛等肺部肿瘤症状者,应考虑到系膈疝中肠道内容物干结成团且受肠壁的限制所致。

该病例术前曾行所谓的全消化道钡剂造影,事实上只检查了上消化道,其漏诊原因分析:由于重力关系以及服钡后主要以立位为主,致使钡剂很少进入膈上的肠管,流入疝囊内的少量钡剂由于蠕动、重力等因素一般排出较快,不易于膈疝的显示;卧位检查时若疝口位置距台面较高,原肺底部肠管内少量钡剂可流至远离横膈的位置相对较低的胸部肠管内,疝囊颈部缺少钡剂,使胸腹部肠管内的钡剂失去连续性,观察时易忽视远离横膈的胸部改变而致疝囊疏漏。对口服全消化道造影应该注意:①胸片有异常,或胸片正常而临床上疑有膈疝应采用全消化道造影,不能只观察上消化道,一定要观察大肠,因为它可以了解各段肠管的疝入情况;②全消化道造影中千万不要忽视对胸部的观察;③全消化道造影中对结肠显示不满意或有可疑之处,尤其对结肠形成膈疝者,应主张采用钡剂灌肠检查,因为钡剂灌肠在压力作用下,各段结肠均可充分充盈、连贯显示。

2006 年 6 月,我们曾见一例 6 月婴儿因呼吸困难在院外诊断肺炎入院,入院急诊床旁胸片亦诊断为左肺感染,但抗感染 2 日无效遂再行床旁胸片检查,可见左胸几为大小不等囊状影占据,胸腔少量积液,胃泡清楚可见,其形状大小位置无异常,初步排除胃疝入胸腔;但左肋膈角处膈的上下方似见透光囊状影,不除外大肠疝入胸腔。因床旁胸片质量较差,观察不清,决定再摄侧位床旁胸片,侧位片示腹部前腹壁后清楚可见充气囊状影上升于膈上,遂诊断为大肠膈疝进行手术,术后症状立刻消失。我们的体会是:读片的基本功甚为重要,条件好时容易诊断,如条件不好时则难以发现异常征象。如患儿病情危重不能移动,只能拍摄床旁胸片,不能来影像科摄片,更不能进行 CT 检查。各医院的 CT 机性能不一,基层单位 CT 机性能较差,如何在较差的 CT 图像上进行观察和诊断,对医生的发现病变及诊断能力也是一个严峻的考验。

第四节　右膈肌脂肪疝

患者,女,59 岁。腹痛一周。患者无任何诱因感左上腹隐痛不适,呈阵发性,无向他处放射,与饮食、体位无关,无头痛、发热,无头晕、乏力,无胸痛、胸闷,无心悸,无黑便,未做任何处理。CT 平扫见膈肌旁低密度结节影,约 40 mm × 24 mm,CT 值 -114 HU,膈肌局部肌纤维中断,病变直接与腹腔脂肪紧相连(图 18-1-1)。

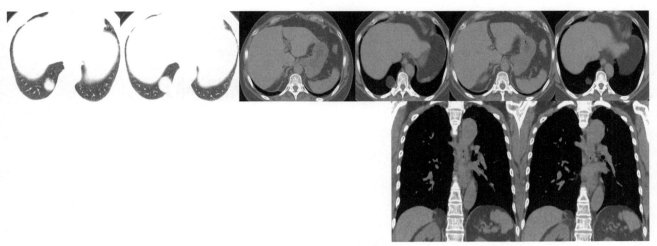

图 18-1-1　右膈肌脂肪疝

第二章　膈肌及邻近膈肌肿块

第一节　膈肌巨大血管瘤

膈肌原发性肿瘤极为少见,肿瘤多为间叶组织来源,起源于膈肌肌腱或前方肌层。大多数为良性肿瘤,恶性肿瘤如纤维肉瘤、横纹肌肉瘤等少见。良性肿瘤种类较多,有纤维瘤、脂肪瘤、血管瘤、囊肿和神经性细胞瘤等。膈肌肿瘤可发生在任何年龄,40~60岁多见,两侧膈肌发生的机会及男女发病率大致相等。

良性肿瘤临床早期无症状且无特征表现,胸部X线检查可见膈面上有边缘光滑的弧形致密阴影或呈分叶状致密影,随膈肌上下活动,易诊断为局限性膈膨升。一般良性肿瘤除轮廓清楚外,少数可见钙化阴影。肿瘤增大以后可以出现缺血坏死、机化。

右膈肿瘤压迫肝脏出现疼痛和肝脏向下移位。如发生在左膈,肿瘤压迫胃部而产生胃肠症状。肿瘤压迫下肺叶,引起气急、咳嗽、咯血等。

一例病人病程长,膈肌肿瘤大,邻近器官的受压移位明显,病人出现了相应的临床症状。该病人经腹部CT检查,诊断右膈肌肿瘤。手术证实膈肌血管瘤,主要位于胸腔。

另外,恶性肿瘤早期就可以引起上腹痛、胸痛、气短、咳嗽等,并早期出现胸水或腹水。神经源性膈肌肿瘤可出现杵状指(趾)和肥大性骨关节病。

膈肌肿瘤缺乏特异性症状、体征,但是定位诊断主要依靠影像学检查。X线表现为膈表面不断增大的包块及膈肌变形。常规X线检查不易确诊。CT检查容易显示肿瘤内部及病灶与周围脏器的关系,使其对肿瘤的定位有意义。通过CT值的测量对囊肿与实质性肿块等有鉴别意义。

膈肌肿瘤与肺底部及腹腔病变的鉴别,MSCT三维重建、及以往常用的人工气胸和人工气腹X线检查更为准确。

附:具体病例资料:患者,男,70岁。因右上腹胀,间断性胸闷、咳嗽3年,咳嗽加重并痰中带血1周入院。查体:右上腹稍隆起。无腹壁静脉曲张。腹软,肝肋下三指,质稍硬,无压痛。

腹部B超:肝右后叶可见170 mm×150 mm的低回声团块影,内部回声不均匀,对肝脏有一定挤压。胸部X线检查:显示右下肺纹理紊乱,右膈肌抬高,肋膈角消失,表面平坦,右心缘消失,似右侧包裹性胸腔积液。腹部普通CT示:右膈顶区可见类圆形密度不均匀的巨大块影,CT值33~52HU,病灶最大直径170 mm×150 mm,占据约16个层面,向上推挤右肺,向下推挤肝右叶,向内压迫门静脉右支。病变有散在的钙化灶。右侧局部肋骨增生变粗。增强后右膈顶区病灶CT值42~50 HU,强化不明显。

行右膈肌巨大肿块切除术。术中见肿块位于右侧胸腹腔,腹侧面尚光滑。探及肿块大约16 cm×15 cm×15 cm,呈膨胀性生长。上缘显示右肺底向上受挤压,肿块与右下肺底部有纤维隔膜。下缘显示膈肌与肝右叶粘连,肝脏受压呈一扁条状。内侧肿块压迫下腔静脉。完整摘除肿块。肿块切开后其内是大量血液、坏死组织及机化的纤维组织。病理诊断:右膈肌巨大血管瘤、囊肿,并出血、机化。

第二节　邻近膈顶的左下肺孤立性纤维瘤,带蒂与肺相连

患者,男,61岁。

术后病理诊断:左下肺孤立性纤维瘤,带蒂与肺相连,紧

贴膈顶。肿瘤大小为 3.5 cm×2.2 cm×1.0 cm。在影像表现上,肿瘤与膈顶间有低密度带状影,说明非膈肌肿物;肿瘤呈圆形说明张力甚高,纤维成分多;肺窗观察其与肺有蒂相连,十分重要,只看纵隔窗则失去此类信息(图 18-2-1)。

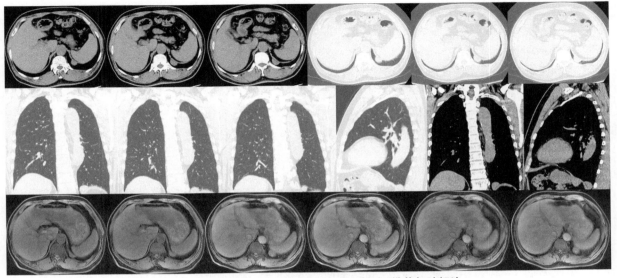

图 18-2-1　邻近膈顶的左下肺孤立性纤维瘤,带蒂与肺相连

第三节　膈肌包虫囊肿

一、影像学研究

膈顶局限性圆隆阴影:较常见。呈半椭圆形,圆形或横卧于膈上。无感染者,边缘光整;合并破裂及感染者,则易与肺底粘连而边界不清。无粘连及感染的囊肿,呼吸时常随膈肌上下运动,其解剖位置及形态固定不变。囊肿与膈肌交角呈钝角或呈锐角。

分别向横膈上,横膈下突出的块影:包虫囊肿横贯膈肌,大部突向肺内,呈球状或半球状,少部分突向腹内。深吸气时,囊肿可相应上升而呈反向运动。与膈肌交角可呈钝角或锐角。囊肿突入肝内:Massachusetts 医院(1956)曾报告一例,在临床上被误诊为腹膜后肿瘤,手术证实为横膈包虫囊肿向肝内突出的单发性囊肿。其直径约 15 cm,与右膈下缘广泛附着,与肝右叶,肾,胰腺轻度粘连,肝因肿块占位而被压下降。囊肿钙化:多为环状钙化。

二、鉴别诊断

膈肌包虫囊肿,随膈肌呼吸移动(无粘连时),与膈肌不可分离,不按肺段分布,与膈接触面宽,不易引起心脏歪斜或移位。膈肌包虫囊肿在定位诊断上须与肺底包虫囊肿,肝膈面包虫囊肿鉴别。

肺基底包虫囊肿:肺基底包虫囊肿常与膈肌呈锐角相交,或可见向下的弧形边缘,占据一定的肺段,与侧胸壁间仍可见间隙(在各种体位投照时)。

肝膈面包虫囊肿:肝膈面包虫囊肿虽部分可使膈肌显著升高隆起,而酷似肺或膈肌占位病变,但大多数病灶底部边缘都不同程度与膈相连成斜坡状,其前后径较大,隆起多在膈前中部,心脏多歪斜移位。下胸部肋间隙增宽,肺底肺纹有受压的变化,钙化较多见。在此,超声,CT,MRI 等断面成像技术有助于鉴别。

在定性诊断上,膈肌包虫囊肿须与以膈升高隆凸为主要 X 线表现的非包虫性病变鉴别,如:膈肌炎性病变,肝副叶突出,膈疝,局限性膈膨出,肝癌,纵隔及横膈肿瘤或囊肿。

膈肌炎性病变:膈肌炎性病变引起的膈面膨隆,一般均有膈胸膜炎性表现,及膈肌运动欠佳等。患者常有临床症状。

肝副叶突出,膈疝,局限性膈膨出:在肝副叶突出,膈疝,局限性膈膨出,一般无明显的临床症状,或有深吸气时胸痛。超声、CT、MRI 等断面成像技术有助于鉴别。以前，在人工气腹后，气体由膈下进入疝囊顶部，或可见肝副叶与肝相连，或气体位于膨出的膈下。

肝癌：肝癌引起的膈面隆起，随访中隆起形态变化较快，可由局限性隆起变成多个波浪形隆起（即肝顶部多个结节向上凸起）。

纵隔囊肿或肿瘤：在纵隔囊肿或肿瘤，如心包囊肿，前下纵隔淋巴瘤，胸腺瘤等，均可引起心膈角块状影，虽靠近膈肌，其基底仍位于纵隔。心包囊肿在深曝光照片上密度较低，可出现正常膈肌轮廓，或囊肿与膈肌间有一沟隙。淋巴瘤，胸腺瘤，则有相应的全身症状及体征，同时病变常呈分叶状边缘。

膈肌囊肿或肿瘤：膈肌囊肿或肿瘤引起的膈膨隆较为少见。膈肌的良性肿瘤，大多为囊肿，恶性肿瘤大多为肉瘤，而以纤维肉瘤最常见。肿瘤可表现为分叶状边缘，或边缘光整的卵圆形阴影，可大部位于膈上或膈下，密度均匀或不均匀。

鉴别诊断时还应参考：患者是否居住在包虫病流行地区，有无牛羊犬等的接触史；皮内试验。膈肌包虫皮内试验阳性率较高；B 型超声及 CT 所见。

第四节　误诊病例简介:膈下腹膜间皮肉瘤与血管瘤

误诊教训：一例常规上腹部 CT 扫描的范围未按照常规规范扫到膈顶，为一大的失误。该例对双侧肺底、膈肌及膈下，一点信息都未获得，就参考此前超声检查的意见做出诊断，十分令人遗憾。肝脏表现为肿瘤压迫所致凹陷性改变，却对肝周围未行观察。

应该牢记，对任何病变的邻近部位都应该尽量设法观察，收集信息，这对于分析病变实为必要。观察的范围，应该直到病变周围器官和组织表现完全正常的区域为止。

生长于膈下而且局限性压迫至肝内的间皮肉瘤十分少见，以致定位、定性都错，尤其是定位的错误。由于定位错误，没有进一步向上多扫几个层面，加上 CT 表现特殊，病变呈肝脏左叶内局限性软组织块状影，增强扫描病变周围晕状强化，且有延迟征象，以致误诊。

附:具体病例资料:患者,女,48 岁。无明显诱因右肩背部疼痛后出现上腹疼痛 2 周。无恶心、呕吐，无黄疸、发热，无肝炎病史，轻度贫血貌，体重近期下降 5 kg 余而入院诊治。

体检:全身淋巴结无肿大,腹平坦,右上腹肋下缘与腋前线交界处压痛,无肌紧张、反跳痛,肝区叩痛,肝、脾无肿大,右肾区叩痛,莫菲征阳性。X 线检查胸片无异常。腹部 B 超检查提示:肝内血管瘤,考虑肝内海绵状血管瘤。普通 CT 平扫:于肝左叶内显示 5 cm×4 cm 大小边界欠清楚之低于肝脏密度之实质结节状影,该低密度影轮廓呈分叶状,且边缘不规则,CT 值 40 HU,脾无肿大。增强扫描动脉期:病灶周围可见晕状强化,病灶较平扫范围有所缩小,但周围无血管瘤的典型强化出现,其内无明显强化。门脉期:病灶内仍无明显强化。延迟期:病灶内可见强化征象,CT 值 50 HU。肝脏边缘显示较光滑整齐,肝周及胸腹腔内无积液征象。CT 诊断:肝左叶内占位病变,考虑为肝左叶血管瘤。

手术所见:腹腔无积液,左膈肌近心脏底部有一 5 cm×4 cm 大小肿物,表面凹凸不平,青紫色,肝脏被压呈凹陷性改变,与下腔静脉距离约 2 cm。自膈肌切除肿物,膈肌未破裂。

病理检查:镜下示有包膜,瘤体含胶原纤维,成纤维细胞、瘤细胞异形。病理诊断:间皮细胞肉瘤。

第五节　右心膈角软骨瘤

患者,女,44 岁。CT:肿块含钙化甚多,平扫 CT 值 29~38 HU,增强扫描时,肿块内可见条索状轻度不均匀强化。

术后病理诊断:软骨瘤(图 18-2-2)。

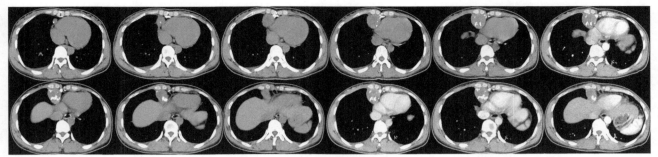

图 18-2-2　右心膈角软骨瘤

第六节　误诊病例简介：膈肌神经鞘瘤

膈肌肿瘤少见，良、恶性的发病率相似，多起源于膈肌中心腱或前方肌部，呈光滑或分叶状的软组织肿块。原发性膈肌肿瘤包括脂肪瘤、纤维瘤、囊肿、神经源性肿瘤、间皮瘤、淋巴管瘤等。肿瘤特别大时，CT 扫描定位有一定难度，三维冠、矢状位重建对定位有所帮助，一般肿瘤表现为局限性不规则肿块，脂肪瘤或囊肿可做出定性诊断，其他肿瘤定性困难。

原发性恶性膈肌肿瘤多起源于纤维，如纤维肉瘤、纤维肌肉瘤、纤维血管内皮瘤，而混合细胞肉瘤、横纹肌肉瘤罕见，CT 平扫多呈巨大肿块，可向胸腹腔突出，中央坏死明显，增强扫描可明确肿块范围及邻近结构受侵，但定位诊断困难。

一例 CT 表现为胸腔内巨大软组织肿块，密度不均匀，紧贴胸膜，与膈肌及肺组织分界不清，且未做 CT 增强扫描，难以观察与分析肿瘤的来源，导致术前误诊。

第七节　膈下支气管源性囊肿

患者，男，65 岁。缘于半年前外院体检发现腹腔内肿物，位于剑突下膈肌前下间隙，无其他不适，今患者为求进一步治疗，门诊收治入院。MRI 示：膈下结节影，大小约 4.2 cm × 2.7 cm × 2.9cm，肝右叶多发囊肿。彩超：肝左叶与膈肌间见一高回声团块，其内未见明显血流信号（图 18-2-3）。

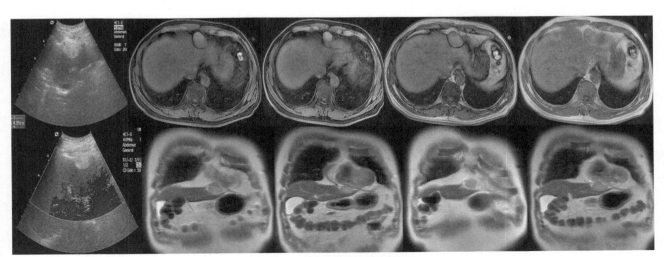

图 18-2-3　膈下支气管源性囊肿

手术所见：正中切口进腹后，电刀游离切断肝圆韧带、镰状韧带，显露膈肌肿物，切开肿物，见肿物呈囊性结构，内有黄色混浊脓液，20 ml 注射液器抽取部分脓液送细菌培养。吸引器洗净脓液，用超声刀沿着脓肿壁逐步分离脓肿与膈肌的粘连，最终完整切除脓肿，膈肌未见明显损伤。腹腔无腹水，左膈肌腹面见一外生性肿物，质软，未触及血管搏动，大小约 5×5 cm，边界不清，向外压迫肝脏左叶内段，与周围组

织无粘连，剖开后见内有脓性液。肝脏、胃、胰腺、盆腔等未见明显异常。

病理检查：灰黄色囊壁样组织两块，总体积 3 cm×2 cm×1 cm，壁厚 0.2 cm，内壁光滑。常规病理诊断：膈肌脓肿壁切除标本：为良性囊肿，囊内壁被覆假复层纤毛柱状上皮，上皮下为纤维结缔组织，符合支气管源性囊肿。

第八节　误诊病例简介：膈肌下异位脾种植误诊为肝脏肿瘤

自体异位脾种植（ESAT）是指由于脾外伤或脾切除术所引起的自体脾组织种植，发生率约为 67%。这种生长缓慢、无侵袭性的良性病变可发生于胸腔、腹腔、盆腔及皮下组织等处。国内文献报道的 ESAT 以腹腔内器官和组织种植较为常见，可能与脾破裂后脾脏组织碎屑随血流或手术刀口至腹腔脏器有关。由于患者多无特异性临床症状，部分由体检或术中发现，仅少部分病例出现腹痛等急腹症表现，因此有报道 ESAT 的平均发现时间为 10 年。

异位脾组织缺乏独立的血供，主要来自邻近穿透结节包膜小血管，因此体积一般不会很大，直径很少超过 3 cm。一例 ESAT 的 CT 平扫密度与正常脾脏相似，稍高于肝实质，动脉期无花斑样强化特征，呈均匀性强化，与以往文献报道较为一致。

异位脾组织在临床不常见，CT 上表现为实性软组织肿块，容易与其他占位性疾病相混淆，尤其是与肝脏关系密切的异位脾组织，易被误诊为肝脏肿瘤。同时该例患者伴有 10 年的乙型肝炎病史，肿瘤标志物癌胚抗原轻度增高，若忽略脾切除手术史，术前诊断十分困难，因此对于腹部实性占位患者，若发现正常位置脾脏阙如，结合脾切除手术史，应当考虑 ESAT 可能，再行术前穿刺等检查，可以避免不必要的手术。

而 ^{99m}Tc 标记热变性红细胞核素显像检查对脾显像有高度特异性，放射性浓聚较肝脏高 2~4 倍，对异位脾组织具有诊断意义，但因仪器设备及特殊试剂要求高，其临床应用范围较为局限。有文献报道，随着能谱 CT 的推广，术前异位脾组织的诊断将成

为可能，但仍有待大数据验证。

附：具体病例资料：患者，男，58 岁。因咳嗽 4 个月，右上腹不适 20 d 入院。4 个月前无明显诱因出现咳嗽、咳痰，无喘息，无胸闷、发热，未治疗。20 d 前出现右上腹不适，伴轻微腹胀，无腹痛，无恶心、呕吐，无皮肤及巩膜黄染，7 d 前因咳嗽至他院行胸部 CT 及核磁共振检查提示肝脏占位，未进行治疗，遂来我院。26 年前因"车祸伤"行脾切除术，曾输血治疗（具体不详），后因"肠梗阻"2 次行手术治疗，患乙型肝炎 10 年，未规律治疗，否认其他传染性疾病史。

入院后完善实验室相关检查：癌胚抗原：6.33 ng/ml（升高），甲胎蛋白：2.39 ng/ml，肿瘤相关抗原 12-5（CA12-5）：28.95 U/ml，CA19-9：27.75 U/ml，HBsAg（+），抗 -HBe（+），抗 -HBc（+）；丙氨酸氨基转移酶及天冬氨酸氨基转移酶呈轻度增高，分别为 47 U/L、78 U/L；血、尿常规等检查均未提示明显异常。腹部超声检查示：肝脏大小、形态正常，包膜光滑，肝右叶可及多个稍高回声包块，较大者位于肝门处，大小约为 42 mm×27 mm，边界清，内回声尚均匀，呈融合状，考虑肝占位。第 2 天行上腹部平扫＋增强 CT 检查示肝顶多发结节状强化影，考虑肝脏占位，不除外肝癌。

手术所见：切开部分镰状韧带后，右侧膈肌表面可见数个大小不一肿块，直径为 3~20 mm，乳白色，椭圆形，质硬，局部压迫肝脏表面形成凹陷，但与肝脏表面无粘连，排除肝占位，考虑膈肌肿瘤，遂行膈肌肿物切除＋肠粘连松解术。术后病理示腹腔淋巴组织增生，淋巴滤泡间见出血及血窦样结构，符合脾种植。术后 CT 复查行上腹部平扫＋增强 CT 检查示膈肌下肿物切除术后改变，右肺底近膈肌处可见一结节影，增强未见明显强化，考虑术后改变。随访 28 个月未有不良主诉。

第三章　关于膈肌脚

第一节　膈肌脚和脚后间隙病变

膈肌脚和脚后间隙在平常工作中容易被忽视，但是多种病变可以发生在这个区域，包括血管病变、淋巴结肿大、邻近器官疾病侵犯、食管裂孔疝、肿瘤等，肿瘤包括良性肿瘤（脂肪瘤、神经纤维瘤、淋巴管瘤等），恶性肿瘤（肉瘤、神经母细胞瘤、转移瘤等），血管病变包括血管病变（主动脉夹层、腹主动脉瘤、血肿及静脉曲张等）及变异（下腔静脉的变异等），以及脓肿。

膈肌脚及脚后间隙的解剖结构：膈肌后部的膈肌脚由两侧膈肌纤维合并而成，各有一内侧脚和一外侧脚，右内侧脚起自 $L_{1\sim3}$ 椎体，左内侧脚起自 $L_{1\sim3}$ 椎体，外侧脚起自两个腱弓。一般 CT 表现为椎体两侧厚度一致的软组织密度影，部分可表现为局部增厚的圆形或椭圆形结节，不要误以为是腹主动脉旁淋巴结肿大或肾上腺肿瘤等疾病；部分膈肌脚显示不连续为正常影像学表现，不要误以为是膈肌脚的断裂。

脚后间隙为两侧膈肌脚后和椎体前外之间横断面为三角形的间隙，此间隙正常结构由脂肪组织充填，内有主动脉、神经、淋巴结、乳糜池、胸导管、奇静脉和半奇静脉。要特别注意：食管裂孔增宽时，是否有食管裂孔疝发生；肝硬化时，是否有奇静脉和／或半奇静脉扩张表现。经比较该组所观察到的膈肌脚及脚后间隙的解剖结构，60~90 岁年龄段较其他年龄段之间膈肌脚显示不连续性的概率增大，性别之间不存在差异。其他方面在不同性别及不同年龄段之间不存在明显差异。

影像学研究

主动脉夹层：CT 平扫图像上主动脉夹层的特征性表现为钙化的内膜自主动脉外缘内移 5 mm 以上。增强 CT 最具特征性的表现为可见撕裂内膜片及真、假腔形成。撕裂内膜片表现为分隔真、假腔的线样负影。多数主动脉夹层真腔及假腔内均有对比剂充盈，动态增强扫描示假腔充盈与排空均稍迟于真腔、少数病例可真、假腔同步显影。假腔常呈螺旋形走行，真腔常明显受压变形。假腔内常可见血栓形成，少数病例假腔内甚至完全被血栓充填，多平面重建可准确显示主动脉夹层的病变范围、破口位置、分支血管受累情况及主动脉瓣反流情况等。

腹主动脉瘤：一般认为，腹主动脉在肾动脉水平以上直径 ≥ 40 mm，在肾动脉开口以下直径为 35 mm 或病变部分大于正常主动脉宽径的 1.5 倍时，可诊断为腹主动脉瘤。多平面重建能够清楚显示腹主动脉瘤的全貌及瘤体附壁血栓及其范围结构，还可以精确测量有关数据。最大密度投影能够真实反映血管密度变化，很好地显示管腔、血管壁及与周围血管的关系，但对低密度病灶显示欠佳。几种后处理技术结合观察，综合分析可以对腹主动脉瘤做出全面精确的诊断，为临床手术治疗提供极大帮助。

淋巴结肿大：以前有作者认为，脚后间隙淋巴结直径 >1.5 cm 属于异常，我们认为此标准值得商榷。我们在临床的活体形态学研究中发现，在大多数正常成人脚后间隙一般看不到结节影，少数成人可看到少量小结节影，其最短径小于 0.5 cm，如大于 0.5 cm 则多伴存邻近器官的疾病，因此，我们建议脚后间隙淋巴结最短径 >0.5 cm 即属于异常。

脚后间隙淋巴结肿大可以是由炎症、传染性疾病、最多的是肿瘤（如泌尿生殖系统，胃肠道及胸部的恶性肿瘤）引起的。霍奇金或非霍奇金淋巴瘤是最常见的脚后间隙淋巴结肿大的原因。膈肌脚内淋巴结肿大因没有特征性而很难区别定性。

一般情况下，恶性淋巴瘤表现为多发的淋巴结肿大，呈软组织密度，大多数融合成团块包绕腹主动脉和下腔静脉形成主动脉掩埋征，较大的肿块可使周围器官移位。增强扫描肿块的实质为轻度到中度均匀强化，融合的团块中可有低密度坏死区，常有肝脾肿大，脾多发占位，浅表淋巴结肿大等。转移性淋巴结肿大多表现为分散孤立的肿大淋巴结，常不融合，密度不均匀，增强扫描呈环状强化伴有不规则低密度坏死区，并且多有原发肿瘤病史。

腹膜后神经源性肿瘤的影像学鉴别：神经母细胞瘤多见于儿童，恶性程度高，一般 CT 表现为肾前间隙或椎旁较大肿块，边界清楚，实质性部分强化明显，中间可有坏死或钙化；应注意与神经鞘瘤、神经纤维瘤及节神经细胞瘤鉴别。神经鞘瘤好发于脊柱旁、肾脏内侧，CT 增强后呈不均匀强化，囊变区无强化或中间斑点或片状强化，周围为低密度不强化；神经纤维瘤为实性肿瘤，与脊柱关系密切，可在脊柱内外呈哑铃状生长，少囊变，增强后轻度强化，中间有片状低密度区；节神经细胞瘤瘤体边缘清楚，密度低，增强后常轻度强化或不强化。

椎旁脓肿的影像学表现及鉴别：椎体结核椎旁或腰大肌冷脓肿较常见。胸椎结核脓肿往往位于椎体周围；而腰椎结核脓肿常位于腰大肌内。脓肿内偶尔可见死骨或钙化影，此为结核病的特异性改变。转移瘤或椎体肿瘤破坏椎体后，可形成类似冷脓肿的椎旁肿瘤组织，多呈表面有张力的类圆形软组织块影。增强扫描，肿瘤组织可有广泛的轻度强化，而结核冷脓肿只在脓肿表面有轻度强化。

总之，虽然膈肌脚及脚后间隙所占的空间很小，但是此区域的病变多种多样。因此正确认识和理解膈肌脚和脚后间隙的解剖结构、发育变异、病变病理过程的影像学表现具有重要的临床意义。CT 和 MR 技术的不断发展及后处理功能的强大，也有助于对这个容易被忽视区域的病变的诊断和治疗，避免漏诊、延迟诊断或误诊带来不良的后果。

附：具体研究资料：有作者报告一组 270 例膈肌脚和脚后间隙病变，含血管病变共 95 例，淋巴结肿大 76 例，邻近器官肿瘤侵及膈肌脚 41 例，食管裂孔疝 30 例，骨质增生 20 例，其他肿瘤 4 例，椎旁脓肿 3 例，食管破裂伴发感染及纵隔积气 1 例。

血管病变共 95 例：包含主动脉夹层 59 例，表现为内膜钙化灶自主动脉外缘内移。增强 CT 可见撕裂内膜片及真假腔形成。撕裂内膜片表现为分隔真假腔的线样负影。下腔静脉先天变异 16 例，其中双下腔静脉 15 例，左下腔静脉 1 例。双下腔静脉表现为：腹主动脉两侧各有一血管结构，其中右侧者同正常下腔静脉，左侧者从左髂总静脉向上延伸至左肾静脉水平，再延续为一横行的血管绕过主动脉前或后方与右侧下腔静脉相接。左下腔静脉表现为：于腹主动脉分叉处左下方（第 5 腰椎前）由左、右髂总静脉汇合而成，并沿腹主动脉左侧上行，于肠系膜上动脉根部下方斜向右上，跨越腹主动脉前方，跨越处有明显压迹。腹主动脉瘤 15 例，其中 14 例瘤体壁钙化呈弧形、斑点状或斑块状；1 例累及双侧髂总动脉，腹主动脉管腔增宽，内壁毛糙。奇静脉、半奇静脉曲张 5 例，均系肝硬化并发门静脉高压病例。平扫示脚后间隙内结节状软组织影。CT 增强扫描示膈肌脚内结节影密度明显增高，呈血管密度，同时食管胃底区有迂曲呈蚯蚓状侧支血管增多、扩张影。在 MRI，奇静脉显示为长 T_1、长 T_2 信号，当奇静脉内血流流速变慢时，表现为长 T_1、短 T_2 信号。

淋巴结肿大 76 例：其中恶性淋巴瘤 24 例经病理证实。CT 表现为脚后间隙、腹膜后多个大小不等的圆形、椭圆形的软组织影，直径均超过 1.5 cm，部分融合成团块，腹主动脉、腹腔干、下腔静脉以及肾血管被包绕、变细、移位。脚后脂肪间隙消失。

邻近器官肿瘤侵及膈肌脚 41 例：均经病理证实。其中胃癌 24 例，食管癌 11 例，肺癌 5 例，肝癌 1 例。CT 表现为肿瘤直接侵犯膈肌，膈肌呈形态不规则增厚，软组织肿块突入脚后间隙，增强后明显强化。

食管裂孔疝 30 例：经手术证实。CT 表现为膈肌脚间隙增宽，疝入的胃壁表现为均匀的软组织密度影，边缘光整；增强扫描后容易辨认。多平面重建图像直观地显示了裂孔上方的疝囊通过食管裂孔与膈下胃腔相连的全貌。

骨质增生 20 例：均发生在椎体右侧，CT 表现为椎体右侧边缘见骨质增生变尖。

其他肿瘤 4 例：病理证实畸胎瘤 3 例，CT 平扫表现为混杂密度，其内有脂肪、软组织、牙齿以及钙化成分。神经源性肿瘤 1 例，术后病理证实为神经母细胞瘤，影像学表现为：脊柱旁左侧 4.6 cm× 5.3 cm 软组织团块，内有多发斑点状钙化。

椎旁脓肿 3 例，病灶位于 L_2 及 L_3 椎体旁及双侧椎体与腰大肌间。T_1WI 上呈低信号，T_2WI 上表现为均匀的高信号。食管破裂伴发感染及纵隔积气 1 例：CT 表现为下段食管及膈肌脚后间隙消失、变形，内有蜂窝状低密度影，增强后稍强化，边缘不清，膈肌脚增厚，伴有后下胸腔少量积液影。

第二节　肌性膈的变异

前肌性膈:前肌性膈在横断图像上观察十分清楚,表现为体部前壁的线形软组织密度影,在肥胖病人有脂肪衬托时更为明显。Gale(1986)描述了前肌性膈的 3 种 CT 表现,最常见的是弯曲带状,它向后凹,并且与前外侧纤维移行融合。在第二型中,前面的肌纤维与外侧的纤维走行成角,因此看起来似不连续。第三型的表现是一个宽阔的肌带,其边界不规则或模糊不清。在一些病人中,前肌性膈显示欠佳。

肌性膈附着处呈波浪形或结节状:肌性膈的波浪形或结节状表现与年龄呈正相关,在老年人群中最常见。此年龄组的人群也正是易于发生腹腔恶性病变或转移的人群。因此,熟知这种表现有助于与新生物鉴别。膈肌的波浪形表现可在 CT 图像上清晰显现,表现为上腹部脂肪周围的一系列弧形、小结节状或线条样高密度影,并且可以嵌入肝脏。当有腹水时,这些膈肌的嵌顿可自肝陷窝处移开。表现为典型的 V 字形峰,并与肝表面缺损区相对应。

这种结节状内陷最好发于左侧第 7~11 肋骨附着处的肌性膈。随着年龄的增长,束缚膈肌纤维的结缔组织松弛,加以肌张力减退,使膈肌周边壅坠。当吸气时,膈肌收缩,上述结节状内陷更为明显。仔细观察此类结节的形状,发现它们多为三角形(一般表现为三角底在胸壁,尖端指向内)、梯形(通常梯形的底在胸壁)或长方形,少数也可表现为水滴状,如呈圆形结节状时,其胸壁侧亦多较宽阔。

当鉴别结节样膈肌内陷和转移瘤较困难时,几种观测也许有用。转移瘤的小结节在上下连续层面上,大小会突然改变,而膈肌的结节性内陷则是连续的一致的,在一个膈肌结节的边缘处,表现为持续增宽,或呈线条状延伸。如仍不能鉴别,可加扫呼气像,在呼气期膈肌变薄,膈肌的结节样内陷明显变小。

肝副裂和假性病变:肝副裂不同于其主裂,其仅局限于邻近膈顶的肝脏表面。肝副裂由膈肌嵌入肝脏而形成,多位于肝脏右叶的上方,常见于老年病人。肝副裂可为一个或多个,使肝表面呈波浪状。膈下脂肪和腹膜均可伴随膈肌而位于副裂内,因此腹水也可进入副裂中。

在超声图像上,肝副裂表现为单个或多个自肝周向内延伸的细线状强回声区,它们可能形成肝脏边缘的切迹。由膈肌造成的肝脏的假性病变多见于以下情况:膈肌嵌入肝表面较短,或其走向略呈上下方向,或在肝表面上的切迹较浅,以及假性病变显示在切迹的下方时,也可发生在邻近肝脏切迹的膈肌内陷为圆形时。遇此情况,可加扫呼气像,膈肌变薄,假性病变则可变小。由膈肌嵌顿导致的假性病变也可在超声检查时遇到。在横断像上它们可位于边缘部,呈楔形、圆形、卵圆形、分叶状或不规则等多种形态,常被误认为血管瘤。可旋转探头沿着病变长轴探查,则发现病变拉长。另外,也可寻找肝脏表面的切迹影。

膈肌引起的胃和胃周假性病变:在一些情况下,邻近或者突入于胃的膈肌常被误诊为胃内病变。以下几种观察将有助于与真性胃内病变的鉴别:①寻找有无连接膈肌和结节影间的细曲线状肌束影;②寻找有无分隔胃和小结节的腹内脂肪;③重复行胃不扩张时的呼气扫描像,此时膈肌结节将变小。

易被误认为肾周病变的肌性膈:如前述之弓状韧带那样,在肾周脂肪内结节状或带状嵌入的肌性膈容易被误诊为肾周异常。鉴别它的关键是观察它与膈肌的连续性。这可通过识别结节与膈肌相连的线状影和/或邻近图像上结节的连续性来鉴别。

肌性膈的不连续性:肌性膈缺损区的数目及严重程度随年龄而增加,尤其在七八十岁的病人中更易见到。膈肌缺损更常见于左侧,并与肺气肿有关。膈肌缺损多无症状,只是在影像学检查中偶然发现。可能与腹内脂肪或脏器的疝出并发。Caskey 等(1989)推断无症状的膈肌缺损是后天形成的,因为这种缺损在三四十岁的病人中并不存在,之后其数目及严重程度逐渐增加,而在七八十岁的病人中竟占到 56%。有趣的是,84% 的肺气肿有人被证明有膈肌缺损。Bochdalek 疝被认为是先天性异常,它继发于胸腹膜腔通道的先天性开放。当病变大时,常发生于新生儿期。不过,小的 Bochdalek 疝常无症状,仅在影像学检查中偶然发现。发生于左侧者是右侧的 2 倍。在轴面像上,小的疝出容易误诊为肺内小结节。如前所述,当考虑膈肌破裂的诊断时,应该意识到无症状性膈肌缺损的可能性。虽然膈肌缺损是膈肌破裂的一个灵敏征象，但是 Murray 等认为，仅仅依靠膈肌缺损诊断膈肌破裂时应慎重。

其他相关情况

由下叶肺不张所致假性膈的表现：合并胸腔积液的下肺不张容易被误认为膈肌被液体包绕。肺底积液和包绕肺不张下外侧尖部的液体可产生细线状结构，在横断面上酷似膈肌。

镜像伪影：上腹部超声检查时，在弧形的肺 - 膈界面会发生镜面似的反射，从而在膈上产生肝脏或脾脏的镜像伪影，不要将其误认为肺内病变。

第三节　膈肌脚造成的诊断陷阱

有时在侧位胸片上，可见膈肌在胸骨上的附着点，它由一对短的细条影组成，在前纵隔的下方，起自剑突背面，向后走行附着于膈肌的中心腱。波浪状的膈肌，为膈肌个别肌束的肥厚及收缩所致，在正侧位胸片上可显示为多发性的小凸面，也可显示为较大的几个凸面。在胸椎正位片上，有时可见左半膈肌脚，显示为脊柱旁由胸椎侧缘向外上走行的薄条的弧形影。

膈肌内侧高位附着点，在深吸气或不全呼气的正位胸片上有时出现，表现为脊柱两旁膈顶影交界处斜行或块状软组织密度影，可被误诊为肿块。在深吸气的胸片上，偶尔可见双侧或一侧肋膈角处膈肌肌肉分开，形成该处膈影呈现两层，且上层之下较为透亮。

膈肌局部膨隆，如无侧位投照，此类发育变异则可被误为肿块。新生儿双侧前膈肌膨出，可以无症状。此时，心脏可向上移位。不要误为异常。

第四节　肥大的膈肌肌束伪似血管瘤

横膈腱膜部分中的肥大肌束在超声检查中少有见到。Oyen 等（1984）指出，孤立的肥大的膈肌肌束极为类似于血管瘤，可导致误诊。此类肌束的鉴别甚为困难，有时可在横断扫描时，使此迂曲肌束显示更清楚，从而有助于鉴别。

第四章　膈神经与下肺韧带

第一节　关于膈束

偶尔在 CT 图像上可发现由膈神经、心包膈动脉、心包膈静脉组成的正常膈束，表现为靠近心包后外侧面 1~3 mm 的圆形或线条状结构。不要将小的隆突膈束误以为是肺、胸膜或心包结节。在下肺静脉水平及其下方，沿着心脏下部常可看到膈束。与左膈束（沿心尖走行）相比，右膈束更靠后（沿右心房或下腔静脉走行）。在增强扫描时，膈束表现为血管性强化。

第二节　正常下肺韧带、膈神经与叶间胸膜粘连增厚的研究

一些作者在每年的大量健康胸部透视（胸部照片）体检中，常见膈顶有尖角状突起或细条状阴影，起初认为是膈上的叶间胸膜粘连肥厚（原有教材记述：横膈顶部的胸膜粘连，多呈尖刺样突起，使局部横膈面呈幕状吊起，在膈前部或膈后部的胸膜粘连往往在正位片上不能显示，需用侧位、前弓位或其他位置显示）。

逐渐发现这些"粘连肥厚"以年轻，体形偏瘦的受检者左膈上多见，且大多发现位于膈顶同一位置，同侧膈角锐利光滑，都否认有与发生胸膜粘连增厚的相关病史，一般女性多于男性，特别是在透视下动态观察上述阴影时，阴影表现"柔软"（借用食管造影检查时描述正常食管管壁的用语）。经查阅文献，这种叶间"粘连增厚"的表现与下肺韧带或膈神经解剖相符，随之对以后的体检者就上述表现进行了有目的的胸透、胸片、CT 对照观察和统计，并且为了体现与叶间胸膜粘连肥厚影像的区别，又观察和复习了患有该病病人的平片、CT 并做了观察和统计。

下肺韧带和膈神经的解剖学基础：脏层与壁层胸膜在肺根处相延续，包绕肺根后，前后 2 层胸膜互相重叠向下、向后延伸，像松弛的帘子悬挂于下静脉上，称下肺韧带。

下肺韧带呈三角形，于冠状位系于纵隔与肺之间，其尖在肺静脉下方，下缘（或基底）如果以镰状的下缘游离于膈上，称为三角韧带或不完全型下肺韧带；如果与膈胸膜相连续，称为肺膈韧带或完全型下肺韧带，该型常见。下肺韧带外侧缘附着于肺下叶内缘，右内侧缘附着于下腔静脉和奇静脉之间，左内侧缘附着于食管或降主动脉的外缘。右下肺韧带较左侧短，纵隔附着处宽。膈神经进入胸腔后，右侧沿无名静脉、上腔静脉外侧下降至肺根前方，再沿右心房和下腔静脉下降达膈肌进行分支和分布；左侧先行于左无名静脉后方，左颈总动脉和左锁骨下动脉之间，跨越主动脉弓后，在主动脉和肺根前方下降，再沿左心室外侧下降到左膈。双侧膈神经全程有心包膈动脉和静脉伴行。下肺韧带与膈神经的毗邻关系：下肺韧带在后，膈神经在前。

下肺韧带和膈神经的 X 线表现：一般认为下肺韧带和膈神经在正常人胸透（胸片）上是显示不清的，只有在病理情况下如气胸、胸水、下肺韧带内积水、食管旁静脉曲张时下肺韧带才可显示。既往教科书上也将膈肌上的尖角状突起归结为膈肌粘连，有作者认为正常人胸透（胸片）可以显示下肺韧带和膈神经如前所述的表现，其理由是：正侧位胸片所显示的膈面尖角状影和 / 或膈面局限模糊与 CT 扫

描对照,就是 CT 上显示的右侧为膈神经及其分支,左侧为下肺韧带的投影;出现于健康人群中,特别是在年轻人中;一组平片仅见右膈神经和左下肺韧带,这与 CT 上膈神经和下肺韧带的检出率趋势一致;偏瘦体型者多见,这与文献上描述如肺气肿的情况下,使纵隔变窄和下叶肺静脉被牵拉,致下肺韧带的 CT 检出率更高的情况相近;为何年轻女性检出率高,可能与所检男性和中老年体型较胖致膈肌位置较高有关,并且中老年人常有膈肌粘连等病变干扰。

下肺韧带和膈神经的 CT 表现:CT 能够显示下肺韧带和膈神经,CT 上确认下肺韧带的基本标准是在肺门下方,心后自纵隔向肺内延伸的"鸟嘴"状或细线状阴影。膈神经在 CT 上表现为至少相邻的 2 个层面同时存在,心包旁 1~3 mm 的圆形结构,右侧近膈面表现为自下腔静脉伸出的 1~3 条线状阴影。在 CT 影像上下肺韧带的出现率,根据 Godwin 等(1983)的统计,未见下肺韧带为 12%;仅可见右侧下肺韧带为 26%,左侧为 30%;两侧同时见到为 32%。Cooper 分析 100 例,有 42% 可见到下肺韧带,其出现及形态与年龄无关。

胸膜增厚和粘连 X 线及 CT 表现:由于纤维蛋白沉着于胸膜表面上,或有肉芽组织增生,可导致胸膜增厚,若有相对 2 层胸膜粘着就成为胸膜粘连。胸膜增厚和粘连是胸膜炎或胸膜积液的结果。叶间胸膜的增厚和粘连可单独存在,也可伴有其他部位的胸膜增厚和粘连。叶间胸膜的增厚和粘连可扩展于整个叶间裂或只占叶间裂的一部分。胸膜增厚的 CT 表现为局限或广泛的片状或不规则实变病灶。可发生在胸膜任何部位,以胸下部及后部较多见。

与胸膜粘连的鉴别点:胸膜粘连增厚的相关病史;叶间胸膜的增厚和粘连可单独存在,也可伴有其他部位的胸膜增厚和粘连(叶间胸膜的增厚和粘连可扩展于整个叶间裂或只占叶间裂的一部分);膈神经/下肺韧带在透视下动态观察上述阴影时阴影表现"柔软";膈神经/下肺韧带影以年轻,体形偏瘦的受检者左膈上多见;膈神经/下肺韧带的影像只见于特定解剖路径和位置。

第五章　横膈的运动

第一节　膈肌功能性变化

膈麻痹：新生儿膈麻痹病因可为产伤，肺炎或胸膜炎，行气管食管瘘或先天性心脏病修补术时损伤了膈神经。老年人膈麻痹多源于炎症，恶性肿瘤累及膈神经，外伤，控制膈活动的神经机制被破坏或功能障碍。较大儿童和成人一侧膈完全性麻痹，因为患侧肺只丧失 20% 的通气和灌注能力，可不产生临床症状。由于膈麻痹可反映呼吸链任何部位的异常，必须同时应用 CT、MRI、X 线平片等影像学手段检查膈神经源性功能障碍的原因。

X 线透视下，用电经颈部皮肤刺激膈神经，如果膈神经完整，则引起膈收缩，病变可定位于膈肌的高位神经控制系统。膈麻痹的矛盾运动必须在透视下观察，用力吸气试验时显示最好。此外，还要仔细观察病人的纵隔运动，吸气时纵隔移向健侧，儿童更为明显。

透视下难以发现双侧膈麻痹，常需做肌电图检查。双侧膈肌疲劳时，膈肌无运动。双侧膈麻痹，在呼气时，膈下移；在吸气时，膈上移，应注意膈与胸腹壁同时运动的情况，才能发现此类矛盾运动。双侧膈麻痹者，呼吸辅助肌做吸气动作时，随着胸内负压增大，膈肌被动上移，腹壁同时内移；反之，膈则下移。这种吸气时腹壁与膈的矛盾运动是膈麻痹的重要临床征象。有些双侧膈麻痹患者的透视表现，类似于膈肌的正常运动，源于主动呼气和被动吸气造成的吸气时膈下移，呼气时膈上移。

膈无力与膈疲劳：膈肌力量不足不能进行适当的通气称膈无力，见于长期辅助呼吸者。

膈疲劳为不能维持适当的肺通气功能，见于吸气肌负担加重者，如：气道梗阻，低氧，贫血等。在 X 线胸片上，一侧膈无力和膈疲劳都表现膈升高。X

线透视下，一侧膈无力者，正常呼吸动作减弱或完全消失，做迅速深吸气动作，患膈明显较正常膈肌活动滞后，病人于卧位或侧卧位时，此现象更为明显。膈无力与单侧膈麻痹的不同点，为随着持续吸气动作，膈肌向下移动，趋于正常。由于膈肌正常活动幅度的变异性，X 线透视检查难以诊断双侧膈无力或膈疲劳，在 X 线胸片上难以与双侧膈麻痹区分开，这 3 种情况皆使肺容积减少。

呃逆：呃逆为膈肌和肋间肌收缩不协调所致，每分钟能产生 6~100 次，常见于单侧膈。X 线透视下，可见一侧或两侧膈部分或全部受累，由各种精神或器质上病因所引起。器质性病因有：中枢神经系统病变，颈部病变，胸部病变，以及腹部病变。曾有报道，带状疱疹也可引起呃逆，尿毒症也是呃逆的诱发因素之一。

膈肌颤动：膈肌以 35~480 次 / 分钟，平均 150 次 / 分钟的快速无规律的收缩，称为膈肌颤动。患者常主诉心悸，上腹部或下胸部感到不适。X 线透视下，可见一侧或两侧膈肌受累，快速的膈肌颤动与正常膈运动重叠在一起。膈肌颤动的病因尚不明确，应该寻找膈肌或膈神经的刺激源。

膈肌炎症：任何一侧膈肌的炎症都可造成膈肌运动减弱或急性膈麻痹，常见于有近期腹部手术或腹痛病史者，下叶肺炎和膈下脓肿合并膈外周炎症，导致的功能障碍是最常见的病因。由于严重的膈外周感染，粘连限制了患侧膈肌的呼吸动作，炎症吸收后，膈功能很难恢复到正常状况。X 线平片检查适于肺下叶炎症引起的膈周炎症；超声检查，CT 则更适于检查膈下积液；也可用放射性核素标记白细胞来确定膈下炎症。

第二节　膈影升高与膈面局限性膨隆

发现膈影升高与膈面局限性膨隆的意义：膈面的局限性包块状隆起影，是许多疾病的共同征象，绝大多数是局限性膈膨出症，它通常位于右侧横膈顶部前内方，临床多无自觉症状，不少作者指出，造成此膨出的原因是右膈前内部肌纤维较薄弱。但有少数其他疾病也可呈现膈面局限性包块影，如不结合临床症状和进行细致的影像学检查，则容易被误为局限性横膈膨出。这些疾病常见者有：膈下炎性病变（肝脓肿等）、阿米巴性肝脓肿并发肺脓肿、局限性肺下胸膜腔积液、肝副叶、肝癌、膈上异位肝、膈肌本身占位性病变（包括横膈脂肪瘤、横膈囊肿、横膈结核瘤等）、膈下肿瘤，腹腔实质性脏器引起的膈疝，肝脾发育异常脾切除后副脾增生、膈疝、肾及其他腹膜后肿瘤等。一般认为，膈影升高形态在鉴别诊断上意义不大。

Amene（1984）指出，肝癌患者可引起右膈升高（比左膈高 2.5cm），双边征及右膈穹状隆起等形态，右膈升高占 63%。一些学者报告的 37 例右肝上间隙脓肿中，右膈升高者 35 例，其中 1/3 病例为右膈全面上移，2/3 为局部弧形上凸。另有学者讨论肝顶包虫囊肿引起膈升高隆起 43 例，其中 30 例为膈局限性升高隆起，呈驼峰状，半球状或球状；13 例右膈显著升高隆起。

X 线检查和超声：X 线胸片可观察胸部诸器官结构的情况，但对膈影升高的定性诊断常受到限制。人工气腹造影有助于定位诊断，而定性诊断还需依赖其他临床检查手段方可确定。在气腹造影时，务必同时观察正侧位，因为，位于膈顶后部的病变，在正位上由于重叠，可将部分病变遮掩，往往表现为一局限性半圆形隆起影。对腹膜后肿块所引起的膈影升高，气腹检查效果甚微。对膈下脓肿施行气腹检查亦应慎重，应避免脓腔撕裂，酿成弥漫性腹膜炎。

B 型超声检查能区别膈影升高的病因，系腹腔，或腹膜后，或胸腔的病变，同时能够反映病变的内部结构、物理特性、病变范围以及与邻近组织的关系，可做出较为明确的诊断。临床可以此发现作为依据，制定手术方案，必要时亦可在超声导引下决定经皮穿刺的部位，方向和深度，以达到诊断与治疗的目的，从而可以减少错误的穿刺和避免无的放矢所造成的并发症。对妊娠早孕，或体质较弱不能接受 X 线检查，及外伤性膈破裂患者，超声更有独到之处。Albert 等（1983）报告 1 例外伤性膈破裂，超声切面不仅能够探测出横膈上肿物，而且能探及肠蠕动和小肠黏膜，前后不到 5 min 就做出膈疝的确切诊断。

炎性病变：可分两类，一为细菌性肝脓肿，脓肿位于肝脏表面，呈局限性隆起向膈面突出；一为阿米巴肝脓肿并发肺脓肿，肺脓肿紧贴膈面。此类病人一般都有炎性症状，膈运动欠佳。但是阿米巴肝脓肿炎性反应可以较轻，膈的功能变化不明显。阿米巴肝脓肿有的炎性反应轻，横膈功能性变化不明显，少数患者甚至无明显症状，造成诊断一定的困难。诊断局限性膈膨出时，务必注意与肝癌区别。

有作者认为，在短期内膈面出现结节状影，气腹造影见到肝脏成角征象，是肝癌的特征，此征虽少见，但具一定的定性价值。

在以前，检查膈面包块除 X 线正侧位胸腹平片及常规 CT 扫描外，人工气腹检查有时被列为常规手段。气腹 X 线侧位片与 CT 扫描常可显示病变，从而为区别诊断提供依据。对于肾与腹膜后包块所引起者，气腹检查意义不大，而以腹膜后充气 X 线造影及 CT 扫描为佳。MSCT 的增强扫描和三维重建对于这些病变的检出和鉴别诊断越来越为临床广泛应用，实践证明，影像诊断技术的进步对于减少和避免诸如此类的误诊有着越来越重要的作用。

肝周脓肿以右肝上间隙脓肿最多，常致右膈明显升高。右肝上间隙脓肿可致膈影升高，并可推移肝脏下移及旋转。声像图可见膈肌增厚，厚薄不等，最厚区可达 1.5 cm 以上，脓肿为无回声暗区，其内有纤维条索随呼吸飘动。此病常伴存胸膜炎，多有肺底积液。

肝占位性病变：肝占位性病变引起膈影升高者，膈影的形态与病变发生的部位与大小有关。它们多半发生在右半肝后段或肝凸面处，其直径一般小于 5 cm，在肝占位相应部位，直接将膈面呈球形或双边状抬高，并使其运动度减低。巨大肝占位病变常可使右膈整个升高，如伴胸腔积液，声像图则显示膈上为无回声液性暗区。有作者报告 1 例原发性肝癌肝周及腹腔种植转移，其声像图表现为膈面局限性增

厚及结节状突起和腹腔积液声像

一些学者报告 2 例肝癌引起膈面局限性膨隆：1 例胸片发现右膈面有一光滑局限性隆起，44 天后见光滑的局限性隆起处出现多个波形影，随即气腹造影见肝右叶顶部有多个结节向上凸起，且与膈肌粘连；另 1 例胸片示左膈面有一半圆形包块影，气腹造影见该块影顶部与膈肌粘连，手术见肝左叶显著肿大，其顶部有一鸭蛋大的囊性肿块为肝癌液化。

肝先天异常：肝副叶：这是一种先天性异常，通常发生在肝下缘腹面，即 Riedel 叶，发生在胸腔者比较少见，但后者如出现则可导致膈影升高。在胚胎第四周后，如有部分肝组织未能完全从原始横膈退回腹腔，即可能发育成肝副叶。肝副叶 X 线表现为突入胸腔的肺底或叶间裂内的圆形或梭形块影，也可位于膈下而向膈面突出形成半圆形隆起。CT 和 X 线气腹造影可见块影与肝右叶之间有蒂或柄相连，块影上方横膈菲薄，形成疝囊，气体可进入囊内呈线形或新月形，有时由于嵌顿等原因引起炎症反应，肋膈角变钝。

一些学者报告肝副叶因有完整的疝囊而诊断为膈疝，1 例肝右叶副叶疝入右斜裂叶间下段，误为斜裂叶间积液，另 2 例均为肝右叶前上方的副叶导致膈影局限性膨隆。Rao 等（1980）报告 1 例经超声证实右半膈破裂的膈疝。有作者报告肝副叶超声表现为：右侧膈面内侧不清楚，推论可能系膈肌菲薄，声束受肺气体干扰所致；椭圆形肿块从膈下凸向肺底；肿块有柄与肝相连；肿块内部与肝实质回声一致。

请参见本书《腹盆上卷》第十一篇《肝的先天异常和发育变异》。

膈上异位肝：在胚胎发育中，如原始横膈将部分肝组织与肝完全隔开，则这一部分被隔开的肝组织有可能发育成膈上异位肝。此类异位肝的影像学表现为肺底的圆形块影，密度均匀边缘光滑，可随呼吸而上下移动，肋膈角一般无异常。气腹造影见块影位于膈上，与肝脾之间无任何联系。CT 扫描可于膈上发现孤立的软组织密度块影，其 CT 值与肝脏 CT 值类似。

肝脏局部增生：有作者认为，局限性膈膨出是肝脏局部增生引起的器质性改变，但是，一般认为局限性膈膨出是横膈先天性发育缺陷所致，其 X 线表现为横膈局限膨隆，CT 扫描及以往用的气腹造影可见在局限性隆起的膈肌下方，有形态大小相似的肝组织由肝脏表面隆起而突入其中，隆起的横径往往超过纵径，它无柄无蒂而呈广基性，常位于右膈前内部。

肺底积液：肺底积液系指液体积聚在肺底与横膈之间，在常规 X 线胸片上常表现为膈影升高，事实上膈影并未升高，而是肺底被积液抬高，故又被称为假横膈升高。气腹造影立位片示膈下气体分布良好，在含气肺底的对比下，膈上有软组织密度的带状影，由膈顶向周围延伸。超声检查不但可以轻而易举地得出定位诊断，而且可反映液体内部结构及积液的性质。有作者指出，一般说来，单纯渗出性液体都表现为无回声暗区，并可见纤维索条在其内飘动；血液多为低回声区内有少数不均匀点状强回声光点，并在其内缓慢移动，犹如夜星闪烁；脓液因含组织坏死的碎片，多为实性暗区，内有数量较多呈斑点状强回声区，分布不均匀。肺底积液表现膈升高，但膈顶最高点较正常时偏外，侧卧位胸片或超声检查时，能明确诊断。

横膈占位性病变：包括脂肪瘤，囊肿，结核瘤，脾切除后副脾增生等。在脂肪瘤，肿块密度较低，有时呈分叶状，可紧贴心尖或胸壁，透过肿块常可见膈影。横膈囊肿多位于右侧，常呈卵圆形，边缘光滑，有的可见囊内钙化。手术标本可见囊肿内为白色豆腐渣样物质及皮脂类物质。多为皮样囊肿，这种囊肿常见于胎儿的皮肤并合处或胚胎的腔隙长合处。外伤后血肿变性也可形成横膈囊肿。结核瘤表现为横膈面的卵圆形肿物，边缘光滑，但与侧胸壁及肝脏有明显粘连，常伴存同侧膈肌活动受限。脾切除后副脾增生者皆有脾切除史，表现为膈面梭形局限性隆起，与膈肌不可分开，肿块边缘光滑，密度均匀，并可在胃底上壁形成半圆形凹陷性压迹。

膈疝：膈下的器官和组织（如：肝、脾、肾、胃肠道、大网膜等），通过膈肌的裂口或薄弱处突入胸腔，则为膈疝。肝副叶形成的膈局限性隆起应称作疝，而局限性膈膨出症则不宜称作疝。创伤性膈疝往往因抢救其他部位的严重损伤而被忽略，一些学者报告 1 例经 13 年半后才发现的病例。如只有脾脏疝入胸腔，一般无明显临床症状，多在胸部 X 线检查时偶然发现左膈面局限性隆起；如有胃肠疝入胸腔，则常常因胃肠道症状就诊；膈疝较大者可引起病人呼吸困难，胸闷气短。气腹造影不仅可清楚显示疝入内脏是肝、脾或胃肠道，而且可能发现膈顶部断裂缺损处的范围。值得注意的是，肾及其他腹膜后肿瘤形成的膈面包块影,由于它位于腹膜后,气腹造影对此类病变检查无效,宜行腹膜后充气造影为好。

脾囊肿:有作者报告脾巨大表皮样囊肿的声像图特点为:囊壁较厚,有钙化,表现为强回声光带,但未显示声影;囊内有高黏稠物质,呈点状,均质强回声反射,以手推动囊肿及加压无飘移现象,易误为实性肿块;囊肿周围的脾实质可发生退行性变;囊为单囊,囊内无钙化物质,纯系囊壁钙化。在常规 X 线检查与 B 型超声检查,这种钙化囊壁,都可相互重叠投影,故容易误诊为畸胎瘤类或实质性肿瘤,应予注意。

腹主动脉瘤引起左膈升高:对于一个上凸超过下叶的包块,确定它是在肺内或来自腹腔,只用 X 线照片常难完成,因为不管胃泡位置如何,加用透视观察有时也不容易准确地把膈肌描绘出来。许多作者指出,在评价脾、左肾、肾上腺、胰尾及膈下间隙病变成为左上腹部包块时,超声检查作用巨大。平常,因左上腹部有气体存在,即或有小的包块,也不会见到回声,此时 CT 扫描效果较好。但当包块大到足够使左上腹部肠曲外移时,超声即可作为首选的检查方法。包块的大小、形状、密度、囊性或实性,超声都很准确地作出判断。Phillips & Gordon(1981)报告一例大的腹主动脉动脉瘤,位于左肾上方,引起左膈升高,就是用超声检查和血管造影确诊的。他们并认为此动脉瘤是左膈升高的难见的原因。

膈肌升高的其他原因:右侧中、下叶肺不张和实变在 X 线片上均可表现为右膈升高,仔细分析胸片,能做出正确诊断。做肺叶切除术的病人患侧膈肌升高,此时,患者有临床病史和肺叶切除后的其他 X 线征象。脓肿,结核性胸腔积液和胸腔积血时,由于病变引起明显的纤维性反应,在病变吸收后,X 线胸片上可伴有类似膈肌升高的持续性异常改变,透视下常见不正常的吸气运动或几乎无运动,但无矛盾运动,与膈麻痹不同。

第三节　局限性膈膨出症

横膈局限性膨隆绝大多数为局限性膈膨出症,它通常位于右侧横膈顶部前内方,临床无自觉症状。本症的病因目前尚不完全了解,可能先天性发育异常是一重要因素,它也可能是一种肝脏局部增生引起的器质性改变。在胚胎发育中,树枝状肝芽从原始横膈退回腹腔时,局部有少许较突出处,被肝被膜包裹以后,随着肝脏的生长发育而形成局部的隆起,手术中也可见到这类隆起的肝表面有完整的肝包膜。

有作者认为,局限性膈膨出是肝脏局部增生引起的器质性改变,但是,一般都认为是横膈先天性发育缺陷所致,其 X 线表现为横膈局限膨隆,气腹造影可见在局限性隆起的膈肌下方,有形态大小相似的肝组织由肝脏表面隆起而突入其中,隆起的横径往往超过纵径,它无柄无蒂而呈广基性,不会引起嵌顿,常位于右膈前内部。隆起的膈肌薄如纸样,呈丘状,在前后位片上可见由隆起膈肌的基底组成的双边影。在儿童局限性膈膨出,如不借助于侧位片,常可误诊为肿块。个别新生儿可出现双侧膈肌前分局限性膨出,导致心脏向上方移位,但临床却并无症状。

膈肌的萎缩膨出,可能是由于其下方隆起的肝组织向上突出,压迫膈肌及肺底所致,而不是膈肌的局部畸形引起肝脏局部增生与隆起。即使膈肌有某些畸形与薄弱,也不至于产生这种现象,因其上方的肺底与肝包膜,对肝表面的局限性增生有着一定的约束力,除非这种局限性增生的压力超过了约束力。如右肺包虫囊肿合并肝膈面包虫病时,由于包虫囊肿的不断增大才引起膈面的局限性隆起,膈肌同时变薄与纤维化。

此病在病理上常呈现为一层纤维性薄膜。在声像图上所见膈影并不变薄,推论可能是由于膈升高,肺底被压,产生压迫性肺不张及纤维化与膈面同时构成超声界面图像的缘故。

在膈麻痹与膈膨出症,其声像图都可表现为膈呈穹隆形向上移位,运动减低或消失,膈上为肺气体反射波,膈下为位置上移的肝脏声像,只靠超声检查常难以鉴别,须结合临床和其他检查加以区别。先天性膈肌膨出为进入膈肌的肌胚细胞迁移不当,造成胸腹膜部分或全部肌化不全,受累膈肌菲薄,但膈周边肌肉正常。儿童膈肌膨出多见于右侧,而成人膈肌膨出则更多见于左侧。部分性膈肌膨出多见于右侧,几乎都含有肝脏,而完全性膈肌膨出常见于男性,病变多发生在左侧。

膈肌膨出造成换气不足而产生症状,多见于儿童,其纵隔易变形,可阻碍对侧肺正常通气。在成人,只有并存胸与肺其他疾病降低了肺的呼吸储备能力时,才出现症状。有症状的膈肌膨出保守治疗无效时,需行折叠术矫治。部分性膈肌膨出在X线透视下,表现为正常形态膈肌局部有异常向上膨隆。开始吸气时,膈的膨出部分较周边正常膈肌下移稍迟缓,出现矛盾运动,然后与整个膈肌一起迅速下移。膈肌膨出与正常膈连接处为狭腰状,呈蘑菇样表现。

鉴别诊断有二:膈麻痹:较大的膈肌膨出与膈麻痹可能难以区别。膈麻痹常合并患侧肺不张,而大的膈肌膨出无此现象。透视下,膈肌膨出有吸气向下运动,而膈麻痹只有矛盾运动。有时需结合肌电图检查,分析病史和以往胸片做出鉴别诊断。

膈疝:超声检查能识别完整而薄弱的膈肌,区别膈肌膨出与膈疝,识别膈肌膨出的内容物。肝核素扫描能识别升高膈肌下面的肝脏。

第四节　健康成人膈肌运动动态 MRI 研究

呼吸运动的研究是 MR 肺功能成像的新的研究领域,目前的研究方向主要针对膈肌和胸壁运动。该研究利用快速成像序列 -SSTSE 的改良序列,结合 SENSE 技术,对呼吸运动进行动态扫描。利用时间距离曲线描述了膈肌的运动特点,并对膈肌的动度与肺功能的相关性进行了比较。旨在验证 MRI 评价膈肌呼吸运动的可行性,探讨一种可以定量研究肺功能的无创性检查方法。

一、资料分析

测量和计算的内容:记录各研究对象深慢呼吸时膈肌的运动情况,测量不同年龄的研究对象的胸壁上下径在深慢呼吸过程中最大(吸气时)和最小(呼气时)径线,进而计算出膈肌的运动幅度(膈肌的动度 = 吸气时胸壁的上下径 - 呼气时胸壁的上下径)。测量不同年龄研究对象肺功能的情况,计算肺功能的指标与膈肌在呼吸运动中动度之间的相关性,并描述正常人膈肌的运动特点。

二、测量和计算的方法

利用机器自带的软件测量胸壁的上下径在呼吸运动中的动度。分别经过肺尖向膈肌的最高点做一垂直线,代表左右胸壁的上下径。吸气和呼气的差值作为膈肌的活动度。

统计学方法:利用 EXCEL 的商用统计学软件包: Analyse-it for microsoft excel 6.8 和 spssl 2.0 for windows 分析结果,对各个受检者图像的最大吸、呼气相上下径的差值进行配对资料 t 检验分析,$P<0.05$ 为具有统计学差异。对于膈肌在呼吸运动中的动度与肺功能的用力肺活量、FEV1(1s 用力呼吸容量)、1s 用力呼吸容量 /FV 以及 MVV、SVC(最大肺活量,即最大吸气后呼出的最大气量)之间的相关性用线性回归分析进行检验。

膈肌和胸壁的运动特点:双侧膈肌的运动在 MRI 图像上显示清楚,组织分辨率高。通过对膈肌运动的观察发现, 35 例健康成年人,膈肌和胸壁呈规则的同节律运动,具有良好的活动性。膈肌呼气时向上移动,吸气时向下移动,表现为锯齿样的峰和谷,左右侧膈肌同步运动。相应的,胸壁表现为吸气时扩张,呼气时收缩,下胸壁的表现更为明显。在中央矢状层面上,膈肌清楚地表现为宽活塞运动,伴有前后径的膨胀,在最大呼气时曲率半径增加。

健康志愿者左右侧膈肌的时间距离曲线比较:时间距离曲线显示膈肌运动为锯齿样的峰和谷,膈肌的运动幅度在左侧较大,左右侧之间有明显的统计学差异($P<0.01$)。

正常志愿者呼吸运动中膈肌动度与肺功能的相关性:膈肌的动度与用力肺活量实际值、FEV1(1s用力呼吸容量)实际值、1s 用力呼吸容量 / 用力肺活量实际值、MVV 以及 SVC(最大肺活量,即最大吸气后呼出的最大气量)均有良好的相关性($P<0.05$)。

测量层面的选择:很多学者在呼吸运动的研究中采用了中央冠状面和中央矢状面作为研究层面,但是对于如何定位中央冠状位和中央矢状位,尚缺乏统一的利用解剖标志来进行的定位方法。这导致以后的研究者难以参照别人的研究层面进行研究,因此研究的可重复性差。

该研究利用定位扫描选择经过气管隆突的冠状层面作为中央冠状面,然后分别选择经过两侧肺尖最高点的矢状面作为两肺的中央矢状层面。该定位方法是依据明确的解剖标志进行定位,适用于任何个体,易于准确定位,可重复性好;能够清楚地显示冠状位上的肋骨以及矢状位上肋骨与胸骨的插入点。因此,该定位方法比较简便易行。选用经过气管隆突的层面作为中央冠状层面,以及选用经过肺尖最高点的矢状层面作为中央矢状层面进行膈肌运动研究,是一种解剖明确、定位准确、可重复性高的简便易行的选层方法,在肺呼吸运动的动态研究中,是一种可行的值得推广的定位方法。膈肌的生理运动见表18-5-1。

表 18-5-1　健康成年人左右侧膈肌的最大动度比较

作者及成像方法	均值（mm）		范围（mm）	
	右侧	左侧	右侧	左侧
MRI（国内 2006）	44	53	23~65	30~77
MRI（Gierada 等,1995）	44	42	21~56	31~53
超声（Houston 等,1992）			26~97	23~87
X 线（Pauwels 等,2001）			0~85（没有说明哪一侧）	
透视（Griswold 等,2002）	93	99	75~117	75~115
MR 透视（Unal 等,2000）	60	50	30~90	30~70

研究发现在中央冠状层面上,膈肌的运动在左侧运动幅度较大,左右侧之间有明显的统计学差异。从解剖上来讲,右侧膈肌的下方为肝脏,肝脏为实质性器官,不易变形,因此呼吸时膈肌的运动幅度受到肝脏的阻挡作用较大;而左侧膈肌的下方为胃,属于空腔脏器,容易变形,呼吸时对膈肌的阻挡作用较小,因此,左侧膈肌的活动幅度相对较大。

膈肌运动与肺功能之间的相关性:研究结果显示,膈肌的动度与用力肺活量实际值、1 s用力呼吸容量实际值、MVV 以及最大肺活量均有良好的相关性（P<0.05）。膈肌运动的动度与肺功能的其他指标的相关性研究显示了呼吸运动中膈肌运动与肺功能检查之间具有良好的相关性。由此可以推测在慢性阻塞性肺病患者膈肌的运动和异常的肺通气度之间可能有密切的关系。进一步提示也许可以利用膈肌的运动,能直接得出肺功能的相关指标。

有研究利用 SSTSE 序列初步探讨 MR 在研究膈肌呼吸运动中的可行性,利用时间距离曲线动态描述膈肌的呼吸运动规律,证明膈肌运动与肺功能检查之间有良好的相关性。该实验的结果是在小样本的基础之上得出的,为以后进行大样本的研究积累了经验。该研究是局限在中央层面上进行的,膈肌的运动分析被限定于几个选定的层面,随着新的成像技术和图像后处理软件的开发,可以通过动态扫描获得一组不同呼吸状态的膈肌 MRI,然后对膈肌进行图像分割,再进行三维重建,就可以求算整个膈肌的体积,建立更为合理的膈肌呼吸运动 MRI 的数学模型,使膈肌呼吸功能 MRI 的量化研究更趋完善,并能够生成反映多种膈肌功能信息的统计参数图。总之,该研究证明动态呼吸 MRI 能够直接非侵入性地显示膈肌的呼吸运动,空间和时间分辨率高,对于呼吸运动的生理机制能够进行直接、准确、客观的量化评价;SSTSE 序列在呼吸运动的动态 MRI 研究中是可行的;膈肌的动度与肺功能的结果有良好的相关性;时间距离曲线有助于对膈肌在呼吸生理机制中作用的理解。

第五节　膈肌薄弱

正常膈肌表面光滑,如果膈肌出现诸如膈膨升、扇形突起或幕状突起等异常,可在肝脏表面形成锯齿样边缘或沟纹。膈肌的切迹随着年龄增大而增加,在 80 岁以上的病人中 71% 可以看到这种改变。这在 CT 图像上有特征性表现,不应误诊为肝脏病变。膈肌薄弱在肺气肿肺过度膨胀的病人中尤其突出。

第六章　食管胃连接区

第一节　关于食管下端胃连接区的癌瘤

由于贲门区在结构上有一些不利于 X 线检查的地方,诸如:贲门区位于胃底和胃体的内后方,腔大而弯曲,充盈时容易前后重叠;胃底黏膜排列无一定规律;食管胃连接区活体形态与生理变异情况较多;胃底一般难以看到蠕动而难判断其是否僵硬;食管下端胃连接区位置深在难以扪诊;所以,在临床工作中,食管下端胃连接区癌瘤的误诊漏诊情况不少。

第二节　大裂孔疝中的假肿瘤

Rosenkranz & Bryk(1972)报告 5 例此类假性肿瘤,即在中等到大的滑动型裂孔疝中,食管胃连接处上移入胸部的患者,胃黏膜脱垂可产生假肿瘤。此假肿瘤于俯卧右前斜位或侧位检查时最好观察,一般为疝入的胃的右后部分,由位于疝的颈部和基底部的大的胃黏膜皱襞构成,而在疝的右后部分造成稍稍分叶的充盈缺损。用电影摄影可清楚地观察到假肿瘤的进展与消退。胃黏膜脱垂进入滑动性裂孔疝并不少见。胃黏膜脱垂出现的频率随年龄增加而上升,显而易见,这是因为胃黏膜与黏膜下层附着松弛的缘故。在少数病人,此种脱垂黏膜的受压常常是隐蔽性出血的地方。

第三节　贲门切迹的假肿瘤

食管下端与胃底贲门侧之间的接合部称为贲门切迹。国内许达生与郭广柏(1981)报告该处假性肿块 5 例。禁食后的胃处于萎陷状态。当口服钡餐进胃并涂抹食管下端和贲门口之后,少数正常胃贲门切迹处可显现类圆形软组织块影,即假性肿块。它的内缘是食管下端左侧壁的正常新月形压迹;外缘是萎陷状态下胃底后下壁凹陷的弧形边缘;上缘为胃底后下壁上段边缘;下缘则为贲门切迹的凹弧形边缘。对此认识不足,则会造成误诊。

食管下端左侧壁的新月形压迹的 X 线表现为:①压迹位于食管下端左侧壁贲门口上方;②压迹上端交界处可锐利,下端则光滑地延伸至贲门切迹处;③压迹处黏膜受压凹陷,但无中断,钡剂通过良好,扩张无异常。胃底后下壁弧形边缘是可变的,随着胃底充气扩大,此弧形边缘可逐渐消失;此弧形边缘可能是胃底未充分扩张的一时性表现。

X 线钡餐检查发现此假性肿瘤后,应加服钡剂与空气,再置病人于仰卧位或头低位,使钡剂充分涂抹胃底,然后立位检查贲门和胃底,则可见此肿块是位于胃腔外的正常软组织影,并见其消失。此假性肿块是一正常的发育变异,须与贲门癌、食管下端癌、胃良性肿瘤、胃底静脉曲张、贲门旁淋巴结肿大和食管套叠进胃等疾病进行鉴别。

第四节　非贲门癌所致的胃泡内软组织块影

胃泡内软组织块影最常见于贲门癌,但并非一见块影即为贲门癌。胃外正常结构或病变也可形成胃泡内软组织块影,诸如:异位脾脏、结肠、肝左叶、胰、异位肾脏、左肾上腺、左心室、迂曲的胸主动脉及腹主动脉、贲门周围淋巴结肿大、膈下脓肿、小网膜肿块、胃底静脉曲张、良性肿瘤、贲门腺肥大、胃底本身的黏膜皱襞肥大或胃体上部环肌痉挛以及贲门切

迹假性肿块等。如不注意,即可造成误诊。此类块影一般不伴存胃部其他异常 X 线征象。见到它时宜取贲门部切线位与左、右侧位等不同角度观察,并注意不同呼吸时相的改变,了解胃腔与块影的相互关系,必要时还可选用 CT 增强扫描、MR 冠状断面观察以及气腹、气腹加钡餐或脏壁造影检查,一般与贲门癌不难鉴别。

第五节　伪似胃底胃壁内肿块的脾功能亢进

胃壁内病变的原因有:间质瘤、平滑肌瘤、平滑肌肉瘤、平滑肌母细胞瘤、神经瘤、神经纤维瘤、脂肪瘤、纤维瘤及异位胰腺等。除此之外, Kutzen & Levy(1978)报告 1 例脾功能亢进类似胃底胃壁内肿块。该病例 8 年前曾行平滑肌母细胞瘤切除术,但 8 年来的随访及目前发病与平滑肌母细胞瘤缓慢生长复发不符,手术病理证实为脾功能亢进。

脾组织移植及脾外伤、手术损伤或脾部分切除后异位再生的能力早在 1883 年即被认识。

Buckbinder 等(1939)称脾功能亢进之典型表

现为散在于整个腹腔及脏器的多发性小的脾移植物,但也可发生于其他处。移植物通常无症状,常于以前脾切除术后因其他无关疾病而探查或尸检时偶然发现;但也可引起并发症,包括:小肠梗阻、Felty 综合征(即慢性关节炎、脾肿大、白细胞减少及下肢皮肤色素斑)及肿块性病变。

偶尔移植物可被误认为子宫内膜异位、血管瘤、血管内皮瘤、转移癌及肉瘤。文献报道仅有两例将脾功能亢进报告为胃部肿块,而且只 1 例术前做出诊断。

第六节　胃底手术后的假性肿瘤

胃底折叠术(fundoplication)是治疗胃食管反流或膈疝的一种方法,此术后,远端食管反折入胃,产生一假性肿瘤。Ettinger 等(1971)报告 33 例。此种假性包块容易为 X 线检查发现。术后早期,此包

块较大,但迅速缩小。此包块造成的充盈缺损可长期存留,而造成诊断的混淆,其表现颇似癌瘤。如遇此类情况,应仔细询问病人有无手术史。内窥镜检与活检有助于正确诊断。

第七节　食管下端胃连接区的诊断陷阱

在钡餐造影时,半仰卧位时观察,食管下端胃连接区的轴位像,可伪似胃内息肉样充盈缺损。在钡餐造影时,偶尔可见食管下端胃连接区的黏膜脱垂进入胃,形似肿块。

在钡餐造影时,在食管裂孔疝病人,食管黏膜脱垂进入胃内时可伪似胃内肿块,如转换体位再观察,裂孔疝仍可见,但黏膜脱垂不再显示。

第八节　食管、胃间质瘤病例

患者,男,68 岁。因胸骨后吞咽不适感 3 周,加重 1 d 入院。

病理检查:部分胃及食管切除标本:距胃贲门部 4 cm 见食管中部隆起肿物,大小 6 cm×4 cm×2.5 cm,切面灰白质中,肿物与食管壁粘连;胃肿物:灰红色结节样肿物一枚,大小 1.3 cm×1.2 cm×1 cm,切面灰白、质中,似有钙化。食管残端:灰白色管腔样组织一块,长 0.6 cm,直径 1.2 cm。常规

病理诊断:部分胃及食管切除标本:食管梭形细胞肿瘤(平滑肌肿瘤或间质瘤),食管上切端及胃远端切缘均为阴性,待免疫组化检测进一步鉴别,胃小弯侧检出淋巴结 0/6 未见转移。(胃壁结节)梭形细胞肿瘤伴玻璃样变及钙化,待免疫组化检测进一步明确肿瘤类型。(食管残端)为阴性。免疫组化诊断:食管、胃间质瘤(图 18-6-1)。

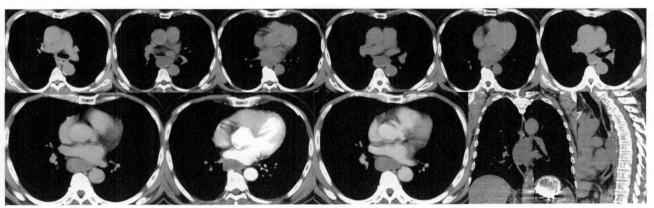

图 18-6-1　食管、胃间质瘤

第九节　贲门胃底切除术后改变

钡餐造影表现:其表现与食管下端癌术后钡餐造影表现相似,胃提至胸腔内,与食管切除后的下端相吻合,其钡餐造影表现与食管癌术后造影表现相似,参见食管癌的手术后改变。CT 表现:CT 扫描时可见胃位置上移至胸腔内,与食管吻合的为胃底,胃壁厚度均匀,胃腔略变形、拉长,正常情况下吻合口厚度环周较均匀,不应形成软组织肿块。胃周无淋巴结肿大。

第十节　食管裂孔疝

食管远端的明显增厚常由于滑动性食管裂孔疝引起,勿将其与食管肿瘤混淆。

在 CT 图像上,当有以下表现时,即可认为有滑动性食管裂孔疝的存在:大多数有食管裂孔疝的病人有膈肌脚分离;食管远端明显增厚区内有黏膜皱襞显示;在连续的轴位 CT 图像上,它与膈下的贲门相连续。如果食管壁增厚的病因学仍不清楚,那么口服发泡剂和取俯卧的重复 CT 扫描可以把萎陷的疝囊与肿瘤区分开来。

第七章　胸腹连接区的血管和淋巴

第一节　膈下段下腔静脉

非创伤性影像学诊断肝硬化敏感性和特异性并不理想，肝活检假阴性率较高，且存在一定并发症，临床很少应用，肝硬化诊断面临挑战；更多的诊断依据有待探索发掘，肝静脉和下腔静脉（IVC）近来备受关注。Zhang 等（2009）研究发现肝静脉变细有助于肝硬化诊断，但下腔静脉粗细无意义；Han 等（1997）认为膈下段下腔静脉倾斜度及形态与肝硬化相关，但未做深入研究。鉴于改良肝尾 / 右叶比值 [a modified caudate-right lobe ratio（C/RL）with use of the right portal vein to set the lateral boundary，C/RL-r] 较客观地反映了肝硬化时肝右叶萎缩及尾状叶肥大程度，诊断价值明显优于其他形态学改变，当其为 1 时诊断肝硬化的敏感性、特异性和准确性最高。一项研究随机搜集 100 例患者腹部 MSCT 动态增强资料，以改良肝尾 / 右叶比值 =1 为界进行分组，分析组间膈下段下腔静脉平均长度、倾斜度、出孔处与离肝处左右径比值（R）及断面形态差异，探讨其成因及意义。

膈下段下腔静脉是指肝段下腔静脉离开肝脏腔静脉窝进入膈肌裂孔前的一小段下腔静脉，其周围为膈下脂肪间隙，左侧较宽，右侧较窄，多为潜在间隙，膈肌常常紧贴肝膈面，此时膈下段下腔静脉右侧壁长度几乎为零，即其右侧壁头、尾点合二为一，此点与含气肺组织毗邻。当腹腔网膜脂肪、腹腔积液积聚于膈下段下腔静脉周围，或肝硬化萎缩其周围脂肪间隙扩大时，膈下段下腔静脉长度、倾斜度及断面形态可能发生改变，其毗邻组织密度对比加大，非常有利于 CT 辨别局部解剖结构及定点测量。

MSCT 各向同性，能清晰显示膈肌、裂孔腱膜及肝脏膈面，膈上、下段下腔静脉解剖分界标志清晰，相关测量定点明确，测量准确可靠。一组不同测量者间膈下段下腔静脉平均长度、倾斜度、R 值测量及形态归类判断 κ 均 >0.60，一致性良好。

改良肝尾 / 右叶比值和 C/RL-m（门静脉主干分叉点至尾状叶左侧顶点距离与至肝右叶右侧顶点距离之比）都反映了肝右叶萎缩和尾状叶肥大程度，可作为诊断肝硬化及判断其程度的一个量化指标。Harbin 等（1980）研究首先发现 C/RL-m>0.65 时，其判断肝硬化的敏感性和特异性均较高。

肝硬化时肝右叶萎缩和尾状叶肥大的机制尚不十分明确，可能与血供差异有关，观察发现尾状叶接受肝门部门静脉分支血供，其肝实质内径路较短，肝硬化时受压迫影响轻，因此，尾状叶血供相对正常，甚至因其他部位肝组织供血血管受压而分流增多出现肥大。这种肥大可能因存在源于门静脉右侧主干供血分支发出点位于测量点右侧而影响结果，故改用更靠右侧的门静脉右侧主干分叉点作为测量点。

对比研究发现改良肝尾 / 右叶比值判断肝硬化的敏感性和特异性高于 C/RL-m，当其 >1.0 时诊断肝硬化的敏感性、特异性和准确性最高。上述非创伤性影像诊断肝硬化 5 种典型征象中肝叶形态异常能更好地鉴别慢性肝病和肝硬化；因此，该组采用反映肝叶形态异常的改良肝尾 / 右叶比值作为观察指标，探讨膈下段下腔静脉与肝硬化相关形态特点。

膈下段下腔静脉右前方因肝静脉汇入、肝膈面形态饱满而较短；左侧缘因左肝形态较小相对较长；后缘与肝段下腔静脉常无分界，除非下腔静脉后方为尾状叶包绕，故该组未用矢状位测量其前后平均长度。

肝硬化肝膈面向足侧退缩，部分肝段下腔静脉转化为膈下段下腔静脉，使其绝对值延长；同时，肠道及系膜网膜静脉回流阻力增高，体积增大，腹压增加,迫使网膜脂肪趋于因肝萎缩而较为空虚的上腹部及膈下间隙;而在胸腔负压长期作用下,上升的网膜脂肪趋于膈下积聚于膈肌薄弱处。

　　腔静脉裂孔处于膈肌三大裂孔最高位,腱膜薄弱,网膜脂肪多积聚于此并突入胸腔或膈上段下腔静脉,明显时顶入的脂肪表面菲薄腱膜与下腔静脉壁紧贴不易分辨,这部分膈上段下腔静脉似乎位于膈下;同时,腱膜附着点位置升高,使膈下段下腔静脉既相对延长,又绝对延长。该组膈下段下腔静脉长度 B 组为(0.95 ± 0.52)cm 显著大于 A 组的(0.45 ± 0.46)cm($P=0.000$)可能主要与绝对延长有关。

　　下腔静脉和右心都靠近脊柱右侧,前者偏后,后者偏前;因此,下腔静脉从腹腔穿膈肌裂孔进入右心房前,前倾明显,左右倾斜不明显,多数情况是轻度左侧倾斜。该组 A 组左侧倾斜度平均(7.14 ± 5.14)°;B 组平均为(10.34 ± 5.95)°($P=0.007$)。其原因可能与肝右叶体积占肝总体积份额比重大,肝硬化萎缩时肝右静脉及副肝静脉牵制对肝段下腔静脉所产生的牵拉效应较大,带动膈下段下腔静脉足侧端右移;而其头侧端由膈肌裂孔腱膜黏附及左侧壁左膈下静脉牵制保持相对固定有关。

　　一般静脉顺着血流方向逐渐增粗,但膈下段下腔静脉穿越膈肌裂孔后往往突然变粗,可能与胸腹腔压力差有关。下腔静脉壁薄而软易受周围压力影响,结果膈下段下腔静脉多扁而细,膈上段下腔静脉多圆而粗,任何使胸腹腔压力差增大病变都有可能加大 R 值。

　　肝硬化患者腹压增高,膈下段下腔静脉周围脂肪积聚明显,常常直接压迫膈下段下腔静脉,尾状叶肥大压迫肝段下腔静脉,变细的肝段下腔静脉也可能间接累及膈下段下腔静脉,而膈下段下腔静脉出孔处受制于裂孔腱膜管径多无变化;因此,该组肝硬化患者 R 值明显大于非肝硬化患者,即使 A 组有少量肝硬化病例,两组 R 值仍差异显著。

　　膈下段下腔静脉断面形态多种多样,圆、类圆及椭圆形属圆形类;不同程度月牙形、扁平状及边角形属非圆形类。下腔静脉管壁薄而柔软,影响其断面形态因素很多,充盈状况可能是主要因素之一。该组 A、B 组膈下段下腔静脉断面形态差异显著,前者以圆形类为主,后者以非圆形类为主,可能与 B 组肝硬化发生率高、膈下段下腔静脉周围腹腔网膜脂肪积聚、尾状叶肥大压迫及肝硬化门静脉高压侧支循环肝静脉回流减少致膈下段下腔静脉流量相对减少有关。

　　综上所述,膈下段下腔静脉平均长度、倾斜度、非圆形类形态及 R 值与改良肝尾/右叶比值增大相关,后者与肝硬化密切相关,且膈下段下腔静脉旁脂肪增多可能为肝右叶萎缩的重要征象之一;因此,膈下段下腔静脉影像表现与肝硬化密切相关。

　　众所周知,上述 5 种典型肝硬化征象诊断敏感性和特异性并不理想;如果横断位结合冠状位,多方位多角度全面观察膈下段下腔静脉形态特征,拓展思维空间,寻找更多诊断线索,将有助于进一步提高非创伤性影像诊断肝硬化的可信度。

　　仅以改良肝尾/右叶比值为指标而非病理对照为依据为该项研究不足之处。在临床上,肝硬化的诊断指标很多,除了病理学和影像学指标外,临床症状、体征、病史、检验资料都十分重要,我们认为,肝硬化的诊断是综合性的临床诊断,不宜以单一的影像学征象或测量作为诊断指标。

　　附:具体研究资料:A 组:一般患者腹部 MSCT 动态增强资料 100 例,男女各 50 例,年龄 20~87 岁,平均(53.7 ± 13.3)岁。B 组:22 例临床和影像综合诊断为肝硬化,依据包括:肝炎病史,B 超或 CT 检查同时出现下列 5 种肝硬化典型征象其中 2 种征象:肝缘圆钝、表面不规则或结节状、肝实质异常(粗糙、密度不均匀、退变结节)、肝叶比例失调、门静脉高压。膈下段下腔静脉出膈肌裂孔处和离肝窝出处左、右径比为 R 值。

第二节　膈下段下腔静脉影的诊断陷阱

　　突出但正常的下腔静脉影,可表现为正位胸片上右心膈角变钝,或出现局限性软组织密度块影;在侧位胸片上表现为心影后缘接触膈面处局限性凸出的块影。有作者指出,特发性下腔静脉扩张称为下腔静脉曲张,此征本身无临床意义。

　　有作者注意到,在侧位胸片上,心影后缘靠近膈顶处,下腔静脉可引起诊断混淆的透亮区,深吸气时心底部膈面清晰,下腔静脉前壁暴露,从而形成三角形透亮区,三角影的前缘为心后缘,后缘为下腔静脉的前缘,三角的底为横膈膈面。如不了解其发生原因,则可能导致混淆。

第三节　膈淋巴结和淋巴管

膈淋巴结位于膈的胸腔面,可分前组,左、右外侧组和后组。

前组:根据位置又可分为3群:一群位于胸骨剑突的后方;另外两群位置靠外,约在第6或第7肋软骨的后方。此组淋巴结主要接受心包前部和膈前部的淋巴管,以及肝的膈面和腹前壁的淋巴管,并接纳其他各组膈淋巴结的输出管。前组淋巴结的输出管注入胸骨淋巴结。

外侧组:左、右各一群,位于膈神经入膈的附近,右侧者可延伸至腔静脉孔,左侧的可达食管裂孔的近旁。收纳肝的膈面、膈的外侧部以及胸膜的淋巴管,左侧者并有食管和胃贲门部的淋巴管注入。其输出管向前至膈淋巴结前组,向上,向后,可分别注入纵隔前淋巴结和纵隔后淋巴结。

后组:由数个淋巴结组成,位于膈脚的后方,向下与腰淋巴结相连,向上与纵隔后淋巴结相接。

第八章　胸腹连接区炎症

第一节　右肝上间隙脓肿

横膈以下,横结肠及其系膜以上区域内的所有各个间隙,统称为广义的膈下间隙,或结肠上间隙。因这些间隙大都围绕肝脏周围分布,也称作肝周间隙。右肝上间隙是肝周间隙中最大的一个,位于右膈、右胁腹壁与肝凸面之间,内侧以镰状韧带为界,后止于冠状韧带上层和右三角韧带。即位于真正的右膈下区域,又称右膈下间隙。右肝上间隙脓肿,是腹膜或/和腹内脏器感染的重要并发症。由于产气细菌感染、术后感染使气体残留,或脓腔与其他脏器形成瘘管(如:与支气管或胆系相通)等,都可使脓腔内有气体存留,因而可直接显示出脓腔。

一、影像学研究

脓腔气影:具有气液腔和气团(包括小气泡)两种形式,它们都是脓肿的直接征象。气团或气泡往往较小,且常常与肝影相重叠,仅稍显透光,故须仔细阅片方不至于漏诊。脓腔气影征象,不仅显示率高,且具有一定特点,能够反映出右肝上脓肿的本质,是诊断右肝上间隙脓肿的最重要的 X 线依据。对于有脓腔气影的病例,采用不同体位照片(如:仰卧正位,左侧卧水平位等)可获得更多信息。通过观察这些不同体位所投照的 X 线片,根据脓腔气影在位置和形态上的变化,一般都可能判断出脓腔的部位和范围。尤其是在左侧卧水平位投照时,同时采取头低足高位,更有助于了解脓腔的下界(因气体将浮游至脓腔的足侧)。气液腔或气团彼此相连成一串,且在正位或/和侧位照片上,可表现出它们是分布在肝的周围,这在站立位或仰卧位上都可显示,而以前者显示较好。

仰卧位上与肝影相重叠的气团影,可以随投照体位变换而浮游到肝脏的周围。气液腔和气团,左侧以镰状韧带为界,气液腔中可能显示肝的凸面。肝凸面突出于气液腔的液面之上,有如海面上突出的岛屿,这在左侧卧水平位或立位侧位照片上都可显示。左侧卧水平位投照(同时头低足高)时气液腔(或气团)的下端在腹腔外侧缘,可达到第 10 肋骨平面以下,即表明脓腔气影是位于胸膜反折点以下的腹腔内。

肝下移和肝旋转:在仰卧正位正常腹部照片,如投照条件适当,肝下面的前后缘常可显示。它们都从内上斜向外下。肝下前缘相对较低一些,呈轻微弧形上凸或趋于平直;肝下后缘,即肝肾隐窝处,由于受肝周与右肾上极处肾周脂肪重叠投影的影响,故也略微上凸。前后下缘间存在着一定的距离,于外下端汇聚,并与肝外侧缘相交成一锐角,称肝角。

如右肝上间隙脓肿位置偏上方而且局限,则对于相距较远的肝下前后缘脂线的影响较小,可以通过肝下前后缘脂线和右胁腹脂线上端的改变,观察到肝下移和肝旋转的征象。

当肝下前后缘的间距、它们的行径以及肝角的大小都处于正常的情况下,若肝下缘位置有明显的下移,肝角与膈顶间距也较正常时明显增大,则表示肝脏有下移改变。

在局限性右肝上间隙脓肿,在间隙内是有相当张力的。由于仅右肝上间隙的一小部分,因而对肝脏的压迫和推移不均匀:脓肿对其紧邻部分肝脏的推压较显著,而对相距较远部分肝脏的推压则相对较轻,因而使肝脏不是平行地下移,而是旋转性的移位。肝脏后方的冠状韧带和右三角韧带,使肝脏和膈肌后方之间附着较紧,对于与它们相距较远的前、外上方局限性右肝上脓肿,这些韧带起着类似支点的作用,因而脓肿可使肝脏的前部和外部产生后下和内下方向的旋转。

肝旋转征象依限局性右肝上间隙脓肿所在位置的不同，可有以下几种表现：

（1）主要位于外上者，肝可向内下旋转。其肝下缘的行径，与正常的走向相比，有相对变平或近乎水平的表现。有的还并有右胁腹脂线上端的改变，即在正位片上，右侧第10肋以下，被肋腔包绕的一小段腹脂线呈特殊的狭长的倒三角形征象。处于右肝上间隙外上（或以外上为主）的脓肿，由于脓肿壁邻近组织炎症粘连，使右胁腹脂线上端（肋段）紧贴的腹膜与相邻的肝外侧面相粘连。当肝脏受脓肿推压而向内下旋转时，将使肋段腹脂线的上方相应受到一定程度的牵引而变宽，而肋段腹脂线的下方，又正好受到肝角的抵压（因肝脏向内下旋转时，肝角正处于支点的位置），因此，可表现出特殊的倒三角形征象

（2）主要位于前上者，肝可向后下旋转，其肝下前后缘间距将较正常时相对增宽。如脓肿位于前外上部，则可显示出肝向后下和内下两方面的旋转征象。

（3）主要位于后外者，由于其内后方有冠状韧带上层和右三角韧带附着，因此使肝脏后部产生向前下方旋转的程度比较轻，一般仅显示向前下旋转，其肝下前、后缘之间的距离变窄，当脓肿张力很高时，甚至前、后缘阴影近于重叠。

右膈上移：约1/3病例为右膈全面上移，2/3病例为局限性弧形上凸。上凸处往往正是脓肿所在处。右膈上移可伴有相邻的肺底血管间接受压推移表现。右膈上移仅限局于前内方者，常伴有心脏间接被推向上左的表现。

右胁腹壁向外膨出：右肝上间隙脓肿可使相邻的右胁腹壁产生向外膨出改变。前方或/和后方的脓肿，可致肋间隙增宽，右上腹横径可大于同一层面的左上腹横径。在X线腹部平片上，可见右胁腹壁有一定程度的膨凸。

炎症征象：除脓腔气影外，还有以下炎症征象：右胁腹脂线改变（密度增高、加宽、模糊、消失等）和胁腹壁软组织肿胀；右上腹后壁的肾周围、肝周围以及腰大肌脂线有密度增高、加宽、模糊、消失等；右侧胸腔积液；右肺底炎症，小叶不张；胸腰椎右侧屈曲，突向左侧；右膈顶外形相对较左侧清晰（表示其运动降低）。右膈运动幅度减小，若仅局限于某处，多示该处即脓肿所在。

原发灶与并发症征象：右肝上间隙脓肿中，个别病例具有原发灶征象，如：蛔虫所致肠穿孔、腹膜炎、肝脓肿、急性阑尾炎等的X线表现。并发症的X线征象中，最重要的是脓肿附近肋骨的继发性骨髓炎改变。由于改变一般较为轻微，加之与肝影重叠，故须认真阅片，否则极易遗漏。

二、局限性右肝上间隙脓肿的 X 线定位性表现

主要位于右肝上间隙前上部的脓肿：脓腔气影存在于前上部，其气液腔内侧缘，可显示出被镰状韧带限制所产生的平直投影；右膈前方上移，常合并心脏向左上移位；肝下移和肝向后下旋转；肝曲结肠间接被推下移；右膈运动幅度减小，且以前方为著。

主要位于右肝上间隙外上部的脓肿：脓腔气影在外上，气液腔较大者，可显示部分肝凸面；右膈外方上移，肝下移和肝向内下旋转，右胁腹壁向外凸，前、后肋间隙均增宽，也可同时并胸腰椎右侧屈曲，突向左侧；右胁腹脂线上端可显示倒三角形影像，右胁腹壁软组织肿胀，右膈运动幅度减小并以外方为著；一般均伴有右侧胸腔积液；病程较长者，可伴存肋骨骨髓炎表现。

主要位于右肝上间隙后外部的脓肿：由于解剖上，右肝上间隙后方的冠状韧带上层的行径，由外向内，是渐次由后向前移行的，因此，右肝上间隙的后部略偏向外侧。其脓肿的X线表现为：脓腔气影靠后外；右膈后、外方上移，胸膜后反折外侧方可上升；后方肋间隙增宽；而肝下移和肝向前下旋转，相对较轻；右胁腹和右上腹后壁的肝、肾周围的脂线，腰大肌上方脂线，均可显示密度增大、增宽、模糊、消失等；右胁腹壁软组织肿胀；下胸部病征主要表现于后方；胸腰椎右侧屈曲，突向左侧；右膈运动幅度减小或固定，以后方为重；病程较长者，可合并有肋骨骨髓炎表现。

三、鉴别诊断

肝脓肿：右肝上脓肿推压肝脏，使肝下移和肝旋转，但肝脓肿则主要表现为肝普遍性或/和局限性增大，肝下缘局部凸出或不平整，肝角相对变钝等；右肝上脓肿的气液腔和气团，常可反映出右肝上间隙的解剖特点，并且沿肝脏周围分布。而肝脓肿的气液腔和气团，则往往不太规则，且一般并不靠肝脏的边缘。但是，肝脓肿穿破至右肝上间隙并发右肝

上间隙脓肿,而又以肝脓肿为主者,则常难与单纯肝脓肿区别。

右侧肺下积液:有脓腔气影的病例,用左侧卧水平位头低足高检查,若脓腔气影的足端能抵达第10肋以下,即达到相当于腋中线处胸膜反折点以下,则可考虑为居于膈下的右肝上间隙脓肿,而仅从立位检查来看,则常难与右肺下积液相区别;无脓腔气影的病例,卧位和立位检查,其X线表现差异不甚明显,而右肺下积液,其下胸部的X线表现,在不同投照位置上,则可有较显著的差异;就下胸壁和胁腹壁软组织肿胀的中心来看,右肝上脓肿较右肺下积液要相对更低一些。

第二节　肝肾隐窝局限性积气

十二指肠球部溃疡急性穿孔常见的X线征象是膈下的游离积气。但是,在少数病例,腹腔游离积气可局限于肝肾隐窝内,而表现为肝肾隐窝局限性积气。Mann等(1956)复习157例胃十二指肠溃疡急性穿孔,发现有6例气体位于肝肾隐窝内。肝肾隐窝,又称右肝下间隙,Morison囊,是腹膜腔的间隙之一,位于右上腹部。其上前界为肝右叶的下面及胆囊;下后界为右肾上部,右肾上腺,十二指肠降段,结肠肝曲,横结肠系膜及胰头一部分;后上部沿肝与右肾之间可伸延至右冠状韧带下层和右三角韧带处。

十二指肠球部位于肝肾隐窝的旁侧,由于某些原因引起的移位也可使之位于肝肾隐窝之内。当肝肾隐窝邻近的肠道穿孔时,从肠道漏出的气体若聚集在肝肾隐窝内,就可形成局限性腹腔积气。一些学者发现6例肝肾隐窝局限性积气的病例,其中有4例均为十二指肠球部溃疡穿孔所致。他们6例中有1例单独出现肝肾隐窝局限性积气而不伴有膈下游离积气,Pyle(1963)也曾报告1例类似病人,因此,当急腹症X线检查未发现膈下气体时,应特别注意肝肾隐窝有无局限性积气,以提高溃疡病穿孔的发现率。

一、影像学研究

在站立位照片上可见其表现为:部位:位于右上腹第12肋骨附近,且多在该肋骨下缘。此积气影不但可位于肝下缘处(称为肝边缘影征),也可重叠于肝影之内;形态:有的呈长梭形或长条形,有的呈凸面向上的新月形,边缘均较清楚光滑;轴向:气影的长轴皆与右侧第12肋骨平行或大致平行;大小:长径为3~7.5 cm,多为3~4 cm;宽径为0.5~1.5 cm;与右肾影的关系:气影内常可见到右肾上部清晰的外缘。X线诊断肝肾隐窝局限性积气,主要根据气影的部位、形状、轴向和气影与右肾影的关系,其中尤以气影内可显示出右肾外上缘具有重要意义。因为右肾上部参与构成肝肾隐窝的下后界,故当右肾上部在气影衬托下显示时,就提示气体确实存在于肝肾隐窝内。Pyle(1963)所描述的肝边缘影征,是由于仰卧位气体积聚在肝下缘处使其显影,而右肾外上缘的显示,则是因为气体局限于肝肾隐窝的后上部所致。

二、鉴别诊断

X线诊断肝肾隐窝局限性积气,必须与十二指肠球部积气,结肠肝曲积气等鉴别,这些积气影都不可能勾画出右肾的边缘。此外,十二指肠球部积气,多呈三角形或类圆形,常位于脊柱右旁,其轴向不与第12肋骨平行;结肠肝曲积气多呈半圆形,或同时可见升结肠横结肠积气,且显示出结肠袋影和粪块。

第九章　横膈的发育变异和先天异常

第一节　横膈的发育变异和先天异常

横膈的正常发育变异:波浪状膈肌为膈肌个别肌束的肥厚及收缩所致,表现为横膈顶呈波浪状,波浪的数目和波浪起伏的大小个体差异甚大,有的为单侧,有的呈双侧,此为常见的变异。膈肌在胸骨的附着点,乃由一对起源于剑突背面的短细索条组成,向后延伸附着于横膈中心腱。X线表现于侧位片上,为剑突与膈肌之间2条索带致密影,深吸气时易见,勿误为病变。个别人双侧或单侧膈肌内侧高位附着,在深吸气照片时可类似椎旁肿块,然而,在呼气或不全呼气时再照正位片,此假性肿块影则不复存在。正位片上有时见到胃泡与膈顶距离增加,酷似肺下积液,此刻,认真观察分析侧位片常有帮助。侧位片可能提示胃底极为后位,重叠于脊柱,而左膈位置又较高;也可能提示左膈后部紧邻胃泡处较左膈前部为高,其膈顶峰位于后部。这些皆为横膈的发育变异,并非疾病。

膈肌缺损:膈肌缺损为较常见的发育变异。食管裂孔疝时CT显示膈肌脚中部清楚的缝隙。这是腹膜后和后纵隔间潜在的交通。一侧膈肌局限性缺损是因持续存在胸腹膜管。这种缺损90%发生在左侧。DeMartini等报告CT易确定这种缺损,小的缺损可有邻近腹膜后脂肪疝,大的缺损引起腹膜脏器疝而类似胸腔肿块。

副膈肌:副膈肌由肌性纤维膜构成,为少见的膈肌先天性异常。多见于右侧,起始于正常膈肌的前面,附着于第5~7肋骨后外侧,将肺分隔成两部分。

大部分病人有通气障碍,产生呼吸困难或反复感染。在X线胸片上,副膈肌侧胸廓较小,纵隔边缘不清,平行于胸骨后的肺野前部密度高,为受累侧胸壁与发育不良肺之间的脂肪影。但这不是副膈肌的特异性表现,而是由许多获得性或先天性病因导致肺体积缩小,引起纵隔旋转所致。

生理性右膈肌局限性升高:生理性右膈肌局限性升高是因肌肉组织被纤维或膜性组织替代形成上突的"囊",并由肝组织疝入连续的CT扫描可显示肝脏前、后部不在同一平面上,这是因为肝脏前部突入"囊"内所致。

类似于病变的正常发育变异:肝胆系统MRI诊断中出现的误诊不只局限于技术因素所产生的伪影,也可能来自发育变异或医源性解剖结构的改变,它们的表现可能类似于肝胆病变。认识这些发育变异,可消除误诊,也可减少其他不必要的影像检查或介入处理。

膈肌由外周的肌肉和中心的腱膜构成,外周肌纤维向中心腱呈放射状集中,肌肉部分依其起源不同分为胸骨部、肋骨部和腰椎部。偶尔,沿肋缘走行的宽大的肌肉附着处在肝内可引起信号强度变化,最常见于肝右叶。T_1WI多表现为沿肝顶外周部纵行条带状低信号,或沿肝边缘出现局限性、圆形假性病变;T_2WI常表现为膈肌附着处呈线形低信号,而多数肝脏局限性肿块呈高信号,可资鉴别。

第二节　膈肌脚及其变异

膈肌脚:膈肌脚的大部分沿着脊柱的长轴走行,　　　　并与前纵韧带融合。右侧膈肌脚通常比左侧宽,由第 1 腰椎的前外侧面直达第 3 腰椎椎体,其上段包绕食管裂孔,下段处于下腔静脉肝下部和右肾动脉的后内侧。熟悉这层关系对避免可能的误诊非常重要。左侧膈肌脚较短,起于第 1、2 腰椎椎体的前面,在腹主动脉前方经由内侧弓状韧带与右膈肌脚融合。轴面像上,膈肌脚表现为带状,其上方围绕食管和腹主动脉,但下方可呈结节状。

左、右膈肌脚正常厚度的变异:约 91% 的病人右膈肌脚比左侧厚。只有很少数人左侧比右侧厚,遇到此情况时不要将其误认为肿大淋巴结。这可通过结节状影与膈肌脚上份相连续及呼气时厚度变薄等特点来加以识别;另一个情况是当发生内脏转位时左膈肌脚比右侧厚。膈肌脚厚度与年龄或性别无关。

膈肌脚厚度随呼吸的变化:膈肌脚厚度可随呼吸发生变化,吸气时膈肌收缩使膈肌脚变厚,甚至表现为结节状。在呼气状态,膈肌松弛,膈肌脚厚度减少。在行螺旋 CT 或 MRI 的随访扫描时,勿使病人总保持同一呼吸时相,因为这可造成膈肌脚变厚和结节状的表现。熟知这种变化可避免将正常膈肌脚误认为病变或肿大淋巴结。除呼吸时相因素外,其他能证明膈肌脚正常的表现包括其密度总是与膈肌其余部分均匀一致,增强时也与膈肌脚的其余部分一致以及膈肌周边肌束的厚度变化等。吸气程度的差别还可通过观察其他一些指征予以确认,例如观察肝、脾、肾的下界与一些固定结构如腹腔动脉干和肠系膜上动脉的关系,以及深吸气时肋间隙增宽等。如果还有质疑,可重复呼气相扫描,此时膈肌脚厚度将减少。

膈肌脚的不连续性:膈肌不完整或缺损常见于后方膈肌脚部。在老年个体中更为常见,在 70~80 岁的病人中约占 56%。这似乎与骨骼肌的状态或肥胖病人的脂肪沉积有关。膈肌缺损与肺气肿密切相关,Caskey 等(1989)描述了 3 种类型的膈肌缺损。一型表现为局限性的厚度减小,但尚保持膈肌的连续性;二型表现为肌纤维束分离,呈平行的层状;三型表现为膈肌阙如,膈肌的连续性丧失。腹内脂肪的疝出是三型缺损的特征。当膈肌缺损靠近肾上腺时,容易误认为肾上腺的增生小结节。为避免误诊,可通过追踪观察上下多幅图像,以辨明它与膈肌脚的连续性。如果仍有疑问,可重复薄层扫描或行不同呼吸时相的扫描。

在常规腹部 CT 扫描中膈肌的缺损并非罕见,在外伤病人中需慎重评价,不要误认为膈肌破裂。鉴别点包括以下几个方面:①大部分的膈肌破裂多发生在左侧后外方,不在膈肌脚;②膈肌缺损在年轻人中不常见;③在膈疝的位置常见到"项圈征"(向上方疝入的脏器在裂孔处缩窄),且多见于膈破裂时;④其他征象,如腹腔内容位于肺或膈肌周围、胸腔或腹腔内有血液、气胸、纵隔气肿等,都强烈提示膈肌破裂。MRI 对膈肌破裂的诊断更有裨益。

结节状膈肌脚:膈肌脚呈结节状是由于约束膈肌的纤维结缔组织发生松弛所致,这与年龄有关。另外,在吸气过程中肌纤维收缩造成膈肌堆叠、膨隆也是其原因之一。

结节状膈肌脚并不少见,尤其在老年病人。它可为单发或多发,表现为结节状。有时它可表现为垂直突出于膈肌脚的息肉状影,尤其向外侧突出时可产生一个明显的下腔静脉后结节。此时如合并膈肌缺损则很容易误为肾上腺结节。膈肌脚的多处突起或假瘤不应该误认为转移灶。在注射对比剂后膈肌的结节与其他部分一样表现为均匀一致的增强。呼气相上其体积和数目均明显地减少,这是证明为膈肌组织的有力的根据。

另外,膈肌脚的尾端也容易造成误诊。右膈肌脚不仅厚且长,其下极位于下腔静脉后方,可被误为淋巴结肿大。同样,膈肌脚在左侧也容易被误认为主动脉旁淋巴结肿大,但可通过观察膈肌的连续性来避免误诊。如前所述,应该熟知膈肌脚的厚度随呼吸而改变的特点,避免将其误认为淋巴结增大。这一点在超声检查时尤其有用。

脚后气体:3% 行 CT 检查者显示脚后间隙内正常肺叶下部尖端。由于脚后间隙与腹腔后内面无确切的解剖分界,含气肺在肋膈窦后内方向下延伸,深达膈肌脚交叉之上。CT 图像上显示脚后间隙含气。这种表现要与游离气体和脓肿产生的气体鉴别。

俯卧位 CT 检查,由于重力作用可使膈肌脚下降,从而可确定脚后间隙含肺的血管与肺的其他部分血管相连的情况。

第三节　弓状韧带及其变异

弓状韧带由增厚的筋膜所构成，被覆于腰大肌的上份（内侧弓状韧带）和腰方肌（外侧弓状韧带）。内侧弓状韧带起自第1腰椎椎体外侧；横越腰大肌并止于第1腰椎横突。外侧弓状韧带起自第1腰椎横突，在腰方肌上方呈拱形通过，并附着于第12肋的中间部分。

由于弓状韧带的弯曲特性，轴面成像时，可表现为结节状或带状。邻近外侧弓状韧带这一膜性小区处有一缺少肌肉分布的三角区，叫作椎肋三角，是疝或腹腔脏器突出的好发部位。

弓状韧带的变异表现：弓状韧带呈结节状或条带状时易误认为后肾周病变。外侧弓状韧带起于第1腰椎横突，跨过腰方肌，连接第12肋。它代表一个筋膜变厚区。有时，外侧弓状韧带表现为结节状或条带状，酷似后肾周间隙的转移瘤。在同一部位稍外侧，还可见到类似的表现，是由膨隆的膈肌造成的。在上述两种情况中，证明其与膈的连续性有助于鉴别。在 MRI 图像上纤维性的弓状韧带在质子密度加权像和 T_1WI 上呈中等或低信号影，从而可被误为肾周积液或肿块。然而在 T_2WI 上，液体为高信号，而弓状韧带仍保持低信号影。

第四节　间位结肠及有关的诊断混淆

间位结肠位于肝脏和膈肌之间，称为 Chilaiditi 综合征。膈肌的结构，运动均无异常，为先天性的正常变异，据统计，其发生率为 0.1%~0.2% 在常规 X 线检查时，间位结肠除见有结肠袋外，可有类似腹腔积气表现。有报道，智力缺陷伴腹痛者，患此综合征者多达 8%。

在正、侧位腹部片上，间位结肠可类似气腹。有作者报告 3 岁小儿脾 - 膈与肝 - 膈之间的间位结肠，此现象多见于儿童，常无症状，不应与气腹混淆。在小儿，有时间位结肠的出现和消失可在一天之内不同时间出现，说明它是功能性的表现。在正位腹部平片上，间位结肠可伪似肝下脓肿，在仰卧位片和直立位片上均可如此表现。充盈液体的结肠脾曲，在正、侧位腹部照片上，重叠于膈下，可伪似侵犯胃的肿块。

卡拉兹综合征（Chilaiditi's syndrome）：肝、膈结肠间位（卡拉兹综合征）为结肠位于肝脏和右侧膈肌之间的一种异常。尽管常为意外发现，无重要临床意义，但偶尔可以伴有非特异性的胃肠道症状。偶尔因肠扭转需要手术治疗。肠袢也可以插入肝脏与腹壁之间，类似于腹膜腔内的游离气体。

第十章　横膈影像学研究及诊断陷阱

第一节　关于检查技术

在腹部超声图像上,膈肌表现为邻近肝脏的带状回声。此回声是由膈肌及其上方含气肺之间的界面反射产生的。有时,在高分辨率超声上,它表现为3条回声带影,最里层的强回声带是由肝脏被膜 - 膈肌界面产生的,中间低回声带是由横膈肌肉产生的,最外层强回声带是由膈 - 肺界面产生的。有时在胸腔侧还能见到第四个回声带,这是肺 - 膈界面的镜像伪影。

在超声扫描腹部时,可把膈的右脚误为腹膜后淋巴结肿大,镜像伪影类似膈上病变。

如同在胸片上见到的那样,膈肌呈一向上之凸面结构。在CT轴面像上,肺和胸膜位于膈肌的外围,腹腔脏器、脂肪和腹膜后区位于中心。熟悉这些解剖关系非常重要,因为在CT图像上膈肌紧邻肝脏或脾而不易显示,除非它们之间有间位脂肪的存在。

在常规胸部或腹部螺旋CT扫描时,诊断问题往往是由膈肌本身病变或膈肌周围异常引起的。其中许多问题可由相邻层面的原始数据的矢状或冠状面重建来解决,或用薄层扫描以及呼吸的不同时相(如吸气/呼气相)扫描来解决。

膈肌的影像学检查往往是为了确定膈肌周围有无异常或膈肌有无外伤撕裂时才应用。在外伤病人中,如果拟对病人施行手术,往往不使用口服对比剂,但口服对比剂对诊断膈疝有帮助。静脉注射对比剂对评价胸膜异常、肺不张,区别胸部或肝、脾异常等很有帮助。

屏气螺旋CT扫描是避免呼吸伪影的一种方法。若重点检查膈周异常,可用2~5 mm的层厚、2~8 mm的层距进行扫描,然后进行1~2 mm的数据重建以得到矢状面和冠状面图像。

螺旋CT增强扫描时,可用高压注射器以3 ml/s的速度经肘静脉注射120 ml对比剂。如怀疑病变在肺内,则在注射对比剂30 s后扫描;如果怀疑病变在腹部,则在注射对比剂60~80 s后扫描。嘱病人深呼吸,然后深吸气,屏气扫描。

在CT横断图像中,由于一侧正常膈脚肌纤维表现为结节状,可错认为肿瘤。Callen等(1978)指出,团块状(或瘤块状)右膈脚可伪似肾上腺包块。Rosen等(1983)报告膈肌正常的肌腱附着可伴似横膈的肿瘤结节,膈脚的远端类似腹膜后淋巴结肿大。有时由于膈下脂肪不均匀,横膈在CT图像上表现为间断的弧形线状高密度影,为正常变异,勿误为异常。有时通过腹膜后间隙的CT断面可见腰大肌与腰小肌表现为单独的圆形软组织密度结构,不应错认为淋巴结肿大。对此,Donovan等(1981)曾作详尽讨论。

MRI可直接获得矢状面与冠状面像,因此在检查膈肌方面更具有优势。采用相控阵体线圈和屏气梯度回波扫描可提高其分辨率,并减少了呼吸运动伪影。梯度回波脉冲序列 T_2WI 可在不增加额外信息的情况下迅速获得观察横膈的脂肪抑制效果。另外,当应用梯度回波序列时,由于回波时间与场强的差异,即可能因环形化学位移伪影而产生一假膈肌影。

T_1WI 可良好地显示膈周脂肪与膈肌的对比。其缺陷是,部分膈肌尤其是中心腱并不总能显示清楚。在MRI的 T_1WI 和梯度回波序列像上,膈肌表现为一条低信号带。在 T_1WI 上,腹腔和纵隔脂肪的高信号以及腹腔脏器的中等强度信号能使膈肌得到最佳显示,尤以在矢状面和冠状面上为然。不过,Kanematsu等(1995)在1.5 T MR机上使用毁损梯度回波序列（SPGRE）行钆对比剂增强单层屏气动态扫描，对膈肌的研究发现，仅有不到 92% 的膈肌显示，而 7.5% 不显示。膈肌肌性部分在矢状面上显示最佳，但膈顶和中心腱的细纤维则显示欠佳。

另外，在延迟扫描增强 MRI 图像上可能看到膈肝之间一层薄的增强带，代表增强的血管。

第二节　膈周围区

X 线胸片能显示出胸腔积液的积液量，液体的流动性，胸腔积脓或膈下积脓中的气泡。

CT 能明确膈周围积液的部位。膈下积液或腹腔积液时，膈轮廓为圆形，腹膜后积液和腹腔积液位于膈脚前外侧，与肝或脾交界面清晰锐利，而胸腔积液位于膈轮廓外，膈脚后内侧，向外推移膈脚，与肝脾交界面模糊不清。

超声检查能清楚地显示出膈周围间隙中积液的位置。CT 冠状扫描、MRI、X 线腹膜腔造影，都有助于确诊和抽液定位。胸腔积脓时，超声图像上能见到悬浮在胸腔积液上的碎片和分隔。胸膜血肿和出血时，超声图像上见胸腔积液中含有实性物（血肿）和复杂成分的液体以及实性物聚集（血肿液化）。超声检查能确定限局性胸腔积液是单纯性，还是复杂性的。

膈下脓肿常含有组织碎片和分隔，引起膈肌升高。超声或 CT 检查易于确定积液部位，指导针吸活检和经皮引流积液。如积液中有气泡，则为炎性积液的有力证据。

第三节　关于假气腹

在正位腹部平片上，有作者报告假气腹征，表现为右膈顶出现短的线形透亮影，仔细观察分析，发现是由于重叠于膈肌的肋骨产生 Mach 效应所致。膈下脂肪产生的假气腹征，在不同日期及正侧位片上均可发现膈下的条带状透亮影，与膈顶弧线平行。有时正位胸片上未见气腹征，侧位胸片上却出现气腹征，认真观察和分析后，有作者指出，这是由于双侧膈影与含气胃之间透亮间隙产生的假气腹征。在正位胸片上看见右膈下气 - 液平面，再照侧位片，发现是由于不同高度的膈底部与顶部投影所致。在正位腹部平片上，结肠与胃重叠可产生左侧假气腹征。有作者报告，假气腹征伴气 - 液平面，似与胃泡分开。于是将胃再充气，气体积聚在胃内再照片，从而可澄清问题。在正位腹部平片上，肝侧上方脂肪也可产生假性气腹征。有作者指出，肠道的双侧壁表现并非气腹的可靠依据，这些病例是由于两段扩张的肠管相互接触所致。在小儿腹部照片上，胁腹部的小肠内气体可被误认为结肠内气体或腹腔内游离气体。在正位腹部照片上，乳腺下方的气体可形似气腹引起的弧形透亮线条影，值得注意。

第四节　假的肺下积液

有作者报告一侧胃泡与膈肌之间距离加大，疑为肺下积液；在侧位投照时，表明此现象缘于左半膈肌后部高于邻近胃泡的前部，二者重叠投影导致正位上那样的表现。在侧位投照时，胃泡与膈间距离增大，发现是由于胃泡的位置相对于膈肌顶较低所致。偶尔这种现象是由于胃泡上心脏压迹所致。

第五节　右膈下脂肪过多

X 线平片上一般难以辨别肝上缘、右膈以及相邻的胸膜和腹膜，因为这些结构的 X 线密度相近。

在正常活体,这些结构被认为是紧密相邻的。

肝同右膈或右肺之间见到空隙通常认为是异常征象,鉴别诊断要考虑膈下脓肿、肺下积液、腹水、肿瘤和气腹。偶尔,结肠也可间位于肝膈之间,乃属正常的发育变异。20世纪70年代末有作者报告,肝肺核素显像时过多的膈下脂肪酷似病变。Rao等(1981)报道6例X线平片发现透光区带将肝膈分开,其中3例经CT扫描证实是脂肪过多所致。

在解释腹部CT表现时,脂肪的分布显示出一定的重要性。Dixon(1983)随意选择男女各25例的正常腹部CT扫描图像进行分析,发现腹部的整个脂肪的量在男女之间无明显差别,但男性脂肪分布在腹腔更多,而女性的皮下脂肪却占相当大的比重。

正常人和肥胖人脂肪分布的部位、范围差异甚大。身体不同部位的局限性脂肪聚积可酷似肿瘤。Rao等6例中无一例明显肥胖,也无肝病的临床征象,其中4例肝功均正常,说明膈下脂肪沉积并未造成肝脏病变。X线平片见到肝下缘和腹膜前脂肪垫是常见的正常表现,由于邻近腹膜前脂肪,有可能见到肝脏侧缘。而Whalen等提出的腹膜外脂肪垫是在最后方,并向前方和侧方伸延,此脂肪垫向上伸延于肝膈之间造成二者分离似甚少见。

Mokrohisky(1958)复习600例胸片和/或腹部照片,发现右膈下明显脂肪垫出现率接近1%。尸检40例见左膈下脂肪明显积聚2例,右膈下1例。

膈下脂肪垫的显现取决于脂肪的部位、厚度,以及X线投照技术因素(如X线束射入的角度和足够的穿透力)等。膈下脂肪在X线平片上可伪似腹腔内游离气体(假性气腹),但其透光度略低于游离气体。

为了证实游离气体,可同以往照片进行比较分析,或行多角度观察及立卧位观察,皆颇为有益。大量膈下脂肪可与相邻的肝脏形成强烈的对比,使肝脏密度明显增高。超声图像上脂肪可产生回声,回声程度可变。回声的部位、均匀回声,肝和腹壁间光滑间隙等均有助于区别膈下脂肪与液体异常聚积。CT扫描最适合于显示脂肪,正常脂肪密度明显低于软组织密度,CT值为-80至-120HU。

第六节　误诊病例简介:支气管源性囊肿与神经纤维瘤

患者,男,65岁。体检发现腹腔肿物一年入院。一年前外院体检彩色超声发现腹腔内肿物为高回声团块,位于剑突下膈肌前下间隙,大小约3.8 cm×3.9 cm,性质待定。近日门诊MRI:剑突下膈肌前下间隙内可见一个类圆形异常信号结节影,大小约4.2 cm×2.7 cm×2.9 cm,T_1WI等信号,T_2WI压脂稍高信号,DWI信号略高,包膜完整,边界清楚,邻近膈肌及肝左叶受推压,分界清楚。MRI诊断:膈下结节影,考虑神经纤维瘤可能,建议增强扫描。

手术所见:腹腔无腹水,左膈肌腹面见一外生性肿物,质软,未触及血管搏动,大小约5 cm×5 cm,边界不清,外向压迫肝左内叶,与周围组织无粘连,剖开后见内有脓性液体。肝脏、胃、胰腺、盆腔等未见明显异常。

病理检查:膈肌脓肿壁切除标本:灰黄色囊壁样组织两块,总体积3.0 cm×2.0 cm×1.0 cm,壁厚0.2 cm,内壁光滑。病理诊断:膈肌脓肿壁切除标本:良性囊肿,囊内壁被覆假复层纤毛柱状上皮,上皮下为纤维结缔组织,符合支气管源性囊肿。

第十九篇　胸膜与胸壁

第一章　胸膜

第一节　肺尖帽

有作者报告,肺尖脏层胸膜的非特异性增厚与胸膜下肺组织纤维化及钙化可见于人群中的 20%。此胸膜增厚,组织学不能证实为结核性。此类瘢痕的发病率随年龄增长而增加,它可能与慢性局部贫血的肺部疾患的痊愈有关。不少作者认为此类胸膜下瘢痕是肺尖帽的原因,其他原因为重叠于肺尖的软组织的不规则投影及其他肺尖部的肺部疾患。Jamison(1941)指出,常见于肺尖部的阴影有:锁骨上边缘,第 1、2、3 肋骨的伴随阴影,纵隔伸出的大血管影,胸锁乳突肌影以及肺尖帽。

肺尖帽是一不同宽度(一般少于 5 mm)的不规则阴影,直接位于肺尖,通常下缘边缘锐利,从不平行走行或终止于某一肋骨阴影,常为单侧,当其为双侧时也是不对称的,在不同的投照时此影可变化或消失。它还有其他名字为:尖部胸膜增厚,尖部胸膜下瘢痕,尖部胸膜帽,尖部肺的瘢痕等。肺尖帽在前后位和后前位照片上可有变化,但二者的发现率是相等的。最常混淆的原因是伴随阴影,后者是见于第 1~3 肋后外侧缘下面的致密影,它边缘光滑,沿着肋骨下缘或接近平行于肋骨下缘,可终止于肋骨阴影中。在个别人,投照方法不同,此影也可有变化。此影考虑为伴随肋骨的软组织投影,而且在气胸后仍持续存在。有作者注意到,脏层壁层胸膜均正常者,此伴随影一直可见到,提示它们似属正常表现。

壁层胸膜正常结构由一单层间皮细胞覆盖一薄层结缔组织构成,毗邻有不同量的脂肪、疏松结缔组织与少量的血管和神经。在肺尖区,肌肉见于壁层胸膜之外。正常脏层壁层胸膜由一单层间皮细胞组成,衬里少许薄层纤维弹性组织含有胸膜淋巴管,这些结缔组织层连续于叶间隔。问题出在肺上沟瘤能伪似肺尖帽影。Medlar(1947)指出,肺尖帽通常为双侧,宽而单侧的帽提示可能为恶性病变。然而,Renner 等(1974)认为肺尖帽常为单侧,考虑小的肺尖肿瘤能够与肺尖帽区别,关键是与以前的胸片进行对照分析和密切的追踪与随访。Solovay 等(1965)提出肺上沟瘤能够是此区的一个瘢痕癌,因为肺尖早已有瘢痕。

在临床上,MSCT 图像显示双侧肺尖十分清楚,正确辨别肺尖帽更有把握,肺尖帽一般是双侧,它的本质是胸膜增厚,一般形态较为规整,边界较为清楚,密度均匀。在健康的年轻人一般看不见肺尖帽。而在临床工作中,常见的继发性肺结核经常可以见到,它们在肺尖多表现为磨玻璃密度影,大小、形态、密度常有不同,它们可以伴存胸膜不规则增厚、粘连,有时还可见纤维条索影及钙化,这与肺尖帽表现完全不同。

对于肺尖帽是正常还是异常的问题,一直存在争论。我们在临床工作中注意到,在健康的年轻人一般看不见肺尖帽。出现肺尖帽者,不是常伴存其他肺部疾病,就是年龄大,体质弱的病人,有时还伴存纵隔淋巴结肿大,因此,我们认为,将肺尖帽划为异常,属于病理情况,目前立论的根据似有不足,但至少是亚健康状态的一种表现。

第二节　关于胸膜外脂肪

胸膜外脂肪：在我国，一般人正位胸片上很少见到胸膜外脂肪阴影，仅在部分肥胖病员的胸片上有时看到该影，它表现为两侧胸廓内肋骨弓下胸膜部位阴影增厚，呈上下一致性普遍增厚，与广泛胸膜增厚影极为相似，难以区分。有作者指出，在胸膜增厚者常有同侧肋膈角变钝，且少为双侧同存，在胸膜外脂肪者肋膈角仍锐，常为双侧对称性存在。另外，在胸膜外脂肪过多者，胸膜影不仅致密性增厚，且偶可出现透光竖条影存留于增厚阴影中。对此类区别，CT 扫描效果极佳。Sargent 等（1984）在研究胸膜外脂肪时指出，在 CT 横断扫描中，胸膜外脂肪可伪似胸膜增厚或胸腔积液。在肥胖病人，胸膜外脂肪分离肺与肋骨，颇似胸腔积液，但它不会占据胸部最下垂处（仰卧位扫描时的后部）。

似胸膜斑的胸膜外脂肪：胸内脂肪常位于胸壁或纵隔的壁层胸膜之外。尸解中 15% 的人都有一定量的胸膜外脂肪。胸膜外脂肪易积聚在第 4 到第 8 肋骨的侧后方。由于位置的原因，胸部平片上这些脂肪可似胸膜增厚。Sargent 等（1984）用 CT 扫描分析了 30 例有石棉接触史的病人，以期证实其胸部平片上明显的胸膜异常。结果显示 14 例（48%）胸片所示异常的胸膜是由胸膜外脂肪所致，而非胸膜斑。只有当胸部平片上显示有钙化或胸膜斑涉及膈面时才能做出肯定的胸膜斑的诊断。当明显增厚的胸膜仅涉及胸壁的外侧或后外侧时，平片不能做出明确的鉴别诊断。胸部平片显示可能为胸膜外脂肪的影像特征包括沿胸壁两侧对称分布，而胸膜斑绝大多数是不对称的。HRCT 检测胸膜斑优于胸部平片和传统 CT。胸膜斑和胸膜外脂肪在 HRCT 图像上容易鉴别。

第三节　肺下气胸

影像诊断大夫的训练都要培养其极端注意观察细节，小量气胸的最早征象是肺尖积气，目前教科书都未曾指出气胸最早阶段定位可在肺底，Schulman 等（1978）对此结合病例详加讨论。肺下气胸典型 X 线征象是膈顶上方一透光带影，其内无支气管及血管纹理走行，细薄的发线状脏层胸膜为透光带影上界，且平行于膈穹隆顶，此征象能用病人卧于一侧而气体进入胸膜腔内其他部分得到证实。穿通性胸部创伤，气胸常最早出现于肺下。为什么平常肺下气胸出现少，大概因为气胸的两个主要病因肺大泡与气肿的大泡最常位于上胸部（Crofton & Douglas，1975）。新生儿纵隔积气偶尔伴存肺下积气，考虑为胸膜外积气，这介于壁层胸膜和半膈之间（Lillard & Allen，1965；Caffey，1972）。胸膜粘连有助于肺下积气。

肺下气胸可被部分血凝块索条横跨而出现分隔的表现。伴似肺基底的大泡或经撕裂膈肌而疝入胸部的肠袢皱襞或结肠袋，此刻用胃或结肠的钡剂检查即可辨别。如果血液积聚处出现液平，再加上述小房状含气液，则可伪似创伤性疝或 / 和创伤性肺膨出。

脏层胸膜比膈肌菲薄，故肺下积气一般不会误为膈下积气。

第四节　胸膜下条絮征与肺挫伤

一、病理学

肺挫伤产生的原因为胸壁受到钝器的强烈撞击或受到高压气浪的冲击以及吸入有害刺激气体等，其特征是受伤部位的水肿和出血而无肺表面的裂伤。主要病理改变为肺泡及毛细血管损伤并有肺泡及间质内血液渗出及间质性水肿，肺实质含气量减少而血管外含水量增加，通气和换气功能障碍，肺动脉压和肺循环阻力压增高。病变多于伤后当时或6 h左右出现，24~48 h开始吸收。肺挫伤往往合并其他损伤，如胸壁骨折、连枷胸、血胸、气胸及心脏和心包损伤。

二、影像学研究

肺挫伤目前常用且有效的影像学检查为X线和CT检查。CT检查可以显示肺挫伤较小的病变，并可同时显示轻微胸壁外伤，因此是发现和诊断肺挫伤的最佳影像方法。

肺挫伤分型：根据CT表现将肺挫伤分为5型。①弥漫型：肺窗见病灶弥漫，密度稍高，边缘模糊，呈斑片、云絮状，此型又可分为病灶范围较广泛的广泛弥漫性和较局限的局限弥漫型；②分支型：病灶沿支气管分布呈分支状；③团块型：肺挫伤灶较为局限，出血较多，病灶呈团块状，密度较高。边缘清晰，其内可见含气支气管征；④边缘型：挫伤病灶沿肺叶边缘分布；⑤实变型：肺挫伤严重，病变渗出明显，肺叶完全实变。

胸膜下条絮征：有作者报告一组80例肺挫伤的CT表现特点：病变多位于两下肺后部近胸膜处，可为圆形、新月形或不定形等，可融合或呈结节状，以上表现也可同时存在。

该研究发现肺挫伤常在两下肺后部的胸膜下的肺组织内出现较宽(>5 mm)的、均匀一致的条絮状阴影，边缘较清楚或略模糊，与胸膜之间有裂隙样间隔，该作者称之为胸膜下条絮征，也有作者称之为新月形影。它属于以上CT分型中的边缘型或较局限的弥漫型。

其主要病理改变可能为肺实质或肺间质内的液体渗出。胸膜下条絮征的密度较高时，CT可较完整地清晰显示。该研究结果表明，在肺挫伤病变的CT表现中，胸膜下条絮征大部分(85%)密度较高，完全可见；小部分(10%)密度较低，可见此征的一部分；极少数(5%)则完全未见。该作者认为，胸膜下条絮征是诊断肺挫伤的可靠CT征象，其敏感度为95%，特异度为100%。因此，胸膜下条絮征在肺挫伤的诊断与鉴别诊断中有较高价值。肺挫伤的其他CT表现无特异性，该研究中肺挫伤的多发部位是肺的下后部(占57.5%)，特征性形态是新月形(占55%)和不定形(占40%)，大部分的肺挫伤中表现为片状融合和结节状(占72.5%)。

三、发病机制

肺挫伤是肺泡及毛细血管受损后血液等渗出物进入到肺泡和肺间质中引起的。在理论上，终末动脉分支终止于肺下叶之前的肺组织中，下肺的血供较稀少，因此肺挫伤的程度应较轻。但外力是沿着肺移动度最小的位置分布的，而肺下后部因有肺韧带等结构固定良好、移动度相对较小，因此外伤后快速减速的冲击力及对冲力最易通过后部肋骨和椎体使相对固定的下后部肺组织受压缩，因此肺挫伤好发于双肺的下后部。

其中胸膜下的肺组织首先被压缩，血液等渗出物从边缘"挤"入较中央的肺组织，并可导致胸膜下肺组织的一小部分充气，随即产生胸膜下条絮征，因此，胸膜下条絮征多在损伤早期、程度较轻时出现。

提示肺挫伤的存在：该研究显示，肺挫伤的CT表现有胸膜下条絮征，好发于肺的下后部、呈新月形或不定形、不呈叶段分布、易融合。当外伤后肺部CT检查有以上表现时，尤其是胸膜下条絮征出现时，强烈提示可能有肺挫伤的发生。可以认为，胸膜下条絮征对肺挫伤具有一定的特征性，是诊断肺挫伤的较为可靠的参考征象，对肺挫伤具有较大的诊断和鉴别诊断价值。

第五节　肋膈角

在深吸气投照胸部X线片时，正常人双侧肋膈角均甚锐利，这是一普遍现象，但并不能包含所有正常的情况。一些作者研究，在正常人的肋膈角有的可稍钝，尤其在儿童及青少年，此现象可偶尔或不定出现，有时同一天检查又不再显现，不了解此变异情况时，则常将此误诊为病理性胸腔积液或胸膜炎。

对此现象如何解释，目前尚未取得一致意见：有作者认为可能是胸膜过长，有作者认为此亦为健康儿童和青年正常胸膜腔液体的表现，还有作者认为，这也可能是一种亚健康的表现。深吸气的程度未达到投照的要求，也可以出现此类情况。

第六节　类似胸膜病变的胸外肌影

前锯肌与腹外斜肌在肋缘的起点,正位胸片上可投影于肺的边缘,而类似于胸膜为基底的致密影。Sargent 等(1979)描述此种影像为三角形;界限锐利或不锐利。从第 5 肋到第 9 肋不等。Collins & Pagani(1978)认为此影表现局限、边缘清楚光滑,邻近胸内壁,并形成锐角。将此影与胸廓内病变区分开甚为重要,有用的 X 线表现是此影与骨性胸壁外的软组织影不可分离,如果各种斜位观察发现此影转出胸廓,问题则迎刃而解。

第七节　前胸膜外线

前胸膜外线的构成成分是无名动脉、无名静脉及第一肋软骨,它们将前上部胸膜向后推移而形成此影。在侧位片上,它表现为胸骨柄上部及以上部分向肺野凸入的一个半弧影,密度高且均匀一致,边缘清晰而光滑。如不认识此前胸膜外线形成的阴影,极容易将之误为胸骨病变或纵隔包块,在儿童胸部侧位片则更是如此。

第八节　几种少见情况

儿童白血病的胸膜病变甚为少见,Sitgel 等(1981)报告 3 例证明白血病与胸膜增厚有肯定的关系,2 例为弥漫性胸膜增厚,1 例为单侧胸膜肿块。胸膜病变可以是白血病最初的表现,也可为胸部的唯一表现,也可与胸内其他白血病表现合并存在。

Melamed 等(1974)讨论不常见的 4 例胸膜瘘,其中与胃交通 2 例,交通于食管与蛛网膜下腔各一。胃胸膜瘘可源于创伤,裂孔疝,胃溃疡穿孔或胃癌的浸润。食管胸膜瘘通常与以前的胸部手术有关。蛛网膜下腔-胸膜瘘一般来自创伤。该作者指出,当出现胸膜渗出,脓胸,气胸或水气胸而病因诊断难以明确时,都应怀疑有胸膜瘘存在,应进一步进行检查。

Watanabe & Kobayashi(1983)提出 4 例胸膜钙化为慢性肾衰转移性钙化的一种类型。均为慢性生长的胸膜钙化,是继发性甲状旁腺亢进的一种表现,源于慢性肾功能衰竭长期血液透析后,这些胸膜钙化有的出现于透析开始不久,有的见于透析开始后3~6 年。

第九节　与胸膜病变有关的一些误诊

众所周知,纵隔积液的 X 线表现有各种各样,常常难以解释与认识,临床上稍不留心,则极易与肿瘤、淋巴结肿大混淆。充血性心衰、肺脓肿、局限性血胸、炎症后胸膜"纤维瘤"、胸膜瘤以及肝脏疝入右侧斜裂,都可导致叶间胸膜密度增高,甚或出现块影。Fanta(1980)报告 1 例 28 岁男性患者,CT 检查显示显示一肿块从右膈和肝出现,沿斜裂贴近右心缘向上伸延。CT 值为软组织密度。因肿块明显增大而行手术治疗,手术发现正常肝脏经右膈前部缺损疝入斜裂,该缺损约 2~3cm 大。自 Schneider & Felson(1962)报告和圆形肺不张类似的"胸膜瘤"至 1980 年,文献上报告胸膜瘤 55 例,其中男性 45 例。此肿瘤实质上是一种癌,在 X 线片上呈现为基于胸膜的密度均匀的肿块,与胸膜形成锐角,它一般位于肺的后基底段,大多数病人无症状。Sinner(1981)认为本病主要表现是在 X 线胸片、支气管造影和血管造影征象的基础上提出来的"彗星征"。

心衰等原因引起的叶间胸膜包裹性积液，偶尔可误诊为肿瘤，值得注意。Feder 曾报告 4 例，并指出，当心功能恢复时此块影可自然消失，心衰复发时又可再现，因而称作假性肺肿瘤。

第二章　胸膜间皮瘤

第一节　含大量钙化的恶性胸膜间皮瘤

一组作者报告一例含大量钙化的恶性胸膜间皮瘤，该例钙化非常明显，在间皮瘤中较为少见。本病不易与胸壁及肺内病变鉴别，该作者提出几点胸膜病变定位的方法：胸膜的病变往往与邻近的肺野分界较清；病变往往在胸腔积液内；病变邻近的肋骨改变，病变的肋骨接触面范围大于邻近的肋骨，往往提示为胸膜病变累及邻近，反之则多提示为肋骨病变。

本病需要与下列疾病鉴别。胸膜转移瘤：易出现肺内及双侧胸膜改变且团块状钙化较少；慢性脓胸伴有胸膜增厚者：一般均伴有肋间隙狭窄，除包裹积液外，一般增厚胸膜的内侧线都比较平直，病程长者多有典型的呈条状排列的肋骨骨膜反应出现，但肋骨破坏少见，部分患者可见斑片状钙化影，一般不形成软组织肿块。

结核性胸膜炎：两者都可形成明显胸腔积液，且结核性胸膜炎，更容易胸膜钙化，但结核性胸膜炎的胸腔积液，容易造成纵隔明显移位，而恶性间皮瘤形成"冰冻"纵隔，纵隔移位不明显。胸壁肋软骨肉瘤：表现为肋软骨端明显骨质破坏，软组织肿块向胸内、外突出，肌层间隙不清。

肋骨恶性神经鞘瘤或神经纤维肉瘤：多来源于肋间神经，也可来自胸壁其他神经，恶性神经源性肿瘤肿块生长变化快，邻近肋骨有浸润性破坏，伴有胸水或胸膜转移，但神经源性肿瘤钙化少见且肿块多沿肋间神经分布，单发多见，临床出现肋间神经痛可资鉴别。

第二节　局限性胸膜间皮瘤

胸膜间皮瘤是一种少见的胸膜原发性肿瘤，病理上可分为上皮型、纤维型和混合型。临床上分为局限型与弥漫型。约有 30% 的局限性胸膜间皮瘤表现出恶性行为；弥漫型胸膜间皮瘤均为恶性。约有 80% 的胸膜间皮瘤发生在 40 岁以上，石棉肺或接触石棉的工人比一般居民为高，文献认为约半数病例有石棉接触史。

局限型间皮瘤可无症状。恶性间皮瘤可表现为胸痛（多为剧痛）。肿物较大可引起胸闷、气短。胸膜间皮瘤的影像学表现多种多样，其中胸膜肿块为最常见类型。肿块直径多为 1~3 cm。若肿块表面光滑整齐，密度均匀，无肋骨破坏及胸腔积液，多提示为良性胸膜间皮瘤。肿块内偶可见钙化及出血、坏死。若病灶密度不均，呈浸润性生长，且有肋骨破坏、胸壁侵犯、大量胸腔积液等则为恶性间皮瘤的重要征象。有学者提出胸膜面上呈驼峰样大结节为弥漫性恶性胸膜间皮瘤。

有作者报告一例的特点为：35 岁女性，无石棉接触史；肿瘤较大且属良性，较少见；肿瘤大，临床症状轻；CT 扫描肿块内可见气体影。孤立的大病灶诊断较困难，需与胸腔内平滑肌瘤、肉瘤、纤维瘤、血管瘤及肺内球形炎症、炎性假瘤等鉴别。

胸膜间皮瘤确诊需穿刺活检或手术病理，治疗以手术为主。

第三节　胸膜间皮瘤和腹膜间皮瘤

患者,女,59岁。穿刺活检病理诊断:胸膜间皮瘤和腹膜间皮瘤(图19-2-1)。

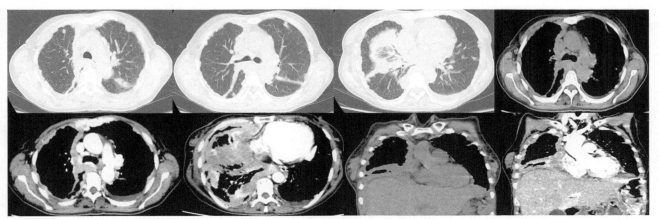

图 19-2-1　胸膜间皮瘤和腹膜间皮瘤

第三章　胸膜孤立性纤维瘤

第一节　恶性孤立性纤维瘤

孤立性纤维瘤是一种起源于表达 CD34 树突状间叶细胞的肿瘤,临床上较为少见,好发于胸膜脏层,也可以发生于全身其他各个部位,大部分表现为良性,但仍有 20%~25% 具有恶性的生物学行为。临床对恶性孤立性纤维瘤认识不足,常有误诊。

恶性孤立性纤维瘤的临床特点:孤立性纤维瘤是一种罕见的梭形细胞肿瘤,发病率约 2.8/100 000。其起源一直颇受争议,并被认为是一种只发生于胸膜腔的肿瘤。随后众多报道表明,孤立性纤维瘤可发生于全身各个部位,而且免疫组织化学检查发现该肿瘤 CD34 均为阳性。综合以上观点,故而认为孤立性纤维瘤是一种起源于表达 CD34 树突状间叶细胞的肿瘤,并具有向成纤维细胞、肌成纤维细胞分化的特征。

尽管大多数孤立性纤维瘤在组织学上被认为是良性的,但近年来有局部复发、周围侵犯、远处转移等恶性生物学行为的孤立性纤维瘤的报道,说明孤立性纤维瘤并非一种绝对良性的肿瘤,亦可有恶性变,现 WHO 软组织肿瘤分类将其归属于成纤维细胞/肌成纤维细胞来源的中间性肿瘤。

良性孤立性纤维瘤生长较缓慢,肿瘤体积较小时一般无临床症状,体积较大时可出现相应部位的压迫症状。恶性孤立性纤维瘤因为生长迅速,并有局部侵犯、复发及远处转移等恶性生物学行为,较早就可出现临床症状,一组 5 例病例中有 1 例发生肺部转移,1 例手术切除后 3 个月复发,且恶性程度较前增加,临床表现为邻近胸壁肌肉组织受侵犯;2 例临床表现为胸痛、呼吸不畅及咯血。由于对孤立性纤维瘤潜在恶性度的认识不足,临床医生在制定治疗计划时往往比较保守,病人按时复查的积极性也不够,有文献报道外科治疗被延误的发生率约 26%。

一、病理学

与良性孤立性纤维瘤一样,恶性孤立性纤维瘤镜下亦表现为弥漫分布的梭形肿瘤细胞构成的细胞疏松区与细胞密集区,但后者可见细胞异型性、病理性核分裂象、局灶性的坏死灶及向周围组织的浸润生长等表现。

根据 England 等(1989)报道的恶性胸膜孤立性纤维性肿瘤的诊断标准:①较高的细胞密度;②有丝分裂(>4 个核分裂/10 个高倍视野);③多形性;④出血;⑤坏死。其中满足前 3 个中的 1 个或多个则可诊断为恶性胸膜孤立性纤维性肿瘤。

判断其恶性的指征应该包括生长方式及组织学特征。生长方式包括肿瘤界限不清楚,浸润性生长、体积较大。组织学标准包括:①细胞密度增加;②细胞中、重度的多形性;③肿瘤性坏死及核分裂象 >4 个/10 HPF;④少数出现异型巨核细胞;⑤病理性核分裂。

但在该院经病理证实的 10 余例良性孤立性纤维瘤中,部分病例形态学上虽然表现为良性,但组织学上仍可见部分区域肿瘤细胞增生活跃及少量细胞异型性(<4 个/10HPF),这种现象在国外文献中被称为低度的恶性转变。

鉴于肿瘤组织学具有多样性特点,进一步免疫组织化学检查是非常必要的。瘤细胞几乎 100% 表现为弥漫性 CD34、Vimentin 阳性,CD99、Bc122 部分阳性,而 Des、CK、EMA、CD68,CD117、S2100 蛋白均阴性,其中 CD34 是诊断孤立性纤维瘤的一个极为重要的标志物。

二、影像学研究

恶性孤立性纤维瘤因为生长迅速、具有侵袭性等生物学行为而在影像学上有一定的特征性表现。

发病部位：全身各个部位均可发生，与恶性孤立性纤维瘤的组织起源学说相一致——恶性孤立性纤维瘤起源于表达 CD34 的树突状间叶细胞，这种细胞弥漫分布在人体全身各处的结缔组织中。该组 5 例发病部位分别为胸腔、肾旁、胃及皮下软组织，其中 2 例集中在胸腔。

体积：恶性孤立性纤维瘤因为生长迅速，故病人就诊时肿瘤体积多较大。该组除 1 例发生于左侧颞部皮下软组织体积较小，其余 4 例体积均巨大。

这一现象与肿瘤生长部位有关。发生于左侧颞部皮下软组织的恶性孤立性纤维瘤因内侧紧贴颞骨，外侧紧邻皮下软组织，且肿瘤周围有包膜包裹，生长空间较小，故体积偏小；2 例发生于胸腔的恶性孤立性纤维瘤因周围是柔软的肺组织；1 例发生于胃大弯处的恶性孤立性纤维瘤因腹腔空间较大，周围肠管可推移性强；1 例发生于左肾旁的恶性孤立性纤维瘤因位于腹膜后，位置隐蔽且生长空间大，故都表现为体积巨大的肿块影。有文献报道恶性孤立性纤维瘤的肿块直径可达到 20~30 cm。

边界：大多数恶性孤立性纤维瘤包膜不完整，有侵袭性，与周围组织脂肪间隙欠清。该组 2 例发生于胸腔、1 例发生于左肾的恶性孤立性纤维瘤均表现为肿块向周围浸润生长，与相邻组织分界不清或周围脂肪间隙模糊，手术所见也证实了这一征象；发生于胃窦处及左侧颞部皮下软组织的 2 例恶性孤立性纤维瘤表现为包膜完整、与周围组织脂肪间隙清晰的肿块，这种看似良性的形态学特征却没有得到病理学结果的支持。

恶性孤立性纤维瘤这种难以预测的生物学行为需要临床医生引起更多的重视，在制定治疗计划时应以彻底切除肿块为首要目标。

密度或信号：多不均匀，内可见坏死囊变区，增强扫描呈不均匀强化，强化程度可为中度至明显强化。亦有学者称这样的强化方式为"地图样强化"，并认为这与肿瘤组织学排列的多种形态有关，细胞密集区与血管外皮瘤样区域强化明显，而细胞稀疏区与胶原纤维束玻璃样变区域强化相对较弱，多种区域混杂存在形成地图样分布。而黏液样变及细胞疏松排列可能造成细胞外间隙扩大，对比剂在细胞外间隙内进行性聚积但廓清缓慢，导致了持续强化现象，而血管外皮瘤样区的强化可能导致强化区域进一步扩大，使相对低密度区缩小呈裂隙样改变。该组除发生于左侧颞部皮下软组织及左肾旁的 2 例恶性孤立性纤维瘤表现为实性肿块外，其他 3 例均可见不同程度的肿瘤坏死无强化区，提示恶性孤立性纤维瘤因生长迅速，局部血供不足而发生坏死，这一推论因镜下病理所见肿瘤组织内局灶性明显坏死区而得到支持。

远处转移：据报道，恶性孤立性纤维瘤可转移至肺、肝脏及骨等。该组 1 例发生于左颞部皮下软组织的恶性孤立性纤维瘤在首次发现时已出现肺部转移，经细针穿刺活检病理证实转移灶亦为恶性孤立性纤维瘤。

局部复发：该组 1 例发生于胸腔的恶性孤立性纤维瘤在术后 3 个月复查胸部 CT 时发现肿瘤复发，且恶性程度较前增加，表现为相邻胸壁肌肉组织受侵。有文献报道 1 例原发于胸腔的良性孤立性纤维瘤在长达 25 年的时间里数次复发最后演变成恶性孤立性纤维瘤的病例。鉴于孤立性纤维瘤有恶变的倾向性，临床医生及病人都需要高度重视长期、密切随访的必要性，至少每年 1 次的影像学检查是非常必要的。

三、鉴别诊断

在影像上需注意与恶性间皮瘤、血管外皮瘤、胸膜纤维肉瘤以及肋间神经鞘瘤等相鉴别。恶性孤立性纤维瘤的影像学表现虽然没有特异性，误诊率较高，但影像学检查应该作为初步筛查及长期随访恶性孤立性纤维瘤的一个重要手段，确诊仍需依靠病理及免疫组织化学检查。

第二节　左肋膈角孤立性纤维性肿瘤与胸膜间皮瘤

患者，男，61 岁。
手术所见：于左下肺内基底段可见一大小约 2.5×3cm 的类圆形带蒂肿物，肿物表面光滑，边界清楚，于胸壁及膈肌无粘连，纵隔及肺门未见明显肿大淋巴结。遂行左下肺肿物楔形切除术。

病理检查：左下肺肿物：肺组织一块，大小 3 cm×2 cm×1 cm，切面灰红，质软，未见特殊。另见灰白色肿物一块，大小 3.5 cm×2.2 cm×1 cm，切面灰白灰红，质中。冰冻病理诊断：左下肺肿物：倾向良性或低度恶性潜能的软组织肿瘤，首

待排除孤立性纤维性肿瘤，其次间皮瘤待排，确诊待常规及免疫组化。常规病理诊断：左下肺肿物切除标本：倾向孤立性纤维性肿瘤，待做免疫组化检测进一步分析。另见肺组织一块，呈局灶性肺气肿，灶性出血。免疫组化诊断：免疫组化检测支持孤立性纤维性肿瘤（图 19-3-1）。

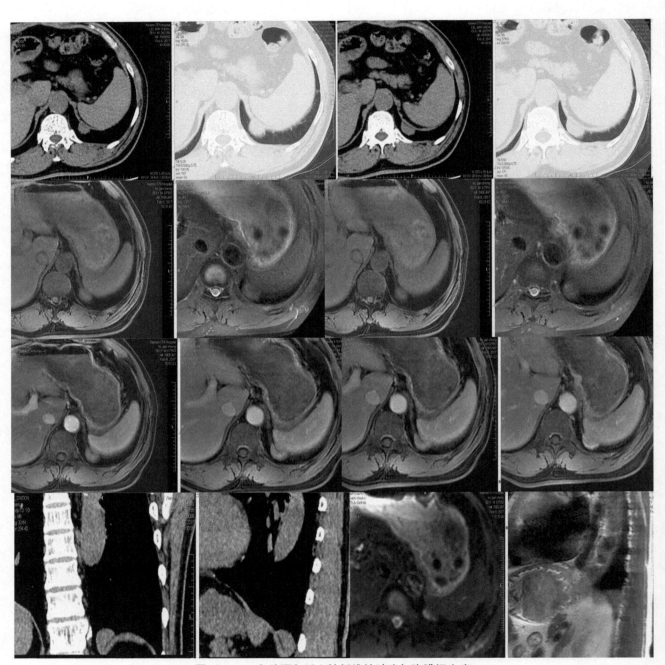

图 19-3-1 左肋膈角孤立性纤维性肿瘤与胸膜间皮瘤

第三节 胸膜局限性纤维瘤

胸膜局限性纤维瘤是罕见的原发性胸膜肿瘤，过去教科书称其为"胸膜局限性间皮瘤"，最近研究资料证实其起源于间皮下的成纤维或成肌纤维的间叶细胞，不是真正的"间皮瘤"，应称其为胸膜局限性纤维瘤。

一、病理学

胸膜局限性纤维瘤 66%~70% 起源于脏层胸膜，通常为单发的胸膜肿块，边界清，光滑或有圆形突起，肿瘤可有包膜，当其附着于脏层胸膜时，可形成瘤蒂，肿瘤蒂内可见供应肿瘤的血管。肿块体积大小不一，可以巨大，切面呈典型的结节状或漩涡状，灰白、偶尔黄褐色、灰红或棕色，可有坏死囊腔形成，质地坚实，有橡皮感，偶可柔软有黏滑感；镜检：肿瘤有不同比例的梭形成纤维细胞样细胞和多少不等量的胶原间质构成，细胞散乱分布或环绕在玻璃样变的血管周围，胶原成分常发生玻璃样变，可为轮辐状及人字形排列，少见钙化；可见慢性炎细胞浸润并见多核巨细胞，很少出现细胞异型性及核分裂象。切除后很少出现局部复发。

过去文献曾称胸膜局限性纤维瘤为局限性间皮瘤、纤维性间皮瘤、良性间皮瘤、间皮纤维性瘤等均认为肿瘤细胞起源于间皮细胞，胸膜局限性纤维瘤是目前逐渐被认同的命名，认为肿瘤是起自间皮下间叶细胞伴有成纤维分化的趋向。

Moran 等（2003）指出胸膜局限性纤维瘤可以出现黏液变或胶原变性等退变特征，胸膜局限性纤维瘤在显微镜下有 2 种常见的结构方式：肿瘤细胞和胶原随机或无规律混合；在多细胞区内有开放吻合的血管网，或鹿角状血管，呈类似血管外皮细胞瘤的表现。胸膜局限性纤维瘤通常有丰富的血运，其血管大小不一。

二、临床表现

原发性胸膜肿瘤较少见，且多为恶性间皮瘤，胸膜局限性纤维瘤罕见，约占 5%，女性稍多于男性，患者年龄多为 50~70 岁，而一组 10 例年龄范围为 25~65 岁，25~50 岁 7 例，50 岁以上 3 例，平均年龄只有 40.7 岁。患者多数无临床症状，该组 6 例无明显临床症状，为体检发现，4 例有或有明显的临床症状，表现为胸痛、胸闷伴咳嗽，1 例巨大胸膜肿块患者胸闷伴右上腹痛，1 例恶性患者并有乏力及消瘦等全身症状。

三、影像学研究

胸膜肿块表现为突向胸腔且宽基底附着于胸膜表面，边界清楚的丘状、类圆形或椭圆形、轻度分叶肿块，可形成细蒂与胸膜相连。平扫其密度均匀或不均匀。该组平均 CT 值 18~45 HU，增强后胸膜肿块呈均匀或不均匀强化，平均增加 CT 值 20~30 HU，最高 CT 值达到 97 HU。

"胸膜肿块帽征"是定位胸膜肿块的特征性表现，即胸膜肿块的肺缘见受压肺组织呈条带状覆盖在肿块上，边界清，呈帽状，本文称其为"胸膜肿块帽征"。该组 5 例见该征，一般认为"胸膜肿块帽征"是鉴别肺外围肿块与胸膜肿块的特征性表现。

胸膜肿块与邻近胸膜夹角呈锐角或钝角，与肿块大小及肿块形态有关，胸膜肿块较小呈扁丘状、梭形时与胸膜呈钝角，有的胸膜肿块一边与邻近胸膜呈锐角，另一边则呈钝角，这可能是结节堆积式生长或聚集成团的多灶性肿块所致。

胸膜肿块瘤蒂的显示对胸膜局限性纤维瘤的诊断具有重要价值，本组 1 例巨大胸膜局限性纤维瘤手术发现 2 蒂，肿块上部与胸膜有一蒂，肿块内侧有一蒂与心包相连。随着 MSCT 后处理工作站功能的应用，可能会增加胸膜肿块瘤蒂的显示。

文献报道胸膜局限性纤维瘤可有钙化，多见于较大的病变内，与坏死并存，钙化可呈小斑点状、线状。曾有文献报道血管造影可显示胸膜局限性纤维瘤的营养血管经瘤蒂进入胸膜肿块内，血供多来自膈下动脉、肋间动脉或内乳动脉。

MRI：胸膜局限性纤维瘤在 T_1WI 及 T_2WI 上主要表现为低或中等信号强度，这与肿瘤内大量纤维胶原组织、少细胞结构有关，T_2WI 表现为高信号，表示肿瘤的坏死、囊变或黏液变性、明显的血管结构及富细胞区。该组 1 例巨大胸膜局限性纤维瘤表现 T_1WI 为中等信号，其内散在斑点片状低信号，肿块信号不均，T_2WI 为混杂信号，其内多发散在点片状高信号、中等信号与不规则低信号区散乱交错分布。MRI 对巨大胸膜肿块的定位及定性有重要作用。

胸膜肿块较大时可产生并发症，如压迫性肺萎陷或胸腔积液，恶性胸膜局限性纤维瘤可产生中～大量胸腔积液，良性胸膜局限性纤维瘤即使胸膜肿块巨大也只引起少量的胸腔积液。

四、鉴别诊断及预后

胸膜局限性纤维瘤应与孤立性胸膜转移瘤、胸膜脂肪瘤、周围型肺癌鉴别。孤立性胸膜转移瘤：孤立性胸膜转移瘤表现为胸膜结节，原发恶性肿瘤的病史可以提供诊断。胸膜脂肪瘤：胸膜脂肪瘤表现为境界清楚的脂肪密度，鉴别比较容易。周围型肺癌：周围型肺癌近胸膜处肿块具备肺内占位的影像学表现，鉴别不难。

胸膜局限性纤维瘤病人一般预后良好，该组除 1 例恶性病例手术切除后 1 年死亡，其余 9 例手术切除后随访未见复发及转移。总之，胸膜局限性纤维瘤是较罕见的原发性胸膜肿瘤，随病理学研究的深入，对胸膜局限性纤维瘤的起源有了准确的定位，CT 或 MSCT、MRI 对胸膜肿块的定位及定性具有重要价值，确诊有赖于活检或手术病理证实。

第四节　胸壁多发侵袭性纤维瘤病

病例，女，55 岁，胸膜孤立性纤维瘤术后 22 个月，发现右胸壁肿块一周，右上胸壁多发软组织肿块影。CT 值（30~37HU）边界不清，胸小肌受浸分界不清，右侧第 4 肋骨骨皮质局部缺损。

病理检查：条索样组织两枚，大小均为 0.8 cm × 0.1 cm × 0.1 cm。病理诊断：右胸壁肿物穿刺活检标本：侵袭性纤维瘤病，瘤组织中可见骨骼肌，建议向周围扩大 3 cm 切除（图 19-3-2）。

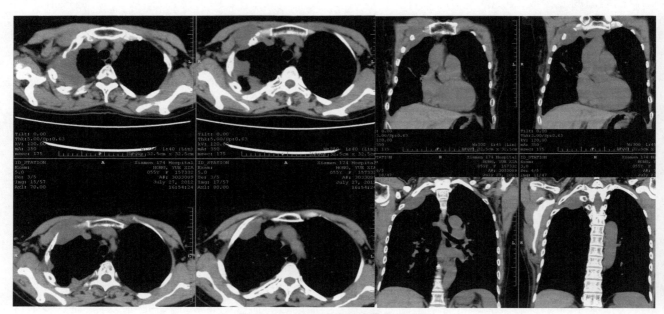

图 19-3-2　胸壁多发侵袭性纤维瘤病

第四章　胸膜其他肿瘤

第一节　原发性胸膜 - 肺滑膜肉瘤

滑膜肉瘤为一较常见的软组织恶性肿瘤,占所有软组织肉瘤的 7%~10%。病变多起源于关节滑膜、滑囊或腱鞘,膝、足、踝、腕、肘、髋及骶髂等关节及其周围,亦可偶发于其他部位,包括头颈、纵隔、心脏、食管、外阴等,近年有骨内及胸膜和肺的滑膜肉瘤的报道。

一、病理学

肉眼见原发性胸膜 - 肺滑膜肉瘤境界清晰,无包膜,或有假性包膜,或有一薄层纤维结缔组织包膜。肿瘤切面呈淡褐色至棕色,质感从柔软至坚实硬橡皮样。坏死、出血及囊性变常见。可有肉眼下钙化。少数病例可见肿瘤延伸至叶间隔或息肉样突入到较大支气管。肿瘤常与胸膜有粘连。

原发性胸内滑膜肉瘤的组织病理学、免疫组织化学及超微结构与四肢软组织滑膜肉瘤相同。滑膜肉瘤为一间叶性梭形细胞肿瘤,特征为不同的上皮分化及特异的染色体易位 [(18 号染色体)(短臂 11 区 2 带;长臂 11 区 2 带)(X;18)(p11.2;q11.2)]。

WHO(2002)将滑膜肉瘤归属于不确定分化的恶性软组织肿瘤,其分类是基于由基因表达决定的分化谱系,但尚不能确定其究竟起自哪一种正常细胞。

滑膜肉瘤一向被认为是伴发于滑膜,因其组织学上所存在的上皮成分则被认为是类似滑膜裂隙。然而,近期研究显示,滑膜肉瘤的组织发生学仍不清楚,它可能是起源于能向上皮分化的多能间叶细胞,与滑膜组织无关。因此,滑膜肉瘤这一名称可能是错误的。

组织学上滑膜肉瘤包含 2 个亚型:单相分化型及双相分化型。单相分化型较常见,由比较均匀一致的梭形细胞组成,核长形,轻度嗜碱性胞质,细胞境界不清。交叉成束的肿瘤细胞紧密聚集,很少有间质插入,或埋有不等黏液或致密胶原样成分。双相分化型则由梭形细胞及上皮成分组成,其比例在各例中可有不同。上皮成分可形成腺样结构或实性片块。免疫组化检查显示全细胞角蛋白、细胞角蛋白 7 及上皮膜抗原呈阳性,上皮成分较梭形细胞有更强的染色。

近年的细胞遗传学和分子遗传学研究显示,90% 以上滑膜肉瘤中存在染色体易位 t(X;18)(p11.2;q11.2),导致 18 号染色体中 SYT 基因(synovial sarcoma translocation, chromosome 18)与 SSX(synovial sarcoma, X breakpoint)基因融合。由于断裂点的不同, SSX 基因可有几种亚型,以 SSX$_1$ 和 SSX$_2$ 两种亚型较为常见,前者多见于双相型,后者多见于单相型,且增殖活性较 SSX$_1$ 低,预后亦较好。

双相型滑膜肉瘤在光镜上较易识别,但需与其他双相分化的肿瘤鉴别,包括弥漫双相型恶性间皮瘤、多形性肺癌及胸膜 - 肺母细胞瘤。单相型则需与孤立性纤维性肿瘤、肺梭形细胞癌、弥漫性肉瘤样恶性间皮细胞瘤、纤维肉瘤、平滑肌肉瘤、细胞性神经鞘瘤、恶性周围神经鞘瘤及尤文肉瘤鉴别。

虽然四肢软组织滑膜肉瘤较常见,但胸膜 - 肺原发滑膜肉瘤比较少见,40%~50% 的软组织滑膜肉瘤可发生远处转移,肺是其最常见的转移部位,原发性和转移性在病理形态学上是相同的。因此,在诊断胸膜 - 肺原发滑膜肉瘤时,应根据临床及影像学检查慎重排除转移的可能。

二、临床表现

从多位研究者报道的原发性胸膜 - 肺滑膜肉瘤病例中显示，病人年龄 9~77 岁，平均 25~39 岁，无性别偏好。在 Frazier 等（2006）报道的 12 例中，年龄 17~68 岁，男女比为 1∶1.4。年龄与性别的构成与发生在四肢软组织的滑膜肉瘤相仿。

在文献报道中，原发性胸膜 - 肺滑膜肉瘤的典型体征和症状包括胸痛（占 24%~80%）、呼吸困难（占 8%~36%）、咳嗽（占 8%~33%）及咯血（20%~25%）。其他较少见的症状和体征有吞咽困难、胸膜炎痛、胸部沉重、肩痛、发烧、血胸及自发性气胸等。24%~40% 的病例亦可无症状，为胸部 X 线检查意外发现。原发性胸膜 - 肺滑膜肉瘤为一局部侵袭性较强的恶性肿瘤，75%~80% 的病例在术后 2 年内出现局部复发。25% 的病例可发生远处转移，如累及骨、肝、皮肤、对侧胸壁、腹膜、大网膜、中枢神经系统，甚至乳腺。

三、影像学研究

两侧胸腔累及概率相等。在 X 线胸片上表现为肺实质的实变或肿块，境界锐利或模糊；以胸膜为基底的肿块；胸膜局限增厚，伴或不伴中心性肿块；巨大肿物几乎占据整个胸腔等。对侧肺正常。肿块巨大时可造成纵隔向健侧移位。常伴有患侧胸水，偶尔可发生气胸。仅 1 例报道肿瘤内发现钙化。原发性胸膜 - 肺滑膜肉瘤典型的 CT 表现为一境界清晰、不均匀强化的肿块。平扫时显示肿块密度不均，内含液化区域，代表坏死或出血。肿瘤可位于肺内或主要位于胸膜，但其确切起源常不易判定。常伴同侧胸水，可代表急性或复发性血胸。围绕肿块可有毛玻璃样的致密缘。文献中仅 1 例有膈及纵隔淋巴结的增大。起自胸壁的滑膜肉瘤除显示境界清楚、不均强化的肿块外，并可有邻近的骨皮质破坏、肿瘤钙化及肿瘤浸润胸壁肌肉等。

关于原发性胸膜 - 肺滑膜肉瘤的 MRI 表现的报道主要集中于胸壁，发生于此处的滑膜肉瘤常显示为内部信号不均，在 MR T_1WI、T_2WI 上呈中等信号强度，与胸壁肌肉信号相等。在 T_1WI、T_2WI 上均呈现为高信号的病灶，包括圆形具有明亮的液 - 液平面区域，代表出血及沉降的血肿。肿瘤内在 T_1WI 上呈低信号而 T_2WI 上呈高信号的区域，系肿瘤坏死所致。在 T_2WI 上曾观察到肿瘤内有分隔及小叶。强化扫描不均匀符合小叶状强化或肿瘤边缘明显强化。Frazier 等（2006）对 1 例病人行 PET/CT 检查，显示有 FDG 浓聚，标准摄取值（SUV）达 7.0。

四、鉴别诊断

影像学上，原发性胸膜 - 肺滑膜肉瘤必须与多种胸膜 - 肺肿瘤鉴别，包括肺癌、胸膜 - 肺转移瘤、恶性间皮瘤、胸膜孤立性纤维瘤以及其他罕见的原发性肺肉瘤（如恶性纤维组织细胞瘤、纤维肉瘤、平滑肌肉瘤、血管外皮细胞瘤、恶性神经鞘瘤及肉瘤样癌等）。

原发性肺癌：原发性肺癌远较原发性胸膜 - 肺滑膜肉瘤常见，影像学上两者相似，但如果发现有肺门或 / 和纵隔淋巴结增大，则利于肺癌的诊断，并可除外原发性胸膜 - 肺滑膜肉瘤。

胸膜和肺的转移瘤：胸膜和肺的转移瘤较常见，但罕有巨大孤立肿块的表现。

恶性间皮瘤：恶性间皮瘤常与石棉肺有关，若有石棉接触史，或对侧有胸膜斑，则利于恶性间皮瘤的诊断。

孤立性纤维瘤：孤立性纤维瘤的临床和影像表现可类似原发性胸膜 - 肺滑膜肉瘤，若出现低血糖或肥大性骨关节病则提示为孤立性纤维瘤。

其他罕见的原发性肺肉瘤与原发性胸膜 - 肺滑膜肉瘤之间，无论在临床或影像学上均极相似，难以鉴别。

第二节　左胸壁转移性腺癌

患者，女，69 岁。左侧胸痛 2 个月余入院。

CT：左侧胸腔前部肋膈隐窝处见一 4.1 cm×5.4 cm×3.5 cm 软组织密度肿块影，向胸廓内突出，CT 值 33~45 HU，边界尚光整，与膈肌、心包膜及胸膜分界不清，周围组织受推

压改变，肋骨未见明显骨质破坏；双肺见数个小结节影，最大位于右肺上叶尖段，约 4 mm；右肺上叶后段及左肺上叶舌段见小斑片状稍高密度影，边界稍模糊；右肺中叶见片状密度增高影，边缘模糊，其内支气管扩张；肺门结构正常，纵隔结

构无偏移,内未见明显肿大淋巴结。右侧心包脂肪垫内见一类圆形等密度影,大小 1.1 cm×1.0 cm,边缘稍模糊,CT 值 47 HU。根据病史及 CT 表现考虑为恶性肿瘤,原发或转移可进一步检查或穿刺确诊。

病理检查:左胸壁肿物穿刺活检:转移性腺癌。常规病理诊断:左前胸壁肿物切除标本:转移性腺癌,待免疫组化检测进一步明确原发灶。免疫组化诊断:转移性腺癌,请检查消化道及肺脏等情况(图 19-4-1)。

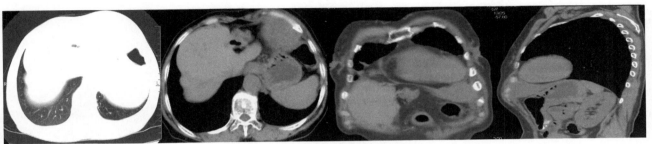

图 19-4-1　左胸壁转移性腺癌

第三节　胸膜肺胚细胞瘤

详见本书本卷第二十三篇·第八章·第十二节　《胸膜肺胚细胞瘤》。

第四节　误诊病例简介:胸膜神经鞘瘤

神经鞘瘤为常见的外周神经良性肿瘤之一,常见于 20~50 岁,无性别差异,可发生于任何部位。发生在胸膜的神经鞘瘤极为罕见,多来源于肋间神经,无典型的临床症状,诊断主要依靠影像学检查。

其主要影像表现为胸壁或叶间裂胸膜的软组织肿块,密度均匀,呈圆形或椭圆形,边缘光滑锐利,多单发,极少多发,以上胸部居多。一例具有上述临床及影像学特点,CT 平扫肿块 CT 值与水一致,但未

做增强检查,为囊性胸膜神经鞘瘤,术前误诊为胸膜间皮瘤或包裹性胸腔积液。胸膜神经鞘瘤应与间皮瘤、神经纤维瘤、孤立性纤维瘤、包裹性积液鉴别。胸部 X 线平片在鉴别诊断方面帮助不大,CT、MR 检查具有一定优势,但对于早期、囊变、肋骨无异常的胸膜神经鞘瘤同样难以区分,确诊仍需依靠病理检查。

第五章　胸壁肿瘤

第一节　胸壁软组织肿瘤

胸部软组织包括皮肤、皮下脂肪、乳腺、肌肉和筋膜间隙，肋间隙中有肌肉、筋膜、血管和神经等软组织填充。胸壁软组织肿瘤，是指不包括皮肤、皮下组织及乳腺来源的软组织肿瘤。分原发性与继发性2类。影像学检查有助于确定其性质、部位及范围。良、恶性胸壁软组织肿瘤的影像学表现常有重叠，但其发生的位置和表现的不同特点常能帮助鉴别诊断。经皮穿刺活检病理检查仍是确诊胸壁软组织肿瘤的金标准。

比较影像学：常规 X 线平片对确定病变的位置、钙化、复发等有重要作用。但对结构的显示和定位、定性诊断价值有限，往往只能作为初步检查方法。超声检查方便价廉，对液性和实质性肿块的鉴别较可靠。CT 可显示组织结构、病变的形态等及确定肿瘤的组织类型。增强扫描能提供肿瘤的血管特征。MRI 空间分辨率高，多参数成像，可多平面成像，显示正常解剖结构较好。增强扫描能帮助确定肿瘤组织的特征和病变范围。俯卧位可减少呼吸伪影。放射性核素多集中在对骨骼病变的显示，其敏感性高，但特异性较低。

一、良性肿瘤

脂肪瘤：为较常见的良性肿瘤。X 线片上表现密度较淡，形状不规则。CT 上为胸壁局限性、形状不规则的低密度影，CT 值对典型病例可做出定性诊断。增强扫描无强化，分隔轻度强化。MRI T_1WI 及 T_2WI 序列上均表现为均匀高信号，脂肪抑制序列上呈现低信号。

梭形细胞脂肪瘤：梭形细胞脂肪瘤是一种罕见、无痛、缓慢生长的肿瘤。CT 上表现为胸壁局限性，形状不规则的混杂密度影。MRI T_1WI 及 T_2WI 因所含成分不同而表现为不均质信号。

纤维瘤：纤维瘤源于胸壁深部筋膜肌腱或骨膜。X 线片上呈现胸壁深部圆形或椭圆形软组织阴影，肋骨受压浸润。CT 上多表现为低或等密度软组织肿块，增强扫描呈明显强化，病灶内偶可见钙化。与邻近组织分界欠清。MRI T_1WI 表现为低信号，T_2WI 常为稍高信号，可明显强化。

血管瘤：X 线片可显示软组织肿块，偶可压迫邻近骨质。CT 显示为不均质低密度软组织肿块，不规则，范围较大，边界不清，常侵及胸壁肌层和肋间组织。增强扫描时肿瘤实质部分可明显均一强化。典型的海绵状血管瘤在 MRI T_1WI 及 T_2WI 上常为高信号。常见的较粗大的高信号区多为部分血流较慢或囊性间隙。可见血液流空信号。增强扫描明显强化。

神经源性肿瘤：分为神经纤维瘤、神经鞘瘤及神经节瘤。

神经鞘瘤：起源于神经鞘。X 线片常不能发现较小的神经鞘瘤，当肿瘤较大致肋骨受侵时，可显示胸壁致密影，肋间隙增宽，肋骨受压弧形变薄。CT 上呈圆形、椭圆形或不规则形，边界多清楚光滑。内容可均匀，较大时可推挤周围结构，肋骨变薄形成切迹，伴骨质增生硬化。增强扫描可见肿块密度和肌肉相同或高于肌肉，囊性和坏死区域无强化。MRI T_1WI 上表现为等于、稍高于肌肉的信号，T_2WI 上常为高信号。较小的肿瘤，增强扫描明显均质强化。较大肿瘤因中心囊变而不均匀强化。

神经纤维瘤：来自神经的慢性生长性肿瘤。X 线片常见神经孔变宽。CT 平扫绝大多数为低密度，并呈不均匀强化。MRI T_2WI 表现为特征性的中心信号低于周围的靶征。增强扫描中心明显强化。

神经节瘤:起自胸壁交感干神经节。常表现为椎旁边界清楚的肿块,可见钙化。CT 表现为均匀或不均匀密度。MRI T_1WI 及 T_2WI 常为均匀等信号,周围可见曲线状低信号。

副神经节瘤:起自椎旁主动脉的副神经节或者主动脉交感干的副神经节。典型的位于胸腔中部,邻近于第 5、6、7 肋。MRI 表现为均匀信号并明显强化。

胸壁间质错构瘤是婴幼儿罕见的良性肿瘤。X线表现为病变侵及肋骨引起肋骨破坏、膨胀及畸形,有时可见钙化灶,边界清楚,呈分叶状。CT 表现为体积较大的不均匀膨胀性肋骨病变,伴胸膜外软组织肿块,可含有钙化、囊性区。MRI T_1WI 常为不均匀信号,部分可见出血,T_2WI 为不均匀信号,有些可轻度或中度弥漫强化。部分继发动脉瘤样骨囊肿时病灶内可见液 - 液平。

血管外皮细胞瘤:一种罕见的血管源性肿瘤。X 线平片显示肿瘤边界清晰,可伴有胸腔积液。CT显示胸壁分叶状实质性软组织密度影,密度不均匀,可见钙化。MRI 检查肿瘤呈稍长 T_1 长 T_2 信号,增强扫描肿瘤有明显强化。

成脂细胞瘤:非常少见的良性肿瘤。呈侵袭性生长,可侵入肋间隙,但无渗入周围组织或转移。CT 上明显低密度。MRI T_1WI 表现为高信号,T_2WI常为中等较高信号,脂肪抑制序列上为低信号。

二、恶性肿瘤

平滑肌肉瘤:平滑肌肉瘤占身体表面软组织肉瘤的不到 5%。CT 扫描多表现为内含坏死和囊变的巨大肿块,常见血管移位和变形。典型的 MR 表现为长 T_1、长 T_2 信号的梭形肿块。T_1WI 为低信号,T_2WI 高信号,增强扫描显示边缘或周围有强化,中心无强化。

横纹肌肉瘤:横纹肌肉瘤胸壁受侵极少见。CT和 MR 可确定肿瘤范围和骨质受侵情况。典型的小泡型横纹肌肉瘤可见多个坏死区,MRI 上表现为低信号坏死区,增强扫描无强化。

脂肪肉瘤:胸壁来源的少见。CT 表现为高于正常脂肪密度,密度不均匀。MRI T_1WI 为中等信号,T_2WI 为高信号。圆形细胞脂肪肉瘤为非特异性不均匀信号,T_1WI 为低信号,T_2WI 为高信号。

原发血管肉瘤:原发血管肉瘤是以血管形成结构特征的内皮肿瘤。CT 表现为不均匀高密度肿块,肋骨受侵,可见钙化,MRI T_1WI 及 T_2WI 表现为较大的不均匀信号肿块,瘤周可见营养血管。瘤内可显示出血,向周围侵袭生长。增强扫描明显强化。

纤维肉瘤:纤维肉瘤是一种巨大且疼痛性的肿块,常侵犯邻近结构。X 线片上表现为不规则的巨大肿块,通常破坏骨皮质。

神经纤维肉瘤:神经纤维肉瘤可由神经纤维瘤或神经鞘瘤恶变而来。瘤体内可有坏死及黏液样物,较普通纤维肉瘤生长慢,恶性程度比较轻。

原发恶性纤维组织细胞瘤:胸壁罕见原发恶性纤维组织细胞瘤。CT 扫描表现为不均匀密度肿块,增强扫描不均匀强化。MRI T_1WI 及 MRI T_2WI 表现为混杂信号,可显示肋间肌肉受侵情况。增强扫描为不均匀强化。

侵袭性纤维瘤病:侵袭性纤维瘤病是一种浸润性病变。CT 扫描密度变化多样,强化表现与其内容成分一致。MRI T_1WI 肿瘤信号低于或等于肌肉信号,T_2WI 主要显示为中等信号,有时可见低、高信号。病变所含成分和血管分布的不同,其信号强度变化多样。

成神经细胞瘤:成神经节细胞瘤内含不同的神经胶质细胞和节细胞。成神经细胞瘤 CT 显示为界限不清的肿块,常见钙化。MRI 上表现为不均质、非特异性信号强度肿块。T_1WI 大体表现为低信号,T_2WI 表现为高信号,常见坏死和出血,可清楚显示成神经细胞瘤的鞘内延伸。

恶性周围神经鞘瘤:恶性周围神经鞘瘤是起自局灶性浸润和转移的神经鞘肿瘤。CT 常表现为密度不均匀巨大肿块。偶尔伴有骨质破坏。MRI 显示为沿周围神经走行的巨大混杂信号肿块,形状不规则,可见坏死、出血。T_1WI 表现为与肌肉相等或稍高于肌肉信号,T_2WI 为较高信号,增强扫描呈不均匀强化。

恶性淋巴瘤:恶性淋巴瘤占软组织肿瘤的不到 2%。CT 表现其密度与肌肉类似,增强扫描轻度弥漫散强化。MRI 上表现为较大软组织肿块,MRI T_1WI 表现为与邻近肌肉信号相等或稍低,T_2WI 为高信号。

单发和多发骨髓瘤:骨髓瘤平片表现为多囊形膨胀肿块,或为单纯溶骨性破坏而无膨胀。平片可显示椎体、肋骨或锁骨的多发溶骨病变。MRI T_1WI表现为低信号,T_2WI 为高信号,增强扫描对治疗很必要。

皮肤纤维肉瘤:皮肤纤维肉瘤是少见的皮肤恶性肿瘤。CT表现为明显的皮下结节样病变,密度等于或稍高于骨骼肌,增强扫描为中等强化。MRI表现为非特异性肿块,可包括出血、黏液样变和坏死。

滑膜肉瘤:滑膜肉瘤极少见。CT典型的表现为高于肌肉密度的软组织肿块,可侵犯邻近结构,骨皮质受侵蚀,部分可见瘤内钙化。MRI T$_1$WI多数肿瘤表现为不均匀信号,可出现局灶性高信号出血影,可

见液平面。T$_2$WI为明显不均匀高信号,可见多个分隔。

临界型上皮样肉瘤:临界型上皮样肉瘤是一种常侵犯四肢软组织的肿瘤。CT可见骨化或点状钙化,MRI T$_1$WI肿瘤信号与肌肉信号相似,仅凭其占位效应可发现,T$_2$WI表现为不均匀高信号。增强扫描呈不均匀明显强化。

第二节　胸背部和腰背部上皮样肉瘤(近端型)

患者,女,45岁。腰背部疼痛、活动受限伴双大腿麻木乏力半年余入院。起初,门诊拟诊椎间盘突出行腰椎间盘CT平扫,发现腰椎及椎旁病变,但病灶并未包括完全。入院后行胸片及腰椎常规一月后复查胸片见病变有所进展,又发现胸部病变。再做CT,发现病变范围相当广泛,不仅侵犯胸膜和肺,而且侵犯多条肋骨。

病理检查:灰白色碎组织一堆,总体积0.3 cm×0.3 cm×

0.3 cm。常规病理诊断:腰背部肿物穿刺活检标本:初步诊断恶性肿瘤,送检组织甚少,结构不清,待做免疫组化检测进一步探讨肿瘤类型。免疫组化检测:阳性:Vimentin,CK(P),CK(L),NSE(灶+),Ki-67(+,约60%);阴性:CK5/6,CR,MC,D2-40,Actin,desmin,SMA,GFAP,S-100,EMA,Myogenin,MyoD1,CD34。免疫组化诊断:结合免疫组化检测结果,倾向诊断为上皮样肉瘤(近端型)(图19-5-1)。

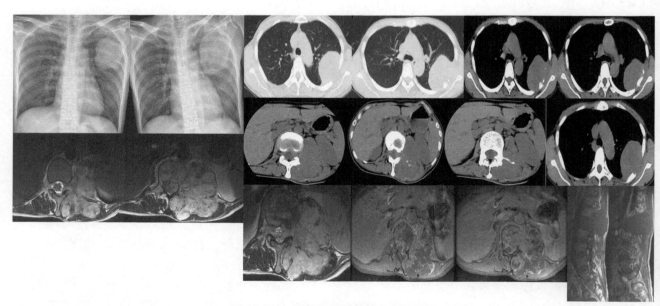

图 19-5-1　胸背部和腰背部上皮样肉瘤

第三节　肩背部恶性周围神经鞘膜瘤

患者,女,75岁。术后病理免疫组化诊断:肩背部恶性周　围神经鞘膜瘤(图19-5-2)。

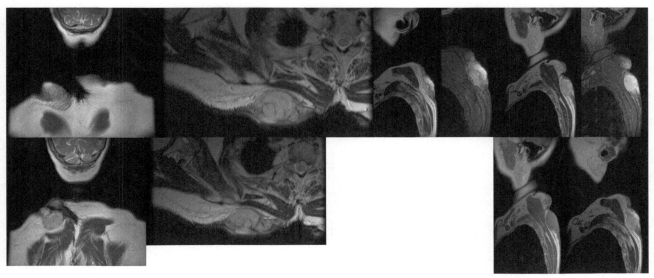

图 19-5-2　肩背部恶性周围神经鞘膜瘤

第四节　胸壁神经鞘瘤病例

　　患者,男,16 岁,发现左侧第 3 前肋近胸骨处肿物 20 多天,无明显压痛,质硬,活动度差,皮肤无红肿。病理检查:左胸壁肿物,多结节肿物一块,大小为 5.2 cm × 4 cm × 3 cm,切面淡黄,呈分叶状,质中,似有完整包膜;淡黄色结节状肿物一块,大小为 1.5 cm × 1 cm × 0.5 cm,切面灰白,淡黄,质中,似有完整包膜。病理诊断:左胸壁神经鞘瘤(图 19-5-3)。

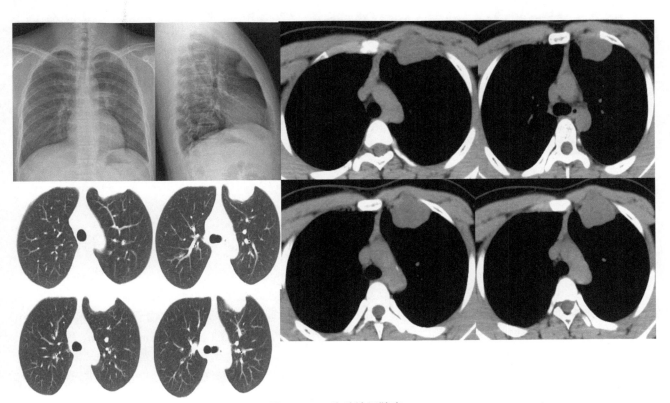

图 19-5-3　胸壁神经鞘瘤

第五节　误诊病例简介：弹力纤维瘤

Berthoty(1986)报告1例68岁的老者,右肩胛下区有一无痛性无压痛的包块。CT平扫示一软块影接触肩胛骨,引起肌肉移位;一类似的较小的软块出现于左侧;CT表现提示恶性浸润。但活检排除肉瘤,标本病理为典型的弹力纤维瘤。

此种肿瘤通常见于老年无症状的关节囊周围,此良性病变大概由反应性增生造成。

该例CT图像提示为边界不清,不均匀包块,可能是因为它后外缘为肩胛下肌,内侧为肋骨,前面为前锯肌的缘故。

第六节　隆突性皮肤纤维肉瘤

患者,男,47岁。外伤后右胸壁出现结节,10年前手术切除后又长大。

术后病理免疫组化诊断:隆突性皮肤纤维肉瘤(图19-5-4)。

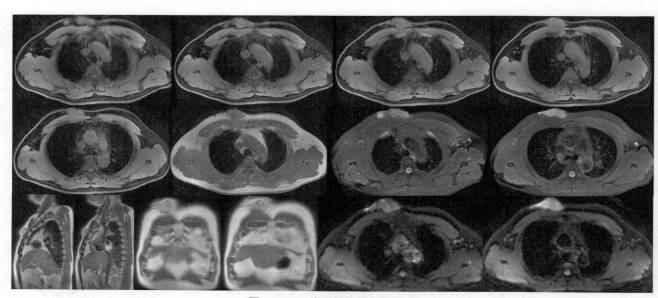

图 19-5-4　隆突性皮肤纤维肉瘤

第七节　误诊病例简介：左肩背部侵袭性纤维瘤与隆突性皮肤纤维肉瘤

患者,女,61岁。左肩背部肿瘤10年,反复复发入院。查体见左肩背部肿物伴溃疡形成。MRI:左侧肩部皮下可见一分叶状软组织块向外隆起,大小约8.3 cm×3.0 cm×7.8 cm,T_1WI低信号,T_2WI压脂不均匀高信号,部分边界不清,周围脂肪间隙模糊,邻近肌肉组织形态如常,信号均匀,局部皮肤受累及结构不清。MRI诊断:左肩部软组织肿块,考

虑侵袭性纤维瘤病可能,请结合临床。

病理检查:左肩背部肿物部分切除标本:带皮组织一块,大小2.3 cm×1.6 cm×1.4 cm,皮肤面积1.5 cm×1.5 cm,切面灰白灰黄,质韧。常规病理诊断:左肩背部梭形细胞肿瘤,考虑为隆突性皮肤纤维肉瘤,待免疫组化检测进一步确诊。

免疫组化检测:阳性:Vimentin(+++),b-Catenin

（＋＋），CD68（＋＋），CD163（＋＋），SMA（＋），Ki67（＋，约10%），CD99（＋）；阴性：CD34，H-caldesmon，S-100。免疫组化诊断：左肩背部梭形细胞肿瘤，符

合隆突性皮肤纤维肉瘤。

术后再进行了背部肿瘤扩大切除手术。

第八节　胸壁低度恶性孤立性纤维性肿瘤或恶性纤维组织细胞瘤

患者，男，22岁。发现左胸壁肿物8月余入院。

手术所见：左侧胸壁肿瘤，位于胸大肌内，大小约8 cm×8 cm×9cm，包膜完整，与周围组织无粘连。切开皮肤、皮下组织，向切口外侧、内侧分别游离5cm皮瓣，将肿块及距离肿块4cm的胸大肌完整切除，胸大肌断段用4号丝线间断结扎，将肿块送检快速病理提示：胸壁肿瘤，包膜完整，为梭形细胞肿瘤，无法鉴别良、恶性。

免疫组化检测：阳性：Actin（＋＋），Ki-67（＋，约10%），

Nestin（＋＋＋），Vim（＋＋＋），CD99，CD34，β-catenin（＋＋），CD68（＋＋），CD163；阴性：S-100，GFAP，NF，SMA，CK（P），EMA，Bcl-2，CD117，CK5/6，MC，CK7，CK19，CD57，Calponin，P63。免疫组化诊断：左胸壁梭形细胞肿瘤，部分区域细胞丰富，异型明显，有出血坏死，局部边缘呈浸润性生长。结合免疫组化表型，考虑为低度恶性孤立性纤维性肿瘤，或恶性纤维组织细胞瘤。注：本例临床、病变及免疫表型均不够典型，建议外院会诊（图19-5-5）。

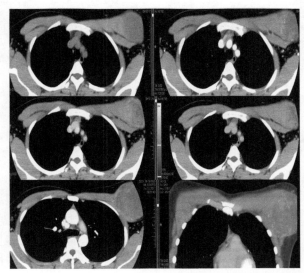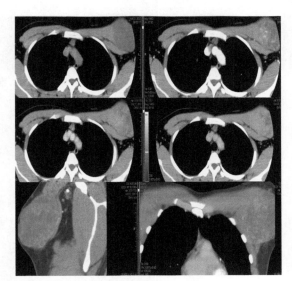

图 19-5-5　胸壁低度恶性孤立性纤维肿瘤或恶性纤维组织细胞瘤

第九节　左胸壁巨淋巴结增生症

患者，女，37岁。缘于3年前无意间发现左侧胸壁有一包块，似"核桃"大小，无胀痛、压痛，局部无红肿及破溃，无畏寒、发热，无胸闷、气促，无乳头溢液、局部皮肤改变等。患者未重视未治疗，上述肿物持续性存在并缓慢增大。门诊查包块彩超示：左胸部实性包块。

手术所见：左胸壁胸大肌深面可扪及一约7.0 cm×6.0 cm大小肿物，边界清晰，质稍硬，包膜完整，与皮肤及胸壁无粘连。病理检查：结节状肿物一个，大小

6.8 cm×4.5 cm×3.5 cm，切面灰红，质韧，富有光泽，境界清楚，似有包膜。常规病理诊断：左侧胸壁肿物切除标本：镜下示送检为淋巴结组织，其中可见淋巴滤泡增生，呈散在分布，滤泡间小血管增多及出现透明变性，有的滤泡可见小血管长入，初步考虑淋巴组织增生性病变，以巨淋巴结增生症为首选，待做免疫组化及原位杂交检测进一步证实。

免疫组化检测：阳性：CD34（血管内皮＋），CD31（血管内皮＋），F8（血管内皮＋），CD20（B细胞＋），CD79α（B细

胞＋），PAX-5（B 细胞＋），Bcl-2（B 细胞＋），CD3（T 细胞＋），CD5（T 细胞＋），CD45RO（T 细胞＋），CD21（树突细胞网＋），CD35（散在树突细胞网＋），CD23（树突细胞网＋），Lambda 链（散在＋），Kappa 链（散在＋），CD138（散在浆细胞＋），CD38（散在浆细胞＋）；阴性：EBV，MUM1，Bcl-6，

CD10，CyclinD1，TdT。免疫组化诊断:左侧胸壁肿物切除标本:结合组织学图像、免疫组化及原位杂交检测结果，诊断为Castleman 病（透明血管型，该病又称为巨淋巴结增生症或血管滤泡性淋巴结增生），建议术后复查（图 19-5-6）。

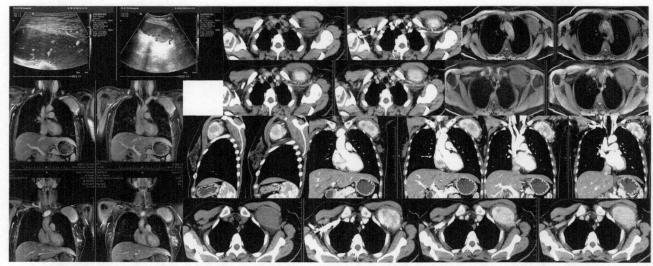

图 19-5-6　左胸壁巨淋巴结增生症

第十节　误诊病例简介:胸壁侵袭性纤维瘤与血肿

患者，男，46 岁。无意中发现左侧胸壁肿物半月入院。临床诊断:左胸壁肿物:纤维瘤？神经鞘瘤？CT:左胸壁前缘近胸骨体处见一椭圆形软组织块影，与周围肌肉组织分界不清，大小约 2.7 cm×1.5 cm，平扫 CT 值 64 HU；双肺上叶前段胸膜下可见小片状磨玻璃密度影。CT 诊断:左胸壁软组织肿块性质待定，侵袭性纤维瘤？建议穿刺活检；双肺上叶轻度炎症。

病理检查:左侧胸壁肿物切除标本:暗褐色组织一块，大小 3.8 cm×2.5 cm×0.5 cm，切面暗褐，质中。病理诊断:左侧胸壁肿物切除标本:送检为多量血凝块、骨骼肌组织及筋膜组织，伴淋巴细胞及中性粒细胞渗出，未见肿瘤组织，符合血肿形成。

术后追问患者本人病史，再三回忆，仍无外伤史。

第十一节　左前胸壁侵袭性纤维瘤病

病例，女，14 岁。外伤后左肩部疼痛 3 年，左锁骨下方触及异常隆起，约鸭蛋大小，质硬，活动度差，局部稍右压痛，CT 值 24~36HU。

病理诊断:左前胸壁肿物:侵袭性纤维瘤（大量纤维组织

增生，侵入骨骼肌，本病属临界性肿瘤，易复发，建议底部和四周扩大切除 3 cm）。左腋下淋巴结 2 枚，左锁骨下淋巴结 7 枚均无特殊（图 19-5-7）。

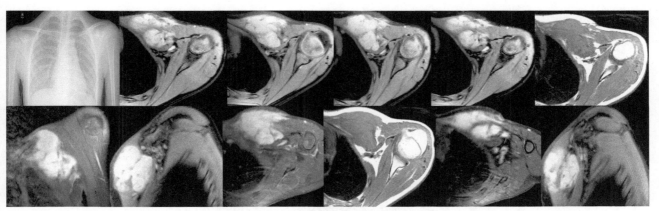

图 19-5-7　左前胸壁侵袭性纤维瘤病

第六章　胸廓骨组织病变

第一节　胸廓骨肿瘤及肿瘤样病变

胸壁由胸廓骨性结构和肌肉等软组织组成。骨性胸廓为胸部的支架,由胸段脊柱、12 对肋骨和肋软骨、锁骨、肩胛骨和胸骨组成。发生于胸廓骨的疾病与其他骨病变类似,目前临床上各种检查方法较多,但各种影像学检查方法互有优缺点。

一、胸壁骨源性肿瘤

胸壁骨源性肿瘤分为原发性和继发性 2 类。原发性肋骨、胸骨肿瘤的发病率较低,约占全身骨骼肿瘤的 5%~10%。肋骨肿瘤多发生于前胸壁及侧胸壁。胸骨肿瘤多源于胸骨柄、胸骨体,原发性胸骨肿瘤几乎全为恶性,继发性胸骨肿瘤者几乎都是转移瘤。

胸廓骨肿瘤性病变的症状取决于肿瘤的部位、大小、组织类型、生长速度及与周围组织器官的关系。有严重持续局限性疼痛者,常提示为恶性肿瘤,但无疼痛者亦不能排除恶性。肿瘤直径 >5 cm 者,多为恶性,生长较快者亦常为恶性,或为良性肿瘤恶变的征兆。

骨软骨瘤:骨软骨瘤是常见的肋骨良性肿瘤,为正常组织的畸形变。常见于青少年,发病率男女相近。多发生在肋骨及肋软骨的交界处,或胸骨的软骨部,局部触及肿块及畸形,表面光滑或呈结节状。肿瘤呈起自骨表面特征性带蒂的隆凸。影像学表现:X 线片上常见顶部为圆形或菜花状,边缘清晰,有时呈现不规则的钙化软骨帽,瘤体内有松质骨及软骨,有不规则密度减低区,无骨膜反应。肋骨的骨软骨瘤常沿肋骨体前后侧面或近前端,出现 1 个或 2 个比较大的有蒂的骨疣伸入胸膜腔或胸壁软组织。CT 更易观察软骨帽钙化。MRI T$_2$WI 帽内软骨组织表现为高信号。CT 和 MRI 可显示病变和皮、髓质骨间延续。病变部位疼痛,骨质侵蚀,不规则钙化或者 X 线片上软骨帽增厚显示恶性变。

软骨瘤:软骨瘤大约有 1% 发生于胸骨,生长缓慢,呈膨胀性生长,为分叶状,有纤维包膜,主要成分为透明软骨,可恶变。好发于青壮年,病程缓慢,多无症状。影像学表现:X 线片上病变显示为分叶状高密度影,肋骨软骨瘤可发生显著的膨胀现象及骨质破坏,通常使骨皮质变形但并不穿透骨皮质,可出现弥漫性的钙化,或表现为局灶性钙化点呈斑状影像。如瘤内钙化减少,溶骨加快,为恶性变的征兆。

软骨黏液样纤维瘤:软骨黏液样纤维瘤为少见的良性软骨肿瘤,由软骨、黏液样和纤维组织 3 种成分组成。胸廓相对少见,偶尔可发生于肋骨、脊柱或肩胛骨。典型的软骨黏液样纤维瘤发生于 30 岁前,男女发病率相仿。可有局部轻微间歇性疼痛,局部可扪及肿块,压痛不明显。影像学表现:X 线片上病变常显示为边界清楚的肿块,可见扇形硬化带,其内无钙化。可见骨皮质膨胀,骨内膜硬化,皮质扇形重叠,骨小梁受压。MRI T$_2$WI 上表现为不均匀信号,增强 T$_1$WI 显示为混杂强化。

纤维结构不良:纤维结构不良,又称骨纤维异常增殖症,是骨骼发育异常。可以单发,亦可多发,70%~80% 为单骨性病变, 20%~30% 为多骨性。单骨性病变发病年龄在 10~70 岁,但多在 20~30 岁时才被认识。在胸廓多见于肋骨的侧后部,锁骨亦可发病。一般无明显症状,病理性骨折及病变肋骨压迫神经可引起胸痛和不适。影像学表现:X 线片上特征性表现为 1 个或多个肋骨病变处单侧梭形膨大、变形,呈纺锤形或圆形。骨皮质增厚,小梁形成,病变区骨密度增高,其中可有透亮区及特征性的磨玻璃样表现。CT 上病变区可见不规则钙化影。

MRI 可准确确定病变范围，T_2WI 信号变化多样，可呈低、高信号，但典型的病变在 T_1WI 为低信号。

肋骨囊肿：发生于肋骨的骨囊肿少见，多见于儿童和少年，易产生病理性骨折。临床上一般无任何症状，多数病例因外伤做 X 线检查时发现。影像学表现：X 线片上表现为肋骨局灶性不透光区，有时可见骨折。CT 表现为边界清楚的椭圆形低密度影，骨皮质变薄，常见骨折影。

动脉瘤样骨囊肿：动脉瘤样骨囊肿为不常见的良性肿瘤，其外缘为薄壁囊性骨壳，囊内为海绵状结构，可迅速生长，致骨质破坏，并可延伸至邻近软组织。病变周围有硬化边缘，其软组织的延伸与肉瘤难以鉴别。在胸廓最常见的发生部位是脊柱后部。绝大多数发生于 30 岁以下。临床上表现为胸廓局部不适、肿胀并疼痛。影像学表现：X 线平片为骨质明显膨胀性骨质破坏，境界清楚。CT 有助于确定骨内及骨外的肿瘤成分的大小和位置。MRI 及骨闪烁图：显示边界清楚囊性膨胀性骨破坏伴分叶状肿块，MRI T_1WI 及 T_2WI 见灶内液平面，边缘有薄如纸的低信号边界。超声也可显示液平面。肿瘤内的液 - 液平面显示囊内出血。液 - 液平面亦可见于其他肿瘤，包括巨细胞瘤、单纯骨囊肿和成软骨细胞瘤。骨质可呈扩张性改变，侵及相邻骨质，表现为流出效应和液 - 液平面。病理上病灶包膜完整伴多发血流间隙。

骨化纤维黏液瘤样瘤：骨化纤维黏液瘤样瘤是一种罕见肿瘤，来源不确定。绝大多数发生于肋骨。肿瘤由内含新生骨小梁和多核巨细胞的纤维组织组成，可单发或多发。影像学表现：X 线平片表现为皮质内骨质溶解形成的长形的泡状区，周围有硬化带，大小多固定。MRI T_2WI 像上表现为局灶形高信号影。增强扫描可见肿瘤血管明显强化。

骨巨细胞瘤：骨巨细胞瘤是相对常见的良性骨肿瘤，肿瘤内含线状排列的血管组织，充满丰富的巨细胞和梭形细胞。典型的发生于 21~40 岁，女性较男性多见。胸廓骨巨细胞瘤常起自胸骨、锁骨和肋骨的软骨下区。影像学表现：X 线平片表现为偏心的骨溶解区，皮质变薄并膨胀。CT 可显示病变的范围和其与周围结构的关系。MR T_1WI 表现为低信号，T_2WI 为高信号。

转移性胸壁骨肿瘤：胸壁转移性肿瘤大多来自肺癌、乳腺癌、甲状腺癌、肾上腺癌及肝癌等，是胸壁肿瘤中最为多见的。骨转移瘤好发于中老年，40~60 岁居多，有时原发肿瘤非常隐蔽，骨转移瘤是唯一的临床表现，在恶性肿瘤病人尸检中发现 30%~70% 有骨转移。

临床表现：转移灶出现的时间因原发性肿瘤的性质不同而长短不一。肿瘤恶性程度越高，年龄越小，发生转移越早。临床上有以下几种情况：先发现原发性肿瘤，转移灶可出现在原发性肿瘤存在的任何时间；先发现转移瘤而后查出原发灶；原发性肿瘤已切除，或经化疗、放疗数月、数年或多年后出现转移性病灶；只发现转移性病灶，而查不出原发灶。影像学表现：转移性骨肿瘤的 X 线片所见分为溶骨性、成骨性和混合性 3 种。前者最多，形成虫蚀样、穿凿样骨缺损，界限不清，边缘不规则，周围无硬化。溶骨性破坏可一骨一灶，一骨多灶和多骨多灶。溶骨区可见残留骨小梁，残留骨皮质，无骨膜反应，少数病例有皮质膨胀。骨转移瘤多数无软组织阴影；成骨性破坏呈斑点状、片状密度增高影，甚至为象牙质样，骨小梁紊乱、增厚、粗糙。受累骨体积可增大。混合性兼有成骨和溶骨两种阴影。CT 可以清楚显示肋骨、胸骨等胸壁骨质结构的破坏部位、范围、大小及程度，同时可以显示软组织的大小和病灶与周围组织的关系，是普通平片检查的重要补充。

MRI 表现为骨骼上出现异常之长 T_1 长 T_2 信号病灶，局部骨结构破坏，呈膨胀或塌陷改变，相应部位有软组织肿块，病变边界不规则，常为多发。对于单发或可疑病灶应追踪观察，直至确诊。核素骨扫描表现为骨骼内多发放射性浓聚区，或有明显的放射性减低区。对于单发或可疑病灶应追踪观察，直至确诊。核素骨扫描的假阴性率的报道日渐增多，造成这一结果的主要原因是这一技术的空间分辨率较低，不能发现 <1.5 cm 以下的病灶。发现核素骨扫描的假阴性率增多的主要原因应归功于 MRI 的应用，当然，弥补核素骨扫描这一缺陷也应靠 MRI 技术。

鉴别诊断：如疑为转移性骨肿瘤，应首先做系统的全身骨骼检查，特别是常见部位的检查。在确定病变是单发或多发后，再根据病变表现与骨髓瘤、畸形性骨炎、甲状旁腺机能亢进症、骨网织细胞肉瘤、骨肉瘤、石骨症及氟骨症等疾病相鉴别。

软骨肉瘤：软骨肉瘤大约有 3% 发生于胸骨，是胸壁最常见恶性原发肿瘤，以 20 岁以前和 50 岁以后发病率最高。好发于肋骨、肋软骨交界及肋骨角处，亦好发于胸骨，多在胸骨柄。多在上 5 肋邻近肋软骨处。19% 的软骨肉瘤发生于肋骨,绝大多数为原发病变,另有 10% 来自已有的良性肿瘤。根据肿瘤分化程度,软骨肉瘤又分为黏液软骨肉瘤、间充质软骨肉瘤和未分化软骨肉瘤。肋骨溶骨性骨质破坏及环状钙化影是软骨肉瘤的特征性表现。影像学表现:X 线片上通常为大的分叶状胸壁肿块,内部可见在典型的软骨基质中散在钙化点,钙化常呈环状、弧形、絮状或斑点状。常伴发骨皮质破坏。CT 表现为边界清楚、内含钙化的软组织肿块,较平片及 MRI 对钙化的检出敏感。

MRI T_1WI 表现为类似于肌肉信号的分叶状肿块,T_2WI 为信号等于或高于脂肪。增强扫描呈不均质强化,周围强化较著。黏液样软骨肉瘤不含软骨样钙化,T_2WI 为明显高信号。

骨肉瘤:骨肉瘤大约有 1% 发生于胸骨,好发年龄为 10~30 岁,起自胸骨、肋骨、肩胛骨的病人常见于年轻人并有胸膜外肿块。与发生于四肢骨肉瘤相比,存活率低。影像学表现:X 线片上通常表现为典型的钙化、骨质溶解或硬化的肿块,新的骨膜成骨,形成“光芒四射”的影像,同时可见由于反应性新骨形成导致的骨膜三角形,即所谓的骨膜三角。CT 可见骨质结构广泛破坏,与骨皮质增生可同时存在,钙化多位于病变中心。MRI 亦可检出钙化,T_2WI 为混杂信号,囊性成分呈高信号。增强扫描为不均匀强化。

多发性骨髓瘤:多发性骨髓瘤大约有 1.5% 发生于胸骨,它是以骨髓内浆细胞异常增殖为特征的恶性肿瘤。肋骨孤立型浆细胞性骨髓瘤临床少见,浆细胞性骨髓瘤是浆细胞异常增生的恶性肿瘤。异常浆细胞(即骨髓瘤细胞)浸润骨骼和软组织,产生 M 蛋白、球蛋白,引起骨骼破坏、出血,肾功能损害和免疫功能异常。发病年龄为 50~60 岁,男性多见。

浆细胞性骨髓瘤早期多表现为骨痛,可侵犯肋骨、胸骨、锁骨、颅骨等,形成多发局部隆起肿块,孤立型浆细胞性骨髓瘤发病年龄较轻,溶骨发生于一处。影像学表现:表现为肋骨的溶骨性破坏及软组织肿块形成。对病变部位行骨髓穿刺可以确诊。

胸骨非霍奇金淋巴瘤:原发于淋巴结的恶性淋巴瘤最多见,但在淋巴结外淋巴网状组织与任何器官均可发生。以非霍奇金淋巴瘤为主,霍奇金病很少见。胸骨非霍奇金淋巴瘤和胸骨原发软骨肉瘤,临床症状均为胸痛。40 岁以上多发,骨恶性淋巴瘤占恶性骨肿瘤的 4.4%,男多于女(34/12),年龄以 30~60 岁为多,部位以骶骨、锁骨、胸骨和胫骨为多。影像学表现:胸骨溶骨性、成骨性及混合性骨质改变,影像检查需结合临床及病理学才可诊断。

尤文肉瘤:尤文肉瘤的临床病理为恶性小细胞实性肿瘤。Askin 等(1979)最早描述 20 例儿童和青少年起自胸壁软组织或肺周的尤文肉瘤。胸壁尤文肉瘤为单发或多发肿块,呈偏心型生长,肿瘤常起自肋骨、肩胛骨、锁骨或胸骨,偶可骨外起源。胸壁肿瘤的延伸可引起肺萎陷或侵及肺。起自椎旁区的尤文肉瘤常经椎间孔向外延伸。肿瘤常挤压周围软组织结构,较大肿瘤直接浸润周围结构。其主要症状是进行性加重的胸痛,胸壁肿块可有可无。影像学表现:X 线片上通常表现为骨髓腔增大,骨皮质增厚,骨膜骨质增生,形成层状结构,出现所谓“葱皮”样影像。CT 表现为不均匀密度软组织肿块,可见广泛囊性变,可有钙化。MRI T_1WI 上表现为等于或高于肌肉信号,较大肿瘤显示为信号不均匀肿块,多为出血或坏死所致。T_2WI 上为不均匀高信号,增强扫描肿瘤实质部分明显强化。

第二节　肋骨之纤维结构不良

患者,男,27 岁。患者上月因胸部不适去外院就诊,行 CT 及胸片检查提示右侧第四肋骨肿物。

手术所见:术中见肿瘤位于右侧第 4 肋骨中后段,肋骨见长约 6 cm 膨胀性生长,骨皮质连续,表面凹凸不平,未见肿瘤呈浸润性生长,其余肋骨未见明显异常。

病理检查:肋骨一段,长 9.5 cm,宽 1.2~1.5 cm,中央膨大,约 2.5 cm,切面灰褐,质硬,脱钙。病理诊断:右侧第 4 肋骨肿瘤切除标本:纤维结构不良(图 19-6-1)。

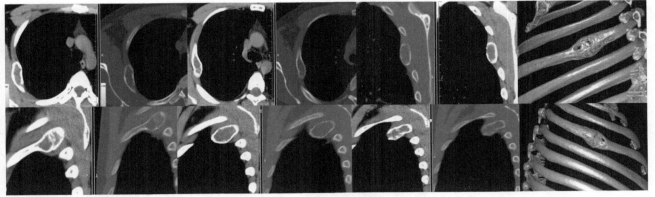

图 19-6-1　肋骨之纤维结构不良

第三节　胸腔多发骨外骨肉瘤

骨肉瘤可发生在骨骼以外的器官和软组织内，由间叶组织化生而来，称为骨外骨肉瘤或软组织骨肉瘤，是一种罕见的高度恶性的软组织肉瘤。骨外骨肉瘤的发病率低，仅占软组织肉瘤的 1.2%。病因未明。多数学者认为局部外伤或放射治疗是本病的一个重要诱因。该例无明确的外伤史及放射治疗史，说明骨外骨肉瘤的发生尚有其他的因素存在。

骨外骨肉瘤多见于中老年患者，男女发病无显著差异。肿瘤最常累及四肢。骨外骨肉瘤早期可无症状，后肿块逐渐增大，表面光滑或呈结节状，质地坚硬，有轻度隐痛或疼痛。晚期可远处转移或直接侵犯四周组织。

许多报道表明骨外骨肿瘤内含有大量钙化或骨质，在 X 线平片或 CT 检查可见到，肿块在平片上显示钙化率达 68%，钙化形态不一，多表现为棉絮状或斑片状。但是骨外骨肉瘤肿块内钙化缺乏特异性，影像学上很难与其他肿瘤相鉴别。

有作者报告一例后纵隔及右侧胸壁包块，该例患者胸腔多发肿块，未见钙化，病理确诊为骨外骨肉瘤。本病的需要与神经源性肿瘤及胸膜间皮瘤相鉴别。骨外骨肉瘤最终定性诊断主要靠病理检查。

第四节　误诊病例简介：第 6 肋软骨软骨瘤与畸胎瘤

患者，女，44 岁。发现纵隔占位 2 周入院。缘于患者 2 周前因咽痛伴咳嗽在外院就诊，行 CT 检查提示右前下纵隔占位，给予对症处理后咽痛及咳嗽症状缓解，偶有干咳，痰量少，呈白色黏液样。发病以来患者饮食正常，大小便正常，体重无明显变化。

CT：右前下纵隔占位，考虑为畸胎瘤；慢性支气管炎，左肺下叶后基底段炎症。

手术所见：术中见肿瘤位于右侧心膈角，直径约 5 cm，包膜完整，质地硬，表面可见结节状隆起，基底部与右侧第 6 肋软骨相连，无明显界限。切除肿瘤后，术中探查见第 6 肋软

骨肿瘤残存，遂决定行第 6 肋软骨切除术。取第 6 肋软骨局部切口，切除第 6 肋软骨及周边部分软组织。

病理检查：冰冻病理及常规病理：肋软骨瘤切除标本：送检标本内见透明软骨呈瘤样增生伴有蓝色软骨基质，考虑为软骨瘤，另见少许纤维脂肪组织，活检标本有限请结合临床，必要时完整切除肿物再送检。病理诊断：右胸纵隔肿瘤及肋软骨切除标本：镜下见透明软骨呈瘤样增生伴有蓝色软骨样基质，肿瘤外层纤维性包膜完整，瘤细胞未见核异型，符合软骨瘤；另见透明肋软骨组织。纵隔肿瘤为畸胎瘤（图 19-6-2）。

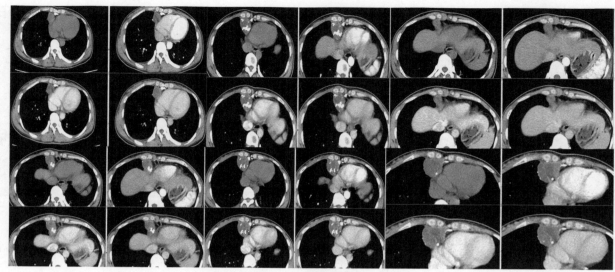

图 19-6-2　第 6 肋软骨软骨瘤与畸胎瘤

第五节　误诊病例简介：肋骨内生软骨瘤与纤维结构不良

单发性内生软骨瘤，病理经过缓慢多无症状，或有轻微疼痛。位于肋骨的肿瘤，肋骨呈膨胀性生长，内有不规则钙化，有时可见有软组织肿胀。

一例被误诊为纤维结构不良，原因有两方面：①病变发生部位，内生软骨瘤少见于肋骨，而根据经验，肋骨发生的局限膨胀性改变，多考虑为纤维结构不良；②病变的影像学表现，病变呈膨胀性生长，其内可见有多骨嵴生长之骨性结构，骨皮质薄，故考虑为纤维结构不良。

事实上，该例的 X 线片及 CT 片上表现出某些特征性改变，但却被视而不见。影像学本身就存在"同病异影、异病同影"的现象。

回顾该病例，可以汲取一些诊断经验：不应忽视病变的罕见发生部位，据报道，内生软骨瘤罕见，但在肋骨、胸骨、骨盆及颅骨亦可能存在；仔细观察本病的影像学表现，膨胀的骨质破坏区内似有斑点状稍高密度钙化影，而且骨质破坏区的膨胀与肋骨的长轴呈横向性生长，纤维结构不良多呈梭形膨胀性生长，这些或许对诊断有一定帮助，也能减少误诊发生。

第六节　肋骨软骨黏液纤维瘤

患者，男，40 岁。体检发现右侧第 4 肋骨占位 1 周入院。病理检查：冰冻及常规病理：右侧第 4 肋骨肿瘤切除标本：灰红色不规则组织一块，大小 4.5 cm×2.0 cm×1.1 cm，切面灰白，质中，局部质硬。冰冻病理诊断：右第 4 肋骨处肿瘤：软组织源性肿瘤，未见明显细胞异型及坏死，倾向低度或恶性潜能肿瘤，确诊待常规及免疫组化。常规病理诊断：右侧第 4 肋骨肿瘤切除标本：初步考虑软骨黏液纤维瘤，待做免疫组化检测进一步明确肿瘤类型。

免疫组化检测：阳性：Vimentin，S-100，CD10，Ki-67（+，<5%），Bcl-2，PAS 染色，AB，Masson；阴性：SOX-10，NSE，CD99，CD117，CD34，CK（P），HMB45，CD1α，Desmin，SMA，Actin，CD68，CD163，P63，CK5/6，CR，MC，DOG-1，MelanA，MyoD1，Myogenin，EMA。免疫组化诊断：右侧第 4 肋骨肿瘤切除标本：结合组织学图像及免疫组化检测结果，符合软骨黏液纤维瘤；鉴于肿瘤组织侵及骨皮质及周围软组织，请结合临床并随访（图 19-6-3）。

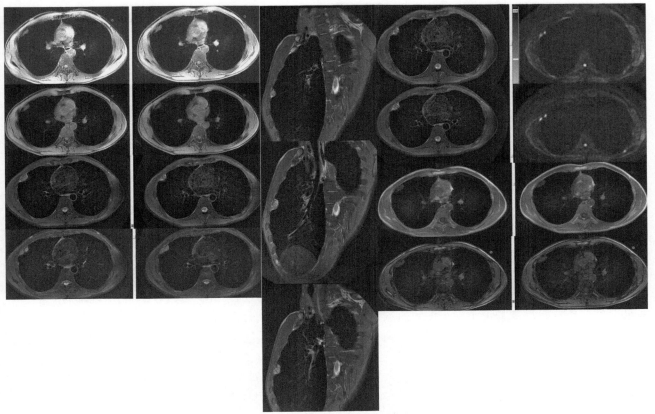

图 19-6-3　肋骨软骨黏液纤维瘤

第七章　肋骨与肋间

第一节　第一肋骨的骨折状缺损

众所周知,第一肋骨前端直接融合于胸骨柄,第2~7肋软骨与胸骨形成滑膜关节。

有作者介绍第一肋骨的胸肋联合假关节,即第一肋骨的骨折样骨质缺损可出现于该肋前端钙化的肋软骨与胸骨连接处,一般临床无症状,周围有或无骨质增生,有时伴存肋锁韧带的骨化。其原因除先天性异常外,还可能为急性骨折或慢性应力性骨折后遗。

从病因学进行分析,第一肋骨的骨折状缺损可源于先天异常、急性骨折和慢性应力性骨折。先天异常是一持续存在的骨质缺损,介于两个分离的骨化中心之间。在X线片上,围绕骨质缺损周围没有骨痂形成,且肋骨缺损处有一光滑的边缘,缺乏硬化。

第一肋骨的急性骨折仅见于异乎寻常的激烈的肌肉活动之后,极少见,病人立刻出现剧痛。第一肋骨前有锁骨,后有肩胛骨和背肌,保护甚佳,颇难骨折。如系经锁骨传送的暴力引起的非直接性损伤,则多并存锁骨骨折。慢性疲劳骨折为反复创伤所致,与前斜角肌对第一肋骨的牵拉压迫密切相关。在X线照片上,急性或慢性疲劳性骨折产生的骨质缺损周围常有骨痂环绕,肋骨端皆显示骨质硬化。第一肋骨前端也可出现骨折样骨质缺损,此处它连接于钙化的肋软骨,不论病因如何,一般均无症状,X线检查发现时,临床上皆无关紧要,然而有的病人可有同侧肩胛区疼痛。

第二节　肋骨发育变异与诊断陷阱

颈肋:颈肋可以单侧,也可双侧,其发育程度各异,其长短也常不相同。颈肋远端可游离,也可与第一肋相连。颈肋前端重叠于肺尖可伪似肺实质病变,造成误诊。颈肋可以两侧对称,也可两侧不对称;可以发育很好与一般肋骨相似,也可发育不全,其前端有时重叠于肺内,伪似肺内病变,此时,如两侧对称诊断还比较容易,如果两侧不对称,则常被误认为肺内病变,要注意防止此类诊断陷阱。颈肋远端可与第一肋骨构成关节,它还可与额外骨性附件形成关节。

胸内肋与副肋:额外的胸内肋骨是一罕见的无害的发育变异,迄至1971年止,文献上报告仅10例。Kermond(1971)报告1例18岁少女一额外肋骨位于左侧第4~9肋后端的前方,居胸膜外。Freed

(1972)报告1例3岁男孩的胸内肋骨。一条胸内肋骨可以从一正常肋骨的后下边缘发出,或者附着于脊柱。它一般从起点弯曲向下、外、走行距离长短不一,它可稍稍突向内进入胸廓,它也可附着于膈肌。

当此肋骨起始于另外肋骨,X线片上容易诊断为胸内肋,而当它发自于椎体时,它可以误为1条异常的血管结构,或1个肺门包块。有作者提出鉴别诊断理应包括异常肺静脉和胸内囊肿,断层照片即可确诊。文献报告病例年龄范围为3~43岁,无性别偏爱,右侧比左侧多,皆为单侧。除只有1例能将症状归之于此胸内肋骨外,余皆为体检或其他常规胸片时意外发现。认识胸内肋可使病人免遭不必要的手术。另外,有时在某胸椎横突尖外侧出现条片状骨质影,称之为副肋,亦为发育变异,勿误为异常。

胸内肋为罕见的发育变异,它可长可短,它从胸椎发出,直接走向外下,尤如下垂的粗大的肺纹,从内上走向外下,有的在内带肺野范围内走行,有的还可在中带肺野内下行,与多条正常的肋骨交叉。第一胸椎横突可出现副肋,即从横突尖端发出一段骨质结构,有短有长,一般较短,形成尖端向外的小骨块。

第一肋骨:第一肋骨可发育阙如,但一般仍有肋软骨。第一肋中部有时出现假关节,由于它既有透光的横断裂缝,又有相应骨质增生,在 X 线片上酷似骨折伴骨痂形成,或线状骨折(增生少时),或似肿块(骨增生多而裂缝又欠规则时),第一肋前端可出现透亮区,单侧或双侧,位置多比较固定,不应与骨质破坏混淆。偶尔第一肋与肋软骨互不相连,出现脱节,并非损伤所致,也属变异。第一肋骨除可与颈肋连接外,偶尔还可与第 2 肋发生融合。

第一肋骨异常连接可表现多种多样。在后前位胸片上,一些病人出现第 1、2 肋骨远段存在骨性连接,表现为骨桥,实际上是两肋骨前端的发育性融合。如不注意,也可被误为肺内病变。第一肋骨中段常可见异常连接,一种情况是第一肋骨中段发生中断,两断端异常连接,有的形成假关节,两断端边缘清楚锐利;有的两端边缘模糊,酷似骨痂形成,但又未骨性愈合。

一种情况是第一肋骨中段与第 2 肋骨或第 3 肋骨发生异常连接,一般是后者发出一骨突与发育不全第一肋骨远端互相连接,其间可见透亮间隙,两端边缘清楚。第 2 肋骨中段也可发生中断后的异常连接。在后前位胸片上,这些异常连接重叠于肺野中,如不仔细观察,常常可误为肺内病变。有作者注意到正侧位胸片上巨大的肋软骨钙化的表现,酷似肺内病变。尤其在老年男性,此种情况更多。值得注意的是,第一胸肋关节可分为软骨联合或骨性连接,但关节腔可出现在第一胸肋关节外侧。

第一肋软骨异常肥大,侧位投照显示它明显地向胸腔内突入。第一肋软骨结节样钙化,重叠于肺野中,伪似肺部结节病灶。在后前位胸片上,偶尔可见第一肋骨前端扩大,其内含类圆形透亮区,可见于单侧或双侧,位置固定,不要与骨质破坏混淆。个别病例,较大的第一肋骨且伴前端分叉,伪似较大的肺部肿瘤。

在后前位胸片上,有时可见第一肋骨与肋软骨不连接,它可为双侧对称,也可不对称,为发育变异的一种。个别病人只见两侧肋软骨发育良好,第一肋骨却未发育,结果是两侧第一肋软骨从胸骨柄两上角向外上伸出两个骨突,且其形状多不规则。

第一胸椎横突与第一肋骨韧带钙化相接,表现为横突尖端附近可见小片状高密度影,可为一片,也可为几片。在临床上偶尔可见肋锁关节。此关节是锁骨中段与第一肋骨间韧带连接的一种变异。在后前位胸片上,一些病人出现第 1、2 肋骨远段存在骨性连接,表现为骨桥,实际上是两肋骨前端的发育性融合。如不注意,也可被误为肺内病变。

值得注意的是,第一胸肋关节可分为软骨联合或骨性连接,但关节腔可出现在第一胸肋关节外侧。第一肋软骨异常肥大,侧位投照显示它明显地向胸腔内突入。第一肋软骨结节样钙化,重叠于肺野中,伪似肺部结节病灶。

第十二肋骨:第十二肋骨发育不良时,表现为第十二胸椎两旁各出现一小骨块,与副肋相似。第十二肋可以单侧发育如常,另一侧不发育;也可一侧发育,与椎体间出现裂隙,貌似骨折,而另一侧横突较长,肋骨未发育。第十二肋发育变异甚为常见,如何区分幼稚的第十二肋与横突稍长,经常成为临床讨论的问题。第十二肋发育异常,表现为第十二胸椎横突旁伸出的小的短的结节状骨质结构,为发育不全的肋骨。第十二肋单侧发育,形似骨折。

有时胃内容物重叠于肋骨上,形似肋骨硬化。

肋骨末端小骨:肋骨前端或后端偶可见一小骨块,与肋骨有透光缝隙分开,该小骨皮质完整且结构清楚,称之肋骨末端小骨,无临床意义。

肋椎关节:肋椎关节交界处常常可见发育性骨刺,表现为肋骨上下缘刺状突起。有时可见巨大肋椎关节,为肋骨发育肥大所致,常常为多发性。有时肋骨与胸椎横突之间可出现骨性连接,多表现为骨刺,偶亦见骨桥,亦为发育变异。相邻肋骨后分之间在发育中间或可发生局限性融合或骨桥形成,在胸片上可类似肺实质病变或气胸。肋骨颈部有的弯曲度加大,而伪似肋切迹。

肋骨上下缘:肋骨下缘沟在个别胸部照片上表现为重叠于肋骨上的弧形线状致密影,酷似气胸时被压缩肺的边缘。有的肋骨下缘有骨翼下凸,胸片上则表现为肋骨的伴随阴影;而有的下缘骨翼同时伴存肋骨下份结构模糊,伪似肋骨骨质破坏。

肋骨假性糜烂,表现为肋骨上缘部分骨质消失,可见于正常老人，也见于某些结缔组织疾病。有作者报告 2 例肋骨假性侵蚀。肋骨上缘的骨缺失可见于多种病理过程，特别是结缔组织疾病，但亦可见于正常老人。此种情况一般为多发性，在正常老人常无症状。

有的肋骨下缘呈现为薄翼状大片凸出呈梭形，有作者称之为"肋骨伴随影"，不可误为病理改变。有时，在后前位胸片上，此类薄翼状肋骨重叠于肺野上，可伪似骨质破坏。有的肋骨松质骨表现为肋骨近端假性的"骨囊肿"，或结节状透亮的病灶。

肋骨下缘沟，在后前位胸片上，有时可被误认为气胸的边缘。

肋骨前端：在婴幼儿前凸位胸片上，双侧肋骨前端类似杯口状改变。有的婴幼儿胸片上，一些肋骨前端重叠于肺的周围，可伪似胸膜外肿块。在侧位胸片上，有时前肋末端重叠于肺内，形似肺内结节样病变。肋骨前端分叉在临床上经常见到，它的表现各式各样。在侧位胸部照片上，有的肋骨前端投影于肺实质阴影上，伪似肺的结节性病灶。

两肋骨关节或融合：有的人两条邻近肋骨距离比其他肋骨为近，且有部分骨质局限性隆起，形成两肋骨间的关节。有作者报道第 4 肋与邻近的第 3 肋融合，并明显向头侧成角。一侧第 5、6、7 肋骨后端发育融合，骨桥形成，酷似肺门肿块，再加照斜位片及侧位片，常清楚可见这些肋骨的骨桥。部分后肋发育性融合重叠于肺野中，形似肺实质病变和气胸。有作者报道第 3、4 肋骨后部间形成关节，在后前位胸部照片上表现为环状结节影，酷似肺内病灶，再进行斜位照片，则清楚可见该关节的关节间隙，证实其为关节影的轴面像。

肋软骨钙化：有作者注意到正侧位胸片上巨大的肋软骨钙化的表现，酷似肺内病变。尤其在老年男性，此种情况更多。在后前位胸片上，环状肋软骨钙化，可类似肺内空洞病变。有的肋软骨钙化类似肺内转移性病变。有时，线状肋软骨钙化形似血管钙化。肋骨线状钙化重叠于肾内，可伪似肾结石。

肋骨伴随影：有的肋骨下缘呈现为薄翼状大片凸出呈梭形，有作者称之为"肋骨伴随影"，不可误为病理改变。有时，在后前位胸片上，此类薄翼状肋骨重叠于肺野上，可伪似骨质破坏。

肋骨内缘不规整：由于肋骨大小不一致和斜行的走行，在 CT 横断扫描图像上，有时因为部分容积效应，肋骨内缘可表现为不甚规整，实为正常表现。该区邻近无包块显现，更支持为非病理情况。

腹内肋：腹内肋为腰椎发出的骨质结构，多为发育不全的细小肋骨。有作者报告重复第 11 肋，从第 11 胸椎一侧发出一肋，然后再分出一肋，向下外伸出，达到第 3 腰椎平面，此肋骨明显进入腹腔。

其他：有作者报告一例第 5 肋骨发育变异，该肋骨与其上下肋骨不同，表现为全长纤细，后段及前段围绕肺野，颇似气胸的被压迫肺的边缘，这就构成了一个诊断陷阱。

在后前位胸片上，有的胸廓中部轮廓发育性变异伴肋骨蜷缩样外形。此类变异可能缘于发育性短肋，常见于第 6、7、8 肋。有的病人多个肋骨颈部曲度正常过大，从而类似肋骨切迹。有的肋骨松质骨表现为肋骨近端假性的"骨囊肿"，或结节状透亮的病灶。

偶尔胸椎横突重叠于肺内，形成肺内结节。横突的轴位断面像可伪似肺内空洞。

一侧第 5、6、7 肋骨后端发育融合，骨桥形成，酷似肺门肿块，再加照斜位片及侧位片，常清楚可见这些肋骨的骨桥。部分后肋发育性融合重叠于肺野中，形似肺实质病变可气胸。有作者报道第 4 肋与邻近的第 3 肋融合，并明显向头侧成角。有作者报道第 3、4 肋骨后部间形成关节，在后前位胸部照片上表现为环状结节影，酷似肺内病灶，再进行斜位照片，则清楚可见该关节的关节间隙，证实其为关节影的轴面像。

第三节　两侧真性胸骨角与颈肋变异

胸骨在发育过程中可出现胸骨体各节化骨核部分或完全不融合，胸骨上小骨、胸骨旁小骨及胸骨裂等正常发育变异。一例两侧锁骨近胸骨端下方与第 1 肋骨之间可见自内向外走行的角状骨性突起，致使双侧第 1、2 前肋端相应下移，第一前肋端自胸骨柄上部水平向下倾斜至胸骨柄下缘，且第 2 前肋端也自临床"胸骨角"水平（胸骨柄与胸骨体交界处向前成角）向下移至胸骨体上段，而构成胸肋关节。

为鉴别临床上的骨性体表标志"胸骨角",有作者将此发育变异称为"真性胸骨角变异"或"解剖学胸骨角",并报道1例为单侧。另有作者报道1例为双侧。另外,该例还具有较常见的双侧颈肋变异,可在锁骨上窝听到杂音,可能为锁骨下静脉被颈肋压迫所致。

真性胸骨角变异需与骨软骨瘤鉴别,真性胸骨角变异的骨性突起角末端未见特征的软骨钙化影可资鉴别。

第四节　急诊胸部X线平片诊断肋骨骨折漏诊误诊分析

近年来,急诊外伤就诊的患者逐年增加,胸部外伤后的肋骨骨折也十分常见。使用胸部X线平片诊断肋骨骨折是最简便的手段,同时往往因为患者的病情和投照的技术原因,造成肋骨骨折的漏诊及误诊,给患者带来不必要的痛苦。一些作者收集外伤后有肋骨骨折的患者500例,其中出现46例少诊断肋骨骨折的漏诊及22例多诊断肋骨骨折的误诊进行分析。

漏诊和误诊原因分析:胸部创伤是外伤致全身损伤的一部分,患者的伤情各不相同。尤其是外伤后多发性肋骨骨折,常合并肺挫伤、胸腔积液,肋骨骨折只是胸部创伤诸多X线征象之一。病例中有一些患者由于是外伤致全身损伤或严重的血气胸,病情重,仅在担架车或平床上摄取正位片,不允许过多地搬动病人,以选择适当的体位进行投照。

该组的漏诊误诊者中卧位投照的患者占82.4%,只有6例有补充的侧位或斜位片,占9.1%。68例漏诊误诊患者中,身体其他部位有骨折的肋骨骨折患者,漏诊误诊率是17.4%。较单独肋骨的漏诊和误诊的发生率13.6%偏高,认为投照体位受限,身体其他部位损伤后对胸部伤的忽视所致。合并肺挫伤、胸腔积液,大量积液,常规投照条件往往不能显示而造成漏诊和误诊。该组漏诊和误诊发生率是11.4%。较单独肋骨的漏诊误诊的发生率13.6%偏低,认为胸正位平片投照位置相对改善以及可以进行补充位置的投照有一定关系。胸部外伤后单独肋骨骨折,漏诊误诊的发生率是14.7%。其中2例患者临床未提示有外伤病史,造成误诊。该组作者认为比较轻的创伤,未能引起足够的重视,也是漏诊和误诊的原因之一。

降低漏诊误诊率的对策;选择适当的位置,合适的投照条件。在日常的工作中应该进行规范性的检查和操作。对每一个来放射科检查的胸外伤患者要准确定位,不论病情轻重,要根据患者的主诉,仔细检查病情,确立检查部位。急诊患者除投照胸部正位平片,可以增加胸部侧位平片和斜位片、切线位投照等。在多发性肋骨骨折的患者中,常合并肺挫伤、胸腔积液等,在常规投照条件下往往不能显示一部分器官的影像,不能只采用卧位平片,如果患者条件允许可同时拍摄站立位及卧位片,对于可能造成重叠的肋骨骨折,不同角度投照显示的结果是不一样的。有条件的情况下,部分患者还要采用透视下点片或采用切线位投照,这样很大程度上能够避免肋骨相互间以及其他器官重叠的影响,有利于骨折的显示。

采用CR系统成像的X线平片,拥有后处理功能,CR的高密度分辨能力也为肋骨骨折的诊断开辟了更好的工作平台。常规胸部平片经济、快捷、方便。同时检查手段的互补是比较好的诊断方式,对较严重的患者,尤其是胸腹部联合伤的患者也应当及时进行CT检查。

要仔细查看申请单,加强责任心。仔细阅片。在临床提供资料不确切时,要主动进行查体。不论患者的伤情轻重,阅片工作中要做到按顺序逐个观察肋骨。

肋骨骨折可有单根和多根骨折,同一根肋骨又可存在1处或多处骨折,平时不能只注意明显的移位的肋骨骨折,而忽视其他隐匿的肋骨骨折。有时又因为肋骨与肺纹理、肋骨之间重叠,产生骨折假象,多诊断肋骨骨折,这些都是产生漏诊误诊的原因之一。

因此要求每一位放射诊断医师,具有熟练的业务技术、严谨的工作作风,同时健全的工作制度不可忽视。进行多人读片、讨论或/和X线片的审核可以减少、甚至杜绝部分误诊和漏诊,提高肋骨骨折诊断率。采用CR显示屏前调节对比度、亮度观察肋骨,并且对高度怀疑肋骨骨折处要进行放大观察。要重视对胸外伤患者的查体,单纯性的胸部外伤患者，临床压痛点明显，X 线检查当时又未发现骨折，宜嘱患者在 2~3 w 后复查，可提高骨折的诊断率。新鲜与陈旧性肋骨骨折鉴别，陈旧性骨折的骨折线多可消失或有骨痂生长，如为错位后愈合，则呈台阶

状，且压痛点不明显，更触不到骨擦音。

总之，肋骨骨折临床十分常见，由于各种原因，容易误诊和漏诊，须引起放射科工作人员的高度重视。

第五节　肋下肌阴影

在正位胸片上，肋下肌阴影常表现为某肋骨弓内下缘条片状密度增高影，其厚薄常因人而异；在临床上经常与局限性胸膜增厚发生混淆。有时，肋下

肌阴影显示为一细线致密影，酷似被压缩肺的边缘线，故可误为少量气胸，给诊断造成疑难。

第六节　第 1 肋骨误为肺结节病灶

Poling & Dwyer（1980）报告在胸部 CT 扫描图像上误将第 1 肋骨前端认作肺内结节病灶的两例病人。他们第 1 肋骨前端下缘有一骨性突起，CT 横

断扫描见其密度、大小及轮廓酷似肺内结节病灶，经胸部 X 线照片与断层摄影对照分析，方显露出实为肋骨前端阴影所致。

第七节　隐匿性骨折

患者，女，31 岁。创伤性单侧下肢截断、左小腿毁损伤、失血性休克、全身多处皮擦伤。

1 月以后再次 CT 检查（图 19-7-2）与 1 月前原来 CT 图像（图 19-7-1）对比，清楚可见骨痂已经出现。

隐匿性骨折为一种少见的骨折类型，在各种医学文献中少有报道。在临床上，可能产生误诊、漏诊，引起严重不良后果。作为临床接诊医生，首先应当建立隐匿性骨折的概念，不再局限于以往所认为的 X 线检查未显示骨折线就可以排除骨折的错误认识。由于隐匿性骨折有骨小梁断裂伴骨髓内出血、充血和水肿，因此，其局部疼痛剧烈程度及持续时间要明显不同于单纯软组织损伤，这需要临床医生反复细致检查和复查。

MRI 对骨髓病变的高度敏感，而 X 线和 CT 对于骨挫伤的诊断存在一定的局限性，因此，在临床工作中，MRI 已经成为骨挫伤的首选成像技术。但是，一些作者认为，CT 对于骨皮质上极轻微的骨折的诊断，有时要优于 MRI 和 X 线检查。

隐匿性骨折，关键在于诊断，治疗相对简单，且预后良好。

根据观察发现隐匿性骨折患者外伤局部疼痛比通常软组织损伤要明显剧烈，关节被动活动受限，患处外周叩击痛

及纵向叩击痛阳性，经 1~3 d 对症治疗，疼痛通常无明显缓解。普遍认为，一旦怀疑隐匿性骨折，应行 MRI 或 / 和 CT 检查（图 19-7-1、19-7-2）。

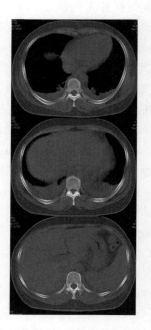

图 19-7-1　隐匿性骨折

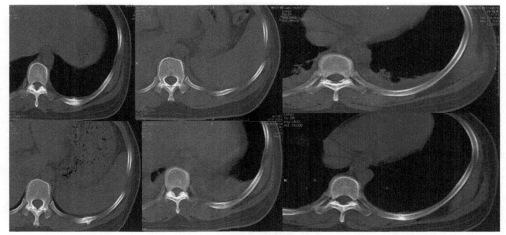

图 19-7-2　隐匿性骨折

第八节　关于肋骨骨折的漏诊

　　常规 X 线平片漏诊分析：常规 X 线平片可发现大多数肋骨骨折，但仍有部分轻微的肋骨骨折漏诊，造成不必要的医患纠纷。结合一组病例有作者认为肋骨骨折的类型是 X 线平片漏诊的主要原因。一组 59 处骨折中 69.5%（41/59）为不完全性肋骨骨折，因肋骨呈弓状走行且 X 线平片的密度分辨率较低并存在影像的重叠，即使 X 线平片投照位置标准、照片质量优良也不易显示。该组肋骨完全性骨折的病例中由于骨折断端错位轻微，X 线平片也容易遗漏。肋骨骨折发生的部位是漏诊的另一原因，该组 71.2%（42/59）的肋骨骨折位于肋骨的肋弓转折处或肋骨前端，因组织重叠不易清晰、直观地显示。

　　MSCT：应用螺旋 CT 扫描显示外伤性肋骨骨折或肋骨病变已见报道，其较 X 线平片提供了更加丰富、准确的影像信息，而 MSCT 在扫描速度、范围、图像的分辨率及后处理功能等方面显著优于单层螺旋 CT。该组病例中应用常规 5 mm 层厚检查，2 名医师的诊断准确度分别为 86.4% 和 89.8%，即使 2 名有经验的医师共同观察研究后仍有 5.1%（3/59）的肋骨骨折出现遗漏，应用图像后处理功能在既不增加患者额外射线辐射又无须患者重复检查即可完成 1 mm 薄层重建并应用电影回放模式及曲面重建技术后全部确诊。

　　通过观察发现骨折线的走行方向与 CT 轴面近似平行时或由于 CT 的容积效应容易遗漏微细骨折，而通过薄层重建并应用图像后处理功能可以解决诊断问题，显示了 MSCT 后处理功能强大的优势，避免了因漏诊造成的不必要纠纷。因而，该作者强调 MSCT 观察肋骨应注重应用薄层重建解决诊断，它可基本忽略诊断医师的经验水平在诊断中的作用。

　　MSCT 曲面重建技术：由于肋骨的解剖学特征，其在 CT 横断面图像上显示呈断续斜面，对于肋骨的精确定位及肋骨骨折形态的直观显示有一定局限性，为患者、临床医师及法医学家的认定带来困难，因此最大限度完整显示肋骨的形态是目前学者积极研究的课题。

　　文献报道在原始薄层横断面图像的基础上，选择恰当的角度应用多平面重建技术可最大限度地显示肋骨病变（包括肋骨骨折）。

　　De Maeseneer 等（2004）甚至提出根据核素扫描确定肋骨病变的位置选择是否倾斜扫描架以最大限度地显示肋骨整体结构，但上述方法仍不能在 1 幅画面上显示 1 根完整的肋骨形态。

　　有作者提出在原始 1 mm 层厚横断面数据生成的三维立体图像的基础上应用曲面重建技术可完整地勾画出肋骨形态，它将每根肋骨充分展示在 1 幅画面上，从起端到止端全程充分展示每根肋骨，使骨折的形态、程度、位置一目了然，成像质量完全符合诊断要求。

　　该组病例应用曲面重建图像的肋骨骨折显示率

达到 1 mm 层厚横断面图像的显示能力，因此 MSCT 曲面重建图像在显示单根肋骨全貌（包括肋骨的走行、肋骨骨质的情况）的直观性、肋骨骨折诊断的准确性、资料的可信度等诸方面显示了其独特价值，目前已在不少医院广泛开展。此项技术是基于 MSCT 各向同性成像的引入，是 MSCT 多平面重建技术的进一步扩展。曲面重建图像质量的优劣取决于原始横断图像的厚度，MSCT 根据机型不同，重建厚度亦不同。该组病例所用的机型最薄重建层厚为 0.75 mm，该作者采用 1 mm 重建层厚，因为经过临床实践发现上述 2 种层厚所获得的图像质量并无明显差别，且后者节省了重建时间、提高了重建图像完成的速度。而在超过 1.5 mm 重建层厚的横断图像基础上所完成的曲面重建图像可出现不同程度的阶梯伪影，影响诊断质量。

另外，因曲面重建技术应用须手工操作，操作者的应用技巧也是关键，须在三维立体图像出现后选择恰当的倾斜角度，应用鼠标沿肋骨的走行方向 1 次平稳地将肋骨勾画完成。

总之，胸部外伤中肋骨骨折非常常见，临床治疗及法医学鉴定需要及时明确诊断，MSCT 薄层重建及曲面重建技术在诊断轻微的肋骨骨折中显示其独特优势。

第九节　MSCT 肋骨假骨折

胸部 X 线平片诊断肋骨骨折的作用：在胸部外伤中，肋骨骨折最为常见，占 61%~90%，以第 4~10 肋骨最容易骨折。当今 X 线平片依然为肋骨骨折首选的检查方法，其对肋骨骨折诊断具有重要价值，其优点有：价廉；辐射剂量远小于 MSCT；缺点是对于轻微骨折、没有错位的骨折容易漏诊。

MSCT 及薄层三维重建技术：MSCT 采集容积数据，传入后处理工作站进行薄层三维重建。其中多平面重建，可以多层面、任意角度成像，选择适当角度应用多平面重建可以最大限度地显示肋骨骨折；容积再现、表面遮盖空间感强，图像立体、逼真，可以清楚显示肋骨整体全貌，定位准确；最大密度投影反映组织的密度差异，显示细微密度差异方面有较大优势，对比度很高，可以显示细微骨折线；曲面重建可以使单根肋骨全貌完全展现在同一平面上，具有直观性，提高了肋骨骨折诊断的准确性与可靠性；曲面重建、多平面重建发现骨折的准确性明显高于表面遮盖、容积再现，表面遮盖、容积再现三维重建图像结合曲面重建、多平面重建对肋骨骨折定位既准确又实用。随着 MSCT 及其后处理工作站技术的发展与广泛的应用，MSCT 及薄层三维重建在肋骨骨折诊断中发挥着日趋重要的作用，尤其是在诊断临床可疑而 X 线平片未能显示的肋骨骨折。

假骨折：一项研究对 180 例 4320 根肋骨在轴位、冠状位、矢状位及容积再现中观察、分析肋骨假骨折，结果发现 16 排 CT 组中有 15 例（16.7%）出现 77 根（3.6%）肋骨假骨折，256 层 CT 组中有 1 例（1.1%）出现 8 根（0.37%）肋骨假骨折，16 排螺旋 CT 假骨折发生率高于 256 层 iCT（$P<0.05$）。16 排 CT 组 15 例假骨折中，61~92 岁组中假骨折 10 例（33.3%），41~60 岁组中 3 例（10%），6~40 岁组中 2 例（6.7%），16 排螺旋 CT 组中年龄较大者假骨折发生率高于年龄较小者（$P<0.05$）。

回顾性分析寻找原因，16 排螺旋 CT 扫描 1 例受检者胸部约需 10 s 屏气时间，年龄较大的受检者在 1 次胸部 CT 扫描中容易出现不能很好地配合呼吸和在扫描中发生不可预测性的、无意识的身体移动，三维重建图像则会出现运动伪影，对应的肋骨假骨折则在轴位、冠状位及矢状位像上呈假骨折端模糊影、双重影，断端骨皮质嵌插样表现，近远端骨皮质互相交错；而年轻的受检者则通常配合较佳，256 层 iCT 扫描 1 例受检者胸部约需 2 s 屏气时间，检查时间及屏气时间相当短，三维重建图像出现运动伪影的概率要小得多。

该项研究中肋骨假骨折在 16 排螺旋 CT 出现率约为 16.7%，其出现的概率还是比较高的，尤其年龄偏大人群及儿童，因此，在急诊外伤中要更加注意训练患者屏气，注意观察在厚层 VR 图像有无胸部运动产生的伪影，以便排除肋骨假骨折。

附：具体研究资料：肋骨假骨折诊断标准：在薄层重建轴位、冠状位、矢状位及容积再现中，任一种类的重建图像上出现骨折征象，但结合其他 3 种三维重建图像可以确诊其为"假骨折"。骨折平面胸前部厚层容积再现图像发现横条状伪影。

第十节　肋软骨损伤

MSCT 肋软骨成像：MSCT 具有扫描速度快、扫描层薄、图像分辨率高等优势，可在短时间内完成大范围的容积扫描，加上其强大的图像后处理功能，为肋软骨的成像创造了条件。

肋软骨的形态学表现：肋软骨是一透明软骨柱，自肋骨前端开始延伸，对胸部承担着更多的活动性和弹性。第 1~7 肋软骨与胸骨相连构成胸肋关节，第 8~10 肋软骨与其上位肋软骨的下缘相连即肋弓，最下 2 个的游离端指向腹壁。自第 1~7 肋软骨逐渐增长，然后再逐减到第十二肋软骨。宽度像肋间隙一样递减，与肋骨连接的部位较宽，向前渐细。

有作者报告一组 35%（70/200）第 5 与第 6 肋软骨中部有软骨桥连接，28% 第 6 与第 7 肋软骨中部有肋软骨桥相连，连接处局部膨大。肋软骨边缘均表面光滑，形态规则，连续自然，且多呈左右对称性。在 MSCT 图像上，肋软骨密度呈低于肋骨而高于胸壁软组织，CT 值约 70~150 HU 间，其中结构有类似密质骨与松质骨结构，近软骨骨膜下肋软骨密度均匀致密，CT 值在 100~150 HU 之间，常为 110~130 HU；而中央 1/3 部分密度稍低，CT 值在 70~100 HU 间，考虑此结构应与肋软骨近骨膜处细胞扁平、密集，而中央部细胞稀少有关，至于中央部是否存在血管通道尚有待进一步证实。

在肋软骨与胸骨间连接处多可见一宽约 1 mm 的细带状低密度影，边缘可辨，有作者认为可能是胸肋关节滑膜结构的 CT 表现，而在第 1 胸肋关节及软骨钙化者该低密度带则不存在，故在观察肋软骨损伤时应注意鉴别。肋软骨与肋骨连接处可见肋骨端的凸面纳入肋骨端的凹面，其中肋骨端凹面可见明显的"蒂形"钙化带，外缘过渡自然、规整。

肋软骨钙化呈现多样性，常有沿肋软骨缘的条状钙化、舌状钙化、斑点状及片状钙化。该组资料统计显示，男性肋软骨以条状钙化为多（76.27%），而女性则以舌状钙化居多（75.61%），与文献报道一致。过去一直认为，肋软骨的钙化于 25~30 岁开始出现，该组 25 岁以下出现钙化者 6 例，CT 图像上均显示肋软骨已有不同程度钙化，说明 MSCT 在显示肋软骨钙化的敏感性较传统 X 线明显增高。另外，通常认为肋软骨的钙化是第 1 肋软骨先出现，然后

自下部肋软骨起向上依次钙化；该组研究显示，第 1 肋软骨的钙化出现率与第 5~6 肋软骨的钙化出现率相等（194/200），甚至有 1 例 18 岁的受检者第 5 肋软骨已有点状钙化，而第 1 肋软骨尚无明显钙化。是否肋软骨的钙化从第 1、5、6 肋软骨同时开始，尚有待更大样本量的研究来证实。

肋软骨损伤的 MSCT 诊断：由于 MSCT 后处理图像能立体、直观、全面地展示肋软骨的形态及内部结构改变，因此完全可以用于肋软骨损伤的诊断。MSCT 能显示出肋软骨损伤的部位、程度和类型，为临床治疗提供更充分信息。

过去一直将肋软骨损伤称为肋软骨骨折，有作者认为应命名为肋软骨损伤更恰当。因为肋软骨不是骨质，所以其损伤就不能称之为骨折。

有作者将肋软骨损伤分为 3 种类型：肋软骨裂伤：表现为肋软骨边缘连续性中断或仅有与肋软骨长轴垂直及斜形裂隙，如肋软骨钙化者可见局部"断裂征"，而无明显错位；肋软骨折断：肋软骨损伤后，断端有明显错位者；肋软骨粉碎：肋软骨损伤后呈碎裂状。

另外，由于部分患者因伤重甚至失去知觉而无法控制呼吸，因此会出现移动伪影，在 CT 图像上表现为肋软骨内低密度透亮线，即产生假阳性结果。但是仔细观察，呼吸移动所致的伪影透亮线延伸到肋软骨边缘以外，而且邻近肋软骨或软组织内均有类似线样影，不同于肋软骨损伤所产生的局限于肋软骨内的透亮影。在刚开始本项观察时，由于经验不足，有作者曾有误把移动伪影线当成肋软骨损伤所致透亮线的教训。

目前临床尚无诊断肋软骨损伤的标准，一般是参照肋骨骨折的诊断标准来做出诊断；这种诊断标准尺度不易掌握，更重要的是缺乏直接依据。曾有作者利用高频超声来评价肋软骨骨折，但由于其检查费时，如一根一根的肋骨检查下去，至少也要 10min，这对于急需要做出诊断和处理的急诊患者不适用，加上其定位全凭检查者经验和水平，缺乏像 MSCT 一样的直观图像，因此其应用价值有限。

MSCT 以其扫描层薄、扫描速度快等技术优势，可以在短时间内完成大范围的 CT 扫描，整个胸部

横断扫描时间不会超过 20s;又因其图像分辨率高,并且有丰富的图像后处理软件,因此完全可以克服传统 X 线片、普通 CT 及单层螺旋 CT 对肋软骨显示不好的缺陷。鉴于 MSCT 是目前无创伤性显示肋软骨和诊断肋软骨损伤的最佳方法,有望成为临床诊断肋软骨损伤的"金标准"。

第十一节　误诊病例简介:肋间神经鞘瘤与间皮瘤

患者,女,45 岁。咳嗽 3 月入院。近日外院 CT 提示:左下胸壁内侧软组织结节并胸膜增厚。门诊拟左胸膜间皮瘤收治住院。本院 CT:左下背侧胸膜局限性突起,大小约 3.1 cm×1.2 cm,平扫 CT 值 13 HU;增强后动脉期轻度强化,CT 值 25 HU;静脉期及延迟期逐渐强化,CT 值 29~31 HU,以宽基底与胸膜相连。CT 诊断:左下背侧胸膜局限性突起,考虑胸膜间皮瘤,建议进一步检查。

手术所见:在左第 9 后肋间后部胸膜下,见多个肿物排列成串,其中最大者约 1.5 cm×1 cm×1 cm,边界清楚,包膜完整,无外侵,与周围组织无粘连。沿肿物包膜表现分离肿物与周围组织,直至肿物完整剥离送病检。

病理检查:左胸壁肿物切除标本:结节样肿物一块,大小 2.5 cm×2.0 cm×1.5 cm,切面淡黄红褐夹杂,包膜完整。冰冻病理诊断:左胸壁肿物切除标本:初步诊断神经鞘瘤,待石蜡常规切片进一步证实。病理诊断:左胸壁肿物切除标本:神经鞘瘤伴局部退变,建议治疗后复查。

误诊病例回顾分析:仔细观察 CT 图像,该病灶周围无胸膜反应;该病灶与脊柱旁相连成串的表现,且其内含结节状稍高密度影,却被术前忽略;门诊诊断意见也有一定误导作用。

第十二节　左肋间神经鞘瘤伴局部退变

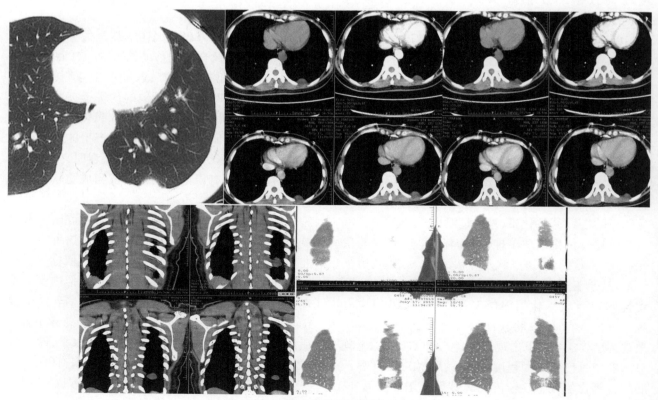

图 19-7-3　左肋间神经鞘瘤伴局部退变

患者,女,45 岁。反复咳嗽 3 个月入院。

手术所见:胸腔内无粘连、积液,第 9 后肋间后部胸膜下,见多个肿物排列成串,其中最大约 1.5 cm×1 cm×1 cm 大小,边界清楚,包膜完整,无外侵,与周围组织无粘连。

病理检查:冰冻病理:左胸壁肿物:结节样肿物一块,大小 2.5 cm×2 cm×1.5 cm,切面淡黄红褐夹杂,包膜完整。冰冻病理诊断:左胸壁肿物切除标本:初步诊断神经鞘瘤,待石蜡常规切片进一步证实。常规病理诊断:左胸壁肿物切除标本:神经鞘瘤伴局部退变,建议治疗后复查(图 19-7-3)。

第十三节　误诊病例简介:肋骨内生软骨瘤

详见本书本卷 本篇第六章·第五节 《误诊病例简介:肋骨内生软骨瘤与纤维结构不良》。

第八章　胸骨

第一节　先天性胸骨裂

胸骨起源于中胚层外侧板,中胚层细胞于胚胎第 6 周向腹侧中线区迁移,于第 10 周融合,形成胸骨体和部分胸骨柄。双侧锁骨间的中胚层原基形成胸骨柄的头侧部分。先天性胸骨裂病因不明,大多单纯性胸骨裂为间充质发育异常或未融合导致。伴心脏异位患者,胸骨融合异常可能继发于胸腔脏器的异位。先天性胸骨裂分为独立的三型,上段裂、下段裂及全胸骨裂（胸骨阙如）。

上段裂最常见,呈 "U" 型（裂延伸至胸骨体末节）或 "V" 型（裂延伸至剑突）。上段裂常为单一畸形,常见伴发畸形为腹部中线脊（似皮肤瘢痕）自剑突延伸至脐部,偶伴面颈部血管瘤,罕见严重心血管畸形。一组 2 例患者均伴有腹部中线脊及面部血管瘤。有作者建议将伴腹部中线脊和血管瘤的胸骨裂单独分为一型。女性发病率较高（女男之比约 8∶1）。多数病例为散发病例,有常染色体隐性遗传的家族报道。

胸骨下段裂常与严重的发育缺陷相关,特别是心脏异位和 Cantrell 五联症。可有左心室憩室,伴胸腹壁缺损。胸骨完全阙如最少见,常伴发严重畸形。

本病常伴胸骨骨化延迟,胸骨未骨化前平片不能显示,继而可见胸骨柄处两个对称的骨化中心。CT 平扫可显示前胸壁两侧对称性的胸骨软骨核,中线区缺乏软骨和骨组织,仅为薄的软组织覆盖心脏,心脏向前凸。容积再现（VR）图像立体显示病变全貌,可准确定位胸骨裂累及范围,是诊断本病的最佳显示方法。

上段裂剑突位于中线区,下段裂及全胸骨裂剑突亦为两个软骨核,后两型需注意并发的心脏大血管畸形。因肋软骨生长方向异常,本病可伴 "漏斗" 胸,需与单纯 "漏斗" 胸鉴别,后者胸骨下陷,但胸骨位于中线区,无胸骨裂。

第二节　关于胸骨变异

胸骨的影像学检查方法比较:胸骨位于胸前部正中,形态长而扁,上宽下窄,在解剖学上属于扁骨范畴。胸骨 X 线平片由于密度分辨率较低,同时需要采取恰当的投照体位,获得的胸骨图像质量通常不佳,因此平片显示胸骨及诊断胸骨病变存在较大的缺陷。虽然横断面 CT 图像在密度分辨率上较平片有很大的优势,但是其空间分辨率不及平片,对观察胸骨病变缺乏直观性、连续性,并且图像数量较多。MRI 在显示软组织病变和骨髓浸润方面具有很大的优势,但对骨质改变通常需要结合 X 线平片和 CT 才能做出判断。而 MSCT 具有扫描速度快、

后处理技术丰富,为全面、直观地显示胸骨提供了条件,因此 MSCT 完全可以用来观察和分析胸骨的形态及胸骨病变。

MSCT 显示胸骨变异的优势: MSCT 实现了一次胸部容积横断扫描,就可进行多种形式的后处理,无须对胸骨进行重复扫描,解决了 CT 只能用直接横断面扫描图像诊断疾病的重大缺陷。因胸骨形态长而扁,横断面和矢状位多平面重建图像观察胸骨形态具有较大的局限性,同时胸骨具有前凸后凹的弧度,冠状位采用曲面重建,冠状位曲面重建图像在显示胸骨形态方面具有更好的直观性和连续性,可

使医师对胸骨变异的观察一目了然。

另外在相同层厚及层间距的条件下,冠状位曲面重建的图像数量明显少于横断面及矢状位多平面重建图像;同时在容积扫描基础上建立的曲面重建图像不但与横断面图像具有相同的密度分辨率,而且观察图像的整体观与平片具有相似性,明显弥补了横断面 CT 图像空间分辨率不足的缺陷,这也充分显示了 MSCT 各向同性扫描和重组的优势。冠状位曲面重建对胸骨变异的特征信息显示增多,因此观察胸骨变异冠状位曲面重建比横断面和矢状位多平面重建图像更具优势。

最大密度投影、表面遮盖显示法和容积再现技术图像是在容积扫描、薄层重组数据基础上进行的后处理图像,由于成像的原理和方法各不相同,因此它们对胸骨变异的显示效果也存在较大的不同。最大密度投影是二维成像,其对比度高,但在成像时损失的数据较多,因此对胸骨的表面形态显示欠佳,获得的最大密度投影图像缺乏立体感。表面遮盖显示法虽可显示胸骨的形态,但图像的真实度部分与所选的阈值范围密切相关,在成像时有大约 90% 的数据丢失,现在表面遮盖显示法已基本被容积再现技术所替代。

容积再现技术采用不同的色彩、亮度、灰度及透明度可将几种密度不同的结构显示在同一幅图像中,保持了不同组织结构的连续性和空间关系,能较真实地反映变异胸骨的立体空间关系,可弥补常规 CT 的不足。因容积再现技术是对容积中所有像素进行投影,为良好显示胸骨变异的形态,建议应用剪切工具除去胸椎及后部肋骨等结构,以利变异胸骨形态的显示和观察。

该组资料证实在显示胸骨变异方面,与最大密度投影和表面遮盖显示法两种成像模式比较,容积再现技术具有更高的空间分辨率、更强的空间立体感,因此容积再现技术能够更好地显示变异的胸骨形态。

综上所述,冠状位曲面重建、容积再现技术是 MSCT 显示胸骨变异的最佳组合模式,在评价胸骨变异方面较常规平片和 / 或 CT 更具优势。

附:具体研究资料:一组 43 例胸骨变异,其 CT 表现如下:胸骨孔,又称胸骨中线孔,有 22 例,表现为胸骨体下部中线处的类圆形骨质缺损或小圆孔;胸骨体不对称 13 例,表现为胸骨体左右不对称;胸骨体分节 4 例,表现为胸骨体由两节组成;胸骨一体化 3 例,表现为胸骨柄、胸骨体和剑突融为一体;胸骨一体化并胸骨孔 1 例。

第三节　胸骨各部发育变异及诊断陷阱

胸骨骨化中心:胸骨发育变异,可出现胸骨体的副骨化中心,胸骨柄也可出现副骨化中心。有的新生儿胸骨柄骨化中心延迟出现。有时胸片位置不正,可导致胸骨骨化中心与肋骨重叠,形似痊愈的肋骨骨折。有作者报告 5 个月龄正常男婴胸骨柄双骨化中心,这常见于唐氏综合征,亦见于正常发育变异。胸骨可有副骨化中心,在侧位片上它与胸骨骨化中心部分重叠,成双重影像;而在斜位片,它的全貌常可显示,多位于胸骨之一侧或两侧。胸骨体下部副骨化中心常见,且可为多个,胸骨柄双骨化中心则较少,可见于正常婴幼儿,也可见于痴呆综合征。胸骨体有时仅有二骨化中心,有时骨化中心大小不一,有时由于继发骨化中心融合过早,可造成青壮年胸骨不分节。上述均为胸骨骨化中心发育变异,并非异常。由于胸部照片投照位置不正,幼儿胸骨的骨化中心若正好与肋骨影重叠,则颇似痊愈的肋骨骨折。

胸骨成对骨化中心:胸骨骨化中心在数量和形态上存在很大变异。胸骨第 3、4 节骨化中心多成对。如果这些成对骨化中心融合失败,会导致不同程度的胸骨裂和胸骨中线裂孔。

胸骨柄:胸骨发育变异,可出现胸骨体的副骨化中心,胸骨柄也可出现副骨化中心。有的新生儿胸骨柄骨化中心延迟出现。有时胸片位置不全,可导致胸骨骨化中心与肋骨重叠,形似痊愈的肋骨骨折。有作者报告 5 个月龄正常男婴胸骨柄双骨化中心,这常见于唐氏综合征,亦见于正常发育变异。在婴幼儿后前位胸片上,如病儿轻度旋转,常常都可见到胸骨柄重叠于纵隔中,伪似肿块,有的还被误认为纵隔肿瘤。在成人后前位胸片上,胸骨柄外缘有时突出于纵隔影之外,胸骨柄外缘硬化,类似肿块边缘钙化。

在正位胸片上,不论是婴幼儿还是成人,正常的胸骨柄常常被误认为病变,这是十分值得注意的问题。在婴幼儿,胸骨柄边缘重叠于脊柱影中或显示于肺野中,都曾有误诊为纵隔肿块的报告。成人胸骨柄也有误为纵隔肿瘤的报告,胸骨柄边缘皮质的硬化误解为肿瘤的钙化边缘。偶尔,在胸椎正位片上,胸骨柄与胸骨体的关节间隙重叠于胸椎体上,呈现为一横行的透光细缝,如不认识,可误为胸椎椎体横断的骨折线。此外,在胸骨柄体关节,侧位片间或可见胸骨体上缘毛糙不规则,此为发育变异,不是异常。

胸骨柄体结合处:胸骨柄体结合处表现为透亮线条影重叠于脊柱影像中,形似胸椎骨折。在胸骨侧位片上,有作者报告男性青年胸骨柄体结合处胸骨体上缘发育不规则,此类缺损类似脊柱的许氏结节。胸骨柄体结合处偶尔可见小骨,可能源于退化。有作者报告 30 岁男性胸骨不分节,可能继发于骨化中心融合过早。

剑突:在侧位胸片上,剑突常显示清楚,它的形态变异常导致误诊。剑突正常变异甚多,它可后屈(后弓),也可前翘,它的大小也常有不同。在侧位胸片上,剑突与胸骨体正常连接处,表现为胸骨体下端横行透亮线,或局限性骨质切迹性凹陷,不要误认为骨折。有的人的剑突呈现明显的向前屈曲翘起,有的剑突与胸骨之间出现较宽裂隙,酷似骨折脱位。剑突可出现部分分隔,形成分隔剑突;有的分裂相当明显,导致剑突裂。剑突裂,可以两支平行,可以一支指向前方,一支为胸骨延伸。剑突有的长度异常,形成过长的剑突且指向前方。此型剑突连接良好,在临床检查中向前突起部分可类似上腹部肿块。剑突还可出现副骨化中心。剑突过长并且向前凸,此凸出的前端在临床扣诊检查时可误为上腹部包块。剑突在发育过程中也可出现纵行分裂,称剑突裂,裂开的剑突形状大小又常有变化,勿误为异常。

剑突与肋软骨钙化:剑突形状变异及肋软骨钙化,可类似胸骨破坏或肿瘤病灶,特别当该处有症状时,此时则需要分析研究该处影像学表现与临床症状之间的具体关系再考虑诊断意见。剑突与肋软骨钙化还可类似胸骨肿瘤,它们可向前后局限性隆起。在侧位胸片上,胸骨下端与肋软骨钙化重叠,可类似剑突肿块。剑突本身加上附近肋软骨钙化,可误为胸骨破坏或肿瘤病灶,尤其当该区有一定症状时。它的后屈可误为肿块后凸。

胸骨上突、胸骨旁骨及胸骨上骨:胸骨上突与胸骨旁骨都是胸骨发育中的正常变异,前者表现为胸锁关节下方胸骨柄上角外突,可伸出一小块骨片,紧邻锁骨胸骨端,后者为胸骨柄上角侧方或下方游离骨块。它们一般较小,可单侧也可双侧,不应将之误为肺内病灶。

胸骨上突,表现为胸骨柄外上角向上伸出骨质隆起,与锁骨近端接近。如果该骨突与胸骨柄分离,有作者称之为胸骨上骨。

胸骨分裂与胸骨孔:先天性胸骨分裂是一种少见的变异,在正位胸片上,胸骨纵行分裂表现为胸骨中线竖行透亮区,此透亮区有的仅为一细缝;有的却呈条片状,示分裂甚宽;有的上段分裂离开,下段又为一整体,胸骨呈 U 形,而在侧位片上则可能表现为软组织密度的肿块影。有的胸骨体分裂,在胸骨远端又相连接。在侧位片上,在胸骨后方可见一竖行梭形软组织块影。偶尔,在斜位片上显示胸骨体某处有一孔状透光区,即胸骨孔,表现为胸骨影像上的圆形或类圆形透亮区,它一般边界轮廓清楚光滑,无临床意义。

胸骨角处的放射性核素浓聚:胸骨角为胸骨柄、体之纤维软骨性连接处,为沿胸骨前表面可扪及的一骨嵴。Fink-Bennett 等(1984)报告 100 例连续骨核素显像病例,其中 36 例胸骨角处均见示踪剂浓聚,所有 36 例均无症状,他们之中 25 例又作 X 线照片,胸骨亦无异常发现。该作者认为此征象非为异常表现,而是一种正常所见。

胸骨切开术与核素检查:中央性胸骨切开术是一常见手术。如在手术后胸骨愈合期行骨核素显像,可见该处示踪剂蓄积增加,表现为线状浓聚影,凭此线状影及其位置以及手术史,常可了解事实真相,如不留心这些,则可误为恶性疾病的表现。

胸骨皮质模糊:经胸骨柄上部和中部的 CT 横断图像,可见胸骨柄前缘或 / 和后缘结构模糊,边缘不清,这是正常变异。其原因部分为皮质厚度的真正变化,部分由于胸骨柄纵轴与 CT 之 X 线束不呈直角。常见于胸骨柄后分。正常脂肪面围绕胸骨柄有助于与病理情况区别。

不规则的胸骨肋骨连接:肋骨的软骨附着于胸骨可表现为球茎状、结节状和不规则状,皆为正常表现。如果没有软组织界面的破坏或包块存在,这类不规则的胸肋骨连接都不能称作异常。

第九章 锁骨

第一节 锁骨各段的诊断陷阱

锁骨近端:锁骨胸骨端有时出现切迹状凹陷,使锁骨近端呈叉状,此种不规则形状在发育未完全时可被误认为疾病。锁骨近端继发骨化中心表现为小条片状致密影,横亘于锁骨胸骨端。两侧闭合时间可不一致,而造成闭合不对称。此未闭合的骨化中心还可持续存在,犹如一分离骨片。锁骨近端偶可出现副小骨,表现为锁骨胸骨端附近小的骨块,状如小黄豆,边缘清楚锐利,骨结构清晰。锁骨近端骨骺闭合后可表现为密度增加,类似骨折重叠。

锁骨菱形窝:菱形窝为锁骨近段下缘一切迹,为位于锁骨与第1肋骨之间的菱形韧带附着的地方,它可以两侧不对称,不应误认为骨破坏。偶尔,此菱形窝与横突及肋骨相互重叠,而酷似锁骨近端骨折,导致误诊。在曝光较高的胸片上,锁骨菱形窝可误认为右上叶的空洞病灶。菱形窝是锁骨内侧部较大的陷窝,它是肋锁韧带(菱形韧带)的附着处,可以很不对称而类似锁骨内侧部的破坏性病变。

锁骨中段:锁骨营养沟常位于锁骨中段的后侧,一般不易显示,但它亦可位于上缘或下缘,照片显示为上缘或下缘皮质不甚连续,如不认识它,常可误为锁骨中段不完全骨折,文献报告此类误诊既可见于小儿,也曾见于成人。在锁骨中段偏外,锁骨下缘有时可见一浅而局限的切迹,为肋锁韧带的附着沟。

锁骨远段和远端:在锁骨远段下方偶见一较深大的切迹,为发育变异,有作者报告曾误诊为甲状旁腺功能亢进或类风湿性关节炎的骨质吸收。在胸锁关节喙锁韧带附着处的锁骨远段下缘有时可见关节,一般无临床意义。正位胸片上,锁骨远段偶与肩胛骨影像发生重叠,而显示出锁骨皮质不完整,此纯系伪影。锁骨远端可出现骨翼,X线平片影像颇似骨折,既见透光的"骨折线",又见骨块外凸,但断层照片则可将其实质显露出来,不过为一骨翼而已。部分病人的锁骨远端较膨大,其内存在大量松质骨,颇似囊肿性病变,实际上却为发育变异。在肩锁关节之间偶见一小骨块,皮质完整且结构清楚,为副骨。关于肩锁关节间隙的宽窄,在照片上常显示有差异,这与照片时上臂的位置关系密切,在小儿尤为明显,当上臂外旋时,关节间隙较宽,伪似肩锁关节分离,当上臂内旋时,关节间隙较窄。

锁骨内缘不清晰:在CT横断图像上,由于锁骨本身蜿蜒起伏的形状和斜行走行,锁骨内缘常显示不甚清晰,正常脂肪界面邻近该区,加之此征象一般皆双侧对称,均有助于排除病理情况。

胸锁关节的真空现象:在胸锁关节平面的CT横断扫描时,偶尔在关节内见到小点状的空气密度区,是关节间隙内典型的真空现象,为正常情况,勿误为病变。

后胸锁韧带的CT表现:后胸锁韧带位于锁骨后方,延伸于胸骨柄,在CT图像上表现为软组织密度的带状阴影,不应误认为包块,它双侧对称,邻近的脂肪界面清晰锐利,都是与病变的区别点。

第二节 锁骨内端半脱位误为纵隔包块

双侧先天性胸骨后方锁骨内端半脱位,在正位胸片上,重叠于胸锁关节上,可类似于对称的胸膜为基底的纵隔包块，引起误诊。Newlin（1978）报告 1 例，X 线表现为边缘清楚、外形光滑纵隔包块；斜位与前弓位未发现胸膜或实质性结节；侧位见软组织块影位于胸锁关节后方，侧位断层片明显可见锁骨内端半脱位移于胸骨柄之后，病人该处无异常感觉。

胸锁关节半脱位少见，皆为创伤引起，首先由 Guerin（1841）报告。胸骨前锁骨脱位可为自发出现或轻微创伤，患者多无症状；或出现于反复活动肩部时，甚至出现于睡觉时或梳发时。

第三节　锁骨的胸骨后脱位

锁骨的胸骨后脱位十分少见，对它的正确诊断甚为重要，因为气管的撕裂或大血管及食管的损伤可造成死亡。如未留心，遗漏诊断则可致慢性半脱位。常规平片不能显示此脱位，断层摄影和 CT 扫描可清楚观察到锁骨内端脱位的情况。Elting（1972）曾报告 4 例。

第十章　关于胸腔积液和胸膜增厚

第一节　丝虫病累及胸腹部深部淋巴组织

有作者报告一例患者来自丝虫病流行疫区,并生活多年。外周血查到丝虫微丝蚴。本病诊断主要靠流行病及实验室检查,该病例特点是病变主要累及胸、腹部深部淋巴组织,造成淋巴管炎,引起淋巴管阻塞,淋巴结炎,淋巴结肿大,乳糜样胸腔积液,脾肿大并且逐渐加重。该例 CT 表现为左胸腔内一致性水样密度,后下纵隔内见软组织肿块影,腹膜后多个结节状高密度灶并有融合趋势,脾大小约为 9 个肋单元。

教科书及文献中有关本病的深部淋巴组织改变的报道鲜见。因此在影像诊断工作中遇到胸腹部淋巴结肿大改变时,应想到此病。本病主要应与淋巴源性肿瘤,恶性肿瘤并腹膜后淋巴结转移,各种原因引起的门脉高压所致的食管下段胃底周围静脉曲张,腹膜后纤维化相鉴别。

第二节　似胸膜增厚的胸横肌和肋下肌

脏层和壁层胸膜、胸内筋膜以及最内层的肋间肌,在 HRCT 图像上表现为肺和胸壁间厚 1~2 mm 的线样影。在椎旁区最内层肋间肌阙如,此处的细线影就代表胸膜和胸内筋膜。肋骨内侧的胸横肌和肋下肌呈软组织密度,可能类似于胸膜增厚。但后者至少局部能看到增厚的胸膜呈不连续的、细的、不规则或光滑的线样影,并在多数部位有厚 1~4 mm 的脂肪层将之与毗邻的肋骨、肋间肌或肋下肌分开,此脂肪层即正常所见的胸膜外脂肪层。

第三节　似胸膜增厚的尖后段篷顶样胸膜

尽管在第 4~8 肋骨区胸膜外脂肪最丰富,但在一侧胸廓的尖后段区也可以见到胸膜外脂肪,甚至肌肉组织也能见到,如最内层的肋间肌或肋下肌。当肺和尖后段胸膜外脂肪或肌肉组织的邻接处与 X 线呈切线位时,可产生软组织阴影,并容易与真正的胸膜增厚混淆,称之为尖后段篷顶样胸膜。CT 能显示它是由尖后段胸膜外脂肪或肌肉所致。

第十一章　叶间裂

第一节　肺叶间裂及其变异

叶间裂由两层脏层胸膜组成,是胸膜腔在肺叶间的延伸。传统 CT 图像上叶间裂通常表现为无血管带,较少表现为线样或高密度的条索影。薄层 CT 扫描图像上可见叶间裂呈线样。

大叶间裂(叶间裂、主裂、大裂、斜裂):超过半数的人,在正位胸片上均可见到大叶间裂的肺门上部分,下叶无明显萎陷,促使大叶间裂在正位胸片上显示还有其他 5 个因素:分散光束:如大叶间裂稍有倾斜,X 线束分散可使大叶间裂某部分投影为一条线;位置:大叶间裂可为一平面,如不平行于 X 线束,则不能投影成一线;但如让病人倾斜成前弓位,此裂则可与胶片垂直,从而投影为一线;裂的异常旋转:下叶萎陷致大叶间裂旋转成接近矢状面,正位胸片显示为一线或一界面;如果此时正位胸片上只见大叶间裂的上部分,则考虑为下叶背段萎陷的表现。在上叶萎陷的非典型样式,同样可见大叶间裂呈一线或一界面,且伴过度膨胀的下叶位于萎陷上叶的内侧。儿童心脏增大使肺旋转和移位,可造成大叶间裂呈现为竖直线影位于右肺下外部分;

不完全的大叶间裂:大多数大叶间裂都不完全,不能抵达内侧,如有胸腔积液进入大叶间裂,可产生锐利的曲线状致密影伴内侧透光,裂的内侧缘逐渐变尖,多见于先天性心脏病心衰者;正常发育变异:有的大叶间裂不是一个平面,而呈波浪状、螺旋桨状,上分可以接近垂直于冠状面,这在 CT 横断图像上和解剖标本上都已证实。

Proto & Ball(1983)研究叶间裂的 CT 表现时指出,大叶间裂如其方向垂直于扫描层面时,它可表现为一细薄的白线,在较低层面,大叶间裂的前方有时可见一大的无血管区,为小裂平面,不应误为异常,小裂几乎从不在 CT 图像上呈现为白线,此无血管区的前方和内侧是中叶。在右中叶层面,透光带影表示为大叶间裂和前方的小裂,右中叶位于大叶间裂与小裂之间。在 CT 图像上,偶尔血管影可伴似大叶间裂。

Webb 等(1983)发现在一例石棉沉积症病人 CT 图像上,左侧的大叶间裂稍有增厚伪似一肺内结节。当脂肪积聚时,脂肪组织可进入叶间裂,这些脂肪不是来自纵隔,就是来自横膈表面, 在 CT 图像上,叶间裂内含脂肪,颇似胸膜腔积液或胸膜增厚。

垂直裂:垂直裂,为斜叶间裂(大叶间裂)的尾端,表现为肺外野中的竖行弧形细线致密影,弧形几乎与侧胸廓平行,此弧形线颇似气胸时被压缩肺的边缘,故易将此正常表现误诊为气胸,有的垂直裂较厚,且断续显示,则可误认为肺内病灶,垂直裂可为单侧,也可为双侧,它距离侧胸廓的远近也各有不同。

右肺水平叶间裂(右肺次裂、小叶间裂、小裂):在薄层 CT 扫描像上, 80%~92% 的病人都可见到右肺水平叶间裂。右肺中叶的圆顶被水平叶间裂勾画出来,可呈内侧稍高或外侧稍高,顶中间稍高或后中部稍高,但大多数是内侧或外侧稍高。水平叶间裂的前部可呈矢状走向。此种变异可使右肺上叶的前段位于心旁,甚至与右半横膈毗邻,并被在其外侧呈矢状走向的水平叶间裂勾画出来。

肺叶间附属裂:肺叶间附属裂是肺叶间裂经常出现的变异,是脏层胸膜形成的除了常见的肺叶间裂以外的不同深度的裂隙。解剖学的研究表明,肺叶间附属裂是额外的,其支气管肺段及支气管动脉的排列都是正常的,是个别肺叶在发育过程中和邻近组织分离独立的一种现象。它可以是完全的,也可以是不全的,呈不同深度延伸至肺门。被附属裂分离的肺叶称为附属叶。附属裂大部分是不全的，从而导致附属叶与主叶之间存在或多或少的融合。

肺叶间裂变异及附属裂 CT 表现：关于肺叶间裂变异及附属裂 CT 表现的显示率，有研究发现中国人肺叶间裂变异为 19.92%，右肺高于左肺 2.97 倍（113/38）。左肺无斜裂者高于右肺 1.89 倍（17/9）。形态、位置改变右侧是左侧的 6.21 倍（87/14）。附属裂右侧是左侧的 1.81 倍（132/73）。两肺斜裂和水平裂位置和形态改变 41.06%（101/246），表现为斜裂和水平裂呈"工"字形改变，上下移位或无关联的独立存在。

各肺叶和段内显示 1 条或多条不规则额外裂隙，有的是肺段内出现，有的是次段内出现肺叶间裂。右肺各叶段显示附属裂多于左肺。以右下叶段出现率最高（40.65%），与 Ariyurek 等（2001）右下叶段附属裂常见基本相同，而且右下叶上部附属裂最多。右肺有斜裂和水平裂，是上、中、下叶的分界线，左肺只有斜裂，分为上、下 2 叶。在肺切除手术时也只注重肺叶分界，因此肺叶间裂变异或附属裂只能在术中发现时临时处理。随着医学数字影像学的发展，尤其是 MSCT 的出现，能观察到更多肺部的细微结构，肺叶间裂及其变异得以显示，并对临床相关科室了解肺叶间裂变异和病变的关系提供了资料。

一、出现的肺叶间附属裂发生部位

奇裂（奇叶裂）：奇裂是公认的特殊附属裂，它是由于奇静脉弓位置特别低，压迫胸膜，形成一条往下较深的皱襞，将肺尖变成分叉状形成奇叶。奇裂由 4 层胸膜组成，其下缘尚有奇静脉。此裂将右肺上叶分为内侧的奇叶和位于其外侧的上叶。奇裂由右肺上叶的尖段或后段支气管通气，并由相应肺动脉分支供血。大多数奇裂都延伸至气管前后的纵隔内，与气管的前壁、上腔静脉的内侧壁以及气管的后壁相邻。

左肺水平叶间裂（左肺次裂、左横副裂、舌叶裂、左上叶的附属裂、舌状裂、左小裂、左水平裂）：对应于右肺水平叶间裂，左肺水平叶间裂分隔左肺舌段和左上叶前段。有 6%~18% 的尸体解剖可见此裂，胸部 X 线平片的显示率约为 2%。Berkmen 等（1994）报告 17 例成人 CT 资料显示的 18 个左上肺副裂进行分析，发现 13 例左肺副裂是分隔左肺上叶前段

和舌上段（亦即左肺次裂），3 例分隔左肺舌上段和舌下段，2 例分隔左上叶尖后段和前段。

11 例副裂不完整。一些作者将舌叶裂出现作为附属裂，此裂隙分隔左上叶的舌段与尖后前段，表现为横行线状条纹影，因为正常情况下一般舌叶无此裂隙，该组有 39 例出现舌叶裂，占 1235 例肺部检查患者的 3.16%。

一些作者在 MSCT 研究中，发现左上叶的附属裂因为在上叶的具体位置不同而呈现不一样的形态，位于上叶与舌叶之间的附属裂被称为左小裂（即左水平裂）。其实，它几乎没有呈水平状态的情形，而是与斜裂的下半部分呈不同程度的锐角。左小裂的出现将左舌叶从上叶分离，形成了类似于右肺的中叶，但左肺的中叶同原来的舌叶一样分为上、下两段而没有因为左中叶的出现而变异成右中叶的内、外段，除外左上叶的左小裂。

有作者在 MSCT 研究中还发现了为数不多的位于上叶尖段和前段的附属裂，其位置相当于尖段与前段的交界处，矢状面与斜裂的上半部分呈锐角。

下叶上副裂（后副裂、上副裂、右下叶背段的附属裂）：上副裂分割下叶背段和基底段。两侧都可出现，形态不定，可表现为一完整的肺裂，也可表现为一细小的切迹。一般表现为横行或略斜行发状细线影，正位胸片上与水平裂表现相近，只是其位置较低，区别较难；而侧位胸片则区别甚易，水平裂靠前，分隔上叶与中叶；下叶上副裂，此裂自斜裂向后延伸，它只是下叶中的段间裂，靠后。

在 MSCT，一些作者报告这是出现最多的附属裂。矢状面显示当此裂和水平裂在同一平面时，与水平裂、斜裂在矢状面同时出现而呈"X"形，当低于水平裂时，该裂与水平裂、斜裂则出现呈"工"形。它将下叶分成上下两个部分，上部称为背叶，解剖学中的"四叶肺"就是由于除外上、中、下叶加上一个背叶而形成的。

一般说来，水平裂约见于正常胸片中 20%~50%，而下叶上副裂则少见得多，仅属偶然见到。有时，水平裂与右下叶上副裂同时呈现于正位片上，则见 2 条横行线影，2 条线影相距距离因人而异。在尸体解剖左肺 14%，右肺有 30% 可见此裂。在 10 mm 层厚的传统 CT 图像上，由于此副裂是水平走向，所以仅表现为下叶背段下缘的一少血管区。在 HRCT 图像上（层厚 1~2 mm）此裂呈细线状。

下叶下副裂（右下叶基底段间的附属裂）：下副

裂分割下叶内基底段和其他基底段。在肺的膈面，此裂自肺韧带附近向外伸展，然后呈前弓形与斜裂相连。尸体解剖中有 40%~50% 可见此裂。然而，它的深度和显著程度变化不一。当形成完整时，此裂为一仅有 0.5~2.0 cm 深的裂。有时此裂向内向上延伸至肺门。但在大多数情况下，下副裂仅表现为肺膈面胸膜下的一条沟，而没有明显的裂。在 CT 图像上，下副裂表现为肺底的一条细线样弓形影，自食管附近的纵隔（下肺韧带）向外延伸至前方的斜裂。此线样影前部可较厚，尸体解剖显示此处裂隙较深。在较高的 CT 层面像上不常见到此裂，偶尔显影时则表现为小的环影，就顶端逐渐变尖，呈金字塔形状的内基底段。10 mm 层厚的传统 CT 图像上此裂表现为带状，HRCT 图像上则表现为一细线影。

在 MSCT，一些作者报告这是部分国外学者发现最多的附属裂，该裂是从靠近肺韧带的侧面发出，矢状面呈弧形与斜裂相连。它围绕着下叶的内基底段，和下叶的其他肺段分离。

膈顶尖峰，指的是平片上自膈穹隆顶近内侧面向上突起的小而锐利的线条影，它的形成与上叶或上叶和中叶肺不张有关。尽管此尖峰偶尔可能从属于内侧间隔或某一副裂，但它与下副裂关系还是相当密切。

肺下叶的肺段（亚叶）间隔：肺段或亚叶间隔指的是一水平走向的细线，在下肺静脉和膈之间自肺的纵隔面向外延伸。CT 图像上所见的线样密度影就是细薄的肺实质内的疏松结缔组织，其内侧界为肺韧带的底部，此处脏层胸膜的两片并列在一起；外侧是垂直走向的静脉。正常人 CT 图像上有 78%（39/50）可见此间隔，它分割下叶的内基底段和后基底段。

两肺同时存在附属裂：一组 MSCT 研究中，两肺同时出现附属裂 34 例，占 23.6%。其中右下叶背段的附属裂和左水平裂同时存在的 28 例，占同时存在附属裂的肺的 82.4%。

部分作者在 MSCT 研究中，还发现一些极少的附属裂如左下肺背段，与右下叶背段的形态相仿，但未见如右肺叶间裂形成的"工"字形改变；跨右上叶和中叶特殊的附属裂，在矢状面重组的图像上位于肺的前 1/3 处，呈从上至下的"S"形，与水平裂及横膈相交。

下肺韧带：Mintzer 等（1978）著文专门论述左下肺韧带的放射诊断的重要性。左下肺韧带常造成 X 线影像的混淆，它的 X 线表现极类似左下叶不张。要熟悉左下肺韧带这个正常结构 的 X 线表现甚为困难，因为在一般情况下，左下肺韧带的影像不呈现于胸部照片上。与左下叶萎陷不一样，左下肺韧带向上延伸可超过左肺门的水平，这是一项颇有价值的 X 线征象。在证实左心缘后方出现三角形致密影是否为异常时，上述征象是否出现则具有重要意义。

下肺韧带是一双层胸膜结构，自肺根部向足侧覆盖，将下肺的内侧面松散地系于纵隔之上。此韧带向下向后延伸一段距离并常伸至膈面。在正常胸部平片上很难看到下肺韧带。但在传统 CT 图像上，30% 在左肺能看到此韧带，右肺为 26%，双侧都能看到者约为 32%，双侧都能看不到者约为 12%。

CT 图像上，可见下肺韧带呈一尖端自纵隔指向外侧的鸟嘴状或点状软组织密度影，它常与亚段间隔相延续。因为韧带组织和间隔之间没有明显的界线，因此二者可以被认为是同一种解剖单位。间隔在 CT 图像上表现为肺实质间的细带状影。有些人的下肺韧带可与下副裂相连，形成肺的心叶，亦即下肺内基底段。

第二节　　与叶间胸膜病变有关的误诊

叶间胸膜块影：众所周知，纵隔积液的 X 线表现有各种各样，常常难以解释与认识，临床上稍不留心，则极易与肿瘤、淋巴结肿大混淆。充血性心力衰竭、肺脓肿、局限性血胸、炎症后胸膜"纤维瘤"、胸膜瘤以及肝脏疝入右侧斜裂，都可导致叶间胸膜密度增高，甚或出现块影。

胸膜瘤：Fanta（1980）报告 1 例 28 岁男性患者，CT 检查显示显示一肿块从右膈和肝出现，沿斜裂贴近右心缘向上伸延。CT 值为软组织密度。因肿块明显增大而行手术治疗，手术发现正常肝脏经右膈前部缺损疝入斜裂，该缺损有 2~3 cm 大。自 Schneider & Felson（1962）报告和圆形肺不张类似的"胸膜瘤"至 1980 年，文献上报告胸膜瘤 55 例，其中男性 45 例。此肿瘤实质上是一种癌，在 X 线片上呈现为基于胸膜的密度均匀的肿块,与胸膜形成锐角,它一般位于肺的后基底段,大多数病人无症状。Sinner(1981)认为本病主要表现是在 X 线胸片、支气管造影和血管造影征象的基础上提出来的"彗星征"。

假性肺肿瘤:心力衰竭等原因引起的叶间胸膜包裹性积液,偶尔可误诊为肿瘤,值得注意。Feder 曾报告 4 例,并指出当心功能恢复时此块影可自然消失,心力衰竭复发时又可再现,而称作假性肺肿瘤。

第十二章　胸壁与胸廓

第一节　胸廓软组织及诊断陷阱

在常规胸部、腹部、盆腔 CT 和 MRI 检查中。肌肉和骨组织往往不被重视，甚至常被疏忽。CT 对显示正常的解剖结构和许多骨的病理变化有重要作用，而 MRI 对软组织异常有更好的空间分辨率。重视胸、腹、盆腔的发育变异和误诊一直是完整的影像评估不可分割的一部分。对正常结构的全面了解，和对非病理变化以及正常变异的重视，可使我们尽可能地避免误诊。

胸廓：胸廓是由肌肉、淋巴、神经、血管和骨骼共同组成的一个框架。在 CT 图像上，胸壁肌肉和骨骼的解剖可简要地分为 4 部分：①胸廓入口；②前部肌群；③肩胛旁肌群；④脊柱旁肌群。

胸廓入口：胸腔的上部开口，叫作胸廓入口，其内有一些脏器通过以及出入头颈部与上肢的血管。在这区域，斜角肌和胸锁乳突肌最值得关注。需要重点指出的是，在不同的病人中，甚至同一病人上肢位置的不同也会使这些血管、肌肉的大小与对称性发生变化。例如，当一个病人行高压注射器快速螺旋 CT 增强扫描时，如果其上肢置于头上，偶尔对比剂会进入侧支通路，在所获得的 CT 图像上，可酷似软组织钙化。另外，它也可能表现出类似于中心静脉阻塞的征象。当慢性阻塞性肺病（COPD）病人以胸锁乳突肌为呼吸辅助肌时，则它会表现为过度肥大。此外，由于 CT 的部分容积效应，胸锁乳突肌在锁骨中部的附着处易被误认为骨骼上的小病变。胸锁乳突肌受副神经支配。斜角肌由前、中、后三部分组成，分别受 C_3~C_8 颈神经支配，中、后斜角肌共同称为斜角肌主体。

骨结构：胸廓入口的骨结构包括锁骨、肋骨和胸骨。胸骨分为 3 部分：胸骨柄、胸骨体和剑突。胸骨柄连接锁骨和第 1、2 肋骨。它和胸骨体的连接部叫胸骨角（Louis 角）。

进行胸骨、胸锁关节及其邻近软组织 CT 扫描时，有一些正常变异可被误认为病变。胸骨骨化中心不融合可导致各种先天性异常。如中线融合性缺损，包括完全性胸骨裂、不完全性胸骨裂和中线孔裂以及剑突分叉等。其他变异还包括分离或者融合的上胸骨小体、胸骨柄低位融合（在第 3 肋骨水平）或不对称的胸骨肋骨连接。

胸骨小体可单发或成对发生，可与胸骨柄呈软骨联合，更常见于女性。不应误认为血管或淋巴结的钙化。胸骨的其他变异包括漏斗胸、鸡胸、胸骨倾斜和胸骨发育不全。

经常可见在胸骨柄的后缘或胸骨体侧缘的皮质骨显示较为模糊，后者可能是由于肋软骨胸骨关节的浅切迹造成的，胸骨皮质缘的模糊现象更常见于女性，尤其是 40 岁以上的病人。胸骨柄后缘模糊部分是由于其厚度的变异、部分是由于其与 CT 横断面的倾斜角度造成的。它容易被误认为骨内病变或者周围病变的入侵。另外，在 50 岁以上的病人中胸锁关节不对称也比较多见。

详见本书《面颈及多系统多部位疾病卷》第一部分·第十篇·第二章《颈胸连接区疾病》。

前部肌群：前部肌群中主要包括胸大肌、胸小肌、前锯肌、三角肌和肋间肌。

胸肌主要受发自 C_5~C_8 的颈神经和 T_1 神经支配。胸长神经（C_5~C_7）支配前锯肌。胸肌常常是双侧对称的，不过有时候它们可表现为一侧变小，甚至阙如。后者通常是先天性的，也是单侧胸壁发育不良合并同侧手指畸形的特征之一：先天性肌肉发育不良，常波及胸大肌和胸小肌。在单侧胸壁发育不良合并同侧手指畸形中胸大肌部分发育不良最常见,完全不发育罕见。外科手术史,尤其是乳腺癌根治术后应予以排除。

按顺序逐项观察:观察胸部照片,一定要按顺序逐项观察,若不如此,也易误诊,例如:某些胸大肌发达者,可将未被胸大肌影重叠的肺误为气胸或局限肺气肿,而又可将胸大肌影重叠部分误为肺内病灶;两侧胸大肌不对称者更易误诊;一侧胸大肌阙如(先天性或病理性手术切除)造成同侧肺野透光度增强等。胸壁前锯肌影投影于侧胸壁上,非常容易与胸膜增厚或胸膜外脂肪混淆。有时,胸锁乳突肌、第一肋骨及锁骨会合,在肺尖形成环形透光区域,颇似肺尖大泡或空洞。

腋窝:构成腋窝的前组肌肉又有其特有的解剖结构,可分为4个壁:前壁、后壁、外侧壁和内侧壁。前壁主要为胸大肌,后壁主要是肩胛下肌、小圆肌和背阔肌,外侧壁主要由肱二头肌沟组成,内侧壁主要由第2~6肋的上部和前锯肌组成。肋间肌的排列类似于前腹壁的肌肉,它由3层扁平肌附着于肋骨和肋软骨,分别称为外侧、内侧和中层肋间肌。这些肋软骨和它们的肌肉附着处在前下胸部和上腹部可变得非常明显。

类似胸膜病变的胸外肌影:前锯肌与腹外斜肌在肋缘的起点,正位胸片上可投影于肺的边缘,而类似于胸膜为基底的致密影。Sargent 等(1979)描述此种影像为三角形;界限锐利或不锐利;从第5肋到第9肋不等。Collins & Pagani(1978)认为此影表现局限、边缘清楚光滑,邻近胸内壁,并形成锐角。将此影与胸廓内病变区分开甚为重要,有用的 X 线表现是此影与骨性胸壁外的软组织影不可分离,如果各种斜位观察发现此影转出胸廓,问题则迎刃而解。

肩胛旁肌群:肩胛旁肌群中最前面的肌肉是起自肩胛下窝的肩胛下肌,后组及上组肌肉包括冈上肌、冈下肌和小圆肌,4块肌肉共同组成肩袖。肩胛下肌腱附着于肱骨小结节,其他3块肌肉的肌腱附着于大结节。大圆肌起自肩胛骨下角的外下缘。肩胛上神经(C_5~C_6)支配冈上肌、冈下肌,腋神经(C_5)支配小圆肌,肩胛下肌受上、下组肩胛下神经支配(C_5~C_6)。肩袖肌的肌腱或神经的损伤可导致脂肪浸润或肌萎缩。

盂唇旁腱鞘囊肿:肩部最常见的病变之一是盂唇旁腱鞘囊肿,常伴有肩胛盂唇撕脱。它们可以在胸部 CT 图像上偶尔发现,注意不要误认为坏死淋巴结。如果这种腱鞘囊肿发生在肩胛上区或肩胛冈关节盂切迹处,则可导致肩胛上神经的压迫和肌萎缩以及冈上肌或冈下肌无力。

脊柱旁肌群:背侧肌群分为浅、中、深 3 组。浅组肌群起运动肩胛骨的作用,中组参与呼吸功能,深组肌群主要起伸展脊柱作用。浅组肌群包括斜方肌、竖脊肌、肩胛提肌和大小菱形肌。中组肌群主要是前锯肌。后组为竖脊肌群(从内侧到外侧),由多裂肌、半棘肌和最长肌构成。这些肌肉受颈部、上胸部发出的神经以及副神经的分支支配。其不对称性通常由脊柱侧弯所致,并伴有脂肪浸润。有后外侧胸廓切开手术史者可有单侧竖脊肌萎缩,也可同时伴有前锯肌萎缩。

伴似胸膜增厚的胸横肌和肋下肌:脏层和壁层胸膜、胸内筋膜以及最内层的肋间肌,在 HRCT 图像上表现为肺和胸壁间厚1~2 mm 的线样影。在椎旁区最内层肋间肌阙如,此处的细线影就代表胸膜和胸内筋膜。肋骨内侧的胸横肌和肋下肌呈软组织密度,可能类似于胸膜增厚。但后者至少局部能看到增厚的胸膜呈不连续的、细的、不规则或光滑的线样影,并在多数部位有厚1~4 mm 的脂肪层将之与毗邻的肋骨、肋间肌或肋下肌分开,此脂肪层即正常所见的胸膜外脂肪层。

第一肋关节异常:先天第一肋关节异常的表现可能很像急性或愈合中的骨折。两侧对称分布,没有病史和体格检查支持骨折的诊断,且无新骨形成表现或影像检查随访没有变化等都将会证实这种表现为先天性异常。这些异常肋关节可以表现很光滑,有皮质结构或不规则,有骨质硬化及呈碎片状等。

第二节　胸壁软组织影像及体表伪影的重叠

众所周知,在拍摄胸片时应常规脱衣或更衣,并去掉胸部的饰物等,减去伪影的干扰,但临床工作中仍常常出现伪影造成误诊,诸如:女孩的发辫重叠于肺尖伪似肺炎;外用药膏贴于胸椎后面,正位胸片酷似纵隔肿瘤；锁骨上窝敷少许硫酸钡伴似结核病灶等。另有人报告胸部中线旁皮肤上的大痣，重叠于肺野内带，酷似肺内结节性病灶，引起误诊。

肩胛骨的重叠影：Lams 等（1981）报告 8 例肩胛骨伴随影，并讨论其被误为病变的原因。在胸部 X 线照片上的软组织阴影常可提供有用的诊断线索，但也能导致误诊。肩胛骨伴随影是附于肩胛骨旁的阴影，它密度均匀，边缘光滑，界限清楚，且与肩胛骨内缘平行。阴影形成乃源于肩胛骨投照位置不正常，软组织沿其内缘发生折叠，且常有肩胛内移或因旋转而肩胛下角内移。肩胛损伤也起一定作用。与较常见的背部皮肤皱折不同，肩胛骨伴随影一般在病人直立时出现。肩胛骨伴随影多被误诊为软组织病变或胸膜病变。但是，如果数张照片上阴影的大小、形态和位置皆有变化，则不支持胸膜病变，而纠正肩胛骨位置后该影消失，即可证实伴随影的诊断。在幼儿胸片拍照时，肩胛骨经常重叠于肺野中，不时引起诊断的混淆。有时幼儿肩胛冈重叠于上肺野，颇类似叶间胸膜。在角度较大的前弓位照片上，若不留神，肩胛骨可重叠于下肺野中，肩胛冈与肩胛骨下缘两条成角的致密细线及其邻近条片状骨质阴影显示于肺中，颇类似肺内病灶，文献上曾报告此类误诊。

上臂的重叠影：拍摄侧位胸片时，常规应令双臂上举过头，有的未注意此点，上臂仅略上举，在侧位胸片上方则可见凹面向下的弧形致密影遮蔽肺尖，极类似于上叶不张，实际上却是腋部与上臂阴影重叠所致。在侧位胸片，有的上臂与前纵隔重叠，形成肿块状影；有的肩胛重叠于上肺野，两侧肩胛前后各一，二肩胛间形成透亮区，引起诊断和分析的混淆。

在侧位胸片上，肩胛骨与主动脉弓后分（气管后侧）重叠可产生三角形密度增高影，形似胸内病变。有作者报告，婴儿后纵隔在侧位胸片上出现假性肿块，构成此块影的因素除后纵隔本身外，还有肩胛骨、腋部软组织重叠，另加上气管前曲及左主支气管延伸至下叶之透亮管状影形成假块的前界和下界。此类婴儿后纵隔假块在呼气时摄片比吸气时明显，而在深吸气时假块往往消失。

皮肤折叠伪似气胸：有作者注意到，在小儿和老人可因胸壁皮肤折叠，在胸片上构成阴影，形似气胸。通常在正位片上胸中部外带形成外缘较锐利的竖行条片影，该影内缘模糊，外缘影像颇类似被压缩肺的边缘，个别病例误诊为气胸后还施放引流，一误再误，受害不浅。少数病例出现于正位胸片上野之外带，个别人因腋部皮肤重叠表现在侧位胸片上，为胸骨柄后方竖行条片状透光区。

胸壁软组织过多的伪影：在胸部侧位片上，由于腋部过多软组织，相互推挤重叠，投影于前上纵隔，形成多个圆弧形块影，导致误诊。

锁骨上窝重叠：个别人的锁骨上窝底部界限十分明显，重叠于肺上野，酷似肺的气液面，不能不引起注意。另外，颈部软组织钙化重叠肺尖误为肺内病灶，更是司空见惯。

体表伪影的重叠：众所周知，在拍摄胸片时应常规脱衣或更衣，并去掉胸部的饰物等，减去伪影的干扰，但临床工作中仍常常出现伪影造成误诊，诸如：女孩的发辫重叠于肺尖伪似肺炎；外用药膏贴于胸椎后面，正位胸片酷似纵隔肿瘤；锁骨上窝敷少许硫酸钡伴似结核病灶等。

另有作者报告胸部中线旁皮肤上的大痣，重叠于肺野内带，酷似肺内结节性病灶，引起误诊。

第三节　关于胸椎的发育变异和诊断陷阱

第一胸椎横突可出现副肋，即从横突尖端发出一段骨质结构，有短有长，一般较短，形成尖端向外的小骨块。第一胸椎横突与第一肋骨韧带钙化相接，表现为横突尖端附近可见小片状高密度影，可为一片，也可为几片。偶尔胸椎横突重叠于肺内，形成肺内结节。胸椎横突的轴位断面像可伪似肺内空洞。

第四节　误诊漏诊病例简介：锁骨上窝假腺样神经鞘瘤与肿大淋巴结

病例，男，40岁。发现颈部肿物10年，增大半年入院。CT：双侧颈部及左侧锁骨窝见肿大淋巴结，较大，约2.9 cm×2.5 cm，边界清楚，双侧颈部未见明显软组织肿块，胸锁乳突肌形态如常，边界清楚，皮下脂肪间隙存在，颈内动静脉结构清楚。双侧甲状腺无明显增大。CT诊断：双侧颈部多发肿大淋巴结。手术所见：肿物位于左侧颈部胸锁乳突肌后缘，直径约2 cm，包膜完整，活动佳，血供良好。

病理检查：颈部肿物切除标本：结节样肿物一块，境界清楚，大小3.0 cm×2.5 cm×2.5 cm，切面灰白灰褐，呈蜂窝状，直径0.2~0.8 cm。常规病理诊断：颈部肿物切除标本：初步诊断神经鞘瘤，待做免疫组化检查进一步证实。免疫组化检测：阳性：S-100，Vimentin，CD57（灶+），NSE（灶+），D2-40（脉管内皮+），CD34（血管内皮+），CD31（灶+），F8（灶+），Ki-67（+，<3%）；阴性：GFAP，NF，CK（P）。免疫组化诊断：颈部肿物切除标本：结合免疫组化检测结果及组织学图像，诊断为假腺样神经鞘瘤。

第五节　胸壁异位种植脾

异位脾，指脾不在正常的解剖位置而位于体腔其他部位，包括游走脾，副脾、脾弥散（即脾种植）。游走脾多为脾蒂和韧带先天性过长或缺失，脾沿左腹向下移动可至脐下或盆腔。

副脾为先天性发育异常而多出的脾。通常为单个，体积较大且位于脾胰韧带附近；有一个脾门和厚的包膜并由脾动脉的分支供血；外观卵圆形，轮廓光整，与邻近结构分界清楚。

脾种植是因脾外伤或切除术引起的自体种植，没有清晰的门样结构，而且通常较小，常为多发，结节形态不规则，小者仅针帽大小，大者数厘米，直径一般不超过3cm，它直接从植入部位获得血供，新生血管穿过菲薄的假包膜进入结节；结节形态多样，由于紧密黏附与植入部位边界相对欠清；此外，与副脾不同。脾种植几乎都有外伤或手术史。

异位种植脾多种植于体腔间隙任何部位或实质脏器：如肝脏，盆腔、胸腔、心包及皮下，最常种植于腹腔，临床常无症状，也有脾种植于特殊部位而引起临床症状，如肠道种植可引起消化道出血。胸腔脾种植较少见，多有胸腹联合外伤史及脾切除史，种植结节均发生于左侧胸腔，常位于脏层或壁层胸膜表面，呈红棕色，临床多无症状，少数有轻微胸痛、轻咳。

胸片及CT无特征性改变，CT平扫常为左侧胸腔单发或多发结节灶，境界清楚，边缘光滑，密度均匀，增强后均匀强化，与胸膜及胸壁肿瘤鉴别极困难，需密切结合病史及胸腔穿刺活检才能在术前明确诊断。一例术后病理为胸腔异位脾，因患者有胸腹联合外伤及脾切除史，应考虑为异位种植脾。术前误诊的主要原因是对异位种植脾的认识不足，未能密切结合患者外伤、手术史。而且异位种植脾影像学无特征性改变。因此患者若有胸腹联合外伤及脾切除史并伴胸腔结节或肿块，应想到存在胸腔异位种植脾的可能。

第六节　腋窝肿瘤样钙化

患者，女，35岁。无症状，无压痛。CT：肿块约53 mm×46 mm，边界清楚（图19-12-1）。

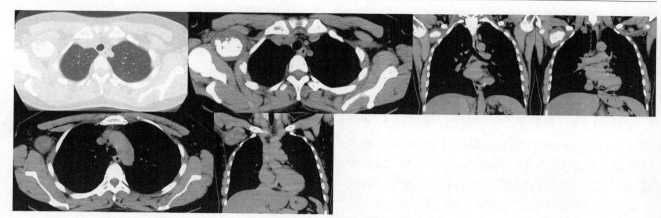

图 19-12-1　腋窝肿瘤样钙化

第二十篇　乳腺疾病

第一章　乳腺癌影像检查技术

第一节　关于乳腺导管内癌 MRI 强化

关于分型：乳腺导管内癌是指癌细胞局限于乳腺导管系统，未突破管壁基底膜的非浸润性癌。病理学上按照组织结构类型的不同，分为粉刺型、实性型、乳头/微乳头型和筛状型等亚型。此外，根据WHO(2003)分类方法，将无论有无粉刺样坏死，导管基底膜浸润不足 1 mm 者，定义为微小浸润导管内癌。

由于乳腺导管内癌具有发展为浸润性导管癌的潜在可能，特别是粉刺型乳腺导管内癌具有核分级高、多形性和中心坏死等恶性细胞学表现，侵袭性较强，故临床诊断尤其重要。近年来随着钼靶摄影在乳腺疾病筛选的广泛应用，其检出率明显提高。而MRI 则对乳腺占位病变诊断的敏感性几乎为100%，其诊断特异性则主要通过高空间分辨率扫描和快速动态成像两个方面实现。从病灶形态、内部结构及病灶的增强动态表现进行分析。

粉刺型乳腺导管内癌：粉刺型乳腺导管内癌的MRI 强化方式多表现为管状强化、区域性强化或分枝状强化；当伴有基底膜间质浸润时更加明显，此时管状强化的边缘多不规则，可表现为局限性增厚、中断或扭曲，其形态与乳腺导管的走行一致。

MRI 强化特点反映了肿瘤血管的分布方式，文献报道粉刺型乳腺导管内癌周围肿瘤血管、微血管的分布有两种形式：一种为围绕导管基底膜周围形成"血管套"，由肿瘤细胞分泌的血管生成因子诱导而成；另一种为弥漫性间质血管化，为间质聚集的炎症细胞分泌的促血管生成因子所致。

但值得注意的是，管状强化仍缺乏特异性，Liberman 等(2003)的研究表明，除乳腺导管内癌常表现为管状强化外，还可见于纤维囊状改变、管状增生或发生于导管的纤维化等良性病变，此时需结合患者的钼靶摄影结果。粉刺型乳腺导管内癌生长方式为沿导管蔓延，具有坏死广泛和钙化的特点，在钼靶摄影上表现为典型性的微钙化；而良性病变一般不出现管状分布的钙化。

非粉刺型乳腺导管内癌：而非粉刺型乳腺导管内癌，由于发生坏死、钙化的程度不如粉刺型，故钼靶摄影表现不明显。这类病灶多由于其进展的临床过程而被发现，最常见的原因为可触及的乳腺肿块。此类非粉刺型乳腺导管内癌多表现为较均匀一致的强化或延迟环状强化，其强化曲线为流入型或平台型，这是由于此类肿瘤一般不发生坏死，肿瘤中心灌注区压力较高，微血管密度尚均匀，生长速度一般与其血供相当，故可表现为较均匀的强化。而对于延迟性环状强化，Buadu 等(1997)认为实性导管癌的扩展性生长方式和周围高血管密度是主要原因。Matsubayashi 等(2000)则认为周缘的纤维组织和炎性改变是延迟环状强化的主要原因，代表了肿瘤周围组织受压或数量增多的连接组织。

对于一组 15 例中，有 5 例假阴性病灶，该组作者认为此类肿瘤血管密度低，故强化不明显，易造成误诊。一些学者的研究也表明，并非所有的乳腺导管内癌都具有病理性肿瘤新生毛细血管，特别是侵袭基底膜前的导管内癌，肿瘤血管密度低且血管化程度不一，故强化表现多样，甚者可表现为正常的强化模式。相比之下，具有较高血管密度、侵袭性更强的病灶，则表现为早期显著强化。动态增强 MR 扫描在乳腺导管内癌的诊断中具有一定作用，除具有高敏感性外，在判断肿瘤大小方面更加准确，但在评价钼靶摄影发现的微钙化方面敏感性差。

对乳腺导管内癌进行 MRI 诊断时应更注重影像形态学分析，不能仅根据病灶有无强化、强化曲线类型判断其良、恶性,特别是多数乳腺导管内癌的肿瘤血管数量不一,不一定表现为快速流出型的恶性肿瘤曲线形式;加之对管状强化和局限性区域强化的病灶进行分析时,感兴趣区的设置及所形成的时间-信号强度曲线均不如实性肿瘤准确,易造成假阴性诊断。

对于 MRI 假阴性结果,钼靶摄影具有补充意义,每平方厘米超过 5 个簇状、针状微钙是诊断乳腺导管内癌的主要特征,但无钙化的病变在钼靶摄影时容易被致密乳腺组织遮蔽而漏诊,MR 高分辨扫描及多平面重建技术则可弥补这方面的缺陷,特别是利用增强扫描后的减影图像,可去除强化的乳腺组织影响,突出显示病灶,能更方便、准确地评价病变。总之,综合病灶的各方面信息,才能更加准确地对病灶进行定性诊断。

第二节　乳腺影像报告和数据系统的应用

美国放射学院提出乳腺影像报告和数据系统(BI-RADS),作为一种质控手段用于标准化乳腺 X 线摄影报告、评估病变、推荐相应处理办法,有利于影像科医师与临床医师交流。

一组作者通过观察分析 3 483 例中国女性乳腺癌筛查中乳腺影像报告和数据系统评估分类的应用及与病理结果进行对照,探讨乳腺影像报告和数据系统在中国乳腺癌筛查中的效能,使其在中国女性乳腺癌筛查中能更合理地应用。

乳腺影像报告和数据系统应用的有效性:文献报道,乳腺影像报告和数据系统 3 类的阴性预测值为 97%~100%,0 类、4 类和 5 类的阳性预测值分别为 13%、23%~34% 和 81%~97%。Lacquement 等(1999)的研究显示,乳腺影像报告和数据系统评估分类与阳性预测值的关系显示,随着病变的恶性可疑程度增加,阳性预测值增大。乳腺影像报告和数据系统 5 类可以较准确地预测"高度怀疑恶性"的病变,与未分层的阳性预测值(该研究为 50.9%)相比,有效性明显提高。大规模筛查可以发现更多的早期乳腺癌,降低病死率。该研究结果显示,早期乳腺癌(0 期和 I 期)所占比例为 69.0%(20/29),说明乳腺影像报告和数据系统在筛查应用中有价值。

使用乳腺影像报告和数据系统应注意的问题:乳腺影像报告和数据系统应用的理想结果是:采用乳腺 X 线摄影对无症状人群进行早期乳腺癌筛查并积极随访,努力达到以下诊断水平,乳腺影像报告和数据系统 3 类中最终确定为恶性病变的比例应低于 2%,否则,某些实为可疑恶性的病变会被错误地归为此类;4 类和 5 类病变中活检的恶性病变比例应大于 50%,否则,会有一大部分良性病变被活检,且 3 类病变中活检的恶性病变比例应小于 5%,否

则,会有一大部分典型良性病变被归为 3 类中。但是对此,目前尚无明确标准。该项研究中,4 类和 5 类活检结果恶性病变所占比例为 53.1%(26/49),与文献提及的理想结果基本符合。

乳腺影像报告和数据系统 1 类和 2 类:有学者研究了乳腺影像报告和数据系统在筛查性 X 线检查中的应用,结果显示,1 类(阴性)和 2 类(良性病变)共占总人数 84.9%~91.9%,虽各类所占比例不尽相同,但 1 类比例均明显高于 2 类。

该研究结果显示,1 类和 2 类共占总人数的 79.0%,而 1 类为 29.0%,所占比例低于 2 类,分析引起此差别的原因,可能有:①该研究样本量明显低于文献;②该组主要针对中国女性,乳腺影像报告和数据系统分类应用结果可能与国外文献报道不完全一致;③ 1 741 例 2 类病变中,140 例因良性肿物、术后改变、乳内淋巴结、假体植入等被归于此类,余 1601 例仅表现为典型良性钙化(包括血管钙化 38 例、皮肤钙化 26 例、粗大钙化或"爆米花样"钙化 73 例、中心透亮的钙化 363 例、杆状钙化 81 例、圆形钙化 277 例、点状钙化 609 例,及其他未特指类型钙化 134 例),这可能由于阅片所使用的 5 M 显示屏可以更清晰地显示微钙化,且配以双人阅片,可以发现更多钙化;④乳腺影像报告和数据系统在该院应用时间尚短,对 2 类(良性病变)分类标准的理解可能与国外作者不尽相同,这一点还需要与文献进行比较,进一步学习和研究。

乳腺影像报告和数据系统 3 类:此类一直是文献中争论的焦点,Caplan 等(1999)报道的 372 760 例乳腺 X 线摄影中乳腺影像报告和数据系统 3 类占 7.7%,3 类多见于年轻、有症状或临床检查有异常发现的女性。Sickles(1991)前瞻性地评估了

3184 例 X 线诊断可能良性病变的短期 X 线随访的价值，17 例（0.5%）随后发现乳腺癌，其中 15 例是在可触及肿物前、于 X 线随访过程中因病变发生变化而发现。

还有学者分析了 18 435 例乳腺病变中被评为乳腺影像报告和数据系统 3 类的 544 例（3%），均至少 X 线随访 2 年，在随访中 97% 表现为稳定或衰退，3% 由于在随访期间表现为进展而行活检，活检人群中 14% 为乳腺癌。

以上研究表明，对于乳腺影像报告和数据系统 3 类的病变短期随访是安全有效的，如果在随访期间良性病变体积或范围增大，需进行活检，而非继续随访。Monticciolo & Caplan（2004）分析了其国内乳腺癌筛查中乳腺影像报告和数据系统 3 类的应用，初期（1991~1996 年）3 类所占比例为 7.7%，第二阶段（1996~1999 年）为 6.0%。总的来说，随着时间的推移，3 类所占比例有所下降，而需要结合其他方法检查有所增加。

该项研究资料中，383 例（11.0%）被评为乳腺影像报告和数据系统 3 类，12 例由于受检者意愿随即进行活检，结果均为良性。其余大量病例还有待于加强后期随访，以观察病变在随访期是否变化，以期尽早发现早期乳腺癌。

值得注意的是，文献中对乳腺影像报告和数据系统 3 类病变的研究一部分除外了可触及的肿物，而该项研究对此未进行区分，因此，用"乳腺影像报告和数据系统 3 类"来判断和处理可触及的肿物是否恰当，还有待于进一步研究。

乳腺影像报告和数据系统 4 类：乳腺影像报告和数据系统 4 类的 33 例病变中，恶性 12 例，这提示临床医师，在严格掌握乳腺影像报告和数据系统分类标准的前提下应尽可能建议 4 类患者接受活检。同时需要注意，区分乳腺影像报告和数据系统 3 类和 4 类病变中与活检结果不一致的病例很重要，因为按照乳腺影像报告和数据系统标准，这代表短期随访与活检的分界线，对于病变处理和经济因素都有重要意义。

对部分患者所采取的措施与乳腺影像报告和数据系统推荐相应处理办法并不一致，这是因为筛查结果（包括临床检查、X 线摄影和超声检查）最终汇总到临床医师手中，受检者并不单纯依赖放射科医师的诊断，部分人对反复的 X 线检查有顾虑，放射科医师建议的其他检查方法并不一定得到执行，受检者根据临床医师的建议及自己意愿等做综合判断从而选择活检明确诊断或短期随访。

漏诊病例：尽管数字乳腺机有强大的后处理功能，有较高的空间分辨率和对比度，对乳腺癌的敏感度较高，但依然会出现漏诊。文献报道，乳腺 X 线摄影漏诊可能有多方面的因素，包括：致密腺体掩盖病变、恶性征象不明显、肿瘤位置较深贴近胸壁、影像科医师认识和判断错误、少见的病变特征如生长缓慢的肿瘤，及拍片质量不佳等。

该研究中 1 例漏诊的乳腺癌是由于腺体不均匀致密，（右乳）病变范围较小且被腺体掩盖，而导致 X 线表现"阴性"。此种情况也是放射科医师工作的难点，在此强调观片要仔细及双侧对照，注重双侧的对比观察，有利于发现细微的结构异常。此时，临床检查和超声检查可用来补充 X 线摄影，几种方法联合应用，可以更多地发现恶性病变。

另 1 例漏诊的表现为发现病变，但其恶性征象不明显，且可见良性钙化，因此将其判断为"良性病变"。回顾性分析此病例，所见肿物部分边缘欠光滑，与腺体重叠显示不清，至少归为 3 类，短期随访。

漏诊病例提示，在临床工作中不仅要严格依照乳腺影像报告和数据系统分类标准对病灶进行分析，还应注意结合其他检查方法，特别是当 X 线摄影为阴性而临床可触及肿物时，此时乳腺影像报告和数据系统分类为 0 类较适宜。但值得注意的是，筛查中大部分受检者在行 X 线摄影时并不能同时了解其临床检查及超声检查结果，因此对病变还需综合分析，从而尽可能降低漏诊率。

乳腺影像报告和数据系统作为一个评估标准，在不断更新与完善，虽然在使用上有一定的局限性，但对临床工作仍有很好的指导作用。它对规范乳腺 X 线报告，帮助临床医师对病变处理做出合理选择，以及对乳腺检查随访的监测均起到了很大的作用。

附：具体研究资料：一组乳腺 X 线摄影的 3 483 名妇女资料，其中 2 521 名同时接受临床检查、乳腺 X 线摄影和超声检查，且 3 种方法相对独立，其余 962 名经过临床检查后，行乳腺 X 线摄影。受检妇女年龄 35~69 岁，中位年龄 53 岁，其中 <40 岁者 78 名，40~49 岁者 972 名，50~59 岁者 1890 名，60 岁及以上者 543 名。

根据美国放射学会推荐的乳腺影像报告和数据系统标准（2003）将所有受检者乳腺组成共分为 4 型：脂肪型、散在腺体型、不均匀致密型和高度致密型。根据乳腺影像报告和数据系统诊断标准阅片，从肿物（形状、边缘、密度）、钙化

（良性、恶性、不定性）、结构扭曲和不对称致密等征象进行分析，并做出最终 0~5 类评估。0 类为需要进一步影像评估；1 类为阴性；2 类为良性病变；3 类为可能良性病变，建议短期随访；4 类为可疑恶性，建议活检；5 类为高度怀疑恶性，建议采取适当措施。计算乳腺影像报告和数据系统分类评估的准确度、敏感度、特异度、阳性预测值和阴性预测值，其中敏感度 = 真阳性 /（真阳性 + 假阴性），特异度 = 真阴性 /（真阴性 + 假阳性），阳性预测值 = 真阳性 / 阳性活检病例数。

第二章　多种诊断手段联合应用与比较影像学

第一节　发挥综合影像诊断优势提高乳腺癌的整体诊断水平

乳腺癌的患病率在全球范围内呈上升趋势,虽然我国乳腺癌的患病率较欧美国家为低,属于乳腺癌相对低发区,但近年来在大城市中呈现患病率逐年上升和患者年轻化的趋势。据全国肿瘤登记中心报告数据显示,我国女性乳腺癌的患病率由 2004 年的 39.37/10 万上升到 2008 年的 47.64/10 万,位居女性恶性肿瘤的第 1 位,其中城市患病率比农村高 1.6 倍。

虽然乳腺癌患病率呈逐年升高趋势,但同期病死率的变化并不明显,这一方面得益于乳腺癌治疗手段的改善,另一关键因素则在于乳腺癌的早期发现。研究表明,乳腺癌的治疗疗效、预后与病变分期直接相关,0~Ⅰ期乳腺癌 5 年生存率可达 96.8%,而Ⅲ期乳腺癌 5 年生存率仅为 46.4%,乳腺癌的早期诊断可使肿瘤临床分期前移,治愈率高,术后各种辅助治疗也相应减少,可提高患者生存率和生活质量。因此,目前在乳腺癌一级预防尚无良策的阶段,乳腺癌的早期诊断具有举足轻重的作用,而影像检查在乳腺癌早期检出及早期诊断中的作用更是重中之重。

目前临床上常用和成熟的乳腺影像检查方法主要包括 X 线摄影、超声和 MRI 等,其中乳腺 X 线摄影和超声检查被誉为乳腺影像检查的"黄金组合",是最基本、应用最普遍的乳腺影像检查方法。MRI 具有软组织分辨率高、多方位和多参数成像、对良、恶性病变鉴别诊断价值高、无辐射损伤等优势,近年来已成为乳腺 X 线摄影和超声检查的重要补充手段,并在乳腺疾病的诊治中发挥着越来越重要的作用。

乳腺 X 线摄影:乳腺 X 线检查操作简单,价格相对便宜,诊断比较准确,对乳腺内钙化,特别是部分导管原位癌仅表现出的微小钙化检出率高,如能熟练掌握其正确的投照技术和诊断技能,能够对乳腺癌做出早期诊断,自 20 世纪 70 年代以来逐渐成为最常用的乳腺影像检查方法,并被用于 40 岁以上妇女乳腺癌的筛查。

尽管如此,乳腺 X 线检查尚存在一定的局限性,即使在最佳的摄影和诊断条件下,乳腺癌仍可能因各种原因(如乳腺纤维腺体组织密度、乳腺局部手术后或成形术后、肿瘤本身的生物特性等)而呈假阴性,其中乳腺密度是影响乳腺 X 线诊断敏感度的独立因素,是造成乳腺癌 X 线检查漏诊的常见原因。

近年来全数字化乳腺摄影设备在临床中逐渐得到应用,具有钼-铑双靶 X 线管、自动拍片剂量调整技术和数字化平板技术等优点,以上特点凸显了该项技术的优势:①可根据乳腺的大小、压迫的厚度及腺体的致密程度自动调节 X 线剂量,解决了传统乳腺 X 线机对致密型乳腺 X 线穿透不足的缺点;②可进行图像后处理,根据具体情况调节对比度,对局部感兴趣区进行放大观察;③减少因技术不当、图像不满意或需局部放大而导致的重复摄片,有助于减少辐射量。此外,针对目前常规乳腺 X 线摄影存在的局限性,又推出了数字化乳腺断层合成摄影(DBT)和对比增强能量谱乳腺 X 线摄影技术(CESM)。

数字化乳腺断层合成摄影是在传统体层摄影的几何原理基础上结合了数字影像处理技术开发的新型体层成像技术,X 线管在一定范围内旋转,从不同角度对乳腺进行快速采集,得到一系列数字投影影像后再将整个乳腺重组为 1 mm 间隔的断层图像,从而显示三维图像信息,有效减少了组织重叠给诊断带来的困扰,对显示肿块的形态、边缘、周围结构改变以及微钙化等具有一定优势,使医师更易发现隐藏于正常乳腺纤维腺体组织中的病灶,从而提高乳腺癌的早期检出率和诊断准确率。

对比增强能量乳腺 X 线摄影技术是经静脉注射碘对比剂进行增强乳腺 X 线摄影的一种新技术,它是在注射对比剂后采集 1 组低能和高能影像,分析碘对比剂的分布差异,显示病变的血管化情况。文献报道对比增强能量乳腺 X 线摄影技术对乳腺病变的诊断准确率明显高于乳腺 X 线摄影和乳腺 X 线和超声两者联合应用。

超声检查:超声检查能清晰显示乳腺内各层结构,对于乳腺疾病的诊断也是一种非常有价值的影像检查方法。其优势在于:①超声可明确区分囊、实性肿块;②具有实时性,可动态观察病灶的弹性、活动性并可观察血流情况;③对临床未触到或 X 线片未发现的病灶进行确认,并可行超声引导下活检及术前定位;④有助于评估致密型乳腺及植入乳腺假体后的可疑病变;⑤超声检查无辐射,是年轻或妊娠、哺乳期妇女乳腺病变的首选检查方法。

超声检查的局限性在于:①其诊断准确率很大程度上仍存在对设备及检查医师个人经验的依赖性;② 10 MHz 以上的探头虽可提高成簇微小钙化的检出率,但敏感度仍不如 X 线片;③对于较小病变,超声常常不易显示且不能可靠区分良、恶性,在一定程度上影响了其对于早期乳腺癌的正确诊断。

自 20 世纪 90 年代以来,随着超声技术和设备的快速发展,从显示解剖信息的二维灰阶超声、反映血流信息的彩色多普勒超声到提供功能信息的超声造影、弹性成像和自动化乳腺全容积成像(ABVS)等技术的应用,使超声对乳腺癌的诊断准确率明显提高。

目前临床应用的超声弹性成像能够根据病变的组织结构特点,提供有关肿瘤组织硬度方面的信息,比临床触诊所获取的信息更加客观准确,可明显提高对常规二维超声图像表现不典型的乳腺病变诊断的准确率,而量化的超声弹性成像可在一定程度上克服影像医师评分的主观性,对肿瘤内部成分的软硬度评价更为客观。

常规超声多普勒技术适于显示较粗大的滋养血管(直径≥ 200 μm),与常规超声多普勒技术相比,乳腺超声造影可显示直径在 80~140 μm 以上的血管,提高了小血管的显示,这在一定程度上克服了现有多普勒超声成像的局限性,能突出显示肿瘤血供特征。

超声造影和 MRI 对比增强检查都是评估肿瘤血管化程度的无创性方法,两者的区别在于超声对比剂是血池性对比剂,不通过血管壁的细胞间隙进入组织间质,因此更适合评价病变的微循环灌注情况,实时超声造影技术可同时反映肿瘤血管的解剖和生理特征,不仅对肿瘤的定性诊断有帮助,对肿瘤相关生物学行为、抗血管生成治疗疗效评价等方面也都有一定的临床意义。

自动化乳腺全容积成像将超声成像和传统乳腺 X 线检查的工作模式相结合,为临床医师提供了标准化、规范化和全面的乳腺超声检查方法。它的特点在于可对乳腺自动进行冠状面扫描,并将得到的信息进行处理后从冠状面、矢状面和横轴面全方位显示病灶情况,准确显示病灶的空间位置,尤其是冠状面对病灶表现特征的显示更直观,如"汇聚征"和沿导管方向走行病变的显示,可提供超出常规切面的诊断信息,而且冠状面成像与手术时外科医师的视角一致,具有提供手术视野的特殊作用。另外,自动化乳腺全容积成像在某种意义上克服了超声诊断准确率对检查医师个人经验的依赖性问题。

乳腺 X 线摄影和超声检查各有优势,同时又都具有各自的局限性,通过其优势互补性将两者有机地结合起来进行联合诊断,可以明显提高对乳腺病变检出的敏感度和诊断准确率,对乳腺癌的早期诊断具有较高的临床价值。即使如此,临床实践中仍然有 20%~30% 的乳腺病变在临床触诊、X 线和超声检查上均为"阴性"或定性诊断困难。

MRI 检查:近年来越来越多的研究表明,MRI 对乳腺病变的检出敏感度和诊断准确率均高于乳腺 X 线摄影和超声,提高了早期乳腺癌的诊断率。2007 年美国癌症协会制订的乳腺癌筛查指南中亦提出将 MRI 作为乳腺癌高危人群筛查的影像检查方法。

MRI 是一种多序列、多参数成像技术,同时又具有其他成像技术无法比拟的软组织分辨率。快速梯度回波成像序列与顺磁性对比剂的结合应用,特别是高场强 MR 机和多通道乳腺专用线圈的使用,使乳腺良、恶性病变的鉴别诊断水平有了很大的提高,已成为乳腺疾病的重要诊断手段。

除常规 MR 平扫及动态增强检查外,近年来 DWI 和灌注成像技术亦逐渐应用于乳腺检查,根据测得病变的 ADC 值及在 T_2^*WI 首次通过灌注图像中早期信号丢失情况来鉴别乳腺良、恶性病变,并已表明与动态增强 T_1WI 相结合可提高乳腺 MRI 诊断的准确率。

MRS 可检测活体内代谢和生化信息,能显示良、恶性肿瘤之间的代谢物差异,但目前 MRS 技术仍受到诸多因素的制约和影响(如磁场均匀度和病变大小等),其临床应用效能需要进一步深入研究。

重视乳腺疾病的综合影像检查和新技术的临床应用:在众多乳腺影像检查方法中,由于成像原理不同,各种检查方法各有其所长和不足,需根据病情和设备条件选择最恰当的影像检查方法或最佳组合,这对于节省医疗资源和正确诊断具有重要意义。

老一辈影像学家曾呼吁提倡乳腺疾病临床、病理和影像"三结合"的诊断方法。在临床实践中为了能够最大程度发挥影像检查在乳腺癌诊疗工作中应起到的作用,即检出病变并对其进行诊断及鉴别诊断,对乳腺癌进行分期,治疗后随诊,间接评估肿瘤生物学行为及其预后,必须重视"三个结合"。

一是常规影像诊断技术与新技术相结合。如乳腺超声检查,常规二维灰阶超声反映病变的解剖学信息,彩色多普勒技术可提示病变的血流信息,而超声弹性成像和造影技术则进一步提供病变内部结构的硬度和微循环灌注等相关信息,联合应用各种超声新技术可明显提高对常规二维超声图像表现不典型或疑难病变的诊断准确率。

二是 X 线、超声和 MRI 检查相结合。乳腺各种影像检查方法各自具有其优势和局限性,X 线检查对微小钙化检出比较敏感,而超声对于多量纤维腺体和致密型乳腺内肿块的检出具有优势,MRI 则适用于 X 线和超声诊断困难或欲行保乳手术前准确了解病变范围的患者等。

如何最大限度地发挥各种影像检查方法的优势,提高乳腺病变诊断的准确率是值得探讨的问题。目前我国绝大多数医疗单位的工作模式是超声、X 线和 MRI 独立阅片,三者各自出诊断报告,交流沟通较少。针对这一现状,国内有关专家已积极倡导和呼吁将乳腺 X 线、超声和 MRI 等影像检查方法集于一体的综合诊断模式。

三是乳腺疾病诊断中,临床、病理和影像多学科相结合。在新的理念下,应建立多学科联合的乳腺癌诊治协作组,集体会诊讨论,根据患者具体情况制订真正意义上的个体化、科学化和精准化的诊疗方案,以提高对乳腺癌整体诊疗水平,真正使乳腺癌患者受益。

另外,还要注重新的影像技术和诊断方法的临床应用。如对于一部分临床触诊、X 线和超声检查均为"阴性"而仅在 MRI 检查上发现的"隐匿性"病变,影像医师须为临床准确定位乳腺病变,而由于乳腺组织特殊的结构特点,在不同体位时形态变化较大,MRI 检查常规采用的俯卧位与活检或手术时的仰卧位不同,根据 MRI 影像表现无法在体表进行精确定位。此时需行 MRI 引导下定位或活检,而目前在我国大规模开展 MRI 引导下的乳腺病变定位或活检技术尚存在一定的困难,如所需配套设备昂贵、对操作人员专业技能要求较高、操作费时等。

在影像引导下对乳腺病变进行定位或活检的诸多方法中,超声引导下的定位和活检技术因其操作简便、经济、省时已成为临床上成熟、广泛应用的一项技术。因此,对于乳腺 MRI 检出的病灶,有针对性地再次行超声检查,即第二眼超声(second-look ultrasound)则有可能发现病变,而后行超声引导下的定位或活检。文献报道,约 2/3 最初仅由 MRI 检出的病灶可被第二眼超声检出。

对于第二眼超声仍未能发现的隐匿性病变,如能采用多模态医学影像融合技术,将乳腺 MR 图像和超声图像进行融合,然后行超声引导下的定位或活检,则对目前临床上仅在 MRI 上发现的乳腺可疑病变处理棘手的难题即可迎刃而解。但由于乳腺组织的结构特点,极易发生形态变化,以及超声和 MRI 技术的巨大差异,乳腺 MR 图像和超声图像融合技术的临床应用尚存在困难,有待于多学科共同合作进一步研究。

一、现阶段乳腺影像诊断中存在的问题

规范化的整体检诊水平不均衡:近年来随着我国影像检查设备大幅度的更新,乳腺疾病影像诊断发展很快,整体诊断水平也有了很大的提高。然而,在乳腺影像检查技术、质量控制和诊断规范方面,目前我国整体发展水平不均衡,尚缺乏一个完全适合我国国情的、完善的法规,如乳腺影像检查中存在着机器使用不当、乳腺 X 线摄影体位或超声扫查方法不标准、医师诊断报告不规范、诊断标准不统一等问题,这些情况势必影响我国乳腺影像整体诊断水平。对于上述存在问题的解决方法,我们认为现阶段可借鉴或采用美国国会于 1992 年通过的《乳腺 X 线摄影质量标准条例》(MQSA)和美国放射学会编著

的乳腺影像报告和数据系统（BI-RADS）中较为成熟的标准，这是提高我国乳腺诊疗水平和规范医疗行为的有益举措，并可使我国乳腺影像诊断与评估体系与国际接轨。

临床和影像医师均需加强对乳腺影像报告和数据系统的熟悉和认识，并在使用中由多学科专家组成的协作组结合实际工作不断总结并使之完善，逐步建立起更加适合我国国情的乳腺影像报告和数据系统应用体系。同时乳腺影像检查质量控制的专业化培训和继续教育，也有助于规范化的检查流程得到广泛应用和推广。

急需建立适合中国国情的乳腺癌筛查体系：目前我国部分省市已经开展乳腺癌筛查活动，但所选取的筛查模式不统一，缺乏循证医学的支持。一些机构借鉴欧美国家的筛查模式，以乳腺 X 线检查作为基本筛查手段，而大部分筛查模式的制定是依据筛查经费的多少和医疗水平及医疗设施条件，如选择临床触诊或超声检查，尚未形成一套成熟的适合

我国国情和人群特点的乳腺癌筛查方案。我国女性乳腺癌高发年龄较西方国家约前移 10 年，致密型乳腺相对较多，乳腺相对偏小，经济状况相对落后于发达国家，而且医疗资源配置不平衡。因此，某种意义上而言，欧美筛查模式并不完全适合中国国情和女性乳腺生物学特点。

乳腺癌筛查是一项涉及广大群体的预防性医疗活动，须权衡利弊得失，根据我国国情和人群特点，由多学科专家组成的协作组牵头开展多中心研究，建立以循证医学为基础的真正适合我国国情和国民特点的筛查指导方案，从而降低筛查成本，提高筛查收益，使大规模人群乳腺癌筛查成为可能。综上所述，影像和临床医师需要充分了解各种乳腺影像检查方法的诊断范畴，根据病情和设备条件选择高效价比的检查方法或最佳组合，使各种检查方法所起到的作用相得益彰，优势互补，真正使乳腺癌患者受益。

第二节　乳腺癌比较影像学

详见本书本卷 本篇·第二十三章《比较影像学》。

第三节　联合检测血清糖类抗原 15-3、癌胚抗原

乳腺癌是女性最常见的恶性肿瘤之一，其发病率呈逐年上升趋势。目前公认最有效的治疗方法是外科手术、放射治疗、化疗、免疫治疗、中医中药治疗等，或者是这几种方法的综合治疗。但是乳腺癌较易发生局部复发和远处转移，因此治疗后的跟踪监测就显得非常重要。近年来，随着分子生物学的发展和人们对肿瘤研究的日益重视，尤其是对癌基因、抑癌基因、肿瘤抗原及异种蛋白研究的不断深入，努力寻找能够发现早期病变、预测肿瘤预后的肿瘤标志物。血清糖类抗原 15-3（CA15-3）被认为是诊断乳腺癌较为灵敏的肿瘤标记物，往往单项检测血清糖类抗原 15-3 具有一定的局限性。近年来很多报道都已证实癌胚抗原（CEA）在乳腺癌患者血清中水平也有升高。

血清糖类抗原 15-3 是由 Tobias 等于 20 世纪 80 年代中期应用杂交瘤技术而得到的识别这种大

分子糖蛋白的单克隆抗体，相对分子质量超过 400×10^3，血清糖类抗原 15-3 主要存在于正常乳腺上皮管腔面，细胞恶变时含量明显提高。近年来，血清糖类抗原 15-3 水平在乳腺癌临床过程中的变化备受关注。有作者报道血清糖类抗原 15-3 对乳腺癌的诊断和治疗后的随访有着十分重要的临床价值。一组资料显示，乳腺癌患者血清中血清糖类抗原 15-3 的水平明显高于正常对照组（$P<0.001$），治疗前血清糖类抗原 15-3 的水平明显高于治疗后的水平（$P<0.001$），与以往的报道相符。

癌胚抗原是一种较早、较广泛应用于临床的非特异性肿瘤标志物，是具有人类胚胎抗原决定簇的一种酸性糖蛋白，通常存在于正常胎儿的肠道中，由胚胎细胞的有关基因所调节和控制。当肿瘤细胞过多地合成和分泌时，致使机体内癌胚抗原的水平升高。临床上常用于消化道恶性肿瘤，也可用于肺癌、

乳腺癌、胰腺癌等的辅助诊断。由于其为非特异性的肿瘤标志物,故常与其他肿瘤标志物联合检测,也有报道癌胚抗原是乳腺癌独立预后指标之一。癌胚抗原与血清糖类抗原 15-3 联合应用可以使敏感性达 80%。该组资料显示 2 种肿瘤标志物联合检测的敏感性为 89.1%,明显高于血清糖类抗原 15-3 的单一检测(P<0.05)。因此,采用联合检测的方法可以提高其诊断价值。

乳腺癌患者血清中血清糖类抗原 15-3 和癌胚抗原水平增高可能与下列因素有关:细胞的基因调控受到损伤后,可能启动有关胎儿蛋白的合成;乳腺组织恶变时,正常组织间的连接和基膜的阻挡作用遭到破坏,肿瘤相关抗原则被释放到血液中;乳腺组织癌变时,相应基因的改变使得糖基转化酶被激活,引起细胞表面糖类的变化,并从组织中分离出来;乳腺癌组织合成和分泌相关肿瘤抗原。

该项研究的结果表明,乳腺癌初诊初治及复发转移患者血清糖类抗原 15-3 和癌胚抗原的水平明显高于乳腺良性病变和正常对照组,这说明乳腺癌

患者血液中含有的相关肿瘤抗原水平也明显提高,肿瘤抗原水平的提高与相关癌基因、抑癌基因存在一定关系,可作为我们今后研究的方向。乳腺癌患者治疗前血清的血清糖类抗原 15-3 和癌胚抗原的水平明显高于正常对照组,其治疗后的水平明显低于治疗前的水平,治疗前后血清糖类抗原 15-3 和癌胚抗原水平的变化从一定程度上反映了疾病的转归,普遍认为可以作为乳腺癌诊断、治疗效果和患者治疗后随访的一个重要参考指标。

从该项研究资料看出,血清糖类抗原 15-3 和癌胚抗原水平的联合检测,其敏感性、准确性均高于单项检测。并可以提高乳腺癌的诊断率,对判断疾病的发展很有帮助。通过对实验室指标和临床资料的综合分析,来提高对乳腺癌的诊断水平。而且该标志物检测操作不复杂,价格便宜,可重复性强。若能对患者血清的血清糖类抗原 15-3 和癌胚抗原水平进行连续动态的监测,对肿瘤治疗后监控的意义更重要。

第四节　乳腺癌影像基因组学研究

乳腺癌是女性发病率最高的肿瘤。我国新诊断乳腺癌病例及死亡病例分别占全球新增与死亡病例的 12.2% 和 9.6%,乳腺癌是目前中国女性癌症相关死亡的第六大主要原因。

乳腺癌是一种具有多种亚型的肿瘤,不同亚型患者的临床表现、进展速度、治疗响应以及预后不同。随着基因检测技术的发展,乳腺癌在基因水平被分为 Luminal A、Luminal B、人类表皮生长因子受体 2(HER2)-enriched 以及 Basal-like 型:准确判断乳腺癌亚型有助于为患者选择最佳治疗方案。尽管基因检测能够准确区分乳腺癌亚型,但是受到成本和技术的限制,目前普遍使用的替代方法是病理的免疫组织化学分析,免疫组织化学结果因受限于肿瘤异质性及体积,病理组织学无法全面、客观及定量分析肿瘤。相比之下,影像检查能够无创且从整体上反映肿瘤特征,一方面在基因水平上对每个亚型内的差异进行进一步分析;另一方面能够多次动态评价治疗效果。影像基因组学(radiogenomics)作为影像与基因相结合的产物,成为肿瘤诊断、治疗、评估治疗反应及预后的潜在生物标记物(biomark-

ers),为个性化治疗及精准医疗创造了新途径。

一、乳腺癌影像基因组学的相关研究

1. 乳腺癌影像表型与基因的相关性　Li 等(2014)报道,基于乳腺 X 线摄影的乳腺癌影像表型与基因生物标记具有相关性,其中实质纹理粗糙度特征与单核苷酸多态序列(SNPrs451632)相关,纹理类型的频率特征与单核苷酸多态序列(SNPrs4148298)相关,尿苷二磷酸葡糖醛酸转移酶的基因变异可能导致乳腺 X 线摄影实质类型及乳腺密度的个体间差异。

Yamamoto 等(2012)第一次提出了影像表型捕获乳腺癌基因型,21 个乳腺癌 MRI 影像学特征与 71% 的总基因相关,其中异质性强化与干扰素型乳腺癌显著相关,表明 MRI 影像基因组学是探索乳腺癌分子生物学的一种潜在方法。

为了进一步通过计算机图像分析鉴别乳腺癌分子亚型,Mazurowski 等(2014)分析了 27 例 Luminal A、8 例 Luminal B、4 例人类表皮生长因子受体 2-enriched 及 8 例 Basal-like 乳腺癌,提取 23 个动态

对比增强 MRI（DCE-MRI）影像特征,结果显示,Luminal B 型乳腺癌与 DCE-MRI 相关,且肿瘤病变强化率与背景实质强化率比值越高,Luminal B 型可能性越大。

目前的研究仅对乳腺癌基因型与影像表型的相关性进行了初步探索,未来仍需要对乳腺癌的基因型进行深入研究,并进一步探究不同基因型与影像表型的实质相关性及同一基因型不同影像表型对诊断、治疗及预后能够提供的临床价值。

2. 乳腺癌影像表型对基因型的诊断　Agner 等（2014）通过影像表征判别三阴性乳腺癌与其他非三阴性病变、雌激素受体（ER）和人类表皮生长因子受体 2 阳性、雌激素受体阳性、人类表皮生长因子受体 2 阳性乳腺癌及乳腺纤维腺瘤,ROC 下面积为 0.73~0.97,认为三阴性乳腺癌比其他非三阴性乳腺癌强化均匀且致密,但与良性病变纤维腺瘤相比异质性较高。

Wang 等（2015）通过乳腺 3.0 T DCE-MRI 提取 88 个影像学特征,结果显示,基于肿瘤自身的影像特征鉴别诊断三阴性乳腺癌的 ROC 下面积为 0.782;当包含背景实质强化时,其 ROC 下面积增加为 0.878;增加背景实质纹理强化的异质性可提高鉴别诊断三阴性乳腺癌的效能,其准确度和敏感度分别由 86.9% 和 33.0% 提高到 90.0% 和 57.0%;具有鉴别诊断价值的 3 个特征为肿块大小、实质信号强化斜率及实质标准差,病变类型为三阴性乳腺癌及雌激素受体阳性乳腺癌。与 Agner 等（2014）的研究相比,Wang 等（2015）不仅研究了肿瘤自身特征,还强调了增加背景实质强化特征预测三阴性乳腺癌的重要性;Agner 等（2014）采用的是二维手动分割法,Wang 等（2015）用三维半自动分割法,减少了观测者间的差异;Wang 等（2015）还采用了高信噪比的 3.0 T MR 系统提高了对病变分类的准确性。

目前,影像表型对乳腺癌的诊断主要局限于三阴性乳腺癌,将来可以进一步推广应用于其他乳腺癌基因型的诊断,还可应用于肿瘤和非肿瘤性病变的鉴别诊断。

3. 乳腺癌影像表型与复发的相关性　Ashraf 等（2014）认为雌激素受体阳性乳腺癌 DCE-MRI 影像特征与基因预测的肿瘤复发风险中度相关,ROC 下面积为 0.77,肿瘤基因型为高复发风险者倾向于显著快速强化,如在动态强化过程中,高复发风险乳腺癌在相对较快速强化的时间段内占有较大的强化比

例,且其峰值强化多出现在第 1 个强化时间段,在第 3 个强化时间段其所占比例下降。

Wan 等（2016）通过分析 96 例雌激素受体阳性乳腺癌的 196 个影像学特征,发现定向梯度直方图及动力局部二元模式预测基因检测 OncotypeDX 风险评分的 ROC 下面积值分别为 0.84 和 0.80,计算机提取的雌激素受体阳性乳腺癌 DCE-MRI 纹理特征与基因检测 OncotypeDX 风险评分高度相关,非侵入性影像学方法在评估复发风险方面的价值优于活检。

与 Agner 等（2014）采用单一参数评估病变纹理的方法不同,定向梯度直方图及动力局部二元模式能捕获不同时间、空间的动态纹理变化;此研究也有别于 Ashraf 等（2014）的研究,动力学特征的提取基于对时间-强度曲线、峰值强化、填充与摩目清等参数的评估。

Sutton 等（2015）的影像特征从乳腺病变增强前及 3 个增强后图像提取。Wan 等（2016）认为,强度特征判别的稳定性最差,而形态特征在所有分类特征中错误率最大,此研究首次通过系统比较各种动力学及形态学特征来评估雌激素受体阳性乳腺癌复发风险的高低。

Sutton 等（2015）将影像、临床及病理特征三者结合,认为乳腺 MRI 表现中两个峰度值和病理组织学核分级与 Luminal A 乳腺癌复发风险分数显著相关,与 Pickles 等（2009）和 Yi 等（2013）的结果一致,即 Luminal A 型乳腺癌灌注增加将降低其无病生存率。

Li 等（2016）分析了 5 种乳腺癌亚型,认为 MRI 影像组学特征与多基因检测分类的预测显著相关（r^2=0.25~0.32）,尤其肿瘤大小、增强特征和多组基因检测复发分数相关,意味着较大、较不均质强化的肿瘤复发率更高。

Ashraf 等（2014）和 Wan 等（2016）的研究相比,具有如下区别:①影像数据:前者的数据从 1 个机构获得;后者的数据从 2 个不同的临床网站获得,研究结果更具有普遍适用性。②基因检测复发分数:前者聚焦病变形态,对比动力学特征及空间异质性特征与连续的基因检测复发分数;后者评估定量影像时间、空间特征,鉴别低、高复发风险分数。③ROC 曲线下面积值:分别为 0.77 和 0.84。

Ashraf 等（2014）和 Sutton 等（2015）研究的不同之处在于:①前者包括 4 个主要的影像表型,但未

提及峰度。②前者包括导管型和小叶型乳腺癌，而雌激素受体及人类表皮生长因子受体 2 状态不明确；但二者都认为具有较快速对比增强影像特征的肿瘤其基因复发分数增加，与 Mazurowski 等（2014）Luminal B 病变比背景实质强化率更高的结论类似。③前者仅考虑了影像特征，而后者将影像、临床及病理特征三者结合，分析更加全面。

二、乳腺癌影像基因组学的核心内容

1. 肿瘤及背景实质的精准分割 乳腺癌肿瘤分割是指通过分割技术在影像图像划出或重建出 ROI（肿瘤区或背景实质区），分割技术主要包括人工手动分割、半自动分割、自动分割，应用于分割技术的算法主要包括阈值法、聚类法等，尚无普适的分割算法能够应用于所有的医学影像，未来需要高精度、全自动、统一的分割方法将影像基因组学高效应用于临床。

2. 特征提取与量化 特征提取与量化是将低维空间和高维空间的图像样本进行相互转换，目前主要是将高维数据向低维数据转换，并通过机器学习或统计学等方法将其进行定量分析，从而得到不同的特征类型。

大致可以分为 4 类，分别是：①形态学特征：如大小、形态、边缘、分布等一般特征；②灰度直方图分布特征：如均值、标准差、偏度、峰度等一阶特征；③纹理特征：如自相关函数、灰度共生矩阵、灰度游程等二阶特征；④动力学特征：包括药代动力学、增强动力学、纹理动力学等，如最大吸收率、峰时、吸收速率、廓清速率、转运率等。上述 4 类特征的划分并不绝对，可根据需要而分类。特征提取与量化的方法层出不穷，特征类型多样，因此，应用科学合理的特征提取方法，挖掘精准的特征数据是面临的重要挑战。

3. 分类算法 影像基因组学在获取 ROI 并提取定量特征后，通过分类算法将其与疾病诊断、治疗、预后等进行相关。但分类算法并无统一的标准，目前乳腺癌影像基因组学研究中多采用支持向量机分类法，其他分类方法还包括聚类（层次聚类法、模糊 c- 均值聚类）、线性判别分析、回归分析（多元线性回归分析、多元逻辑回归分析）等。应用分类算法可以提高拟合结果的准确性，从而预测未知数据，寻找合理的分类算法将是影像基因组学的重大突破之一。

第三章 三阴性乳腺癌

第一节 三阴性乳腺癌

乳腺癌是女性最常见的恶性肿瘤之一,在美国和欧洲仅次于肺癌,我国每年约有 5 万新发病例,已严重威胁女性健康。乳腺癌是目前威胁女性生命健康最常见的恶性肿瘤之一。Perou 等(2000)根据基因表达情况,将乳腺癌分为 5 个亚型:管腔 A 型、管腔 B 型、人表皮生长因子受体 2 过度表达型、基底细胞样型及正常乳腺型。乳腺癌是异质性明显的恶性肿瘤,不同分子亚型的乳腺癌病人在临床上即使有相同的免疫病理类型和组织病理分期,其治疗措施和预后仍可能相差较大。影响乳腺癌预后的因素除肿瘤大小,临床分期,淋巴结状态及肿瘤向周围浸润情况外,还包括雌激素受体(ER)、孕激素受体(PR)及人表皮生长因子受体 2(c-erb B2)蛋白表达状态。

三阴性乳腺癌:三阴性乳腺癌(TNBC)系指雌激素受体(ER)、孕激素受体(PR)和人表皮生长因子受体 2(HER-2,又称 CerbB-2)均表达为阴性的乳腺癌,属一种独立的临床病理类型,占 basal-like 型的 80%~90%。它是一类具有特殊临床表现和病理特点的乳腺癌亚型,常伴有乳腺癌易感基因 -1 基因突变,三阴性乳腺癌侵袭性较其他类型乳腺癌强,临床发现时多数病理学分期较高,预后较差。由于三阴性乳腺癌具有独特的生物学行为和临床病理特征,且易转移,目前对其缺乏有效的内分泌治疗和抗人表皮生长因子受体 2 靶向治疗,因而成为乳腺癌研究的热点之一。因此,及早准确地判定出该肿瘤类型对临床选择有效的治疗手段和预后评价具有指导意义。既往三阴性乳腺癌依靠术后标本的免疫组化结果确诊,近年来,国内外研究者通过对不同分型的乳腺癌病人的影像学表现和临床病理特征进行对照分析,从而探索出其特征性的影像学表现。

三阴性乳腺癌的流行病学与临床病理特征:有报道提出,2008 年全球约有超过 100 万妇女被确诊患有乳腺癌,其中约 17% 的病人为三阴性乳腺癌。日本乳腺协会 2004~2009 年的数据报告显示,三阴性乳腺癌占乳腺癌的 14.4%。流行病学研究表明,三阴性乳腺癌好发于非洲裔绝经前妇女。而非三阴性乳腺癌通常发生于绝经后女性,三阴性乳腺癌女性较非三阴性乳腺癌者平均发病年龄小 10 岁。我国目前尚无相关多中心、大样本的统计数据报道。

三阴性乳腺癌多有乳腺癌家族史及乳腺癌易感基因 -1(BRCA1)突变。一项研究的临床资料显示,三阴性乳腺癌有乳腺癌家族史者比例高于无乳腺癌家族史者,而非三阴性乳腺癌有乳腺癌家族史者比例低于无乳腺癌家族史者;而且,研究者认为乳腺癌易感基因 -1 相关性乳腺癌与三阴性乳腺癌间可能存在一定的相关性,约 85% 的乳腺癌易感基因 -1 相关性乳腺癌为三阴性乳腺癌,而三阴性乳腺癌中一定比例的病人有乳腺癌易感基因 -1 基因突变。

与非三阴性乳腺癌相比,三阴性乳腺癌的临床分期往往较高。由于三阴性乳腺癌本身的生物学特性,易在短期内发生复发转移,内脏转移率颇高,尤其是脑转移发生率较高。目前有研究认为,三阴性乳腺癌的脑转移率较高与雌激素受体(-)呈相关性。三阴性乳腺癌病理学类型主要为非特殊类型的浸润性导管癌、化生性癌及髓样癌。三阴性乳腺癌是否易发生淋巴结转移,目前有不同的结论。有研究者发现,三阴性乳腺癌病人较雌激素受体(+)或人表皮生长因子受体 2(+)乳腺癌病人的肿瘤病理组织学分级高,绝大多数三阴性乳腺癌组织学分级为Ⅲ级。

三阴性乳腺癌的 MRI 征象与病理特征对比:

MRI 由于其具有良好的软组织分辨率,可多平面、多参数成像,无辐射,能够进行功能成像等特点,是目前诊断乳腺癌最有价值的检查方法之一。乳腺 MRI 的应用使乳腺癌的影像诊断从单纯解剖形态学研究发展到功能成像,如动态增强 MR 成像(DCE-MRI)、扩散加权成像(DWI)等。

DCE-MRI:DCE-MRI 是目前公认的诊断乳腺疾病最准确的影像技术,其不仅能显示病灶的外部形态特征,还能反映超声及乳腺 X 线检查无法确定的病灶内部细节信息。可以对病变的强化方式、动态增强曲线类型以及病变的早期强化率进行评估,以此来帮助鉴别病变的良、恶性。DCE-MRI 所显示的肿瘤形态特征、内部信号及血流动力学特征等信息有助于更精准地评估三阴性乳腺癌的 MRI 特征性表现。

形态学表现:在 MRI 上,三阴性乳腺癌多表现为单一病灶,呈肿块形,形态不规则,边缘光滑。这一征象与传统意义上的良性肿块常表现为边缘光滑,而毛刺征与乳腺癌的特征相悖,因而,这一征象对于诊断三阴性乳腺癌很重要。

Wang 等(2008)对比了雌激素受体(-)、人表皮生长因子受体 2(-)乳腺癌和雌激素受体(-)、人表皮生长因子受体 2(+)乳腺癌的乳腺 X 线摄影和乳腺超声检查表现,结果显示雌激素受体(-)、人表皮生长因子受体 2(+)的乳腺癌边缘倾向于表现为恶性肿瘤的毛刺征,而雌激素受体(-)、人表皮生长因子受体 2(-)的病人更多表现为良性肿瘤的边缘光滑和边界清楚的单一肿块型病灶。尽管该研究没有涉及 MRI 表现,但说明了三阴性乳腺癌易表现出良性肿瘤的形态学特征。另外,有研究报道三阴性乳腺癌与家族性乳腺癌存在一定相关性,而有家族史的乳腺癌也更易表现出光滑的肿瘤边缘。近年,国内外研究者对三阴性乳腺癌的 MRI 特征性表现不断研究,也充分证实了边缘光滑的单一肿块对诊断三阴性乳腺癌具有重要意义。

MRI 内部强化形式:三阴性乳腺癌在 DCE-MRI 上多呈现出环形强化,即肿瘤周边为环状强化区,中心为非强化区,且中心非强化区在 T_2WI 上呈高信号。而非三阴性乳腺癌则多表现为不均匀强化。三阴性乳腺癌肿瘤表现为环形强化主要与肿瘤边缘区域微血管密度(MVD)高、中心性坏死或纤维化程度高有关。Dogan 等(2010)研究显示,T_2WI 高信号区集中位于肿瘤中心区域,不仅与 DCE-MRI 非强化区域相对应,且与肿瘤中心坏死区域相对应,这充分解释了肿瘤中心坏死是三阴性乳腺癌环状强化的病理基础。

大多数研究认为,乳腺癌预后不良与肿瘤坏死呈显著相关。由此推测,环形强化可以提示此类乳腺癌病人预后不良,同时也可作为鉴别三阴性乳腺癌最有意义的 MRI 表现。

时间-信号强度曲线的特征:时间-信号强度曲线(TIC)描述的是注入对比剂后病变信号随时间变化的特征,是病灶血流灌注和流出等多种因素的综合反映。

Kuhl 等(1999)将 TIC 曲线分为 3 种类型:Ⅰ 型为渐增型,即在观察时间内信号强度持续上升;Ⅱ 型为平台型,即早期快速增强,中晚期信号强度上升或下降在 10% 范围内;Ⅲ 型为流出型,即早期快速明显强化,达到峰值后信号强度迅速降低,超过峰值强度的 10%。其中 Ⅰ 型曲线多提示良性病变;Ⅲ 型曲线提示恶性病变;Ⅱ 型曲线可提示恶性也可为良性病变。该研究利用不同曲线形态对病灶进行诊断,其敏感度、特异度、准确度分别为 91%、83%、86%。Uematsu 等(2009)研究表明 Ⅲ 型曲线,即快进快出的强化方式并不适用于三阴性乳腺癌。三阴性乳腺癌多表现为 Ⅰ 型曲线,呈持续强化。Sehrading 等(2008)的研究报道了 1/3 的家族性乳腺癌可表现出持续性强化的血流动力学特征,而由于家族性乳腺癌与三阴性乳腺癌存在相关性,表明三阴性乳腺癌也可呈现出良性肿瘤的强化特征。但越来越多的研究显示三阴性乳腺癌与非三阴性乳腺癌的 TIC 曲线类型均为 Ⅲ 型,即呈快进快出的强化方式。三阴性乳腺癌的组织病理学类型主要以浸润性乳腺癌为主,研究表明,87.0%~97.7% 的浸润性乳腺癌 TIC 曲线为流出型(Ⅲ 型)。

Li 等(2011)应用 DCE-MRI 探讨三阴性乳腺癌血供特征,结果发现三阴性乳腺癌较非三阴性乳腺癌表现为更短的平均通过时间(MTT)和更高的流出速率(K_{ep}),显示三阴性乳腺癌较非三阴性乳腺癌的病灶对比剂的灌注及排泄率更快,表明三阴性乳腺癌更易表现为快进快出的强化模式,即 Ⅲ 型 TIC 曲线类型。

DWI:除了形态学和血流动力学分析,反映病变分子特性的诊断技术也已经应用于乳腺癌的诊断。DWI 可以监测水分子的布朗运动,是目前唯一能观察活体水分子微观运动的成像技术,能够定性、定量地反映人体各组织细胞内部水分子的功能变化,在早期即可检测出与组织的含水量改变有关的形态学和生理学改变。尽管 DWI 在诊断乳腺癌方面的应用仍处于探索阶段,但 DWI 在反映乳腺病变特性及应用于乳腺肿瘤治疗效果的监测方面已发挥了潜在的作用。表观扩散系数(ADC)值用于量化水分子的布朗运动,即用来描述不同扩散梯度(b 值)作用下,水分子扩散能力大小的定量指标。生物体内水分子扩散主要受两个因素影响:生物膜结构的限制和蛋白质等大分子物质对水分子的吸附。乳腺恶性肿瘤细胞代谢旺盛,细胞结构中如大分子蛋白质增多从而导致细胞核的增大,细胞外间隙减少;生物膜结构的限制和蛋白质等大分子物质对水分子的吸附能力的增强,这些因素的综合作用阻碍了恶性肿瘤内水分子的有效扩散运动,使扩散受限。因此,乳腺癌在 DWI 上通常呈现出比乳腺良性病变和正常乳腺组织要高的信号强度,前者的 ADC 值也更低。

关于三阴性乳腺癌的 DWI 影像特征的研究鲜有报道。一项有关 ADC 值与乳腺癌免疫组化指标相关性的研究对比了雌激素受体(−)乳腺癌与雌激素受体(+)乳腺癌 ADC 值,结果显示雌激素受体(−)乳腺癌的 ADC 值明显高于雌激素受体(+)乳腺癌。

随着对乳腺癌各分子亚型潜在的生物学特性探索的不断深入,以及 DWI 成像技术的不断成熟,人们正逐步提高对三阴性乳腺癌的 DWI 影像特征的认识,尤其在评估肿瘤预后及规划治疗方案方面。

一项研究采用 ADC 值作为评估肿瘤内部信号强度的定量指标,将三阴性乳腺癌与雌激素受体(+)乳腺癌及人表皮生长因子受体 2(+)乳腺癌病人的肿瘤 ADC 进行对比,三阴性乳腺癌的 ADC 值明显高于雌激素受体(+)及人表皮生长因子受体 2(+)乳腺癌的 ADC 值。

以往研究表明,三阴性乳腺癌病灶更低的 ADC 值与其组织学分级较高、肿瘤体积较大、腋窝淋巴结更易转移有关。然而,这个理论似乎与侵袭性极强的三阴性乳腺癌病灶的 ADC 值反而偏高存在着矛盾。有关这一矛盾,一种合理的解释是三阴性乳腺癌病灶比其他亚型在 T_2WI 上更易呈现为瘤内高信号,而 T_2WI 高信号与 ADC 值较高具有显著相关性。

Uematsu 等(2009)研究报道,T_2WI 上肿瘤中心高信号与三阴性乳腺癌存在显著相关性,病理证实其主要与肿瘤内发生坏死有关,肿瘤坏死区域细胞内密度减低,水分子扩散加强,使得 DWI 信号强度减低,ADC 值相应增高。

综上所述,三阴性乳腺癌是一种少见的乳腺癌亚型,具有独特的生物学行为及临床病理特征,侵袭性强,预后差,是一种高危乳腺癌。与三阴性乳腺癌相关的 MRI 表现为单一病灶,呈肿块形,形态不规则,边缘光滑,边缘不均匀强化,T_2WI 上可见病灶中心呈高信号,表现为Ⅲ型 TIC 曲线以及高 ADC 值。尽管目前对于三阴性乳腺癌的 MRI 特征性表现尚无定论,但了解三阴性乳腺癌的 MRI 特征将有助于临床制定治疗计划和判断预后,同时也可增加医学研究者对三阴性乳腺癌生物学行为的认识。

第二节　乳腺低分化浸润性导管癌

患者,女,47 岁。

病理检查:穿刺组织三条,分别为 2.0 cm、1.8 cm 和 0.7 cm,直径均为 0.1cm。免疫组化检测:阳性:Her-2(2 分),ER(+,约 90%),PR(+,<10%),E-cad,P120(膜 +),CK7,GATA-3,Villin(散在 +),Ki-67(+,约 70%);阴性:GCD-FP-15,P63,CK5/6,Syn,CgA,TTF-1,NapsinA,CK20,SMA,S-100。常规病理诊断:左侧乳腺肿物穿刺活检标本:初步诊断浸润性乳腺癌,待做免疫组化检测进一步证实。免疫组化诊断:左侧乳腺肿物穿刺活检标本:免疫组化检测支持乳腺浸润性导管癌。注:本例为穿刺标本,不适于乳腺癌分级;另

免疫组化检测 Her-2(2 分),为不确定阳性,建议做 FISH 检测进一步判断是否适合靶向治疗。

3 月后第二次病理检查:常规病理诊断:左乳癌改良根治标本:乳腺浸润性导管癌,大小 2.2 cm×2.0 cm×1.8 cm,乳头、皮肤、乳腺四周切缘及基底均为阴性;腋窝脂肪组织中检出淋巴结 17 枚,其中 2 枚可见癌转移。免疫组化诊断:左乳癌改良根治标本:乳腺低分化浸润性导管癌,大小 2.2 cm×2.0 cm×1.8 cm。肿瘤细胞预后及耐药检测供临床参考(图 20-3-1)。

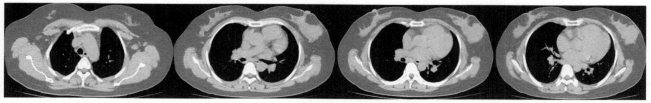

图 20-3-1　乳腺低分化浸润性导管癌

第三节　三阴性与非三阴性乳腺癌

三阴性乳腺癌是指雌激素受体,孕激素受体及人表皮生长因子受体 2 受体均无表达的乳腺癌,有研究前瞻性分析三阴性乳腺癌在 MRI 各序列上的形态学表现,并与非三阴性乳腺癌进行对比分析,以提高对三阴性乳腺癌的 MRI 特征性表现的认识。

不同亚型的差异:乳腺癌是一种异质性恶性肿瘤,不同亚型具有不同生物学行为、临床病理特点和分子特征,对治疗的反应也不同,因此,同样是乳腺癌患者,预后却有显著区别。

Perou 等(2000)应用基因芯片技术,根据乳腺癌表达的基因谱将乳腺癌分为以下 5 个亚型:管腔 A 型与管腔 B 型,基底细胞样型,人表皮生长因子受体 2 过表达型及正常乳腺样型,这五类乳腺癌亚型中基底细胞样乳腺癌具有独特的基因表型和形态特点,其恶性程度高,侵袭性强,临床预后差。

三阴性乳腺癌是根据其免疫组化特征分类的,即雌激素受体,孕激素受体及人表皮生长因子受体 2 表达均为阴性的乳腺癌,该类乳腺癌与基底细胞样乳腺癌在组织形态、免疫表型、临床表现方面有很多相似之处。由于三阴性乳腺癌既不表达雌激素受体,孕激素受体和人表皮生长因子受体 2,对内分泌治疗不敏感,对曲妥单抗(HER 单克隆抗体)治疗反应也较差,因此缺乏有效的靶向治疗方案,临床上只能选择常规治疗手段,但是疗效不佳,与非三阴性乳腺癌比较 4 年无瘤生存率低(三阴性乳腺癌:85.2%;非三阴性乳腺癌:94.2%),且容易复发。由于三阴性乳腺癌具有诸多特殊之处,是近两年国内外研究的热点。三阴性乳腺癌约占乳腺癌总数 10%~26%,一组行 MRI 检查的 90 例乳腺癌中, 23 例为三阴性乳腺癌,约为 25.6%。

病理学差异:三阴性乳腺癌组患者年龄与非三阴性乳腺癌差别无统计学意义($P>0.05$)。三阴性乳腺癌病理学类型主要为非特殊类型的浸润性导管癌,化生性癌及髓样癌。该组 23 例三阴性乳腺癌的病理类型以浸润性导管癌为主(87.0%, 20/23),髓样癌、浸润性小叶癌与乳头 Paget 病各 1 例(约 4.3%, 1/23); 67 例非三阴性乳腺癌中浸润性导管癌 62 例,约占 92.5%。

影像学研究:MRI 检查软组织分辨率高,能提供超声及乳腺 X 线检查检查无法提供的病灶细节信息,最大的优势就是可以检出多发及小病灶且不受乳腺致密度影响,是诊断乳腺癌最有价值的检查方法之一。关于三阴性乳腺癌的 MRI 表现,相关研究发现三阴性乳腺癌更容易出现单个病灶,边缘光整,增强时环状强化及持续强化。Wang 等(2008)研究表明:乳腺 X 线检查或超声上,雌激素受体阴性 / 人表皮生长因子受体 2 阳性乳腺癌比雌激素受体阴性 / 人表皮生长因子受体 2 阴性乳腺癌更容易出现周围毛刺及钙化,病理分级也较高,但没有对 MRI 特点做研究;Schrading 等(2008)报道:家族性乳腺癌易表现为边缘光整,因此,一些高分级乳腺癌亚型如三阴性乳腺癌及家族性乳腺癌易表现为良性肿瘤的形态。

该研究发现三阴性乳腺癌病灶更容易表现为边缘光整,差异有统计学意义($P<0.05$)。而病灶个数及 TIC 类型两组间差异无统计学意义(P 值分别为 0.167 与 0.613)。

另外,该组研究发现三阴性乳腺癌病灶较非三阴性乳腺癌病灶更易表现为环状强化,两组间差异有统计学意义($P<0.05$), 23 例三阴性乳腺癌中 14 例表现为环状强化,约占 60.9%, 67 例非三阴性乳腺癌中仅 14 例为环状强化,约占 20.9%。Uematsu 等(2009)报道 80% 的三阴性乳腺癌为环状强化,环状强化又与边界光整具有相关性,Teifke 等

（2006）认为环状强化是较为准确地预测雌激素受体状态的指标，该研究三阴性乳腺癌环状强化者较文献报道低，分析原因可能是病例数较少产生的偏差。

扩散加权成像（DWI）是一项MRI新技术，通过检测活体组织内水分子随机热运动情况，揭示组织内微环境状况。DWI通过测量ADC值来量化分析，细胞增殖旺盛，组织的细胞密度越大，DWI的ADC值就越低，反之亦然。该研究发现两组病灶ADC值差别有统计学意义（$P<0.05$），三阴性乳腺癌组病灶ADC值 [（0.90 ± 0.12）$\times 10^{-3}mm^2/s$] 较非三阴性乳腺癌组 [（0.97 ± 0.16）$\times 10^{-3}mm^2/s$] 偏低。

Rakha等（2007）报道三阴性乳腺癌比非三阴性乳腺癌小（>1.5 cm）。该组病例发现三阴性乳腺癌组病灶大小平均为2.5cm，略小于非三阴性乳腺癌组病灶（平均2.8 cm），但两组间病灶大小差异无统计学意义（$P>0.05$）。

总之，三阴性乳腺癌是一种少见的乳腺癌亚型，也是具有特殊生物学行为及临床特点的亚型，是一种高危乳腺癌，目前尚缺乏有效的靶向治疗方案，预后较差，病理类型以浸润性导管癌为主。在MRI表现中，边界光整，环状强化及较低的ADC值对诊断三阴性乳腺癌有提示作用，但该研究病例数尚少，还需要对更多病例进行研究。

第四节　左侧浸润性乳腺导管癌（Ⅲ级）

患者，女，41岁。

病理检查：穿刺组织三条，长1.6 cm×1.7 cm，直径均为0.1 cm。免疫组化检测：阳性：Her-2（+++），ER（+，约90%），PR（+，约80%），E-cad，P120（膜+），CK7，P63（灶+），Ki-67（+，约20%）；阴性：S-100，SMA，Vimentin。常规病理诊断：左乳肿物穿刺活检标本：浸润性癌，待做免疫组化检测进一步明确诊断。免疫组化诊断：左乳肿物穿刺活检标本：浸润性乳腺导管癌（Ⅲ级）（图20-3-2）。

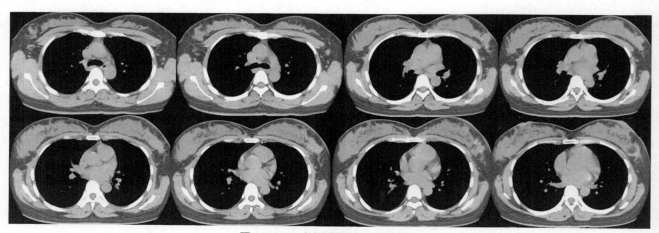

图20-3-2　左侧浸润性乳腺导管癌

第五节　右侧乳腺浸润性导管癌（Ⅱ级）合并浸润性小叶癌

患者，女，61岁。肝左叶可见两枚类圆形病灶，最大者约1.2 cm×1.2 cm，T_1WI低信号，T_2WI不均匀稍高信号，DWI呈明显环状高信号，增强后动脉期强化不明显，延迟后呈轻度环形强化。右侧乳腺内可见多发不规则结节及片状异常信号影，增强后呈不均匀强化。诊断意见：右侧乳腺内异常信号，考虑乳腺肿瘤；肝左叶多发结节影，结合病史，考虑转移。

病理检查：右乳肿物：灰黄色组织一块，大小6.0 cm×4.5 cm×3.0 cm，切面灰白、灰黄，质中。免疫组化检测：阳性：CK7，ER（+，约5%），E-cad，P120-Catenin（膜+），

Her-2(+++)，ERCC1(+++)，Tubulinβ(++)，TOPO Ⅱ(++)，Ki-67(+，约60%)；阴性：CK5/6，PR，5-FU，VEGF，P-gp。冰冻病理诊断：右乳肿物：浸润性癌。常规病理诊断：右乳肿物：浸润性癌，肿瘤类型、耐药及预后免疫组化检测结果待报。免疫组化诊断：右乳肿物：浸润性导管癌(Ⅱ级)合并浸润性小叶癌。注：本例为HER-2过度表达型，如拟行靶向治疗，建议用FISH技术进一步检测HER-2基因。其他耐药检测结果供临床参考(图20-3-3)。

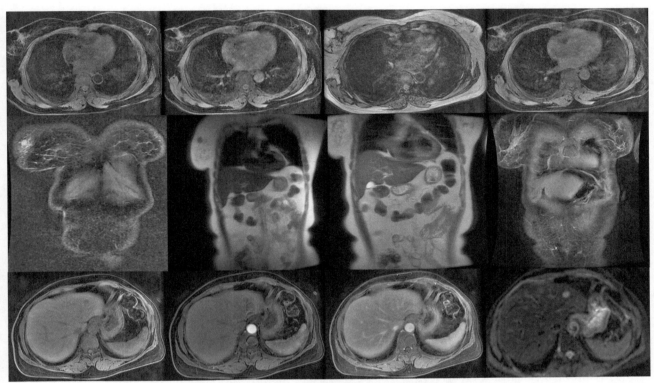

图20-3-3　右侧乳腺浸润性导管癌合并浸润性小叶癌

第四章　双侧乳腺癌和微小乳腺癌

第一节　原发性双侧乳腺癌

关于原发性双侧乳腺癌：原发性双侧乳腺癌是指双侧乳腺同时或先后发生的独立的原发性乳腺癌，发病率约为4.97%。病因尚不清楚，普遍认为在首次乳腺癌手术后一些致癌因素如内分泌失调和某种癌基因等仍然存在，未手术侧的乳腺作为致癌因素的唯一靶器官，仍可发生癌变。根据发生间隔时间的长短分为同时性（间隔≤6个月）和异时性（间隔>6个月）两种。一般认为乳腺为成对的器官，一侧乳腺发生恶性肿瘤后，对侧乳腺因暴露于一致的遗传背景和相同的致癌因素下，发生新生肿瘤的危险性较首发乳腺癌高3~4倍。随着乳腺癌长期生存率的提高和检查手段的改善，双侧乳腺癌的发病率和检出率逐年增加。

有作者统计乳腺癌患者的另一侧患癌概率较一般人群高5倍，有乳腺癌家族史者患双侧乳腺癌的概率增高且年龄较轻。双侧原发性乳腺癌大多为不同的病理类型，可以同时或异时发生。首发侧乳腺癌的病理类型和双侧乳腺癌的发生关系较密切，非浸润型中的小叶原位癌发生率最高（达54%）。

17例34个乳腺癌：一项研究报告一组17例34个乳腺癌的X线表现与有的作者报道的原发性单侧乳腺癌相似，分布部位以外上象限居多。X线表现分为肿块型，肿块伴钙化型，钙化型，结构扭曲型。前3型容易引起医生的重视，一般不会漏诊，关键在于对病变的定性。

根据肿块的分叶，不规则和/或长短不一毛刺，易做出乳腺癌的正确诊断；肿块伴钙化型乳腺癌，如果肿块形态不能确定其良、恶性时，发现乳腺内微小钙化成簇，即每平方厘米超过5枚，呈泥沙样、蠕虫样、短棒状钙化，常是恶性病变的警示。结构扭曲型乳腺癌由于乳腺内无明确肿块可见，只是乳腺组织结构因癌浸润性生长，造成扭曲、变形，表现为区域性结构紊乱或片状不规则致密影，容易漏诊、误诊，诊断时应结合临床及血管增多、增粗，乳头凹陷，皮肤增厚，导管增粗等间接X线征象。

钼靶X线摄影：钼靶X线摄影是目前乳腺肿块较为可靠的影像学检查方法。由于乳腺癌本身钼靶X线表现的多样性，决定了原发性双侧乳腺癌的第二癌与第一癌的X线表现不可能完全相似；另一方面，两侧乳腺癌在组织学起源，病理分期乃至基因表达上的不同都决定了二者的钼靶X线表现可能不完全相同。

该组6例双侧乳腺癌的X线表现具有相似性，11例X线表现不具有相似性。因此在诊断乳腺第二癌时，大可不必局限于其与第一癌的X线表现相似性，应仔细阅片，两侧乳腺对照，发现对侧乳腺有可疑病灶，特别注意粒数较少的微小钙化，局部腺体结构紊乱，只要符合乳腺癌的X线特征，即可提示诊断，避免遗漏双侧原发性乳腺癌。另有作者报告一例，患者年龄较大，首发侧为小叶原位癌，行右乳腺小叶原位癌局部切除术后未做放、化疗等相关治疗，可能是导致首次术后17个月发生左乳腺癌和右腋下淋巴结转移的原因之一。

鉴别诊断：鉴别诊断是对侧乳腺的转移癌：①原发性乳腺癌病灶多位于外上象限，多单发，边缘不清，常呈浸润性生长，而乳腺转移癌多位于中线附近或乳腺尾部脂肪中，常为多发，呈膨胀性生长，边界较清；②找到原位癌成分多为原发性双侧乳腺癌，但病理类型相同也不能否定双侧原发癌；③临床上第一侧乳腺癌无局部、区域性或全身性扩散或治疗后5年才出现另一侧乳腺癌。

综上所述，原发性双侧乳腺癌具有单侧原发性乳腺癌的钼靶 X 线表现,而第二癌与第一癌的 X 线表现相似性较低。在日常工作中,对双侧乳腺癌的 X 线诊断不应局限于两者相似的 X 线表现,应双侧乳腺对照,寻找符合乳腺癌的 X 线特征,以提高原发性双侧乳腺癌的检出率。

第二节　双侧乳腺癌

双侧乳腺癌是指同时或异时在双侧乳腺内各自出现的癌肿,发病率约为 4.97%。病因尚不清楚,普遍认为在首次乳腺癌手术后一些致癌因素,如内分泌失调和某种癌基因等仍然存在,未手术侧的乳腺作为致癌因素的唯一靶器官,仍可发生癌变。有作者统计,乳腺癌患者的另一侧患癌概率较一般人群高 5 倍,有乳腺癌家族史者患双侧乳腺癌的概率增高且年龄较轻。双侧原发性乳腺癌大多为不同的病理类型,可以同时或异时发生。首发侧乳腺癌的病理类型和双侧乳腺癌的发生关系较密切,非浸润型中的小叶原位癌发生率最高(达 54%)。

有作者报告一例,患者年龄较大,首发侧为小叶原位癌,行右乳腺小叶原位癌局部切除术后未做放、化疗等相关治疗,可能是导致首次术后 17 个月发生左乳腺癌和右腋下淋巴结转移的原因之一。

第三节　微小乳腺癌

微小乳腺癌,从影像学角度出发,与临床的早期癌及原位癌定义不同,是指无论是否有局部淋巴结或其他部位的转移,乳腺 X 线摄影片所见病灶直径 ≤ 15 mm 的乳癌以及 >15 mm(临床不能扪及肿块)仅以单纯钙化为表现的乳癌。

乳腺癌的流行病学及数字化乳腺摄影检查的意义:乳腺癌发病呈逐年上升趋势,全球每年发病超过 120 万人,欧美国家乳腺癌占女性恶性肿瘤的 25%~30%,我国大城市乳腺癌占女性恶性肿瘤的第 1 位,且发病年龄日趋年轻化。早期准确诊断可明显改善预后,降低死亡率。因此,乳腺癌的早期发现,及时诊断和早期治疗显得异常重要。

微小乳腺癌的早期检出与正确诊断,可以为临床保乳手术提供依据,为临床手术方式的选择和综合治疗提供依据,明显改善患者的生存质量。影像学检查是早期检出、早期诊断的重中之重,乳腺摄影检查被认为是目前乳腺癌早期检测的最好工具,已成为乳腺疾病诊断首选的检查方法,它可以比有经验的临床医师早 2 年检出病灶。

全数字化乳腺摄影较传统的屏-片结合钼靶 X 线摄影辐射量降低,图像空间分辨率及对比度提高,后处理功能强大,病人的重检率明显减低,对病变组织的细微结构显示更加清晰,为微小乳腺癌的诊断提供更多的信息,在大宗普查试验中已经取代传统钼靶摄影,成为妇女乳腺疾病普查的最重要工具。

微小乳腺癌的 X 线表现:肿块与钙化是乳腺癌的最常见直接征象,一组 41 例微小乳腺癌以肿块表现为主,约占 56.1%,伴发钙化 11 例,肿块表现为在内外斜位(MLO)及头尾位(CC)均可以显示,在致密型乳腺中轮廓模糊,多有分叶,而在少量腺体及脂肪型乳腺中显示边界清晰,周围可见星芒状毛刺征象,此为微小乳腺癌的可靠征象。

钙化是数字化乳腺摄影最易发现的征象,乳腺摄影普查中约 1/2 未触及肿块的乳腺癌中,约 70% 的病灶的检出应归功于微小钙化灶的发现。钙化可以是微小乳腺癌的唯一征象,也可以合并肿块及结构扭曲等其他征象。该组有钙化病灶共 20 例 (47.8%),其中肿块伴钙化 11 例,单纯钙化 7 例,结构扭曲伴钙化 2 例。该组恶性钙化主要表现为段样分布的成簇钙化,边缘多模糊,国外乳腺摄影发现表现为钙化的乳腺癌最小阈值在 2.1~2.63 mm,国内研究最小阈值为 2~3 mm。该组病例表现为单纯钙化的乳腺癌最小直径约 5 mm,钙化数目 8 个,最小钙化直径达到 0.5 mm,不合并其他征象,术前 BI-RADS 4 类,活检病理为浸润性导管癌。国内外研究显示,单纯钙化是导管内原位癌的重要征象,但该组病例中单纯钙化的病理类型为浸润性导管癌及浸润性导管内癌,未见导管内原位癌,为该组微小乳腺癌最遗憾的地方，对此原因应进一步探究，并对其他微小钙化应进一步随访，及时的活检显得尤其必要。

微小乳腺癌最易忽略和漏诊的征象就是结构扭曲及非对称性的致密影，尤其是非对称的致密影，只在1个投照位置上出现而不表现为肿块，可合并钙化，该组病例这2种表现共11例，伴发钙化2例，术前均为 BI-RADS 0类，经 MR 和/或超声检出肿块范围 <15 mm，此类病例一定要结合其他检查，若伴有钙化，则恶性可能性更大，应及时活检，避免漏诊。

与同期大乳腺癌不同，该组微小乳腺癌的间接征象较少，可能与癌灶较小，对周围组织的浸润较少有关，同侧淋巴结转移率仅2例（4.9%），转移率明显低于大乳癌组，表明乳腺癌的同侧淋巴结转移与癌灶的大小相关。提示临床对于小乳腺癌，保乳手术可能性更大。

微小乳腺癌的检出与乳腺实质类型关系：微小乳腺癌 X 线征象的显示及检出除与病灶大小有关外，还与乳腺实质类型、投照位置等有关。该组脂肪型及少量腺体型乳腺共检出微小乳腺癌22例（53.7%），致密型及多量腺体型检出病灶亦较多，共19例（46.3%）。

以钙化为表现的微小乳腺癌在各个乳腺实质背景中均能得到很好的显示，但是以肿块为主的病灶则在致密型乳腺实质中显示欠佳，脂肪型乳腺实质中显示清晰。致密型乳腺的病灶尤其非钙化性病灶需结合 MR 或超声做出最后诊断（BI-RADS 0类），而在脂肪型乳腺中病灶的显示较清晰，BI-RADS 可以做出准确分类诊断，且与病理符合率高。

同时，规范的投照体位是准确诊断的前提，常规内外斜位及头尾位对于非致密型腺体中病灶的显示能够满足临床诊断需要，但是对于致密型乳腺中的病变则显示有困难，若加用点压放大技术及切线位等特殊位置的投照，则有利于其细节的显示，提高乳腺癌的检出率，减少漏诊。

第五章　其他类型乳腺癌

第一节　全数字化乳腺摄影与非肿块型乳癌

乳腺 X 线摄影目前仍被认为是乳腺癌筛查的金标准,近年来,随着数字化成像技术的运用及改进,尤其是全数字化乳腺摄影(FFDM)的应用,使乳腺 X 线摄影技术取得了巨大发展。

全数字化乳腺摄影所提供的高清晰、高对比度图像是传统的 X 线摄影及乳腺计算机 X 线摄影(CR)所无法比拟的,加上其强大的图像后处理功能及点压放大技术,能够早期发现致密乳腺中乳腺癌的一些非典型征象,如致密影或结构扭曲等。因此使乳腺癌的早期诊断成为可能,并配有病灶术前定位系统,使临床扪及不到肿块的亚临床乳腺癌早期切除或保乳手术成为可能。

微钙化:微钙化是乳腺癌主要 X 线征象之一,也可以单独存在,成为非肿块型乳腺癌的唯一征象。对于临床不能扪及,仅以单纯钙化为表现的亚临床非肿块型乳腺癌,钙化的显示更加重要。全数字化乳腺摄影能发现 0.1 mm 甚至 0.05 mm 微小钙化,对簇状微小钙化的敏感性达 95%。一组 67 例非肿块型乳腺癌病例中,有微钙化 28 例(占 41.8%),表现为单纯钙化 5 例且临床触诊阴性,5 例中 3 例为导管原位癌,2 例为癌前病变,显示最小钙化直径为 0.1 mm。其余 23 例钙化病例与其他征象合并存在。其中 3 例钙化分布稀疏,每平方厘米仅有 3~5 枚微钙化,但这几例钙化均伴有结构紊乱或致密片影,当钙化伴有结构紊乱或致密影时,病变的恶性风险度比类似表现的单纯钙化要增高,而不能因钙化数目少而低估。

结构扭曲:结构扭曲是周围正常乳腺组织对癌细胞浸润生长的反应性纤维组织增生,形成乳腺实质为收缩凹陷及在 2 个不同摄片体位固定存在的条索状影,而无明确肿块征象,包括从中心发出的放射状或星状影及乳腺实质边缘的扭曲,如侵及 Cooper 韧带可使韧带增厚、牵拉形成"帐篷"征。该组病例中表现为粗乱条索影 7 例,星状影 5 例,局部乳腺实质收缩凹陷 2 例,结构紊乱伴"帐篷"征 1 例,结构紊乱伴片状密度增高 4 例。其中粗乱索条影、结构紊乱伴片状密度增高多见于病变局部为致密腺体,当病变与致密腺体组织重叠时可掩盖肿块本身的显示,仅显示出部分征象,容易漏诊,是乳腺影像诊断的难点,需引起重视。

如该组 1 例 47 岁女性患者,1 年前在右乳外上象限仅见少许条状影,因病变局部多量腺体重叠及认识不足而漏诊,1 年后发展为典型肿块的浸润性导管癌。乳腺癌及癌前病变所致星状影需与外伤性脂肪坏死、术后瘢痕鉴别,外伤及手术病史是鉴别的重要依据。乳腺癌的星状影与不典型增生、硬化性腺病及放射状瘢痕关系密切,且影像表现类似,放射状瘢痕是放射状硬化性病变,是由中央硬化的胶原和弹性组织及周围包绕的星状导管增殖构成,常合并原位癌和不典型增生,它与管状癌也有一定相关性,因而具潜在恶性。

多数乳腺癌所致星状影中心有实性密度星核,周围条索影没有放射状瘢痕长,呈小星状影,条索影粗细不均,可伴钙化、局部皮肤增厚回缩、血管增多增粗等征象。放射状瘢痕中心密度相对较低,条索影规则且细长,呈长星状影,甚至可长至 2~4 cm,条索间有脂肪组织间隔,分布较均匀,往往不合并钙化及其他合并征象。

致密影:指病灶区密度稍高于周围正常腺体,境界较模糊,或在腺体退化区域见片状高密度,而没有真性肿块的边缘轮廓。此类病例多见于浸润性导管癌,该组致密影中浸润性导管癌 9 例,占其病例总数的 81.8%（9/11），反映了肿瘤浸润生长的特性和生物学特征。

这类表现需要与乳腺增生及慢性炎症鉴别，该组 11 例术前准确诊断 8 例，误诊 3 例，分别误诊为慢性乳腺炎 1 例和乳腺增生 2 例，病理结果分别为浸润性导管癌和浸润性小叶癌及黏液腺癌。分析误诊原因为病灶密度稍高，与周围腺体境界欠清，无明确肿块轮廓，病灶区及周围未见钙化及合并征象。

全乳密度增高伴皮下水肿：表现为病侧全乳密度增高，皮下弥漫条索影及皮肤增厚，造成这种征象的原因可能为乳腺癌引起腋窝淋巴结转移，导致淋巴回流受阻所致，也可能为炎性乳腺癌的癌浸润造成真皮淋巴管阻塞和癌性淋巴管炎所致。该组 2 例符合前者表现，另 1 例为炎性乳腺癌。需与急性乳腺炎及乳腺癌手术放疗后改变鉴别，急性乳腺炎患者往往乳腺红肿热痛更为明显，白细胞升高，多不伴肿块及腋下淋巴结肿大，抗感染治疗有效，难以确诊时可做皮肤活检，以寻找有无真皮淋巴管癌栓。

全数字化乳腺摄影未见异常：该组 6 例临床均未扪及肿块，全数字化乳腺摄影腺体区未见异常，其中 2 例以腋窝淋巴结转移癌为首发症状，另 4 例因乳头溢血而就诊。2 例以腋窝淋巴结肿大就诊者均行同侧乳房改良根治术伴腋窝淋巴结清扫，术后病理均为浸润性导管癌。1 例以腋窝淋巴结转移癌为首发症状而术后未见肿瘤组织者未列入本组病例中，可能因病灶太小而大范围随机取材导致小病灶的遗漏。另 4 例乳头溢血病例均行导管造影检查，造影均显示导管内充盈缺损伴乳导管扩张，其中 1 例导管走行紊乱，管壁不光整，术后病理为导管内乳头状瘤病伴浸润性小叶癌，另 3 例中分别伴发小叶原位癌 1 例，导管原位癌 2 例。对全数字化乳腺摄影表现为阴性的隐匿性乳腺癌，尤其对致密型乳腺，B 超或 MRI 检查应是重要的补充手段。

第二节　不可触及的乳腺癌

乳腺癌发病率呈逐年上升的趋势，20%~30% 不可触及的乳腺疾病为乳腺癌，全数字化乳腺摄影对未扪及包块的乳腺癌具有重要的诊断价值，可以提供更优质的摄片质量、图像显示和后处理功能，为诊断提供了有力的保证。

单纯钙化：单纯钙化是不可触及乳腺癌的重要征象，而且微小钙化可能是早期乳腺癌唯一的 X 线征象。全数字摄影对微小钙化的检出及定性上具有较高的敏感性。

恶性钙化的发生机制目前存在 2 种观点：一种是坏死细胞矿化论，即癌细胞营养不良性坏死加之钙盐沉积；另一种观点是细胞活跃分泌说，即癌细胞钙质代谢增强造成钙质超饱和。

X 线征象包括钙化的分布形式、数目、大小、形态、密度。不可触及乳腺癌钙化灶分布形式可为单灶，也可多灶，表现为密集和散在分布，密集处钙化互相叠加，建议将这种叠加方式聚集的钙化灶描述为簇状分布较恰当，也就是说单位面积内钙化数目越多、越细小，恶性可能性越大。该组单纯钙化 24/60 例，其中 11 例多个钙化灶分布大致呈"楔"形，钙化沿导管束分布，导管扩张症的钙化亦呈此种分布形式，但前者钙化细小、形态不一，后者呈粗大树枝状。该研究认为，"楔"形分布的细钙化可以作为诊断乳腺癌的特异性征象，该组 3 例为乳头 Paget 病，临床发现乳头湿疹样改变时，虽然触不到肿块，但乳腺内部可见钙化灶，建议临床医师重视此类患者的 X 线检查。

该研究显示触诊阴性的恶性钙化形态表现为圆形、椭圆形、多角状、短线状钙化，短线状钙化对诊断乳腺癌有重要参考意义，将其描述为宽度 ≤ 0.3 mm，长度一般在 0.5~1.5 mm 之间，可以呈直线状，也可呈轻微弧形改变的线状，密度较低。在密集分布的钙化中，若发现低密度的短线状钙化，则诊断恶性的可能性大。全数字化图像后处理功能对发现有诊断价值的钙化有着不可忽视的重要作用，由于恶性钙化密度多较低，在一些致密型乳腺中，通常需要利用图像放大功能仔细寻找。X 线摄影发现的单纯钙化，影像医师应密切结合钙化的各种征象进行综合分析，对于密集分布、形态不一、以低密度的细钙化为主者，尤其是出现钙化叠加、多角状或短线状钙化时，应积极行 X 线引导下的金属丝标记定位、手术切检；"楔"形分布的病灶需做较大范围的区段切检。对于不典型者，应短期（3~6 个月）复查。

结节：结节是另一个常见的 X 线征象，形状多规则或仅见浅分叶,可能是由于癌块较小,各个部位生长速度不一造成的分叶趋势不明显。结节以稍高或等密度者居多数,X线表现为边缘毛糙,称之为"绒球"状;有的病灶部分边缘毛糙、而部分边缘光整,须与边缘光整的结节相鉴别,加做局部点压放大摄影,可清晰显示结节边缘毛糙是否与腺体重叠有关系。

该组 2/60 例伴有毛刺的星芒状结节位于较大的致密型乳腺中,且位置均深在,表明不可触及乳腺癌除了微小病灶之外,也可是较大结节位于腺体丰富区。不可触及乳腺癌结节也可表现为边缘不规整、成角,当结节边缘光整,且不伴细钙化时,影像诊断较困难。

文献报道有钙化乳腺肿块要比无钙化肿块癌的可能性大 4.5 倍。该组结节伴钙化共 8/60 例,其中 6 例钙化同时出现在结节内部和邻近实质,特点为密集分布,形态不一,以低密度的细钙化为主,X线诊断与病理诊断全部相符;这种结节内部和邻近的钙化,分布形式、形态等表现具有相似性。钙化局限在结节内部时,应与纤维腺瘤内部发生的钙化相鉴别,前者钙化细、多种形态、密度较低;后者多粗大、可相互融合、密度较高。该组建议伴有细钙化的不可触及结节,无论其边缘光整与否或钙化数目多少,均需手术切检。

致密影:增生、炎症、恶性肿瘤在X线上均可呈现致密阴影,该组乳腺癌致密影表现为局限性密度增浓区域、边缘模糊,其中 5 例伴有形态不一的密集分布细钙化。虽然全数字化乳腺X线摄影可以提供高质量的图像,但发生在丰富腺体中的不可触及致密影,诊断恶性具有一定难度,点压放大摄影可有助于进一步确定病灶。对于局限性略致密区,应密切影像学随访,若呈进行性增浓或出现细钙化,应考虑有恶性的可能。

结构紊乱:该组 10/60 例X线表现为局部腺体结构扭曲或呈放射状,中央区多略致密,边缘乳腺小梁僵直,4 例伴有形态不一的细钙化。范围较小的病灶,中央区并不致密,仅局部乳腺小梁略扭曲、僵直,有作者也提出应提高对乳腺癌不典型X线表现的认识,可进一步减少漏诊。外伤或手术史的患者,乳腺内也会出现局限性的结构紊乱区,应详细询问病史。

目前,对乳腺癌的诊断正向早期癌和触诊阴性乳腺癌方向发展,保乳术式的逐渐开展可极大提高女性患者的生存质量。因此,重视不可触及乳腺癌的全数字化X线筛查,可望进一步提高早期癌的检出率。

第三节　低级别导管原位癌,伴微小浸润

患者,女,66 岁。双侧乳腺腺体萎缩,左侧乳腺中央区可见结节状异常信号影,大小约 1.0 cm×0.9 cm,边缘毛糙,似见毛刺影,周围脂肪间隙欠清,与乳腺导管相连,局部管壁增粗,结构不清。动态增强扫描,逐渐强化呈环形高信号,乳头形态及大小尚正常,无明显塌陷。左乳腺中央区结节影,考虑 BERAS 4B 类可能,请结合临床。

病理检查:冰冻病理诊断:左乳腺导管内乳头状瘤。常规病理诊断:左侧乳腺组织,部分导管内导管上皮乳头状,实体性或筛孔状增生,部分导管周围大量淋巴细胞浸润,待免疫组化进一步诊断。免疫组化诊断:低级别导管原位癌,伴微小浸润(图 20-5-1)。

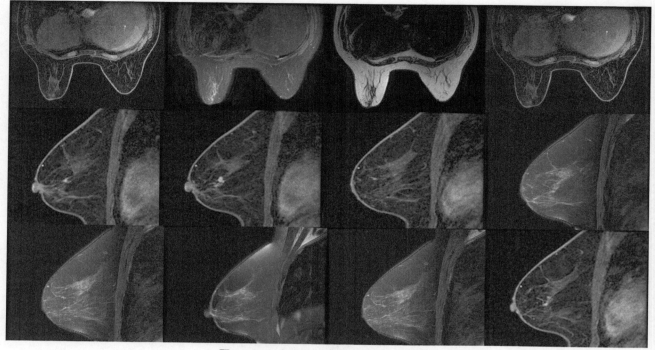

图 20-5-1　低级别导管原位癌伴微小浸润

第四节　隐匿性乳腺癌

　　关于隐匿性乳腺癌：Halsted(1907)首先报道了3例腋淋巴结肿大而临床上乳腺未触及肿块，1~2年后出现同侧乳腺癌的病例，并命名为隐匿性乳腺癌(OBC)。

　　随着影像技术的发展，特别是乳腺 X 线检查技术的普及，越来越多以往被认为"隐匿"的病灶在术前被检出。目前国内外对隐匿性乳腺癌的定义尚不完全统一，少数学者仍沿用 Halsted 对隐匿性乳腺癌的定义，而国内外多数学者认为隐匿性乳腺癌应指临床乳腺触诊和影像检查（主要是乳腺 X 线检查）均未检出乳腺内原发病灶，仅以腋淋巴结转移癌为首诊的患者。此处讨论对隐匿性乳腺癌的定义亦采纳此观点。

　　隐匿性乳腺癌约占同期发生乳腺癌患者的1.0%以下。关于隐匿性乳腺癌的发生机制，一些作者认为与机体生物学特性和特异的生物免疫防御机制有关。少量侵袭力强的癌细胞在肿瘤形成初期已侵犯出基底膜而发生淋巴结转移，同时癌细胞的生长与刺激激发机体的免疫系统产生反应，从而在抑制转移灶生长的同时也抑制了乳腺原发癌灶的生长

和发展，因此临床上乳腺可能触不到肿块。目前，尽管乳腺 X 线和超声检查仍是诊断乳腺病变的基本方法，但对于致密型和多量腺体型乳腺内病变以及微小病灶的诊断存在明显局限性。PET 在肿瘤的诊断、分期和疗效评估方面有较高的敏感度和特异度，但空间分辨率较差，对 <0.5 cm 的病灶检出存在假阴性结果。当前，临床对隐匿性乳腺癌的治疗手段尚存在争议，传统治疗方法为同侧乳腺根治术或改良根治术，以期切除原发肿瘤。Merson 等(1992)则认为单纯的全乳腺切除对患者生存率并无明显改善，影像检查若能在术前明确乳腺内原发病灶将为临床制订适当的治疗方案提供保证。

　　乳腺 MRI 对隐匿性乳腺癌的应用价值：MR 成像技术由于具有极好的软组织分辨率和无辐射特点，对乳腺检查具有独到的优势，特别是对于其他影像检查无法发现的微小病灶具有较高敏感度，已成为乳腺传统影像检查方法的重要补充。已有研究表明，MRI 对检出腋淋巴结转移癌患者的乳腺内原发癌灶具有较高敏感度，已成为公认的乳腺 MRI 检查适应证之一。

该研究结果显示,乳腺 MRI 检出的 16/33 例乳腺癌中,包括了 10 例肿块性病变和 6 例非肿块性病变。肿块性病变多数较小,直径平均为 1.5 cm。肿块形态多数呈不规则形,动态增强后以不均匀强化或边缘强化为主,时间 - 信号强度曲线类型多为流出型。6 例非肿块性病变则表现为导管性或段性强化。

关于 DWI 对隐匿性乳腺癌的诊断价值,一方面,DWI 空间分辨率和解剖图像质量远不如增强检查;另一方面,鉴于该研究中隐匿性乳腺病灶较小,部分病灶于 DWI 图像显示不明确,精确选择 ROI 较为困难,而对于非肿块性病变的诊断权重更应倾向于强化后的形态学评价,因此该组对所有病变的分析和诊断主要依据于动态增强后形态学和强化特征表现,DWI 仅起到辅助作用。该研究中,MRI 上表现为假阴性 1 例,该例经乳腺根治术后全乳取材大体肉眼观察未发现明显病变,仅显微镜下可见散在分布的 <1 mm 的癌灶。回顾复习,该患者在 MRI 上表现为多量腺体型乳腺,动态增强后双乳腺体表现为明显的弥漫性斑点及斑片状渐进性强化,即使在减影图像上仍难以辨认微小癌灶。

行乳腺根治术的其余 13 例患者,经全乳腺取材未发现乳腺内癌灶,其中 9 例乳腺 MRI 亦呈阴性表现,而另 4 例乳腺 MRI 提示可疑恶性病灶,对于 MRI "假阳性" 结果,经与病理医师讨论和相关文献复习,主要存在以下可能的原因:

(1)病灶多数体积微小(4 例可疑恶性病灶最大直径均 <1.0 cm),当缺乏影像结果提示时,在间距为 0.5 cm 的连续病理切片中,微小病灶特别是直径小于切片间距的病灶容易被漏诊。一些作者采用全乳腺大切片检查隐匿性乳腺癌标本,阳性检出率仍无法达到 100%。1 例右腋淋巴结转移癌患者乳腺 MRI 显示右乳外侧直径 0.5 cm 的可疑癌灶,右乳腺根治术后经全乳腺取材病理诊断为右乳腺病,经复阅相关资料,MRI 显示的可疑癌灶与腺病的病变范围和形态均不相符,且病理结果未提示对应于 MRI 上可疑病灶的相应诊断,推测该病灶可能在切片过程中被漏过。如若病理医师在已知 MRI 表现的前提下有针对性地进行取材,将有望进一步提高检出率。

(2)乳腺良、恶性病变的 MRI 表现存在一定重叠性,如该研究中 1 例导管内乳头状瘤在 MRI 表现为边缘不规整的结节,时间 - 信号强度曲线呈流出型,根据该组经验和已有的报道表明,导管内乳头状瘤与乳腺癌的鉴别存在困难。

由于 MRI 对乳腺癌诊断具有的高敏感度即高阴性预期值,对一个阴性乳腺 MRI 检查结果,一般具有较大把握排除乳腺癌,但对于高敏感度相应带来的假阳性结果,该组认为如医疗机构配备有 MR 活检装置和经验丰富的医师对可疑病灶行 MR 引导下的组织病理检查,较盲目的全乳腺切除后再寻找病灶更有针对性、更为准确,能够明显提高诊断的特异度,其诊断结果可以作为临床选择和实施治疗方案的依据,从而避免不必要的过度治疗。

随着更多的临床经验的积累及技术设备的进一步完善和成熟,MR 引导下的活检技术必将在乳腺疾病早期诊断中起到重要作用。乳腺 MR 检查对隐匿性乳腺癌的检出具有较高的敏感度和准确性。相对于临床常见的一般乳腺癌而言,小灶性的肿块性病变和导管性或段性强化的非肿块性病变是隐匿性乳腺癌的常见表现类型。乳腺 MR 检查应作为隐匿性乳腺癌患者的常规检查手段。今后,随着乳腺 MR 检查的逐渐普及,特别是乳腺 MR 检查技术的进步和应用经验的增加,MRI 将发现更多临床乳腺触诊和其他影像检查方法无法发现的 "隐匿性" 病变,"隐匿性乳腺癌" 的概念亦将随之不断更新。

第五节　乳腺导管原位癌合并浸润性导管癌(Ⅲ级)

患者,女,54 岁。

病理检查:灰白色穿刺组织三条,长度分别为 0.6cm、0.5cm、0.3cm,直径均为 0.1cm。免疫组化检测:阳性:E-cad,P120(膜 +),ER(+,约 95%),PR(+,约 95%,GATA-3,CK7,GCDFP-15(灶 +),P63(肌上皮 +),CK5/6(肌上皮 +),SMA(肌上皮 +),Ki-67(+,约 3%;阴性:Her-2,Villin,CK20,

EGFR。常规病理诊断:右侧乳腺肿物穿刺活检标本:考虑为癌,待做免疫组化检测进一步证实。免疫组化诊断:右侧乳腺肿物穿刺活检标本:免疫组化检测结果,硬化性乳腺腺病,灶区可见乳腺导管原位癌。

10 d 后第二次病理检查:免疫组化诊断:右侧乳腺改良根治标本:乳腺导管原位癌合并浸润性导管癌(Ⅲ级),直径

1.5cm；皮肤、乳头、乳腺四个象限切缘及底切缘均为阴性；自检出淋巴结21枚，其中4枚见癌转移。本例ER、PR强阳性，Her-2（1分）判定为阴性（图20-5-2）。

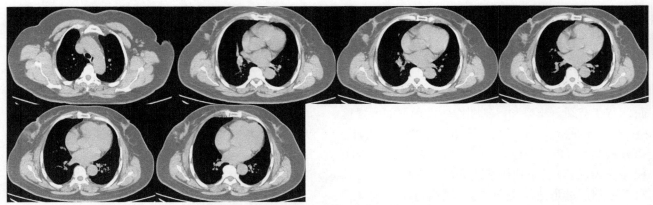

图20-5-2　乳腺导管原位癌合并浸润性导管癌

第六节　非肿块性乳腺癌

乳腺癌是成年妇女常见之恶性肿瘤，占女性恶性肿瘤的第二位，X线摄片检查是有效而可靠的检查方法。乳腺肿块及肿块边缘的形态学表现是鉴别良、恶性的重要指征，对乳腺癌诊断有决定意义。由于非肿块性乳腺癌X线钼靶片上无明显的肿块影，有时仅表现为局部结构紊乱、局部"星芒征"、边界不清的局灶性致密影、簇样钙化或仅表现为细微钙化点，故易与乳腺增生、乳腺良性病变相混淆。上述几种X线表现具有一定特征性，它们可以单独出现，也可以合并两种以上征象同时出现，在非肿块性乳腺癌的诊断中具有非常重要的价值。

局部结构紊乱：该征象被众多学者认为是X线诊断乳腺癌的一个重要征象，其形成机制是正常组织对恶性肿瘤的反应性纤维组织增生，使脂肪和正常乳腺实质间的界面发生扭曲、紊乱，如进一步发展，则形成毛刺征。该征象往往与正常腺体重叠，而表现为非肿块性病变，易造成漏诊，故应仔细分析。该组有17例表现为局部结构紊乱。

局部星芒征象：形成原因可能是由于癌细胞沿乳腺导管扩展，向周围间质浸润，而引起纤维组织增生反应的结果，典型表现为肿块边缘的毛刺影，但非肿块性病变并无肿块影显示，有些细小的毛刺或星芒状影须借助于放大镜或将局部图像放大才能识别。该组有8例表现为不规则小片样纠集影，形似星芒状，须注意这些细小毛刺应与术后瘢痕形成、脂肪坏死相鉴别。

边界不清的局灶性致密影：表现为局部灶性的密度增高影，形似块状或结节状，但无块影边缘，形状不规则，与周围腺体组织有时难以鉴别，如仔细观察可发现该病灶比周围腺体密度增高。但若是在致密型乳腺中，该病灶则难以显示，很易误诊。

簇样钙化：乳腺钼靶片中成簇钙化的形态学特征对乳腺癌有重要的诊断价值：Leborgen和Egan曾认为典型钙化诊断乳腺癌的特异性很高，但经过了数十年的经验总结，现有学者认为微钙化并不具有那么高的特异性，还有学者认为微钙化的形状、钙化簇的形态及钙化点的数目对乳腺癌的诊断具有较高价值。

按照美国BIRADS分类，钙化可分为良性钙化（圆形、分支样、蛋壳样）；而可能恶性钙化形态为：泥沙样、颗粒状、细线样、蚯蚓状、分叉状。该组16例显示钙化灶，占45%，大部分为簇样钙化灶，表现为泥沙样、分叉状、细线样、蚯蚓状，灶形（最小为0.5 cm）中近5~11枚钙化点。从该组病例钙化所占的比例来看，可以赞同这样一种观点，即认为这种形态不规则的簇样钙化灶是诊断乳腺癌的重要征象之一。由于数字化摄影技术的使用，使得细微钙化灶的显示率大为提高。当然，要注意和乳腺良性肿瘤钙化相鉴别。

病灶周边结构改变征象:主要包括厚皮征、乳头内陷和"漏斗征"、导管征、伪足征及彗星尾征以及血管异常等。虽然周边征象发生率较低,但有时对乳腺癌的诊断却很重要。

血运增加血管增粗是由于肿瘤代谢旺盛,血液供应增加所致;脂肪层混浊皮肤增厚是肿瘤细胞向脂肪层和皮肤浸润及皮肤淋巴管被癌细胞浸润堵塞淋巴回流受阻、局部组织水肿所致,脂肪层混浊常先于皮肤增厚出现;乳头凹陷是乳导管受浸润缩短所致。乳内淋巴结或腋窝淋巴结侵犯,用较高的条件加腋窝部 X 线摄影,则可以显示出来。

高品质的乳腺片是诊断非肿块性乳腺癌的有效保证,尤其是数字化乳腺摄影,能够清晰显示乳腺的各个层次的微细结构,特别是微细钙化,而微细钙化是 X 线诊断乳腺癌的重要征象,甚至是唯一征象。在引进了 CR 后,经过图像后处理,可以使图像的质量达到最佳化,从而得到高分辨率、高清晰度的乳腺片,为非肿块性乳腺癌的诊断提供了较可靠的依据,极大地提高了诊断的准确率。

第七节　乳腺浸润性导管癌,Ⅲ级,伴坏死

患者,女,38 岁。

第一次病理检查:左侧乳腺穿刺组织:灰白灰红穿刺组织三条,长度分别为 0.1 cm、0.4 cm、0.6 cm,直径均为 0.1 cm。常规病理诊断:左侧乳腺穿刺组织活检标本:浸润性癌伴坏死,待做免疫组化进一步分型。左侧腋窝淋巴结穿刺组织标本:转移性癌,待做免疫组化检测进一步明确肿瘤类型与来源。

免疫组化检测:阳性:Her-2(3+),E-cad,P120(膜 +),CK7,CK(P),P63,CK5/6(灶 +);阴性:PR,ER,GCDFP-15。免疫组化诊断:左侧乳腺穿刺组织活检标本:免疫组化检测结果支持浸润性导管癌伴坏死。左侧腋窝淋巴结穿刺组织标本:免疫组化检测结果支持转移性乳腺浸润性导管癌。注:本例 ER、PR 均阴性,Her-2 强阳性表达,可考虑靶向治疗。建议做 FISH 检测进一步确认。

4 月后第二次病理检查:常规病理诊断:左侧乳腺癌根治标本:乳腺浸润性导管癌,Ⅲ级,伴坏死,肿瘤大小 2 cm×2 cm×1.5 cm。乳腺四周切缘、底切缘及乳头均为阴性。腋窝脂肪组织中检出淋巴结 24 枚,其中 16 枚可见癌转移,少量淋巴管内见癌栓。免疫组化诊断:左侧乳腺癌根治标本:乳腺浸润性导管癌,Ⅲ级,伴坏死,肿瘤大小 2 cm×2 cm×1.5 cm。乳腺四周切缘、底切缘及乳头均为阴性。腋窝脂肪组织中检出淋巴结 24 枚,其中 16 枚可见癌转移,少量淋巴管内见癌栓。注:本例 ER、PR 均阴性,肿瘤细胞预后及耐药检测结果供临床参考,Her-2 评分 2 分,建议做 FISH 检测进一步判断是否适合靶向治疗(图 20-5-3)。

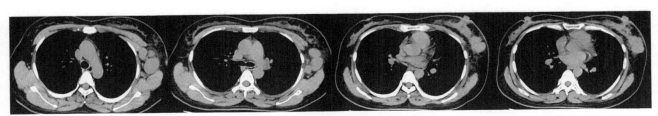

图 20-5-3　乳腺浸润性导管癌伴坏死

第六章　乳腺癌的钙化

第一节　乳腺微小钙化与乳腺癌

乳腺癌是危害妇女健康的常见恶性肿瘤，30%~50%的乳腺疾病在 X 线片上可发现钙化灶，尤其是对于原位癌，大多数可因为显示钙化而得以发现。随着钼靶机应用全自动曝光、数字化显像等技术，使乳腺 X 线图像变得更清晰，乳腺深部和致密的乳腺组织也能形成具有诊断意义的图像，使乳腺癌的早期诊断成为可能。将病理结果按良性和恶性分组。恶性组包括导管内癌、浸润性导管癌、浸润性小叶癌和浸润性筛状癌等，良性组包括乳腺病和纤维腺瘤等。

钙化分型：Le Gal（1984）钙化分型简要描述。

Ⅰ型钙化：小环形钙化，边界清楚；Ⅱ型钙化：形态规整的点状钙化；Ⅲ型钙化：细小的泥沙样钙化；Ⅳ型钙化：形态不规则的点状钙化；Ⅴ型钙化：细小蠕虫样钙化

微小钙化灶特点与病理学关系的多因素分析：多因素分析结果表明，微小钙化形态分型（$P<0.001$）和是否伴有肿块（$P<0.01$）是诊断乳腺癌的独立因素（表 20-6-1）。

表 20-6-1　微小钙化 X 线特点与病理学关系的多因素分析

征象	回归系数（B）	标准误	Wald 卡方值	P 值
形态分型	−1.089	0.597	11.202	0.0008
伴有肿块	0.703	0.934	8.822	0.003

依据微小钙化的形态分型将患者分为 4 组，探讨各种类型钙化特点（是否伴有肿块、单簇个数以及分布直径）在乳腺癌诊断中的价值，结果见表 2。单簇个数和分布直径分别以 10 个和 20 mm 分组具有统计学差异。上述钙化特点对Ⅳ型和Ⅴ型钙化鉴别病灶的良恶性价值较小（$P>0.05$）。Ⅲ型钙化伴

有肿块或单簇个数 >10 个恶性率较高（P 值分别为 0.041 和 0.047）；Ⅱ型钙化伴有肿块或分布直径 >20 mm 恶性率较高（P 值分别为 0.004 和 0.040），而单簇个数在良恶性病变间差异无显著性意义（$P=0.111$）。

分别以Ⅳ型或Ⅴ型钙化、Ⅲ型钙化伴有肿块或单簇个数 >10 个以及Ⅱ型钙化伴有肿块或分布直径 >20 mm 作为恶性病灶的诊断标准，计算相应的敏感度、特异度以及阳性预测值结果见表 20-6-2。

表 20-6-2　各诊断标准对乳腺癌的诊断价值（%）

钙化灶特点	敏感度	特异度	阳性预测值
Ⅳ型或Ⅴ型钙化	58.3	92.1	87.5
Ⅲ型钙化			
伴有肿块	11.1	100.0	100.0
单簇个数 >10 个	27.8	88.9	62.5
Ⅱ型钙化			
伴有肿块	5.3	100.0	100.0
分布直径 >20 mm	5.3	92.1	60.0

微小钙化特点与病理学关系的单因素分析：一组研究结果显示，乳腺微小钙化单簇个数为 0~10 个、11~20 个、21~30 个和 30 个以上时的恶性率分别为 11.0%（3/26）、46.7%（7/15）、85.7%（18/21）和 66.7%（8/12），总体差异有极显著性意义（$P<0.001$）；分布直径为 0~10、11~20、21~30 及 30mm 以上恶性率分别为 40.0%（18/45）、75%（12/16）、66.7%（4/6）、28.6%（2/7），差异无显著性意义（$P=0.055$）；Ⅱ型、Ⅲ型、Ⅳ型和Ⅴ型钙化的恶性率依次递增，分别为 8.7%（2/23）、48.1%（13/27）、80.0%（12/15）和 100.0%（9/9）；钙化沿导管分布的

恶性率为 78.3%（18/23），高于不沿导管分布者 35.3%（18/51），差异有极显著性意义（*P*<0.001）；钙化伴有肿块的恶性率为 72.7%（16/22），高于不伴肿块者的 38.5%（20/52），差异有极显著性意义（*P*=0.001）。

微小钙化的单簇个数、形态分型、是否沿导管分布以及是否伴有肿块对病灶良、恶性的鉴别有一定价值。

自 Leborgne 等（1951）学者发现钙化与乳腺癌密切相关以来，微小钙化一直被认为是乳腺癌早期诊断的重要证据之一。近年来，数字化乳腺 X 线钼靶摄影技术的临床应用，摄影图像的清晰度提升，钙化灶清晰度的提高，大量以单纯钙化为表现的乳腺早期癌症病例被早期诊断并系统地治疗。同时，临床医师们即可进一步深入研究微小钙化 X 线片特点与临床病理之间的关系。

单因素分析发现微小钙化的单簇个数、形态分型、是否沿导管分布以及是否伴有肿块对病灶良、恶性的鉴别有一定价值。多因素研究发现，微小钙化的形态分型与病灶的恶性率具有良好的相关性。Ⅱ、Ⅲ、Ⅳ和Ⅴ型钙化的恶性率依次递增，分别为 2/23（8.7%）、13/27（48.1%）、12/15（80.0%）和 9/9（100.0%）。

再依据形态分型分组后发现，是否伴有肿块、单簇个数以及分布直径这 3 个特点是影响Ⅱ型和Ⅲ型微小钙化诊断的主要因素，但其对于Ⅳ型和Ⅴ型微小钙化良恶性的鉴别无统计学意义。可见，对于Ⅳ型和Ⅴ型微小钙化，形态分型对病灶性质的正确判断有着重要的意义。

钙化伴有肿块对恶性病灶的诊断有较大价值，合并之肿块多表现为边界不清，形态不规则，可伴有毛刺，呈恶性肿块征象，偶尔也可只表现为局部的密度增高或结构异常，同样具有诊断价值。需要注意的是，纤维腺瘤在其退变的过程中同样可以伴有微小钙化，但多为高密度钙化，随着退变的进行，微小钙化可以融合在一起，形成典型的"爆米花"样钙化，也就是粗大Ⅰ型钙化。

钙化的单簇个数和分布直径对恶性病灶的诊断价值存在较大争论，一些文献报道诊断乳腺癌的微小钙化个数为 10~35 个，分布直径为 20~30 mm。该组资料以 10 个钙化（阳性预测值为 62.5%）、20 mm 分布直径（阳性预测值为 60%）为标准有诊断价值。

但一些学者多认为钙化个数和分布直径是诊断恶性病灶的独立因素，该研究未得到同样结论，其中原因可能为：①样本量大小对结论也存在一定影响；②一些资料多为早期乳腺癌病例，该组为住院患者，就医住院时病程已相对较晚，多数可扪及乳腺肿块，使得"是否伴有肿块"这一因素显得更为重要；③西方人群乳腺癌发病率及发病规律与我国不尽相同。

尽管如此，微小钙化个数越多、分布直径越大，恶性概率越高的观点是基本一致的。该研究中个数多、直径大的钙化灶往往合并肿块，可见个数和直径能否成为诊断恶性病灶的独立因素并不令人信服。

钙化沿导管分布是诊断恶性病灶的有力证据。单因素分析发现沿导管分布的微小钙化与乳腺癌有良好的相关性，与 De Lafontan 等（1994）的结果一致。但 De Lafontan 等（1994）报道，该特点在多因素分析中仍具有统计学重要性，该研究未得到相同的结论。该组资料沿导管分布的微小钙化共 23 例，其中 13 例（56.5%）为Ⅳ型和Ⅴ型钙化，全部为恶性病变，11 例（47.8%）伴有肿块，亦全部为恶性病变。可见，沿导管分布的微小钙化多数为高恶性率型钙化或伴有肿块，显然，其并非诊断恶性病灶的独立因素。

综上所述，微小钙化对乳腺癌的诊断具有极大的价值。但是，微小钙化不等于乳腺癌，对于不同的钙化，临床处理时亦应多种方法灵活运用，并且要结合周围腺体的改变。

通过分析 74 例微小钙化灶 X 线片特点与病理学关系后认为，在钙化的诊断与鉴别诊断中钙化的形态分型是较好的切入点。临床外科医师首先应鉴别钙化灶的形态特点，同时参考钙化是否伴有肿块、单簇个数和分布直径等特点综合考虑。

依据微小钙化恶性率的不同，将其分为良性、可疑恶性和高度怀疑恶性共 3 组。

Ⅰ型钙化是较为公认的典型良性钙化，归为良性组，临床上不需任何处理。

Ⅳ型和Ⅴ型钙化、Ⅲ型钙化伴有肿块或单簇个数 >10 个以及Ⅱ型钙化伴有肿块或分布直径 >20 mm 诊断乳腺癌的阳性预测值较高（分别为 87.5%、100.0%、62.5%、100.0% 和 60.0%），归为高度怀疑恶性组，处理此类钙化应持积极的态度，建议行手术活检明确诊断，及时治疗。

其余类型钙化归为可疑恶性组，采用非开放式活检方式明确诊断或定期随访。

Ⅳ型和Ⅴ型钙化、Ⅲ型钙化伴有肿块或单簇个数 >10 个以及 Ⅱ 型钙化伴有肿块或分布直径 >20 mm 诊断乳腺癌的阳性预测值较高，建议积极

定位手术活检明确诊断，及时行钼靶引导下导丝定位活检术。

第二节　微小钙化在乳腺导管原位癌的意义

乳腺钼靶 X 线摄片中的微小钙化常可见到，90% 的乳腺导管原位癌（DCIS）是通过乳腺 X 线钼靶普查发现的，且仅表现为乳腺内钙化。

由于乳腺钼靶摄片广泛用于普查，乳腺导管原位癌的检出率已上升了 5~6 倍，大多数的导管原位癌是单由钼靶摄片检出的。这主要是由于钼靶片检出微小钙化的敏感性较高，使导管原位癌检出率明显增加。Boon 等（2007）的研究显示 81% 导管原位癌的乳腺钼靶摄片异常。

以前认为导管原位癌是多灶性的，目前认为是沿着 1 个导管束发展的，由于病变可位于近乳头的大导管或远离乳头的小导管，因此在 X 线影像上钙化分布范围可以相差较大。近年来导管原位癌已有了新的命名法和分级（表 20-6-3）

表 20-6-3　乳腺导管内增生性病变的命名法和分级（Fattaneh & Peter，2003）

传统命名法	导管上皮内瘤变命名法
普通导管增生（UDH）	普通导管增生（UDH）
平坦型上皮不典型增生	导管上皮内瘤变，grade 1A（DIN 1A）
不典型导管增生（ADH）	导管上皮内瘤变，grade 1B（DIN 1B）
导管原位癌，低级别（DCIS grade 1）	导管上皮内瘤变，grade 1C（DIN 1C）
导管原位癌，中级别（DCIS grade 2）	导管上皮内瘤变，grade 2（DIN 2）
导管原位癌，高级别（DCIS grade 3）	导管上皮内瘤变，grade 3（DIN 3）

乳腺导管原位癌的 X 线表现有非钙化改变和钙化改变。以往文献报道单纯钙化改变是导管原位癌特征性的 X 线表现，尤其是成簇微小钙化在导管原位癌诊断中有十分重要的意义。一般来说，良性病变的钙化较为粗糙，大小相仿多为圆形，密度高，数量少，分布对称或散乱；而恶性钙化颗粒甚小，通常 <0.5 mm，大小很不一致，密度不一致或较低且模糊，成点状或小分支状，或两者有成泥沙样钙化，一般也以多形性成角或不规则形为其特征，数量很多，不可数，分布群集或一个象限内，也有弥漫性分布。该组有 2 例摄片中见肿块内周围整个乳腺大量泥沙样钙化影。

对于临床未触及肿块而摄片中见成簇微小钙化，钙化灶分布呈“V”形，诊断一般不存在困难，可提示为导管原位癌。一组 100 例导管内癌的 X 线摄片分析显示微小钙化为唯一的阳性表现者占 72%。该组 35 例导管原位癌中 88.6% 有微小钙化，77.1% 病理中能见到钙化且都位于肿瘤区的病变导管内，说明乳腺钼靶 X 线摄片上发现成簇微小钙化处往往就是病理标本切片上有肿瘤的部位，故乳腺钼靶 X 线摄片见成簇微小钙化而临床又未触及乳腺肿块的一定不能掉以轻心，虽然存在良性乳腺疾病可能，仍应在放射科和病理科配合下行手术活检以明确钙化性质。对临床触诊无明显肿块但又高度怀疑者，有作者认为采用局部加压放大摄影技术及图像后处理技术，对提高恶性钙化的显示非常必要。对导管原位癌行保乳手术时需仔细核对切下的标本与原钼靶片上的钙化范围，力求切除干净。

Holland & Hendriks（1994）发现不同类型的导管原位癌具有非常特征性的乳腺摄片和组织学表现，线性分支钙化或小颗粒钙化表现者，提示分化不良的导管原位癌，预后较差；而分化良好的导管原位癌在乳腺摄片中，往往表现为成簇的点状颗粒钙化，则预后较好。

该组 35 例中，线性分支状钙化表现者 23 例中，导管原位癌中级别（DIN 2）19 例，导管原位癌高级别（DIN 3）1 例，钙化形态和导管原位癌分级有统计学关联，提示线性分支状钙化表现者倾向为中高级别。

该组中 88.6% 的导管原位癌是在乳腺钼靶 X 线摄片中因微小钙化影而发现的。导管原位癌如不治疗，将有部分进展为浸润性癌。而在导管原位癌阶段，经治疗后 20 年的相对生存率可达 97%。由

于乳腺癌迅速分解细胞的部位找到钙斑点,故认为迅速分解细胞留下的残余物可以显示为微小钙化,而乳腺钼靶 X 线摄片能早期发现临床触及不到的微小癌及早期癌,其中主要是导管内癌,还能准确反映乳腺内有否多发病变灶。由此可以看出,乳腺钼靶 X 线摄片中的微小钙化表现对乳腺导管原位癌的诊断具有特异性价值,而早期诊断导管原位癌对提高乳腺癌远期疗效有重要的作用。

第三节　容易误诊为乳癌的钙化

致密的钙化性纤维腺瘤:纤维腺瘤钙化,在物理检查时多呈现为明显的硬性包块,常怀疑为恶性;如正值肿瘤刚开始钙化,乳腺照片也可伪似乳癌,造成混淆。典型的纤维瘤钙化容易识别,表现为集聚的钙质沉着,范围与程度常不相同,可呈现为炸玉米花状钙化,钙化微粒一般较大(大于 5 mm),形状可多种多样,奇形怪状。肿瘤的边缘如不被邻近致密的纤维腺状组织遮蔽,一般都能显现。钙化可出现于肿瘤周围,或部分,或全部肿瘤,如见典型钙化,则可免去活检。有时,乳腺内血肿或脂肪坏死区也可呈现广泛的钙化,而类似纤维腺瘤。

动脉性钙化类似丛生的实质性微钙化:在乳腺照片中,偶尔见到一小段动脉性钙化,其表现酷似乳癌的丛生微钙化。尤其是动脉钙化范围与程度非常轻微,而切线位照片又不呈现为线条状钙化,邻近的致密的纤维腺状组织恰又遮蔽动脉的未钙化的边缘时,更是难与恶性病变区分。此刻,宜采用观察细节较优的乳腺放大照片,着重观察动脉壁的切线位的线形特征,常可清楚地发现此类钙化的良性征象,从而做出鉴别诊断。

金属微粒的重叠伪似丛状微钙化:在侧位乳腺照片上,在乳腺下部见到一孤立的丛状钙化,一般皆疑为恶性。然而在颅尾位照片,此钙化微粒并不呈丛状分布,而是沿着乳腺内外轴线呈条状分布,证实为细小的金属碎片沿着以往枪伤的弹道分布,并非钙化微粒。使用一个以上的投照位置对于认识乳腺疾病十分必要,此例即为例证。不伴存钙化的正常纤维腺状组织岛,也能在某一投照位置上重叠成影而酷似病变,为又一例证。

营养不良性钙化:在创伤或感染以后,乳腺组织中可出现营养不良性钙化,其特征为无定形的薄片状钙化伴存相当大的条纹状或缕状分散的钙化微粒,且常有结构紊乱。如营养不良性钙化出现于以往活检处,则表现为手术切口面的薄片条纹状钙化。偶尔,此类钙化呈现分散的细线状,伪似恶性病变。但由于此类钙化几乎总是表现为薄片状钙化的特征,故全面观察分析一般少有误诊。

良性导管钙化:良性乳腺导管钙化典型表现为长轴均向乳头集中的钙化影,一般比恶性微钙化的体积大 5~10 倍,多为双侧乳腺散在分布,常呈线状,偶尔表现为直径较粗的分支状,有的钙化还可见相当透光的中心。有此类钙化的病人多为经绝期前或经绝期后妇女,如行活检,常呈现浆细胞性乳腺炎。值得注意的是,偶尔此类钙化仅出现于一侧,且表现为较小的颗粒并呈丛状,则难与乳癌区别。

微小囊肿内的钙乳:在应用水平 X 线束行乳腺侧位照片时,乳腺内的多发性良性小囊肿内的钙乳可分别沉积于囊底,而表现为丛状、线状或曲线状钙质沉积,与乳癌的丛状微钙化发生混淆。但囊肿内钙乳沉积总是出现于水平 X 线束投照时,且与竖直的重力线相互垂直,如行竖直 X 线束投照,上述钙乳沉积影均变成边界不甚清楚的污点状,如摄放大照片,则细节显示更好,此种因 X 线束方向改变而出现的影像变化是本病与它病区别的要点。

偶尔钙乳可出现于较大的良性囊肿内,引起诊断混淆,掌握上述区别要点则使疑问迎刃而解。但是,应引起警惕的是,已有作者报告,微小囊肿的钙乳偶与乳癌的丛状微钙化同存,虽囊肿钙乳可表现上述区别要点,但微钙化影像则毫无改变,必须进行活检,采取进一步处理。此种同存病例极易漏诊,故需细心观察所有钙化影的改变,而不能马虎从事。

第四节　BIRADS 词典微钙化描述与阳性预测值分析

美国放射学院（ACR）的乳腺影像报告及数据系统（BI-RADS）是国际乳腺影像专业领域广泛使用的进行数据搜集和实践效果评价的系统和方法，提供了乳腺 X 线摄影的标准描述用语及结果的评估方法。乳腺 X 线摄影检出微钙化是部分临床隐匿癌的主要表现，是乳腺癌早期诊断的重要内容。对乳腺 X 线摄影检出的可疑微钙化进行活检，诊断的阳性率仅为 10%~40%，即一半以上的微钙化病变活检后为良性，致使许多不必要的活检，造成受检者的心理和经济负担。提高微钙化的诊断准确性，由此提高活检的阳性率是乳腺癌早期诊断工作的重要内容。

钙化描述：对所有病例钙化的形态、分布主要特征达成一致意见，采用 BI-RADS（2003 第四版）标准影像描述术语进行描述记录，并给出最终评估的分类。钙化形态描述为：典型良性钙化、中度关注可疑恶性钙化、高度恶性可能钙化。其中中度关注可疑恶性钙化包括不定型或模糊不清钙化、粗糙不均质钙化；高度恶性可能钙化包括细小多形性钙化、细线样或细线分支样微钙化。钙化的分布分为 5 类：弥漫 / 散在、区域性、簇状、线样、段样。

图像复阅及判读：研究表明，良性钙化多形态粗大，密度较恶性钙化高，容易发现。恶性钙化则形态多样、细小，不容易发现。单纯微钙化的形态多呈多形性、细小，不容易发现。本研究中单纯微钙化的表现阳性预测值为 25%。将其与微钙化伴致密或肿块的病例进行比较，后者的阳性预测值为 57.6%，明显要高于单纯微钙化组。伴随局限性致密或肿块的微钙化，各种形态其阳性预测值高于单纯微钙化病例，说明是否伴随局限致密或肿块是钙化诊断的重要征象，其意义超过钙化形态本身。

从形态上看，阳性预测值由高到低分别是细线分支状（100%）、细小多形性（60.9%）、粗糙不均质（22.2%）、模糊无定形（7.8%）、针尖样（7.1%）。细小多形性的 23 例中，弥漫散在分布的 3 例均为良性，提示该类型的阳性预测值较低，需谨慎活检；针尖样钙化尽管被 BI-RADS 词典划分为典型良性钙化，但在该组中 1/14（7.1%）为恶性，见于 1 例簇状分布，提示该形态需要谨慎活检避免漏诊。

从分布上看，阳性预测值由高到低分别是段样（100%），成簇（45%），区域（36.8%）和弥漫（12.5%）。该组弥漫散在分布中有 12.5% 为恶性，包括 1 例细线分支状钙化。

高度恶性可能钙化呈细线分支样、细小多形性的阳性预测值明显高于中间型钙化呈不定形或粗糙不均质性钙化，其中细线分支样钙化恶性风险最高。微钙化分布阳性预测值较高者包括：段样、区域、成簇分布微钙化。此类钙化应积极建议活检，定为 BI-RADS 4~5 类。而针尖样形态的微钙化阴性预测值较高，呈弥漫 / 散在或区域性分布时恶性可能小，可分为 BI-RADS 3 类，建议定期随访、观察，若有变化则随时考虑活检。该组 28 例恶性病例中，浸润性导管癌 19 例（67.9%），导管原位癌 9 例（32.1%）。

钙化的形成：乳腺内任何部位均可形成钙化，钙化的主要形成的特征性单位为——乳腺小叶单位（TDLU），在该组病例中主要提及的为 BI-RADS 3~5 类微钙化。多数人认为钙化与肿瘤细胞变性坏死物沉积以及肿瘤细胞及乳腺细胞的分泌有关。乳腺钙化是诊断早期乳腺癌最有价值的表现。因此钙化的形态、分布、走行是鉴别良、恶性病变的重要依据，大多数临床隐匿性乳腺癌多依靠钙化做出诊断。由此可见，影像科医师根据 BI-RADS 词典分类及描述标准对钙化进行评估，并推荐相应的处理方法，帮助临床医师对病变处理做出合理选择是很重要的。该组 28 例恶性病例中，导管原位癌 9 例，占 32.1%，浸润癌 19 例，占 67.9%。

所谓隐匿性乳腺癌，是临床触不到肿块的乳腺癌，这类乳腺癌，往往临床缺乏诊断依据，而乳腺 X 线表现是唯一的重要征象，该组 6 例隐匿性乳腺癌，都是通过乳腺 X 线三维导丝定位引导外科活检而确定的。从而对微钙化的定性诊断是十分重要的。该组病例中的微钙化均用局部放大加压技术对其从形态、分布、大小方面进行观察，用统计学方法对其进行阳性预测值的判断与总结。

钙化的特征：钙化的形态：根据 BI-RADS 词典对钙化的分类及描述，该组作者在此特别提一下针尖样钙化，此类钙化灶在词典中是放在典型良性中作为圆点样钙化描述的，如此类钙化多发，则钙化灶常大小不一。当散在分布时,可以考虑为良性钙化。如钙化灶很小(直径 <1 mm)时,其常常是乳腺腺泡内形成的钙化。如直径 <0.5 mm 时,可以用针尖样来形容。当此类钙化新出现时,或癌肿同侧乳腺内出现簇状针尖样钙化,需要密切追查,甚至活检。故该组病例中将针尖样钙化入组分析。BI-RADS 词典中将微钙化形态分为三类:典型良性微钙化、中度关注可疑钙化、高度可疑恶性微钙化。

典型良性微钙化常表现为粗大、圆形和边缘光滑,较恶性钙化更容易被发现。明显良性的钙化通常不必在报告中提及,但是如果医师认为其他阅片者可能会对这些钙化分析失误,则应在报告中提及这些微钙化。典型良性钙化按其类型及分布方式可分为 10 类:皮肤钙化;血管钙化;粗大钙化或爆米花样钙化;大杆状钙化;圆点样钙化;中心透亮的钙化;蛋壳样或边缘钙化;乳状钙化;缝线钙化;营养不良性钙化。该组病例中 14 例为针尖样钙化,其病理结果良性 13 例,恶性 1 例,这 1 例恶性钙化的分布为成簇分布。

中度关注可疑钙化包括两类:①无定形或模糊钙化:这类钙化很小很模糊,没有具体的形态特征。弥漫散在的常为良性,成簇、区域分布,线样、段样分布的此类钙化常被判定为 BI-RADS 4 类,建议活检定性。②粗糙不均质钙化:这类钙化形态不规则,显著而易于发现,直径常 >0.5mm,有聚集趋势,可出现在良性或恶性病变中,与营养不良性钙化诊断有重叠。

该组病例中高级别导管原位癌所产生的钙化可见粗糙不均质形,与良性钙化难以区分,容易漏诊误诊。该组病例 13 例模糊无定形钙化中,病理为 12 例良性、1 例恶性。粗糙不均质钙化 9 例,2 例恶性,7 例良性。

高度恶性可能微钙化:①细小多形性微钙化:大小形态多样,直径常 <0.5 mm。②细线分支样钙化:这类钙化呈纤细的直线或曲线排列的不规则钙化,可以是断续的,宽 <0.5 mm,常提示导管内浸润。该组 23 例细小多形性钙化中,良性 9 例,恶性 14 例。细线分支状钙化 10 例,均为恶性。

钙化的分布:弥漫散在分布:此类钙化随机分布于乳腺内。区域性:这类钙化散在分布于较大体积内的乳腺组织内(直径 >2 cm)。簇状:1cm³ 内超过 5 枚钙化灶。线样:这种钙化呈线样分布。因其提示钙化沉积于导管内,所以这种钙化应考虑恶性可能性大。段样:提示病变来源于导管及其分支。该组病例中恶性 28 例,区域、线样、成簇、段样分布恶性预测值高。

微钙化病变的 X 线表现中,阳性预测值较高的强化类型为段样分布(100%)和簇状分布(45%),而形态中细线分支状(100%)和细小多形性(60.9%)阳性预测值较高。1 例病理证实的针尖样钙化呈簇状分布,占阳性预测值的 7.1%。该项研究结果表明,病理证实的良性或恶性微钙化病变在 X 线上的表现有差异,应用 BI-RADS 分类评价微钙化有助于鉴别微钙化的性质。联合微钙化的形态和分布,线样或节段性分布的高度恶性可能钙化(细线分支样、细小多形性钙化),恶性风险较高。而弥漫或散在分布的各种形态的钙化和区域分布的中间型钙化恶性风险性较低。根据微钙化形态及分布根据 BI-RADS 词典分类进行评估,可以较好地为临床提出进一步的建议,BI-RADS 3 类可短期随访,如有变化则应考虑活检,而对 BI-RADS 4~5 类微钙化则应积极活检定性。应用 BI-RADS 对乳腺 X 线异常所见进行评估分类,对病变恶性风险预测有一定的价值,能指导临床选择活检适应证。基于 BI-RADS 的乳腺 X 线形态、分布特点,有助于预测其恶性风险,指导临床进一步处理。

第七章 乳腺癌的转移和侵犯周围结构

第一节 CT 灌注成像评价乳腺癌腋窝淋巴结状态

影像检查对淋巴结病变定性诊断的主要依据为测量淋巴结横径的大小，以大于 10 mm 为异常，也有以 5 mm 作为淋巴结转移的阈值，但临床病理结果显示，30% 体积增大的淋巴结是由反应性增生所致，而正常大小的淋巴结有可能已有肿瘤转移和浸润。

CT 灌注成像的基本原理来源于核医学示踪剂动力学原理，通过在静脉内快速团注对比剂之后，对靶器官兴趣区进行连续动态扫描，采集兴趣区内不同时相 CT 密度数据，获得兴趣区的时间 - 密度曲线，根据时间 - 密度曲线计算靶器官单位组织单位时间血流灌注量，从而计算出能够反映兴趣区内血流变化的多项参数值，包括血流量、血容量、平均通过时间和表面通透性。这些参数可综合反映病变区域内组织的血管化程度，从而反映该器官实质水平的血供情况，并提供组织器官功能状态的信息。

肿瘤新生血管程度是评价肿瘤生长、转移及恶性程度，和鉴别良、恶性的重要指标。不同组织（正常组织，良、恶性瘤体，转移淋巴结）或者同一种疾病的不同时期，由于各组织的新生血管程度不同，所得灌注值就不同。Miles 等（1998）认为虽然 CT 灌注成像在影像上不能直接看到，但可以从组织灌注的相关信息反映出来。CT 灌注成像和灌注参数可反映肿瘤组织的血管化程度和血管生成能力，因此在理论上可鉴别淋巴结的良、恶性。

一、阴性、转移性"靶"淋巴结 CT 灌注参数及其意义

转移性淋巴结中肿瘤组织在实质内形成大小不等、数目不一的转移灶，并诱导产生迂曲的肿瘤血管，主要表现为血管过度增生和血管结构异常，导致血液动力学上高灌注特点。

同时，构成淋巴结的组织和细胞成分接受各种刺激发生反应性变化，以淋巴细胞及巨噬细胞激活、增生为特点的免疫增生性改变，和以细胞渗出为特点的炎症性改变，二者常以不同程度混合出现于反应性增生性淋巴结中，构成反应性增生性淋巴结炎。而血管反应引起的毛细血管数量增加，导致了淋巴结组织血液灌注量增加。

研究显示，转移淋巴结血流量显著高于反应性增生淋巴结，提示乳腺癌细胞在转移淋巴结中诱导肿瘤血管生成。同时，该研究所搜集的乳腺原发恶性肿瘤病理学分型均属于浸润型，其侵袭性及转移性强，是因其诱导肿瘤新生血管能力强所致，故该研究转移性淋巴结灌注参数值血流量高于文献报道。

该研究血容量值在 2 组淋巴结均有增加，但 2 组之间差异无统计学意义（P=0.1），是由于炎性反应性增生淋巴结中血管反应引起毛细血管数量增加，致血流量值增高，但血容量受血流量和平均通过时间双方面制约，即血容量 = 血流量 × 平均通过时间。

而平均通过时间在转移淋巴结较炎性反应性增生淋巴结低（P=0.07），原因为平均通过时间在组织间隙的渗透时间，而转移淋巴结组织间隙结构紊乱并缺乏淋巴引流，所以对比剂在组织间隙的渗透时间较炎性反应性增生淋巴结有所延长。虽然血容量值在转移淋巴结有所增加，但与炎性反应性增生淋巴结之间没有统计学意义。

表面通透性反映的是血液单向通过毛细血管内皮进入组织间隙的传输速率，它代表了组织内部血管内皮细胞完整度、细胞间隙改变及管壁通透性等特征。该研究中表面通透性值在 2 组淋巴结之间差

异无统计学意义（*P*=0.84），考虑为在2组淋巴结中新生血管内皮细胞完整度、细胞间隙及管壁通透性均有不同程度改变，对比剂在2组淋巴结中单向通过毛细血管内皮进入组织间隙的传输速率基本相同。

二、时间-密度曲线评价乳腺癌腋窝转移淋巴结的意义

该研究中2组淋巴结的时间-密度曲线虽均表现为速升-速降型，但转移性淋巴结时间-密度曲线的峰值CT值明显高于炎性反应性增生淋巴结；有2例炎性反应性增生淋巴结时间-密度曲线峰值CT值高于其他阴性淋巴结，但亦在60~90 HU之间，低于转移性淋巴结，考虑与处于急性炎症期，有大量新生毛细血管生成导致高灌注有关。

三、CT灌注成像评价乳腺癌腋窝转移淋巴结的价值

目前临床判断乳腺癌腋窝淋巴结状态，通常还是通过前哨淋巴结活检，但有研究显示，临床可触及的腋窝淋巴结与前哨淋巴结活检结果不相符（该研究有32%的可触及的转移淋巴结不是前哨淋巴结），表明仍要进行腋窝淋巴结清扫。正确的术前诊断能够避免不必要的手术和严重影响生活质量的并发症。因此，诊断淋巴结转移在临床上具有重要的作用，也是目前医学影像学研究在开发新的成像技术和对比剂以对乳腺癌患者腋窝淋巴结进行准确评价的热点。

常规乳腺X线摄影往往不能包括腋窝淋巴结，即使包括腋窝淋巴结，也只是通过淋巴结的结构和大小来判断是否存在转移，不能反映淋巴结的实际状态。B超对腋窝淋巴结肿瘤血供的观察有局限性。MR灌注成像虽然能够反映肿瘤血供情况，但属于半定量研究。

CT灌注成像软件的设计是基于血流通过兴趣区同时渗漏到不成熟的新生肿瘤病理血管，再灌注到组织细胞间隙这一基础，而血管结构的破坏及病理血管结构的紊乱和不成熟是转移淋巴结最主要的病理生理基础，所以以CT灌注成像诊断转移淋巴结的敏感度应该比实质性肿瘤高。

该研究结果提示血流量在转移和炎性反应性增生的腋窝淋巴结差异有统计学意义（*P*<0.05）。根据该研究的血流量值可认为，血流量≥120 ml·100 mg^{-1}·min^{-1}为转移淋巴结，而血流量≤100 ml·100 mg^{-1}·min^{-1}时可考虑为炎性反应性增生淋巴结。

该研究存在如下局限性：由于该研究是对"靶"淋巴结的病理、灌注成像一对一对照研究，选择病例为乳腺癌患者腋窝增大淋巴结，造成缺乏正常对照组、病例不均衡（转移淋巴结占69.2%，阴性淋巴结30.8%）、无法评价敏感度和特异度；CT灌注技术限定目标淋巴结的范围是20 mm，所以有时不能扫描其他增大淋巴结；有时即使扫描层面内包括其他腋窝淋巴结，但由于与"靶"淋巴结位置接近，无法体表定位，所以未能将其纳入该研究；另外，正常、炎性和转移淋巴结的病理生理学和血液动力学机制还不是很清楚。

综上所述，CT灌注成像在此方面还需要进一步探索与研究，以获得更多的研究成果和经验，从而达到评价全身淋巴结状态的最终目的。

第二节　右侧腋窝淋巴结转移性癌

患者，女，51岁。MRI：右侧乳晕后方及内上象限结构紊乱，可见多发大小不等条形及结节状异常信号影，较大者位于外侧象限，大小约1.0 cm×0.7 cm×0.8 cm，T$_1$WI呈等信号，T$_2$WI压脂呈不均匀高信号，扩散成像呈明显高信号，边界欠清，边缘可见浅分叶，增强扫描明显环形强化，动态曲线呈平台型，边缘似见毛刺影；右侧腋下可见多个肿大淋巴结影，边界清，增强扫描均匀强化。诊断意见：右乳外侧象限结节影，考虑乳腺癌伴右侧腋下淋巴结转移；右侧乳晕后方及内象限结构紊乱伴多发结节，考虑BI-RAS 3类。

病理诊断：右侧腋窝肿物切除标本：初步考虑淋巴结转移性癌，浸润性乳腺导管癌首待排除（图20-7-1）。

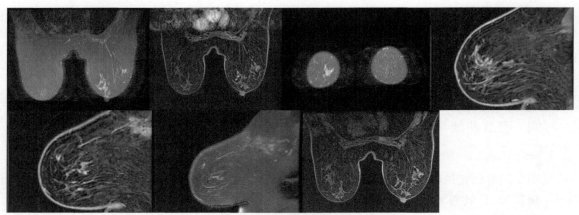

图 20-7-1　右侧腋窝淋巴结转移性癌

第三节　左侧乳腺浸润性导管癌（Ⅲ级）腋窝淋巴结转移

患者,女,82 岁。

手术所见:左侧乳腺外上象限见一大小约 5 cm×5 cm×2 cm 的不规则肿物,质硬,与周围乳腺组织分界不清,左侧腋窝见多发肿大淋巴结(图 20-7-2)。

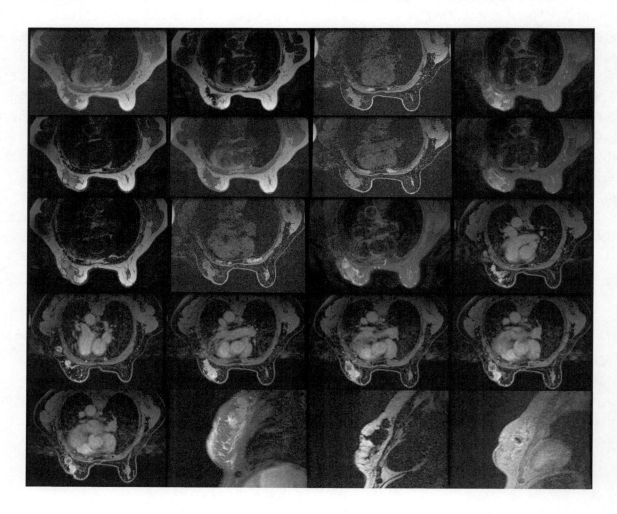

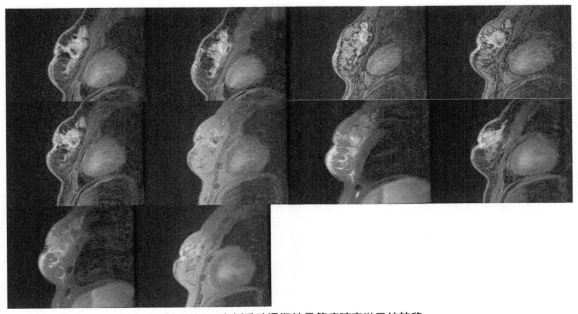

图 20-7-2　左侧乳腺浸润性导管癌腋窝淋巴结转移

病理检查:冰冻病理诊断:左乳腺浸润性癌。常规病理诊断:左侧乳腺肿物活检标本:浸润性癌,待免疫组化检测进一步明确肿瘤类型。免疫组化检测:阳性:CK7(+++),E-cad(+++),ER(+);阴性:Her-2,CK5/6,PR,Vim。免疫组化诊断:左侧乳腺肿物活检标本:浸润性导管癌(Ⅲ级)。注:ER弱阳性,PR 及 HER2 阴性,供治疗参考。

同日第二次病理检查:左侧乳腺癌改良根治标本:总大小为 20 cm × 15 cm × 3 cm,皮肤面积为 10 cm × 4.6 cm,颜色呈灰白色,乳头直径 1cm,凹陷,紧靠乳头的外上象限处见一

手术切口,长 2.8 cm,切口处所对应的切面灰白质硬,该区域大小 6.5 cm × 1.5 cm。平行于手术切口,间隔 2 cm 切开,其余各切面未见灰白质硬区,于腋窝脂肪组织中检出淋巴结十余枚。病理诊断:左侧乳腺癌改良根治标本:手术残腔仍见乳腺浸润性导管癌(Ⅲ级)残留,癌组织侵犯血管及神经组织,并可见脉管内癌栓,累及乳头皮下。乳腺 4 个象限切缘、底切缘、切口皮肤及送检切缘皮肤均未见癌组织累及。左侧腋窝检出淋巴结 13 枚,其中 3 枚见癌转移。

第四节　右侧乳腺浸润性导管癌伴右腋窝淋巴结转移

患者,女,58 岁。右侧乳腺增大,腺体及导管结构显示不清,乳晕后方可见多发大小不等分叶状肿块影,较大者位于乳腺内侧象限,T₁WI 呈稍低信号,T₂WI 压脂呈不均匀稍高信号,扩散成像呈明显高信号,范围约 6.5 cm × 4.7 cm × 3.7 cm,边界模糊,边缘不光整,局部皮肤增厚,右侧胸大肌受

累,显示肌肉增粗肿胀,信号不均匀,边界模糊;双侧腋下可见多个肿大淋巴结影,以右侧腋下明显。诊断意见:右侧乳腺多发占位,考虑乳腺癌,伴同侧乳腺多发转移,右侧胸大肌及皮肤受累,双侧腋窝淋巴结肿大(图 20-7-3)。

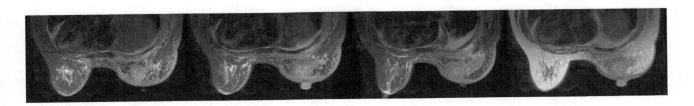

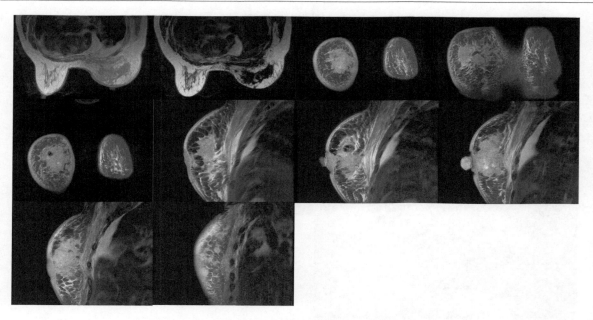

图 20-7-3　右侧乳腺浸润性导管癌伴右腋窝淋巴结转移

病理检查：常规病理诊断：右乳肿物穿刺活检标本：初步考虑浸润性乳腺癌，待做免疫组化检测进一步探讨癌肿类型。右腋窝淋巴结穿刺活检标本：可见浸润性癌成分，组织学图像与右乳肿物穿刺图像一致，应为同源。免疫组化检测：阳性：Her-2（3 分），GATA3，P120（膜 +），E-cad，CK7，CK5/6（残存肌上皮 +），P63（残存肌上皮 +），SMA（残存肌

上皮 +），Calponin（残存肌上皮 +），Ki-67（+，约 60%）；阴性：ER，PR，Ck20，Villin，S-100，GCDFP-15。免疫组化诊断：右乳肿物穿刺活检标本：免疫组化检测结果支持乳腺浸润性导管癌（注：本例为穿刺标本，较为局限，不适于乳腺癌组织分级；且本次免疫组化检测结果 Her-2 为 3 分，判定为阳性）。

第五节　左侧乳腺巨大浸润性导管癌，Ⅲ级，伴腋窝和锁骨下淋巴结转移

患者，女，30 岁。左乳肿物渐大 1 年，突然迅速肿胀、破溃 2 周。左腋窝淋巴结融合成团。CT：左侧乳腺见大小约为 13.4 cm × 7.8 cm × 12.0 cm 的不规则分叶状占位性病变，其内密度不均匀，肿块边缘稍模糊，左侧胸壁皮下软组织肿胀，脂肪间隙呈絮状改变，左腋窝及前上纵隔见多发肿大淋

巴结，部分融合成团，最大一个大小约为 6.8 cm × 4.9 cm，边缘模糊且与周围肌肉分界不清。诊断意见：左侧乳腺恶性占位性病变，建议穿刺活检。左侧腋窝多发淋巴结转移，前上纵隔淋巴结肿大（图 20-7-4）。

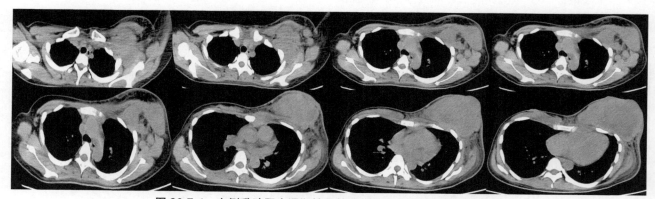

图 20-7-4　左侧乳腺巨大浸润性导管癌伴腋窝和锁骨下淋巴结转移

病理检查:灰白灰黄穿刺组织 5 条,最短 2.5 cm,最长 3.0 cm,直径均为 0.1 cm。常规病理诊断:左侧乳腺穿刺活检标本:浸润性癌,倾向乳腺导管来源。免疫组化检测:阳性:Her-2(++),CK7,CK5/6,P120-Catenin(膜+);阴性:ER,PR,GCDFP-15。待做免疫组化检测进一步明确诊断。免疫组化诊断:左侧乳腺穿刺活检标本:乳腺浸润性导管癌。注:本例 ER、PR 均为阴性,Her-2 表达较弱,建议做 FISH 检测进一步确定是否适合靶向治疗。

四月后第二次病理检查:左侧乳腺切除标本:大小为 22 cm×17 cm×8 cm,皮肤面积 22 cm×8 cm,颜色呈灰红灰褐色,乳头大小 2 cm×1.5 cm×1 cm,围绕乳头可见一隆起型肿物,大小为 10 cm×10 cm×8cm,表面溃烂,部分呈橘皮样改变,范围 4.3 cm×4.3 cm,肿物切面灰白灰褐,质中偏硬,与周围组织界限不清,周围组织切面淡黄质软,于周围脂肪组织中可见多个肿大融合淋巴结,切面灰白,质中。左腋窝淋巴结:灰黄灰褐色组织一堆,总体积 4.5 cm×4 cm×1.5 cm,切面灰白、质中。左锁骨下淋巴结:灰褐色组织一堆,总体积 3 cm×2.8 cm×0.9 cm,切面灰白、质中。胸大肌间淋巴结:灰黄色组织一堆,总体积 3.5 cm×2.5 cm×1 cm,切面灰黄灰白。

免疫组化检测:阳性:Her-2(++),EGFR(+++),5-FU(+++),TOPO Ⅱ(+++),ERCC1(+),Ki-67(+,约 90%),Tubulinβ(+++);阳性:ER,PR,P-gP。免疫组化诊断:左侧乳腺切除标本:浸润性导管癌,Ⅲ级,大小 10 cm×10 cm×8 cm,累及乳头及周围皮肤,易见脉管内癌栓。乳腺各象限切缘及底切缘均可见癌组织。周围脂肪组织中检出肿大融合的淋巴结,均可见癌转移。送检的左腋窝淋巴结 1/3,纤维组织中可见癌组织累及;"左锁骨下淋巴结"为纤维脂肪组织,可见癌组织累及;"胸大小肌间淋巴结"为纤维脂肪组织,未见癌组织累及。肿瘤细胞预后及耐药检测结果供临床参考。

第八章　一些容易与乳腺癌混淆的疾病

第一节　乳腺腺病瘤

乳腺腺病是一种常见的乳腺增生性疾病,源于乳腺末梢导管小叶单位及小叶内间质纤维组织增生,主要影响乳腺实质的小叶成分。增生的小叶融合成片,表现为临床触诊或影像学所见的肿物,称为腺病瘤、结节性腺病或结节性硬化性腺病。

一、病理学

乳腺腺病瘤是乳腺纤维腺病型之硬化性腺病,由增生的管泡和纤维化共同组成界线分明的实性肿块。在组织病理学上,腺病瘤是硬化性腺病的一种特殊类型,是乳腺小叶的上皮细胞、肌上皮细胞及小叶内纤维结缔组织增生形成的边界清楚或不清楚的肿块,无包膜。

腺病瘤与乳腺癌的关系:虽然乳腺腺病瘤发病率低,但其与乳腺癌的关系引起很多学者的关注。Nielsen(1987)研究的 27 例腺病瘤中,5 例伴发导管原位癌。DiPiro 等(2000)报道的 12 例腺病瘤中,1例大小约 1 cm 边界清楚的结节,切除活检后发现了约 0.4 cm 大小的导管原位癌灶。Westenend & Liem(2001)报道了 1 例大小约 6 cm 的乳腺肿物,活检诊断为硬化性腺病,后来切除肿物发现导管原位癌和浸润性乳腺癌的成分。一组 13 例均经手术完整切除肿物而确诊,未发现乳腺癌。腺病瘤与乳腺癌的关系不明确,部分学者认为腺病瘤伴发较高比例的乳腺癌可能是病例选择偏倚造成。而部分学者认为应用穿刺活检诊断腺病瘤可能会诊断不足,应考虑肿物完整切除。

二、临床表现

临床上有界限欠清的肿块形成,与周围乳腺组织稍固定,常体积偏小,直径 0.8~4.5 cm,平均 2.2 cm,单个肿瘤直径一般不超过 3 cm。乳腺腺病瘤发病率较低。Heller & Fleming(1950)报道了 15 例腺病瘤,仅占他们单位所有乳腺疾病的 2%。Haagensen(1986)报道其 40 年外科生涯中仅遇到 52 例单纯由腺病组成的乳腺肿瘤。

腺病瘤的发病年龄无特征性,青春期或绝经期女性均可发生,但最常见于绝经前女性,30~45 岁之间。腺病的发病原因不明,一般认为与内分泌紊乱有关,雌激素刺激乳腺过度增生所致。临床上常以患者自己扪及或查体发现乳腺肿块就诊,一般不伴有肿块疼痛,很少累及皮肤。Nielsen & Nielsen(1986)研究的 18 例病灶平均 2.1 cm,DiPiro 等(2000)12 例腺病瘤大小平均 1.3 cm。另有作者报告 15 例病灶平均 2.2cm,病灶最大者 4.5 cm。该组病例平均大小 3.1 cm。

Westenend & Liem(2001)报道的 1 例直径约 6 cm 腺病瘤伴发浸润性乳腺癌的病例,是文献所见腺病瘤较大者。该组病例中直径 >5 cm 者 3 个,最大者达 11 cm,是目前所有报道中最大的。值得注意的是 2 例 >5 cm 的患者,1 例曾于 2 年前行同侧乳腺腺病瘤切除,另 1 例患者于该院肿物切除术后 7 个月再次发现同侧乳腺大小约 3 cm × 5 cm 肿物。

Nielsen(1987)对 27 例腺病瘤患者行切除术后随访 1~9 年,均未发现复发。DiPiro 等(2000)报道 7 例腺病瘤患者病情稳定,3 例行导丝引导下切除患者随访 1~8 年未见复发,4 例行活检的患者术后 1~2 年病灶稳定。造成该组 2 例患者再发的原因是肿物多发还是肿瘤复发,原因并不清楚,这还需要以后的文献进一步总结和探讨。

三、影像学研究

X线检查：Nielsen & Nielsen（1986）报道的18例患者X线表现，包括边界清楚的结节，星芒状结节及不规则密度增高区，可伴钙化灶，不规则密度增高区是最常见的表现。该作者其后对这些病例进行病理回顾时，发现某些病变诊断为放射状瘢痕。这可能解释了与其他文献报道有差异的原因。

DiPiro等（2000）报道的12例腺病瘤，最常见的X线表现为边界清楚的椭圆形或分叶状无钙化结节，其次是边界模糊的结节，1例伴钙化。有作者对6例腺病瘤X线表现进行总结，4例表现为局部腺体密度略增高，2例表现为阴性。一组14个病变中，8个表现为结节，其中4个边界清楚，3个边界部分清楚，1个边界模糊且边缘可见钙化；4个由于腺体致密呈阴性；2个表现为局部腺体密度增高。

腺病瘤最常见的X线表现为边界清楚或模糊不清的结节，与纤维腺瘤、乳腺癌等鉴别诊断较困难。该组病例大部分术前诊断为纤维腺瘤，1例诊断为乳腺癌。

超声：该组13个病变均表现为低回声，10个边界清楚，6个回声均匀，6个探及血流信号，4个可见后方回声增强，均未见后方回声衰减。Gun-han-Bilgen等（2002）报道的8例腺病瘤超声均表现为低回声椭圆形结节；3例边界清楚；5例呈浅分叶，1例形状不规则的结节可见明显的后方回声衰减。DiPiro等（2000）报道行超声检查的7例腺病瘤均为低回声，6例边界清楚；5例呈椭圆形，1例分叶状，另1例形状不规则，边缘呈角状，纵横比>1；5例可见后方回声增强。Nadra等（2008）报道的1例腺病瘤超声表现为边界清楚，回声均匀，纵横比>1且血流信号丰富，后者为恶性征象。有作者总结15例患者的超声表现认为回声均匀、形态规则、血流信号不丰富等有助于腺病瘤与乳腺癌的鉴别诊断。但仍有一部分腺病瘤的超声征象呈恶性，与乳腺癌的鉴别诊断比较困难。

四、鉴别诊断

乳腺纤维腺瘤：本病在临床与影像学表现上与乳腺纤维腺瘤较难鉴别，诊断主要依靠手术病检，但仔细研究分析发现有一定特点可循，首先是触诊，腺病瘤肿块的边界没有纤维腺瘤清晰及有较强的轮廓感，且触诊的范围没有影像学表现那么大。其次是彩超表现：肿块包膜回声不清楚，侧边声影不明显，特别是直径<1 cm的肿块，由于无明显包膜回声，与周围组织难以区分，常漏诊。此与乳腺纤维腺瘤声像图特点明显不同。

乳腺纤维瘤：乳腺纤维瘤由乳腺间质和上皮增生所致，增生的纤维间质多呈结节状，包膜完整，与周围组织界限清楚。即使直径<1 cm肿块，球形感和占位效应明显，超声表现肿块周边侧边声影明显。钼靶片表现：其肿块边界没有纤维腺瘤那么光整锐利，境界分明；另外巨大纤维腺瘤通常发生于月经来潮前数月及年余，又称青春期纤维腺瘤，而其他年龄段则较为罕见。

总之，乳腺腺病瘤最常见的影像表现为边界清楚或模糊的结节，大部分表现为良性病变的特征，亦可呈现恶性征象；通常病变体积较小，但部分病变体积可以比较巨大。认识腺病瘤的影像学表现，有助于乳腺疾病的鉴别诊断，但由于其影像表现无特异性，有时与纤维腺瘤或乳腺癌很难鉴别，最终诊断需依赖组织病理学。

腺病瘤是否存在多发或术后复发，还需要进一步的总结和探讨。

第二节　乳腺腺病

乳腺腺病常被称为"乳腺增生症"，占乳腺疾病的首位，腺病尤其是硬化性腺病，其临床及影像学表现易与乳腺癌混淆。乳腺腺病是乳腺增生性病变的一种病理类型，多见于20~40岁女性。其特点是：生理性增生与复旧不全造成的乳腺组织结构紊乱，与女性的内分泌失调有关，主要是雌激素水平过高及孕激素水平降低。

乳腺MRI检查作为一种无创的检查方法，应用乳腺专用线圈及各种扫描序列，可对乳腺进行各方向的扫描，具有很高的软组织分辨率，检出病变的敏感性和特异性均高于钼靶和超声。大多数乳腺腺病于MRI表现为非肿块样的弥漫性、对称性改变，TIC多呈Ⅰ型或Ⅱ型。乳腺腺病临床表现多样，可能与腺病的分期及各期间的转归有关。多数文献将其分为三期:早期为小叶增生型;中期为纤维腺病型;晚期为硬化性腺病型。

早期小叶增生,小叶内导管或腺泡增生,数目增多,但小叶内间质增生轻。此期 MRI 表现多较典型,表现为弥漫性、区域性或局灶性的非肿块样强化,诊断较容易,一组大多数病例属于此期(13/20,65%)。

中、后期病变内则有明显的纤维组织增生及硬化,此时 MRI 形态学多表现为肿块样,与乳腺癌相似,其强化特点也多变,可表现为无强化、显著强化、延时强化、快速强化等,易造成诊断不明或误诊。

同时,各期腺病不是孤立静止的,而是移行或混合出现,更增加了影像诊断的难度,若仅依靠病变的形态学和强化特点,容易导致术前误诊。许多学者

研究显示,测量 ADC 值有助于乳腺病变的鉴别诊断,且特异性较高。该研究乳腺癌组平均 ADC 值为(1.06 ± 0.10)× 10^{-3}mm^2/s,乳腺腺病组平均 ADC 值为(1.40 ± 0.15)× 10^{-3}mm^2/s,与文献报道相近。乳腺腺病组 ADC 值明显高于乳腺癌组,参照一些作者的研究结果,以 1.18×10^{-3} mm^2/s 作为乳腺良、恶性病变的诊断阈值,该组病例 MRI 诊断均倾向于良性。

综上所述,乳腺腺病的 MRI 表现多种多样,其形态学和动态增强表现与乳腺癌存在重叠,DWI 在定性诊断中有较大优势,可提高乳腺 MRI 的诊断价值。临床诊断时应综合考虑动态增强与 DWI 两种结果,当两者差异较大时,应考虑到乳腺腺病的可能,以减少误诊。

第三节　左侧乳腺浸润性导管癌 CT 误为乳腺纤维瘤

患者,女,59 岁。CT:左侧乳腺外上象限可见一软组织密度肿块,大小约 5.1 cm × 4.2 cm,边界清楚,内未见液化坏死或钙化灶。诊断意见:左侧乳腺外上象限肿物,乳腺纤维瘤? 建议进一步检查(图 20-8-1)。

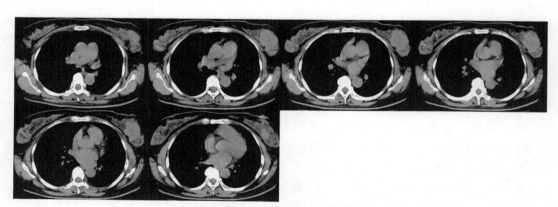

图 20-8-1　左侧乳腺浸润性导管癌 CT

病理检查:穿刺组织三条,长度分别为 2.0 cm、2.0 cm、1.7 cm,直径均为 0.1 cm。常规病理诊断:左侧乳腺肿物穿刺活检标本:浸润性癌,待做免疫组化检测进一步明确肿瘤类型。

免疫组化检测:阳性:Her-2(3+),ER(+,约 90%),PR(+,约 50%),CK7,E-cad,P120(膜 +),Ki-67(+,约 80%);阴性:CK20,GCDFP-15,P63,CK5/6,SMA,Villin。免疫组化诊断:左侧乳腺肿物穿刺活检标本:免疫组化检测结果支持

乳腺浸润性导管癌。注:本例 Her-2(3+),ER(+,约 90%),PR(+,约 50%),可考虑内分泌治疗和靶向治疗。建议做 FISH 检测进一步判断 Her-2 表达情况。

同日第二次病理,左乳癌根治标本:肿物大小为 5.5cm × 4.5cm × 4cm,切面灰白,质中,其余切面淡黄,质软,未见明显灰白质硬区。乳腺浸润性导管癌,Ⅱ级;乳头、皮肤、四象限切缘及底切缘均为阴性。

第九章 关于乳腺癌的一些基础研究

不同年龄组乳腺分型与乳腺癌相关性研究

乳腺癌具有恶性程度高、早期转移的特点。一项研究收集了 3 313 例不同年龄段女性乳腺的 X 线表现,旨在总结女性年龄、乳腺形态与乳腺癌发病之间的关系。

乳腺分型与年龄组的关系:该组根据乳腺腺体部分占整个乳腺体积的百分比,大致将乳腺分为致密型、腺纤维型和脂肪型。

(1)致密型:乳腺以腺体成分为主,皮下脂肪层呈均匀薄层状。X 线显示乳腺为弥漫性高密度,密度较均匀,腺体成分占整体乳腺的 75% 以上,此型多见于 30 岁以下女性,该研究可见 35 岁以下女性 45.99% 为致密型。

(2)腺纤维型:将乳腺腺体成分占乳腺 25%~75% 的乳腺分为腺纤维型,这类乳腺多为哺乳后期乳腺,随着雌、孕激素水平的变化,腺体会随着年龄的增长逐渐减少,该研究中 36~59 岁组腺纤维型乳腺占 66.80%,明显高于同年龄组脂肪型和致密型乳腺,腺体成分主要分布于外上象限和中央区,此型乳腺出现等密度和低密度病变时诊断有一定困难。

该组腺纤维型乳腺出现乳腺癌共 97 例,其中肿块型乳腺癌 63 例,4 例等密度病变诊断时存在误区,结合临床问诊并两侧对照观察比较,才明确诊断。而乳腺癌出现低密度病变概率较小,该组中未见低密度病变出现。

(3)脂肪型:腺体成分少于 25% 的乳腺被称为脂肪型,此型多出现于绝经后女性,该研究 ≥ 60 岁组女性中 66.18% 为此型。绝经后女性卵巢功能衰退,雌、孕激素分泌逐渐降低,腺体萎缩,被脂肪组织替代。此型乳腺如发生病变容易发现,较易诊断。

不同年龄组、乳腺分型的乳腺癌发病率:乳腺癌的发病与多种因素相关,包括种族、遗传、年龄、生育情况、肥胖和服用激素类药物等。该研究表明乳腺

癌好发于 36~59 岁组,发病率占受检者的 8.45%,此年龄组乳腺癌占所有乳腺癌总数的 79.25%(126/159)。与文献报道乳腺癌的高危年龄 40~60 岁相符。此年龄段女性正处于雌激素分泌旺盛期,其刺激乳腺细胞不断增殖,而当 DNA 复制过程出现错误时,最终导致癌变。

各乳腺分型中腺纤维型乳腺检出乳腺癌占 5.57%,居各乳腺分型之首,这与 36~59 岁组中 66.80% 为腺纤维型有关。脂肪型乳腺的发病率仅次于腺纤维型乳腺,发病率为 4.84%,≥ 60 岁组乳腺癌的发病率占 2.70%,较致密型高 3 倍多。

乳腺钼靶诊断乳腺癌的意义:乳腺钼靶检查现在被公认为乳腺癌的主要检查手段,其直接诊断征象包括肿块和钙化,该组将钼靶发现的乳腺癌按特点分为肿块型、钙化型、肿块钙化型和结构紊乱型。该组 159 例乳腺癌中 66.04%(105/159)为肿块型,其次肿块钙化型占 23.90%(38/159),钙化型和结构紊乱型分别占 6.92%(11/159)和 3.14%(5/159)。

在诊断过程中该组发现,对于存在钙化的乳腺癌(钙化型和肿块钙化型)的 X 线诊断准确率可达 100%,有文献报道通过对钙化形态、钙化密度的判别可提高乳腺癌的诊断准确性,特别对早期未触及肿块的乳腺癌的敏感性高于其他检查方法。

而对于无钙化的肿块型和结构紊乱型乳腺癌的诊断存在漏诊的可能,无钙化出现的乳腺癌的假阴性(漏诊)率达 7.27%,这主要集中在致密型乳腺和腺纤维型乳腺的分型中,相对致密的乳腺腺体结构与病变相重,密度差异不易辨别,对于肿块型病变出现的误区,主要表现在等密度病变中。

此外,该组腺纤维型乳腺表现为结构紊乱的乳腺癌 4 例,其中 2 例漏诊,经手术证实后,对比双侧图像可明确诊断。因此,一般建议两侧乳腺对照观察进行诊断,以发现乳腺密度和形态的细微变化,从而明确诊断;同时要求操作人员技术规范,诊断医师经验丰富。

综上所述,乳腺钼靶检查可依照女性年龄段出现不同腺体类型,而年龄段和腺体类型的不同又与乳腺癌的发病率有一定的相关性。因此,乳腺癌高发年龄组女性定期进行乳腺钼靶检查,可达到早期诊断、早期治疗的目的。在 X 线诊断过程中,结合临床体检和双侧对照观察法可有效降低假阴性率。

第十章　关于新辅助化疗

功能磁共振成像监测乳腺癌新辅助化疗

乳腺癌患者行新辅助化疗的临床意义：乳腺癌的新辅助化疗，亦称术前化疗或初始化疗，最初是指对局部晚期乳腺癌患者进行手术治疗之前所进行的全身性辅助化疗，目前已将该治疗范围扩展至肿瘤较大的乳腺癌，以使肿瘤降期，进而达到保乳手术治疗的目的。

与术后辅助化疗相比，新辅助化疗具有以下优势：

可以缩小肿瘤及淋巴结体积，使原发肿瘤及淋巴结降期，提高保乳率。研究报道，与术后辅助化疗相比，新辅助化疗可以使肿瘤及淋巴结降期，临床缓解率达 79%。经 3~4 个周期的新辅助化疗后，不能进行保乳手术的 T_2~T_3 期乳腺癌患者中 48% 能够进行保乳手术。

可以在体评价肿瘤对化疗药物的敏感程度，及时更改对肿瘤不敏感的药物，使患者及临床医师选择更有效的术前和术后化疗方案。由于具有上述优势，近几年新辅助化疗在乳腺癌综合治疗中逐渐被推广应用。

功能磁共振成像：功能磁共振成像（fMRI）包括磁共振波谱、磁共振扩散加权成像和灌注加权成像等，可提供肿瘤的生理及生化代谢信息，反映靶向治疗中肿瘤内部的生物学反应，而不仅仅是单纯地提供解剖学影像。因此，fMRI 可成为评估乳腺癌新辅助化疗早期疗效的有效指标，指导临床制定合适的个体化治疗方案。

磁共振扩散加权成像：磁共振扩散加权成像通过检测组织中水分子的扩散来观察分析组织结构及内部特征，可准确分辨病灶边界。多项研究发现磁共振扩散加权成像不仅可通过磁共振扩散加权成像图像来评估治疗过程中肿瘤的大小变化，还可先于肿瘤大小变化而通过测量 ADC 值的变化对乳腺癌新辅助化疗疗效进行早期监测评估。

一组研究结果发现，在新辅助化疗两个疗程后，缓解病例的瘤体在磁共振扩散加权成像上的信号强度明显减弱，ADC 值则明显升高，肿瘤最大面积亦明显减小。而且，因磁共振扩散加权成像上瘤体内的坏死区域信号强度极高，磁共振扩散加权成像还具有监测乳腺癌瘤体内治疗后坏死变化的价值。

磁共振扩散加权成像检查具有不需增强、检查时间短的优势，因此乳腺肿瘤的 ADC 值检测用于评估疗效不失为一种快速易行的方法，但由于磁共振扩散加权成像检查的空间分辨率相对较差，解剖图像质量远不如增强扫描，故难以显示小病灶。因而目前临床应用于乳腺疾病诊断的并不多，其技术改进及其意义尚在进一步探讨中。

磁共振波谱：磁共振波谱是检测活体内代谢和生化信息的一种无创性检查技术。近年来，多项在体 1H-MRS 研究证明，在 70%~80% 的乳腺癌病灶中可出现显著升高的胆碱峰，而仅有 14%~18% 的乳腺良性肿瘤出现胆碱峰。Griffiths 等（2000）对肿瘤模型化疗反应的研究证实，未经治疗的肿瘤的生长及内部生化代谢水平远高于治疗后。有报道认为 1H-MRS 能在局部进展期乳腺癌新辅助化疗早期 24 h 内检测出治疗反应的变化。

该组研究结果提示，1H-MRS 在监测乳腺癌方面的应用具可行性，但重复性和稳定性不及常规动态增强成像。在出现胆碱峰谱线的乳腺癌患者的随访中发现，治疗缓解者胆碱峰明显降低或消失，证实 1H-MRS 可在乳腺癌灶形态学发生变化前监测到瘤体内主要代谢物的变化，可作为临床提供疗效评价的新手段。

但需要指出，由于检查技术方法或代谢产物低含量的缘故，磁共振波谱对检出乳腺癌的敏感度有限（该研究中仅为 64.7%），其临床应用不仅受信噪比、检查时间的限制，且受肿瘤位置、大小的影响。

磁共振灌注加权成像：磁共振灌注加权成像是

一种能评估乳腺癌灶内血流灌注状态的功能成像方法,敏感度和特异度较高,可监测乳腺癌在新辅助化疗中的血液动力学变化,辅助提供早期判断疗效的信息。在 T_2^*WI 首过灌注成像中,大多数乳腺癌在团注 Gd-DTPA 后呈快速和显著的信号强度下降,常发生在对比剂注射后 15~20 s,正好与对比剂到达乳腺毛细血管所需的时间相吻合,提示高毛细血管灌注;时间-信号强度曲线显示乳腺恶性病变较良性病变及周围腺体组织有更大的最大信号强度下降率。

在新辅助化疗有效的乳腺癌灶中,局部癌组织的微血管灌注及血流灌注从化疗后第 1 周即开始下降,而肿瘤大小发生明显缩小却在化疗后的第 3 周才能观察到,因此肿瘤化疗后负性灌注曲线的变化在肿瘤明显缩小之前即可以观察到,这也提示化疗药物对血管的作用与对肿瘤细胞的损伤作用是相互独立的两个过程。在肿瘤大小发生明显变化之前如能早期观察肿瘤血液动力学变化,预测化疗反应及预后,对临床具有重要意义。

磁共振灌注加权成像监测乳腺癌及新辅助化疗疗效的敏感度较高,但受扫描范围及图像空间分辨率较差的制约,尚不能单独应用于乳腺疾病的 MRI 诊断,而如能对磁共振灌注加权成像有关参数进行定量的研究,对化疗早期判断化疗疗效很有潜力,有助于临床及时更改治疗方案。

随着乳腺癌治疗理念的更新,迫切需要一种快速、可信的对不同化疗药物和治疗方案进行评价的监测技术,既可以在体测量肿瘤的体积变化、有效评估瘤体内的生理生化代谢状况,又可动态重复监测。fMRI 由于无放射损伤,可以安全、系列地观察病变,作为监测肿瘤化疗早期反应的有效检查技术,可为外科手术计划的制定提供依据。但由于 fMRI 在乳腺方面的应用研究尚不成熟,检查技术及评估方法上存在不足,如何提高对化疗疗效评价的准确性是 fMRI 在新辅助化疗疗效评价中亟须解决的问题。随着乳腺 fMRI 研究逐渐向精细和定量方向发展,在乳腺癌新辅助化疗疗效的评价方面必将起着越来越重要的作用。

第十一章 非乳腺癌的乳腺恶性肿瘤

第一节 乳腺血管肉瘤

乳腺血管肉瘤是乳腺一种少见的非上皮肿瘤,可分为原发性和继发性两种,原发于乳腺的血管肉瘤较罕见。文献报道仅占乳腺恶性肿瘤的0.03%~0.04%,占乳腺肉瘤的8%。研究显示,当临床拟诊为乳腺血管肉瘤时,MRI表现对确定其肿块内血管特性具有定性诊断价值。

乳腺血管肉瘤,也称恶性血管内皮瘤,是由血管内皮细胞或向血管内皮细胞分化的间叶细胞发生的恶性肿瘤。原发性乳腺血管肉瘤是一种来源于乳腺小叶或其周围毛细血管的高度恶性肿瘤,继发性乳腺血管肉瘤多见于保乳手术放疗后,平均发生时间在术后5~6年。

随着保乳手术的开展,术后放疗并发此病的报道逐渐增多。有报道依据其好发于30~40岁年轻女性,妊娠、哺乳期妇女及乳腺癌保乳术后患者发病率明显高于正常人群,推测其发生原因可能与雌激素水平有关,但仍存在争议。

一、临床表现

本病好发于14~85岁,尤其好发于30~40岁年轻女性,6%~12%为妊娠期妇女。临床表现缺乏特异性,通常表现为短期内迅速增大肿块伴有疼痛,少数病例无明显肿物,仅表现为弥漫性全乳腺肿大或持续性皮下出血。肿瘤可位于任何乳腺象限,但以右外上象限较多见。瘤组织表浅处皮肤可呈局限性斑点状或边界不清的紫蓝色或紫红色改变,被认为是乳腺血管肉瘤较特异性表现。

二、病理学

乳腺血管肉瘤组织形态变异很大,不同肿瘤甚至同一肿瘤组织的不同部位形态各异,给病理诊断带来了很大困难,因此需在肿瘤的不同部位多取材,必要时做网状纤维染色及免疫组织化学检测才能做出正确诊断。Rosen(2001)根据分化程度将其分为3级:Ⅰ级为高分化,患者5年和10年生存率分别为91%和81%,Ⅱ级和Ⅲ级分别为中分化和低分化,患者5年和10年生存率分别为68%和14%。肿瘤组织学分级是判断预后的重要因素。

三、影像学研究

钼靶X线征象:该组例1表现为右乳腺外上侧偏后缘局限团片状致密影,其密度中等程度增高,结合临床触诊之肿物较X线表现大,因此,考虑为不除外恶性肿物;但该病变位置相对表浅,触诊质地较软,这一特殊性提示有特殊病变可能。例2表现为左乳外下侧见高密度肿物,边缘略呈分叶,部分边界清,部分边界浸润,周围血管较对侧丰富,考虑为乳癌可能。该组2例均未出现乳腺血管肉瘤特有的皮肤紫红色改变,因此在术前均未明确诊断。

Liberman等(1992)报道的29例乳腺血管肉瘤无一例是单纯依据影像学表现做出诊断。

由于该病好发于30~40岁女性,其乳腺腺体相对较致密,因此乳腺钼靶X线对于该病的诊断较易漏诊或误诊;Liberinan等(1992)报道33%发生于致密型乳腺的血管肉瘤未被乳腺钼靶X线检查发现。因此本病X线表现缺乏特异性,易误诊为良性肿瘤、叶状肿瘤或乳腺癌,术前做出正确诊断较难。

MRI:该组2例T_2WI上均呈高信号,T_1WI上呈低信号,其中1例肿瘤内的含血液区在T_1WI上表现为点片状不规则高信号区,于DWI上呈高信号,ADC值减低,动态增强扫描肿瘤早期强化(增强后1 min内),并有延迟强化(增强后5 min后),与Kikawa 等（2006）报道结果—致，此征象可与乳腺导管癌相鉴别，后者动态增强扫描大部分表现为延迟期不强化。

　　肿物周围血供丰富，脂肪层混浊，相邻皮肤增厚；1 例显示乳后间隙消失，部分胸大肌侵犯，与钼靶 X 线相比，MRI 可为临床提供更丰富的信息。当临床疑为乳腺血管肉瘤时，肿瘤内的囊性含血液区在 MR T_1WI 上表现为点状或片状高信号区为乳腺血管肉瘤的较特征性表现，对确定其肿块内血管特性具有一定的定性诊断价值。

　　MRI 具有良好的软组织分辨率，特别对致密型乳腺不易漏诊或误诊，有研究提示 MRI 可以发现直径 1.0~1.5cm 的血管肉瘤。尤其 DCE-MRI 及 DWI 对于血管源性肿瘤具有特征性表现，能够为临床和病理提供其病变范围及性质，对准确诊断及采取正确的治疗方案具有重要意义。

　　总之，乳腺血管肉瘤是一种临床较少见且恶性度极高的肿瘤，应结合钼靶 X 线及 MRI 检查，特别是 DCE-MRI 对本病有定性诊断价值，有助于清楚显示病变的范围及特点，做到早期诊断、早期治疗，以提高本病的治愈率。

第二节　左侧乳腺神经内分泌癌

　　患者，女，71 岁。钼靶检查发现双侧乳腺肿物 4 年，近期发现右侧肿物增大入院。

　　MRI：左侧乳头偏内下缘及右乳偏外下象限各见一小结节影，以左侧病灶较大，大小约 1.2 cm × 0.8 cm × 1.0 cm，T_1WI 低信号，T_2WI 压脂序列呈高信号，DWI 呈明显高信号，边界尚光整。诊断意见：双侧乳腺增生；双侧乳头小结节，考虑 BIRAS 3 类，建议进一步增强扫描。

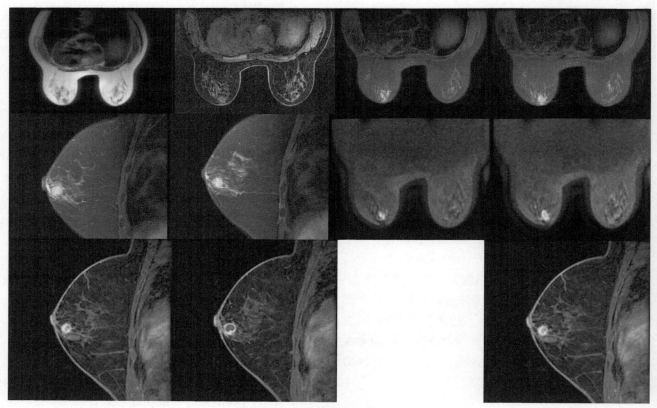

图 20-11-1　左侧乳腺神经内分泌癌

　　三月后复查 MRI：左侧乳头偏内下缘及右乳偏外下象限　　各见一小结节影，较大者位于左侧，大小约 1.2 cm × 2.1 cm ×

1.1 cm，T_1WI 低信号，T_2WI 压脂序列呈高信号，DWI 呈明显高信号，以边缘高信号为主，边界尚光整；增强扫描动态曲线呈缓慢上升型，呈环形强化，其内可见分隔，边缘似见毛刺，周围乳晕增厚，右侧乳腺结节呈明显均匀强化。诊断意见：双侧乳腺增生；双侧乳头小结节，对比前片左乳结节有所增大，考虑 BIRAS 4A 类（图 20-11-1）。

手术所见：左乳 9 点方向乳晕下方可见一大小不一约 1.5 cm 结节，色白，质硬，未见明显包膜，与周围组织界限欠清。

第一次病理检查：冰冻病理：左侧乳腺肿物：灰黄色不规则组织两块，大小分别为 1.8 cm×1.3 cm× 0.4 cm 和 1.8 cm×1.5 cm×1.2 cm，较小者切面灰白灰黄，质软，较大者切面灰白灰黄，质软，局部质中。冰冻病理诊断：左侧乳腺肿物：乳腺纤维组织增生伴显著硬化，内见少量核大异型细胞，不排除恶性可能，确诊待常规石蜡切片及免疫组化。常规病理诊断：左侧乳腺肿物切除标本：纤维组织显著增生硬化，内见小至中等大小肿瘤细胞及较多淋巴细胞浸润，恶性肿瘤可能性大，确诊待免疫组化。

免疫组化检测：阳性：Syn，E-cadehrin，P120，ER（+++），PR（+++），CgA（弱+），CD56（弱+），CK（P），Ki-67（+，约 20%）；阴性：Her-2，EGFR，CK（H），CK5/6，P63，CK7，LCA。最终诊断：左侧乳腺肿物切除标本：纤维显著增生伴硬化，内见小至中等大小肿瘤细胞浸润及较多淋巴细胞浸润，结合免疫组化检测结果，诊断为神经内分泌癌，中分化，（镜下肿瘤最大直径为 1cm），肿瘤组织侵及周围脂肪组织且灶区累及切缘（注：本病例经过科室内讨论）。

一周后第二次病理检查：左侧乳腺癌改良根治标本：总大小为 15cm×14cm×5cm，皮肤面积为 14 cm×6 cm，颜色呈灰白色。乳头大小 1.5 cm×1.2 cm×0.3 cm，无凹陷，于外上象限距乳头 0.4cm，可见一陈旧手术切口，长 2.5 cm，切面见该切口下呈灰褐色，质中。其余切面淡黄质软。左侧腋窝组织为脂肪组织一堆，总体积 10 cm×10 cm×3.5 cm，检出淋巴结十余枚，直径 0.3~1.7 cm，切面灰白灰褐，质中。病理诊断：左侧乳腺癌改良根治标本：癌组织先前已切除送检，手术切口下方未见癌组织残留，切口处皮肤、乳头、乳腺四个象限切缘及底切缘均为阴性。送检左腋窝淋巴结切除标本：共检出淋巴结 17 枚，均未见癌转移。

第十二章　关于乳腺良、恶性病变的鉴别

第一节　扩散张量成像与乳腺良、恶性病变的鉴别

扩散加权成像(DWI)为乳腺良、恶性病变的诊断和鉴别提供了重要依据,恶性肿瘤的 ADC 值明显降低。但由于不同乳腺疾病微观结构的差异,不同类型乳腺病变内水分子扩散的能力和扩散空间指向存在差异,常规 DWI 仅能反映扩散能力(即 ADC 值)的改变,无法测定扩散的各向异性情况。扩散张量成像(DTI)通过在至少 6 个方向上施加扩散梯度,不仅可以测定病变的平均扩散能力,同时还能观察各向异性的差异。DTI 常用的参数包括平均扩散率(MD)、各向异性分数(FA)和本征张量值。

平均扩散率反映水分子在张量球内三轴线上的平均扩散强度;各向异性分数反映水分子各向异性扩散强度;本征张量值是水分子在张量球内三轴线上分量值,其中 E1 为最大本征值,代表最大的扩散分量。一组作者通过回顾性分析乳腺恶性肿瘤与正常腺体及良性病变平均扩散率、各向异性分数和最大本征值的分布及差异,探讨 DTI 对鉴别乳腺良、恶性肿瘤的价值。

DTI 对乳腺良、恶性疾病的鉴别诊断价值:乳腺内大量的导管呈辐射状向乳头方向集中,这些导管的平均直径约 90 μm,而生理条件下大部分导管并未处于完全扩张状态,这与 TE 时间内水分子的扩散位移大致相当,因此导管壁为导管内水分子的自由扩散提供了天然屏障,成为乳腺 DTI 成像的解剖学基础。

已有学者将 DTI 应用于乳腺,初期研究结果显示,正常乳腺腺体的各向异性分数值提示为轻到中度的各向异性扩散,其平均扩散率值也与 DWI 序列测定的 ADC 值基本一致;平均扩散率和各向异性分数均有助于乳腺肿瘤的检出,而且 DTI 参数展示了很高的可重复性。

一项研究结果显示,恶性肿瘤的 DTI 扩散张量参数低于正常乳腺组织及良性病变。将多种 DTI 参数结合的回归模型对于恶性肿瘤的诊断具有优势,而最大本征值及回归模型在鉴别乳腺良恶性肿瘤方面具有较高价值。平均扩散率是三轴线上扩散本征值的算数平均值,ADC 值反映了细胞外间隙内水分子扩散的幅度,与细胞外间隙的容积分数有关。该项研究结果显示,乳腺癌平均扩散率值降低,表明肿瘤的 ADC 值与细胞密度呈负相关,肿瘤细胞外间隙水分子扩散受限导致 ADC 值减低;同时肿瘤细胞外间隙内存在的坏死成分及炎细胞等导致细胞间液黏稠度增加,进一步加重 ADC 值的减低。

该项研究中测得乳腺恶性肿瘤的各向异性分数值为 0.20 ± 0.08,低于健侧正常乳腺组织的 0.29 ± 0.17,低于文献中 0.24~0.26 的水平,而正常乳腺组织的各向异性分数值与文献结果一致。肿瘤各向异性分数值与细胞密度呈正相关,提示肿瘤内细胞密度的增加和细胞外间隙的减小所导致的扩散各向异性增大并未占主导地位;肿瘤各向异性分数值的减低可能更多来源于肿瘤内腺泡、导管及间质结构的紊乱、肿瘤细胞的低分化和不均匀生长导致细胞外间液增多及微小坏死灶等。

最大本征值是张量在最大扩散方向上的强度值,在正常乳腺组织内则与乳腺内腺管和导管的走行方向一致。该项研究结果显示,乳腺癌最大本征值低于健侧正常组织,提示肿瘤内水分子扩散各向异性强度的减低,可能有着与各向异性分数值相似的解剖学基础,但目前尚未见明确的研究报告。

该项研究结果显示,平均扩散率值诊断效能最高,而将最大本征值、平均扩散率和各向异性分数结合的回归模型,进一步提高了诊断效能。因此,虽然

最大本征值和各向异性分数的预测能力不及平均扩散率,但前两者的加入提高了平均扩散率对乳腺癌的诊断能力,能为乳腺癌和正常乳腺组织的鉴别提供帮助。该组作者将最大本征值加入乳腺恶性肿瘤的预测方程,所建立回归模型的预测能力高于 Partridge 等(2010)的模型,其原因为最大本征值作为一个独立的预测变量加入方程从而使模型的准确度进一步提高。

回归模型对乳腺良恶性病变的诊断效能并无明显提高,回归模型和最大本征值诊断效能相似,均优于平均扩散率,而各向异性分数则无助于乳腺肿瘤的定性诊断。鉴于计算复杂,回归模型在肿瘤的性质预测上并无优势可言。因此在鉴别病变良恶性方面,最大本征值是首选指标。该项研究的局限性:未纳入小病变以及不典型病变,使 DTI 参数值的分布范围变窄,有待于进一步研究评价;良性病变患者中纤维腺瘤比例较高,使得测量数据更多表现为纤维腺瘤的扩散特征,需要进一步扩大良性病变的病理构成,从而使数据进一步优化。

第二节　DWI 鉴别乳腺良、恶性病变

基本原理与技术:磁共振扩散加权成像是目前唯一能检测体内水分子扩散的方法。扩散是指水分子的随机即布朗运动,在温度恒定的体内,扩散加权成像主要体现组织内水分子活动的自由度,从而反映组织的结构特点。由于施加了运动敏感梯度,组织中水分子活动越自由,分子间相位就越离散,扩散成像采集到的 MR 信号就越弱。但由于扩散成像对运动高度敏感,在人体这个复杂的环境中,心跳、脉搏、呼吸、血液灌注等自主或不自主运动都可以引起 DWI 信号减弱,因而在临床应用中,常用表观扩散系数(ADC)来代替扩散系数。

单次激发平面回波是目前最常用的 DWI 成像方式,可基本冻结呼吸、心跳等多数生理活动,但仍存在磁敏感性伪影,在 Woodhams 等(2005)的研究中,由于出血与含铁血黄素的存在而引起了磁敏感性伪影,导致 ADC 值相对升高。

Maier 等(1997)研究了正常乳腺组织的 ADC 值在月经周期中的变化。发现月经周期的第 2 周 ADC 值有下降趋势,接着上升并于月经前 1 周达到最高峰,但整个周期中 ADC 值的变化幅度仅为 5.5%,因而该研究没有选择特定时间对患者进行检查。

ADC 值在乳腺良、恶性病灶鉴别诊断中的作用:多项研究表明,恶性肿瘤的细胞密度增加,导致细胞外容量减少,水分子的有效运动受抑制,乳腺恶性肿瘤的平均 ADC 值低于良性肿瘤和纤维腺体。以 ADC 值诊断乳腺癌的敏感性和特异性,不同的作者报道数据有一定差别,敏感度 64.0%~92.3%,特异度 75.0%~96.7%,其中存在差异的原因之一可能

为诊断界值的选取方法不同,如 Zhao 等(2005)将恶性肿瘤 95% 可信区间上界作为界值,敏感度偏低(64.0%)。该项研究中, b=800 s/mm^2 时 ADC 值在 $0.734 \times 10^{-3} \sim 0.760 \times 10^{-3}$ s/mm^2 以 及 b=1000 s/mm^2 ADC 值在 $0.724 \times 10^{-3} \sim 0.752 \times 10^{-3}$ s/mm^2 时,对恶性肿瘤的敏感度均可达到 90%,表明根据 ADC 值鉴别乳腺良恶性病灶有着良好的应用价值。

b 值对 ADC 值与图像质量的影响:生物组织中,水分子扩散与微血管灌注都会影响 ADC 值。有学者对臀部与腿部肌肉进行了 DWI 研究,发现 b 值 <100 s/mm^2 时,微血管灌注产生的假性 ADC 值较水分子扩散运动产生的 ADC 值高数倍。这是因为在低 b 值条件下,灌注效应会模拟水分子的随意扩散运动。该项研究中同一类型组织的 ADC 值在 800 和 1000 s/mm^2 这两种 b 值下均有统计学差异,且正常腺体和恶性肿瘤差异有显著性意义,可能就是由灌注效应的影响带来的。由于微血管增生,乳癌的微血管含量较良性病灶高,微血管灌注导致 ADC 值升高;同时乳癌组织细胞外间隙中水分子运动受抑制,使 ADC 值降低,两者之间构成了一对矛盾。此研究发现,在 b 值为 800 和 1000 s/mm^2 的条件下,乳癌的 ADC 值均较良性病灶的低,表明在这两个 b 值下,水分子扩散在乳腺病灶的 ADC 值中起主要作用。

b 值较高时,扩散的敏感系数提高,血流灌注等因素的影响减小,测得的 ADC 值相对来说更为准确。但是,高 b 值对磁场的均匀性要求极高,在现有的硬件水平下通常导致图像的空间分辨率降低,部分病灶的信号衰减至与周围腺体相似,导致兴趣区

选取不准确所致,这与 Liu 等（2003）的研究结果一致。因此, b 值选取过高或过低都不利于诊断。该研究中, b 值为 800 和 1000 s/mm² 时,正常腺体、良性病灶与恶性肿瘤间的 ADC 值两两比较均有统计学差异,表明这两种 b 值均能较好地满足诊断和鉴别诊断的需要。根据 DWI 测得的 ADC 值鉴别乳腺良恶性病灶有较高的临床应用价值。

第三节　动态增强成像对乳腺良、恶性肿瘤鉴别

动态增强成像的原理:动态增强成像是从病变血液动力学特征进行分析的成像方法。增强对比剂 Gd-DTPA 对乳腺肿瘤本身并无生物特异性,病变出现强化主要依靠病变组织内血管密度和对比剂进入组织细胞外间隙的多少。研究显示,病变的强化程度及强化快慢与肿瘤的微血管密度有相关性。时间-信号强度曲线反映了病灶血液灌注和廓清情况。

恶性肿瘤在其生长过程中会分泌肿瘤血管生成因子,该因子能促进肿瘤毛细血管的分化和生成。组织学研究显示,肿瘤的毛细血管内皮通透性高,存在动-静脉之间的分流,因此对比剂会很快流出病变,这是大多数恶性肿瘤表现为流出型（Ⅲ型）曲线的原因。一组恶性病变中 71.9%（23/32）为流出型曲线,与组织学理论相符。

一、成像技术

序列选择:理想的乳腺 MR 扫描技术必须同时满足高空间分辨率,能够发现微小病灶和足够高的时间分辨率,能做出时间-信号强度曲线。该研究动态增强扫描采用 FLASH 3D 序列,层厚 1.2 mm,各序列间无时间间隔。扫描速度快,分辨率高,可分辨直径仅 2 mm 的病灶。

脂肪抑制技术;乳腺含有大量的脂肪组织。脂肪在 MRI 上呈高信号,会使病灶显示不清。脂肪抑制技术消除或减弱了高信号脂肪组织的影响,扩大了水的灰阶,能更清楚地显示乳腺组织和病灶。应用脂肪抑制技术结合 Gd-DTPA 增强扫描,对提高乳腺病变的检出率很重要。该研究于动态增强扫描中施加频率选择脂肪抑制技术。该技术对磁场均匀度要求较高,在高场强设备中应用效果好,适合该研究所用设备。

动态扫描序列设计: Kinkel 等（2000）在注射对比剂后 2 min30 s~7 min30 s 期间连续采集图像;国内学者在注射对比剂同时开始扫描,前 2 min 连续扫描,之后间隔 40 s 扫描 1 次,持续 7 min。该项研究在注射对比剂前扫描 1 次,平扫结束后第 13 s 开始注射对比剂,第 20 s 开始连续无间断扫描,增强扫描持续 7 min。有 7 s 的延迟,意在保证采集 K 空间中心线时对比剂已达到乳腺组织。注射对比剂后连续扫描,无时间间隔,可以更好地反映病变的动态强化特点,避免错过 PV 的采集造成的对病灶强化曲线的错误估计。

二、动态增强成像对良、恶性肿瘤的鉴别诊断

动态增强曲线:动态增强曲线反映了肿瘤的血供特点,良、恶性肿瘤的动态增强曲线类型分布差异有统计学意义,说明动态增强曲线对良、恶性肿瘤的鉴别诊断有价值。恶性肿瘤多血供丰富,肿瘤血管缺乏正常毛细血管,存在动-静脉之间分流,所以对比剂很快流出病变。但是部分恶性肿瘤分化程度好或者呈弥漫性生长,间质成分多,肿瘤血管生成相对较少,增强曲线类型可以表现为Ⅱ型。该组有 8 个恶性肿瘤动态增强曲线类型为Ⅱ型。

良性肿瘤中导管内乳头状瘤血供丰富,所以动态增强曲线类型多为Ⅱ型甚至Ⅲ型。该研究中有 2 个导管内乳头状瘤,动态增强曲线类型均为Ⅱ型;良性病变中有 10 个动态增强

曲线类型为Ⅱ型,其中 6 个为纤维腺瘤;另有 1 个纤维腺瘤,动态增强曲线类型为Ⅲ型,增强前后减影最大信号强度投影图像上可见肿瘤前上方有 1 支肿瘤血管。说明多数纤维腺瘤的血供亦较为丰富。良、恶性病变之间早期强化率无显著性意义,可能与该组中血供相对丰富的纤维腺瘤和导管内乳头状瘤例数较多有关,也可能与样本数不够大、存在抽样误差有关。

病变形态学的分析:增强扫描后病变形态学的分析也是良、恶性诊断的重要参考指标。恶性肿瘤由于生长快且多为浸润性生长,边界往往不清楚,多

有毛刺、分叶,强化不均匀。良性肿瘤生长缓慢,对周围组织无浸润,仅有推压、移位的征象,边缘光滑、边界清晰,强化多较均匀。该组良性肿瘤中无一例有毛刺;恶性肿瘤中也无一例边缘光滑、边界清晰。囊肿为边界清晰的液体信号,较具特征性,合并感染时囊壁增厚、边界不清,但囊壁动态增强曲线仍为Ⅰ型。

　　肿瘤血管的数目:肿瘤血管的数目也是鉴别乳腺良、恶性疾病的参考指标之一。恶性肿瘤多有多支供血血管,血管粗大或多支密集供血。良性肿瘤极少有多支或粗大血管供血。

　　结合动态增强与形态学特征,该组作者认为:如果一个乳腺病变为Ⅲ型曲线,形态学表现为形态不规则、有毛刺(触角)或分叶,应考虑为恶性肿瘤;如果为Ⅰ型或Ⅱ型曲线,病变边缘光滑、边界清晰,应考虑为良性肿瘤;如果为Ⅲ型曲线,但病变边缘光滑、边界清晰,考虑良性肿瘤可能性大,同时建议患者进一步检查确诊。

　　总之,动态增强成像及减影成像在乳腺良、恶性疾病的诊断和鉴别诊断中有重要价值;良、恶性肿瘤的动态增强曲线之间有重叠,结合增强后形态学特征可以提高诊断的准确性。

第四节　腋窝硬纤维瘤误为乳腺癌

　　Kalisher(1976)报告1例腹部以外的硬纤维瘤,位于腋窝,乳腺干板照片时发现,左侧乳腺外上象限有一边缘不清晰的星状包块,其X线表现符合浸润性乳腺导管癌。手术切除直径约5mm的坚硬棕褐色脂肪组织。术后2月干板照片复查,该病变已不复存在。病理检查最后结果为腹外硬纤维瘤,累及局部肌肉。随纤维瘤少见,发生于腹部以外者更少于出现于腹壁者,预后良好。乳腺浸润性导管癌、脂肪坏死以及手术瘢痕,在乳腺干板照片的图像上皆与硬纤维瘤极为类似,值得注意。

第五节　硬化性乳腺病表现酷似乳癌

　　Rickert等(1981)报告5例乳腺良性硬化者,其中2例常规乳腺X线照片表现出似"星状"病变的密度增高影,单从X线征象上颇难与肿瘤区别;2例有症状,X线表现虽呈"星状"密度增高,但缺乏癌肿那样的中心密度较高的表现,活检方能确诊;1例标本照片上怀疑肿瘤,镜下却见丰富弹性组织相良性增生。上述X线照片的表现皆十分类似于乳癌,在乳癌的鉴别诊断时理应考虑这些情况。

第十三章　关于乳腺病变

第一节　关于乳腺 DWI

乳腺 MRI 对乳腺病变具有较高的敏感性（89%~100%），但特异性变异较大（37%~97%）。而 DWI 对乳腺病变的定性诊断具有极高的特异性（80%~100%）。目前，ADC 值的定量测量受多种因素的影响，其测量多为手工勾画感兴趣区，测量过程易受测量者因素的影响，同时 ROI 的大小是否会影响测量结果，从而影响 ADC 值的客观诊断效果。国内对该方面的研究较为匮乏，一项研究设计了不同影响因素，对其进行了分析。

Petralia 等（2011）对乳腺 ADC 值的定量测量发现观察者间的差值平均值为 0.012×10^{-3} mm²/s，观察者内为 0.022×10^{-3} mm²/s。Rubesova 等（2006）研究也提示观察者间及观察者内在乳腺 ADC 值测量方面存在很好的重复性。

该项研究结果提示，观察者间或观察者内测量值之间的差异无统计学意义（$P>0.05$），观察者间所测量 ADC 值差值平均值为 0.00×10^{-3} mm²/s，观察者内为 0.08×10^{-3} mm²/s，验证了观察者间及观察者内具有较好的一致性及可重复性。

Yili 等（2009）报告恶性病变 ROI 位置不同，ADC 值存在差异，推测可能是病变的囊变坏死区影响了 ADC 值。该研究采用不同 ROI 范围测量 ADC 值，其结果显示对于实性病变感兴趣区大小对 ADC 值无明显影响，与 Partridge 等（2010）研究结果相同，该研究结果可能与病例组大多为实性病变

有关。该项研究表明 DWI 对乳腺病变诊断具有较好的客观性。

采用同样 ROI 大小，对不同 b 值进行研究，ROI 组 b=500 s/mm² 组与 b=700 s/mm² 组间差异具有统计学意义（$P<0.05$）；ROI/2 组 b=500 s/mm² 组与 b=1 000 s/mm² 组间差异具有统计学意义（$P<0.05$），该项研究认为 b 值可能是影响诊断客观性的一个重要因素。

一些作者报道 b=1 000 s/mm² 时在乳腺良、恶性病变诊断的特异性方面明显高于低 b 值（b=500 s/mm²）。该项研究中发现 b=1000 s/mm² 时，严重的伪影已经影响到病变的检出及对病变 ADC 值的测量，建议根据设备的场强选择客观清晰的 DWI 图像进行定量诊断，该项研究提出 b=700 s/mm² 图像显示最佳，与一项研究的结果相近。

关于 b 值的选择，无统一的标准，多篇文章都采用 b=800 s/mm²，其次为 1 000、600、750 s/mm² 等，b=700 s/mm² 在乳腺病变中文献报道较少，而在其他器官中应用较多，如：骨肿瘤、脑、脊髓、胃肠道及子宫附件等。因此该组作者设置了 b=700 s/mm² 试图观察 b=700 s/mm² 对乳腺病变的诊断水平。

综上所述，乳腺 DWI 具有较好的重复性，人为因素所导致的 ADC 值的差异较小，建议采用同一 b 值对乳腺病变进行定量评价。

第二节　左侧乳腺小叶增生

患者，女，41 岁。手术所见：探查见肿物大小约 6 cm×4.5 cm×3.5 cm 大小，表面欠光滑，与周围组织粘连，可见增生的乳腺组织，伴有乳汁淤积。病理检查：左侧乳腺肿瘤：淡黄灰白色组织一块，大小 9.0 cm×6.0 cm×2.5 cm，

切面淡黄灰白相间、质中。常规病理诊断：左侧乳腺肿瘤：小　　　叶增生（图 20-13-1）。

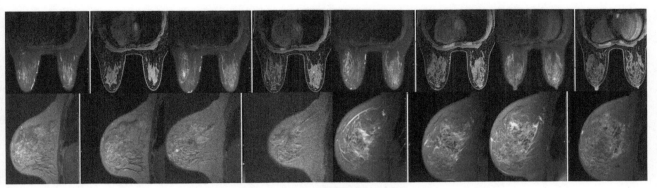

图 20-13-1　左侧乳腺小叶增生

第十四章　乳腺肿块

第一节　乳腺叶状肿瘤

　　乳腺叶状肿瘤是一类罕见的乳腺肿瘤，具有上皮及间叶细胞双向分化的特点，属于乳腺纤维上皮性肿瘤。最初由 Johannes Muller（1838）提出并命名为"分叶状囊性肉瘤"，以描述病灶分叶状、新鲜鱼肉样的大体表现，但叶状肿瘤从细胞起源到生物学行为都明显不同于肉瘤。既往对该病命名混乱，曾有 60 多个不同名称用于描述该病，WHO（1982）将其统一命名为乳腺叶状肿瘤。WHO（2012）乳腺肿瘤分类中继续强调应避免使用"肉瘤"这个误导性的术语来描述叶状肿瘤。叶状肿瘤表现多样，良性叶状肿瘤与纤维腺瘤在影像及临床上较难鉴别，但两者手术方式及预后不完全相同。恶性叶状肿瘤需与边缘光整的乳腺癌、原发性乳腺肉瘤鉴别，前者在手术方式及术后辅助治疗上与后两者不同，临床上应注意区分。

一、流行病学特点及危险因素

　　叶状肿瘤发病率约占乳腺原发肿瘤的 1%，恶性叶状肿瘤约占乳腺恶性肿瘤的 0.18%。叶状肿瘤几乎只发生于女性，发病年龄 10~82 岁，确诊的中位年龄为 42~45 岁，确诊时病人年龄越大、叶状肿瘤恶性程度越高，预后越差。男性病人仅有数例个案报道，且都同时伴发男性乳腺发育症。

　　除 Birch 等（2001）报道 Li-Fraumenni 综合征病人发生叶状肿瘤与 tp53 基因突变强相关外，目前尚未发现其他病因或诱因与叶状肿瘤的发生有关。一些研究者认为叶状肿瘤起源于纤维腺瘤，因两者在组织学、分子学上存在相似性，但这一观点尚存争论。

二、临床表现

　　叶状肿瘤一般表现为单侧乳腺无痛、质硬肿块，仅有不到 3% 发生于双侧；大部分肿块可于触诊时扪及，约 20% 的叶状肿瘤临床不可触及，于乳腺 X 线摄影筛查时偶然发现。叶状肿瘤肿块最大径范围 0.4~29 cm，平均 4~7 cm。部分叶状肿瘤短期内可迅速增大，这是叶状肿瘤的临床特征之一；非常大的肿瘤可造成皮肤紧绷伴浅表静脉扩张。溃疡、乳头内陷、肿块固定于胸壁等征象虽有报道但极少见。约 20% 的叶状肿瘤可伴腋窝淋巴结反应性增大，但少见淋巴结受累，Macdonald 等（2006）报道 498 例恶性叶状肿瘤中仅 8 例发现淋巴结转移。

三、病理学

　　叶状肿瘤瘤体成分复杂，细针抽吸活检诊断敏感度仅 40%，假阴性率很高。粗针穿刺活检敏感度相对略高，约 63%。确诊一般需对整个病灶行病理组织学检查。

　　大体观察叶状肿瘤为圆形、卵圆形或分叶状肿块，切面呈灰白色，内部出血、坏死在大病灶中亦常见。叶状肿瘤镜下表现多样，可从极类似纤维腺瘤到类似高级别肉瘤。叶状肿瘤的典型表现为包含裂隙状腔隙的叶状结构，其本质为间质细胞增生，突入扩张的腺腔内。其中，过度增生的间质细胞是诊断叶状肿瘤的关键；少数病例亦可含脂肪、软骨或骨组织成分。叶状肿瘤边界通常光整，但有时可见瘤组织突起伸入周围组织，成为局部复发的根源。

　　WHO 乳腺肿瘤分类将叶状肿瘤分为良性、交界性、恶性及导管周围间质肿瘤（低级别）4 类；其中"导管周围间质肿瘤（低级别）"极罕见，且镜下表现显著不同于其他 3 类。目前最通行的分类标准以半定量的组织学特征（核分裂象、间质异型性增生程度、边缘）为依据，将叶状肿瘤分为良性、交界性和恶性,其发生率分别为 40%~52%、13%~25% 和 35%~36%。

四、影像学研究

X 线检查:叶状肿瘤在 X 线检查上的表现缺乏特征性。乳腺 X 线摄影上,叶状肿瘤多表现为边缘光整的圆形、卵圆形或分叶状肿块,与纤维腺瘤相似。叶状肿瘤一般很少出现钙化,Liberman 等(1996)报道 51 例叶状肿瘤病人中有 4 例发现钙化,其中 3 例为良性;另有数篇个案报道,发现含骨肉瘤成分的叶状肿瘤在乳腺 X 线摄影上表现为分叶状肿块,内部含多形性钙化。叶状肿瘤脂肪分化少见,Powell & Rosen(1994)分析了 14 例含脂肪的叶状肿瘤,其中 13 例为恶性,提示叶状肿瘤于 X 线片上出现脂肪成分不除外恶性肿瘤的可能,但这一结论未得到其他研究的验证。Lee(2008)分析粗针穿刺活检结果发现 1/3 叶状肿瘤间质内含脂肪组织,脂肪组织可以是病灶的组成成分之一,也可以是病灶向周围浸润的结果,而纤维腺瘤中脂肪组织罕见。

超声:超声上,叶状肿瘤表现为边界清晰的实性、低回声区,与纤维腺瘤表现几乎相同;部分叶状肿瘤在超声上显示内部无回声区,提示叶状肿瘤的可能。

MRI:对于 X 线摄影、超声等传统影像手段诊断困难的病例,乳腺 MRI 的优势日益凸显。近年来一些文献报道叶状肿瘤在 MRI 上的表现有一定特征性,这些特征可能有助于活检时取得适当的组织,提高术前诊断准确性。

一般形态:叶状肿瘤在 MRI 上多表现为分叶状肿块,部分小病灶(最大径 <3 cm)可表现为圆形或卵圆形肿块。大多数病灶边缘光整,少数边缘不规则。肿块形状、病灶边缘形态与恶性程度无显著相关。有研究显示叶状肿瘤病灶越大,恶性程度越高;但良、恶性组直径分布重叠较多,难以作为区分依据。一些作者报道 10 例叶状肿瘤病人的 MRI 表现,其中 3 例边缘不规则,1 例病理为良性,2 例交界性;而 1 例恶性叶状肿瘤则表现为边缘光整,因此边缘是否光整不作为判断叶状肿瘤良、恶性的依据。

内部信号特征:文献报道叶状肿瘤在 T_1WI 上呈等或低信号;部分病灶内部夹杂线状。薄片状 T_1 高信号,与病理标本对照看判断为内部出血区。Yabuuchi 等(2006)发现 T_1WI 高信号在恶性及交界性叶状肿瘤中出现的概率高于良性组,但结果的差异没有统计学意义。

T_2WI 上叶状肿瘤表现为高或等信号,绝大部分病灶呈不均匀的 T_2 高信号。有作者分析 11 例叶状肿瘤病人 MR 影像,其中 8 例 T_2WI 上呈混杂高信号,对照病理结果后发现 T_2 高信号对应肿瘤内囊变、黏液变区域,而相对等或低 T_2 信号区才是肿瘤实质成分。

一些作者报告的 28 例叶状肿瘤病人中,20 例病人肿瘤内部含裂隙状 T_2 更高信号区,与病理上叶状肿瘤特征性的分叶状狭长腺腔相对应;Tan 等(2012)也在研究中得出类似结论。

囊性成分在叶状肿瘤中不少见,病灶越大,内部越易出现囊变;Chung 等(2011)报道 14 例直径 >5 cm 的叶状肿瘤中,12 例内部有囊性信号;Yilmaz 等(2002)报道 12 例直径 ≥ 3 cm 的叶状肿瘤中 9 例含囊变。良、恶性叶状肿瘤病灶均可含有囊性成分,而内壁不光整的囊变区在恶性叶状肿瘤中有一定特征性。

Tan 等(2012)报道 24 例叶状肿瘤中 8 例含囊变成分,病灶是否含囊变区与其病理分型无显著相关。Yabuuchi 等(2006)发现 30 例叶状肿瘤中,23 例呈囊性改变,囊性改变在良、恶性叶状肿瘤间无显著差异;其中 4 例表现为囊壁不光整,而良性叶状肿瘤中无一例表现为不光整囊壁,该征象在良、恶性组间有显著差异。

另外,一项研究报道 11 例叶状肿瘤(包括 1 例恶性)中 5 例含明显囊变不强化区,其中 1 例内壁不光整者病理为恶性。

内部暗分隔也是叶状肿瘤的一个常见征象,但诊断价值有限。Tan 等(2012)发现一些叶状肿瘤呈多结节融合状,其内见低信号、无强化分隔,该征象在不同病理类型中差异无统计学意义。而有报告发现 17 例叶状肿瘤中有 11 例 T_2WI 见无强化分隔,进一步得出无强化分隔在良性叶状肿瘤组明显少于恶性组和交界性组。内部暗分隔在纤维腺瘤 MRI 上也可呈现,故不应作为鉴别叶状肿瘤与纤维腺瘤的依据。

动态增强特征:各种类型叶状肿瘤增强后均明显强化,早期即呈快速强化,绝大多数病灶内部强化极不均匀。增强后病灶的时间 - 信号强度曲线(TIC)类型(Ⅰ持续型,Ⅱ平台型,Ⅲ流出型)在不同病理类型叶状肿瘤中的分布不具特异性。Wurdinger 等（2005）比较纤维腺瘤与叶状肿瘤的 MRI 表现，发现 24 例叶状肿瘤（含 1 例恶性）中 TIC 呈 Ⅰ、Ⅱ、Ⅲ型者分别为 16、3、5 例，与纤维腺瘤的 TIC 分布差异无统计学意义。Kinoshita 等（2004）总结了 8 例良性叶状肿瘤，发现其中 5 例呈上升型、3 例呈平台型。有研究发现良、恶性叶状肿瘤间 TIC 类型差异存在统计学意义，恶性叶状肿瘤更易呈Ⅲ型曲线，然而恶性叶状肿瘤也可表现为 Ⅰ 型 TIC 曲线。Alhabshi 等（2013）报道 2 例恶性叶状肿瘤的 TIC 均呈Ⅲ型。

功能成像特征：MRI 上叶状肿瘤的形态学特点及动态增强特点缺乏特异性，引入功能成像技术，如 DWI、MRS，可能有助于诊断。DWI 反映水分子在组织中的布朗运动，最常用表观扩散系数（ADC）来量化。肿瘤病灶内细胞增殖、挤占细胞外空间，引起水分子布朗运动受限，表现为 DWI 高信号和 ADC 值减低。在乳腺癌中，ADC 值减低被认为是细胞密度增加的表现，并得到组织学的印证。这种微观上的敏感性为辨别病灶以及分级提供了可能性。

一些相关研究探讨了叶状肿瘤的 DWI 特征，发现叶状肿瘤的 ADC 值明显减低，但较一般乳腺癌高。Yabuuchi 等（2006）进一步分析认为 ADC 值与叶状肿瘤分级相关，恶性程度越高则 ADC 值越小，良性、交界性、恶性组叶状肿瘤分别为 $1.87 \times 10^{-3} mm^2/s$、$1.41 \times 10^{-3} mm^2/s$、$1.37 \times 10^{-3} mm^2/s$（b=1 000s/mm^2）。Alhabshi 等（2013）报道了 2 例恶性叶状肿瘤的 ADC 值分别为 $1.03 \times 10^{-3} mm^2/s$、$1.45 \times 10^{-3} mm^2/s$（b=1000 s/mm^2）。与病理结果对照后发现，T_2WI 上呈低信号且 ADC 值减低处为间质细胞过度增生区。

目前已有很多关于应用 ^{1}H-MRS 检测总胆碱（Cho）化合物来鉴别乳腺肿瘤良、恶性的文献报道。研究显示，约 80% 乳腺癌在 3.2 ppm（ppm 表示 10^{-6}）附近出现 Cho 峰。过去认为叶状肿瘤不表现为高 Cho 峰，可能与所测叶状肿瘤不包括恶性叶状肿瘤有关；Alhabshi 等（2013）报道 2 例恶性叶状肿瘤的 MRS 上均可见 Cho 峰，提示 Cho 峰的检出对恶性叶状肿瘤有一定提示作用，其诊断价值尚待进一步研究。

五、鉴别诊断

纤维腺瘤：最常见于 15~35 岁女性，发病年龄较叶状肿瘤小 10 岁左右；绝经后常发生缩小、钙化等退变。一般直径小于 3 cm，大纤维腺瘤直径可达 6 cm，可随生理周期变化，但无肿块短期内快速增大的表现。纤维腺瘤在 MRI 各序列扫描时信号较均匀，囊变坏死少见，增强后 TIC 呈持续上升型；DWI 可呈等或高信号，ADC 值约 $1.45 \times 10^{-3} mm^2/s$（b=1 000 s/mm^2）与叶状肿瘤不易区分。纤维腺瘤与良性叶状肿瘤有时甚至在组织病理学上也难以鉴别。因纤维腺瘤也有约 15% 局部复发率，两者生物学行为及预后相仿，新 WHO 分类建议：当两者在病理上鉴别困难时，倾向于诊断为"纤维腺瘤"以避免过度治疗。然而，由于良性叶状肿瘤复发后恶性程度可较前增高，任何原病灶附近的新生肿块都应引起重视。

乳腺癌：叶状肿瘤需与边缘光整的乳腺癌鉴别，包括黏液癌、髓样癌等。黏液癌在 MRI 上呈 T_1WI 低信号、T_2WI 高信号，增强后呈周边向中心渗透的强化方式，DWI 呈高信号但 ADC 值高达 $2.06 \times 10^{-3} mm^2/s$（b=1 000 s/mm^2），与叶状肿瘤明显不同。髓样癌在 MRI 上表现为卵圆形或分叶状边缘清晰的肿块，T_1WI 呈低信号、T_2WI 呈高或低信号，增强后髓样癌多表现为环形强化，TIC 为平台型或流出型；强化模式可与叶状肿瘤鉴别。

乳腺肉瘤：原发性乳腺肉瘤极罕见，包括脂肪肉瘤、骨肉瘤和血管肉瘤等，为间叶组织起源，与恶性叶状肿瘤的区别在于乳腺肉瘤完全不含上皮成分，通常需要从病理学上排除恶性叶状肿瘤和转移性肉瘤后才能诊断。

综上所述，叶状肿瘤是一类病因未明、少见的乳腺肿瘤。叶状肿瘤在乳腺 X 线平片上表现为圆形、卵圆形或分叶状边缘光整的肿块，内部少见钙化；在超声上多表现为低回声肿块；在 MRI 上多表现为边缘光整的肿块，可有分叶，内部信号极不均匀，内部可有囊变坏死区，增强后呈显著不均匀强化，ADC 值减低但高于一般乳腺癌。诊断时需与纤维腺瘤、边缘光整的乳腺癌、肉瘤等疾病鉴别；叶状肿瘤易复发，应注意术后密切随访。

第二节　类似乳腺肿瘤的胸壁内淋巴管血管瘤

淋巴管、血管瘤,又称脉管瘤,是一种少见的混合性脉管畸形。男女均可发生,年龄分布较广。它包含淋巴管及血管瘤成分。单独就淋巴管瘤而言,是一种淋巴系统先天性发育畸形,多见于小儿,部位好发于颈部、颈后三角区,也可发生于纵隔、腹膜后等。组织成分若以血管瘤为主时,外观常表现为由口径较大、壁薄扭曲的血管构成特殊的蔓状或蚯蚓状突起。病灶可以侵入皮下组织。

镜下见大量壁薄、大小不一、外形不规则的血管和淋巴管,管腔扩大,有时可见淋巴细胞。血栓有时存在,在机化血栓和血管腔间的间质中可见营养不良性钙化。

超声、MRI、介入等检查均可用于鉴别诊断中。Paltiel 等(2000)研究发现,在有血管异常的超声影像中,超声检查可区分血管畸形中的血管瘤,还可以探测血流量。

一些研究认为,淋巴管、血管瘤超声特征是多房性无回声囊腔,可含实质成分和血管成分,MRI 检查发现血管瘤 T_1WI 呈中等信号,T_2WI 呈高信号。增强扫描有助于区别病变周围水肿。而淋巴管成分在 T_1WI 比肌肉成分信号低,T_2WI 表现为高信号。

乳腺钼靶检查该瘤可以呈圆形,团块状,也可呈分叶状,边缘光整,可有灶状钙化,肿块有时可见细线样透亮包膜。

一例发生于乳腺后方胸壁内,较少见,临床容易误诊为乳腺肿块。影像检查不仅可以区分是否为乳腺本身还是乳腺后方的近胸壁病变,同时可以观察肿块的形态、大小及密度,粗大的血管以及钙化的特征,为诊断该疾病提供重要信息,同时评价病变范围、侵犯深度等方面有着重要的意义,最终确诊需依靠病理。

第十五章 乳腺炎症

第一节 肉芽肿性乳腺炎

肉芽肿性乳腺炎是一种少见的乳腺慢性非干酪样坏死炎性肉芽肿性炎,其临床表现及乳腺X线摄影特点与乳腺癌(尤其是炎性乳癌)相似,因此,对两种疾病的正确诊断对于治疗和判断预后至关重要。

肉芽肿性乳腺炎的临床与病理表现:肉芽肿性乳腺炎是一种少见的良性乳腺炎性疾病。Al-Khawari等(2011)报道,肉芽肿性乳腺炎占因乳腺疾病行外科手术治疗患者的0.025%~3.000%。一项研究收集45例肉芽肿性乳腺炎,与该院为中西医结合治疗乳腺疾病特色单位有关。肉芽肿性乳腺炎好发于20~50岁已婚经产的育龄妇女,多单侧发病,偶可双侧发病。该项研究中患者的平均年龄为(31±6)岁,与Hovanessian Larsen等(2009)的结果相符。本病病因尚不清楚,有学者认为与分泌物溢出所致的炎性反应,导管上皮和小叶自身的破坏,分泌物渗入小叶结缔组织间隙有关,部分学者认为与自身免疫有关,但证据尚不充分。

肉芽肿性乳腺炎临床症状无特异性,常以乳腺肿块、部分伴疼痛或肿胀就诊,发热等全身症状轻微。肉芽肿性乳腺炎的病理特征是病变以乳腺小叶为中心,呈多灶性分布,小叶内末梢导管或腺泡大部分破坏消失,小叶内肉芽肿形成,多种炎性细胞浸润,以中性粒细胞为主,另有淋巴细胞、上皮样巨噬细胞和巨细胞等,并常有微脓肿形成。

一、影像学研究

MRI形态特征:肉芽肿性乳腺炎患者触诊虽常触及乳腺肿块,但MRI上病灶形态多呈边缘不清的片状非肿块病灶,增强扫描病变呈斑片状不均匀强化。该项研究结果显示,45例肉芽肿性乳腺炎中,

43例表现为非肿块样病灶,40例病灶实质内伴多发大小不等类环形强化;而64例乳腺癌中,30例为环形强化。值得注意的是,肉芽肿性乳腺炎的类环形强化与乳腺癌的环形强化在形成机制和MR形态特征上有本质区别。肉芽肿性乳腺炎发生于病变实质中,常呈多发类环形强化,环通常较小,中心无强化,与其病理改变(常多发微脓肿)有关;而乳腺癌环形强化发生于病灶周边,与肿瘤周边血管生成密集有关,环内多为肿瘤实质。

肉芽肿性乳腺炎和乳腺癌均可发生于乳腺任何区段,但肉芽肿性乳腺炎患者累及乳晕、乳头凹陷的发生率高于乳腺癌。其原因在于肉芽肿性乳腺炎的病理改变为炎性反应,当病变累及乳晕区域时,局部结构破坏,纤维组织牵拉致乳头内陷,此时乳腺导管及小叶结构通常均有破坏,难以确定病灶起源于小叶或导管。因此,广义的病理诊断中肉芽肿性乳腺炎通常还包含了乳晕下脓肿。肉芽肿性乳腺炎和乳晕下脓肿的病理诊断困难,乳晕下脓肿以乳晕周围多见,肉芽肿性乳腺炎可发生于乳腺任何区段(包括乳晕)。

MRI有利于肉芽肿性乳腺炎伴随征象的显示,包括窦道形成、皮肤增厚、水肿,病变同侧腋窝淋巴结肿大。肉芽肿性乳腺炎在炎性表现期,患侧乳腺增大、水肿,皮肤增厚,此时需与乳腺癌(特别是炎性乳癌)鉴别。肉芽肿性乳腺炎片状强化区内多发环状强化的微小脓肿是与炎性乳癌鉴别的要点,炎性乳癌的片状强化区内无此征,并且炎性乳腺癌极少形成窦道。

MR动态增强参数特征:乳腺炎性病变的血供较其他良性乳腺病变更为丰富,周围炎症区域血管通透性增加,小血管扩张血流增加。而乳腺癌的强

化程度及快慢与肿瘤的微血管密度相关,乳腺癌生长过程中分泌的肿瘤血管生成因子能促进肿瘤毛细血管的分化和生成,肿瘤新生血管丰富,使对比剂流入量增加,而血管内皮细胞发育不完善、血管通透性强导致对比剂渗出增加,同时肿瘤毛细血管内存在动静脉交通,常引起灌注短路。肉芽肿性乳腺炎的早期强化率、峰值强化率均高于乳腺癌,峰值时间差异无统计学意义。MR 动态增强扫描半定量参数对肉芽肿性乳腺炎和乳腺癌的鉴别有一定意义。

该项研究结果显示,肉芽肿性乳腺炎和乳腺癌病灶的动态增强时间 - 信号强度曲线均以Ⅱ型和Ⅲ型为主,差异无统计学意义,与 Kocaoglu 等（2004）报道的 7 例肉芽肿性乳腺炎以Ⅰ型曲线表现为主不符,今后还需继续积累资料进行深入研究。该项研究者认为,表现为Ⅱ型及Ⅲ型曲线的病变,还需结合增强扫描形态特征、伴随征象及临床特点进行综合分析。

肉芽肿性乳腺炎的 DWI 特征及与乳腺癌的比较:该项研究结果显示,肉芽肿性乳腺炎非脓肿区ADC 值明显高于乳腺癌病灶区。肉芽肿性乳腺炎脓肿区与乳腺癌病灶区 DWI 均呈高信号,ADC 值均较低,但其机制不同。肉芽肿性乳腺炎脓腔内包含较多复杂的成分,如蛋白质、大量炎性细胞、坏死组织、渗出液等,黏滞性强,脓腔内的水分子与羧基、羟基以及大分子上的氨基酸群相结合,导致水分子的扩散受限;乳腺癌肿瘤细胞增殖快,细胞排列密集,细胞外间隙小,细胞膜对水分子吸附阻挡作用使水分子扩散受限,ADC 值降低。DWI 对于检出肉芽肿性乳腺炎中微小脓肿的敏感性高,微小脓肿DWI 表现为散在多发点状高信号,分布于病灶之中,与乳腺癌肿块本身的 DWI 高信号在形态上明显不同。

该项研究的局限性:部分肉芽肿性乳腺炎病灶位置表浅所致磁敏感伪影的影响未能消除;肉芽肿性乳腺炎在病变早期多数患者可无明显症状,很少行 MRI 检查或因无穿刺或病理证实,无法纳入该项研究,今后还将对于早期肉芽肿性乳腺炎的 MRI 表现特征进行研究。

第二节　乳腺脓肿（肉芽肿性小叶性乳腺炎）

患者,女,34 岁。右侧乳腺疼痛肿胀 20 余天入院。

手术所见:右侧乳腺中央区见一脓腔形成,约占乳腺1/2,内含大量黄色黏稠脓液,量约 300 ml,腔内大量坏死组织,其中下方乳腺组织稍硬,见小脓腔。病理检查:右侧乳腺脓肿壁活检标本:灰黄灰褐色囊壁样碎组织一堆,总体积5 cm×4 cm×1.5 cm,囊壁内侧粗糙,厚 0.3~0.5 cm。病理诊断:右侧乳腺脓肿壁活检标本:结合临床,符合肉芽肿性小叶性乳腺炎(图 20-15-1)。

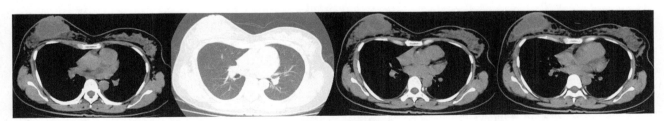

图 20-15-1　乳腺脓肿

第十六章　乳腺其他疾病

第一节　乳腺非肿瘤性病变

MRI 对软组织具有良好分辨率，较常规钼靶 X 线检查具有明显优势。有研究表明乳腺内可疑病变约 70% 活检后证实为良性，而无须手术。MRI 对软组织具有良好分辨率，主要从病灶的形态学和强化方式两方面鉴别良、恶性病变，克服了钼靶检查的不足。

乳腺囊性增生病及乳腺囊肿：乳腺囊性增生病及乳腺囊肿是女性最常见的一种非炎症性、非肿瘤性病变，临床主要表现为乳腺组织局部增厚、边界不清楚的肿块或多个大小不等的结节，可有疼痛或有乳头溢液。病理包括囊肿、乳管上皮增生、中小乳管乳头状瘤病、腺管型腺病和大汗腺化生 5 种改变，其中乳头状瘤病、腺管型腺病和囊肿是本病的主要病变，如果切片中找到 5 种病变中的 3 种，或 3 种主要病变的两种时即可诊断为本病。

乳腺囊性增生病在钼靶片中常表现为弥漫型和肿块型，该组 8 例 MRI 所见均匀分布的弥漫性斑点状强化结节，与钼靶片弥漫型的乳腺囊性增生病相一致，反映了乳腺小叶内腺管腺泡数目增加，末端乳管或腺泡增多密集，聚集相互挤压小叶变形，纤维组织明显增生。

术后瘢痕：该组良性肿块行肿块切除术 1 例、皮下乳腺切除术 2 例。肿块切除术后 MRI 见瘢痕与手术部位完全一致，表现为星芒样改变，周围腺体向心性收缩；皮下乳腺切除术指沿乳晕作一弧形切口，游离皮瓣后，切除肿块，缝合后，伤口隐蔽、美观，术后腺体表现为结构聚拢，手术后瘢痕不一定在切口，T_1WI 呈等信号，T_2WI 等或低信号，纤维组织收缩的瘢痕轻度强化或不强化。

保乳综合治疗：欧美国家对早期乳腺癌已普遍采用保乳综合治疗，无论是无复发生存率、远处转移率和总生存率均和根治术无差别。保乳手术痛苦小、整形效果好、术后功能完整。乳腺保乳综合治疗后影像学检查有两个主要目的，一是尽早发现复发肿瘤，防止转移；二是降低术后改变与肿瘤复发的误诊率，避免不必要的活检。该组 3 例保乳手术行 MRI 动态增强未见早期异常强化病灶，切口瘢痕表现与良性肿块术后改变一致，瘢痕呈等 T_1 等 T_2 信号，未见强化，均提示术后无复发征象。

乳腺假体植入：乳腺假体植入，聚丙烯酰胺水凝胶注射式隆胸理论上将水凝胶注射到腺体后方或胸大肌前，但操作时无影像学引导且无明确解剖标志引导，实际是盲视下操作，受体位、肌肉运动及操作者经验等多种因素影响，出现并发症概率较高。该组 7 例假体泄漏外溢，MRI 见假体不完整，并于乳腺皮下、腺体后方见散在外溢的假体信号。另有 3 例自体脂肪隆胸，为近年来较少使用的隆胸方法，从自身腹部臀部等脂肪丰富的部位抽取脂肪离心处理，迅速注射自身乳腺腺体周围，增大乳腺体积。该组 3 例 MRI 显示自身腺体后方见大片状脂肪信号堆积包绕，其间坏死的脂肪形成油脂性囊肿形成圆形、椭圆形肿块，周围纤维组织包绕形成壁，边界清晰。MRI 平扫可评价隆胸后假体的完整性，而动态增强可进一步确定假体外溢的范围，并排除自身腺体的病变。

乳腺炎症：乳腺炎症，慢性乳腺炎往往由于急性炎症时治疗不及时或治疗不当而发生坏死、液化后所形成，也可能由于低毒力细菌感染的结果，少数乳腺脓肿则来自感染性囊肿。

病变累及范围广，腺体充血、水肿并有大小不等的脓腔形成，增生的纤维组织围绕透亮的脓腔，在临床及钼靶片上，乳腺炎症往往酷似乳腺癌，难以鉴别,临床均可触及质硬肿块,活动差,与周围组织分界不清,该组 MRI 检查中 4 例炎症,T_2WI 呈明亮高信号,1 例伴有多发小脓肿形成,病变区见多发灶性低信号,由于炎症血运丰富,增强后,病变均明显均匀强化,高于周围正常腺体,边缘呈渐进性;而乳腺癌在 MRI 中则表现为不规则肿块,病变的大小、边界及多灶性较钼靶片清晰,增强扫描后迅速达到峰值,与周围正常腺体分界清晰,征象更为明确。该组 2 例经抗感染治疗后症状明显好转,2 例经核心针穿刺活检符合炎症诊断,均避免了手术切开。

第二节　乳腺囊肿及其误诊分析

囊肿以单纯囊肿、潴留性囊肿多见,钼靶片上病变常表现为边缘光整或部分模糊的圆形或卵圆形均匀致密影,偶呈分叶状,其长轴多垂直于胸壁或指向乳头方向,灶周常有透明晕影,囊壁偶见钙化,一组 10 例囊肿,包括:单纯囊肿 5 例,潴留性囊肿 4 例,表皮样囊肿 1 例。该组仅 2 例术前明确诊断,1 例是高密度潴留性囊肿伴囊壁蛋壳样钙化,1 例是发生于哺乳期的伴有颗粒样钙化的透亮型积乳囊肿,2 例灶周有透明晕影者术前均误诊为纤维腺瘤,1 例因肿块形态不规则且似伴有低密度水肿环而疑诊为乳腺癌,其余 4 例均诊为良性肿块,考虑纤维腺瘤或囊肿可能。

由此可见无典型表现的囊肿是较难定性的,怀疑单纯囊肿而难以确诊时可行诊断性穿刺,此项操作不但具有诊断价值,还可以促使囊腔自行封闭,具有治疗意义,据统计自行封闭率高达 95%。

并非所有囊肿都呈现出典型的囊肿声像图改变。小囊肿可能缺乏典型的后方声加强效应;炎性囊肿囊壁可表现为厚壁,且在多普勒显像中显示囊壁血管的分布增多。在声像图上最主要的问题是囊肿内并非完全无回声时的诊断。此时囊肿内可能确有回声,但有时是伪影。这种伪影可能是乳腺组织内的内部混响或位于囊肿壁旁的一些组织结构所致的旁瓣伪影所引起,此外,部分容积效应(切面厚度伪影)也可引起这种情况。

囊肿内真性回声可源于蛋白质碎屑或胆固醇结晶。这种囊内的沉积物可随病人改变体位而发生位置变动。不规则分布的囊内低回声有时由囊内浓缩的黏性物质所致,可与实性团块的回声相似。

更为常见的表现是囊肿被浓缩的物质分为两部分,一部分完全无回声,一部分为中等回声的实质性部分,两者在囊肿内的分界面可以是平直的,也可以呈波浪状。此外,如囊内有钙化,则在彩色多普勒检查时常在钙化远方呈典型的"彗尾"状彩色伪影。

第三节　左侧乳腺小叶增生伴乳汁淤积

详见 本书本卷 本篇第十三章·第二节《左侧乳腺小叶增生》。

第十七章　关于乳腺活体形态学研究

一、青年女性乳腺表观系数及其在月经周期不同时期的变化

磁共振扩散加权成像（DWI）是目前唯一能观察活体水分子微观运动的成像方法，利用其对运动检测敏感的基本特征，可对活体水分子扩散进行测定。

DWI 主要反映的是组织内水分子活动的自由度，从而反映组织的结构特点。最常用的功能参数是表观弥散系数，即 ADC 值，此数值越大，表示水分子的扩散运动越自由。ADC 值越小，则表示扩散运动受限。为了检测乳腺良恶性病变与正常腺体的区别，制定标准化的基线 ADC 值十分重要，同时也应明确随月经周期不同激素水平波动而对乳腺 ADC 值造成的影响。ADC 值可能受细胞密度和细胞外基质容积的影响。相对于细胞外水，细胞内水的 ADC 值低于细胞外水，这可能是由于细胞内含有较多的细胞器及大分子结构造成黏滞性增加。月经周期内乳腺水成分及水区域化的改变可能会造成乳腺 ADC 值的变化。

既往的研究曾测量 8 名健康女性乳腺腺体的 ADC 值在月经周期的 4 周内的变化，发现乳腺的 ADC 值在第 2 周有减小的趋势，在第 4 周有增加的趋势。一组根据女性月经周期的 5 个时期进行研究，观察到相似的现象。

不同的是，该研究发现乳腺 ADC 值的最低点位于第 4~7 天（增殖期），在第 2 周（卵泡期）即有增加的趋势。研究发现，乳腺基质和上皮成分在月经周期的不同时期会发生相应的组织学变化。在月经期，乳腺分泌较少，细胞间质浓聚，间质水肿减轻，因而 ADC 值降低；在月经期后的增殖期，乳腺实质含水量最低，水分子扩散较缓慢，故 ADC 值最低。

在月经周期的第 8~14 天（卵泡期），随着雌激素水平的增高，乳腺导管延伸，管腔扩大，管周的小叶内纤维组织增生，乳腺小叶内血管扩张，组织充血、水肿，水分子扩散速度逐渐加快，ADC 值开始增加。

月经周期的后半期，在体内雌孕激素的协同作用下，乳腺组织进一步充血、水肿，含水量进一步增加，水分子扩散速度增快，ADC 值进一步增大；在分泌期，逐渐显著的间质水肿达到高峰，乳腺 ADC 值也达到峰值。该项研究中，乳腺 ADC 值在卵泡期、黄体期及分泌期渐进性增大，与既往的文献报道一致。

该项研究中 20 名青年健康女性志愿者的平均 ADC 值在（1.36~1.55）× 10^{-3} mm²/s 之间，略小于文献报道的数值，可能与 ROI 的大小和放置有关。由于 DWI 信号较高的区域，ADC 值相对较小，该组选择在 DWI 图像中乳腺腺体信号最高处放置 ROI，正是为了测量正常乳腺在月经周期的不同时期的最小 ADC 值，因此，ROI 的面积也严格限制在 20 mm² 以下。国内外很多关于 ADC 值与肿瘤分级间关系的研究在测量时使用的亦为最小 ADC 值法。

虽然该组正常乳腺的 ADC 值小于文献报道，但仍大于文献报道乳腺良性病变与恶性病变的界值，尽管不同的研究所得到的界值不尽相同。

由于数据量较少，该研究中正常乳腺在月经周期的不同时期的最小 ADC 值范围或许并不足以建立一个基线标准，但可能为临床研究乳腺病变的 ADC 界值提供更多的参考依据。

综上所述，该组研究中健康青年女性的乳腺 ADC 值（× 10^{-3} mm²/s）在月经期、增殖期、卵泡期、黄体期及分泌期的范围为 1.30~1.53、1.26~1.47、1.25~1.53、1.29~1.56、1.42~1.69；乳腺的 ADC 值随月经周期变化会出现波动，乳腺的 ADC 值在卵泡期、黄体期逐渐增大，分泌期达最大值；在月经期逐渐下降，增殖期至最小值。

第十八章　乳腺疾病治疗后

一、DWI 对乳腺癌化疗的观察

肿瘤体积:根据治疗前、后体积的改变,一组 10 例中,7 例对治疗是有反应的,肿瘤体积均有退缩,1 例完全缓解;3 例有不同程度的增大。但缓解和进展两组在治疗前体积差异并无显著性意义,也就是体积大小并不决定肿瘤对化疗敏感与否,这与 Pickles 等(2005)观察到的结果一致。

ADC 值变化:尽管没有统计学差异,但该组结果显示这样一个现象,对治疗有反应的缓解病例,在治疗后的平均 ADC 值在各 b 取值时均较治疗前升高,而在进展病例中则平均 ADC 值在治疗前后的变化不大,甚至治疗后在 b=1 000 和 2 000 s/mm² 时还出现了 ADC 值下降的现象,说明治疗有效的肿瘤(缓解)在体积缩小的同时,肿瘤细胞由于治疗而坏死,导致细胞密度降低而有更多的空间让水分子扩散;而治疗无效病例(进展)肿瘤体积的增大必定伴有肿瘤细胞的增生,细胞密度增高,以至出现 ADC 值较治疗前无变化,甚至于下降的现象,提示 ADC 值测量可以作为判断治疗疗效的手段。

该组 1 例完全缓解的病例在治疗后尽管磁共振动态增强和 DWI 图上均未显示异常,但在 ADC 彩图上,原来的病灶区域仍有不甚明显的异常改变,经 ADC 测定并与治疗前比较,尽管 ADC 值是上升的,但并不明显。手术后病理显示局部肿瘤细胞已不明显,代之以细胞质丰富的泡沫细胞和核深染、染色质浓聚的细胞,周围有炎症细胞浸润,并有明显的胶原化,呈现出化疗后改变。因此,对原来病灶区经化疗后,存动态增强和 DWI 图上不能显示,但在 ADC 彩图上显示且表现为不甚明显的病灶时,可以认为是肿瘤缓解。

研究显示低 ADC 值与 DWI 图上的高信号区一致,代表了肿瘤的活性区,而高 ADC 值区则与 DWI 图上的低信号区吻合,代表了坏死区。

用高活性区和低活性区来代替活性区和坏死区更为贴切,因为低活性区(高 ADC 值、低 DWI 信号)在治疗后信号也发生变化,并且发生了与高活性区不甚一致的变化,高活性区治疗后 ADC 值上升,低活性区 ADC 值在治疗后反而下降,说明这个区域并非完全坏死的区域,仅是活性程度比较低而已。

通过磁共振扩散信号强度在不同 b 值时的变化趋势分析,也支持这样的观点。DWI 信号强度随 b 值增大而呈指数下降,在治疗前肿瘤的高活性区和低活性区的走势是一致的,两条曲线倾向平行,而治疗后高活性区肿瘤对治疗敏感,信号下降明显,而低活性区信号虽也下降,但幅度没有高活性区大,因此两根曲线几乎重合。

肿瘤高活性区在治疗后 ADC 值升高这个现象还是比较好解释的,这正是磁共振 DWI 判断治疗疗效的基础:高活性区的细胞在治疗后有的细胞膜破裂,有的细胞皱缩,使得细胞外容积分数上升,水分子有更多的扩散空间,从而使 ADC 值上升,这种现象提示肿瘤对治疗有效。

但在低活性区的肿瘤治疗后为什么 ADC 值反而降低呢? 与病理对照显示,乳腺癌在化疗后并没有发生明显的液化坏死,而是表现为原来的肿瘤区细胞退变,局部或表现为片状无细胞结构的嗜伊红改变,或代之以核深染、染色质浓聚的细胞,以及细胞质丰富的泡沫细胞,这些退变细胞周围常伴有明显的胶原化。

Geschwind 等(2000)在兔子肝癌对介入治疗反应的研究中也发现了这种现象,他们认为肿瘤在治疗以后会出现 3 种细胞形态:活性细胞、死亡细胞和损伤细胞,而在不治疗的对照组中仅发现前两种细胞,而没有损伤细胞。损伤的肿瘤细胞并没有完全死亡,只是处于一种休眠状态,待时机成熟又会复活,他们推测这可能是介入治疗后高复发的基础。

他们对损伤细胞的描述正与该组在治疗后观察到的退变细胞改变类似。对这个现象的解释是,乳腺癌在治疗后并没有发生在其他肿瘤治疗后较易出现的液化坏死,而是以肿瘤细胞退变改变为主,同时还伴有比较明显的胶原纤维化产生,这些结构限制了水分子的扩散,使得 ADC 值较治疗前反而降低。

治疗前 ADC 值与肿瘤退缩相关性:该组资料显示两者成负性相关,尤其当 b 取较高值 1 000 和 2 000 s/mm² 时这种改变尤其明显,提示化疗前低 ADC 值乳腺癌相对高 ADC 值对化疗更敏感。这与 Lemaire 等(1999)在大鼠上的研究以及 Dzik-Jurasz 等(2002)在直肠联合化疗和放疗后的研究结论是一致的。对这个现象的可能解释是,按照以往学者的研究,ADC 值是与细胞密度呈负相关的,也就是与肿瘤分化有关,ADC 值高的肿瘤细胞分化较好。

对分化相对较好的肿瘤反而对化疗不甚敏感的可能原因是分化好的肿瘤新陈代谢率相对不如分化差的肿瘤,因此对化疗药物治疗的敏感度也不如分化差的肿瘤;另外分化差的肿瘤血供往往丰富,化疗药物相对分布较多。这在含广泛的导管内癌成分的乳腺癌在化疗后往

往残留的是肿瘤中相对分化较好的导管内癌成分,而分化较差的浸润性癌基本退缩的现象是一致的。

高 b 值在疗效评价中的作用以及该组研究的局限性:生物体内的水扩散包括以下 2 部分:①慢速扩散水分子——那些结合大分子的水和被细胞膜限在细胞内的水;②快速扩散水分子——多数位于细胞外。体外实验显示细胞内水分子在扩散中产生信号方面要明显小于位于细胞外的水分子,可以忽略。因此用高 b 值扩散的作用主要是区分两种结合状态的水。高 b 值磁共振 DWI 提供更多的慢速扩散水分子的信息,从而使病变对治疗的早期检出更敏感。

临床应用最常见梯度因子 b 多取 ≤ 1 000 s/mm²,而 Mardor 等(2003)比较了常规 b 值和高 b 值对脑恶性肿瘤治疗疗效评价后认为,b 取一系列的数值,最高达 4000 s/mm² 时,通过计算扩散指数,可以提高早期预测治疗反应的敏感性。该组由于化疗后只行一次检查,并且是在化疗 3~4 个疗程后再检查,结果显示 b 取 1 000 和 2 000 s/mm² 无论是在治疗前预测肿瘤治疗反应方面,还是治疗前后 ADC 值变化方面差异并无显著性意义,因此对治疗后比较晚的疗效评价,高 b 值(2 000 s/mm²)并未显示有多大的益处。

该组研究的不足:化疗疗程没有做到同一化,长短不一,从 1 个疗程至 4 个疗程均有,对结论的分析可能有偏差;由于病例的原因没有进行治疗后的 MRI 早期检测和晚期检测,因此缺乏早期疗效评价的依据,而这对治疗疗效评价是一个很重要的因素,这将是以后研究的重点。

第十九章　乳腺 MRI

第一节　3.0T MRI 平扫联合磁共振扩散筛查乳腺疾病

传统的乳腺 MRI 检查方法（普通平扫及动态增强扫描）耗时长，需使用对比剂，费用较高，不适于乳腺癌的筛查。普通平扫可评估病灶的大小和形态，但乳腺良恶性病灶的边缘形态表现有大量重叠性，难以做出定性诊断。

磁共振扩散无需对比剂，扫描时间较短，是比较理想的检查序列，可对病灶进行磁共振扩散定性及 ADC 定量分析，以弥补普通平扫检查的不足，从而提高非增强检查对乳腺癌的检出率。

普通平扫对乳腺癌的评估：乳腺 MRI 病变的发现依赖于 MRI 的高空间分辨率，乳腺病灶在 T_1WI 上多为低信号，T_2WI 上多为高信号。为使病变显示更清楚，T_2WI 采用脂肪抑制方法，尽管如此，一项 3.0T MRI 的研究中普通平扫检查仅发现乳腺癌 29/47 例，其中 2 例为假阳性，这 2 例病灶边缘不规则，诊断为恶性病变，病理证实是良性病变；另 20 例为假阴性，其中有 5 例未见异常信号，文献报道在普通平扫检查中有 5%~12% 的乳腺癌不能被检出；15 例病灶境界清晰，边缘光滑或呈分叶状，均诊断为良性，病理确诊为乳腺癌。

病灶边缘光滑趋于良性病变，良、恶性有显著差异。病灶边缘不规则多被认为是恶性征象，边缘呈分叶状或不规则虽然多见于恶性病变，但是在乳腺良性病变中如炎性病变、叶状肿瘤就常见这 2 个征象。炎性病变由于炎细胞沿导管播散，病灶呈段样分布，边缘不规则；叶状肿瘤有部分或完整的包膜，边界清楚，有时可见裂隙，形成分叶状结构。边缘毛刺是肿瘤浸润性生长的结果，这是恶性肿瘤的特有表现，在良恶性病灶中有显著差异。在病灶大小方面，良恶性肿瘤的长径无显著性差异。说明乳腺良恶性病灶的大小、边缘形态有大量重叠性，难以鉴

别，因此普通平扫难以用于乳腺癌的筛查。

磁共振扩散与 ADC 值在乳腺癌诊断中的价值：磁共振扩散是利用活体内水分子自由运动原理进行扩散测量和成像的方法，从分子水平上反映乳腺的空间组成信息以及病理生理状态下各组织成分中水分子的功能变化，从而检测出与乳腺的含水量改变有关的形态学和病理学的早期变化不同性质的乳腺病变。不同的乳腺病变，具有不同的细胞外间隙，而且其内含水不同，在磁共振扩散上的信号及测得的 ADC 值也不同，借此可以区分乳腺的良恶性病变。大多数文献报道当 ADC 值 <（1.1~1.3）$\times 10^{-3}$ mm²/s 时应考虑恶性。

该研究利用 ADC 值做 ROC 曲线，结果表明良性及恶性病灶的 ADC 值间有显著差异。

乳腺癌磁共振扩散多为高信号，良性病变多为等信号，但是由于磁共振扩散空间分辨率较低，在扩散加权图像上，有些腺体组织亦可以表现出与病灶相似的信号，磁敏感伪影也表现为乳腺边缘条状高信号，难以与乳腺边缘异常高信号相鉴别，因此仅以磁共振扩散为高信号作为诊断乳腺癌的标准，假阳性高（特异度为 38.5%）。ADC 值受上述影响较小，利用 ADC 为 1.13×10^{-3} mm²/s 作为诊断标准，可提高特异度（87.5%）。当综合考虑磁共振扩散为高信号及 ADC 值低作为诊断恶性肿瘤标准时，可提高诊断的准确率（92.06% vs 73.3%、85%）。

该研究中普通平扫联合磁共振扩散共发现乳腺癌 46 例（共 46 个病灶），均表现为磁共振扩散高信号及 ADC 值降低，灵敏度及特异度均高于普通平扫，其特异性高于动态增强扫描。

该组中有 3 例为假阳性，2 例炎性病变磁共振扩散为高信号，ADC 值较低（平均 0.5×10^{-3} mm²/s），

炎性分泌物较多,水分子扩散受限所致,故 ADC 值较低,易误诊为恶性;1 例乳腺叶状肿瘤误诊为恶性,叶状肿瘤在病理上分为良性、交界性和恶性,三者在影像学上均表现为边缘光滑或呈分叶状,且磁共振扩散为高信号, ADC 值文献报道无统一标准, Yabuuehi 等（2006）提示 ADC 值降低更多地出现在交界性和恶性肿瘤中。

另有 4 例为假阴性,均为黏液腺癌,病灶边缘光滑, T_1WI 等或稍高信号, T_2WI 上均为高信号,磁共振扩散为高信号, ADC 值均较高, ADC 值为（1.1~1.9）× 10^{-3} mm²/s,被误诊为良性病变。

黏液腺癌由于肿瘤内部含大量胶质,肿瘤生长较局限,故边缘无毛刺征等典型恶性肿瘤征象,与良性病变难以鉴别。有文献报道黏液腺癌细胞内外自由水较多,扩散受限不显著,

ADC 值较高,而磁共振扩散为高信号可能与 T_2 透射作用有关。

该组 47 例乳腺癌中,有 2 例为多发病灶,其中 1 例有 3 个病灶,最大径分别为 3.7 cm、0.7 cm 和 0.6 cm;另 1 例有 2 个病灶,最大径分别为 4.1 cm 和 0.6 cm,无论是普通平扫还是普通平扫联合磁共振扩散均未发现 3 个小病灶,是因为病灶较小,直径 ≤ 0.7 cm,且病灶间间距均 <0.7 cm;磁共振扩散分辨率低,距离较近的病灶在磁共振扩散上界限不清,误认为是一个病灶。说明若病灶体积太小或分布集中,在普通平扫及磁共振扩散上均难以发现,这提示普通平扫联合磁共振扩散不能用于乳腺癌的 TNM 分期检查,尤其是对欲行保乳手术的患者,应该行动态增强检查。

尽管普通平扫联合磁共振扩散检查对乳腺癌中的多发小病灶数不能准确检出,但对乳腺癌总的检出率与动态增强检查无显著性差异（P=0.229）。

普通平扫、普通平扫联合磁共振扩散与增强检查对乳腺癌的检出率比较:乳腺病灶的大小和边缘表现是诊断乳腺癌的重要依据,但乳腺良恶性病灶边缘形态有较多重叠性,使普通平扫对乳腺癌的敏感性仅为 57.44%,远低于增强检查的 97.87%（P<0.001）。因此普通平扫不适用于乳腺癌筛查。普通平扫联合磁共振扩散弥补了普通平扫单靠形态学诊断良恶性的不足,提高了对乳腺癌诊断的准确性,其灵敏度为 91.48%,增加了乳腺癌病灶总数的检出率,与增强检查无显著差异（P=0.267, P=0.044）。因此普通平扫联合磁共振扩散可在乳腺癌的筛查中发挥重要作用。

应该注意的是,该研究样本量较小,恶性病灶病理类型多为浸润性导管癌、黏液腺癌、髓样癌等,良性病变中常见的纤维腺瘤等病例缺乏,少见的炎性病变较多。该组行乳腺 MRI 的受检者多为超声或乳腺 X 线摄影怀疑乳腺癌的患者,阅片医师在诊断中,虽然不知病理结果,但偏向恶性的主观因素较大。在测量 ADC 值时,可能会选择信号更低的部位测量,联合各种序列诊断时,更偏向恶性。虽然每个病灶都有病理结果,但是手绘体积法所选的 ROI 与病理切片中的部位很难做到一一对应。这需要扫描医师、病理医师及影像科医师共同合作,尽量保持两者一致。普通平扫联合磁共振扩散定性及 ADC 定量对病灶进行分析,可提高对乳腺癌检出的准确性。3.0T MRI 普通平扫联合磁共振扩散对乳腺癌的筛查具有较高的临床价值。

第二节　乳腺 MRI 误诊

MRI 检查对软组织有良好分辨率,乳腺 MRI 检查可同时行双乳断层扫描,具有高敏感性及相对较高特异度的特点。一项研究入组患者行乳腺 MRI 检查的指征包括其他检查发现的乳腺可疑病灶、新诊断乳腺癌行术前评估、治疗后患者随访和新辅助化疗后患者疗效评估。

该项研究乳腺 MRI 对病灶的检出率为 97.3%（216/222）,高于乳腺 X 线摄影（62.8%）和乳腺超声（91.0%）。MRI 检查中未显示的 6 枚病灶病理结果全部为良性,包括 3 枚含钙化纤维腺瘤、1 枚脂肪瘤、1 枚纤维乳腺病和 1 枚纤维腺病伴纤维腺瘤形成。乳腺 MRI 检查未检出病灶对患者预后没有产生不利影响。

该项研究所纳入病例中共 61 枚病灶经病理证实为恶性,其中有 57 枚病灶 BI-RADS-MRI 评估为 4B 及以上,敏感度达 93.4%。既往已发表的其他研究发现 MRI 诊断乳腺恶性肿瘤敏感度介于 88.4%~96.8%。与之相较,该研究敏感度处于中间

水平。

低估的 4 枚病灶中 1 枚病理诊断为浸润性小叶癌伴浸润性导管癌成分,术前 MRI 评估为 BI-RADS Ⅱ类,乳腺 X 线摄影及超声检查均未见病灶显示,但触诊时可触及,术中见病灶边界不清、所在局部腺体普遍性增厚,推测低估的原因可能是病灶较小,该病灶较分散、呈网状强化,与正常腺体难以区分。

文献报道部分 ILC 强化方式可以不典型,不同于一般乳腺癌早期快速强化、TIC 呈流出型的增强方式,该例低估的 ILC 与 Boetes 等(1997)报道的 1 枚假阴性 ILC 的 MRI 表现类似。

其余 3 枚 MRI 低估病灶评估均为 BI-RADS 4A 类,且病理类型都以原位导管癌为主或含原位导管癌成分;其中仅 1 枚病灶于乳腺 X 线摄影上表现为成簇细小钙化、BI-RADS-X 线评估为 4B;其余 2 枚病灶乳腺 X 线摄影和超声均未提示恶性可能。换言之,MRI 检查对 1 例患者的治疗产生潜在不利影响。与既往 Teller 等(2010)报道 MRI 可能导致对原位导管癌患者治疗发生不利影响的结论相符合。

乳腺 MRI 因敏感度高、特异度相对稍低,导致容易对病灶高估,造成 MRI 假阳性诊断。该研究 MRI 诊断特异度达 91.3%,Medeiros 等(2011)对 69 项研究进行 meta 分析得出总特异度为 75%。该研究特异度更高的原因可能是该研究只纳入行手术治疗的患者。

二元 Logistic 回归模型测算对分辨肿块型病灶良、恶性最有效的影响因素依次为 ADC 值减低、肿块边缘毛刺状、TIC 平台型、TIC 流出型、肿块边缘不规则和肿块内部强化方式。

真阴性组与假阳性组在肿块边缘不规则或毛刺状、TIC 呈流出型这 3 项征象上组间差异显著;假阳性组 ADC 显著低于真阴性组而高于真阳性组。即边缘不规则或毛刺状、TIC 呈流出型、ADC 值偏低是良性肿块被高估的系统性原因。

分辨非肿块样强化(NME)病灶良、恶性的影响因素相对较少,依次为 TIC 平台型、TIC 流出型和内部强化方式;但不易对诊断造成干扰,假阳性组与真阴性组在各项征象上均无显著差异;这也可能与纳入的非肿块样强化假阳性病灶较少有关。

医师依据 BI-RADS-MRI 分类做出的诊断与 Logistic 模型预测结果对比发现:二者对非肿块样强化病灶诊断结果完全吻合,准确度都为 88.2%,分别高估 2 例、低估 2 例;肿块样强化病灶 MRI 诊断较模型预测结果总体准确度相仿(92.1% vs 93.2%),避免了 71% 的低估病灶(2 例 vs 7 例),但有高估的倾向(12 例 vs 5 例)。

Gutierrez 等(2009)运用基于 BI-RADS-MRI 词典的多参数模型预测病灶的良、恶性,发现模型对肿块样病灶预测效能较佳,肿块 ≥ 1 cm、边缘不规则、内部不均匀强化者为恶性的可能性最大(68%),而肿块 ≥ 1 cm、边缘光滑、内部强化均匀者恶性可能最小(3%);模型对非肿块样强化病灶不能很好预测。结论为肿块型病灶可供鉴别的征象更多,预测效果优于非肿块样强化病灶。

这一结论与该项研究有相似之处,然而无论 BI-RADS-MRI 评估、还是二元 logistic 回归模型,对非肿块样强化病灶的诊断效能并不显著劣于肿块型病灶,推测可能的原因是:①非肿块样强化的恶性率高于肿块型病灶;②非肿块样强化可依据的征象虽更少,但特异度相对更高,Mahoney 等(2012)报道非肿块样强化病灶各征象中阳性预测值最高为导管样强化、为 0.500,而肿块型病灶阳性预测值最高为边缘毛刺状、为 0.333;③随着 MRI 设备场强提高,对病灶细节显示更清晰,一方面提高了对非肿块样强化病灶的识别,另一方面对肿块细节的显示使得医师对肿块边缘不规则、内部强化不均匀等征象更为谨慎。

乳腺动态增强 MRI 联合 DWI 诊断乳腺恶性肿瘤的敏感度、特异度均较高,对肿块样强化与非肿块样强化病灶的总体诊断效能相仿;肿块样强化病灶边缘不光整、非肿块样强化病灶呈区域性分布、病灶动态增强早期快速强化、TIC 呈流出型以及肿块样病灶 ADC 值减低是造成病灶高估的潜在原因。

低估的病灶病理以原位导管癌为主。医师进行 BI-RADS-MRI 评估分类时带有一定主观性,诊断结果有高估的趋势、同时减少大部分低估,对总体诊断准确性影响不大。

第三节　良、恶性乳腺疾病磁共振乳腺成像的水肿征

一项研究发现，良性乳腺疾病中除了急性感染和 phyllodes 肿瘤外，通常不伴有水肿征。恶性乳腺疾病，尤其是浸润性恶性病灶常伴有水肿征。T_2WI 像上所显示的这种病灶周边的信号改变在乳腺疾病的 MR 诊断中具有一定的价值。常规乳腺磁共振检查应包括 T_2WI 序列。

第二十章　乳腺 X 线检查

第一节　乳腺 X 线检查影响因素

近年来我国乳腺癌发病率呈逐年上升趋势,影像学检查对乳腺癌诊断起着举足轻重的作用。在众多的乳腺影像学检查方法中,乳腺 X 线检查因其对乳腺癌,特别是仅表现为细小钙化的导管原位癌具有较高的诊断准确性,成为乳腺疾病的首选检查方法,而临床实际工作中高质量的乳腺 X 线图像则是影像医生正确诊断、避免漏诊和误诊的前提。尽管乳腺 X 线检查已经进入了数字化时代,但要获得优质的图像还需要精心的体位设计和摆位技巧。如果操作不当,会导致患者重复检查,接受额外的放射损伤,延误诊断,更严重的甚至造成误诊或漏诊。

产生非 I 级片的原因分析:一项研究中非 I 级片共 48 幅,主要因技师操作不当和患者自身原因两方面所致。一方面,技师操作不当产生的非 I 级片 29 幅,占 60.12%(29/48),主要因摆位方法不规范、乳腺压迫不恰当和与患者沟通不充分造成,通常表现为图像中的皮肤皱褶、乳头未呈切线位、后乳头线未达标准、乳腺下皱褶未展开和胸大肌显示不充分。

由于乳腺的特殊解剖结构,内外斜位和头尾位是乳腺 X 线摄影采用的常规体位。内外斜位是乳腺组织成像最多的体位,可以很好地将乳腺的外上象限及腋下组织包括在照片内。而头尾位作为与内外斜位互补的常规体位,应确保将内外斜位中可能漏掉的乳腺内侧组织显示出来,同时尽可能多地包含乳腺外侧组织。

该研究中技师摆位方法不规范产生的非 I 级片 19 幅。究其原因拍摄头尾位时往往只注重将被检侧乳腺尽量往外牵拉以求显示胸大肌,对于影响图像质量的皱褶及乳头是否呈切线位缺乏关注;拍摄内外斜位时,一味地强调腋下组织及胸大肌的显示而将摄影台升得过高,致使乳腺下部组织丢失。或是乳腺向上向外牵拉不够,致使加压后乳头下垂,乳腺下皱褶未展开。由于该原因导致的图像质量下降,可以通过技师精心的体位设计及摆位技巧大幅减少或消除。因此,摄影体位的标准化合理化对保证图像质量具有决定性作用。

另外,实施正确的压迫也是乳腺 X 线摄影中保证影像质量的一个重要影响因素。该项研究中乳腺压迫不当产生的非 I 级片 1 幅,主要因为拍摄内外斜位时,压迫点不在腺体而在胸大肌上,致使乳腺上压力不充分,乳腺组织不能完全分离,乳腺下皱褶未展开而出现"骆驼鼻子"征,影响诊断的准确性。

乳腺压迫不充分的影像主要表现为乳腺结构重叠、纤维及腺体组织曝光不一致以及运动伪影等,会给诊断带来困难。正确的压迫可减小乳腺厚度,降低曝光剂量,减少散射线,提高影像分辨率及照片对比度。同时适当加压固定乳腺,可使乳腺各解剖结构充分分离,减少产生运动模糊的概率,提高影像清晰度。因此,对乳腺实施适当地压迫可直接影响成像质量。

其次,摆位、压迫过程中患者良好的配合对图像质量也起着举足轻重的作用。该项研究中技师与患者沟通不充分、患者配合不当造成的非 I 级片占 9 幅,主要表现为部分乳腺组织被遮挡、后乳头线未达标准、胸大肌显示不充分。检查过程中技师应主动与患者交谈沟通,详细说明检查方法及流程,告知摄片压迫时可能带来的疼痛与不适,消除患者的恐惧心理。

同时,摆位时还需患者配合完成一些摄片动作,如在操作中为减少盲区,患者需双肩尽量放松;下颌部稍抬高后仰,避免头部伪影;当患者对侧乳腺组织有遮挡时,嘱其用手将对侧乳腺移出投照区;摆好摄片体位后叮嘱患者尽量不要移动身体，避免产生运动模糊。所以，只有与患者不断地沟通、交流，积极争取患者的配合，才能更好地完成检查。

另一方面，由于患者自身原因造成的非 I 级片19 幅，占 39.58%。主要为：①乳腺癌保乳术合并腋下淋巴结清扫术后复查患者被检侧乳腺变形、上臂无法抬起，致使腋下、胸大肌显示不充分及产生皮肤皱褶；②肿物过大或牵拉皮肤者致使乳腺压迫不充分及产生皮肤皱褶；③良性肿物切除术或局部切检术后、瘢痕严重者易产生皮肤皱褶；④肢体活动障碍者如偏瘫、肩周炎等，配合检查困难；⑤乳腺的解剖结构异常者如乳头先天或后天凹陷等。

此时，技师应根据患者的实际情况，尽可能使图像质量满足临床诊断要求。该项研究中的 2 幅 III 级片，均为患者自身原因造成。一幅为头尾位，因肿物过大，无法压迫均匀，致使皮肤皱褶无法展开，乳头不能呈切线位；另一幅为内外斜位，因保乳术后，乳腺变形，致使皮肤皱褶无法展开，乳头不能呈切线位。

检查前准备及注意事项：检查前技师要认真阅读申请单，常规进行乳腺的视诊和触诊，注意患者身上是否有项链、挂件、膏药等影响摄影的异物，乳腺皮肤是否有破溃、肿胀等情况，了解是否有隆胸、肿物切除等手术史，并在申请单上进行标注。

文献报道患者应根据月经周期的变化选择适当的摄片时间。这是因为乳腺随月经周期的变化而发生周期变化，在增生期和分泌期因雌激素分泌水平的不断提高使乳腺呈结节样改变，并伴有乳腺胀痛及压痛，月经后腺体结节样改变可明显缩小或消退，故检查最佳时间是月经来潮后 1 周左右。此时乳腺最不敏感，可以减少患者压迫时的疼痛，且乳腺组织处于退化复原期，结构显示相对清楚，利于诊断。如需月经期做乳腺 X 线检查，曝光条件 kV 和 mAs 都应适当增加。

头尾位的胸大肌显示率：头尾位中胸大肌的显示表示照片中包含有足够的乳腺后部组织，但仅有 30%~40% 的患者可显示胸大肌影。该组研究中胸大肌的显示率为 15.53%（68/438），较文献报道低。主要原因有：①患者自身的条件所限，大部分中国女性腺体较致密、韧性大，不易牵拉，故投照时胸大肌不易显示。②技师操作不规范，未适当牵拉乳腺组织，致使胸大肌显示率较低。③该项研究采用的全数字化乳腺机具有倾斜式压迫板。压迫乳腺后，压迫板对乳腺产生朝向胸壁侧的分力，会将部分胸壁侧的乳腺组织推出，致使头尾位胸大肌不易显示。而当头尾位未见胸大肌时，衡量头尾位包括组织数量的最好指示是后乳头线（PNL）。

通常在体位正确的情况下，头尾位与内外斜位中的后乳头线长度相差在 1 cm 以内，可以肯定头尾位中已包含了足够的乳腺后部组织。

综上所述，高质量的乳腺图像不仅取决于技师的技术操作能力，还需掌握与患者的沟通方法与技巧，实现体位设计最优化，从而为影像诊断医生提高乳腺疾病诊断的正确率、避免漏诊和误诊提供保证。

第二节　乳腺 X 线照片中的伪影分析

高质量的乳腺 X 线照片是医生正确诊断的保证。但在实际工作中，乳腺 X 线照片中会出现各种各样的伪影，不仅影响图像的质量，还可能带来假阳性的结果，或者掩盖真实的病灶而导致漏诊和误诊。伪影是指影像中没有反映物体的真正衰减差异的任何密度的改变，它可以由设备、患者自身因素等引起。伪影是乳腺 X 线摄影质量控制中的一个重要组成部分。有研究者从两方面探讨了伪影的判断方法、产生原因及避免办法。多数伪影可以在重复摄影后消失，如灰尘伪影，患者身上的器官饰物伪影等。部分伪影如手术瘢痕、皮肤附属物等，只能在拍片时记录下来时加以注意。

对于由设备引起的伪影，可以通过下列措施来避免：滤线栅栅条伪影：更换或维修滤线器。灰尘伪影：定期清洁暗盒和压迫板，一旦出现灰尘伪影，则要重复摄影。打印机划痕：定期检修打印机。对于因乳腺压迫不充分产生的模糊，可以在摆位时向患者说明情况，取得患者理解和配合后进行拍片。

对于由患者自身因素引起的伪影，可以采取相应的措施来避免。患者身上的器官伪影：如下颌骨、鼻子、项链、手指等带来的伪影，通过在摆位时向患者说明情况，一般可以避免。对于皮肤附属物及乳腺术后并发症（瘢痕），一定要记录附属物及手术瘢痕的位置，并向诊断医师说明情况。运动模糊：压迫时加大压迫力度,嘱咐患者屏气及曝光时不要乱动。皮肤皱纹:摆位时一定要将皮肤拉平。其中头足轴位时,乳腺外象限及内外侧斜位时,乳腺下象限及上方胸大肌处皮肤最容易褶皱,要将之拉平。乳头未处于切线位则要重复摄影。

CR乳腺摄影产生伪影的因素远大于屏片系统。除文中所述的伪影外,化妆用的脂粉、项链、隆乳术后移植体破裂等也会产生伪影。因此要想在工作中避免伪影的产生,必须熟悉各类伪影的产生原因,并能熟练判断有无伪影,并通过不断提高技师的

技术水平,才能拍出高质量的乳腺X线照片,更好地为临床服务。

附:具体研究资料:一些作者报告300例(女性292例,男性8例)乳腺X线检查中出现的各式各样伪影。在300例1184幅图像中,设备引起的伪影12例,包括刮擦打印机划痕(5个)、灰尘引起的类泥沙样钙化影(4个)、滤线栅栅条影(3个)及压迫器未充分压迫(1个)等。由患者自身因素引起的伪影42例,包括皮肤皱纹(22个)、术后并发症(9个)、患者身上的器官如下颌骨、手指、皮肤表面附属物及饰物如耳环(8个)及运动模糊(2个)等产生的伪影等。

第二十一章　乳腺与超声

第一节　乳腺超声的伪影与误诊

正确识别超声检查过程中出现的伪影，是超声诊断中很重要的一步。伪影作为一种常见现象，它既可有助于对病变的准确诊断，也可导致诊断失误。伪影与所用的设备、技术、正常解剖结构、病变以及异物有关。当发现罕见的超声表现时，应首先设法排除伪影。正常变异可类似于病变，必须了角和确定这些情况，以避免误诊。

设备选择不当、仪器设置不正确及缺乏熟练扫查技术所致的伪影和误诊：扇形超声扫查在临床上一种十分常用的技术。但是，由于其近场分辨率差，加上除中间主声束外，在扫描过程中，两侧分散的声束方向与大部分组织界面不垂直，可使声束扩散，从而明显降低图像的质量，并产生伪影。基于这些原因，对于乳腺检查，应选择与乳腺组织厚度相匹配的频率和尽可能高的高频线阵探头。仪器的正确设置在超声探查中相当重要。如果仪器的总增益选择得过低，可导致低回声的组织结构不能显示，如囊肿内的细小碎屑及浓缩的细小物质。此外，错误地设置时间增益补偿曲线，也可导致声像图上一定深度出现人为的亮带或暗带，引起图像失真。

对图像的聚焦也应当十分重视，尤其是当病变很小时，一定要特别注意将探头扫查时的聚焦点调节至感兴趣区。如对很小的钙化灶或囊肿探查，当其不在探头声束的聚焦区内，则会影响钙化灶后方典型声影和囊肿后方回声增强的显现，从而可能引起误诊。如果小钙化灶或小囊肿位于探头声束的聚焦区且扫查层面很薄，均能被很好地显示。超声扫查层面的厚度可导致容积伪影，如对小囊肿探查时，容积伪影可使周围的组织回声显示在囊肿的内部。

由于探头近场图像分辨率相对较差，在检查皮肤和表浅的皮下组织时，最好用一水囊放置于探头与皮肤之间来克服这种不足。但常常发现在进行乳腺超声检查时，乳腺组织回声中有源于水囊壁与皮肤界面间强烈的混响伪影，伪影恰巧投射在 2 倍于探头与皮肤反射界面之间的距离处。对这种伪影的识别比较容易，通常可通过对探头加压以改变探头与皮肤反射界面间的距离，此时伪影的显示位置也随之改变。如果水囊中含有气泡，则可能产生声影。此外，在乳腺局部收缩的瘢痕处，乳头周围及腋下行超声扫查时，有时探头不能与乳腺表现间完全接触，这时也可导致声影的发生，这种现象同样亦可发生于水囊与皮肤间接触不完全时。

一、与正常组织结构有关的伪影和误诊

库柏韧带（Cooper 韧带）：库柏韧带从乳腺实质浅层，通过皮下脂肪延伸至皮肤。由于库柏韧带明显斜行走向，那些与超声声束方向走行不一致的韧带可明显地使声束扩散，从而导致声影的出现。如给探头加压，可使一些库柏韧带的走向变得较为平坦，此时声束与库柏韧带的走向变得较为垂直，可明显减少或清除声影的出现，以进一步证实没有真正的占位病变存在。

乳头：乳头在声像图上呈低回声，但其大小和形态存在着明显的个体差异，应引起注意。在行乳腺超声扫查时，乳头的后方通常会出现声影，这种声影的根源一般认为是乳头-乳晕复合体所致。由于声影的出现，可明显影响乳头下方乳腺组织的观察。不过，在临床实践中这种情况很少发生。通过应用水囊或充足的导声胶，避免乳头周围残存空气的存在，通常可对乳头-乳晕复合体及其下方的乳腺组织予以满意的探查。

肋软骨：在胸骨旁矢状切面扫查时，肋软骨呈内

部回声极低的卵圆形或圆形的结构,不要将其与真正的乳腺病变如囊肿或纤维腺瘤混淆。随着年龄的增长,肋软骨中央区可发生钙化,声像图上表现为低回声的肋软骨中央区出现强回声光团伴声影,当进行沿肋骨长轴横向斜切扫查时,在声像图上可能显示低回声肋软骨(无远方声影)与强回声肋骨(有明显远方声影)之间的接合部。

脂肪小叶:乳腺超声检查时,最常见的误诊就是将一个显著肥大的脂肪小叶误认为低回声的实质性肿瘤,通常误诊为乳腺纤维腺瘤。实际上,造成这种情况的原因是一些脂肪小叶同纤维瘤具有相同的声学组织特性和光滑的边界。鉴别二者的关键是在显示出脂肪小叶后,旋转探头,如为脂肪小叶,可见低回声的脂肪小叶与周围脂肪组织相延续。

乳腺内淋巴结:乳腺内淋巴结在声像图上经常出现在乳腺的外侧象限,内侧象限则很少出现。其典型声像图表现为分叶状的圆形或卵圆形低回声团块,且具有特征性脂肪回声门,其与乳腺 X 线摄片中见到的脂肪门相一致。但是,乳腺内淋巴结的脂肪门回声并非百分之百出现,若乳腺淋巴结发生炎症,其往往表现为整个淋巴结呈低回声改变。在这种情况下,鉴别诊断的范围一定要考虑得更广泛一些,常常需要细针抽吸活检来排除恶性病变。

乳腺内动脉钙化:乳腺动脉钙化在老年女性中相对常见。横断面上钙化动脉表现为一细窄的声影,而钙化动脉壁本身却难以辨认,应引起注意。

腋窝区的误诊:正常情况下,腋窝淋巴结逐步被可产生回声的脂肪组织取代,难以与其周围脂肪组织区分。然而,在淋巴结周围可见特征性的残留低回声边缘,中心部位的脂肪呈低回声者也不少见,此时淋巴结的声像图与正常相反,表现为中心部低回声,周边高回声。偶尔可见淋巴结外缘的第二层细线状低回声边缘,声像图上呈靶环样改变。但进一步观察,淋巴结中心部的脂肪回声同皮下脂肪一样,都呈低回声,但这种回声通常比转移性淋巴结的回声要强。腋静脉和锁骨下静脉畸形很少见,但可与这些血管相邻的淋巴结混淆。例如,小囊状动脉瘤或锁骨下静脉曲张可酷似锁骨下小淋巴结,在此情况下应特别慎重,不要试图在超声引导下进行细针穿刺活检。此时,应采取多种手段获得更多有价值的线索,以正确诊断血管畸形。这包括仔细观察实时灰阶图像,可见病变中有打漩的点状回声流动;也可进行多普勒检查,可能在病变中显示彩色多普勒

信号。当然,病变中低速流动的静脉血流信号很难显示出来;还有,最主要的是在检查过程中进行加压,如为血管畸形,异常回声的大小会发生改变甚至消失。

二、内乳血管区的误诊

内乳血管的镜像伪差:在乳腺检查过程中,因胸壁与肺组织的声阻抗不匹配,高反射的胸膜充当了大的声学反射界面,可产生镜像伪差。这样胸廓内血管的彩色多普勒声像图可被投照在肺组织内。

内乳动脉分支:内乳动脉分支贯穿胸大肌。血管穿过肌肉处声像图上显示为低回声区,酷似小肿块。此时用彩色多普勒显像技术可证实低回声区的血管本质,从而排除病变。

内乳静脉及其分支相关的假性占位:一支粗大的内乳静脉在灰阶显像中可与增大的淋巴结相似。此类情况尤其易见于炎性乳腺癌病人,偶尔第 1 肋间隙中微斜的内乳静脉断面可相似于卵圆形低回声淋巴结团块。不过,稍加改变扫描平面方向后,静脉可被拉长,使静脉全长显示。少见的情况是有时静脉曲张也会与小的占位病变混淆。但是,由于静脉的血流速度太慢以至不能被多普勒超声技术探测,所以,静脉曲张不能像上述动脉分支那样用彩色多普勒显像来证实。此时可获得的鉴别信息可能是在标准的实时灰阶超声检查中看到静脉腔内血液流动的漩涡回声,以及对探头加压可见假性占位消失。

与淋巴结酷似的血管周围脂肪小叶:围绕内乳血管周围的脂肪组织通常为中等到高回声。但偶尔某个脂肪小叶可呈低回声,酷似小淋巴结回声,这对于乳腺癌病人来说就要考虑它是否为早期的淋巴结转移。鉴别的要点为脂肪小叶通常为长形,且为中等程度的低回声;相反,淋巴结转移则更倾向于更圆形、更低的回声。

三、与常见乳腺疾病相关的伪影和误诊

囊肿:并非所有囊肿都呈现出典型的囊肿声像图改变。小囊肿可能缺乏典型的后方声加强效应;炎性囊肿囊壁可表现为厚壁,且在多普勒显像中显示囊分布增多。在声像图上最主要的问题是囊肿内并非完全无回声时的诊断。此时囊肿内可能确有回声,但有时是伪影。这类伪影可能是乳腺组织内的内部混响或位于囊肿壁旁的一些组织结构所致的旁瓣伪影所引起。此外,部分容积效应(切面厚度伪

影）也可引起这种情况。囊肿内真性回声可源于蛋白质碎屑或胆固醇结晶。这种囊内的沉积物可随病人改变体位而发生位置变动。不规则分布的囊内低回声有时由囊内浓缩的黏性物质所致,可与实性团块的回声相似。更为常见的表现是囊肿被浓缩的物质分为两部分,一部分完全无回声,一部分为中等回声的实质性部分,两者在囊肿内的分界面可以是平直的,也可以呈波浪状。此外,如囊内有钙化,则在彩色多普勒检查时常在钙化远方呈典型的"彗尾"状彩色伪影。

纤维腺瘤:边缘光滑的纤维腺瘤常可见到侧边的折射伪影(侧边伪影)。约25%的纤维腺瘤边缘轮廓不规整。少数情况下,由于声影明显使这些低回声团块被疑为恶性肿瘤。很少见的情况是纤维腺瘤瘤体回声与其周围的脂肪组织回声十分相似,造成诊断上的困难。此时要辨认出腺瘤的存在可能需要多种探查技巧,其中包括给探头施加不同程度的压力的方法,从不同方向对瘤体进行探查,另一方面,重度钙化纤维腺瘤只有通过与之有关的明显声影探知。

癌肿:最初报道的与乳腺癌有关的特征性声学表现是癌肿内有明显的纤维化,但一般认为大约50%的乳腺癌病人中有明显的纤维组织。某些癌肿的声影可能为癌肿表面凸凹不平的边缘对声束的散射所致。并非所有有声影的肿块都是癌肿,实际上,很多良性病变也会产生声影,这包括脂肪坏死、肉芽肿性乳腺炎、粒细胞肿瘤、纤维腺瘤及瘢痕组织等。此外,10%~15%乳腺癌的声像图上表现为边缘清楚的肿块,包括所谓的软癌,如乳腺髓样癌和黏液癌。其在声像图上,一部分很像纤维腺瘤,而另一部分很像囊肿,尤其是髓样癌。

一些体积较大或生长迅速的癌块,内部存在大量坏死组织。利用彩色多普勒显示低回声肿块内有无血流,可很好地区分出肿块内部的液性和实质性部分。

术后改变:乳腺组织切除活检术后的一些改变在声像图上亦可引起误诊。明显的术后纤维瘢痕组织可引起声影,这种声像图改变酷似乳腺癌行乳腺保留术后复发的肿瘤。鉴别诊断的关键在于加压后瘢痕的形态会发生改变。乳腺内血肿在声像图上并不总是表现为液性,有时像实质性团块。彩色多普勒检查若显示出"实质性团块"内有血流,可排除血肿,此时应高度怀疑有肿瘤的残留或复发。但是,若

无血流显示并不能完全除外癌肿的存在。

利用横向腹直肌皮瓣重建的乳腺,在声像图上的特征表现为缺乏乳腺腺体,而呈腹部皮下脂肪的声像图特点。此类重建乳腺中最常见的病变是脂肪坏死。

与乳腺异物有关的伪影和误诊:乳腺内外伤性异物十分少见,但医源性异物却较为常见。医源性塑料异物(如导管),常可产生不同程度的声影。有作者曾报告1例手术中遗留纱布块,也引起明显声影。乳腺内的金属性异物产生的伪影常呈现为"彗尾"样表现。乳腺内的金属性异物可为手术银夹、固定用的带钩的金属线、铱金治疗线、排泄管口贮液器、活检针及癌肿内置入的金属标记物(当癌肿对化疗完全有效时,这种标记物常在肿块切除前标记肿瘤床的位置)。由于大多数乳腺腺瘤及癌肿与周围脂肪组织的声速不同,可产生声速伪差,这种伪差导致活检针穿入病变时,切割针会有明显的变形,尤其是接近水平方向进针的粗芯针变形更为明显。这种表现出现时,提示活检针已成功地通过周边的脂肪穿入到声阻抗不同的瘤体内。

与针刺活检相关的另一重要误诊原因是容积效应伪差。在纵切扫描中,这种伪影可将事实上位于肿块边缘或肿块外的活检针误为在肿块内。因此,对于小病变的活检,必须在横断面上确定活检针的位置和活检针与肿块的关系。

与乳腺植入物有关的伪影和误诊:乳腺内植入物引起的伪影和误诊多种多样。此处只讨论常用的两种乳腺植入物,即填充盐水和硅胶植入物导致的声像图上的伪影和误诊。

填充盐水与硅胶植入物在超声图像中的表现完全不同。用盐水填充的植入物在声像图上呈扁平的无回声暗区,胸壁在声像图上没有明显变形。相比而言,超声波在硅中的传播速度(1 000 m/s)明显慢于在软组织内的传播速度(1 540 m/s)。但是,超声仪器在成像过程中是假设声波在人体所有组织的回波传播速度是相等的(1 540 m/s),由于乳腺内硅胶的存在,使超声仪测出的硅胶假体壁到前壁的距离较实际距离明显增大,导致声像图上硅胶充填的假体厚度增加了大约50%,这是速度伪差所致。最终在声像图上必然表现为胸壁的明显变形。

此外,无论是用盐水或硅胶作植入物,假体前壁产生的混响回声投照在植入物腔内,形成了假体前壁后方的多条带状回声。双腔假体常由外部的盐水

填充腔和内部的硅胶填充腔组成，这种构形可能导致多处皱褶的出现，不要误认为假体内部破裂。很少情况下，整形外科医生会嵌入两个假体，一个在另一个的顶部。

硅胶假体的内部破裂，破裂处的异常回声与混响回声在声像图上鉴别困难。假体内部破裂形成的漂浮性光带片段通常在声像图上呈"舌样征"，常易于辨认，并易于同假体中的皱褶区分。硅胶假体囊外破裂，硅胶诱导产生的肉芽肿表现为明亮的回声区，并伴有声影和混响声尾，即呈"雪花"样改变，这种图像易于识别。相比之下，游离硅胶声速明显低于周边软组织声束，在声像图上表现为高大于宽的囊肿。

多数情况下，声像图中都可存在伪影，有时很明显，甚至干扰图像的形成和解释。因此，无论何时发现不常见的图像时，操作者都应想到伪影。大多数伪影可通过以下方法证实和识别。这包括对仪器条件的正确设置，采用不同构造和频率的探头，改变探头的位置和探查角度，给探头减压或加压，以及改变病人的体位等。

第二节　声触诊组织定量与浸润性乳腺癌误诊

声触诊组织定量基本原理是探头发射一个声脉冲，目标区域内组织受到外力后，不同硬度的组织将产生不同的位移，通过测量目标区域的剪切波速度来定量表达病灶组织的硬度，是无创量化评价组织硬度的一种新方法。近几年来国内外多项研究，通过采用声触诊组织定量技术测量乳腺病灶的剪切波速度探讨其在乳腺良、恶性病灶鉴别诊断中的应用价值，并获得可喜成果。然而声触诊组织定量技术对于浸润性乳腺癌尚存一定的误诊率。

一项研究对声触诊组织定量技术诊断浸润性乳腺癌误诊原因进行深入探讨，进一步提高声触诊组织定量技术对浸润性乳腺癌的鉴别诊断价值。声触诊组织定量技术作为一种新的弹性量化技术，其原理为兴趣区组织受到推进脉冲波作用后会产生伴有横向传递运动的剪切波，序列探测脉冲波收集到这些细微变化，系统会记录和计算出其速度，这种剪切波速度等同于或代表组织的弹性。

弹性成像中的弹性差异的主要原因是肿瘤硬度差异，弹性成像正是利用恶性病变的弹性系数高于正常腺体或良性病变的这一特征，为超声鉴别乳腺良、恶性病变提供更多新的诊断依据。因而，组织越硬，声触诊组织定量值越大；组织越软，声触诊组织定量值越小。

决定肿瘤组织硬度的因素有：肿瘤的种类、瘤实质与间质的比例以及有无变性坏死。良性肿瘤如乳腺纤维腺瘤，间质内富含疏松的黏多糖，因而弹性值较低；恶性肿瘤如浸润性导管癌，间质内有较为密集的纤维组织成分，因而弹性值较高。实质多于间质的肿瘤一般较软，反之则硬；瘤组织发生坏死时变软，有钙质沉着或骨质形成时则变硬。因而，乳腺良、恶性肿瘤的硬度存在一定交叉重叠性。良性肿瘤中钙化、胶原化、玻璃样变等组织变性及间质细胞丰富可能导致剪切波速度假性增高，恶性肿瘤中液化、坏死区域致剪切波速度值假性降低。

一项研究 142 例浸润性癌中，误诊为良性的为 27 例，包括浸润性导管癌 21 例，黏液癌 3 例，乳头癌 2 例，腺癌 1 例。出现误诊的原因是乳腺不同病理类型的肿块的弹性系数有重叠。浸润性癌中合并出血、液化坏死，或者癌细胞浸润为主而间质成分少，肿块硬度降低，易被误诊为良性肿块。最大直径不超过 10 mm 的浸润性乳腺癌，在声触诊组织定量测量时，测量框内可能包含部分肿块周边的乳腺组织，而容易造成取平均值的声触诊组织定量测量值降低，故而较容易误诊为良性。

肿瘤组织学分级 I 级的肿块腺管形成、核多形性和核分裂计数均较少，相比较而言，更接近正常的腺体，因而组织硬度也偏低，故而较容易误诊为良性。在该项研究中，淋巴结转移阴性的浸润性乳腺癌，组织硬度偏低，较易被误诊为良性肿块。

浸润性乳腺癌分为早期浸润性癌、浸润性特殊癌、浸润性非特殊癌以及其他罕见癌。早期浸润性乳腺癌属早期，包括早期浸润性导管癌，早期浸润性小叶癌，没有淋巴结转移，且肿块硬度多偏软；浸润性特殊癌包括乳头状癌，髓样癌，小管癌，腺样囊性癌等，分化较好，组织硬度较低；浸润性非特殊类型癌包括浸润性小叶癌、浸润性导管癌、硬癌、髓样癌、单纯癌、腺癌等，是乳腺癌中最常见的类型，分化较差，组织硬度较高，较容易淋巴结转移，其中小叶浸润癌比其他类型的乳腺癌更容易转移。

Ki-67 是不稳定的非组蛋白核蛋白,在细胞周期 G1 到 M 期中可检测到,而在静止期细胞检测不到,因此是生长分数的直接指标。该项研究中 Ki-67 小于 14 % 的肿块,经统计较易被误诊为良性肿块。一些作者报道乳腺癌的 Ki-67 阳性表达率为 74.8%,乳腺癌 Ki-67 的阳性表达与肿瘤分期有关,分期越晚,Ki-67 阳性表达率越高。因而,乳腺癌恶性程度越高,乳腺硬度越高,Ki-67 阳性率越高。

该项研究共 5 例黏液癌,误诊 3 例均为单纯性黏液癌且肿块直径均大于 10 mm,而确诊 2 例均为黏液癌伴浸润性导管癌且肿块直径均小于 10 mm。

单纯性黏液癌是原发于乳腺的一种很少见的特殊类型的乳腺癌,主要为黏液成分,导致其质地比较软,声触诊组织定量检查显示剪切波速度值肯定是偏低的,故而单纯依靠声触诊组织定量检查极易误诊为良性肿块。

黏液癌伴浸润性导管癌时,浸润性导管癌的硬度较高,声触诊组织定量检查时可能显示为剪切波速度值较高,故而考虑为恶性肿块。肿块直径均大于 10 mm 时,声触诊组织定量检查的取样框完全取在黏液癌的内部,黏液成分占主要,剪切波速度值偏低;肿块直径均小于 10 mm 时,声触诊组织定量检查的取样框可能部分取在黏液癌的内部,部分包括周围组织,剪切波速度值不完全代表黏液癌的硬度值。因而,肿块直径均大于 10 mm 的单纯性的黏液癌极易误诊为良性肿块,在应用声触诊组织定量检查时,应考虑到这种特殊类型的乳腺癌,结合二维超声及多普勒等综合考虑。并且,在今后的研究中,继续扩大样本量,对这种特殊类型的乳腺癌进行进一步研究探讨。

临床应用声触诊组织定量技术评价浸润性乳腺癌,肿块最大直径不超过 10 mm、肿瘤组织学分级 I 级、淋巴结转移阴性、Ki-67 小于 14% 的肿块较易被误诊为良性肿块。单纯性黏液癌且肿块直径大于 10 mm 的黏液癌易被误诊为良性肿块。

第二十二章　乳腺导管疾病及导管造影

一、溢液性乳腺疾病

乳头溢液的检查程序:临床医生遇到乳头溢液患者,首先应做溢液涂片细胞学检查。其次要分清单孔溢液还是多孔溢液,前者说明单根导管系统有病变,多见于乳头状瘤、乳头状癌、导管癌;多孔溢液多为弥漫性病变,常见于导管扩张、导管炎、乳腺增生。还要了解乳头溢液的性质:血性、浆液性还是脓性等,导致血性溢液最常见的疾病为导管内乳头状瘤及一些恶性肿瘤;引起淡黄色浆液性溢液、白色溢液的疾病最常见的是乳腺增生、导管扩张;脓性溢液为急慢性乳腺炎、导管炎所致。行乳导管造影检查,对导管系统疾病基本能起到定位、定性诊断作用。

乳腺导管内乳头状瘤:导管内乳头状瘤是起源于导管上皮的良性肿瘤,发病受内分泌的影响,其发病率在乳腺良性肿瘤中仅次于纤维腺瘤,占乳腺良性肿瘤的 20%,多见于 40~50 岁之间的中年妇女。主要表现为自发性、间歇性乳头溢血, 70%~90% 以上有此症状,当肿瘤阻塞大导管时可有乳头乳晕区胀痛并发乳晕下小肿块。一组 45 例中, 40~50 岁 30例,占 66.6%。但有 15 例(占 33.3%)发病年龄 <40岁,最小年龄为 30 岁。由此可见,本病的发病年龄已趋于年轻化。该病多数为良性,但文献报道有一定的恶变率,在 6%~8%。因此本病应引起临床及放射科医师的高度重视。

临床上将导管内乳头状瘤分为单发和多发 2 种类型,单发性乳头状瘤多发生于近乳头乳晕下的大导管内,多发性乳头状瘤多发生于 2 级及以下中小导管内。发生于多级中小导管内的多发性微小乳头状瘤又称乳头状瘤病,临床上将其归为乳腺囊性增生病 5 种基本病变中的 3 种主要病变之一,它有5%~33% 的癌变率。

该病患者多有与月经周期有关的乳腺胀痛、乳腺实质肿块等表现,少数可有乳头溢液,但此种溢液多为透明无色或淡黄色,罕见血性溢液。上述表现与大导管内乳头状瘤的血性溢液、多无肿块扪及等不难鉴别。

该组资料显示导管内乳头状瘤主要以单发为主(42/45),病灶主要发生在大、中导管内;多发性乳头状瘤发病较少(3/45),病灶主要位于中导管内。同时,可以认为本病无论是发生于大导管或是中小导管,均有一定的恶变概率,尤其是 40 岁以上的患者,乳头见血性分泌物,导管造影表现为充盈缺损伴局部腔壁线中断、破坏,应考虑到导管内乳头状瘤伴有恶变的可能。乳腺导管造影为本病的最佳影像学检查方法之一,它可清晰显示病变导管的形态,肿瘤的部位、大小、形态,导管壁有无浸润破坏等,对该病的定位定性诊断有决定性的作用。

本病表现为导管内单发或多发充盈缺损或导管中断,充盈缺损呈圆形、类圆形或不规则形,断端呈光滑杯口状,少数呈锯齿状。其近端导管扩张,远端分支充盈良好,导管树柔软,走势自然。较大导管内乳头状瘤有时见导管极度扩张呈囊袋状,分支导管内乳头状瘤主要为单个导管的截断现象。一组 600例乳腺导管造影研究中,有 312 例,占 52%。单发147 例,多发 92 例, 73 例呈扩张性阻断,断端呈杯口状。其中 1 例表现为一分叶状肿块,经对比剂充盈涂抹后可见分隔状改变。该组 45 例导管内乳头状瘤术前造影确诊 42 例, 2 例诊断为乳头状癌, 1 例诊断为导管炎并导管扩张,诊断准确率达 93.3%。由于多种病变在导管造影中均可表现为管内充盈缺损及导管形态的改变,故而有时难以做出诊断。

乳腺导管癌:肿瘤破坏导管会造成对比剂渗漏,导致对比剂在乳管附近形成潭湖状、片状外溢现象,谓之潭湖征。假潭湖征是由于对比剂注入压力过大导致对比剂自导管末梢渗入腺泡的现象。有作者认为,恶性潭湖征一般境界不清、密度不均、影像模糊呈磨玻璃样改变。

恶性潭湖征位置与导管破坏、中断位置一致,而假潭湖征的位置常发生于导管末梢。

导管内乳头状瘤与导管癌的 X 线表现及临床特点从以下几方面进行鉴别：

表 20-22-1　导管内乳头状瘤与乳腺导管癌的鉴别

	导管内乳头状瘤	导管癌
病程	长	短
部位	2 级以上导管	2 级以下导管
数目	单发或多发	累及多支导管
导管中断	呈杯口或小分叶状，边缘光整	呈虫蚀状截断，边缘不整
断续征	无	有
潭湖征	无	有
近段导管扩张程度	轻，管壁柔软	重，管壁僵硬
合并其他导管扩张	常有	无
合并肿块情况	偶有，肿块活动度好	有，肿块活动度差
合并恶性钙化	无	常有

乳腺导管扩张症：本病呈单发或多发，表现为导管管径增宽或粗细不均，失去正常树枝状结构，但其形态柔软，管壁光滑，充盈良好，扩张明显时呈扭曲走行。当扩张管腔内有分泌物时，可见形态不规则的充盈缺损。一组 600 例乳腺导管造影研究中，有 129 例，占 21.5%，表现为 1~2 级导管增粗迂曲 98 例，3~4 级导管及末梢导管，腺泡囊柱状扩张 31 例，管径 3~9 mm。导管扩张症在乳腺良性疾病中较多见，约占良性疾病的 5%。可分为乳头溢液型、肿块型、混合型 3 类，主要临床表现为乳腺肿痛、乳头溢液、乳腺肿块及乳腺皮肤粘连等。

本病的诊断单纯靠临床触诊、X 线钼靶平片、红外线扫描、超声检查是不易诊断准确的，术前误诊率可高达 90% 以上。

导管造影才是该病最重要的检查方法，它能为该病提供较为可靠的诊断依据，应作为首选方法。导管的疏密、粗细受年龄、个体差异、月经及内分泌等因素影响，其病理性扩张尚无统一的诊断标准。不能单纯根据导管的宽径测量来判断其是否扩张，应重视其整体形态判断，当导管出现不规则扩张且失去正常树枝状外形即可诊断。

综上所述，乳腺导管造影检查对溢液性乳腺疾病的诊断具有定位定性的作用，特别是对乳腺导管内占位性病变的诊断具有特异性，其诊断准确率可达 92.4%，对导管扩张、导管增生、导管炎等炎性疾病结合临床病史、物理及细胞学检查，亦能做出较准确的诊断。因此，乳腺导管造影检查在溢液性乳腺疾病的病因诊断中有极高的应用价值。

第二十三章　　比较影像学

乳腺癌发病率已经跃居女性恶性肿瘤首位，目前对乳腺癌的影像学检查方法主要有乳腺 X 线摄影、超声、MRI，一项研究在评价 3 种影像学方法诊断乳腺癌的基础上，进一步探讨不同影像检查方法组合与单独 MRI 比较诊断乳腺癌的意义。

乳腺 X 线摄影：乳腺 X 线摄影是最便捷、价廉的乳腺癌检查方法，常用于高危人群筛选，对于微钙化的显示优于超声和 MRI，对部分导管内原位癌（DCIS）特征性钙化可直接进行定性，对发生退行性变乳腺的癌肿敏感性非常高。但乳腺 X 线摄影对于无钙化的瘤体、致密型乳腺内的病灶、微小肿块难以显示，易导致误诊；部分肿块边缘受腺体掩盖的影响，不能确定病灶的边缘情况；当瘤灶位于投照野边缘，存在盲点而容易漏诊，一项研究中 X 线摄影诊断敏感性仅 72.7%。

超声：超声易耐受、应用广泛，不需注射对比剂，不受腺体致密程度的影响及检查体位的限制，但是，超声的诊断特异性较低，乳腺良、恶性病变的声像图特征存在一定的交叉，该项研究 1 个浸润性导管癌的患者中，表现为结构扭曲，未形成明显肿块，诊断为回声紊乱，容易造成漏诊和误诊。对于无疼痛史的慢性炎症易误诊为恶性病变，有作者报道单独超声能增加检出乳腺癌 2.7~4.6/1000，但大部分为浸润性导管癌；超声对于导管内原位癌难于显示，检出率低于乳腺 X 线检查。老年乳腺组织萎缩，腺体内夹杂不规则脂肪组织，部分灶状分布的低回声肿瘤受低回声脂肪组织遮盖容易导致漏诊。超声对于多灶或多中心乳腺癌认识不足，常误诊为多发纤维腺瘤或增生结节。

MRI：MRI 在显示多灶癌、多中心癌和对侧癌灶方面有优势，能为制订手术方案提供更可靠的依据。并能同时显示肿瘤与胸壁的关系、腋窝淋巴结转移等，对拟行保乳手术的患者有特殊意义。该组研究结果显示单纯 MRI 较乳腺 X 线摄影、超声及不同影像组合的诊断准确性高，与多数文献报道一致，越来越多应用于筛查年轻高危人群、发现隐匿病灶、肿瘤分期以及化疗随访。因为部分良、恶性乳腺肿瘤在形态和血流动力学方面存在重叠，其诊断特异性各组作者报道大相径庭，有的甚至低达 37%，不是所有乳腺癌时间 - 信号强度曲线均呈典型廓清型表现，部分乳腺癌由于组织成分的不同而表现为缓慢强化，部分陈旧性手术瘢痕或者小脓肿、乳腺腺病的结节灶、纤维腺瘤、导管内乳头状瘤等容易出现假阳性的结果，特别是当时间 - 信号强度曲线中为平台型或流出型时，易于诊断为 BIRADS 4 类及其以上，感兴趣区内如果含有血管也会导致曲线早期强化率升高，呈现廓清型。

其次，MRI 对钙化不敏感，而 50% 的导管内原位癌容易仅仅表现为病理性钙化。Gokalp & Topal（2006）认为对根据乳腺 X 线摄影诊断 BIRADS 3 类的占位，DCE-MRI 并不能提供更多信息，阳性预测值不高。

国外多中心研究报道，术前 MRI 可使不必要接受经皮穿刺或手术活检的良性乳腺病变患者增加 2~3 倍，有 8%~30% 的乳腺癌患者术前 MRI 分期导致手术范围扩大，特别是在年轻女性致密型乳腺中乳腺癌病灶的检出及术前评估具有重要作用。

MRI 结合乳腺 X 线摄影后乳腺癌诊断敏感性有一定程度增高，但诊断特异性降低，易出现过度评估，该组有 11 例 MRI 诊断 BIRADS 3 类结合乳腺 X 线摄影后被过度评估为 4 类，与该项研究规定的当 2 种及 2 种以上影像学方法相结合时，以其中的较高分类为最后影像学诊断有关，故 2 种影像学手段相结合后，如何提高诊断准确率，还依赖于影像医师的临床工作经验。

MRI 结合超声后诊断乳腺癌准确度与单纯的 MRI 比较，无统计学意义。超声对已进行了 MRI 检查的患者没有作用，但对 MRI 发现的可疑病灶引导穿刺活检是有帮助的。

超声的假阳性率很高，诊断不确定性的主要原因是复杂囊肿，易把增生的结节或慢性炎症误诊为纤维腺瘤或乳腺癌；超声操作者依赖性高，大部分导管内原位癌不能诊断。一般认为，如患者对 MRI 检查有禁忌证时，或考虑检查费用时，超声可作为一种辅助诊断工具。

MRI 结合超声和乳腺 X 线摄影后，诊断灵敏度最高，同时，特异性也明显降低。如果仅根据某种检查的最高 BIRADS 分类作为最后诊断，易发生过度评估，造成不必要的高活检率，因此，根据经验、综合评估非常必要，不建议实施所有的影像学检查。

Solin 等（2010）认为对于乳腺 X 线摄影或超声已经诊断的早期乳腺癌，并不建议附加 MRI 检查，因为，它可能改变临床处理方式而对患者无益，如增加不必要的根治手术率、对侧乳腺预防性手术、使患者过度焦虑、增加费用等，而且，不能降低保乳手术的肿瘤复发再次手术率。

该项课题虽然属前瞻性研究，保证了 3 种影像检查的完整性，规范了相同的扫描参数，相同的医师评判，但仍存在局限性：样本量较小，乳腺癌的分类比较集中于浸润性导管癌，其他类型较少，良性病灶种类不多，影响诊断效率的分析。病灶未在进一步分期的基础上进行分析。下一步的研究需要进一步扩大数据库，把比较的内容更加详细、具体，如肿瘤大小、分期对影像学检出率的影响，探讨各种影像学方法对鉴别诊断困难的 BI-RADS 评估 3 或 4 类的病灶的价值。总之，乳腺 X 线摄影、超声价廉易行，可作为筛查手段，对于乳腺 X 线摄影及超声难以定性的病灶，可以选择 MRI 进一步检查，各种方法结果不一致时，综合评估、医师经验非常重要。

第二十四章　伪影、假阴性与诊断陷阱

第一节　乳腺 X 线照片的假阴性问题

自干板照片与乳腺钼靶照片问世以来,乳腺疾病的 X 线诊断有了迅速的发展,尤其为早期发现乳癌做出卓越贡献。Malone 等（1975）总结 6 238 例乳腺干板照片,其中证实诊断 185 个病变中 62 个（34%）为隐蔽性乳癌,临床均未扪及包块。但是,乳腺 X 线检查仍还有不少漏诊与误诊问题,此处概称之假阴性。

Burns 等（1979）回顾 80 例乳癌,皆扪及包块但照片阴性,均为手术证实,假阴性发生率 7%,其中 30 例因临床强烈怀疑乳癌而立即活检与手术,未耽误治疗,其腋窝淋巴结转移率仅 3.3%;另 50 例确诊延迟,耽误治疗,腋窝淋巴结转移率高达 42%。

同年, Kalistler 报告 5 例假阴性病例,其中 52% 为未显示出病灶, 48% 纯属解释错误。Langlands & Tiver（1982）报告 5 例假阴性,每例患者都因一份阴性的 X 线照片报告耽误治疗 2~36 个月,足见假阴性问题的严重性。假阳性给病人带来烦恼并增加治疗费用,且减少对乳腺照片这一诊断工具的信任,但对其危害时间不长。相反,假阴性则是严重问题,它给病人以假的安全感,延误诊断可造成治愈与转移的截然不同的后果。

一、乳腺 X 线检查未显示出病变

乳腺密度致密:病变小而乳腺又致密,X 线很难诊断。此类情况常见于未经产妇。80% 乳癌本身表现为肿块,仅 30%~40%X 线片可见微钙化,故有一定比例的无钙化癌灶难以发现。没有脂肪衬托,又无微钙化作线索,放射科医师必须依靠密度差异来辨别。由于乳腺实质发育不全引起的混淆多见于 35 岁以下妇女,此年龄组乳癌发病率甚低。乳腺发育不良的妇女,不论年龄如何,其乳癌发生率有增

高的趋势。近年,超声、CT、MRI 和热像图对减少致密乳腺所造成的错误都有良好的效果。

病变的部位:乳腺的某些区域比较隐蔽,常规照片常难将其显示清楚。约 6% 乳癌位于胸壁附近,如不将胸壁包括于片中则可漏诊。紧贴前胸的病变常难以发现。偶尔病变太靠中央或侧方,常规颅尾位也难显示。对于可触及的病变,为了恰当定位和照片必须进行临床检查,这对证实触及者即显示者颇有帮助。如触及病变未能显示,则应针对病变具体部位进行检查。放大摄影、切线位、斜位、双侧位、轴位 和腋下位等都被证实是有帮助的,必要时应酌情选用。

皮肤问题:充血性心衰、全身水肿、肢端肥大症、牛皮癣、皮肌炎及其他弥漫性皮肤疾病之皮肤及软组织增厚在照片时皆可遮蔽乳癌。烧伤病人乳腺缩小,且与增厚的皮肤一起皱缩,其中乳癌甚难发现。乳癌伴存感染、蜂窝织炎,以及乳癌向对侧弥漫性转移,皆可掩盖原发乳癌而难以发现。轻微皮肤增厚常是乳癌向对侧转移的唯一征象。由致密乳腺、病变位置隐蔽及皮肤增厚所造成的误诊,在普遍而有效地采用超声、CT、MRI 等影像诊断技术后已有明显减少。

摄片技术:由于摄片技术不当所造成的误诊经常见到,值得重视。诸如影像浅淡、曝光不当、人工伪影、病人配合欠佳及位置不当等技术问题都应及时识别并认真纠正,这些问题在钼靶照片及干板照片都是不可忽视的技术因素。如果技术人员与 X 线诊断医师坚持细致的技术性程序,并认真地分析每一病例的每一幅照片,上述技术性的误诊是完全可以避免的。

乳腺 X 线检查的解释错误:随着 X 线诊断医师

专业技术的提高和诊断经验的日积月累,解释错误则会相应地减少。鉴别良、恶性的诊断标准已经确立,然而不少 X 线诊断医师仍难免认不出这些征象而解释错误。

熟悉病变的非恶性标准:分界清楚的包块伴存薄层透光晕影,无结构变形,无微钙化,通常代表良性病变。然而某些恶性者可类似良性病变,在此不拟赘述。超声、CT 与 MRI 可帮助鉴别囊性病变与实质性肿块。

扣及病变与照片显示的病变:在临床上,有时扣及一病变,而照片显示另一病变,扣及病变为良性而未扣及病变为恶性,前者掩盖后者;在照片上癌又可被囊肿和 / 或腺瘤遮掩。X 线诊断医师在解释影像之前检查病人是绝对必要的。可扣及的病变和癌常在同侧乳腺处于不同的部位,甚或在对侧乳腺。确定可扣及病变的位置后须进一步检查乳腺。如有可能,应做对侧乳腺照片检查。有时,扣诊与照片上的病变形状迥异,有作者强调指出,不应单单比较其位置,而应动脑筋,仔细对比,手上拿着照片去扣包块则更为正确。

观察者未认出病变:疲劳、疏忽、没有经验都可造成误诊。为了保持高水平的诊断能力,X 线诊断医师应努力钻研业务,更新知识,学习一些有关的资料与教程。如果可能,在照出照片后就应做出诊断,而不是等到第二天才写报告,这样,在检查者头脑中病例是新鲜的,处理更为正确。另外,详细记录与绘图对诊断常有帮助。偶尔,由于病人年纪较小,X 线诊断医师可忽略轻微的提示性征象,从心理上没有想到去发现癌肿,忽视少量微细钙化,也可导致误诊。

综上所述,如注意照片的技术操作,仔细对病人进行临床检查,选派经过良好训练且敬业的 X 线诊断医师认真解释乳腺照片,对任何微细改变都放大观察,精心分析各类 X 线表现,有充分把握评论这些影像,假阴性诊断的数量必将大幅度地减少。

第二节　医源性误诊与伪影

腋窝除臭微粒类似丛生的实质性微钙化:在许多腋下除臭剂中的锌盐和铝盐微粒,投影于乳腺 X 线照片上都酷似丛生的乳癌钙化,而可导致解释错误,尤其在只有少许除臭微粒的病例更易误诊。如果它们在腋窝中位置较低,则可重叠于照片上乳腺实质的最上部分,而腋窝又妨碍切线位照片以观察这些微粒的表浅位置,造成诊断困难。然而,当在乳腺的腋尾区发现丛状钙化微粒时,可嘱病人用肥皂和水用力洗刷腋窝皮肤后再行乳腺照片,如为上述除臭微粒所致,阴影将不复存在;如为乳内钙化,则其形状、大小、位置及分布皆持久不变。

硅的乳腺移植物伪似软组织包块:增大乳腺成形术为美容术的一种,始于 1950 年,移植物几经更换,一直不甚满意。早期使用筋膜、脂肪或真皮,以后使用人造物,如石蜡、聚氨基甲酸乙酯,甚或海绵样物质。这些物质常引起肉芽肿性变性或散在钙化,导致误诊。注入的硅盐可集聚成多发性小结节,皆为环绕此类异物的肉芽肿反应。在乳腺照片上,表现为多发性圆形致密包块(比纤维腺状乳腺组织更为致密),某些结节表现为部分性边缘钙化,通常直接位于胸壁前方。此类结节一般不混淆于乳癌结节, 但它在乳腺照片上可遮蔽小的非钙化性乳癌结节,从而妨碍它的发现,在临床扣诊时也有碍于乳癌的找寻。

近年,多改用可膨胀的乳胶充盈状的硅移植物,但它泄漏速度甚高,可达 70%。Grant 等(1978)报告 7 例在增大乳腺成形术后扣及乳腺包块的病人,干板照片显示此包块为硅移植物的皱褶、不规则与凸起。此类手术后,乳腺只有少量覆盖的组织,可清楚扣及或看见移植物凸出,然而,由于乳腺中缺乏适量的软组织,移植物被置于胸肌深部,从而给扣诊造成困难。干板照片可清楚显示硅的移植物,而证实此 7 例包块的良性性质。任何乳腺包块,给予紧密随访,总证明是正确的。如果在扣及包块的部位与移植物凸起之间有不符之处,则应迅速实施活检。

多发性石蜡钙化和结节:石蜡注入乳腺是早期美容术的一种方法,现偶尔见于远东国家的一些妇女。注入的石蜡可形成比硅结节小的结节,但却产生比之强烈得多的钙化反应,可导致分布于整个乳腺组织的双侧性圆形钙化,其中不少还伴有中心相当透光的区域。因为乳腺中的石蜡有下坠的倾向,所以某些石蜡引起的钙化还 可见于前腹壁的组织内。

乳腺干板照片上类似钙化的花纹:在乳腺干板照片上,有时难以区分乳腺实质内钙化与皮肤内的颜料。Brown 等(1981)报告一例观察 7 年的病人,在 7 年前该作者发现一例干板照片上呈现对称性粗糙暗影,呈几何图案,这些阴影颇似钙化,但检查患者发现两侧乳头上方稍内有刺纹的玫瑰香料,同上述暗影相符。7 年中,每年行双侧乳腺干板照片,该影一直未见变化。文身是在皮肤内包埋各种化学制品,形成图像似甚均匀,实际上是皮肤内一堆不规则的颜料颗粒。大多数用金属盐着色,种类甚多,但均可在干饭照片上产生不透光的阴影。

第三节 部分误诊原因的分析

乳腺分型:对于致密腺体型乳腺合并肿瘤,肿瘤结节被部分遮盖或与腺体密度差异微小,肉眼不能识别。一组 1 例致密型腺体患者,临床触及一质硬结节,较固定,大小约 2.0 cm×1.8 cm,钼靶 X 线因腺体致密,未见明确结节影,术前仅诊断为乳腺增生而漏诊。回顾分析,此种情况,可结合临床触诊及其他影像学检查如超声、MRI 以提高诊断的准确率。

技术原因:肿块生长在乳腺边缘与胸壁较接近,投照时受限制未将病变部位包括在内而产生漏诊。该组 1 例乳腺癌,因位于乳腺下部近胸壁处,常规乳腺侧斜位及轴位摄片未将病变包括在内而漏诊,经进一步 MRI 检查明确诊断。对于乳腺触及肿物或仅患侧腋窝淋巴结肿大、乳腺肿物触及不明显的患者,应加做侧位,必要时行 MRI 检查以减少漏诊率。

医师诊断经验不足:该组 1 例 62 岁患者,临床可触及质硬肿物,活动可;1 例 53 岁患者,发现肿物 3 年余,近 2 个月增大,伴隐痛。钼靶 X 线表现均不典型,呈不对称致密影或结构扭曲误诊,结合临床病史及肿块触诊情况,应警惕乳腺癌可能。2 例年轻女性患者,因钼靶 X 线表现为边界尚清的结节影而误诊为纤维腺瘤,其中 1 例尚伴有数处粗大钙化影。

该 2 例回顾分析,结节影部分边界与周围腺体组织分界不清,局部可见少许小毛刺,结合临床触及质硬、活动欠佳的肿物,不能排除恶性可能。详细了解既往史、两侧乳腺影像对比分析、并结合仔细触诊,发现其他异常征象或体征有助于鉴别。

其他误诊原因:乳腺导管内原位癌,钼靶 X 线及临床表现均不典型者。该组 1 例年轻患者,临床扣及皮下小结节,活动尚可,边缘欠清,钼靶 X 线表现为皮下结节状稍低密度影,直径约 1.0 cm,其内密度低于周围乳腺组织,周围似可见一环形包膜,其内尚可见点状小钙化灶。因病灶较表浅且密度较低,临床触诊无特殊,术前诊断为皮下的皮脂腺囊肿可能,术后病理提示导管内原位癌。多种疾病并存,乳腺内慢性炎症瘢痕、既往手术史等可导致组织结构紊乱,掩盖乳腺癌的 X 线征象。

目前,许多国家已将乳腺钼靶 X 线作为妇女健康普查的常规检查。掌握各种类型乳腺肿瘤的 X 线常见及不典型征象,并结合临床检查及病史,可显著提高术前诊断的准确率,对指导临床治疗及预后有着重要的意义。

第四节 皮肤病变误为乳腺恶性病变

皮肤内钙质沉积误为乳腺内钙化:同侧皮肤钙化可能误为乳腺照片上乳腺内丛集的微细钙化,如能确定此类良性皮内钙化的确切皮肤部位,则可避免不必要的活检。良性皮下钙质沉积,已为 Hoeffken & Lanyi(1977),Wolfe(1977)及 Kopans 等(1983)报告,它常散存于乳腺部位的整个皮肤。皮肤内钙化和骨化能见于 Albright 遗传性成骨不全和骨瘤的皮肤,某些皮肤肿瘤也可有此类钙盐沉积。

大多数情况下,这些沉积关系到变性代谢过程,常出现于慢性滤泡炎性感染之后。一些钙化可为球形,另一些可呈现多角形边缘,且现中心性透光区,有的表现为圆饼状。偶尔,孤立的沉积可出现,又因为乳腺本身呈圆形的特征,压迫乳腺照片而产生的几何学变化,它们可投影于乳腺内,丛集成细微钙化。

虽然乳腺照片中少于 1% 的病人可见皮肤钙质沉积,但随着乳腺 X 线检查的日益普及,未能扣及的丛集细微钙化的 X 线照片定位，以及良性皮肤钙质沉积与乳腺内病变的区别将变得越来越重要。如果任何标准的影像学检查技术显示周围部位的钙质沉积，影像诊断医师都应怀疑皮肤钙化，旋转乳腺使该处皮肤与 X 线束正切，则可观察到钙化确位于皮肤内。

另外，皮肤钙质沉积能用皮肤标记加以证实。当标记直接放置于可疑钙化之皮肤上面，以一投照位置照片，此标记可重叠于钙化之上；以另外其他任何位置投照时，标记与钙化皆相伴而行，分离甚少。还有，手术前 X 线引导定位常有益处，以一针在 X 线束方向上再照片则可见钙化之准确位置。有作者指出，如有弹性钩状导丝，插入后不仅定位，且可将皮肤钙化钩出，从而取消手术。

皮肤小区状乳脂微粒伪似丛状微钙化：皮肤之小区状乳脂有时与腋窝内除臭剂一样，可表现为小的丛集的线状、曲线状或分支状致密影，在乳腺照片上伪似恶性病变的丛状微钙化。诊断此情况的线索是这些致密影皆分布于皮肤，将之认真清洁后再行照片，这些致密影即不复存在。

凸出的皮肤黑痣类似乳腺内包块：皮肤病变中，良性黑痣十分常见，如其在乳腺照片中重叠于乳腺，则可类似一乳腺内包块。因为空气环绕其边缘，故可提供相当明显的边缘的对比。切线位照片可确定其位于皮肤。原发性乳癌不起自于皮肤。

不规则皮肤病变伪似乳腺内病变：如果皮肤病变轮廓不规则，它投影于乳腺照片上亦显示相应不规则。常见于以往烧伤或手术瘢痕所产生的瘢痕疙瘩，多描述为有疣的病变，皮脂漏的角化瘤亦属此类病变。虽然这些包块的多结节状边缘及细微的分叶可与乳癌产生混淆，但这些结节之间的细缝中充填有空气，在乳腺照片上表现相当具有特征性，如加以注意，一般不难识别。

不凸起的皮肤病变类似乳腺内包块病变：皮脂腺的（表皮的包涵物）囊肿一般不产生凸起的皮肤病变，当其无加杂症时，可在乳腺照片上清楚显示，切线位观察其位于皮肤内，虽不向皮肤外凸起，但却凸入于皮下脂肪中。偶尔，这些囊肿可为炎症累及，邻近的感染反应使病变边界不甚确切，而可解释为恶性病变。提示正确诊断的线索是包块的表浅位置，而且局限固定于皮肤。

第五节　乳腺局部放射状瘢痕误诊为恶性病变

局部放射状瘢痕，也称为复杂性硬化性病变（CSL），是乳腺内少见的良性非肿瘤性病变，多数偶然发现。有学者认为，这是一种乳腺良性增生异常性疾病，也有学者认为属于癌前病变，其发病机制不明确。有时在临床触诊、影像学甚至病理上表现与乳腺癌相似，从而很难鉴别，需要进行免疫组织化学染色才能准确诊断。乳腺 MRI 提供了病变功能（血管生成及血管通透性）方面的信息，对于良、恶性鉴别具有很大帮助。病变的早期环形强化被认为是恶性病变的特征，而不强化或强化与乳腺正常实质相近的病变几乎均为良性，动态增强呈缓慢强化、时间 - 信号强度曲线为逐渐增强型（Ⅰ型）、1 min 强化率 <50% 为良性局部放射状瘢痕的表现，恶性病变动态强化曲线均为平台型及廓清型（Ⅱ、Ⅲ型）且 1 min 强化率大多数超过 100%。一组 2 例中，1 例 MRI 上表现为分叶状肿块、边缘见长毛刺，动态增强早期明显强化，强化曲线呈平台型（Ⅱ型），1 min 强化率 100%，晚期肿块边缘强化较明显，呈环形改变，MRI 表现上与乳腺癌表现基本相似，只是该例发病年龄很轻，中心肿块的环形强化出现在晚期，而不像乳腺癌早期即出现环形强化。考虑该例环形强化应是肿块晚期边缘强化较中心明显所致的假象，而晚期边缘强化应提示良性病变可能，这 2 点与乳腺癌表现不符。

总之，局部放射状瘢痕与乳腺癌的影像表现相似，术前鉴别诊断困难，鉴于局部放射状瘢痕有恶变倾向，BI-RADS 分类应分到 4c 类，建议手术治疗，防止低估病变。

第六节　乳腺立体定位核芯针活检病理组织学低估分析

X线立体定位核芯针穿刺活检病理组织学低估的原因

来自立体定位技术：X线立体定位核芯针穿刺活检常规取坐位活检，一组21个低估的穿刺中19个在坐位下操作，由于直视活检全部过程，潜在增加了患者的焦虑和恐惧，可导致血管迷走神经反应，同时，过分压紧乳腺使得胸部皮肤绷紧引起乳腺从加压板下回拉，导致在立体定位过程中，实际进针点与定位设定靶点不一致，穿刺针在Y轴方向，向患者胸壁方向偏移。当病变表现为细小钙化时，放射科医师在立体定位的2帧内外斜位图像所选择靶点不一致，输入活检系统错误的参数，导致穿刺针在X轴方向移位，取材不准确，该组X轴方向移位9个。乳腺因加压固定局部皮肤轻微隆起，局部麻醉后隆起更加明显，导致穿刺针在Z轴方向未到达靶点。

穿刺入路：X线立体定位核芯针穿刺活检多在Z轴方向进行，当钙化的分布与乳腺压迫方向不一致时，在进针入路上，活检槽内仅能切取到少部分病变。小乳腺难以选择长投，该组19个仅以短投活检，得到样本条不连续。X线立体定位核芯针穿刺活检在固定的穿刺野内进行也是导致取材局限的重要原因。

来自病变本身：样本不具有某一特征不代表整个病变没有这种特征，当实际病变中心在乳腺加压偏离靶点，或设定的靶点不在实际病变中心，可导致穿刺样本的不准确，该组4个表现为钙化的结节性外周病变，手术切开时，钙化位于病变边缘。

来自医师的主观原因：BI-RADS Ⅲ类中0.5%~2.0%可能是癌，BI-RADS Ⅳ类中20%~40%是癌，但在实际工作中，两类之间有时难以准确界定，需要进一步评价，该组术前诊断BI-RADS Ⅲ类6个、Ⅳ类12个，选择X线立体定位核芯针穿刺活检时更多倾向于BI-RADS Ⅲ类，当得到良性的活检诊断时，可能忽视随访，甚至对BI-RADS Ⅳ类未重新评价。文献报道9%~18%需要再次活检评估，同时该组16个发生在工作开展初期，与学习曲线有关。

克服病理组织学低估的方法：熟练掌握立体定位技术：选择病变下方为靶点，穿刺针进入后，向上退出少许，可得到全面完整的标本条；内外斜位X轴入路活检，可减少血管迷走神经反应和因体位不适导致的移动；根据钙化的分布选择长投穿刺取样。准确的定位是取材成功的关键：穿刺前准确定位，当穿刺针达到靶点后，应立即扫描，核准针尖位置。

调整穿刺针方向：根据病变的分布，可在X、Y、Z轴方向微调，力求得到更全面的标本条。当穿刺结果与影像表现不符时应重新评价：当核心针穿刺样本为不典型增生、导管原位癌、乳头状病变、放射状瘢痕等时，建议手术切开活检。各科医师的相互配合：放射科、外科、病理科医师应建立良好的合作关系，在病理结果的解释上，操作活检的放射科医师或外科医师应承担更多的责任。

X线立体定位核芯针穿刺活检有待进一步探讨的问题：核芯针活检是诊断结节性外周病变的有效方法，在诊断准确性、避免手术、减少费用等方面更适合我国国情，但此技术还有四个需要进一步探讨的问题：核芯针活检样本条是否需要摄片确认？如何多点取样给放射科医师提出了挑战。真空辅助活检后可放置金属夹标记病变利于随访，而核芯针活检后如何寻找最初的活检部位随访？多科室会诊有待于完善。

分析X线立体定位核芯针穿刺活检的低估原因，旨在抛砖引玉，引起多学科医师的重视和客观对待，当穿刺活检结果与影像表现不符时，应重新评价病变的病理诊断。

第七节　乳腺、乳头与诊断陷阱

少女的乳腺影重叠于正位胸片上，极类似于肺内炎性病灶，女性乳腺遮蔽肺下野病灶在临床上更是屡见不鲜，常规胸部正侧位照片除对病变定位、减少观察盲区及观察肺门有益外，对此类重叠阴影误诊的减少也是极有帮助的。

　　俯卧位胸片,乳腺丰满者被挤压,在正位胸片上阴影酷似气胸,乳腺外侧缘类似被压缩肺的边缘。在青年妇女乳腺较小者,乳腺阴影密度一般较深,在侧位胸片上它可部分突向前纵隔阴影中,颇似前下纵隔小的肿块影。乳腺的腋尾部投影于侧位胸片上,表现为前上纵隔紧靠前胸壁的致密影,佯似肿块。女性乳腺在斜位照片时,一般皆与心影重叠,将乳腺影误为心影从而误诊心影增大者经常在临床看见。为澄清此类混淆,电视透视观察则迎刃而解。

　　正位胸片上女性乳头皆投影于下部肺野中,双侧对称者不难识别,不对称者或一侧投照清楚另一侧投影模糊者,则有被误诊为转移性肿瘤的可能。在侧位胸片,由于非标准侧位,一侧乳头阴影可重叠于肺野内,佯以肺结节病灶。某些男性乳头颇为突出,其影像重叠于肺野中,可酷似肺内结石,导致误诊。为澄清此类混淆情况,可行电视透视转动体位观察,详查阴影的构成成分,也可将硫酸钡涂少许于乳头上,再重摄同样体位照片,问题往往一目了然。

　　乳腺影构成前纵隔假肿瘤:Keats(1976)报告1例25岁女性在一年一次胸片检查时发现一境界不甚清楚的前纵隔肿块,该包块直接位于心脏上方,形如半月状,基底部对着胸骨,断层照片未发现前纵隔病变。因病人身体健康,未进一步处理。一年以后胸片无异常发现。这说明,有的年轻妇女为致密的小乳腺,它可在侧位胸片上投影于前纵隔,而类似前纵隔肿块。

第八节　乳腺超声的伪影与误诊

　　详见本书本卷 本篇第二十一章·第一节《乳腺　　　超声的伪影与误诊》。

第二十一篇　胸部淋巴

第一章　胸部淋巴瘤

第一节　肺黏膜相关淋巴组织淋巴瘤

黏膜相关淋巴组织淋巴瘤是来源于胃肠道及其他黏膜组织的低度恶性的 B 细胞淋巴瘤。Isaacson & Wright 等（1983）首先提出了"肺黏膜相关淋巴组织型恶性淋巴瘤"的概念。肺黏膜相关淋巴组织淋巴瘤是低度恶性的淋巴结外肺 B 细胞淋巴瘤。该肿瘤细胞来自增生的支气管相关淋巴组织边缘区域（类中央细胞），又称为支气管相关淋巴组织淋巴瘤、边缘区域 B 细胞淋巴瘤。

一、病理学

肺黏膜相关淋巴组织淋巴瘤的发病机制目前还不清楚。目前认为，支气管相关淋巴组织受到某些刺激（吸烟、感染、吸入石棉、各种胶原血管病）后被激活，随后开始增生并发生恶变。与其他肺内淋巴瘤相比，该病与 EB 病毒无关。淋巴瘤是淋巴组织的恶性肿瘤。肺淋巴瘤有继发性和原发性淋巴瘤两种形式。文献报道本病的发病与自身免疫疾病、基因缺陷等有关。肺黏膜相关淋巴组织淋巴瘤为低度恶性，组织学上呈相对良性。

二、临床表现

肺黏膜相关淋巴组织淋巴瘤往往在 50 岁左右发病，无性别差异。该病是最常见的肺内原发淋巴瘤（60%~80%），危险因素包括胶原血管病，如类风湿性关节炎、干燥综合征和系统性红斑狼疮、丙肝病毒感染等。本病多见于中老年男性。临床症状较轻，进展缓慢，缺乏特异性，临床诊断十分困难。病变可局限于肺内数年而不发生肺外侵犯；有相对静止及活动进展的交替变化，治疗效果及预后较好，如不加干预总趋势呈不良进展。

三、影像学研究

X 线表现：多种多样，无明显特异性，有 3 种类型：单一肿块型、多发结节型、肺实变型。空气支气管征是本病肺实变型有价值的表现，可见于 51% 的病例。后期可伴肺门、纵隔淋巴结肿大。

CT：O'Donnell 等（1998）回顾分析了 13 例经组织学和临床诊断为肺黏膜相关淋巴组织淋巴瘤的 X 线影像表现，同一患者可有两种或两种以上的影像表现，包括片状实变、磨玻璃样浸润影、肺结节、胸腔积液等；分布可为单肺或双肺、单发或多发，伴或不伴空气支气管征、支气管扩张、肺门或纵隔淋巴结肿大，常多种表现混合存在。另组两例均为多发病灶，影像学表现也呈多样性。例 1 为多种形态混合存在，例 2 相当于周围实变型。本病最常见的影像学表现为肺内实变影，病变范围一般较大，可孤立或多发，多与病程有关。

肺炎样肺实变的阴影可累及 1 个肺叶或多个肺叶，多发节段性分布常见。病变内出现含气支气管征为其另一常见征象，与肿瘤沿支气管黏膜下浸润生长，多不引起支气管的阻塞有关。另外，纤维组织增生可导致牵拉性支气管扩张。文献报道胸腔积液发生率较低，约为 3%。有文献报道胸腔积液多为良性，与淋巴管和 / 或静脉阻塞有关，临床治疗后迅速消退。

本病影像学表现无特异性，当胸片出现高密度实变影，对一般抗感染治疗无反应而持续存在时，在除外了常见病之后应考虑到本病。

MRI：实变型表现为肺部团片状信号灶，T_1WI 为等信号、T_2WI 呈稍高信号，其内示空气支气管征，在 MRI 表现上对其诊断有一定难度，对本病的诊断

MRI 检查不是首选方法,但对纵隔及肺门淋巴结肿大能较好显示。

四、鉴别诊断

根据 WHO 建议要结合病理学、临床表现及生物学特性对肺黏膜相关淋巴组织淋巴瘤进行综合诊断。

大叶性或节段性肺炎:周围实变型需与大叶性或节段性肺炎鉴别,临床表现很有帮助,肺炎多有高热、咯铁锈色痰,抗感染治疗病变短期内吸收。机化性肺炎的实变好发于基底部和肺野外周,呈游走性,临床上类固醇激素治疗有效。

细支气管肺泡细胞癌:细支气管肺泡细胞癌早期可无明显症状,但随着病情进展出现咳嗽、咯血、咯大量泡沫痰等症状,两者影像上有相似之处,尤其均可见含气支气管征,但肺泡癌含气支气管多呈扭曲不规则狭窄、中断等。细支气管肺泡细胞癌沿支气管播散速度很快,确诊有赖于组织学检查。

结节病:结节病也可表现为肺内多发结节伴空气支气管征,但多有肺门淋巴结对称性肿大,当肺内出现病变后,肺门淋巴结则缩小、消失,后期以肺纤维化为主要特征,有自然愈合的倾向。

转移瘤:转移瘤当中只有少数患者出现肺实变,如血行性转移、血管肉瘤或绒毛膜癌转移,需要结合原发病史来诊断。

血源性真菌感染:血源性真菌感染影像学表现中结节或肿块内空洞比较多见,临床上针对性治疗后,影像学改善效果显著。

淋巴瘤样肉芽肿:淋巴瘤样肉芽肿以结节或肿块为特征,不伴支气管充气征,且病变常融合成团,肺内实变极少见。

继发性淋巴瘤:本病还需与继发性淋巴瘤鉴别,继发性淋巴瘤有肺外淋巴瘤的表现,除肺内病变外,肺门及纵隔淋巴结肿大很常见。

误诊病例简介:本病诊断比较困难,本组例 1 误诊长达 6 年,其原因有:该病发病率低,医师对其认识不够,易漏诊、误诊;临床表现无特异性,无淋巴瘤典型表现如无痛性颈部和锁骨上淋巴结肿大、周期性发热等;影像学表现无特异性,与肺炎、肺结核、肺炎性假瘤、肺癌影像表现相似,容易混淆导致误诊。

本病的确诊方法主要是肺活检,经病理确诊。研究表明,组织病理学结合免疫组织化学检查能对绝大多数具有典型病变者进行诊断,免疫组织化学检查可提高本病的检出率。

第二节　淋巴瘤肺浸润

淋巴瘤肺浸润发病率极低,有学者报道淋巴瘤肺浸润发病率为 0.016%,尤其原发性少见,大多数为继发性;霍奇金淋巴瘤及非霍奇金淋巴瘤均可发生肺部浸润,一些学者报道继发性淋巴瘤肺浸润发生率约为 15%。一组 23 例淋巴瘤,包含非霍奇金淋巴瘤肺浸润 18 例,霍奇金淋巴瘤肺浸润 5 例,尽管两者病理组织学类型有所不同,但在影像学表现上大致相似。

一、影像学研究

分型:目前,淋巴瘤肺浸润影像学分型较为混乱,至今尚无公认的统一标准。根据淋巴瘤肺浸润CT 主要影像特征,有作者将其分为 3 型:肺叶肺段型,结节肿块型,混合型。此分型有助于病变的诊断及鉴别诊断。

CT 征象:淋巴瘤肺浸润 CT 表现复杂、多样,研究发现支气管充气征、血管造影征、磨玻璃结节及跨叶分布病灶等征象具有一定的特征性,并讨论各个征象的组织病理学基础。

支气管充气征:表现为实变或结节病灶内出现充气的支气管影,该组病例此征象出现率高,共 14 例(60.87%,14/23),可见于各型淋巴瘤肺浸润,尤其以肺叶肺段型常见。镜下病理切片显示病灶内肿瘤细胞沿肺间质及支气管黏膜下组织浸润性生长,支气管管壁未见肿瘤细胞浸润及破坏,管腔未见肿瘤细胞填充,以致影像学上见支气管充气征。此征象被多数学者认为是淋巴瘤肺浸润的较具特征性表现。

血管造影征:是指 CT 增强扫描时,在肺实变或肿块结节病灶内,出现强化的肺血管分支影像,其机制是肿瘤细胞浸润导致肺组织的实变,但未累及正常的肺血管分支结构。该组病例共 12 例出现血管造影征(52.17%,12/23),可见于各型淋巴瘤肺浸润,以肺叶肺段型常见。对于此征象,一些学者认为血管造影征是淋巴瘤肺浸润的特征性表现,而另有学者报道血管造影征可见于多种疾病,此征象不具特异性。有作者总结其在淋巴瘤肺浸润病灶中出现率高,结合其病理基础,认为其在淋巴瘤肺浸润诊断与鉴别诊断中,仍具有特征性意义,有利于鉴别肺癌病灶内肺血管受侵、血管壁破坏。

磨玻璃结节:该组 23 例中共 3 例出现磨玻璃结节。1 例表现为双肺多发沿支气管血管束分布的磨玻璃结节,归于结节肿块型;2 例磨玻璃结节同时合并其他征象,归于混合型。其中 1 例取得穿刺病理标本,镜下见肺间质、肺泡间隔有灶性肿瘤细胞浸润,肺泡腔完好。一般认为淋巴瘤应该在磨玻璃结节的鉴别诊断范围内,尤其是多发混合型病灶,伴有磨玻璃结节,对淋巴瘤肺浸润有提示作用。

跨叶病灶:该组病例中出现 4 例跨叶病灶。病理示肿瘤细胞浸润叶间裂胸膜。胸膜组织对肺癌、炎症等病变往往起阻碍作用,能限制其跨叶生长,但淋巴瘤肺浸润患者,此征象具有较高特征性,其原因有待进一步研究。

其他征象:总结该组病例病理情况,淋巴瘤肺浸润坏死少见,这与病灶呈均匀强化对应。病灶内部无纤维化改变,以致淋巴瘤肺浸润结节肿块不出现胸膜凹陷,这与肺癌不同。

二、误诊分析

淋巴瘤肺浸润误诊率高,该组 23 例中有 18 例误诊,误诊率高达约 78.26%。其中 12 例误诊为感染;6 例误诊为肺癌(3 例中央型,3 例周围型)。通过对其影像学征象的归纳与分型,总结各型的鉴别诊断。

三、鉴别诊断

肺叶肺段型:此型常误诊为感染性病变。当临床抗感染治疗后动态观察病灶无吸收,CT 显示双肺多发病灶,合并出现支气管充气征、CT 血管造影征,或合并有磨玻璃结节、跨叶病灶时,提示淋巴瘤肺浸润的诊断。细菌感染所致的大叶性肺炎的表现特征包括病变部位多局限于某个肺叶或肺段,呈外周性分布,抗感染治疗后动态观察病灶有吸收,临床有相应的症状,如发热、白细胞升高等。而淋巴瘤肺浸润常累及多叶,呈中央性或弥漫性分布。真菌感染也可表现为双肺多发,形态多样,与淋巴瘤肺浸润有相似之处,但真菌感染往往有基础病,如糖尿病、免疫功能低下、化疗后或服用免疫抑制剂等。

结节肿块型:多发者常误诊为血源性肺脓肿、转移瘤等。双肺多发沿血管支气管束分布病灶,边界清晰,病灶内部出现支气管充气征、血管造影征,磨玻璃结节的出现等,为淋巴瘤肺浸润较为特征性的征象。而转移瘤则以肺外周分布显著,充气支气管征少见,且有原发恶性肿瘤病史或者肺内原发病灶。血源性肺脓肿边缘模糊,空洞常见,壁厚,结节多发位于肺外周,临床病史提示感染性病变。

单发病灶易误诊为肺癌(中央型、周围型)。周围型肺癌有分叶、毛刺、空泡、胸膜凹陷等典型征象,可与淋巴瘤鉴别。当出现支气管截断,表现非常类似中央型肺癌,鉴别诊断困难;此时,跨叶病灶的显示,有提示淋巴瘤的可能。

混合型:此型为多发病灶,主要与肺癌肺内多发转移、感染性病变相鉴别。淋巴瘤肺浸润的多发病灶,既不出现原发性肺癌典型特征,也不出现转移瘤典型特征,可与之鉴别。与感染性病变的鉴别与上面两种分型的鉴别点一致。

总之,淋巴瘤肺浸润 CT 表现多样,其中支气管充气征,CT 血管造影征,磨玻璃结节、跨叶病灶等具有一定特征性及鉴别诊断价值。当出现上述征象时,提示淋巴瘤肺浸润的诊断。

第三节　原发性肺淋巴瘤

详见本书本卷第五篇·第一章·第一节《原发性肺淋巴瘤》。

第四节　CT 误诊为淋巴瘤的纵隔肿物分析

引起纵隔淋巴结增大的恶性病变最多见为淋巴瘤,故在临床工作中,对没有其他部位肿瘤或原发肿瘤不明显的病例，多数影像诊断首先考虑淋巴瘤。但除淋巴瘤之外，纵隔淋巴结肿大的原因还有很多，可分为感染性病变、肿瘤性病变、免疫性疾病等。

胸部CT扫描有较高的密度分辨率和空间分辨率，可准确分析纵隔肿块的解剖位置及内部病变特征。充分认识各类病变的临床表现及影像表现，并结合临床资料，CT能对纵隔肿块性病变进行准确的诊断和鉴别诊断，具有重要的临床价值。

感染性病变中，淋巴结结核最多见，临床症状较轻时可与上呼吸道感染等疾病相混淆，而淋巴瘤患者多有不规则发热，浅表淋巴结常呈无痛性进行性肿大等。结核性淋巴结肿大时需与淋巴瘤、中央型肺癌、纵隔肿瘤、结节病等进行鉴别诊断。

结核性小淋巴结肿大可见均匀性强化，较大的淋巴结呈周边不规则的厚壁强化、薄片强化或间隔状强化，强化区是血管丰富的结核肉芽组织，未强化部分多为干酪坏死。多个含有干酪坏死淋巴结融合可形成间隔状强化，但结核性淋巴结可表现为均匀强化的实体，并伴有融合和结外浸润，此时与淋巴瘤较难鉴别，须借助于结核菌素试验、穿刺活检或纵隔镜检查鉴别诊断。

该组有2例坏死性淋巴结炎，发病年龄分别为5岁和6岁，临床为高热，血白细胞计数升高，淋巴细胞升高。如在术前能够结合其临床表现、发病年龄和对此病的充分认识，准确诊断是有可能的。

艾滋病（AIDS）是获得性免疫缺陷综合征的简称，是一种由人类免疫缺陷病毒（HIV）所引起的致命性慢性传染病。人类免疫缺陷病毒侵入人体，直接和间接作用于CD4细胞，引起细胞免疫缺陷，可导致全身淋巴结肿大及肝脾肿大。

该组2例获得性免疫缺陷综合征表现为纵隔多发淋巴结肿大，伴有颈动脉鞘区及腹膜后多发淋巴结肿大。同时值得注意的是获得性免疫缺陷综合征患者由于免疫缺陷，可以伴发感染和肿瘤，特别是结核和淋巴瘤。淋巴瘤可能与免疫缺陷时反复感染，淋巴细胞对宿主的抗原刺激等引起淋巴组织的增殖反应，同时缺少T_4细胞对T_8细胞的功能诱导，机体缺少了自动调节的反馈机制，淋巴组织大量增殖终致淋巴瘤的发生有关，即为"与获得性免疫缺陷综合征相关淋巴瘤（ARL）"。

获得性免疫缺陷综合征合并结核感染的影像学表现也取决于患者的免疫抑制状态，机体处于中、重度免疫抑制时，肺结核多为原发感染表现，可出现纵隔和肺门的淋巴结肿大，占17%~69%，远大于普通结核人群。获得性免疫缺陷综合征合并结核患者旧结核菌素试验（OT）或皮肤结核菌素试验（PPD）阳性率只有10%~33%，远低于普通结核人群。获得性免疫缺陷综合征合并纵隔淋巴结结核为多组、多发、融合，可出现低密度区及环状强化或等密度表现，与淋巴结内肉芽肿及干酪坏死的程度有关。

纵隔淋巴结转移癌误诊为淋巴瘤的主要原因是没有分辨出肺门的原发病灶和淋巴结，或者没有确定肺内的小结节影，有时纵隔型肺癌也可能与纵隔淋巴瘤的融合肿块较难鉴别。有原发灶不明确时，CT上纵隔肿大淋巴结的解剖位置及其内部质地的分析有助于鉴别。霍奇金病（HD）主要累及气管旁（2区，4区）、主肺动脉窗（5区）、隆突下（7区）及右肺门（10R）淋巴结。右肺门肿瘤常转移至10R、4R和2R区淋巴结，左肺肺癌转移至10L、5、4L、2L区，下叶肺癌可转移至7区淋巴结。在CT增强扫描图像上，转移性淋巴结肿大多见中心液化坏死，而淋巴瘤多为均匀强化。淋巴瘤也可伴有肺部多发片团状或结节状浸润，肺部病变单发时较难与肺癌纵隔淋巴结转移鉴别。

结节病较为少见，但也是临床工作中较易误诊的病例之一，其典型解剖分布是对称性两侧肺门淋巴结肿大，以此常可与淋巴瘤鉴别。此外，结节病也可依次累及气管旁、主肺动脉窗、隆突下及血管前淋巴结。也可不典型，表现为两侧肺门不对称增大或单侧肺门淋巴结肿大，以及伴发肺部结节及胸膜病变，可能与其病程有关，但此时较难诊断。

结节病的淋巴结肿大密度均匀，偶有点状或蛋壳状钙化，与淋巴结结核的钙化形态有所不同。影像诊断困难时，血清血管紧张素转化酶（SACE）检查有利于鉴别，30%~80%患者处于活动期时存在高水平的SACE，经糖皮质激素治疗后明显降低。

另2例食管癌表现为食管气管周围较大范围肿块，仔细观察食管壁的增厚及结合临床进行性吞咽困难等症状有助于诊断。

纵隔占位病变的CT诊断对确定临床治疗方案有着重要作用，通过认真分析病变累及的解剖部位以及病变内部的组织特点，结合肺部、胸膜改变，并结合临床资料综合分析，才能减少误诊，提高对纵隔病变的CT诊断准确率。

附：具体研究资料：一项研究回顾性分析20例CT误诊为纵隔淋巴瘤，后经手术病理或穿刺活检证实为其他病变的纵隔肿物,发现误诊病例的最终结果分别为:淋巴结结核6例,淋巴结转移癌4例,结节病3例,组织坏死性淋巴结炎2例,获得性免疫缺陷综合征淋巴结肿大2例,食管癌2例,支气管源性囊肿1例。此20例均表现为纵隔肿块和/或淋巴结肿大,但在病变位置和病变特点上有所不同。该组作者体会到纵隔肿块性病变的CT诊断须将病变位置、病变特点与临床资料相结合,才能减少误诊,提高诊断准确率。

第二章　胸内淋巴结

第一节　胸内淋巴结的评价和分区

由于纵隔镜不常用于肺癌的分期,CT 则成为评价胸内淋巴结的重要方法。

胸内区域淋巴结的分类:根据淋巴结的位置及与肺癌原发灶关系,肺癌分期中的淋巴结转移分为 N_1、N_2 和 N_3。N_1 指局限于与肿瘤同侧的肺内支气管周围和同侧肺门淋巴结;N_2 指向更远处蔓延,包括同侧纵隔,中线血管前、气管后和隆突淋巴结;N_3 指已蔓延到对侧纵隔或肺门淋巴结,或同侧 / 对侧锁骨上淋巴结。N_1 淋巴结位于脏层胸膜之内;N_2 位于纵隔胸膜或壁层胸膜反折处。

为了更精确地进行胸内淋巴结定位,可将其分为 14 个区域,这些区由邻近解剖结构所确认。第 1~9 区淋巴结在纵隔内,如果为同侧受累则定为 N_2,如累及对侧则定为 N_3。第 10~14 区淋巴结在肺门或支气管周围的肺实质内,如为同侧受累则为 N_1,如累及对侧则为 N_3。累及锁骨上淋巴结,也定为 N_3,但不包括在这些区内。另外,加用"R"和"L"代表"右"和"左"。

十四区分区法:与 CT 对应的各区域淋巴结的解剖学定义:

第 1 区:最上纵隔组淋巴结。这些淋巴结位于左无名或头臂静脉上缘的头侧,在该处,此静脉与气管交叉。

第 2 区:上气管旁淋巴结。位于第 1 区淋巴结的下缘以下,在主动脉上缘的头侧。

第 3 区:血管前和气管后淋巴结。血管前淋巴结在大血管分支的前方和主动脉弓上缘的头侧。气管后淋巴结位于气管后方和胸腔入口的下方,在奇静脉下缘的头侧。

第 4 区:下气管旁淋巴结。右侧下气管旁淋巴结（4R）位于气管中线右方,即主动脉弓上缘的尾侧

和右上叶支气管上缘的头侧。左侧下气管旁淋巴结（4L）位于气管中线左方,在主动脉弓上缘尾侧和左上叶支气管上缘的头侧。4L 位于动脉导管韧带的内方。下气管旁淋巴结又分为上部组和下部组。上部组位于奇静脉弓上缘的头侧,而下部组位于其尾侧。

第 5 区:主动脉弓下或主 - 肺动脉窗淋巴结。位于动脉导管韧带外侧及左肺动脉第一分支开口的内侧。

第 6 区:主动脉旁（升主动脉或膈神经）淋巴结。位于主动脉弓上缘的尾侧和主动脉弓的前及外侧。

第 7 区:隆突下淋巴结。位于隆突的尾侧,两主支气管之间。

第 8 区:食管旁淋巴结。贴近食管壁,位于气管中线的左侧或右侧。前食管旁淋巴结一般认为在隆突下淋巴结的尾侧,但没有明确的分界线。

第 9 区:肺韧带淋巴结,位于肺韧带内。

第 10 区:肺门淋巴结。这些淋巴结是近侧的肺叶淋巴结。右肺门淋巴结位于右上叶支气管上缘的尾侧,邻近右主支气管,而在中间支气管近侧。左肺门淋巴结位于左上叶支气管上缘的尾侧,邻近左主支。

第 11 区:肺叶间淋巴结。位于叶支气管之间邻近叶支的近侧部。

第 12 区:肺叶淋巴结。位于叶支气管远侧部。

第 13 区:肺段淋巴结,邻近肺段支气管。

第 14 区:亚段淋巴结,位于肺实质,邻近亚段支气管。第 12、13、14 区常不能区分。

8 个层区:胸部淋巴结可划分为 8 个层区。有作者结合美国癌症协会淋巴结的命名法和 CT 横断

面成像的特点,在连续的胸部 CT 图像上划分八个层区,以利于在胸部 CT 横断图像上鉴别淋巴结组群。但是,该 14 组的分组方法,仍存在着某些容易混淆或无法区分之处,如:1、2 组是以左无名静脉横行汇入右头臂静脉为界,离主动脉弓上缘已很近,当老年人的主动脉弓明显抬高时,就可能无法准确区分 1、2 组淋巴结;普通 CT 图像上无法显示正常纵隔胸膜,因此,有时 4R 和 10R、5 和 10L 组在 CT 横断面图像上区分,则可能难度较大,势必会影响 TNM 分期的准确性。依据 CT 横断面成像的特点,胸部淋巴结建议划分为 8 个层区进行定位和分期:

Ⅰ.锁骨上层区(第 6 颈椎上缘至肺尖):可见锁骨上窝及沿斜角肌排列淋巴结。同侧、对侧均为 N_3。Ⅱ.肺尖层区(肺尖至左无名静脉横行段):可见 1R/L、3A/3P 组。同侧属 N_2,对侧属 N_3(位于中线属同侧)。Ⅲ.胸锁关节层区(左无名静脉横行段至主动脉弓上缘):可见 2R/L、3A/3P 组,同侧属 N_3。Ⅳ.主动脉弓层区(自主动脉弓上缘至主肺动脉窗):可见 4R/L、5、6 组,同侧属 N_2,对侧属 N_3。Ⅴ.主肺动脉窗层区(自主肺动脉窗至左肺动脉):可见 4R/L、5、6 组,同侧属 N_2,对侧属 N_3。也可见 1OR/L,同侧属 N_1,对侧属 N_3。Ⅵ.隆突层区(左肺动脉至隆突):可见 4R/L、5、6 组,同侧属 N_2,对侧属 N_3;还可见 10R/L 组,同侧属 N_1,对侧属 N_3。Ⅶ.右肺动脉层区(隆突下 3cm 以内):可见 7 组,同侧、对侧均为 N_2;10R/L 组。Ⅷ.两下肺静脉层区(隆突以下 3 cm 至膈上):可见 8R/L、9R/L,同侧属 N_2,对侧属 N_3。

在肺尖至膈上各层面中,肺内可见 11R/L、12R/L、13R/L、14R/L 组,由于都位于纵隔胸膜外,因此同侧属 N_1,对侧才属 N_3。

按胸部淋巴流向分组:Naruke(1978)按照胸部淋巴流向,将其分为 13 组,并绘制了淋巴结群位置图。美国癌症协会(1979)采纳了 Naruke 胸内淋巴结分 13 组的方法,并进一步将其分为上纵隔和下纵隔区。

上纵隔区包括:①最上纵隔组,②上气管旁组,③血管前气管后组,④下气管旁组,⑤主动脉窗(主动脉弓)组,⑥主动脉(升主动脉、主动脉弓左及膈神经)旁组。

下纵隔区包括:⑦隆突下组,⑧食管旁组,⑨肺韧带组(包括两侧下肺静脉),⑩肺门组,⑪叶间组,⑫上、中/舌、下肺叶组,⑬肺段组。

美国胸科协会分组:一种颇有影响的分组系统是由美国胸科协会(ATS)提出的。1983 年美国胸科协会在美国癌症协会分 13 组淋巴结的基础上做了改进和改良,提出新的胸内淋巴结命名系统。其与美国癌症协会分组命名的主要区别在于:①取消了"最上纵隔"和"肺门"淋巴结。将前者并入上气管旁组(2R/L),后者更名为气管支气管组(10R)、支气管周围组(10L)。②增加了锁骨上组淋巴结(1R/L)。③确定了第 4 组和第 10 组的界限。④取消了肺韧带组(第 9 组),将其归入食管旁组(第 8 组)。⑤将第 12、13 组命名取消,归入第 11 组,并更名总称为肺内淋巴结组。Glazer(1984)应用 CT 来评价非小细胞型肺癌的胸内淋巴结转移时,提出增加第 14 组,即膈上淋巴结组。因为该组淋巴结常受恶性细胞侵犯。

原美国胸科协会系统主要设计者 Friedman(1988)又对其进行修改,提出了改良的美国胸科协会胸内淋巴结分组方案,其与 1983 年原方案的区别在于:①在第 1 组锁骨上淋巴结中,又增加了前斜角肌淋巴结。②将位于隆突以下的食管淋巴结归入第 2、4 组内,新方案中的食管旁组(8R/L)是指隆突下 3cm 至膈上方。③增补第 14 组即膈上淋巴结,包括两侧心膈角(前)、膈神经(中)、食管旁(后)淋巴结。④对各组淋巴结受侵程度进行了分期。

淋巴结分区的演变:20 世纪 70 年代 Naruke 介绍的淋巴结分布图被美国抗癌联合会(AJCC)采纳。此图的修订版 1981 年被美国胸科协会(ATS)和北美肺癌研究组采纳,并于 1983 年正式报道。1996 年将前两者统一的新分类被美国抗癌联合会采纳,并于 1997 年由 Mountion 和 Dresler 报道。新分类的不同之处是命名奇静脉淋巴结为第 4 区而不是第 10 区,因此将奇静脉淋巴结受累定为 N_2 而不是 N_1。其他的改变包括气管后和血管前淋巴结等,但这些变化均未改变淋巴结分期。在胸部 CT 图像上进行淋巴结分区的能力以及认识其在肺癌分期上的价值,对放射科、肿瘤科和外科医生间的准确交流有重大意义。

第二节　胸壁淋巴结与淋巴管

胸壁的浅淋巴管分支于皮下,会聚于脏淋巴结。这些浅的淋巴输出管,到达斜方肌和背阔肌,走行向前,并且联合形成10~12条淋巴干,终止于肩胛下群。覆盖胸壁者,包括来自覆盖乳腺周围部分皮肤的和乳晕下淋巴管丛,走行向后,到胸淋巴结。另外的接近于胸骨外侧缘者,走行向内,介于肋软骨之间,终止于胸骨旁淋巴结,而两侧的淋巴输出管则横过胸骨前面而吻合。来自胸区上部的少数淋巴管,上升于锁骨附近,到下深颈淋巴结。来自胸壁的深部组织的淋巴管,主要引流进入3处淋巴结:胸骨旁淋巴结、肋间淋巴结和膈淋巴结。胸壁深组织的淋巴管主要汇入3组淋巴结:胸骨淋巴结、肋间淋巴结和膈淋巴结。

（1）胸骨淋巴结:又称胸廓内淋巴结或胸骨旁淋巴结。位于第1~6肋间隙的前端,沿胸廓内动脉排列,每侧大约有4~5个淋巴结。除收集胸前壁和肋胸膜前部的淋巴管外,尚有下述淋巴管注入:乳腺内侧部的淋巴管;脐以上腹前壁深层结构的淋巴管、肝的上表面、剑突之后的小群淋巴结以及来自胸壁前区的深部的淋巴结的淋巴;膈淋巴结的部分输出管。换言之,通过膈淋巴结可间接收纳膈的胸腔面、腹腔面、肝的膈面以及胃贲门部的淋巴管。

输出淋巴管通常联合于气管支气管淋巴结和头臂淋巴结,以形成一单干,为支气管纵隔干,它可以直接开口进入颈内静脉与锁骨下静脉的连接处。但在右侧,它可连接于右锁骨下干,在左侧连接于胸导管。一些作者指出,胸骨淋巴结的输出管极不恒定,一般上行连于胸导管（左）或右淋巴导管,也可直接注入颈静脉角或颈深下淋巴结。另外,它也可与支气管纵隔干相连。左、右胸骨淋巴结间可通过横行的淋巴管相连。

（2）肋间淋巴结:位于胸后壁的肋间隙内,肋骨小头和肋颈的附近,沿肋间血管排列。它们收纳胸后壁的深淋巴管和肋胸膜后部淋巴管。上部6~7肋间隙淋巴结的输出管,单独或结合成若干小干注入胸导管;下部4~5个肋间淋巴结的输出管,每侧可组成一个肋间降干,向下行接受纵隔后淋巴结的部分输出管以后,注入乳糜池或胸导管的起始端。有作者认为,肋间淋巴结收集深淋巴管,来自胸部后侧部分、乳腺,部分汇入小的外侧肋间淋巴结。位于下4个或下5个肋间隙的输出淋巴管,联合成一干,下降,开口不是进入乳糜池,就是进入胸导管开始处。淋巴输出管,在左侧上部者终止于胸导管,相应的,右侧者入右淋巴导管。

（3）膈淋巴结:详见本书本卷第十八篇·第七章·第三节《膈淋巴结和淋巴管》。

深部组织的淋巴引流:集合淋巴管来自深部组织者,有如下述:①附着于肋骨的肌肉的淋巴管:这些大多数终止于腋淋巴结,但一些来自胸大肌者走行到胸骨旁淋巴结。②肋间淋巴管:引流肋间肌和壁层胸膜,这些来自胸壁前半和胸膜者,终止于胸骨旁淋巴结;来自后半者,进入肋间淋巴结。③膈的淋巴管:详见本书本卷第十八篇·第七章·第三节《膈淋巴结和淋巴管》。

第三节　肺内淋巴结

详见本书本卷第三篇·第八章·第一节《肺内淋巴结》。

第三章　纵隔和肺门淋巴结

第一节　前纵隔淋巴瘤及误诊分析

一、病理学

淋巴瘤包括霍奇金淋巴瘤(HL)和非霍奇金淋巴瘤(NHL)2种主要病理类型。WHO分类将霍奇金淋巴瘤分为结节性淋巴细胞为主型和经典型2大类,其中经典型占95%,一组2例均为经典型,大多起源于淋巴结,大体和镜下可见瘤组织内有许多结节,伴炎症性细胞反应的淋巴样细胞被粗大的纤维分隔为结节状,镜下见到多种形态的R-S细胞可做出诊断。

二、临床表现

前纵隔淋巴瘤是指位于前纵隔区域(胸腺组织或淋巴结)的淋巴瘤,除纵隔外其他部位没有类似病变,常见于青年人,在临床上少见一般淋巴瘤的全身症状,没有特异性表现,而多以肿瘤产生的压迫症状为主,因呼吸道受压、上腔静脉压迫综合征而被发现。在体征上也缺乏淋巴瘤常出现的局部淋巴结肿大。一组10例,年龄14~43岁,平均23.5岁,有8例患者年龄<30岁,临床多以咳嗽、气喘、胸痛、颜面部浮肿,表现为肿瘤产生的压迫症状。非霍奇金淋巴瘤临床分类比较复杂,前纵隔淋巴瘤主要为弥漫大B细胞型,认为是来源于胸腺髓质B淋巴细胞。该组6例为弥漫大B细胞型,占75%(6/8)。胸腺弥漫大B细胞型淋巴瘤由无明确边缘的中-大透明细胞和纤维组成,在大体上为巨大、无包膜、有侵袭性的软组织肿块,可有中央坏死区。T淋巴细胞淋巴瘤由小的成熟的淋巴T细胞组成,细胞学上与急性淋巴细胞白血病相似。

三、影像学研究

前纵隔淋巴瘤具有一定的CT特征:肿块主体位于前纵隔,常直接累及血管前间隙,病灶常跨区生长,极少局限于一个区域,常累及前上中纵隔。该组10例中均累及前上中纵隔,5例同时累及前中下纵隔;肿块常以主动脉弓为中心向上、向下或同时向上向下生长。尽管都表现为前纵隔巨大软组织肿块,但仔细观察或薄层观察肿块是由多个结节融合而成,该组资料7例肿块由多个结节融合而成,占70%(7/10)。

肿块多较大,密度不均匀,增强扫描可见囊变坏死区,囊变区边界较清楚,实性部分轻中度强化。该组资料8例平扫和增强密度不均匀,占80%,其中5例囊变区边界较清楚。1例放疗后缩小肿块内可见斑点状钙化,淋巴瘤治疗前肿块钙化罕见,偶见于个例报道,钙化可发生于放、化疗后。病灶发现时往往巨大,心脏和大血管常常推压、移位非常明显,多数患者因胸部压迫症状而就诊。肿块周围脂肪间隙部分或全部消失,侵蚀上腔静脉和左侧头臂静脉。该组侵犯上腔静脉5例,侵犯左头臂静脉7例。常合并胸腔积液、心包积液,但少见胸膜和心包结节。

四、鉴别诊断

侵袭性胸腺瘤:前纵隔淋巴瘤与发生于上皮组织的侵袭性胸腺瘤不易鉴别,而淋巴瘤预后相对较好,因此首先应与侵袭性胸腺瘤进行鉴别。①病变部位:淋巴瘤多向两侧生长,多累及主动脉弓以上层面,侵袭性胸腺瘤多偏一侧生长,一般不超出主动脉弓上缘。②病变形态:前纵隔淋巴瘤可分辨出融合的结节、肿块,周围相邻的淋巴结常肿大,侵袭性胸腺瘤有明显分叶或边缘常见小结节样突起,很少伴有相邻的淋巴结肿大。③病变密度:淋巴瘤肿块密度不均,坏死囊变常见,而钙化概率罕见,增强扫描多为不均匀轻中度强化,其中有结节样较明显强化区;胸腺瘤常见囊变、出血、坏死和钙化,如果肿块内见钙化几乎可除外淋巴瘤,增强后肿块中度不均匀强化。④病变与邻近血管结构关系:淋巴瘤浸润大血管间隙的程度不及侵袭性胸腺瘤,而对大血管和心脏的推压移位程度比胸腺瘤明显,通常是心脏、大血管整体均匀一致向后推压、移位和变形;而胸腺瘤多为浇灌样侵犯血管前间隙,故多为包绕大血管和心脏生长,大血管和心脏受推挤的程度较淋巴瘤轻。⑤二者均可累及胸膜、胸壁、心包、心脏和大血管等结构,侵袭性胸腺瘤常见胸膜或心包结节或肿块样增厚,但淋巴瘤少见胸膜或心包结节或肿块样增厚。⑥发病年龄:淋巴瘤发病年龄为两极分布,前纵隔淋巴瘤中中青年病人几乎占1/2,男性多见,而胸腺瘤一般均在40岁以上才发病,40岁以下的胸腺瘤病人是非常少见的。故40岁以下的病例中,以淋巴瘤居多。

前纵隔生殖细胞瘤:畸胎瘤是最常见的纵隔生殖细胞瘤,多位于前中纵隔,偶可发生于后纵隔。囊性畸胎瘤一般为厚壁的圆形或卵圆形囊性肿块,密度较均匀,增强后囊壁强化而囊内液体不强化。囊实性或实性畸胎瘤多表现为类圆形或不规则混杂密度肿块,半数以上的畸胎瘤内可见脂肪影,部分见钙化表现。

胸内甲状腺癌:胸内甲状腺癌常位于前上纵隔,多与颈部甲状腺相连,向下生长肿块位于上纵隔血管间隙内,将血管向外推移,部位较为特殊;且甲状腺组织含碘高,其密度一般高于前纵隔其他来源的肿瘤,囊变、出血及钙化常见,增强后可见不同程度的强化均可作为鉴别要点。前纵隔淋巴瘤有时与其他少见的恶性肿瘤如类癌等鉴别有一定的困难,此时病理活检有助于鉴别诊断。

误诊分析及体会:该组10例中,7例误诊,其中6例误诊为侵袭性胸腺瘤,1例误诊为生殖源性肿瘤。误诊原因主要是:①前纵隔肿瘤以胸腺瘤为最常见,其次为生殖细胞瘤等,CT诊断采用了常见病、多发病的诊断思维。②缺乏对前纵隔淋巴瘤的CT特征的认识。

前纵隔淋巴瘤的CT特征:①多见于中青年人;②病灶向两侧生长,跨区生长;③巨大软组织肿块由多个结节融合而成,增强后呈结节状强化;④对大血管和心脏的推压移位明显,合并胸腔或心包积液。尽管前纵隔淋巴瘤比较少见,容易误诊,但总结该组资料后发现,该病的CT具有一定的特征性.诊断困难时应在CT引导下穿刺活检确诊,以避免不必要的手术治疗。

第二节　隆突下淋巴结活体形态学

随着高分辨螺旋CT的应用,可以较清楚地观察纵隔淋巴结,特别是隆突下淋巴结。目前胸部CT扫描检查是判断纵隔淋巴结肿大或/及转移最常用的无创性诊断方法。CT能发现直径为3~6 mm的淋巴结,即使位于隐蔽部位也能被显示无遗。对于气管隆突下淋巴结的诊断标准,以往根据尸体解剖资料或临床手术资料认为,大于10 mm才是异常。事实上,目前已经认识到,通过薄层螺旋CT及MRI的观察,在正常人,该处不出现淋巴结,即使出现也甚小,其直径小于3 mm,如直径大于3 mm,或从无到有,都应视为异常。

气管隆突下间隙CT表现:隆突下间隙位于纵隔中区,高度为3.0cm左右,CT横断面相邻两个层面表现为:①左、右主支气管近端为斜切面,升主动脉、左肺动脉和两侧支气管之间的类似三角形区域为隆突下间隙;②在左、右主支气管之间,右肺动脉后方,食管前方为隆突下间隙,内有气管支气管环巴结,也就是通常所说的第7组即隆突下淋巴结。依据CT横断面成像的特点,有作者将胸部淋巴结划分八个层区进行定位和分期,其中的右肺动脉层区为隆突下3 cm以内。

关于肺的淋巴引流:右肺上叶底部、中叶、下叶的淋巴结注入支气管下淋巴结,然后流向右侧气管支气管上淋巴结和气管旁淋巴结;左肺上叶下部(舌段)和下叶的淋巴注入气管支气管下淋巴结,然后部分流向右侧气管支气管上淋巴结和气管旁淋巴结,部分流向同侧的气管支气管上淋巴结和气管旁淋巴结。多数肺癌的淋巴结转移遵循由近向远、由下向上、由肺内经肺门向纵隔顺序转移的规律,隆突下淋巴结是上下纵隔淋巴汇集之处,各肺叶均可向隆突下引流,容易引起同侧纵隔淋巴结或隆突下淋巴结浸润,淋巴结转移可以发生在肿瘤生长过程的任何一个阶段。

究其原因可能是:肺肿瘤刺激机体而引起临床症状的时间早晚不同;机体对肿瘤刺激的耐受程度不同;自身抵御肿瘤转移的能力大小存在个体差异。该组 45 例肺癌伴隆突下淋巴结转移的病人症状出现最早时间为 4 天,最长时间为 1 年余。按淋巴结大小判断是否有转移是困难的,必要时,应考虑采用纵隔镜、剖胸探查、支气管镜检或 CT 引导下经皮穿刺针吸活检,以获得病理诊断,组织学是检测淋巴结转移的可靠方法。

有研究表明,淋巴结大小有年龄、性别的差异,新生儿淋巴滤泡不发育,半岁以后才逐渐可见,青少年淋巴滤泡生发中心明显,免疫反应旺盛,随年龄的增长,淋巴结趋于逐渐萎缩,即 20 岁以后随年龄的增大,淋巴结逐渐缩小,正常人隆突下不出现肉眼可见的淋巴结,即使出现也甚小,直径均小于 3mm,淋巴结的形态呈三角形或线状。

该组 50 例非病变及临床症状较轻的 12 例未见隆突下有淋巴结。分析其原因可能是,临床症状较轻,仅为间断胸闷、少量胸腔积液、背部隐痛,肺部 CT 表现为下肺点片状影,为一般非特异性炎症过程,不足以引起隆突下淋巴结肿大。我们认为,正常人 CT 纳入标准:①健康查体或其他疾病而行肺部 CT 检查者;③无肺部疾病;③无引起局部或全身淋巴结肿大的其他疾病。

肺癌 TNM 分期是选择治疗方法和估计预后的重要依据,而胸内淋巴结群的区分是重要组成部分。1996 年美国癌症协会(AJCC)参照美国胸科协会分组系统,对以往的胸内淋巴结分组法进行了全面的修订,提出了胸内淋巴结的 14 组新分法。该方法已被国际抗癌联盟(UICC)1996 年大会通过,并于 1997 年肺癌国际 TNM 分期系统所正式确认、采纳,使其具有了国际性和权威性,其中隆突下组(7 组)定义为:位于气管分叉下的淋巴结。肺癌的淋巴结分期(C-N)对纵隔淋巴结转移及存在与否的预测缺乏特异性和敏感性。

我们复习研究我科近年来经临床病理证实的 45 例肺癌伴隆突下淋巴结转移病人所作 CT 扫描片分析,对 CT 扫描阳性及病理分期为 T_3 的患者若 CT 发现隆突下间隙淋巴结肿大,无论大小均该考虑有淋巴结转移的可能性,有研究表明,胸部 CT 扫描

未发现纵隔淋巴结肿大不能排除 N_2 的可能。同时亦不可因为 CT 等影像检查发现纵隔淋巴结肿大,就轻易放弃手术机会,对于伴有对侧淋巴结肿大的病人,应尽量争取活组织检查,在未取得 N 病变的组织学依据前,不可随意做出诊断,另一方面由于各种大小的淋巴结均可能发生 N 病变,有文献报道:有转移癌的最小淋巴结为 0.2 cm。

Shimoyma 等(1997)对 179 个接触到肺实质的含有淋巴结的间质部位进行了 CT- 病理对照研究,发现正常淋巴结的边缘是凹的或直的,而异常淋巴结的轮廓是凸的。通过对 45 例肺癌病人观察发现未融合的隆突下淋巴结 CT 表现为轮廓凸出,椭圆形或圆形,密度均匀,未发现液化坏死及钙化,与 Shimoyma 等报告的相符,但我们发现短径大于 18 mm 的淋巴结之间,淋巴结与支气管、血管之间有融合的倾向,该组 6 例大于 18 mm 的淋巴结融合呈结节块状,边缘模糊,隆突下脂肪间隙狭窄。淋巴结的融合提示癌细胞突破淋巴结包膜,侵及周围脂肪组织、支气管、血管、神经等,判断为转移淋巴结的重要依据。

呈肺段、肺叶阴影的肺结核伴纵隔淋巴结增大时,以隆突下淋巴结肿大较明显。肺段、肺叶实变影像,特别是肺段影像;支气管管腔轻度狭窄、管壁轻度增厚;肺段肺叶阴影内密度不均匀,可见钙化,隆突下淋巴结轻度增大。纵隔淋巴结增大以隆突下为著时应考虑为结核,由于淋巴结结核是一种特异性炎症过程,淋巴结可表现为周围炎性肉芽肿及中心干酪样坏死, CT 可呈密度不均斑点状钙化,周围脂肪间隙狭窄。

根据对该组病例的分析,我们的体会归纳如下:螺旋 CT 扫描检查能满足对隆突下有否淋巴结及是否有肿大的观察判断。正常人隆突下不应该出现肉眼可见的淋巴结,一般临床症状体征较轻微的病人,隆突下也不出现肉眼可见的淋巴结。如果肉眼观察发现隆突下淋巴结应结合临床各有关检查及肺部的 CT 表现,判断是炎性或 / 及肿瘤性。淋巴结融合呈结节块状,侵及周围脂肪组织,支气管、血管、神经等,是判断为转移的重要依据。

淋巴结及组织学检是确诊淋巴结转移的可靠方法。

第三节   关于纵隔淋巴结的几个问题

在胸部与腹部肿瘤的诊断与治疗中,纵隔淋巴结与腹膜后淋巴结的观察具有相当重要的作用,为此,我们对它们进行了前瞻性的观察,并复习有关文献,初步认为,在一般情况下,正常的成人的纵隔隆突下区及腹膜后主动脉旁区,螺旋CT扫描图像上肉眼看不见淋巴结的影像,当看见淋巴结影像时,常常都提示体内已存在一定的疾病。这与以往所称的该区淋巴结影大于10 mm才属异常的观点完全不同,愿与同仁们商榷。

胸内淋巴结的分组或分区:肺癌TNM分期是选择治疗方法和估计预后的重要依据,而胸内淋巴结群的区分是其重要组成部分。长期以来,在影像诊断和临床诊断实践中,美国癌症协会和美国胸科协会两种不同的胸内淋巴结分组方法同时存在,难免有时会产生混乱。

1996年美国癌症协会(AJCC)参照美国胸科协会分组系统,对以往的胸内淋巴结分组法进行了全面的修订,提出了胸内淋巴结的14组新分法。该方法已被国际抗癌联盟(UICC)1996年大会通过,并于1997年肺癌国际TNM分期系统所正式确认、采纳,使其具有了国际性和权威性。结合其他文献,将14组的情况简介如下:

(1)最上纵隔组(1R/L组):位于纵隔内,经过左无名静脉横行段或头臂静脉上缘的头侧,在该处,此静脉与气管交叉。此组基本上是沿气管排列的淋巴结。

(2)上气管旁组(2R/L组):位于(1)组下缘之下,至主动脉弓上缘间,沿气管排列淋巴结。

(3)血管前和气管后组(3R/L组):血管前淋巴结位于主动脉弓上三个分支前方和主动脉弓上缘的头侧。气管后方的淋巴结位于气管后方和胸腔入口的下方,在奇静脉下缘的头侧。

(4)下气管旁组(4R/L组):位于主动脉弓上缘至左、右上叶支气管开口之间,沿气管和主支气管排列的淋巴结,还可以奇静脉弓上缘为界,再进一步分为上/下亚组,上亚组位于奇静脉弓上缘的头侧,而下亚组位于其尾侧。左侧下气管旁组位于动脉韧带的内侧。

(5)主动脉下组(5组):或称为主动脉弓下组、

主-肺动脉窗组。位于动脉导管韧带外侧,或主动脉弓左侧,或左肺动脉至其第一分支之间,或左肺动脉第一分支开口内侧的淋巴结。

(6)主动脉旁(升主动脉或膈神经)组(6组):位于主动脉弓上缘以下,沿主动脉弓前方和外侧,或无名动脉根部排列的淋巴结。

(7)隆突下组(7组):位于气管分叉下两主气管之间的淋巴结。

(8)食管旁组(8R/L组):隆突以下除外(7)组淋巴结群,邻近食管壁两侧的淋巴结。贴近食管壁,位于气管中线的左侧或右侧。前食管旁淋巴结一般认为在隆突下淋巴结的尾侧,但没有明确的分界线。

(9)肺韧带组(9R/L组):位于两侧肺韧带附近,包括两侧下肺静脉后壁和下部的淋巴结。

(10)肺门(10R/L组):位于纵隔胸膜以外,邻近肺叶支气管近端前淋巴结,包括右侧中间支气管旁淋巴结。这些淋巴结是肺叶淋巴结。右肺门淋巴结位于右上叶支气管上缘的尾侧,邻近右主支气管,而在中间支气管的近侧。左肺门淋巴结位于左上叶支气管上缘的尾侧,邻近左主支。

(11)肺叶间组(11R/L组):位于相邻肺叶支气管之间邻近叶支的近侧部的淋巴结。

(12)叶内组(12R/L组):或称肺叶淋巴结。为邻近肺叶支气管远端的淋巴结。

(13)段内组(13R/L组):或称肺段淋巴结,为邻近肺段支气管的淋巴管。

(14)亚段组(14R/L组):位于肺实质内,为围绕亚段支气管的淋巴结。⑫⑬⑭组常难以区分。

1997年最新修订的胸内淋巴结分组,主要是为TNM分期设计的,由于CT和MR是临床TNM分期最重要的手段,因此,在CT和MR断层图像上正确应用并加以推广,则有助于提高肺癌TNM临床分期准确性。

健康者螺旋CT增强扫描:Remy-Jardin等(1995)对50例健康者进行螺旋CT增强扫描,研究肺门淋巴结的位置和形态。显示右肺门淋巴结主要位于右上叶后段动脉(A2)的外侧、叶间肺动脉的内侧或外侧以及下叶肺动脉、内基底段动脉(A7)和前基底段动脉-后基底段动脉(A8-AlO)的内侧;左肺门主要在上叶后段动脉（A2）的外侧、叶间肺动脉的内侧及下叶肺动脉的内侧和内前基底段动脉（A7+8）及外后基底段动脉（A9+10）的分叉角内。淋巴结的形态呈三角形或线状，除左下叶肺动脉周围的淋巴结外，其宽径都在 3 mm 以下。

螺旋 CT 与 MRI 的观察：以往，在肺门 MRI 研究中发现，正常时绝大多数肺门淋巴结在 MRI 图像上不能显示，少数与脂肪一起表现为肺门软组织影。正常组的 MRI 偶可见短径小于 5 mm 的淋巴结影，而异常组在肺门有明确的结节影，并提出短径 10 mm 作为判断淋巴结正常与否的标准。短径小于 10 mm 但形态明确的结节，应结合临床全面分析。

淋巴结影的有无：对于气管隆突下的淋巴结的诊断标准，以往根据尸体解剖资料或临床手术资料认为，大于 10 mm 才是异常。事实上，目前已经认识到，通过薄层螺旋 CT 及 MRI 的观察，在正常人，该处不出现淋巴结，即使出现也甚小，其直径均小于 3 mm，如直径大于 3 mm，或从无到有，都应视为异常。

我们一组 125 例螺旋 CT 观察，分为 A、B、C 3 组。A 组为经临床病理证实的肺癌伴隆突下淋巴结转移患者 45 例，B 组为炎性病变组 30 例。肺部炎性疾病组中的 18 例（为淋巴结肿大组，共 63 例）及 62 例临床无肺部疾病者及无其他导致淋巴结肿大因素者的 CT 资料（为对照组）进行比较分析。

研究发现：①45 例肺癌隆突下淋巴结转移者均见隆突下淋巴结，最少 1 个，多者几个，平均为 1.6 个，另外 6 例淋巴结肿大融合短径大于 18 mm。②肺部炎性疾病组中 16 例临床症状较重者，CT 见隆突下淋巴结 17 个，2 例临床症状较轻者可见淋巴结钙化。③对照组 62 例症状较轻的 12 例及无明显临床症状的 50 例，双侧肺门及隆突下均未发现淋巴结。

因此，我们认为，在螺旋 CT 扫描中，正常人隆突下一般不会见到淋巴结，一般炎性病变临床症状体征较轻微者，隆突下也不出现淋巴结。

淋巴结大小的研究：CT 对于肺癌纵隔淋巴结转移的特异性及确定淋巴结大小的标准，以往，一般认为淋巴结直径在 10 mm 以上才考虑有病理意义，CT 对估计支气管肺癌纵隔淋巴结转移的敏感性和特异性在 70%~90%。

Mcloud（1992）报告 143 例支气管肺癌纵隔淋巴结的大小、分组、分区与转移的关系：当淋巴结直径小于 10 mm 时，转移率仅 13%；在 20~30 mm 时，转移率 62%；在 40 mm 以上时，转移率为 100%；143 例肺癌纵隔淋巴结转移的敏感性为 64%，特异性为 62%。Fukuya 等（1995）应用螺旋 CT 显著提高了淋巴结检出率，直径为 5~9mm 者为 45%、大于 9 mm 为 72%；阳性淋巴结检出率（75%）高于阴性淋巴结（42%）；小于 14 mm 的淋巴结 87% 为转移阴性，并提出小于 14 mm 的转移淋巴结的 CT 值一般大于 100 HU，短/长轴比大于 0.7。

淋巴结的形状或轮廓：Shimoyma 等（1997）对 95 例肺癌病人术前进行了薄层动态 CT 增强扫描，同时研究 7 例充气固定肺标本的肺门正常的和转移性癌的淋巴结的形态和 22 例肺门正常的病人的支气管、血管周围低密度区的边缘，对 179 个接触到肺实质的含有淋巴结的间质部位进行了 CT- 病理对照研究，发现正常淋巴结的边缘是凹的或直的，而异常淋巴结的轮廓是凸的。在有癌性淋巴管炎肺标本中，全部肺门淋巴结呈卵圆形或圆形，与肺实质接触面是凸的。由于淋巴结通常位于相对坚硬的支气管、肺血管和相对软的肺实质之间的狭窄的间质组织内，如其肿胀或改变形状，首先就会突向相对较软的肺实质面，即便是小的淋巴结，也可能这样。因此，不少作者提出以形态学改变，而不是以淋巴结大小作为诊断肺门淋巴结转移的新标准，其对肺叶组淋巴结的敏感度和对叶间组淋巴结的特异度明显增高，准确度在叶组和叶间组都很高。

肺癌不同 N 分期淋巴结转移的检出差异：1997 年最新 TNM 系统中的淋巴结（N）分期为：N_0- 无区域性淋巴结转移；N_1- 同侧支气管旁和/或肺门淋巴结转移，或由原发肿瘤直接侵犯；N_2- 同侧纵隔和/或隆突下淋巴结转移或受侵；N_3- 对侧纵隔、肺门，同侧或对侧斜角肌或锁骨上淋巴结转移。N_1 淋巴结位于脏层胸膜之内，N_2 位于纵隔胸膜或壁层胸膜反折处。

新 TNM 分期（1997）对淋巴结分期做了较大改动，以转移淋巴结枚数代替距原发肿物的距离。有作者研究了两种分期的淋巴结的 CT 诊断：应用新分期，N 分期准确率为 54.7%；应用旧分期为 50.9%，两者无显著差异。

靠近癌肿的淋巴结与癌肿较难区别，N_2 淋巴结能更好地在动脉期与增强血管区别，因此各作者报道均认为 N_2 较 N_1 更容易检出。如 Davis 等（1997）报道 N_1 的检出敏感度仅为 24%，N_2 的敏感度为

47%。且因常规胃切除术时，N_2 不被常规清除，所以 N_2 淋巴结的检出也较 N_1 更有意义。有作者应用螺旋 CT 诊断腹主动脉旁淋巴结的转移率为 20.5%，敏感度为 61.6%、特异度 95.7%、准确度 88.6%。假阴性 7 例中，6 例仅 1 枚淋巴结转移阳性，5 例病理为微灶或微结节转移。

如上所述，为了更精确地进行胸内淋巴结定位，胸内淋巴结可分为 14 组，第 1~9 组淋巴结在纵隔内，如果为同侧受累则定为 N_2，如累及对侧则定为 N_3。第 10~14 组淋巴结在肺门或支气管周围的肺实质内，如为同侧受累则为 N_1，如累及对侧则定为 N_3。如累及锁骨上淋巴结也定为 N_3，但不包括在这些组内。

螺旋 CT 增强扫描对淋巴结转移的诊断价值：Remy-Jardin 等（1995）对 50 例健康人进行了螺旋 CT 检查，以了解正常淋巴结的表现。其扫描条件为：扫描层厚 5 mm，螺距为 1，重建间隔 3 mm，对比剂用量 90~120 ml，注射速率 4~5ml/s，延迟时间 5~8 s（如病人疑有肺动脉高压或右心衰则用 9~15 s）。结果表明，除了左下叶肺动脉周围的淋巴结以外，其他各组淋巴结均能得到显示，一般均表现为 3 mm 以下三角形或线状低密度区。

该作者认为，螺旋 CT 可以准确显示正常肺门淋巴结的位置、大小及其主要的解剖关系。常规 CT 对正常大小的淋巴结多难以显示，即使淋巴结有增大，如果其大小在 5~10 mm 以下也常常难以确认。螺旋 CT 对 3 mm 以下的正常淋巴结都能准确显示，对于已有肿大的肺癌淋巴结转移就更不会有问题。同样道理，纵隔淋巴结的成像也可以通过纵隔血管的螺旋 CT 血管造影得到改善。Kim 等（1997）比较了 25 例肺癌病人常规 CT 及螺旋 CT 对 T 或 N 分期的准确性，发现 15 例病人螺旋 CT 薄层扫描改变了常规 CT 的判断，其中 8 例对修改治疗方案起到了重要作用。

关于淋巴结的强化：Pombo 等（1994）研究淋巴瘤病人的肿大的胸腹部淋巴结的 CT 增强，在注射 100ml 对比剂后 1、2、5、10 min 扫描。发现在 25 例未增强扫描的淋巴结，有 23 例 CT 值为软组织密度，即 42±5 HU，2 例为低密度，分别为 31 HU 与 28 HU。最大强化见于注射后 1 或 2 min 扫描，在 21 例病人呈现为低度（16±6 HU）或中度（31±6 HU）强化，而在 4 例呈现为明显强化（61±5 HU）。强化均匀者有 23 例，不均匀者有 1

例，周围性强化者 1 例。该作者认为，胸部和腹部淋巴瘤的淋巴结肿大在 CT 平扫时通常表现为软组织密度，而增强扫描时可表现为低度或中度，甚至高度的强化。

Pombo 等（1992）研究 38 例（30 例不伴获得性免疫缺陷综合征，8 例伴存获得性免疫缺陷综合征）结核病人的胸腹淋巴结的 CT 平扫和增强的表现。观察增强扫描是用 10 min 的动态扫描程序。在平扫时，这些淋巴结 CT 值在 18 例为低密度，低于 30 HU；20 例为软组织密度，CT 值大于 35 HU。强化表现可分 4 类：周围性环状强化 22 例；不均匀强化 8 例；均匀强化 6 例；均匀不强化 2 例。

淋巴结周围的脂肪强化和边界模糊见于 13 例，它们大多数有周围环状强化。7 例为某些淋巴结组合并强化。中心性强化通常为中度，CT 值平均 30 HU；有 3 例均匀强化者强化十分显著，超过 60 HU。该作者指出，不论淋巴结的 CT 值如何，也不管结核特征性强化的表现，当肿大的淋巴结显示周围性环状强化和淋巴结中心呈现相当低的 CT 值时，在适当的临床情况下，都能提示结核的诊断。

病理学检查：有作者认为，肺结核 CT 诊断有一定限度，对于诊断有困难的病例，因较长时间的动态观察可延误治疗，故应积极进行经胸穿刺活检或行纤维支气管镜检查。有作者指出，在肺癌病人，CT 发现的胸内淋巴结增大中，有 10%~30% 可能为良性或反应性增生，在鳞癌病例中尤其多见。因此，CT 评估肺癌纵隔淋巴结转移存在着一定的局限性，必要时，应考虑采用纵隔镜、剖胸探查、支气管镜检或 CT 引导下经皮穿刺针吸活检，以获得病理诊断。Mentzer 等（1997）通过实践，在选择检查方法方面为我们提供了一个选择参照表。

煤工尘肺合并肺癌淋巴结增大的 CT 表现：肺癌在煤工尘肺的发生率是否较一般人高，目前尚无统一意见，但煤工尘肺病人中肺癌发生例数较高的报道逐渐增多。复杂型煤工尘肺的进行性大块纤维化病变需与煤工尘肺合并的肺癌区别。根据 X 线及 CT 表现可提供鉴别诊断的依据，如进行性大块纤维化好发于上叶尖后段、下叶背段，肺癌可发生于肺脏各个部位。进行性大块纤维化靠近肺门者可无支气管狭窄，靠近周边处有伪足征及边缘肺气肿。

一组研究中煤工尘肺与煤工尘肺合并肺癌淋巴结增大的发生率无显著性差异，淋巴结发生的部位及钙化的发生率相似。然而从淋巴结的大小看，煤工尘肺淋巴结短径多在 2.0 cm 以下，2.0 cm 以上仅占 7.4%；而煤工尘肺合并肺癌的淋巴结短径在 2.0 cm 以上者占 20.8%，两者有显著性差异。短径 3.0 cm 以上的淋巴结仅见于煤工尘肺合并肺癌，其淋巴结最大可达 4.3 cm × 7.0 cm。这是由于在煤工尘肺引起淋巴结增大的基础上，再加上肿瘤转移，故煤工尘肺合并肺癌的淋巴结可较煤工尘肺的淋巴结大。因而在煤工尘肺合并的肺癌与进行性大块纤维化的鉴别上，淋巴结 2.0 cm 以上者以煤工尘肺合并肺癌较进行性大块纤维化的机会为多，而 3.0 cm 以上者对煤工尘肺合并肺癌有较高的诊断价值。该组材料表明，在全面分析病变 CT 形态的基础上，应当重视纵隔及肺门淋巴结大小对鉴别诊断的作用。

　　关于结核的鉴别诊断：恶性淋巴瘤需与纵隔肺门区淋巴结结核鉴别。纵隔肺门淋巴结结核常为一侧发病，多居中纵隔，钙化及干酪坏死形成的低密度灶较恶性淋巴瘤多见。结合结核菌素试验（PPD）阳性，两者鉴别并不困难。呈肺段、肺叶阴影的肺结核伴纵隔淋巴结增大时，以隆突下淋巴结增大较明显。肺段、肺叶实变影像，特别是肺段影像；支气管管腔轻度狭窄、管壁轻度增厚；肺段、肺叶阴影内密度不均匀，可见钙化、空洞或支气管扩张所致的空腔；肺门及纵隔淋巴结轻度增大，可见钙化，纵隔巴结增大以隆突下为著时应考虑为结核。Yang 等（1997）为研究播散型与非播散型结核侵犯腹部淋巴结的解剖特点与 CT 增强的特点，对 25 例病人进行观察分析。含已有肺的粟粒播散的播散型结核 5 例，未播散型 20 例。二者侵犯腹部淋巴结的情况不同。96% 的病人有淋巴结周围的环状强化，60% 显示淋巴结多叶状强化。肿大的淋巴结直径都小于 4cm。侵犯脾脏的血行播散型结构病灶表现为脾内的多发性低密度病灶。播散型结核侵犯肝十二指肠韧带淋巴结，肝胃韧带淋巴结，系膜淋巴结，腹膜后的上部和下部淋巴结；而非播散型结核则主要侵犯肝十二指肠韧带淋巴结，肝胃淋巴结，系膜淋巴结和腹膜后上部淋巴结，不侵犯腹膜后下部淋巴结。该作者指出，淋巴结受犯的解剖学分布范围的不同对区别结核病的播散与否的分析有一定的帮助。

　　误诊：螺旋 CT 增强扫描时，肺门淋巴结及血管间连接组织常被误认为肺栓塞。肺门及肺内淋巴组织无完整包膜，相邻肺动脉强化时可衬托出相应的边缘，易误诊为大血管肺栓塞，但连续多层观察，可见这些组织位于血管腔之外。

　　典型的肺结核根据 CT 表现不难做出诊断，结核病灶表现不典型时 CT 诊断比较困难。近年来由于老年肺结核增多，结核耐药性增加，给结核诊断带来困难。在一组误诊病例中有 1 例在 CT 上病灶呈肿块形状，在系统抗结核治疗下病灶增多、增大，颈淋巴结活检证实为颈淋巴结结核，继续抗痨不见效，开胸活检证明仍为肺结核。

第四节　肺门淋巴结增大的病因

　　结节病：不伴双侧肺门淋巴结增大的结节病称为不典型结节病。它表现为单侧肺门淋巴结增大伴有／不伴纵隔淋巴结增大；或仅有纵隔淋巴结增大。其原因可能是部分淋巴结增大尚未表现出来，也可能是部分淋巴结增大已消退造成。此时常需与淋巴瘤、淋巴结核或肿瘤所致的转移性淋巴结增大鉴别。当淋巴结增大伴有肺内异常变化时，要想到结节病的可能。必要时应行淋巴结活检证实。

　　淋巴瘤与淋巴结核：在发病部位上，淋巴瘤常发生在前纵隔，而结节病多为中纵隔淋巴结增大；淋巴结核所致的淋巴结增大多位于前、中纵隔。从淋巴结形态上看，淋巴瘤及淋巴结核常出现淋巴结融合倾向；结节病的增大淋巴结界限清楚。增强后，结节病的淋巴结明显强化；淋巴瘤为中度强化；而典型淋巴结核则出现环形强化。

　　转移瘤：转移瘤所致的纵隔、肺门淋巴结增大鉴别较为困难，须尽力寻找原发肿瘤的证据。获得性免疫缺陷综合征合并结核导致肺门及纵隔淋巴结肿大的情况，在临床工作中越来越引起人们的重视，这是值得注意的问题。

第四章　胸内淋巴管

第一节　肺的癌性淋巴管炎

肺的癌性淋巴管炎是肺内、外肿瘤肺转移的一种特殊类型，以转移癌细胞在淋巴管内弥漫性生长为特征，临床诊断较困难，常误诊为其他肺间质性病变。

一、病理学及转移途径

肺的癌性淋巴管炎是肿瘤肺内转移的一种特殊类型，并非真正的炎症，其特征是肺内淋巴管充满癌细胞，使淋巴回流受阻，淋巴液淤滞，淋巴管扩张，并有淋巴性水肿。肺的癌性淋巴管炎，可来自各脏器的肿瘤，其中肺癌是最常引起肺内癌性淋巴管炎的肿瘤，其次为乳腺癌、胰腺癌、胃癌、前列腺癌等。一组 7 例肺的癌性淋巴管炎中，有 5 例为肺癌，约占 71%。综合文献报道，关于癌细胞到达肺淋巴管的途径，主要有以下几种可能：①纵隔、肺门的淋巴结肿大，癌细胞逆行通过淋巴系统向肺内淋巴管扩展；②肺毛细血管内的多发肿瘤栓子通过毛细血管壁，向血管周围的淋巴管扩展；③癌组织从原发病灶经淋巴管转移至胸膜，癌细胞经肺内淋巴管向肺门淋巴结蔓延、扩散；④癌细胞从膈肌及胸膜的直接浸润或经胸导管进入淋巴系统。

肺癌引起的癌性淋巴管炎，多见于上述前 3 种途径引起，乳腺癌或横膈下的肿瘤（如胃癌、胰腺癌等）则是通过后一种途径进入淋巴系统。若癌细胞通过第 2 或第 4 种途径进入淋巴管，并不一定伴有肺门、纵隔淋巴结肿大。

二、影像学研究

CT 是诊断肺的癌性淋巴管炎的主要影像手段，能清楚地显示癌性淋巴管炎的扩散方向和范围。根据肺的癌性淋巴管炎胸部病变的范围，肺的癌性淋巴管炎影像学表现分为弥漫型与局限型，其中弥漫型更常见，局限型可向弥漫型转化。

肺的癌性淋巴管炎的 CT 主要表现为肺部线网状阴影，不管是弥漫型或局限型肺的癌性淋巴管炎，均表现为支气管血管束不规则增粗，从肺门向外的放射状、线网状、条索状不均质阴影，可呈串珠状改变，条索状阴影可达胸膜下。支气管血管束不规则增粗，是肿瘤细胞沿血管、支气管壁扩散的结果。

肺内放射状阴影其主要的病理基础是肺内、胸膜下淋巴管堵塞，淋巴液回流受阻，淋巴管扩张、肺间质水肿，其次是由于肿瘤细胞扩散时引起肺结缔组织增生所致。肺内放射状阴影可呈串珠状改变，主要是由于扩张淋巴管、血管内充满大量的癌细胞，并形成癌栓，癌栓进一步发展呈癌结节，并周围结缔组织增生所致。

肺的癌性淋巴管炎横断 CT 上常出现多发小结节，大小不等，一般在 5 mm 以下，其病理基础主要是被癌组织浸润而扩张的淋巴管和血管的横断面，也可以是肺泡和间质中浸润的肿瘤病灶和血行转移灶。

高分辨率 CT（HRCT）提供更多的信息，可显示小叶间隔增厚，呈网格状改变。该组全部病例均出现不同程度的小叶间隔增厚。小叶间隔可呈光滑、结节状或串珠状增厚，表现为肺外围 1~2 cm 与胸膜相连的细线影。此表现病理上是肿瘤细胞在毛细血管、淋巴管、小叶间隔内生长的结果。HRCT 比常规CT 更清楚显示肺门周围的血管支气管鞘增厚，小叶中心血管支气管轴状间质增厚。

肺的癌性淋巴管炎可出现胸膜多发结节，主要是肿瘤转移至胸膜所致。肺的癌性淋巴管炎常合并不同程度的胸腔积液，文献报道约 30% 的肺的癌性淋巴管炎合并单侧或双侧的胸腔积液,主要与胸膜转移和胸膜下淋巴回流受阻有关。曾有文献报道,单侧叶间裂积液对肺的癌性淋巴管炎的诊断有相对特异性,因单侧的叶间裂积液主要是由于胸膜下淋巴管堵塞,淋巴回流受阻所致,可提示肺的癌性淋巴管炎的存在。肺的癌性淋巴管炎可伴或不伴肺门、纵隔淋巴结肿大。据文献报道,有 30%~40% 的肺的癌性淋巴管炎出现肺门、纵隔淋巴结肿大,主要取决于癌细胞浸润肺内淋巴管的途径。该组 2 例肺门、纵隔未见肿大的淋巴结,分别为肺未分化癌和胃癌。该组 80% 的肺癌(4/5)合并肺的癌性淋巴管炎时均有肺门、纵隔淋巴结肿大,提示大部分的肺癌引起肺的癌性淋巴管炎时,一般是癌细胞先转移到肺门、纵隔淋巴结,癌细胞再逆行通过淋巴系统向肺内淋巴管扩展。

三、鉴别诊断

特发性肺间质纤维化:为原因不明的弥漫性纤维性肺泡炎。CT 也表现为双肺弥漫性网格状阴影、小结节影, HRCT 显示小叶间隔增厚。但肺间质纤维化一般无肺门、纵隔淋巴结肿大,肺内常出现磨玻璃样影以及实变影、蜂窝影和胸膜下线,HRCT 还能发现小叶中心性肺气肿,中小支气管柱状扩张、扭曲。病变的分布主要是两肺下部的外围区,即使是累及肺中央部,也可表现为病变从胸膜下至肺门逐渐减轻的规律;而肺的癌性淋巴管炎则无此分布规律。

肺结缔组织病:以结缔组织和血管的广泛炎性损坏和纤维蛋白样物质沉积于结缔组织及血管壁上为特征的自身免疫性疾病,可表现为弥漫性支气管血管束增厚和多发小结节影。常见的病因是系统性红斑狼疮(SLE)、类风湿病等。系统性红斑狼疮的胸部表现以心肌炎所致的心脏增大、间质性肺炎、节段性盘状肺不张和胸腔积液为主要特征,肺部阴影可呈游走性,用激素治疗效果良好;而肺的癌性淋巴管炎无此特征。肺类风湿病主要表现为胸腔积液、间质性肺炎及肺部渐进性坏死性结节,临床一般有关节炎的表现,血清抗体升高,有助于与肺的癌性淋巴管炎鉴别。

结节病:为原因不明的多系统肉芽肿性疾病。CT 表现为纵隔和肺门淋巴结肿大、肺内结节影,HRCT 显示支气管血管束和小叶间隔可呈串珠状结节改变。但结节病肺门淋巴结肿大呈对称性,淋巴结一般无坏死,周围脂肪间隙存在,可见肺小叶结构扭曲、支气管扩张和肺气肿,可在一定程度上鉴别。

矽肺:CT 表现为不同程度的弥漫性间质纤维化、肺内小结节、小叶间隔串珠状增厚,肺门、纵隔淋巴结肿大。但矽肺有明确的职业病史,肺门、纵隔淋巴结常有钙化,肺内常形成矽肺结节,影像学改变明显而临床症状相对较轻也是矽肺的特征之一。

第二节　胸部内容物的淋巴引流

3 组淋巴结:来自胸部内脏的淋巴,走行到 3 处(头臂淋巴结、后纵隔淋巴结、气管支气管淋巴结)淋巴结中的一处或另一处,在其进入胸导管之前,右淋巴管或一些其他的淋巴管,它们本身即可能是进入颈根部的大静脉的一支。

头臂淋巴结:位于上纵隔前部,在头臂静脉和由主动脉弓发出的大动脉干的前面。它们收集来自胸腺、甲状腺、心包和来自外侧膈淋巴结的淋巴;它们的输出淋巴管联合气管支气管淋巴结的输出淋巴管,形成右支气管纵隔干和左支气管纵隔干。

后纵隔淋巴结:位于心包之后,紧邻于食管和下降的胸主动脉。它们的输入淋巴管来自食管、心包后部分、膈、外侧膈淋巴结、后膈淋巴结,偶尔,还有肝左叶。输出淋巴管大多数终止于胸导管,少数汇入气管支气管淋巴结。

气管支气管淋巴结:排列成 5 个主要淋巴结群,包括一些体内的最大的淋巴结。①气管旁淋巴结:在胸段气管的旁边。②上气管支气管淋巴结:在气管的下部分与支气管的夹角内。③下气管支气管淋巴结:在两个主支气管的夹角内(在临床上和病理学实践中,这些常称为隆突淋巴结)。④支气管肺淋巴结:在每肺的肺门处(在临床上常常简称为肺门淋巴结)。⑤肺淋巴结:在肺实质内,在主要支气管的大支上。

这些淋巴结组并不是截然划分的。在肺门处,肺淋巴结变得连续于支气管肺淋巴结,它们转向连接于下和上气管支气管淋巴结,后者连续于气管旁组淋巴结。气管支气管组淋巴结的输出淋巴管引流肺与支气管、气管的胸段和心脏；后纵隔淋巴结的一些输出淋巴管也终止于此组。它们的输出淋巴管沿着气管上升，联合于胸骨旁淋巴结和头臂淋巴结的输出淋巴管，形成右或左支气管纵隔干。右支气管纵隔干可以连接于右淋巴导管，左侧者可以连接于胸导管，但更常见的情况是它们不直接开口于这些导管，而是进入同侧颈内静脉与锁骨下静脉的连接处。

心脏的淋巴引流管：心脏的淋巴引流管，由3个淋巴管丛组成，它们是心内膜下淋巴管丛，直接位于心内膜下；心肌淋巴管丛，位于心肌内；心外膜下淋巴管丛，邻接脏层心包膜。深丛开口进入心外膜下丛，其输出淋巴管形成左和右集合淋巴干。

左集合淋巴干，为2或3支，上升于前室间沟，收集来自两个心室的淋巴。在抵达冠状窦前，它们以一大的淋巴管干连接于来自左室膈面的淋巴管，它们首先上升于后室间沟，然后沿着冠状窦转而到左。这些淋巴管干联合形成单一的淋巴管，上升于肺动脉干和左房之间，通常终止于下气管支气管淋巴结的一部分。

右集合淋巴干，收集来自右房、右心缘、右室膈面的淋巴。在冠状窦内，它走行向上，紧贴于右冠状动脉，然后上升于降主动脉的前面，通常到中线的左侧，汇入头臂淋巴结某部分。

肺和胸膜的淋巴引流：肺的淋巴管丛起自于浅丛和深丛。浅淋巴管丛位于肺胸膜之下，深层伴随肺血管的分支和支气管的分支。在较大的支气管，在支气管壁的外边，深丛由二网（即：黏膜下网、支气管周围网）组成；在较小的支气管，淋巴管丛较为

单一，其范围远达细支气管，但未抵达肺泡，在其壁内无淋巴管的踪迹。浅淋巴管丛在肺的边缘及其肺裂边缘的周围，会聚，终止于支气管肺淋巴结。深淋巴管丛，沿肺血管和支气管，通至肺门，大部分终止于相同的淋巴结。除了肺门区以外，在肺的浅层和深层淋巴管之间无自由的吻合。

在肺的周围部分，小的连接管存在于浅和深淋巴管之间，当肺或肺淋巴结的疾病引起深淋巴管梗阻时，深部淋巴直接流到浅淋巴管，这些小的连接管道扩张变粗。在邻近叶的淋巴管，在肺裂的底部互相交通，所以，淋巴管运行淋巴的方向，虽然有一个一般的趋势，从肺的上叶走向上气管支气管淋巴结，从下叶走行到下气管支气管淋巴结，然而，这并不是独一无二的。在肺的小叶的水平，淋巴管的排列一般追随于小叶的中心动脉和它周围的静脉。

胸膜的淋巴管：胸膜的淋巴管存在着脏层淋巴管和壁层淋巴管。脏层胸膜的淋巴管引流入肺的浅层淋巴输出管，形成一淋巴管丛，位于肺胸膜之下。壁层胸膜有3类终止的淋巴结：①肋区，连接于肋间内区的淋巴管，抵达胸骨旁淋巴结；②膈的胸膜形成一淋巴管丛，在膈肌的胸膜面；③纵隔胸膜的淋巴管，终止于后纵隔淋巴结。

胸腺的淋巴引流：胸腺的淋巴引流，是终止于头臂淋巴结、气管支气管淋巴结和胸骨旁淋巴结。食管的淋巴引流：输出淋巴管来自颈段者，进入颈深淋巴结；输出淋巴管来自胸部者，汇入后纵隔淋巴结；来自腹部者，则汇入胃左淋巴结。一些淋巴管可直接走行到胸导管。

第五章　胸导管

第一节　胸导管的 MR 水成像

胸导管走行：胸导管起源于腹膜后的乳糜池，沿脊柱前方或两侧上行，至颈根部的静脉。乳糜池通常位于 T_{11}~L_3 水平膈脚后主动脉右侧，形态变异大，T_2WI 脂肪抑制序列平扫表现为一个或多个点状、囊袋状高信号影，3D- 单次激发快速自旋回波序列可显示乳糜池的整体形态，而膈脚后的其他结构不能显示，表现为典型的膨大单管状结构、2 条以上淋巴管汇合形成、由众多杂乱曲张状界限不清的小淋巴管汇集成的淋巴管网。

通常，胸导管由乳糜池起始后，向上经膈肌的主动脉裂孔入胸腔，走在胸主动脉与奇静脉之间，食管的后方，至第 4、5 胸椎水平，沿食管与半奇静脉末端之间转向左方，继续沿食管左侧缘上行，过左锁骨下动脉的后方，经胸廓上口至颈根部左侧，移行为胸导管颈部。

解剖和 MR 分型：胸导管胸部的形状、位置和数目常有变异，在走行中可分为 2 支或数支，并很快再汇合成完整的胸导管，一般将分支的部分称为"岛"。胸导管胸部的变异也常伴有胸导管颈部的变异，结果使整个胸导管具有特殊的形态和位置。在胚胎早期，有一对原始的胸导管，分别开口于左、右颈内静脉。2 条胸导管间，借很多淋巴管相交通。以后，仅左侧胸导管的上段和右侧胸导管的下段保留，两段之间借一吻合支相连而组成永久性的胸导管。由于原始胸导管在演化中的异常，可出现各种变异。Davis 根据胸导管的数目、形态及位置，将其分为 9 种类型。胸导管颈部为从胸腔上口至注入静脉的一段，多呈向上凸弯的弓状，也可向外上方斜走而不呈弓者。胸导管颈部可单干终止于静脉、多于合成一干终止于静脉或多干分别终止于静脉。

Takahashi 等（2003）对 23 名健康志愿者和 113 例病人进行胸导管 MR 水成像，57 例肝硬化病人中 22 例（38.6%）观察到迂曲的胸导管，113 例病人中 10 例（8.9%）和 23 名健康志愿者中 1 名（4.4%）观察到分开的胸导管。Wu 等（2007）研究胸导管 MR 水成像发现 3 例（2.68%）显示双胸导管，右侧胸导管起自乳糜池，右胸导管与单胸导管走行类似，左侧胸导管为左侧腰淋巴链的延续，沿椎体左侧走行，在胸段上部，左、右胸导管汇合成一支注入静脉角。

Okuda 等（2009）对 78 例病人进行胸导管 MR 水成像，基于位置（中纵隔下方降主动脉的右和 / 或左侧）和流出（右和 / 或左静脉角）将胸导管的构型分成 9 种类型，其各类结果与非活体的解剖学分类没有显著差异，从而证实磁共振水成像描述的胸导管变异能精确地反映解剖学研究。其中，大部分病例的胸导管位于右侧，注入左静脉角，14% 的病例发现有大的构型变化，分叉和迂曲频繁出现。Okuda 等（2011）发现 MR 水成像显示的胸导管经常位于脊柱中线的左侧，不同于非活体的解剖学研究，这可能反映了活体与非活体的差异。

直径及显示情况：以往胸导管的数据多来自非活体的解剖或 X 线淋巴造影。我国报道胸导管直径为 3~6 mm。Takahashi 等（2003）对 23 例健康志愿者的胸导管行 MR 水成像检查显示，胸导管最大直径为 2.62~5.57 mm，平均（3.741 ± 0.81）mm。

国内有作者于 2005 年对 278 名健康志愿者行胸导管 MR 水成像，建立了正常中国人活体生理状态下胸导管活体形态学资料数据库。胸导管最大直径平均为（0.423 ± 0.089）cm。男性志愿者胸导管最大直径范围 0.31~0.75 cm，平均直径为（0.447 ± 0.103）cm；女性志愿者胸导管最大直径范围 0.28~0.57 cm，平均直径（0.399 ± 0.067）cm。男性胸导管最大直径略大于女性,两者之间存在显著性差异。然而男性与女性胸导管各段之间最大直径无显著性差异。不同年龄组间胸导管最大直径也无显著性差异。胸导管最大直径与身高、体质量及体表面积均无明显相关性。胸导管最大直径与门静脉横截面积呈正相关,但与胸主动脉、上腔静脉及下腔静脉横截面积无相关性。

不同研究中数据的偏差可能与样本量、人种、体型、测量误差等诸多因素有关。Takahashi 等（2003）对 23 名健康志愿者和 113 例病人进行胸导管 MR 水成像,发现胸导管的最大径在健康志愿者、非酒精性肝硬化、恶性肿瘤、慢性肝炎组间差异无统计学意义（$P>0.1$）,在酒精性肝硬化组显著大于上述组（$P<0.01$）,8 mm 的分界点似乎是检出酒精性肝硬化最好的诊断指标,敏感性、特异性、阳性预测值、阴性预测值分别是 50.0%、98.0%、75.0%、94.3%。

Ahn 等（2005）首次报道活动性血丝虫感染的 CT 与 MRI 表现,胸导管、中央和外周淋巴管广泛扩张。国内有研究者报道门静脉高压组和胆管扩张组胸导管的左右径大于正常对照组,门静脉高压组对胸导管的扩张作用较胆管扩张组强。该研究未发现胸导管的前后径在 3 组之间的差别,可能是由于它受到呼气时腹腔压力的挤压,因而其扩张以横向为主。另外,研究未见乳糜池的各个径线在 3 组之间的差别,可能是由于乳糜池变异较大,因而影响了结果的准确测量。

Hayashi & Miyazaki（1999 ）首次在 1.5 T MRI 上不用对比剂而使用短 TE 间隔,采用 3D-SS-FSE 序列对 6 名健康男性志愿者进行 MR 水成像显示胸导管并获得成功。结果 6 名志愿者都连贯地显示出胸主动脉区主要的胸导管,4 名显示出主动脉弓到左锁骨下静脉区的引流,1 名显示出乳糜池。

Takahashi 等（2003）进一步探讨胸导管 MR 水成像的临床可行性。他们使用同样的仪器、线圈、序列对 23 名健康志愿者和 113 例病人进行胸导管

MR 水成像。首先,用 4 种不同的姿势和呼吸方法（仰卧位间断呼气后憋气、仰卧位间断吸气后憋气、俯卧位间断呼气后憋气、仰卧位呼吸门控）检查了 14 名健康志愿者,结果表明仰卧位呼吸门控最适于胸导管 MR 水成像。接下来,用仰卧位呼吸门控方法检查剩余 9 名健康志愿者和 113 例病人。113 例病人中 82 例（72.6%）胸导管从膈水平到锁骨下区域是完全可视的,其余 31 例不能完全显示。

Matsushima 等（2007）对 9 名健康受试者在进餐后 3~5 h 成像,4 名观察到淋巴系完全连续,5 名完全连续局部中断。Okuda 等（2009）报道 78 例病人进行胸导管 MR 水成像,胸导管显示率达 94%。一些研究者对 278 名健康志愿者行胸导管 MR 水成像研究,结果 278 名志愿者的胸导管均得以不同程度显示,全程显影共 231 例（83.09%）。其中中段显示率最高（268/278,96.4%）,但上段显示效果最好。加用门控后图像评分明显高于未加门控者,但各门控之间效果差别不显著。

国内另有研究者研究胸导管磁共振水成像发现胸导管各段的显示率是不同的。以膈面水平将胸导管分为上段和下段,胸导管下段显示率为 57.0%,大部分清晰连续显示,胸导管上段显示率为 31.0%,多为断续显示,最常见的显示部位为胸导管末段,即相当于胸导管汇入左静脉角之前的膨大处。

MR 水成像显示胸导管存在的问题和今后的发展:MRI 图像空间分辨率有限,对细小解剖结构和细节的显示尚不理想。胸导管在正常生理状态下节段性收缩,收缩变细时难以显示,导致胸导管显示不连续。采用呼吸门控时,某些呼吸深度不均的病人图像采集区间的不一致会导致图像质量下降。含水脏器及其运动伪影可以影响淋巴管的显示。

随着 MRI 技术的发展,MR 水成像可能成为显示淋巴管道有潜力的检查方法,在诊断乳糜胸、乳糜腹及进行术前淋巴管道定位而避免手术损伤等方面有一定的临床价值。

第二节　CT 图像上的胸导管

在 CT 图像上,胸导管的头侧位于气管后壁切线左侧,靠近第 7 颈椎横突的前结节。在胸腔入口可见胸导管自后内方向前外方斜行,以及与前位的颈静脉相连接的情况。必须与 X 线平片相应部位

的表现进行比较,以确定此区域充盈对比剂的淋巴结,识别因蠕动所造成的混淆。在上腔静脉上端平面,上腔静脉在右,气管及纵隔胸膜后连接线居中,胸导管则在椎体稍左侧,食管在其右侧以左纵隔胸

膜与肺分开。在主动脉弓层面,食管仍位于胸导管的稍前内方,而主动脉弓在其侧后方,将胸导管与肺分开。上自气管隆突,下至左房段,皆居心后,脊柱、食管及降主动脉与胸导管的位置未变。在胸腹交界处,CT扫描显示膈顶、肝上面及后肋膈窦层面时,胸导管通常居于前位,靠近脊柱中线,或甚至其右侧,主动脉仍位于左侧,但食管向前行至胃底,奇静脉及半奇静脉居于后位,分别接近椎体的右侧面及左侧面。乳糜池的横断面图像为一位于中线或偏于一侧的卵圆形结构,由CT扫描图像与X线平片比较则可识别,并与充盈对比剂的淋巴结相鉴别。

第三节 胸导管造影评价胸导管是否阻塞

胸导管造影时,对于胸导管是否有阻塞,意见常有分歧。

有作者提出胸导管阻塞X线诊断的标准为:①胸导管显影良好,而对比剂柱前端突然趋于狭窄或完全中断,其后方管腔扩大,即有狭窄后扩张的表现;②胸导管排空延迟,在造影后3 h、6 h、甚至于24 h复查时仍有对比剂滞留于狭窄端后方,不因体位变动而消失;③淋巴道侧支循环,在胸导管阻塞时产生各种代偿性侧支通路(正常偶尔也可见肋间淋巴管显影),④纵隔淋巴结显影,胸导管流通正常者,纵隔淋巴结一般不显影,纵隔淋巴结显影意味着有淋巴道逆向引流,提示胸导管可能阻塞(正常亦偶尔看见);⑤锁骨上淋巴结不显影。

颈段终端畅通者,锁骨上淋巴结有半数以上病例能够显影,然而正常也有不显影的,故有一定参考意义。

第四节 值得重视的发育变异活体表现

胸导管的发育变异甚多,其活体的影像学表现研究也不少,请参阅本书的姐妹篇《活体形态学》脊柱脊髓与肌骨卷·第三十二章·第五节《胸导管》。

胸导管扩大:胸导管扩大可出现于:先天性巨淋巴管、丝虫病、门脉高压伴腹腔积液、肝硬化、动脉-静脉瘘以及胸导管输出梗阻。有作者报告,锁骨下静脉栓塞引起的胸导管惊人的巨大,胸导管横径扩大达椎体宽度那样宽,而与此相反,正常胸导管的横径可小到1 mm。

不同的形状和大小:胸导管可有不同形状,如同其大小一样,可多发性地终止,双支、三支甚或更多支,有的终止区活像江河三角洲一样。偶尔,胸导管在其终末点之前分裂或分支,不应误为异常。在胸导管造影时,颈部成腋部淋巴管也可以充盈,从主干的末端,以反流的方式,这可出现于50%以上的病例,不属异常。它可出现于全身麻醉下,但也可出现局部麻醉时。颈部淋巴管的充盈,可以或不可以出现延迟的淋巴结显影。胸导管的上部分的形状常具特征,它的充盈的节段与裂隙交替存在,有作者描写它像一串红肠,有时又表现像鱼尾样。胸导管的中、下部分显示,比之显示末端,常需较大的对比剂量。

对比剂在胸导管中部的淤滞可有几种解释,一个解释是来自大的腹部的淋巴管的淋巴转移变慢和延迟,胸导管本身的推动能力降低等等。

在前后位照片上,大约在第5胸椎或第6胸椎平面,有时可见到胸导管中部显示一个短的不规则的节段或连续性的丧失,有时可在斜位片上见到,在此平面胸导管弯曲向左、前,并与主动脉弓和气管分叉发生关系。在此平面以上,胸导管一般表现大小均匀一致,如出现局限性扩张,则提示可能有异常。

人的胸导管末端未见到确切的解剖学的括约肌。人的胸导管的经过、数目以及末端分为数支注入的各种变异,在比较解剖学上可找到根据。在活体,用对比剂充盈胸导管,可以研究其功能和形态学表现,淋巴造影可见其终末端呈2~4条终末管道(30%~50%)与颈静脉相通,但是解剖学的报告却有90%为单一终末管道。

胸导管在人的胚胎时期是双侧性的,其间伴有多数错综交叉的吻合支,随着胚胎的发育,部分导管闭塞,一般多为一侧胸导管与左颈淋巴囊下方联合,而另一侧导管则闭塞。有作者根据发生学推论,成人的胸导管可能应有9型,但一些作者根据尸体解剖报告有 4 型或 5 型。有作者认为,左胸导管粗而长,右胸导管细而稍短,分别列于胸主动脉的左、右侧。事实上,真正右位胸导管的发生率不及 1%（8/896）。左、右腰干和肠干均以一支者最多见,分别为 88.64%、88.37%、和 75.85%。肠干注入左、右腰干的机会几乎相等,各占 17.24%,而有的作者认为 70% 肠干注入左腰干,只有 5%~10% 与右腰干结合。

第五节　关于胸导管的发育变异和异常

胸导管的发育变异范围相当宽,有时难以述说,或者不可能说出,什么样式是正常范围内的极端的发育变异,或者是先天性畸形,然而,讨论胸导管是否异常就比较容易。胸导管的异常可为先天性,也可为后天性,从形态学上可分为:全段胸导管完全阙如;胸导管部分阙如,伴存变化的折断的淋巴管与侧支;胸导管扩张和囊肿。胸导管完全阙如或发育不全者,往往都有临床的表现和体征。

第六节　胸导管梗阻

梗阻的原因:胸导管梗阻,除外伤原因以外,横膈以下恶性肿瘤转移的癌细胞栓子也可引起。纵隔淋巴瘤、甲状腺腺瘤、环状胸腺等偶可压迫胸导管,如原发肿瘤能切除,则梗阻可以缓解。胸导管梗阻常无症状,有时可出现下半身,特别是左半胸的淋巴水肿,甚至胸导管破裂而发生乳糜胸或乳糜腹。肝硬化时,胸导管流量较正常明显增多,胸导管内压也升高。胸导管的高流量常使已有一定折角的入口引流不畅,加重了肝内淋巴窦的高压及外漏,导致顽固性腹腔积液。

诊断胸导管梗阻时的注意事项:有作者指出,在诊断胸导管梗阻时,须注意以下情况:

胸导管下端不显影,而其近端胸导管显影正常者,不能认为是梗阻的表现,可能与检查的技术有关。因为胸导管上、中段存在着一些瓣膜,而在下段却往往阙如,因此下段不显影;也可由于对比剂尚未流至,或已经上流,在连续摄片中,可见其全程显影。此外,也可由于心脏搏动、呼吸运动、体位移动或咳嗽的影响而不显影。

胸导管局限性狭窄,或管道粗细不匀,不一定是梗阻的表现,这常常是因为蠕动所致。胸导管内有瓣膜,常使显影呈分节状,或突然中断,但在以后连续摄片中,又恢复连贯的状态。

胸导管管径的粗细有助于诊断,但无决定性意义。因为管径的正常差异幅度很大,不能以此作为诊断的依据。有时管径显著增粗,是由于胸导管内流量增大,内压增高所致,并无梗阻的病因存在。此外,管径的粗细尚可因胸导管的蠕动、对比剂的充盈的程度以及呼吸位相的变化而有改变。将不同时相内连续摄取的各片加以比较,可知胸导管的粗细在其收缩状态与扩张状态有很大的差异。有时,在一张 X 线片上看来似乎是管径较粗,或局部淤积扩张,或伴有中断现象,但在另外几张照片上却是纤细或是连续的。因此,仅在几张 X 线照片上显示扩大,尤其在颈段终端,不能肯定为梗阻现象。

淋巴道的侧支通路偶尔也可在正常情况下出现,尤其是肋间淋巴管的侧支显影。

此外,尚需与胸导管的正常变异鉴别。胸导管的某一段或者数段,呈现双管道或丛状管道,不要误为侧支通路。正常颈段末端可为单支、2 支、3 支、4 支或多支,多分支的正常变异往往易误认为梗阻所致的侧支循环。

胸导管梗阻 X 线诊断的标准:胸导管造影时,对于胸导管是否有梗阻,意见常有分歧。

有作者提出胸导管梗阻 X 线诊断的标准为:胸导管显影良好,而对比剂柱前端突然趋于狭窄或完全中断,其后方管腔扩大,即有狭窄后扩张的表现;胸导管排空延迟,在造影后 3 h、6 h、甚至于 24 h 复查时仍有对比剂滞留于狭窄端后方,不因体位变动而消失;淋巴道侧支循环,在胸导管梗阻时产生各种代偿性侧支通路(正常偶尔也可见肋间淋巴管显影);纵隔淋巴结显影,胸导管流通正常者,纵隔淋巴结一般不显影,纵隔淋巴结显影意味着有淋巴道逆向引流,提示胸导管可能梗阻(正常亦偶尔看见）；锁骨上淋巴结不显影。

颈段终端畅通者，锁骨上淋巴结有半数以上病例能够显影，然而正常也有不显影的，故有一定参考意义。

第七节　乳糜池

胸导管下端为乳糜池，一般由 2 条腰干和 1 条肠干汇合而成。在变异的情况下，腰干的数目亦可为 1~3 条。在胸导管造影时，典型的乳糜池表现为圆形或卵圆形的球形膨大，有的乳糜池不出现球状膨大、其管径仅较胸导管略粗，而呈短柱状、丛状、S状或逗号状。

乳糜池大约有 2/3 位于第 1~2 腰椎平面，1/3 位于第 12 胸椎平面，乳糜池的长度一般为 1~3 cm，以 2 cm 多见。

第六章　腋窝淋巴结

第一节　腋窝淋巴结

乳腺的大部分淋巴（75%）主要是向外侧引流至同侧腋淋巴结，乳腺上内侧部的淋巴管可直接穿胸大肌经胸肌间淋巴结引流至锁骨上淋巴结，乳腺内侧和上方的淋巴管可直接引流至胸骨旁淋巴结，由此再向上达锁骨上淋巴结。淋巴结转移是乳腺癌最常见的转移途径，确定是否发生淋巴结转移对于术前分期、术式选择、指导化疗方案及判断预后都有重要意义。淋巴结清扫或穿刺由于其创伤性和并发症不易为患者接受。

形状：Uematsu 等（2001）将淋巴结的 CT 表现分为正常型、同心圆型、偏心型、不规则型；正常淋巴结为环形或半环形结构，正常型和同心圆型见于良性淋巴结，偏心型和不规则型见于转移淋巴结；当淋巴结门密度增高或肿大淋巴结出现边缘模糊、邻近脂肪混浊或浸润时提示转移已侵出淋巴结包膜。

大小：正常人在影像学检查时也可以显示腋窝淋巴结，以往国内外文献大多以 10 mm 作为腋窝淋巴结增大并转移的阈值，也有报道认为淋巴结转移的阈值为 5 mm。但 Obwegeser 等（2000）通过解剖分析 71 例乳腺癌患者的 1249 个腋窝淋巴结，发现长径 <5 mm 的腋窝淋巴结仍有 10% 的转移率，5~9 mm 的淋巴结转移率为 17.3%，10~20 mm 的淋巴结转移率为 19.9%，三者之间差异无统计学意义，长径 >20 mm 的淋巴结转移率约为 40%，且淋巴结的转移与原发肿瘤大小、组织学分级之间没有相关性。研究认为淋巴结大小与转移的相关性差，不能单纯以大小作为转移的标准，必须结合形态学改变进行综合判断。有作者发现 1 例良性增生患者有 2 枚淋巴结增大（短径约 2.0 cm），9 例有转移的淋巴结出现形态的改变。

长径短径比：有作者报告一组病例通过螺旋 CT

检查多平面重建的分析，也认为乳腺癌腋窝淋巴结转移与其长径和短径的相关性均较差，单纯以淋巴结长、短径的大小判断其是否发生转移缺乏可靠依据。Uematsu 等（2001）利用螺旋 CT 研究发现良、恶性淋巴结的长 / 短径比值存在统计学意义，提出转移性淋巴结长径 / 短径 ≤ 2，可以作为淋巴结转移的标准。但在一些作者的研究中长 / 短径 ≤ 2 的 41 枚淋巴结中，转移性淋巴结占 58.54%，非转移性淋巴结占 41.46%，若以此为 CT 诊断淋巴结转移的标准，有较高的假阳性率。分析二者差异的原因可能与淋巴结较小，测量误差相对较大有关，其次与 CT 较难准确决定其最长和最短径线，因此仍有待于进一步研究。

关于"门"：有作者认为淋巴结转移主要表现为其结构的改变。正常淋巴结实质分为皮质和髓质两部分，在 CT 图像中不易区分，表现为环形或半环形的软组织密度影，增强扫描有强化。淋巴结的一侧凹陷称为"门"部，该处有较疏松的结缔组织伸入淋巴结内，血管、神经和输出淋巴管由此进出淋巴结，在 CT 图像中表现为中心的低密度区。当腋窝淋巴结"门"结构消失或发生实变时以转移性淋巴结为主，其准确率、假阳性率和假阴性率分别是 83.93%（47/56）、1.79%（1/56）和 14.29%（8/56）。对于"门"结构存在的淋巴结若实质厚度不均时，应高度可疑乳腺癌淋巴结转移，其准确率、假阳性率和假阴性率分别是 91.18%（31/34）、5.88%（2/34）和 2.94%（1/34）。若将两组综合分析，只有 1 枚转移性淋巴结表现正常，其余 28 枚转移淋巴结均存在实变或皮质厚度不均匀，准确率、假阳性率和假阴性率分别是 92.86%（52/56）、5.36%（3/56）和 1.79%（1/56）。

淋巴的结构：Uematsu 等（2001）利用 CT 显示

腋窝淋巴结内部结构,将淋巴结皮质分为正常型、同心圆型、偏心型和不规则型,发现正常型和同心圆型皮质见于良性增大淋巴结,偏心型和不规则型皮质见于转移淋巴结。同时认为当淋巴结门密度增高或肿大淋巴结出现边缘模糊、邻近脂肪混浊或浸润时提示转移已侵出淋巴结包膜。另有作者的资料中 5 枚边缘模糊和 3 枚周围脂肪组织混浊的淋巴结均为转移性淋巴结,支持此观点。但该组中淋巴结门密度增高的病例较少,尚需进一步观察。MSCT 可进行任意方向的重建,全面地显示各级淋巴结形态、结构,对乳腺癌术前判断是否有腋窝淋巴结转移有明显优势,也是检测乳腺癌有无内乳淋巴结、锁骨上淋巴结和肺门淋巴结肿大的有效手段,一次扫描在检查乳腺的同时还能发现肺转移及胸椎、肋骨转移等情况。利用 MSCT 评价腋窝淋巴结,不仅避免淋巴结清扫或活检造成的伤害,也为其他部位淋巴结转移的研究提供了参考方法。

第二节　诊断陷阱:腋窝淋巴结肿大类似前纵隔包块

Forrest 与 Sagel(1976)报告 2 例,在侧位胸片上,腋窝淋巴结肿大类似前纵隔包块。该作者指出,在侧位胸片上,X 线表现为前纵隔包块者,必须为后前位胸片、斜位胸片或断层片所证实,以避免误诊或恶性肿瘤分期的错误。如侧位胸片发现前纵隔块影,而斜位、后前位或断层照片却未证实,应想到块影可能来自腋窝。腋窝淋巴结肿大,常规查体轻而易举都可发现的异常体征,侧位胸片上却可伪似前纵隔包块,造成误诊,实在发人深省。

第七章　关于淋巴结转移

第一节　关于胸部淋巴结转移

　　螺旋 CT 对于衡量纵隔肺门淋巴结的大小是无可争议的。但影像学上对于淋巴结有无转移的判断较为困难。胸内淋巴结的转移可呈跳跃性并且有无转移与淋巴结的大小不成比例。既往文献中多以淋巴结短径来测量淋巴结大小。临床工作及研究中常以淋巴结短径 ≥ 1 cm 作为有无转移的标准，但假阳性、假阴性率较高，各家报道不一。Gross 等（1988）研究发现有 7% 正常大小的淋巴结病理检查有转移。Buy 等（1988）提出把淋巴结引流区域与淋巴结的大小结合起来分析，比单用 1 cm 的判断标准假阳性率减低。

　　Pirronti 等（2000）提出除了淋巴结的大小，还有其他的征象提示转移：淋巴结中心低密度；高密度的薄或厚的边缘，呈结节状；淋巴结周围脂肪组织呈条状或弥漫的密度增高。

　　以上的标准用于术后淋巴结的评价有一定的价值，特别是 Buy 等（1988）提出的淋巴结的大小结合术前肿瘤所在部位的评价。但是术后特别是纵隔淋巴结清扫术后，纵隔脂肪密度增高、瘢痕形成、纵隔结构改变对判断有无肿大的淋巴结及淋巴结的性质更加困难。对于淋巴结大小与肿瘤淋巴引流途径相结合固然重要，但沿淋巴引流路径近站的肿大淋巴结术中清扫后，术后一定时期远站的潜在恶性的淋巴结增大也应该高度警惕。

　　最重要的还是前后的比较，如：淋巴结从无到有或逐渐增大、增多，放化疗后减小或消失，可以认为有转移；而肿大的淋巴结如发现有钙化，或随后的复查中淋巴结大小形态密度无变化，或抗感染治疗后减小消失则认为无转移。

　　总之，判定淋巴结有无转移时应将其部位、形态、密度、数目、大小以及动态变化情况结合起来综合分析。特别是对淋巴引流路径的淋巴结应高度警惕，随访观察其大小的变化和密度的改变非常重要。

第二节　触诊、超声和 CT 对肺癌锁骨上淋巴结转移的评价

　　锁骨上淋巴结位置表浅易于检查，并且其有无转移关系到肺癌的分期、治疗和预后，故选择恰当的方法准确判断锁骨上淋巴结有无转移非常重要。Overhagen 等（2004）比较了超声、CT、触诊这 3 种方法对于诊断肺癌锁骨上淋巴结转移的价值。

　　共收集 117 例组织病理学证实为原发性肺癌的病例，男 91 例，女 26 例（平均 64.0 岁）。其中 91 例（78%）非小细胞肺癌，26 例（22%）小细胞肺癌。由经验丰富的医生对所有病人进行触诊、CT 和超声检查。触诊范围为锁骨上 4 cm 的区域，当触诊到明确的肿块时予以记录。CT 扫描范围为颈部环状软骨到肾上腺区，并行增强检查。锁骨上淋巴结肿大的标准为其短径 ≥ 5 mm。随后行锁骨上区超声检查（范围和标准均同前），并对肿大淋巴结在超声引导下行针吸活检，以细胞学诊断的结果作为参考标准。用 McNemar 的统计学方法比较触诊、CT 和超声对于锁骨上肿大淋巴结检查的敏感度。用 Logistic 回归的方法分析锁骨上淋巴结转移瘤的大小和触诊率的关系。用卡方检验分析锁骨上淋巴结转移瘤和原发肿瘤的大小、纵隔淋巴结受累和远处转移的关系。

在 117 例病人中,触诊发现锁骨上肿大淋巴结 15 例;CT 发现 34 例;超声发现 38 例并在超声引导下行针吸活检,其中 30 例(26%)细胞学证实有转移(8 例小细胞癌,22 例非小细胞癌)。以细胞学结果作为标准,触诊、CT 和超声检查锁骨上淋巴结转移瘤的敏感度分别为 0.33、0.83 和 1.00。超声和 CT 检查锁骨上淋巴结转移瘤的敏感性明显高于触诊,而超声和 CT 两者间的敏感度无显著性差异。可触诊到的锁骨上淋巴结转移瘤(平均直径 25.2 mm)比不可触到的转移瘤(平均直径 13.7 mm)明显大,并且淋巴结的直径至少为 22.3 mm 时,触诊率才能达到 50%。

锁骨上转移瘤的出现和原发肿瘤的大小无明显相关关系($P = 0.90$)。CT 上纵隔淋巴结为

N3 期的病人比 N_0、N_1 和 N_2 期病人出现锁骨上淋巴结转移的概率大($P<0.001$)。锁骨上淋巴结转移在有远处转移病人中出现的概率要高于无远处转移的病人($P = 0.04$)。3 例非小细胞肺癌病人因细胞学证实未触诊到的锁骨上淋巴结已有转移而 TNM 分期升级,确定已无法手术治疗。共有 11 例因细胞学证实未触诊到的锁骨上淋巴结已有转移,而避免了进一步不必要的有创性检查。该作者认为,超声和超声引导下的锁骨上淋巴结针吸活检操作简单、敏感度高,有助于确定肿瘤的分期,建议作为常规的诊断方法。

第八章　巨淋巴结增生症

第一节　胸部巨淋巴结增生症

巨淋巴结增生症,即 Castleman 病,是非典型性淋巴细胞增生失调。自从 1956 年第 1 次被描述后,曾有淋巴滤泡网状内皮细胞瘤、纵隔淋巴结血管滤泡增生、良性巨淋巴瘤等多个名称。本病最常发生于纵隔和肺门,肺内很少发生,也可见于全身任何部位, Frizzera & Castleman(1998)总结 400 例资料表明,病灶位于胸部约占 70%、颈部 14%、腹部及盆腔 12%、腋窝 2%。Sheung 等(2004)曾报道 16 例不典型巨淋巴结增生症,其中来源于胸膜 8 例,腋窝、锁骨上窝、肋间隙、心包、肺各 1 例。胸部病变影像学分为单中心型或多中心型。病理学分为透明血管型、浆细胞型和混合型。

一、发病机制

病因及发病机制尚不明确,有作者认为与免疫功能异常有关 [如人疱疹病毒 8 型(HHV-8)和人类免疫缺陷病毒感染],血管增生,细胞因子调节异常如白介素 -6(IL-6)表达增加等有关。有报道常伴有卡波西肉瘤(发生率 63%)和免疫缺陷综合征及人类疱疹病毒 8 型感染。近年来学者们更注重对人类疱疹病毒 8 型感染和白介素 -6 过度表达的研究。

二、病理学

单中心型分为透明血管型、浆细胞型和混合型 3 种,其中透明血管型占 80%~90%,浆细胞型占 10%~20%,混合型很少见。单中心型大部分为透明血管型,多中心型多数为浆细胞型。

透明血管型:病理特征为异常滤泡增生和滤泡间质大量小血管增生。增生滤泡呈类圆形,由密集排列的多形性小淋巴细胞外层围绕小生长中心组成。生长中心由大量滤泡树突状细胞和上皮细胞组成,细胞核排列不整齐,有粗大的染色质。细胞质边界欠清,有大量透明化小血管和圆形上皮细胞穿透生长中心。有时可无生长中心,滤泡仅有大量密集排列小淋巴细胞外层构成,呈“洋葱皮样”表现,称为透明血管型淋巴变异。另外,亦有单个滤泡具有多个生长中心的形式。在病变中可以看见大的纤维变性,尤其是围绕大血管周围,但病变周围末梢可以看见正常淋巴结。

浆细胞型:组织病理学特征性表现为淋巴滤泡生发中心出现成层成片排列的成熟的浆细胞,部分浆细胞中有 Russell 小体存在,缺乏或少量存在管壁玻璃样变的毛细血管,另一特征表现为正常至巨大的滤泡而无血管化作用或透明化作用的滤泡中心。

多中心型:组织病理学与单中心型浆细胞型相似。滤泡增生是主要特征,表现为畸形生长,如锐利边缘、小血管增多,但也有增生的边界欠清,滤泡及小血管减少。结节形态的保持依赖于滤泡的增生程度。结构正常结节,表现为窦腔内充满染色质多的淋巴。如果大量滤泡增生(结节结构丧失),很可能发现窦腔受压或闭塞。免疫组织化学形式与单中心型亦十分相似。异常滤泡边缘附有少量淋巴细胞,多克隆浆细胞为主的滤泡组织中,含有少量 T 淋巴细胞亚型。

混合型:很少见,病理组织同时具有透明血管型和浆细胞型两者的特征,介于两者之间。

三、临床表现

分单中心型和多中心型。单中心型表现为单发巨大淋巴结病变;多中心型表现多部位淋巴结受累,常伴有全身多器官受累。临床分型与病理分型有相交叉之处,单中心型多数为透明血管型,而多中心型多数为浆细胞型。

单中心型巨淋巴结增生症：透明血管型，文献报道透明血管型中，女性占 66%，发病平均年龄 30 岁。常无不适等临床症状，偶有疲劳、乏力等。当病变沿支气管树分布时，由于支气管受压而表现为呼吸道感染、（干）咳、呼吸困难、咯血。偶有轻微贫血和血沉轻度加快等实验室异常表现。浆细胞型，男性较多，男女比例为 3∶1，发病年龄在 3~45 岁之间。主要症状有发烧、盗汗、周围淋巴结病、肝脾肿大。贫血（血红蛋白减少）、血沉加快、多克隆 γ 球蛋白血症、低蛋白血症、骨髓浆细胞增多症、血小板增多症等实验室异常表现。

多中心型巨淋巴结增生症：发病年龄较单中心型偏大，平均年龄为 40 岁。临床表现与单中心型浆细胞型相似，病人常表现为全身症状和周围淋巴瘤，肝和 / 或脾肿大是常见症状。其他伴随疾病，包括皮疹、风湿病、肾功衰竭和神经受累（癫痫发作、周围神经病变）。实验室检查可见：血沉加快、贫血、高 γ 球蛋白血症、低蛋白血症、血小板减少症和蛋白尿。多中心型的病程形式有以下 3 种：一种急剧、快速、致命性过程；另一种慢性病程伴有持久临床症状；第三种为加剧与缓解交替出现的消长变化，后者更为常见。

四、影像学研究

CT 表现：单中心型，大部分为透明血管型，表现为纵隔及肺门圆形或卵圆形较大软组织肿块，边缘光滑、锐利，可有分叶，多数密度均匀可伴斑点状、树枝状等不同形状钙化。Meador & McLarney（2000）报道病变强化与病灶大小有关，<5 cm 多为均匀强化，>5 cm 的多不均匀强化，另外，还与病变的组织学特点如变性、坏死、纤维化的程度有关。动态增强表现为：动脉期病灶明显强化，均匀或不均匀，其强化程度可与邻近动脉相仿；门脉期病灶均匀强化，但增强值小于动脉期，仍高于周边软组织密度；平衡期病灶持续强化，呈略高或高密度。外周有点状异常增强的小血管，可能为滤泡间大量毛细血管增生，周围有滋养血管所致。亦有不典型强化，表现为轻度强化、靶环样强化。中心未强化区，由于血管内皮细胞过度增生、血管闭塞，使对比剂不能进入所致。

多中心型，浆细胞型占多数，影像表现无明显特征性，主要表现为肺门纵隔一组或多组肿大淋巴结增大，密度均匀，增强后中等强化。若侵犯肺实质，表现为肺内磨玻璃样密度增高，气腔实变，双肺弥漫性网状、结节状间质浸润，其病理学改变为大量浆细胞在肺实质内浸润，类似于淋巴细胞间质性肺炎。病灶内亦可出现钙化。PET/CT 是将 PET 结果与 CT 相结合，表现为在 CT 诊断结果上还有 ^{18}F-FDG 浓聚。

MRI 表现：MRI 扫描时间长，呼吸运动及心血管搏动易产生伪影，但利用流空效应易与血管性疾病鉴别。单中心型巨淋巴结增生症表现与 CT 相似，纵隔及肺门圆形或卵圆形较大软组织肿块，T_1WI 表现为等或高信号，T_2WI 为不均匀高信号。由于血运丰富，增强后常呈均匀高信号，少数为不均匀强化，可见片状低信号区，亦有呈同心圆样不典型强化。其中透明血管型强化程度与胸腹主动脉同步，延迟扫描中度强化。浆细胞型可轻度或中度强化。多中心型巨淋巴结增生症多伴有全身各个系统改变，为肺门纵隔多发淋巴结肿大。

全身一体化 MRI 和扩散加权成像对全身淋巴结肿瘤性病变有重要意义。DWI、T_1、T_2 和 STIR 均获得清晰的图像，有较好的空间分辨率，可进行冠状位扫描。病变淋巴结 T_1WI 表现为与肌肉较一致的均匀略低和等信号，T_2WI 表现为类似脂肪组织的不均匀略高信号与高信号混合，其 STIR 图像上为显著的高信号。DWI 对肿瘤淋巴结的显示较好，特别是对于较小的淋巴结有着较好的效果。DWI 扫描图像上病变淋巴结表现为较高的信号，正常组织结构表现为较低信号。

超声表现：单中心型巨淋巴结增生症表现为孤立性单发圆形或类圆形病灶，边界清晰，有完整包膜，内部多均匀低回声，透声好，后方回声轻度增强，彩色多普勒血流显像多显示丰富彩色血流，部分有粗大血管进入肿块内。多中心型巨淋巴结增生症超声有助于发现浅表及深部淋巴结病变，病变淋巴结形态改变，淋巴门消失，肿大淋巴结多为低阻血流，阻力指数 <0.6，有别于淋巴瘤和恶性肿瘤淋巴结转移。

血管造影：表现为多血管性肿块，有粗大供血血管，但并不包绕肿块，暗示为良性病变。透明血管型可见到与毛细血管增生相符合的毛细血管充盈。此毛细血管充盈在静脉早期发生，与动静脉瘘不同。在浆细胞型中不会见到这种表现。

总之，巨淋巴结增生症是成人中较为少见的无症状性疾病，首先表现为正常淋巴组织处出现局限型均匀强化的软组织肿块,当缺乏相关症状且可见血管过度形成,应想到此种良性淋巴结病变。影像学检查有重要意义,但最终确诊仍依赖于病理学。

第二节 巨淋巴结增生症(透明血管型)病例

患者,男,25岁。

手术所见:左胸内无积液无粘连,肺裂之间可见一直径约4 cm椭圆形实性肿物,表面光滑,质地中等,包膜完整,包膜血供丰富,肿物基底部位于肺裂中,左侧肺门处有数枚肿大淋巴结,最大直径约1 cm(图21-8-1)。

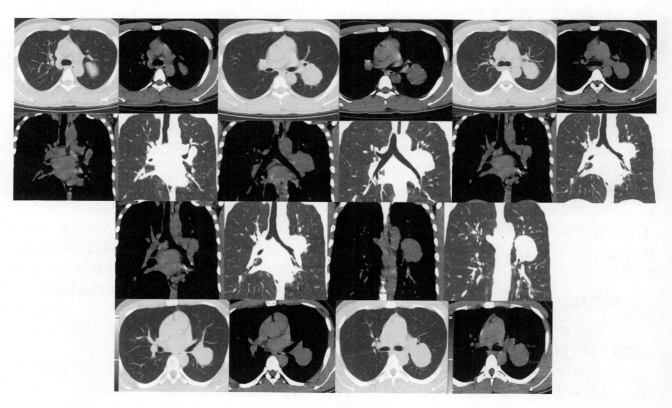

图21-8-1 巨淋巴结增生症

病理检查:左肺肿物组织:灰红色组织一块,大小1.2 cm×1 cm×0.3 cm。左肺肿物切除标本:结节状组织一块,大小5.5 cm×4 cm×3 cm,切面灰白灰黄,质中,境界清楚。纵隔淋巴结:淋巴结样物两枚,大小分别为1.2 cm×1.2 cm×0.5 cm 和 0.5 cm×0.5 cm×0.2 cm,切面灰褐,质中。常规病理诊断:术中两次送检左肺肿物切除标本:初步诊断良性淋巴组织病变,待做免疫组化检测进一步协助诊断。纵隔淋巴结切除标本:淋巴细胞反应性增生。

免疫组化检测:阳性:CD34(血管内皮+),CD31(血管内皮+),F8(血管内皮+),CD20(B细胞+),CD79α(B细胞+),PAX-5(B细胞+),CD3(T细胞+),CD5(T细胞+),CD45RO(T细胞+),CD21(树突细胞网+),CD23,CD35(树突细胞网+),CD68(组织细胞+),CD163(组织细胞+),CD38(散在浆细胞+),CD138(散在浆细胞+),Kappa链(散在+),CD10(小灶+),Bcl-6(+,集中于生发中心),Ki-67(+,约10%,主要集中于滤泡生发中心);阴性:TTF-1,Lambda链,Bcl-2,TdT,CK(P),CyclinD1,EMA,ALKP80。免疫组化诊断:左肺肿物切除标本:结合组织学图像及免疫组化检测结果,送检肺肿物实为淋巴组织增生性疾病,符合Castleman病(透明血管型,该病又称为巨大淋巴结增生或血管滤泡性淋巴结增生),建议切除后复查。

第二十二篇　胸部先天异常和发育变异

第一章　肺先天异常

第一节　先天性马蹄肺伴左肺发育不良

先天性马蹄肺,又称短弯刀综合征、先天性肺静脉叶综合征,交通肺,是一种非常罕见的先天性异常。先天性马蹄肺的异常表现是两侧下肺延伸于心包后并跨越中线融合,于心脏后方、脊柱食管前方以峡部相连,通常伴有肺发育不良,尤其是伴有肺发育不全综合征。

先天性马蹄肺的特点是全部或部分右肺静脉引流至下腔静脉、肝静脉或门静脉,并包括右肺发育不良,由体动脉和／或细小肺动脉供血。有作者报告一例马蹄肺伴有左肺发育不良,不伴有肺发育不全综合征,尤为罕见。

随着 MSCT 在肺部检查中的广泛应用,先天性马蹄肺将更容易被鉴别。了解先天性马蹄肺后诊断不难,先天性马蹄肺诊断要点为:两下肺于心脏后方及脊柱食管前方不同程度的融合,并以峡部相连;增强扫描或肺血管造影示肺动脉分支向下延伸,在心后跨过中线;三维重建或支气管造影见患肺支气管分支细少或分支异常,患侧支气管自另一侧发出。先天性马蹄肺主要需与先天性支气管桥及肺疝鉴别,前者为一侧气管自另一侧发出但不伴有肺发育不良,后者高分辨率 CT(HRCT)可见有胸膜分隔两肺,从而进行鉴别。

第二节　特发性单侧透明肺

特发性单侧透明肺由 Swyer & James(1953)首先报告 1 例,故称为 Swyer-James 综合征。由于常发生于一侧且以左侧多见,故又称为左侧特发性单侧透明肺。

一、发病机制

病因不明,有先天性发育和继发性感染等学说。部分病人婴幼儿时期有明确的麻疹、百日咳、肺炎、高热病史,一组报告中有 7/29 例。一些研究认为本病与感染后闭塞性细支气管密切相关,病因为病毒、细菌、支原体等,在婴儿期或儿童早期患急性细支气管炎可导致终末细支气管和呼吸性细支气管破坏,并影响肺泡芽的正常发育,肺泡芽的破坏使病变区肺循环减少,病理检查主要是闭塞性细支气管炎性改变,阻塞细支气管的远端气管和气腔扩展,出现肺气肿。

二、临床表现

既往多为个案报告,近来报告病例数较前明显增多,说明本病并非罕见而系少见疾病。患者自幼易"感冒",常有咳嗽、吐痰、胸闷、气短等症状,少数可有咯血,多为痰中带血丝。体质较差,男多于女,该组为 20∶9,左肺多于右肺,下叶多于上叶,该组29 例全部累及左肺,仅 2 例右肺同时受累。

特发性单侧透明肺与肺心病:特发性单侧透明肺与肺心病的关系问题,由于患肺肺动脉细小,外周阻力增加是否可以早期导致肺心病,通过该组病例观察,有右下肺动脉干增粗 12 例,占 41%,肺动脉段延长 5 例,占 17%,肺动脉干膨隆 7 例,占 24%,心尖上翘 2 例,心脏增大 4 例。特发性单侧透明肺是导致肺心病、肺动脉高压的直接因素;右下肺动脉干增粗与健侧肺代偿性血流增加有一定关系;患肺支气管扩张,肺气肿反复感染,长期慢性咳嗽导致健肺逐渐出现慢性支气管炎、肺气肿,是肺心病、肺动脉高压的继发因素。

三、影像学研究

肺气肿:表现为患肺透亮度增大(29/29),中内带非血管性纹理增强,紊乱,外带纹理稀少,界限分明(22/29),患侧胸廓反而狭小,表现为胸廓轻度塌陷,肋间隙略窄,纵隔气管轻度左偏(21/29),膈肌位置多正常(27/29)。由于患肺发育差,通气功能减退,透视下深呼吸或电视透视下系列连续拍片可见纵隔摆动,吸气时纵隔向患侧(多向左移),呼气时纵隔向健侧(多向右移),偏移幅度多为0.7~0.8 cm。该组平片疑透明肺者即行电视透视下系列摄片,观察纵隔摆动情况,结果均为阳性。电视透视或深呼、吸气拍片相比患肺透亮度变化不大。

患肺血管纹理细小、稀少。常规胸片显示左肺门小,肺野内血管性纹理细小、稀少,而正常区肺血管纹理正常或增粗,CT和肺动脉造影除肺血管纹理显示更为清晰外尚见肺动脉主干或叶动脉发育细小。该组病例中,有6例做了肺动脉造影,3例做了胸部CT扫描,均显示肺叶动脉细小,而另有作者报告1例左肺动脉起始部发育细小。该组左全肺透亮度增大、肺血管纹细小者CT见左肺动脉主干起始部细小,CT无法测量(9/14),而左下野透亮度增大者见左下叶肺动脉细小,与增粗的右肺动脉形成明显对照,肺动脉主干或叶动脉干的发育状况与肺内血管性纹理的粗细程度是完全一致的。有肺动脉高压者显示右下肺动脉干增粗,该组(12/29)直径为1.7~3.7 cm,少数呈现残根状肺门。肺动脉段延长、膨隆,该组分别为6.8~8.0 cm、0.6~1.0 cm。心胸比例多在正常范围之内(25/29),该组仅4例心脏增大,心胸比例 >0.51。所有右肺动脉干增粗者左肺门及患肺血管纹理仍然细小,双侧对比更加显著。

支气管扩张:患者因支气管扩张而长期咳嗽、咳痰、咯血,这也是患者就诊的常见原因。多为混合性扩张,以左下叶基底段特别是内基底段多见,其次是舌叶、右下叶。CT在诊断支气管扩张方面明显优于平片(12/14)。该组发现支气管扩张19例、1例轻度扩张仅CT显示,2例平片见非管性纹理增强而CT发现两肺下叶、舌叶、中叶广泛性支气管扩张。合并感染后可形成液平或斑片状阴影。该组部分病例未显示支气管扩张与回顾性诊断病例未行CT扫描有关。

四、鉴别诊断

肺叶、段不张:有些文献将肺叶、段不张,亦列为本病的影像征象之一。引起慢性肺叶、段不张的病因很多,如炎症、结核、肿瘤、外伤、异物及肺发育不良等,长期的支气管阻塞造成不张肺体积缩小致密,其内支气管扩张,周围肺组织代偿性肺气肿,血管性纹理稀少、细小,纵隔气管向患侧偏移,胸廓塌陷,膈肌上抬,纵隔摆动等。而特发性单侧透明肺只可能是慢性肺不张的病因之一,无法鉴别,故该组未将这类疾病包括在内。

肺多发性含气囊肿:肺多发性含气囊肿,可见患肺多发空腔,肺门和肺血管纹细小,透视下亦可见纵隔摆动,与透明肺有很多相似之处,但患肺透亮度不大,平片及CT无柱状支气管扩张征象,支气管造影对比剂不易进入囊腔,临床无咳嗽、痰多、咯血等症状,亦无婴幼儿高热肺炎病史可询,可资鉴别。

本病还应与局限性肺气肿、支气管扩张症、肺栓塞及假性肺气肿鉴别,它们与本病有相似之处,但各有其影像与临床特征,不难鉴别。

第二章　肺隔离症

第一节　肺隔离症

详见本书本卷第五篇·第十三章《肺隔离症》。

第二节　误诊病例简介：成人颈部肺隔离症

肺隔离症是各种因素导致喉气管沟分出额外的副肺芽所致。当副肺芽形成早于胸膜发育时，前者被包埋于邻近肺组织而形成叶内型肺隔离症；与之相反，则前者被自身胸膜包裹，形成远离正常肺的叶外型肺隔离症。在临床上，叶内型肺隔离症多见，占肺隔离症的75%~85%，可见于婴幼儿、儿童或成人。好发于两下肺，尤以左下肺后基底段多见，通常以肺内同一区域反复感染为主要临床表现。叶外型肺隔离症少见，占15%~25%，多见于婴幼儿，其中大约60%的患者在出生后6个月内或产前超声检查时发现，大约10%的患者出现于成人。另外，50%~65%的叶外型肺隔离症患者同时合并其他发育畸形，如膈疝、食管-气管瘘、支气管囊肿、先天性囊腺瘤样畸形、胃肠憩室和椎体畸形等。

Gerler等（1968）通过对13例肺隔离症的临床病理分析发现，肺隔离症及其合并的其他发育畸形具有共同的胚胎起源，并提出用"支气管肺-前肠畸形"来命名肺隔离症及其伴随的其他前肠发育异常。叶外型肺隔离症常位于下部胸腔，尤以左侧多见，典型发病部位为肺下叶和膈肌之间的后肋膈窦。

一例肺隔离症发生于下颈段深部及前上纵隔，根据胚胎发育理论推测，其最初的副肺芽可能起源于喉气管沟的头侧，实属罕见。

典型叶外型肺隔离症表现为胸腔下部膈肌后内侧局限性软组织肿块影，肿块也可位于上部胸腔、纵隔、脊柱旁区甚至膈下腹腔内。叶外型隔离肺由于它有自身的胸膜包裹，故感染的机会较少。因此，CT平扫肿块一般密度均匀，境界清楚。叶外型肺隔离症诊断的关键是发现隔离肺的异常供血动脉和引流静脉，因此，怀疑肺隔离症的患者术前需要增强扫描显示隔离肺的异常血管。动态CT增强扫描由于能够显示隔离肺来自主动脉的供血血管，一直作为肺隔离症诊断的首选检查方法。

另外，主动脉DSA能够直接显示隔离肺的异常血管结构，历来被公认为肺隔离症诊断的金标准。近年来，MSCTA和MRA技术越来越多地应用于显示隔离肺异常血管，技术日趋成熟，趋于替代DSA在肺隔离症诊断中的地位。

该例隔离肺位于颈深部脊柱前方，邻近的气管和食道受压向前外侧移位，肿块密度不均匀，边缘模糊，提示病变为来源于咽后间隙并发感染的占位性病变。因此，需要和咽后间隙感染性病变及原发性和继发性肿瘤相鉴别。

咽后间隙感染在临床上绝大多数为继发于食道穿孔或窦道形成，常见于食道异物或食道镜检查操作不慎所致，CT扫描可见咽后间隙单房或多房脓肿，多数脓腔内可见气影，增强后脓肿壁呈明显均匀强化，结合病史，术前诊断不难。

咽后间隙原发性良性肿瘤比较少见，偶有脂肪瘤和血管瘤的个案报道。脂肪瘤CT扫描一般或多或少都能发现肿瘤内脂肪成分；血管瘤增强扫描有显著的强化，因此，两者与肺隔离症鉴别不难。

咽后间隙恶性肿瘤主要来源于鼻咽癌和甲状腺癌的咽后间隙扩散,CT 扫描一般能清楚显示鼻咽部和甲状腺肿瘤的形态以及肿瘤向咽后间隙扩散的范围,易于和咽后间隙原发性肿瘤区别。因此,对于颈深部咽后间隙占位病变,在除外咽后间隙感染性病变及原发性和继发性肿瘤的情况下,要考虑到叶外型肺隔离症的可能,此时应进行 CT 动态增强扫描或 DSA 检查,如果发现肿块有异常供血动脉和引流静脉,则高度提示肺隔离症的诊断。但是,确诊仍需术后病理学检查证实。

第三章　奇静脉与奇叶

第一节　与奇静脉有关的一些误诊

观察奇静脉的一些情况：后前位胸片上看不见奇静脉的原因有：技术性因素：①呼吸控制不良；②病人转动；③曝光不当。形态学因素：①小奇叶伴高的内侧位置的迷走静脉；②异常奇静脉终止于右无名静脉或锁骨下静脉；③非常小的奇静脉；④奇静脉为正常胸腺或淋巴结所遮蔽。生理性因素：①由于 Valsalva 试验致静脉萎陷；②关系到体位引流的静脉萎陷。病理学因素：①转移性或原发性肿瘤充盈气管支气管角；②由于梗阻致奇静脉萎陷；③奇静脉邻近肺组织疾病。

在后前位或前后位胸片上，可能与奇静脉发生混淆的结构有：①主动脉弓；②胸骨柄；③胸骨第二段；④胸椎椎体或椎弓根；⑤胸椎横突。如果一个锐利致密的界面能在气管壁与假想的奇静脉弓影之间看见，后者则可能不是奇静脉，而是重叠的其他结构。

奇静脉终末部分阙如十分少见，Fleischner（1952）指出奇静脉偶可终止于右无名静脉或锁骨下静脉。奇静脉终端输送血液的容量在人与人之间常有差异，某些人甚至在流动的方向上，在不同时间也可有所改变。

扭曲的奇静脉弓酷似肺内病变：在文献上，扩张的奇静脉，或肿瘤状扩张的奇静脉弓酷似纵隔肿瘤者已屡见不鲜，Sayer 等（1954），Schmidt（1954），Shuford & Weens（1958），Magbitang 等（1960），Bogedain & Carpathias（1962），Cellini 等（1971），Batistich（1976）和 Olbert 等（1981）都曾作介绍并行详细讨论。此类动脉瘤状的扩张奇静脉弓表现于正位胸片上，为奇静脉区三角形包块，以气管和右主支气管角为起点，常见于充血性心力衰竭，不同类型的静脉梗阻等。

Rock & Druy（1982）介绍一例迂曲的奇静脉弓佯似肺部病变，表现为侧位胸片上主动脉弓下发致密阴影。该例奇静脉弓与上腔静脉汇合处之近侧奇静脉呈现奇异的纠结，导致该处纵隔胸膜变形，侧位胸片上尤其明显，而在 CT 图像上清楚显示它周围完全为肺实质包绕，恰位于奇静脉食管隐窝中，如无 CT 扫描，侧位胸片上实难将该影与肺内病变区分开来。

另外，Landay（1983）指出，在 9% 人群中，奇静脉能见于右主支气管或上叶支气管的后方，常与纵隔淋巴结发生混淆。

第二节　奇静脉异常与变异

奇静脉变异：左奇静脉常见于左上腔静脉，在胸椎左前方向上行至 T_4 高度移行为奇静脉弓，后者紧贴降主动脉外侧壁跨左肺动脉注入左上腔静脉，右位心者亦常观察到左奇静脉显示。双上腔静脉者可伴双奇静脉，右奇静脉走行正常，左侧奇静脉走行与单纯左奇静脉相同，两侧奇静脉间无吻合支。奇叶

在人群中发生率为 0.4%~1.0%，奇叶时奇静脉弓更靠近头侧，距离气管隆突 2~4 cm。奇静脉及半奇静脉延续为下腔静脉常伴发的畸形有双下腔静脉、先天性心脏病、多脾综合征及腹部脏器异位。该研究中 1 例见正常的右位上腔静脉远端闭锁，双侧肾静脉连于左上腔静脉，但肝静脉仍然回流入未闭锁的

近端下腔静脉。

奇静脉异常强化：依据奇静脉病理生理学改变可将其病因分为右房压力增高和上腔静脉阻塞两种。右房压力增高时，增高的右房压传导至上腔静脉及奇静脉，引起对比剂反流及奇静脉扩张，研究所见右房压力增高常见原因为肺动脉高压及栓塞，亦可为主动脉夹层或动脉瘤、右心功能衰竭及大量心包积液所致，此时常伴下腔静脉与肝静脉异常强化及其管腔扩大。Restrepo 等（2007）认为，心包积液合并奇静脉反流者提示心包填塞的可能性，应引起警惕。

上腔静脉阻塞多为恶性肿瘤如胸腺瘤、淋巴瘤及肺癌等压迫或侵犯上腔静脉所致，根据阻塞部位不同，奇静脉内血流方向会有所差别：上腔静脉近右心房入口处阻塞可导致对比剂自上腔静脉反流入奇静脉；若阻塞部位在奇静脉入上腔静脉处下游，则对比剂自胸壁深浅静脉经奇静脉回流入右心房。良性上腔静脉阻塞见于纤维性纵隔炎、胸骨后甲状腺肿及上腔静脉血栓。

奇静脉扩张：原因可分为奇静脉血液流量增多和右房压力增高两种。下腔静脉系病变引起奇静脉回流血液增加者见于下腔静脉阻塞，下腔静脉栓子以肾癌及肝癌所致瘤栓多见。门静脉高压时曲张的食管静脉和食管旁静脉均直接或间接汇入奇静脉，从而增加奇静脉内血流量。先天变异所致布-加综合征患者下腔静脉血流可反流入左肾静脉至半奇静脉和经腰升静脉至奇静脉，最后注入右心房，此时奇静脉和半奇静脉扩张常见。下腔静脉内栓子需要与假性的充盈缺损区别，后者主要是由于下腔静脉内含有对比剂的血液混合不均匀所致，选择合适的延迟扫描时间可以避免误诊。

某些肺血管变异，如部分性肺静脉回流异常至奇静脉者，回流下游奇静脉血管管腔亦可见局限性

增粗。此时可伴心脏体积增大及肺水肿。肺动脉栓塞导致右房压力增高时常伴奇静脉增粗。肺动脉栓塞范围广泛者奇静脉直径扩张更加明显。Ghaye 等（2006）研究了肺动脉栓塞预后与奇静脉直径的关系，认为幸存者奇静脉直径明显小于非幸存者。

奇静脉的观察在常规阅片过程中的重要性：奇静脉系统发育变异很少导致症状，多偶尔在胸部 CT 扫描时发现，若同时伴胸部病变者，在诊断和手术时应予注意。少量的对比剂反流并不具备特异性，但达到一定程度后应引起重视，以早期发现潜在的疾病及对病变严重程度做出评估。胸部 CT 平扫时发现奇静脉扩张者，应建议患者进一步检查，排除肺动脉栓塞等疾病。当发现奇静脉异常却在胸部增强 CT 上未找出原因时，应适当扩大扫描范围，仔细寻找导致奇静脉异常的疾病，从而更好地指导治疗。

异常奇静脉的判定：走行路径不同寻常，或出现多支奇静脉，但无临床症状者，视为发育变异。增强扫描后 20~25 s 时对比剂充盈范围超出对照组奇静脉的强化范围视为奇静脉异常强化。奇静脉管径超出正常值范围视为奇静脉扩张。

奇静脉管径正常值测量：一些学者报告 200 例 CT 增强检查未见纵隔肿瘤、心血管病变及肝硬化等异常者，年龄 21~78 岁，平均 55 岁；男 122 例，女 78 例。采用 5 mm 层厚测量奇静脉内径，测量部位在气管外侧壁的奇静脉弓最宽处。正常成年男性奇静脉管径（0.81±0.30）cm；正常成年女性奇静脉管径（0.80±0.28）cm。各年龄段奇静脉管径正常值：20~40 岁，24 例，0.72±0.25 cm；41~60 岁，91 例，0.83±0.29 cm；61 岁以上，85 例，0.82±0.30 cm。

奇静脉异常表现：一组发育变异及先天异常 18 例：双奇静脉 5 例，左奇静脉 8 例，奇叶 4 例，奇静脉经半奇静脉延续为下腔静脉 1 例；异常强化 66 例，扩张 52 例，均大于 13 mm，最粗者达 19 mm。

第四章　胸部发育变异、其他先天异常与诊断陷阱

第一节　肺分叶的变异

附加的胸膜裂隙或胸膜裂隙不完全,造成肺分叶的变化,十分常见,现考虑一般皆为正常发育变异。Langlois & Henderson(1980)报告 100 例肺解剖标本中这些分叶变异的发生率,总发生率为45%,其中 33% 为单一变异, 6% 为双重变异。右侧水平裂不完全或附加右舌裂最为常见。产生二裂的右肺或三裂的左肺占 19%,而这些肺生前 X 线照片常常未能看见这些改变。内侧基底裂,见于 15% 的标本,但生前均未看见,其原因推测可能为这些裂不

甚完全或被心影所遮蔽。然而,分开下叶背尖段与基底段的上副裂,见于 8%,却容易在生前 X 线照片上显现。其他的副裂发现于 4% 的病例。大概所有副裂中以奇裂最为有名,前文已述。

实际上这些副裂或不完全分裂的重要性,是正常裂的阙如可允许疾病播散,跨过一个假想的解剖境界;或一个变异的附加的裂可以限制疾病;附加裂或裂不完全均可产生一些影像表现的混淆,引起误诊。

第二节　左肺动脉

经主 - 肺动脉窗的 CT 图像上,特别是平扫图像,由于部分容积效应,左肺动脉的顶部可被误认为主 - 肺动脉窗内肿块或肿大淋巴结。在向足侧的连续 CT 图像上,可以发现所谓的"肿块"或淋巴结的方向与左肺动脉一致。而真正的淋巴结病变与其方向不同,且密度不如左肺动脉均匀。有些病人的左肺动脉和肺动脉主干顶部相对较高,约达主动脉弓水平,易与前纵隔肿块混淆。尤其是伴有左上肺不张、左上肺切除及左肺门升高的病人,更易造成误诊。连接观察 CT 图像可以发现,该"肿块"在靠近肺门的区域,与前方的肺动脉干和后方的左肺动脉相连续,增强扫描则更看得清楚。

左肺动脉异常:异常的左肺动脉(肺动脉悬吊)是一种先天异常。左肺动脉起源于右肺动脉的后壁,在靠近右主支气管的起始处向后上走行,经气管和食管间穿越纵隔,进入左肺门。新生儿和婴幼儿常由于相应的气管、支气管和心血管异常,而有呼吸困难症状。成人少有症状,偶尔被误认为无症状的右侧气管旁肿块。在 CT 增强扫描图像上可以显示异常血管的起源、左肺动脉的走行、与气管之间的关系及其对气管的影响。可清晰显现左肺动脉走行连续性,即从右肺动脉发出,经气管后和食管前这一特征性路径进入左肺门。

第三节　上肺静脉

右上肺静脉和左上肺静脉容易与纵隔血管旁肿大的淋巴结混淆。在经纵隔和肺门的连续 CT 层面

上,可看到右上肺静脉和左上肺静脉分别走行于右肺动脉和左肺上叶支气管前方,最后进入左心房。

了解这些血管的正常走行，必要时增强扫描，有助于与肿大淋巴结鉴别。

部分性肺静脉畸形引流：在 CT 图像上偶尔可见到孤立存在的部分性肺静脉引流异常。异常引流的肺血回流到右心，引起心脏左向右分流。尽管它可能伴存多种心血管异常，但在 0.4%~0.7% 的人群中可能仅伴存和叶或多叶部分性肺静脉畸形引流，而不伴有其他畸形。

在左上叶肺静脉异常流入左头臂静脉的病人中，主-肺动脉窗和主动脉弓旁可见到垂直走行的静脉血管，与永存左上腔静脉的表现很相似。分析左上叶肺静脉的走行及左主支气管前血管的数目，即可对 2 种变异进行区分。在左上叶部分性肺静脉畸形引流的病人中，左上叶肺静脉在主-肺动脉窗水平进入这一垂直走行的迷走静脉。在永存左上腔静脉病人中，左上叶肺静脉在左主支气管前进入正常位置的左上肺静脉，左主支气管前左肺门区可见 2 支血管（左上腔静脉和左上肺静脉），而在左上叶肺静脉畸形引流的病人中，在该处只有 1 支血管（异常的垂直静脉，其连接着左上肺静脉和左头臂静脉）。在永存左上腔静脉的病人中，血流方向朝向足侧，进入冠状窦；而左上叶肺静脉畸形引流的病人，垂直静脉的血流流向头侧。

在 CT 图像上可以见到其他肺静脉引流异常，包括：右上肺静脉向头侧引流到奇静脉，或在镰刀综合征的病人中向足侧流向镰刀静脉。

镰刀综合征的表现包括右肺和右肺动脉发育不良、肺叶分叶或支气管分布异常、部分或完全来自体循环动脉血供以及全部或部分右肺叶的静脉异常引流——镰刀静脉。CT 图像上可以见到镰刀静脉在右肺下叶内与右心缘平行走行，然后在膈下或下腔静脉进入右心房处汇入下腔静脉。

第四节　胸腔内肝副叶

胸腔内的肝副叶，又称胸腔迷走肝，或肝上副叶，甚为少见，术前多误诊为胸膜间皮瘤、肺囊肿或肺肿瘤等。X 线胸片可见右下肺横膈上的光滑圆形软组织肿块影。Stewart & Stein 认为气腹造影可以证实膈下肝叶位置异常，但 Hansbrough & Lipin 报告一例有蒂的胸腔内肝上副叶，气腹造影肿块完全局限于横膈后上方，不能确定肿块来自肝脏，误认为胸膜间皮瘤而手术。据文献报告，此类病人无疝、横膈阙如和腹内脏器膈膨出等。

第二十三篇　小儿胸部疾病

第一章　小儿肺部炎症

第一节　MSCT观察小儿胸部淋巴结结核

结核病患儿气管旁和食管旁淋巴结增大主要分布在右侧(仅只6例观察);肺门区主支气管和叶支气管附近淋巴结增大双侧显示率均高,但可能与两肺有无病灶以及病灶的部位有关;气管前腔静脉后淋巴结和隆突下淋巴结增大显示率最高,直径较大,易融合和坏死;因此,MSCT对纵隔肺门淋巴结结核的诊断,判断有无淋巴结的坏死或干酪坏死物质破溃及其转归有重要价值。

第二节　免疫正常儿童和成人肺隐球菌病

隐球菌病是条件致病性深部真菌病,其致病菌为新型隐球菌,在土壤中广泛存在,主要侵犯肺及中枢神经系统,也可侵犯腹部实质脏器及皮肤黏膜。多发生在细胞免疫缺陷儿童中,也发生在无任何基础疾病的免疫正常患儿中,以发热、咳嗽、淋巴结肿大为主要临床症状起病,易被误诊而延误治疗。1981年国内首例报道肺隐球菌病,之后主要集中在成人和免疫缺陷者。而儿童肺隐球菌病鲜有报道,一些单位于2004年才开始逐渐认识到免疫正常儿童的肺隐球菌病。一组21例患儿2岁以上为主,<2岁仅2例,患病原因可能与年龄增长后活动范围增大,在环境中对隐球菌暴露感染概率增加相关。

一、病理分型

肺隐球菌病,包括周围肺肉芽肿、肉芽肿性肺炎累及毛细血管或肺间质和累及大块肺组织的4种病理分型,一般免疫正常者表现为肺肉芽肿,免疫缺陷者常累及大块肺组织。该组肺部CT特征以多发结节为主,结节大小不均匀,直径3mm以下的粟粒结节占多数,结节形态多为类圆形,边界光滑。但结节主要在胸膜下及肺外带分布,无特定的肺叶分布趋势,与成人结节好发于中上肺叶不同。

Kishi等(2006)发现非获得性免疫缺陷综合征患者肺隐球菌感染30%结节出现空洞,而该组患儿所有结节均无空洞形成。另外,4例伴发胸膜下淡薄片影,无大片肺组织累及,无支气管充气征表现,考虑与免疫机制正常有关。

累及淋巴结的肺隐球菌病少见,通常被认为是隐球菌播散的一个征象,病理上是一种肉芽肿性炎症,可伴有或不伴有坏死。该组胸腹部多组肿大淋巴结是较为突出的特征,并且2例淋巴结表现为环形强化,类似结核的干酪样坏死。肺内病变吸收时间大多在治疗后3个月内,肿大淋巴结消失时间多为6个月,较肺内病变吸收时间长。

二、影像学研究

免疫正常儿童与免疫正常成人肺隐球菌感染的区别:①成年人多见于青年男性,临床表现为咳嗽或无任何症状。而免疫正常的患儿常表现为长期发热,是机体对病原菌的正常免疫防御。②免疫正常患儿除CT表现为肺内结节特征外,伴有胸腹部多组淋巴结肿大,这是与免疫正常成人隐球菌病较为重要的区别,可能和儿童免疫机制尚未发育完善,病原体易沿淋巴结播散,引起淋巴结肿大。③成人为单纯肺部感染表现,免疫缺陷者容易出现肺外表现。而免疫正常患儿易累及多系统,表现为全身播散性隐球菌病。

免疫功能正常的原发性肺隐球菌病 CT 表现：①虽然肺隐球菌病常发生于免疫功能抑制或低下的患者，但免疫功能正常患者也时有发生，应引起高度重视；②肺隐球菌病的临床症状轻微甚至无症状，与影像学表现明显不相称，临床和影像学误诊率较高；③肺隐球菌病的 CT 表现主要为单发的结节、多发混杂的结节和 / 或肿块和 / 或局限性肺实变两种类型，其中大多数表现为后一种，同时出现空气支气管征 / 小泡征、空洞和晕征者具有特征性。④尽早采用 CT 导引经皮穿刺活检方法将有助于病变的早期诊断，避免开胸手术。

三、误诊分析

本病易与结核、淋巴瘤相混淆，该组 CT 诊断敏感率仅为 47.6%。因影像表现为肺内弥漫小结节伴纵隔淋巴结肿大，同时合并肺外改变，7/21 例被误诊为结核。但肺隐球菌病的结节大小不均匀，空洞或坏死罕见等特点可资鉴别。该组 4/21 例患儿因长期发热，反复抗生素治疗无效，肺内小结节影合并纵隔淋巴结融合肿大被误诊为淋巴瘤，儿童淋巴瘤肺内出现小结节较为少见，两者难以鉴别时需进行病理活检。

该组例数偏少，免疫正常儿童和免疫异常儿童肺隐球菌病的发病机制、CT 特征和鉴别诊断需要进一步研究，另外，该组没有采用 HRCT 进行分析，对一些肺部征象的认识不足。因此，对于免疫正常患儿，长期发热，年龄 >2 岁，CT 表现为肺内多发小结节伴多组肿大淋巴结，同时合并全身多个系统感染时要考虑到肺隐球菌病的诊断。

第二章 气管支气管异物

第一节 气道异物

请详见本书本卷第十一篇·第十章·第一节《气道异物》。

第二节 误诊病例简介：支气管异物与肺门淋巴结核

男性9岁，误吞塑料笔帽1个。误诊原因分析：患儿始终没有讲述自己误吞异物的病史，仅提供受凉后发病；因左右支气管的解剖特点，异物多发生于右侧支气管，因而未考虑到左侧支气管异物的可能；异物始终未能在胸片上显示。

经验教训：患儿2次发病，2次治愈，前后长达70 d，2次治愈后复查均见肺门阴影增大，诊断肺门淋巴结核，异物如不能咳出将会导致多次发病或更加严重的后果，据其病史应想到支气管异物的可能；每次治疗都在15 d以上，治疗过程吸收缓慢，亦应想到支气管异物的可能。总之，对于久治不愈，反复发作，纵隔移位，虽无明确病史及异物显示的病例，应想到支气管异物的可能，提示CT检查是必要的，临床要采取相应的治疗措施。

第三章　小儿气道疾病

第一节　儿童气道异常

儿童气道异常分为先天性和获得性,常与多种先天畸形包括先天性心脏病、多种综合征及食管发育畸形等伴随发生,或由先天性心脏病、大血管异常等继发而来,患儿可出现呼吸困难、反复呼吸道感染等临床症状。

一、先天性气道异常

分支异常:呼吸系统来源于前肠腹面中线的憩室,于胚胎第 24~27 天时气管食管之间隔膜形成,呼吸系统与消化系统在第 32~34 天时基本分开。在这段时间里其隔膜的发育异常可引起气管或食管闭锁(EA)或气管食管瘘(TEF)。

食管闭锁 / 气管食管瘘:食管闭锁 / 气管食管瘘常伴随发生。Kovesi & Rubin(2004)报道共分为 5 种类型,最常见的是远端气管食管瘘伴近端食管闭锁,约占 88.5%;其余为单纯食管闭锁,约占 8%;H 形气管食管瘘且不伴食管闭锁,约占 4%;近端气管食管瘘伴远端气管食管瘘,约占 1.4%;近端气管食管瘘伴远端食管闭锁,约占 0.8%。常会引起严重的呼吸道和胃肠道并发症,如反复性肺炎、阻塞性气道疾病、气道高反应性及食管狭窄等。此外,Bercker 等(2006)报道过 1 例气管闭锁伴高位气管食管瘘以及十二指肠、胆系和心血管系统等多种畸形的病例。

支气管胆系瘘:该病很少见,病人咳出绿色黏液样物质。影像学检查可发现胆囊中有气体存在。瘘管常起源于右主支气管近端接近气管隆突处,通向肝外胆管系统。

气管性支气管:详见本书本卷第十一篇·第十一章·第一节《先天性气管性支气管疾病》。

支气管桥:支气管桥是少见的分支异常,首例报道见于 1976 年,是右肺中叶和下叶由起源于左主支气管中段跨过纵隔向中央延伸的一个支气管供应,起源于气管隆突以下大约 T_5 或 T_6 水平,这样供应右上叶的右主支气管常被看成是一个气管性支气管。它常与左肺动脉吊带及其他畸形伴随发生,但也可为单发。

其他分支异常:无脾综合征的病人肺常呈双侧“右肺”(双侧 3 支支气管)和双侧动脉上支气管(第一支支气管在肺动脉以上分出),可有严重的心脏异常包括单心室、单心房、大动脉转位以及肺动脉狭窄或闭锁。多脾综合征严重程度略轻,可呈双侧“左肺”(双侧 2 支支气管)和双侧动脉下支气管(第一支支气管在肺动脉以下分出),病人可有多个小脾,房间隔缺损或有室间隔缺损及下腔静脉中断。

先天性气管狭窄:先天性气管狭窄,从发育上可分为 2 类,其大多是部分性或节段性的。一类主要是气管纤维性狭窄或闭锁,可有气管内隔膜(气管蹼)形成。另一类为气管软骨环发育不全或畸形引起,有全环状即“O”形软骨环或多发性软骨软化,导致气管固定的狭窄。

病人的症状包括呼气性喘鸣、喘息及呼吸窘迫。且先天性气管狭窄常与先天性心脏病伴发,有左肺动脉吊带的病人伴先天性气管狭窄的可能性增加。

先天性气管狭窄的分型有多种,典型的是气管从喉部至气管隆突或支气管桥从左主支气管发出处逐渐变细(即“胡萝卜形”气管)。还有一种类型的节段性狭窄包括隆凸上方的远端气管(管道形气管)。CT 和 MRI 的价值不仅在于评价气道狭窄的横径,也可用于评价伴随的其他异常,在 CT 或 MR 影像中异常的气管可很圆且小于正常横径。声门下区不含气管软骨,可作为气管内径的正常直径的参考标准。先天性气管狭窄可表现为全程或局部狭窄。

二、气管、支气管软化

气管软化:为气管塌陷异常,大多数看似气管软化的病例实际上是气管对异常气道压力的正常反应。气管软化分为原发性和继发性。原发性气管软化发生在影响软骨的一系列疾病中,如 Larsen 综合征和反复性多软骨炎。继发性气管软化可发生在病人有气管食管瘘、血管外在压迫或纵隔肿块的情况下,也可继发于气管外伤,最常见的是气管内插管。

气管软化的病人有 11%~33% 合并近端食管闭锁及远端气管食管瘘。气管软化也常与纵隔肿块和异常血管(如血管环)有关。

支气管软化:其诊断较气管软化难,可为原发或继发于肿块、先天性异常(如扩大的左房或左室、血管环等)压迫或支气管囊肿等,左主支气管比右主支气管更易受累。胸片可示患侧有轻度气体阻塞,很多 CT 研究显示受累主支气管前壁变平。

气管支气管树的外在压迫:目前发现气管支气管树的压迫多与先天性心脏病及大血管的发育异常有关,常常引起气管、支气管的狭窄或者食管的受压,从而导致儿童出现反复性的呼吸困难、喘息、喘鸣、吞咽困难以及呼吸暂停等症状。

血管对气道的压迫:Barry 等(2004)认为,血管对气管的压迫分为:①双主动脉弓。②右位主动脉弓,包括伴迷走左锁骨下动脉及左侧动脉韧带、镜像分支并右侧食管后动脉韧带。③左位主动脉弓,包括伴迷走右锁骨下动脉、伴右降主动脉及右侧动脉韧带。④异常无名动脉。⑤颈部主动脉弓。⑥左肺动脉吊带。

以上均属于血管环,容易包绕气管,可从不同部位压迫气管及支气管。如双主动脉弓及上述的右位主动脉弓及左位主动脉弓,均可形成完整的或紧或松的血管环包绕压迫气管;异常无名动脉从主动脉弓左侧发出,向右走行时越过气管前方引起气管压迫;颈部主动脉弓罕见,是指主动脉弓高至锁骨上水平,约 C_2 椎体水平,常常是右位主动脉弓伴右侧降主动脉向左越过食管后方,并发出左锁骨下动脉及动脉导管,可引起呼吸道症状;左肺动脉吊带是左肺动脉起源于右肺动脉主干并向左后发出而走行于气管食管之间,成为唯一可压迫远端气管或右主支气管后壁及食管前壁的异常血管,并且可由从右肺动脉起源向后走行至主动脉的动脉韧带,共同形成包绕气管的完整的血管环。

三、各种先天性心脏病引起的气道的外在压迫

肺动脉扩大:由大的室间隔缺损、动脉导管未闭、房室隔缺损及法罗四联征伴肺动脉瓣阙如等引起,常引起气管左侧壁、左主支气管上壁、左上叶支气管发出处的后壁及右中间支气管或右中叶支气管连接处的前壁等不同部位的压迫。

左房扩大:常由二尖瓣狭窄或反流以及充血性心衰、左室流出道阻塞引起,可直接压迫远端气管及支气管主干,并可使气管分叉角度增宽。

全心扩大:可出现于心肌病末期、异常起源的左冠状动脉及充血性心衰失代偿期,可引起左主支气管的压迫,更为严重的是左肺,尤其是左下叶可引起压迫或不张。

支气管腔内阻塞:可由心脏内压升高引起支气管的血管或淋巴系统扩张引起,可致支气管内黏膜水肿及分泌物清除功能破坏,从而引起反复性感染。

四、获得性气管支气管树异常

插管后气管狭窄:气管插管是引起气管狭窄的最常见原因。无论气管内插管或气管切开都会有肉芽组织生成和纤维化发生,可发生于管口、管口尖端或袖口处。插管的持续时间是决定并发症出现的概率和严重程度的重要因素。狭窄可呈网状、梭形或不规则的形状,通常高千伏摄片即可诊断,但 CT 可精确评价气管横断面,也可证明气管蹼和肉芽肿。透视或动态 CT 可用来鉴别固定的气管狭窄和局部的气管软化。

气道异物:请详见本书本卷第十一篇·第十章·第一节《气道异物》。

第二节　关于气管

婴儿的呼吸对气管影响甚为明显,吸气时气管增宽,呼气时气管变窄,颈部气道还可能向前突出,

在正常情况下，此生理现象的动态表现十分显著，切勿误为异常。成人呼气时气管也可弯曲。气管凹痕，在婴幼儿胸腔入口处，气管前可见凹痕，即气管前壁向气管腔内局限性突入，且略成钝角，称为气管前凹痕，一般作者认为系由血管因素所致，无临床意义。在一些正常儿童，气管右侧胸腔入口平面也可出现一浅凹痕，亦为正常的发育变异。

有作者报告气管内黏液塞在气管断层照片上可显示为充盈缺损（局限性、结节性），佯似气管内肿瘤，黏液塞咳出后复做断层，该"病灶"即消失干净。侧位胸片上，如有动脉轴位像投影重叠于气管影像中，则见一豆状致密影周围环以透光带，常与支气管结石混淆，值得注意。

第四章　小儿胸部肿块

第一节　婴幼儿良性胸内脂肪瘤伴肋骨侵蚀

Shawker 等(1972)报告一例 11 月幼儿良性胸内脂肪瘤,属罕见病例。在 X 线照片上,它呈现为胸膜外包块,边缘锐利,推移肺与胸膜,且侵蚀肋骨,因为包块内含多量脂肪,所以其密度明显低于其他同等大小的硬性包块。

Keeley(1953)将胸内脂肪瘤分为 2 型:纯粹的胸内型与沙钟型。纯胸内型者可位于纵隔内或胸膜下(胸膜外)不伸延到胸腔外;沙钟型有胸内和胸外部分,胸外部分还可伸延到颈部。

第二节　误诊病例简介:胸壁良性间叶瘤与海绵状血管瘤

患儿,男,1 岁 6 月。左侧胸壁肿物一年半入院。患者出生时左侧胸壁可见花生米大小肿物,未诊治,现逐渐增大如核桃大小,外院彩色超声检查示血管瘤。

MRI:左侧胸壁肌间隙内可见一个分叶状异常信号影,大小约 5.8 cm × 3.5 cm × 9.4 cm,T_1WI 等低信号,T_2WI 压脂以高信号为主,内分隔呈等信号,前下缘部分呈低信号,边界清楚,沿肌间隙生长累及腋窝,周围肌肉明显受挤压,分界清楚。MRI 诊断:左侧胸壁占位,考虑海绵状血管瘤,淋巴管瘤? 建议进一步增强扫描。

手术所见:左侧胸壁至腋窝水平可见一包膜完整的不规则肿物,大小约 9 cm × 5 cm,呈囊实性,瘤体位于腋动脉、腋静脉、腋神经前下方。

病理检查:左胸部肿物切除标本:软组织肿物一个,大小 8.0 cm × 5.0 cm × 5.0 cm,切面呈囊实性,囊壁厚 0.1cm,囊内壁光滑。病理诊断:左胸部肿物切除标本:良性间叶瘤(或错构瘤,见血管瘤样结构、脂肪组织及纤维组织错综分布)。

第三节　左后上纵隔神经母细胞瘤,低分化

患儿,女,6 岁。

手术所见:肿瘤位于后上纵隔,主体位于主动脉弓上,起于第 2 肋水平,止于第 5 肋水平。肿瘤呈实性长圆形,约 6 cm × 3 cm × 3 cm 大小,质地中等,边界清楚,包膜完整,与左上叶有少许粘连,未见明显外侵表现。

病理检查:纵隔肿物:红褐色组织两块,共计

3.2 cm × 2.2 cm × 1.2 cm,切面灰白,红褐,质软。诊断:后上纵隔小细胞肿瘤,类型待定,需做石蜡切片和免疫组化进一步诊断。左后纵隔肿物:结节状肿物一个,大小 6.5 cm × 4 cm × 2.5 cm,包膜不完整,切面灰白灰褐,质中。常规病理诊断:左后上纵隔神经母细胞瘤,低分化。免疫组化诊断:左后上纵隔神经母细胞瘤,低分化(图 23-4-1)。

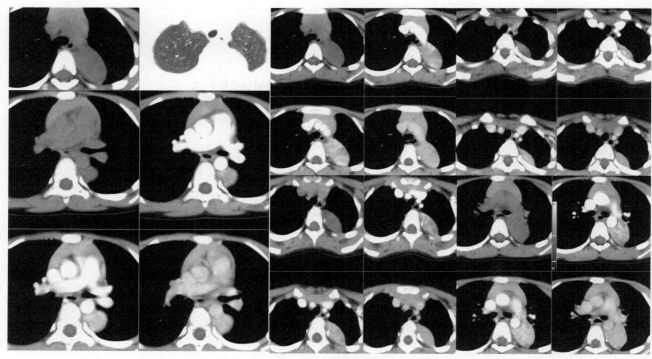

图 23-4-1　左后上纵隔神经母细胞瘤,低分化

第四节　误诊病例简介:纵隔神经母细胞瘤与畸胎瘤

患儿,女,1 岁。 发现右后纵隔占位。

CT:右后中下纵隔见一肿块,大小约 2.8 cm × 4.2 cm × 5 cm,有包膜,边界清楚,内部密度不均,有较多钙化,CT 值 242 HU,有软组织密度区, CT 值 28~40 HU,有少许脂肪组织, CT 值 -7 HU。诊断意见:右后下纵隔肿块,内部有钙化、脂肪,有包膜,考虑良性肿物,畸胎瘤?(图 23-4-2)

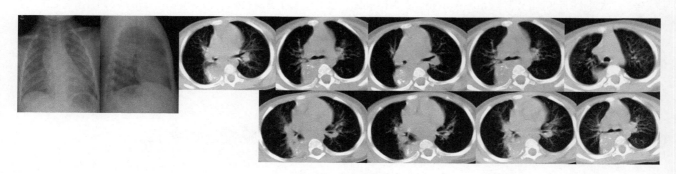

图 23-4-2　纵隔神经母细胞瘤与畸胎瘤

病理检查:免疫组化诊断:免疫组化检测支持右后纵隔神经母细胞瘤。注:神经母细胞瘤、节细胞神经母细胞瘤、骨外尤文肉瘤和原始神经外胚层瘤均属神经外胚层肿瘤一类。

第五章 新生儿某些胸部疾病

第一节 急性呼吸窘迫综合征

请详见本书本卷第七篇·第二章《急性呼吸窘迫综合征》。

第二节 新生儿纵隔积气

新生儿正位胸片上出现纵隔积气的原因有：腹部含气脏器的膈疝；心包及心室内气体；肺韧带内积气；单侧下纵隔气肿；假性肺囊肿膨胀移入纵隔等。Bowen 等（1981）报告 2 例呼吸窘迫新生儿正位胸片显示纵隔过度透光区，疑由纵隔异常积气所致，但侧位胸片和进一步检查确认为胸骨深凹陷引起的过度透光。前纵隔气肿和心包积气在正位胸片上诊断不难，肺韧带积气或单侧下纵隔积气等诊断则不易。

呼吸窘迫婴儿部分胸壁收缩引起的胸骨凹陷，又称作假漏斗胸，如患儿存活，在呼吸困难改善后胸骨位置可恢复正常。另外也可有新生儿原发性胸骨凹陷，随着患儿生长发育而越发明显。LiPuma 等（1982）报告 2 例加压吸入笑气后发生纵隔积气，并认为这是纵隔积气的一个新原因，滥用笑气，导致肺泡壁破裂，间质内的气体沿支气管树汇集到中部，引起纵隔气肿。

第三节 新生儿先天性肺叶性气肿

先天性肺叶性气肿是一种少见的肺囊性病变，可导致患儿进行性呼吸困难、发绀、呼吸窘迫而危及生命，本病预后凶险，当影像提示此诊断，无须其他检查，多认为应选择手术治疗。有作者报告一例患儿，术前将左肺不张认为是支原体肺炎的并发症，而气肿的右肺认为是代偿性，治疗后患儿症状不但未改善，甚至发绀更为明显，综合肺功能指标，遂考虑先天性肺叶性气肿可能，行胸腔镜下手术，证实诊断。回顾该例患儿术前胸片及 CT，新生儿肺炎极少合并肺不张，更少见对侧代偿性气肿，另外，出生后 15 天患儿，也基本无支气管异物导致的阻塞性肺不张及肺气肿可能。因此，当新生儿出现一侧肺气肿，对侧肺不张，同时临床有进行性呼吸困难及发绀时，应考虑先天性肺叶性气肿可能。

CT 可明确肺叶气肿的位置，确定病变与邻近组织的关系。该患儿 CT 提示不仅左肺全肺受压，右肺上叶亦受压，准确的病变是右肺中叶先天性肺叶气肿。先天性肺叶性气肿属少见先天畸形，但术前明确诊断对患儿至关重要，不仅应认识气肿的肺叶为病变部位，而受压的肺组织为继发表现，同时需要与肺大泡、肺囊肿相鉴别，因后者不需手术。

第六章　小儿先天性心脏病及检查技术

第一节　儿童先天性心脏病伴气管支气管狭窄

一、病理学

儿童先天性气管支气管狭窄分为内源性和外压性，前者主要由气管纤维性结构异常或气管软骨环发育不全引起，后者多由先天性心脏病的血管畸形压迫所致。先天性心脏病伴气管支气管狭窄较为少见，文献报道发病率为 0.16%~0.48%。一组 34 例气管支气管狭窄，其发病率占先天性心脏病的 0.57%，该组作者认为其病理基础有 3 方面：①直接压迫，多见于血管环或异常侧支血管的压迫，为该组最常见的原因；②由于左向右分流引起肺血管扩张而导致气管支气管受压；③并发于气管软化、完全性气管环等而致气管支气管狭窄。

狭窄最常累及气管和左主支气管，右主支气管受累远较左主支气管少见。在先天性心脏病伴气管支气管狭窄的患者中，以唐氏综合征和血管环发病率最高。Shapiro 等（ 2000 ）报道患有唐氏综合征的先天性心脏病患儿约 40% 同时存在气管狭窄。该组血管环致气管狭窄达 54.84%。血管环指先天性主动脉弓畸形，包绕、压迫气管和食管，产生喘鸣、呼吸困难等症状。临床分为 7 种类型，其中双主动脉弓、右位主动脉弓伴左侧动脉导管（ 韧带 ）、无名动脉压迫及肺动脉吊带约占 95%。

MSCT 后处理技术：多平面重建可行任意角度的平行层面重建，密度分辨率高，沿气管支气管长轴重建能清楚显示其狭窄的部位、程度、边缘特征及其与大血管的空间解剖关系；但在一个平面图像上不能显示超出重建层厚以外的组织。

曲面重建，气管重建是通过气管支气管中心画出剖面曲线，有利于将不在同一平面走行的支气管结构显示在同一层面，其空间及密度分辨率与多平面重建类似，弥补了多平面重建的不足。二者结合可清晰显示气管支气管任何部位的狭窄，该组多平面重建与曲面重建测量狭窄的长度和程度与术中测量有较好的一致性。不足之处是属于二维图像，缺乏三维立体感。

最小密度投影是将径线所通过的容积组织中最小像素投影于同一平面，其灰阶反映 CT 值的相对大小，可显示气管支气管树的整体形态，连续性较好，同时可显示肺气肿病灶及肺内炎症范围；但亚段以下的小支气管显像较差，立体感不强，受阈值的影响会过高估计狭窄程度。

容积再现是较高形式的三维图像重建技术，能算出容积数据中每个像素内各种物质的百分比，显示为不同的亮度，可根据需要调整阈值以显示组织间的对比度，将不同器官图像分离后再融合，以不同的颜色显示不同组织器官的空间解剖关系。容积再现的不足是不能显示气管支气管的内部特征，只能显示到段支气管。

最小密度投影显示气管支气管树的分支情况优于容积再现，且无须过多剪切，但受阈值和灰阶的影响常较容积再现过高诊断狭窄程度，需结合多平面重建及曲面重建。

MSCT 气管支气管重建：儿童先天性心脏病伴气管支气管狭窄的诊断和治疗都比较困难，如不及时诊治，病死率较高。根据狭窄的部位、程度和范围不同可有不同的手术方式。其治疗以一期手术治疗为好，术前进行仔细评估和分型，不但术中在体外循环下纠治气管支气管狭窄较安全，而且同时纠治先天性心脏病有利于手术后患儿康复。

MSCT 的最大优点是一站式扫描能同时对先天性心脏病患者的心血管和气管支气管进行形态学诊

断。其三维重建可直观地显示心脏大血管形态、连接及其与气管支气管的空间位置关系，还可同时发现伴发的其他畸形，是一种无创、有效的诊断手段。

研究结果表明，MSCT 的 4 种后处理技术具有优势互补性，除最小密度投影易于过高诊断狭窄程度外，其余均与术中测量具有较好的一致性。同时能显示狭窄所引起的阻塞性肺炎、肺不张等。因此，术前应用 MSCT 扫描在确诊先天性心脏病解剖畸形的同时进行气管支气管树重建，明确气管有无狭窄，狭窄的部位、长度和程度，狭窄与气管隆突的距离，有利于在纠治先天性心脏病的术中同时采取适宜的手术方式修复气管。

MSCT 诊断先天性心脏病最大的不足是不能提供心血管功能、血流动力学及血氧含量等方面的信息，存在一定辐射危害。

二、比较影像学

气管支气管狭窄的检查方法有气管内碘油造影、纤维支气管镜、CT 和 MRI。气管内造影属创伤性检查，对比剂在气管支气管内滞留有形成气管内肉芽肿或加重梗阻的危险，给患儿造成更大的痛苦。纤维支气管镜为一种微创检查，儿童检查需要麻醉或镇静，只能发现狭窄气管支气管的内部情况，较难明确外部改变。

CT 和 MRI 为无创性检查。MRI 的最小信号强度投影或电影 MRI 也可显示气管狭窄，但由于气管与周围组织信号差别相对小，图像质量不如 CT，且检查时间较长。电子束 CT（EBCT）是先天性心脏病伴气管支气管狭窄的极佳无创技术，其三维重建对先天性心脏病伴气管支气管异常能提供优质准确的解剖诊断，但设备及检查费用昂贵，难以普及应用。

MSCT 具有扫描速度快、空间分辨率高、重建方法多等特点，其准确度和空间分辨率可与电子束 CT 媲美，是目前诊断气管支气管狭窄最佳的无创性手段。在显示先天性气管异常及其与周围组织结构的关系方面具有良好的应用价值；在评价儿童气管狭窄方面，CT 三维成像安全、无创、准确，已经替代了以前作为金标准的支气管造影。

总之，MSCT 对先天性心脏病伴气管支气管狭窄的检查迅速、准确、安全，各种后处理技术相互结合具有优势互补性，既能准确测量狭窄的程度和长度，又能显示狭窄与邻近组织器官的关系。在先天性心脏病患者伴有喘鸣、声嘶、呼吸困难等症状或 CT 检查发现肺内存在节段性以上的炎症或肺不张时，在行心血管重建的同时一定要进行气管支气管树的重建。

通过后处理技术可实现一站式扫描对先天性心脏病的心血管和气管支气管情况做出诊断，为临床制定合理的治疗方案提供重要依据，具有较大的临床应用价值。

第二节　发育变异和诊断陷阱

因为 SE 序列空间分辨率高，可很好显示先天性心脏病的解剖和病理解剖情况。对于心内分流的诊断，MRI 可准确地评估肺动脉和主动脉的血流量，通过评价 QP/QS 来反映左右心室的有效搏出量，MRI 还可评价心内分流程度。此外，MRI 可很好地评价动脉导管未闭、心内分流和心内或心外术后状态，用于终生随访；MRI 另一优点是无电离辐射损害。

有作者报告，当选择不适当的短 TE MR 电影序列扫描时，与心内分流相关的诊断可能出现误诊。对于肺动脉闭锁，可能将其误认为永存共同动脉干。在矢状断面图像上，也可能将奇静脉弓误诊为肺动脉悬吊。有作者报告在冠状断面与横断面图像上，肺动脉闭锁患者显示肺动脉干细小，如不注意，则可将其误认为永存共同动脉干。在倾斜矢状面图像上，显示气管后有一血管结构，恰巧为肺动脉悬吊的典型位置，而横断图像却清楚显示为奇静脉弓，如不注意多个方位观察，则可将奇静脉弓误诊为肺动脉悬吊。

Tchang 等（1973）介绍一美籍印度儿童，为多发性先天性心脏缺损伴青视症，其骨骼改变酷似 Cooley 贫血。这些骨骼改变有：额骨与顶骨的惊人地增厚，板障间隙扩张，垂直方向的骨针，长骨骨髓腔膨胀与皮质变薄，骨小梁吸收与紊乱，骨成熟延迟。它们是青紫型心脏病罕见的并发症。骨髓形成不良伴继发的多血球血症大概为病因学因素。上述骨骼变化常可在姑息手术后缓解。

　　Brandt 等(1973)报告一例 3 月的青紫婴儿,为法洛四联症,有左主动脉弓及连续的心脏杂音,X 线检查发现食管左前明显压迹,电影血管造影显示为长的扭曲的未闭的动脉导管,从主动脉走行于内、后,抵达肺动脉。未见血管环。这是十分少见的食管受压现象。食管前方压迹的区别诊断包括:异常的左肺动脉,食管内病变,左支气管压迫,隆突淋巴结肿大以及其他的纵隔转移。关于先天性心脏病的诊断、鉴别诊断及各类误诊情况,已有不少相关专著详细介绍,在此恕不再行赘述。

第七章　小儿复杂型先天性心脏病

一、Berry 综合征

Berry 综合征是一种极为罕见的心血管畸形组合,发病率约为 0.046%,由 Berry 等(1982)首先报道并详细描述,其主要心血管畸形包括远端型主肺动脉间隔缺损(APSD)、右肺动脉异常起源于升主动脉(AORPA)、主动脉弓中断(IAA)或主动脉缩窄(COA)、室间隔完整(IVS)。

由于病变极为复杂,并且经常合并严重的肺动脉高压,新生儿期死亡率较高,因此早期诊断并进行临床干预十分必要。这类患者有独特的胚胎发育异常、病理解剖及血流动力学的改变。Berry 等(1982)报道 8 例具有相同先天性心血管畸形组合的患儿,这一系列心血管畸形组合包括:主肺动脉间隔缺损、右肺动脉异常起源于升主动脉、主动脉弓中断或主动脉缩窄、室间隔完整。

发病机制:在胚胎发育第 5~8 周,动脉间隔的发育将共同动脉干分隔成主动脉及肺动脉;第Ⅵ对主动脉弓相互连接形成肺动脉分叉,连于动脉干远端肺动脉侧。

若远端的动脉干间隔未能完全分隔,同时第Ⅵ对主动脉弓迁移异常,导致右肺动脉发自升主动脉而左肺动脉起自肺动脉侧,主肺动脉间隔缺损以及右肺动脉发自升主动脉导致升主动脉内的一部分血流流向右肺动脉,主动脉弓远端被"窃血",完整的室间隔限制了升主动脉血流的其他来源,导致供应主动脉弓的血流量减少,引起主动脉弓发育不良、主动脉弓缩窄或中断。独特的发病机制导致了独特的病理组合,因此 Berry 将这一系列特定的心血管畸形组合命名为 Berry 综合征。

分型:主肺动脉间隔缺损是罕见的先天性心血管畸形,其发病率占先天性心脏病的 0.1%~0.2%。有 30%~50% 的主肺动脉间隔缺损合并其他心血管畸形,其中最常见的是主动脉弓中断。

主肺动脉间隔缺损根据其缺损的位置可分为 3

型:Ⅰ型(近端型),缺损位于升主动脉与肺动脉总干的近端,缺损下方的间隔组织较少或阙如,缺损紧靠主动脉瓣上方,此型约占 70%;Ⅱ型(远端型),升主动脉后壁与右肺动脉起始部间隔缺损,缺损上方的间隔组织较少或阙如,缺损靠近肺动脉分叉处,此型约占 25%,此型主肺动脉间隔缺损常常合并右肺动脉异常起源于升主动脉,一组 18 例 Berry 综合征均伴有远端型主肺动脉间隔缺损;Ⅲ型(混合型),主肺动脉间隔完全缺损,约占 5%。

主动脉弓中断是极少见的先天性血管畸形,指升主动脉与降主动脉之间没有直接连接。根据主动脉弓中断的位置不同可分为 3 型:A 型,中断部位在左锁骨下动脉的远端;B 型,中断部位在左锁骨下动脉与左颈总动脉之间;C 型,中断部位在左颈总动脉与无名动脉之间。文献报道,Berry 综合征合并的主动脉弓中断中 A 型最为常见,该组 18 例患儿中均为 A 型主动脉弓中断。

Mannelli 等(2011)将 Berry 综合征分为 3 型:1 型为近端型主肺动脉间隔缺损,不伴有右肺动脉异常起源于升主动脉;2 型为远端型主肺动脉间隔缺损伴有右肺动脉异常起源于升主动脉,其中右肺动脉部分异常起源于主肺动脉间隔缺损处为 2A 型,右肺动脉异常起源于升主动脉为 2B 型;3 型为多发的主肺动脉间隔缺损伴有右肺动脉异常起源于升主动脉。

另有作者将 Berry 分为两型:A 型为肺动脉联合部骑跨于远端主肺动脉间隔缺损上,右肺动脉开口上移位起自升主动脉侧,左、右肺动脉开口相互靠近,右肺动脉大部分起源于升主动脉;B 型,远端主肺动脉间隔缺损通常较大,近乎阙如,类似共同动脉干,动脉干扩张使左右肺动脉开口远离,右肺动脉开口显著右上移位,完全起源于升主动脉。

该组 18 例 Berry 综合征中 14 例主肺动脉间隔缺损较小,右肺动脉起始部向前方移位,右肺动脉全部起源于升主动脉,此 14 例类似于 Mannelli 分型中的 2B 型；4 例主肺动脉间隔缺损较大，右肺动脉起始部向后方移位，右肺动脉起始部骑跨于主肺动脉间隔缺损处，此 4 例类似于 Mannelli 分型中的 2A 型。由于 Berry 综合征极为罕见，总共报道例数不多，各文献报道也均为小样本。所有报道中仅 Mannelli 等（2011）两组对 Berry 综合征进行分型，但两种分型均有不完善之处，Mannelli 分型中的 1 型不是经典意义上的 Berry 综合征，3 型中描述的多发主肺动脉间隔缺损文献报道罕见，另外的分型法也不适用于该组病例，所以未将该组 18 例 Berry 综合征进行分型讨论。

二、比较影像学

Berry 综合征患儿存在多水平的左向右分流，包括主肺动脉间隔缺损、动脉导管未闭、右肺动脉异常起源于升主动脉等，因此患儿在新生儿期即出现严重的充血性心力衰竭、肺动脉高压、肺部感染等并发症。故早期诊断并进行手术十分重要。

超声心动图具有经济、无创、简便等优点，是心血管疾病诊断的首选工具，但在 Berry 综合征的诊断中，超声心动图对于主肺动脉间隔缺损以及主动脉弓中断的确诊率并不高，文献报道超声心动图对主肺动脉间隔缺损的确诊率为 80%~92%，对于主动脉弓中断的确诊率为 80%~90%，该组 18 例 Berry 综合征超声心动图漏诊 3 例。

心血管造影多年以来一直是先天性心脏病诊断的金标准，但由于心血管造影检查具有创伤性，放射性，危重患儿不能应用等原因，临床应用受到限制。近年来由于 CT 以及 MRI 血管成像的诊断技术日益成熟，在先天性心脏病术前诊断中已经逐步替代心血管造影检查。

CT 及 MRI 的横轴面图像都能清晰显示主动脉及肺动脉总干左右肺动脉分支的解剖学结构，能准确显示主肺动脉间隔缺损的大小以及位置，以及右肺动脉异常起源于升主动脉的部位。CT 或 MRI 血管成像，都能够通过多平面重建从任意平面及角度观察主动脉弓的病变，包括主动脉弓中断或主动脉缩窄的部位，中断的距离，主动脉弓中断或主动脉缩窄与动脉导管未闭的位置关系，主动脉任意部位的直径。

几点体会：该项研究应用 CT 或 MRI 诊断 Berry 综合征的体会是：①肺动脉分叉水平的横轴面图像在显示主肺动脉间隔缺损以及右肺动脉异常起源于升主动脉时最为直观，此层面可以同时显示升主动脉、降主动脉、肺动脉分叉、主肺动脉间隔缺损及异常起源于升主动脉的右肺动脉。CTA 或 MRA 的斜冠状位重建图像则可以清晰显示右肺动脉异常起源于升主动脉，而不是肺动脉总干。②当异常起源于升主动脉的右肺动脉起始部骑跨于主肺动脉间隔缺损处时，右肺动脉与肺动脉总干似连续，可能造成漏诊右肺动脉异常起源于升主动脉，影像医师应该仔细观测升主动脉、肺动脉总干以及左右肺动脉之间的空间关系避免漏诊。③应仔细观察是否存在两组半月瓣，借此与永存动脉干相鉴别。④ CTA 及 MRA 的多平面最大密度投影是诊断主动脉弓中断及主动脉缩窄的最佳方法，在重建过程中应该选取适当的重建层厚，层厚太薄不利于完整地显示整个主动脉弓的形态，层厚太厚则可能将动脉导管重叠入主动脉弓，掩盖了主动脉弓中断或主动脉缩窄。A 型主动脉弓中断伴迷走右锁骨下动脉与 B 型主动脉弓中断均表现为在中断远端的降主动脉发出一支头臂动脉，应仔细鉴别。

CT 及 MRI 均能够准确地诊断 Berry 综合征中各种心血管畸形，在该组病例中 CT 及 MRI 的诊断符合率均为 100%。与 CT 相比较 MRI 检查有以下几点优势：①无辐射危害对于儿童检查至关重要；②二维 FIESTA 序列扫描时间短，不需要对比剂就能得到很好的心肌血液对比；③使用 4D 技术的动态对比剂增强磁共振血管成像更能提供 1~2 s 的时间分辨率，所得影像类似于心血管造影；④辅以呼吸导航技术的三维 FIESTA 无须注射对比剂，所得影像类似于对比剂增强的磁共振血管成像。但是 CT 检查也有其不可替代的作用，当患儿病情较重不能耐受镇静及较长检查时间，或需要进行急诊手术时应及时行 CT 检查。综上所述，Berry 综合征是一种罕见心血管畸形的组合，CT 及 MRI 检查能准确地诊断 Berry 综合征合并的各种畸形，能够很好地补充超声心动图的诊断不足从而完善术前诊断。

第八章　小儿冠状动脉疾病

小儿冠状动脉瘘

影像学研究：CT 在小儿冠状动脉成像应用限制主要在于：小儿冠状动脉较细小，对空间分辨率要求高；小儿心率普遍较快，多高于 100 次／分，且很难用药物控制在一个理想的心率水平，对时间分辨率有更高的要求；心电门控扫描要求严格的屏气小儿难以配合；小儿对于辐射较成人更为敏感，必须控制在较低的辐射剂量水平，即要严格遵循最合理低剂量原则。双源 CT 拥有 2 套 X 线成像和数据采集系统，拥有 83 ms 的时间分辨率，第二代双源 CT 更是高达 75 ms，使得高心率下的冠状动脉成像成为可能。同时，随着包括低管电压、低管电流、大螺距、前瞻性序列扫描及采用前置滤线器等多种低剂量技术的应用，低剂量扫描模式已经逐步应用于小儿先天性心脏病、皮肤黏膜淋巴结综合征的诊断中。

一组研究初步证实了双源 CT 在平均约 0.25 mSv 低辐射剂量水平下满足小儿冠状动脉瘘诊断的可行性。由于该组患儿均采用 80 kV 下前瞻性心电门控扫描模式，远远低于文献报道的回顾性心电门控下 70 例患儿胸部 CT 平均 4.68 mSv 的辐射剂量。另外，冠状动脉瘘患儿的受累冠状动脉管径往往明显宽于正常小儿，CT 成像相对容易保证了较高的成功率。

该组作者认为双源 CT 在小儿冠状动脉瘘应用须注意以下几点：高心率患儿冠状动脉成像的最佳时间窗在收缩期末，通常把数据采集中心设置在 40% R-R 间期；对比剂的注射是小儿 CT 血管成像的一个重点，对比剂量通常为 1.2~1.8 ml/kg，因会增加对比剂总量一般不用 test bolus 技术，bolus tracking 技术应用时选择降主动脉为感兴趣区可减少周围的干扰，同时将延迟时间定为 6s 以上能明显减少右心房对比剂伪影；综合应用多种后处理技术能全面地显示冠状动脉瘘：多平面重建适合于局部重点观察瘘口位置，可准确测量冠状动脉瘘受累冠状动脉的管径和瘘口的大小；最大密度投影可用于观察瘘口周围的血管间的位置关系；容积再现可以全面、立体、直观地观察冠状动脉瘘迂曲血管的走行情况及其与心脏的整体位置关系。

第九章　小儿心脏其他疾病

第一节　小儿原发性右心房黏液纤维肉瘤侵及肺动脉

原发性心脏肿瘤约 75% 组织学上属良性，以黏液瘤最常见。发生在小儿心脏的恶性肿瘤较为罕见，主要是横纹肌肉瘤、纤维肉瘤、恶性畸胎瘤等。有作者回顾性总结 562 例原发性心脏肿瘤患者中，仅 1 例 18 岁患者为右心房黏液纤维肉瘤，而发生在小儿心脏的黏液纤维肉瘤更少。

本病的临床表现缺乏特异性，酷似室间隔缺损等先天性心脏病，容易误诊。术前诊断依赖于影像学检查，首选的检查方法是心脏彩超，可显示肿瘤所在部位、大小、对心脏功能及血流状态的影响等；X线平片可观察肺血改变及心脏各房室增大的情况，但不能直接显示肿瘤的形态特征；CT 能明确肿瘤的大小及发生部位，评价肿瘤对心腔、大血管的堵塞程度，并且能直接判断肿瘤对周围组织的侵犯及邻近脏器的转移情况。

良性肿瘤 CT 表现为局限于心腔内形态规则、边界清楚的充盈缺损，恶性肿瘤常向心外扩展。一例在矢状面清楚显示出肿瘤形态不规则，沿心室壁匍匐状生长，向肺动脉干延伸，呈上窄下宽的"龟背"样表现，这一征象较具特征性，强烈提示肿瘤已向心腔外扩展并侵及肺动脉，对于临床手术方式的选择具有重要的指导意义。

第二节　婴儿右心房脂肪瘤

心脏原发性肿瘤少见，发病率为 0.001 7%~0.28%。其中 76% 为良性，而脂肪瘤约占 8.4%。心脏脂肪瘤按起源可分为心内膜下脂肪瘤（50%）、心外膜下脂肪瘤（25%）和心肌内脂肪瘤（25%）3 类。脂肪瘤生长较为缓慢，患者往往在肿瘤长大到一定程度后才出现临床症状。鉴于心脏内肿瘤可能引起的传导异常和阻塞，早期诊断和治疗十分必要。

影像学检查对于心脏肿瘤的正确诊断和治疗有着重要意义。经胸或经食管超声心动图是首选检查方法，能敏感地反映肿瘤的范围，显示肿瘤对血流和心功能的影响，而且无创。

CT 和 MRI 作为重要补充，能准确地显示肿瘤范围和有无周围组织浸润，并能通过显示特异的组织密度和信号特征为定性诊断提供信息。一例患儿仅 1 个月大，难以顺利完成 MRI 检查，在 CT 检查中发现肿瘤为脂肪密度，为早期诊断和手术提供了重要信息。

第三节　迷走左肺动脉

请详见本书本卷第十五篇·第十二章·第一节《先天性迷走左肺动脉》。

第十章　小儿手足口病

手足口病（HFMD）是由柯萨奇病毒 A16（CoxA16）型和肠道病毒 71 型 E（EV71）等多种肠道病毒引起的急性传染病，多发生于儿童，通过人群密切接触等途径传播。大多数患儿症状轻微，个别病情进展迅速，可致死亡。

流行病学：手足口病是全球性传染病，1957 年新西兰首次报道，该病流行期间传染性强、传播速度快，在短时间内可造成较大范围的流行。20 多种肠道病毒均可引起手足口病，早期发现的手足口病的病原体主要为 CoxA16，近年来发现肠道病毒 71 型也为其常见病原体。与 CoxA16 不同，肠道病毒 71 型感染引起重症患者的比例较高。

2009 年 1 至 4 月，我国局部地区出现手足口病暴发流行，经国家疾病预防控制中心同期调查取样显示为肠道病毒 71 型感染为主，该组患者来自河南省流行地区，实验室确诊患儿中，肠道病毒 71 型占97.3%。手足口病患儿临床上多数为轻型，绝大多数手足口病患儿胸部 X 线片无异常，该组患者初次胸部 X 线异常发生率高达 8.1%，可能与该组患者来源于收治临床重症患儿的定点医院有关。

影像学研究：胸部病变一般以神经源性肺水肿常见，也可并发肺出血和感染，该组患者表现基本符合神经源性肺水肿的病理特征，即 X 线片表现为以肺纹理增重和肺门影模糊为主要特征的间质型病变和以肺内片状渗出阴影为特征的实质性病变，而一般肺部感染病灶多较局限，并有明确的急性炎症发热、白细胞升高等病史，吸收多于正确治疗 1 周左右，该组绝大多数患儿病程极短，用继发感染难以解释，两种病变类型中又以间质型改变占多数。

病变部位以中叶或舌叶受累为主，少数患儿可单独或同时累及其他肺叶，有文献报道手足口病肺部病变以双侧病变为主，该组观察结果在实质型病变单侧或双侧发病者基本相同。双侧发病者两侧病变多对称，呈现以肺门为中心向两肺内延伸的片状阴影，即蝶翼状改变，单侧发病者以右肺发病多见。

该组部分患儿胸部 X 线平片动态观察发现手足口病初期首先出现肺的间质型改变，表现为肺纹理增粗模糊，肺内网点状改变，肺透亮度下降，肺门影增大、结构模糊，为肺间质充血、渗出所致；其他肺间质性疾病多位于肺的外围和胸膜下，以中下肺为主，且短期内无明显变化，可与手足口病引起的间质型改变相鉴别。

由于手足口病早期肺间质改变较轻，患儿临床表现多为正常或仅有轻度呼吸、心率增快等；如果未给予及时治疗，则病情进展表现为单纯间质型向肺实质型及混合型过渡，或局限性向弥漫性病变过渡，引起整侧肺实变、肺不张甚至弥漫性肺水肿，患儿呼吸困难明显加重、心率明显增快、精神差、可出现咳白色或粉红色泡沫痰等。该组注意到此期患儿经治疗，临床症状及肺部改变多数仍能恢复好转，若胸部病变持续加重或呈反复过程，多提示预后不良。手足口病患儿短时间内肺部即可有明显变化，因此，短期内进行 X 线胸片动态观察非常重要。由于该组患儿受病情、传染病疫情及当地医院检查设备的限制，胸部影像征象的认识仅限于 X 线胸片，且未与病理对照，为其不足之处。

综上所述，在手足口病流行地区和流行季节，对有典型的手足口丘疹、疱疹及溃疡，同时表现有相应的临床症状和体征患儿，应考虑手足口病的诊断；而对出现胸部症状的患儿应意识到病情发展的速度和凶险，应注意其早期 X 线征象：间质型改变的识别，及时的胸部影像检查和动态观察是提供患儿病情发展和转归的重要依据。

第十一章　小儿食管

第一节　小儿胃食管反流

胃食管反流（GER）是指胃内容物返至食管的常见的临床综合征，是最多见的食管疾病，也是常见的食管动力病变（EMD）。胃食管反流的发生与下食管括约肌（LES）张力及膈脚的作用降低，一过性下食管括约肌松弛，食管体部的清除功能降低以及胃的排空功能延缓等有关。

一般认为，下食管括约肌是首要的抗反流屏障，食管的正常蠕动，食管末端黏膜瓣，膈食管韧带，腹段食管长度，横膈脚肌钳夹作用及食管胃角（His角）等结构亦在防止反流中起一定作用。上述解剖结构发生器质或功能上病变，胃内容物即可反流至食管。

在儿童，胃食管反流与小儿呕吐、哮喘、迁延性支气管肺炎、慢性咳嗽、反复肺炎、早产儿呼吸暂停、反复口腔溃疡、吞咽困难及阵发性青紫等有密切关系。小儿胃食管反流临床表现无特异性，单凭临床表现易误诊和漏诊。

临床表现：胃食管反流有以下特点：低龄儿童与新生儿多见，18个月以上明显减少，一组14例，只占11%，主要与食管下括约肌解剖和抗反流机制日臻完善有关；Ⅱ级及Ⅲ级反流多见（共79例，占60%），可能与少量反流（Ⅰ级）不易检测到有关；合并食管炎、胃排空延迟较常见，分别占20%和17%；同时可有食管裂孔疝、幽门肥厚等器质性病变并存，部分患儿还有慢性胃炎及十二指肠球炎等，在检查时应该予以重视，以免遗漏。

临床上可归纳为3大症状：呕吐、食管炎和吸入综合征，对胃食管反流诊断有提示作用。临床上呕吐共102例（77%），为临床主要表现。合并呼吸道症状常见，如肺炎、咳嗽、哮喘等81例（61%）。

影像学研究：食管动态造影与钡餐对胃食管反流的检出率取决于正确的检查方法和医生的耐心细致。同时，合适的钡液浓度非常重要，过于黏稠或稀薄是产生假阴性或假阳性的主要原因。不同年龄应采用不同的吞钡方法：新生儿与低龄幼儿应避免哭闹，在竖立位摄入钡液后，无吸吮诱导下，仰卧位检查，间隙观察时间不少于5 min，可以避免假阳性；年长儿童食管动态造影亦应在安静状态下分次吞钡，2次吞钡间，要有足够的时间观察与点片记录，待上次钡液全部通过食管或钡液完全停滞、食管蠕动停止后再次吞钡，检查时要倾注较多的时间和耐心。所有患儿还须仔细观察胃、十二指肠有无器质性病变及胃排空情况。这些均有助于对胃食管反流的诊断。

24 h食管pH值监测虽然是诊断胃食管反流的金标准，但操作较复杂、费时，患儿不易接受。而X线钡剂造影与食管动态造影（EDR）的设备要求低而普及，检查简单、快速，符合生理要求，患儿容易接受。所以目前临床以X线食管吞钡配合食管动力学检查与pH值24 h监测检查最为常用。

第二节　先天性食管狭窄

病儿添加辅食时出现呕吐、营养不良时要警惕此病的发生，胃肠钡餐是最好的检查方法，根据食管狭窄的部位、形态、狭窄处特征性的表现，可以及时做出正确诊断。

第十二章　小儿胸膜与胸廓

第一节　"健康"儿童的胸腔积液

Ekilf & Torngren（1971）分析 115 名健康儿童的常规胸片，均为 6 岁以下，幼者仰卧位照片，较年长者立位投照，包括前后位或后前位，高 KV 片，侧位片，左和右侧卧片。单侧胸膜腔液体见于 4 名（左、右各 2 名），1 名男孩双侧均见液体。5 名中有 4 名在 5 年追踪随访期间一直未观察到液体。对于此发现如何正确给予评价，一直存在争论：有作者认为此发现极有意义，为正常健康的少见情况；有作者却指出，胸膜腔出现 X 线检查可观察到的液体，是疾病的明确的征兆；我们认为，这种情况不应归属于健康的表现，至少也应该归于亚健康的状态。

第二节　假性胸腔积液

超声检查对于发现身体许多部位积液具有重要价值，但在胸膜腔，实质性肿瘤浸润却可类似胸腔积液。Shin 等（1978）报告的病例 X 线照片诊断为胸腔积液，B 型超声进一步给予肯定，后来却证实为霍奇金病浸润胸膜腔。在超声检查中胸腔积液有时难同胸膜纤维化鉴别，镜像伪影可伪似胸膜渗出，偶尔，右半膈之无回声曲线区也可俱似胸水或腹水。

Felman（1972）报告 1 例左肺阴影误为胸膜渗出，为心影增大患儿，左胸密度增高是由于左上叶舌段不张且向外侧移位，增大的心脏又压迫胸内壁，主裂部分旋转成平行 X 线中心束的位置，而显示出锐利的境界又恰为密度增高影的内缘，几个阴影合并投影酷似胸水而误诊。

Third（1977）指出膈疝可类似胸腔积液。这是 1 例 22 岁女性病人，患一大食管旁疝，在产后出现劳动困难。胸片可见左胸有一大块致密影，疑结核胸水行抗结核，以后胸片提示为膈疝，钡餐见食管旁疝伴胃器官轴扭转。该作者指出，小的食管裂孔疝常常出现于妊娠，像该病例这样大的食管旁膈疝实为少见，也是误诊的一个原因。

肺下积液，在立位胸片诊断常感困难，尤其在右侧。在左侧，由于肺下积液增加肺与胃泡的距离，诊断较易。然而，Kafura & Barnhard（1971）报告病例指出腹水可类似肺下胸腔积液，腹水既可使肺与胃底间距增加，还可使胃底受压。腹水可单独存在，也可伴存肺底积液。从病因学考虑胃泡受压的原因除上述外，还有副脾或活动过度的脾，大的胰腺囊肿，横膈的变形，左心室增大（引起膈的压迫与胃底的凹陷）等。

第三节　误诊病例简介：小儿胸壁海绵状淋巴管瘤与畸胎瘤病例

病例，男，1.5 岁。发现右侧胸壁肿物 18 个月入院。缘于患儿母亲怀孕 6 月产检时，彩超检查发现胎儿右侧胸壁有一肿物，予定期复彩超提示右胸壁肿块缓慢增大。出生时发现右侧胸壁有一肿物，约"鸭蛋"大小，质软，表面皮肤无红肿、皮溃等，未行治疗。18个月来右侧胸壁肿物缓慢增大，近日右侧胸壁肿物明显增大，质地变硬，外院彩超检查提示"右侧胸壁皮下混合回声团"。今门诊行MRI检查提示"右侧胸壁占位，考虑畸胎瘤"，建议住院手术治疗（图23-12-1）。

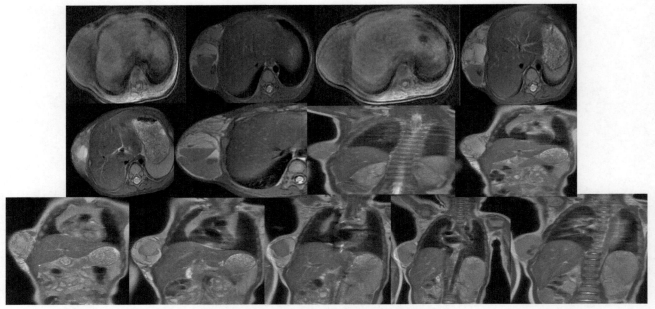

图 23-12-1　小儿胸壁海绵状淋巴管瘤与畸胎瘤

专科情况：右侧胸壁腋前线至腋后线第4~10肋水平局部隆起，表面皮肤可见静脉扩张，皮肤完好，无红肿、溃烂，可扪及一肿块，约6cm×6cm，质中偏软，边界清楚，活动度可，压迫肿块时患者无哭闹不安。病理检查：囊壁样组织一块，大小8cm×7cm×4cm，切面呈多房囊状，囊腔大小从0.8cm到2cm，内含血性液体，壁厚0.8~2cm。常规病理诊断：右侧胸壁肿物切除标本，初步诊断脉管瘤，待做免疫组化进一步确定类型。免疫组化检测：阳性：D2-40，CD31，CD34，F8，Actin（管壁平滑肌+），SMA（管壁平滑肌+），H-caldesmon（管壁平滑肌+），S-100（脂肪及神经组织+），MC，Ki-67（+，约1%）。免疫组化诊断：右侧胸壁肿物切除标本符合海绵状淋巴管瘤，建议切除后复查。

误诊分析：本病例的影像学误诊为畸胎瘤，其诊断思路是患儿的病变自胎儿时期就有，磁共振信号混杂，显示的成分较多样。而且发病部位不是海绵状淋巴管瘤好发位置。回顾分析此次误诊，发现以下几个问题：①各个序列，尤其是脂相未显示脂肪组织；②无明确钙化、骨化的证据；③病灶内多发液-液平面及结节状低信号提示出血，病灶前部T_2WI高信号病灶内多发线样低信号纤维分隔，提示有淋巴管瘤及血管瘤共存的可能，此次检查缺失增强扫描的资料。

第四节　小儿右腋下脂肪母细胞瘤与脂肪瘤

患儿，女，5岁。患儿于2年前无明显诱因发现右侧腋窝肿物，质软，无疼痛不适，右上肢活动正常，无运动、感觉功能障碍。去年就诊于外院行彩超：右侧腋下皮下脂肪层内偏强回声肿物，考虑皮下脂肪瘤。右侧腋窝下实性低回声团块，性质待定。未予治疗，肿物逐渐增大。今门诊以"腋下肿物"收住入院，患者自发病来，饮食、睡眠尚可，体重未见减轻。

手术所见：沿包膜钝锐性结合分离肿块，见两个包膜完整的肿物，大小分别约7cm×3cm、6cm×4cm。质软，包膜完整，与周围组织界限清楚。

病理检查：①右侧腋下肿物：结节状肿物一块，大小8cm×5.8cm×4cm，内含胶冻状物，切面灰红质软，囊壁厚0.1~0.2cm，易剥离，包膜完整。②右腋下脂肪瘤：淡黄色组织一堆，总体积7cm×5cm×2cm，呈多结节状，最大结节大小5cm×3.5cm×2cm，切面淡黄质软，包膜完整。常规病理诊断：右侧腋下脂肪细胞肿瘤，局部富于黏液样物质及胶原纤维，待免疫组化进一步确定具体类型。免疫组化检测：阳性：S-100，CD34，Vimentin；阴性：Collagen Ⅳ，SMA。免疫组化

诊断:右腋下脂肪母细胞瘤与脂肪瘤。注:脂肪母细胞瘤中

局部富于梭形细胞、黏液样物质及胶原纤维(图 23-12-2)。

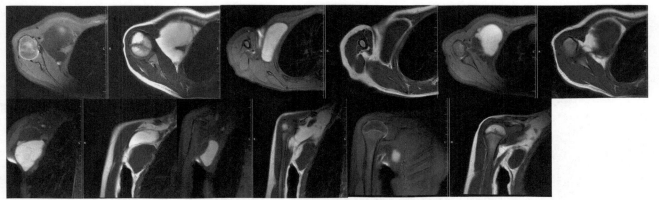

图 23-12-2　小儿右腋下脂肪母细胞瘤与脂肪瘤

第五节　误诊病例简介:海绵状淋巴管瘤与畸胎瘤

患儿,男,10月。发现右侧胸壁肿物 15 个月入院。患儿出生前 5 月,其母产检时彩超发现胎儿右侧胸壁有一肿物,定期复查见缓慢长大。出生时肿物约鸭蛋大小,质软,表面皮肤无红肿、皮肤溃烂等。近日发现肿物明显增大,来院治疗。

MRI:右侧胸壁可见一个椭圆形异常信号影向外突起,大小约 4.6 cm × 6.7 cm × 4.4 cm,多房状,囊壁呈等信号,囊内容物 T_1WI 以低信号为主,散在小斑片状高信号,T_2WI 高低混杂信号,并见液体分层,周围脂肪间隙存在,邻近肋骨受推压,未见明显骨质破坏,两者分界清楚。纵隔内未见明显肿大淋巴结。MRI 诊断:右侧胸壁占位,考虑畸胎瘤。

手术所见:右侧胸壁肿物边界不清,与皮肤粘连,与皮下组织及胸壁肌内筋膜粘连,未侵及胸壁肌层。

病理检查:右侧胸壁肿物切除标本:囊壁样组织一块,大小 8.0 cm × 7.0 cm × 4.0 cm,切开切面呈多房囊状,囊腔大小从 0.8 cm 到 2.0 cm,内含血性液体,壁厚 0.8~2.0 cm。常规病理诊断:右侧胸壁肿物切除标本:初步诊断脉管瘤,待做免疫组化检测进一步确定类型。

免疫组化检测:阳性: D2-40, CD31, CD34, F8, Actin(管壁平滑肌 +),SMA(管壁平滑肌 +),H-caldesmon(管壁平滑肌 +),S-100(脂肪及神经组织 +),MC, Ki-67(+,约 1%);阴性: HMB45, Mela-nA, Calretinin。免疫组化诊断:右侧胸壁肿物切除标本:符合海绵状淋巴管瘤,建议切除后复查。

第六节　误诊病例简介:左胸壁良性间叶瘤与海绵状血管瘤

患儿,男,1.5 岁。发现左侧胸壁肿物 1 年半入院。患儿出生后发现左侧胸壁约花生米大小肿物,未予诊治,后逐渐增大,约核桃大小,1 年前就诊于外院行彩超检查示血管瘤,予以药物注射治疗后肿块进行性增大,现为进一步治疗,门诊以"血管瘤"收治住院。患者自发病来,饮食、睡眠良好,大小便均正常。查体:左侧胸壁可见一局限性皮肤隆起,质软,活动度略差,边界欠清,大小约 9.0 cm × 5.0 cm,无压痛。影

像诊断:左侧胸壁占位,考虑:海绵状血管瘤;淋巴血管瘤。

手术所见:钝性分离至肿块表层,沿包膜钝锐性结合分离肿块,见一包膜完整的不规则肿物,大小约 9×5 cm。质软,包膜完整,与周围组织界限清楚,完全游离后将瘤体完整取出。病理检查:软组织肿物一个,大小 8 cm × 5 cm × 5 cm,切面呈囊实性,囊壁厚 0.1 cm,囊内壁光滑。常规病理诊断:左胸部肿物切除标本:良性间叶瘤(或错构瘤,见血管瘤样结

构、脂肪组织及纤维组织错综分布）（图 23-12-3 ）。

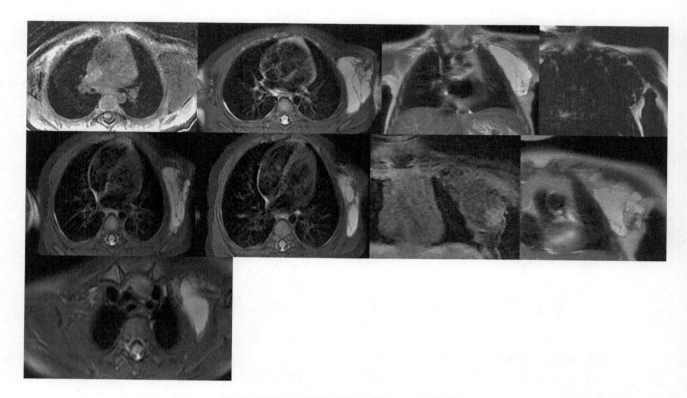

图 23-12-3　左胸壁良性间叶瘤与海绵状血管瘤

回顾性阅片后误诊分析：对影像资料的收集分析不全面，术后重新阅片发现 T_1WI 脂相冠状位示病灶内见小片状高信号脂肪影，对间叶瘤的诊断提供很重要的证据；超声显示了囊性暗区，对应 T_2WI 明显高信号，提示了囊性成分的存在，单纯的海绵状血管瘤不应作为最佳的影像诊断。发生于躯干软组织间隙内的间叶瘤较为少见，临床及影像学上易误诊，此例病灶呈 T_1WI 等低信号、T_2WI 压脂高低信号，大部分为多发囊性病灶，局部见混杂等低信号，理应考虑为错构瘤样、血管瘤样结构及纤维组织。

第七节　误诊病例简介：腋窝脂肪母细胞瘤与淋巴管囊肿

患儿，女，6 岁。右侧腋下肿物 2 年余入院。MRI：右侧腋窝可见多个大小不等的异常信号囊性病灶影，最大者约 4.0 cm×6.8 cm×6.5 cm，呈多房状，内见分隔，T_1WI 低信号，T_2WI 压脂高信号，边界清楚，周围脂肪间隙清楚，邻近胸壁肌肉受挤压向前移位，分界清楚，肌肉及肋骨未见异常。MRI 诊断：右侧腋窝多发占位，考虑：淋巴管囊肿，表皮样囊肿？请结合临床。

病理检查：右侧腋下肿物切除标本：结节状肿物一块，大小 8.0 cm×5.8 cm×4.0 cm，内含胶冻状物，切面灰红质软，囊壁厚 0.1~0.2 cm，易剥离，包膜完整。右腋下脂肪瘤切除标本：淡黄色组织一堆，总体积 7 cm×5 cm×2 cm，呈多结节状，最大结节大小 5 cm×3.5 cm×2 cm，切面淡黄质软，包膜完整。常规病理诊断：右侧腋下肿物切除标本：右侧腋下脂肪细胞肿瘤，局部富于黏液样物质及胶原纤维，待免疫组化检测进一步确定具体类型。右腋下脂肪瘤。

免疫组化检测：阳性：S-100，CD34，Vimentin；阴

性：Collagen Ⅳ，SMA。免疫组化诊断：右腋下脂肪母细胞瘤与脂肪瘤。注：脂肪母细胞瘤中局部富于

梭形细胞，黏液样物质及胶原纤维。

第八节　胸膜肺胚细胞瘤

胚胎发育不良性或发育障碍性肿瘤是儿童期特有的1组肿瘤。Bamard等（1952）首次报道肺胚细胞瘤，由于其形态类似10~16周胎儿肺，故又命名为肺胚胎瘤。Spencer等（1961）认为此肿瘤起源于肺胚基，与儿童期常见的肾母细胞瘤相似，故命名为肺胚细胞瘤。近年有报道认为小儿肺胚细胞瘤在组织学、临床表现及预后上均与成人不同，因此提出了胸膜肺胚细胞瘤这一概念。

一、临床表现

国内外文献报道本病男女比例基本一致，发病年龄多集中于2~5岁，Ⅰ型发病年龄较其他两型早。多为单侧，两侧发病率大致相等，双侧罕见，文献报道仅见2例。多以发热、咳嗽伴呼吸困难等上呼吸道感染症状就诊，可反复发作，伴有胸痛、腹痛、贫血、消瘦等症状。初诊误诊率较高，多诊为肺炎、纵隔肿瘤、肺囊性病变、脓胸及胸腔积液。

二、影像学研究

在CT平扫，大部分胸膜肺胚细胞瘤表现为直径较大（>8 cm）的肿物，甚至占据一侧胸腔，多为类圆形或分叶状。

Dehner（1994）将胸膜肺胚细胞瘤分为3型，Ⅰ型为纯囊性没有实性成分，Ⅱ型为囊实性，Ⅲ型为单纯实性没有上皮围成的囊腔。Priest等（1997）报道的50例中，Ⅰ型7例，Ⅱ型24例，Ⅲ型19例；Indolfi等（2000）报道11例中，Ⅰ型1例，Ⅱ型3例，Ⅲ型7例；一组及该院外科报道病例中，Ⅱ型分别为2例及15例，Ⅲ型分别为8例及7例，未见Ⅰ型病例报告。由此可见3型中Ⅰ型最少见，其原因可能为单纯囊性病变易与其他肺囊性病变如肺囊肿、囊性腺瘤样畸形相混淆，易误诊及对胸膜肺胚细胞瘤报道较少，认识不足有关。

Ⅱ型病例表现为囊实性混杂密度占位，除软组织实性部分外呈多囊性改变，中间可见细小分隔，囊内均为气体，未见气液面，囊壁均未见结节，囊内气体考虑可能是由于肿瘤内发育不良胚胎性肺组织与

支气管树相通所致。

Ⅲ型病例表现为软组织密度为主的实性肿块，密度不均匀，其内见大小不等点片状低密度区，增强后外缘斑片状强化，部分病例可见细条样血管样强化，肿物中心低密度坏死区更明显。少数病例病理切片可见多处细点状钙化，CT扫描全部病例均未见钙化影，可能与钙化较小、CT不能分辨有关。部分肿物可见包膜。

病变可有不同程度占位效应，推移并伸入纵隔，使其内大血管移位；压迫周围肺组织造成肺不张或肺气肿。侵及胸膜时可引起胸腔积液，少部分病例当胸壁受累时可引起肋骨破坏并可见软组织包块。

该组1例CT显示左肺体积明显缩小，密度增高，其内可见类似支气管样结构，患侧胸廓塌陷，心影纵隔左移，类似肺不张样改变，术前诊为脓胸并肺不张。术中见全肺实变为硬性，经手术活检证实为胸膜肺胚细胞瘤。考虑是否因合并患侧肺发育不良所致。

胸膜肺胚细胞瘤与成人肺胚细胞瘤的不同：成人型肺胚细胞瘤多发生于30~50岁年龄段，为小且孤立的肺内病变，咯血多见，肿瘤生长缓慢，生存时间相对长；病理可见肿瘤由不同分化程度的肿瘤性上皮成分和肉瘤样或胚胎性间叶成分构成。小儿肺胚细胞瘤肿物多较大，多起源于肺的周边部或脏、壁层胸膜，可侵及周围组织，咯血少见；病理研究证实小儿胸膜肺胚细胞瘤中的上皮成分是良性的反应性或包裹性成分，间叶成分是肿瘤性的，并具有母细胞性和肉瘤样的组织学特点，与成人不同。

胸膜肺胚细胞瘤与先天性肺囊性病变的关系：Tagge等（1996）提出小儿胸膜肺胚细胞瘤与先天性肺囊性病变关系密切，该组4例肺囊性病变未经手术治疗后发现病变扩大并经手术病理诊断为胸膜肺胚细胞瘤，因此提出一旦CT发现囊性病变中出现实性成分，就应手术治疗。由于CT对于病变变化较为敏感，因此对于监测保守治疗的肺囊性病变发展变化很有帮助。

胸膜肺胚细胞瘤为家族性疾病的观念：Priest等

（1996）对胸膜肺胚细胞瘤患儿及其家族进行评估，发现25%病例可合并其他发育不良或肿瘤样及恶性病变，如肺囊肿、甲状腺发育不良、肾母细胞瘤、髓母细胞瘤、淋巴肉瘤、朗格汉斯组织细胞增生症（LCH）等；有作者报告一组中1例合并肺囊肿，有1例其妹1.5岁死于肺肿瘤。因此应树立胸膜肺胚细胞瘤为家族性疾病的观念，对患儿及其家族进行仔细检查。

三、鉴别诊断

Ⅰ型胸膜肺胚细胞瘤

（1）多发肺囊肿及囊性腺瘤样畸形：两者影像学表现很相似，并且肺囊性病变有发展成Ⅰ型胸膜肺胚细胞瘤的可能。肺囊肿可无症状或仅表现为呼吸道感染而就诊，而胸膜肺胚细胞瘤可有胸痛、消瘦等伴随症状，鉴别需密切结合临床，最后诊断需靠病理。

（2）先天性横膈疝：后外侧膈疝时患侧胸腔内常可见不规则的多囊状透亮区，但膈疝多表现为形态多变且含大小不等气液面的病变，膈面不完整，部分病变可延续入腹腔，腹部生理积气减少等可与胸膜肺胚细胞瘤相鉴别，并可行胃肠道造影协助诊断。

Ⅱ型胸膜肺胚细胞瘤

肺脓肿：肺脓肿以呼吸道感染为主要症状，当脓肿范围较大，占据一侧胸腔并形成脓胸时，表现为大片致密影伴其内圆形或不规则透亮区，易与胸膜肺胚细胞瘤相混淆。但其感染中毒症状明显，早期为大片致密影，病变组织液化坏死后出现空腔，并可见多个气液面，经对症治疗后病变可逐渐吸收。而胸膜肺胚细胞瘤病变较固定，可逐渐增大，气液面少见，两者病变演变过程不同。

Ⅲ型胸膜肺胚细胞瘤

（1）Askin瘤：Askin瘤为起源于胸壁软组织的具有神经内分泌功能的高度恶性肿瘤，十分少见。文献报道瘤体一般较大，突入胸内呈浸润性生长，与胸膜肺胚细胞瘤易混淆。但Askin瘤多沿胸壁生长，多数有肋骨破坏，以上表现胸膜肺胚细胞瘤少见，最后诊断需靠病理。

（2）纵隔内恶性肿瘤：如成神经细胞瘤及内胚窦瘤。成神经细胞瘤钙化多见，增强后中心区坏死少见，边缘增强不明显，局部可见淋巴结肿大，可与本病鉴别。内胚窦瘤与纵隔关系密切，多为较均匀的软组织密度，甲胎蛋白可升高与本病不同。

第十三章　小儿胸部其他疾病

第一节　儿童纵隔淋巴结肿大

引起儿童纵隔淋巴结肿大的疾病种类繁多,一般可分为炎症、结核、肿瘤3大类。正常情况下,由于淋巴结发育尚未完成,小儿胸部CT扫描不能发现纵隔淋巴结,故发现淋巴结即为异常表现。另外,采用增强扫描可清晰显示小儿胸内增大的淋巴结及其与周围组织关系。Siegel(1998)也认为,10岁以下正常儿童胸部CT扫描不能发现纵隔淋巴结,如出现淋巴结,无论大小均为异常。在临床上,各种疾病都可沿淋巴道蔓延,引起区域性淋巴结增大。

纵隔淋巴结增大的好发部位和累及数量:左肺的淋巴引流偏向于右侧,左肺内病灶通过引流淋巴管向右肺门引流,不向左肺门引流;右下肺叶病变向支气管分叉引流,而后向上引流至右肺门淋巴结和右支气管旁淋巴结。本研究结果显示,肿大淋巴结多出现上腔静脉后、右主支气管旁、右肺门、气管隆突,因此,在临床影像诊断时,应多关注以上好发区域,避免漏诊。另外,一项研究结果表明,炎症所致淋巴结肿大的累及数量低于结核感染和肿瘤病例,当患儿出现3组或以上淋巴结肿大时,则提示结核感染或肿瘤诊断。

肿大淋巴结的大小:该项研究结果显示,炎症与结核所致淋巴结增大,在面积及最短径方面存在显著差异,与Haramati等(1997)的报道相符,提示胸内淋巴结肿大不是结核的特有表现。但是,当临床需要鉴别炎症和结核时,则淋巴结较大的病例更可能为结核感染,而非普通炎症。短径最小值为5 mm。

肿大淋巴结的平扫表现和增强特征:该项研究中,炎症组和肿瘤组中肿大淋巴结在CT平扫中均表现为密度均匀且无钙化,8例平扫时发现淋巴结钙化者均为结核感染病例,故淋巴结内出现钙化是结核感染的诊断线索。有报道称,淋巴结出现周围环状强化、钙化或淋巴结融合则强烈提示结核杆菌感染。其原因在于淋巴结结核在病理上的四期表现而不同。一些作者认为,儿童多见淋巴结各期同时存在,有可能是由于儿童期钙磷代谢相对旺盛所致,肺结核钙化较快且较多见。

肿瘤:该项研究中39例进行了增强扫描,炎症组与肿瘤组淋巴结强化特征具有显著差异,该结果表明,在增强扫描中,纵隔内淋巴结完全强化者多为肿瘤所致。

结核:增强中所见的肿大淋巴结中心低密度区代表干酪坏死,而周边环状强化代表富血管的炎性肉芽组织,该征象为结核感染所致淋巴结增大的典型强化特征。

鉴别诊断:CT增强扫描在鉴别儿童结核感染与其他原因所致的淋巴结病变中很有价值,淋巴瘤、转移瘤等多种疾病则罕见以上表现。

淋巴瘤病情发展迅速,患儿常见肝、脾及浅表淋巴结肿大。淋巴瘤多侵犯前、中纵隔,也可侵及心包横膈、后纵隔,表现为双侧淋巴结肿大,多不对称,且肿大淋巴结融合,密度均匀,边缘多较锐利呈圆弧形或分叶状,可超越肺门,甚至达膈面,坏死液化少见,未治疗罕见钙化,淋巴瘤对放疗和化疗敏感。

另外,转移性纵隔淋巴结肿大均存在原发瘤,同时应注意相邻骨骼改变。此外,支原体感染、传染性单核细胞增多症和朗格汉斯细胞组织细胞增生症等也可引起纵隔淋巴结肿大,结合肺内病变和临床表现,不难做出正确诊断。

该研究的局限性:该研究亦有不少局限性。首先,样本量小,尤其是肿瘤病例不足。其次,部分患者在入院前已经得到确诊,增强扫描数据的缺失导致研究数据产生一定偏移。但是,该研究数据仍真实可靠。另外,炎症及肿瘤钙化情况组间 $P<0.05$,但肿瘤组中未出现淋巴结钙化。仅出现统计学阳性结果,此结果可能是组间例数不均衡所致。

综上所述,纵隔肿大淋巴结出现数量、淋巴结的面积、短径、胸部 CT 平扫表现和增强特征对引起小儿纵隔淋巴结肿大的疾病鉴别具有较高提示作用。在今后临床实践中,合理利用影像检查,结合临床及实验室检查,全面分析肿大淋巴结的特点有助于早期明确诊断。

第二节　误诊病例简介:儿童前纵隔原发性平滑肌瘤

平滑肌瘤是常见的良性肿瘤,好发于子宫、消化道及腹膜后,而发生于纵隔内实属罕见。Spatny(1967)曾有报道,纵隔平滑肌瘤多发生于成人,且都位于后纵隔。而一例肿瘤发生在儿童,并位于前纵隔,提示纵隔内平滑肌瘤可发生于任何年龄,且非只出现在后纵隔。CT 表现为纵隔内混杂密度肿块,对邻近脏器推压移位,并无侵袭性改变,符合良性肿瘤的特征;增强后肿块内见粗大血管影,提示其血供丰富。

本病主要应与儿童前纵隔内常见的淋巴瘤、畸胎瘤进行鉴别。淋巴瘤好发于前中纵隔,表现为多个淋巴结增大,可融合呈肿块状,增强后肿块均呈中度强化,易包绕血管。

畸胎瘤多位于前中纵隔,密度不均,肿块内出现钙化、脂肪等多种组织成分为其典型的影像表现。由于纵隔平滑肌瘤甚为少见,尚无典型的影像表现报告,术前很难正确诊断,最终明确诊断仍需依赖于病理。根治性手术切除是首选的治疗方法,术后肿瘤不易复发,预后良好,如若复发或转移,应考虑恶变为纵隔平滑肌肉瘤或良性转移的平滑肌瘤。

该组作者认为,当发现纵隔内巨大软组织肿块,若不具有典型纵隔常见肿瘤的影像学征象,且对邻近脏器无侵袭性改变时,应想到平滑肌瘤的可能。

第十四章　小儿影像学检查

第一节　小儿胸部 CT 扫描的误诊

在小儿 CT 图像中,可见肺基底血管影较拥挤,偶可伪似结节影。

如出现亚节段性肺不张,其周围常有条索影伴存,可误为肺的假肿瘤。

有时奇静脉影扩大,十分类似隆突后淋巴结肿大;如再行增强扫描,则可见到奇静脉的管状结构,避免误诊。

正常胸腺组织有时伸向后纵隔,伪似纵隔包块,但它与前方胸腺组织图像相似,且无占位效应出现,一般可据此以区别于新生物。

第二节　婴幼儿胸部 X 线投照技术探讨

婴幼儿胸部投照技术在儿科 X 线检查中是很常用的方法,一张优质胸片能给临床提供可靠的诊断信息,而低劣胸片易引起误诊、漏诊。由于婴幼儿不合作,故给投照技术工作带来困难。

技术要求:根据婴幼儿心理与生理特点,选择最佳曝光时机是获得优质婴幼儿胸片的关键,其次是体位固定,曝光条件匹配等。

X 线检查及诊断是医学影像学的基础和重要组成部分,尤其儿科 X 线检查及诊断是儿科多种疾病的重要诊断方法之一。婴幼儿胸部 X 线检查几乎成为儿科临床的常规检查项目。

儿科疾病的 X 线检查有其自身的特点,又特别是婴幼儿胸部的 X 线投照技术与成人 X 线检查完全不同。

婴幼儿心理特点:婴幼儿哭闹是其天性,畏惧陌生人,怕进医院打针与见穿白工作服的医护人员是每个婴幼儿的"通病"。不配合检查,导致照片显示效果很差,无法诊断,以至三番五次重照。

婴幼儿生理特点:婴幼儿胸廓前后径小,其骨性胸廓含钙成分较低,软组织薄,肺活量小,以致胸片对比度较低,清晰度欠佳。婴幼儿呼吸运动,主要是以腹式呼吸为主,婴幼儿哭闹时的呼吸规律是:当腹部鼓起时为吸气相,啼哭时为呼气相。

投照技术:当婴幼儿放声大哭时,胸腹部处于相对静止状态,放声大哭之后,声音停止,转为吸气相,此时婴幼儿的肺活量增大(较平时大大增加),腹部鼓起,即是最佳曝光时机。在观察最佳曝光时机的同时应让 X 线球管的旋转阳极先旋转,待最佳曝光时机确定后,即可瞬间曝光。

新生儿首次摄片,要胸腹部联合摄取正侧位片,片内包括上自下颌骨,下至耻骨联合(用铅皮或铅裙保护非检查部位,特别是生殖器官),目的是观察臼齿了解胎龄,了解上呼吸道及胃肠道充气情况。

学龄前(3~5 岁)的小儿可用成人胸片的投照方法,不合作时仍可用此投照技术检查。

第二十四篇　胸部创伤和胸部手术

第一章　手术与介入操作后改变对影像学表现的影响

第一节　肺叶切除、单侧肺全切和肺叶楔形切除术

胸部手术、内镜检查、经皮介入治疗以及放疗均可改变胸部结构的正常影像表现。尽管可预想到上述操作的一些影像表现，但其他一些影像表现可类似于胸部疾患的复发或进展。重要的是要熟悉上述操作在横断面图像上的典型表现，认识哪些改变能提高对活动性病变尤其是恶性肿瘤复发的怀疑。

肺叶切除后，除胸部密度增高外，可发生许多与单纯肺不张表现相仿的胸廓解剖学改变。事实上，由于原来为不张肺组织所占据的空间已不复存在，肺叶切除后胸廓萎陷征象较肺不张时更明显。除术侧胸廓缩小和肋间隙变窄外，横膈、纵隔、腹腔脏器、叶间裂以及对侧肺组织均向术侧肺叶切除处移位。要避免与恶性肿瘤复发的软组织肿块相混淆，重要的是要认识肺叶切除术后众多脏器的移位表现。

右肺叶切除术后残留叶间裂位置发生改变，形成新的叶间裂；支气管位置亦发生改变；残存肺叶可过度膨胀，与对侧肺组织相比，肺动、静脉分支稀少。不应与继发于肺动脉栓塞的血流灌注不足或支气管阻塞引起的肺气肿混淆。肋骨缺失以及存在手术银夹是已行肺切除的重要标志。

胸腔镜手术的发展使得经胸腔镜行肺叶楔形切除、肺叶切除甚至单侧肺全切成为可能。经胸腔镜行肺切除者，无肋骨缺损或手术银夹存在来提示业已进行过胸部手术。若残留肺叶过度膨胀，充填术区，而其他解剖结构无明显移位，则术侧胸廓缩小不明显，尤其在小肺叶即右肺中叶切除术后更是如此。

解释胸腔镜手术后病人的 CT 图像时，放射科医生容易忽视业已进行过肺切除。

单纯肺叶切除或单侧肺全切术后，手术残腔内的气体可逐渐被吸收而由液体充填。一段时间后手术残腔缩小，形成瘢痕或纤维胸，表现为胸膜光滑、增厚，而钙化少见。上述改变一旦形成，随后出现的任何手术残腔扩大均提示有恶性肿瘤复发或胸膜感染的可能。同样，若术后残腔出现气体，则强烈提示支气管胸膜瘘，后者常继发于恶性肿瘤复发或胸膜感染。

右肺全切后，由于纵隔右移，左肺组织跨中线疝向右侧，导致左主支气管受压于前部的肺动脉与后部的胸椎、胸主动脉之间，称之为全肺切除术后综合征。若无右位主动脉弓或纵隔异常，肺叶切除术后综合征极少见于左侧肺全切术后。治疗上包括手术残腔假体放置以减轻纵隔移位的程度，还有支气管内支架放置。

肺局灶病变常经胸腔镜行肺楔形切除。良恶性性质不明的肺孤立病灶均可行肺楔形切除，但是若快速冰冻切片显示为恶性，应随即行肺叶切除术。对肺储备功能差的支气管肺癌病人，作为简化肺手术仍可行肺楔形切除。多发肺结节亦可行肺楔形切除，尤其适用于肉瘤肺转移病人。邻近缝合缘可看到少许纤维瘢痕性软组织影。缝合缘结节状软组织影应高度怀疑为恶性肿瘤复发。

第二节　关于外科皮瓣

软组织皮瓣置入胸腔可促进创面愈合、加固吻　　合口或手术切缘。置入皮瓣的原有血供靠保留置入

组织的血管蒂来维持。心包脂肪垫和大网膜的脂肪组织，以及肋间肌、前锯肌、背阔肌、胸肌和腹直肌等肌肉组织常用来做皮瓣，亦可用胸腺、胸膜、纵隔脂肪来做皮瓣。皮瓣可用于加固气道吻合口或覆盖支气管残端，亦可用于加固食管吻合口或食管破裂伤以促进愈合，或用来闭塞肺切除术后永存残腔。合并感染的难治性胸壁切口如正中胸骨切口，可填以保留血供的带蒂皮瓣促进愈合。

　　熟悉上述皮瓣解剖可避免将其与软组织、脂肪密度肿块混淆。心包脂肪垫或大网膜脂肪组织皮瓣在 CT 图像上呈脂肪密度，可与脂肪增多症或含脂肪肿瘤相混淆。肌肉性皮瓣呈软组织密度，可与软组织密度肿块混淆。一段时间后肌肉性皮瓣常因去神经或 / 和废用发生萎缩，甚至可发生钙化或骨化。

第二章　胸部创伤

第一节　胸部创伤

胸部创伤的影像学诊断是以仰卧位胸片的评价为基础。尽管平片对诸如张力性气胸等危及生命的胸部创伤的快速诊断是必不可少的,但 CT 对广泛的胸部损伤的检测如气胸、纵隔积气、偏侧膈损伤和心包出血等比平片更敏感。

胸廓损伤:影像学用于评价单独的肋骨、肩胛骨或锁骨骨折外力的大小、方向和骨折的部位,上部 3 根肋骨的骨折,据力学传导的原理可推测或要注意其下方肺和纵隔有无损伤。累及胸廓出口的骨折中 3%~15% 可能造成臂丛或邻近的动脉损伤。锁骨下血管损伤可能与上部 3 根肋骨骨折有关。明显错位的骨折还可引起胸膜腔积血、臂丛损伤和纵隔出血等征象。低位肋骨骨折应多注意脾和肝脏及肾脏有无损伤。

2 根或 3 根以上的邻近肋骨或邻近胸肋骨复合性骨折和肋软骨骨折会引起上胸廓不稳定。肋骨骨折常引起局限性出血而形成胸膜外血肿,血肿在改变体位时形态并不改变,逐渐扩大的胸膜外血肿表明有活动性出血。

胸部钝伤很少形成肺疝。胸壁撕裂包括肋骨、肋间肌、胸肌的撕裂可使肺疝入皮下组织中。平片可以做出诊断,应用 CT 更容易明确诊断。当肺组织少量疝出并无绞窄时,往往无须治疗。换气功能障碍的病人可能发生张力性气胸或大的绞窄性肺疝,这时需外科手术复位。钝伤所致的胸锁关节脱位占所有关节脱位的 3%,通常由临床触诊和视诊就能做出诊断。锁骨前脱位最常见但无临床意义,锁骨向后脱位能造成气管、食管、头臂干及前纵隔神经的损伤。20 岁以下可发生近端锁骨骨骺撕脱。CT 在显示损伤和早期证实内脏有无损伤等方面有价值。

胸骨骨折不常见,在胸部钝伤中占 8%~10%。损伤在侧位胸片中能较好地显示。CT 在确定诊断时有用,但水平位和错位轻微的骨折容易漏掉。对胸骨冠状位骨折 CT 则优于平片。胸部上方的血管尤其是无名动脉在胸骨骨折错位时会受到损伤,如有纵隔出血征象,要通过平片和 CT 进行检查。胸骨骨折的出现应提高对心脏挫伤的怀疑。

纵隔积气:气体位于纵隔为胸部钝性或锐性创伤的后遗症。肺泡、气管支气管树或食管破裂均能导致空气进入纵隔。钝性损伤使管腔内压力升高而发生气道破裂。进入纵隔的气体也可来自颈部(面骨骨折、喉及颈部气管损伤)、腹膜后腔(十二指肠穿孔等)或胸壁外伤。

急性创伤所致纵隔气肿最常见的机制是 Macklin 效应,即气体从破裂的肺泡进入肺间质组织,然后进入肺门和纵隔。

纵隔积气在 X 线片上可被显示,是因为气体勾画出壁层胸膜和其他纵隔结构。纵隔积气在侧位片上比正位片上易见。CT 比平片更为敏感。壁层胸膜被气体勾画出来位于纵隔的外侧和肺的内侧。壁层胸膜线在正位胸片上显示很好,沿着心影上方上纵隔的左缘,向下沿左心缘水平并逐渐消失于左侧纵隔的中部。纵隔气体也能勾画出横膈顶中部的表面影,它与心影底共同形成连续的膈影。在侧位胸片上成像为一连续的左侧膈影。后纵隔内有气体时,通常在下行的胸主动脉和腹主动脉近端形成锐利的轮廓线。纵隔气体还能显示胸腺和头臂血管、降主动脉、主动脉弓及其分支。

纵隔气体蔓延至肺尖或胸骨后部时易与气胸混淆。少量纵隔积气沿左心缘和横膈上表面分布时易与心包积气相混淆,且影像学很难鉴别。

肺泡气体形成的纵隔积气不像气胸或心包积气中的自由气体，它所含气体是被纵隔软组织包绕的，其分布不随病人体位改变而变化。

拍摄不同体位的胸片可帮助鉴别纵隔气肿、气胸及心包积气。纵隔积气病人可无症状，但是它也可以产生胸疼或呼吸困难。大量纵隔积气能进入腹膜后腔。气体进入腹腔可如自发性腹腔积气。

气胸和血胸：气胸是常见于钝性或锐性创伤的并发症，气胸有时可能是由医源性因素引起的，包括正压通气支持、胸导管的放置或进入中心静脉。即使是小范围的气胸立即诊断也是非常重要的，因为气胸可引发严重的呼吸和心血管循环问题，特别是呼吸功能不全或是有正常呼吸功能而在使用机械通气的病人。回顾文献分析表明，创伤病人中的气胸，有 30%~50% 不能首先由临床诊断或胸部平片发现，只能在 CT 检查后发现。

气胸如果不经治疗，1/3 的病人可发展为张力性气胸。与胸部平片相比，CT 对小量气胸更为敏感。诊断胸膜腔中的气体是通过观察像一条锐利线状的脏层胸膜以及在该线上方的无肺组织标志。

在活体形态学的表现上，气胸的分布主要靠病人的体位、胸腔内的气体量、胸膜粘连和肺不张的范围决定。通常在立位或半卧位时气体积聚于单侧胸腔顶部。仰卧位单侧胸腔气体积于前上肋膈角。肋膈角的气体有时难与下胸部的过度曝光、上腹部的过度曝光鉴别。

胸膜粘连或肺叶不张的出现可能会引起不规则分布的气胸。在胸部平片上皮肤皱褶、绷带、体外的导管和缝线、皮下气肿、创伤后或气肿后形成的胸膜下大泡，都会与气胸相混淆。病人于不同体位下拍片或从胸壁上取走导管或缝线可有助于从各种伪影中辨认出真实的气胸。

局限性的血胸可能是由于脏层胸膜受伤或是由于肺实质的撕裂或挫伤所致。少量的血胸往往是与创伤性气胸相伴随的。在立位胸片上显示气-液平。肺静脉源性出血往往是低压的，并且有自限的倾向。动脉源性出血，如肋间、内乳或锁骨下动脉源性的，其压力较高并有持续倾向，需要在邻近肺及纵隔用加压止血。

出血进入胸膜腔在立位形成半月形影，使肋膈角及心膈角变钝，使整个半侧胸腔密度增高。出血逐渐形成尖的或侧位上产生自胸壁向肺的条带状密度增高影，压迫肺组织。在仰卧位病人胸腔积液积聚于背侧，可能引起半侧胸腔密度增高。

胸膜外出血往往与肋骨骨折有关，出血来自肋间或锁骨下动脉。一定压力下的出血使得胸膜离开胸壁向肺内形成一个或数个凸起的阴影。液体也可能积聚于肺下和叶间裂内，CT 能帮助确定血胸的蔓延范围，活动性出血也可通过静脉注射对比剂在螺旋 CT 上显示出来。

肺挫裂伤：肺挫裂伤是最常见的原发性肺损伤，在严重胸部钝伤的病人中占 17%~70%，外力直接由胸壁传至其下方的肺，产生肺间质及肺泡的损伤。力的传递往往通过邻近的固体物质，如肋骨、胸骨和椎体。小血管破裂和肺泡毛细血管膜的破坏所致的出血在伤后 1~24 h 进入肺泡及肺间质，并发生间质水肿。肺挫伤导致通气-灌注失调、肺内分流、肺顺应性减弱，肺内水分增加。严重的可发生呼吸衰竭。

对于肺挫伤的诊断，CT 优于胸部平片。影像学上肺挫伤表现为单侧或双侧片状或弥漫的肺泡实变，以周围性局限性分布为主。支气管充气征在肺挫伤中难以见到，因为血液充盈着邻近的小气道。Donnelly & Klosterman（1997）报道肺挫伤时胸膜下肺组织清晰，而其他肺部病变如吸入性肺炎、肺膨胀不全或肺感染，其胸膜下肺组织混浊。

肺挫裂伤通常可在入院时平片显示。挫伤在胸片上往往在 48~72 h 内就开始消散，也有 5~6 d 都吸收不全的。肺挫伤完全吸收消失在伤后 10~14 d。上面提及的包括感染或呼吸窘迫综合征在此期间不可能完全消失。

肺撕裂伤：肺撕裂伤是肺部创伤后常见的损伤。肺撕裂伤周围常为肺挫伤，撕裂伤和挫伤在胸片上难以区分，CT 则可区分。

肺撕裂伤的机制可能是：①气浪通过固定的不同的肺组织界面产生的剪切伤。②由于肋骨骨折而直接引起的肺撕裂伤。③在肺实质与胸膜紧密连接处的胸壁猛烈运动而引起的肺撕裂伤。④支气管受压，管腔内高压致远端肺泡破裂。⑤后部肺实质受压或推挤碰到椎体和肋骨所致。

由于肺弹性回缩的结果，撕裂往往是卵圆或椭圆形的。影像学上撕裂处表现为椭圆形的，周边围以 2~3 mm 细线样的透亮腔。如果腔内出血可见有一液平面，出血也可充满腔内而形成软组织块状密度影。新月形的气体影可见于撕裂的血肿内形成一气-液平，创伤性肺气囊内完全充满液体或血液时，在胸片上呈硬币样的块影。

肺撕裂伤可有并发症出现。创伤后气囊内有分泌物和出血，由于疼痛而引起呼吸运动受限，清除分泌物的能力减弱，肺顺应性减弱，以及气管内插管均成为感染和脓肿形成的前提。

支气管胸膜瘘可能是由于肺撕裂造成支气管和胸膜面相通的结果。空气持续地漏入胸膜腔可能对胸部引流导管的置放也无反应，要外科切除来关闭支气管胸膜瘘。创伤性肺气囊可逐渐膨胀形成巨大的无通气功能的无效腔，可明显削弱呼吸功能。

气管支气管损伤：气管支气管损伤（TBI）相对较少见。钝伤所引起的右侧支气管受伤较左侧更为常见。解剖上80%以上的损伤分布在隆突周围2.5 cm处。穿透性损伤通常累及颈部气管，在所有颈部或胸部穿透伤的病人都要怀疑是否有气管支气管损伤。

气管支气管损伤的机制有诸多说法：①前后方向压力作用于展开的肺和斜行的主支气管黏膜导致纵行撕裂。②关闭的声门使得气道内压力突然升高，导致大气道发生撕裂。③减速性剪切作用力引起如气管、隆突和环状软骨连接处的损伤。

气管支气管损伤的临床症状既不敏感也不特殊，通常在刚受伤时无法发现。Huh等（1997）指出，气管支气管损伤常见的影像学征象是空气持续性地进入纵隔和胸壁软组织内。软组织和纵隔气肿常常越来越重且逐步进展，不会因胸部引流导管的放置而减轻。

软组织气肿可以进入表面皮肤下和颈部的深层组织及胸壁内，并可以通过Bochdalekt孔和Morgagni孔进入后腹膜和腹膜腔，很像原发性肠损伤。塌陷支气管的阻塞会产生持续的气胸或远端肺膨胀不全。在胸部平片上可见坠积肺的征象，即肺与支气管隔离并由于重力而到胸腔最低处。塌陷的肺门看上去像异常的尾状。Wintermark等（2001）认为，支气管外过度膨胀的气囊有时可能是早期支气管损伤的征象，约10%病人在伤后无法发现异常的征象。

与胸部平片相比，常规或螺旋CT可以探测到纵隔内少量的气体。螺旋CT多维重建可能有助于发现损伤的气道。支气管镜是对气管支气管损伤做出诊断的检查方法之一。早期诊断是外科手术的成功及获得较好的长期疗效的保证。

尽管气管完全性横断在早期容易诊断，但气管部分撕裂和支气管完全或部分撕裂常作为气管支气

管损伤的后遗症被发现，同时常伴有气管狭窄、气管食管瘘、气肿、纵隔炎或支气管扩张等。

食管胸段破裂：创伤所致的食管穿孔约占10%，多由穿透伤引起，钝伤少见。穿透伤以刀伤和子弹伤多见，子弹的途径可以从其入口和出口判断。胸部CT可用来证明纵隔是否受累，如怀疑食管损伤应检查食管。

吞钡或碘水造影是最先用于检查食管可疑损伤的手段。如造影阴性，X线透视和摄片也是一种方法。纵隔近食管处见气泡显影表示有食管穿孔。Gierada等（1995）研究发现，钝伤引起的食管损伤是由于脊柱与食管挤压或因胸廓过度伸展而拉伤，绝大部分伴有胸廓内损伤，尤其是在膈裂孔处。颈部椎体骨折也可引起食管的直接损伤。食管破裂的X线征象包括颈部纵隔气肿（60%），左侧胸膜渗出，由于液体渗出引起的纵隔轮廓改变，相关的纵隔出血和反应性炎症。

膈损伤：膈损伤的发生率在严重的腹部伤中占0.8%~5.8%。左膈较右膈受伤率高出3倍。相对少见的右侧膈损伤主要归于肝脏的缓冲作用，使得从内脏传向右半膈的力量减少。右膈损伤在临床上和影像上均无特征性表现，诊断较难。左侧膈破裂绝大部分发生在腰肌和肋间肌薄弱的连接处，位于膈的后侧部分。Rodriguez-Morales等（1986）发现，延至中心腱处的撕裂可能会使胃、网膜和横结肠进入心包。与创伤性膈损伤有关的创伤包括骨盆骨折、胸主动脉损伤和肝脾损伤，据报道在膈破裂的病人中其发生率为100%。

胸部平片对膈损伤有提示意义，但不能确诊。连续的胸片对于正压通气支持的病人往往是有帮助的，因为胸廓内的正压可以延迟、阻止腹部脏器通过膈撕裂处形成疝。病人撤去正压通气支持后，拍摄系列胸片尤其重要。通过膈撕裂处产生的内脏疝在病人中占20%~50%，部分在胸片上仍可显示为正常的膈轮廓。

平片诊断内脏疝表现为膈上方突起的内脏，内脏可在膈撕裂处通过。半侧膈上方见到鼻胃管或内脏（胃、结肠），位于下肺野，纵隔向对侧移位。总之，胸片上膈损伤的征象包括：膈外形的轮廓消失或变形，胸膜渗出，半侧膈表面升高，低位胸腔的液平面、纵隔移位、低位肋骨骨折等。

胸片上膈损伤常会被同时发生的下列征象干扰或掩盖，如：肺挫伤或撕裂伤、肺吸入和胸膜渗出、胸

底部的气胸小腔、膈神经麻痹和急性胃膨胀。

膈破裂最敏感的 CT 征象就是膈的不连续性。后侧位膈的局限性缺陷也可见于正常的发育变异，多见于老年女性的左侧膈。Murrey 等（1997）指出，CT 图像上的"领口征"非常有特征性，在创伤性膈损伤中占 36%。膈损伤的其他 CT 征象包括腹腔实体内脏或网膜形成的胸腔疝。常规 CT 因冠状面和矢状面 CT 重建后的分辨率低，而难以区分膈和肺不张，胸膜渗出，低位肺小叶的吸入性肺炎。

MR 成像理论上较适合显示整个膈，尤其在左侧。在膈穹隆处即使是很小的撕裂也能被发现，因为 MR 成像可以获得直接的冠状位和矢状位像。尽管梯度回波比 T_1WI 更快获得，但有作者发现 T_1WI SE 序列对于检查膈损伤更好，GRE 序列并不能增加诊断依据。在 SE T_1WI 上借助于腹部高信号和纵隔脂肪高信号可以见到左半侧膈夹于两边的软组织高信号带之间。右侧膈较难直接观察到，此时检查肝脏的位置和轮廓非常重要，膈损伤显示为低信号的膈轮廓的缺失。MR 成像也能准确地显示自膈裂隙进入胸腔的腹腔脏器疝。

钝性心脏和心包损伤：Olsovsky 等（1997）报道钝性胸外伤的病人中有 10%~16% 有心脏损伤，多是由于车祸引起的胸部严重挤压伤。最常见的心脏损伤是心脏挫伤，其他损伤包括心包撕裂伤、心传导系统受损和冠状动脉损伤以及活动的心壁、膈或心瓣膜的破裂。钝性创伤病人心脏破裂的发生率为 0.21%~2%，常累及至右房。Olsovsky 等（1997）指出，心脏破裂往往是致死性的，心房破裂的存活率为 46%，心室破裂的存活率为 71%。

胸片表现往往无特征性并因心脏损伤的程度而不同，包括充血性心衰、心影增大或球状心影、心包积气或室壁瘤。钝性心脏损伤的 CT 征象包括心包积气、心包积血以及由于心脏房室腔破裂而引起的活动性心包出血。Karalis 等（1994）认为，心脏挫伤所致的局部心脏壁的异常运动和低排血量可以通过放射性核素心室造影以及经胸廓或经食管二维超声心动图发现。超声心动图也能显示瓣膜粘连、心包渗出症、心内隔离、室动脉瘤。

在非常少见的情况下可出现由于前纵隔动脉出血而压迫右侧心腔产生的心脏填塞。平片或 CT 扫描上心包积气可能是由于心包与肺、胸膜腔、食管和气管支气管树相通或肺静脉周围的气体进入心包所致。

总之，仰卧位胸片对于那些可以耐受诊断性检查的外伤性病人仍然是首选的成像方法。胸片可检出绝大部分危及生命的胸部损伤。CT 扫描尤其是螺旋 CT 扫描被认为是检测气胸、纵隔积气、纵隔出血及心包出血更好的方法。并且对于胸壁和膈破裂的诊断也有优势。与胸片相比，螺旋 CT、MSCT 以及超声学的研究将为胸部创伤提供更多的检查方法。

第二节　肺撕裂伤

肺撕裂伤的机制及 CT 分型：肺撕裂伤是暴力直接作用或者由于冲击中的突然减速而引起肺组织破裂，有作者另称为外伤性肺囊肿。常与肺挫伤同时存在。肺组织撕裂后在弹力的作用下，边缘组织回缩，形成气囊腔，同时由于常有小血管破裂，血液进入则表现为气液囊肿或肺内血肿。肺撕裂伤形成机制可能是：气浪通过固定的不同的肺组织界面产生的剪切伤；支气管受压，管腔内高压致远端肺泡破裂；后部肺实质受压或推挤碰到椎体和肋骨所致；由于肋骨骨折而直接引起的肺撕裂伤；在肺实质与胸膜紧密连接处的胸壁猛烈运动而引起的肺撕裂伤。

CT 分型主要是依据肺撕裂伤形成机制分为 4 种类型：Ⅰ型最常见，主要发生于肺表面，一组 32 例中Ⅰ型 20 例；Ⅱ型较多见，主要发生于脊柱旁，该组病例中Ⅱ型 5 例；Ⅲ型主要为邻近肋骨骨折穿透肺组织所致，该组病例中Ⅲ型 1 例；Ⅳ型最少见，与胸膜密切联系的肺组织突然受压引起的肺撕裂伤，由于与前 3 种类型比较没有特殊的影像学特征，需手术病理证实，该组无手术病例，故没有单独列出。重伤者 CT 表现可多型同时出现，该组病例中Ⅰ型和Ⅱ型同时存在 6 例。

肺撕裂伤的 CT 表现及动态演变：肺撕裂伤的部位多与外伤时着力点有关或者在脊柱附近，该组病例 27 例肺撕裂伤直接与着力点有关，5 例发生脊柱附近。

肺撕裂伤可表现为肺内单发、多发或呈簇状囊状改变,呈类圆形或不规则形态,囊腔内壁多光滑,腔内可不含有液体或含有液体,液体多者几乎充满囊腔,该组病例中,气液囊肿 18 例,气囊肿 9 例。当液体充满囊腔时,即形成肺内血肿,该组病例中肺撕裂伤伴肺内血肿 5 例。囊大小不一,该组病例直径为 0.5~6.0 cm。

肺撕裂伤病例周围均伴有不同程度的肺挫伤,肺挫伤表现为磨玻璃状影、弥漫、节段实变影,边缘模糊不清,或纹理不均匀增粗、模糊,可局限或弥散,其病理学改变为外伤所致的肺间质或肺实质出血、水肿。

另外,肺撕裂伤患者常有肋骨骨折,气胸,液气胸及头、腹部等其他部位损伤,该组病例 24 例肋骨骨折,21 例气胸,24 例少量胸腔积液。

动态观察肺气囊大小、形态变化多端。患者年老、体质较差或者合并身体其他器官组织损伤、病情恶化者,肺气囊及肺挫伤可以迅速扩大,从而引起呼吸窘迫或呼吸衰竭,危及生命,该组 2 例患者均属于此种情况。

年轻、无其他器官损伤患者吸收迅速。吸收速度与病灶大小有关,该组 5 例患者直径 <2.0 cm 气囊腔及血肿在 1 月内完全吸收,其中 3 例青壮年患者在 1 周内完全吸收。3 例直径 >2.0 cm 的肺气囊肿、血肿吸收较慢,血肿吸收速度慢于相似大小肺气囊肿,其中 1 例肺内血肿属于此种情况。肺撕裂伤发生感染较少见。

鉴别诊断:肺撕裂伤中薄壁气囊肿应与先天性肺囊肿鉴别;厚壁肺气囊肿注意与肺脓肿、癌性空洞、结核性空洞、寄生虫空洞鉴别;肺血肿主要需与肺肿瘤、球形肺炎、结核球等鉴别。

诊断肺撕裂伤至少应具备下述 4 点:①明确外伤史,胸部外伤、复合伤致危重的呼吸道症状等临床病史对诊断起决定性作用;②肺内挫伤、轻重不一液气胸及相邻骨骨折等多种征象是与其他病变鉴别的佐证;③气囊腔的发生部位及短期内明显变化则为肺撕裂伤 CT 表现最突出的特点;④肺血肿常呈类圆形或椭圆形,密度均匀,边缘不甚清楚,可多发,可与液气囊腔或 / 和肺气囊腔并存,周围多伴有肺挫伤,短期内复查血肿及周围肺挫伤明显吸收缩小,较一般炎症吸收快,或演变成液气囊腔、肺气囊腔有助于肺内血肿的诊断。

参考文献

[1] 中华医学会呼吸病学会结节病学组.结节病诊断及治疗方案（第二次修订稿）[J].中华结核和呼吸杂志,1989,12（4）:243.

[2] 中华医学会结核病分会.肺结核诊断和治疗指南[J].中华结核和呼吸杂志,2001,24:70.

[3] 中华医学会呼吸病学分会.肺血栓栓塞症的诊断与治疗指南（草案）[J].中华结核和呼吸杂志,2001,24:259.

[4] 中华医学会风湿病学分会.显微镜下多血管炎诊治指南（草案）[J].中华风湿学杂志,2004（09）:564.

[5] 全国肺栓塞-深静脉血栓形成防治协作组,中华医学会呼吸病学分会肺栓塞与肺血管病学组.肺血栓栓塞症-深静脉血栓形成影像学检查操作规程（推荐方案）[J].中华结核和呼吸杂志,2005,28:580.

[6] 中华内科杂志编辑委员会.侵袭性肺部真菌感染的诊断标准与治疗原则（草案）[J].中华内科杂志,2006,46（8）:697.

[7] 中华医学会儿科学分会呼吸学组《中华儿科杂志》编辑委员会.儿童结核的临床诊断标准和治疗方案（试行）[J].中华儿科杂志,2006,44（4）:249.

[8] 中华医学会重症医学分会.重症患者侵袭性真菌感染诊断与治疗指南（2007）[J].中华内科杂志,2007,46:960.

[9] 中华医学会心血管病学分会,中华心血管病杂志编辑委员会,中国心肌病诊断与治疗建议工作组.心肌病诊断与治疗建议[J].中华心血管病杂志,2007,35:5.

[10] 中华医学会呼吸病学分会感染学组.肺真菌病诊断和治疗专家共识[J].中华结核和呼吸杂志,2007,30（11）:821.

[11] 中华放射学杂志心脏冠状动脉多排CT临床应用协作组.心脏冠状动脉多排CT临床应用专家共识[J].中华放射学杂志,2011,45:9.

[12] 中华医学会风湿病学分会.韦格纳肉芽肿病诊断和治疗指南[J].中华风湿病学杂志,2011,15（3）:194.

[13] 中华医学会风湿病分会.显微镜下多血管炎诊断及治疗指南[J].中华风湿病学杂志,2011,15（4）:259.

[14] 中华医学会结核病分会,《中华结核和呼吸杂志》编辑委员会.非结核分枝杆菌病诊断与治疗专家共识[J].中华结核和呼吸杂志,2012,35（8）:572.

[15] 中华人民共和国卫生和计划生育委员会.人感染H7N9禽流感诊疗方案（2013年第2版）.2013:1.

[16] 中华医学会放射学分会乳腺学组.乳腺影像检查概述[J].中华放射学杂志,2014,48（9）:707.

[17] 中华医学会放射学分会乳腺学组.乳腺X线摄影检查和诊断共识[J].中华放射学杂志,2014,48（9）:711.

[18] 中华医学会放射学分会心胸学组.低剂量螺旋CT肺癌筛查专家共识[J].中华放射学杂志,2015,49（5）:328.

[19] 中华医学会影像技术分会,中华医学会放射学分会.乳腺影像检查技术专家共识[J].中华放射学杂志,2016,50（8）:561.

[20] 中华医学会影像技术分会,中华医学会放射学分会.MRI检查技术专家共识[J].中华放射学杂志,2016,50（10）:724.

[21] 中华医学会影像技术分会,中华医学会放射学分会.CT检查技术专家共识[J].中华放射学杂志,2016,50（12）:916.

[22] 谢百川,巫北海,戴帜.纵隔型肺癌与良性纵隔肿瘤的X线鉴别诊断[J].四川医学,1981（06）:359-361.

[23] 巫北海.X线检查中不常见的意外死亡[J].重庆医药,1983（02）:30-31.

[24] 巫北海,龚水根.右上纵隔肺癌[J].临床放射学杂志,1983,2(3):153.

[25] 巫北海.X线检查时的意外死亡与休克[J].中华放射学杂志,1985,19(5):307.

[26] 巫北海.X线解剖图谱 正常·变异[M].重庆:科学技术文献出版社重庆分社,1985.

[27] 巫北海.正常成人纵隔正面观X线测量初步报告[J].实用放射学杂志,1985,1(1):7.

[28] 巫北海.正常成人肺野血管、肺动脉、肺静脉之X线平片观察(附100例报告)[J].实用放射学杂志,1985,1(2):88.

[29] 巫北海.胸部X线检查的误诊.西南医院X线诊断专题讲座.1987:52.

[30] 巫北海.努力减少X线诊断的误诊与漏诊[J].中级医刊,1988,23(12):41.

[31] 巫北海.实用影像诊断手册[M].重庆:科学技术文献出版社重庆分社,1988.

[32] 巫北海.医学影像正常解剖——《X线解剖图谱 正常·变异》续编[M].重庆:科学技术文献出版社重庆分社,1989.

[33] 罗小明,巫北海.MRI显示异常血管影诊断肺段隔离症[J].国外医学临床放射学分册,1989,12(4):246.

[34] 巫北海,戴帜.矮身材的防治[M].成都:成都科技大学出版社,1991.

[35] 巫北海.专家评述:学习实事求是,力争实事求是[J].中华放射学杂志,1993,27(12):815.

[36] 牟玮,巫北海.上腔静脉综合征的血管内支架治疗.国外医学临床放射学分册,1995,18:262.

[37] 巫北海.影像诊断中的误诊[M].成都:四川科学技术出版社,1995.

[38] 巫北海.专家论坛:质量保证和质量控制与诊断医师密切相关[J].中华放射学杂志,1996,30(5):367.

[39] 巫北海,牟玮.专家经验谈:学习,学习,再学习——浅谈调整知识结构以促进介入医学的发展[J].介入医学杂志,1997,2(4):153.

[40] 巫北海.活体形态学·胸心卷[M].北京:科学出版社,2006.

[41] 高剑波.艾滋病胸部影像学[M].郑州:郑州大学出版社,2009.

[42] 陈自谦,杨熙章,钟群.临床医师影像读片指南系列图谱.胸部分册[M].北京:军事医学科学出版社,2014.

[43] 陈凡.放射诊断学征象[M].武汉:同济大学出版社,1995.

[44] 全冠民,陈敏,袁涛.CT和MRI诊断-重点、热点问题精讲.第1辑(修订版)[M].北京:人民军医出版社,2012.

[45] 全冠民,袁涛,耿左军.CT和MRI诊断-重点、热点问题精讲.第2辑[M].北京:人民军医出版社,2013.

[46] 全冠民,陈为军,袁涛.磁共振基本病例诊断·鉴别诊断·CT对照[M].北京:人民军医出版社,2012.

[47] 陈克敏.能谱CT的基本原理与临床应用[M].北京:科学出版社,2012.

[48] 杨天和.少见病影像诊断分析[M].福州:福建科学技术出版社,2016.

[49] 金鑫,赵绍宏,高洁,等.纯磨玻璃密度肺腺癌病理分类及影像表现将点分析[J].中华放射学杂志,2014,48(4):283.

[50] 唐威,王建卫,吴宁,等.计算机辅助检测系统在低剂量肺癌筛查结节检出中的应用价值[J].中华放射学杂志,2012,46:619.

[51] 赵书会,强金伟,张国福,等.MRI鉴别卵巢良性与交界性黏液性囊腺瘤的价值[J].中华放射学杂志,2012,46(4):327.

[52] 盛会雪,张龙江,张宗军,等.氙气增强双能量CT肺通气成像及临床应用[J].中华放射学杂志,2012,46:764.

[53] 张曼,邓晓涛,谭晔,等.隐原性机化性肺炎的CT表现特点及激素治疗后改变[J].中华放射学杂志,2012,46(3):239-243.

[54] 王秀兰,田为中,洪汛宁,等.颅内骨外黏液样软骨肉瘤一例[J].中华放射学杂志,2013,47(11):1048.

[55] 龚良庚,夏黎明,李治群,等.兔心肌梗死后左心室重构的MRI实验研究[J].中华放射学杂志,2012,46(7):645.

[56] 李素荣,闫浦淳,曹玲,等.儿童郎格汉斯细胞组织细胞增生症肺部受累的高分辨率CT表现[J].中华放射学杂志,2016,50(4):248.

[57] 张慧红,乐洪波,吴先衡,等.黏液样软组织肿瘤的CT和MRI表现特征[J].中华放射学杂志,2015,49(12):883.

[58] 侯美蓉,谭相良,严承功,等.低度恶性纤维黏液样肉瘤的 CT 和 MRI 表现 [J]. 中华放射学杂志,2015,49（12）:941.

[59] 张燕绒,许崇永,郑汉朋,等.软组织低度恶性纤维黏液样肉瘤的病理特征与 MRI 表现 [J]. 中华放射学杂志,2015,49（12）:889.

[60] 马小龙,蒋慧,汪建华,等.侵袭性血管黏液瘤的 MRI 表现 [J]. 中华放射学杂志,2012,46（4）:371.

[61] 刘士远,李琼.Fleischner 学会肺非实性结指南 [J]. 中华放射学杂志,2013,47（3）:197.

[62] 冯湛,黄朕,张亮.胸腺上皮肿瘤 Masaoka 分期的术前 CT 预测 [J]. 中华放射学杂志,2013,47:216.

[63] 曹和涛,陆健,赵金莉,等.膈下段腔静脉周围局限性脂肪积聚多层螺旋 CT 多平面重组的表现 [J]. 中华放射学杂志,2012,4:332.

[64] 孙明利,吕滨,吴润泽,等.冠状动脉造影和冠状动脉 CT 成像诊断冠状动脉心脏病的可重复性研究 [J]. 中华放射学杂志,2012,46:104.

[65] 郑琼娜,郑汉朋,邱乾德.吸入硝酸气体致化学性肺炎 CT 表现一例 [J]. 中华放射学杂志,2012,46:424.

[66] 孙明利,吕滨,戴汝平,等.冠状静脉窦闭锁伴永存左上腔静脉一例 [J]. 中华放射学杂志,2012,46（2）:190.

[67] 张琳,李欣,刘俊刚.左肺动脉吊带伴随气管畸形的 MSCT 诊断价值 [J]. 中华放射学杂志,2012,46（2）:124.

[68] 李炜,马小静,孙庆军,等.先天性冠状静脉窦异常的螺旋 CT 诊断价值 [J]. 中华放射学杂志,2012,46（2）:110.

[69] 边甜甜,林青,李丽丽,等.对比数字乳腺断层合成与乳腺 X 线摄影对致密型乳腺内肿块的诊断价值 [J]. 中华放射学杂志,2015,49（7）:483.

[70] 李海洁,尹璐,叶兆祥,等.锥光束乳腺 CT 及乳腺 X 线摄影对乳腺组织覆盖范围的比较 [J]. 中华放射学杂志,2015,49（7）:488.

[71] 刘佩芳,鲍润贤.发挥综合影像诊断优势提高乳腺癌的整体诊断水平 [J]. 中华放射学杂志,2012,46（12）:1061.

[72] 汪登斌.乳腺 MRI 应用现状和我国乳腺 MRI 应用中存在的问题 [J]. 中华放射杂志,2014,48（3）:177.

[73] 金观桥,苏丹柯,罗殿中,等.表观扩散系数直方图预测局部晚期乳腺癌患者新辅助化疗疗效的价值 [J]. 中华放射学杂志,2015,49（7）:491.

[74] 刘先平,张明如,梦遥,等.靶向乳腺癌膜相关抗原 HAb18G/CD147 双模态单光子发射计算机断层成像 -MRI 探针的构建与表征 [J]. 中华放射学杂志,2015,49（7）:500.

[75] 昌平欣,李多,骆宝建.CT 评价肺结核病灶活动性的作用 [J]. 中华放射学杂志,2013,47（1）:87.

[76] 张琳,刘俊刚,李欣,等.特发性婴儿型动脉钙化症一例.中华放射学杂志,2014,48:965.

[77] 张丽,于红,刘士远,等.迭代重建技术对低剂量肺部平扫 CT 图像质量的影响 [J]. 中华放射学杂志,2013,47:316.

[78] 官宛华,刘晋新,张烈光,等.艾滋病合并鸟 - 胞内分枝杆菌感染的胸部影像表现 [J]. 中华放射学杂志,2015,49（1）:33.

[79] 朱莹,张志勇,施裕新,等.艾滋病合并分枝杆菌肺病的 CT 研究 [J]. 中华放射学杂志,2013,47（1）:23.

[80] 吕岩,谢汝明,周新华,等.肺结核与肺癌并存的 CT 影像研究 [J]. 中华放射学杂志,2013,47:8.

[81] 张烈光,刘晋新,唐小平,等.艾滋病纵隔肺门淋巴结病变的 CT 诊断及鉴别诊断 [J]. 中华放射学杂志,2013,47:28.

[82] 宋文艳,赵祖琦,赵大伟,等.艾滋病并发肺结核播散的影像表现 [J]. 中华放射学杂志,2013,47:13.

[83] 吕平欣,李多,骆宝建.CT 在评价肺结核病灶活动性中的作用 [J]. 中华放射学杂志,2013,47:87.

[84] 崔春晓,林青,杨青,等.三阴性与三阳性乳腺癌乳腺摄影表现的对比研究 [J]. 中华放射学杂志,2012,46:420.

[85] 王青乐,施裕新,张志勇,等.新型甲型重组流感病毒（H7N9）性肺炎的影像学初步观察 [J]. 中华放射学杂志,2013,47:505.

[86] 朱莹,张志勇,施裕新,等.艾滋病合并分枝杆菌肺病的 CT 研究 [J]. 中华放射学杂志,2013,47:23.

[87] 李明英,张成琪,邓凯.CT 能谱成像对肺内

良恶性肿块诊断的初步研究 [J]. 中华放射学杂志, 2013, 47（5）: 410.

[88] 金鑫, 赵绍宏, 高洁, 等. 纯磨玻璃密度肺腺癌病理分类及影像表现特点分析 [J]. 中华放射学杂志, 2014, 48（4）: 283.

[89] 崔春晓, 林青, 杨青, 等. 三阴性与三阳性乳腺癌乳腺摄影表现的对比研究 [J]. 中华放射学杂志, 2012, 46: 420.

[90] 杨钧, 孙月, 魏连贵, 等. 艾滋病合并分枝杆菌感染的影像学分析 [J]. 中华放射学杂志, 2013, 47: 18.

[91] 王欣璐, 尹吉林, 张金赫, 等. 60 例活动性结核 PET-CT 误诊为恶性肿瘤的分析 [J]. 中华放射学杂志, 2013, 47: 34.

[92] 陈淮, 曾庆恩, 郑劲平, 等. 低剂量螺旋 CT 定量成像技术对吸烟患者肺功能的研究 [J]. 中华放射学杂志, 2012, 46（5）: 405.

[93] 倪云龙, 赵志新, 崔凤, 等. 人感染 H7N9 禽流感的胸部影像表现 [J]. 中华放射学杂志, 2013, 47: 783.

[94] 胡粟, 胡春洪, 周小飞, 等. 人感染 H7N9 禽流感的胸部影像特点 [J]. 中华放射学杂志, 2013, 47: 775.

[95] 李小虎, 邱晓辉, 陆玉和, 等. 人感染 H7N9 禽流感胸部 X 线及 CT 表现 [J]. 中华放射学杂志, 2013, 47: 778.

[96] 朱萍, 王亚非. 人感染 H7N9 禽流感肺炎一例 [J]. 中华放射学杂志, 2013, 47: 855.

[97] 汪洋, 周竹萍, 张英炜, 等. 人感染 H7N9 禽流感的临床与影像学特征 [J]. 中华放射学杂志, 2013, 47: 780.

[98] 朱莹, 张志勇, 施裕新, 等. 人感染 H7N9 禽流感出院患者的随访研究 [J]. 中华放射学杂志, 2013, 47: 786.

[99] 马倩, 张志勇, 袁敏, 等. 上海市首例人感染 H7N9 禽流感成人康复患者影像表现 [J]. 中华放射学杂志, 2013, 47: 854.

[100] 周粟, 张志勇, 施裕新, 等. 人感染 H7N9 禽流感重症死亡病例的临床与胸部影像表现 [J]. 中华放射学杂志, 2013, 47: 832.

[101] 刘万花, 江静. 人感染 H7N9 禽流感死亡病例胸部影像表现及文献综述 [J]. 中华放射学杂志, 2013, 47: 828.

[102] 韩树高, 王丽华, 张敏鸣. 三例人感染 H7N9 禽流感重症患者的影像表现 [J]. 中华放射学杂志, 2013, 47: 852.

[103] 马倩, 张志勇, 袁敏, 等. 人感染 H7N9 禽流感与 H1N1 重症病毒性肺炎的 CT 影像比较 [J]. 中华放射学杂志, 2013, 47: 830.

[104] 毕可君, 温茹, 杜永. 山东省首例人感染 H7N9 禽流感 CT 特征 [J]. 中华放射学杂志, 2013, 47: 853.

[105] 童照威, 王伟洪, 李盛利, 等. 人感染 H7N9 禽流感临床特征及影像学分析 [J]. 中华放射学杂志, 2013, 47: 834.

[106] 王秋萍, 冯筠, 金晨望, 等. 肺球形病变内钙化点位置的定量研究 [J]. 中华放射学杂志, 2015, 49（4）: 264.

[107] 冯峰, 夏淦林, 曹鹏, 等. 动态对比增强 MRI 及 PET/CT 在孤立性肺结节良恶性鉴别诊断中的价值 [J]. 中华放射学杂志, 2015, 49（10）: 736.

[108] 刘士远, 范丽. 积极开展定量和功能成像对肺癌疗效评估 [J]. 中华放射学杂志, 2016, 50（10）: 721.

[109] 李琦, 罗天友, 吕发金, 等. 能谱 CT 定量分析在确定非小细胞肺癌病理类型中的价值 [J]. 中华放射学杂志, 2017, 51（4）: 257.

[110] 张斌, 陈文波, 梁龙, 等. 基于体素内不相干运动的扩散加权成像评估对比剂急性肾损伤肾功能动态变化的可行性 [J]. 中华放射学杂志, 2016, 50（3）: 180.

[111] 陈丽华, 任涛, 温成龙, 等. 体素内不相干运动及 T_1-mapping 成像评估肾移植术后早期移植肾功能的价值 [J]. 中华放射学杂志, 2016, 50（10）: 762.

[112] 王丰, 周延, 王玉湘, 等. MR 扩散加权成像单指数模型及体素内不相干运动模型参数直方图对上皮性卵巢癌分型的价值 [J]. 中华放射学杂志, 2016, 50（10）: 768.

[113] 吴宁, 赵世俊. 积极规范地开展低剂量螺旋 CT 肺癌筛查 [J]. 中华放射学杂志, 2015, 49（5）: 321.

[114] 刘士远. 重视国内外专家共识, 提高早期肺癌诊治水平 [J]. 中华放射学杂志, 2015, 49（4）: 241.

[115] 刘凯, 张荣国, 涂文婷, 等. 深度学习技术

对胸部 X 线片亚实性结节的检测效能初探 [J]. 中华放射学杂志,2017,51（12）:918.

[116] 张慧红,乐洪波,吴衡,等.黏液样软组织肿瘤的 CT 和 MRI 表现特征 [J]. 中华放射学杂志,2015,49:883.

[117] 侯美蓉,谭相良,严承功,等.低度恶性纤维黏液样肉瘤的 CT 和 MRI 表现 [J]. 中华放射学杂志,2015,49:941.

[118] 喻杰,史河水,韩萍.多层螺旋 CT 评价冠状动脉血流动力学的研究进展 [J]. 中华放射学杂志,2013,47（5）:462.

[119] 吴芳,蔡祖龙,田树平,等.最大径≤1 cm 的纯磨玻璃密度肺腺癌病理分类及 CT 征象特点分析 [J]. 中华放射学杂志,2016,50（4）:260-264.

[120] 钱微,张敏鸣.吸烟对大脑功能和结构影响的 MRI 研究 [J]. 中华放射学杂志,2013,47（9）:846.

[121] 田津,李治安,何怡华,等.左胸廓内动脉转流术后远期通畅性的超声与冠状动脉造影对照研究 [J]. 中华超声影像学杂志,2012,21（1）:19.

[122] 徐光,吴蓉,姚明华,等.声辐射力脉冲弹性成像技术结合三维超声检查鉴别诊断乳腺肿块良恶性的价值 [J]. 中华医学超声杂志（电子版）,2013,10:27.

[123] 侯苏芸,秦石成,程安玲.超声诊断右冠状窦瘤破入右心室流出道合并干下型室间隔缺损、卵圆孔未闭一例 [J]. 中华医学超声杂志（电子版）,2012,9:657.

[124] 包凌云,朱罗茜,孔凡雷,等.自动乳腺全容积成像和常规超声对乳腺微钙化诊断的对比研究 [J]. 中华超声影像学杂志,2012,21:220.

[125] 葛虎俊,高丰,李铭.磨玻璃结节中实性成分对肺腺癌术前 CT 诊断的价值 [J]. 中华医学杂志,2014,94（13）:1010.

[126] 高丰,葛境俊,李锦,等.不同病理类型肺部磨玻璃结节的 CT 诊断 [J]. 中华肿瘤杂志,2014,36（3）:188.

[127] 彭敏,许文兵,施举红,等.CT 引导下经皮肺活检在弥漫性实质性肺疾病的临床应用 [J]. 中华结核和呼吸杂志,2012,35:171.

[128] 纪伟宁,马依形,杨毅宁,等.新疆维、哈、汉族人群颈动脉内中膜厚度与脉搏波传导速度及踝臂指数的关联分析. 中华心血管病杂志,2012,39

Suppl:513.

[129] 陶昀璐,王振军,易秉强,等.腹膜后炎性肌成纤维细胞瘤化学治疗后消退 1 例 [J]. 中华外科杂志,2012,50（9）:862.

[130] 李栋,张志泰,区颂雷,等.肺隔离症的诊治分析 [J]. 中华胸心血管外科杂志,2012,28（3）:135.

[131] 张宇,李运,隋锡朝,等.电视胸腔镜治疗后纵隔神经源性肿瘤 [J]. 中华胸心血管外科杂志,2012,28（1）:10.

[132] 姚岚,郝晓晖,唐神结,等.非结核分枝杆菌肺病 144 例的影像学特点分析 [J]. 中华结核和呼吸杂志,2012,35（8）:615.

[133] 段鸿飞,王敬,初乃惠,等.鸟-胞内分枝杆菌复合菌组肺病与脓肿分枝杆菌肺病临床表现的对比研究 [J]. 中华结核和呼吸杂志,2012,35（8）:588.

[134] 陈淮,郑劲平,周洁,等.低剂量 MSCT 扫描对慢性阻塞性肺疾病患者肺功能的定量分析价值 [J]. 中华结核和呼吸杂志,2012,35（4）:291.

[135] 朱崧,张黎明,毛文苹,等.CT 肺动脉及支气管动脉联合造影对咯血患者的诊断价值 [J]. 中华结核和呼吸杂志,2012,35（1）:42.

[136] 唐威,吴宁,黄遥,等.4690 例无症状健康体检者低剂量 CT 早期肺癌筛查研究 [J]. 中华肿瘤杂志,2014,36（7）:549.

[137] 温绍艳,韩芸蔚,马祥敏,等.三阴性乳腺癌的钼靶影像学表现和临床病理特征 [J]. 中华肿瘤杂志,2012,34:291.

[138] 杨文涛,朱雄增.2012 版 WHO 乳腺肿瘤分类解读 [J]. 中华病理学杂志,2013,42:78.

[139] 徐红,杨昌伟,王映梅,等.骨外黏液样软骨肉瘤的临床病理学观察 [J]. 中华病理学杂志,2014,43（1）:30.

[140] 姜兴莲,朱鸿,刘翔.乳腺结节性筋膜炎临床病理观察 [J]. 中华病理学杂志,2012,41（3）:186.

[141] 李爱武,徐建芳,周彩存,等.肺黏膜相关淋巴组织淋巴瘤的临床特征与诊断 [J]. 中华肿瘤杂志,2012,34:390.

[142] 魏丽娟,梁晓峰,李世霞,等.25 例乳腺腺样囊性癌的临床分析 [J]. 中华肿瘤杂志,2014,36（2）:147.

[143] 柳涛,蔡柏蔷.慢性阻塞性肺疾病诊断、处

理和预防全球策略（2011 年修订版）介绍 [J]. 中国呼吸与危重监护杂志,2012,11:1.

[144] 陈德晖,林育能,蓝淑珍,等. 儿童闭塞性细支气管炎 26 例临床研究 [J]. 中华儿科杂志,2012,50:98.

[145] 吴升华. 郎格罕细胞组织细胞增生症评估与治疗指南介绍 [J]. 中华儿科杂志, 2012, 50(2): 155.

[146] 张国栋,刘波,于法常,等. 肺良性转移性平滑肌瘤诊治 [J]. 中华肿瘤防治杂志, 2014, 21: 1571.

[147] 张娟,杨程德. 抗中性粒细胞胞质抗体相关性血管炎肺部感染的危险因素分析 [J]. 中华风湿病杂志,2014,18(5):321.

[148] 徐妍妍,任安,孙宏亮,等.256 层螺旋 CT 对双侧内乳动脉的影像学评价 [J]. 中华全科医学,2012,10:298.

[149] 张扬,陈为安,毕涌,等.107 例伴有胼胝体压部可逆性病灶的临床症状轻微的脑炎 / 脑病临床分析 [J]. 中华全科医学,2014,12(6):875.

[150] 欧阳荣珍,钟玉敏. 低剂量 CT 研究进展及其在儿童心血管和气道病变等中的应用 [J]. 中华临床医师杂志,2012,6(22):123.

[151] 王磊,陈平,王昊,等. 低度恶性纤维黏液样肉瘤及文献复习 54 例分析 [J]. 中华全科医师杂志,2013,12(5):396.

[152] 李晓静,罗本芳,易祥华,等. 肺朗格汉斯细胞组织细胞增生症三例 [J]. 中华全科医师杂志,2012,6:468.

[153] 薛鸿,解卫平,王虹. 慢性阻塞性肺疾病相关肺动脉高压诊疗策略进展 [J]. 中华全科医师杂志,2012,11(8):587.

[154] 张婉莹,吴蓉. 声触诊组织定量技术对乳腺肿块的诊断价值 [J]. 中华临床医师杂志(电子版),2013,7:7432.

[155] 向琴,江应安,孙晖,等. 炎性肌成纤维细胞瘤 173 例临床病理特征分析 [J]. 中华全科医师杂志,2012,11(10):769.

[156] 王长梅,管一晖,张文强,等. 图像纹理特征在肺结节 ^{18}F-FDG PET/CT 显像诊断中的应用 [J]. 中华核医学与分子影像杂志,2013,33(3):167.

[157] 喻林,王坚. 软组织肿瘤的新类型和新亚型 [J]. 中华病理学杂志,2013,42:628.

[158] 赵明,孙柯,郑江江,等. 软组织血管纤维瘤三例临床病理特征分析 [J]. 中华病理学杂志,2016,45:191.

[159] 李红玲,毛荣军,程文德,等. 软组织血管纤维瘤的临床病理学特征分析 [J]. 中华肿瘤防治杂志,2017,24:130.

[160] 韩磊,尹卫华,吕滨,等. 低管电压、低碘浓度对比剂及迭代重建在冠状动脉 CT 血管成像中的应用 [J]. 中华心血管病杂志,2015,43(3):234.

[161] Aerts HJ, Grossmann P, Tan Y, et al. Defining a radiomic response phenotype: a pilot study using targeted therapy in NSCLC[J]. Sci Rep, 2016, 6: 33860.

[162] Akgul Ozmen C, Onat S. Computed tomography（CT）findings of pulmonary hydatid cysts in children and the factors related to cyst rupture[J]. Med Sci Monit, 2017,23:3679.

[163] Alsubaie HM, Alsubaie KM, Mahfouz ME. Giant pulmonary teratoma with huge splenic lymphangiomatosis: A very rare case[J]. J Surg Case Rep,2017,17:117.

[164] American College of Radiology. Lung CT screening reporting and datasystem（Lung-RADS）[DB/OL1.[2014-12-09].http: //www.acr.org/Quality-Safety/Resources/LungRADS.

[165] Aoki M, Hirose K, Sato M, et al. Prognostic impact of average iodine density assessed by dual-energy spectral imaging for predicting lung tumor recurrence after stereotactic body radio-therapy[J].J Radiat Res, 2016,57(4):381.

[166] Aoki M, Takai Y, Narita Y, et al.Correlation between tumor size and blood volume in lung tumors: a prospective study on dual-energy gemstone spectral CT imaging[J].J Radiat Res, 2014, 55(5): 917.

[167] Baez JC, Ciet P, Mulkern R, et al, Pediatric chest MR imaging: lung and airways[J]. Magn Reson Imaging Clin N Am,2015,23:337.

[168] Bak SH, Lee HY, Kim JH, et al.Quantitative CT scanning analysis of pure ground-glass opacity nodules prediCTs further CT scanning change[J]. Chest, 2016,149(1):180.

[169] Bankier AA, Macmahon H, Coo JM, et al.

Recommendations for measuring pulmonary nodules at CT: A statement from the Fleischner Society[J].Radiology, 2017, 285:584.

[170] Baumann S, Wang R, Schoepf UJ, et al. Coronary CT angiography-derived fractional flow reserve correlated with invasive fractional flow reserve measurements--initial experience with a novel physician-driven algorithm[J]. Eur Radiol, 2015,25:1201.

[171] Behera M, Owonikoko TK, Gal AA, et al. Lung adenocarcinoma staging using the 2011 IASLC/ATS/ERS classification: a pooled analysis of adenocarcinoma in situ and minimally invasive adenocarcinoma[J]. Clin Lung Cancer,2016,17(5):e57-64.

[172] Bekers F, M, Croenen PJ, Verclijk MA, et al. Soft tissue angiofibroma: Clinicopathologic, immunohistochemical and molecular analysis of 14 cases[J]. Genes Chromosomes Cancer, 2017,56:750.

[173] Benjamin EJ, Virani SS, Callaway CW, et al. Heart disease and stroke statistics-2018 update: a report from the American Heart Association[J]. Circulation,2018,137:e67.

[174] Bemot JM, Haeusler KA, Lisanti CJ, et al. Mature cystic teratoma: Airp best cases in radiologic-pathologic correlation[J].Radiographics,2017,37:1401.

[175] Bozkurt Bostan T, KogG, Sezgin G, et al. Value of apparent diffusion coefficient values in differemiating malignant and benign breast lesions[J]. Balkan Med J, 2016, 33(3): 294.

[176] Budoff MJ, Nakazato R, Mancini CB, et al. CT angiography for the prediction of hemodynamic significance in intermediate and severe lesions: Head-to-head comparison with quantitative coronary angiography using fractional flow reserve as the reference standard[J].JACC Cardiovase Imaging, 2016,9:559.

[177] Caivano R, Villonio A, D'Antuono F, et al. Diffusion weighted imaging and apparent diffusion coefficient in 3 tesla magnetic resonance imaging of breasi lesions[J].Cancer Invest,2015,33(5):159.

[178] Centers for Medicare and Medicaid Services. Proposed decision memo for screening for lung cancer with low dose computed tomography(LDCT) (CAG-00439N)[DB/OL], 2015 [2015-03-02]. http: //www.cms.gov/edicare-coverage-database/details/nca-proposed-decision-memo.aspx? NCAld=274.

[179] Che S, Zhao X, Ou Y, et al. Role of the intravoxel incoherent motion diffusion weighted imaging in the pre-treatment prediction and early response monitonng to neoadjuvant chemotherapy in locally advanced breast cancer[J]. Medicine(Baltimore), 2016, 95(4):e2420.

[180] Chen W, Zheng R, Baade PD, et al. Cancer statistics in China, 2015[J]. CA Cancer J Clin, 2016, 66(2):115.

[181] Cho GY, Moy L, Kim SG, et al. Evaluation of breast cancer using intravoxel incoherent motion(MM)histogram analysis: comparison with malignant status, histological subtype, and molecular prognostic factors[J]. Eur Radiol, 2016, 26(8):2547.

[182] Cho H, Lee HY, Kim J, et al. Pure ground glass nodular adenocarcinomas: Are preoperative positron emission tomography/computed tomography and brain magnetic resonance imaging useful or necessary? [J]. J Thorac Cardiovase Surg, 2015, 150(3):514.

[183] Coenen A, Lubbers MM, Kurata A, et al. Fractional flow reserve computed from noninvasive CT angiography data: diagnostic performance of an on-site clinician-operated computational fluid dynamics algorithm[J]. Radiology, 2015,274:674.

[184] Collet C, Onuma Y, Miyazaki Y, et al. Integration of non-invasive functional assessments with anatomical risk stratification in complex coronary artery disease: The non-invasive functional SYNTAX score[J]. Cardiovase Diagn Ther, 2017,7:151.

[185] Cook GJ, O'Brien ME, Siddique M, et al. Non-small cell lung cancer treated with erlotinib: heterogeneity of (18)F-FDG uptake at PET-association with treatment response and prognosis[J]. Radiology, 2015,276(3):883.

[186] Coroller TP, Grossmann P, Hou Y, et al. CT-based radiomic signature predicts distant metastasis in lung adenocarcinoma.Radiother Oncol, 2015, 114 (3):345.

[187] Coroller TP, Agrawal V, Narayan V, et al. Radiomic phenotype features predict pathological response in non-small cell lung cancer[J]. Radiother On-

col, 2016, 119(3):480.

[188] Danad I, Szymonifka J, Twisk JWR, et al. Diagnostic performance of cardiac imaging methods to diagnose ischaemia-causing coronary artery disease when directly compared with fractional flow reserve as a reference standard: a meta-analysis[J]. Eur Heart J, 2017, 38:991.

[189] De Ceer J, Sandstedt M, Bjorkholm A, et al. Software-based on-site estimation of fractional flow reserve using standard coronary CT angiography data[J]. Acta Radiol, 2016, 57:1186.

[190] Devaraj A, van Cinneken B, Nair A, et al. Use of volumetry for lung nodule management: theory and practice[J]. Radiology, 2017, 284:630.

[191] Dhara AK, Mukhopadhyay S, Dutta A, et al. A combination of shape and texture features for classification of pulmonary nodules in lung CT images[J]. J Digit Imaging, 2016, 29(4):466.

[192] Dilger SK, Uthoff J, Judisch A, et al. Improved pulmonary nodule classification utilizing quantitative lung parenchyma features[J]. J Med Imaging (Bellingham), 2015, 2(4):041004.

[193] Dong Y, Zheng S, Machida H, et al. Differential diagnosis of osteoblastic metastases from bone islands in patients with lung cancer by single-source dual-energy CT: advantages of spectral CT imaging[J]. Eur J Radiol, 2015, 84(5):901.

[194] Dorterler ME, Boleken ME, Kocarslan S. A giant mature cystic teratoma mimicking a pleural effusion[J]. Case Rep Surg, 2016, 2016:12591752016.

[195] Douglas PS, Hoffmann U, Patel MR, et al. Outcomes of anatomical versus functional testing for coronary artery disease[J]. N Engl J Med, 2015, 372 (14):1291.

[196] Douglas PS, De Bruyne B, Pontone G. et al. 1-year outcomes of FFRCT-guided care in patients with suspected coronary disease: The PLATFORM study[J]. J Am Coll Cardiol, 2016, 68: 435.

[197] Dyverfeldt P, Bissell M, Barker AJ, et al. 4D flow cardiovascular magnetic resonance consensus statement[J]. J Cardiovase Magn Reson, 2015, 17:72.

[198] Fan L, Li Q, Xiao Y, et al. How to define and display solid components within ground-glass nodules and differentiate pure ground-glass nodules from mixed ground-glass nodules? [J]. Radiology, 2016, 281(1):325.

[199] Fave X, Zhang L, Yang J, et al. Delta-radiomics features for the prediction of patient outcomes in non-small cell lung cancer[J]. Sci Rep, 2017, 7 (1):588.

[200] Flechsig P, Frank P, Kratochwil C, et al. Radiomic analysis using density threshold for FDG-PET/CT-based N-staging in lung cancer patients[J]. MoI Imaging Biol, 2017, 19(2): 315.

[201] Fried DV, Mawlawi O, Zhang L, et al. Stage Ⅲ non-small cell lung cancer: prognostic value of FDG PET quantitative imaging features combined with clinical prognostic factors.Radiology, 2016, 278 (1):214.

[202] Gao Y, Lu B, Hou ZH, et al. Corrected coronary opacification difference measured with computed tomography angiography to predict coronary instent restenosis[J]. Radiology, 2015, 275(2):403.

[203] Gavrielides MA, Li Q, Zeng R, et al. Volume estimation of multidensity nodules with thoracic computed tomography[J]. J Med Imaging (Bellingham), 2016, 3(1):013504.

[204] Gelernter J, Kranzler HR, Sherva R, et al. Genome-wide association study of nicotine dependence in American populations: identification of novel risk loci in both African-Americans and European-Americans[J]. Biol Psychiatry, 2015, 77(5):493.

[205] Gillies RJ, Kinahan PE, Hricak H. Radiomics: images are more than pictures, they are data[J]. Radiology, 2016, 278(2):563.

[206] Goo HW. Myocardial delayed-enhancement CT: initial experience in children and young adults[J]. Pediatr Radiol, 2017, 47:1452.

[207] Hashino Y, Nishio J, Maeyama A, et al. Intra articular angiofibroma of soft tissue of the knee: a case report[J]. MoI Clin Oncol, 2017, 7:229.

[208] Heuvelmans MA, Oudkerk M, de Jong PA, et al.The impact of radiologists' expertise on screen results decisions in a CT lung cancer screening trial[J]. Eur Radiol, 2015, 25(3):792.

[209] Hou WS, Wu HW, Yin Y, et al. Differenti-

ation of lung cancers from inflammatory masses with dual-energy spectral CT imaging[J]. Acad Radiol, 2015, 22(3):337.

[210] Hou W, Sun X, Yin Y, et aI. Improving image quality for lung cancer imaging with optimal monochromatic energy level in dual energy spectral computed tomography[J].J Comput Assist Tomogr, 2016,40(2):243.

[211] Huang Y, Liu Z, He L, et al. Radiomics signature: a potential biomarker for the prediction of disease-free survival in early-stage (I or II) non-small cell lung cancer[J]. Radiology, 2016, 281(3): 947.

[212] Hulten EA. Does FFRCT have proven utility as a gatekeeper prior to invasive angiography[J].J Nuc Cardiol, 2017,24:1619.

[213] Hwang IP, Park CM, Park SJ, et al. Persistent pure ground-glass nodules larger than 5 mm: differentiation of invasive pulmonary adenocarcinomas from preinvasive lesions or minimally invasive adeno-carcinomas using texture analysis[J]. Invest Radiol, 2015,50(11):798.

[214] Itu L, Rapaka S, Passerini T, et al.A machine learning approach for computation of fractional flow reserve from coronary computed tomography[J].J Appl Physiol, 2016,121:42.

[215] Kakinuma R, Muramatsu Y, Kusumoto M, et al. Solitary pure ground-glass nodules 5 mm or smaller: frequency of growth[J].Radiology, 2015, 276 (3):873.

[216] Kammerlander AA, Marzluf BA, Zotter-Tufaro C, et al. T1 mapping by CMR imaging: from histological validation to clinical implication[J]. JACC Cardiovase Imaging, 2016, 9:14.

[217] Kim EJ, Kim SH, Park CE, et al.Histogram analysis of apparent diffusion coefficient at 3.0 T: Correlation with prognostic factors and subtypes of invasive ductal carcinoma[J].J Magn Reson Imaging, 2015, 42(6): 1666.

[218] Kishi S, Giannopoulos AA, Tang A, et al. Fractional flow reserve estimated at coronary CT angiography in intermediate lesions: comparison of diagnostic accuracy of different methods to determine coronary flow distribution[J]. Radiology, 2017, 287: 76.

[219] Kruk M, Wardziak L, Demkow M, et al. Workstation-based calculation of CTA-based FFR for intermediate stenosis[J]. JACC Cardio-vase Imag, 2016,9:690.

[220] Lee KH. 'Sack of marbles' in mature cystic ovarian teratoma[J]. Abdom Radiol, 2017,42:1616.

[221] Lee YH, Hsieh YJ, Shiah YJ, et al. A cross-seCTional evaluation of meditation experience on eleCTroencephaIography data by artificial neural network and support veCTor machine classifiers[J]. Medicine(Baltimore), 2017,96(16):e6612.

[222] Levine GN, Bates ER, Blankenship JC, et al. 2015 ACC/AHA/SCAI focused update on primary percutaneous coronary intervention for patients with ST-elevation myocardial infarction: an update of the 2011 ACCF/AHA/SCAI guideline for percutaneous coronary intervention and the 2013 ACCF/AHA guideline for the management of ST-elevation myocardial infarction: a report of the American College of Cardiology/American Heart Association Task Force on Clinical Practice guidelines and the Society for Cardiovascular Angiography and Interventions[J]. J Am Coll Cardiol, 2016,133:1135.

[223] Li CJ, Gao J, Wang GL, et al. Correlation between vascular endothelial growth factor and quantitative dual-energy spectral CT in non-small-cell lung cancer. Clin Radiol,2016,71(4):363.

[224] Li H, Zhu Y, Burnsicle FS, et al. MR Imaging radiomics signatures for predicting the risk of breast cancer recurrence as given by research versions of MammaPrint, Oncotype DX, and PAM50 Gene Assays[J]. Radiology, 2016, 281(2):382.

[225] Lima M, Le Bihan D. Clinical intravoxel incoherent motion and diffusion MR imaging: past, present and future[J]. Radiology,2016, 278(1):13.

[226] Liu C, Wang K, Chan Q, et al. Intravoxel incoherent motion MR imaging for breast lesions: comparison and correlation with pharmacokinetic evaluation from dynamic contrast-enhanced MR imaging[J]. Eur Radiol, 2016, 26(11):3888.

[227] Liu K, Hsieh C, Zhuang N, et al. Current

utilization of cardiac computed tomography in mainland China: A national survey[J].J Cardiovase Comput Tomogr, 2016,10(1):76.

[228] Liu L, Zhi X, Liu B, et al. Utilizing gemstone spectral CT imaging to evaluate the therapeutic efficacy of radiofrequency ablation in lung cancer[J]. Radiol Med, 2016,121(4):261.

[229] Liu LH, Liu M, Wei R, et al. CT findings of persistent pure ground glass opacity: can we predict the invasiveness[J]? Asian Pac J Cancer Prev, 2015, 16 (5):1925.

[230] Lovinfosse P, Janvary ZL, Coucke P, et al. FDC PET/CT texture analysis for predicting the outcome of lung cancer treated by stereotactic body radiation therapy[J]. Eur J Nucl Med Mol Imaging, 2016,43(8):1453.

[231] Macmahon H, Naidich DP, Goo JM, et al. Guidelines for management of incidental pulmonary nodules detected on CT images: From the Fleischner Society 2017[J]. Radiology, 2017, 284:228.

[232] Mandal G, Bhattacharya S, Dey A, et al. Mature cystic teratoma of mediastinum with pleural effusion: An uncommon entity[J].Niger Postgrad Med j, 2016,23:41.

[233] Markl M, Schnell S, Wu C, et al. Advanced flow MRI: emerging techniques and applications[J].Clin Radiol, 2016, 71:779.

[234] Marshall NW, van Ongeval C, Bosmans H.Performance evaluation of a retrofit digital detector-based mammography system[J]. Phys Med, 2016, 32(2): 312.

[235] Mattonen SA, Palma DA, Johnson C, et al. Detection of local cancer recurrence after stereotactic ablative radiation therapy for lung cancer: physician performance versus radiomic assessment[J]. Int J Radiat Oncol Biol Phys, 2016,94(5): 1121.

[236] Meier-Schroers M, Kukuk G, Homsi R, et al. MRI of the lung using the PROPELLER technique: artifact reduction, better image quality and improved nodule detection[J]. Eur J Radiol ,2016, 85:707.

[237] Meinel FC, Pugliese F, Schoepf UJ, et al. Prognostic value of stress dynamic myocardial perfusion CT in a multicenter population with known or sus-pected coronary artery disease[J]. AJR,2017,208:761.

[238] Monnin P, Bosmans H, Verdun FR, et al.A comprehensive model for quantum noise characterization in digital mammography[J]. Phys Med Blol, 2016, 61(5): 2083.

[239] Nakajima Y, Akiyama H, Kinoshita H, et al. The importance of determining surgiacal indications in cases of lung cancer and interstitial pneumonia with multiple intrapulmonary lymph nodes[J].Int J Surg Case Rep,2016,18:5.

[240] Newby D, Williams M, Hunter A, et al. CT coronary angiography in patients with suspected angina due to coronary heart disease (SCOT-HEART): an open-label, parallel-group, multicentre trial[J]. Lancet, 2015,385(9985):2383.

[241] Norgaard BL, Jensen JM, Blanke P, et al. Coronary CT angiography derived fractional flow reserve: the game changer in noninvasive testing[J].Curr Cardiol Rep,2017 19:112.

[242] Norgaard BL, Hjort J, Gaur S, et al. Clinical use of coronary CTA-derived FFR for decision-making in stable CAD[J]. JACC Cardio-vase Imag,2017,10:541.

[243] Ohno Y, Koyama H, Yoshikawa T, et al. Standard-, reduced-, and no-dose thin-section radiologic examinations: comparison of capability for nodule detection and nodule type assessment in patients suspected of having pulmonary nodules[J].Radiology, 2017,284:562.

[244] Oliver JA, Budzevich M, Zhang CG, et al. Variability of image features computed from conventional and respiratory-gated PET/CT images of lung cancer[J]. Transl Oncol, 2015,8(6):524.

[245] Opdahl A, Helle-Valle T, Skulstad H, et al. Strain, strain rate, torsion, and twist: echocardio-graphic evaluation[J]. Cun Cardiol Rep,2015,17: 568.

[246] Pan R, Zhu M, Yu C, et al. Cancer incidence and mortality: a cohort study in China, 2008-2013[J].Int J Cancer, 2017, 141:1315.

[247] Pieper CC, Meyer C, Sprinkart AM, et al. The value of intravoxel incoherent motion model-based diffusion-weighted imaging for outcome prediction in resin-based radioemboliza-tion of breast cancer liver

metastases[J]. Onco Targets Ther, 2016, 9:4089.

[248] Rampinelli C, Origgi D, Vecchi V, et al. Ultra-low-dose CT with model-based iterative reconstruCTion (MBIR): deteCTion of ground-glass nodules in an anthropomorphic phantom study[J]. Radiol Med, 2015,120(7):611.

[249] Riffel JH, Keller MG, Aurich M, et al. Assessment of global longitudinal strain using standardized myocardial deformation imaging: a modality independent software approach[J]. Clin Res Cardiol, 2015,104:591.

[250] Rosenkrantz AB, Padhani AR, Chenevert TL, et al. Body diffusion kurtosis imaging: basic principles, applications, and considerations for clinical praCTice[J]. J Magn Reson Imaging, 2015, 42(5): 1190.

[251] Sahin H, Abdullazade S, Sanci M. Mature cystic teratoma of the ovary: A cutting edge overview on imaging features[J].Insights Imaging,2017,8:227.

[252] Sakurai H, Nakagawa K, Watanabe S, et al. Clinicopathologic features of resected subcentimeter Iung cancer[J]. Ann Thorac Surg,2015,99(5):1731.

[253] Sharma U, Sah RC, Agarwal K, et al. Potential of diffusion-weighted imaging in the characterization of malignant, benign, and healthy breast tissues and molecular subtypes of breast cancer. Front Oncol, 2016,6:126.

[254] Siegel RL, Miller KD, Jemal A.Cancer Statistics, 2017[J].CA Cancer J Clin. 2017,67:7.

[255] Sudarski S, Hagelstein C, Weis M, et al. Dual-energy snap-shot perfusion CT in suspect pulmonary nodules and masses and for lung cancer staging[J]. Eur J Radiol, 2015,84(12):2393.

[256] Sun K, Chen X, Chai W, et al. Breast cancer: diffusion kurtosis MR imaging-diagnostic accuracy and correlation with clinical-pathologic faCTors[J]. Radiology, 2015, 277(1): 46.

[257] Sumi A, Nagata S, Zaizen M, et al. Mature cystic teratoma with an element of hepatocellular carcinoma in anterior mediastinum: Magnetic resonance-pathologic correlation[J].J Thorac Imaging, 2017,32:W84.

[258] Sutton EJ, Oh JH, Dashevsky BZ, et al.

Breast cancer subtype intertumor heterogeneity: MRI-based features predict results of a genomic assay[J].J Magn Reson Imaging, 2015, 42(5):1398.

[259] Tammemagi MC. Application of risk prediction models to Iung cancer screening: a review[J].J Thorac Imaging, 2015,30(2):88.

[260] Tesche C, De Cecco CN, Alhrecht MH, et al.Coronary ct angiography-derived fractional flow reserve[J]. Radiology, 2017,285:17.

[261] Torre LA, Bray F, Sk, gel RL, et al. Global cancer statistics, 2012. CA Cancer J Clin, 2015, 65 (2):87.

[262] Touafi MM, Darouassi Y, Chihani M, et al.Malignant schwannoma of the infratemporal fossa: a case report[J].J Med Case Rep, 2015, 9:153.

[263] Tu S, Westra J, Yang J, et al. Diagnostic accuracy of fast computational approaches to derive fractional flow reserve from diagnostic coronary angiography: the international multicenter FAVOR pilot study[J]. JACC Cardiovase Interv, 2016,9:2024.

[264] van Timmeren JE, RTH L, van Elmpt W, et al. Survival prediction of non-small cell lung cancer patients using radiomics analyses of cone-beam CT images[J]. Radiother Oncol, 2017,123(3):363.

[265] Wan T, Bloch BN, Plecha D, et al. A Radio-genomics approach for identifying high risk estrogen receptor-positive breast cancers on DCE-MRI: preliminary results in predicting oncotype DX risk scores[J]. Sci Rep, 2016,6:21394.

[266] Wang J, Liu X, Dong D, et al.Prediction of malignant and benign of lung tumor using a quantitative radiomic method[J].Conf Proc IEEE Eng Med Biol Soc, 2016,2016:1272.

[267] Wang J, Kato F, Oyama-Manabe N, et al. Identifying triple-negative breast cancer using background parenchymal enhancement heterogeneity on dynamic contrast-enhanced MRI: a pilot radiomics study[J]. PLoS One, 2015, 10(11):e0143308,

[268] Wang Q, Guo Y, Zhang J, et al. Contribution of IVIM to conventional dynamic contrast-enhanced and diffusion-weighted mri in differentiating benign from malignant breast masses[J]. Breast Care (Basel), 2016,11(4): 254.

[269] Wilson R, Devaraj A, Radiomics of pulmonary nodules and lung cancer[J]. Transl Lung Cancer Res, 2017,6(1):86.

[270] Wood DE, Kazerooni E, Bransfiels MM, et al. NCCN guidelines for lung cancer screening (V.1.2014) [DB/OL].Washington: National Comprehensive Cancer Network website, 2013[2014-12-13]. http: //www.nccn.org/professionals/physician_gls/pdf/lung_screening.pdf.

[271] World Health Organization. WHO report on the global tobacco epidemic, 2015: raising taxes on tobacco[J]. Geneva: World Health Organization, 2015: 198.

[272] Wu W, Parmar C, Grossmann P, et al.Exploratory study to identify radiomics classifiers for lung cancer histology[J].Front Oncol, 2016,6:71.

[273] Xiao H, Liu Y.Tan H.et al.A pilot study using low-dose spectral CT and ASIR(adaptive statistical iterative reconstruction)algorithm to diagnose solitary pulmonary nodules[J]. BMC Med Imaging, 2015, 15: 54.

[274] Yang DH, Kim YH, Roh JH, et al. Diagnostic performaw.e of on-site CT-derived fractional flow reserve versus CT perfusion[J]. Eur Heart J Cardiovase Imag, 2017,18:432.

[275] Yim D, Riesenkampff E, Caro-Dominguez P, et al.Assessment of diffuse ventricular myocardial fibrosis using native Tl in children with repaired tetralogy of fallot[J].Cire Cardiovase Imaging, 2017, 10: e005695.

[276] Yoon HJ, Sohn I, Cho JH, et al.Decoding tumor phenotypesfor ALK, ROSl, and RET fusions in lung adenocarcinoma using a radiomics approach[J]. Medicine(Baltimore), 2015,94(41):e1753.

[277] Yuan J, Wong OL, Lo GG, et al. Statistical assessment of bi-exponential diffusion weighted imaging signal characteristics induced by intravoxel incoherent motion in malignant breast tumors[J]. Quant Imaging Med Surg, 2016, 6(4):418.

[278] Zhang Y, Oikonomou A, Wong A, et al. Radiomics-based prognosis analysis for non-small cell lung cancer[J]. Sci Rep,2017,7:46349.

[279] Zhang Z, Chen J, Takarada S, et al.Determination of culprit coronary artery branches using hemodynamic indices from angiographic images[J].Int J Cardiovase Imag, 2015,31:11.

[280] Zhao B, Tan Y, Tsai WY, et al. Reproducibility of radiomics for deciphering tumor phenotype with imaging[J]. Sci Rep,2016,6:23428.

本卷有关医学影像词汇

在研究误诊时,我们发现不少误诊都源自对中文的英译原文理解或翻译错误,而同一外文词条下的中译又五花八门,一些翻译者相当随意,其中在缩略语的随意性更是达到登峰造极,引起不少读者理解的混淆和概念的混乱。因此,我们将专业的医学影像词汇收集起来,介绍给读者,使其在临床上随时可查阅,以减少诸如此类的混淆和错误。

本书各卷书末所附的医学影像词汇,为便于读者查阅和使用,均按英文字母次序排列:有缩写词者按缩写词英文字母次序排列;无缩写词者按首位单词首位字母排列。缩写词相同者,酌情同排于一个词条或多个词条。同一英语词条,不同中译文者均排于同一词条;同一中文词条,不同英语译文者亦排于同一词条。

A

analog,A(模拟),analog image(模拟图像)

acute aortic dissection,AAD(急性主动脉夹层)

atypical aortic dissection,AAD(不典型主动脉夹层)

A-aDO2(动脉血动脉 - 肺泡氧压差)

atypical adenomatous hyperplasia,AAH,(atypical adenomatous hyperplasis,AAH)[不典型腺瘤样增生,非典型腺瘤样增生]

aggressive angiomyxoma,AAM(侵袭性血管黏液瘤,即血管黏液瘤),又称为 deep angiomyxoma(深部血管黏液瘤)

acute aortic syndrome,AAS(急性主动脉综合征),又称为急性胸痛综合征,包括一组有相似临床症状的异质性疾病:典型的 acute aortic dissection,AAD(急性主动脉夹层)、intramural hematoma,IMH(主动脉壁内血肿)和 penetrating atherosclerotic ulcer,PAU(穿透性粥样硬化性溃疡)

AASLD(美国肝病研究学会)

American Association for Thoracic Surgery,AATS(美国胸外科协会)

automated border detection,ABD(自动边缘识别技术)

ABI(踝 - 臂血压指数)

arterial blood pressure,ABP(动脉血压)

allergic bronchopulmonary aspergillosis,ABPA(过敏性支气管肺曲菌病,又称过敏反应性曲霉菌病,变态反应性支气管肺曲霉菌病,过敏反应性曲菌病,变应性支气管肺曲菌球病,哮喘型肺嗜酸性粒细胞增多症,过敏性支气管肺曲霉菌病,过敏反应性曲霉菌病)

automated breast volume scanning,ABVS(自动化乳腺全容积成像)

atypical carcinoid,AC(不典型类癌,非典型类癌)

anabolic charge,AC(合成代谢负荷)[AC=PME/(PME+PDE)]

anomalous origin of coronary artery from the pulmonary artery,ACAPA(冠状动脉起源于肺动脉畸形)

accessory cardiac bronchus,ACB(副心支气管)

ACC(美国心脏病学院)

adenoid cystic carcinoma of the breast,ACCB(乳腺腺样囊性癌)

acceleration factor(加速因子)

ACCF(美国心脏病学院基金会)

American College of Chest Physicians,ACCP(美国胸科医师协会,美国胸科医师学院,美国胸内科医师学会)

auto-correlation function,ACF(自相关函数)

ACG(心血管造影)

ACG(美国胃肠病学院)

acetylcholine,Ach(乙酰胆碱)

airway centered interstitial fibrosis,ACIF(气道中心性间质纤维化)

the American college of radiology,ACR(美国放射学会,美国放射学院)

American Cancer ociety, ACS（美国癌症协会）

acute coronary syndromes, ACS, acute coronary artery syndrome, ACS（急性冠状动脉综合征）

ACTH（促肾上腺皮质激素）

Actin（肌动蛋白，免疫组织化学指标之一）

Acetazolamide, ACZ [乙酰唑胺（商品名 diamox ）]

Alzheimer's disease, AD（老年性痴呆，即阿尔茨海默病）

aortic dissection, AD（主动脉夹层，主动脉夹层动脉瘤）

American Diabetes Association, ADA（美国糖尿病协会）

apparent diffusion coefficient, ADC（表观扩散系数，ADC 值），Apparent Diffusion Coefficient Map（表观扩散系数图）

Adaptive Cardio Sequence（自适应心率调整程序）

ADP（二磷酸腺苷）

automatic exposure control, AEC（自动曝光控制）

acute episode chronic obstructive pulmonary disease, AECOPD（慢性阻塞性支气管炎急性发作）

atrial fibrillation, AF（心房颤动，心房纤颤，即房颤）

aspergillus fumigatus, Af（烟曲菌）

autofluorescence bronchoscopy, AFB（自发荧光支气管镜）

AFB（痰液抗酸杆菌）

Alpha-fetoprotein, AFP（甲胎蛋白）

acute flaccid paralysis, AFP（急性弛缓性麻痹）

AFL（血管滤泡性淋巴结增生，又称巨淋巴结增生症）

Acute Fibrinous and Organizing Pneumonia, AFOP（急性纤维性和机化性肺炎）

angiofibroma of soft tissue, AFST（软组织血管纤维瘤）

agatston score、mass score、volume score（3 种钙化积分）

angiogenesis growth factors, AGF（血管生长因子）

acute graft-versus-host disease, aGVHD（急性移植物抗宿主病）

AH（急性酒精性肝炎）

American Heart Association, AHA（美国心脏学会）

apnea-hypopnea index, AHI（呼吸紊乱指数，呼气暂停低通气指数，睡眠呼吸暂停低通气指数，即平均每小时睡眠中发生呼吸暂停和低通气的次数）

anisotropy index, AI（各向异性指数）

Ai（支气管管腔面积）

acquired immunodeficiency syndrome, AIDS（获得性免疫缺陷综合征，艾滋病）

adaptive iterative dose reduction（迭代重建 AIDR 3D 技术进行减噪处理）

aortic intramural hematoma, AIH（主动脉壁内血肿，主动脉壁间血肿）

autoimmune hepatitis, AIH（自身免疫性肝炎）

acute interstitial pneumonia, AIP（急性间质性肺炎）

advanced iterative reconstruction, AIR（高级迭代重建算法）

air crescent（空气半月征）

adenocarcinoma in situ, AIS（原位腺癌），adenocarcinoma in situ, AIS（原位癌）

anterior interventricular vein, AIV（前室间静脉）

American Joint Committee for Cancer, AJCC（美国癌症协会，美国癌症联合委员会）

AL（原发性淀粉样变性）

ALA（美国肺脏协会）

Albumin, Alb（白蛋白）

albumin-（biotin） 10-（Gd-DTPA）25,（Bio-Alb-Gd）[大分子对比剂]

as low as reasonably achievable, ALARA（尽可能降低辐射剂量原则，最合理低剂量原则）

anaplastic large cell lymphoma, ALCL（间变性大细胞淋巴瘤）

alcoholic liver disease, ALD（酒精性肝病）

ALI（急性肺损伤）

aliasing effects（折叠伪影）

abnormal localization of immature precursor, ALIP（幼稚前体细胞异常定位）

acute liver failure, ALF（急性肝衰竭）

ALK（间变型淋巴瘤激酶）

angiolipoleiomyoma, ALL（血管平滑肌脂肪瘤）

ALL（急性淋巴细胞白血病）

allo-HSCT（同种异体基因造血干细胞移植，供者为非同卵孪生兄弟或姐妹，或父母，或其他非亲属）

alkaline phosphatase, ALP（碱性磷酸酶）

amyotrophic lateral sclerosis, ALS（肌萎缩性侧索硬化）

alanine aminotransferase, ALT（丙氨酸转氨酶，丙氨酸氨基转移酶）

ALTS（拉丁美洲胸科协会）

LVM（左室心肌）

aLVM（适宜）

adenomyoepithelioma，AME（腺肌上皮瘤）

acute myocardial infarction，AMI（急性心肌梗死）

acute myeloid leukemia，AML（急性骨髓粒细胞性白血病，急性髓细胞白血病）

angiomyolipoma，AML（血管平滑肌脂肪瘤）

AMNP（阴离子磁赤铁矿）

acute military pulmonary tuberculosis，AMPT（急性粟粒性肺结核）

acute mountain sickness，AMS（急性高山病）

amyloidosis（心肌淀粉样变性）

Anderson-Fabry disease（安德森 - 法布里病）

anisotropic（各向不一的）

antineutrophil cytoplasmic antibody，ANCA，anti-neu-trophil cytoplasmic antibodies，ANCAs（抗中性粒细胞胞浆抗体，中性粒细胞胞质抗体）

avascular necrosis of femoral head，ANFH（股骨头缺血坏死）

anisotropic Gaussian intensity model-based approach（基于密度各向相异的高斯模型法）

artificial neural network，ANN（人工神经网络）

one-way classification ANOVA（单因素方差分析）

aortic origin of the right pulmonary artery，AORPA（右肺动脉异常起源于升主动脉）

aortic mass score（主动脉瓣钙化积分）

array processor，AP（阵列处理器）

adenomatous polyposis coli，APC（腺瘤性结肠息肉病）

acute pulmonary embolism，APE（acute pulmonary thromboembolism，APE（急性肺栓塞）

acute lung injury，API（急性肺损伤）

arterio-portal shunt，APS（动脉 - 门静脉瘘，肝动脉门静脉分流）

aortopulmonary septal defect，APSD（主肺动脉间隔缺损）

amine precursor uptake and decarboxylation，APUD（脱羧基化，胺前体摄取脱羧化），APUD（胺前体摄取脱羧）细胞；神经内分泌肿瘤罕见，归类于amine precursor uptake and decarboxylation，APUD（弥散的神经内分泌细胞肿瘤）

anomalous pulmonary venous drainage，APVD（肺静脉异位引流），或 anomalous pulmonary venous connection，APVC（肺静脉异位连接）

Aquaporin-4，AQP-4（水通道蛋白 4）

arcade（左、右冠状动脉连通）

acute respiratory distress syndrome，ARDS（新生儿期的急性呼吸窘迫综合征，又称为足月新生儿急性呼吸窘迫综合征）

acute respiratory distress，ARDS；acute respiratory distress syndrome，ARDS（急性呼吸窘迫综合征），早产儿呼吸窘迫综合征后 ARDS，又称呼吸机肺

adult respiratory distress syndrome，ARDS（成人呼吸窘迫综合征）

肺内源性急性呼吸窘迫综合征，由直接肺损伤所引起，又称为 ARDS caused by pulmonary disease，ARDSp（肺源性急性呼吸窘迫综合征）

ARL（与获得性免疫缺陷综合征相关淋巴瘤）

uto-regressive model，ARM（自回归模型）

arrhythmogenic right ventricular cardiomyopathy/dys-plasia，ARVC/D；arrhymogenic right ventri-cular cardiomyopathy，ARVC（致心律失常性右室心肌病，致心律不齐性右心室心肌病）

Agatston score，AS（钙化积分）

atherosclerosis，AS（动脉粥样硬化）

arterial sequestration，AS（动脉性肺隔离症），也称 anomalous systemic arterial supply to relatively nor-mal segments of the lung，ASANL（正常肺异常体循环供血）

anomalous systemic artery，ASA（异常体循环动脉）

ASA（房间隔瘤）

American Society of Clinical Oncology，ASCO（美国临床肿瘤学会，美国临床肿瘤协会）

ASD；ASID（房间隔缺损）

Askin 瘤，发生于胸肺部的 Primitive neuroectodermal tumor，PNET（原始神经外胚层瘤）

ASI（早期强化率）

arterial spin labeling technigue，ASL（动脉自旋标记技术），动脉自旋标记法，动脉自旋标记，动脉血流自旋标记；arterial spin labeling，ASL（动脉血流自旋标记法），分为 continuous arterial spin label-ing，CASL（连续式）和 pulsed arterial spin label-ing，PASL（脉冲式），FAIR 是 PASL 的一种，分别采用选层与非选层的反转恢复脉冲对成像层面进行射频激发，将所得图像减影得到灌注图像。

arteriosclerotic occlusive disease, ASO（动脉硬化性闭塞症）

Aspergillus fumigatus（烟曲菌）, Aspergillus flavus（黄曲菌）, Aspergillus niger（黑曲菌）,

Aspergilloma, fungal ball（曲菌球）

aspiration（误吸）

aspartic aminotransferase, AST（天冬氨酸转氨酶,天冬氨酸氨基转移酶）

a step-in-time（一档位时间）

ATM, volume 软件（可变阈值法）

adipose tissue, AT（脂肪组织）

adenosine triphosphate, ATP（腺苷三磷酸）

American Thoracic Society, ATS（美国胸科协会,美国胸科学会）

ATS/ERS/WASOG（美国胸科协会 / 欧洲呼吸协会 / 结节病及其他肉芽肿性疾病世界组织）

ATSIIDSA（美国胸科学会和美国感染性疾病学会）

areas under the curve, AUC（曲线下面积）, area under the ROC curve, AUC（ROC 曲线下面积）

auto-HSCT（患者接受自己的预存的造血干细胞）（自体造血干细胞移植）

advanced vessel analysis, AVA（高级血管分析技术）

aortic valve area, AVA（主动脉瓣口面积）

AVNRT（房室结内折返性心动过速）

adjacent vessel sign, AVS（周围血管征）

acquisition-weighting, AW（采集加权）

AWUV（单位容积内的气腔壁,肺泡表面区域 / 肺容积）

B

b（扩散梯度因子）

bronchial artery, BA（支气管动脉）

bronchial artery aneurysm, BAA（支气管动脉瘤）

bronchoalveolar carcinoma, BAC（支气管肺泡癌）

bronchiolo alveolar carcinoma, BAC（细支气管肺泡癌）

β- actin（β 肌动蛋白）

bronchial artery embolization, BAE（支气管动脉栓塞术）

bronchial artery infusion, BAI（支气管动脉灌注）

bronchial alveolar lavage, BAL（支气管肺泡灌洗液,支气管肺泡灌洗）

平衡式稳态自由进动梯度回波序列（Philip）, bal-ance fast field echo, Balance FFE（平衡快速梯度回波）序列, Siemens 公司又称 true fast imaging with steady state procession, True FISP（真稳态进动快速成像）

bronch associate lymphoid tissue, BALT（支气管相关淋巴组织）

Bankart 病变（前下关节盂前缘病变）

BAR（支气管与并行动脉直径比率）

bat-wing sign（蝶翼征）

bicuspid aortic valve, BAV（二叶式主动脉瓣畸形）

Bayes classify cation（Bayes 分类）

blood-brain barrier, BBB（血脑屏障）

bridging bronchus, BB（支气管桥）

black blood, BB（黑血技术）

Bachmann 束, BB（上房间束）

bronchogenic cyst, BC（支气管囊肿）

base density, BD（片基灰雾）

blunt diaphragmatic rupture, BDR（钝性膈肌破裂）

beam hardening artifact（线束硬化伪影）, 或称 blooming artifact（晕状伪影）

benign clear cell tumor of lung（肺透明细胞瘤,又称肺透明细胞糖瘤）

the Berlin Definition（柏林定义）

blood flow, BF（血流量）,是指单位时间内流经一定量组织血管结构的血流量（ml·min^{-1}·ml^{-1}）bronchial flow, BF（支气管动脉血流量）

basic fibroblast growth factor, bFGF（碱性成纤维生长因子,碱性成纤维细胞生长因子）

benign fibrous histiocytoma, BFH（良性纤维组织细胞瘤）

breast intraductal papillomatosis, BIDP（乳腺导管内乳头状瘤病）

bilateral right-sideness（双侧右侧状态）, dextro-isom-erism（右侧异构）, right atrial isomerism（右房异构）, bilateral left-sideness（双侧左侧状态）, le-vo-isomerism（左侧异构）, left atrial isomerism（左房异构）, sifus ambiguous（房内脏不定位）

biliary hemartoma（胆管性错构瘤,又称 von Mey-enburg 综合征）

Binsvanger disease, BD（Binsvanger 病）,又称为 subcortical arteriosclreatic encephalopathy, SAE（皮质下动脉硬化性脑病）

blood flow, BF[ml/100ml/min]（血流量）

bronchiolitis obliterans with interstitial pneumonia, BIP（闭塞性细支气管炎间质性肺炎）

bronchiolitis with interstitial pneumonia, BIP（细支气管炎伴间质性肺炎）

breast imaging reporting and data system, BI-RADS（乳腺影像报告和数据系统）

BLADE（刀锋伪影校正）

basal-like breast carcinoma, BLBC（基底细胞样乳腺癌）

Bland-White-Garland 综合征（左冠状动脉起自肺动脉，而右冠状动脉正常起自主动脉；左冠状动脉异常起源肺动脉总干）

β2microglobulin, β2M（β2 微球蛋白），β2 microglobulin amyloidosis, Aβ2M（β2 微球蛋白淀粉样变性病）

bone mineral content, BMC（骨矿含量）; bone mineral density, BMD（骨密度，骨矿密度）; BMD 定量测量的方法从最初的 RA（X 线吸收法）、SPA（单光子吸收法）、DPA（双光子吸收法）发展到 DXA（双能 X 线吸收测定法）

body mass index, BMI（体质量指数，体重指数）

benign metastasizing leiomyoma, BML（良性转移的平滑肌瘤）

biomedical microimaging, BMMI（生物医学显微图像学）

bone morphogenetic proteins, BMPs（骨形态发生蛋白），bone morphogenetic proteins-2, BMP-2（骨形态发生蛋白 -2）

bone marrow transplantation, BMT（骨髓移植）

bronchiolitis obliterans, BO（闭塞性细支气管炎，闭塞性毛细支气管炎）

bronchiolitis Obliterans interstitial pneumonia, BOIP（闭塞性细支气管炎性间质性肺炎）

blood oxygenation level-dependent, BOLD（血氧合水平依赖，血氧水平依赖成像），blood oxygenation level-dependent functional magnetic resonance imaging, BOLD-fMRI（血氧水平依赖功能磁共振成像）

bolus tracking（自动追踪技术）

bronchiolitis obliterans with organizing pneumonia, BOOP（闭塞性细支气管炎伴机化性肺炎，闭塞性细支气管炎性机化性肺炎，细支气管闭塞性机化性肺炎）。bronch associate lymphoid tissue, BALT（支气管相关淋巴组织），cryptogenic organizing pneumonia, COP（隐原性机化性肺炎），以往曾称为 bronchiolitis obliterans with organizing pneumonia, BOOP（闭塞性细支气管炎伴机化性肺炎）

bronchiolitis obliterans syndrome, BOS（闭塞性细支气管炎综合征）

base pair, bp（碱基对）

Back Propagation, BP（误差反向传播模型）

bronchopulmonary dysplasia, BPD（支气管肺发育不良）

benign prostate hyperplasia, BPH（良性前列腺增生）

branch hanging fruits sign（枝果征）

blue rubber bleb nevus syndrome, BRBNS（蓝色橡皮大疱痣样综合征）

BRCA1（乳腺癌易感基因 -1）

breath-hold turbo（FAST）spin echo imaging [屏气快速自旋回波成像]

breath-hold segmented gradient echo sequences（屏气节段梯度回波序列）

bremsstrahlung（韧致辐射）

idiopathic bronchiolocentric interstitial pneumonia, BrIP（特发性细支气管中心性间质性肺炎）

Broncholith（支气管结石）

Brucellosis（布鲁菌病）

Behcet's syndrome, BS（白塞综合征）

body surface area, BSA（体表面积）

brachiocephalic trunk, BT（头臂干，头臂干动脉）

balanced-turbo field echo, B-TFE（稳态进动快速成像序列）

broadband ultrasound attenuation, BUA（振幅衰减）

Bud-In-Tree（树芽征）

blood urea nitrogen, BUN（血液尿素氮）

Burkholderia pseudomallei（类鼻疽伯克霍尔德菌，又称为假鼻疽假单胞菌）

burst excitation（突发式激励技术）

bursting heart syndrome（心脏爆裂综合征）

blood volume, BV [ml/100ml]（ml/g）（血容积，血容量，为一定量组织血管结构内的血容量）

Birmingham vasculitis activity score, BVAS（伯明翰血管炎活动性评分标准）

BWT（支气管壁增厚）

C

11C-HED（11C- 对羟麻黄碱）

CA19-9（癌抗原 19-9）

cancer antigen 15-3，CA15-3（癌抗原 15-3），car-bohrdyate antigen 153，CA15-3（血清糖类抗原 15-3）

C- Ⅲ，type Ⅲ collagen（Ⅲ型胶原蛋白）

C- Ⅳ，type Ⅳ collagen（Ⅳ型胶原蛋白 Ⅳ型胶原）

CA（冠状动脉）

cardiac amyloidosis，CA（心肌淀粉样变性）

cerebral amyloid angiopathy，CAA（脑淀粉样血管病）

coronary artery aneurysm，CAA（冠状动脉瘤）

coronary artery anomaly，CAA（冠状动脉畸形）

coronar artery bypass grafting，CABG（冠状动脉搭桥，冠状动脉搭桥术,冠状动脉旁路搭桥术）

coronary artery calcification，CAC（冠状动脉钙化,冠状动脉钙化积分）

coronar artery calcium scoring，CACS（冠状动脉钙化积分）

coronary artery disease，CAD（冠状动脉疾病,冠状动脉心脏病）

coronary atherosclerotic heart disease，CAD（冠状动脉硬化性心脏病）

computer-aided detection，CAD（计算机辅助检测,计算机辅助检测系统），（计算机辅助检测和诊断 computer-aided detection/diagnosis，CAD），计算机辅助诊断系统（computer-aided diagnosis/detection systems，CAD），计算机辅助检查,计算机辅助诊断技术（computer-aided detection，CAD），计算机辅助诊断（computer-aided diagnosis，CAD）

Carney 综合征（黏液瘤综合征）

coronary artery fistula，CAF（冠状动脉瘘）

cardioangiography，CAG（心血管造影）

coronary artery angiography，CAG（冠状动脉造影术,冠状动脉血管造影）

CAL（冠状动脉病变）

chronic necrotizing aspergillosis，CAN（慢性坏死型曲菌病），又称为 semiinvasive aspergillosis（半侵袭性曲霉病）

caput medusae sign（水母头征）

Care Dose 4D 技术（动态曝光剂量调节技术）

Carney 综合征（肺原发性软骨瘤,与胃平滑肌肉瘤、肾上腺外嗜铬细胞瘤并发）

classification and regression tree，CART（分类与回归决策树）

cartography，CARTO（心脏的电解剖标测）

continuous arterial spin labeling，CASL（连续式动脉自旋标记技术），continuous ASL（连续动脉自旋标记技术）

conus branch，CB（右冠状动脉圆锥支）

congenital bronchial atresia，CBA（先天性支气管闭锁）

cone beam breast computed tomography，CBBCT（锥光束乳腺 CT）

cerebral blood flow，CBF（脑血流量）

cerebral blood volume，CBV（脑血容量）

乳腺常规投照：cranio-caudal view，CC（头尾位），cranio-caudal view，CC（头足轴位）

congenital cystic adenomatoid malformation of lung in adult，CCAM（成人肺先天性囊性腺瘤样畸形），congenital cystic adenomatoid malformation，CCAM（先天性肺囊性腺瘤样畸形）

conventional coronary angiography，CCA（常规冠状动脉造影,经导管冠状动脉血管造影）

cholangiocellular carcinoma，CCC（胆管细胞型肝癌）

CC/C 比值 [Cho（胆碱）+ Cre（肌酸）/ Cit（枸橼酸盐）比值]

charge coupled device，CCD（电荷耦合器件）

coronary-cameral fistulas，CCFs（冠状动脉心腔瘘）

criss-cross heart，CCH（十字交叉心脏）

complex congenital heart disease，CCHD（复杂型先天性心脏病）

craniocervical junction，CCJ（颅颈连接区）

competitive classification neural network，CCNN（竞争性分类神经网络）

corrected coronary opacification，CCO（校正的冠状动脉内强化），corrected contrast opacification，CCO（校正冠状动脉腔内密度差）

anti-cyclic citrullinated peptide，CCP（抗环瓜氨酸肽抗体）

coronary computed tomography angiography，CCTA（冠状动脉 CT 血管造影,冠状动脉 CT 血管成像,冠状动脉 CTA），coronary artery computed tomography angiography，CCTA（无创性冠状动脉 CT 血管成像）

CCTGA（矫正型大动脉转位），矫正型大动脉转位分为如下 4 种类型：

solitus atria, L-loop ventricles and L-TGA（SLL 型，即心房正位，心室左袢，主动脉位于肺动脉左前方）；solitus atria, L-loop ventricles and D-TGA（SLD 型，即心房正位，心室左袢，主动脉位于肺动脉右前方）；inverted atria, D-loop ventricles and D-TGA（IDD 型，即心房反位，心室右袢，主动脉位于肺动脉右前方）；inverted atria, D-loop ventricles and L-TGA（IDL 型，即心房反位，心室右袢，主动脉位于肺动脉左前方）

consolidation diameter, CD（实性成分长径），consolidation diameter, CD（实性成分直径）

CD34（为原始造血组织分化抗原，已有的研究表明 CD34 在 GIST 有较高的表达率）

CD-68（巨噬细胞，免疫组织化学指标之一）

CD117（是 c-kit 原癌基因的蛋白产物，为 Ⅲ 型酪氨酸激酶生长因子受体，属免疫球蛋白超家族成员）

CD4（辅助性 T 细胞）

CDC（美国疾病控制和预防中心）

color Doppler blood flow imaging, CDFI）（CDF（彩色多普勒血流显像，彩色多普勒，彩色多普勒血流成像），color Doppler energy, CDE（彩色多普勒能量）

congenital dislocation of the hip, CDH（先天性髋脱位）

CDH（先天性膈疝）

cDNA microarray analysis（cDNA 微点阵分析法）

conventional digital radiography, CDR（常规数字 X 线摄影）

crowned dens syndrome, CDS（皇冠齿突综合征）

clinical decision support system, CDSS（临床决策支持系统）

carcinoembryanic antigen, CEA（癌胚抗原）

congenital esophageal atresia and tracheoesophageal fistula, CEA-TEF（先天性食管闭锁并气管食管瘘）

contrast-enhanced color Doppler sonography, CECD[造影（对比强化）多普勒血流显像法]

CE-MRA（对比增强磁共振血管成像）

time-resolved imaging of contrast kinetics, CE-MRA 3D-TRICKS（三维高时间分辨率动态增强 MRA）

center alignment（中心校正），centric reording（中心排序）

3D centric reordering（椭圆形填充技术）

Central volume principle（中心容量原则）

CE CMRA（MR 对比增强全心冠状血管成像，对比增强全心冠状血管成像）

contrast enhanced MRA, CE-MRA（对比增强 MRA）

3D-CE-MRPA（三维增强 MR 肺动脉成像）

c-erb B2，HER-2，又称 CerbB-2（人表皮生长因子受体 2），c-erbB-2（原癌基因之一）

chronic eosinophilic pneumonia, CEP（慢性嗜酸粒细胞性肺炎）

coronary enhancement ratio，CER（冠状动脉内强化值与主动脉根部强化程度的比值）

cesium ioclide scintillator（碘化铯闪烁晶体）

contrast enhanced spectral mammography, CESM（对比增强能量谱乳腺 X 线摄影技术）

CFA（隐源性纤维化性肺泡炎）

computational fluid dynamics, CFD（计算流体动力学）

cerebral fat embolism syndrome, CFE（脑脂肪栓塞综合征）

coronary flow reserve, CFR（冠状动脉血流储备）

congestive gastropathy, CG（充血性胃病）

chronic graft-versus-host-disease, cGVHD（慢性移植物抗宿主病）

CgA（chromogranin A）（嗜铬素 A，嗜铬蛋白 A，免疫组织化学检查指标之一）

choline, CH（胆碱），choline, Cho（胆碱类化合物，胆碱）

cold hemaglutination test, CHA（血冷凝集试验）

chronic hepatitis B, CHB（慢性乙型肝炎）

Chapel Hill Consensus Criteria, CHCC（Chapel Hill 会议标准）

coronary heart disease, CHD（冠状动脉心脏病）

coronary atherosclerotic heart disease，CHD（冠状动脉粥样硬化性心脏病）

chemodectoma（肾上腺外副神经节瘤，称为非嗜铬性副神经节瘤或化学感受器瘤）

Chilaiditis 综合征（间位结肠）

chromocytoma（原发于肾上腺髓质的副神经节瘤称为嗜铬细胞瘤）

Churg-Strauss 综合征（嗜酸性细胞增多性血管炎，过敏性血管炎和肉芽肿病，变应性肉芽肿性血

管炎）

cardiac index, CI（心指数）

contrast induce nephritis, CIN（对比剂肾病）

cine（电影）, Cine MRI（电影 MRA）

clinically isolated syndrome, CIS（临床孤立综合征）

constructive interference in steady-state, 3D-CISS（三维稳态相长干扰）

circumflex aorta（右位主动脉弓伴左侧降主动脉，又称旋主动脉）

cancerous invasion of central pulmonary arteriesin lung cancer, CICPA（肺癌累及主肺动脉）

citrate, Cit（枸橼酸盐）

彩色室壁动力分析（color kinesis, CK）

CK（血清细胞角蛋白，细胞角蛋白，免疫组织化学检查内容之一）；CK20（细胞角蛋白 20）；cytokeratin-18, CK18（细胞骨架蛋白）, CK19（细胞角蛋白 19）

Clara 细胞（无纤毛细胞，Ⅱ型肺泡细胞）

congenital lobar emphysema, CLE（先天性肺叶性气肿）

centrilobular fibrosis, CLF（小叶中心性纤维化）

cross-linked iron oxide, CLIO（交联氧化铁微粒，交联化氧化铁）

11C MET（11C 标记的蛋氨酸）

cardiac magnetic resonance, CMR（心脏 MR）, cardiovascular magnetic resonance, CMR（心血管磁共振）

coronary MRA, CMRA（冠状动脉磁共振血管成像）

γCMR gluc（全脑平均局部葡萄糖代谢率），一维谱除了使用简单的单脉冲之外，比较常用的脉冲序列为（Carr-purcell-meiboom-gill, CPMG）

complete response, CR 和 complete metabolic response, CMR（完全缓解）

CMRO$_2$（脑氧消耗，氧代谢率）

CMS（美国医疗保险和医疗补助服务中心）

cytomegalovirus, CMV（巨细胞病毒，巨细胞病毒感染）

chronic necrotizing aspergillosis, CNA（慢性坏死型曲菌病）, chronic necrotizing pulmonary aspergillosis, CNPA（慢性坏死性肺曲霉菌病），慢性坏死性肺曲菌病，又称为 semiinvasive aspergillosis（半侵袭性曲霉菌病）

CNB（针芯组织学活检术）

central neurocytoma, CNC（中枢神经细胞瘤）

contrast-to-noiseratio, CNR（图像对比噪声比）

category name retrieval test, CNRT（种类名称提取测试）

cardiac output, CO（心输出量，心肌每分输出量）

contrast opacification, CO（冠状动脉腔内密度差）

coarctation of aorta, CoA, COA（主动脉缩窄）

Cobb angle（科布角，室间隔与胸骨中点 - 胸椎棘突连线之间的夹角）

Codman 瘤（成软骨细胞瘤，又称软骨母细胞瘤）

complex GGO（混合性磨玻璃密度影，混杂磨玻璃影）

cone beam CT（锥形线束 CT）

Conglomeration of lymphoid follicles（淋巴滤泡球形增生）

catechol-o-methyltransferase, COMT（儿茶酚胺氧位甲基转移酶）

cryptogenic organizing pneumonia, COP（隐源性机化性肺炎，原称 BOOP）

chronic obstructive pulmonary disease, COPD（慢性阻塞性肺疾病，慢性阻塞性肺病）

coronary artery evaluation using 64-row multidetector computed tomography angiography, CORE-64（由 9 个国家参加的多中心研究冠状动脉评估）

coronary artery calcification scoring（冠状动脉钙化评分）

cost-effectiveness（性价比）

COX-2（环氧化酶 2 是花生四烯酸转化成前列腺素过程中重要的限速酶）

Cox Asckie virus（柯萨奇病毒）, Cox A16（A16 型）

chronic periaortitis, CP（慢性主动脉周围炎）

cerebral peduncle, CP（大脑脚）

circular polarized, CP（环形极性）

constrictive pericarditis, CP）（constrictive pericarditis, CPC（缩窄性心包炎）

choroid plexus cysts, CPC（脉络丛囊肿）

continuous positive airway pressure, CPAP（呼吸道持续正压呼吸、持续气道内正压通气）

chronic pulmonary embolism, CPE（慢性肺动脉栓塞）

combined pituitary hormone deficiency, CPHD（多垂体激素缺乏）

centraI pontine myelinolysis，CPM（脑桥中央髓鞘溶解症），CPM 与 extrapontine myelinolysis，EPM（脑桥外髓鞘溶解症）合称渗透性髓鞘溶解症

cerebral perfusion pressure，CPP（脑灌注压）

Curved Planar Reformation，CPR；curved planar reconstructions，CPR（曲面重建）

computed radiography，CR（计算机 X 线成像，计算机 X 线摄影术，计算机成像）

contrast ratio，CR（对比率）

growth rate，CR（生长率）

creatine，Cr（肌酸，代表神经元和神经胶质的能量代谢）

Crazy paving（铺路石样，铺路石样改变），碎石路征，crazy-paving sign（铺路石征）

chronic renal failure，CRF（慢性肾功能衰竭）

cerebral radiation injuries，CRI（放射性脑损伤）

C/RL-m（门静脉主干分叉点至尾状叶左侧顶点距离与至肝右叶右侧顶点距离之比）

a modified caudate-right lobe ratio（C/RL）with use of the right portal vein to set the lateral boundary，C/RL-r（改良肝尾 / 右叶比值）

Chronic recurrent multifocal osteomyelitis，CRMO（胸肋锁骨肥厚综合征，又称胸肋锁骨肥厚症、胸肋锁骨间骨化、获得性骨肥大、慢性复发性多灶性骨髓炎）

cross-correlation（互相关）

CRP（C- 反应蛋白）

clinic-radiologic-pathologic diagnosis，CRP diagnosis（临床 - 影像 - 病理诊断）

cryptococcus neoformans（新型隐球菌）

cardiac resynchronization therapy，CRT（心脏再同步化治疗）

cathode ray tube，CRT（阴极射线管），Cathode Ray Tube，CRT（显示器）

coronary sinus，CS，coronary sinus ostium，CSO（冠状窦，冠状静脉窦）

carcinosarcoma，CS（癌肉瘤）

cyclosporin A，CsA（环孢霉素 A）

cortical spreading depression，CSD（皮层扩散抑制）

chemical shift imaging，CSI [（多体素的）化学位移成像，即 MR 波谱分解成像技术]

coronary sinus orifice atresia，CSOA（冠状静脉窦口闭锁）

Churg-Strauss syndrome，CSS（应变性肉芽肿性血管炎，变应性肉芽肿性血管炎，Churg-Strauss 综合征）

computed tomography angiography，CTA（CT 血管成像）

Coronary CT Angiography，Coronary CTA（CT 冠状动脉成像）

computed tomography during arterial portography，CTAP（经动脉门静脉 CT 成像）

cystosarcoma of breast，CTB（叶状囊肉瘤）

computed tomography colonography，CTC（CT 结肠成像）

coronary angiography of computed tomography，CTCA（CT 冠状动脉造影，冠状动脉 CT 成像）

connective tissue disease，CTD（结缔组织病）

CT does Index volume，CTDIvol（平均容积 CT 剂量指数），volume CT dose index，CTDIvol（CT 容积剂量指数）

weighted computed tomography dose index，CTDIw（加权 CT 剂量指数）

chronic thromboembolic pulmonary hypertension，CTEPH（慢性血栓栓塞性肺动脉高压）

cytotoxic T lymphocyte，CTL（细胞毒性 T 淋巴细胞）

CT lymphangiography，CTL（CT 淋巴管造影），CT lymphogrophy，CT-LG（CT 淋巴造影）

computed tomography laser mammography，CTLM（计算机体层激光乳腺摄影，计算机断层扫描激光乳腺成像系统）

computed tomography myelography，CTM（CT 椎管造影）

coronary chronic total occlusion，CTO（冠状动脉慢性完全闭塞）

Chronic Total Occlusion，CTO（冠状动脉慢性闭塞性病变，慢性完全闭塞性病变）

computer tomography perfusion，CTP，CT perfusion，CTP（多层螺旋 CT 灌注成像）

CT pulmonary angiography，CTPA（CT 肺血管成像，CT 肺血管造影，CT 肺动脉成像，CT 肺动脉造影）

CT perfusion imaging，CTPI（CT 灌注成像）

CT portal venography，CTPV（CT 门静脉成像）

cardiothoracic ratio，CTR（心胸比率）

consolidation tumor ratio, CTR（实性成分比率）

CTSI（CT 严重性指数, 急性胰腺炎时用）

congenital tracheal stenosis, CTS（先天性气管狭窄）

CT spectral imaging（CT 能谱成像）

CT venography, CTV（脑 CT 静脉成像）

computed tomography virtual colonoscopy, CTVC（CT 虚拟结肠镜）

CT virtual endoscopy, CTVE（CT 的仿真内镜）

combined CT venography and pulmonary angiography, CTVPA（CT 肺动脉造影联合间接法下肢静脉造影, CT 静脉血管成像和肺动脉血管成像联合扫描）

coronary-vascular fistulas, CVFs（冠状动脉 - 血管瘘）

cerebral venous malformation, CVM（脑静脉性血管畸形）, 又名 cerebral venous angioma, CVA（脑静脉性血管瘤）, 或 developmental venons anomaly, DVA（脑发育性静脉异常）

cerebrovascular reactivity, CVR（脑血管反应性）

cerebral venous sinus thrombosis, CVST（脑静脉窦血栓形成）

cerebral venous thrombosis, CVT（脑静脉血栓形成）

continuous wave, CW（连续波）

coal worker's pneumoconiosis, CWP（煤工尘肺）

D

two dimension, 2D（二维）, three dimension, 3D（三维）, four dimension, 4D（四维）

2D TOF MRA（心电门控二维时间飞跃 MR 血管成像）, 3D TOF-MRA（三维时间飞跃法 MR 血管成像）

3D constructive inference in steady state, 3D-CISS（三维稳态构成干扰序列）

3D FSPGR（无间隔三维扰相梯度回波, 三维快速扰相梯度回波）

three-dimensional proton MR spectroscopic imaging, 3D MRSI（3D 氢质子磁共振波谱成像）

3D-volumetric interpolated breath-hold examination, 3D-VIBE（三维容积式内插法屏气检查）

D2-40（淋巴管内皮细胞标记物）

double aortic arch, DAA（双主动脉弓）

ductus arteriosus aneurysm, DAA（孤立性动脉导管瘤）

diffuse aspiration bronchiolitis, DAB（弥漫性吸入性细支气管炎）

3,3'-diaminobenzidine, DAB（二氨基联苯胺）

diffuse alveolar damage, DAD（弥漫性肺泡损害）

diffuse alveolar hemorrhage, DAH（弥漫性肺泡出血）

diffuse axonal injury, DAI（弥漫性轴索损伤）

death-associated protein kinase-1, DAPK1（死亡相关蛋白激酶）

data acquisition system, DAS（数据采集系统）

dopamine transporter, DAT（多巴胺转运子）

dirty-appearing white matter, DAWM（看似异常白质）

dedicated breast magnetic resonance imaging, DBMRI（乳腺专用磁共振成像）

digital breast tomosynthesis, DBT（数字化乳腺断层摄影技术, 数字化乳腺断层合成摄影）

dendritic cell, DC（树突状细胞）

DCavg（平均扩散系数）

decompensation cirrhosis, DCC（失代偿期肝硬化）

dynamic contrast-enhanced, DCE（动态对比增强）

DCE-MRI（动态增强 MRI, 常规 MR 动态增强）

DCECT（动态增强 CT 扫描）

DCE-CMR（延迟对比增强心脏 MRI）

ductal carcinoma in situ, DCIS, 微小浸润导管内癌）ductal carcinoma in situ with microinvasion, DCIS-MI（原位导管癌, 导管原位癌, 导管型原位癌, 乳腺导管内癌）

dilated cardiomyopathy, DCM（扩张型心肌病）

decompression sickness, DCS（潜水减压病）

D-dimer, DD（D- 二聚体）

developmental dysplasia of the hip, DDH（发育性髋关节发育不良）

direct digtal radiography, DDR（直接数字化 X 线摄影）

degree of enhancement, DE（增强程度）

2-dimension echocardiography, 2DE（二维超声心动图）

double end gel electrophoresis, 2-DE（双向凝胶电泳）

dynamic contrast-enhanced endorectal MRI, DEC-MRI（动态增强 MRI）

dual energy CT, DECT（双能量 CT）

DE-CTPA（双能量 CT 肺动脉造影）

dual energy lung perfusion imaging, DELPI（双能量

肺灌注成像）

DE-MRI（延迟增强 MRI）

demyelinating pseudotumor（脱髓鞘性假瘤）

density（密度），density resolution（密度分辨率）

dual energy subtraction, DES（双能减影）

diffuse esophageal spasm, DES（弥漫性食管痉挛）

DES（肌间线蛋白）

Desmin, Des（结蛋白，免疫组织化学检查内容之一）

dual echo steady state, DESS（双回波稳态序列）

digital fluoroscopy, DF（数字透视，数字荧光摄影）

display field of view, DFOV（重建范围）

disease free survival, DFS（无疾病生存率），disease-free survival rate（无病生存率）

deep hypothermia and circulatory arrest, DHCA（深低温和循环停止）

digital imaging and communication in medicine, DICOM [医学数字成像和传输，医学数字影像和通信（标准）或医学数字成像与通信标准]

diffraction[衍射（绕射）]

desquamative interstitial pneumonia，DIP（脱屑性间质性肺炎）

digitized storage phosphor systems（数字化磷板存储系统）

double inversion recovery, DIR（双反转恢复，双反转恢复反转序列），double inversion recovery fast spin echo, DIR FSE（双反转恢复快速自旋回波）

diffuse idiopathic skeletal hyperostosis, DISH（弥漫性特发性骨增生症）

diffusion kurtosis imaging, DKI（扩散峰度成像）

DLBCL（弥漫性大 B 细胞淋巴瘤）

diffusing capacity of the lung for carbon monoxide, DLCO（一氧化碳弥散量），DLCO 降低（弥散功能障碍），DLCO（肺 CO 弥散量）；DLCO%（CO 弥散能力百分比）；DLCO%pred（肺一氧化碳扩散量及其占正常预计值的百分比），DLCO/VA [肺一氧化碳扩散量与肺泡通气量的比值占 DLCO/VA%pred（预计值的百分比）]

direct lymphangiography, DLG（直接淋巴管造影）

dose-length product, DLP（剂量 - 长度乘积）

Data Mining, DM（数据挖掘）

2D Myocardial Delay Enhancement, 2D-MDE 序列（2D- 反转恢复梯度序列）

default mode network, DMN（默认网络）

dimethyl sulfoxide, DMSO（二甲亚砜）

delayed memory test, DMT（延时记忆测试）

dysplastic nodule, DN（退变结节，非典型性结节，异形结节，异型增生结节，异形增生结节，分化不良结节，肿瘤性结节，腺瘤性增生，腺瘤样增生，发育不良结节，不典型增生结节，交界性增生结节，大再生结节），由于 dysplastic nodule 的中文译名较为混乱，如上所述，较多研究者称其为退变结节（非典型增生 dysplastic），dysplastic nodule, DN（非典型增生结节），dysplastic nodules, DNs（增生性结节），DN（增生性结节或肿瘤性结节）

根据其细胞异型性程度，DN 又分为：dysplastic nodule, DN（不典型增生结节），low grade dysplastic nodule, LGDN（低度或低级别不典型增生结节），high grade dysplastic nodule, HGDN（高度或高级别不典型增生结节），low-grade DN（低级别非典型增生结节），moderate or high-grade DN（中、高级别非典型增生结节）

deoxyrionucleic acid, DNA（脱氧核糖核酸）

Dysembryoplastic neuroepithelial tumor，DNT（胚胎发育不良性神经上皮瘤）

Doege-Potter syndrome（胸膜孤立性纤维瘤患者出现低血糖）

difference of Gaussian, DOG（高斯差分）

diabetic osteoporosis, DOP（糖尿病性骨质疏松症）

Doppler（多普勒），Doppler effect（多普勒效应），Doppler shift（多普勒频移），Doppler tissue velocity, DTV（多普勒组织速度图），Doppler tissue acceleration, DTA（多普勒组织加速度图），Doppler tissue energy, DTE（多普勒组织能量图），Doppler tissue pulse wave, DTPW（多普勒组织频谱图），Doppler tissue M-mode, DTM-mode（多普勒组织 M 型）

DORV（右室双出口）

double IR（黑血）

dual-photon absorptiometry, DPA（双能光子测量仪）

disseminated peritoneal adenomucinosis, DPAM（弥散性腹膜黏液腺瘤病）

diffuse panbronchiolitis, DPB（弥漫性全细支气管炎，弥漫性泛细支气管炎）

depressed parkinson's disease, DPD（帕金森病患者中抑郁）

delay phase image, DPI（延迟成像）

diffuse pulmonary ossification，DPO（弥漫性肺骨化症）

detective quantum efficiency，DQE（量子检出效率）

diaphragmatic rupture，DR（膈肌破裂）

digital radiology，DR（数字化X线摄影，数字X线成像，数字化摄影，数字X线摄影）

dialysis-related amyloidosis，DRA（透析相关性淀粉样变性）

digital rectal examination，DRE（直肠指检）

depth-resolved surface coil spectroscopy，DRESS（深度分辨波谱技术）

driven equilibrium Fourier transfer imaging（驱动平衡傅里叶转换成像），digital subtraction angiography，DSA（数字减影血管造影）

destruction spondyloarthropathy，DSA（破坏性脊柱关节病）

dynamic susceptibility contrast-enhanced，DSC（动态磁敏感对比剂增强）

digital scan converter，DSC（数字扫描转换器）

dyskinesia cilia syndrome，DSC（纤毛运动随意综合征）

dynamic susceptibility contrast-enhanced perfusion MR imaging，DSCE-MR（动态磁敏感性对比增强MR灌注成像）

dual-source computed tomography，DSCT（双源CT），dual source computed tomography angiography，DSCTA（双源CT冠状动脉血管成像），dual-source CT coronar angiography，

DSCTCA（双源CT冠状动脉成像）

diffusion-sensitizing gradient pulse，DSGP（扩散敏感梯度脉冲）

desmoplastic small round cell tumor，DSRCT（促结缔组织增生性小圆细胞瘤）

dural sinus thrombosis，DST（颅内静脉窦血栓形成）

drug-sensitive tuberculosis，DS-TB（药物敏感性结核分枝杆菌）

desmoid tumors，DT（韧带样型纤维瘤病，又称为韧带样瘤或硬纤维瘤），aggressive fibromatosis，AF（侵袭性纤维瘤病）

doubling time，DT，doubling times，DTs（倍增时间），act（实际倍增时间DT），pot（潜在倍增时间DT）

DTA（多普勒组织加速度图），DTE（多普勒组织能量图），DTM-mode（多普勒组织M型），DTPW

（多普勒组织频谱图），DTV（多普勒组织速度图）

doppler tissue imaging，DTI（组织多普勒）

diffusion tensor imaging，DTI（扩散张量成像），diffusion tensor tractography，DTT（扩散张量示踪图）

digital tomosynthesis，DTS（数字断层摄影技术）

Duke coronary disease index（杜克冠状动脉心脏病指数）

distribution volume，DV（分布容积）

diastolicv velocity，DV（舒张期末流速）

developmental venons anomaly，DVA（脑发育性静脉异常），又名cerebral venous angioma，CVA（脑静脉性血管瘤），或cerebral venous malformation，CVM（脑静脉性血管畸形）

3DVR（3D容积再现法）

diastolic volume recovery，DVR（左心室舒张容量恢复，即左心室恢复容量占每搏输出量的比例）

deep venous thrombosis，DVT（深静脉血栓，深静脉血栓形成）

diffusion-weighted imaging，DWI（MR扩散加权成像），diffusion weighted imaging with background body signal suppression，DWIBS（MR背景抑制扩散成像）

diffusion tensor imaging，DTI（扩散张量成像）

dual-energe X-ray absorptiometry，DXA，DEXA（双能X线吸收仪，双能X线吸收测量法）

dynamic three-dimensional echocardiogram（三维超声心动图）

dynamic first-pass bolus rtacking of susceptibility contrast agent magnetic resonance imaging（对比剂团注示踪法）

dysprosium ）DTPA（Dy-DTPA（对比剂镝）

dynamic three-dimensional echocardiogram（三维超声心动图）

E

esophageal atresia，EA（食管闭锁）

extrinsic allergic alveolitis，EAA（外源性变应性肺泡炎），也称为hypersensitivity pneumonitis，HP（过敏性肺炎）

electroanatomic mapping，EAM（电解剖标测系统）

epithelioid angiomyolipoma，EAML（上皮样血管平滑肌脂肪瘤）

epicardial adipose tissue，EAT（心外膜脂肪组织）

EB 病毒,疱疹病毒,Epstein-Barr virus（EBV,即 γ 型疱疹病毒,爱泼斯坦 - 巴尔病毒）

ectopic bronchial cyst,EBC（异位支气管囊肿）,也称为 extrathoracic bronchogenic cyst, EBC（胸外支气管囊肿）

electron beam computer tomography, EBCT（电子束 CT）

endobronchial tuberculosis,EBTB（支气管内膜结核）

endobronchial ultrasound, EBUS（支气管内超声探查）

endothelial cell,EC（血管内皮细胞）

eccentric rate,Ecc（偏在率）

endocardial cushion defect, ECD（心内膜垫缺损）, complete endocardial cushion defect, CECD（完全型心内膜垫缺损）, partial endocardial cushion defect,PECD（部分型心内膜垫缺损）

electrocardiography, ECG（心电图）,ECG-MRI（心电门控 MRI）, ECG-pulsing（心电脉冲）,管电流调节技术, ECG pulse mode（心电图触发脉冲方式）

ECHO（超声心动图）

extracellular matrix, ECM（细胞外基质）

短轴位电影成像,将 ECG 的 R 波触发后第一帧图像定义为 end-diastole, ED（舒张末期）,此时心腔最大;将心腔显示最小的一帧图像定义为 end-systole,ES（收缩末期）

emission computed tomography, ECT（发射型计算机体层扫描术）

ectopic endometrium（异位内膜）

ECV fraction 或 ECF（细胞外容积分数）定量, ECV mapping（细胞外容积图）

ED（早期灌注缺损）

enhancement degree,ED（强化程度）

effective dose,ED（有效剂量）

esophageal dynamic radiography, EDR（食管动态造影）

exposure data recognizer,EDR（曝光数据识别）

ethylenediamine tetraacetic acid, EDTA（乙二胺四乙酸钠）

end-diastolic volume, EDV（左心室舒张末期容积,舒张末期容积,舒张末容量）; EDVI（左室舒张末期容积指数）

early enhancement ratio, EER（早期强化率）:增强后 60 s 信号强度增加的百分比。

EER=（SIearly-SIpre）/SIpre × 100%, SIearly 和 SIpre 分别为病变增强后 60s 和增强前的信号强度。

early esophageal cancer,EEC（早期食管癌）

electroencephalography,EEG（脑电图）

ejection fraction,EF（射血分数,左心室射血分数）

左室射血分数 [EF=（EDV-ESV）/EDV=（舒张末期容积 收缩末期容积）/ 舒张末期容积]

effective focal spot（有效焦点）

extraction-flow product,EFP（灌注参数）

early gadolinium enhancement,EGE（早期强化）

electric gastric fiber,EGF（电子纤维胃镜）

epidermal growth factor,EGF（表皮生长因子）

epidermal growth factor receptor,EGFR（靶向表皮生长因子受体,表皮生长因子受体）

epidermal growth factor receptor -tyrosine kinase inhibitor, EGFR-TKI（表皮生长因子受体酪氨酸激酶抑制剂,表皮生长因子受体 - 酪氨酸激酶拮抗剂）

essential hypertension,EH（原发性高血压病）

epithelioid hemangioendothelioma, EH（上皮样血管内皮细胞瘤）,上皮样血管内皮瘤, epithelioid hemangioendothelioma, EHE（上皮样血管内皮细胞瘤病）

esophageal hiatus, EH（食管裂孔）, EHH（食管裂孔疝）, esophageal hiatus omental hernia, EHOH（食管裂孔网膜疝）

ectopic hamartomatous thymoma, EHT（异位错构瘤性胸腺瘤）

emphysema index,EI（肺气肿指数,肺气肿指数值）

enzymeimmunoassay,EIA（酶免疫分析法）

the early lung cancer action project, ELCAP（国际早期肺癌行动计划,早期肺癌行动计划）

early lung cancer screening project, ELCSP（早期肺癌筛选研究）

enzyme-linked immunosorbent assay, ELISA（酶联免疫吸附法）

ELN（弹力蛋白）

Eloesser 式手术（开窗式胸廓造瘘术）

endometriosis,EM（子宫内膜异位症）

maximum enhancement ratio,Emax（峰值强化率）

extramerdullary plasmacytoma, EM（髓外浆细胞瘤,髓外浆细胞性骨髓瘤）

EMA（上皮细胞膜抗原，上皮膜抗原，免疫组织化学检查内容之一）

esophageal motility disorders，EMD（食管动力病变）

electromagnetic flow probe，EMF（电磁流量探针）

EMF（心内膜纤维化）

extramedullary hematopoiesis，EMH（髓外造血组织增生）

extramedullary plasmacytoma，EMP（髓外浆细胞瘤）

endomyocardial disease（心内膜疾病）

European Neuroendocrine Tumor Society，ENETS（欧洲神经内分泌肿瘤学会）

Enthesopathy（附丽病）

extraosseous Ewing's sarcoma，EOE（骨外尤文肉瘤）

European Organization for Research and Treatment of Cancer，EORTC（欧洲癌症研究与治疗组织）

EORTC/MSG（欧洲癌症治疗组织及真菌病研究组）

echo planar imaging，EPI（回波平面成像，平面回波成像）

spin echo-echo planar imaging，SE-EPI（T2 加权）或 gradient echo-echo planar imaing，

GE-EPI（重 T2 加权），inversion recovery echo planar imaging，IR-EPI（T1 加权）

echo planar imaging diffusion-weighted magnetic resonance imaging，EPI-DWI（扩散加权平面回波成像）

estrogen receptor，ER（雌激素受体）

endo-rectal coil，ERC（直肠内线圈）

endoscopic retrograde cholangiopancreatography，ERCP（经内镜逆行胆胰管造影术）

ERNA（平衡放射性核素心血管造影）

European respiratory society，ERS（欧洲呼吸病学会，欧洲呼吸学会，欧洲呼吸协会）

ERV（补呼气量）

endolymphatic sac，ES（内淋巴囊）

extracapsular spread，ESC（包膜外受侵）

emitting skin dose，ESD（入射体表剂量）

ESD（左室收缩末期内径）

extrapleura solitary fibrous tumor，E-SFT（胸膜外孤立性纤维瘤）

electrospray ionization tandem mass spectrometry，ESI-MS/MS（电喷雾电离质谱分析）

endodermal sinus tumor，EST（内胚窦瘤）

esodic cavity（向心性空洞）

erythrocyte sedimentation rate，ESR（血沉）

end-systolic volume，ESV（左室收缩末期容积，收缩末期容积，收缩末容量）

ESVI（左室收缩末期容积指数）

ejection time，ET（射血时间）

endothelin-1，ET-1（内皮素 -1）

enhancement-time curves，ETCs（增强 - 时间曲线）

echo train length，ETL（回波链长度）

Euler-Liljestrand 反射（减轻通气 / 血流比例失调程度的生理反应）

endoscopic ultrasonography，EUS（超声内镜）

ultrasonography-fine needle aspiration，EUS-FNA（针刺活检内镜超声介导的细针活检术）

eutopic endometrium（在位内膜）

Entero virus 71，EV71（肠道病毒 71 型）

EV（食管静脉曲张）

expiratory vital capacity，EVC（呼气肺活量）

exodic cavity（离心性空洞）

3D external rendering（铸形重建）

extremity coil（肢体线圈）

F

fractional anisotropy，FA（部分各向异性，部分各向异性图，各向异性分数，各向异性分量，各向异性指数，各向异性比值）

flip angle，FA（反转角，翻转角）

flow sensitive alternating inversion recovery，FAIR（血流敏感性交替反转恢复，流动敏感交替反转恢复，流入敏感性交替反转恢复技术）

flow-sensitive alternating inversion recovery exempting separate T1 measurement，FAIREST（流速敏感交替反转恢复免除独立 T1 测量）

flow-sensitive alternating inversion recovery with an extra RF pulse，FAIRER（流动敏感交替反转恢复伴一个额外的射频脉冲，超射频脉冲 FAIR，血流敏感性交替反转恢复，外在射频脉冲的血流敏感性交替反转恢复）

fast acquisition with multiple excitation，FAME（多次激发快速采集技术）

fat saturation，FATSAT，又称 CHEMSAT/CHESS（脂肪饱和序列）

fibrocystic breast disease，FBD（乳腺纤维囊性增

生病）

FBG（空腹血糖）

functional brain mapping,FBM（脑功能活化图）

filtered back-projection,FBP（滤过反投影法）

fetal bovine serum, FBS（胎牛血清）

FCD（纤维性骨皮质缺损）

F-18 fluorocholine,FCH（^{18}氟胆碱）

fog density,FD（乳剂灰雾）

FDA（美国食品药品监督管理局）

fluorodeoxyglucose,FDG（脱氧葡萄糖,氟脱氧葡萄糖,氟代脱氧葡萄糖）

F-18 fluorodeoxy-D-glucose,FDG（^{18}氟脱氧葡萄糖）

^{18}F-fluorodeoxyglucose,^{18}F-FDG（^{18}F-氟脱氧葡萄糖）

Fourier descriptions,FDs（傅里叶描绘子）

field echo,FE（场回波）

finite element,FE（有限元）,finite element analysis,FEA（有限元分析法）

Feridex（菲立磁）

Ferumoxtran（超小型氧化铁胶体 AMI-227）

forced expiratory volume,FEV（用力呼气容积）,FEV/VC[用力呼气容积与 vital capacity,VC（肺活量）的比]

forced expiratory volume in first second,FEV1（第 1 秒用力呼吸量,第 1 秒钟用力呼气容积）

FEV1/FVC（第 1 秒用力呼气量 / 用力肺活量的百分比 [FEV1（1 秒率,1 s 率,第 1 秒用力呼气容积与用力肺活量的比值,第 1 秒用力呼气容积）与 FVC（用力肺活量）]

FEV1/FVC%（第 1 秒用力呼气量占用力肺活量的比值）,FEV1%（第 1 秒用力呼气容积实测值与预测值百分比）,FEV1%pred（第 1 秒用力呼气量占预计值的百分比）

通气量检查指标:FEV1.0（1 s 量）和 FEV1.0%（1 s 率）,FVC（用力肺活量）

FENP（孕激素受体配体）

Ferumoxides 或 SPIO（超顺磁性三氧化二铁制剂）

Ferumoxtran-10 或 US-PIOs（超小超顺磁性三氧化二铁制剂）

FES（雌激素受体,雌激素受体配体）

fat embolism syndrome,FES（脂肪栓塞综合征）

^{18}F-2fluorodeoxyglucose,18F-FDG（^{18}氟 - 脱氧葡萄糖）,fluorine 18fluorodeoxyglucose,^{18}F-FDG（^{18}F-氟代脱氧葡萄糖）

^{18}F-fluorodeoxyglucose positron emisston tomography/computed tomography,^{18}F-FDG PET/CT（^{18}F-脱氧葡萄糖正电子发射断层扫描）

FFA（游离脂肪酸）

full-field digital mammography,FFDM（全视野直接数字成像,全数字化乳腺摄影,全视野数字化乳腺摄影）

^{18}F-FET（氟代乙基酪氨酸）

fractional flow reserve,FFR;fraction flow reserve,FFR（血流储备分数）

FFRCT（基于 CCTA 数据应用高级流体力学分析方法所得的 FFR）

non-invaslve coronary fractional flow reserve derived from CT angiography,FFRCT（基于 CT 影像的无创性冠状动脉血流储备分数）

fast Fourier transform,FFT（快速傅里叶变换）

FGF（成纤维细胞生长因子）

focal ground glass nodule,fGGN（孤立性磨玻璃密度结节）

focal ground-glass opacity,fG-GO（局灶磨玻璃密度,局灶性磨玻璃影,局灶性磨玻璃密度结节）

fast gradient echo,FGRE（快速梯度回波）,2D Fast-card Gradient Echo Echo-planar with shorts ETL（2D-FGRE-ET 序列）

familial hypercholesterolemia,FH（家族性高胆固醇血症）

2D fast-imaging employing steady-state acquisition,FIESTA（2D 快速平衡稳态采集序列）,fast image employing steady-state,2D FIASTA（稳态采集快速序列）

fibroscan（瞬时弹性成像）

free induction decay signal,FID（自由感应衰减信号）,free induction decay,FID（自由感应衰减）

balance steady state free precession,B-SSFP（平衡稳态自由进动）,不同厂家分别称为快速平衡稳态成像,快速 T2WI 序列即 fast imaging employing steady-state acquisition,FIESTA（快速稳态进动采集序列）（GE 公司）、FIESTA（快速稳态自由进动）序列、fast imaging with steady-state precession,FISP（稳态进动快速成像）和 true FISP

Fire-eater's pneumonia（吞火者肺炎）

first-pass contrast agent technique（首过对比剂技术）

focal interstitial fibrosis, FIF（局灶性间质纤维化）

international federation of gynecology and obstetrics, FIGO（国际妇产科协会）

快速 T1WI，即 fast inversion recovery motion insensitive sequence, FIRM（反转恢复运动抑制序列）, fast inversion recovery motion, FIRM（快速反转恢复运动抑制序列）

fluorescence in situ hybridization, FISH（荧光原位杂交）

Fisher coefficient, Fisher（Fisher 系数）

three dimensional fast inflow with steady-state precession, 3D FISP（三维稳态进动快速成像）

fluorescein isothiocyanate, FITC（异硫氰酸荧光素）

Invivo Company, Reseach Parkway, FL（体内监视系统）

fluid attenuated inversion recovery, FLAIR（液体衰减反转恢复序列）

fluid-attenuated inversion recovery sequence, FLAIR（液体衰减反转恢复成像）

fluid-attenuated inversion recovery, FLAIR[液体抑制的（流动衰减）反转恢复]

fast low-angle shot, FLASH（快速小角度激发序列）, real-time gradient-echo fast low-angle shot, FLASH（小角度激励实时梯度回波技术）

flat panel digital（平板数字化）

fibrolamellar carcinoma, FLC（纤维板层肝细胞癌）

fatty liver disease, FLD（脂肪性肝病）

^{18}F-fluorodopamine（^{18}F- 氟多番）

fraction of myocardium that is blood, FMB（心肌血流分数）

18F-FMISO（18F- 氟硝基咪唑）

functional magnetic resonance imaging, fMRI（功能磁共振成像）

fast multiplanar spoiled gradient-echo, FMPSPGR（快速多层面扰相梯度回波）

false negative, FN（假阴性）, false negative fraction, FNF（假阴性概率）

FNAC（细针穿刺抽吸细胞学检查）

focal nodular hyperplasia, FNH（肝局灶性结节性增生）

folded lung（折叠肺）

focal organized pneumonia, FOP（局灶性机化性肺炎）

field of view, FOV（视野）

first-pass period, FP（首过期）

first-pass distribution analysis, FPA（首过分布分析）

flat panel detector, FPD（平板探测器）

false positive, FP（假阳性）, false positive fraction, FPF（假阳性概率）

FPRNA（放射性核素心血管造影）

flat panel volume CT, fpVCT（平板容积 CT）

FRC（功能残气量）

fast recovery fast spin echo, FRFSE（快速恢复快速自旋回波）

free receiver operating characteristic, FROC（无条件限制性 ROC）

framingham risk score, FRS（Framingham 危险积分）（有关冠心病）

flow-sensitive dephasing, FSD（血流敏感散相，血流敏感梯度）

FSD-bSSFP（平衡稳态自由进动序列非增强 MRA）, balance steady-state free precession, bSSFP（平衡稳态自由进动）

fast spin echo, FSE（快速自旋回波）, FSE-IR（快速自旋回波反转恢复序列）

three-dimensional fast spoiled gradient-recalled, 3D-FSPGR（三维快速扰相梯度回波序列）

FT 图（扩散张量的示踪图）, fiber tractography, FT（纤维束示踪技术图）

frame transfer, FT（帧间转移）

Fourier transform imaging, FTI（傅里叶变换成像）

FTM, Lungcare 软件（固定阈值法）

forced vital capacity, FVC（用力肺活量）

forced expiratory volume in one second, FVEl（第 1s 用力呼气容积）

single shot FSE, SS-FSE（单次激发快速自旋回波序列：东芝公司称为 fast advanced spineecho, FASE；西门子公司则称为 half-Fourier acquisition single-shot turbo spin-echo, HASTE）

FWHM（全窗宽中点窗位法）, the full-width-at-half-maximum, FWHM（半高全宽）, full width at half maximum, FWHM（"半最大时的全宽"）,简称 half-max（"半 - 最大"）技术

G

Gadophrin-2（与坏死组织亲和的 MR 对比剂

bis-gadolinnium mesoporphyrins）

GABA（γ- 氨基丁酸）

GastrOmark（Advanebd Magnetics）

glyceraldehyde-3-phosphate dehydrogenase，GAPDH（3 磷酸甘油醛脱氢酶）

gastric antral vascular ectasia，GAVE（胃窦血管扩张症）

giant cell carcinoma，GCC（巨细胞癌）

granular cell tumor，GCT（颗粒细胞瘤，又称颗粒细胞肌母细胞瘤）

giant cell interstitial pneumonia，GCIP（巨细胞间质性肺炎）

great cardiac vein，GCV（心大静脉）

GDIR（Rho-GDP 解离抑制剂）

gadolinium，Gd（钆）为基础的对比剂，如 Gd-DTPA

Gd-BOPTA（钆贝葡胺，贝酸二甲葡胺钆）

Gd-DOTA（钆特酸葡甲胺）

Gadolinium diethylenetriamine pentaacetic acid，Gd-DTPA（二乙三胺五醋酸钆）

Gadopentetate dimeglumine，Gd-DTPA（钆喷替酸葡甲胺，钆 - 二乙烯五胺乙酸），Magnevist（马根维显），Gd-DTPA-HSA（钆喷替酸葡甲胺 - 白蛋白），Gd-DTPA-BMA（钆二胺，Omniscan），Gd-DO3A-HP（钆替醇，Prohance），Gd-DOTA（Dotarem）

Gd-PBCA-NP（Gd-DTPA 聚氰基丙烯酸正丁酯纳米微粒）

genetic algorithm（遗传算法）

GER（胃食管反流）

gastroesophageal varices，GEV（胃食管静脉曲张）

GFAP（神经胶质纤维酸性蛋白，血管周围瘤细胞胶质纤维酸性蛋白，胶质纤维酸性蛋白，免疫组织化学检查内容之一）

ganglioglioma，GG（神经节细胞胶质瘤，以往称为节细胞胶质瘤）

Grocott-Gomori methenamine silver stain，GGMS（高二氏六胺银染色）

ground-glass nodule，GGN（磨玻璃密度结节，磨玻璃结节）

ground-glass opacity，GGO（磨玻璃密度影，毛玻璃样密度，磨玻璃模糊影，磨玻璃密度）；simple GGO or pure GGO（单纯磨玻璃影）或者 nonsolid nodule（非实性结节）；pure GGO，pGGO（纯磨玻璃影）；complex GGO（混杂磨玻璃影）或 sub-solid nodule（亚实性结节）；mixed GGO（混合性磨玻璃影）

ground-glass opacity ratio，GGO ratio（磨玻璃成分所占比）

gamma glutamyl transferase，GGT（γ 谷氨酰转肽酶）

gastrointestinal mesenchymal tumor，GIMT（胃肠道间叶源性肿瘤）

giane cell interstitial pneumonia，GIP（巨细胞型间质性肺炎）

gastrointestinal stromal tumors，GIST（胃肠道间质瘤），消化道以外的腹腔软组织如网膜、肠系膜：腹膜后等处亦可发生与 GIST 形态、免疫表型及分子遗传特征类似的肿瘤，称为 EGIST（胃肠道外间质瘤）

facilitative glucose transporter 1，GLUT-1（易化葡萄糖转运蛋白 -1）

giant lymph node hyperplasia，GLNH（巨大淋巴结增生症），localized Castleman's disease，LCD（局限型），multicentric Castleman's disease，MCD（多中心型）

gray-level co-occurrence matrix，GLCM（灰度共生矩阵）

glutamate，Gln（谷氨酸盐），Glu/Gln，代表神经递质（谷氨酸和谷氨酰胺）

Glu（谷氨酸能），Glu（谷氨酸），Glutarate，Glu（谷氨酸），glutamic acid，Glu（谷氨酸），Glx（谷氨酸盐），Glx（谷氨酰胺和谷氨酸复合物）

Glut-1（葡萄糖转运蛋白）

granulomatous mastitis，GM（肉芽肿性乳腺炎）

granulocyte-macrophage colony-stimulating factor，GM-CSF（粒细胞 - 巨噬细胞集落刺激因子），GM2CSF（抗粒细胞 - 巨噬细胞集落刺激因子）

GMS（Grocott 六胺银）

ganglioneuroma，GN（节细胞神经瘤，神经节细胞瘤，节细胞神经纤维瘤）

ganglioneuroblastoma，GNB（节细胞神经母细胞瘤，节细胞成神经细胞瘤）

gastroesophageal varices，GOV（胃食管静脉曲张）

absolute gradient，GRA（绝对梯度）

generalized autocalibrating partially parallel acquisition，GRAPPA（全局自动校准部分平行采集技术，全面自动校准部分并行采集）

granular cell tumor, GrCT（颗粒细胞瘤）

gradient echo, GRE（梯度回波，梯度回波序列），three-dimensional gradient echo，3D-GRE（三维梯度回波），gradient echo, GE（梯度回波）

gradient-echo plannar imaging, GRE-EPI（梯度回复回波 - 回波平面成像）

gradient and spin echo, GRASE（梯度自旋回波），gradient spin-echo, GSE（梯度自旋回波）

gradient inversal pulse（梯度翻转脉冲）

gradient magnetic field（梯度磁场）

gradient phase dispersion（梯度相位发散），gradient phase effect（梯度相位效应）

Gensini's score, GS（Gensini 积分）

Grayscale standard Display Function, GSDF（灰阶标准显示函数）

gemstone spectral imaging, GSI（CT 能谱成像）

gemstone spectral imaging（GSI）Viewer 软件，即能谱观察与分析系统（GSI 浏览器）

glutathione-S-transfering enzymeM4, GSTM4（谷胱甘肽 -S- 转移酶 M4），glutathione S-transferase, GSTP1（谷胱甘肽 S- 转移酶 1）

glomus tumor, GT（血管球瘤）

GV（胃静脉曲张）

graft-versus-host disease, GVHD（移植物抗宿主病，移植物对抗宿主疾病），acute graft-versus-host disease, aGVHD（急性移植物抗宿主病），chronic graft-versus- host-disease, cGVHD（慢性移植物抗宿主病）

genome-wise association study, GWAS（全基因组关联分析研究）

H

hyaluronic acid, HA（透明质酸）

highly active antiretroviral therapy, HAART（高效抗逆转录病毒治疗，抗逆转录病毒疗法）

Hand-Schiiller-Christiandisease（韩 - 雪 - 柯病）

high altitude pulmonary edema, HAPE（高原肺水肿）

Hassall's corpuscles bodies（胸腺小体）

half-Fourier Imaging（半傅里叶成像），half Fourior Acquisition（半傅里叶采集）

half Fourier acquisition single-shot turbo spin echo, HASTE（半傅里叶采集单次激发快速自旋回波序列）（西门子公司），快速梯度回波或 HASTE（half-fourier single-shot turbo spin-echo），HASTE（单次激发快速自旋回波），HASTE 序列（SSFSE 序列、SSTSE 序列）

half-Fourier acquisition single-shot turbo-SE, HASTE; half-fourier single-shot turbo spin-echo, HASTE（半傅里叶采集单次激发快速自旋回波）

HbA1c（糖化血糖蛋白）

抗 -HBc（乙型肝炎核心抗体），抗 -Hbe（乙型肝炎 e 抗体），抗 -HBs（乙型肝炎表面抗体）

global hepatic blood inflow, HBF（全肝血流量）

Histoplasma capsulatum, HC（荚膜组织胞浆菌）

hilar cholangiocarcinoma, HCCA（肝门部胆管癌）

human chorionic gonadotropin, HCG（人绒毛膜促性腺激素）

hypertrophic cardiomyopthy, HCM（肥厚型心肌病）

hybrid procedures revascularization, HCR（杂交手术再血管化）

heart deformation analysis, HDA（心脏形变分析）

HDL（高密度脂蛋白），HDL-C（高密度脂蛋白胆固醇）

HE 染色（苏木素 - 伊红染色）

hemolysis, elevated liver enzymes, and low platelet count, HELLP 综合征（溶血、肝酶升高和低血小板综合征）

functional oxygen-sensitive 3He MRI（功能性 O2- 敏感性 3He 成像）

human epidermal growth factor receptor 2, HER-2（人表皮生长因子受体 2，又称 CerbB-2）

Hexheimer reaction（赫克斯海默反应），治疗后梅毒症状加剧反应（herxheimer）

high frequency Doppler, HFD（高频多普勒）

hand, foot and mouth disease, HFMD（手足口病）

high grade dysplasitic nodule, HGDN（高级别异形增生结节）

HHD（高血压性心脏病）

hereditary hemorrhage telangiectasia, HHT（遗传性出血性毛细血管扩张症，亦称作 Osler-Weber-Rendu 病，Osler-Weber-Rendu 综合征）

HHV6（疱疹病毒属 6），HHV-8（人疱疹病毒 8 型）

hypoxic-ischemic encephalopathy, HIE（新生儿缺氧缺血性脑病）

high intensity focused ultrasound, HIFU（高强度聚焦超声）

hypoxic-ischemic injury, HII（缺氧缺血损伤）

hospital information system, HIS（医院信息系统）

human immunodeficiency virus, HIV（免疫缺陷病毒）

human leukocyte antigen, HLA（人类白细胞抗原）

hepatolenticular degeneration, HLD（肝豆状核变性）

HMB-45（黑色素瘤单克隆抗体，黑色素瘤抗体）

hyaline membrane disease, HMD（肺透明膜病），又称 neonatal respiratory distress syndrome, NRDS（新生儿特发性呼吸窘迫综合征）

1H proton magnetic resonance spectroscopy, 1H-MRS（氢质子磁共振波谱，质子磁共振波谱）

HOCM（闭塞型肥厚型心肌病，肥厚性闭塞型心肌病）

Holter（动态心电图）

honeycombing（蜂窝影）

horseshoe lung（马蹄肺），又称 crossover lung（交通肺）

hot tub lung（热水浴肺）

helicobacter pylori, Hp（幽门螺旋杆菌，幽门螺杆菌）

hypersensitivity pneumonitis, HP（过敏性肺炎）

histoplasmosis, HP（组织胞浆菌病）

hepatopulmonary syndrome, HPS（肝肺综合征）

HPV（低氧性肺血管收缩）

high resolution CT, HRCT（高分辨率 CT）

hemodynamic response function, HRF（血流动力反应功能）

high-resolution magic angle spinning MR spectroscopy, HRMAS MRS（高分辨魔角旋转磁共振波谱），HRMAS（高分辨大角度自旋回波）

high resolution magnetic resonance imaging, HR-MRI（高分辨磁共振成像）

horse-radish peroxidase, HRP（辣根过氧化物酶）

high resolution T1 weighted image, HR-T1WI（高分辨磁共振 T1WI 技术）

hyalinizing spindle cell tumor with giant rosettes, HSCT（伴巨大菊形团的透明梭形细胞肿瘤）

造血干细胞移植（hematopoietic stem cell transplantation, HSCT）；syn-HSCT（同系基因 HSCT）（供者与受者为同卵孪生兄弟或姐妹，即双胞胎之间的移植）；allo-HSCT（同种异体基因 HSCT）（供者为非同卵孪生兄弟或姐妹，或父母，或其他非亲属）；auto-HSCT（自体 HSCT）（患者接受自己的预存的造血干细胞）

HSE（Hahn 自旋回波）

hysterosalpingography, HSG（X 线子宫输卵管造影）

heat-shock protein 60, HSP60（热休克蛋白 60）

human herpes simplex virus, HSV（单纯疱疹病毒）

Hounsfield unit, HU（CT 值单位）

Hughs-Stovin 综合征及 Behcet 综合征（特发性肺动脉瘤）

hyaline vascular type, HV（透明血管型）

half value layer, HVL（半价层）

hepatic venous pressure gradient, HVPG（肝静脉压力梯度）

hyperintense vessel sign, HVS（高信号血管征）

Hydatid disease（包虫病），hydatid cysts（包虫囊肿）

hypogenetic lung syndrome（肺发育不全综合征）

I

inflammatory abdominal aortic aneurysms, IAAAs（炎性腹主动脉瘤）

interrupted aortic arch, IAA（主动脉弓离断，又称 Steidele 综合征）

interatrial conduction block, IAB（房间传导阻滞）

invasive adenocarcinoma, IAC（浸润性腺癌）

The International Association for the Study of Lung Cancer, IASLC（国际肺癌研究会，国际肺癌研究协会，国际肺癌研究联合会）

inflammatory bowel disease, IBD（炎症性肠病）

idiopathic bronchiolitis obliterans organizing pneumonia, IBOOP（特发性闭塞性细支气管炎伴机化性肺炎）

IC（深吸气量）

invasive coronary angiography, ICA（有创性冠状动脉造影）

intercostal bronchial artery, ICBA（肋间支气管动脉）

intrahepatic cholangiocarcinoma, ICC（肝内胆管癌）

ICC（间质细胞）

ICD（心脏除颤起搏器）

ICE（心腔内超声）

idiopathic chronic eosinophilie pneumonia, ICEP（特发性慢性嗜酸粒细胞肺炎）

intensive care unit, ICU（重症监护室）

ICUS（血管内超声）

intracoronary ultrasonography, ICUS（冠状动脉内超

声,冠状动脉血管内超声)

invasive ductal carcinoma,IDC(浸润性导管癌)

idiopathic dilated cardiomyopathy, IDCM(特发性扩张型心肌病)

IDCS(指突状树突细胞肉瘤)起源于淋巴组织中的IDC(指突状树突细胞),又称为 IRCS(指突状网状细胞肉瘤)、ICS(指突状细胞肉瘤)

iatrogenic diaphragmatic hernia,IDH(医源性膈疝)

idiopathic demyrlinating optic neuritis,IDON(特发性脱髓鞘性视神经炎)

interictal epileptiform discharges, IEDs(发作间期痫样放电)

International Early Lung Cancer Program, I-ELCAP(国际早期肺癌行动计划,国际肺癌早期行动计划)

invasive fungal infections,IFI(侵袭性真菌感染)

intraoperative fluorescence imaging,IFI(术中荧光成像)

interferon,IFN(干扰素)

ifosfamide,IFO(强化异环磷酰胺)

infrared light scanning,IFS(近红外线扫描)

immunoglobulin,Ig(免疫球蛋白)

idiopathic granulomatous Iobular mastitis, IGLM(特发性肉芽肿性小叶乳腺炎,也称为肉芽肿性乳腺炎或乳腺肉芽肿)

123I-GLP-1(胰高糖素样肽)

idiopathic granulomatous mastitis, IGM(特发性肉芽肿性乳腺炎,又称为肉芽肿性小叶性乳腺炎、非特异性肉芽肿性乳腺炎、乳腺瘤样肉芽肿等,属于慢性非产褥期无菌性乳腺炎)

IGRA(γ 干扰素释放试验)

isolated gastric varices,IGV(孤立性胃静脉曲张)

intrahepatic content of lipid,IHCL(肝内脂质含量)

infantile hepatic hemangioendothelioma,IHHE(婴儿型肝脏血管内皮细胞瘤)

idiopathic infantile arterial calcification , IIAC(特发性婴儿型动脉钙化症)

idiopathic interstitial pneumonia, IIP(特发性间质性肺炎), idiopathic interstitial pneumonias, IIps(原发性间质性肺炎)

Indian ink stain,IIS(印度墨汁染色)

interleukin 6,IL-6(白细胞介素 6);IL-1β(白介素 -1β);interleukin-18,IL-18(白介素 18)

interstitial lung desease,ILD(间质性肺疾病,间质性肺病,间质性改变)

iLVM(LVM 过高)

internal mammary artery, IMA(内乳动脉),又称 internal thoracic artery,ITA(胸廓内动脉)

aortic intramural hematoma,IMH(主动脉壁内血肿)

intramural hematoma, IMH(壁内血肿,主动脉壁内血肿,主动脉壁间血肿,大动脉壁内血肿)

inflammatory myofibroblastic tumor, IMT(炎性肌纤维母细胞瘤,又称炎性假瘤、肌纤维母细胞瘤、肺外炎性假瘤、浆细胞肉芽肿、浆细胞假瘤、组织细胞瘤、假性淋巴瘤、炎症性肌纤维母细胞瘤,炎性成肌纤维细胞瘤,纤维黄色瘤和炎性纤维肉瘤等)

IMT[(颈动脉内)中膜厚度]

indicator dilution principle(示踪稀释原则)

integrated mask(积分掩模), integrated remasking(积分再掩模)

interreader agreement(不同读片者间的一致性)

intrareader agreement(读片者自身的一致性)

isolated noncompaction of ventricular myocardium, INVM(孤立性心肌致密化不全)

iodine-based material decomposition images(碘基物质图像)

intraductal papilloma,IP(导管内乳头状瘤)

inferior phrenic arteries,IPA(膈下动脉)

invasive pulmonary aspergillosis, IPA(侵袭性肺曲霉菌病,侵袭性肺曲菌病,侵袭性曲菌病)

invasive pulmonary adenocarclnoma, IPA(浸润性腺癌)

integrated parallel acquisition techniques, iPAT(并行采集技术)

idiopathic pulmonary fibrosis, IPF(特发性肺纤维化,原发性间质肺纤维化),亦即 UIP(usual interstitial Pneumonia,UIP)

intrapulmonary lymph nodes,IPLNs(肺内淋巴结)

intraductal papillary mucinous carcinoma, IPMC(导管内乳头状黏液腺癌)

intraductal papillary mucinous tumor, IPMT; IP-MTs[(胰腺内)导管内乳头状黏液性肿瘤]

Idiopathic plueroparenchymal fibroelastosis, IPPFE(特发性胸膜肺弹力纤维增生症)

idiopathic pneumonia syndrome, IPS(特发性肺炎综合征)

insuline resistance, IR（胰岛素抵抗）

inversion-recovery，IR（反转恢复, 反向恢复序列），triple inversion recover, triple IR（三反转恢复）

impulse residue function, IRF（推动剩余函数）

idiopathic retroperitoneal fibrosis, IRF（特发性腹膜后纤维化）

time of arrival, IRF To（对比剂到达时间）

Inversion recovery fast grass，IRFGR（反转恢复 - 快速梯度回波序列）；（inversion recovery-fast gradient echo, IR-FGRE）

interative reconstruction in image space, IRIS（图像空间迭代重建）

immune reconstitution inflammatory syndrome, IRIS（免疫重建炎性综合征）

IRV（补吸气量）

isotropic voxel（各向同性）

internal thoracic artery, ITA（胸廓内动脉）

inspiratory vital capacity, IVC（吸气肺活量）

localized fat collection adjaction to the subdiaphragmatic IVC，IVCfat（膈下段腔静脉旁局限脂肪积聚）

iliac vein compression syndrome，IVCS（髂静脉受压综合征, 也称 Cockett 综合征, 或 May-Thurner 综合征）

intravoxel incoherent motion，IVIM（体素内不相干运动）

intravenous leiomyomatosis，IVL（静脉内平滑肌瘤病）

intravenous pyelography, IVP（静脉肾盂造影），intravenous urography, IVU（静脉尿路造影）

intact ventricular septum, IVS（室间隔完整）

Intravascular ultrasound，IVUS（血管内超声），血管内超声虚拟组织学成像，IVUS-VH（IVUS 虚拟组织学成像）

J

JAMA（美国医学会杂志）

judgment of line orientation test，JLOT（直线方向判断测试）

JRS（日本呼吸协会）

junctional zone, JZ [联合带, 结合带（子宫）]

K

Kartagener 综合征（内脏反位 - 副鼻窦炎 - 支气管扩张综合征）

"karzinoide"（类肿瘤的）

Kawasaki disease，KD（川崎病, 又称皮肤黏膜淋巴结综合征）；atypical or incomplete Kawasaki disease（非典型川崎病）

Keratin（角蛋白, 免疫组织化学检查内容之一）

Ki-67（肿瘤增殖抗原, 细胞增殖抗原, 免疫组织化学检查内容之一）

Kimura 病（嗜酸性淋巴肉芽肿, 又称木村病）

Kohn（孔氏孔）

KPS（通透性参数图）

klebsiella rhinoscleromatis, KR（克雷伯鼻硬结杆菌）

Kaposi sarcoma，KS（卡波西肉瘤, 又称多发性出血性肉瘤）

Kulchisky 细胞（消化道和支气管黏膜腺体的嗜银细胞）；支气管黏膜腺体的 kulchitgky 细胞（一种嗜银细胞）；kulchitsky cell（嗜银细胞）

Kulchitsky cell（神经内分泌细胞）, 位于肠黏膜腺体的嗜银细胞（又称 Kulchitsky 细胞）或 enterochromaffin cells, EC（肠嗜铬细胞）

L

LAA（高透光度区域, 低衰减区）

low attenuation areas，LAA%（高透光度区域占整个肺野面积的百分比, 相对低 CT 值区域, 低 CT 值区域）

low attenuation area%，LAA%, 即像素指数 PI, 或体素指数 VI（肺低密度区比例）

LAAP（左心房前后径）

left aortic arch and aberrant right subclavian artery，LA-ARSA（左位主动脉弓伴迷走右锁骨下动脉）

lactate, Lac（乳酸），Lacticacid, Lac（乳酸）

left anterior descending coronary artery, LAD（左冠状动脉前降支, 左前降支），left circumflex,

LCX（左回旋支），left main artery, LMA（左主干）

Lake Louise（路易斯湖）诊断标准

lymphangioleiomyomatosis，LAM（淋巴管平滑肌瘤病, 淋巴管肌瘤病, 肺淋巴管肌瘤病），lymphangioleiomyoma，LALM（淋巴管平滑肌瘤）

Lamber 管（支气管肺泡管），Lambert 管（肺泡管）

left atrial spontaneous echo contrast，LASEC（左房自发超声对比现象）

liver acquisition with volume acceleration，LAVA（肝脏加速容积采集技术）

liver acquisition with volume acceleration，LAVA（肝脏三维容积超快速多期动态增强成像技术）

LBAC（局限性细支气管肺泡癌）

left coronary artery，LCA（左冠状动脉）

left common carotid artery，LCCA（左侧颈总动脉）

Liquid Crystal Display，LCD（平面显示器）

Langerhans cell histiocytosis，LCH（朗格汉斯细胞组织细胞增生症），即 Langerhans 细胞组织细胞病，以前曾称为 HX（组织细胞增多症 X）。可分为 Letterer-Siwe disease，LSD（勒 - 雪病，即勒 - 雪综合征）、Hand-Schuller-Christian disease，HSCD（黄脂瘤病，韩 - 薛 - 柯病，即韩 - 薛 - 柯综合征）和 eosinophilic granuloma，EG（嗜酸细胞性肉芽肿，即嗜伊红细胞肉芽肿）3 型

lobular carcinoma in situ，LCIS（小叶原位癌）

large cell lung cancer，LCLC（大细胞肺癌）

laser capture microdissection，LCM（激光捕获显微切割技术）

large cell neuroendocrine carcinoma，LCNEC（大细胞神经内分泌癌）

left circumflex artery，LCX（左冠状动脉回旋支，左回旋支），LCX1（左回旋支近段），LCX2（左回旋支远段）

linear discriminant analysis，LDA（线性分类分析）

low-dose CT，LDCT（胸部 CT 低剂量扫描，低剂量 CT）

lactate dehydrogenase，LDH（血清乳酸脱氢酶）

lumbar disc herniation，LDH（腰椎间盘突出）

low density lipoprotein，LDL（低密度脂蛋白），LDL-C（低密度脂蛋白胆固醇）

living donor liver transplantation，LDLT（活体肝移植）

low-dose digital radiogrophic device，LDRD（低剂量数字 X 线机）

LE（晚期强化）

LEDV（左心室舒张末容积）

lentil aspiration pneumonia（扁豆误吸性肺炎）

Leoffler 心内膜炎（嗜酸细胞增多性心内膜心肌病）

lower esophageal sphincter，LES（食管下括约肌）

LESV（左心室收缩末容积）

Letterer-Siwe disease（勒 - 雪病）

localized fibrous tumor of pleura，LFTP（胸膜局限性纤维瘤）

low grade dysplastic nodule，LGDN（低级别异形增生结节）

late-gadolinium enhancement cardiac magnetic resonance，LGE-CMR（心脏 MR 结合延迟增强扫描）

late gadolinium enhancement，LGE（钆对比剂延迟强化，钆剂延迟增强，延迟强化）

low-grade endometrial stromal sarcoma，LGESS（低级别的子宫内膜间质肉瘤）

low-grade fibromyxoid sarcoma，LGFMS（低度恶性纤维黏液样肉瘤）

low-grade myxofibrosarcoma，LGMFS（低度恶性黏液样纤维肉瘤）

LHIS（房间隔脂肪瘤样肥厚）

ligand induced binding site，LIBS（配体诱导结合位点）

liver iron concentration，LIC（肝铁浓度）

lumbar intervertebral foramen，LIF（腰椎间孔）

laser imaging fluorescence endoscopemeter，LIFE [荧光（激光）支气管镜]

Linguine sign（小舌征）

lymphoid interstitial pneumonia，LIP（淋巴性间质性肺炎，淋巴细胞间质性肺炎，淋巴细胞性间质性肺炎，淋巴细胞型间质性肺炎）

left main coronary artery，LM（左冠状动脉主干），LMA（左主干）

lateral medial view，LM（外内位）

left margin vein，LMV（左侧边缘静脉）

laminin，LN（层粘连蛋白）

lymph node metastasis，LNM（淋巴结转移）

Loffler 综合征（单纯肺嗜酸性细胞增多症，单纯嗜酸细胞肺炎，单纯性肺嗜酸性细胞增多症，嗜酸性粒细胞增多性心内膜炎，Loeffler 心内膜炎，嗜伊红细胞性心内膜心肌病）

LO-O 间距（左侧窦房结动脉起点与左旋支起点之间的距离）

LOVT（左心室流出道）

LPS（细胞壁脂多糖）

lepidic predominant adenocarcinoma，LPA（鳞屑样生长方式为主型腺癌，伏壁式生长为主型腺癌）

left pulmonary artery sling，LPAS（左肺动脉吊带），又称 aberrant left pulmonary artery（迷走左肺动脉）

LPAD（左肺动脉直径）

lipopolysaccharide，LPS（脂多糖）

likehood ratio，LR（似然比）

left subclavian artery，LSA（LSCA（左侧锁骨下动脉）

diffusion-weighted line scan imaging，LSDI（扩散加权线扫描成像）

LSR（淋巴结 - 盐水信号强度比）

LSVC（永存左上腔静脉）

Luis 角（胸骨角）

Lung Imaging Reporting and Data System，Lung-RADS（肺部影像报告和数据系统，肺部影像报告和数据管理系统）

Lung PBV（双能量 CT 肺的血容量分析软件）

lung perfused blood volume，Lung PBV（肺灌注血容积）

Lung Vessels（双能量 CT 肺血管增强软件，肺血管分析软件）

Lupi-Herrea 分型（大动脉炎临床分型）

left vertebral artery，LVA（左侧椎动脉）

large vestibular aqueduct syndrome，LVAS（大前庭水管综合征）

LVDD（左心室舒张末期内径）

LVED（左心室舒张末期），left ventricular end diastolic volume，LVEDV（左室舒张末期容积）

left ventricular ejection fraction，LVEF（左室射血分数，左心室射血分数）

LVEDP（左室舒张末压），LVEDT（左心室壁舒张末期厚度）

LVES（左心室收缩末期），left ventricular end systolic volume，LVESV（左室收缩末期容积）

LVH（左心室肥大）

LVM（左心室体积）

LVMI（左心室体积指数，经标准化的体表面积）

LVMI（左室心肌重量指数）

LV mass（左心室心肌质量）

left ventricular myocardial mass，LVMM（左室心肌质量，左心室质量）

left ventricular noncompaction，LVNC（左心室心肌致密化不全，左心室致密化不全）

left ventricular single-shot volume，LVSV（左室每搏输出量，每搏输出量）

lymphomatoid granulomatosis，LYG（淋巴瘤样肉芽肿）

M

mycobacterium abscessus，MAB（脓肿型分枝杆菌）

M.Avium Complex，MAC（鸟复合分枝杆菌）

mycobacterium avium-intracellulare complex，MAC（鸟型胞内分枝杆菌复合体，鸟 - 胞内分枝杆菌）

major adverse cardiac events，MACE（心血管主要不良事件）

mean apparent diffusion coefficient，mADC（平均表观扩散系数值）

M.Avium-intracellula，MAI（鸟 - 胞内分枝杆菌）

matrix-assisted laser dissection ionization-time flying mass spectrography，MALDI-TOF MS（基质辅助激光解析电离飞行时间质谱）

mucosa-associated lymphoid tissue，MALT（黏膜相关淋巴组织，黏膜相关性淋巴样组织）

mucosa associate lymphoid tissue，MALT（黏膜相关淋巴组织）淋巴瘤，又称为支气管相关淋巴组织淋巴瘤、边缘区域 B 细胞淋巴瘤，黏膜相关淋巴组织型边缘区 B 细胞淋巴瘤

mean arterial pressure，MAP（平均动脉压）

major aortopulmonary collateral arteries，MAPCAs（主肺动脉侧支动脉）

Marshall 静脉（左心房斜静脉）

macrovesicular steatosis，MaS（大泡性脂肪变性）

MASS（心室质量）

massive PE（大块性肺栓塞）

Masson 小体（细支气管腔内肉芽肿性息肉）

mathematical morphology based on a spherical kernel（基于球形核的数学形态学算法）

mathematical morphology based on disk kernel（基于盘状核的数学形态学法）

mathematical morphological filters（数学形态滤过法）

major aortopulmonary collateral arteries，MAPCAs（主要的主 - 肺动脉侧支，主 - 肺动脉侧支动脉）

Marshall 静脉（左房斜静脉）

Martin 管（细支气管间小管）

meconium aspiration syndrome，MAS（胎粪吸入综

合征）

myocardial bridge，MB（心肌桥），MB-MCA（心肌桥 - 壁冠状动脉）

mediastinal bronchogenic cyst，MBC（纵隔型支气管囊肿）

marchiafave-bianaml disease，MBD（胼胝体变性）

myocardial blood flow，MBF（心肌血流）

MBP（髓鞘碱性蛋白）

MBV（心肌血流容积）

myoepithelial carcinoma，MC（肌上皮癌），也称 malignant myoepithelioma，MME（恶性肌上皮瘤）

MC（黏液卡红）

mural coronary artery，MCA（壁冠状动脉）

MCAO（阻塞一侧大脑中动脉），tMCAO（短暂性大脑中动脉阻塞）；pMCAO（永久性大脑中动脉阻塞）

myocardial contrast echocardiography，MCE（心肌超声成像，心肌声学造影）

mass-cardiovascular inferface，MCI（肿瘤 - 心脏大血管接触面，肿块 - 心脏大血管界面）

mild cognitive impairment，MCI（轻度认知功能障碍）

pancreatic mucinous cystic neoplasm，MCN（胰腺黏液性囊腺肿瘤），包括 pancreatic mucinous cystic cystadenoma，MCA（黏液性囊腺瘤）、pancreatic mucinous cystic cystadenocacinoma，

MCC（黏液性囊腺癌）和介于二者间的 pancreatic mucinous cystic borderline cystadenoma，

MCB（交界性黏液性囊腺瘤）

MCP-1（单核细胞趋化蛋白 -1）

middle cardiac vein，MCV（心中静脉）

mean diffusivity，MD（平均扩散系数，平均扩散度，平均扩散率值）

mammary duct associated inflammatory disease sequence，MDAIDS（乳腺导管相关炎性疾病）

MD-ATS= Mountain-Dresler（美国胸科协会）

MDCM（轻度扩张充血性心肌病）

multiple-detector computed tomography，MDCT（多排探测器螺旋 CT）

Multidisciplinary Diagnoses，MDD（多学科联合诊断）

2D-MDE 序列（2D Myocardial Delay Enhancement，2D- 反转恢复梯度序列）

2D delay enhancement，MDE（心肌延迟扫描）

mammary duct ectasia，MDE（乳腺导管扩张症）

multidrug-resistance tuberculosis，MDR-TB（耐多药结核杆菌，多耐药肺结核）

myelodysplastic syndrome，MDS（骨髓异常增生综合征），MDS（骨髓增生异常综合征）

mass doubling time，MDT（质量倍增时间）

mucoepidermoid carcinoma，MEC（黏液表皮样癌）

maximum mid-expiratory flow，MEF（最大呼气中段流速，最大呼气流量），MMEF（最大呼气中段流量）

melioidosis（类鼻疽）

MEN type Ⅱ（多发内分泌肿瘤病Ⅱ型）

Mendelson syndrome，Mendelson 综合征（胃酸吸入，孟德森综合征）

metastability exchange，ME（亚稳态能级交换）

Melan-A（黑色素 A），melanoma（恶性黑色素瘤）

Mephalan（马法兰）

clinically mild encephalitis/encephalopathy with a reversible splenial lesion，MERS（伴有胼胝体压部可逆性病灶的临床轻微脑炎 / 脑病）

multi-ethnic study of atherosclerosis，MESA（多种族动脉粥样硬化研究）

mixed epithelial and stromal tumor of the kidney，MEST（肾混合性上皮间质瘤）

malignant fibrohistoctoma of lung，MFH（肺恶性纤维组织细胞瘤）

M.Formitum（偶然分枝杆菌），M.Kansiasii（堪萨斯分枝杆菌），M.Malmoense（玛尔摩分枝杆菌），M.Simae（猿分枝杆菌），M.Xenopi（蟾蜍分枝杆菌）

mammography，MG（乳腺 X 线检查，乳腺 X 线摄影）

myasthenia gravis，MG（重症肌无力）

mixed ground-glass nodule，mGGN（混杂性磨玻璃密度结节，混合磨玻璃结节）

mixed ground-glass opacity，mGGO（混杂性磨玻璃影）

methylguanine DNA methyltransferase，MGMT（甲基鸟嘌呤 DNA 甲基转移酶）

major histocompatibility complex，MHC（主要组织相容性复合物）

major histological response，MHR（组织学显著反应）

mHSVl-tk（Ⅰ型单纯疱疹病毒胸腺嘧啶）

mutual information, MI（交互信息）

myocardial infarction, MI（心肌梗死）

myo-inositol, MI（肌醇）

minimally invasive adenocarcinoma, MIA（微浸润腺癌）

monetary incentive delay, MID（金钱激励延迟）

minimally invasive direct coronary artery bypass, MIDCAB（微创冠状动脉搭桥术）

MION-46L（单晶体四氧化三铁）

minimum intensity projection, MinIP（mMIP）（最小信号强度投影，最小密度投影）

maximum intensity projection, MIP（最大密度投影法，最大信号强度投影，最大强度投影）

maximum intensity projection over time, MIPt（最大信号强度投影时间）

mixed type, MIX（混合型）

mycobacterium kansasii, MK（堪萨斯分枝杆菌）

mycobacterium leprae, ML（麻风分枝杆菌）

medial lateral view, ML（内外位）

mean lung attenuation, MLA（全肺平均肺衰减值）

MLD（平均肺密度）

乳腺常规投照：mediolateral oblique, MLO（内外斜位）（medial lateral oblique view, MLO）, medio-lateral oblique, MLO（内外侧斜位）

Mayers mucicarmme, MM（梅氏黏蛋白卡红染色）

multiple myeloma, MM（多发性骨髓瘤）

myocardial mass, MM（心肌质量）（MM=心肌的体积×心肌的密度）

malignant myoepithelioma, MME（恶性肌上皮瘤）也称 myoepithelial carcinoma, MC（肌上皮癌）

modern medical imaging, MMI（现代医学影像学）

multifocal micronodular pneumocyte hyperplasia, MMPH（多灶性微结节性肺细胞增生）

matrix metalloproteinases, MMPs（基质金属蛋白酶）

mixed nodular ground-glass opacity, MNGGO（混杂性磨玻璃样密度结节）

moment analysis（矩分析）

mosaic oligemia（镶嵌征）

microscopic polyangitis, MPA（显微镜下多血管炎，又称多发性小血管炎）

MPA（主肺动脉）, MPAD（主肺动脉直径）

mPAP（肺动脉平均压）>25 mmHg

mammary Paget's disease, MPD（乳腺 Paget 病）

mass-pulmonary interface, MPI（肿块 - 肺纵隔界面）

myocardial performance index, MPI（心肌运动指数）

myocardial perfusion imaging, MPI（心肌灌注显像）

microparticles of iron oxide, MPIOs（氧化铁粒子）

malignant peripheral nerve sheath tumor, MPNST（恶性外周神经鞘肿瘤）

myeloperoxidase, MPO（抗髓过氧化物酶抗体）, 抗髓过氧化物酶抗体 - 中性粒细胞胞质抗体, MPO-ANCA（髓过氧化合物酶 - 抗中性粒细胞胞质抗体）

three dimensional magnetization-prepared rapid acquisition gradient-echo, 3D MP-RAGE（三维磁化准备快速梯度回波）

multiplanar reformation, MPR（多平面重建）, 多平面体积重建，多平面重建, multiple planar volume reconstruction, MPVR（多平面容积重建）

mammography quality standards act, MQSA（乳腺 X 线摄影质量标准条例）

magnetic resonance angiopraphy, MRA（磁共振血管成像）

MRCA（MR 冠状动脉成像）

magnetic resonance cholangiopancreatography, MRCP（磁共振胆胰管成像）

MR dacryocystography, MRD（MR 泪道成像）

MR Elastography, MRE（磁共振弹性成像）

MRFDG（肿瘤葡萄糖代谢率）

MR hydrography（MR 水成像）

MRI-LG MR 淋巴成像（　）

MR myocardial perfusion imaging, MRMPI（MR 心肌灌注成像）

MR pulmonary perfusion, MRPP（磁共振肺灌注）

magnetic resonance spectroscopy, MRS（磁共振波谱）

MR Venography, MRV（MR 静脉成像法）

meticillin resistant staphylococcus aureus, MRSA（耐甲氧西林金黄色葡萄球菌）

mass spectrography, MS（质谱）, MS-325（EPIX Medical, Cambridge, Mass）

metabolic syndrome, MS（代谢综合征）

malignant schwannoma, MS（恶性神经鞘瘤）

myocardial strain, MS（心肌应变）, longitudinal strain, LS（纵向应变）、radial strain, RS（径向应变）和 circumferential strain, CS（环周应变）

mesenchymal stem cells, MSCs（间质干细胞）

multiple-slice spiral CT, MSCT（多层螺旋 CT）

multislice spiral CT angiography, MSCTA（多层螺旋 CT 冠状动脉造影）

multi-slice spiral comuted tomography perfusion, MS-CTP（多层螺旋 CT 灌注成像，多层螺旋 CTP）

multi-slice spiral CT pulmonary angiography, MSCT-PA（多排螺旋 CT 肺血管成像，MSCT 肺血管成像）

MSCT-PI（MSCT 灌注成像）

malignant solitary fibrous tumor, MSFT（恶性孤立性纤维瘤）

maple syrup urine disease, MSUD（枫糖尿病）

MTANN（并联的大规模训练人工神经网络）

mycobacterium tuberculosis, MTB（结核分枝杆菌），mycobacterium tuberculosis complex, MTC（结核分枝杆菌复合体）

multimodality tissue tracking, MTT（多模态组织追踪）

malignant triton tumor, MTT（恶性蝾螈瘤）

mean transit time, MTT（对比剂平均通过时间，平均通过时间），MTT=BV/BF

MTV（代谢体积）

multiple linear regression（多重线性回归分析）

mean velocity, MV（平均流速）

micro-vascular decompression, MVD（神经微血管减压术）

micro-vascular density, microvessel density, MVD（微血管密度）

myocardial velocity gradient, MVG（心肌运动速度阶差）

myocardial bridge（心肌桥），这部分冠状动脉称为壁冠状动脉或肌桥血管

myocarditis（心肌炎）

Myoglobin（肌红蛋白）

myoglobin 及 MyoDal（横纹肌肉瘤的特异性抗体）

N

N-acetylaspartate, NAA（N- 乙酰天门冬氨酸），N-Acetyl Aspartate, NAA（氮 - 乙酰天门冬氨酸）

normal-appearing brain tissue, NABT（看似正常脑组织），实际上通过进一步检查却发现与真正的正常脑组织有很多差异，说明可能是早期病理改变的表现

nicotinic acetylcholine receptors, nAChRs（烟碱型乙酰胆碱受体）

neoadjuvant chemotherapy, NACT（新辅助化疗方法）

neoadjuvant chemotherapy, NAC（新辅助化疗）

nonalcoholic fatty liver disease, NAFLD；non-alcoholic fatty liver disease, NAFLD（非酒精性脂肪性肝病，非酒精性脂肪肝）

normal appearing gray matter, NAGM（看似正常灰质，正常表现灰质，表现正常脑灰质），实际上通过进一步检查却发现与真正的正常灰质有很多差异，说明可能是早期病理改变的表现

NASCI（北美心血管影像协会）

nonalcoholic steatohepatitis, NASH（非酒精性脂肪性肝炎）

navigator echo（导航回波技术）

normal-appearing white matter, NAWM（看似正常白质，正常表现白质，表现正常脑白质），实际上通过进一步检查却发现与真正的正常白质有很多差异，说明可能是早期病理改变的表现

neuroblastoma, NB（神经母细胞瘤，成神经细胞瘤）

nonbronchial systemic arteries, NBSA（非支气管性体动脉）

noncompacted myocardium/compacted myocardium, N/C 比值（非致密化心肌 / 致密化心肌比值）

National Comprehensive Cancer Network, NCCN（美国国家综合癌症网络，美国国立综合癌症网络）

Nomenclature Commit TEE of the Fleischner Society, NCFS（Fleischner 学会命名委员会）

National Cancer Institute, NCI（美国国家癌症研究所）

noncalcified plaque, NCP（非钙化斑块）

the National Council on Radiation Protection and Measurements, NCRP（国际辐射保护与测量委员会）

neoadjuvant chemotherapy, NCT（新辅助化疗），亦称 preoperative chemotherapy（术前化疗）或 primary chemotherapy（初始化疗）

nonlinear discriminant analysis, NDA（非线性分类分析）

NEC（坏死性小肠结肠炎）

Dutch-Belgian Randomized Lung Cancer Screening Trial, NELSON（荷兰 - 比利时随机对照肺癌筛查

试验）

near-drowning（近乎淹溺）

nonspecific esophageal disorder，NEMD（非特异性食管动力病）

neuroendocrine tumor，NET（神经内分泌肿瘤）

net enhancement（净增强值）

achaete-scute homologue 1（转录因子 NeuroD、mASH1）

new BPD（新支气管肺发育不良）

number of excitation，NEX（激励次数）

nodular goiters，NG（结节性甲状腺肿）

nodules of ground glass opacity，NGGO（磨玻璃密度结节,结节状磨玻璃样密度）

non-hiatus diaphragmatic hernia，NHDH（非裂孔性膈疝）

NHL（非霍奇金淋巴瘤,淋巴瘤）

NHLBI（美国国立心肺血液研究所）

NICHD（美国国立儿童健康与人类发育研究所）

NICU（新生儿急症抢救病房）

National Instituition of Health，NIH（美国国家健康学会,美国卫生部,美国国立卫生研究院）

near-infared，NIF（近红外线），near infrared fluorescence，NIRF（近红外荧光）

National Lung Screening Trial，NLST［美国国家肺癌筛查试验,（美国）国家肺癌筛查试验］

non-mass enhancement，NME（非肿块样强化）

non-major histological response，NMHR（组织学非显著反应）

Nocardiosis（诺卡菌病）

non-ossifying fibroma，NOF（非骨化性纤维瘤）

neurogenic pulmonary edema，NPE（神经源性肺水肿,亦称为中枢性肺水肿）

NPFR（标准化峰值充盈速率）

natriuretic peptide receptor-C，NPR-C（利钠肽受体 -C）

negative predictive value，NPV（阴性预测值）

neonatal respiratory distress syndrome，NRDS（新生儿呼吸窘迫综合征,新生儿特发性呼吸窘迫综合征,早产儿呼吸窘迫综合征,新生儿肺透明膜病,肺表面张力物质缺乏疾病），又称 hyaline membrane disease，HMD（肺透明膜病）

non small cell lung cancer，NSCLC（非小细胞肺癌），NSCLC- NED（非小细胞肺癌伴神经内分泌分化），NSCLC-NEM（非小细胞肺癌伴神经内分泌形态）

neurone-specificenolase，NSE（神经元特异性烯醇酶,神经元特异性烯醇化酶,免疫组织化学检查内容之一）

non-specific interstitial pneumonia，NSIP（非特异性间质性肺炎）

NSMGCT（非精原细胞瘤性恶性生殖细胞瘤）

nonsolid nodule，NSN（纯磨玻璃结节）

NSTEMI（非 ST 段抬高性心肌梗死）

nontuberculous mycobacteria，NTM（非结核分枝杆菌）

non-triple-negative breast cancer，NTNBC（非三阴性乳腺癌）

NT-proBNP（前脑钠肽 N 端）

Null cell type（无细胞型）

non-valvular atrial fibrillation，NVAF（非瓣膜性心房颤动）

noncompaction of ventricular myocardium，NVM（心肌致密化不全），过去称为"海绵样心肌","心肌窦状隙未闭",永存胚胎心肌

Nyquist（乃奎斯特）

O

obliterative bronchiolitis，OB（闭塞性细支气管炎）

occult breast carcinoma，OBC（隐匿性乳腺癌）

osteochondritis disease，OCD（剥脱性骨软骨炎）

oriental cholangiohepatitis，OCH（东方人胆管性肝炎）

octreotide（奥曲肽）

OCT（光学相干成像,光学相干断层成像,光学相干体层成像）

osteochondral lesions of the talus，OLT（距骨骨软骨损伤）

orthotopic liver transplantation，OLT（原位肝移植）

old myocardial infarction，OMI（陈旧性心肌梗死）

osteonectin，ON（骨连接蛋白）

organizing pneumonia，OP（机化性肺炎）

off-pump coronary artery bypass，OPCAB（不停跳手术）

osteopontin，OPN（骨桥蛋白）

overall survival，OS（总体生存期），overall survive，OS（总体生存率）

ordered subsets expectation maximization, OSEM（有序子集期望值最大化）

overall survival, OS（总生存期）

obstructive sleep apnea, OSA（阻塞性睡眠呼吸暂停）

obstructive sleep apnea-hypopnea syndrome, OSAHS（阻塞性睡眠呼吸暂停低通气综合征）

obstructive sleep apnea syndrome, OSAS（阻塞性睡眠呼吸暂停综合征）

OT（旧结核菌素试验）或 PPD 试验

oversampling technique（大范围采样技术）

P

"4P" 医疗，即 prediction（预测）、personalization（个性化）、prevention（预防）和 participation（参与）医疗

"5 P" 征：pain（疼痛）、paresthesia（感觉异常）、paralysis（麻痹）、pulselessness（无脉）和 pallor（苍白）

pulmonary artery, PA（肺动脉）, Pa（肺动脉压）, PA/Br（肺动脉 / 伴行支气管直径）

PA（肺泡压）

prospective acquisition correction technique, PACE（前瞻性采集校正技术）

picture archiving and communication system, PACS（图像存储与传输系统）

Paddle Wheel（轮浆式）

pulmonary artery hypertension, PAH（肺动脉高压）

pulmonary alveolar microlithiasis, PAM（肺泡微石症）

panarteritis nodosa, PAN（结节性全动脉炎）

perinuclear antineutrophilic cytoplasmic antibodies, p-ANCA（环核型抗中性粒细胞胞质抗体，核周型抗中性粒细胞胞质抗体）

panacinar emphysema（全腺泡型气肿）

PaO2/FiO2 的比值（氧合指数）

peripheral artery occlusive disease, PAOD（外周动脉闭塞病）

pulmonary arterial pressure, PAP（肺动脉压力）

pulmonary alveolar proteinosis, PAP（肺泡蛋白沉积症，肺泡蛋白沉着症，Rosen-Castle-man-liebow 综合征）

pulmonary arterial pseudoaneurysm, PAPA（肺动脉假性动脉瘤）

paraganglioma（副神经节细胞瘤）

paraneoplastic syndromes（副瘤综合征）

paraseptal emphysema（间隔旁型肺气肿）

perianeurysmal retroperitoneal fibrosis, PARF（动脉瘤周围腹膜后纤维化）

pulmonary arterial systolic pressure, PASP（肺动脉收缩压），安静状态下肺动脉收缩压（PASP）>30 mmHg（1 mmHg=0.133 kPa）

partial anomalous pulmonary venous connection, PAPVC（部分性肺静脉异位引流）

part-solid GGN（部分实性结节）

periodic acid-Schiff, PAS（过碘酸希夫试验，嗜酸过碘酸雪夫，碘酸雪夫，过碘酸雪夫染色），

periodic acid-schiff stain, PAS（糖原染色）

PAS（肺动脉狭窄）

pulsed arterial spin labeling, PASL（脉冲式动脉自旋标记技术）

pulmonary arterial systolic pressure, PASP（肺动脉收缩压）

Pulmonary acceleration time, PAT（三尖瓣反流至反流血流速度达峰值时间）

pericardial adipose tissue, PAT（心周脂肪，心包脂肪组织）

parallel acquisition techniques, PAT（并行采集技术）

pulmonary artery trunk, PAT（肺动脉主干）

patternless pattern（无模式化）

penetrating aortic ulcers, PAU（穿透性主动脉溃疡），penetrating atherosclerotic ulcer, PAU（穿透性粥样硬化性溃疡，穿透性动脉粥样硬化性溃疡），penetrating atherosclerotic aortic ulcer, PAU（穿透性粥样硬化性主动脉溃疡）

pulmonary arteriovenous fistula, PAVF（肺动静脉瘘）

pulmonary arteriovenous malformations, PAVM（肺动静脉畸形）

pulmonary atresia with ventricular septal defect, PAVSD（肺动脉闭锁合并室间隔缺损）

pulmonary blastoma, PB（肺母细胞瘤），又称 pulmonary embryoma（肺胚瘤）

pulmonary bronchogenic cyst, PBC（肺内支气管囊肿）

polybutylcyanoacrylate, PBCA（聚氰基丙烯酸正丁酯）

PBD（经皮肝穿胆管引流）

Pulmonary blood flow, PBF(肺血流量)

PBG(早餐后 2h 血糖)

peripheral blood monocyte, PBMC(外周血单个核细胞)

peribronchiolar metaplasia-interstitial lung disease, PBMILD(细支气管周围化生性间质性肺疾病)

pulmonary benign metastasizing leiomyoma, PBML(肺良性转移性平滑肌瘤)

phosphate buffered saline, PBS(磷酸盐缓冲液)

Pulmonary blood volume, PBV(肺血容量)

perfused blood volume, PBV(灌注血池容积,灌注血容量成像软件)

phase contrast, PC(相位对比法,相位对比), phase contrast encode, PC(相位对比序列)

plasma cell type, PC; plasma cell, PC(浆细胞型)

pulmonary cryptococcosis, PC(肺隐球菌病)

PC(磷酸胆碱)

pleomorphic carcinoma, PC(多形性癌)

type Ⅲ procollagen, PC Ⅲ(Ⅲ型前胶原)

principal component analysis, PCA(主要成分分析), principal component analysis, PCA(主元分析)

primary ciliary dyskinesia, PCD(原发性纤毛运动障碍)

peak contrast-enhancement ratio, pCER(最大强化率)

percutaneous coronary intervention, PCI; percutaneous transluinal coronar intervention, PCI(经皮冠状动脉介入治疗)

primary cardiac lymphoma, PCL(心脏原发性淋巴瘤)

paracoccidioidomycosis, PCM(南美芽生菌病)

plasma cell mastitis, PCM(浆细胞性乳腺炎,曾称为导管周围乳腺炎、乳腺发育不良、乳腺导管扩张症)

PC MRA(相位对比 MRA)

proliferating cell nuclear antigen, PCNA(增殖细胞核抗原)

pneumocystis pneumonia, PCP(肺孢子虫病,肺孢子菌肺炎), pneumocystis carinii pneumonia,

PCP [卡氏肺囊虫(简称肺孢子虫或肺孢子菌)肺炎,卡氏肺孢子虫肺炎,卡氏肺孢子菌肺炎]

PCQFM(相位对比定量流动成像)

polymerase chain reaction, PCR(聚合酶链反应,聚合酶链式反应技术)

phosphocreatine, PCr(磷酸肌酸)

pathologic complete response, pCR(病理完全缓解,即乳腺及淋巴结均未见浸润性癌)

perfusion defect, PD(灌注缺损)

patent ductus arteriosus, PDA(动脉导管未闭)

posterior descending coronary artery, PDA(后降支)

progressive disease, PD 和 progressive metabolic disease, PMD(进展)

periductal mastitis, PDM(导管周围乳腺炎)

perfusion defect volume, PDvol(肺灌注缺损容量 / 总肺容量)

PDX1(硫氧还蛋白过氧化物酶 1)

pulmonary embolism, PE(肺动脉栓塞,简称肺栓塞),即 pulmonary thromboembolism, PTE(肺血栓栓塞症)

peak enhancement(增强峰值)

PEC(血管周上皮细胞), PEComa(血管周围上皮样肿瘤)

positive end expiratory pressure, PEEP(呼气末正压通气)

pulmonary epithelioid hemangioendothelioma, PEH(肺上皮样血管内皮瘤)

positive enhancement integra, PEI(阳性强化积分图)

peak enhancement image, PEI(最高强化值), peak enhancement intensity, PEI(峰值强度)

pulmonary epithelial-myoepithelial carcinoma, P-EMC(肺的上皮 - 肌上皮肿瘤,肺的上皮 - 肌上皮癌,气管 - 支气管肌上皮瘤)

penumbra(半影)

peak of ejection rate, PER(射血率峰值,峰值射血速率)

PET response criteria in solid tumors, PERCIST(PET 实体瘤疗效评价标准)

perfusion fMRI(灌注磁共振功能成像)

perfusion defect score(肺灌注缺损分数)

positron emission tomography, PET(正电子发射计算机体层成像,正电子发射体层扫描)

pulmonary flow, PF(肺动脉血流量)

PF-COPD(慢性阻塞性肺疾病合并肺间质纤维化)

PF-ILD(肺纤维化 - 间质性肺疾病)

PFO(卵圆孔未闭)

peak filling rate, PFR(峰值充盈速率)

PFR(充盈率峰值), peak of filling rate, PFR(充盈率

峰值）

PFR（舒张期高峰充盈率）

PFR（高峰充盈率），PFR1（早期峰值充盈速率），PFR2（晚期峰值充盈速率）

progression free survival，PFS（无疾病进展期）

pulmonary functional test，PFT（肺功能检查，肺功能）

pure ground-glass nodule，pGGN（纯磨玻璃密度结节，单纯磨玻璃密度结节）

pure ground glass opacity，pGGO（纯磨玻璃密度影）

prostacyclin，PGI2（前列环素），prostacyclin，PGI（前列环素）

p-glycoprotein，PGP9.5（P 糖蛋白）

prostaglandins，PGs（前列腺素）

Pulmonary hypertension，PH（肺循环高压，肺动脉高压）

peak height，PH（增强峰值，强化峰值）

Phase-modulation（相位修正技术）

phase partial Fourior（部分傅里叶技术）

pheochromocytoma，PHEO（嗜铬细胞瘤）

PI（脉冲指数）

perfusion index，PI=PF/（PF+BF）[灌注指数]

pulsatility index，PI（搏动指数，脉动系数）

inorganic phosphate，Pi（无机磷酸）

PI（低衰减区百分比）

pixel index，PI（像素指数）

PI（胸膜凹陷）

pick up noise（回收噪声）

PIE（嗜酸性细胞增多肺浸润）

PIOPED（肺栓塞诊断前瞻性研究）

posterior interventricular vein，PIV（后室间静脉）

percutaneous kyphoplasty，PKP（椎体后凸成形术）

pulmonary ligament，PL（肺韧带）

preinvasive lesions，PL（浸润前病变）

pulmonary lymphangiomyomatosis，PLAM（肺淋巴管肌瘤病）

PLATFORM（Prospective Longitudinal Trial of FFRCT：Outcomes and Resource Impacts）

pulmonary lymphangitic carcinomatosis，PLC（肺癌性淋巴管炎）

peripheral lung carcinoma，PLC（周围性肺癌）

pulmonary langerhans cell histiocytosis，PLCH（肺朗格汉斯细胞组织细胞增生症，肺朗格汉斯细胞组织细胞病，又称为组织细胞病 X，嗜酸性肉芽肿和朗格汉斯细胞肉芽肿）

poly-L-lysine，PLL（聚左旋赖氨酸）

%PLM（左室质量比值）

penicillium marneffei，PM（马尔尼菲青霉菌）

polymyositis，PM（多发性肌炎）/ dermatomyositis，DM（皮肌炎）

progressive massive fibrosis，PMF（进行性大块纤维化）

primary malignant lymphoma of breast，PMLB（原发性乳腺恶性淋巴瘤）

primary malignant melanoma of the lung，PMML（肺原发性恶性黑色素瘤）

pseudomyxoma peritonei，PMP（腹膜假性黏液瘤）

phrenic nerve，PN（膈神经）

pulmonary nocardiosis，PN（肺奴卡菌）

primitive neuroectodermal tumors，PNET（原始神经外胚层肿瘤），如发生在胸壁、纵隔区域骨或软组织又称 Askin 瘤

pulmonary neuroendocrine tumors，PNETs（肺神经内分泌肿瘤）

peripheral neurocetodermal tumor，PNET（外周神经外胚层瘤）

primitive neuroectodermal tumors，PNET（原始神经外胚层瘤），peripheral primitive neuroectodermal tumors，pPNETs（外周性原始神经外胚层瘤），peripheral primitive neuroectodermal tumors，pPNET（外周原始神经外胚叶肿瘤）

pure nodular ground-glass opacity，PNGGO（纯磨玻璃密度结节）

posterior nipple line，PNL（后乳头线）

pulmonary nodule or mass，PNM（肺结节或肿块）

paraneoplastic pemphigus，PNP（副肿瘤天疱疮）

classification error probability combined average correlation coefficients，POE+ACC（分类错误概率联合平均相关系数）

positive bronchus sign（阳性支气管征）

Postpneumonectomy Syndrome（肺全切除术后综合征）

pleuropulmonary blastoma，PPB（胸膜肺母细胞瘤，胸膜肺胚细胞瘤，成人型胸膜肺母细胞瘤）

peripartum cardiomyopathy，PPCM（围产期心肌病）

PPD（皮肤结核菌素试验）

primary pulmonary fibrosarcoma, PPFS（原发性肺纤维肉瘤）

primary pulmonary Hodgkin disease, PPHD（原发性肺霍奇金病）

primary pulmonary histoplasmosis, PPHP（原发性肺组织胞浆菌病）

portopulmonary hypertension, PPHTN（门静脉性肺动脉高压）

primary pulmonary lymphoma, PPL（原发性肺淋巴瘤）

ppm（parts per miilion），ppm 表示 10-6

primary pulmonary Non-Hodgkin lymphoma, PPNHL（原发性肺非霍奇金淋巴瘤）

posttraumatic pulmonary pseudocyst, PPP（创伤性肺假性囊肿）

3PPS（3 点定位）

primary pleuropulmonary synovial sarcoma, PPSS（原发性胸膜 - 肺滑膜肉瘤）

primary pulmonary synovial sarcoma, PPSS（肺原发性滑膜肉瘤）

positive predictive value, PPV（阳性预测值）

pulmonary sequestration, PS（肺隔离症）

pancreatogenic segmental portal hypertension, PSPH（胰源性区域性门静脉高压症）

primary pulmonary sarcoma, PPS（原发性肺肉瘤）

positive remodeling, PR（阳性重构，正性重构，正向重构，指该处血管管腔扩张是正常该处管腔直径的 1.2 倍以上）。

paradoxical reaction, PR（矛盾反应）

progesterone receptor, PR（孕激素受体）

partial response, PR 和 partial metabolic response, PMR（部分缓解）

pure red cell aplasla, PRCA（单纯红细胞再生障碍）

preenhancement attenuation（平扫密度）

point resolved echo spin spectroscopy, PRESS（点分辨自旋回波波谱法）

PET reporter gene, PRG（PET 报告基因）

proteomics（蛋白质组学）

PET reporter probe, PRP（PET 报告探针）

pulmonary sequestration, PS（肺隔离症，又称为支气管组织分离）

Poland syndrome, PS（Poland 综合征），是一种单侧胸壁发育不良合并同侧手指畸形的先天性畸形

permeability surface, PS（毛细血管通透性，血管表面通透性，表面通透性）

capillary permeability surface area product, PS（毛细血管表面渗透性，表面通透性）

surface permeability, PS（表面通透性）

pulmonary surfactant, PS（肺泡表面活性物质），permeability of capillary vessel surface, PS（毛细血管表面通透性）

prostate specific antigen, PSA（前列腺特异抗原）

pulmonary sarcomatoid carcinoma, PSC（肺肉瘤样癌）"肉瘤样癌"作为肺癌 8 个主要类型（鳞癌、腺癌、小细胞癌、大细胞癌、腺鳞癌、肉瘤样癌、类癌、唾液型肿瘤）之一。

peripheral small cell lung cancer, P-SCLC（周围型小细胞肺癌）

pulmonary sclerosing hemangioma, PSH（肺硬化性血管瘤，硬化性血管瘤）

phase-sensitive inversion recovery, PSIR（相位反转恢复），phase-sensitive inversion recovery turbo field echo, PSIR TFE（相位敏感反转恢复超快速场回波）

primary sjogren's syndrome, pSS（原发性干燥综合征），primary sjgren's syndrome, PSS（原发性干燥综合征）

penicillio sis marneffei, PSM（马尔尼菲青霉菌病）

part-solid nodule, PSN（混合磨玻璃结节）

PSV（收缩期峰值流速）

phyllodes tumor, PT（叶状肿瘤）

prothrombin time, PT（凝血酶原时间），prothrombin activity, PTA（凝血酶原活动度）

percutaneous transluminal coronary angioplasty, PTCA（经皮经腔冠状动脉血管成形术）

PTCA（冠状动脉搭桥和成形），PTCA（经皮冠状动脉成形术）

pulmonary thromboembolism, PTE（肺血栓栓塞，肺血栓栓塞症）

PTE-DVT（肺血栓栓塞症 - 深静脉血栓形成）

perfusable tissue fraction, PTF（水灌注组织分数）

pneumonic-type lung carcinoma, PTLC（肺炎型肺癌）

posttransplantation lymphoproliferative disorder, PTLD（移植后淋巴结增生异常综合征，移植后的淋巴结增生，移植后淋巴组织增生性疾病）

pulmonary tuberculoma, PTM（肺结核球）

percutaneous needle biopsy，PTNB（经皮胸内针吸活检）

Pulmo（肺功能评价软件）

pulmonary artery sling（先天性迷走左肺动脉，异常的左肺动脉，先天性肺动脉吊带畸形，肺动脉悬吊）

pulmonary arteriovenous malformations（肺动静脉畸形）

Pulmonary aspergillosis（肺曲菌病，肺曲霉菌病，又称笋状菌病）

Pulmonary candidiasis（肺念珠菌病）

pulmonary schistosomiasis（肺血吸虫病）

pulse mode（脉冲方式，断续工作方式）；pulsed repeated frequency（脉冲重复频率）；pulsed wave，PW（脉冲波）

purkinye fiber（浦肯野纤维）

peak velocity，PV（峰值流速）

PV（肺静脉压）

PV/Br（肺静脉/伴行支气管直径）

PVC（体积变化百分数）

pantone valentine leukocidin，PVL（杀白细胞毒素）

posterior vein of the left ventricle，PVLV（左心室后静脉，左室后静脉）

PVM（部分容积法）

pulmonary veno-occlusive disease，PVOD（肺静脉阻塞性疾病）

percutaneous vertebroplasty，PVP（经皮穿刺椎体成形术）

pulmonary vascular resistance，PVR（肺血管阻力，肺循环血管阻力），是一个很重要的参数，PVR=（mPAP-PCWP）/CO（mPAP：肺动脉平均压；PCWP：肺毛细血管楔压；CO：心输出量）

pulmonar vein stenosis，PVS（肺静脉狭窄）

PVVmean（门静脉平均血流速度）

PWAt（气道壁衰减值峰值）

PW-DTI（脉冲多普勒组织成像）

perfusion-weighted imaging，PWI（灌注加权成像）

pack-year，PY（吸烟指数）

pulmonary zygomycosis，PZ（肺接合菌病）

peripheral zone，PZ（前列腺周围带）

Q

quantitative coronary angiography，QCA（定量冠状动脉造影）

quantitative computed tomography，QCT（定量CT）

quantitative flow ratio，QFR（定量血流分数）

QIBA（定量成像标记物联盟）

quantitative-magnetization transfer imaging，qMTI（定量磁化传递成像）

Qp/Qs（肺血流量与体循环血流量之比）

Quantization（量化），quantum mottle（量子斑点）

quantitative ultrasound，QUS（定量超声）

R

relative anisotropy，RA（相对各向异性），Relative Anisotropy，RA（相对各向异性值）

rheumatoid arthritis，RA（类风湿性关节炎）

right aortic arch and aberrant left subclavian artery，RA-ALSA（右位主动脉弓伴迷走左锁骨下动脉）

RAAP（右心房前后径）

relative apparent diffusion coefficient，rADC（相对表观扩散系数）

Ramussen 动脉瘤（继发于慢性纤维空洞型肺结核者肺动脉假性动脉瘤）

Ranson 分数（急性胰腺炎分级时用）

Rathke cleft cysts（Rathke 囊肿，拉克囊肿）

retinoic acid receptor，RAR（视黄酸受体）

rapid acquisition with relaxation enhancement，RARE（快速采集弛豫增强序列）

rupture of aortic sinus aneurysm，RASA（主动脉冠状窦瘤破裂，又称 Valsalva 窦瘤破裂）

Raysum（透明重组）

respiratory bronchiolitis，RB（呼吸性细支气管炎），respiratory bronchiolitis associated interstitial lung disease，RB-ILD（呼吸性细支气管炎伴间质性肺病，呼吸性细支气管炎性间质性肺疾病）

right coronary artery，RCA（右冠状动脉），RCA1（右冠状动脉近段），RCA2（右冠状动脉中段），RCA3（右冠状动脉远段）

regional cerebral blood volume，rCBV（局部脑血管容量）

relative cerebral blood volume，rCBV（相对脑血容量）

right common carotidartery，RCCA（右侧颈总动脉）

restrictive cardiomyopathy，RCM（限制性心肌病，限制型心肌病）

retrograde cerebral perfusion，RCP（逆行灌注脑保护）

RD（持续灌注缺损）

raw data analysis，RDA（原始数据分析）

Rosai-Dorfman disease，RDD；Rosai-Dorfman disease of soft tissue（Rosai-Dorfman 病），也称为 sinus histiocytosis（窦组织细胞增生症）

RDS（急性呼吸窘迫综合征）

Rendu-Osier-Weber 综合征（遗传性出血性毛细管扩张症）

the response evaluation criteria in solid tumors，RECIST（实体肿瘤疗效评价标准）

reversible splenial lesion syndrome，RESLES（可逆性胼胝体压部病变综合征）

rheumatoid factor，RF（类风湿因子）

radiofrequency ablation，RFA（射频消融）

rect FOV，RFOV（矩形视野技术）

rapidly growing mycobacteria，RGM（快速生长分枝杆菌）

regional hepatic blood volume，rHBV（局部肝血容量）

reversed halo sign，RHS（反晕征）

resistance index，RI（阻力指数,阻力系数），RIs[肾脏（多点的）阻力指数]

RI（重构指数）

radioimmunoassay，RIA（放射免疫法）

radiology information system，RIS（放射科信息系统，放射信息系统）

RLLPAD（右下肺动脉直径）

rhabdomyosarcoma，RMS，Rhabdomycoma，RMS（横纹肌肉瘤）

root mean square，RMS（均方根值），root-mean-square variation（变异均方根）

relative mean transit time，rMTT（相对平均通过时间）

relative pulmonary blood flow，rPBF（相对肺血流量）

regenerative nodule，RN（再生结节）

RNV（核素心室显像）

renal oncocytoma，RO（肾嗜酸细胞腺瘤）

receiver operating characteristic analysis，ROC（受试者操作特性解析），receiver operating characteristic curve，ROC（受试者操作特性曲线,受试者工作特性曲线）

rotating delivery of excitation off resonance，RODEO（激励去共振旋转传递术,采集时间大于 5min）

region of interest，ROI（感兴趣区）

ROI（扫描监测点）

relapsing polychondritis，RP)（relapsing polychondritis，RPC（复发性多软骨炎）

ratio of main pulmonary artery to aortic diameter，rPA（肺动脉主干与主动脉直径比,主肺动脉直径与升主动脉直径比值），rPD（主肺动脉直径与降主动脉直径比值）

right paratracheal air cysts，RPAC（气管右旁气囊影）

RPAD（右肺动脉直径）

relative pulmonary blood flow，rPBF（相对肺血流量）

recurrent pyogenic cholangitis，RPC（复发性化脓性胆管炎）

RPE（复张性肺水肿）

Rp/Rs（肺与体循环阻力之比）

retroperitoneal fibrosis，RPF（腹膜后纤维化），Ormond's 病

relative speed，RS（相对感度）

radial scar，RS（放射状瘢痕），也称 complex sclerosing lesion，CSL（复杂性硬化性病变）

right subclavian artery，RSA（右侧锁骨下动脉）

RSCT（快速连续 CT 增强扫描）

resting-stage functional connectivity，rsFC（静息态功能连接强度）

relative signal intensity，RSI（相对信号强度）

Radiological Society of North America，RSNA（北美放射学会）

road map mode（路标方式），road map test，RST（道路地图检测）

relative tissue blood flow，rTBF（相对组织血流量）

relative tissue blood volume，rTBV（相对组织血容量）

real-time three dimensional echocardiography，RT-3DE（实时三维超声心动图技术），RT3D（实时三维超声）

reversal transcription-polymerase chain reaction，RT PCR（反转录聚合酶链反应）

right top pulmonary vein，RTPV（右顶部肺静脉）

run-length matrix，RUN（游程检验）

rise value，RV（增幅）

residual volume，RV（残气量）

right vertebral artery, RVA（右侧椎动脉）

RVDD（右心室舒张末期内径），RVEDD（右室舒张末直径）

RV/LV（右心室直径 / 左心室直径比）

RV/TLC（残气量 / 肺总量比值，残总比）

RVSP=SBP·[1-（RC/1.03）]，RVSP 为右室收缩压，SBP 代表系统收缩压，RC 表示曲率，即 CIVS/CFW，其中 CIVS 表示室间隔曲度，CFW 代表左室游离室壁曲度

RVV/LVV（右心室容量 / 左心室容量比）

regional wall motion abnormality, RWMA（室壁运动异常）

S

sensitivity, S（感光度，敏感性，灵敏度）

stable angina, SA（稳定型心绞痛）

subareolar abscess, SA（乳晕下脓肿）

SAA（重型再生障碍性贫血）

SACE（血清血管紧张素转化酶）

SAIP（动脉粥样硬化影像与预防协会）

stable angina pectoris, SAP（稳定性心绞痛，稳定型心绞痛）

synovitis-acne-pustulosis-hyperostosis-osteomylitis syndrome, SAPHO（获得性骨肥大综合征）

Sappey 静脉，即位于镰状韧带内，沟通体壁前静脉和门静脉左支的静脉血管；Sappey 上静脉位于镰状韧带上部，接受来自胸内和膈下血管的供血；Sappey 下静脉位于镰状韧带下部，接受腹部和脐旁静脉的供血

SAR（射频能量吸收率）

specific absorption rate, SAR（组织吸收率）

sarcoidosis（心脏结节病）

sarcoid galaxy sign（肉芽星系征）

severe acute respiratory syndrome, SARS（严重急性呼吸综合征）

sleep apnea syndrome, SAS（睡眠呼吸暂停综合征）

subcutaneous abdominal adipose tissue, SAT（腹部皮下脂肪）

solitary bronchioloalveolar carcinoma, SBAC（孤立型细支气管肺泡癌）

silent brain infarction, SBI（静止性脑梗死）

solitary plasmacytoma of bone, SBP（骨的孤立性浆细胞瘤）

signal-to-background ratio, SBR（信背比）

selective coronary angiography, SCA（选择性冠状动脉造影）

SCAI（血管造影和介入学会）

S-C 夹角（窦房结动脉起始段与其起点近端冠状动脉之间的夹角）

spindle cell carcinoma, SCC（梭形细胞癌）

small cell carcinoma, SCC（小细胞癌）

sternocostoclavicular hyperostosis, SCCH（胸肋锁骨肥厚症）

SCCT（心血管 CT 协会）

scimitar syndrome（先天性马蹄肺，又称镰刀综合征，短弯刀综合征）、congenital venolobar syndrome（先天性肺静脉叶综合征）

small cell lung cancer, SCLC（小细胞肺癌，肺小细胞癌，小细胞癌）

stereotactic core needle biopsy, SCNB（X 线立体定位核芯针穿刺活检）

smoking cues, SCs（吸烟线索）

helical or spiral CT, SCT（螺旋 CT）

small cardiac vein, SCV（心小静脉）

shaded-surface display, SD（遮蔽表面显示）

stable disease, SD 和 stable metabolic disease, SMD（稳定）

SD（标准差），重复测量的标准差，称为组内标准差或 SW

SE（敏感度）

spin exchange, SE（自旋交换）

soluble egg antigen, SEA（可溶性卵抗原）

spinal epidural cavernous angioma, SECA（椎管内硬膜外海绵状血管瘤）

second-look ultrasound（第二眼超声）

surface enhanced laser desorption/ionization time-of-flight mass spectrometry, SELDI-TOF MS（表面增强激光解析电离飞行时间质谱）

sensitivity, SEN（敏感性）

sensitivity encoding, SENSE；sensitivity encoding technique, SENSE（并行采集技术, Philips 称敏感性编码，敏感度编码，敏感性编码技术）

sclerosing encapsulating peritonitis, SEP（硬化包裹性腹膜炎）

serum ferritin, SF（血清铁蛋白，铁蛋白）

screen-film mammography, SFM（常规的乳腺屏片

系统）

solitary fibrous tumor, SFT（孤立性纤维瘤）, solitary fibrous tumors of the pleura, SFTP（胸膜孤立性纤维瘤）

small hepatocellular carcinoma, SHCC（小肝癌）

sclerosing hemangioma of lung, SHL（肺硬化性血管瘤）

sinus histiocytosis with massive lymphadenopathy, SHML（窦组织细胞增生症伴巨大淋巴结病）, 又称为罗 - 道病, Rosai-Dorfman disease, RDD（Rosai-Dorfman 病）

small hepatic metastatic tumor, SHMT（小的肝内转移瘤）

signal intensity, SI（信号强度）

SI（脾大小指数, 脾长径乘以脾厚度）

signet ring sign（印戒征）

silhouette sign（轮廓征）

similar Hexheimer reaction（类赫反应）, 与驱梅治疗时 Hexheimer reaction（赫克斯海默反应）相似, 也称作 paradoxical reaction, PR（矛盾反应）

simple GGO or pure GGO（纯磨玻璃密度影）

single-shot turbo spin echo sequence + inverse recovery sequence（单次激发超快速自旋回波序列 + 反转恢复序列）

selective inverse recovery, SIR（选层反转恢复脉冲）

signal intensity rate, SIR（信号强度比）

subdiaphragmatic IVC, SIVC（膈下段下腔静脉）

Sjögren's syndrome（干燥综合征）

systemic lupus erythomatosis, SLE（系统性红斑狼疮）

sentinel lymph node, SLN（乳腺癌前哨淋巴结）, sentinel lymph node biopsy, SLNB（前哨淋巴结活检）

steatocystoma multiplex, SM（皮脂囊肿病, 又被称为多发皮脂腺囊肿、多发性脂囊瘤）

smooth muscle actin, SMA（平滑肌肌动蛋白）

smooth muscle antibody, SMA（抗平滑肌抗体）

smart heart（冬眠心肌）

simultaneous acquisition of spatial harmonics, SMASH（空间谐调同步采集）

SMC（初级运动皮质）

silent myocardial ischemia, SMI（隐匿性冠状动脉心脏病, 又称无症状性心肌缺血或无痛性心肌缺血）

secretin-enhanced magnetic resonance cholangiopancreatography, S-MRCP（胰泌素刺激后 MRCP）

SMRI（结构性 MRI）

SMV（黏膜下静脉）

superior mesenteric venous thrombosis, SMVT（肠系膜上静脉血栓形成）

solid nodule, SN（实性结节）

sinus node artery, SNA（窦房结动脉）

solitary necrotic nodule, SNN（孤立性坏死结节）

single nucleotide polymorphisms, SNP（单核苷酸多态性）

signal-to-noise ratio, SNR（信噪比）

S-O 间距（窦房结动脉起点与其起源的冠状动脉起点之间的距离）

secondary osteonecrosis of the knee, SON（膝关节继发性骨坏死）

spontaneous osteonecrosis of the knee, SONK（膝关节自发性骨坏死）, 又命名为 idiopathic osteonecrosis（膝关节特发性骨坏死）, 或 primary osteonecrosis（原发性骨坏死）

secondary organizing pneumonia, SOP（继发性机化性肺炎）

Soft-copy Reading（软阅读）

SP（肺泡表面活性物质, 表面活性物质）; SP-A、SP-D（肺表面活性物质结合蛋白 A 与 D）; SPB、SPC（肺泡表面活性蛋白）

solitary plasmacytoma, SP（孤立性浆细胞瘤）, solitary plasmacytoma of bone, SPB（孤立性骨浆细胞瘤）

SP（特异度）, specificity, SPE（特异性）

single photon absorptiometry, SPA（单光子骨矿分析仪）

Spectrally selective Attenuated Inversion Recovery, SPAIR（脂肪抑制序列）, Philips 公司的（Spectral Inversion Recovery, SPIR）序列, GE Healthcare 的 SPECIAL（SPECtral Inversion At Lipids）序列, spectral saturation inverision recovery, SPIR（频谱饱和反转恢复法脂肪抑制术）

solid papillary carcinoma of breast, SPC（乳腺实性乳头状癌）

septic pulmonary embolism, SPE（脓毒性肺栓塞）

single photon emission computed tomography, SPECT（单光子发射计算机体层成像）

spoiled gradient recalled echo, SPGR（扰相梯度回

波），three dimensional spoiled gradient recalled acquisition in the steady-state，3D SPGR（三维稳态损毁梯度回波采集），

3D radiofrequency-spoiled gradient echo，3D-SPGR（三维扰相梯度回波序列）

SPI（脾门指数,脾指数除以门静脉平均血流速度）

stress perfusion imaging，SPI（负荷灌注成像）

superparamagnetic iron oxide，SPIO（超顺磁性氧化铁）

spin saturation effect（质子饱和效应）

solitary pulmonary nodules，SPN（孤立性肺结节），SPN-to-aorta ratio（孤立性肺结节与主动脉增强峰值比）

solid-psuedopapillary tumors of pancreas，SPTP（胰腺实性 - 假乳头状瘤）

synovial sarcoma，SS（滑膜肉瘤）

steepest slop，SS（最大斜率）

sum of squares of deviations，SSD（最小离均差平方和）

shaded surface display，SSD（表面遮盖显示,表面阴影遮盖,表面阴影成像,表面阴影显示法,表面遮盖法,三维表面遮盖显示法）

surface shaded display，SSD（表面阴影显示）

single-shot EPI，SS-EPI（单次激发 EPI）

two dimension steady state free precession，2DSSFP（二维稳态自由进动序列），即 balanced- turbo field echo，B-TFE（平衡式快速场回波）

steady state free procession，SSFP（稳态自由进动脉冲序列），即"亮血序列"。SSFP 不同厂家分别称为 FIESTA（快速平衡稳态成像）、FISP（稳态进动快速成像）和 true FISP

3D-SSFP（呼吸导航门控三维稳态自由进动序列）

single-shot fast spin echo，SSFSE（单次激发的快速自旋回波，单激发 FSE），single shot fast spin echo，SSFSE（单次激发快速自旋回波序列）（GE 公司）

subsolid nodule，SSN（亚实性结节）

slice sensitivity profile，SSP（螺旋层面灵敏度），slice selection（选层），slice thickness（层厚）

single shot turbo spin echo，SSTSE（单次激发快速自旋回波序列）（飞利浦公司）

SSX（synovial sarcoma，X breakpoint 基因）

slab thickness，ST（投影块厚度）

spasmodic torticollis，ST（痉挛性斜颈）

STAR 序列，即 signal targeting alternating radiofrequency，STAR（信号靶向交替射频技术）

speckle tracking echocardiography，STE（超声斑点追踪）

steady-state（稳态的）

steady-state precession（快速稳态进动技术）

stimulated-echo acquisition mode，STEAM（激励回波探测法,受激回波采集）

ST-segment elevation myocardial infarction，STEMI（ST 段抬高心肌梗死）

short T1 inversion recovery，STIR（短 T1 反转恢复）

short time inversion recovery，STIR（短时反转恢复,多次屏气短时反转恢复）

STS MIP（滑动薄层块最大密度投影）

Standard uptake value，SUV）（标准摄取值,标准化摄取值），standard uptake value，SUV_{bw}（标准摄取率）；最大标准摄取值,最大标准化摄取值,最高标准摄取值,最大 SUV（maximum standardized uptake value，SUV_{max}）

SUV_{mean}（平均标准摄取值）

SUV normalized to body weight and lean body mass，SUL（靶病灶初始标准摄取值）

single volume spectroscopy，SV（单体积波谱分析）

stroke volume，SV= EDV-ESV（每搏输出量），EDV（舒张末期容积），ESV（收缩末期容积）

SVAS（主动脉瓣上狭窄）

SVC（最大肺活量,即最大吸气后呼出的最大气量）

superior vena cava syndrome，SVCS（上腔静脉阻塞综合征,上腔静脉综合征）

S-W 间距（窦房结动脉起点与邻近的升主动脉壁的垂直距离）

shear wave velocity，SWV（剪切波速度）

Swyer-James 综合征（特发性单侧透明肺,缩窄性细支气管炎,左侧特发性单侧透明肺）

Syn（乳头间瘤细胞突触素,突触素,免疫组织化学检查内容之一）

syn-HSCT（同系基因造血干细胞移植）（供者与受者为同卵孪生兄弟或姐妹,即双胞胎之间的移植）

synovial sarcoma translocation，chromosome 18（18 号染色体中 SYT 基因,SYT 基因）

T

Tesla,T（特斯拉）

Takayasu arteritis,TA（大动脉炎,Takayasu 动脉炎）

time attenuation curve,TAC（时间 - 密度曲线）

transcatheter arterial chemoembolization,TACE（经导管动脉化疗栓塞）

typical aortic dissection,TAD（典型主动脉夹层）

transcatheter arterial embolization,TAE（经导管动脉栓塞术）

transluminal attenuation flow encoding,TAFE（腔内衰减血流编码）

Trans-luminal attenuation gradient,TAG（跨管腔强化梯度）transluminal attenuation gradient,

TAG（腔内对比剂密度衰减梯度）

Tagging-MRI（MRI 标记技术）

Takotsubo 心肌病（短暂的左心室心尖球样变综合征）

thrombosis angiiitis obliterance,TAO（血栓闭塞性脉管炎,也称 Buerger 病）

TAPSE（三尖瓣环收缩期位移）

total anomalous pulmonary venous connection,TAPVC（完全性肺静脉异位引流）

transcatheter aortic valve implantation,TAVI（经导管主动脉瓣置入）

tracheal bronchus,TB（气管性支气管）

total bilirubin,Tbil（总胆红素）

tracheobronchomegaly,TBM（气管支气管巨大症,又称 Mounier-Kuhn 综合征）

tracheobronchomalacia,TBM（气管支气管软化症）

tuberculous mastitis,TBM（乳腺结核）

transient bone marrow edema,TBME（一过性骨髓水肿）

tissue-blood ratio,TBR（组织血流比）

total cholesterin,TC（总胆固醇）

typical carcinoid,TC（典型类癌）

transcranial Doppler ultrasound,TCD（经颅多普勒超声）

TCFA（薄纤维帽）

T/D（气道壁厚度与外径之比）,TDA（气道壁厚度 / 气道直径比）

time-density curve,TDC（时间 - 密度曲线）

traumatic diaphragmatic hernia,TDH（创伤性膈疝）

tumefactive demyelinating lesion，TDL（肿胀性脱髓鞘病变）

thickness-diameter ratio，TDR（壁厚度与直径比率，管壁厚度与外直径的比率,气道壁厚度与直径的比率）

tumor disappearance rate，TDR（结节消失比）,tumor shadow disappearance rate，TDR（磨玻璃影消失率）

transesophageal echocardiography，TEE（经食管超声心动图,经食管超声心动图检查,经食管超声）

tracheoesophageal fistula，TEF（气管食管瘘）

thymic epithelial tumors，TET（胸腺上皮性肿瘤）

triangular fibrocartilage complex，TFCC（三角纤维软骨复合体）

turbo field echo，TFE（心电向量门控快速梯度回波序列）,或称 Fast SPGR、Turbo FLASH）序列

thin film transistor,TFT（薄膜晶体管）

triglycerides，TG（甘油三酯）,triglyceride，TG（血脂）

transforming growth factors β，TGF-β（转化生长因子）,TGF-α（转化生长因子 α）,TGF-β1（细胞转化生长因子）

TGLC（谷氨酰胺 -γ- 谷氨酰转移酶）

transient hepatic attenuation difference，THAD（一过性肝密度差异）

Thebesian 瓣膜（冠状窦口瓣膜）

transient hepatic parenchymal enhancement，THPE（一过性肝实质强化）

The double Z-sampling technique（双采样效果）

inversion time,TI（反转时间）

Transient Ischemic Attacks，TIA（一过性脑缺血）,transient ischemic attack，TIA（短暂性脑缺血发作）

tree-in-bud,TIB（树芽征）

time-signal intensity curve，TIC（时间 - 信号强度曲线,时间 - 信号曲线）

total imaging matrix，Tim（全景成像矩阵）,total imaging matrix，TIM（全景成像矩阵）,total imaging matrix,TIM（全身成像矩阵技术）

tissue inhibitor of metalloproteinase，TIMP（金属蛋白酶组织抑制因子）, tissue inhibitor of metalloproteinases-3,TIMP3（组织金属蛋白酶抑制剂）

transjugular intrahepatic porto-systemic shunt，TIPS

（经颈静脉肝内门 - 体分流术）

triple inversion recovery, TIR（三反转恢复反转序列）

turbo spin echo with inversion recovery magnetization preparation，TIRM（快速反转恢复磁化准备自旋回波）

transparency lung, TL（透明肺）

total lung volume，TLC（肺总量, 总肺容量, 肺总含气量, 最大肺容量）

total lesion glycolysis, TLG（多靶病灶或总体的肿瘤负荷）

TLG（病灶糖酵解总量）

total lung volume, TLV（全肺容积值）

maximum enhancement time, Tmax（峰值时间）

total mesoretal excision, TME（全直肠系膜切除术）

temporal maximum intensity projection，TMIP（时间最大信号强度投影）

triple-negative breast cancer, TNBC（三阴性乳腺癌）

TNF-α（肿瘤坏死因子）

TNM（tumor-nodal involvement-metastasis）

tumor node metastases, TNM（肿瘤淋巴结转移分期）

total neopulmonary arterial index，TNPAI（总的新肺动脉指数）

target-to-non-target ratios，T/NT[靶组织（病灶）与非靶组织（正常乳腺组织）的比值]

transient osteoporosis, TO（一过性骨质疏松）

time of flight, TOF（时间流逝法, 时间飞跃）; time of flight, 3D-TOF（三维时间飞跃）; three-dimensional contrast-enhanced time-of-flight MR angiography, 3D CE TOF MRA（三维时间飞跃法血管成像）

Toggling-Table 技术（多层同层技术）

time peak, TP; ime-to-peak, Tp（对比剂浓度达到峰值的时间, 达到峰值的时间, 对比剂达到峰值的时间, 达峰时间）

triple-receptor positive breast cancer，TPBC（三阳性乳腺癌）

TPFR（高峰充盈时间, 峰值速率时间）

tubed pectoralis major myocutaneous flap，TPMF（原肌球蛋白 3 ）

task positive network, TPN（任务正激活网络）

transmural perfusion ratio, TPR（跨壁灌注比）

tumor polysaccharide substance, TPS（组织多肽特异性抗原）

repetition time, TR（重复时间）

translate-rotate, T-R（平移 - 旋转）

Transabdominal rectus abdominis musculocutaneous flap, TRAM 皮瓣（经腹直肌皮瓣）

time-resolved echo-shared angiographic technique, TREAT（时间分辨回波共享血管成像技术）

time-resolved imaging of contrast kinetics, TRICKS（时间分辨动态增强成像）

triple rule-out（胸痛 3 种疾病的排除诊断）

"triple sign"（三重信号征）

true fast imaging with steady precession, True FISP 序列)（西门子公司）（真实稳态进动快速成像, 真稳态进动快速成像）

trans atlantic intersociety consensus, TSAC（泛大西洋国际研讨组织）

tuberous sclerosis complex，TSC（结节性硬化症, 又称 Bourneville 病）

turbo spin echo，TSE（快速自旋回波, 单次激发快速自旋回波序列）

T2 shine -through（T2 穿透效应）

time-signal intensity curve, T-SI curve（时间 - 信号强度曲线）

TST（结核菌素皮肤试验）

transthoracic echocardiography，TTE（经胸壁超声心动图, 心脏超声, 经胸超声）

transit time flow measurement, TTFM（即时血流测量）

TTNA（经胸针吸）

time to peak，TTP（对比剂峰值时间）, time to peak, TTP（达峰时间）

TTR（转甲状腺素蛋白）

tumorlets of carcinoid（肺微小瘤, 又称为类癌型微小瘤）或 neurendocrine tumorlets（神经内分泌性微小瘤）

turbo-FLASH（超快速扰相梯度回波序列）

transrectal ultrasound, TURS（直肠超声）

TV（潮气量）

transvaginal sonography, TVS（经阴道超声）

thromboxane A2, TX A2（血栓素）

time-resolved angiography with interleaved stochastic trajectories，TWIST（时间分辨随机轨道血管成像序列）

TZ（前列腺移行带）

U

unstable angina, UA（不稳定型心绞痛）

unstable angina pectoris，UAP（不稳定型心绞痛，不稳定性心绞痛）

uterus cervical cancer, UCC（子宫颈癌）

ultrasonic cardiogram, UCG（超声心动图），ultrasonic cardiograph, UCG（超声心动图仪）

unroofed coronar sinus syndrome, UCSS（冠状静脉窦缺损，即无顶冠状静脉窦综合征）

UDPS（二磷酸尿苷糖）

ultrasonic elastogrophy，UE（超声弹性成像），Ultrasound elastography（超声弹性成像）

upperesophageal sphincter，UES（食管上括约肌，又称咽食管段或环咽部）

ultra-high resolution CT, UHRCT（超高分辨率 CT）

International Union Against Cancer，UICC（国际抗癌联盟）

usual interstitial pneumonia，UIP（普通间质性肺炎，普通型间质性肺炎，寻常型间质性肺炎，间质性肺炎，寻常性间质性肺炎）

UK biobank（英国生物样本库计划）

ulcer-like projection, ULP（溃疡样突起）

unclear persistent sleepiness，UPS（不明原因顽固性嗜睡）

unilateral pulmonary vein atrial，UPVA（单侧肺静脉闭锁）

USG-EF（彩色多普勒超声射血分数）

ultrasound imaging, USI（超声成像）

ultrasmall superparamagnetic iron oxide，USPIO（超顺磁性氧化铁微粒子,超微超顺磁氧化铁），代表产品有 Combidex（AMI227），另一种 SPIO（超顺磁性氧化铁粒子）类产品 -AMI-25（菲立磁）

U.S. Preventive Services Task Force，USPSTF（美国预防服务工作组）

ultrashort echo time, UTE（超短回波时间）

V

V50（50% 肺活量最大呼气流量），V25（25% 肺活量最大呼气流量）

vestibular aqueduct , VA（前庭水管）

Valsalva 窦（冠状动脉窦）

ventilation/perfusion ratio, VA/Q（通气 / 血流比）

variable scan technjque（可变速扫描技术）

visceral adipose tissue, VAT（腹腔内脂肪）

video-assisted thoracoscopic surgery， VATS（电视辅助胸腔镜,胸腔镜手术,电视辅助下胸腔镜手术,电视胸腔镜术）

virtual bronchoscopy， VB（仿真支气管内镜,仿真支气管镜,支气管仿真内镜）

voxel-based analysis, VBA（基于体素分析）

voxel-based morphometry, VBM（基于体素的形态测定法）

voxel based morphometry, VBM（以单体素为基础的形态学分析法）

voxel-based-morphometry， VBM（基于体素的形态学测量）

VBS（虚拟内镜,仿真内镜）

virtual colonoscopy, VC（仿真结肠镜）

VC（肺活量）

virtual coronary angioscopy， VCA（仿真冠状动脉血管镜）

VCS（血管集束征）

volumetric computed tomography, VCT（容积 CT）

vessel density ratio, VDR（血管密度率）

volume doubling time， VDT（倍增时间,体积倍增时间）

virtual endoscope, VE（仿真内镜）

velocity encoded cine MR imaging，VEC-MRI（速度编码电影 MRI,基于 MRI 流速编码电影,速度编码电影 MRI）

vascular endothelial growth factor， VEGF（血管内皮生长因子,血管内皮细胞生长因子）

venc（速度编码）

visual evoked potential, VEP（视觉诱发电位）

VGR（体积增长率）

thin-reconstruction of volumetric data with a high-resolution algorithm， VHRCT（容积数据高分辨率重建）

volumetric HRCT, VHRCT（容积性 HRCT）

von Hippel-Lindau tumor-suppressor gene（VHL 抑癌基因）

VI（体素指数）

variants of invasive adenocarcmoma， VIA（浸润性腺癌变异型）

volumetric interpolated breath-hold examination, VIBE

（容积单次屏气横断面容积内插屏气检查,各向同性容积式插入法屏气检查序列）

volume imaging for breast assessment, VIBRANT（乳腺容积成像技术,轴面乳腺容积成像,磁共振乳腺容积成像技术）

Vimemtin, Vim（波形蛋白,免疫组织化学检查内容之一）

Vogt-Koyanagi-Harada syndrome, VKHS（Vogt-小柳-原田综合征,是一种伴有神经系统及皮肤、毛发改变的双眼内源性葡萄膜炎）

VMA（3-甲氧-4-羟苦杏仁酸）

volume measurement error, VME（体积测量误差）

virtual monochromatic images, VMIs（虚拟单能量图像）

volume-covering capability（容积遮盖功能）

volume rendering with radiolucent airway（低密度气道重建）

variable number tandem repeats, VNTR（可变数目重复序列）

unstable plaque（不稳定性斑块）或 vulnerable plaque, VP（易损斑块）

views per segment, VPS（每个片段所需的图像数目）

volume perfusion computer tomography, VPCT（容积灌注 CT 成像）

V/Q（放射性核素通气及肺灌注,血流/运气比值,通气血流比值）

volume rendering, VR（容积再现,容积再现技术）; volume rendering technique, VRT（容积再现技术,容积漫游技术,容积再现法）

volume ratio, VR（容积比率）, Volume Ratio, VR（容积比）,1-VR（1-容积比）

ventricular septal defect, VSD（室间隔缺损）

ventral tegmental area, VTA（腹侧被盖区）

virtual touch tissues quantification, VTQ（声触诊组织定量）

velocity vector imaging, VVI（速度向量成像）

von Willebrand factor, vWF（内皮下基膜血管性血友病因子）

varicella zoster virus, VZV（水痘带状疱疹病毒）

W

WA（支气管壁面积）; percentage of wall area, WA%（气道壁面积百分比,气道壁横截面积百分比,气道壁面积占气道总横截面积百分比,支气管壁面积百分比,支气管壁面积占支气管断面总面积的百分比）[WA%=（气道壁横截面积/气道横截面总面积）×100%]

Washin（洗进）图, Washout（洗出）图

wavelets ransform, WAV（小波转换）

WC（腰围）

web sign（网状或线样改变）

Wegener's Granulomatosis, WG（韦格纳肉芽肿病,韦格纳肉芽肿）

Westermark 征（肺少血征）

whole-heart coronary magnetic resonance angiography, WH CMRA（全心冠状动脉 MR 成像）

Whipple 病（肠源性脂肪代谢障碍）

World Health Organization, WHO（世界卫生组织）

waist to hip ratio, WHR（腰臀围比值）

支气管软骨缺失-支气管扩张综合征（Williams-Campbell 综合征）

WIP（work in progress）,指技术正在研发中,但有较高的应用前景

window level, WL [窗位（窗水平）], window technology（窗口技术）, window width, WW（窗宽）

white light bronchoscopy, WLB（普通纤维支气管镜）

whole lung lavage, WLL（全肺灌洗）

WM（室壁运动）

Wilson-Mikity syndrome, WMS（Wilson-Mikity 综合征,又称肺发育不成熟）

Wiener spectrum, WS（威纳频谱）

Williams syndrome, WS;或称为 Williams-Beuren 综合征（威廉斯综合征）

wall thickening, WT%（室壁收缩增厚率,室壁增厚率）

WTED（舒张末期厚度）

X

extensively drug-resistance tuberculosis, XDR-TB（广泛耐药性结核杆菌）

xanthogranulomatous cholecystitis, XGC（黄色肉芽肿性胆囊炎）

X-ray mammography, XRM（乳腺 X 线摄影）

X-ray maximum linear dose（X 线最大的线性剂量）

X-ray spectrum（X 线谱）

Y

yolk sac tumor，YST（卵黄囊瘤，又称内胚窦瘤，或
　　Tailuman 病等）
syndrome X（X 综合征）

Z

Zeeman effect（塞曼效应）

ZOOM-EPI（区域放大倾斜多层 EPI）
Zuska 病（乳晕下脓肿）

　　常用文献类型及对应的标志代码：M（普通图书），C（会议录），G（汇编），N（报纸），J（期刊）；常用电子文献载体及对应的标志代码：CD（光盘），OL（联机网络）。